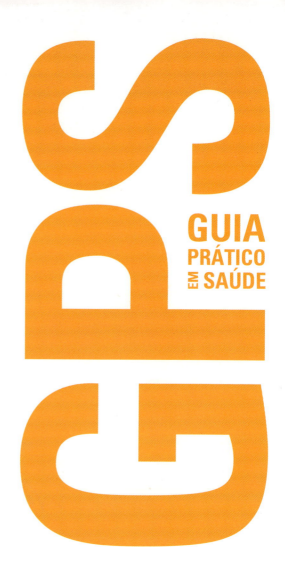

GPS
GUIA PRÁTICO EM SAÚDE

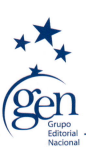

O GEN | Grupo Editorial Nacional – maior plataforma editorial brasileira no segmento científico, técnico e profissional – publica conteúdos nas áreas de ciências da saúde, exatas, humanas, jurídicas e sociais aplicadas, além de prover serviços direcionados à educação continuada e à preparação para concursos.

As editoras que integram o GEN, das mais respeitadas no mercado editorial, construíram catálogos inigualáveis, com obras decisivas para a formação acadêmica e o aperfeiçoamento de várias gerações de profissionais e estudantes, tendo se tornado sinônimo de qualidade e seriedade.

A missão do GEN e dos núcleos de conteúdo que o compõem é prover a melhor informação científica e distribuí-la de maneira flexível e conveniente, a preços justos, gerando benefícios e servindo a autores, docentes, livreiros, funcionários, colaboradores e acionistas.

Nosso comportamento ético incondicional e nossa responsabilidade social e ambiental são reforçados pela natureza educacional de nossa atividade e dão sustentabilidade ao crescimento contínuo e à rentabilidade do grupo.

Maria de Fátima Azevedo

Graduação em Medicina na Faculdade de Ciências Médicas da Universidade Estadual do Rio de Janeiro (UERJ).
Pós-graduação pela Sociedade Brasileira de Medicina Interna (Hospital da Santa Casa de Misericórdia do Rio de Janeiro).
Médica concursada do Ministério da Saúde e do Munícipio do Rio de Janeiro.
Médica do Trabalho (FPGMCC-UNIRIO).
Membro da Comissão de Ética do CMS João Barros Barreto.

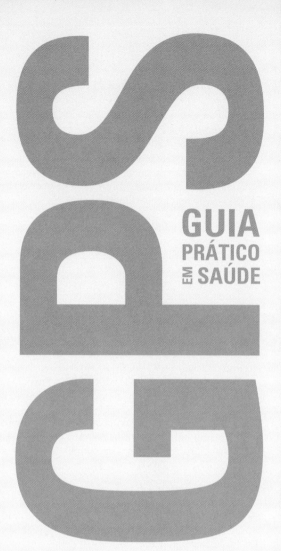

GUIA PRÁTICO EM SAÚDE

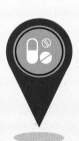

Medicamentos

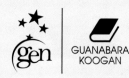

- A autora deste livro e a EDITORA GUANABARA KOOGAN LTDA. empenharam seus melhores esforços para assegurar que as informações e os procedimentos apresentados no texto estejam em acordo com os padrões aceitos à época da publicação, *e todos os dados foram atualizados pela autora até a data da entrega dos originais à editora*. Entretanto, tendo em conta a evolução das ciências da saúde, as mudanças regulamentares governamentais e o constante fluxo de novas informações sobre terapêutica medicamentosa e reações adversas a fármacos, recomendamos enfaticamente que os leitores consultem sempre outras fontes fidedignas, de modo a se certificarem de que as informações contidas neste livro estão corretas e de que não houve alterações nas dosagens recomendadas ou na legislação regulamentadora.

- A autora e a editora se empenharam para citar adequadamente e dar o devido crédito a todos os detentores de direitos autorais de qualquer material utilizado neste livro, dispondo-se a possíveis acertos posteriores caso, inadvertida e involuntariamente, a identificação de algum deles tenha sido omitida.

- Direitos exclusivos para a língua portuguesa
  Copyright © 2017 by
  EDITORA GUANABARA KOOGAN LTDA.
  Uma editora integrante do GEN | Grupo Editorial Nacional
  Travessa do Ouvidor, 11
  Rio de Janeiro – RJ – CEP 20040-040
  Tels.: (21) 3543-0770/(11) 5080-0770 | Fax: (21) 3543-0896
  www.grupogen.com.br | editorial.saude@grupogen.com.br

- Reservados todos os direitos. É proibida a duplicação ou reprodução deste volume, no todo ou em parte, em quaisquer formas ou por quaisquer meios (eletrônico, mecânico, gravação, fotocópia, distribuição pela Internet ou outros), sem permissão, por escrito, da EDITORA GUANABARA KOOGAN LTDA.

- Capa: Editorial Saúde

- Editoração eletrônica: Anthares

- Ficha catalográfica

A988g

Azevedo, Maria de Fátima
GPS medicamentos / Maria de Fátima Azevedo. – 1. ed. – Rio de Janeiro : Guanabara Koogan, 2017.
: il.

ISBN: 978-85-277-3138-6

1. Medicamentos - Administração. 2. Farmacologia. 3. Clínica médica. I. Título.

17-39779   CDD: 615.1
              CDU: 615

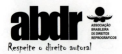

Dedicatória

A melhor parte de ser um profissional de saúde é a interação com as pessoas, o carinho recebido, a confiança que nos é ofertada livremente, o reconhecimento pelos acertos e a compreensão dos erros cometidos.

Aos meus pacientes, pessoas tão queridas, dedico esta obra com o reconhecimento de que minha evolução como pessoa e profissional se deve a eles.

Maria de Fátima Azevedo

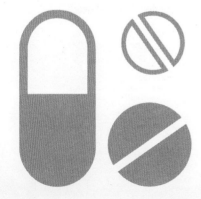

Prefácio

Quando recebi o convite para escrever esta obra, fiquei encantada com a abordagem proposta – uma apresentação concisa de dados farmacológicos relevantes, a descrição de condições clínicas de frequência significativa e a transmissão de tudo que aprendi ao longo dos anos com os pacientes e a realidade brasileira.

Estamos no século 21 e a abundância de possibilidades terapêuticas gera enorme responsabilidade para o profissional de saúde que prescreve princípios ativos.

Esta obra não se propõe a ser um bulário no sentido convencional, com a mera descrição das informações fornecidas pelos laboratórios. O primeiro capítulo trata da receita, este construto fundamental. A banalização do uso dos medicamentos (propaganda na televisão, venda livre e sem orientação de fármacos com efeitos colaterais importantes como os anti-inflamatórios não esteroides e corticosteroides) é um fator de grande preocupação para todos os profissionais de saúde. A famosa recomendação "se os sintomas persistirem, procure um médico" nos causa pânico.

Nem sei dizer o número de pessoas atendidas que já tinham feito uso de medicamentos por conta própria ou por indicação de vizinhos ou do balconista da farmácia, ou após assistir a um anúncio na televisão ou, atualmente, com base em informações encontradas na internet. Os dermatologistas sofrem imensamente para tentar diagnosticar lesões às quais foram aplicados diversos cremes e pomadas, desde antibióticos até corticosteroides (veja o Capítulo 2 sobre dermatologia). Os demais capítulos abordam os diferentes sistemas de órgãos, além de um capítulo sobre fitoterápicos e outro sobre vacinas. A prevenção é tudo.

Não posso deixar de mencionar a dedicação e o apuro do Editorial Saúde do Grupo GEN. Pessoas jovens e dedicadas com um sincero desejo de elaborar materiais com conteúdo aprimorado e excelente *design*. Espero que os leitores apreciem nossos esforços, meus e da equipe do editorial, e enviem sugestões, críticas e questionamentos.

Rio de Janeiro, fevereiro de 2017

Maria de Fátima Azevedo

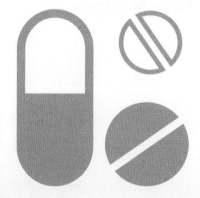

Prólogo

> "It's been a long road
> Getting from there to here"
> (M People – Trilha sonora do filme Star Trek)

Quando optamos pela promoção da saúde (medicina, enfermagem, odontologia, nutrição, farmácia) como carreira, ainda somos muito jovens e acreditamos que o mais difícil é aprender tudo o que está nos livros. Muito tempo se passa antes de percebermos que a maior dificuldade é integrar esses conhecimentos aos seres biopsicossociais que nos procuram em busca de assistência.

Sempre gostei muito do conceito de *healer*, ou seja, a busca pela devolução de uma qualidade de vida aos pacientes, pela integralidade do cuidado e pela compreensão do ser humano como um todo.

Justamente por haver tantas opções farmacológicas atualmente, o profissional de saúde precisa ser ainda mais cuidadoso no seu atendimento, conhecer as ações e reações daquilo que prescreve e explicar tudo isso aos pacientes com uma linguagem clara e compreensível.

Maria de Fátima Azevedo

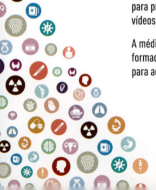

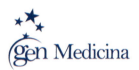

Atualize-se com o melhor conteúdo da área.

Conheça o GEN Medicina, portal elaborado pelo GEN | Grupo Editorial Nacional para prover conteúdo científico atualizado e de alta qualidade por meio de artigos, vídeos, entrevistas, depoimentos, casos clínicos e muito mais.

A médica Maria de Fátima Azevedo, que faz parte do time de renomados colaboradores do portal, formado por especialistas em diversas áreas da Medicina, convida seus leitores para acessar seus artigos em: http://genmedicina.com.br/author/fatimaazevedo

 |

Sumário

Capítulo 1   A Receita 1
Capítulo 2   Medicamentos em Dermatologia 11
Capítulo 3   Medicamentos em Cardiologia 49
Capítulo 4   Medicamentos em Condições Endócrinas e Metabólicas 143
Capítulo 5   Medicamentos em Neurologia/Psiquiatria 195
Capítulo 6   Medicamentos em Pneumologia 253
Capítulo 7   Medicamentos em Gastrenterologia 275
Capítulo 8   Medicamentos em Otorrinolaringologia 311
Capítulo 9   Medicamentos em Oftalmologia 333
Capítulo 10   Medicamentos em Reumatologia 363
Capítulo 11   Medicamentos em Ginecologia e Obstetrícia 387
Capítulo 12   Medicamentos em Oncologia 407
Capítulo 13   Fitoterápicos 453
Capítulo 14   Nutrição e Suplementos 459
Capítulo 15   Antibióticos 499
Capítulo 16   Imunomoduladores 573
Capítulo 17   Vacinas 607
Índice por Nomes Comerciais 629
Índice por Princípios Ativos 641
Índice Alfabético 645

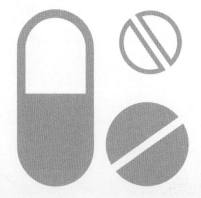

Capítulo 1
A Receita

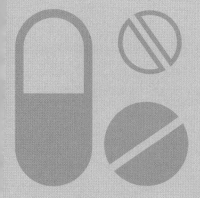

■ Introdução

É fato notório, pelo menos entre os profissionais de saúde, que a receita é fruto de uma anamnese cuidadosa, um exame físico meticuloso e uma hipótese diagnóstica embasada. É motivo de orgulho para esses profissionais que, ao ler uma receita, seja evidente o processo de raciocínio clínico e as implicações do mesmo.

Tudo isso é verdade; contudo, existem alguns fatos relevantes que precisam ser mencionados. Atualmente existe um número enorme de associações medicamentosas fixas e de formulações diferentes, portanto, é crucial o conhecimento da farmacologia desses agentes terapêuticos.

Farmacologia é o estudo da interação de fármacos com organismos vivos, incluindo história, fonte, propriedades físico-químicas, formas posológicas, métodos de administração, absorção, distribuição, mecanismo de ação, biotransformação, excreção, usos clínicos e efeitos adversos dos fármacos.

A farmacologia clínica avalia a ação farmacológica da via preferida de administração do fármaco e a faixa posológica segura em seres humanos por meio de ensaios clínicos.

> **IMPORTANTE**
>
> Droga é a substância química que provoca alterações fisiológicas ou patológicas no organismo vivo, ou seja, efeitos benéficos ou maléficos. Se forem benéficos pode ser chamada medicamento ou fármaco. Se forem maléficos, é chamada tóxico. Remédio é tudo aquilo que é usado para combater dor e doença, mesmo sem ter comprovação científica. Placebo é a administração de uma substância sem efeito farmacológico (inerte) ou com ação não relacionada com a doença em questão com o propósito de promover uma reação. Os efeitos podem ser positivos (o paciente relata melhora) ou negativos (nocebo, o paciente relata piora ou efeito colateral desagradável).

Os fármacos são obtidos de várias fontes, conforme descrito a seguir:
- Naturais
  - Minerais: caolim, trissilicato de magnésio, sulfato de magnésio, óleo mineral, iodo
  - Animais: insulina, extrato de tireoide, heparina, antitoxinas
  - Plantas: morfina, digoxina, atropina, óleo de rícino
  - Microrganismos: bacitracina, polimixina e tirotricina (produzidas por bactérias), estreptomicina, neomicina e oxitetraciclina (produzidas por actinomicetos), griseofulvina e penicilina (produzidas por eumicetos)
- Sintéticos: substâncias extraídas da natureza, mas preparadas por processos químicos como ácido acetilsalicílico, sulfonamidas, paracetamol, zidovudina
- Semissintéticos: substâncias de origem natural que são modificadas por métodos laboratoriais como ampicilina e amoxicilina (aminopenicilinas)
- Engenharia genética: vegetais e microrganismos podem ser usados para produzir medicamentos graças à técnica de DNA recombinante. Bactérias com genes de insulina humana estão sendo empregadas na produção de insulina; a vacina contra hepatite B é produzida por uma levedura que carreia a proteína do capsídio viral; somatostatina é produzida atualmente por bactérias modificadas; a vacina contra o câncer de colo do útero é produzida pela levedura *S. cerevisiae*; interleucinas são produzidas por *E. coli*; pró-uroquinase é produzida por *E. coli* e leveduras.

■ Conceitos essenciais de farmacologia

Alguns conceitos de farmacologia são fundamentais, aparecendo inclusive nas bulas dos medicamentos.

Farmacocinética

Farmacocinética é o estudo da absorção, da distribuição, do metabolismo e da eliminação dos fármacos. O conhecimento do perfil farmacocinético dos fármacos possibilita a escolha do agente, do modo de administração e do esquema posológico corretos para atingir um efeito oportuno nos pacientes.

Vias de administração

Já foi relativamente mais fácil fazer uma prescrição. O Quadro 1.1 mostra algumas vias de administração atualmente disponíveis.

QUADRO 1.1 Vias de administração de fármacos.

Via de administração	Vantagens	Desvantagens
Enteral		
Oral (substâncias absorvidas pelo sistema digestório)	■ Custo-efetiva ■ Conveniente ■ Relativamente segura ■ A concentração terapêutica desejada é atingida gradativamente	■ A concentração plasmática é de ajuste mais difícil ■ É essencial que o sistema digestório seja funcional ■ Os pacientes precisam obedecer ao esquema prescrito ■ Com frequência existe biodisponibilidade baixa por causa de metabolismo de primeira passagem pelo fígado
Gastrostomia/enterostomia	■ As formulações líquidas são preferidas por causa da maior absorção e da menor probabilidade de oclusão do tubo. De modo geral, elixir ou suspensão são melhores do que xaropes por causa da probabilidade de formação de grumos quando da exposição às formulas enterais	■ É necessário fazer ajustes na medicação (seja na dose ou na frequência de administração) no caso de troca de formulação de liberação prolongada para formulação líquida porque esta é de liberação imediata e exige intervalos menores de administração ■ É crucial lembrar, ao ministrar formulações líquidas para adultos, que muitas foram elaboradas para uso em crianças, portanto, grandes volumes precisam ser ministrados para atingir uma dose suficiente para adultos ■ Muitas formulações líquidas orais, embora preferidas para uso enteral, são extremamente hiperosmolares ou contêm muito sorbitol (aumentam o risco de intolerância GI) ■ Medicação hipertônica não é bem tolerada quando infundida no intestino delgado, mas o estômago consegue diluir substâncias hiperosmolares graças à diluição pelo suco gástrico

(continua)

QUADRO 1.1	Vias de administração de fármacos. (continuação)	
Via de administração	**Vantagens**	**Desvantagens**
Gastrostomia/ enterostomia		■ Algumas formulações líquidas *não são* apropriadas para uso por tubo enteral, tais como óleo mineral e lansoprazol (grânulos em suspensão para uso oral) porque são muito viscosos e podem ocluir o tubo ■ Não usar suspensão de sucralfato porque pode formar massa insolúvel (bezoar)
Retal	■ Pode ser usada quando o paciente estiver inconsciente ■ Útil quando o paciente estiver vomitando ■ Metabolismo de primeira passagem limitado ■ Bem tolerada por crianças ■ Relativamente indolor	■ Nem todos os pacientes aceitam ■ A absorção irregular compromete a segurança ■ Provoca irritação da mucosa retal
Sublingual (bucal)	■ Absorção rápida ■ Evita o metabolismo de primeira passagem	■ Só é útil quando a dose do fármaco é pequena ■ Demanda contato prolongado com as mucosas ■ O gosto é, algumas vezes, desagradável
Parenteral		
Intravenosa	■ Evita o metabolismo de primeira passagem ■ É fácil ajustar as doses ■ Grandes volumes podem ser infundidos ■ Possibilita a administração rápida de uma dose exata de fármaco/substância ■ Útil quando o paciente está inconsciente	■ Não há como "resgatar" o que foi administrado ■ Mais complicações (p. ex., infecção e hematoma) ■ É mais provável a ocorrência de complicações ■ É mais difícil estabelecer o acesso venoso
Intramuscular	■ Administração fácil ■ Absorção razoavelmente rápida em circunstâncias normais ■ Não é muito dolorosa ■ Pode ser usada para injeções de depósito	■ Dolorosa ■ Pode causar lesão neural ■ Só pode ser usada para administração de pequenos volumes ■ Pode causar sangramento (contraindicada nas diáteses hemorrágicas)
Subcutânea	■ Administração fácil ■ Absorção lenta e constante ■ Não provoca muita dor ■ Pode ser usada para injeções de depósito	■ Só pode ser usada se o volume administrado for pequeno ■ Existe o potencial de irritação tecidual
Outras		
Intradérmica*		
Tópica	■ Aplicação na pele, nos olhos, no nariz e na vagina	■ Pode exercer efeitos irritativos
Transdérmica	■ Pode exercer efeitos sistêmicos ■ Formulações de liberação controlada podem ser usadas	■ A absorção é variável ■ Pode exercer efeitos irritativos
Inalatória	■ Absorção rápida ■ Ideal para tratamento de condições pulmonares	■ Distribuição sistêmica variável ■ Pode provocar irritação nas vias respiratórias
Intratecal	■ Usada quando são desejados efeitos locais e rápidos nas meninges ou no eixo cerebrospinal (p. ex., analgesia, antibióticos) ■ São usadas doses menores ■ Menos efeitos colaterais que os opioides administrados por via sistêmica	■ Exige cuidados especiais e habilidade específica (procedimento invasivo) ■ Mais dispendiosa que outras vias de administração no caso de uso crônico

*A via intradérmica é usada basicamente para fins diagnósticos como reação intradérmica de Schick para difteria, vacinas como BCG e pesquisa de sensibilidade à penicilina.

Absorção de fármacos

Os fármacos que são administrados por via intravenosa têm acesso direto à corrente sanguínea, portanto, sua absorção é total. Já as substâncias administradas por outras vias precisam atravessar as membranas biológicas para alcançar a corrente sanguínea e isso resulta em absorção parcial.

A absorção de um fármaco depende de suas propriedades físico-químicas (líquidos são mais bem absorvidos do que sólidos e soluções cristaloides são mais bem absorvidas do que as coloides), de sua carga elétrica e de sua hidrofobicidade, ou seja, moléculas de baixo peso molecular, não ionizadas e hidrossolúveis são absorvidas mais facilmente. As moléculas conseguem cruzar as membranas biológicas graças à difusão passiva e ao transporte ativo.

As moléculas conseguem atravessar as membranas biológicas por meio de transporte passivo (mais comum) e transporte ativo.

A maioria dos fármacos consiste em ácidos fracos ou bases fracas, todavia, as formas não ionizadas são absorvidas mais facilmente. A fração do fármaco na forma não ionizada depende do pH do ambiente, que pode ser determinado pela equação de Henderson-Hasselbach. Fármacos ácidos (salicilatos, barbitúricos) são absorvidos rapidamente pelo estômago, enquanto fármacos alcalinos (efedrina, meperidina) são absorvidos pelo intestino delgado quando administrados por via oral.

Biodisponibilidade

Consiste na fração da dose do fármaco administrado que é absorvida e alcança a circulação sistêmica após administração não vascular. Quando um fármaco é administrado por via intravenosa, a biodisponibilidade é 100%. A via de administração determina, em grande parte, o período latente entre a administração e o início da ação. Os fármacos administrados por via oral podem ser inativados por vários mecanismos:
- Degradação enzimática de polipeptídios no lúmen do sistema digestório, como insulina, ACTH
- Absorção insatisfatória pelo sistema digestório, como antibióticos aminoglicosídios
- Inativação pelo fígado, como a testosterona durante primeira passagem pelo fígado antes de atingir a circulação sistêmica.

Distribuição dos fármacos

Os fatores que influenciam a taxa de distribuição dos fármacos são:
- Ligação às proteínas plasmáticas
- Concentração plasmática do fármaco
- Depuração (*clearance*) do fármaco
- Barreiras fisiológicas à distribuição (barreira hematencefálica, placenta)
- Afinidade dos fármacos por determinados órgãos.

Metabolismo dos fármacos

Visto que os fármacos são substâncias químicas, devem ser eliminados do corpo na forma inalterada ou na forma de metabólitos. O processo de modificação da molécula do fármaco é denominado metabolismo ou biotransformação.

As enzimas responsáveis pelo metabolismo dos fármacos são as enzimas microssomiais, encontradas no retículo endoplasmático liso do fígado, do rim, do estômago e dos intestinos (p. ex., glicuronil transferase, desidrogenase, hidroxilase e citocromo P450), e as enzimas não microssomiais, encontradas no citoplasma, nas mitocôndrias de vários órgãos (p. ex., esterases, amidase, hidrolase).

As reações químicas envolvidas na biotransformação são classificadas em reações de fase I e de fase II. Na fase I (oxidação, redução, hidrólise), o fármaco é convertido em um metabólito mais polar. Se esse metabólito for suficientemente polar, será excretado na urina. Alguns metabólitos precisam ser submetidos à fase II (glicuronidação, conjugação com sulfato, acetilação, conjugação com glicina, metilação).

Eliminação dos fármacos

Os principais processos de excreção são renal, hepatobiliar e pulmonar. Os fármacos também podem ser eliminados na saliva, no suor, nas lágrimas, no leite materno, no líquido vaginal, nas unhas e nos pelos e cabelo.

Eliminação renal

A filtração renal é responsável pela excreção da maioria dos medicamentos. Com o envelhecimento a excreção renal de medicamentos diminui – aos 80 anos de idade, a depuração é quase a metade de uma pessoa com 30 anos (Quadro 1.2).

O pH da urina (4,5 a 8,0) influencia substancialmente a reabsorção e a excreção dos fármacos porque determina a ionização de ácidos ou bases fracos. A acidificação da urina aumenta a reabsorção e diminui a excreção de ácidos fracos, além de reduzir a reabsorção de bases fracas. A alcalinização da urina tem efeitos opostos.

> **IMPORTANTE**
>
> Os ânions e os cátions são atendidos por mecanismos de transporte distintos e isso pode ser usado para fins terapêuticos.
>
> A probenecida bloqueia a secreção tubular (habitualmente rápida) da penicilina e isso resulta em concentrações plasmáticas mais elevadas de penicilina por períodos maiores.

Eliminação hepatobiliar

Fármacos conjugados são excretados pelos hepatócitos na bile, assim como fármacos polares e com peso molecular superior a 300 dáltons. Após a excreção para o intestino, parte do fármaco é reabsorvida para a veia porta e isso resulta em ciclagem êntero-hepática que pode prolongar a ação do fármaco. Cloranfenicol e estrogênios administrados por via oral são eliminados para a bile e reabsorvidos substancialmente, com consequente prolongamento da ação.

Eliminação pulmonar

Substâncias que são vaporizadas facilmente (p. ex., álcoois e anestésicos inalatórios) são eliminadas pelos pulmões. A taxa de excreção pulmonar depende do volume de troca gasosa, da profundidade da respiração, do fluxo sanguíneo pulmonar e do gradiente de concentração do fármaco.

Eliminação pelo suor

Rifampicina e metaloides como arsênico são eliminados para o suor, tanto por difusão simples como por secreção ativa.

Eliminação pelo leite materno

Muitos fármacos/substâncias (p. ex., clordiazepóxido, café, furosemida, estreptomicina, ácido acetilsalicílico) se acumulam no leite materno, portanto, as lactantes devem ter cuidado por causa dos efeitos deletérios no recém-nascido/lactente.

QUADRO 1.2	Excreção renal de fármacos.
Filtração glomerular	Depende da concentração plasmática, do tamanho molecular e da carga elétrica do fármaco, assim como da taxa de filtração glomerular (TFG)*
Transporte ativo nos túbulos proximais	Ocorre transporte ativo de fármacos do plasma para lúmen do túbulo (p. ex., acetazolamida, dopamina, meperidina, tiazídicos, histamina)
Reabsorção nos túbulos distais	Ocorre por difusão passiva ou transporte ativo

*Todos os fármacos com peso molecular baixo (p. ex., digoxina, etambutol) conseguem passar pelos glomérulos. Na insuficiência cardíaca congestiva a TFG diminui por causa da redução do fluxo sanguíneo renal.

Interações medicamentosas

Consistem em modificação dos efeitos de um fármaco pela administração prévia ou concomitante de outro ou outros fármacos. Os efeitos podem ser benéficos ou deletérios. As interações medicamentosas podem ser farmacêuticas, farmacocinéticas e farmacodinâmicas.

Nas interações medicamentosas farmacêuticas, pode ocorrer perda significativa da potência em decorrência de incompatibilidade entre a solução de infusão e um fármaco que foi adicionado. Um exemplo é o diazepam que se precipita e perde seus efeitos terapêuticos se for colocado em solução de infusão.

As interações medicamentosas farmacocinéticas podem ocorrer durante a absorção (p. ex., tetraciclina + cálcio resulta em diminuição da absorção da tetraciclina), a distribuição (p. ex., quinidina desloca digoxina dos locais de ligação nos tecidos e no plasma e resulta em intoxicação digitálica) e a biotransformação (p. ex., varfarina + metronidazol resulta em hemorragia; varfarina + barbitúrico resulta em redução do efeito anticoagulante).

Farmacodinâmica

Farmacodinâmica consiste nos princípios farmacológicos que descrevem os efeitos dos fármacos no corpo. Explica o mecanismo de ação e a relação dose-resposta.

Interações de fármaco e receptor

A maioria dos efeitos medicamentosos resulta da interação com a membrana plasmática ou com receptores intracelulares que leva a alterações moleculares e a resposta celular. Os receptores são principalmente proteínas ou ácidos nucleicos. De modo geral, a ligação é reversível e depende de forças intermoleculares de baixa energia (ligações de hidrogênio, ligações hidrofóbicas e forças de van der Waals), embora sejam conhecidos alguns exemplos de ligação covalente ou iônica. A ligação de um fármaco a um receptor demanda especificidade estrutural e, muitas vezes, estereoespecificidade.

Existem vários tipos de receptores:
- Canais iônicos regulados por ligantes
- Receptores associados à proteína G (GPCR)
- Canais iônicos regulados por voltagem
- Receptores de membrana ligados à enzima
- Receptores intracelulares.

Com base na interação com os receptores, os fármacos podem ser classificados como agonistas, agonistas reversos e antagonistas.

Os agonistas são aqueles que se ligam ao receptor, modificando a conformação do mesmo e provocando uma resposta. A magnitude da resposta a uma dada concentração de fármaco é determinada pela eficácia (efeito máximo exercido por um fármaco) e pela afinidade (propensão de um fármaco de se ligar com um dado receptor) do mesmo. Os agonistas podem ser subdivididos em totais e parciais.

Agonistas inversos são aqueles fármacos que provocam um efeito oposto ao dos agonistas convencionais.

Os antagonistas se ligam a um receptor, geralmente com alta afinidade, mas não provocam uma resposta celular intrínseca, ou seja, não têm eficácia. Os antagonistas bloqueiam as ações dos agonistas. Os antagonistas são divididos em parciais/totais, reversíveis/irreversíveis e competitivos/alostéricos.

Relação dose-resposta

As respostas aos fármacos/substâncias podem ser graduadas (a magnitude da resposta é proporcional à dose) ou quântica (resposta do tipo tudo ou nada).

A potência de um fármaco/substância é a dose necessária para provocar um efeito de determinada intensidade.

O índice terapêutico (TD_{50}/ED_{50}) compara a dose de fármaco/substância necessária para atingir o nível terapêutico em 50% dos pacientes com a dose que é letal em 50% dos pacientes. Os medicamentos com índice terapêutico (IT) amplo são preferidos porque as concentrações potencialmente tóxicas são bem superiores às terapêuticas (a chamada janela terapêutica). Infelizmente, muitos fármacos apresentam uma janela terapêutica estreita (IT < 10), exigindo monitoramento cuidadoso da dose, dos efeitos clínicos e de suas concentrações sanguíneas. Paracetamol, propoxifeno, nortriptilina e hidrato de cloral têm IT superiores a 10, enquanto metadona, amitriptilina, clordiazepóxido e procainamida têm IT inferiores a 5,0.

Farmacogenética

Trata das diferenças hereditárias que contribuem para as variações nas respostas aos fármacos. Embora os distúrbios genéticos sejam hereditários, são reconhecidos apenas quando da administração de um fármaco e da ocorrência de uma resposta anormal. A apneia por succinilcolina, por exemplo, é causada por colinesterase plasmática atípica que resulta em relaxamento muscular prolongado e apneia prolongados após a administração de succinilcolina.

Crianças

É essencial lembrar que as crianças são fisiológica e psicologicamente diferentes dos adultos. Existem axiomas a serem respeitados quando são prescritos medicamentos para crianças:
- As doses costumam ser expressadas em quilograma de peso corporal de modo a levar em conta a idade e diferenças de peso corporal
- De modo geral, o termo *criança* se aplica a pessoas com 12 anos de idade ou menos
- Sempre que possível, devem ser evitadas injeções intramusculares dolorosas.

Idosos

Além das alterações fisiológicas associadas ao envelhecimento, é preciso lembrar que as doenças crônicas são mais frequentes nesse grupo etário. A polifarmácia (uso de múltiplos fármacos) também é mais comum em adultos mais velhos. A polifarmácia aumenta a chance de reações adversas e de interações medicamentosas, resultando em aumento das taxas de morbidade e mortalidade.

Existem alguns axiomas para a prescrição para adultos mais velhos:
- Minimizar a polifarmácia
- Avaliar a formulação do medicamento
- Avaliar a sensibilidade aos fármacos
- Prescrever a menor dose efetiva ao iniciar um esquema terapêutico
- Lembrar que a função renal está diminuída depois dos 70 anos de idade, mesmo que o paciente não apresente disfunção clínica.

Gestantes

É crucial lembrar que qualquer fármaco/substância administrado para uma gestante que consiga atravessar a barreira hematencefálica afetará o embrião/feto. Embora alguns desses efeitos possam ser previstos a partir da farmacocinética do agente administrado, algumas vezes isso não é possível.

Deve-se levar em conta os seguintes fatores: estágio de desenvolvimento do embrião/feto; capacidade do fármaco/substância de atravessar a placenta; teratogenicidade do fármaco/substância; efeito no feto de interromper o fármaco/substância.

Lactantes

A fisiologia do recém-nascido (0 a 28 dias de vida) é extremamente diferente da fisiologia de crianças maiores e adultos. Fármacos com baixo peso molecular, não ionizados e não ligados às proteínas plasmáticas difundem-se passivamente para as células mamárias e podem ser ingeridos pelo recém-nascido/lactente que recebe leite materno.

> **IMPORTANTE**
>
> Em dezembro de 2014 a agência norte-americana FDA (Food and Drug Administration) publicou a PLLR (Pregnancy and Lactation Labeling Rule) que estabelece padrões de apresentação das informações sobre o uso de medicamentos e durante a gravidez e a lactação. Desde 1979 era usado um código de letras (A, B, C, D e X) que nem sempre era útil e, com frequência, era interpretado de modo incorreto e confundido com um sistema de classificação. Na verdade, tratava-se de uma compilação de dados em seres humanos e animais. A FDA acrescentou uma seção sobre homens e mulheres em idade fértil.

■ A receita

A receita (prescrição de medicamentos) é um documento com valor legal pelo qual se responsabilizam, perante o paciente e a sociedade, aqueles que prescrevem, dispensam e administram os medicamentos. O medicamento pode ser uma formulação magistral ou um produto industrializado.

Como ocorre em outros países, no Brasil existem regulamentações sobre a prescrição de medicamentos e sobre aspectos éticos a serem seguidos pelos profissionais envolvidos no processo. As principais normas que versam sobre a prescrição de medicamentos são a Lei Federal nº 5.991, de 17 de dezembro de 1973, e o Decreto nº 3.181, de 23 de setembro de 1999, que regulamenta a Lei nº 9.787, de 10 de fevereiro de 1999, bem como a Resolução CFF nº 357, de 20 de abril de 2001, do Conselho Federal de Farmácia (CFF), que define as Boas Práticas em Farmácia.

No Brasil, somente os seguintes profissionais têm permissão para prescrever medicamentos:
- Médicos
- Cirurgiões-dentistas (somente para uso odontológico – Lei nº 5.081/66)
- Médicos-veterinários (somente para uso veterinário – Lei nº 5.517/68)
- Enfermeiros (medicamentos estabelecidos em programas de saúde pública e em rotina aprovada pela instituição de saúde – Lei nº 7.498/86)
- Farmacêuticos (medicamentos fitoterápicos não tarjados – RDC nº 546/2011)
- Nutricionistas (somente fitoterápicos, isentos de prescrição médica e relacionados à prática do nutricionista – RE nº 402/2007 do Conselho Federal de Nutricionistas).

Todos os profissionais devem estar inscritos nos Conselhos Regionais correspondentes para que possam fazer prescrições e sempre dentro de seu âmbito profissional e segundo a ética profissional.

A principal legislação brasileira sobre medicamentos sujeitos a controle especial é a Portaria nº 344, de 12 de maio de 1998, da SVC/MS (Secretária de Vigilância Sanitária do Ministério da Saúde). Nessa portaria são encontradas listas que orientam a forma de prescrição e dispensação. Essas listas são atualizadas por RDC (Resoluções de Diretoria Colegiada) da Anvisa (Agência Nacional de Vigilância Sanitária).

> **IMPORTANTE**
>
> Todos os profissionais de saúde que lidam com essas substâncias sujeitas a controle especial devem acessar as atualizações publicadas como RDC da Anvisa.

As denominações das listas de substâncias sujeitas a controle especial são:
- A1: substâncias entorpecentes
- A2: substâncias entorpecentes de uso permitido apenas em situações especiais
- A3: substâncias psicotrópicas
- B1: substâncias psicotrópicas
- B2: substâncias psicotrópicas anorexígenas
- C1: outras substâncias sujeitas a controle especial (antidepressivos, antiparkinsonianos, anticonvulsivantes, antiepilépticos, antipsicóticos, ansiolíticos, neurolépticos, anestésicos gerais, antitussígenos)
- C2: substâncias retinoides de uso sistêmico
- C3: substâncias imunossupressoras
- C4: substâncias antirretrovirais
- C5: substâncias anabolizantes
- D1: substâncias precursoras de entorpecentes e/ou psicotrópicos
- D2: insumos químicos utilizados para produção e síntese de entorpecentes e/ou psicotrópicos
- E: plantas proscritas que podem originar entorpecentes e/ou psicotrópicos.

Existe também uma lista F que arrola as substâncias de uso proscrito no Brasil:
- F1: substâncias entorpecentes
- F2: substâncias psicotrópicas
- F3: substâncias precursoras
- F4: outras substâncias.

As substâncias sujeitas a controle especial devem ser prescritas (manuscritas, datilografadas ou informatizadas) em receita de controle especial ou notificação de receita. A receita de controle especial é utilizada para as substâncias das listas C1 e C5 e adendos das listas A1, A2 e B1. A notificação de receita é o documento que autoriza a dispensação de medicamentos contendo substâncias nas listas A1, A2, A3, B1, B2, C2 e C3 do Regulamento Técnico. Esse documento tem de ser acompanhado da receita com as instruções de uso.

Segundo a Lei Federal nº 9.965/2000, as receitas de substâncias anabolizantes devem trazer a identificação do profissional, o número do registro no conselho profissional, o número do CPF (Cadastro da Pessoa Física), o endereço e o telefone profissionais, além do nome e endereço do paciente e o Código Internacional de Doenças (CID).

Para a prescrição de sibutramina, além da receita B2, é necessário o Termo de Responsabilidade do Prescritor (RDC nº 52/2011).

Os prescritores devem possuir talonários específicos para o tipo de medicamento ou formulação a ser prescrito, conforme a legislação vigente (Quadro 1.3).

As resoluções estabelecidas pela RDC nº 44/2010 foram revogadas pela RDC nº 20, de 5 de maio de 2011, da Anvisa, que dispõe sobre o controle de substâncias classificadas como antimicrobianos, de uso sob prescrição, isoladas ou em associação. Esta resolução estabelece os critérios para a prescrição, dispensação, controle, embalagem e rotulagem de antimicrobianos. A receita de antimicrobianos é retida pela farmácia. Também altera o Artigo 40 da RDC nº 44 de 2009 que exigia que os medicamentos isentos de prescrição fossem posicionados atrás do balcão.

> **IMPORTANTE**
>
> No Art. 5º da RDC nº 20/2011 da Anvisa encontramos o seguinte:
> A prescrição de **medicamentos antimicrobianos** deverá ser realizada em receituário privativo do prescritor ou do estabelecimento de saúde, não havendo, portanto, modelo de receita específico.
> Parágrafo único. A receita deve ser prescrita de forma legível, sem rasuras, em 2 (duas) vias e contendo os seguintes dados obrigatórios:
> - I. Identificação do paciente: nome completo, idade e sexo
> - II. Nome do medicamento ou da substância prescrita sob a forma de denominação comum brasileira (DCB), dose ou concentração, forma farmacêutica, posologia e quantidade (em algarismos arábicos)
> - III. Identificação do emitente: nome do profissional com sua inscrição no Conselho Regional ou nome da instituição, endereço completo, telefone, assinatura e marcação gráfica (carimbo)
> - IV. Data da emissão.

QUADRO 1.3 — Medicamentos com receita controlada.

Tipo de notificação de receita	Listas	Medicamentos	Abrangência	Cor da notificação	Quantidade máxima por receita e período de tratamento	Quantidade máxima por receita	Validade da receita
A	A1, A2, A3	Entorpecentes	Todo o território nacional (**é necessário justificativa para aquisição em outro estado**)	Amarela	5 amp. por 30 dias	1 fármaco ou substância	30 dias
B	B1	Psicotrópicos	Na UF onde foi fornecida a numeração	Azul	5 amp. por 60 dias	1 fármaco ou substância	30 dias
	B2	Psicotrópicos anorexígenos	Na UF onde foi fornecida a numeração. **Ver na RDC nº 52/2011 as condições específicas para sibutramina**	Azul	Máx. de 30 dias	1 fármaco ou substância	30 dias
Retinoides	C2	Retinoides para uso sistêmico	Na UF onde foi fornecida a numeração	Branca	5 amp. por 30 dias	1 fármaco ou substância	30 dias
Talidomida	C3	Imunossupressores	Na UF onde foi fornecida a numeração	Branca	5 amp. por 30 dias	1 fármaco ou substância	15 dias
Controle especial ou comum em duas vias	C1	Controle especial	Todo o território nacional	Branca	5 amp. e outras apresentações Tratamento por 60 dias, **exceto antiparkinsonianos e anticonvulsivantes (até 6 meses)**	3 fármacos ou substâncias	30 dias
	C5	Anabolizantes	Todo o território nacional	Branca	5 amp. e outras apresentações por 60 dias	3 fármacos ou substâncias	30 dias
	C4	Antirretrovirais	Todo o território nacional	Branca	Depende do paciente	5 fármacos ou substâncias	30 dias
	A1, A2, B1	Adendos das listas	Todo o território nacional	Branca	5 amp. por 30 dias	3 fármacos ou substâncias	30 dias
	C1, B1	Antiparkinsonianos, anticonvulsivantes	Todo o território nacional	Branca	5 amp. por 180 dias	3 fármacos ou substâncias	30 dias

IMPORTANTE

Medicamentos de uso dermatológico contendo neomicina ou bacitracina associada a neomicina são isentos das obrigatoriedades da RDC nº 20/2011. Segundo a Anvisa eles devem ser tratados como isentos de prescrição. A retenção da receita e a escrituração são necessárias, entretanto, para apresentações de neomicina como colírio, solução nasal e creme vaginal.

Mais uma vez, é importante conhecer determinados termos aplicados aos medicamentos, conforme descrito a seguir.

Bioequivalência. Demonstração de equivalência farmacêutica entre produtos com composição qualitativa e quantitativa idênticas de princípio(s) ativo(s) no mesmo desenho experimental.

Denominação comum brasileira (DCB). Denominação do fármaco ou princípio farmacologicamente ativo, aprovada pelo órgão federal responsável pela vigilância sanitária.

Denominação comum internacional (DCI). Denominação do fármaco ou princípio farmacologicamente ativo, recomendada pela Organização Mundial da Saúde (OMS).

Fitoterápicos. Medicamentos obtidos a partir de plantas medicinais na forma de extrato, tintura, óleo.

Farmoquímicos. Todas as substâncias ativas ou inativas empregadas na fabricação de produtos farmacêuticos.

Formulário terapêutico nacional. Contém informações científicas, baseadas em evidências e sem conflitos de interesse sobre os fármacos apresentados na RENAME (Relação Nacional de Medicamentos Essenciais) de 2010. Visa auxiliar os profissionais de saúde na prescrição, na dispensação e no uso de medicamentos essenciais à nosologia prevalente.

Genéricos. Medicamentos copiados de um produto de referência que passam por testes de bioequivalência e biodisponibilidade. Contêm a mesma substância ativa (sal), concentração posológica, esquema de administração, apresentação e efeito farmacológico do medicamento de referência. No Brasil a embalagem apresenta a inscrição Medicamento Genérico – Lei nº 9.787, de 1999.

Homeopáticos. Medicamentos dinamizados descritos na Farmacopeia Homeopática Brasileira, em outras farmacopeias homeopáticas ou nas matérias médicas homeopáticas ou compêndios homeopáticos oficiais reconhecidos pela Anvisa.

Medicamentos de venda livre. Também chamados anódinos ou medicamentos isentos de prescrição médica (MIP). A Resolução da Anvisa RDC nº 41 (27/7/2012) determina que devem ficar em área segregada a produtos correlatos, como cosméticos e produtos dietéticos.

Medicamentos manipulados. Também denominados magistrais; aqueles preparados artesanalmente para atender às necessidades específicas de um paciente. O farmacêutico é responsável pela preparação desse tipo de medicamento. A RDC nº 67 de 08/10/2007 dispõe sobre as Boas Práticas de Manipulação de Preparações Magistrais e Oficinais para Uso Humano em farmácias.

Medicamentos de referência. Também conhecidos como medicamentos de marca; são registrados na Anvisa e comercializados no território nacional. Têm eficácia e qualidade comprovadas cientificamente por ocasião do registro.

Receita simples. Prescrição escrita ou impressa de preparação magistral ou produto industrializado, com orientação de uso para o paciente, feita por profissional legalmente habilitado.

Receita amarela (A). Impresso padronizado na cor amarela para prescrição de agentes das listas A1, A2 (entorpecentes) e A3 (psicotrópicos). Só pode conter um produto farmacêutico.

Receita azul (B). Impresso padronizado na cor azul para prescrição de agentes psicotrópicos (ver listas B1 e B2 e as atualizações da Portaria 344/98).

Receita de antirretrovirais. Lista C4; feita em formulário estabelecido pelo Programa de doenças sexualmente transmissíveis/AIDS/MS.

Capítulo 2
Medicamentos em Dermatologia

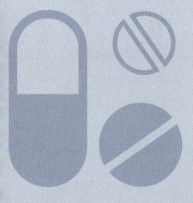

CAPÍTULO 2 | MEDICAMENTOS EM DERMATOLOGIA

■ Introdução

O tegumento é constituído por pele, fâneros (pelos, unhas) e anexos (glândulas sudoríparas e glândulas sebáceas). Trata-se do maior órgão do corpo humano (corresponde a aproximadamente 16% do peso corporal) e também o mais visível. O tegumento reveste toda a superfície do corpo humano e reflete as condições de outros órgãos. Por exemplo, a coloração amarela da pele é um indício de icterícia, enquanto a pele cianótica sugere a existência de condições respiratórias e/ou cardiovasculares. A despigmentação da pele pode ser consequente a albinismo (doença genética) e piebaldismo.

A pele desempenha várias funções:

- Termorregulação: regulação da temperatura corporal por meio de sua substancial rede vascular, do tecido subcutâneo (isolante) e de suas glândulas sudoríparas
- Sensorial: graças às células de Merkel (receptores mecanossensoriais) e às terminações nervosas livres existentes na epiderme e às terminações nervosas sensoriais existentes na derme a pele recebe informações do meio ambiente e as envia para o sistema nervoso central
- Proteção: a queratina, proteína produzida pelos queratinócitos da epiderme, protege a pele contra atrito e contra a perda de água por evaporação. Já o pigmento acastanhado melanina protege a pele contra a ação lesiva dos raios ultravioleta (UV). As células de Langerhans, encontradas na epiderme, e outras células de defesas existentes na derme protegem a pele contra os microrganismos
- Metabólica: a vitamina D, essencial para a fixação do cálcio nos ossos, é produzida graças à ação dos raios solares. O tecido adiposo da hipoderme é uma reserva energética importante
- Excreção: as glândulas sudoríparas, além de atuarem na termorregulação, eliminam algumas escórias metabólicas como ureia (na uremia), amônia e ácido úrico.

PARA SABER MAIS

A carência da enzima trimetilamina oxidase hepática resulta em acúmulo de trimetilamina que é eliminada pela urina e pelo suor. Trata-se da síndrome do peixe podre.

A pele tem três camadas: epiderme, derme e tecido subcutâneo. A epiderme é a camada mais externa e visível, representando aproximadamente 5% da espessura da pele. A derme é a camada média e representa quase 95% da pele. O tecido subcutâneo está localizado abaixo da derme.

Os folículos pilosos estão localizados na derme. O crescimento dos pelos varia dependendo da raça, do sexo, da idade e da hereditariedade. A estrutura e a velocidade de crescimento dos pelos também variam, dependendo da localização dos mesmos.

As glândulas sebáceas estão distribuídas por toda a superfície da pele, exceto nas palmas das mãos e nas solas dos pés. Na pele são encontrados dois tipos de glândulas sudoríparas, écrinas e apócrinas.

Existem inúmeras condições cutâneas e sua classificação é difícil porque muitas vezes existem superposições nos achados. O índice da British Association of Dermatologists (BAD) é uma lista abrangente de diagnósticos dermatológicos e apresenta correlações com a Classificação Estatística Internacional de Doenças e Problemas Relacionados à Saúde (CID-10).

■ Índice de doenças dermatológicas da BAD

- A. Doenças infecciosas que acometem a pele
- B. Reações a estímulos mecânicos, térmicos e radioativos
- C. Dermatite/eczema e condições correlatas
- D. Psoríase e outros distúrbios queratinizantes adquiridos
- E. Condições papuloescamosas e granulomatosas da pele
- F. Urticárias, eritemas e outras dermatoses inflamatórias
- G. Alterações da coloração da pele
- H. Distúrbios dos anexos e fâneros cutâneos
- J. Distúrbios envolvendo a vasculatura cutânea
- K. Distúrbios da derme e do tecido subcutâneo
- L. Dermatoses em locais específicos
- M. Doenças do tecido conjuntivo, imunobolhosas e outras correlatas
- N. Distúrbios metabólicos e nutricionais que acometem a pele
- P. Transtornos psicológicos, psiquiátricos e neurológicos que acometem a pele
- Q. Marcadores cutâneos de doenças internas
- R. Dermatoses resultantes de tratamento ou de venenos
- S. Distúrbios genéticos e cromossômicos que acometem a pele
- T. Dermatoses específicas para idade ou sexo
- W. Nevos, hamartoma e anomalias desenvolvimentais da pele
- X. Neoplasias, tumores e cistos da pele e de seus anexos e fâneros
- Y. Infiltrações benignas e malignas da pele
- Z. Diagnóstico não codificado.

■ Códigos da CID-10

- L00 a L99 – Doenças da pele e do tecido subcutâneo
- L00 a L08 – Infecções da pele e do tecido subcutâneo
- L10 a L14 – Afecções bolhosas
- L20 a L30 – Dermatite e eczema
- L40 a L45 – Afecções papulodescamativas
- L50 a L54 – Urticária e eritema
- L55 a L59 – Transtornos da pele e do tecido subcutâneo relacionados com a radiação
- L60 a L75 – Afecções dos anexos da pele
- L80 a L99 – Outras afecções da pele e do tecido subcutâneo.

■ Distúrbios infecciosos da pele

A pele é normalmente colonizada por microrganismos (também chamada flora) que inclui vários fungos, vírus e bactérias. Quando a integridade da pele é comprometida, microrganismos conseguem penetrar e causar infecções.

As condições que acometem a pele variam muito em termos de manifestações e intensidade, podem ser temporárias ou permanentes, indolores ou dolorosas, podem ter causas situacionais ou genéticas. Algumas vezes são alterações mínimas, enquanto em outras são potencialmente fatais (p. ex., melanoma).

Os seres humanos são hospedeiros naturais de muitas espécies bacterianas que colonizam a pele (a flora normal). *Staphylococcus aureus* e *Streptococcus pyogenes* são responsáveis por uma ampla gama de condições cutâneas (p. ex., impetigo, foliculite, furunculose, carbunculose, ectima, erisipela, celulite) e os fatores predisponentes incluem microtraumatismos, doença cutânea preexistente, higiene insatisfatória e imunocomprometimento.

■ Terapêutica tópica

Ao prescrever um medicamento para ser aplicado topicamente, é muito importante adequá-lo ao tipo de pele. A emulsão água em óleo (A/O) é indicada para a pele seca, enquanto para a pele oleosa ou eudérmica (normal) é mais apropriado usar emulsões óleo em água (O/A). É melhor aplicar soluções ou loções nas áreas pilosas. O Quadro 2.1 apresenta uma lista de antimicrobianos tópicos.

IMPORTANTE

A Organização Mundial da Saúde (OMS) recomenda o uso criterioso de antibióticos tópicos. Além de serem sensibilizantes, é muito comum a ocorrência de resistência aos fármacos como ocorre na acne.

QUADRO 2.1 — Agentes específicos para diferentes afecções cutâneas infecciosas.

Afecções cutâneas infecciosas	Antimicrobianos tópicos
Afecções bacterianas (impetigo, furúnculo, foliculite, piodermatite)	Antibióticos (ácido fusídico, bacitracina, gentamicina, gramicidina, mupirocina, neomicina, polimixina B, sulfonamidas, retapulina)
Afecções fúngicas (tinhas, onicomicoses)	Antifúngicos ou antimicóticos (ácido benzoico, ácido undecilênico, ácido propiônico, ácido salicílico, alilaminas, amorolfina, butenafina, ciclopirox, derivados azólicos e triazólicos, fenóis, terbinafina, tolciclato, tolnaftato)
Parasitoses (pediculose, escabiose)	Escabicidas e pediculicidas (benzoato de benzila, piretroides, sulfiram)
Dermatozoonoses (*larva migrans* cutânea)	Anti-helmínticos (albendazol, tiabendazol, ivermectina)
Afecções virais (herpes labial, herpes genital, varicela, verrugas, herpes-zóster, sarampo, rubéola)	Antivirais (aciclovir, penciclovir)

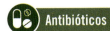

Antibióticos

Ácido fusídico

O ácido fusídico foi isolado pela primeira vez do microrganismo *Fusidium coccineum* em 1960. Desde 1962 é usado no tratamento de infecções tópicas e sistemáticas causadas por *Staphylococcus*, inclusive algumas cepas resistentes a meticilina. Também é efetivo contra outras espécies de bactérias como estreptococos do grupo B, enterococos, *Corynebacterium* e *Clostridium*. Trata-se de um antibiótico bacteriostático usado em cremes e colírios.

Indicação	• Tratamento de impetigo, abscessos, eczema infectado, intertrigo, eritrasma, paroníquia, hidradenite, sicose da barba
Mecanismo de ação	• Inibição da síntese proteica bacteriana
Posologia	• Deve ser aplicado em uma película fina 2 ou 3 vezes/dia
Eliminação	• Metabolismo hepático com excreção biliar é a via de eliminação mais provável. Pouquíssima eliminação renal
Contraindicação	• Sensibilidade ao fármaco, gestação, lactação
Interações medicamentosas	• Desconhecidas até o momento
Efeitos adversos	• Irritação transitória (eritema e prurido) no local da aplicação
Alerta	• Aparecimento rápido de resistência ao ácido fusídico. Não deve ser usado por mais de 7 dias consecutivos • Evitar contato do creme de ácido fusídico com os olhos porque provoca irritação conjuntival • Evitar o uso em infecções mamárias durante o aleitamento por causa do risco de absorção pelo lactente

Apresentação comercial

- **Ácido fusídico**
  - **Ácido fusídico® (Neo Química)**, creme, bisnaga com 15 g (1 g contém 20 mg de ácido fusídico). *Uso tópico. Uso adulto e pediátrico*
  - **Ácido fusídico® (Prati-Donaduzzi)**, creme, bisnaga com 15 g (1 g contém 20 mg de ácido fusídico). *Uso tópico. Uso adulto e pediátrico*
  - **Veruf® (Neo Química)**, creme, bisnaga com 15 g (1 g contém 20 mg de ácido fusídico). *Uso tópico. Uso adulto e pediátrico*
  - **Verutex® (Leo Pharma)**, bisnaga com 10 g (1 g contém 20 mg de ácido fusídico). *Uso tópico. Uso adulto e pediátrico*
- **Ácido fusídico (20 mg/g) + valerato de betametasona (1 mg/g)**
  - **Ácido fusídico + valerato de betametasona® (EMS)**, creme, bisnaga com 15 g. *Uso tópico. Uso adulto e pediátrico*
  - **Ácido fusídico + valerato de betametasona® (Nova Química)**, creme, bisnaga com 15 g. *Uso tópico. Uso adulto e pediátrico*
  - **Veruderm® (LeGrand)**, creme, bisnaga com 15 g. *Uso tópico. Uso adulto e pediátrico*
  - **Verutex B® (Leo Pharma)**, creme, bisnagas com 5 e 15 g. *Uso tópico. Uso adulto e pediátrico*
- **Ácido fusídico a 2% + furoato de mometasona a 0,1%**
  - **Dermotil fusid® (Glenmark)**, creme (1 g contém 20 mg de ácido fusídico + 1 mg de furoato de mometasona), bisnagas com 10 g. *Uso tópico. Uso adulto e pediátrico acima de 12 anos.*

Bacitracina

A bacitracina é uma mistura de polipeptídios produzidos por microrganismos do grupo liqueniforme de *Bacillus subtilis* var. Tracy. A bacitracina foi isolada pela primeira vez em 1943, sendo efetiva por via tópica e parenteral. Na verdade, tem três componentes, denominados bacitracinas A (o mais importante), B e C. Raramente é utilizada por via parenteral por causa de seus efeitos nefrotóxicos.

Indicação	• Tratamento de vários tipos de infecções na pele e nos olhos causadas por bactérias gram-positivas (p. ex., *Staphylococcus, Streptococcus, Corynebacterium*) e algumas bactérias gram-negativas (*Neisseria gonorrhoeae, Neisseria meningitidis, Fusobacterium*) • Prevenção de infecções em feridas
Mecanismo de ação	• Dependendo da concentração, é bacteriostática ou bactericida. Inibe a incorporação de aminoácidos e nucleotídios na parede celular das bactérias. Sua atividade é expressa em unidades. 1 mg de bacitracina contém 50 UI
Posologia	• No caso de infecções na pele, deve ser aplicada uma película fina 2 ou 3 vezes/dia
Eliminação	• Excretada lentamente por filtração glomerular
Contraindicação	• Sensibilidade conhecida à bacitracina. Pessoas sensíveis à neomicina também podem apresentar sensibilidade à bacitracina. Queimaduras extensas; feridas profundas; insuficiência renal. Não há estudos apropriados para determinar o risco em gestantes. Lactantes não devem usar bacitracina porque não se sabe se ela é excretada no leite
Interações medicamentosas	• Efeito nefrotóxico aditivo com aminoglicosídios, anfotericina B, cisplatina, ciclosporina, foscarnet, diuréticos, pentamidina, polimixina B, colistina, tacrolimo e vancomicina. O unguento de bacitracina *não* deve ser usado em grandes áreas em pacientes tratados com esses fármacos
Efeitos adversos	• Raramente urticária, prurido e reações anafiláticas
Alerta	• O unguento oftálmico não deve ser introduzido na câmara anterior do olho. Podem ocorrer infecções secundárias, principalmente por fungos, em pessoas que fazem uso do unguento oftálmico por períodos prolongados. Não usar lentes de contato durante o uso de unguento oftálmico da bacitracina • Não deve ser usada por mais de 7 dias consecutivos • No caso de infecções oftálmicas, o unguento é aplicado, na forma de camada fina, na conjuntiva a intervalos de 3 a 4 h durante 7 a 10 dias

Apresentação comercial

No Brasil, a bacitracina tópica só é comercializada em associação com outros fármacos:

- **Bacitracina (250 UI) + sulfato de neomicina (5 mg)**
  - **Bactoderm® (Hertz)**, bisnaga com 15 g. *Uso tópico. Uso adulto e pediátrico*
  - **Ferid® (União Química)**, bisnaga com 10 g. *Uso tópico. Uso adulto e pediátrico*
  - **Sulfato de neomicina + bacitracina® (EMS)**, bisnaga com 15 g. *Uso tópico. Uso adulto e pediátrico*
  - **Sulfato de neomicina + bacitracina® (Medley)**, bisnaga com 15 g e 50 g. *Uso tópico. Uso adulto e pediátrico*
  - **Sulfato de neomicina + bacitracina® (Sanval)**, embalagens com 1 e 50 bisnagas de 10 g, 15 g e 50 g. *Uso tópico. Uso adulto e pediátrico*
  - **Sulfato de neomicina + bacitracina® (Teuto)**, bisnaga com 50 g. *Uso tópico. Uso adulto e pediátrico*
- **Bacitracina zinco (250 UI) + sulfato de neomicina (5 mg)**
  - **Bacigen® (Cazi)**, bisnaga com 20 g. *Uso tópico. Uso adulto e pediátrico*
  - **Bacinantrat® (Globo)**, bisnaga com 10 g. *Uso tópico. Uso adulto e pediátrico*
  - **Cicatrene® (Farmoquímica)**, bisnaga com 20 g. *Uso tópico. Uso adulto e pediátrico*
  - **Dermacetin-ped® (Stiefel)**, bisnagas com 15 g e 50 g. *Uso tópico. Uso adulto e pediátrico*
  - **Dermase® (Sanval)**, bisnaga com 10 g. *Uso tópico. Uso adulto e pediátrico*
  - **Nebacetin® pomada (Takeda Pharma)**, bisnagas com 10 g, 15 g e 30 g. *Uso tópico. Uso adulto e pediátrico*
  - **Nebaciderm® (Multilab)**, bisnagas com 10 g. *Uso tópico. Uso adulto e pediátrico*
  - **Neocetrin® (Bunker)**, bisnaga com 15 g. *Uso tópico. Uso adulto e pediátrico*
  - **Neotop® (Medley)**, bisnaga com 10 g. *Uso tópico. Uso adulto e pediátrico*
  - **Neotricin® (Legrand)**, bisnagas de 15 g e 50 g. *Uso tópico. Uso adulto e pediátrico*
  - **Sulfato de neomicina + bacitracina® (EMS)**, bisnagas de 15 g e 50 g. *Uso tópico. Uso adulto e pediátrico*
  - **Sulfato de neomicina + bacitracina® (Medley)**, bisnagas de 15 g e 50 g. *Uso tópico. Uso adulto e pediátrico*
  - **Sulfato de neomicina + bacitracina® (Sanval)**, bisnagas de 10 g, 15 g e 50 g. *Uso tópico. Uso adulto e pediátrico*
- **Bacitracina (83,3 UI) + sulfato de neomicina (1.083,3 UI)**
  - **Nebacetin® pó spray (Nycomed pharma)**, tubo nebulizador (aerossol) com 30 mℓ (83,3 UI de bacitracina e 1.083,3 UI por mℓ). *Uso tópico. Uso adulto e pediátrico*
- **Bacitracina zíncica (5.000 UI) + sulfato de neomicina (50 mg) + sulfato de polimixina B (50.000 UI) + peróxido de zinco a 36% (2 g) + óxido de zinco (qsp 10 g)**
  - **Anaseptil pó® (Farmasa)**, tubo com 10 g de polvilho. *Uso tópico. Uso adulto e pediátrico*

IMPORTANTE

Segundo o Art. 1º da RDC nº 20/2011, a retenção de receita e a escrituração no SNGPC são necessárias para os medicamentos que estejam listados no Anexo I da resolução (Lista de Antimicrobianos Registrados na Anvisa) e que sejam de venda sob prescrição médica (com tarja/faixa vermelha). Entretanto, de acordo com a RDC nº 138/2003, que dispõe sobre o enquadramento na categoria de venda de medicamentos, os produtos à base de neomicina ou neomicina associada com bacitracina (com indicação terapêutica para infecções de pele) são enquadrados como medicamentos isentos de prescrição.

Gentamicina

Ver Gentamicina na página 544 do Capítulo 15, *Antibióticos*.

Gramicidina

Trata-se de uma mistura heterogênea de três compostos antibióticos (gramicidinas A, B e C) obtidos da bactéria *Bacillus brevis*. Também conhecida como gramicidina D.

Indicação	• Tratamento de lesões cutâneas, nasais e orofaríngeas, feridas superficiais e infecções oftálmicas
Mecanismo de ação	• As gramicidinas atuam como ionóforos, formando pequenos poros na membrana das bactérias e provocando extravasamento de solutos intracelulares (p. ex., K^+ e aminoácidos). Além disso, dissipam o potencial transmembrana, inibem a respiração celular, reduzem a reserva de ATP e inibição a síntese de DNA, RNA e proteínas
Posologia	• Aplicar no local 2 a 3 vezes/dia
Eliminação	• Quando usada topicamente, não é eliminada por via renal
Contraindicação	• Sensibilidade à gramicidina, soluções de continuidade na pele
Interações medicamentosas	• Até o momento, não há relatos
Efeitos adversos	• Infecção secundária em caso de uso prolongado ou repetido
Alerta	• Como a gramicidina tem ação hemolítica significativa, não pode ser administrada internamente e só pode ser prescrita para uso tópico (na forma de loção ou unguento)

Apresentação comercial

No Brasil, a gramicidina tópica só é comercializada em associação com outros fármacos:
- **Acetonido de triancinolona (1 mg) + sulfato de neomicina (2,5 mg) + gramicidina (0,25 mg) + nistatina (100.000 UI)**
  - Acetonido de triancinolona, sulfato de neomicina, gramicidina, nistatina® (Eurofarma), creme ou pomada, bisnagas com 30 g. *Uso tópico. Uso adulto e pediátrico*
- **Sulfato de framicetina (5 mg) + prednisolona (0,2 mg) + gramicidina (0,2 mg) + cloridrato de amilocaína (0,4 mg) + cloridrato de procaína (0,6 mg)**
  - Fonergin® (Farmasa), embalagens com 4, 8, 12 e 24 pastilhas. *Atenção: não mastigar*
- **Sulfato de framicetina (10 mg/mℓ) + prednisolona (0,2 mg/mℓ) + gramicidina (0,05 mg/mℓ) + cloridrato de amilocaína (0,4 mg/mℓ) + cloridrato de procaína (1,2 mg/mℓ)**
  - Fonergin® (Farmasa), colutório spray, frascos com 15 mℓ, 30 mℓ e 50 mℓ. *Uso tópico. Uso adulto e pediátrico*

- **Acetonido de triancinolona (1,0 mg) + sulfato de neomicina (2,5 mg) + gramicidina (0,25 mg) + nistatina (100.000 UI)**
  - Omcilon-A M® (Bristol-Meyers Squibb), creme e pomada, tubos de 10 g, 15 g e 30 g. *Uso tópico. Uso adulto e pediátrico*
  - Triancinolona acetonida + sulfato de neomicina + gramicidina + nistatina® (Eurofarma), bisnaga com 30 g. *Uso tópico. Uso adulto e pediátrico*
  - Triancinolona acetonida + sulfato de neomicina + gramicidina + nistatina® (Germed), bisnaga com 30 g. *Uso tópico. Uso adulto e pediátrico*

IMPORTANTE

A Anvisa publicou a atualização da lista de antimicrobianos de uso sob prescrição médica com retenção de receita. As novas substâncias incluídas na lista são: besifloxacino, rifabutina, ceftarolina fosamila, dactinomicina, mitomicina, nitrofural, sulfacetamida, clorfenesina e **gramicidina**. A nova determinação entrou em vigor a partir de 16 de dezembro de 2014. Com isso, a lista de antimicrobianos sujeitos à retenção de receita chega a 128 substâncias.

Mupirocina

Também conhecida como ácido pseudomônico, foi isolada originalmente da bactéria *Pseudomonas fluorescens*. É bacteriostática em baixas concentrações e bactericida em concentrações elevadas.

Indicação	• Tratamento tópico de infecções causadas por bactérias gram-positivas (*Staphylococcus aureus* e *Streptococcus* beta-hemolíticos) e de portadores nasais de estafilococos
Mecanismo de ação	• Ligação reversível e seletiva com a enzima bacteriana isoleucil-tRNA sintetase
Posologia	• Aplicar na lesão 2 a 3 vezes/dia
Eliminação	• Renal
Contraindicação	• Histórico de sensibilidade aos componentes da fórmula
Interações medicamentosas	• Até o momento, não há relatos
Efeitos adversos	• Sensibilização localizada à mupirocina ou à base da pomada (rara), prurido, eritema, sensação de queimação e ferroadas, ressecamento da pele
Alerta	• Como seu mecanismo de ação não é compartilhado por outros antibióticos, é improvável a ocorrência de resistência cruzada

Apresentação comercial

- **Mupirocina (20 mg/g)**
  - **Bacrocin® (Valeant)**, pomada dermatológica, bisnaga com 15 g. *Uso tópico. Uso adulto e pediátrico*
  - **Bactocin® (Bunker)**, creme dermatológico, bisnaga com 15 g. *Uso tópico. Uso adulto e pediátrico*
  - **Bactroban® (GlaxoSmithKline)**, pomada, tubo com 15 g. *Uso tópico. Uso adulto e pediátrico*
  - **Mupirocina® (Cristália)**, pomada, tubo com 15 g. *Uso tópico. Uso adulto e pediátrico*
  - **Mupirocina® (Medley)**, pomada, tubo com 15 g. *Uso tópico. Uso adulto e pediátrico*
  - **Mupirocina® (Prati-Donaduzzi)**, pomada, tubo com 15 g. *Uso tópico. Uso adulto e pediátrico.*

Neomicina

A neomicina é um antibiótico aminoglicosídio que foi isolada pela primeira vez de *Streptomyces fradiae* em 1949. É usada em muitas formulações tópicas, tais como colírios, cremes e pomadas. Apresenta baixa toxicidade e tem ação bacteriostática.

Indicação	• Tratamento tópico de infecções oftálmicas e otite externa causadas por bactérias gram-positivas, gram-negativas e álcool-acidorresistentes, tratamento ou prevenção de infecções bacterianas em lesões e feridas cutâneas. Irrigação vesical contínua por breves períodos de pacientes com cateteres de demora
Mecanismo de ação	• Ligação irreversível aos ribossomos 30S de microrganismos sensíveis com consequente produção de peptídios tóxicos ou não funcionais
Posologia	• Aplicar na lesão 2 a 3 vezes/dia
Eliminação	• Renal
Contraindicação	• Histórico de sensibilidade aos componentes da fórmula
Interações medicamentosas	• Amicacina: os aminoglicosídios tópicos podem cair na corrente sanguínea (p. ex., aplicação em pele queimada ou com soluções de continuidade) e ter efeitos potencialmente aditivos (ototóxicos e nefrotóxicos) com aminoglicosídios administrados por via sistêmica • Pancurônio: os aminoglicosídios apresentam atividade bloqueadora neuromuscular (inibem a liberação de acetilcolina nas junções neuromusculares) que pode se somar à dos relaxantes musculares despolarizantes e não despolarizantes. É preciso lembrar que os aminoglicosídios tópicos podem cair na corrente sanguínea (p. ex., aplicação em pele queimada ou com soluções de continuidade) e provocar depressão respiratória grave e/ou prolongada durante o uso concomitante
Efeitos adversos	• Sensibilização localizada à neomicina
Alerta	• Pouco absorvida pela mucosa íntegra, mas a absorção pode ser substancial em caso de ulceração, inflamação ou solução de continuidade

Apresentação comercial

- **Neomicina (3,5 mg/g)**
  - **Neomicina® (Delta)**, pomada, bisnaga com 20 g. *Uso tópico. Uso adulto e pediátrico*
  - **Neomicina pomada® (União Química)**, bisnaga com 20 g. *Uso tópico. Uso adulto e pediátrico*
  - **Sulfato de neomicina® (Prati-Donaduzzi)**, bisnagas com 10 g, 15 g, 20 g e 50 g. *Uso tópico. Uso adulto e pediátrico*
- **Neomicina (5 mg/g)**
  - **Neodermicina® (Greenpharma)**, pomada, bisnaga com 20 g. *Uso tópico. Uso adulto e pediátrico*
- **Acetato de clostebol (5 mg) + sulfato de neomicina (5 mg)**
  - **Acetato de clostebol + sulfato de neomicina® (Medley)**, creme, bisnaga de 30 g. *Uso tópico. Uso adulto e pediátrico*
  - **Novaderm® (Zambon)**, creme vaginal, bisnaga de 40 g. *Uso tópico. Uso adulto*
  - **Trofodermin® (Pfizer)**, creme, bisnagas de 30 g. *Uso tópico. Uso adulto e pediátrico*
- **Acetato de dexametasona (1 mg/g) + sulfato de neomicina (5,0 mg/g)**
  - **Neodex® (Neo Química)**, creme dermatológico, bisnagas com 15 g. *Uso tópico. Uso adulto*
- **Acetonido de triancinolona (1 mg) + sulfato de neomicina (2,5 mg) + gramicidina (0,25 mg) + nistatina (100.000 UI)**
  - **Acetonido de triancinolona, sulfato de neomicina, gramicidina, nistatina® (Eurofarma)**, creme ou pomada, bisnagas com 30 g. *Uso tópico. Uso adulto e pediátrico*
- **Acetonido de triancinolona (1,0 mg) + sulfato de neomicina (2,5 mg) + gramicidina (0,25 mg) + nistatina (100.000 UI)**
  - **Omcilon-A M® (Bristol-Meyers Squibb)**, creme e pomada, tubos de 10 g, 15 g e 30 g. *Uso tópico. Uso adulto e pediátrico*
- **Bacitracina (250 UI) + sulfato de neomicina (5 mg)**
  - **Bactoderm® (Hertz)**, pomada, bisnaga com 15 g. *Uso tópico. Uso adulto e pediátrico*
  - **Ferid® (União Química)**, pomada, bisnaga com 10 g. *Uso tópico. Uso adulto e pediátrico*
  - **Sulfato de neomicina + bacitracina® (Medley)**, bisnaga com 15 g e 50 g. *Uso tópico. Uso adulto e pediátrico*
  - **Sulfato de neomicina + bacitracina® (Sanval)**, embalagens com 1 e 50 bisnagas de 10 g, 15 g e 50 g. *Uso tópico. Uso adulto e pediátrico*
- **Bacitracina zinco (250 UI) + sulfato de neomicina (5 mg)**
  - **Bacigen® (Cazi)**, pomada, bisnaga com 20 g. *Uso tópico. Uso adulto e pediátrico*
  - **Bacinantrat® (Globo)**, pomada, bisnaga com 10 g. *Uso tópico. Uso adulto e pediátrico*
  - **Cicatrene® (Farmoquímica)**, pomada, bisnaga com 20 g. *Uso tópico. Uso adulto e pediátrico*
  - **Dermacetin-ped® (Stiefel)**, pomada, bisnagas com 15 g e 50 g. *Uso tópico. Uso adulto e pediátrico*
  - **Dermase® (Sanval)**, pomada, bisnaga com 10 g. *Uso tópico. Uso adulto e pediátrico*
  - **Nebacetin® pomada (Takeda Pharma)**, bisnagas com 10 g, 15 g e 30 g. *Uso tópico. Uso adulto e pediátrico*

- Nebaciderm® (Multilab), pomada, bisnagas com 10 g. *Uso tópico. Uso adulto e pediátrico*
- **Bacitracina zíncica (5.000 UI) + sulfato de neomicina (50 mg) + sulfato de polimixina B (50.000 UI) + peróxido de zinco a 36% (2 g) + óxido de zinco (qsp 10 g)**
  - Anaseptil® pó (Farmasa), tubo com 10 g de polvilho. *Uso tópico. Uso adulto e pediátrico*
- **Cetoconazol (20 mg) + diproprionato de betametasona (0,64 mg) + sulfato de neomicina (2,5 mg)**
  - Cetoconazol + diproprionato de betametasona + sulfato de neomicina® (Eurofarma), creme e pomada, bisnagas com 30 g. *Uso tópico. Uso adulto e pediátrico*
  - Cetoconazol + diproprionato de betametasona + sulfato de neomicina® (Medley), creme e pomada, bisnagas com 30 g. *Uso tópico. Uso adulto e pediátrico*
  - Cetoconazol + diproprionato de betametasona + sulfato de neomicina® (Prati-Donaduzzi), creme e pomada, bisnagas com 30 g. *Uso tópico. Uso adulto e pediátrico*
  - Novacort® (Aché), pomada, bisnaga com 30 g. *Uso tópico. Uso adulto e pediátrico*
- Novaderm® (Zambon), creme, bisnaga com 30 g. *Uso tópico. Uso adulto e pediátrico*
- Trok-N® (Eurofarma), creme e pomada, bisnagas com 10 g e 30 g. *Uso tópico. Uso adulto e pediátrico*
- **Desoximetasona (2,5 mg/g) + sulfato de neomicina (equivalente a 5 mg de neomicina base)**
  - Esperson N® (Sanofi-Aventis), pomada, bisnagas com 10 ou 20 g. *Uso tópico. Uso adulto e pediátrico*
- **Valerato de betametasona (1 mg) + sulfato de neomicina (5 mg)**
  - Betnovate N® (GlaxoSmithKline), creme e pomada, bisnagas com 30 g. *Uso tópico. Uso adulto e pediátrico*
- **Valerato de betametasona (1 mg/g) + sulfato de neomicina (5 mg/g)**
  - Valerato de betametasona + sulfato de neomicina® (Germed), pomada, bisnagas de 10 g, 15 g, 20 g ou 30 g. *Uso tópico. Uso adulto e pediátrico*
- **Sulfato de neomicina (5 mg/g) + tiabendazol (50 mg/g)**
  - Derms® (União Química), pomada dermatológica, bisnaga de 30 g. *Uso tópico. Uso adulto e pediátrico.*

Polimixina B

O sulfato de polimixina B é uma mistura das polimixinas B1 e B2 obtidas de cepas de *Bacillus polymyxa*. As polimixinas B1 e B2 são polipeptídios básicos. Exerce ação bactericida contra quase todos os bacilos gram-negativos, com exceto de *Proteus*.

Indicação	Agente bactericida, prescrita para tratamento de infecções por microrganismos gram-negativos, sobretudo as causadas por *Pseudomonas aeruginosa*, *Escherichia coli*, *Klebsiella pneumoniae* e *Enterobacter aerogenes*
Mecanismo de ação	Agente tensoativo que interage com o lipopolissacarídio da membrana externa das bactérias gram-negativas com consequente alteração da permeabilidade da membrana e morte das bactérias
Posologia	Aplicação tópica 2 a 3 vezes/dia
Eliminação	Não renal
Contraindicação	História pregressa de hipersensibilidade à polimixina
Interações medicamentosas	Quando a polimixina é combinada com sulfato de neomicina e bacitracina pode haver interação adversa com amicacina: os aminoglicosídios tópicos podem cair na corrente sanguínea (p. ex., aplicação em pele queimada ou com soluções de continuidade) e ter efeitos potencialmente aditivos (ototóxicos e nefrotóxicos) com aminoglicosídios administrados por via sistêmica Quando a polimixina é combinada com sulfato de neomicina e bacitracina pode haver interação adversa com pancurônio: os aminoglicosídios apresentam atividade bloqueadora neuromuscular (inibem a liberação de acetilcolina nas junções neuromusculares) que pode se somar à dos relaxantes musculares despolarizantes e não despolarizantes. É preciso lembrar que os aminoglicosídios tópicos podem cair na corrente sanguínea (p. ex., aplicação em pele queimada ou com soluções de continuidade) e provocar depressão respiratória grave e/ou prolongada durante o uso concomitante
Efeitos adversos	Urticária, exantemas localizados
Alerta	Habitualmente é comercializada em associação com outros fármacos

Apresentação comercial

As formulações tópicas são comercializadas em associação com outros fármacos:

- **Bacitracina zíncica (5.000 UI) + sulfato de neomicina (50 mg) + sulfato de polimixina B (50.000 UI) + peróxido de zinco a 36% (2 g) + óxido de zinco (qsp 10 g)**
  - Anaseptil® pó (Farmasa), tubo com 10 g de polvilho. *Uso tópico. Uso adulto e pediátrico*
- **Acetonido de fluocinolona (0,275 mg) + sulfato de neomicina (3,85 mg) + sulfato de polimixina B (11.000 UI) + cloridrato de lidocaína (20 mg) (por mℓ)**
- Elotin® (Elofar), solução otológica, frasco plástico gotejador com 5 mℓ. *Uso tópico. Uso adulto e pediátrico*
- **Sulfato de polimixina B (10.000 UI/mℓ) + lidocaína (43,4 mg/mℓ)**
  - Lidosporin® (Farmoquímica), solução otológica, frasco com 10 mℓ. *Uso tópico. Uso adulto e pediátrico*
- **Sulfato de polimixina B (10.000 U/g) + oxitetraciclina (30 mg)**
  - Terramicina com sulfato de polimixina B® (Pfizer), pomada, bisnaga com 15 g. *Uso tópico. Uso adulto.*

Sulfonamidas

As sulfonamidas são inibidores competitivos da enzima di-hidropteroato sintase, inibindo o crescimento bacteriano ao bloquear a síntese de ácido fólico.

CAPÍTULO 2 | MEDICAMENTOS EM DERMATOLOGIA

Sulfacetamida

Trata-se de um derivado da N-1-acetil sulfanilamida. A sulfacetamida é uma sulfamida de ação curta, com estrutura análoga à do ácido aminobenzoico. É usada na forma de sal sódico. Como as demais sulfonamidas, é um agente bacteriostático sintético de amplo espectro.

Indicação	• Muito utilizada no tratamento de infecções oftálmicas, mas também é ativa contra *P. acnes* • Exerce efeito bacteriostático contra estafilococos, estreptococos e clostrídios (microrganismos gram-positivos) e contra Enterobacteriaceae, *Neisseria* e *Haemophilus* (gram-negativos) • Prescrita para tratamento de lesões inflamatórias e dermatite seborreica
Mecanismo de ação	• Como outras sulfonamidas, atua como antagonista (inibição competitiva) da enzima di-hidrofolato sintetase, responsável pela incorporação do ácido para-aminobenzoico (PABA, um componente essencial ao crescimento bacteriano) à molécula do ácido di-hidrofólico
Posologia	• Aplicar na lesão 2 vezes/dia
Eliminação	• Absorção de aproximadamente 4% após aplicação tópica, eliminação renal
Contraindicação	• Hipersensibilidade a sulfonamidas
Efeitos adversos	• As reações de hipersensibilidade (urticária, edema) são raras. Se a pele se tornar amarelada, isso significa que foi aplicada sulfacetamida demais; pode causar ressecamento da pele
Alerta	• Resistência pode ocorrer como o uso prolongado • Evitar exposição ao sol • Evitar contato com os olhos

PARA SABER MAIS

É interessante mencionar que a aplicação tópica de sulfacetamida a 30% exerce efeitos anestésicos e analgésicos, o que não ocorre em concentrações menores (10%).

Apresentação comercial

- Sulfacetamida sódica (74 mg) + trolamina (20 mg)
  - **Paraqueimol® (Aché)**, pomada, bisnaga com 50 g. *Uso tópico. Uso adulto e pediátrico*
  - **Queimalive® (Cifarma)**, pomada, bisnaga com 20 g. *Uso tópico. Uso adulto e pediátrico.*
  - *Observação*: é possível mandar aviar formulação de sulfacetamida sódica (loções antiacne nas concentrações de 5 a 10% e xampus anticaspa).

Sulfadiazina de prata

Trata-se de uma sulfonamida com atividade antibacteriana e antifúngica para uso tópico.

Indicação	• Os usos aprovados pela Anvisa* são: prevenção e tratamento de feridas com grande potencial de sepse: queimaduras, úlceras venosas, úlceras de decúbito e feridas cirúrgicas infectadas; e ação profilática contra infecções em cateterismos venosos e arteriais**
Mecanismo de ação	• A atividade antimicrobiana da sulfadiazina de prata é mediada pela reação do íon prata com o DNA microbiano, o que impede a replicação bacteriana. Age também sobre membrana e parede celulares, promovendo o enfraquecimento destas, com consequente rompimento celular por efeito da pressão osmótica
Posologia	• Aplicação tópica 1 a 2 vezes/dia
Eliminação	• O componente prata é excretado pela via hepatobiliar e a sulfadiazina, por eliminação renal
Interações medicamentosas	• Não associar a prilocaína-lidocaína tópicas devido ao risco de metemoglobinemia
Efeitos adversos	• Aumento da sensibilidade de pele à luz solar; prurido intenso nas feridas; vermelhidão e tumefação da pele; formação de bolhas e descamação da pele; coloração azul-esverdeada a preta da pele; sensação de queimação nos locais de aplicação
Alerta	• Visto que as sulfonamidas sabidamente aumentam a possibilidade de *kernicterus*, não usar sulfadiazina de prata em gestantes próximas ao termo • Não usar em prematuros • Não usar em lactentes com menos de 2 meses de vida • Usar luvas descartáveis ao fazer a aplicação

*Nota Técnica nº 349/2013 (atualizada em 24/11/2015) – Ministério da Saúde Consultoria Jurídica/Advocacia Geral da União. **Caso o medicamento seja usado fora de tais indicações, será configurado uso fora da bula (*off-label*), não aprovado pela Anvisa, isto é, uso terapêutico do medicamento que a Anvisa não reconhece como seguro e eficaz. Nesse sentido, o uso e as consequências clínicas de utilização dessa medicação para tratamento não aprovado e não registrado na Anvisa são de responsabilidade do médico (Nota Técnica nº 349/2013, atualizada em 24/11/2015).

Apresentação comercial

- **Sulfadiazina de prata micronizada a 1%**
  - **Ag derm® (Aspen Pharma)**, creme, pote contendo 100 g (contendo 10 mg de sulfadiazina de prata/g). *Uso tópico. Uso adulto e pediátrico acima de 2 meses de vida*
  - **Aziprata® (Vic Pharma)**, creme, pote contendo 400 g (contendo 10 mg de sulfadiazina de prata/g). *Uso tópico. Uso adulto e pediátrico acima de 2 meses de vida*
  - **Dermazine® (Silvestre Labs)**, bisnaga com 15 g, 30 g e 50 g; pote com 100 g e 400 g (contendo 10 mg de sulfadiazina de prata/g). *Uso tópico. Uso adulto e pediátrico acima de 2 meses de vida*
  - **Silglós® (União Química)**, creme, bisnaga com 50 g (contendo 10 mg de sulfadiazina de prata/g). *Uso tópico. Uso adulto e pediátrico acima de 2 meses de vida*
  - **Sulfadiazina de prata® (Nativita)**, potes de 400 g (contendo 10 mg de sulfadiazina de prata/g); bisnagas de 30 g, 50 g e 120 g. *Uso tópico. Uso adulto e pediátrico acima de 2 meses de vida*
  - **Sulfadiazina de prata® (Prati-Donaduzzi)**, potes de 400 g (contendo 10 mg de sulfadiazina de prata/g); bisnagas de 30 g, 50 g e 120 g. *Uso tópico. Uso adulto e pediátrico acima de 2 meses de vida*
  - **Sulfadiazina de prata® (União Química)**, bisnagas de 30 g, 50 g e 120 g e potes de 400 g (contendo 10 mg de sulfadiazina de prata/g). *Uso tópico. Uso adulto e pediátrico acima de 2 meses de vida*
  - **Vitadiazin® (Nativita)**, creme, pote contendo 400 g (contendo 10 mg de sulfadiazina de prata/g). *Uso tópico. Uso adulto e pediátrico acima de 2 meses de vida*
- **Sulfadiazina de prata (1%) + nitrato de cério (2,2%)**
  - **Dermacerium® 2,2 (Silvestre)**, bisnagas de 8 g, 10 g e 15 g, pote de 400 g. *Uso tópico. Uso adulto e pediátrico acima de 2 meses de vida*
- **Sulfadiazina de prata (1%) + nitrato de cério (0,4%)**
  - **Dermacerium® (Silvestre)**, bisnagas de 8 g, 10 g e 15 g, pote de 400 g. *Uso tópico. Uso adulto e pediátrico acima de 2 meses de vida*
- **Sulfadiazina de prata (1%) + nitrato de cério (0,4%)**
  - **Dermacerium® HS gel (Silvestre)**, bisnagas de 8 g, 10 g e 15 g. *Uso tópico. Uso adulto e pediátrico acima de 2 meses de vida.*

Retapamulina

Trata-se de um antibiótico pleuromutilínico semissintético. A retapamulina exerce ação bacteriostática ou bactericida contra *Staphylococcus aureus* e *Streptococcus pyogenes*, dependendo de sua concentração. A absorção sistêmica é mínima, tanto após aplicação em pele íntegra como em abrasões.

Indicação	• Tratamento de impetigo ou infecções que ocorrem após escoriações e pequenos cortes (adultos e crianças a partir dos 9 meses de idade)
Mecanismo de ação	• Interação com a subunidade 50S dos ribossomos bacterianos com consequente inibição da enzima peptidil transferase e inibição parcial do tRNA iniciador na proteína L3 localizada no sítio P do ribossomo, resultando em inibição da síntese das proteínas bacterianas
Posologia	• Aplicar no local 2 vezes/dia
Eliminação	• Não há dados a respeito
Contraindicação	• Não usar em caso de alergia a retapamulina ou a petrolato branco; não usar em gestantes e lactantes
Interações medicamentosas	• Ainda não foram descritos efeitos importantes de outros medicamentos na ação da retapamulina em adultos. No entanto, como não há estudos sobre o efeito de sua aplicação junto com outros produtos tópicos na mesma área da pele, esse procedimento não é recomendável
Efeitos adversos	• Crescimento de microrganismos resistentes, como fungos; irritação cutânea (em crianças)
Alerta	• Por ser um medicamento novo, podem ocorrer reações adversas imprevisíveis ou desconhecidas

Apresentação comercial

- **Retapamulina (a 1%)**
  - **Altargo® (GlaxoSmithKline)**, pomada, tubos com 5 g, 10 g e 15 g. *Uso tópico. Uso adulto e pediátrico.*

Antifúngicos

Esses agentes são prescritos para dermatofitoses (micoses superficiais), que são infecções causadas por fungos queratinofílicos dos gêneros *Microsporum*, *Trichophyton* (o mais frequentemente isolado) e *Epidermophyton*. Esses fungos causam patologias tanto em seres humanos como em animais.

As manifestações clínicas das dermatofitoses são denominadas epidermofitíases quando ocorrem em áreas de pele glabra; tinha (ou *tinea*) quando o fungo acomete o couro cabeludo e/ou a região da barba e do bigode e onicomicose quando as unhas das mãos e/ou dos pés são acometidas.

A tinha do pé, também conhecida como pé de atleta, manifesta-se como vermelhidão, tumefação, descamação e prurido na pele entre os dedos dos pés (principalmente entre o quarto e o quinto dedos). As solas dos pés também podem ser acometidas, inclusive com formação de bolhas.

A tinha do couro cabeludo, mais comum em crianças, manifesta-se como uma área circular localizada de descamação, prurido e vermelhidão. Se a infecção se propagar esta área aumenta de tamanho e podem surgir múltiplas áreas secundárias.

As tinhas podem ser diagnosticadas pelo exame físico, mas também é realizado exame microscópico de raspados da(s) lesão(ões) após coloração com hidróxido de potássio (KOH). São observadas hifas fúngicas. O diagnóstico pode ser confirmado por cultura se a coloração com KOH, mas demora até 3 semanas para se tornar positiva.

Habitualmente o tratamento consiste em antifúngicos tópicos e/ou sistêmicos, que podem ou não ser associados a agentes antibacterianos e queratolíticos. Algumas vezes, torna-se necessária a remoção de escamas e pelos infectados.

Ácido undecilênico

Trata-se de um ácido graxo monoinsaturado orgânico (com 11 carbonos) que resulta da destilação a vácuo do óleo de rícino (via pirólise do ácido ricinoleico). A maioria dos ácidos graxos é fungicida e é usada há séculos como agentes antimicrobianos, originalmente na forma de sabões.

Atualmente é usado na produção de xampus anticaspa, pós-antimicrobianos e produtos de perfumaria. Comercializado na forma de associação, com o zinco do undecilenato exercendo ação adstringente.

Indicação	• Tratamento de dermatomicoses
Mecanismo de ação	• Interferência na biossíntese dos ácidos graxos dos fungos
Posologia	• A solução deve ser aplicada 2 vezes/dia. O pó é colocado nos calçados
Contraindicação	• Hipersensibilidade ao ácido undecilênico • Lesões bolhosas ou feridas profundas por objetos perfurantes • Crianças com menos de 2 anos
Efeitos adversos	• Sensação de ardência no local da aplicação é comum
Alerta	• Somente uso tópico na pele (evitar contato com olhos, orelhas, nariz ou boca) • Lavar as mãos imediatamente antes e depois de aplicar o ácido undecilênico líquido • Não usar no escalpo nem nas unhas, porque não é efetivo nessas áreas

Apresentação comercial

- Undecilenato de zinco (40 mg) + ácido propiônico (30 mg) + propionato de sódio (50 mg) + hexil-resorcinol (0,5 mg) + undecilenato de sódio (150 mg)

- **Andriodermol® (União Química)**, frasco de solução tópica de 50 mℓ; frasco com pó tópico de 50 g. *Uso tópico. Uso adulto e pediátrico.*

Ácido propiônico

O ácido propiônico, também conhecido por ácido propanoico, é um ácido carboxílico de ocorrência natural. Foi descrito pela primeira vez em 1844 por Johann Gottlieb. Em seu estado puro, é um líquido claro e corrosivo om odor discretamente desagradável. É o produto final do metabolismo anaeróbico de espécies da bactéria *Propionibacterium* e utilizado para inibir o crescimento de fungos e algumas bactérias. É comercializado na forma de associação.

Indicação	• Tratamento de dermatomicoses como as causadas por *Epidermophyton*, *Trichophyton* e *Microsporum*
Mecanismo de ação	• Inibe o crescimento de fungos e de algumas bactérias
Posologia	• Aplicar uma camada fina no local 2 vezes/dia
Contraindicação	• Hipersensibilidade conhecida • Crianças com menos de 2 anos de idade
Interações medicamentosas	• Não são conhecidas
Efeitos adversos	• Irritação da pele no local da aplicação
Alerta	• Evitar contato com os olhos e as mucosas • Exclusivamente para uso tópico

Apresentação comercial

- Undecilenato de zinco (40 mg) + ácido propiônico (30 mg) + propionato de sódio (50 mg) + hexil-resorcinol (0,5 mg) + undecilenato de sódio (150 mg)

- **Andriodermol® (União Química),** frasco de solução tópica de 50 mℓ; frasco com pó tópico de 50 g. *Uso tópico. Uso adulto e pediátrico.*

Amorolfina

O cloridrato de amorolfina é um agente antifúngico de amplo espectro. Pertence a uma nova classe química, os morfolínicos. É um inibidor das enzimas D14 redutase e D7-D8 isomerase. É altamente eficaz contra dermatófitos (*Trichophyton, Microsporum, Epidermophyton*), leveduras (*Candida, Malassezia* ou *Pityrosporum, Cryptococcus*), fungos filamentosos não dermatófitos: *Alternaria, Hendersonula, Scopulariopsis*), dematiáceos (*Cladosporium, Fonsecaea, Mangiella*) e fungos dimórficos (*Coccidioides, Histoplasma, Sporothrix*).

Indicação	• Tratamento de casos leves de onicomicose distal e lateral causada por dermatófitos e leveduras limitada a 2 unhas
Mecanismo de ação	• Bloqueio seletivo da biossíntese de ergosterol que resulta em acúmulo *in vivo* de ignosterol nas membranas celulares dos fungos • Ação fungistática e fungicida
Posologia	• O esmalte terapêutico deve ser aplicado 1 a 2 vezes/semana. O creme é aplicado 1 vez/dia, à noite
Contraindicação	• Hipersensibilidade à amorolfina ou ao excipiente
Interações medicamentosas	• Até o momento, não há relatos
Efeitos adversos	• Irritação da pele, discreta sensação de ardência nas unhas
Alerta	• Não deve ser aplicada em áreas extensas ou muito acometidas • Não aplicar sob forma de curativos oclusivos em gestantes ou lactantes por causa da absorção sistêmica • Devido à falta de experimentação clínica disponível até o momento, crianças, especialmente crianças pequenas e lactentes, não devem ser tratadas com amorolfina

Apresentação comercial

■ Cloridrato de amorolfina (0,25%)
  • **Loceryl® creme (Galderma)**, bisnaga com 20 g. *Uso tópico. Uso adulto*
  • **Loceryl® esmalte (Galderma)**, embalagem com frasco de 2,5 mℓ de esmalte terapêutico + 10 espátulas + 30 lixas de unha + 30 compressas embebidas em ácido propílico 0,5 mℓ (70% v/v). *Uso tópico. Uso adulto.*

Butenafina

A butenafina é um antimicótico benzilamina sintético, relacionado estrutural e farmacologicamente com as alilaminas. É comprovadamente ativa contra *Epidermophyton floccosum, Malassezia furfur, Trichophyton mentagrophytes, Trichophyton rubrum* e *Trichophyton tonsurans*. Ainda não foi quantificada a absorção da butenafina através da pele para a circulação sistêmica

Indicação	• Tratamento de dermatofitoses, sendo atividade fungicida superior à de terbinafina, naftidina, tolnaftato e clotrimazol. Também é ativa contra *Candida albicans*. No caso de pitiríase versicolor, aplicar 1 vez/dia durante 2 semanas • No caso de tinha interdigital (pé de atleta), deve-se aplicar 1 vez/dia, durante 4 semanas. No caso de tinha do corpo ou da região inguinal, aplicar 1 vez/dia durante 2 semanas
Mecanismo de ação	• Inibe a síntese de esteróis por meio da inibição da enzima esqualeno epoxidase, que é responsável pela formação de esteróis essenciais às membranas celulares dos fungos
Posologia	• Aplicar no local 1 vez/dia
Contraindicação	• Sensibilidade comprovada ou suspeita à butenafina ou a qualquer um dos componentes de sua fórmula
Efeitos adversos	• Sensação de queimação/formigamento, prurido, dermatite de contato, eritema e irritação
Alerta	• Destina-se exclusivamente a uso externo. Os pacientes sensíveis a antifúngicos da classe alilamina devem usar butenafina com cautela, devido à possibilidade de ocorrência de reações cruzadas • A segurança e a eficácia em crianças com menos de 12 anos de idade ainda não foram estudadas

Apresentação comercial

■ Cloridrato de butenafina (1%)
  • **Tefin® (Mantecorp)**, creme, bisnaga 20 g. *Uso tópico. Uso adulto e pediátrico acima de 12 anos de vida.*

Ciclopirox

Composto orgânico da classe das piridinonas. Trata-se de um agente antifúngico de amplo espectro que inibe o crescimento de dermatófitos, leveduras e *Malassezia furfur*. Exibe atividade fungicida contra *Trichophyton rubrum*, *Trichophyton mentagrophytes*, *Epidermophyton floccosum*, *Microsporum canis* e *Candida albicans*.

Indicação	• Tratamento tópico de: tinha interdigital, tinha da região inguinal e tinha do corpo causadas por *Trichophyton rubrum*, *Trichophyton mentagrophytes*, *Epidermophyton floccosum* e *Microsporum canis*; candidíase causada por *Candida albicans*; pitiríase versicolor causada por *Malassezia furfur*
Mecanismo de ação	• Acredita-se que seu principal mecanismo de ação seja a elevada afinidade (quelação) por cátions trivalentes (Fe^{3+}, Al^{3+}), resultando na inibição das enzimas dependentes de metal, inclusive citocromos. Também parece modificar a membrana plasmática dos fungos, com consequente desorganização das estruturas internas. A ação anti-inflamatória se deve, mais provavelmente, à inibição das enzimas 5-lipo-oxigenase e ciclo-oxigenase
Posologia	• Aplicação tópica 2 vezes/dia
Contraindicação	• Hipersensibilidade ao ciclopirox ou ao excipiente
Efeitos adversos	• Ocasionalmente, ocorrem no local da aplicação prurido, sensação de queimação e rubor
Alerta	• Recomenda-se lavar as mãos após a aplicação de ciclopirox olamina na forma de solução ou creme. Se houver o contato da solução com os olhos, aconselha-se lavar abundantemente com água e procurar orientação médica

Apresentação comercial

■ Ciclopirox olamina
- **Celamina® (Glenmark)**, solução tópica, frasco com 15 mℓ (10 mg/mℓ). *Uso tópico. Uso adulto e pediátrico acima de 6 anos de idade*
- **Ciclopirox olamina® (Medley)**, creme, bisnaga com 20 g (10 mg/g); frasco com 15 mℓ (10 mg/mℓ). *Uso tópico. Uso adulto e pediátrico acima de 6 anos de idade*
- **Ciclopirox olamina® (Prati-Donaduzzi)**, creme, bisnaga com 20 g (10 mg/g); frasco com 15 mℓ (10 mg/mℓ). *Uso tópico. Uso adulto e pediátrico acima de 6 anos de idade*
- **Fungirox® (UCI-Farma)**, creme, bisnaga com 20 g (10 mg/g). *Uso tópico. Uso adulto e pediátrico acima de 6 anos de idade*
- **Fungirox® (UCI-Farma)**, solução tópica, frasco com 15 mℓ (10 mg/mℓ). *Uso tópico. Uso adulto e pediátrico acima de 6 anos de idade*
- **Fungirox® esmalte (UCI-Farma)**, frasco com 6 g de esmalte de unhas + 20 mℓ de removedor de esmalte + 24 lixas de unhas. *Uso tópico. Uso adulto e pediátrico acima de 6 anos de idade*
- **Loprox® creme (Sanofi-Aventis)**, creme, bisnaga com 20 g (10 mg/g). *Uso tópico. Uso adulto e pediátrico acima de 6 anos de idade*
- **Loprox NL® 80 mg (Sanofi-Aventis)**, frasco com 3 g de esmalte com 80 mg/g + 14 lixas de unha + 30 lenços umedecidos em álcool propílico + 15 adesivos. *Uso tópico. Uso adulto e pediátrico acima de 6 anos de idade*
- **Loprox® solução tópica (Sanofi-Aventis)**, frasco com 15 mℓ (10 mg/mℓ). *Uso tópico. Uso adulto e pediátrico acima de 6 anos de idade.*

Fluconazol

O fluconazol, um membro de uma nova classe de agentes antifúngicos triazólicos, é um inibidor potente e específico da síntese fúngica de esteroides.

As propriedades farmacocinéticas do fluconazol são semelhantes após administração por vias intravenosa e oral. Após administração oral o fluconazol é bem absorvido e os níveis plasmáticos e de biodisponibilidade sistêmica estão acima de 90% dos níveis obtidos após administração intravenosa.

Indicação	• Tratamento de candidíase vaginal aguda e recorrente e balanites por *Candida* • Profilaxia para reduzir a incidência de candidíase vaginal recorrente (3 ou mais episódios por ano) • Dermatomicoses, incluindo as causadas por *Tinea pedis*, *Tinea corporis*, *Tinea cruris*, *Tinea unguium* (onicomicoses)
Mecanismo de ação	• Interage com a 14α-demetilase, uma enzima citocromo P-450 necessária para converter lanosterol em ergosterol. Isso aumenta a permeabilidade celular e provoca o extravasamento do conteúdo das células • Também inibe a respiração endógena, interage com os fosfolipídios da membrana, inibe a transformação das leveduras nas formas micelares, inibe a captação de purina e compromete a biossíntese de triglicerídeos e/ou fosfolipídios
Posologia	• Para dermatomicoses, incluindo tinha do corpo, do pé, crural e infecções por *Candida*, fluconazol deve ser administrado em dose oral única semanal de 150 mg. A duração do tratamento é geralmente de 2 a 4 semanas, mas nos casos de *Tinea pedis* um tratamento de até 6 semanas poderá ser necessário • Para tinha ungueal (onicomicoses) a dose recomendada é de 150 mg de fluconazol administrado em dose única semanal. O tratamento deve ser continuado até que a unha infectada seja totalmente substituída pelo crescimento. A substituição das unhas das mãos pode levar de 3 a 6 meses, enquanto a dos pés, de 6 a 12 meses • Para o tratamento de candidíase vaginal, fluconazol deve ser administrado em dose única oral de 150 mg • Para balanite por *Candida*, fluconazol deve ser administrado como dose única oral de 150 mg
Metabolismo	• Hepático

(continua)

Fluconazol (*continuação*)

Eliminação	• Renal (o *clearance* do fluconazol é proporcional ao *clearance* da creatinina)
Contraindicação	• Hipersensibilidade conhecida ao flconazol, aos seus excipientes ou a compostos azólicos
Interações medicamentosas	• Benzodiazepínicos de ação curta (p. ex., midazolam): aumento substancial da concentração e dos efeitos psicomotores do midazolam • Fenitoína: aumento dos níveis de fenitoína (a dose deve ser ajustada) • Hidroclorotiazida: aumento da concentração de plasmática de fluconazol (40%) • Rifampicina: redução de 20% da meia-vida do fluconazol (deve ser aventado o aumento da dose de fluconazol) • Sulfonilureias (clorpropamida, glibenclamida, tolbutamida): prolongamento da meia-vida plasmática desses hipoglicemiantes com relatos de episódios de hipoglicemia • Teofilina: redução da eliminação plasmática da teofilina e aumento do risco de intoxicação pela teofilina • Varfarina: aumento do relato de eventos hemorrágicos (hematoma, epistaxe, hemorragia digestiva, hematúria, melena). O tempo de protrombina deve ser cuidadosamente monitorado
Efeitos adversos	• Cefaleia; erupção cutânea; dor abdominal, flatulência, náuseas; tontura; alopecia; síndrome de Stevens-Johnson
Alerta	• A absorção oral não é afetada pela ingestão concomitante de alimentos • O fluconazol apresenta boa penetração em todos os líquidos corporais estudados. Os níveis de fluconazol na saliva e escarro são semelhantes aos níveis plasmáticos. Em pacientes com meningite fúngica os níveis de fluconazol no líquido cerebrospinal são aproximadamente 80% dos níveis plasmáticos correspondentes • A coadministração com terfenadina é contraindicada em pacientes recebendo doses múltiplas de fluconazol de 400 mg (por dia) ou mais, baseado em um estudo de interação com doses múltiplas • A coadministração de cisaprida é contraindicada para pacientes recebendo fluconazol (relatos de eventos cardíados, inclusive *torsade de pointes*) • O uso durante a gravidez deverá ser evitado, exceto quando as infecções fúngicas forem graves ou potencialmente fatais e quando os potenciais benefícios puderem superar os possíveis riscos ao feto • O fluconazol é encontrado no leite materno em concentrações semelhantes às plasmáticas, portanto, não se preconiza seu uso por lactantes • O uso de fluconazol em crianças para o tratamento de candidíase vaginal e dermatomicoses não foi estabelecido

IMPORTANTE

A solução para infusão intravenosa é indicada para o tratamento das seguintes condições:
- Criptococose, incluindo meningite criptocócica e infecções em outros locais, como, por exemplo, pulmonares e cutâneas. Podem ser tratados pacientes sadios e pacientes HIV-positivos, em transplantes de órgãos ou outras causas de imunossupressão. O fluconazol IV pode ser usado como terapia de manutenção para prevenir recidiva de doença criptocócica em portadores do HIV
- Candidíase sistêmica, incluindo candidemia, candidíase disseminada e outras formas de infecção invasiva por *Candida*, como infecções do peritônio, do endocárdio, dos olhos e dos sistemas pulmonar e urinário. Podem ser tratados pacientes com doenças malignas, pacientes em UTI, pacientes recebendo terapia citotóxica ou imunossupressora ou com outros fatores que predisponham a infecções por *Candida*
- Candidíase de mucosas, incluindo orofaríngea, esofágica, infecções broncopulmonares não invasivas, candidúria, candidíase mucocutânea e candidíase oral atrófica crônica (lesão bucal associada a dentaduras). Podem ser tratados pacientes sadios e pacientes com função imunocomprometida. Prevenção de recidiva de candidíase orofaríngea em portadores do HIV
- Prevenção de infecções fúngicas em pacientes com doenças malignas e que estão predispostos a tais infecções devido a quimioterapia citotóxica ou radioterapia.

Apresentação comercial

- **Exomax® (Claris),** solução para infusão intravenosa, cada 1 mℓ contém 2 mg de fluconazol, embalagens com 1 bolsa plástica com 100 mℓ (Sistema UniBag®). *Uso intravenoso (infusão IV). Uso adulto e pediátrico*
- **Fluconazol® (EMS),** cápsulas com 150 mg de fluconazol, embalagens com 1 e 2 cápsulas. *Uso oral. Uso adulto*
- **Fluconazol® (Medley),** cápsulas com 150 mg de fluconazol, embalagens com 1 e 2 cápsulas. *Uso oral. Uso adulto*
- **Fluconazol® (Sandoz),** cápsulas com 150 mg de fluconazol, embalagens com 1 e 2 cápsulas. *Uso oral. Uso adulto*
- **Fluconazol® (Teuto),** cápsulas com 150 mg de fluconazol, embalagens com 1, 2, 100, 200 e 500 cápsulas. *Uso oral. Uso adulto*
- **Fluconazol® (Neo Química),** cápsulas com 150 mg de fluconazol, embalagens com 1, 2 e 500 cápsulas. *Uso oral. Uso adulto*
- **Fluconeo® (Neo Química),** cápsulas com 150 mg de fluconazol, embalagens com 1 e 2 cápsulas. *Uso oral. Uso adulto*
- **Triazol® (Biolab Sanus),** cápsulas com 150 mg de fluconazol, embalagens com 1, 2 e 4 cápsulas. *Uso oral. Uso adulto*
- **Zoltec® (Pfizer),** cápsulas com 150 mg de fluconazol, embalagens com 1 e 2 cápsulas. *Uso oral. Uso adulto*
- **Zoltec® (Pfizer),** solução para infusão intravenosa, cada 1 mℓ contém 2 mg de fluconazol, embalagens com 6 bolsas plásticas com 100 mℓ (Sistema Viaflex®. *Uso intravenoso [infusão IV]). Uso adulto e pediátrico*.

Clotrimazol

Ver Clotrimazol na página 402 do Capítulo 11, *Medicamentos em Ginecologia e Obstetrícia*.

Miconazol

Esse derivado imidazólico sintético exibe um amplo espectro de atividade antimicrobiana, sendo prescrito para tratamento sistêmico e local de infecções vaginais e cutâneas por fungos e leveduras.

Indicação	• Tratamento de infecções causadas por *Candida* spp., *Trichophyton* spp., *Epidermophyton* spp. e *Microsporum* spp., além de apresentar alguma atividade contra bactérias gram-positivas
Mecanismo de ação	• O mecanismo de ação exato ainda não foi plenamente elucidado, contudo, o local primário de ação parece ser na membrana celular. Como outros imidazólicos, inibe a biossíntese de ergosterol (componente essencial das membranas celulares dos fungos), além de influenciar a síntese de triglicerídios e ácidos graxos e inibir enzimas oxidativas e peroxidativas, aumentando a concentração de espécies reativas de oxigênio no interior das células dos fungos. Também inibe a respiração endógena, interage com fosfolipídios, inibe a transformação de leveduras em micélios, inibe a captação de purina e compromete a biossíntese de triglicerídios e/ou fosfolipídios

Posologia	• Loção cremosa: aplicar 1 a 2 vezes/dia
	• Gel oral
	  ° Bebês de 6 a 24 meses: aplicar ¼ de colher de chá (1,25 mℓ) de gel, 4 vezes/dia após uma refeição. Cada dose deve ser dividida em pequenas porções e o gel aplicado sobre a(s) área(s) afetada(s). O gel não deve ser deglutido imediatamente, mas mantido na boca o maior tempo possível
	  ° Adultos e crianças com 2 anos ou mais: aplicar ½ colher de chá (2,5 mℓ) de gel, 4 vezes/dia após uma refeição. O gel não deve ser deglutido imediatamente, mas mantido na boca o maior tempo possível. O tratamento deve ser mantido por pelo menos 1 semana após o desaparecimento dos sintomas. Alguns pacientes podem necessitar de um período mais prolongado de tratamento

Contraindicação	• A apresentação em gel oral é viscosa e contraindicada para lactentes com menos de 6 meses ou com refluxo devido ao risco de asfixia • Hipersensibilidade ao miconazol • Hepatopatia
Interações medicamentosas	• Varfarina: o uso sistêmico ou tópico de miconazol aumenta as concentrações plasmáticas de varfarina e seu efeito hipoprotrombinêmico • Anticoagulantes orais: potencialização dos efeitos anticoagulantes
Efeitos adversos	• Vermelhidão, irritação, sensação de ardência e prurido no local da aplicação da loção cremosa ou do creme
Alerta	• Não se sabe se o miconazol ou seus metabólitos são excretados no leite humano • Classe C na gravidez • O contato com diafragmas e preservativos à base de látex deve ser evitado, uma vez que a borracha pode ser danificada

Apresentação comercial

- **Daktarin® gel oral (Janssen-Cilag),** gel oral, bisnaga com 40 g (20 mg/g). *Uso tópico. Uso adulto e pediátrico acima de 6 meses*
- **Daktarin® loção cremosa (Janssen-Cilag),** frasco com 30 g (20 mg/g). *Uso tópico. Uso adulto e pediátrico*
- **Micofim® (Elofar),** creme, frasco com 28 g (20 mg/g). *Uso tópico. Uso adulto e pediátrico*
- **Nitrato de miconazol® (Cristália),** loção cremosa, frasco com 30 g (20 mg/g). *Uso tópico. Uso adulto e pediátrico*
- **Nitrato de miconazol® (Germed),** loção, frasco com 30 g (20 mg/g); pó, frasco com 30 g. *Uso tópico. Uso adulto e pediátrico*
- **Nitrato de miconazol® (Medley),** loção, frasco com 30 g (20 mg/g); creme, frasco com 28 g. *Uso tópico. Uso adulto e pediátrico*
- **Nitrato de miconazol® (Prati-Donaduzzi),** loção, frasco com 30 g (20 mg/g); creme, frasco com 28 g. *Uso tópico. Uso adulto e pediátrico*
- **Vodol® (União Química),** pó, tubos com 30 g (20 mg de nitrato de miconazol/g); loção com frascos com 30 mℓ; creme em bisnagas com 28 g. *Uso tópico. Uso adulto e pediátrico*.
- **Gino-mizonol® (Geolab),** creme vaginal, cada grama contém 20 mg de nitrato de miconazol, embalagem com bisnagas contendo 80 g de creme a 2%, acompanhadas de 14 aplicadores ginecológicos. *Uso tópico (intravaginal). Uso adulto*
- **Gyno-daktarin® (Janssen-Cilag),** creme vaginal, cada grama contém 20 mg de nitrato de miconazol, embalagem com bisnagas contendo 80 g de creme a 2%, acompanhadas de aplicador ginecológico. *Uso tópico (intravaginal). Uso adulto*
- **Micogyn® (Elofar),** creme vaginal, cada grama contém 20 mg de nitrato de miconazol, embalagem com bisnagas contendo 80 g de creme a 2%, acompanhadas de aplicador ginecológico para 5 g. *Uso tópico (intravaginal). Uso adulto*
- **Tinidazol + nitrato de miconazol**
  - **Crevagin® (Eurofarma),** creme vaginal, cada grama contém 30 mg de tinidazol + 20 mg de nitrato de miconazol, embalagem com 40 g + 7 aplicadores descartáveis. *Uso tópico (intravaginal). Uso adulto*
  - **Dermovagin® (Teuto),** creme vaginal, cada grama contém 30 mg de tinidazol + 20 mg de nitrato de miconazol, embalagens contendo 1, 25 e 50 bisnagas com 40 g + 7, 175 e 350 aplicadores e embalagens contendo 1, 25 e 50 bisnagas com 45 g + 7, 175 e 350 aplicadores. *Uso tópico (intravaginal). Uso adulto*
  - **Gino-colon® (Geolab),** creme vaginal, cada grama contém 30 mg de tinidazol + 20 mg de nitrato de miconazol, embalagem com 45 g + 7 aplicadores descartáveis. *Uso tópico (intravaginal). Uso adulto*
  - **Gino-pletil® (Pfizer),** creme vaginal, cada grama contém 30 mg de tinidazol + 20 mg de nitrato de miconazol, embalagem com 45 g + 7 aplicadores descartáveis. *Uso tópico (intravaginal). Uso adulto*
  - **Tinidazol + nitrato de miconazol® (Cristália),** creme vaginal, cada grama contém 30 mg de tinidazol + 20 mg de nitrato de miconazol, embalagem com 40 g + 7 aplicadores descartáveis, embalagem com 45 g + 7 aplicadores. *Uso tópico (intravaginal). Uso adulto*
  - **Tinidazol + nitrato de miconazol® (Germed),** creme vaginal, cada grama contém 30 mg de tinidazol + 20 mg de nitrato de miconazol, embalagem com 40 g + 7 aplicadores descartáveis, embalagem com 45 g + 7 aplicadores descartáveis e embalagem com 80 g + 14 aplicadores descartáveis. *Uso tópico (intravaginal). Uso adulto*

- **Tinidazol + nitrato de miconazol® (Legrand)**, creme vaginal, cada grama contém 30 mg de tinidazol + 20 mg de nitrato de miconazol, embalagem com 45 g + 7 aplicadores descartáveis. *Uso tópico (intravaginal). Uso adulto*
- **Tinidazol + nitrato de miconazol® (Medley)**, creme vaginal, cada grama contém 30 mg de tinidazol + 20 mg de nitrato de miconazol, embalagem com 40 g + 7 aplicadores descartáveis. *Uso tópico (intravaginal). Uso adulto*
- **Tinidazol + nitrato de miconazol® (Prati-Donaduzzi)**, creme vaginal, cada grama contém 30 mg de tinidazol + 20 mg de nitrato de miconazol, embalagem com 1 bisnaga de 45 g acompanhado de 7 aplicadores ginecológicos ou em embalagem com 50 bisnagas de 45 g acompanhado de 350 aplicadores ginecológicos. *Uso tópico (intravaginal). Uso adulto*
- **Trinizol-M® (Uci-Farma)**, creme vaginal, cada grama contém 30 mg de tinidazol + 20 mg de nitrato de miconazol, embalagem com 40 g + 7 aplicadores descartáveis e embalagem com 80 g + 7 aplicadores descartáveis. *Uso tópico (intravaginal). Uso adulto.*

Tolnaftato

Este antigo agente antifúngico é um tiocarbamato sintético, usado exclusivamente nas apresentações tópicas. Seu uso diminuiu desde o advento de agentes antimicóticos mais potentes como terbinafina e naftifina. No Brasil é comercializado apenas em associação com outras substâncias.

É discretamente menos efetivo que os derivados azólicos no tratamento da tinha interdigital, contudo, é muito útil nas dermatofitoses, sobretudo quando transmitidas de animais de estimação para seres humanos.

Indicação	• Tratamento e profilaxia de tinha dos pés; tratamento de tinha da região inguinal e de tinha do corpo • Tratamento de onicomicoses, micoses crônicas do couro cabeludo com formação de quérion e *tinea versicolor*
Mecanismo de ação	• Embora seu mecanismo de ação não seja totalmente conhecido, acredita-se que seja um inibidor reversível e não competitivo da esqualeno epoxidase, uma enzima importante na síntese de ergosterol (um componente crucial da membrana celular dos fungos), de modo semelhante ao das alilaminas
Posologia	• Aplicar uma camada fina 2 a 3 vezes/dia
Contraindicação	• Hipersensibilidade ao tolnaftato
Interações medicamentosas	• Não há relatos
Efeitos adversos	• Irritação cutânea
Alerta	• Não é indicado para o tratamento de onicomicoses porque não penetra a lâmina ungueal • Aplicar apenas na pele, que deve ser limpa e seca previamente

Apresentação comercial

- **Valerato de betametasona (0,5 mg) + sulfato de gentamicina (1,0 mg) + tolnaftato (10 mg) + clioquinol (10 mg)**
  - **Permut® (Eurofarma)**, creme e pomada, bisnagas com 10 g. *Uso tópico. Uso adulto e pediátrico acima de 3 anos*
  - **Poliderms® (União Química)**, creme, bisnaga com 20 g. *Uso tópico. Uso adulto e pediátrico acima de 3 anos*
  - **Quadriderm® (Mantecorp)**, creme e pomada, bisnagas com 20 g. *Uso tópico. Uso adulto e pediátrico acima de 3 anos*
- **Valerato de betametasona (0,5 mg) + sulfato de gentamicina (1,0 mg) + tolnaftato (10 mg) + clioquinol (10 mg)**
  - **Valerato de betametasona + sulfato de gentamicina + tolnaftato + clioquinol® (Biosintética)**, creme, bisnagas com 20 g. *Uso tópico. Uso adulto e pediátrico acima de 3 anos*
  - **Valerato de betametasona + sulfato de gentamicina + tolnaftato + clioquinol® (Eurofarma)**, creme e pomada, bisnagas com 20 g. *Uso tópico. Uso adulto e pediátrico acima de 3 anos*
  - **Valerato de betametasona + sulfato de gentamicina + tolnaftato + clioquinol® (Germed)**, creme, bisnagas com 20 g. *Uso tópico. Uso adulto e pediátrico acima de 3 anos*
  - **Valerato de betametasona + sulfato de gentamicina + tolnaftato + clioquinol® (Medley)**, creme e pomada, bisnagas com 20 g. *Uso tópico. Uso adulto e pediátrico acima de 3 anos*
  - **Valerato de betametasona + sulfato de gentamicina + tolnaftato + clioquinol® (Nova Química)**, creme, bisnagas com 20 g. *Uso tópico. Uso adulto e pediátrico acima de 3 anos*
  - **Valerato de betametasona + sulfato de gentamicina + tolnaftato + clioquinol® (Prati-Donaduzzi)**, creme, bisnagas com 20 g. *Uso adulto e pediátrico acima de 3 anos.*

Alilaminas

As alilaminas, como terbinafina e naftidina, são uma classe de inibidores da biossíntese de ergosterol que são distintas, tanto funcional como quimicamente, das outras classes de agentes antifúngicos inibidores do ergosterol.

Terbinafina

O cloridrato de terbinafina é uma alilamina sintética, sendo extremamente lipofílica e tendendo a se acumular na pele, nas unhas e nos tecidos adiposos. A terbinafina é extremamente efetiva contra dermatófitos.

Indicação	• Tratamento de: dermatofitoses das unhas dos pés e das mãos causadas por fungos suscetíveis; tinha do couro cabeludo; tinha do corpo; tinha da região inguinal
Mecanismo de ação	• Inibição da enzima esqualeno mono-oxigenase, bloqueando assim a biossíntese de ergosterol (componente essencial das membranas celulares dos fungos)
Posologia	• Aplicar uma camada fina no local 2 vezes/dia
Contraindicação	• Hipersensibilidade ao produto ou ao excipiente
Interações medicamentosas	• Até o momento, não há relatos
Efeitos adversos	• Ressecamento da pele, vermelhidão no local da aplicação, prurido, sensação de queimação, descamação, exantema, sensação de formigamento ou outros sinais de irritação
Alerta	• Evitar aplicação tópica em lactantes

Apresentação comercial

■ **Cloridrato de terbinafina**
- **Cloridrato de terbinafina® (Germed),** creme a 1% (cada 1 g contém 10 mg de cloridrato de terbinafina), bisnagas com 7,5 g, 10 g, 20 g e 30 g. *Uso tópico. Uso adulto e pediátrico acima de 12 anos*
- **Cloridrato de terbinafina® (Medley),** comprimidos de 250 mg, embalagens com 14 ou 28 comprimidos. *Uso oral. Uso adulto*
- **Cloridrato de terbinafina® (Medley),** creme, bisnaga com 20 g. *Uso tópico. Uso adulto e pediátrico acima de 12 anos*
- **Cloridrato de terbinafina® (Prati-Donaduzzi),** bisnaga com 20 g (10 mg/g); frasco de 30 mℓ (10 mg/mℓ). *Uso tópico. Uso adulto e pediátrico acima de 12 anos*
- **Funtyl® (Cristália),** creme, bisnagas com 20 g ou 30 g (a 1%); frasco (spray a 1%) com 30 mℓ (10 mg/mℓ); comprimidos revestidos de 125 e 250 mg. *Uso tópico. Uso adulto e pediátrico acima de 12 anos*
- **Lamisilate® creme 1% (Novartis),** creme, bisnagas com 7,5 mg, 15 g e 30 g. *Uso tópico. Uso adulto e pediátrico acima de 12 anos*
- **Lamisilate® spray (Novartis),** frasco (spray) de 30 mℓ com solução tópica a 1%. *Uso tópico. Uso adulto e pediátrico acima de 12 anos.*

Azóis

A classe dos azóis constitui o maior e o mais versátil grupo de antimicóticos. Os azóis apresentam espectros de ação amplos e são prescritos para micoses sistêmicas, subcutâneas ou superficiais. Formam duas classes químicas distintas:
- Imidazóis: butoconazol, cetoconazol, clotrimazol, econazol, miconazol, oxiconazol, sulconazol e ticonazol
- Triazóis: fluconazol, itraconazol, posaconazol, terconazol, voriconazol.

Os triazóis são metabolizados mais lentamente e, aparentemente, provocam menos efeitos adversos que os imidazóis. A maioria dos azóis que estão sendo desenvolvidos pertence à classe triazol. Na prática clínica, os imidazóis e os azóis apresentam o mesmo espectro de ação e compartilham o mesmo mecanismo de ação.

Os azóis também podem ser classificados como agentes sistêmicos ou tópicos. Fluconazol, itraconazol, cetoconazol, posaconazol e voriconazol são prescritos tanto para micoses superficiais como sistêmicas. Os outros azóis são prescritos para infecções superficiais. Os azóis interferem na biossíntese do ergosterol, que é essencial para a formação das membranas celulares dos fungos.

Itraconazol

Trata-se de um derivado triazólico com amplo espectro de ação antifúngica. A concentração plasmática máxima do itraconazol é atingida 2 a 5 horas após administração oral. Como consequência da farmacocinética não linear, o itraconazol se acumula no plasma durante a administração de doses múltiplas. O itraconazol é rapidamente absorvido após a administração oral. É metabolizado predominantemente no fígado.

Indicação	• Tratamento de: candidíase vulvovaginal; dermatomicoses, pitiríase versicolor, candidíase oral e ceratite micótica; onicomicoses causadas por dermatófitos e/ou leveduras; micoses sistêmicas: aspergilose e candidíase sistêmicas, criptococose (incluindo meningite criptocócica), histoplasmose, blastomicose, esporotricose, paracoccidioidomicose e outras micoses sistêmicas e tropicais de incidência rara
Mecanismo de ação	• Inibição da síntese do ergosterol em células fúngicas. O ergosterol é um componente vital da membrana celular dos fungos com consequente efeito antifúngico
Posologia*	• Pitiríase versicolor: 200 mg (2 cápsulas) 1 vez/dia, 5 dias • *Tinea corporis* e *tinea cruris*: 200 mg (2 cápsulas), 7 dias, ou 100 mg (1 cápsula), 15 dias • *Tinea pedis* e *tinea manus*: 200 mg (2 cápsulas), 2 vezes/dia, 7 dias, ou 100 mg (1 cápsula), 1 vez/dia, 15 dias (nos casos com lesões nas regiões altamente queratinizadas, como palma das mãos e planta dos pés, recomenda-se o tratamento adicional por mais 2 semanas) • Candidíase oral: 100 mg (1 cápsula), 15 dias (em alguns pacientes imunodeprimidos, por exemplo, com neutropenia, portadores do HIV ou transplantados, a biodisponibilidade oral do itraconazol pode estar diminuída. Portanto, pode ser necessário dobrar as doses) • Candidíase vulvovaginal: 200 mg (2 cápsulas), pela manhã e à noite, por 1 dia • Ceratite micótica: 200 mg (2 cápsulas), 1 vez/dia, 15 dias

(continua)

Itraconazol (*continuação*)

Posologia*	• Onicomicose: 　º Tratamento contínuo: 200 mg (2 cápsulas), 1 vez/dia 　º Pulsoterapia: administração de 200 mg (2 cápsulas) 2 vezes/dias, durante 7 dias. Recomendam-se dois pulsos para infecções das unhas das mãos e três pulsos para infecções das unhas dos pés. Os tratamentos em pulso são sempre separados por intervalos de 3 semanas sem medicamento. A resposta clínica será evidente à medida que a unha crescer após a descontinuação do tratamento: 　　▪ Unhas do pé com ou sem envolvimento da unha da mão: semana 1 – pulso 1; semanas 2, 3 e 4 – livres de itraconazol; semana 5 – pulso 2; semanas 6, 7 e 8 – livres de itraconazol; semana 9 – pulso 3 　　▪ Unhas da mão apenas: semana 1 – pulso 1; semanas 2, 3 e 4 – livres de itraconazol; semana 5 – pulso 2. • Micoses sistêmicas 　º Aspergilose: 200 mg (2 cápsulas), 1 vez/dia, 2 a 5 meses. *Aumentar a dose para 200 mg (2 cápsulas), duas vezes/dia, em caso de doença invasiva ou disseminada* 　º Candidíase: 100 a 200 mg (1 a 2 cápsulas), 1 vez/dia, 3 semanas a 7 meses. *Aumentar a dose para 200 mg (2 cápsulas), duas vezes/dia, em caso de doença invasiva ou disseminada* 　º Criptococose não meningeana: 200 mg (2 cápsulas), 1 vez/dia, 2 meses a 1 ano 　º Meningite criptocócica: 200 mg (2 cápsulas), 1 vez/dia, 2 meses a 1 ano. Terapia de manutenção (casos meníngeos): 1 vez/dia 　º Histoplasmose: 200 mg (2 cápsulas), 1 vez/dia – 200 mg (2 cápsulas), 2 vezes/dia, 8 meses 　º Esporotricose linfocutânea e cutânea: 100 mg (1 cápsula), 3 meses 　º Paracoccidioidomicose: 100 mg (1 cápsula), 6 meses. Dados de eficácia de Sporanox® cápsulas nesta dose para o tratamento de paracoccidioidomicose em pacientes com AIDS não estão disponíveis 　º Cromomicose: 100 a 200 mg (1 a 2 cápsulas), 1 vez/dia, 6 meses 　º Blastomicose: 100 mg (1 cápsula), 1 vez/dia, 200 mg (2 cápsulas), 2 vezes/dia, 6 meses
Eliminação	• O itraconazol é excretado principalmente como metabólitos inativos na urina (35%) e nas fezes (54%) dentro de semana após a administração de uma dose de solução oral • A eliminação do itraconazol do tecido subcutâneo e ungueal é mais lenta que a do plasma. Assim, a resposta clínica e micológica ideal é alcançada 2 a 4 semanas após a descontinuação do tratamento das infecções cutâneas e 6 a 9 semanas após a descontinuação das infecções das unhas
Contraindicação	• Hipersensibilidade ao itraconazol ou aos excipientes da formulação • Insuficiência cardíaca congestiva (o itraconazol provoca redução da fração de ejeção do VE após infusão IV) • Uso concomitante de: metadona; disopiramida, dofetilida, dronedarona, quinidina; ticagrelor; astemizol, mizolastina, terfenadina; alcaloides do *ergot*, como di-hidroergotamina, ergometrina (ergonovina), ergotamina, metilergometrina (metilergonovina); cisaprida
Interações medicamentosas	• Isoniazida, rifabutina, rifampicina: redução da biodisponibilidade e das concentrações plasmáticas do itraconazol • Carbamazepina, fenobarbital, fenitoína: redução da biodisponibilidade e das concentrações plasmáticas do itraconazol • Efavirenz, nevirapina: redução da biodisponibilidade e das concentrações plasmáticas do itraconazol • Ciprofloxacino, claritromicina, eritromicina: aumento da biodisponibilidade e das concentrações plasmáticas do itraconazol • Darunavir potencializado com ritonavir: aumento da biodisponibilidade e das concentrações plasmáticas do itraconazol • Indinavir, ritonavir, telaprevir: aumento da biodisponibilidade e das concentrações plasmáticas do itraconazol
Efeitos adversos	• Cefaleia, náuseas, dor abdominal (≥ 1% dos pacientes)
Alerta	• A absorção das cápsulas de itraconazol está reduzida em indivíduos com acidez gástrica reduzida, tais como usuários de supressores da secreção do ácido gástrico (p. ex., antagonistas de receptor H2, inibidores da bomba de prótons) ou indivíduos com acloridria causada por algumas doenças • Classe C na gravidez • Itraconazol em cápsulas não deve ser administrado durante a gravidez (exceto nos casos de risco à vida). Mulheres em idade fértil que estão utilizando itraconazol devem tomar precauções contraceptivas. A contracepção efetiva deve ser continuada até o período menstrual seguinte ao término do tratamento

*A duração do tratamento deve ser ajustada de acordo com a resposta clínica.

Apresentação comercial

- **Fungonax® (Teuto),** cada cápsula contém 455 mg de itraconazol *pellets* 22% (equivalente a 100 mg de itraconazol, embalagens contendo 4, 10, 15 ou 28 cápsulas. *Uso oral. Uso adulto. Atenção, diabéticos: contém sacarose*
- **Itraconazol® (Prati-Donaduzzi),** cápsulas com 100 mg de itraconazol, embalagens contendo 4, 10, 15, 40, 80, 100, 120, 150, 160, 240, 320, 400 ou 600 cápsulas. *Uso oral. Uso adulto. Atenção, diabéticos: contém sacarose*
- **Itralex® (EMS),** cápsula gelatinosa dura contendo 100 mg de itraconazol, embalagens contendo 4, 10 ou 15 cápsulas. *Uso oral. Uso adulto. Atenção, diabéticos: contém sacarose*
- **Itraspor® (EMS Sigma Pharma),** cápsula gelatinosa dura contendo 100 mg de itraconazol, embalagens contendo 4, 10, 15 ou 28 cápsulas. *Uso oral. Uso adulto. Uso oral. Atenção, diabéticos: contém sacarose*
- **Miconal® (Diffucap Chemobras),** cápsulas com 100 mg de itraconazol, embalagens contendo 4, 10, 15 ou 28 cápsulas. *Uso oral. Uso adulto. Atenção, diabéticos: contém sacarose*
- **Neo Itrax® (Neo Química),** cápsulas com 100 mg de itraconazol, embalagens contendo 4, 15 ou 500 cápsulas. *Uso oral. Uso adulto. Atenção, diabéticos: contém esferas de açúcar*
- **Sporanox® (Janssen-Cilag),** cápsulas gelatinosas duras com 100 mg de itraconazol, embalagens contendo 4, 10, 15 ou 28 cápsulas. *Uso oral. Uso adulto. Atenção, diabéticos: contém sacarose*
- **Traconal® (Aché),** cápsulas contendo 100 mg de itraconazol, blíster com 4, 10 e 15 cápsulas. *Uso oral. Uso adulto*
- **Traxonol® (Geolab),** cápsulas duras com 100 mg de itraconazol, embalagens contendo 4 ou 15 cápsulas. *Uso oral. Uso adulto.*

Cetoconazol

Esse agente imidazol foi aprovado para uso em 1981 pela agência norte-americana FDA (Food and Drug Administration) e pode ser prescrito para tratamento de micoses sistêmicas e para micoses superficiais. Trata-se de um agente antifúngico sintético de amplo espectro que inibe o crescimento dos seguintes dermatófitos e leveduras: *Trichophyton rubrum*, *T. mentagrophytes*, *T. tonsurans*, *Microsporum canis*, *M. audouini*, *M. gypseum*, *Epidermophyton floccosum*, *Candida albicans*, *Malassezia ovale (Pityrosporum ovale)* e *C. tropicalis*. Também é útil na tinha versicolor, *Malassezia furfur (Pityrosporum orbiculare)*.

É usado em altas doses durante períodos prolongados, sobretudo em pacientes imunossuprimidos. Todavia, também inibe a síntese de tromboxano e esteróis como aldosterona, cortisol e testosterona. (Ver também Capítulo 15, *Antibióticos*.)

O cetoconazol é efetivo no controle prolongado de hipercortisolismo de origem hipofisária e suprarrenal. Aparentemente isso se deve a inibição das enzimas suprarrenais 11-beta-hidroxilase e 17,20-liase com consequente inibição da elevação da secreção de ACTH em pacientes com doença de Cushing.

A terapêutica cirúrgica ainda é a principal opção para a síndrome de Cushing endógena, qualquer que seja a causa. Entretanto, em certas circunstâncias, como preparo pré-cirúrgico, ausência de cura após a cirurgia ou impossibilidade cirúrgica, a abordagem medicamentosa é importante. Substâncias que inibem a esteroidogênese, como mitotano, metirapona, cetoconazol e aminoglutetimida, são as opções de escolha, qualquer que seja a causa da síndrome de Cushing.

Indicação	• Tratamento de infecções da pele, do cabelo e das mucosas causadas por dermatófitos e/ou leveduras que não podem ser tratadas topicamente devido ao local ou extensão da lesão ou infecção profunda da pele: dermatofitoses; pitiríase versicolor; foliculite por *Pityrosporum*; candidíases cutânea, mucocutânea crônica, orofaríngea e esofágica, e vaginal crônica recidivante • Tratamento de infecções fúngicas sistêmicas como paracoccidioidomicose, histoplasmose, coccidioidomicose, blastomicose
Mecanismo de ação	• Interação com a enzima 14-alfa demetilase que é necessária para a conversão de lanosterol a ergosterol. Isso resulta em inibição da síntese de ergosterol e aumento da permeabilidade das células fúngicas • Outros mecanismos incluem a inibição da respiração endógena, interação com fosfolipídios da membrana, inibição da transformação da levedura a micélio, inibição da captação de purina e comprometimento da biossíntese de triglicerídios e/ou fosfolipídios. O cetoconazol também inibe a síntese de tromboxano e esteróis
Posologia	• Creme: 1 vez/dia • Xampu: aplicar nas partes afetadas e deixar agir por 3 a 5 min antes de enxaguar. Para o tratamento de dermatite seborreica, deve ser utilizado 2 vezes/semana, por 2 a 4 meses. Para prevenir o reaparecimento da dermatite seborreica, deve ser utilizado 1 vez/semana ou 1 vez a cada 2 semanas
Contraindicação	• Hipersensibilidade ao cetoconazol ou aos excipientes da formulação. Hepatopatia aguda ou crônica • Uso concomitante de anti-histamínicos, como terfenadina, astemizol e mizolastina • Uso concomitante de cisaprida e domperidona • Uso de hipolipemiantes; por exemplo, sinvastatina e lovastatina • Uso concomitante de midazolam e triazolam • Uso concomitante de pimozida (antipsicótico) • Uso concomitante de quinidina e dofetilida; bepridil, halofantrina, disopiramida, levacetilmetadol (levometadil), sertindol, nisoldipino, eplerenona
Interações medicamentosas	• Até o momento não foram descritas interações de outros medicamentos com o uso de cetoconazol creme • Antiácidos: devem ser ingeridos 1 a 2 h do cetoconazol porque reduzem a absorção do mesmo • Carbamazepina, fenitoína: reduzem a ação do cetoconazol • Rifampicina, rifabutina, isoniazida: reduzem a ação do cetoconazol • Efavirenz, nevirapina: reduzem a ação do cetoconazol
Efeitos adversos	• As seguintes reações ocorrem em 1 a 10% dos pacientes: prurido no local de aplicação; sensação de queimadura na pele; eritema no local de aplicação • Em menos de 1% dos pacientes ocorrem: erupção bolhosa; esfoliação da pele; dermatite de contato • Dor abdominal; náuseas; diarreia; alteração da função hepática; cefaleia
Alerta	• Lavar as mãos cuidadosamente antes e após aplicar o creme. Manter roupas e toalhas de uso pessoal separadas, para evitar contaminação dos familiares. Trocar regularmente a roupa que está em contato com a pele infectada para evitar reinfecção • Classe C na gravidez • O monitoramento da função hepática deve ser considerado para todos os pacientes em uso de cetoconazol (as provas de função hepática devem ser realizadas antes do tratamento e em intervalos frequentes durante o tratamento) • O uso documentado de cetoconazol em crianças com peso inferior a 15 kg é limitado; portanto, o uso em crianças pequenas não é recomendado • A absorção é prejudicada por acloridria (alguns pacientes com AIDS, usuários de inibidores da bomba de prótons e antagonistas H2) e pelo uso concomitante de antiácidos (p. ex., hidróxido de alumínio)

Apresentação comercial

- **Cetoconazol® (Biosintética)**, creme, bisnaga de 30 mg (20 mg/g). Uso tópico. Uso adulto e pediátrico
- **Cetoconazol® (Globo)**, xampu, frasco de 100 mℓ (20 mg/g). Uso tópico. Uso adulto
- **Cetoconazol® (Medley)**, xampu, frasco de 110 mℓ (20 mg/g); creme, bisnaga com 30 g. Uso tópico. Uso adulto
- **Cetoconazol® (Prati-Donaduzzi)**, creme, bisnagas com 15 g e 30 g (20 mg/g). Uso tópico. Uso adulto
- **Cetoconazol® (Sandoz)**, xampu, frasco de 100 mℓ (20 mg/g). Uso tópico. Uso adulto
- **Cetoconazol® (Cristália)**, creme, bisnaga de 30 mg (20 mg/g). Uso tópico. Uso adulto e pediátrico
- **Cetoderm® (UCI-Pharma)**, creme, bisnaga de 30 mg (20 mg/g). Uso tópico. Uso adulto e pediátrico
- **Cetonax® creme (Janssen-Cilag)**, creme, bisnaga de 30 mg (20 mg/g). Uso tópico. Uso adulto e pediátrico
- **Cetonin® (Cifarma)**, creme, bisnaga de 30 mg (20 mg/g). Uso tópico. Uso adulto e pediátrico
- **Nizoral® creme (Janssen-Cilag)**, creme, bisnaga de 30 mg (20 mg/g). Uso adulto e pediátrico
- **Nizoral® shampoo (Janssen-Cilag)**, xampu, frasco de 100 mℓ (20 mg/g). Uso tópico. Uso adulto.
- **Candoral® (Aché)**, comprimidos de 200 mg, blíster com 10 comprimidos. Uso oral. Uso adulto e pediátrico
- **Cetoconazol® (Biosintética)**, cada comprimido contém 200 mg de cetoconazol, embalagens com 10 ou 30 comprimidos. Uso oral. Uso adulto e pediátrico
- **Cetoconazol® (EMS)**, cada comprimido contém 200 mg de cetoconazol, caixas contendo 10, 30, 60 (embalagem fracionada), 90 (embalagem fracionada) e 500 (embalagem hospitalar) comprimidos. Uso oral. Uso adulto e pediátrico
- **Cetoconazol® (Germed)**, comprimidos de 200 mg, embalagem com 10 e 30 comprimidos. Uso oral. Uso adulto e pediátrico
- **Cetoconazol® (Legrand)**, cada comprimido contém 200 mg de cetoconazol, caixas contendo 10, 20, 30 ou 60 comprimidos. Uso oral. Uso adulto e pediátrico
- **Cetoconazol® (Medley)**, comprimidos de 200 mg, embalagem com 10 e 30 comprimidos. Uso oral. Uso adulto e pediátrico
- **Cetoconazol® (Nova Química)**, comprimidos de 200 mg, embalagem com 10 e 30 comprimidos. Uso oral. Uso adulto e pediátrico
- **Cetoconazol® (Pharlab)**, cada comprimido contém 200 mg de cetoconazol, embalagens com 10, 30 ou 500 comprimidos. Uso oral. Uso adulto e pediátrico
- **Cetoconazol® (Prati-Donaduzzi)**, comprimido de 200 mg em embalagem com 10, 20, 30, 80, 120, 240, 320, 400 ou 450 comprimidos. Uso oral. Uso adulto e pediátrico
- **Cetoconazol® (Ranbaxy)**, comprimidos de 200 mg, embalagem com 10 e 30 comprimidos. Uso oral. Uso adulto e pediátrico
- **Cetoconazol® (Teuto)**, cada comprimido contém 200 mg de cetoconazol, embalagens contendo 10, 30, 100, 200 e 500 comprimidos. Uso oral. Uso adulto e pediátrico
- **Cetomicoss® (Globo)**, cada comprimido contém 200 mg de cetoconazol, embalagens com 10 e 30 comprimidos. Uso oral. Uso adulto e pediátrico
- **Cetonax® (Janssen-Cilag)**, comprimidos de 200 mg, embalagem com 10 comprimidos. Uso oral. Uso adulto e pediátrico
- **Cetonin® (Cifarma)**, comprimidos de 200 mg, embalagem com 10 e 30 comprimidos. Uso oral. Uso adulto e pediátrico
- **Izonax® (Pharlab)**, comprimidos de 200 mg, embalagem com 10, 30 e 500 comprimidos. Uso oral. Uso adulto e pediátrico
- **Lozan® (Teuto)**, cada comprimido contém 200 mg de cetoconazol, embalagens com 10 e 30 comprimidos. Uso oral. Uso adulto e pediátrico
- **Meradizol® (Melcon)**, cada comprimido contém 200 mg de cetoconazol, embalagens com 10 comprimidos. Uso oral. Uso adulto e pediátrico
- **Micoral® (Elofar)**, comprimidos de 200 mg, embalagem com 10, 30 e 300 comprimidos. Uso oral. Uso adulto e pediátrico
- **Nizoral® (Janssen-Cilag)**, comprimidos de 200 mg, embalagem com 10 e 30 comprimidos. Uso oral. Uso adulto e pediátrico
- **Zolmicol® (Geolab)**, cada comprimido contém 200 mg de cetoconazol, embalagens com 10 e 30 comprimidos. Uso oral. Uso adulto e pediátrico

Escabiose e pediculose

A escabiose humana, também denominada sarna, é uma infestação da pele causada pela fêmea do ácaro *Sarcoptes scabiei* variedade *hominis*. A escabiose surge 15 a 17 dias após a infestação. Existem evidências de que a escabiose acomete os seres humanos há mais de 2.500 anos. Seus surtos epidêmicos estão correlacionados com guerras e aglomerados populacionais.

Os ácaros adultos escavam a epiderme, formando "túneis" ou "galerias" na epiderme (cerca de 2 mm/dia) e depositando ovos e dejetos nos mesmos. Esse avanço do ácaro ocorre principalmente à noite, provocando intenso prurido noturno que é um sintoma quase patognomônico dessa infestação. Os locais mais acometidos são as regiões interdigitais, as mãos, os punhos, os cotovelos, as axilas e as regiões inguinais.

A transmissão ocorre principalmente por contato pessoal próximo e, menos frequentemente, por fômites (roupa de cama, vestimenta, toalhas). O ciclo de vida do ácaro ocorre apenas no hospedeiro humano e dura entre 4 e 8 semanas.

A infestação manifesta-se na forma de reação inflamatória (hipersensibilidade) a proteínas, ovos, saliva e fezes do ácaro, escoriações, vesículas, urticária, intenso prurido e linfadenomegalia. A chamada "sarna norueguesa" (escabiose crostosa) é uma forma grave de escabiose que costuma ocorrer em pessoas imunossuprimidas. O ácaro é encontrado em todo o planeta. Nunca ocorre eliminação dos parasitos se não for instituído tratamento.

> **IMPORTANTE**
>
> A escabiose (vulgo sarna) é uma doença contagiosa transmitida pelo contato interpessoal direto ou pelo uso de roupas contaminadas.

A pediculose resulta da infestação do corpo humano por três tipos de piolhos:
- Pediculose do couro cabeludo: causada por *Pediculus humanus* var. *capitis*. Acomete preferencialmente crianças em idade escolar
- Pediculose do corpo: causada por *Pediculus humanus* var. *corporis*
- Pediculose pubiana: causada por *Phthirus pubis*.

Os piolhos se alimentam de sangue humano e vivem em torno de 30 dias. Dependendo da espécie, a fêmea consegue colocar até 300 ovos durante sua vida. Os piolhos são maiores que os ácaros, tendo 1 a 4 mm de comprimento. Sua propagação é rápida graças ao compartilhamento de escovas de cabelo, roupa de cama, vestuário e chapéus infestados. A transmissão também pode se dar por contato pessoal direto. A picada do piolho e a liberação de sua saliva no local da picada provocam intenso prurido, seguido por coçadura vigorosa. Infecções secundárias podem ocorrer por causa da coçadura.

O diagnóstico é clínico, levando-se em consideração a epidemiologia e as manifestações clínicas da lesão:
- Sulco: pequena saliência linear que mede até 1 cm e apresenta uma vesicopápula perolácea em uma das extremidades
- Localização e distribuições características das lesões primárias
- Existência de lesões secundárias concomitantes e piora dos sintomas à noite ou após banho quente.

A dificuldade do diagnóstico nos idosos está relacionada com as manifestações atípicas da ectoparasitose e a falta de informações adequadas na anamnese, consequentes a síndromes demenciais e quadros degenerativos que atrasam o diagnóstico e a promoção de medidas de controle.

O diagnóstico laboratorial consiste na pesquisa do ácaro, dos ovos ou dos cíbalos (fezes) em material obtido da escarificação com lâmina de bisturi do sulco ou pápula, observado à microscopia óptica em uma lâmina com óleo mineral. Entretanto, este teste não descarta a possibilidade de escabiose, podendo ser utilizada a biopsia de pele para aumentar a acurácia, bem como realizar o diagnóstico diferencial com outras dermatoses. Existem outros dois métodos diagnósticos: videodermatoscopia e microscopia epiluminescente, pouco utilizados no cotidiano por causa da necessidade de equipamento especial.

É importante lembrar que podem ocorrer dor e infecção bacteriana secundária. Se a infecção secundária for causada por estreptococos beta-hemolíticos, pode provocar glomerulonefrite.

IMPORTANTE

Nos lactentes, nos idosos e nos indivíduos imunossuprimidos as lesões da escabiose podem ser encontradas no couro cabeludo, no pescoço, nas orelhas e nas regiões palmares e plantares.

Alguns fármacos são efetivos tanto nos ácaros como nos piolhos. A escolha depende do local da infestação, assim como de outros fatores, como idade, gravidez e lactação.

Além da medicação para essas ectoparasitoses é essencial lembrar as seguintes medidas:
- Todos os contactantes (inclusive parceiros sexuais nos últimos 30 dias) devem ser tratados simultaneamente
- As vestimentas, as toalhas, as roupas de cama e os travesseiros devem ser trocados e lavados, secados ao sol e passados com ferro bem quente
- As roupas que não puderem ser lavadas com água quente devem ser colocadas em saco plástico bem fechado durante 1 semana pelo menos (os ácaros não sobrevivem mais de 5 dias fora do corpo humano)
- O prurido e o eczema da escabiose podem persistir por algumas semanas após a erradicação da ectoparasitose. Durante esse período é válido prescrever anti-histamínicos VO
- As unhas do paciente devem ser aparadas para reduzir as lesões consequentes à coçadura
- No caso de pediculose, as lêndeas devem ser retiradas da seguinte forma: molhar um chumaço de algodão em uma solução de vinagre (1:1 com água) e envolver os fios de cabelo (no máximo 3 a 4 por vez), pressionando-os contra os dedos, e puxar lentamente da base do fio para a ponta. Trocar sempre que necessário o algodão até que todas as lêndeas sejam retiradas
- O risco de transmissão é mínimo 24 h após o início do tratamento.

PARA SABER MAIS

Os animais domésticos não sofrem nem transmitem a escabiose humana.

IMPORTANTE

A RDC Anvisa nº 165 de 18 de agosto de 2006 proíbe todos os usos do ingrediente ativo lindano.

O tratamento da escabiose pode ser realizado por via tópica ou oral. Entre os fármacos de uso tópico, temos a permetrina creme a 5% (considerada a primeira escolha pelo CDC, com resposta clínica variando entre 76 e 100%). A ivermectina oral apresenta resposta clínica entre 74 e 100%. O benzoato de benzila (loção a 10 ou 25%, resposta clínica entre 47 e 56%) foi excluído como arsenal terapêutico desde 2006 pelo Ministério da Saúde, devido a alta toxicidade e resistência parasitária.

O Guia de Bolso do Ministério da Saúde, 8ª edição, de Doenças Infecciosas e Parasitárias recomenda como tratamento da escabiose:
- Ivermectina, dose única VO, obedecendo à escala de peso corporal (15 a 24 kg: 1/2 comprimido; 25 a 35 kg: 1 comprimido; 36 a 50 kg: 1 1/2 comprimido; 51 a 65 kg: 2 comprimidos; 65 a 79 kg: 2 1/2 comprimidos; 80 kg ou mais: 3 comprimidos). A dose pode ser repetida após 1 semana. Permetrina a 5% em creme, uma aplicação à noite (6 noites) ou
- Deltametrina, em loções e xampus, uso diário durante 7 a 10 dias.

Enxofre a 10% diluído em petrolato deve ser usado em gestantes e crianças com menos de 2 anos. Podem ser prescritos anti-histamínicos sedantes (dexclorfeniramina, prometazina), para alívio do prurido. Se houver infecção secundária, deve-se prescrever antibioticoterapia sistêmica.

Aventar a possibilidade de fracasso terapêutico se ainda houver sinais e sintomas após 2 semanas. Se os sintomas reaparecerem após 4 semanas, considerar reinfestação.

IMPORTANTE

Evitar a iatrogenia pelo uso do escabicida repetidas vezes.

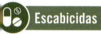

Escabicidas

Permetrina

Piretroide ativo contra uma ampla gama de parasitas, inclusive piolhos, carrapatos, pulgas, ácaros e outros artrópodes.
A permetrina a 5% é indicada para o tratamento da infestação por *Sarcoptes scabiei*. A permetrina pode agravar temporariamente o prurido, o edema e o eritema induzidos pelo *Sarcoptes scabiei*, sendo preconizada a prescrição de anti-histamínico oral concomitante.

Indicação	• Tratamento de infestação por piolhos e lêndeas
Mecanismo de ação	• Atua na membrana da célula nervosa do parasita, desregulando os canais de sódio que são responsáveis pela polarização da membrana
Posologia	• Xampu (loção capilar): a quantidade necessária depende do volume e do tamanho dos cabelos. Pode ser necessário usar o frasco inteiro e, em alguns casos de cabelos mais longos, pode ser necessário mais de um frasco. O efeito completo poderá ocorrer dentro de algumas horas. É provável que ainda sejam encontrados alguns piolhos vivos logo após o uso. Deve-se esperar algumas horas antes de usar o pente fino novamente. Em geral, uma única aplicação é suficiente. Se ainda houver piolhos e lêndeas após 7 dias da primeira aplicação, aplicar o medicamento pela segunda vez. Após 7 dias da segunda aplicação, caso ainda seja encontrado algum piolho vivo, é necessário procurar atendimento médico. É importante assegurar que o tratamento foi realizado corretamente, para que o produto possa ter o efeito desejado. Pessoas que aplicam esse produto rotineiramente podem usar luvas, para evitar possível irritação nas mãos
Eliminação	• A permetrina é rapidamente metabolizada e eliminada basicamente pela urina
Contraindicação	• Hipersensibilidade à permetrina ou a outro componente da fórmula • Crianças com menos de 2 anos
Interações medicamentosas	• Não há relatos
Efeitos adversos	• Reações alérgicas
Alerta	• Classe B na gravidez • O frasco deve ser guardado a temperatura ambiente (15 a 30°C) e protegido da luz • Não usar secador de cabelo durante o uso do produto

Apresentação comercial

- **Kwell® (GlaxoSmithKline),** loção capilar, frasco com 60 mℓ. *Uso tópico. Uso adulto e pediátrico acima de 2 anos*
- **Nedax® plus (Stiefel),** loção cremosa, frascos com 40 mℓ e 60 mℓ (50 mg/mℓ). *Uso tópico. Uso adulto e pediátrico*
- **Nedax® (Stiefel),** xampu, frasco opaco com 60 mℓ (10 mg/mℓ); sabonete de 100 g (10,0 mg/g). *Uso tópico. Uso adulto e pediátrico*
- **Permetrina® (Prati-Donaduzzi),** loção, frasco de 60 mℓ acompanhado de pente fino. *Uso tópico. Uso adulto e pediátrico*
- **Pioletal® (Delta),** loção cremosa, frasco com 60 mℓ (10 mg/mℓ). *Uso tópico. Uso adulto e pediátrico*
- **Pioletal plus® (Delta),** loção cremosa, frasco com 60 mℓ (50 mg/mℓ). *Uso tópico. Uso adulto e pediátrico.*

Deltametrina

A deltametrina é a substância mais ativa dos piretroides, obtida por esterificação do ácido crisantêmico. Apresenta elevado coeficiente de segurança e baixa toxicidade para mamíferos. Apresenta notáveis efeitos pediculicidas e escabicidas, sendo especialmente ativa contra *Pediculus hominis capitis, Pediculus humanus, Phthirus pubis* e seus ovos. Sua ação é seletiva, mas não deve ser aplicada em locais com soluções de continuidade na pele.

Indicação	• Tratamento e profilaxia de pediculose, da escabiose e das infestações por carrapatos em geral
Mecanismo de ação	• Penetra facilmente nas cutículas de insetos e ácaros, provocando hiperexcitação, perda da coordenação, abalos, desidratação e morte dos mesmos
Posologia	• Aplicar em todo o corpo, exceto face e genitália, após o banho e deixar até o próximo banho
Contraindicação	• Hipersensibilidade a deltametrina • Alergia respiratória • Feridas ou queimaduras na pele
Interações medicamentosas	• Ainda não foram descritas
Efeitos adversos	• Irritação cutânea e ocular • No caso do uso em pele lesada por feridas ou queimaduras, pode ocorrer maior absorção da deltametrina com efeitos gastrintestinais e neurológicos agudos
Alerta	• Somente uso tópico • Evitar contato com os olhos e as mucosas

Apresentação comercial

- **Deltacid® (Abbott),** loção em frasco de 100 mℓ (20 mg); sabonete de 70 g e xampu em frasco de 100 mℓ (20 mg). *Uso tópico. Uso adulto e pediátrico. Atenção: contém corante amarelo de tartrazina que pode causar reações alérgicas*
- **Escabin® (DM),** loção em frasco de 100 mℓ (20 mg); sabonete de 70 g e xampu em frasco de 100 mℓ (20 mg). *Uso tópico. Uso adulto e pediátrico*
- **Pediderm® (Cifarma),** loção em frasco de 100 mℓ (20 mg); xampu em frasco de 100 mℓ (20 mg). *Uso tópico. Uso adulto e pediátrico*
- **Piosarin® (Santa Terezinha),** loção em frasco de 100 mℓ (20 mg); xampu em frasco de 100 mℓ (20 mg). *Uso tópico. Uso adulto e pediátrico.*

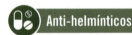

Anti-helmínticos

Ivermectina

A ivermectina é um agente anti-helmíntico semissintético para uso oral. É um derivado das avermectinas, uma classe de agentes antiparasitários isolados a partir de produtos de fermentação de *Streptomyces avermitilis*. Trata-se de uma mistura de pelo menos 90% de 5-O-demetil-22,23-di-hidroavermectina A_{1a} e menos de 10% de 5-O-demetil-25-de(1-metilpropil)-22, 23-di-hidro-25-(1-metiletil)avermectina A_{1a}, geralmente denominada 22,23- di-hidroavermectina B_{1a} e B_{1b}.

Indicação	• Tratamento de estrongiloidíase intestinal, oncocercose, filariose, ascaridíase, escabiose e pediculose
Mecanismo de ação	• Ligação de alta afinidade com canais de cloreto regulados por glutamato encontrado nas células musculares e nervosas de invertebrados, com consequente aumento da permeabilidade da membrana celular aos íons cloreto. Isso resulta em paralisia e morte dos parasitas

Posologia	• Tratamento de estrongiloidíase, filariose, ascaridíase, escabiose e pediculose:
	  ° 15 a 24 kg: 0,5 comprimido
	  ° 25 a 35 kg: 1 comprimido
	  ° 36 a 50 kg: 1,5 comprimido
	  ° 51 a 65 kg: 2 comprimidos
	  ° 66 a 79 kg: 2,5 comprimidos
	  ° 80 kg ou mais: 200 mcg/kg

(continua)

Ivermectina (*continuação*)

Posologia	• Tratamento de oncocercose:
	  ° 15 a 25 kg: 0,5 comprimido
	  ° 26 a 44 kg: 1 comprimido
	  ° 45 a 64 kg: 1,5 comprimido
	  ° 65 a 84 kg: 2 comprimidos
	  ° 85 kg ou mais: 150 mcg/kg

Eliminação	• Quase exclusivamente fecal
Contraindicação	• Hipersensibilidade a ivermectina ou aos seus excipientes • Pacientes com meningite ou outras afecções do SNC que possam comprometer a integridade da barreira hematencefálica • Crianças com menos de 5 anos ou com menos de 15 kg de peso corporal
Interações medicamentosas	• Anticoagulantes orais: potencialização do efeito anticoagulante • Etanol: aumento das concentrações plasmáticas da ivermectina
Efeitos adversos	• Diarreia, náuseas e/ou vômitos, astenia, dor abdominal, anorexia, constipação intestinal • Hipotensão (principalmente ortostática) e exacerbação da asma brônquica foram relatadas desde a comercialização da droga em vários países
Alerta	• Na pediculose e na escabiose deve ser realizada reavaliação médica em 1 a 2 semanas para comprovação da cura. Os contactantes infestados também devem ser tratados • Deve-se avisar ao paciente que a medicação elimina apenas as microfilárias e, portanto, não haverá reversão das alterações clínicas já existentes decorrentes dos parasitas adultos (p. ex., elefantíase) • Classe C de risco na gravidez • A ivermectina é excretada no leite materno em baixas concentrações. O tratamento de mulheres que planejam amamentar somente deve ser feito quando o risco de retardar o tratamento da mãe superar o possível risco para o lactente

IMPORTANTE

A ivermectina não exerce atividade contra *Onchocerca volvulus* adultos. Os parasitas adultos residem em nódulos subcutâneos, frequentemente impalpáveis. A retirada cirúrgica desses nódulos (nodulotomia) pode ser aventada para o tratamento de pacientes com oncocercose, porque esse procedimento elimina os parasitas adultos que produzem microfilárias.

Apresentação comercial

- **Ivermectina® (Neo Química)**, comprimidos de 6 mg, embalagens com 2 ou 4 comprimidos. *Uso oral. Uso adulto e pediátrico acima de 5 anos ou mais de 15 kg de peso corporal*
- **Ivermec® (UCI-Farma)**, comprimidos de 6 mg, embalagens com 2 ou 4 comprimidos. *Uso oral. Uso adulto e pediátrico acima de 5 anos ou mais de 15 kg de peso corporal*
- **Iverneo® (Neo Química)**, comprimidos de 6 mg, embalagens com 2 ou 4 comprimidos. *Uso oral. Uso adulto e pediátrico acima de 5 anos ou mais de 15 kg de peso corporal*
- **Leverctin® (EMS)**, comprimidos de 6 mg, embalagens com 2 ou 4 comprimidos. *Uso oral. Uso adulto e pediátrico acima de 5 anos ou mais de 15 kg de peso corporal*
- **Plurimec® 6 mg (Biolab Sanus)**, comprimidos de 6 mg, embalagens com 4, 8 ou 80 comprimidos. *Uso oral. Uso adulto e pediátrico acima de 5 anos ou mais de 15 kg de peso corporal*
- **Revectina® (Abbott)**, comprimidos de 6 mg, embalagens com 2 ou 4 comprimidos. *Uso oral. Uso adulto e pediátrico acima de 5 anos ou mais de 15 kg de peso corporal*

IMPORTANTE

O indivíduo com escabiose deve ser afastado da escola ou trabalho até 24 h após o término do tratamento. Em caso de paciente hospitalizado, recomenda-se o isolamento, a fim de evitar surtos em enfermarias, tanto para outros pacientes quanto para os profissionais de saúde, especialmente no caso da sarna norueguesa. O isolamento deve perdurar por 24/48 h após o início do tratamento.

Larva migrans cutânea

Trata-se de uma infecção causada pelas larvas de geo-helmintos que habitam os intestinos de cães e gatos, como *Ancylostoma braziliense* e *Ancylostoma caninum*. Também conhecida como bicho geográfico, bicho de praia e larva serpiginosa.

Os animais infectados por esses helmintos eliminam seus ovos nas fezes. As fezes contaminadas no solo quente e úmido propiciam a evolução dos ovos que eclodem e liberam larvas, que após passarem por duas fases evolutivas se tornam aptas a infectar (larvas rabditoides) seres humanos e outros animais. Os seres humanos são contaminados pelo contato da pele com o solo (inclusive areia da praia). Outro local comum consiste nas caixas de areia nas praças onde as crianças brincar porque os cães e gatos procuram esses locais para enterrar suas fezes.

O tratamento é tópico e sistêmico:
- Ivermectina, 200 mcg/kg/dia VO, durante 1 ou 2 dias (ver boxe *Ivermectina* anteriormente)
- Albendazol, 400 mg/dia VO, durante 3 dias
- Tiabendazol pomada a 10% a 15% (casos leves ou iniciais) 3 vezes/dia, durante 7 dias.

Albendazol

Anti-helmíntico benzimidazólico de amplo espectro estruturalmente relacionado com o mebendazol.

Indicação	• Tratamento de infecções causadas por *Ascaris lumbricoides, Trichuris trichiura, Enterobius vermicularis, Ancylostoma duodenale, Necator americanus, Taenia* spp. *e Strongyloides stercoralis* • Tratamento de infecção por *Giardia duodenalis* em crianças
Mecanismo de ação	• Inibição da polimerização das tubulinas que resulta em redução da captação de glicose pelas formas larvares e adultas de parasitas suscetíveis e depleção de suas reservas de glicogênio
Posologia	• 1 comp. 400 mg/dia VO, por 3 dias consecutivos, *ou* 10 mℓ/dia VO, por 3 dias consecutivos
Eliminação	• Fecal
Contraindicação	• Gestação • Hipersensibilidade ao albendazol ou aos seus excipientes
Interações medicamentosas	• Ainda não há relato de interações ocorrerem entre o albendazol e outros fármacos
Efeitos adversos	• Raramente desconforto intestinal, náuseas/vômitos, constipação intestinal, xerostomia
Alerta	• Classe C na gravidez

Apresentação comercial

- **Albendazol® (EMS),** 2 comprimidos mastigáveis de 200 mg. *Uso oral. Uso adulto e pediátrico*
- **Albendazol® (EMS),** suspensão oral, cada 1 mℓ contém 40 mg de albendazol, frasco de 10 mℓ. *Uso oral. Uso adulto e pediátrico*
- **Albendazol® (Germed),** 2 comprimidos mastigáveis de 200 mg. *Uso oral. Uso adulto e pediátrico acima de 2 anos*
- **Albendazol® (Legrand),** 2 comprimidos mastigáveis de 200 mg. *Uso oral. Uso adulto e pediátrico acima de 2 anos*
- **Albendazol® (Medley),** 1 comprimido mastigável de 400 mg. *Uso oral. Uso adulto e pediátrico acima de 2 anos*
- **Albendazol® (Medley),** solução oral, frasco com 10 mℓ (40 mg/mℓ). *Uso oral. Uso adulto e pediátrico acima de 2 anos*
- **Albendazol® (Nova Química),** frasco com 10 mℓ de suspensão (40 mg/mℓ). *Uso oral. Uso adulto e pediátrico acima de 2 anos*
- **Albendazol® (Neo Química),** comprimido mastigável de 400 mg, embalagem contendo 1 comprimido. *Uso oral. Uso adulto e pediátrico acima de 2 anos*
- **Albendazol® (Prati-Donaduzzi),** comprimido mastigável de 400 mg, embalagens com 1, 3, 5 e 100 comprimidos. *Uso oral. Uso adulto e pediátrico acima de 2 anos*
- **Zentel® (GlaxoSmithKline),** comprimido mastigável de 400 mg, embalagens com 1 e 5 comprimidos; comprimido de 200 mg, embalagem com 2 comprimidos; frasco com 10 mℓ de suspensão (40 mg/mℓ). *Uso oral. Uso adulto e pediátrico acima de 1 anos*
- **Zolben® (Sanofi-Aventis),** comprimido mastigável de 400 mg, embalagem com 1 comprimido. *Uso oral. Uso adulto e pediátrico*
- **Zolben® (Sanofi-Aventis),** suspensão oral, cada 1 mℓ contém 40 mg de albendazol, frasco com 10 mℓ; frasco com 10 mℓ de suspensão (40 mg/mℓ). *Uso oral. Uso adulto e pediátrico.*

Tiabendazol

Composto benzimidazólico com atividade anti-helmíntica ampla. Seu uso oral é limitado pela incidência elevada de efeitos adversos, como náuseas, anorexia, vômitos e tontura. Ainda é prescrito para *larva migrans* cutânea, embora esteja sendo substituído pela ivermectina.

Indicação	• Tratamento de *larva migrans* cutânea
Mecanismo de ação	• Não é bem conhecido, mas aparentemente é a inibição do sistema fumarato redutase dos helmintos
Posologia	• Pomada a 10 a 15% (casos leves ou iniciais) 3 vezes/dia, durante 7 dias
Contraindicação	• Hipersensibilidade ao tiabendazol ou aos excipientes
Interações medicamentosas	• Não são conhecidas interações medicamentosas
Efeitos adversos	• Mais frequentes: prurido, erupção cutânea, edema, vermelhidão no local da aplicação
Alerta	• Evitar contato com olhos ou mucosas • O tiabendazol tópico pode ser absorvido sistemicamente; embora não haja relatos de problemas em gestantes, não deve ser utilizado por mulheres grávidas sem orientação médica • Não se sabe se é excretado no leite materno. O tiabendazol tópico pode ser absorvido por via sistêmica, no entanto, não foram relatados problemas em lactantes

Apresentação comercial

- **Tiabendazol**
  - **Foldan® (União Química)**, loção com frasco de 50 mℓ (50 mg/mℓ); pomada em bisnaga com 45 g (50 mg/g); sabonete de 70 g (50 mg/g). Uso tópico. Uso adulto e pediátrico
  - **Micosbel® (Belfar)**, loção dermatológica (50 mg/mℓ), em embalagem de 30 mℓ, e pomada dermatológica (50 mg/g), em bisnaga de 30 g. Uso tópico. Uso adulto e pediátrico
  - **Thiabena® (UCI-farma)**, pomada, bisnagas com 20 g e 45 g (50 mg/g). Uso tópico. Uso adulto e pediátrico
  - **Thianax® (Cazi)**, pomada, bisnagas com 45 g (50 mg/g). Uso tópico. Uso adulto e pediátrico
  - **Tiabendazol® (EMS)**, pomada, bisnagas com 45 g (50 mg/g). Uso tópico. Uso adulto e pediátrico
  - **Tiabendazol® (UCI-farma)**, pomada, bisnagas com 45 g (50 mg/g). Uso tópico. Uso adulto e pediátrico
- **Tiabendazol (50 mg/g) + sulfato de neomicina (5 mg/g)**
  - **Derms® (União Química)**, pomada, bisnaga de 30 g. Uso tópico. Uso adulto e pediátrico
  - **Micoplex® (Cazi)**, pomada, bisnaga de 45 g. Uso tópico. Uso adulto e pediátrico.

Infecções por herpes-vírus simples

Os HSV são vírus DNA cuja infecção se manifesta como vesículas agrupadas sobre uma base eritematosa. A maioria das infecções é recorrente e tende a reaparecer no mesmo lugar ou próximo a ele. O herpes labial é a infecção mais comum causada pelo HSV-1, enquanto o herpes genital é geralmente causado por HSV-2.

O HSV invade e se replica nos neurônios, assim como nas células da epiderme e da derme. Os vírions vão do local original da infecção (solução de continuidade na pele ou mucosas) para os gânglios sensoriais da raiz dorsal onde ocorre a latência. A replicação viral nos gânglios sensoriais resulta no aparecimento recorrente das manifestações clínicas que caracteriza a infecção. Os episódios podem ser desencadeados por vários estímulos, tais como traumatismo, radiação ultravioleta, extremos de temperatura, estresse, imunossupressão ou flutuações hormonais.

Os vírus são transmitidos durante a infecção primária, durante os episódios recorrentes posteriores e durante períodos de eliminação assintomática dos vírus.

A infecção pelo HSV-1 é contraída na infância e as evidências sorológicas dessa infecção chegam a quase 80% da população adulta, embora apenas 30% tenham crises clínicas.

Nos EUA, cerca de 21 a 25% dos adultos são soropositivos para HSV-2. O diagnóstico diferencial inclui:
- Estomatite aftosa
- Cancroide
- Varicela
- Citomegalovírus
- Doença mão-pé-boca
- Eritema multiforme
- Erupções medicamentosas fixas
- Herpangina
- Herpes-zóster
- Sífilis.

Aciclovir

O aciclovir é um nucleosídio sintético, análogo da purina, com atividade inibitória *in vitro* e *in vivo* contra herpes-vírus, incluindo herpes-vírus simples (HSV), dos tipos 1 e 2; vírus varicela-zóster (VZV); vírus Epstein-Barr (EBV) e citomegalovírus (CMV). Em culturas celulares, o aciclovir apresenta maior atividade contra o HSV-1, seguido (em ordem decrescente de potência) pelo HSV-2, VZV, EBV e CMV. A atividade inibitória do aciclovir sobre esses vírus é extremamente seletiva.

Como a enzima timidinoquinase de células normais não infectadas não utiliza o aciclovir como substrato, a toxicidade do aciclovir para as células do hospedeiro mamífero é baixa.

É preciso lembrar que os análogos de nucleosídios não erradicam os vírus, apenas ajudam a controlar os sinais e sintomas e abreviam a duração das lesões.

Indicação	• Tratamento de infecções causadas pelo HSV na pele e nas mucosas, inclusive herpes genital inicial e recorrente • Supressão (prevenção de recidivas) de infecções recorrentes por HSV em pacientes imunocompetentes • Profilaxia de infecções por HSV em pacientes imunocomprometidos. Tratamento de herpes-zóster (estudos já demonstraram que o tratamento precoce do herpes-zóster com aciclovir tem efeito benéfico na dor e pode reduzir a incidência de neuralgia pós-herpética)
Mecanismo de ação	• A atividade inibitória do aciclovir sobre HSV-1, HSV-2, VZV, EBV e CMV é altamente seletiva. Uma vez que a enzima timidinoquinase (TQ) de células normais não-infectadas não utiliza o aciclovir como substrato, a toxicidade do aciclovir para as células do hospedeiro mamífero é baixa. A TQ codificada pelo HSV, VZV e EBV converte o aciclovir em monofosfato de aciclovir, um análogo nucleosídio que é, então, convertido em difosfato e, finalmente, em trifosfato, por enzimas celulares. O trifosfato de aciclovir interfere com a DNA polimerase viral e inibe a replicação do DNA viral, resultando na terminação da cadeia seguida da incorporação do DNA viral
Posologia	• Aplicar o creme 5 vezes/dia (7 dias) • VO: 1 comp. 5 vezes/dia (5 dias)
Eliminação	• Renal
Contraindicação	• Hipersensibilidade conhecida ao aciclovir ou ao valaciclovir
Interações medicamentosas	• Não foi identificada nenhuma interação clinicamente significativa
Efeitos adversos	• *Comuns (>1/100 e <1/10)*: cefaleia, tontura (reversíveis e geralmente em pacientes com distúrbios renais); náuseas, vômitos, dor abdominal; prurido, erupções cutâneas (inclusive fotossensibilidade); fadiga, febre
Alerta	• O aciclovir é eliminado por via renal e por isso, a dose deve ser reduzida em pacientes com insuficiência renal • Deve ser considerada a redução da dose prescrita para idosos porque eles normalmente têm função renal reduzida • Classe B na gravidez

> **IMPORTANTE**
> Não aplicar creme de aciclovir em mucosas como olhos, boca e vagina por causa da consequente irritação local.

Apresentação comercial

- **Aciclovir® (Cristália)**, creme, bisnaga de 10 g (50 mg/g). *Uso tópico. Uso adulto e pediátrico ≥ 12 anos*
- **Aciclovir® (Medley)**, creme dermatológico, cada 1 g contém 50 mg de aciclovir, bisnagas com 10 g. *Uso tópico. Uso adulto e pediátrico*
- **Aciclovir® (Merck)**, comprimidos com 200 mg de aciclovir, embalagem com 25 comprimidos. *Uso oral. Uso adulto e pediátrico acima de 2 anos*
- **Aciclovir® (Merck)**, comprimidos com 400 mg de aciclovir, embalagem com 30 comprimidos. *Uso oral. Uso adulto e pediátrico acima de 2 anos*
- **Aciclovir® (Neo Química)**, creme, bisnaga de 10 g (50 mg/g). *Uso tópico. Uso adulto e pediátrico ≥ 12 anos*
- **Aciclovir® (Sandoz)**, comprimidos com 200 mg de aciclovir, embalagem com 25 comprimidos. *Uso oral. Uso adulto e pediátrico acima de 2 anos*
- **Aciclovir® (Prati-Donaduzzi)**, creme, bisnaga de 2 g, 5 g e 10 g (50 mg/g). *Uso tópico. Uso adulto e pediátrico ≥ 12 anos*
- **Aciclovir® (Sandoz)**, creme, bisnaga de 10 g (50 mg/g). *Uso tópico. Uso adulto e pediátrico ≥ 12 anos*
- **Aciclovir® (União Química)**, creme, bisnaga de 10 g (50 mg/g). *Uso tópico. Uso adulto e pediátrico ≥ 12 anos*
- **Hervirax® creme (Pharlab)**, bisnagas com 10 g (50 mg/g). *Uso tópico. Uso adulto e pediátrico ≥ 12 anos*
- **Herpesil® (Sandoz)**, creme, bisnaga de 10 g (50 mg/g). *Uso tópico. Uso adulto e pediátrico ≥ 12 anos*
- **Hpvir® creme (Gelab)**, bisnagas com 10 g (50 mg/g). *Uso tópico. Uso adulto e pediátrico ≥ 12 anos*
- **Uni vir® creme (União Química)**, bisnagas com 5 g e 10 g (50 mg/g). *Uso tópico. Uso adulto e pediátrico ≥ 12 anos*
- **Zovirax® creme (GlaxoSmithKline)**, bisnagas com 5 g e 10 g (50 mg/g). *Uso tópico. Uso adulto e pediátrico ≥ 12 anos.*

Penciclovir

Trata-se de um análogo nucleosídico prescrito para tratamento tópico de infecções causadas por herpes-vírus (HSV-1, HSV-2, VZV). O penciclovir pertence à classe de compostos orgânicos, denominada hipoxantinas.

O penciclovir é o metabólito ativo do agente de uso oral fanciclovir. Os efeitos mais favoráveis da formulação tópica do penciclovir em comparação com o aciclovir no tratamento do herpes oral devem-se, muito provavelmente, à meia-vida intracelular mais prolongada do penciclovir nas células infectadas por HSV.

Indicação	• Tratamento tópico de herpes labial
Mecanismo de ação	• Inibição da DNA polimerase viral, com consequente comprometimento da replicação intracelular do vírus
Posologia	• Aplicar 2/2 h durante o dia (4 dias)
Contraindicação	• Hipersensibilidade ao penciclovir ou aos excipientes
Efeitos adversos	• Ardência no local da aplicação
Alerta	• Classe B na gravidez • Não há informações se penciclovir é excretado no leite materno após aplicação local. • É importante não encostar o bico aplicador na região afetada para não contaminá-lo

Apresentação comercial

- **Penvir Lábia® (EMS Sigma Pharma)**, creme a 1% (cada 1 g contém 10 mg de penciclovir), bisnaga de 5 g. *Uso tópico. Uso adulto.*

Distúrbios inflamatórios da pele

A pele pode ser lesionada por exposição excessiva à luz solar, por uma combinação de hiperatividade das glândulas, aumento da produção de hormônio e/ou por infecção (p. ex., rosácea e acne) e por condições que provocam prurido, soluções de continuidade na pele e desconforto, como dermatite atópica, dermatite seborreica, dermatite de estase e psoríase.

■ Protetores (filtros) solares

Em 1975, o médico norte-americano Thomas B. Fitzpatrick, da Harvard Medical School, criou uma classificação para os tipos de pele. Essa classificação se baseia na coloração da pele e na reação dela à exposição solar (Quadro 2.2).

A pele é o único órgão do corpo que apresenta dois tipos de envelhecimento: o intrínseco (cronológico), relacionado com a idade, e o extrínseco, que é secundário a fatores ambientais, sobretudo a exposição à luz solar. Este é também conhecido como fotoenvelhecimento.

Há alguns anos, todos os dermatologistas preconizam as medidas de fotoproteção como extremamente importantes para evitar o fotoenvelhecimento e o câncer de pele. Já são bem conhecidos os efeitos da radiação ultravioleta (UV) na pele, sejam os agudos (queimadura solar) como os tardios. Os indivíduos conhecidos tecnicamente como fotótipos baixos (pele, cabelos e olhos claros) são mais propensos a apresentar os malefícios porque possuem menos melanina, que atua como protetor natural contra os efeitos da luz solar.

A definição clássica de protetor (filtro) solar seria a substância química que tem a propriedade de absorver, refletir e dispersar a radiação solar que incide na pele, desta forma protegendo contra os efeitos potencialmente danosos da radiação UV. Atualmente os filtros ou protetores solares são também conhecidos como fotoprotetores tópicos e consistem em substâncias de aplicação cutânea que contêm ingredientes (filtro ultravioleta) capazes de interagir com a radiação incidente e, assim, reduzir seus efeitos prejudiciais.

Existem diferenças entre protetor solar e bloqueador solar, assim como entre bronzeador e autobronzeador. O bloqueador solar é aquele que não permite que a luz do sol penetre na pele. A desvantagem desse agente é a coloração branca que deixa na pele porque não é absorvido pela derme. Habitualmente, o bloqueador é acrescido à composição dos protetores solares.

QUADRO 2.2 — Classificação dos tipos de pele.

Tipos de pele	Características
Tipo 1	Pele muito clara ou sardenta; sempre queima e nunca bronzeia quando de exposição à luz solar (com frequência, pessoas ruivas ou louras de olhos azuis)
Tipo 2	Pele clara que habitualmente se queima e, algumas vezes, bronzeia quando de exposição à luz solar (com frequência, pessoas ruivas ou louras de olhos azuis, verdes, castanho-claros)
Tipo 3	Pele menos clara que ocasionalmente se queima e sempre bronzeia quando de exposição à luz solar
Tipo 4	Pele morena clara, raramente se queima e sempre bronzeia quando de exposição à luz solar (comum em pessoas oriundas da região do Mediterrâneo)
Tipo 5	Pele marrom-escura, nunca se queima e sempre bronzeia quando de exposição à luz solar (comum em pessoas oriundas do Oriente Médio)
Tipo 6	Pele negra, nunca se queima quando de exposição à luz solar

QUADRO 2.3 — Tipos de protetores solares.

Tipos de protetores	Substâncias
Produtos químicos que absorvem UVA	Avobenzona, meradimato, ecamsule
Produtos químicos que absorvem UVB	PABA, cinoxato, ensulizol, homosalato, octocrileno, octinoxato, octisalato, padimato O, trolamina salicilato
Produtos químicos que absorvem UVA e UVB	Dioxibenzona, oxibenzona, sulisobenzona
Produtos inorgânicos (físicos) que absorvem UVA e UVB	Dióxido de titânio, óxido de zinco

UVA, radiação ultravioleta A; UVB, radiação ultravioleta B; PABA, ácido para-aminobenzoico.

Outro conceito importante é o fator de proteção solar (FPS) que, em 1978, foi definido pela agência norte-americana FDA como a razão numérica entre a dose eritematosa mínima (DEM) da pele coberta pelo fotoprotetor e a dose eritematosa mínima da pele não protegida. Já houve atualizações desse conceito.

> **IMPORTANTE**
>
> A FDA não recomenda a aplicação de filtros solares em lactentes com menos de 6 meses devido à maior absorção cutânea e possível dificuldade de eliminação (imaturidade do sistema excretor). Para crianças entre 6 meses e 2 anos devem ser usados filtros físicos.

Dependendo de suas características fisicoquímicas, os filtros solares (ou UV) são divididos em físicos (inorgânicos) e químicos (orgânicos). Os filtros UV têm como principais características sua fotoestabilidade (mantêm a capacidade fotoprotetora por longos períodos) e sua pouca penetração na derme (Quadro 2.3).

Apresentação comercial

- **Benzofenoma (4%) + octilmetoxicinamato A (7,5%)**
  - Episol® FPS 30 (Mantecorp), bisnaga com 100 g
  - Episol® gel FPS pele oleosa (Mantecorp), bisnaga com 100 g
  - Episol® gel FPS 30 shade (Mantecorp), bisnaga com 100 g
  - Episol® infantil FPS 30 (Mantecorp), bisnaga com 120 g
  - Episol® infantil FPS 50 (Mantecorp), bisnaga com 120 g
  - Episol® fluid FPS 30 (Mantecorp), bisnaga com 60 g
  - Episol® loção protetora solar FPS 45 (Mantecorp), bisnaga com 60 g; frasco com 120 mℓ
  - Episol® oil free FPS 30 (Mantecorp), bisnaga com 120 g
  - Episol® oil free FPS 45 (Mantecorp), bisnaga com 120 g
  - Episol® sec FPS 30 (Mantecorp), bisnaga com 100 g
  - Episol® sec FPS 45 (Mantecorp), bisnaga com 100 g
  - Episol® sec FPS 60 (Mantecorp), bisnaga com 100 g
  - Episol® sec FPS 100 (Mantecorp), bisnaga com 60 g
  - Episol® whitegel FPS 100 (Mantecorp), bisnaga com 60 g
- **Metoxicinamato + dióxido de titânio + vitamina E + pantenol**
  - Isdin® Gel Creme FPS 25 (Medley), bisnaga com 50 g
  - Isdin® Loção FPS 25 (Medley), bisnaga com 50
  - Isdin® Extrem UVA FPS 25 (Medley), bisnaga com 50 g
  - Isdin® Ultra FPS 65 (Medley), bisnaga com 50 g
  - Isdin® Ultra FPS 65 Color (Medley), bisnaga com 50 g
  - Isdin® Ultra FPS 90 (Medley), bisnaga com 50 g
- **Triazona + dióxido de titânio + tocoferol**
  - Anthelios® AE FPS 50 (LaRochePosay), frasco com 50 mℓ
  - Anthelios® XL Fluide extreme com cor FPS 60 (LaRochePosay), frasco com 50 mℓ
  - Anthelios® XL creme FPS 60 (LaRochePosay), frasco com 50 mℓ
- **Padimato-O (7,5%) + butilmetoxibenzoilmetano (2,5%) + dióxido de titânio (5%)**
  - SpectraBan® gel FPS 20 (Stiefel), frasco com 100 mℓ
  - SpectraBan® protetor solar labial (Stiefel), bastão com 5 g
  - SpectraBan® Spray FPS 30 (Stiefel), frasco com 120 mℓ
  - SpectraBan® T FPS 30 (Stiefel), frasco com 100 mℓ
  - SpectraBan® Ultra FPS 30 (Stiefel), frasco com 100 mℓ.

Acne vulgar

A acne deve ser considerada uma doença crônica em vez de condição limitada à adolescência segundo os membros da GAIOA (Global Alliance to Improve Outcomes in Acne) reunidos em 2009. As lesões da acne persistem em aproximadamente 50% dos adultos.

Existem quatro fatores envolvidos na patogênese da acne: secreção aumentada das glândulas sebáceas, alteração do processo de queratinização, colonização por *Propionibacterium acnes* e liberação de mediadores inflamatórios na pele.

A mais nova diretriz normativa de conduta reflete o pensamento dos membros da GAIOA.

Retinoides

Os retinoides são uma classe de fármacos com uma correlação muito próxima com a vitamina A. De modo geral, os retinoides são prescritos para condições cutâneas inflamatórias, processos malignos dermatológicos e acne. As formulações tópicas são, com frequência, os agentes de primeira linha para as formas leves a moderadas de acne caracterizadas por cistos inflamatórios. A tretinoína é a substância "mais antiga" com ação comedolítica, ou seja, com capacidade de reduzir a formação de comedões e aumentar a extrusão de comedões da pele. Além disso, a tretinoína tem a capacidade de regenerar a pele com lesões causadas pela exposição à luz solar, sendo prescrita para a remoção de rítides (rugas).

Existe consenso em relação ao uso de retinoides tópicos, seja isoladamente ou em associação, como tratamento de primeira linha para as formas leves a moderadas de acne.

Os retinoides tópicos (adapaleno, tretinoína) reduzem a descamação porque influenciam a renovação dos folículos epiteliais e exercem efeitos anti-inflamatórios. Os retinoides inibem a formação de microcomedões e propiciam a penetração de compostos como peróxido de benzoíla e antibióticos tópicos.

Adapaleno

O adapaleno é um derivado sintético do ácido naftoico com atividade retinoide. Alguns efeitos biológicos do adapaleno são idênticos aos da tretinoína, embora seja mais estável quimicamente e lipofílico. Assim sendo, consegue alcançar concentrações mais elevadas na unidade pilossebácea. Além disso, tem maior afinidade pelos receptores de ácido retinoico (RAR) beta e gama que a tretinoína.

Como se trata de uma substância constante na lista C2, tem de ser prescrita na Notificação de Receita Especial de Retinoides Sistêmicos (cor branca). A venda é sob prescrição médica, sem retenção da receita.

Indicação	• Tratamento de acne vulgar (inicial e de manutenção)
Mecanismo de ação	• Modulação da queratinização celular e do processo inflamatório graças à inibição da atividade da lipo-oxigenase e do metabolismo oxidativo do ácido araquidônico
Absorção sistêmica	• A absorção através da pele é baixa
Posologia	• Aplicar 1 vez/dia à noite
Eliminação	• Aparentemente é basicamente biliar
Contraindicação	• Gestação • Lactação • Hipersensibilidade ao adapaleno
Interações medicamentosas	• A aplicação associada de tretinoína exacerba os efeitos esfoliativos e queratolíticos • A aplicação associada de ácido salicílico tópico exacerba os efeitos esfoliativos e queratolíticos
Efeitos adversos	• Eritema, descamação, ressecamento e sensação de queimação nos locais de aplicação

Apresentação comercial

- **Adapaleno**
  - **Adapaleno® (Biosintética)**, gel (1 mg/g), bisnaga com 30 g. *Uso tópico. Uso adulto e pediátrico acima de 12 anos*
  - **Adapaleno® (Germed)**, gel (1 mg/g), bisnagas com 20 e 30 g. *Uso tópico. Uso adulto e pediátrico acima de 12 anos*
  - **Adapaleno® (Medley)**, gel (1 mg/g), bisnaga com 30 g. *Uso adulto e pediátrico acima de 12 anos*
  - **Adapaleno® (Legrand)**, gel (1 mg/g), bisnaga com 20 g e 30 g. *Uso tópico. Uso adulto e pediátrico acima de 12 anos*
  - **Adapel® (Medley)**, gel tópico a 0,1%, bisnaga com 20 g. *Uso adulto e pediátrico acima de 12 anos*
  - **Belpele® (FQM)**, gel tópico a 0,3%, bisnaga com 30 g. *Uso adulto e pediátrico acima de 12 anos*
  - **Deriva micro® (Glenmark)**, gel tópico (1 mg/g), bisnagas de 10 g, 15 g, 30 g e 45 g. *Uso tópico. Uso adulto e pediátrico acima de 12 anos*
  - **Differin® 0,3 % (Galderma)**, gel tópico (3 mg/g), bisnaga com 30 g. *Uso tópico. Uso adulto e pediátrico acima de 12 anos*
  - **Differin® creme (Galderma)**, creme a 0,1%, bisnaga com 20 g. *Uso tópico. Uso adulto e pediátrico acima de 12 anos*
  - **Differin® gel (Galderma)**, gel tópico a 0,1%, bisnaga com 10 e 30 g. *Uso tópico. Uso adulto e pediátrico acima de 12 anos*
- **Peróxido de benzoíla (2,5%) + adapaleno (0,1%)**
  - **Epiduo® gel (Galderma)**, bisnagas laminadas com 10 g, 30 g ou 60 g de gel com 1 mg de adapaleno/g + 25 mg de peróxido de benzoíla/g). *Uso tópico. Uso adulto e pediátrico acima de 12 anos*
- **Adapaleno (1 mg/g) + fosfato de clindamicina (10 mg/g)**
  - **Adacne clin® (Glenmark)**, gel, bisnagas de 10 g, 30 g e 45 g. *Uso tópico. Uso adulto e pediátrico acima de 12 anos*
  - **Deriva C micro® (Glenmark)**, gel dermatológico de liberação prolongada, bisnagas de 15 g, 30 g e 45 g. *Uso tópico. Uso adulto e pediátrico acima de 12 anos*

Tretinoína

A tretinoína, também conhecida como ácido *all-trans*-retinoico (ATRA), é um derivado natural da vitamina A (retinol).

Como se trata de uma substância constante na lista C2, tem de ser prescrita na Notificação de Receita Especial de Retinoides Sistêmicos (cor branca). A venda é sob prescrição médica, com duas vias.

Indicação	• Tratamento inicial e controle das formas leves e moderadas de acne vulgar • Tratamento de hiperpigmentação associada ao fotoenvelhecimento • Tratamento de distúrbios da queratinização como ictiose e queratose folicular
Mecanismo de ação	• Embora o mecanismo de ação exato ainda não seja conhecido, as evidências atuais sugerem que a efetividade da tretinoína se deva a sua capacidade de modificar a queratinização folicular anormal. A tretinoína promove o descolamento das células cornificadas e o descolamento dos corneócitos dos folículos. Também aumenta a taxa de renovação dos corneócitos finos. Isso promove a extrusão dos comedões e reduz a formação de microcomedões
Posologia	• Aplicar 1 vez/dia à noite

(continua)

Tretinoína (*continuação*)

Eliminação	• Renal
Contraindicação	• Eczema, queimadura solar, hipersensibilidade à tretinoína ou à vitamina A, crianças menores de 12 anos, gravidez, lactação
Interações medicamentosas	• O uso concomitante de queratolíticos tópicos (enxofre, resorcinol, peróxido de benzoíla, ácido salicílico) exacerba a descamação e a reação inflamatória • Fototoxicidade aditiva pode ocorrer com o uso simultâneo de tetraciclinas, fluoroquinolonas e sulfonamidas
Efeitos adversos	• Vermelhidão, descamação, eritema, formação de crostas e descamação da pele associadas a hipopigmentação ou hiperpigmentação temporárias
Alerta	• É recomendada a realização de teste de gravidez antes de iniciar o tratamento • Usar filtro solar (no mínimo FPS 15) e roupas protetoras devido à maior sensibilidade à luz solar. A fotoproteção deve ser mantida mesmo após o término do tratamento • Durante as primeiras semanas de terapia da acne, pode-se notar exacerbação aparente das lesões, devido à ação da tretinoína, mas que faz parte do processo de cura • Deve ser evitado o uso de produtos que possam ressecar ou irritar a pele, como soluções ou sabonetes adstringentes, produtos que contenham álcool, soluções para permanente dos cabelos

> **IMPORTANTE**
>
> A exposição ao sol ou a lâmpadas artificiais durante o tratamento deve ser evitada, pois a pele estará mais sensível e sujeita a queimaduras. Durante o dia, recomenda-se o uso de um filtro solar com FPS de, no mínimo, 15. O uso do protetor solar deve ser mantido mesmo após o término do tratamento com tretinoína.

Apresentação comercial

■ **Tretinoína**
- **Retin-A Micro® (Johnson & Johnson)**, gel em bisnagas contendo 20 g (1 mg/g). *Uso tópico. Uso adulto*
- **Vitacid® gel (TheraSkin)**, gel a 0,025%, bisnaga com 25 g. *Uso tópico. Uso adulto*
- **Vitacid® creme (TheraSkin)**, creme a 0,05%, bisnaga com 25 g. *Uso tópico. Uso adulto e pediátrico acima de 12 anos*
- **Vitacid® XT**, creme a 1,00 mg/g (0,1%) em bisnaga de 25 g. *Uso tópico. Uso adulto*
- **Vitanol-A® (Stiefel)**, gel alcoólico a 0,01%, bisnaga com 30 g. *Uso tópico. Uso adulto e pediátrico acima de 12 anos*
- **Vitanol-A® (Stiefel)**, gel alcoólico a 0,025%, bisnaga com 30 g. *Uso tópico. Uso adulto e pediátrico acima de 12 anos*
- **Vitanol-A® (Stiefel)**, gel alcoólico a 0,05%, bisnaga com 30 g. *Uso tópico. Uso adulto e pediátrico acima de 12 anos*
- **Vitanol-A® (Stiefel)**, creme a 0,025%, bisnaga com 30 g. *Uso tópico. Uso adulto e pediátrico acima de 12 anos*
- **Vitanol-A® (Stiefel)**, creme a 0,05%, bisnaga com 30 g. *Uso tópico. Uso adulto e pediátrico acima de 12 anos*
- **Vitanol-A® (Stiefel)**, creme a 0,01%, bisnaga com 30 g. *Uso tópico. Uso adulto e pediátrico acima de 12 anos*

■ **Tretinoína (0,5 mg/g) + acetonido de fluocinolona (0,1 mg/g) + hidroquinona (40 mg/g)**
- **Fluocinolona acetonida + hidroquinona + tretinoína® (Medley)**, creme dermatológico, bisnagas om 15 g e 30 g. *Uso tópico. Uso adulto*
- **Hidroquinona + tretinoína + fluocinolona acetonida® (Germed)**, bisnagas com 6 g, 10 g, 15 g, 20 g, 30 g ou 60 g. *Uso tópico. Uso adulto*
- **Hidroquinona + tretinoína + fluocinolona acetonida® (Legrand)**, bisnagas com 6 g, 10 g, 15 g, 20 g, 30 g ou 60 g. *Uso tópico. Uso adulto*
- **Hormoskin® (Germed)**, creme dermatológico, bisnagas com 6 g, 10 g, 15 g, 20 g, 30 g ou 60 g. *Uso tópico. Uso adulto*
- **Oskin® (EMS Sigma Pharma)**, creme dermatológico, bisnagas com 6 g, 10 g, 15 g, 20 g, 30 g ou 60 g. *Uso tópico. Uso adulto*
- **Suavicid® (Legrand Pharma)**, creme dermatológico, bisnagas com 6 g, 10 g, 15 g, 20 g, 30 g ou 60 g. *Uso tópico. Uso adulto*
- **Trinulox® (EMS)**, creme, bisnagas com 6 g, 10 g, 15 g, 20 g, 30 g ou 60 g. *Uso tópico. Uso adulto*

■ **Tretinoína (0,25 mg/g) + fosfato de clindamicina (12 mg/g)**
- **Vitacid acne® (Theraskin)**, gel tópico, bisnaga com 25 g. *Uso tópico. Uso adulto*

Isotretinoína

A isotretinoína (ácido 13-*cis*-retinoico) é um isômero sintético da tretinoína. Trata-se de um metabólito da vitamina A que ajuda a reduzir as dimensões das glândulas sebáceas, com consequente redução da produção de óleo e de obstrução dos poros obstruídos.

Como se trata de uma substância constante na lista C2, tem de ser prescrita na Notificação de Receita Especial de Retinoides Sistêmicos (cor branca). A comercialização da isotretinoína é regulamentada pela Portaria nº 23/03 do Centro de Vigilância Sanitária (CVS). A Receita Especial de Retinoides Sistêmicos tem de ser acompanhada de dois termos, a saber:

- Termo de Conhecimento de Risco e Consentimento: deve ser assinado pelas pacientes em idade fértil maiores de 18 anos ou, caso sejam menores de 18 anos, assinado pelo seu responsável. Esse documento deve ser preenchido e assinado sempre que for iniciado tratamento e quando for revalidada a receita do medicamento
- Termo de Consentimento Informado: deve ser assinado por todos os pacientes, de ambos os sexos, sempre que for prescrito retinoide sistêmico. Ambos os termos devem ser impressos em três vias, sendo que: a 1ª via será devolvida ao paciente; a 2ª via será retida pelo médico; e a 3ª via será retida no estabelecimento farmacêutico que dispensou o medicamento, devendo ser repassada ao laboratório fabricante.

Os pacientes devem ser monitorados constantemente e os casos suspeitos de eventos adversos relacionados ao uso de medicamentos à base da substância isotretinoína devem ser comunicados ao Setor de Farmacovigilância do CVS, pelo preenchimento da Ficha de Notificação de Eventos Adversos aos Medicamentos.

Existe também uma formulação para uso tópico da isotretinoína que reduz o crescimento de glândulas sebáceas e a produção de sebo. Isso pode melhorar a oleosidade da pele e reduzir as manifestações da acne em algumas pessoas. A apresentação para uso tópico contém o mesmo ingrediente ativo da apresentação oral. A redução do sebo promove a diminuição do crescimento do *Propionibacterium acnes* que se alimenta dos ácidos graxos no sebo. O efeito colateral mais comum é o ressecamento da pele.

(*continua*)

Isotretinoína (*continuação*)

A isotretinoína tópica é o menos popular dos retinoides tópicos disponíveis, tende a provocar mais efeitos adversos que os outros retinoides e é o menos efetivo deles.

Indicação	• Tratamento de formas graves de acne, acne nodulocística e conglobata • Tratamento de acne resistente a outras formas de tratamento
Mecanismo de ação	• A isotretinoína promove redução significativa da comedogênese graças à diminuição da hiperqueratinização. Ainda não é conhecido o mecanismo exato
Posologia	• 1 cápsula VO 1 a 2 vezes/dia (às refeições) • Aplicar gel à noite
Contraindicação	• Insuficiência hepática, hipervitaminose A, níveis muito elevados de lipídios, hipersensibilidade à isotretinoína, gravidez (agente teratogênico), lactação
Interações medicamentosas	• Não associar à vitamina A (intensificação das manifestações de hipervitaminose A) • Não associar a tetraciclinas (relatos raros de hipertensão intracraniana)
Efeitos adversos	• Depressão; dermatite por retinoide complicada frequentemente por infecção secundária (*S. aureus*). Os efeitos mucocutâneos (queilite, conjuntivite/blefarite, descamação, eritema facial, epistaxe, atrofia da epiderme, alopecia, mucosite, xerose) são dose-dependentes
Alerta	• Não prescrever para crianças com menos de 12 anos de idade • Os pacientes não podem doar sangue durante o tratamento e até 1 mês depois • É recomendável evitar exposição ao sol • Solicitar provas de função hepática antes do início do tratamento e a intervalos regulares depois, sobretudo em caso de etilismo, diabetes melito, obesidade, dislipidemia • Verificar glicemia a intervalos regulares em diabéticos e indivíduos com intolerância à glicose • A isotretinoína não foi testada na população geriátrica • Antes da aplicação a pele deve ser limpa com sabão neutro e água morna • Evitar suplementos e alimentos ricos em vitamina A, como leite integral, óleo de fígado de peixe, gema de ovo • Filtro solar tem de ser usado

IMPORTANTE

- Deve-se solicitar teste de gravidez antes de iniciar o tratamento e enfatizar a importância de contracepção efetiva durante o tratamento e após 1 mês de suspensão do tratamento. Repetir o teste de gravidez 5 semanas após a interrupção do tratamento
- Não se deve associar isotretinoína tópica com outros agentes queratolíticos e/ou esfoliantes
- Não se deve aplicar isotretinoína em áreas como boca, lábios e olhos
- Não se deve aplicar em locais com soluções de continuidade (cortes, abrasões) ou na pele queimada pelo sol
- Não aplicar muito em áreas sensíveis como a pele do pescoço
- Não expor a pele à luz solar, usar filtros solares e/ou proteção física (chapéu, roupa)

Apresentação comercial

- **Acnova® (Germed)**, cápsulas gelatinosas de 10 mg ou 20 mg, embalagem com 30 ou 60 ou 90 cápsulas (hospitalar). *Uso oral. Uso adulto e pediátrico acima de 12 anos*
- **Isotrat® (Nova Química)**, cápsulas gelatinosas de 10 mg em caixa com 30 cápsulas; cápsulas gelatinosas de 20 mg em caixa com 30 cápsulas. *Uso oral. Uso adulto e pediátrico acima de 12 anos*
- **Isotretinoína® (Germed)**, cápsulas gelatinosas moles de 10 mg (caixas contendo 10, 20, 30, 40 ou 90 cápsulas) ou 20 mg (caixas contendo 10, 20, 30, 40, 60 ou 90 cápsulas). *Uso oral. Uso adulto e pediátrico acima de 12 anos*
- **Isotretinoína® (Nova Química)**, cápsulas gelatinosas moles de 10 mg ou 20 mg, embalagem contendo 10, 30 ou 60 cápsulas. *Uso oral. Uso adulto e pediátrico acima de 12 anos*
- **Isotretinoína® (Valeant)**, cápsulas gelatinosas de 20 mg em caixa com 30 cápsulas
- **Isotrex® (Stiefel)**, creme e gel, cada 1 g do creme e do gel contém 0,5 mg de isotretinoína, bisnagas com 30 g. *Uso tópico. Uso adulto e pediátrico acima de 12 anos*
- **Isotretinoína® (Ranbaxy)**, gel tópico (0,5 mg/g), bisnaga de 30 g. *Uso tópico. Uso adulto e pediátrico acima de 12 anos*
- **Roacutan® (Roche)**, cápsulas gelatinosas de 10 mg em caixa com 30 cápsulas; cápsulas gelatinosas de 20 mg em caixa com 30 cápsulas. *Uso oral. Uso adulto e pediátrico acima de 12 anos.*

Tazaroteno

Este agente é da terceira geração de retinoides, como o adapaleno. Trata-se de um derivado da família dos retinoides acetilênicos pliaromáticos. É uma pró-droga que penetra rapidamente na pele após sua aplicação, sendo imediatamente convertido em ácido tazarotênico.

Em 24 de julho de 2003 a resolução da Anvisa número 1.198 suspendeu a fabricação do tazaroteno no Brasil. Ainda é comercializado nos EUA, podendo ser comprado via internet.

Indicação	• Tratamento da acne, psoríase e fotoenvelhecimento
Mecanismo de ação	• Regula a expressão gênica por intermédio de três membros da família RAR de receptores nucleares de retinoides, modulando a proliferação e a diferenciação celulares

(continua)

Tazaroteno (*continuação*)

Eliminação	• Urinária e fecal
Contraindicação	• Gravidez • Crianças com menos de 12 anos
Efeitos adversos	• Irritação cutânea leve a moderada, eritema • Prurido, ressecamento, sensação de queimação e ardor na pele
Alerta	• Mulheres em idade fértil precisam usar medidas contraceptivas durante o uso tópico de tazaroteno • Embora o adapaleno e o tazaroteno não sejam fotoirritantes, é recomendado seu uso à noite

Antiacneico

Ácido azelaico

O ácido azelaico, substância naturalmente encontrada no trigo, no centeio e na cevada, pertence à classe dos ácidos dicarboxílicos. Foi aprovado pela FDA para uso em 1995. Apenas 4% são absorvidos para a circulação sistêmica.

Indicação	• Tratamento de formas leves a moderadas de acne • Tratamento da rosácea papulopustulosa • Tratamento de distúrbios da pigmentação, como melasma e hiperpigmentação, sobretudo em fototipos mais altos (pele mais escura)
Mecanismo de ação	• Inibição competitiva das oxidorredutases mitocondriais e da 5-alfarredutase, inibindo assim a conversão da testosterona a 5-desidrotestosterona. Também exibe atividade bacteriostática contra bactérias aeróbicas e anaeróbicas, inclusive *Propionibacterium acnes* • Agente antiqueratinizante, apresentando efeitos citostáticos antiproliferativos nos queratinócitos e modulando as fases inicial e terminal da diferenciação epidérmica
Posologia	• Aplicar 1 vez/dia antes de se deitar
Contraindicação	• Não aplicar em pele irritada • Não aplicar em pacientes com asma • Não aplicar em áreas despigmentadas da pele
Interações medicamentosas	• Não há evidências de interação com outros fármacos devido à baixa absorção sistêmica do ácido azelaico
Efeitos adversos	• Sensação de queimação no local da aplicação (rubefação, descamação, prurido, ardor)
Alerta	• Não usar em crianças com menos de 12 anos de idade

Apresentação comercial

■ **Ácido azelaico**
- **Azelan® (Bayer)**, creme, bisnaga com 30 g (200 mg/g); gel, bisnaga com 15 g ou 30 g (150 mg/g). *Uso tópico. Uso adulto.*
- **Dermazelaic® (Germed)**, gel a 15%, bisnagas com 10 g, 15 g, 20 g e 30 g. *Uso tópico. Uso adulto.*

■ **Ácido azelaico + ácido salicílico + retinol em glicoesferas + retinoato de hidroxipinacolona® (Dermocosmético).** *Uso tópico. Uso adulto.*

Peróxido de benzoíla

O peróxido de benzoíla é a medicação tópica de venda livre mais usada para acne, podendo ser associada a outros fármacos orais e tópicos. É comercializado na forma de loção, creme ou gel.

Indicação	• Tratamento da acne vulgar
Mecanismo de ação	• Antisséptico: reduz o número de bactérias (inclusive *P. acnes*) na superfície da pele, mas não causa resistência. Na verdade, pode reduzir a resistência que possa ter sido adquirida por causa do uso de antibióticos. Também reduz o número de leveduras na superfície da pele • Oxidante: atua como queratolítico e comedolítico • Anti-inflamatório
Posologia	• Aplicar 1 vez/dia antes de se deitar
Eliminação	• Renal (é metabolizado em ácido benzoico e excretado na forma de benzoato)
Contraindicação	• História pregressa de hipersensibilidade aos componentes da fórmula; crianças com menos de 12 anos de idade

(*continua*)

Peróxido de benzoíla (*continuação*)

Interações medicamentosas	• Deve ser evitada a aplicação concomitante com tretinoína, isotretinoína e tazaroteno (redução da eficácia e aumento da irritação cutânea). Se for necessário tratamento combinado, aplicar em horários diferentes (um pela manhã e outro à noite) • A combinação com produtos tópicos contendo sulfonamidas pode fazer com que a pele e os pelos faciais fiquem temporariamente amarelados/alaranjados
Efeitos adversos	• Dermatite de contato alérgica, ressecamento cutâneo
Alerta	• Não pode ser aplicado na área dos olhos, em mucosas e lábios. Se eventualmente isto ocorrer, lavar rapidamente com água. Se ocorrer irritação da pele, interrompa o uso e consulte o médico • Não aplicar na pele com solução de continuidade • Evitar exposição à luz solar durante seu uso • Gestantes e lactantes não devem usar esse fármaco • Ainda não foram determinadas a segurança e a eficácia em crianças • Trata-se de um produto com ação oxidante; causa descoloração do cabelo e roupas. Ocorrendo contato, lavar rapidamente com água • Deve ser guardado em temperatura ambiente controlada (15 a 30ºC)

Apresentação comercial

- **Acnase® gel (Zurita)**, bisnaga com 20 g (50 mg de peróxido de benzoíla/g). *Uso tópico. Uso adulto e pediátrico acima de 12 anos*
- **Benzac® AC 2,5% (Galderma)**, gel (em base aquosa), bisnagas plásticas de 60 g. *Uso tópico. Uso adulto*
- **Benzac® AC 5% (Galderma)**, gel (em base aquosa), bisnagas plásticas de 60 g. *Uso tópico. Uso adulto*
- **Benzac® AC 10% (Galderma)**, gel (em base aquosa), bisnagas plásticas de 60 g. *Uso tópico. Uso adulto*
- **Clindoxyl® Control 5 % (Stiefel)**, gel a 5% (50 mg/g), bisnaga de 45 g. *Uso tópico. Uso adulto e pediátrico acima de 12 anos*
- **Clindoxyl® Control 10 % (Stiefel)**, gel a 10% (100 mg/g), bisnaga de 45 g. *Uso tópico. Uso adulto e pediátrico acima de 12 anos*
- **Panoxyl® gel 5% (Stiefel)**, bisnagas de 45 g (50 mg/g em gel alcoólico). *Uso tópico. Uso adulto e pediátrico acima de 12 anos de idade*
- **Panoxyl® gel 10% (Stiefel)**, bisnagas com 45 g (100 mg/g em gel alcoólico). *Uso tópico. Uso adulto e pediátrico acima de 12 anos*
- **Solugel® (Stiefel)**, gel, bisnagas laminadas com 45 g (40 mg/g). *Uso tópico. Uso adulto e pediátrico acima de 12 anos*
- **Solugel® plus (Stiefel)**, gel, bisnagas laminadas com 45 g (80 mg/g). *Uso tópico. Uso adulto e pediátrico acima de 12 anos*
- **Peróxido de benzoíla (2,5%) + adapaleno (0,1%)**
  - **Epiduo® gel (Galderma)**, bisnagas laminadas com 10 g, 30 g ou 60 g de gel (com 1 mg de adapaleno/g + 25 mg de peróxido de benzoíla/g). *Uso tópico. Uso adulto e pediátrico acima de 12 anos*
- **Peróxido de benzoíla + enxofre**
  - **Acnase® creme (Avert)**, bisnaga com 20 g (20 mg/g de enxofre e 50 mg/g de peróxido de benzoíla). *Uso tópico. Uso adulto e pediátrico acima de 12 anos*
  - **Acnase® loção (Avert)**, frasco com 30 mℓ (20 mg/mℓ de enxofre e 50 mg/mℓ de peróxido de benzoíla)
- **Peróxido de benzoíla + clindamicina**
  - **Clindoxyl® gel (Stiefel)**, bisnagas com 30 g e 45 g (10 mg/g de clindamicina + 50 mg/g de peróxido de benzoíla). *Uso tópico. Uso adulto e pediátrico acima de 12 anos.*

Dermatites

Dermatite é um termo que descreve as condições inflamatórias superficiais da pele. A dermatite pode ser aguda ou crônica. As manifestações gerais são vermelhidão, dor e prurido. A coçadura pode provocar escoriação. Os três tipos mais comuns que respondem a farmacoterapia tópica são a dermatite atópica, a dermatite de contato e a dermatite seborreica.

A dermatite atópica (eczema atópico, prurigo disseminado) é uma condição inflamatória crônica associada a predisposição genética. As pessoas que apresentam eczema têm, com frequência, uma história familiar de asma e rinite alérgica (febre do feno), assim como alergia a várias substâncias: cosméticos, loções, sabões, polens, alimentos, pelo de animais e pó.

A dermatite de contato pode ser causada por uma resposta de hipersensibilidade à exposição a alergênios naturais ou sintéticos, como plantas, substâncias químicas, látex, fármacos, metais ou proteínas estranhas. A reação alérgica é acompanhada por graus variáveis de fissura, sangramento e vesículas. O tratamento inclui redução da exposição a agentes irritantes e alergênicos, aplicação de emolientes e corticosteroides tópicos (ver adiante) e, em casos mais graves, esteroides orais.

A dermatite seborreica é uma forma de eczema que pode acometer pessoas de todas as idades. A causa exata da dermatite seborreica não é conhecida, contudo, está associada a níveis hormonais, micoses concomitantes (*Malassezia* spp.), déficits nutricionais e estados de imunodeficiência. Indivíduos com AIDS, doença de Parkinson, em uso de medicamentos (p. ex., neurolépticos, metildopa), com má absorção, obesidade e alcoolismo apresentam incidência aumentada de dermatite seborreica.

Dermatite atópica

A farmacoterapia é sintomática e inclui loções e pomadas para controlar o prurido e a descamação. Anti-histamínicos são prescritos para aliviar o prurido e analgésicos ou anestésicos tópicos aliviam a dor. A dermatite atópica pode ser controlada, mas não curada, pela medicação. É necessário identificar e eliminar possíveis deflagradores da alergia.

Corticoides tópicos

Os corticosteroides tópicos constituem a medida mais efetiva para controlar a inflamação e o prurido da dermatite (Quadro 2.4).

QUADRO 2.4 — Potência de alguns corticosteroides tópicos.

Corticosteroide tópico	Potência (%)	Nome comercial
Potência muito alta		
Clobetasol, propionato	0,05%	Clob-X® Clobesol® Psorex®
Halobetasol, propionato	0,05	Halobex®
Alta potência		
Halcinonida	0,1	Halog®
Média potência		
Betametasona, valerato	0,1	Betaderm® Betnovate®
Desoximetasona	0,025	Esperson®
Mometasona, furoato	0,1	Dermotil®
Baixa potência		
Desonida	0,05	Adinos® Desonol® Neonid®

Apresentação comercial

■ Desonida
- **Adinos® (Aché)**, gel creme, bisnagas contendo 15 g e 30 g (0,5 mg de desonida/g). *Uso tópico. Uso adulto e pediátrico acima de 3 meses de idade*
- **Desonida® (Germed)**, pomada tópica, bisnaga contendo 30 g (0,5 mg/g). *Uso tópico. Uso adulto e pediátrico ≥ 3 meses de vida*
- **Desonida® (Germed)**, emulsão tópica, bisnaga contendo 30 g (0,5 mg/g). *Uso tópico. Uso adulto e pediátrico ≥ 3 meses de vida*
- **Desonida® (Globo)**, creme, bisnaga contendo 30 g (0,5 mg/g). *Uso tópico. Uso adulto e pediátrico ≥ 3 meses*
- **Desonida® (Medley)**, creme dermatológico, bisnaga contendo 30 g (0,5 mg/g). *Uso tópico. Uso adulto e pediátrico ≥ 3 meses*
- **Desonida® (Medley)**, pomada, bisnaga contendo 30 g (0,5 mg/g). *Uso tópico. Uso adulto e pediátrico*
- **Desonida® (Medley)**, loção cremosa, frasco contendo 60 g (0,5 mg/g). *Uso tópico. Uso adulto e pediátrico acima de 2 anos de idade*
- **Desonol® (Medley)**, creme a 0,5%, bisnaga contendo 30 g (0,5 mg de desonida/g). *Uso tópico. Uso adulto e pediátrico*
- **Desonol® (Medley)**, pomada a 0,5%, bisnaga contendo 30 g (0,5 mg de desonida/g). *Uso tópico. Uso adulto e pediátrico ≥ 3 meses de idade*
- **Desonol® loção capilar (Medley)**, loção capilar a 0,1%, frasco gotejador contendo 30 g (0,5 mg de desonida/g). *Uso tópico. Uso adulto e pediátrico*

■ Valerato de betametasona
- **Betaderm® (Stiefel)**, creme, bisnaga contendo 30 g (1 mg de valerato de betametasona/g). *Uso tópico. Uso adulto e pediátrico*
- **Betaderm® (Stiefel)**, pomada, bisnaga contendo 30 g (1 mg de valerato de betametasona/g). *Uso tópico. Uso adulto e pediátrico*
- **Betaderm® capilar (Stiefel)**, frasco plástico contendo 60 mℓ (1 mg de valerato de betametasona/g). *Uso tópico. Uso adulto e pediátrico*
- **Betnovate® (GlaxoSmithKline)**, creme em bisnaga com 30 g (1 mg de 17-valerato de betametasona/g). *Uso tópico. Uso adulto e pediátrico*
- **Betnovate® (GlaxoSmithKline)**, pomada em bisnaga com 30 g (1 mg de 17-valerato de betametasona/g). *Uso tópico. Uso adulto e pediátrico*
- **Betnovate® capilar (GlaxoSmithKline)**, solução alcoólica a 0,1% (1 mg de 17-valerato de betametasona/g), frasco com 60 mℓ. *Uso tópico. Uso adulto e pediátrico*

■ Clobetasol
- **Clob-X® (Galderma)**, emulsão dermatológica, frascos com 30 mℓ, 59 mℓ e 118 mℓ (0,5 mg de propionato de clobetasol/mℓ). *Uso tópico. Uso adulto e pediátrico acima de 12 anos de idade*
- **Clob-X® solução em spray (Galderma)**, frasco de plástico contendo 120 mℓ (0,42 mg de propionato de clobetasol/mℓ). *Uso tópico. Uso adulto e pediátrico acima de 12 anos de idade*
- **Clob-X® xampu (Galderma)**, frasco de plástico contendo 30 mℓ, 60 mℓ, 118 mℓ e 125 mℓ (0,5 mg de propionato de clobetasol/mℓ). *Uso tópico. Uso adulto e pediátrico acima de 12 anos de idade*
- **Clobesol® (Valeant)**, creme, bisnaga contendo 30 g (0,5 mg de propionato de clobetasol/g). *Uso tópico. Uso adulto e pediátrico acima de 12 anos de idade*
- **Propionato de clobetasol® (Eurofarma)**, creme, bisnaga contendo 30 g (0,5 mg/g). *Uso tópico. Uso adulto e pediátrico acima de 12 anos de idade*
- **Propionato de clobetasol® (Eurofarma)**, pomada, bisnaga contendo 30 g (0,5 mg/g). *Uso tópico. Uso adulto e pediátrico acima de 12 anos de idade*
- **Propionato de clobetasol® (Globo)**, creme, bisnaga contendo 30 g (0,5 mg/g). *Uso tópico. Uso adulto e pediátrico acima de 12 anos de idade*
- **Propionato de clobetasol® (Medley)**, creme, bisnaga contendo 30 g (0,5 mg/g). *Uso tópico. Uso adulto e pediátrico acima de 12 anos de idade*
- **Propionato de clobetasol® (Medley)**, pomada, bisnaga contendo 30 g (0,5 mg/g). *Uso tópico. Uso adulto e pediátrico acima de 12 anos de idade*
- **Propionato de clobetasol® (Merck)**, creme, bisnaga contendo 30 g (0,5 mg/g). *Uso tópico. Uso adulto e pediátrico acima de 12 anos de idade*
- **Propionato de clobetasol (Merck)**, pomada, bisnaga contendo 30 g (0,5 mg/g). *Uso tópico. Uso adulto e pediátrico acima de 12 anos de idade*
- **Propionato de clobetasol (Nova Química)**, creme, bisnaga contendo 30 g (0,5 mg/g). *Uso tópico. Uso adulto e pediátrico acima de 12 anos de idade*
- **Propionato de clobetasol (Prati-Donaduzzi)**, creme, bisnaga contendo 30 g (0,5 mg/g). *Uso tópico. Uso adulto e pediátrico acima de 12 anos de idade*
- **Psorex® (GlaxoSmithKline)**, creme, bisnaga de alumínio contendo 30 g (0,5 mg de propionato de clobetasol). *Uso tópico. Uso adulto e pediátrico acima de 1 ano de idade*

■ Dipropionato de betametasona + ácido salicílico
- **Dipropionato de betametasona + ácido salicílico (Medley)**, pomada dermatológica com 0,64 mg de dipropionato de betametasona (correspondente a 0,5 mg de betametasona) + 30 mg de ácido salicílico. *Uso tópico. Uso adulto e pediátrico acima de 2 anos*
- **Diprosalic® (Mantecorp)**, pomada, cada 1 g contém 0,64 mg de dipropionato de betametasona (correspondente a 0,5 mg de betametasona) + 30 mg de ácido salicílico, bisnagas de 10 g e 30 g. *Uso tópico. Uso adulto e pediátrico acima de 2 anos*
- **Diprosalic® (Mantecorp)**, solução, cada 1 mℓ contém 0,64 mg de dipropionato de betametasona (correspondente a 0,5 mg de betametasona) + 20 mg de ácido salicílico, embalagem com frascos de 10 mℓ e 30 mℓ. *Uso tópico. Uso adulto e pediátrico acima de 2 anos*

■ Desoximetasona
- **Esperson® (Sanofi-Aventis)**, pomada, bisnagas contendo 10 g e 20 g (2,5 mg de desoximetasona/g). *Uso tópico. Uso adulto e pediátrico*

■ Furoato de mometasona
- **Furoato de mometasona® (Biosintética)**, creme, bisnaga contendo 20 g (1 mg/g). *Uso tópico. Uso adulto e pediátrico acima de 2 anos de idade*
- **Furoato de mometasona® (Biosintética)**, pomada, bisnaga contendo 20 g (1 mg/g). *Uso tópico. Uso adulto e pediátrico acima de 2 anos de idade*
- **Furoato de mometasona® (Eurofarma)**, creme, bisnaga contendo 20 g (1 mg/g). *Uso tópico. Uso adulto e pediátrico acima de 2 anos de idade*
- **Furoato de mometasona® (Eurofarma)**, pomada, bisnaga contendo 20 g (1 mg/g). *Uso tópico. Uso adulto e pediátrico acima de 2 anos de idade*
- **Furoato de mometasona® (Germed)**, creme, bisnaga contendo 20 g (1 mg/g). *Uso tópico. Uso adulto e pediátrico acima de 2 anos de idade*
- **Furoato de mometasona® (Medley)**, creme, bisnaga contendo 20 g (1 mg/g). *Uso tópico. Uso adulto e pediátrico acima de 2 anos de idade*
- **Furoato de mometasona® (Medley)**, pomada, bisnaga contendo 20 g (1 mg/g). *Uso tópico. Uso adulto e pediátrico acima de 2 anos de idade*

- Propionato de halobetasol
  - **Halobex® (Glenmark)**, creme dermatológico, bisnaga contendo 15 g e 30 g (0,5 mg/g). *Uso tópico. Uso adulto*
- Desonida (0,5 mg/g) + sulfato de gentamicina (equivalente a 1,0 mg de gentamicina base)
  - **Adinos Gen® (Aché)**, gel creme, bisnagas com 15 g e 30 g. *Uso tópico. Uso adulto e pediátrico acima de 3 meses de vida*
- Furoato de mometasona (1 mg/g) + ácido fusídico (20 mg/g)
  - **Dermotil Fusid® (Glenmark)**, creme, bisnagas de 10 g. *Uso tópico. Uso adulto e pediátrico acima de 12 anos de idade*
- Valerato de betametasona (1 mg/g) + clioquinol (30 mg/g)
  - **Betnovate Q creme® (GlaxoSmithKline)**, creme, bisnaga de 30 g. *Uso tópico. Uso adulto e pediátrico a partir de 1 ano de idade.*

IMPORTANTE

Clobetasol é contraindicado para rosácea, acne, dermatite perioral, herpes simples, varicela, candidíase, dermatofitoses e impetigo.

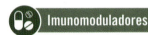

Imunomoduladores

Pimecrolimo

O pimecrolimo pertence a uma das novas classes de macrolactâmicos imunomoduladores e foi desenvolvido especificamente para o tratamento de doenças cutâneas inflamatórias. Trata-se de um inibidor da calcineurina tópico que pode ser usado em todas as superfícies cutâneas, inclusive face e pescoço. O pimecrolimo é indicado para as formas leves e moderadas de dermatite atópica e, no Brasil, é aprovado para uso a partir dos 3 meses de idade. Todavia, curativos oclusivos não podem ser usados porque promovem maior absorção e aumentam o risco de efeitos tóxicos sistêmicos.

Indicação	• Tratamento de sinais e sintomas de dermatite tópica (eczema)
Mecanismo de ação	• Bloqueio da ativação dos linfócitos T
Posologia	• Aplicar 2 vezes/dia
Contraindicação	• Infecções cutâneas; síndrome de Netherton (eritrodermia generalizada); imunocomprometimento; gestação; lactação
Interações medicamentosas	• Devido a sua atuação seletiva na pele, uma quantidade muito pequena de pimecrolimo entra na corrente sanguínea (onde interações com outros medicamentos geralmente ocorrem); assim, é improvável que haja interações com outros medicamentos ingeridos pelo paciente
Efeitos adversos	• Sensação de calor ou queimação no local da aplicação (> 10%) • Em 1 a 10% ocorrem irritação, prurido, inflamação dos folículos pilosos
Alerta	• Não usar por períodos prolongados • Evitar exposição da pele à luz solar ou artificial, inclusive lâmpadas, câmaras de bronzeamento ou terapia com luz ultravioleta (mesmo quando o produto não está na pele) • O uso de creme de pimecrolimo está associado a risco aumentado de infecção por vírus varicela-zóster, infecção por HSV e eczema herpético • Não usar em áreas da pele com lesões ativas causadas por HSV, molusco contagioso ou verrugas virais • Contém alguns ingredientes (p. ex., álcool cetílico, propilenoglicol, álcool esteárílico) que podem causar reações ou irritações locais na pele • Não pode ser aplicado em áreas cutâneas com lesões ativas de herpes, varicela e infecções bacterianas

Apresentação comercial

- **Elidel® (Novartis)**, creme dermatológico, bisnaga com 15 g (10 mg/g). *Uso tópico. Uso adulto e pediátrico acima de 3 meses.*

Dermatite seborreica

Em primeiro lugar, é preciso explicar a natureza crônica e recorrente da dermatite seborreica. A terapia consiste basicamente em antifúngicos e corticosteroides tópicos, dependendo do local acometido. A terapia de primeira linha para a dermatite seborreica que acomete o couro cabeludo deve ser corticosteroides tópicos na forma de xampu, solução tópica ou loção. Os mais utilizados são xampus contendo sulfeto de selênio (Selsun ouro®), ácido salicílico (Ionil®) ou um derivado azólico (antimicótico).

Apresentação comercial

- Ácido salicílico (20,0 mg/mℓ) + coaltar (8,5 mg)
  - **Ionil® T (Biosintética)**, xampu, frasco de 120 mℓ. *Uso tópico. Uso adulto e pediátrico acima de 2 anos de idade*
- Ácido salicílico + alcatrão + enxofre + piroctona olamina + óleo de melaleuca
  - **Klinse® xampu (Darrow)**, frasco com 140 mℓ. *Uso tópico. Uso adulto e pediátrico acima de 2 anos de idade*
- Sulfeto de selênio a 2,5%
  - **Selsun® ouro (Farmasa)**, xampu, frasco de 100 mℓ. *Uso tópico. Uso adulto.*

Psoríase

A psoríase é uma condição inflamatória crônica que acomete 1 a 2% da população e parece ser mais frequente em pessoas de ascendência europeia. De modo geral, as lesões cutâneas ocorrem até os 20 anos de idade. Embora a etiologia da psoríase não seja plenamente compreendida, existem componentes genéticos e autoimunes. Aproximadamente 35 a 50% das pessoas com psoríase têm um parente com a mesma condição. A natureza imune da psoríase é apoiada pelo fato de que linfócitos T ativados migram para a derme e liberam citocinas como o fator de necrose tumoral (TNF) que aumentam a produção de células cutâneas e provocam inflamação. A supressão da função dos linfócitos T por imunossupressores ou terapias biológicas melhora as manifestações da psoríase.

Existem fatores deflagradores ambientais que agravam a psoríase, tais como estresse, etilismo, tabagismo, alterações climáticas e infecções. Determinados fármacos, como inibidores da enzima conversora de angiotensina (iECA), betabloqueadores, tetraciclinas e anti-inflamatórios não esteroides (AINEs) também atuam como deflagradores da psoríase.

Os corticosteroides tópicos constituem agentes terapêuticos de primeira linha (ver anteriormente). Geralmente, inicia-se com um corticosteroide alta potência que é aplicado nas áreas com placas mais espessas, como as mãos ou os pés. Para a terapia de manutenção são usados corticosteroides de potência média e baixa (ver Quadro 2.4).

Curativos oclusivos são usados para aumentar a efetividade do corticosteroide aplicado. Contudo, esses curativos não devem ser mantidos por mais de 8 horas seguidas.

Também podem ser usados derivados do alcatrão de hulha (p. ex., coaltar) como agente único ou combinado com outros agentes. O coaltar inibe a síntese do ácido desoxirribonucleico (DNA), interrompe o crescimento celular anormal e reduz a inflamação. O xampu é prescrito com frequência para as lesões no couro cabeludo.

Apresentação comercial

- **Coaltar**
  - **Tarflex® (Stiefel),** xampu, frasco de 120 mℓ (40 mg/g). *Uso tópico. Uso externo*

- **Coaltar + ácido salicílico**
  - **Ionil® T (Biosintética),** xampu, frasco de 120 mℓ (20 mg de ácido salicílico + 8,5 mg de coaltar por mℓ). *Uso tópico. Uso adulto e pediátrico acima de 2 anos de idade.*

Análogo sintético da vitamina D

Calcipotriol

Outra opção efetiva para os corticosteroides tópicos é o calcipotriol. O calcipotriol é um derivado da vitamina D que se liga a receptores da vitamina na pele, suprimindo a proliferação celular e reduzindo a renovação celular nas placas psoriáticas. A melhora sintomática é observada em 2 a 3 semanas. Apenas 6% de uma formulação tópica são absorvidos sistemicamente.

Indicação	• Tratamento de psoríase vulgar
Mecanismo de ação	• Supressão da proliferação dos queratinócitos e normalização da proliferação e da diferenciação celular anormal da pele com psoríase
Posologia	• Aplicar 2 vezes/dia
Contraindicação	• Hipersensibilidade ao calcipotriol • Pessoas com conhecidos distúrbios do metabolismo do cálcio • Não deve ser prescrito para pessoas com mais de 65 anos de idade, gestantes e lactantes
Interações medicamentosas	• Não há interação de calcipotriol com a luz solar ou ultravioleta
Efeitos adversos	• Irritação da pele (≥ 10% dos pacientes) • Reações comuns (entre 1 e 10% dos pacientes) incluem erupções cutâneas descamativas, eritematosas, maculopapulares e pustulares; sensação de queimação, sensação de picada, ressecamento da pele, prurido, eritema, dermatite de contato
Alerta	• Não deve ser usado na face • Recomenda-se lavar as mãos após a manipulação do produto e evitar contato com outras áreas do corpo, sobretudo a face • Apesar de estudos realizados em animais experimentais não terem registrado efeitos teratogênicos, a segurança do uso do calcipotriol durante a gravidez ainda não está estabelecida. Ainda não é conhecida a excreção do calcipotriol no leite materno

IMPORTANTE

O calcipotriol pode provocar hipercalcemia se for aplicado em grandes áreas do corpo ou se forem usadas doses superiores às preconizadas.

Apresentação comercial

- **Calcipotriol**
  - **Daivonex® (Leo Pharma),** pomada, bisnaga contendo 30 g (50 mcg/g). *Uso tópico. Uso adulto*

- **Calcipotriol + dipropionato de betametasona**
  - **Daivobet® (Leo Pharma),** gel, frasco com 15 g, 30 g ou 60 g (50 mcg/g de calcipotriol + 0,5 mg/g de dipropionato de betametasona). *Uso tópico. Uso adulto.*

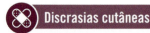

Discrasias cutâneas

Discrasias cutâneas são alterações da cor da pele e podem ser classificadas como hipocromia (hipopigmentação), acromia e hipercromia (hiperpigmentação).

Fatores que contribuem para a hiperpigmentação:
- Exposição excessiva à radiação UV
- Exposição de pele lesionada (acne, ferimentos, picadas de inseto)
- Alterações hormonais (cloasma/melasma)
- Constitucional (efélides)
- Envelhecimento (lêntigos senis)
- Hemocromatose
- Doença de Addison
- Determinados medicamentos (minociclina, anovulatórios orais).

A terapêutica consiste em medidas para dispersão do pigmento (*peelings*) e inibição da melanogênese (uso de ativos despigmentadores). A dispersão promove a superficialização dos pigmentos mais profundos, enquanto a inibição da melanogênese evita a perpetuação do excesso de melanina.

Agentes despigmentadores ou clareadores

Os agentes despigmentadores são princípios ativos prescritos de forma magistral ou industrializada. Podem ser comercializados na forma de pomadas, cremes, loções.

Hidroquinona

Agente despigmentador que interfere na síntese da melanina por meio da inibição da tirosinase. Quando é usada por períodos prolongados degrada as membranas do complexo de Golgi, impedindo a transferência de melanossomas para os queratinócitos, podendo provocar o aparecimento de manchas hipocrômicas. Seus efeitos despigmentantes são reversíveis.

Indicação	• Clareamento gradual de manchas cutâneas como melasma, efélides, lentigo, melanose solar
Mecanismo de ação	• Inibidor da melanogênese por meio de competição com a tirosina pela enzima tirosinase
Posologia	• Aplicar 1 vez/dia antes de se deitar
Contraindicação	• Gravidez; lactação; crianças com menos de 12 anos de idade; hipersensibilidade à hidroquinona
Interações medicamentosas	• O uso combinado de hidroquinona com produtos contendo peróxido (peróxido de benzoíla, água oxigenada) pode provocar escurecimento transitório da pele nas áreas tratadas. Este escurecimento pode ser revertido com a interrupção do uso concomitante das preparações e pela limpeza normal das áreas atingidas
Efeitos adversos	• Eritema, sensação leve de queimação e hipersensibilidade no local da aplicação
Alerta	• O creme e o gel aquoso não devem ser usados em grandes áreas do corpo • Se entrar em contrato com os lábios, ocorrem efeito anestésico e sensação amarga na boca • Não aplicar em queimaduras solares nem pele irritada • É obrigatório o uso de protetor solar durante e após a aplicação de hidroquinona

IMPORTANTE

- Só pode ser usada em pequenas áreas do corpo
- É fotossensibilizadora
- Não pode ser usada por crianças com menos de 12 anos, gestantes, lactantes
- Não aplicar na região dos olhos.

Apresentação comercial

■ **Hidroquinona**
- **Clariderm® (Stiefel)**, creme e gel cosmético, bisnaga contendo 30 g de hidroquinona (a 2%). *Uso tópico. Uso adulto e crianças com mais de 12 anos de idade*
- **Claripel® (Stiefel)**, creme, bisnaga contendo 10 g e 30 g de hidroquinona (40 mg/g). *Uso tópico. Uso adulto e crianças com mais de 12 anos de idade*
- **Claripel Acquagel® (Stiefel)**, gel aquoso, bisnaga contendo 10 g e 30 g de hidroquinona (40 mg/g). *Uso tópico. Uso adulto e crianças com mais de 12 anos de idade*
- **Solaquin® (Valeant)**, creme a 4%, bisnaga contendo 30 g. *Uso tópico. Uso adulto e crianças com mais de 12 anos de idade*

■ **Acetonido de fluocinolona + hidroquinona + tretinoína**
- **Fluocinolona acetonida + hidroquinona + tretinoína® (EMS)**, creme, cada 1 g contém 40 mg de hidroquinona + 0,5 mg de tretinoína + 0,1 mg de fluocinolona), bisnagas contendo 6 g, 10 g, 15 g, 20 g, 30 g e 60 g. *Uso tópico. Uso adulto*
- **Fluocinolona acetonida + hidroquinona + tretinoína® (Medley)**, creme, cada 1 g contém 40 mg de hidroquinona + 0,5 mg de tretinoína + 0,1 mg de fluocinolona), bisnaga contendo 6 g, 15 g e 30 g. *Uso tópico. Uso adulto*
- **Hormoskin® (Germed)**, creme, cada 1 g contém 40 mg de hidroquinona + 0,5 mg de tretinoína + 0,1 mg de fluocinolona), bisnagas contendo 6 g, 10 g, 15 g, 20 g, 30 g e 60 g. *Uso tópico. Uso adulto*
- **Triderm® (Medley)**, creme, cada 1 g contém 40 mg de hidroquinona + 0,5 mg de tretinoína + 0,1 mg de fluocinolona), bisnaga contendo 15 g. *Uso tópico. Uso adulto*
- **Tri-Luma® (Galderma)**, creme, cada 1 g contém 40 mg de hidroquinona + 0,5 mg de tretinoína + 0,1 mg de fluocinolona), bisnaga contendo 6 g, 15 g e 30 g. *Uso tópico. Uso adulto*

- **Trinulox (EMS)**, creme, cada 1 g contém 40 mg de hidroquinona + 0,5 mg de tretinoína + 0,1 mg de fluocinolona), bisnagas contendo 6 g, 10 g, 15 g, 20 g, 30 g e 60 g. *Uso tópico. Uso adulto*
- **Hidroquinona + ácido glicólico**
  - **Glyquin XM® (Valeant)**, creme, embalagem com 28 cachês com 1 mg (40 mg/g de hidroquinona + 100 mg/g de ácido glicólico). *Uso tópico. Uso adulto e pediátrico acima de 12 anos.*

> **IMPORTANTE**
>
> É recomendável que todos os produtos despigmentantes sejam aplicados à noite e retirados pela manhã. O uso de filtro solar é imprescindível.

Verrugas

Verrugas são neoplasias cutâneas benignas consequentes à infecção da camada superior da pele pelo papilomavírus humano (HPV). Existem mais de 100 subtipos de HPV, originando várias manifestações cutâneas.

As verrugas acometem pessoas de todos os grupos etários, embora sejam mais frequentes em crianças em idade escolar. As verrugas são mais persistentes e numerosas em indivíduos em uso de medicamentos como azatioprina e ciclosporina e nos indivíduos HIV-positivos.

O HPV se dissemina por contato direto pele a pele ou por autoinoculação. O período de incubação pode ser de até 12 meses.

Existem vários tipos de verrugas e cada um surge em uma parte distinta do corpo e tem aspecto diferente. As verrugas comuns ocorrem mais frequentemente no dorso dos dedos das mãos ou dos pés e nos joelhos. As verrugas plantares surgem na sola dos pés e, ao contrário dos outros tipos de verruga, crescem para dentro da pele em vez de para fora. As verrugas planas crescem na face, nas coxas ou nos braços; apresentam topo achatado como se tivessem sido raspadas e podem ser róseas, acastanhadas ou discretamente amarelas. Já as verrugas filiformes crescem em torno da boca ou do nariz, no pescoço ou sob o queixo; são da mesma cor da pele da pessoa. Por fim, as verrugas periungueais crescem sob e em torno das unhas dos pés e das mãos; podem ser dolorosas e comprometem o crescimento das unhas. Existem também verrugas que surgem nas mucosas como as anogenitais.

O exame dermatoscópico ajuda a diferenciar as verrugas causadas por vírus de outras lesões verrucosas como ceratose seborreica e câncer de pele.

O tratamento tópico inclui aplicação tópica de ácido salicílico ou de compostos semelhantes que retiram as células cutâneas. A podofilina é um agente citotóxico que também é prescrito; contudo, seu uso é proibido em gestantes ou mulheres que estejam planejando engravidar.

Existe também a possibilidade de crioterapia, mas a aplicação é desconfortável e pode resultar na formação de bolhas no local.

Queratinolítico

Ácido salicílico

O ácido salicílico tópico atua como queratinolítico, sendo usado em condições cutâneas associadas a descamação ou crescimento exagerado das células cutâneas como psoríase, ictiose, dermatite seborreica, acne, calosidades e verrugas. Trata-se de um antifúngico fraco, com algumas desvantagens importantes: não deve ser usado em grandes áreas da pele, não deve ser usado em concentrações elevadas durante períodos prolongados, não deve ser aplicado em áreas com solução de continuidade na pele, não usar em regiões genitais, boca ou olhos. Importante: é prescrito na forma manipulada em combinação com outras substâncias (p. ex., solução de Thiersch com ácido bórico a 12% + mentol a 2% + álcool a 50%).

Indicação	• Tratamento e remoção de verruga plantar
Mecanismo de ação	• Redução da espessura da verruga e promoção do processo de remoção mecânica das células infectadas pelo HPV
Posologia	• Aplicar 1 vez/dia
Eliminação	• Renal
Contraindicação	• Hipersensibilidade conhecida a ácido salicílico; crianças menos de 2 anos de idade; diabéticos; crianças ou adolescentes que apresentem febre, infecção viral (p. ex., influenza, varicela) ou estejam se recuperando dessas infecções; pessoas com má circulação sanguínea; pessoas com diminuição da sensibilidade tátil nos pés ou nas mãos; amamentação; gestação; verrugas de grande diâmetro
Efeitos adversos	• Descamação da pele, sensação de queimação no local da aplicação
Alerta	• O ácido salicílico deve ser aplicado apenas na lesão • Não usar se a verruga ou a região em torno dela estiver vermelhada, irritada/rachada ou infeccionada • Não aplicar em verrugas com pelos, bordas vermelhas ou coloração diferente • Não aplicar em nevos • Evitar contato com olhos, nariz, boca, feridas abertas

Apresentação comercial

- **Ácido salicílico**
  - **Duofilm® plantar (Stiefel)**, gel tópico, cada 1 g contém 240 mg de ácido salicílico, em bisnaga com 20 g. *Uso externo. Uso tópico. Uso adulto e pediátrico. Atenção: é inflamável*

- **Ácido salicílico + ácido láctico**
  - **Duofilm® (Stiefel)**, solução tópica, cada 1 mℓ contém 147,7 mg de ácido salicílico + 130,0 mg de ácido láctico, em frasco plástico com 15 mℓ. *Uso externo. Uso tópico. Uso adulto e pediátrico. Atenção: é inflamável.*

Capítulo 3
Medicamentos em Cardiologia

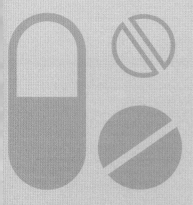

Introdução

Inúmeros medicamentos são prescritos habitualmente para pacientes com doenças cardiovasculares. Muitas dessas substâncias promoveram mudanças significativas no atendimento dos pacientes com doenças cardiovasculares e melhoraram muito os desfechos desses indivíduos.

Esses medicamentos podem ser distribuídos em várias classes e, embora um determinado agente de uma classe tenha características singulares, muitos nessas classes compartilham um número significativo de características.

Segundo a American Heart Association e a American Stroke Association, os agentes mais prescritos para os indivíduos com doenças cardiovasculares são:
- Anticoagulantes
- Antiagregantes plaquetários
- Inibidores da enzima conversora da angiotensina (IECA)
- Inibidores (bloqueadores) dos receptores de angiotensina II
- Bloqueadores beta-adrenérgicos (betabloqueadores)
- Bloqueadores dos canais de cálcio
- Bloqueadores (antagonistas) alfa-adrenérgicos
- Diuréticos
- Vasodilatadores
- Digitálicos
- Hipolipemiantes.

Anticoagulantes

Nas condições homeostáticas normais, o corpo humano mantém um equilíbrio constante entre a formação e a degradação de trombos. Esse equilíbrio é consequente a uma interação complexa das plaquetas com o endotélio vascular (a cascata da coagulação) e o sistema fibrinolítico.

Heparinas

A heparina é um anticoagulante de origem natural, encontrado nos grânulos dos mastócitos. A base molecular de sua ação anticoagulante consiste na sua capacidade de se ligar e aumentar a atividade da antitrombina III (AT3). A AT3 é um peptídio que inibe vários fatores da coagulação ativados.

Os derivados da heparina usados para fins profiláticos e terapêuticos são as heparinas de baixo peso molecular (HBPM) e heparinas não fracionadas (HNF).

Heparinas de baixo peso molecular

As HBPM são fragmentos purificados de heparinas naturais que têm atividade anticoagulante e são utilizados no tratamento de indivíduos que correm alto risco de trombose venosa. As HBPM estão associadas a elevações de enzimas séricas durante seu uso que, habitualmente, não provocam sinais/sintomas e desaparecem rapidamente quando da interrupção do uso.

As HBPM incluem dalteparina, enoxaparina e tinzaparina. A enoxaparina foi a primeira HBPM aprovada pela agência norte-americana FDA em 1993. A dalteparina foi aprovada em 1994.

Dalteparina

Heparina de baixo peso molecular (HBPM) preparada a partir da degradação por ácido nitroso da heparina não fracionada de origem suína (mucosa intestinal) com propriedades antitrombóticas.

Indicação	• Tromboprofilaxia após cirurgias de grande porte (abdominal, urológica, ortopédica) • Profilaxia de complicações isquêmicas na angina instável e no infarto do miocárdio sem onda Q (ou seja, síndromes coronarianas agudas sem elevação do segmento ST) • Tratamento de tromboembolia venosa sintomática em pacientes com câncer • Tromboprofilaxia durante hemodiálise e hemofiltração (insuficiência renal aguda e insuficiência renal crônica)
Mecanismo de ação	• Incrementa a inibição do fator Xa e da trombina pela antitrombina. Influencia discretamente o tempo de tromboplastina parcial ativado (TTPa)

Posologia	• Cirurgia geral com risco de complicações tromboembólicas (decorrentes da formação e migração do coágulo para outros órgãos): administrar 2.500 UI SC, 2 h antes da cirurgia e, posteriormente, administrar, pela manhã, 2.500 UI SC, até a mobilização do paciente (em geral, 5 a 7 dias ou mais)
	• Cirurgia geral com outros fatores de risco para tromboembolia (p. ex., malignidade): administrar até a mobilização do paciente, em geral, 5 a 7 dias ou mais. Início no dia anterior à cirurgia: administrar, na noite anterior e nas noites posteriores à cirurgia, 5.000 UI SC
	    ◦ Início no dia da cirurgia: administrar 2.500 UI SC, 2 h antes da cirurgia e 2.500 UI, 8 a 12 h após (não antes de 4 h após o fim da cirurgia). Nos dias seguintes, administrar 5.000 UI SC, no período da manhã
	• Cirurgia ortopédica: administrar por até 5 semanas após a cirurgia, selecionando um dos seguintes esquemas posológicos:
	    ◦ Início na noite anterior à cirurgia: administrar, na noite anterior e nas noites posteriores à cirurgia, 5.000 UI SC
	    ◦ Início no dia da cirurgia: administrar 2.500 UI SC, até 2 h antes da cirurgia e 2.500 UI, após 8 a 12 h (pelo menos 4 h após o fim da cirurgia). Nos dias seguintes, administrar 5.000 UI SC, no período da manhã
	    ◦ Início no pós-operatório: administrar 2.500 UI SC de 4 a 8 h após a cirurgia (pelo menos 4 h após o fim da cirurgia). Nos dias seguintes, administrar 5.000 UI SC

Absorção	• Quase totalmente absorvida após aplicação SC, com biodisponibilidade de aproximadamente 87%
Duração da ação	• Após doses IV de 40 e 60 UI/kg, as meias-vidas terminais médias foram de 2,1 ± 0,3 e 2,3 ± 0,4 h, respectivamente. As meias-vidas terminais aparentes mais longas (3 a 5 h) foram observadas após uso SC, possivelmente devido à demora na absorção
Metabolismo	• Hepático e sistema reticuloendotelial
Eliminação	• Principalmente renal

(continua)

Dalteparina (continuação)

Contraindicação	• Sangramento importante • História pregressa de trombocitopenia induzida por heparina • Hipersensibilidade à dalteparina • Pacientes que estejam recebendo anestesia epidural/neuraxial • Hipersensibilidade a derivados suínos
Interações medicamentosas	• O uso concomitante com AINE aumenta o risco de sangramento • O uso concomitante com tipranavir aumenta o risco de sangramento • O uso concomitante com dextrana de baixo peso molecular aumenta o risco de sangramento • O uso concomitante com ibritumomabe aumenta o risco de sangramento • O uso concomitante com ipilimumabe aumenta o risco de sangramento gastrintestinal • O uso concomitante com varfarina aumenta o risco de sangramento importante
Efeitos adversos	• Risco de hemorragia, inclusive hematoma espinal/epidural; trombocitopenia
Alerta	• Usar na gravidez sob acompanhamento médico (classe B) • Para uso subcutâneo profundo • O local da injeção tem de ser trocado diariamente

IMPORTANTE

A dalteparina deve ser administrada por injeção subcutânea profunda, com o paciente na posição sentada ou em decúbito dorsal. Pode ser injetada na região periumbilical do abdome, na face externa superior da coxa ou no quadrante superior externo da nádega. Deve-se alternar diariamente o local da aplicação. Quando for utilizada a região periumbilical do abdome ou a face externa superior da coxa, deve-se fazer uma dobra de pele com os dedos indicador e polegar enquanto se aplica a injeção. A agulha deve ser totalmente inserida, em um ângulo que varia entre 45 e 90°.

IMPORTANTE

Superdosagem
O efeito anticoagulante induzido pela dalteparina pode ser inibido pela infusão intravenosa lenta de sulfato de protamina (solução a 1%). Em todos os casos, a atividade do antifator Xa nunca é completamente neutralizada (o máximo é de 60 a 75%). Cuidados devem ser tomados para se evitarem doses excessivas do próprio sulfato de protamina, que causa hipotensão grave e reações anafiláticas.

Apresentação comercial

■ **Fragmin® solução injetável 12.500 UI/mℓ (antifator Xa)** em embalagem contendo 10 seringas preenchidas com 0,2 mℓ (2.500 UI) + dispositivo de proteção para descarte da agulha. *Uso adulto acima de 18 anos. Uso injetável SC*

■ **Fragmin® solução injetável 25.000 UI/mℓ (anti-Xa)** em embalagem contendo 10 seringas preenchidas com 0,2 mℓ (5.000 UI) + dispositivo de proteção para descarte da agulha. *Uso adulto acima de 18 anos. Uso injetável SC.*

Enoxaparina

A enoxaparina foi a primeira HBPM a ser aprovada pela agência norte-americana FDA em 1993. É um mucopolissacarídio extremamente ácido formado por partes iguais de D-glicosamina sulfatada e ácido D-glicurônico com pontes sulfamínicas. O peso molecular varia entre 3.800 e 5.000 dáltons. A enoxaparina é encontrada e obtida do fígado, dos pulmões e dos mastócitos de vertebrados. Trata-se de um anticoagulante bem conhecido e comumente utilizado que apresenta propriedades antitrombóticas. A enoxaparina atua em múltiplos pontos do sistema de coagulação.

Indicação	• Tratamento de trombose venosa profunda já estabelecida, com ou sem embolia pulmonar • Profilaxia de tromboembolismo venoso e recidivas, associados à cirurgia ortopédica ou à cirurgia geral • Profilaxia de tromboembolismo venoso e recidivas em pacientes acamados, devido a doenças agudas, incluindo insuficiência cardíaca, insuficiência respiratória, infecções graves e doenças reumáticas • Prevenção da coagulação do circuito de circulação extracorpórea durante a hemodiálise • Tratamento de angina instável e infarto do miocárdio sem onda Q (associado com ácido acetilsalicílico) • Tratamento de infarto agudo do miocárdio com elevação do segmento ST, incluindo pacientes a serem tratados clinicamente ou com subsequente intervenção coronariana percutânea
Mecanismo de ação	• A enoxaparina se liga e acelera a atividade da antitrombina III, potencializando assim a inibição dos fatores da coagulação Xa e IIa. Como o fator Xa catalisa a conversão de protrombina em trombina, a enoxaparina impede a formação do coágulo de fibrina

Posologia	• Profilaxia da trombose venosa antes de intervenções cirúrgicas:
	  ◦ Pacientes que correm risco moderado de tromboembolismo (p. ex., cirurgia abdominal), a dose preconizada é de 20 mg 1 vez/dia SC. Na cirurgia geral, a primeira injeção deve ser administrada 2 h antes da intervenção cirúrgica
	  ◦ Pacientes com alto risco de tromboembolismo (p. ex., cirurgia ortopédica), a dose recomendada é de 40 mg por via SC 1 vez/dia, iniciada 12 h antes da cirurgia, ou de 30 mg, 2 vezes/dia, iniciada 12 a 24 h após a cirurgia. O tratamento com enoxaparina sódica é geralmente prescrito por um período médio de 7 a 10 dias. Um tratamento mais prolongado pode ser apropriado para alguns pacientes e deve ser continuado enquanto houver risco de tromboembolismo venoso e até que eles consigam deambular livremente. A administração única diária de 40 mg de enoxaparina durante mais 3 semanas além da profilaxia inicial (em geral, após a alta hospitalar) se mostrou benéfica em pacientes submetidos à cirurgia ortopédica

(continua)

Enoxaparina (continuação)

Posologia	• Profilaxia do tromboembolismo venoso em pacientes clínicos: 40 mg, 1 vez/dia, SC. A duração do tratamento deve ser de, no mínimo, 6 dias, devendo ser continuado até a deambulação total do paciente, por um período máximo de 14 dias • Prevenção da coagulação do circuito extracorpóreo durante a hemodiálise: a dose recomendada é de 1 mg/kg injetada no acesso arterial do circuito, no início da sessão de hemodiálise. O efeito desta dose geralmente é suficiente para uma sessão com duração de 4 h. Se surgirem anéis de fibrina ou se a sessão de hemodiálise for mais demorada que o habitual deve-se administrar dose complementar de 0,5 a 1,0 mg/kg. Quando o risco hemorrágico for alto, a dose deve ser reduzida para 0,5 mg/kg quando o acesso vascular for duplo ou 0,75 mg/kg quando o acesso vascular for simples • Tratamento da trombose venosa profunda com ou sem embolia pulmonar: a dose recomendada é de 1,5 mg/kg, 1 vez/dia, ou 1 mg/kg, 2 vezes/dia, SC. Para pacientes com tromboembolismo complicado, recomenda-se a dose de 1 mg/kg, 2 vezes/dia. A enoxaparina sódica é geralmente prescrita por um período médio de 10 dias. A terapia com anticoagulante oral deve ser iniciada quando apropriado e a enoxaparina deve ser mantida até o início do efeito terapêutico do anticoagulante oral, medido por tempo de protrombina ou RNI (2 a 3) • Tratamento de angina instável e infarto do miocárdio sem onda Q: a dose recomendada é de 1 mg/kg 12/12 h, SC, concomitantemente com ácido acetilsalicílico (100 a 325 mg, 1 vez/dia). Nestes pacientes, o tratamento com enoxaparina deve ser prescrito por no mínimo 2 dias, e mantido até estabilização clínica. A duração normal do tratamento é de 2 a 8 dias • Tratamento do infarto agudo do miocárdio com elevação do segmento ST: a dose recomendada de enoxaparina sódica é iniciada por um único *bolus* IV de 30 mg acompanhado por uma dose de 1 mg/kg SC. Após a dose inicial deve-se administrar 1 mg/kg SC 12/12 h (as duas primeiras doses devem ser de no máximo 100 mg e as demais doses, 1 mg/kg)
Absorção	• A biodisponibilidade absoluta média após administração SC de 1,5 mg/kg, baseada na atividade do fator Xa, é de aproximadamente 100% em indivíduos saudáveis
Início e duração da ação	• A máxima atividade anti-Xa plasmática média é observada 3 a 5 h após administração SC, alcançando, aproximadamente, 0,2; 0,4; 1,0 e 1,3 UI anti-Xa/mℓ após administração SC de doses únicas de 20 mg, 40 mg, 1 mg e 1,5 mg/kg, respectivamente. Um *bolus* intravenoso de 30 mg seguido imediatamente por uma dose SC de 1 mg/kg a cada 12 h forneceu níveis máximos iniciais de fator anti-Xa iguais a 1,16 UI/mℓ (n = 16) e uma exposição média correspondente a 88% dos níveis do estado de equilíbrio dinâmico. O estado de equilíbrio dinâmico é alcançado no segundo dia de tratamento
Metabolismo	• A enoxaparina é metabolizada basicamente pelo fígado por dessulfatação e/ou despolimerização a moléculas de peso molecular bem menor e potência biológica bastante reduzida
Eliminação	• A eliminação parece ser monofásica, com meia-vida de aproximadamente 4 h após uma dose subcutânea única, e até cerca de 7 h após doses repetidas. A depuração (*clearance*) renal dos fragmentos ativos representa aproximadamente 10% da dose administrada e a excreção renal total dos fragmentos ativos e não ativos é de 40% da dose
Contraindicação	• Alergia à enoxaparina sódica, à heparina e seus derivados, inclusive outras heparinas de baixo peso molecular • Hemorragias ativas volumosas e condições com alto risco de desenvolvimento de hemorragia incontrolável, incluindo acidente vascular cerebral hemorrágico recente • Crianças (ainda não foram estabelecidas segurança e eficácia) • Lactação
Interações medicamentosas	• Recomenda-se a interrupção do uso de fármacos que afetem a hemostasia (salicilatos sistêmicos, ácido acetilsalicílico e outros anti-inflamatórios não esteroides, inclusive cetorolaco; dextrana 40, ticlopidina e clopidogrel; glicocorticoides sistêmicos; trombolíticos e anticoagulantes; outros agentes antiplaquetários, incluindo os antagonistas de glicoproteína IIb/IIIa) antes do início do tratamento com enoxaparina sódica, a menos que seu uso seja estritamente indicado
Efeitos adversos	• Em estudos clínicos, hemorragias foram as reações mais comumente relatadas. Estas incluem hemorragias de grande porte, reportadas no máximo em 4,2% dos pacientes (pacientes cirúrgicos). Alguns desses casos foram fatais • Também ocorrem: trombocitose (muito comum); elevação dos níveis das enzimas hepáticas, principalmente transaminases (muito comum); trombocitopenia (comum); reação alérgica (comum); urticária, prurido, eritema (comuns); hematoma, dor e outras reações no local da injeção (comuns)
Alerta	• Via de administração subcutânea ou intravenosa de acordo com a indicação. *Não aplicar IM* • Para minimizar o risco de sangramento após a instrumentação vascular durante o tratamento da angina instável, infarto do miocárdio sem onda Q e infarto agudo do miocárdio com elevação do segmento ST, deve-se respeitar precisamente os intervalos entre doses recomendados • Gestantes com próteses mecânicas valvulares cardíacas correm maior risco de tromboembolismo • É necessário ajuste posológico quando o *clearance* de creatinina for inferior a 30 mℓ/min • É aconselhável monitoramento clínico cuidadoso de pacientes com insuficiência renal leve (CrCl de 30 a 50 mℓ/min) e moderada (CrCl de 30 a 50 mℓ/min)

IMPORTANTE

Idosos
Para o tratamento do IAM com elevação do segmento ST em pacientes com idade igual ou maior a 75 anos, não deve ser administrado o *bolus* IV inicial de 30 mg. Para estes pacientes, a dose inicial é de 0,75 mg/kg SC a cada 12 h (as duas primeiras doses devem ser de no máximo 75 mg e as demais, 0,75 mg/kg).

Apresentação comercial

- **Clexane® solução injetável.** *Uso subcutâneo ou intravenoso, uso adulto*
  - 20 mg/0,2 mℓ – embalagem com 2 e 10 seringas preenchidas com sistema de segurança
  - 40 mg/0,4 mℓ – embalagem com 2 e 10 seringas preenchidas com sistema de segurança
  - 60 mg/0,6 mℓ – embalagem com 2 seringas preenchidas graduadas com sistema de segurança
  - 80 mg/0,8 mℓ – embalagem com 2 seringas preenchidas graduadas com sistema de segurança
  - 100 mg/1,0 mℓ – embalagem com 2 seringas preenchidas graduadas com sistema de segurança
- **Cutenox® (Biochimico)**, solução injetável. *Uso subcutâneo ou intravenoso, uso adulto*
  - 20 mg – caixas com 10 seringas preenchidas contendo 0,2 mℓ cada uma
  - 40 mg – caixas com 10 seringas preenchidas contendo 0,4 mℓ cada uma
  - 60 mg – caixas com 02 seringas preenchidas contendo 0,6 mℓ cada uma
  - 80 mg – caixas com 02 seringas preenchidas contendo 0,8 mℓ cada uma
- **Endocris® (Cristália)**, solução injetável. *Uso intravenoso, uso adulto*
  - 20 mg/0,2 mℓ – cartucho com 10 seringas preenchidas
  - 40 mg/0,4 mℓ – cartucho com 10 seringas preenchidas
  - 60 mg/0,6 mℓ – cartucho com 2 seringas preenchidas
  - 80 mg/0,8 mℓ – cartucho com 2 seringas preenchidas
- **Enoxalow® (Blau)**, solução injetável (uso intravenoso, uso adulto)
  - 20 mg/0,2 mℓ – cartucho com 1 ou 10 seringas
  - 40 mg/0,4 mℓ – cartucho com 1 ou 10 seringas
  - 60 mg/0,6 mℓ – cartucho com 1 ou 10 seringas
  - 80 mg/0,8 mℓ – cartucho com 1 ou 10 seringas
  - 100 mg/1,0 mℓ – cartucho com 1 ou 10 seringas
- **Versa® (Eurofarma)**, solução injetável. *Uso subcutâneo ou intravenoso, uso adulto*
  - 20 mg/0,2 ml e 40 mg/0,4 mℓ – embalagens com 2 e 10 seringas preenchidas
  - 60 mg/0,6 ml e 80 mg/0,8 mℓ – embalagem com 2 seringas preenchidas graduadas.

Heparina não fracionada

A heparina não fracionada ou padrão é uma formulação heterogênea de glicosaminoglicanas aniônicas sulfatadas com pesos moleculares que variam entre 3.000 e 30.000 Da. É um anticoagulante de ocorrência natural que é liberado pelos mastócitos. Trata-se de um inibidor indireto da trombina. A heparina é o padrão tradicional de comparação com outros anticoagulantes parenterais.

As diferenças entre a heparina não fracionada e as heparinas de baixo peso molecular (HBPM) incluem o peso molecular médio (15 kDa para a heparina não fracionada e aproximadamente 4,5 kDa para as LBPM); são necessárias infusões contínuas de heparina não fracionada; é necessário monitoramento por meio de tempo de tromboplastina parcial ativado (TTPa) quando é utilizada heparina não fracionada; o risco de sangramento é maior com a heparina não fracionada, assim como o de osteoporose com o uso prolongado. Além disso, a heparina não fracionada tem ação mais específica sobre a trombina que as heparinas de baixo peso molecular (HBPM). Os efeitos da heparina não fracionada podem, tipicamente, ser revertidos pelo sulfato de protamina.

Além dos efeitos anticoagulantes, a heparina aumenta a permeabilidade da parede vascular, suprime a proliferação das células da musculatura lisa vascular e suprime a formação de osteoblastos enquanto ativa os osteoclastos, provocando osteopenia.

Indicação	- Prevenção da formação de trombos no circuito de hemodiálise
	- O formulário terapêutico nacional (FTN) traz as seguintes indicações para uso de heparina sódica:
	  ○ Prevenção primária de trombose venosa profunda (TVP) em pacientes submetidos a cirurgias de grande duração ou com imobilização prolongada
	  ○ Tratamento de TVP e embolia pulmonar
	  ○ Tratamento adjuvante no infarto agudo do miocárdio com ou sem supradesnivelamento do segmento ST (ver também Nota Técnica 425/2014 do Ministério da Saúde, Consultoria Jurídica/Advocacia Geral da União)

Mecanismo de ação	- Ligação reversível com antitrombina III (AT III) e aceleração significativa da inativação dos fatores IIa, IXa, Xa e XIIa (principal mecanismo) - Ligação ao cofator II da heparina e catalisação da inativação do fator IIa - Ligação às plaquetas com inibição da função das mesmas
Posologia	- Heparinização do paciente com 150 a 300 UI de heparina sódica/kg de peso corporal, em função de determinações exatas da coagulação e do sangue introduzido no coração-pulmão artificial a razão de 1.500 a 2.000 UI/500 mℓ - Na trombose venosa, na embolia pulmonar e no infarto do miocárdio as doses usuais variam de acordo com o tipo de administração: Infusão (método de eleição): injeção de uma dose inicial de 5.000 a 10.000 UI e, em seguida, infusão de 20.000 a 30.000 UI/dia - Injeções intravenosas repetidas: a dose diária habitual é de 40.000 a 50.000 UI, divididas em quatro a seis injeções. Estas diretrizes posológicas têm somente caráter de orientação. Na embolia pulmonar associada a choque deve-se aumentar a dose diária individualmente no primeiro dia de tratamento (p. ex., infusão de 40.000 a 50.000 UI dependendo dos resultados laboratoriais) - Controle do tratamento (de 4 a 6 h após a injeção IV) mediante exames laboratoriais (tempo de trombina, tempo parcial de tromboplastina [TTP], tempo parcial de tromboplastina ativada) a posologia pode ser ajustada segundo as necessidades individuais. A duração do tratamento depende da resposta do paciente à medicação - Geralmente, o tratamento com heparina é continuado até a estabilização ou a regressão do processo tromboembólico. A inibição posterior da coagulação com anticoagulantes orais (p. ex., femprocumona) pode ser continuada (nos primeiros dias com heparina) durante várias semanas ou meses - Após trombólise, por exemplo, produzida pela estreptoquinase, a heparina sódica deve ser administrado na forma de infusão de 20.000 UI/dia. É indispensável que o tratamento seja acompanhado por exames laboratoriais

(continua)

Heparina não fracionada (*continuação*)

Início da ação	• SC: 30 a 60 min • IV: imediata
Duração da ação	• 8 a 12 h (meia-vida de 90 min)
Metabolismo	• Parece ser metabolizada principalmente pelo fígado e pelo sistema reticuloendotelial (SRE)
Eliminação	• Excretada pelo SRE. Uma pequena fração é eliminada na urina
Contraindicação	• Diátese hemorrágica, hemorragias cerebrais, coagulopatias graves, insuficiência hepática e renal grave, hipertensão arterial grave (PA diastólica acima de 105 mmHg), úlceras pépticas • Tumores malignos com permeabilidade capilar elevada do sistema digestório, trombocitopenia, endocardite bacteriana subaguda, pacientes submetidos a intervenções cirúrgicas oculares, do cérebro ou da medula espinal (alto risco de hemorragias tardias) • Aborto iminente, hipersensibilidade reconhecida à heparina (lembrar que a heparina é de origem bovina ou porcina), menos de 1 mês de vida
Interações medicamentosas	• Anticoagulantes orais, inclusive varfarina, potencializam a atividade da heparina • Inibidores da agregação plaquetária (p. ex., ácido acetilsalicílico, indometacina, ibuprofeno) induzem sangramento quando combinados com heparina • **Não** associar com fitoterápicos como gengibre, alho, chá-verde, *Ginkgo biloba* e tanaceto
Efeitos adversos	• *Incidência maior que 10%:* sangramento (até 20% dos pacientes que utilizam esquema de doses plenas, sendo grave em aproximadamente ¼ deles) com maior frequência nos sistemas digestório, genital e urinário; trombocitopenia (30% dos pacientes ou mais), sendo mais comum com heparina bovina do que com a porcina (15,6% contra 5,8%)
Alerta	• Recomenda-se cautela quando heparina é utilizada no terceiro trimestre de gestação e no puerpério • Sua categoria de risco na gravidez segundo a FDA é C, devido ao risco de osteopenia, osteoporose e trombocitopenia na gestante • Heparina não é eliminada por hemodiálise

IMPORTANTE

Formulações comerciais de heparina que contêm álcool benzílico como conservante podem causar toxicidade fatal a recém-nascidos, em concentrações maiores de 100 mg/kg/dia (síndrome de *gasping*).

Apresentação comercial

- **Disotron® (Ariston),** solução injetável, caixas com 25 e 50 frascos-ampolas de 5 mℓ (5.000 UI de heparina sódica por mℓ) e caixas com 1 e 20 frascos-ampola com 5 mℓ em estojos esterilizados. *Uso adulto. Uso intravenoso*
- **Disotron® (Ariston),** solução injetável, caixas com 25 ampolas de 0,25 mℓ (5.000 UI de heparina sódica por 0,25 mℓ). *Uso adulto. Uso subcutâneo*
- **Hemofol® (Cristália),** solução para administração por via intravenosa, caixas contendo 25 e 50 frascos-ampola com 5 mℓ (5.000 UI/mℓ), tendo como excipientes cloreto de sódio, álcool benzílico, água para injeção. *Uso adulto e pediátrico*
- **Hemofol® (Cristália),** solução para administração por via subcutânea, caixas contendo 25 ampolas com 0,25 mℓ com 5.000 UI/0,25 mℓ, tendo como excipiente água para injeção. *Uso adulto e pediátrico*
- **Hepamax-S® (Blau),** solução injetável, caixas com 1, 25 e 100 frascos-ampola de 5,0 mℓ (5.000 UI/mℓ), caixas com 1, 25 e 100 ampolas de 5,0 mℓ (5.000 UI/mℓ). Seus excipientes são cloreto de sódio, ácido clorídrico, hidróxido de sódio, álcool benzílico, água para injetáveis. *Uso subcutâneo ou intravenoso. Uso adulto e pediátrico*
- **Heparina sódica® (Billi Farmacêutica),** solução aquosa estéril contendo 5.000 UI por 1 mℓ e por 0,25 mℓ, caixas com 5 frascos-ampola de 5 mℓ e caixas com 25 ampolas de 0,25 mℓ. *Uso intravenoso, intramuscular e subcutâneo profundo*
- **Heptar® (Eurofarma),** heparina sódica de origem bovina, solução injetável 5.000 UI/mℓ, embalagem contendo 50 frascos-ampola com 5 mℓ (contém como excipientes cloreto de sódio, álcool benzílico e água bidestilada apirogenada). *Uso intravenoso. Uso adulto e pediátrico a partir do 29º dia de vida*
- **Liquemine® subcutâneo (Roche),** solução injetável, caixas com 25 ampolas de 0,25 mℓ em solução aquosa. Cada ampola de 0,25 mℓ contém 5.000 UI de heparina sódica para administração subcutânea com os seguintes excipientes: pirossulfito de sódio puro, hidróxido de sódio, ácido clorídrico, água para injeção. *Uso adulto e pediátrico.*

Varfarina

A varfarina pertence à classe de compostos orgânicos conhecidos como 4-hidroxicumarínicos. Este anticoagulante é comercializado há mais de 50 anos, sendo o anticoagulante oral mais prescrito. Ao contrário da heparina que é monitorada pelo TTPa, a efetividade da varfarina é monitorada pelo tempo de protrombina (RNI, razão normalizada internacional).

Indicação	• Profilaxia e tratamento de trombose venosa e sua extensão, embolia pulmonar • Profilaxia e tratamento de complicações tromboembólicas associadas com fibrilação atrial e/ou substituição de valva cardíaca • Redução do risco de morte, infarto do miocárdio recorrente e eventos tromboembólicos, como acidente vascular cerebral ou embolização sistêmica após infarto do miocárdio
Mecanismo de ação	• Inibição de duas enzimas envolvidas na formação da vitamina K ativada. Isso resulta em inibição dos fatores da coagulação dependentes da vitamina K (fatores II, VII, IX e X) e das proteínas anticoagulantes C e S. Isso reduz a trombogenicidade dos coágulos
Distribuição	• Atravessa a placenta, mas não é secretada no leite materno
Posologia	• Dose inicial de 2 a 5 mg/dia com ajustes posológicos baseados na RNI • Manutenção: na maioria dos pacientes é satisfatoriamente mantida com uma dose de 2 a 10 mg
Absorção	• Rapidamente absorvida após administração oral com consideráveis variações interindividuais
Início da ação	• 2 a 7 dias
Duração da ação	• 3 a 5 dias (meia-vida de 0,5 a 3 dias)
Metabolismo	• Basicamente hepático
Eliminação	• Renal, com quantidades pequenas na bile
Contraindicação	• Durante as primeiras 24 h antes ou após cirurgia ou parto • Gravidez, especialmente durante o 1º trimestre, devido à possibilidade de malformação fetal (a administração a gestantes em estágios mais avançados está associada a hemorragia fetal e aumento da taxa de aborto) • Aborto incompleto; hepatopatias ou nefropatias graves; hemorragias; hipertensão arterial grave não controlada; endocardite bacteriana; aneurisma cerebral ou aórtico; hemofilia; doença ulcerativa ativa do sistema digestório; feridas ulcerativas abertas; hipersensibilidade a qualquer um dos componentes da fórmula
Interações medicamentosas	• O uso concomitante com ácido acetilsalicílico, paracetamol, amiodarona, esteroides anabólicos, antifúngicos azólicos, cefalosporinas, clopidogrel, danazol, dissulfiram, heparina, isoniazida, macrolídios, metronidazol, ácido nalidíxico, paroxetina, penicilinas, propafenona, quinidina, tamoxifeno, tetraciclinas, ticlopidina e estatinas resulta em efeitos anticoagulantes aditivos • O uso concomitante com barbitúricos, colestiramina, carbamazepina, ciclosporina, dicloxaciclina, anovulatórios orais e rifampicina resulta em redução do efeito anticoagulante • A combinação de tanaceto e varfarina pode exacerbar o efeito anticoagulante
Efeitos adversos	• Hemorragia de maior ou menor intensidade em qualquer órgão ou tecido (p. ex., hemorragia nas glândulas suprarrenais, hemorragia ocular, hemartrose, hematoma espinal, menorragia, epistaxe, hemoptise) • Necrose da pele e de outros tecidos; êmbolos aterotrombóticos sistêmicos; microêmbolos de colesterol
Alerta	• Categoria X de risco na gravidez • Os idosos e pacientes com deficiência de vitamina K precisam de atenção especial e monitoramento frequente, assim como os indivíduos com hipertireoidismo

IMPORTANTE

Se houver risco aumentado de hemorragia (p. ex., idosos ou pacientes debilitados, insuficiência hepática, insuficiência cardíaca congestiva, tratamento concomitante com substâncias que aumentem a sensibilidade a varfarina) devem receber menores doses iniciais e de manutenção.

Apresentação comercial

- **Coumadin® (Bristol-Myers Squibb),** comprimidos de 1 mg, 2,5 mg e 5 mg e os seguintes excipientes: lactose, amido e estearato de magnésio. *Uso oral. Uso adulto*
- **Marevan® (Farmoquímica),** comprimidos de 2,5 mg – embalagem com 60 comprimidos; comprimidos de 5 mg – embalagens com 10 e 30 comprimidos; comprimidos de 7,5 mg – embalagem com 30 comprimidos. *Uso oral. Uso adulto*
- **Varfarina sódica® (União Química),** comprimidos 5 mg – embalagem com 10 comprimidos. *Uso oral. Uso adulto*
- **Varfarina sódica® (Teuto),** comprimido de 5 mg – embalagens contendo 10, 30, 50 e 100 comprimidos.

IMPORTANTE

Já existem algumas alternativas orais para a varfarina na prevenção do acidente vascular cerebral (AVC): rivaroxabana, apixabana e dabigatrana. Os únicos inconvenientes são o preço e a meia-vida muito mais curta.

Fondaparinux

Fondaparinux, aprovado em 2001 pela FDA, é um anticoagulante com muitas das indicações da heparina e das heparinas de baixo peso molecular (HBPM). Trata-se de um agente sintético pentassacarídico estruturalmente idêntico à região da molécula da heparina que se liga a antitrombina III (AT III). Apresenta 100% de biodisponibilidade quando é administrado por via subcutânea. Fondaparinux sódico não inativa trombina (fator II ativado) e não exerce efeitos conhecidos sobre a função plaquetária. Na dose recomendada não influencia a atividade fibrinolítica nem o tempo de sangramento.

Indicação	• Prevenção de eventos tromboembólicos venosos • Cirurgias ortopédica e abdominal • Tratamento de trombose venosa profunda (TVP) e tromboembolismo pulmonar agudo (TEP) • Tratamento de angina instável/infarto do miocárdio sem elevação do segmento ST • Tratamento de infarto do miocárdio com elevação do segmento ST
Mecanismo de ação	• Inibição seletiva do fator Xa sem influenciar diretamente a trombina
Posologia	• Prevenção de eventos tromboembólicos venosos • Cirurgia ortopédica e abdominal: a dose recomendada é de 2,5 mg SC 1 vez/dia, após a cirurgia. A primeira dose deve ser administrada pelo menos 6 h após o término da cirurgia e somente depois de o sangramento ter parado. O tratamento deve ser continuado até que o risco de tromboembolismo venoso tenha diminuído, em geral quando o paciente já esteja deambulando, pelo menos 5 a 9 dias após a cirurgia • Quando existe risco de complicações tromboembólicas: a dose recomendada é de 2,5 mg SC 1 vez/dia (6 a 14 dias). Tratamento de trombose venosa profunda (TVP) e tromboembolia pulmonar aguda (TEP) • A dose recomendada é de 5 mg 1 vez/dia SC para peso corporal < 50 kg; 7,5 mg 1 vez/dia SC se peso corporal de 50 a 100 kg; 10 mg 1 vez/dia SC para peso corporal maior que 100 kg (pelo menos 5 dias e até que a anticoagulação oral adequada esteja estabelecida (RNI = 2 a 3). O tratamento concomitante com antagonistas de vitamina K deve ser iniciado tão logo seja possível, em geral em 72 h • A duração usual do tratamento com fondaparinux é de 5 a 9 dias. Tratamento de angina instável/infarto do miocárdio sem elevação do segmento ST: a dose recomendada é de 2,5 mg 1 vez/dia SC. O tratamento deve ser iniciado tão logo seja feito o diagnóstico e continuado por até 8 dias ou até a alta hospitalar, caso esta ocorra antes
Absorção	• 100% de biodisponibilidade após administração SC
Início da ação	• Após uma dose SC de 2,5 mg de fondaparinux em homens adultos jovens, $C_{máx}$ de 0,34 mg/ℓ é atingida em aproximadamente 2 h
Metabolismo	• O metabolismo *in vivo* do fondaparinux ainda não foi investigado porque a maior parte da dose ministrada é eliminada de modo inalterado na urina de indivíduos com função renal normal
Eliminação	• Em indivíduos com função renal normal, é eliminado na urina (principalmente de modo inalterado). A meia-vida de eliminação é de 17 a 72 h
Contraindicação	• Gravidez; lactação; alergia a látex (o protetor da agulha contém látex); alergia ao fondaparinux sódico ou ao excipiente; sangramento espontâneo; AVC hemorrágico; endocardite bacteriana aguda; insuficiência renal grave (CrCl < 20 mℓ/min)
Interações medicamentosas	• O uso concomitante de AINE aumenta o risco de sangramento • O uso concomitante de dextrana, inibidores plaquetários, inibidores de trombina e agentes trombolíticos aumenta o risco de complicações hemorrágicas
Efeitos adversos	• *Reações comuns* (1% e 10% dos pacientes): sangramento, hematomas, anemia, edema • *Reações incomuns* (0,1% e 1% dos pacientes): redução ou aumento do número de plaquetas, cefaleia, náuseas/vômitos, alterações das provas de função hepática, febre, erupção cutânea, prurido
Alerta	• É administrado em doses fixas de acordo com o peso do paciente • Não exige monitoramento laboratorial porque o TTPa e o TP não determinam de modo acurado sua atividade • Categoria B na gravidez • *Não administrar por via IM*

Apresentação comercial

■ **Arixtra® (GlaxoSmithKline)**, solução injetável para uso subcutâneo (apresentação de 2,5 mg e 7,5 mg) ou intravenoso (somente apresentação de 2,5 mg). Cada seringa contém 2,5 mg de fondaparinux sódico em 0,5 mℓ de solução para injeção ou 7,5 mg de fondaparinux sódico em 0,6 mℓ de solução para injeção. *Uso adulto a partir dos 17 anos de idade. A seringa preenchida de Arixtra® contém um sistema de proteção automático da agulha.*

Apixabana

Trata-se de um inibidor do fator Xa que inibe a ativação plaquetária por meio de bloqueio seletivo e reversível do local ativo do fator Xa sem exigir um cofator (p. ex., antitrombina III). Inibe as formas livre e ligada ao coágulo do fator Xa e a atividade da protrombinase. A apixabana não exerce efeito direto sobre a agregação plaquetária, mas inibe indiretamente a agregação plaquetária induzida pela trombina.

Indicação	• Redução do risco de acidente vascular cerebral ou encefálico e embolia sistêmica em indivíduos com fibrilação atrial não valvar • Profilaxia de trombose venosa profunda (TVP) que pode evoluir para embolia pulmonar em indivíduos submetidos a artroplastia de quadril ou joelho
Mecanismo de ação	• Apixabana é um inibidor seletivo do fator Xa que não precisa de antitrombina III para exercer sua atividade antitrombótica. A apixabana inibe as formas livre e ligada ao coágulo do fator Xa, assim como a atividade protrombinase. Não exerce efeito direto sobre a agregação plaquetária, mas inibe indiretamente a agregação plaquetária induzida pela trombina. Ao inibir o fator Xa, a apixabana diminui a geração de trombina e, portanto, a formação de trombos
Concentração plasmática máxima	• 3 a 4 h
Posologia	• Prevenção de tromboembolismo venoso – artroplastia eletiva de quadril ou de joelho: a dose recomendada é de 2,5 mg VO 2 vezes/dia • Prevenção de AVC e embolia sistêmica em pacientes com fibrilação atrial não valvar: a dose recomendada é de 5 mg VO 2 vezes/dia • O ajuste posológico deve ser feito em pacientes com pelo menos 2 das características a seguir: idade $\geq$ 80 anos, peso corporal $\leq$ 60 kg ou creatinina sérica $\geq$ 1,5 mg/dℓ (133 micromoles/ℓ) e a dose recomendada é de 2,5 mg VO 2 vezes/dia
Absorção	• A apixabana apresenta várias vias de eliminação. Da dose administrada de apixabana em humanos, aproximadamente 25% foram recuperados como metabólitos, a maioria nas fezes. A excreção renal da apixabana soma aproximadamente 27% do *clearance* total. As contribuições adicionais da excreção biliar e intestinal direta foram observadas em estudos clínicos e não clínicos, respectivamente. A apixabana tem um *clearance* total de cerca de 3,3 ℓ/h e meia-vida de aproximadamente 12 h
Início da ação	• 1 a 3 h
Duração da ação	• 8 a 15 h
Metabolismo	• Hepático
Eliminação	• 25% da dose administrada são eliminados nas fezes e na urina
Contraindicação	• Reações anafiláticas, sangramento ativo
Interações medicamentosas	• A associação com ácido acetilsalicílico, AINE e agentes trombolíticos aumenta o risco de sangramento • A associação com claritromicina eleva os níveis séricos de apixabana • A associação com itraconazol eleva os níveis séricos de apixabana • A associação com cetoconazol eleva os níveis séricos de apixabana • A associação com inibidores da protease eleva os níveis séricos de apixabana • A associação com carbamazepina, fenitoína, fenobarbital, hipérico (fitoterápico) e rifampicina reduz os níveis séricos e a eficácia da apixabana • A associação com ipilimumabe aumenta o risco de sangramento
Efeitos adversos	• Sangramento (GI, intraocular, intracraniano); reações de hipersensibilidade, inclusive erupção cutânea e reações anafiláticas; trombocitopenia; hipotensão; alteração das provas de função
Alerta	• Não existem estudos adequados e bem controlados em gestantes, mas é provável que a apixabana aumente o risco de hemorragia durante a gestação e o parto. Só deve ser administrada se os efeitos benéficos potenciais forem superiores ao risco potencial para a gestante e para o feto • O uso de apixabana em indivíduos sob anestesia neuraxial (epidural/espinal) implica risco de hematoma epidural ou espinal e consequente paralisia permanente ou prolongada

Apresentação comercial

- **Eliquis® (Bristol-Myers Squibb)**, comprimidos revestidos de 2,5 mg em embalagens contendo 10, 20 ou 60 comprimidos. *Uso oral. Uso adulto*
- **Eliquis® (Bristol-Myers Squibb)**, comprimidos revestidos de 5 mg em embalagens contendo 20 ou 60 comprimidos. *Uso oral. Uso adulto.*

Rivaroxabana

Trata-se de um inibidor do fator Xa que inibe a ativação plaquetária por meio de bloqueio seletivo e reversível do local ativo do fator Xa sem exigir um cofator (p. ex., antitrombina III). É observada inibição dose-dependente da atividade do fator Xa. A rivaroxabana prolonga o tempo de protrombina (TP) e o tempo de tromboplastina parcial ativado (TTPa).

Em 2011, a Anvisa autorizou uma nova indicação terapêutica para a rivaroxabana. Com base em novos estudos e informações, foi aprovada para prevenção de AVC, embolia pulmonar e sistêmica em pacientes com fibrilação atrial. A nova indicação também inclui o tratamento e a prevenção de episódios recorrentes de trombose venosa profunda e embolia pulmonar. A rivaroxabana possui registro no Brasil desde 2009 e já era indicada para prevenção de tromboembolismo venoso em pacientes submetidos à cirurgia ortopédica de grande porte em membros inferiores.

Indicação	• Redução do risco de acidente vascular cerebral ou encefálico e embolia sistêmica em indivíduos com fibrilação atrial não valvar que apresentem um ou mais fatores de risco, como ICC, hipertensão arterial, 75 anos de idade ou mais, diabetes melito, AVC, AIT • Tratamento de trombose venosa profunda (TVP) e embolia pulmonar • Redução do risco de TVP e embolia pulmonar recorrentes • Profilaxia de TVP que possa evoluir para embolia pulmonar em indivíduos submetidos a artroplastia de quadril ou joelho
Mecanismo de ação	• Inibidor seletivo do fator Xa. Não precisa de um cofator como a antitrombina III para ser ativa. A rivaroxabana inibe a atividade do fator Xa livre e da protrombinase • Não influencia diretamente a agregação plaquetária, mas inibe indiretamente a agregação plaquetária • *In vitro*, a rivaroxabana comprovadamente inibe de modo seletivo as formas livre e ligada ao coágulo do fator Xa, assim como o fator Xa no complexo protrombinase
Posologia	• Prevenção de AVC e embolia sistêmica: 1 comprimido de 20 mg 1 vez/dia (manter enquanto persistirem os fatores de risco) • Tratamento e prevenção de trombose venosa profunda (TVP) e embolia pulmonar (EP): iniciar com 15 mg 2 vezes/dia, 3 primeiras semanas, depois 20 mg/dia
Absorção	• Após administração oral, rivaroxabana é rapidamente absorvida e atinge concentrações plasmáticas máximas em 2 a 4 h. A biodisponibilidade de uma dose de 10 mg é superior a 80%
Início da ação	• 30 min
Duração da ação	• 24 h
Metabolismo	• Cerca de 2/3 da dose administrada é metabolizada por mecanismos independentes de CYP3A4, CYP3A5, CYP2J2 e CYP
Eliminação	• Cerca de 2/3 da dose administrada é excretada na urina (via secreção tubular ativa) e o 1/3 restante é excretado nas fezes
Contraindicação	• Não associar a anticoagulantes • Insuficiência hepática • Pacientes com CrCl inferior a 15 mℓ/min; crianças, adolescentes
Interações medicamentosas	• A associação com carbamazepina, fenitoína, rifampicina e hipérico resulta em redução dos efeitos sistêmicos e da eficácia da rivaroxabana • A associação com ácido acetilsalicílico, AINE e trombolíticos aumenta o risco de sangramento
Efeitos adversos	• Epistaxe (4 a 10%); cefaleia (3 a 5%); edema periférico (< 6%); tontura (< 6%)
Alerta	• Ainda não foram estabelecidas a segurança e a efetividade da rivaroxabana em crianças • Categoria C para uso durante a gravidez • Não é preconizada para portadores de próteses valvares • Risco aumentado de eventos trombóticos se for interrompida prematuramente • Evitar uso concomitante de cetoconazol, itraconazol, lopinavir/ritonavir, ritonavir, indinavir/ritonavir e conivaptana (inibidor da vasopressina) por causa da elevação da concentração plasmática de rivaroxabana • Ingerir com água às refeições

Apresentação comercial

- Xarelto® (Bayer), comprimidos revestidos 15 mg ou 20 mg, em cartucho com blíster contendo 14 ou 28 comprimidos revestidos. *Uso oral. Uso adulto.*

Dabigatrana

Trata-se de um inibidor direto da trombina que foi aprovado pela agência norte-americana FDA em 2010 para profilaxia de acidente vascular cerebral (AVC) ou encefálico (AVE) em pacientes com fibrilação atrial não valvar. Em 2014 as indicações foram ampliadas para incluir o tratamento da trombose venosa profunda e embolia pulmonar em pacientes tratados com anticoagulante parenteral durante 5 a 10 dias. Embora seja muito mais cara, a dabigatrana é tão eficaz quanto a varfarina e não demanda o mesmo grau elevado de monitoramento da heparina e da varfarina.

Indicação	• Redução do risco de acidente vascular cerebral ou encefálico e embolia sistêmica em indivíduos com fibrilação atrial não valvar • Tratamento de trombose venosa profunda (TVP) e embolia pulmonar • Redução do risco de TVP e embolia pulmonar recorrentes • Profilaxia de TVP que pode evoluir para embolia pulmonar em indivíduos submetidos à artroplastia de quadril ou joelho
Mecanismo de ação	• Inibição direta da ação da trombina sem precisar da etapa intermediária de inibição da antitrombina III
Distribuição	• 35% de ligação com as proteínas plasmáticas; não se sabe se cruza a placenta
Posologia	• Prevenção de tromboembolia venosa em pacientes submetidos à cirurgia ortopédica de grande porte: a dose recomendada é de 220 mg (2 cápsulas de 110 mg) 1 vez/dia. Em pacientes com comprometimento renal moderado a dose recomendada é de 150 mg/dia (2 cápsulas de 75 mg) • Prevenção de tromboembolia venosa após artroplastia de joelho ou quadril: o tratamento deve ser iniciado VO 1 a 4 h após o término da cirurgia com uma cápsula de 110 mg e continuar com 2 cápsulas 1 vez/dia, por um total de 10 dias no caso de artroplastia do joelho, e por 28 a 35 dias no caso de artroplastia de quadril • Se o tratamento não for iniciado no dia da cirurgia, deve ser iniciado com 2 cápsulas 1 vez/dia. A dose deve ser reduzida para 150 mg 1 vez/dia (2 cápsulas de 75 mg) em caso de comprometimento moderado da função renal e uso concomitante de amiodarona, quinidina ou verapamil • Deve-se evitar iniciar o tratamento com verapamil em pacientes submetidos à cirurgia ortopédica de grande porte e já tratados com dabigatrana • Não é necessário ajustar a dose para adultos mais velhos, exceto se houver declínio da função renal relacionado com a idade
Absorção	• Concentrações plasmáticas máximas são atingidas em 6 h após cirurgia. Em indivíduos saudáveis, concentrações máximas são atingidas em 30 a 120 min. Os alimentos não influenciam a biodisponibilidade, as concentrações plasmáticas máximas são retardadas em 2 h
Início da ação	• 30 a 120 min
Duração da ação	• 24 a 36 h
Metabolismo primário	• Hepática (metabólitos ativos), mas as enzimas CYP450 não estão envolvidas
Eliminação primária	• Renal (80%) e fecal (6%)
Contraindicação	• Sangramento patológico ativo • História pregressa de reação de hipersensibilidade grave a dabigatrana • Prótese valvar cardíaca mecânica
Interações medicamentosas	• A associação com ácido acetilsalicílico, varfarina e heparina aumenta risco de sangramento • A associação com gengibre, alho, chá-verde, tanaceto, hipérico ou *Ginkgo biloba* aumenta o risco de sangramento
Efeitos adversos	• Sangramento (epistaxe, hematuria, sangramento vaginal, hematêmese, hematoquezia)
Alerta	• Ainda não foram estabelecidas a segurança e a efetividade da dabigatrana em crianças • Categoria C para uso durante a gravidez • Não é preconizada para portadores de próteses valvares mecânicas • Não se sabe se a dabigatrana é excretada no leite humano, portanto, o médico precisa optar entre suspender a lactação ou a medicação, dependendo da necessidade da paciente • Ainda não foram estudadas a segurança e a efetividade da dabigatrana durante o trabalho de parto e o parto. É preciso considerar os riscos de sangramento de AVC • A interrupção prematura aumenta o risco de eventos trombóticos

Apresentação comercial

- **Pradaxa® 75 mg (Boehring Ingelhem),** cada cápsula contém 75 mg de etexilato de dabigatrana, correspondentes a 86,48 mg de mesilato de etexilato de dabigatrana. *Uso oral. Uso adulto*
- **Pradaxa® 110 mg (Boehring Ingelhem),** cada cápsula contém 110 mg de etexilato de dabigatrana, correspondentes a 126,83 mg de mesilato de etexilato de dabigatrana. *Uso oral. Uso adulto*
- **Pradaxa® 150 mg (Boehring Ingelhem),** cada cápsula contém 150 mg de etexilato de dabigatrana, correspondentes a 172,95 mg de mesilato de etexilato de dabigatrana. *Uso oral. Uso adulto*.

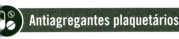
Antiagregantes plaquetários

No Quadro 3.1, é possível comparar os agentes antiplaquetários.

Ao contrário dos anticoagulantes, que são prescritos basicamente para prevenir trombose nas veias, os antiagregantes plaquetários evitam a formação de coágulos nas artérias.

QUADRO 3.1 — Comparação dos agentes antiplaquetários.

Antiplaquetário	Ácido acetilsalicílico	Clopidogrel	Prasugrel	Ticagrelor
Indicação	Prevenção primária e secundária de AVC e infarto do miocárdio Síndrome coronariana aguda (SCA) ICP com colocação de *stent* Vasculopatia periférica	Intolerância ou falha do ácido acetilsalicílico Prevenção primária e secundária de AVC e infarto do miocárdio (com ou sem ácido acetilsalicílico) SCA (com ácido acetilsalicílico) ICP (+ ácido acetilsalicílico)	Com ácido acetilsalicílico para tratamento de SCA em pacientes submetidos a ICP	Com ácido acetilsalicílico para tratamento de SCA
Dose e duração	Dose de ataque: 160 a 323 mg Manutenção: 80 ou 81 mg/dia Duração: indefinida	Dose de ataque: 300 a 600 mg Manutenção: 75 mg/dia Duração: SCA: até 1 ano *Stent* metálico: mínimo de 30 dias *Stent* com eluição de fármaco: mínimo de 1 ano	Dose de ataque: 60 mg Manutenção: 10 mg/dia Duração: até 1 ano	Dose de ataque: 180 mg Manutenção: 90 mg 2×/dia Duração: até 1 ano
Classe	AINE	Tienopiridina de segunda geração (pró-droga)	Tienopiridina de terceira geração (pró-droga)	Cito-pentil-traizolo-pirimidina
Mecanismo de inibição plaquetária	Inibição irreversível da COX-1 que provoca redução do tromboxano A_2	Inibidor irreversível do componente P2Y12 do receptor de ADP (impede ligação de ADP e ativação de plaquetas)	Inibidor irreversível do componente P2Y12 do receptor de ADP (impede ligação de ADP e ativação de plaquetas)	Inibidor reversível do componente P2Y12 do receptor de ADP (impede ligação de ADP e ativação de plaquetas)
Biodisponibilidade oral	50 a 75%	> 50% (metabólito ativo)	> 78% (metabólito ativo)	30 a 42%
Efeito máximo	1 a 3 h	6 h (após dose de ataque)	4 h (após dose de ataque)	2 h (após dose de ataque)
Meia-vida (metabólito ativo)	3 h (salicilato)	30 min	7 h (variação de 2 a 15 h)	9 h (variação de 6,7 a 9,1 h)
Eliminação	Hidrólise por esterases	Conjugação hepática por esterases	Metabolismo por enzimas CYP-450	Metabolismo por enzimas CYP-450
Quando interromper antes de cirurgia eletiva	7 dias (opcional)	5 a 7 dias	7 dias	5 dias

Ácido acetilsalicílico

O ácido acetilsalicílico (AAS) é o medicamento mais utilizado em todo o planeta. Comprovadamente, promove uma redução de 23% no risco de acidente vascular cerebral (AVC) ou encefálico (AVE) não fatal recorrente, quando comparado ao placebo, e constitui o principal agente antiplaquetário para prevenção de AVC. Atualmente, tanto a agência norte-americana FDA como o American College of Cardiology são favoráveis a doses de ácido acetilsalicílico entre 50 mg e 325 mg, isoladamente ou em combinação com dipiridamol de liberação prolongada para prevenção de ataque isquêmico transitório (AIT) ou AVC não cardioembólico recorrente.

Trata-se de um anti-inflamatório não esteroide (AINE) com ações antitérmica, antiálgica e anti-inflamatória. Além disso, o ácido acetilsalicílico é antitrombótico. Sua inibição da função plaquetária é diferente da exibida por outros AINEs e seus efeitos antitrombóticos são mais prolongados do que os de outros AINEs. Daí ser usado na prevenção de IAM e AVC.

Indicação	• Analgésico (alívio sintomático de dor de intensidade leve a moderada como cefaleia, dor de dente, dor de garganta, dismenorreia, mialgia, artralgia, dorsalgia) • Antipirético • Anti-inflamatório • Em doses baixas (p. ex., 100 mg), atua como antiagregante plaquetário nas seguintes condições: angina de peito instável; infarto agudo do miocárdio; prevenção de reinfarto; após cirurgias ou outras intervenções nas artérias (p. ex., revascularização miocárdica); prevenção de ataque isquêmico transitório e de infarto cerebral após as primeiras manifestações clínicas

(continua)

Ácido acetilsalicílico (*continuação*)

Mecanismo de ação	• Inibição não seletiva e irreversível da enzima ciclo-oxigenase, impedindo a produção de prostaglandinas e tromboxano A_2 a partir do ácido araquidônico • A ação antitrombótica é decorrente da redução do tromboxano

Posologia	• Tratamento ou redução do risco de IAM em pacientes que já infartaram ou têm angina instável: adultos (prevenção primária): 75 a 325 mg/dia VO; adultos (prevenção secundária): 75 a 325 mg/dia VO; adultos (tratamento): 160 a 325 mg/dia VO
	• AVC isquêmico: 50 a 325 mg VO 1 vez/dia
	• Angina de peito: 75 mg a 325 mg 1 vez/dia assim que for diagnosticada a angina instável
	• Profilaxia de angina de peito: 75 mg a 325 mg 1 vez/dia
	• Profilaxia de AVC tromboembólico: 75 mg a 325 mg 1 vez/dia
	• Pericardite pós-IAM: adultos: 160 a 325 mg/dia VO
	• Procedimentos de revascularização – profilaxia:
	  ◦ Revascularização cirúrgica do miocárdio: 325 mg VO 1 vez/dia, começando 6 h após o procedimento e mantendo por 1 ano ou indefinidamente
	  ◦ Angiografia coronariana transluminal percutânea: 325 mg uma vez 2 h antes do procedimento, depois 160 mg a 325 mg VO 1 vez/dia indefinidamente
	  ◦ Endarterectomia carotídea: 80 mg VO 1 vez/dia até 650 mg VO 2 vezes/dia, começando antes da intervenção e mantendo indefinidamente
	• Artrite: adultos: 2,4 a 3,6 g VO; crianças: 60 a 130 mg/kg VO em doses fracionadas
	• Artrite juvenil: crianças > 25 kg: 2,4 a 3,6 g VO em doses fracionadas; crianças ≤ 25 kg: 60 a 130 mg/kg VO em doses fracionadas
	• Dor leve ou febre: adultos: 650 mg a 1,3 g VO (comp. de liberação prolongada). Não exceder 3,9 g/dia; crianças > 11 anos: 325 a 600 mg VO 6/6 h. Não exceder 4 g/dia
	• Síndrome de Kawasaki: adultos: 80 a 100 mg/kg/dia VO (dividir em 4 tomadas); crianças: 90 a 130 mg/kg/dia (dividir a cada 4 a 6 h)

Absorção	• Rápida e completa após ingestão
Início da ação	• Comprimidos: 5 a 30 min • Comprimidos revestidos: 5 a 30 min
Duração da ação	• Comprimidos: 1 a 4 h • Comprimidos revestidos: 1 a 4 h
Metabolismo	• Hidrolisado rapidamente no fígado a ácido salicílico
Eliminação	• Urina na forma de salicilato e seus metabólitos
Contraindicação	• Hipersensibilidade ao ácido acetilsalicílico e a outros AINEs • História pregressa de asma induzida por salicilatos ou AINEs, pólipos nasais, doença pulmonar obstrutiva crônica (DPOC) • Úlcera péptica, diátese hemorrágica, insuficiência renal grave, insuficiência hepática grave, insuficiência cardíaca grave • Tratamento com metotrexato em doses iguais ou superiores a 15 mg/semana • Último trimestre da gravidez • Pacientes hemofílicos • Deficiência de glicose-6-fosfato desidrogenase • Anemia hemolítica
Interações medicamentosas	• Ácido valproico: aumento da toxicidade do ácido valproico devido a deslocamento dos locais de ligação com as proteínas • AINEs com salicilatos em doses altas (≥ 3 g/dia): potencialização dos efeitos irritativos no sistema digestório • Álcool etílico: potencialização dos efeitos irritativos no sistema digestório • Anticoagulantes (varfarina, heparina): potencialização do efeito hemorrágico do ácido acetilsalicílico na mucosa gástrica • Barbitúricos: elevação das concentrações plasmáticas dos barbitúricos • Digoxina: elevação dos níveis sanguíneos de digoxina • Diuréticos com ácido acetilsalicílico em doses altas (≥ 3 g/dia): o ácido acetilsalicílico reduz a ação dos diuréticos • Inibidores da enzima conversora de angiotensina (ECA) com ácido acetilsalicílico em doses altas (≥ 3 g/dia): ácido acetilsalicílico reduz a ação hipotensora devido a redução da filtração glomerular por inibição das prostaglandinas vasodilatadoras • Lítio: elevação das concentrações plasmáticas do lítio • Metotrexato: aumento acentuado da atividade do metotrexato e de seus efeitos tóxicos • Probenecida: redução do efeito uricosúrico da probenecida • Sulfonilureias: acentuação do efeito hipoglicemiante por altas doses de ácido acetilsalicílico • Os suplementos de alho, *Ginkgo biloba* e gengibre potencializam os efeitos do ácido acetilsalicílico, aumentando o risco de sangramento
Efeitos adversos	• Náuseas; otalgia e tinido; dor abdominal ou epigástrica intensa ou contínua; sangramento (epistaxe, equimoses, hematúria, hemoptise, sangramento gengival, hematêmese, melena, hematoquezia); astenia; vômitos; perda auditiva; anafilaxia; anemia ferropriva (uso prolongado)
Alerta	• Crianças e adolescentes não devem usar ácido acetilsalicílico para varicela ou sinais/sintomas gripais (risco de síndrome de Reye) • O uso de ácido acetilsalicílico durante o primeiro e o segundo trimestres da gravidez não é recomendado, a menos que exista indicação específica. Usar nas menores doses efetivas • O ibuprofeno pode inferir nos efeitos antiagregantes plaquetários do ácido acetilsalicílico • O uso de glicocorticoides sistêmicos, com exceção da hidrocortisona, reduz as concentrações sanguíneas de salicilato e pode levar à superdosagem de salicilato após a sua suspensão • Não usar se houver suspeita de dengue • Pacientes com gota ou predisposição a gota devem evitar ácido acetilsalicílico

Apresentação comercial

- **Ácido acetilsalicílico® (Cimed)**, comprimidos de 100 mg, embalagem contendo 200 comprimidos. *Uso oral. Uso adulto e pediátrico*
- **AAS® infantil (Sanofi-Aventis)**, comprimidos de 100 mg, embalagem contendo 30, 120 ou 200 comprimidos. *Uso oral. Uso adulto e pediátrico*
- **AAS® infantil (Bayer)**, comprimidos de 100 mg em embalagens de 20 e 100 comprimidos
- **AAS® Protect (Sanofi-Aventis)**, comprimidos revestidos de liberação entérica de 100 mg, embalagens com 10 e 30 comprimidos. *Uso oral. Uso adulto*
- **Aspirina Prevent® (Bayer)**, comprimidos de liberação entérica com revestimento resistente a ácido, nas dosagens de 100 e 300 mg de ácido acetilsalicílico, em embalagens com 30 comprimidos. *Uso oral. Uso adulto*
- **Bufferin Cardio® (Novartis)**, 81 mg de ácido acetilsalicílico tamponado, embalagens com 8, 10 e 30 comprimidos revestidos. *Uso oral. Uso adulto*
- **Ecasil 81® (Biolab)**, comprimidos revestidos (gastrorresistentes) de 81 mg em caixas contendo 90 comprimidos. *Uso oral. Uso adulto*
- **Melhoral® infantil (DM HYPM)**, comprimidos edulcorados e aromatizados de 85 mg, 25 envelopes com 8 comprimidos ou 3 envelopes de 8 comprimidos
- **Somalgin Cardio® (EMS Sigma Pharma)**, ácido acetilsalicílico tamponado, comprimidos revestidos com dupla camada, com 81 mg de AAS® tamponado, em embalagens com 4, 10, 30 e 32 comprimidos; comprimidos revestidos com dupla camada, com 100 mg de AAS® tamponado, em embalagens com 4 e 32 comprimidos; comprimidos revestidos com dupla camada, com 200 mg de AAS® tamponado, em embalagens com 4, 10, 30 e 32 comprimidos; comprimidos revestidos com dupla camada, com 325 mg de AAS® tamponado, em embalagens com 4 e 32 comprimidos. *Uso oral. Uso adulto*
- **Somalgin Prevent® (EMS Sigma Pharma)**, comprimidos revestidos de liberação retardada com 300 mg de AAS® em embalagens contendo 10, 20, 30, 40 ou 60 unidades. *Uso oral. Uso adulto*
- **Ácido acetilsalicílico + sinvastatina**
  - **Prevencor 10® (Medley)**, embalagens de 30 comprimidos contendo 100 mg de AAS® + 30 comprimidos revestidos de 10 mg de sinvastatina; embalagens de 20 comprimidos contendo 100 mg de AAS® + 20 comprimidos revestidos de 10 mg de sinvastatina. *Uso oral. Uso adulto*
  - **Prevencor 20® (Medley)**, embalagens com 30 comprimidos contendo 100 mg de AAS® + 30 comprimidos revestidos contendo 20 mg de sinvastatina; embalagens de 20 comprimidos contendo 100 mg de AAS® + 20 comprimidos revestidos contendo 20 mg de sinvastatina. *Uso oral. Uso adulto*
  - **Prevencor 40® (Medley)**, embalagens com 30 comprimidos contendo 100 mg de AAS® + 30 comprimidos revestidos contendo 40 mg de sinvastatina; embalagens com 20 comprimidos de 100 mg de AAS® + 20 comprimidos revestidos contendo 20 mg de sinvastatina. *Uso oral. Uso adulto.*

Clopidogrel

Trata-se de um antagonista dos receptores de ADP. Embora as plaquetas sejam apenas fragmentos celulares sem núcleo, contêm muitos receptores em suas membranas plasmáticas e suas funções são complexas. Substâncias químicas como epinefrina, fibrinogênio, serotonina, trombina e tromboxano podem se ligar a esses receptores e modificam a coagulação. O clopidogrel modifica de modo irreversível a membrana plasmática das plaquetas e estas não reconhecem mais os sinais químicos que promovem sua agregação.

Indicação	• Tratamento de síndrome coronariana aguda (SCA) • Após intervenção coronariana percutânea (ICP) em associação com ácido acetilsalicílico
Mecanismo de ação	• Inibição dos receptores de ADP nas plaquetas e prolonga o tempo de sangramento pela inibição irreversível da agregação plaquetária
Posologia	• IAM e AVC isquêmico recentes ou doença arterial periférica: a dose recomendada é de 75 mg 1 vez/dia • Síndrome coronariana aguda sem elevação do segmento ST (angina instável ou IAM sem onda Q): dose de ataque de 300 mg, seguida por 75 mg 1 vez/dia (associado a AAS®, 75 mg a 325 mg 1 vez/dia) • IAM com supradesnivelamento do segmento ST: 75 mg 1 vez/dia (associado a AAS® com ou sem trombolíticos) • Fibrilação atrial: 75 mg VO 1 vez/dia (associado a AAS®, 75 mg a 100 mg/dia)
Absorção	• Rapidamente absorvida após administração oral
Início da ação	• 1 a 2 h
Duração da ação	• 5 dias
Metabolismo primário	• Hepático; metabolização de primeira passagem a um metabólito extremamente ativo
Eliminação primária	• Renal (50%) e fecal (50%)
Contraindicação	• Sangramento ativo; úlcera péptica; hepatopatia grave (compromete a metabolização do clopidogrel); gestantes; lactantes; crianças
Interações medicamentosas	• A associação com anticoagulantes, outros antiagregantes plaquetários, trombolíticos ou AINE aumenta o risco de sangramento • A associação com antifúngicos azólicos, inibidores da protease, eritromicina, verapamil e zafirlucaste diminui as ações antiplaquetárias do clopidogrel • A associação com atorvastatina e sinvastatina resulta em redução do efeito antiplaquetário do clopidogrel • A associação com tanaceto, chá-verde, óleo de peixe, gengibre e alho aumenta o risco de sangramento
Efeitos adversos	• Sangramento (idosos são mais suscetíveis); dispepsia; dor abdominal; cefaleia; diarreia; tontura; equimoses; erupção cutânea; prurido; reação anafilática
Alerta	• O uso do clopidogrel tem de ser interrompido 5 dias antes de uma cirurgia eletiva • Possibilidade de sensibilidade cruzada com prasugrel e ticlopidina

Apresentação comercial

- **Bissulfato de clopidogrel® (Biosintética)**, comprimidos revestidos de 75 mg. Embalagens com 15 e 30 comprimidos revestidos. *Uso oral. Uso adulto*
- **Bissulfato de clopidogrel® (Eurofarma)**, comprimidos revestidos de 75 mg, embalagens com 30 comprimidos revestidos. *Uso oral. Uso adulto*
- **Bissulfato de clopidogrel® (Medley)**, comprimidos revestidos de 75 mg, embalagens com 14 e 28 comprimidos revestidos. *Uso oral. Uso adulto*
- **Bissulfato de clopidogrel® (Sandoz)**, comprimidos revestidos de 75 mg, embalagens com 14 e 28 comprimidos revestidos. *Uso oral. Uso adulto*
- **Clopin® (Aché)**, comprimidos revestidos de 75 mg, embalagens com 15 ou 30 comprimidos revestidos. *Uso oral. Uso adulto*
- **Iscover® (Bristol-Myers Squibb)**, comprimidos revestidos de 75 mg, embalagens com 14 ou 28 comprimidos revestidos. *Uso oral. Uso adulto*
- **Lopigrel® (Medley)**, comprimidos revestidos de 75 mg, embalagens contendo 14 ou 28 comprimidos revestidos. *Uso oral. Uso adulto*
- **Plaq® (Eurofarma)**, comprimidos revestidos de 75 mg. embalagens com 30 comprimidos revestidos. *Uso oral. Uso adulto*
- **Plavix® (Sanofi-Aventis)**, cartuchos com 14 ou 28 comprimidos revestidos de 75 mg. *Uso oral. Uso adulto.*

Dipiridamol

O dipiridamol confere, por si só, pouca proteção antitrombótica, mas pode ser combinado com ácido acetilsalicílico ou varfarina para promover efeito anticoagulante. Em vez de bloquear os receptores de ADP, o dipiridamol eleva os níveis de AMP cíclico (cAMP), que é um potente inibidor da agregação plaquetária.

Indicação	• Adjuvante de anticoagulantes cumarínicos na prevenção de complicações tromboembólicas após substituição de valvas cardíacas • Adjuvante de ácido acetilsalicílico na profilaxia de AVC • Prevenção de angina • Adjuvantes em provas de esforço (teste ergométrico), na avaliação da perfusão miocárdica com tálio e na ecocardiografia de estresse para avaliação de coronariopatias isquêmicas, sendo uma alternativa usada em pacientes que não podem realizar exercício adequadamente. A sensibilidade e a especificidade das imagens obtidas com tálio e dipiridamol são praticamente idênticas às obtidas com tálio
Mecanismo de ação	• Inibidor da fosfodiesterase e da adenosina desaminase, impedindo a degradação do AMP cíclico, um inibidor da função plaquetária. Essa elevação do AMP cíclico bloqueia a liberação de ácido araquidônico pelos fosfolipídios da membrana e reduz a atividade do tromboxano A2. Também estimula diretamente a liberação da prostaciclina, que induz a atividade da adenilato ciclase, elevando assim a concentração intraplaquetária de AMP cíclico e inibindo a agregação plaquetária
Posologia	• 300 a 600 mg/dia divididos em 3 a 4 vezes
Absorção	• 70%
Início da ação	• 75 min
Metabolismo	• Hepático; excretado na bile (conjugado com ácido glicurônico)
Eliminação	• Biliar
Contraindicação	• Formulação oral: alergia ao dipiridamol ou ao excipiente e intolerância à frutose • Formulação injetável: alergia ao dipiridamol ou ao excipiente
Interações medicamentosas	• Dipiridamol aumenta os efeitos terapêuticos e tóxicos da adenosina • Dipiridamol reduz os efeitos da fludarabina • A associação com *Ginkgo biloba* aumenta o risco de sangramento • Derivados da xantina (p. ex., cafeína e teofilina) são potenciais redutores do efeito vasodilatador de dipiridamol • O dipiridamol pode potencializar o efeito hipotensor de agentes anti-hipertensivos (como atenolol, verapamil, anlodipino e outros) e pode atuar contra os efeitos anticolinesterásicos dos inibidores da colinesterase (como tacrina, rivastigmina), portanto, é potencialmente um agravante da miastenia *gravis*
Efeitos adversos	• *Reações muito comuns*: cefaleia, tontura, diarreia, náuseas • *Reações comuns:* angina de peito, vômitos, erupção cutânea • *Reação incomum:* mialgia • *Reações com frequência desconhecida:* trombocitopenia, hipersensibilidade, edema angioneurótico, taquicardia, hipotensão, fogacho, broncospasmo, urticária, hemorragia durante ou após cirurgia
Alerta	• Classe B na gravidez

Apresentação comercial

- **Persantin® (Boehringer Ingelheim)**, drágeas de 75 mg, embalagem com 40 drágeas. *Uso oral. Uso adulto. Atenção: contém sacarose*
- **Persantin® (Boehringer Ingelheim)**, solução injetável de 10 mg/2 mℓ, embalagem com 5 ampolas de 2 mℓ. *Uso intravenoso. Uso adulto.*

CAPÍTULO 3 | MEDICAMENTOS EM CARDIOLOGIA

Prasugrel

O antiplaquetário prasugrel foi aprovado pela agência norte-americana FDA em 2009. Como clopidogrel e ticlopidina, o prasugrel é um inibidor plaquetário da classe tienopiridina. Todos esses agentes atuam como antagonistas dos receptores de ADP.

Indicação	• Adjuvante a ácido acetilsalicílico na prevenção de eventos aterotrombóticos em pacientes com síndrome coronariana aguda (angina instável, infarto do miocárdio sem elevação do segmento ST, infarto do miocárdio com elevação do segmento ST) que serão submetidos a intervenção coronariana percutânea (ICP) • Tratamento de trombose de *stent* que ocorreu durante o tratamento com clopidogrel
Mecanismo de ação	• Prasugrel é uma pró-droga que é oxidada por enzimas intestinais e hepáticas citocromo P-450 em um metabólito ativo, que se liga de modo irreversível ao receptor P2Y12 de ADP nas plaquetas e inibe sua ativação e reduz agregação plaquetária subsequente. Seu efeito antiagregante plaquetário é maior que o do clopidogrel porque é metabolizado de modo mais eficiente
Posologia	• Dose de ataque de 60 mg, seguida por 10 mg 1 vez/dia (associada a ácido acetilsalicílico, 75 mg a 325 mg/dia)
Absorção	• Rápida e quase total ($\geq 79\%$) após administração oral
Início da ação	• Aproximadamente 30 min, com efeito máximo em 4 h
Duração da ação	• O equilíbrio dinâmico é atingido em torno de 3 dias
Metabolismo	• Prasugrel não é detectado no plasma após administração oral. É rapidamente hidrolisado no intestino em metabólitos ativos. Ao contrário do clopidogrel, essa transformação não parece ser afetada por polimorfismos do citocromo P450
Eliminação	• Cerca de 68% da dose administrada por via oral é excretada na urina e 27% nas fezes, na forma de metabólitos inativos
Contraindicação	• Pacientes com 75 anos de idade ou mais • Indivíduos com menos de 60 kg • Pacientes com história pregressa de AVC ou ataque isquêmico transitório (AIT) devido ao risco de sangramento intracraniano fatal
Interações medicamentosas	• A associação com *Ginkgo biloba* implica efeitos anticoagulantes/antiplaquetários aditivos e maior risco de sangramento • A associação com AINE aumenta o risco de sangramento • A associação com ácidos graxos ômega-3 (p. ex., suplementos de óleo de peixe) aumenta o risco de sangramento
Efeitos adversos	• Borramento visual, tontura, cefaleia, nervosismo, tinido, taquicardia, bradicardia
Alerta	• Seu uso tem de ser interrompido pelo menos 7 dias antes de uma cirurgia eletiva • A associação com ácido acetilsalicílico é recomendada por até 12 meses visto que não há evidências de efeitos benéficos depois disso

Apresentação comercial

■ **Effient® (Daiichi Sankyo)**, comprimidos revestidos de 5 mg, em embalagem contendo 14 comprimidos, e 10 mg, em embalagens contendo 14 e 30 comprimidos. *Uso oral. Uso adulto.*

Ticlopidina

Pertence à classe de compostos orgânicos conhecidos como tienopiridinas. A ticlopidina é uma pró-droga que é metabolizada em um metabólito ativo que tem ação antiagregante plaquetária muito semelhante à do clopidogrel.

Indicação	• Redução do risco de acidente vascular cerebral (AVC) primário ou recorrente, em pacientes com história de pelo menos um dos seguintes eventos:
	  ○ AVC isquêmico completo
	  ○ AVC menor
	  ○ Déficit neurológico isquêmico reversível ou ataque isquêmico transitório (inclusive amaurose monocular transitória)
	• Prevenção de acidentes isquêmicos extensos, especialmente coronarianos, em pacientes com arteriosclerose obliterante crônica dos membros inferiores, com sintomas de claudicação intermitente
	• Prevenção e correção dos distúrbios plaquetários induzidos por circuitos extracorpóreos:
	  ○ Cirurgia com circulação extracorpórea
	  ○ Hemodiálise crônica
	• Prevenção de oclusões subagudas após implante de *stent* coronariano

Mecanismo de ação	• Seu metabólito ativo impede a ligação do difosfato de adenosina (ADP) aos seus receptores nas plaquetas, comprometendo assim a ativação do complexo IIIa/glicoproteína GPIIb
Posologia	• 500 mg/dia, às refeições
Absorção	• Superior a 80% e os alimentos aumentam absorção em aproximadamente 20%

(continua)

Ticlopidina (continuação)

Início da ação	• 6 h
Duração da ação	• Meia-vida de eliminação de 13 h e efeito máximo 8 a 11 dias após ser iniciada a administração
Metabolismo	• Predominantemente hepático
Eliminação	• Urina (60%) e fezes (23%)
Contraindicação	• Alergia à ticlopidina ou a qualquer outro componente da fórmula • Leucopenia; plaquetopenia; diáteses hemorrágicas por deficiência na coagulação; úlcera péptica; hemorragia cerebral; prolongamento do tempo de sangramento; hepatopatia; gravidez; lactação; crianças
Interações medicamentosas	Associações que aumentam o risco de sangramento: • Anti-inflamatórios não esteroides (AINE) • Antiagregantes plaquetários • Anticoagulantes orais • Heparinas • Derivados salicilados (inclusive ácido acetilsalicílico) • Teofilina: aumento dos níveis plasmáticos de teofilina com risco de superdose • Digoxina: redução (aproximadamente 15%) do nível plasmático de digoxina, sem afetar sua eficácia terapêutica
Efeitos adversos	• Erupções cutâneas (maculopapulares ou urticariformes); angioedema; trombocitopenia; neutropenia; púrpura trombocitopênica trombótica (> 1/10.000 e ≤ 1/1.000); elevação isolada ou não da fosfatase alcalina, das transaminases (mais de 2 vezes o limite superior da normalidade) e da bilirrubina
Alerta	• Durante os primeiros 3 meses de tratamento é necessário monitorar o hemograma com contagem de plaquetas (a partir do início do tratamento e a intervalos de 2 semanas durante os três primeiros meses, e 15 dias após a suspensão do cloridrato de ticlopidina, caso o tratamento seja interrompido antes de 3 meses) • Existe sensibilidade cruzada com prasugrel e clopidogrel • Suspender 10 dias antes de cirurgia eletiva • Recomendável não dirigir veículos automotivos devido à possibilidade de a ticlopidina provocar tontura • Classe B na gravidez

Apresentação comercial

- **Cloridrato de ticlopidina® (Biosintética)**, comprimidos revestidos de 250 mg, embalagem com 30 comprimidos. *Uso oral. Uso adulto*
- **Cloridrato de ticlopidina® (Medley)**, comprimidos revestidos de 250 mg, embalagem com 30 comprimidos. *Uso oral. Uso adulto*
- **Cloridrato de ticlopidina® (Merck)**, comprimidos revestidos de 250 mg, embalagem com 30 comprimidos. *Uso oral. Uso adulto*
- **Plaketar® (Biolab Sanus)**, comprimidos revestidos de 250 mg, caixas com 20 e 30 comprimidos. *Uso oral. Uso adulto*
- **Ticlid® (Sanofi-Aventis)**, comprimidos revestidos de 250 mg, cartucho com 20 comprimidos. *Uso oral. Uso adulto*
- **Ticlobal® (Baldacci)**, comprimidos revestidos de 250 mg, cartucho com 30 comprimidos. *Uso oral. Uso adulto.*

Ticagrelor

Ticagrelor pertence à classe química das ciclopentiltriazolopirimidinas. Esse agente é ativo por via oral. Ao contrário do clopidogrel, não é uma pró-droga e não precisa de ativação metabólica. Além disso, seu efeito antiagregante é mais intenso, rápido e consistente do que o induzido pelo clopidogrel.

Indicação	• Prevenção de eventos trombóticos (p. ex., AVC, IAM) em pacientes com síndrome coronariana aguda com ou sem elevação do segmento ST (independentemente do conhecimento da anatomia coronariana)
Mecanismo de ação	• Antagonista seletivo e reversível do receptor de ADP (difosfato de adenosina)
Posologia	• Iniciar com dose única de 180 mg, seguida por 90 mg 2 vezes/dia (associado a ácido acetilsalicílico)
Absorção	• Absorção rápida a partir do intestino, com biodisponibilidade de 36%
Início da ação	• Efeito máximo 2 h após dose de ataque
Duração da ação	• 7 h, enquanto seu metabólito ativo tem meia-vida de 9 h
Metabolismo	• Hepático
Eliminação	• 58% nas fezes e 26% na urina

(continua)

Ticagrelor (continuação)

Contraindicação	• Associação com terapia trombolítica ou pacientes não reperfundidos (não há estudos) • Sangramento ativo; insuficiência hepática moderada/grave; histórico de hemorragia intracraniana; uso concomitante de agentes inibidores de CYP3A4 (p. ex., cetoconazol, claritromicina, ritonavir, atazanavir); plaquetopenia importante; alergia ao ticagrelor; diálise (não há estudos)
Interações medicamentosas	• Abciximabe: aumento do risco de sangramento • Ácido acetilsalicílico: redução dos efeitos do ticagrelor quando a dose diária de ácido acetilsalicílico é superior a 100 a 150 mg • Apixabana: aumento do risco de sangramento • Carbamazepina: redução da concentração plasmática do ticagrelor • Dexametasona: redução da concentração plasmática do ticagrelor • Fenobarbital: redução da concentração plasmática do ticagrelor • Fenitoína: redução da concentração plasmática do ticagrelor • Rifampicina: redução da concentração plasmática do ticagrelor • Hipérico (fitoterápico): redução da concentração plasmática do ticagrelor
Efeitos adversos	• Sangramento, náuseas e/ou vômitos, diarreia, pausas ventriculares
Alerta	• Deve ser suspenso 5 dias antes de intervenção cirúrgica • Os comprimidos contêm manitol – usar com cautela em diabéticos • Classe C na gravidez

Apresentação comercial
- **Brilinta® (AstraZeneca)**, comprimidos revestidos de 90 mg, embalagens com 20, 30 ou 60 comprimidos. *Uso oral. Uso adulto.*

Abciximabe

Este antiagregante plaquetário foi o primeiro inibidor da glicoproteína IIb/IIIa aprovada pela FDA em 1994. Só é comercializado para uso injetável. Seu início de ação é rápido e a função plaquetária é reduzida em até 90% em apenas duas horas. Seus efeitos podem persistir por até 10 dias após a sua interrupção.

Indicação	• Em adultos, como auxiliar da heparina e do ácido acetilsalicílico (AAS®) na prevenção de complicações cardíacas em pacientes:
	  ◦ Submetidos a cateterismo cardíaco (angioplastia com balão ou com *stent* e aterectomia)
	  ◦ Com angina instável que não cede com a aplicação de medicamentos habituais, quando se planeja cateterismo para desobstrução coronariana em até 24 h

Mecanismo de ação	• Trata-se de um fragmento Fab do anticorpo monoclonal humano-murino quimérico 7E3 que se liga aos receptores da glicoproteína IIb/IIIa nas plaquetas, impedindo assim que o fibrinogênio, o fator de von Willebrand e outros procoagulantes ativem as plaquetas
Posologia	• A dose recomendada para adultos é um *bolus* IV de 0,25 mg/kg, seguida imediatamente por infusão IV contínua de 0,125 mcg/kg/min (até um máximo de 10 mcg/min)
Início da ação	• Rápido; a agregação plaquetária é reduzida a menos de 20% do valor basal em 10 min
Duração da ação	• Até 72 h para restauração da hemostasia normal
Metabolismo	• Mais provavelmente metabolizado por opsonização via sistema reticuloendotelial quando ligado às plaquetas
Eliminação	• Renal
Contraindicação	• Sangramento ativo; traumatismo recente; cirurgia recente; trombocitopenia (menos de 100.000/mℓ); insuficiência hepática; vasculite; retinopatia hipertensiva; nefropatia grave que exija hemodiálise (não há estudos)
Interações medicamentosas	• Heparina: aumento do risco de sangramento • *Ginkgo biloba*: aumento do risco de sangramento • Tanaceto: aumento do risco de sangramento • *Salix alba* (salgueiro-branco): aumento do risco de sangramento porque contém salicilato
Efeitos adversos	• Sangramento anormal em qualquer órgão do corpo (sangramento importante ocorre em aproximadamente 10% dos pacientes) • Hipotensão (secundária a perda sanguínea); trombocitopenia (mais de 5% dos pacientes); dorsalgia e dor torácica (em 11 a 18% dos pacientes)
Alerta	• Pacientes que já foram tratados com abciximabe correm maior risco de anafilaxia e trombocitopenia quando recebem um segundo tratamento • Abciximabe não deve ser usado quando dextrana IV foi infundido antes ou durante intervenção coronariana percutânea (risco muito aumentado de sangramento) • Durante a gravidez, os estudos em animais não mostraram efeitos adversos nos fetos e não existem estudos adequados e bem controlados em seres humanos, mas os benefícios potenciais podem justificar seu uso em gestantes apesar dos riscos potenciais

IMPORTANTE
O uso de abciximabe deve ser efetuado exclusivamente por profissionais da área de saúde devidamente habilitados e em estabelecimentos de saúde.

Apresentação comercial

- **ReoPro® (Lilly)**, solução transparente, incolor, estéril e não pirogênica com concentração de 2 mg/mℓ de abciximabe. O pH da solução tamponada é de 7,2. Não são adicionados conservantes. É apresentado em frascos de dose única de 5 mℓ. Uso intravenoso. Uso adulto.

Tirofibana

Trata-se de um antagonista não peptídico, extremamente seletivo e reversível, dos receptores da glicoproteína IIb/IIIa. É um derivado sintético usado IV.

Indicação	• Em combinação com heparina, é indicada para pacientes com angina instável ou infarto do miocárdio sem elevação do segmento ST (IMSEST) para prevenir a ocorrência de eventos cardíacos isquêmicos • Indicada para pacientes com síndromes coronarianas isquêmicas submetidos a angioplastia coronariana ou aterectomia para prevenir complicações coronarianas isquêmicas
Mecanismo de ação	• Impede a ligação do fibrinogênio ao receptor da glicoproteína IIb/IIIa IIb/IIIa, bloqueando desse modo a ligação cruzada das plaquetas e a agregação plaquetária
Posologia	• Angina instável ou IAM sem elevação do segmento ST: a tirofibana deve ser administrada IV, em associação com heparina, na velocidade de infusão inicial de 0,4 mcg/kg/min durante 30 min, seguida por infusão de manutenção de 0,1 mcg/kg/min (recomenda-se uso de bomba de infusão) • Reduzir a dose em 50% em pacientes com CrCl < 30 mℓ/min
Início da ação	• Rápido, 90% de inibição da agregação plaquetária ao final da infusão IV de ataque
Duração da ação	• Curta, a função plaquetária geralmente é restaurada 4 a 8 h após a interrupção da infusão
Metabolismo	• Aparentemente limitado
Eliminação	• Renal, com cerca de 65% da dose administrada sendo eliminada na urina e cerca de 25% nas fezes
Contraindicação	• Alergia a tirofibana; hemorragia interna ativa; hemorragia intracraniana prévia; neoplasia intracraniana; malformação arteriovenosa; aneurisma; trombocitopenia quando de uso anterior de tirofibana
Interações medicamentosas	• Ácido acetilsalicílico: aumento da ocorrência de sangramento • Clopidogrel: aumento do risco de sangramento, sobretudo em acessos arteriais • Dipiridamol: aumento do risco de sangramento, sobretudo em acessos arteriais • Heparina: aumento da ocorrência de sangramento • Uroquinase: aumento da frequência de complicações hemorrpagicas importantes, inclusive hemorragia intracraniana, sangramento retroperitoneal, hemorragia digestiva, sangramento geniturinário
Efeitos adversos	• Hemorragia (intracraniana, retroperitoneal, hemopericárdio, pulmonar (alveolar) e hematoma espinoepidural) • Plaquetopenia aguda e/ou grave que pode se acompanhar de calafrios, febre baixa ou complicações hemorrágicas • Reações alérgicas graves, inclusive anafiláticas (os casos relatados ocorreram durante o primeiro dia de infusão de tirofibana, durante o tratamento inicial e durante a readministração de tirofibana)

Alerta	• Usar com extrema cautela nas seguintes situações:
	  ◦ Hemorragias recentes (< 1 ano), inclusive hemorragia digestiva ou geniturinária clinicamente importante
	  ◦ Coagulopatia conhecida, distúrbios plaquetários ou histórico de trombocitopenia
	  ◦ Contagem de plaquetas < 150.000/mm^3
	  ◦ Doença vascular cerebral no ano precedente
	  ◦ Intervenções cirúrgicas de grande porte ou traumatismo físico importante no mês anterior
	  ◦ Histórico, manifestações clínicas ou achados sugestivos de dissecção da aorta
	  ◦ Hipertensão arterial grave (PAS > 180 mmHg e/ou PAD > 110 mmHg)
	  ◦ Pericardite aguda
	  ◦ Retinopatia hemorrágica
	  ◦ Hemodiálise crônica
	• Pode ser infundida no mesmo cateter venoso com sulfato de atropina, dobutamina, dopamina, epinefrina, furosemida, lidocaína, midazolam, morfina, cloreto de potássio, propranolol e famotidina
	• Classe B na gravidez

IMPORTANTE

Uso restrito a hospitais.

Apresentação comercial

- **Agrastat® (Aspen Pharma),** frasco-ampola com 50 ml de solução concentrada de tirofibana base para administração intravenosa, na concentração de 25 mg (250 mcg) por ml. *O conteúdo do frasco de solução concentrada deve ser diluído antes da administração* (retire 50 ml de um frasco estéril de 250 ml de solução salina estéril a 0,9% ou de soro glicosado a 5% e substitua por 50 ml de da solução concentrada para obter a concentração de 50 microgramas/ml; misture bem antes da administração e toda a solução IV que não for utilizada deve ser descartada). *Uso adulto.*

Claudicação intermitente

Claudicação intermitente consiste em dor em caráter de câimbras nos membros que ocorrem durante esforço fíco, sobretudo caminhadas. A dor é consequente a fluxo sanguíneo insuficiente para os membros inferiores (doença arterial periférica [DAP]). Na verdade, a claudicação intermitente é o sintoma mais proeminente de arteriopatia periférica – cerca de 1/3 a 50% com DAP têm claudicação intermitente.

Vale mencionar que não há desconforto na posição ortostática. Como a artéria comprometida mais frequentemente é a artéria poplítea, a dor é mais comum nos músculos das panturrilhas. A dor é unilateral em 40% dos pacientes e bilateral em 60% dos pacientes.

Os principais fatores de risco são hipertensão arterial, diabetes melito, hiperlipidemia e tabagismo.

A dor e o desconforto variam de uma pessoa para outra. A intensidade depende do grau de obstrução das artérias, do número de artérias obstruídas, do número de vasos secundários (colaterais) existentes, do fato de a pessoa fumar ou não, de ser ou não diabética.

A maioria das pessoas com claudicação intermitente é tratada clinicamente: redução dos fatores de risco, programas de exercício físico, abandono do tabagismo e medicação para aumentar a distância percorrida.

Pentoxifilina

Este agente hemorreológico é um derivado dimetilxantínico sintético, estruturalmente relacionado com a teofilina e a cafeína, que inibe a fosfodiesterase e modifica a reologia do sangue. A pentoxifilina melhora o fluxo sanguíneo ao aumentar a flexibilidade dos eritrócitos, além de inibir a agregação plaquetária. A pentoxifilina também modula a atividade imunológica ao estimular a produção de citocinas.

Indicação	• Alívio da dor e aumento da distância caminhada antes do surgimento de dor na claudicação intermitente (doença arterial periférica) • Manejo de insuficiência vascular cerebral, doença falciforme e neuropatia diabética • Distúrbios circulatórios do olho ou da orelha interna associados a processos vasculares degenerativos e a comprometimento da visão ou da audição
Mecanismo de ação	• Inibição da fosfodiesterase eritrocitária com consequente aumento da atividade do cAMP eritrocitário. A membrana eritrocitária torna-se mais resistente à deformação. Além disso, reduz a viscosidade sanguínea ao diminuir as concentrações plasmáticas de fibrinogênio e aumentar a atividade fibrinolítica. Também é um antagonista não seletivo dos receptores de adenosina e reduz a adesividade dos leucócitos ao endotélio
Posologia	• VO: 400 mg 3 vezes/dia, às refeições • A dose diária da solução injetável não deve exceder 1.200 mg de pentoxifilina e a dose individual pode ser baseada na fórmula: 0,6 mg de pentoxifilina/kg de peso corporal/hora (0,6 mg/kg/hora). A dose diária calculada desta forma seria de 1.000 mg de pentoxifilina para um paciente com 70 kg e de 1.150 mg de pentoxifilina para um paciente com 80 kg • Se CrCl < 30 ml/min, reduzir a dose injetável em 30 a 50%
Absorção	• Rápida e quase completa após administração oral. Sofre efeito de primeira passagem e os vários metabólitos aparecem no plasma logo após a ingestão
Início da ação	• Níveis plasmáticos máximos são alcançados em 1 h
Duração da ação	• Aproximadamente 8 h
Metabolismo	• Hepático
Eliminação	• Mais de 90% são eliminados por via renal na forma de metabólitos polares hidrossolúveis não conjugados
Contraindicação	• Alergia à pentoxifilina, a outras metilxantinas ou a algum de seus excipientes • Hemorragias maciças (risco de aumento da hemorragia) • Hemorragia retiniana extensa (risco de aumento da hemorragia) • Gravidez; crianças
Interações medicamentosas	• Ácido acetilsalicílico: aumenta o risco de sangramento • Acebutolol: aumenta o efeito hipotensor desse betabloqueador • Amilorida: aumenta o efeito hipotensor • Atenolol: aumenta o efeito hipotensor desse betabloqueador • Aminofilina: aumenta a concentração sérica da aminofilina • Anlodipino: aumenta o efeito hipotensor • Intensificação do efeito hipoglicemiante da insulina e dos hipoglicemiantes orais

(continua)

Pentoxifilina (continuação)

Efeitos adversos	• Rubor facial com sensação de calor e distúrbios gastrintestinais como sensação de pressão gástrica, plenitude, náuseas, vômitos ou diarreia quando doses são infundidas ou quando a infusão IV é rápida

Alerta	• Monitoramento cuidadoso é necessário nos seguintes casos:
	  ○ Arritmia cardíaca grave
	  ○ Infarto agudo do miocárdio
	  ○ Hipotensão
	  ○ Comprometimento da função renal (*clearance* de creatinina inferior a 30 mℓ/min)
	  ○ Comprometimento grave da função hepática
	  ○ Uso de anticoagulantes
	  ○ Distúrbios na coagulação
	• Classe B na gravidez

IMPORTANTE

A solução injetável é para uso em adulto e restrito a hospitais.

Apresentação comercial

- **Pentoxifilina® (Germed)**, comprimidos revestidos de liberação prolongada de 400 mg e 600 mg. Embalagem contendo 20 ou 30 comprimidos revestidos de liberação prolongada de 400 mg. Embalagem contendo 20 comprimidos revestidos de liberação prolongada de 600 mg. *Uso oral. Uso adulto*
- **Pentoxifilina® (Medley)**, comprimidos revestidos, embalagem com 30 comprimidos revestidos. Cada comprimido revestido de liberação prolongada contém 400 mg de pentoxifilina. *Uso oral. Uso adulto e pediátrico*
- **Trental® (Sanofi-Aventis)**, drágeas de 400 mg, caixas com 20 drágeas. *Uso oral. Uso adulto*
- **Trental® injetável (Sanofi-Aventis)**, solução injetável, embalagem com 5 ou 50 ampolas de 5 mℓ (20 mg de pentoxifilina/mℓ). *Uso intravenoso. Uso adulto*
- **Vascer® (União Química)**, comprimido revestido com 400 mg de pentoxifilina, caixa com 20 comprimidos revestidos; solução injetável, caixa com 50 ampolas de 5 mℓ 20 mg de pentoxifilina por mℓ). *Uso intravenoso. Uso adulto.*

■ Classificação de Vaughan-Williams

Muitos medicamentos são usados como anti-hipertensivos e como antiarrítmicos. O esquema de classificação mais usado atualmente é o de Vaughan-Williams, que se baseia no agrupamento dos agentes segundo seu efeito geral:
- Classe I: bloqueadores dos canais rápidos de sódio
  ○ Ia: quinidina, procainamida, disopiramida
  ○ Ib: lidocaína, fenitoína, mexiletina
  ○ Ic: flecainida, propafenona, moricizina
- Classe II: betabloqueadores
  ○ Propranolol
  ○ Esmolol
  ○ Timolol
  ○ Metoprolol
  ○ Atenolol
- Classe III: bloqueadores dos canais de potássio
  ○ Amiodarona
  ○ Sotalol
  ○ Ibutilida
  ○ Dofetilida
- Classe IV: bloqueadores dos canais lentos de cálcio
  ○ Verapamil
  ○ Diltiazem
- Classe V: mecanismo variável
  ○ Adenosina
  ○ Digoxina
  ○ Sulfato de magnésio.

Hipertensão arterial

A prevalência de hipertensão arterial é alta e, infelizmente, as taxas de controle são baixas. A hipertensão arterial é um dos principais problemas de saúde pública. A taxa de mortalidade por doença cardiovascular aumenta de modo progressivo, linear e contínuo com a elevação dos níveis tensionais a partir de 115/75 mmHg. Em 2001 aproximadamente 7.600.000 das mortes em todo o planeta foram consequentes a hipertensão arterial (54% em decorrência de acidente vascular cerebral e 47% em decorrência de cardiopatia isquêmica). No Brasil as doenças cardiovasculares são uma causa importante de morte (Quadro 3.2).

IMPORTANTE

Braçadeiras de esfigmomanômetro mais longas e largas são necessárias para a aferição da PA de obesos para que não haja superestimação dos níveis tensionais. Quando os braços tiverem circunferência superior a 50 cm e não houver braçadeira de tamanho apropriado, a aferição pode ser feita no antebraço e o pulso arterial auscultado deve ser o radial.

QUADRO 3.2 Classificação da pressão arterial de acordo com a medida casual no consultório (> 18 anos) (baseada nas VI Diretrizes Brasileiras de Hipertensão).

Classificação	Pressão sistólica (mmHg)	Pressão diastólica (mmHg)
Ótima	< 120	< 80
Normal	< 130	< 85
Limítrofe*	130 a 139	85 a 89
Hipertensão arterial, estágio 1	140 a 159	90 a 99
Hipertensão arterial, estágio 2	160 a 179	100 a 109
Hipertensão arterial, estágio 3	≥ 180	≥ 110
Hipertensão sistólica isolada	≥ 140	< 90

Quando as pressões sistólica e diastólica pertencerem a categorias diferentes, a maior deve ser utilizada para classificação da pressão arterial. *Pressão normal-alta ou pré-hipertensão são termos que se equivalem na literatura.

Muitos agentes terapêuticos podem ser usados no manejo farmacológico da hipertensão arterial. A recomendação geral do JNC-7 (Seventh Report of the Joint Committee on Prevention, Detection, Evaluation, and Treatment of High Blood Pressure) é começar com um diurético tiazídico para os hipertensos no estágio 1 sem outras indicações clínicas. Outras opções aceitáveis são inibidores da enzima conversora da angiotensina (IECA), bloqueadores dos canais de cálcio, bloqueadores dos receptores de angiotensina (BRA) e betabloqueadores (Quadro 3.3).

QUADRO 3.3 Classificação dos anti-hipertensivos.

Fármaco	Nome
Diuréticos tiazídicos	Clorotiazida Clortalidona Hidroclorotiazida Indapamida
Diurético de alça	Furosemida
Diuréticos poupadores de potássio	Amilorida Trianterene Espironolactona
Bloqueadores dos receptores de aldosterona	Eplerenona
Betabloqueadores	Atenolol Bisoprolol Metoprolol Nadolol Propranolol
Betabloqueadores com atividade simpaticomimética intrínseca	Acebutolol Pindolol
Betabloqueador com ação alfabloqueadora	Carvedilol
IECA	Benazepril Captopril Enalapril Fosinopril Lisinopril Perindopril Quinapril Ramipril
Antagonistas do receptor AT1 da angiotensina II	Candesartana Irbesartana Losartana Olmesartana Telmisartana Valsartana
Bloqueadores dos canais de cálcio Não di-hidropiridínicos Di-hidropiridínicos	 Diltiazem Verapamil Anlodipino Felodipino Isradipino Nicardipino
Bloqueadores alfa-1	Doxazosina Prazosina
Agonistas alfa-2 centrais e outros agentes de ação central	Clonidina Metildopa Reserpina
Vasodilatadores diretos	Hidralazina Minoxidil
Bloqueadores de renina	Alisquireno

IMPORTANTE

O envelhecimento provoca algumas alterações dignas de nota na pressão arterial. É muito comum o achado do hiato auscultatório (desaparecimento dos sons de Korotkoff durante o esvaziamento da braçadeira do esfigmomanômetro) que resulta em valores falsamente baixos da pressão sistólica ou falsamente altos da pressão diastólica. A fibrilação atrial também dificulta a aferição da pressão arterial nos adultos mais velhos. A pseudo-hipertensão, associada à aterosclerose, pode ser detectada pela manobra de Osler. Também ocorrem "hipertensão do jaleco", hipotensão ortostática e hipotensão pós-prandial.

Inibidores da enzima conversora da angiotensina

Os inibidores da enzima conversora da angiotensina (IECA) foram detectados pela primeira vez no veneno de serpentes na década de 1960 e são usados para o tratamento da hipertensão arterial desde a década de 1980.

Esses agentes inibem a conversão da angiotensina I em angiotensina II, resultando em redução dos níveis de pressão arterial porque existe menos ativação simpática e, portanto, menos resistência periférica. Além disso, a redução da secreção de aldosterona reduz o volume sanguíneo, com consequente redução dos níveis tensionais.

As pesquisas mostram claramente que os IECA conseguem alentecer a evolução da insuficiência cardíaca e reduzir a taxa de mortalidade associada à mesma. Muito provavelmente isso se deve à redução dos níveis tensionais sistêmicos e à reversão das alterações estruturais induzidas pela angiotensina II. Por causa de sua relativa segurança, esses agentes substituíram a digoxina como agentes de primeira linha para o tratamento da insuficiência cardíaca.

Além disso, a pesquisa mostrou efeitos benéficos bem definidos da prescrição de IECA para pessoas que sofreram recentemente um infarto agudo do miocárdio.

Todos os IECA têm indicações de uso e perfis de efeitos adversos muito semelhantes. Todos são indicados para tratamento de hipertensão arterial e alguns são prescritos também para tratamento de insuficiência cardíaca e do infarto agudo do miocárdio. Alguns IECA são prescritos para profilaxia de doença cardiovascular.

Com exceção do enalaprilato, todos os IECA são administrados por via oral e quase todos podem ser usados 1 vez/dia. Muitos IECA são pró-drogas que são convertidas em metabólitos ativos por enzimas hepáticas. Da mesma forma, a maioria dos IECA é eliminada por via renal, exigindo redução da dose em caso de insuficiência renal importante.

A baixa incidência de efeitos adversos é um dos motivos de seu uso disseminado. Todavia, hipotensão ortostática significativa após as primeiras doses pode ocorrer em pacientes seguindo dietas hipossódicas e em pacientes com insuficiência cardíaca. Hiperpotassemia pode ocorrer; entretanto, é mais frequente em diabéticos, nefropatas e indivíduos que fazem uso de suplementos de potássio ou de diuréticos poupadores de potássio (p. ex., espironolactona). Aproximadamente 5 a 20% dos pacientes em uso de IECA apresentam tosse seca e persistente.

O efeito mais grave, embora raro, dos IECA é o angioedema. O angioedema ocorre mais frequentemente algumas horas após a primeira dose do IECA, embora também possa ocorrer após alguns dias de uso.

Todos os IECA podem provocar malformações fetais, sendo descontinuados assim que é detectada a gravidez.

IMPORTANTE

Embora os IECA não reduzam diretamente a glicemia, eles aumentam a sensibilidade do corpo à insulina visto que promovem a liberação de insulina e a captação de glicose pelos tecidos periféricos.

Benazepril

Inibidor da enzima conversora da angiotensina. Trata-se de uma pró-droga que é hidrolisada por esterases na sua forma ativa, o benazeprilato.

Indicação	• Tratamento de hipertensão arterial e insuficiência renal crônica progressiva (pode ou não ser associado a diuréticos tiazídicos)
Mecanismo de ação	• Inibidor da enzima conversora da angiotensina
Posologia	• A dose inicial para adultos que NÃO estão em uso de diurético é de 10 mg 1 vez/dia. A dose de manutenção varia entre 20 e 40 mg/dia (dose única ou 2 doses iguais) • A dose inicial recomendada para crianças é de 0,2 mg/kg 1 vez/dia
Absorção	• Rápida após administração oral, concentrações plasmáticas máximas são atingidas em 30 a 60 min
Início da ação	• 1 h
Duração da ação	• 24 h
Metabolismo	• Hepático
Eliminação	• Renal (primária) • Biliar (secundária)
Contraindicação	• Alergia ao benazepril ou ao excipiente dos comprimidos (dióxido de silício, óleo de rícino, lactose, crospovidona, hipromelose, óxido férrico amarelo, amido, macrogol, talco, celulose microcristalina e dióxido de titânio). Reações não usuais ou alérgicas associadas aos IECA • Gestante ou mulher que pretenda engravidar • Intolerância à glicose ou diabetes melito do tipo 2 enquanto em uso de alisquireno • Crianças com menos de 6 anos de idade • Paciente com histórico de angioedema não induzido por IECA • Crianças com lesão de artéria renal unilateral/bilateral ou lesão estenótica em rim único • Lactação
Interações medicamentosas	• Alopurinol: aumenta o risco de graves reações de hipersensibilidade, neutropenia e agranulocitose • Amilorida: aumenta o risco de hiperpotassemia • Candesartana: aumenta o risco de hiperpotassemia, hipotensão, síncope e disfunção renal (efeitos aditivos sobre o sistema renina-angiotensina) • Espironolactona: aumenta o risco de hiperpotassemia • Losartana: aumenta o risco de hiperpotassemia, hipotensão, síncope e disfunção renal (efeitos aditivos sobre o sistema renina-angiotensina) • Tizanidina: aumenta o risco de hipotensão
Efeitos adversos	• Reações comuns (entre 1 e 10%): hipotensão postural; tosse (seca, não produtiva, principalmente à noite, contínua); desconforto gástrico; taquicardia; rubor; cefaleia; astenia; poliuria; prurido; fotossensibilidade
Alerta	• Classe D na gravidez

Apresentação comercial

- **Lotensin® 5 mg (Novartis)**, comprimidos revestidos de 5 mg, embalagem contendo 30 comprimidos revestidos
- **Lotensin® 10 mg (Novartis)**, comprimidos revestidos de 10 mg de cloridrato de benazepril, embalagens contendo 14 ou 30 comprimidos revestidos. *Uso oral. Uso adulto*
- **Cloridrato de benazepril + hidroclorotiazida**
  - **Lotensin® H (Novartis)**, embalagens com 30 comprimidos de 5 mg de cloridrato de benazepril e 6,25 de hidroclorotiazida; embalagens de 30 comprimidos de 10 mg de cloridrato de benazepril e 12,5 mg de hidroclorotiazida. *Uso oral. Uso adulto*
- **Cloridrato de benazepril + besilato de anlodipino**
  - **Press plus® (Biolab)**, cápsulas, caixas com 30 cápsulas de 10 mg de cloridrato de benazepril + 2,5 mg de anlodipino; caixas com 30 cápsulas com 20 mg de cloridrato de benazepril + 5,0 mg de anlodipino. *Uso oral. Uso adulto.*

Captopril

Foi o primeiro IECA comercializado. Sua meia-vida é curta, exigindo a prescrição de mais de uma dose ao dia.

Indicação	• Tratamento de hipertensão arterial • Tratamento de insuficiência cardíaca • Tratamento de disfunção ventricular esquerda pós-IAM • Tratamento de nefropatia diabética
Mecanismo de ação	• Potente inibidor competitivo da enzima conversora da angiotensina

Posologia	• Hipertensão arterial:
	  ◦ Dose inicial de 50 mg 1 vez/dia ou 25 mg 2 vezes/dia
	• Insuficiência cardíaca:
	  ◦ 6,25 mg ou 12,5 mg 2 ou 3 vezes/dia (em uso de diuréticos)
	• IAM:
	  ◦ A terapia é iniciada 3 dias após o IAM, com 6,25 mg e aumentada até atingir uma dose final de 150 mg/dia
	• Nefropatia diabética:
	  ◦ 75 mg a 100 mg em doses fracionadas

Absorção	• 60 a 75% em jejum (os alimentos reduzem a absorção em 25 a 40%)
Início da ação	• 15 a 30 min
Duração da ação	• 6 a 12 h
Metabolismo	• Hepático
Eliminação	• Renal
Contraindicação	• Hipersensibilidade ao captopril ou outros IECA
Interações medicamentosas	• Alisquireno: aumenta o risco de hiperpotassemia • Alopurinol: aumenta o risco de graves reações de hipersensibilidade, neutropenia e agranulocitose • Amilorida: aumenta o risco de hiperpotassemia • AINE: diminui o efeito do captopril • Candesartana: aumenta o risco de hiperpotassemia, hipotensão, síncope e disfunção renal (efeitos aditivos sobre o sistema renina-angiotensina) • Espironolactona: aumenta o risco de hiperpotassemia • Lítio: aumenta o risco de intoxicação por lítio • Losartana: aumenta o risco de hiperpotassemia, hipotensão, síncope e disfunção renal (efeitos aditivos sobre o sistema renina-angiotensina) • Tizanidina: aumenta o risco de hipotensão
Efeitos adversos	• Erupção cutânea dose-dependente (geralmente maculopapular), alterações do paladar, hipotensão, epigastralgia, tosse seca (principalmente à noite), angioedema
Alerta	• Não usar durante gravidez

Apresentação comercial

- **Capobal® (Baldacci)**, comprimidos de 25 mg de captopril, embalagem com 30 comprimidos. *Uso oral. Uso adulto*
- **Capoten® (Bristol-Myers Squibb)**, comprimidos brancos: quadrados com dois cortes (bissulcados) de 25 mg de captopril, apresentados em cartuchos com 30 comprimidos de captopril; e ovais com um corte (sulco) de 50 mg de captopril, apresentados em cartuchos com 30 comprimidos. *Uso oral. Uso adulto*
- **Capotrat® (União Química)**, comprimido de 25 mg de captopril, caixas com 30 e 500 comprimidos; comprimido de 50 mg, caixas com 30 e 500 comprimidos. *Uso oral. Uso adulto*
- **Captopril® (Biosintética)**, comprimidos de 12,5 mg, 25 mg e 50 mg de captopril em embalagens com 30 comprimidos. *Uso oral. Uso adulto*
- **Captopril® (Cristália)**, comprimidos de 12,5 mg, 25 mg e 50 mg de captopril em embalagens com 30 comprimidos; comprimidos de 25 mg em embalagem fracionável com 100 comprimidos. *Uso oral. Uso adulto*
- **Captopril® (Eurofarma)**, comprimidos de 12,5 mg de captopril, embalagens contendo 30 comprimidos; comprimidos de 25 mg de captopril, embalagens contendo 28 ou 30 comprimidos; comprimidos de 50 mg de captopril, embalagens contendo 28 ou 30 comprimidos. *Uso oral. Uso adulto*
- **Captopril® (Germed)**, comprimidos de 50 mg, embalagem com 30 comprimidos. *Uso oral. Uso adulto*
- **Captopril® (Medley)**, comprimidos de 12,5 mg de captopril, embalagem com 30 comprimidos; comprimidos de 25 mg e 50 mg de captopril, embalagens com 30 ou 60 comprimidos. *Uso oral. Uso adulto*
- **Captopril® (Prati-Donaduzzi)**, comprimidos de 12,5 mg, 25 mg e 50 mg de captopril, em embalagens contendo 15, 30, 160, 200, 280 e 400 comprimidos. *Uso oral. Uso adulto*
- **Captopril® (Sandoz)**, comprimidos de 12,5 mg de captopril, embalagem contendo 30 comprimidos; comprimidos de 25 mg de captopril, embalagem contendo 30 ou 60 comprimidos; comprimidos de 50 mg de captopril, embalagem contendo 30 ou 60 comprimidos. *Uso oral. Uso adulto*
- **Captotec® (Sandoz)**, comprimidos de 12,5 mg de captopril, embalagem contendo 30 comprimidos; comprimidos de 25 mg de captopril, embalagem contendo 30 ou 60 comprimidos; comprimidos de 50 mg de captopril, embalagem contendo 30 comprimidos. *Uso oral. Uso adulto*

- **Hipoten® (Sanval)**, comprimidos, caixa com 20 e 500 comprimidos de 25 e 50 mg de captopril. *Uso oral. Uso adulto*
- **Captopril + hidroclorotiazida**
  - **Captopril + hidroclorotiazida® (Medley)**, comprimidos contendo 50 mg de captopril + 25 mg de hidroclorotiazida, embalagens contendo 16, 30 e 60 comprimidos. *Uso oral. Uso adulto*
- **Co-Labopril® (Laboris)**, comprimidos, com 50 mg de captopril e 25 mg de hidroclorotiazida em embalagens com 30 comprimidos. *Uso oral. Uso adulto*
- **Lopril-D® (Bristol-Myers Squibb)**, comprimidos divisíveis, com 50 mg de captopril e 25 mg de hidroclorotiazida em embalagens com 16 e 30 comprimidos. *Uso oral. Uso adulto.*

Enalapril

O enalapril pertence à classe de compostos orgânicos, conhecida como peptídios. Trata-se de uma pró-droga que é rapidamente metabolizada por esterases hepáticas a enalaprilato após administração oral. O enalapril tem pouca atividade farmacológica. O enalaprilato reduz os níveis pressóricos por meio de antagonismo dos efeitos do sistema renina-angiotensina-aldosterona (SRAA). O SRAA é um mecanismo homeostático de regulação do equilíbrio hidreletrolítico. Durante a estimulação simpática ou quando há redução do fluxo sanguíneo ou da pressão arterial renal, a renina é liberada pelas células granulares do aparelho justaglomerular nos rins.

Indicação	• Tratamento de hipertensão arterial • Tratamento de insuficiência cardíaca • Tratamento de disfunção ventricular esquerda assintomática pós-IAM
Mecanismo de ação	• Inibidor da enzima conversora da angiotensina
Posologia	Hipertensão arterial: • Dose inicial de 10 mg a 20 mg 1 vez/dia, com a dose máxima para uso prolongado de 40 mg/dia Insuficiência cardíaca: • Dose inicial recomendada de 2,5 mg/dia, com dose habitual para uso prolongado de 20 mg 1 vez/dia ou dividida em 2 tomadas
Absorção	• 55 a 75% da dose após administração oral
Início da ação	• 1 h
Duração da ação	• 24 h
Metabolismo	• Hepático
Eliminação	• Renal
Contraindicação	• Gestação (classe D)
Interações medicamentosas	• O uso de AINE reduz a ação anti-hipertensiva do enalapril e pode agravar nefropatia preexistente • O uso concomitante de lítio pode reduzir em elevação dos níveis séricos do lítio e exacerbação de seus efeitos tóxicos
Efeitos adversos	• Hipotensão, tosse seca persistente
Alerta	• Usar com extrema cautela em pacientes com hiperpotassemia (risco de arritmias cardíacas) • Reduzir a dose em pacientes com insuficiência renal

Apresentação comercial

- **Angiopril® (Diffucap-Chemobras)**, comprimidos de 5 mg, 10 mg ou 20 mg de maleato de enalapril, cartuchos contendo 30 comprimidos; comprimidos de 20 mg de maleato de enalapril contendo 10 comprimidos. *Uso oral. Uso adulto e pediátrico a partir de 1 mês de idade*
- **Enalabal® (Baldacci)**, comprimidos de 5 mg de maleato de enalapril, caixa contendo 30 comprimidos amarelos em blíster; comprimidos de 10 mg de maleato de enalapril, caixa contendo 30 comprimidos vermelhos em blíster; comprimidos de 20 mg de maleato de enalapril, caixa contendo 30 comprimidos brancos em blíster. *Uso oral. Uso adulto e pediátrico a partir de 1 mês de idade*
- **Enaprotec® (Sandoz)**, comprimido de 5 mg de maleato de enalapril, embalagem contendo 30 comprimidos; comprimido de 10 mg de maleato de enalapril, embalagem contendo 30 comprimidos; comprimido de 20 mg de maleato de enalapril, embalagem contendo 30 comprimidos. *Uso oral. Uso adulto e pediátrico a partir de 1 mês de idade*
- **Eupressin® (Biosintética)**, comprimidos de 5 mg e 10 mg de maleato de enalapril, embalagens com 7 e 30 comprimidos; comprimidos de 20 mg de maleato de enalapril, embalagens com 30 comprimidos. *Uso oral. Uso adulto e pediátrico a partir de 1 mês de idade*
- **Maleato de enalapril® (Biosintética)**, comprimido de 5 mg de maleato de enalapril, embalagem contendo 30 comprimidos; comprimido de 10 mg de maleato de enalapril, embalagem contendo 30 comprimidos; comprimido de 20 mg de maleato de enalapril, embalagem contendo 30 comprimidos. *Uso oral. Uso adulto e pediátrico a partir de 1 mês de idade*
- **Maleato de enalapril® (Cristália)**, comprimido de 5 mg de maleato de enalapril, embalagem contendo 30 comprimidos; comprimido de 10 mg de maleato de enalapril, embalagem contendo 30 comprimidos; comprimido de 20 mg de maleato de enalapril, embalagem contendo 30 comprimidos. Há também embalagem com 500 comprimidos de 5 mg e 20 mg de maleato de enalapril. *Uso oral. Uso adulto e pediátrico a partir de 1 mês de idade*
- **Maleato de enalapril® (Germed)**, comprimido de 5 mg de maleato de enalapril, embalagem contendo 30 comprimidos; comprimido de 10 mg de maleato de enalapril, embalagem contendo 30 comprimidos; comprimido de 20 mg de maleato de enalapril, embalagem contendo 30 comprimidos. *Uso oral. Uso adulto e pediátrico a partir de 1 mês de idade*
- **Maleato de enalapril® (Medley)**, comprimido de 5 mg de maleato de enalapril, embalagem contendo 30 comprimidos; comprimido de 10 mg de maleato de enalapril, embalagem contendo 30 comprimidos; comprimido de 20 mg de maleato de enalapril, embalagem contendo 30 comprimidos. *Uso oral. Uso adulto e pediátrico a partir de 1 mês de idade*

- **Maleato de enalapril® (Nova Química)**, comprimido de 5 mg de maleato de enalapril, embalagem contendo 28 e 30 comprimidos; comprimido de 10 mg de maleato de enalapril, embalagem contendo 28 e 30 comprimidos; comprimido de 20 mg de maleato de enalapril, embalagens contendo 10, 28 e 30 comprimidos. *Uso oral. Uso adulto e pediátrico a partir de 1 mês de idade*
- **Maleato de enalapril® (Sandoz)**, comprimido de 5 mg de maleato de enalapril, embalagem contendo 30 comprimidos; comprimido de 10 mg de maleato de enalapril, embalagem contendo 30 comprimidos; comprimido de 20 mg de maleato de enalapril, embalagem contendo 30 comprimidos. *Uso oral. Uso adulto e pediátrico a partir de 1 mês de idade*
- **Renitec® (MSD)**, comprimidos de 5 mg, 10 mg e 20 mg de maleato de enalapril acondicionados em caixas com 30 comprimidos. *Uso oral. Uso adulto e pediátrico a partir de 1 mês de idade*
- **Vasopril® (Biolab Sanus)**, comprimidos de 5 mg de maleato de enalapril, caixa de 30 comprimidos; comprimidos de 10 mg de maleato de enalapril, caixa de 30 comprimidos; comprimidos de 20 mg de maleato de enalapril, caixa de 30 comprimidos. *Uso oral. Uso adulto e pediátrico a partir de 1 mês de idade*
- **Maleato de enalapril + hidroclorotiazida**
  - **Co-Renitec® 20/12,5 (MSD)**, comprimidos contendo 20 mg de maleato de enalapril + 12,5 mg de hidroclorotiazida, caixas com 30 comprimidos. *Uso oral. Uso adulto*
  - **Co-Renitec® 10/25 (MSD)**, comprimidos contendo 10 mg de maleato de enalapril + 25 mg de hidroclorotiazida, caixas com 30 comprimidos. *Uso oral. Uso adulto*
  - **Eupressin-H® (Biosintética)**, comprimidos de 10 mg de enalapril + 25 mg de hidroclorotiazida, embalagem com 30 comprimidos; comprimidos de 20 mg de enalapril + 12,5 mg de hidroclorotiazida, embalagens com 30 comprimidos. *Uso oral. Uso adulto*
  - **Maleato de enalapril/hidroclorotiazida® (Medley)**, comprimidos com 10 mg de enalapril + 25 mg de hidroclorotiazida, embalagens contendo 30 comprimidos; comprimidos com 20 de enalapril + 12,5 mg de hidroclorotiazida, embalagens contendo 30 comprimidos. *Uso oral. Uso adulto*
  - **Malena Hct® (Sigma Pharma)**, comprimidos com 10 mg de enalapril + 25 mg de hidroclorotiazida, embalagens contendo 10, 20, 30, 60, 70 e 80 comprimidos; comprimidos com 20 de enalapril + 12,5 mg de hidroclorotiazida, embalagens contendo 10, 20, 30, 60, 70 e 80 comprimidos. *Uso oral. Uso adulto*
  - **Vasopril® plus (Biolab Sanus)**, comprimido contendo 20 mg de enalapril + 12,5 mg de hidroclorotiazida, caixa com 30 comprimidos; comprimido contendo 10 mg de enalapril + 25 mg de hidroclorotiazida, caixa com 30 comprimidos. *Uso oral. Uso adulto*
- **Besilato de anlodipino + maleato de enalapril**
  - **Atmos® 2,5 + 10 mg (Eurofarma)**, cápsulas com 2,5 mg de besilato de anlodipino + 10 mg de maleato de enalapril, embalagens com 30 cápsulas. *Uso oral. Uso adulto*
  - **Atmos® 5 + 10 mg (Eurofarma)**, cápsulas com 5 mg de besilato de anlodipino + 10 mg de maleato de enalapril, embalagens com 30 cápsulas. *Uso oral. Uso adulto*
  - **Atmos® 5 + 20 mg (Eurofarma)**, cápsulas com 5 mg de besilato de anlodipino + 20 mg de maleato de enalapril, embalagens com 30 cápsulas. *Uso oral. Uso adulto*
  - **Sinergen® (Biosintética)**, cápsulas contendo 2,5 mg de besilato de anlodipino + 10 mg de enalapril, embalagem com 30 cápsulas; cápsulas com 5 mg de besilato de anlodipino + 10 mg de enalapril, embalagem com 30 cápsulas. *Uso oral. Uso adulto.*

Fosinopril

Trata-se de uma pró-droga que é metabolizada por enzimas hepáticas a sua forma ativa, fosinoprilato. Sua meia-vida prolongada possibilita a administração 1 vez/dia. Não é necessário ingerir às refeições. É excretado pelos rins e pelo fígado, não exigindo ajuste posológico em pacientes com insuficiência renal.

Indicação	• Tratamento de hipertensão arterial e insuficiência cardíaca
Mecanismo de ação	• Inibidor da ECA
Posologia	• 10 mg a 40 mg VO 1 vez/dia
Absorção	• O local primário de absorção é a parte proximal do intestino delgado. Os alimentos alentecem a absorção, mas não influenciam o volume absorvido
Início da ação	• 1 h
Duração da ação	• 24 h
Metabolismo	• Hepático
Eliminação	• Renal (cerca de 50%) • Biliar (cerca de 50%)
Contraindicação	• Hiperpotassemia, passado de angioedema
Interações medicamentosas	• Antiácidos: diminuição da absorção do fosinopril • Diuréticos: efeitos aditivos anti-hipertensivos • Lítio: elevação dos níveis séricos do lítio • Diuréticos poupadores de potássio, suplementos de potássio: aumento do risco de hiperpotassemia
Efeitos adversos	• Os mais comuns são hipotensão ortostática, tontura e cefaleia
Alerta	• Interromper o uso durante a gravidez

Apresentação comercial

- **Monopril® (Bristol-Myers Squibb)**, comprimidos de 10 mg de fosinopril sódico – cartuchos com 16 ou 30 comprimidos; comprimidos de 20 mg de fosinopril sódico – cartuchos com 30 comprimidos. *Uso oral. Uso adulto e pediátrico*
- **Fosinopril sódico + hidroclorotiazida**
  - **Monoplus® (Bristol-Myers Squibb)**, comprimidos com 10 mg de fosinopril sódico + 12,5 mg de hidroclorotiazida, embalagens com 16 e 30 comprimidos. *Uso oral. Uso adulto.*

Lisinopril

Ao contrário de muitos IECA, o lisinopril não é uma pró-droga. Embora o captopril seja o primeiro IECA comercializado, o lisinopril é muito prescrito por causa de sua ação mais prolongada que possibilita o uso 1 vez/dia. Como outros inibidores da enzima conversora da angiotensina, 2 a 3 semanas de uso podem ser necessárias para atingir resultados terapêuticos máximos.

Indicação	• Tratamento de hipertensão arterial, insuficiência cardíaca e IAM • Usado ocasionalmente para enxaqueca
Mecanismo de ação	• Ligação e inibição da enzima conversora da angiotensina
Posologia	• Hipertensão arterial: dose inicial recomendada de 10 mg. Com dose de manutenção de 20 mg/dia (sem diurético) • Hipertensão renovascular: dose inicial recomendada de 2,5 mg ou 5,0 mg • Insuficiência cardíaca congestiva: dose inicial recomendada de 5,0 mg (com diurético) • IAM: pode ser iniciado nas primeiras 24 h após o aparecimento dos sintomas, 5 mg VO, seguido por mais 5 mg após 24 h, 10 mg após 48 h e, depois, 10 mg 1 vez/dia. Usar doses mais baixas se a PA sistólica for igual ou inferior a 120 mmHg
Absorção	• 25 a 30% pelo sistema digestório
Início da ação	• 1 h, com efeito máximo em 6 a 8 h
Duração da ação	• 24 h, meia-vida de 12 h
Metabolismo	• Não sofre metabolismo, sendo excretado de modo inalterado na urina
Eliminação	• Totalmente eliminado na urina (inalterado)
Contraindicação	• Usar com extrema cautela em pacientes com hiperpotassemia • Passado de angioedema, insuficiência renal grave, crianças
Interações medicamentosas	• Indometacina e outros anti-inflamatórios não esteroides reduzem os efeitos do lisinopril e podem agravar nefropatia preexistente • O uso concomitante de *Crataegus* exacerba o efeito hipotensor
Efeitos adversos	• Tosse; sonolência; hipotensão ortostática; raramente ocorrem angioedema, agranulocitose e hepatotoxicidade
Alerta	• Não usar durante a gravidez (classe D)

Apresentação comercial

- **Lisinopril® (Medley)**, comprimidos de 5,4 mg, de lisinopril di-hidratado (correspondente a 5,0 mg de lisinopril anidro) em embalagem contendo 30 comprimidos; comprimidos de 10,89 mg de lisinopril di-hidratado (correspondente a 10,0 mg de lisinopril anidro), embalagem contendo 30 comprimidos; comprimidos de 21,78 mg, de lisinopril di-hidratado (correspondente a 20,0 mg de lisinopril anidro) embalagem contendo 30 comprimidos. *Uso oral. Uso adulto*
- **Lisinopril® (Sandoz)**, comprimidos de 5 mg, embalagem contendo 30 comprimidos; comprimidos de 10 mg, embalagem contendo 30 comprimidos; comprimidos de 20 mg, embalagem contendo 30 comprimidos. Uso oral. Uso adulto
- **Lisinovil® (Sandoz)**, comprimidos de 5 mg, embalagem contendo 30 comprimidos; comprimidos de 10 mg, embalagem contendo 30 comprimidos; comprimidos de 20 mg, embalagem contendo 30 comprimidos. *Uso oral. Uso adulto*
- **Lisopril® (Neo Química)**, comprimidos de 10 mg, embalagem contendo 30 comprimidos. *Uso oral. Uso adulto*
- **Listril® (Torrent do Brasil)**, comprimidos de 5 mg, embalagem contendo 30 comprimidos. *Uso oral. Uso adulto*
- **Listril® (Torrent do Brasil)**, comprimidos de 10 mg, embalagem contendo 30 comprimidos. *Uso oral. Uso adulto*
- **Lonipril® (Geolab)**, comprimidos de 10 mg, embalagem contendo 30 comprimidos. *Uso oral. Uso adulto*
- **Prinivil® (MSD)**, comprimidos de 5 mg; embalagem contendo 30 comprimidos; comprimidos de 10 mg, embalagem contendo 30 comprimidos; comprimidos de 20 mg, embalagem contendo 30 comprimidos. *Uso oral. Uso adulto*
- **Prilcor® (SigmaPharma)**, comprimidos revestidos de 5 mg, embalagem contendo 30 comprimidos; comprimidos revestidos de 10 mg, embalagem contendo 30 comprimidos; comprimidos revestidos de 20 mg, embalagem contendo 30 comprimidos. *Uso oral. Uso adulto*
- **Vasojet® (União Química)**, comprimidos de 5 mg, embalagem contendo 30 comprimidos; comprimidos de 10 mg, embalagem contendo 30 comprimidos
- **Zestril® (AstraZeneca)**, comprimidos de 5 mg, embalagem contendo 30 comprimidos; comprimidos de 10 mg, embalagem contendo 30 comprimidos; comprimidos de 20 mg, embalagem contendo 30 comprimidos. *Uso oral. Uso adulto*
- **Lisinopril + hidroclorotiazida**
  - **Lisoclor® (Neo Química)**, comprimidos contendo 20 mg de lisinopril + 12,5 mg de hidroclorotiazida, embalagem contendo 30 comprimidos. *Uso oral. Uso adulto*
  - **Lonipril-H® (Geolab)**, comprimidos contendo 20 mg de lisinopril + 12,5 mg de hidroclorotiazida. *Uso oral. Uso adulto*
  - **Prinzide® 10/25 (MSD)**, comprimidos contendo 10 mg de lisinopril + 12,5 mg de hidroclorotiazida, embalagem contendo 30 comprimidos. *Uso oral. Uso adulto*
  - **Prinzide® 20/12,5 (MSD)**, comprimidos contendo 20 mg de lisinopril + 12,5 mg de hidroclorotiazida, embalagem contendo 30 comprimidos
  - **Zestoretic® 20/12,5 (AstraZeneca)**, comprimidos contendo 20 mg de lisinopril + 12,5 mg de hidroclorotiazida; embalagem contendo 30 comprimidos. *Uso oral. Uso adulto.*

Perindopril

Esse IECA é uma pró-droga que é convertida por enzimas hepáticas em sua forma ativa, o perindoprilato. É importante mencionar que a ingestão às refeições reduz a sua biodisponibilidade em até 35%.

Indicação	• Tratamento de hipertensão arterial • Profilaxia de eventos cardiovasculares como IAM em pacientes com doença da artéria coronária (DAC)
Mecanismo de ação	• Inibição da enzima conversora da angiotensina
Posologia	• VO 4 a 8 mg/dia
Absorção	• Rápida, com concentrações plasmáticas máximas ocorrendo em aproximadamente 1 h • Biodisponibilidade em 65 a 75%
Início da ação	• 1 h
Duração da ação	• 24 h
Metabolismo	• Tecidual
Eliminação	• Renal
Contraindicação	• Hipersensibilidade • História pregressa de angioedema com o uso de IECA • CrCl < 30 ml/min
Interações medicamentosas	• Evitar uso concomitante com diuréticos poupadores de potássio (risco de hiperpotassemia) • O uso de AINE reduz o efeito hipotensor
Efeitos adversos	• *Muito comuns*: cefaleia, transtorno do humor e/ou do sono, astenia • Uma reação comum é a tosse • Elevação dos níveis de ureia, creatinina e potássio; diminuição do nível sanguíneo de hemoglobina
Alerta	• Descontinuar em caso de gravidez

Apresentação comercial

- **Coversyl® 4 mg (Servier)**, comprimidos em embalagens com 30 comprimidos. *Uso oral. Uso adulto*
- **Coversyl® 8 mg (Servier)**, comprimidos revestidos em embalagens com 15 e 30 comprimidos. *Uso oral. Uso adulto*
- **Pericor® (Torrent)**, comprimidos de 4 mg de perindoprol erbumina, em embalagens com 30 comprimidos. *Uso oral. Uso adulto*
- **Perindopril + indapamida**
  - **Coversyl® plus (Servier)**, comprimidos simples com 4 mg de perindopril + 1,25 mg de indapamida, embalagem contendo 30 comprimidos. *Uso oral. Uso adulto.*

Quinapril

Como outros IECA, trata-se de uma pró-droga que é convertida por enzimas hepáticas ao seu metabólito ativo, quinaprilato. Visto que sua eliminação é 96% por via renal, sua dose tem de ser reduzida na insuficiência renal.

Indicação	• Tratamento de hipertensão arterial • Adjuvante no tratamento de insuficiência cardíaca (com diuréticos ou digoxina)
Mecanismo de ação	• Inibição da enzima conversora da angiotensina
Posologia	• Hipertensão arterial: a dose inicial recomendada para pacientes que não estejam utilizando diuréticos é de 10 ou 20 mg, 1 vez/dia. Essa dose, dependendo da resposta clínica, pode ser ajustada para uma dose diária de manutenção de 20 a 40 mg (1 ou 2 tomadas). Os ajustes posológicos devem ser feitos em intervalos de 4 semanas • Uso com diuréticos: a dose inicial recomendada é de 5 mg, que deve ser subsequentemente ajustada até obtenção da resposta ótima • Insuficiência cardíaca congestiva: tratamento conjunto com diuréticos e/ou digitálicos. A dose inicial recomendada é de 5 mg, 1 ou 2 vezes/dia, após as quais o paciente deve ser cuidadosamente monitorado com relação à hipotensão sintomática. Se a dose inicial for bem tolerada, pode ser ajustada até uma dose efetiva, em geral 10 a 40 mg/dia, dividida em duas doses iguais com terapia concomitante • Insuficiência renal: a dose inicial recomendada é de 5 mg em pacientes com *clearance* de creatinina acima de 30 ml/min e 2,5 mg em pacientes com *clearance* de creatinina menor que 30 ml/min. Se a dose inicial for bem tolerada, o quinapril pode ser administrado a partir do dia seguinte em um regime de 2 vezes/dia. Não ocorrendo hipotensão excessiva ou perda significativa da função renal, a dose pode ser aumentada em intervalos semanais

(continua)

Quinapril (*continuação*)

Absorção	• Rápida, concentrações plasmáticas máximas são alcançadas aproximadamente 1 h após a ingestão
Início da ação	• 1 h
Duração da ação	• 24 h
Metabolismo	• Hepático
Eliminação	• Renal
Contraindicação	• Hipersensibilidade ao quinapril ou ao excipiente • História pregressa de angioedema relacionado a tratamento com IECA • Gestação
Interações medicamentosas	• A associação com espironolactona ou amilorida (diuréticos poupadores de potássio) aumenta o risco de hiperpotassemia • A associação com alisquireno (inibidor direto da renina), em pacientes diabéticos e com comprometimento renal, aumenta o risco de hipotensão, hiperpotassemia e complicações renais • A associação com alopurinol está relacionada a risco de reações de hipersensibilidade graves, neutropenia, agranulocitose e infecções graves • A associação com tizanidina aumenta o efeito hipotensor do quinapril
Efeitos adversos	• Geralmente leves e temporários (sonolência, tosse, diarreia)
Alerta	• Suspender o uso durante gravidez

IMPORTANTE

Adultos mais velhos
A idade não parece influenciar a eficácia e a segurança do quinapril. A dose inicial recomendada é de 10 mg 1 vez/dia, seguida por ajuste da dose até alcançar a resposta ótima.
Crianças
A segurança e a eficácia do quinapril não foram estabelecidas em pacientes pediátricos.

Apresentação comercial

■ **Accupril® (Pfizer)**, comprimidos revestidos de 10 mg ou 20 mg de cloridrato de quinapril, em embalagens contendo 28 comprimidos revestidos. *Uso oral. Uso adulto.*

Ramipril

O ramipril é um IECA semelhante ao benazepril, ao fosinopril e ao quinapril. Trata-se de uma pró-droga que é convertida em ramiprilato no fígado, principal local de ativação, e nos rins.

Indicação	• Tratamento de hipertensão arterial • Tratamento de insuficiência cardíaca congestiva • Redução da taxa de mortalidade pós-IAM • Tratamento de nefropatia glomerular manifesta e nefropatia incipiente, em pacientes diabéticos ou não diabéticos • Prevenção de infarto do miocárdio, acidente vascular cerebral ou morte por patologia cardiovascular. Redução da necessidade de realização de procedimentos de revascularização em pacientes com alto risco cardiovascular, como coronariopatia manifesta (com ou sem antecedentes de IAM), história pregressa de acidente vascular cerebral ou de doença vascular periférica • Prevenção de IAM, AVC ou morte por patologia cardiovascular em pacientes diabéticos • Prevenção da progressão de microalbuminuria e nefropatia manifesta
Mecanismo de ação	• Inibidor da ECA, ou seja, o efeito hipotensor do ramiprilato é secundário ao antagonismo do sistema renina-angiotensina-aldosterona
Posologia	• Hipertensão arterial: a dose inicial recomendada é de 2,5 mg VO 1 vez/dia, podendo ser aumentada para 5 mg a cada 2 a 3 semanas. A dose de manutenção costuma ser de 2,5 mg a 5,0 mg (*não* ultrapassar 10 mg/dia) • Insuficiência cardíaca congestiva: a dose inicial preconizada é de 1,25 mg VO 1 vez/dia. Se for necessário, a dose é dobrada a intervalos de 1 a 2 semanas (*não* ultrapassar 10 mg/dia)
Absorção	• Pelo menos 50 a 60%
Início da ação	• 1 a 2 h
Duração da ação	• 24 h

(continua)

Ramipril (continuação)

Metabolismo	• Hepático (75%)
Eliminação	• Predominantemente renal
Contraindicação	• Alergia ao ramipril, a qualquer outro inibidor da enzima conversora de angiotensina (IECA) ou a qualquer um dos componentes da formulação • História pregressa de angioedema • Obstrução da artéria renal hemodinamicamente relevante, bilateral ou unilateral • Hipotensão ou labilidade dos níveis pressóricos • Gravidez, lactação, crianças com menos de 13 anos de idade
Interações medicamentosas	• A associação com sais de potássio e diuréticos poupadores de potássio (p. ex., espironolactona) aumenta risco de hiperpotassemia • A associação com nitratos, antidepressivos tricíclicos e anestésicos potencializa os efeitos hipotensores • A associação com alopurinol, imunossupressores, corticosteroides, procainamida e citostáticos aumenta a probabilidade de ocorrência de reações hematológicas • A associação com sais de lítio pode resultar em redução da excreção do lítio com consequente elevação dos níveis sanguíneos de lítio e dos efeitos tóxicos do mesmo • A associação com vasoconstritores simpaticomiméticos pode reduzir os efeitos hipotensores do ramipril
Efeitos adversos	• Angioedema de cabeça, pescoço ou membros; angioedema intestinal; comprometimento da capacidade de concentração
Alerta	• Evitar o uso concomitante de ramipril ou outros IECA e tratamentos extracorpóreos (p. ex., diálise, hemofiltração com membranas de alto fluxo como as de poliacrilonitrila), aférese de LDL com sulfato de dextrana) que façam o sangue entrar em contato com superfícies com carga elétrica negativa por causa de potenciais reações anafilactoides

Apresentação comercial

- **Ecator® (Torrent)**, cápsulas de 2,5 mg, embalagens contendo 30 cápsulas; cápsulas de 5 mg, embalagens contendo 30 cápsulas; cápsulas de 10 mg, embalagens contendo 30 cápsulas. *Uso oral. Uso adulto*
- **Naprix® (Libbs)**, comprimidos de 2,5 mg e 5,00 mg, cartuchos contendo 1 blíster com 20 comprimidos ou 2 blísteres com 15 comprimidos de 2,5 mg e 5,0 mg de ramipril. *Uso oral. Uso adulto*
- **Ramipril® (Biosintética)**, comprimidos de 5,0 mg, embalagens com 30 comprimidos. *Uso oral. Uso adulto*
- **Ramipril® (Cristália)**, comprimidos de 2,5 mg, embalagens com 20 e 30 comprimidos; comprimidos de 5,0 mg, embalagens com 20 e 30 comprimidos. *Uso oral. Uso adulto*
- **Ramipril® (Medley)**, comprimidos de 5,0 mg, embalagens com 30 ou 60 comprimidos. *Uso oral. Uso adulto*
- **Triatec® (Sanofi-Aventis)**, comprimidos sulcados de 2,5 mg e 5 mg, embalagens com 20 e 30 comprimidos. *Uso oral. Uso adulto*
- **Triatec Prevent® (Sanofi-Aventis)**, cápsulas de 10 mg, embalagens com 15 e 30 cápsulas. *Uso oral. Uso adulto*
- **Ramipril + hidroclorotiazida**
  - **Ecator H® (Torrent)**, comprimidos com 5 mg de ramipril e 25 mg de hidroclorotiazida, embalagens contendo 30 comprimidos. *Uso oral. Uso adulto*
  - **Naprix D® (Libbs)**, comprimidos com 5 mg de ramipril e 12,5 mg de hidroclorotiazida, embalagens contendo 30 comprimidos. *Uso oral. Uso adulto*
  - **Triatec-D® (Sanofi-Aventis)**, comprimido sulcado com 5 mg de ramipril + 25 mg de hidroclorotiazida, embalagem com 30 comprimidos. *Uso oral. Uso adulto*
- **Ramipril + anlodipino**
  - **Naprix A® (Libbs)**, comprimidos com 2,5 mg de ramipril + 5 mg de anlodipino, embalagens com 30 comprimidos. *Uso oral. Uso adulto*
  - **Naprix A® (Libbs)**, comprimidos com 5 mg de ramipril + 5 mg de anlodipino, embalagens com 30 comprimidos. *Uso oral. Uso adulto*
  - **Naprix A® (Libbs)**, comprimidos com 10 mg de ramipril + 5 mg de anlodipino, embalagens com 30 comprimidos. *Uso oral. Uso adulto*
  - **Ecator® Anlo® (Torrent)**, cápsulas com 2,5 mg de ramipril + 5 mg de anlodipino, embalagens com 30 cápsulas; cápsulas com 5 mg de ramipril + 5 mg de anlodipino, embalagens com 10 e 30 cápsulas. *Uso oral. Uso adulto.*

Trandolapril

Este IECA é uma pró-droga não peptídica que é metabolizada por enzimas hepáticas a sua forma ativa, o trandolaprilato. O trandolaprilato tem meia-vida prolongada que possibilita a administração oral 1 vez/dia sem correlação com as refeições. Ao contrário de outros IECA, o trandolapril é eliminado principalmente pelas fezes (66%).

Indicação	• Tratamento de hipertensão arterial
Mecanismo de ação	• Ligação forte e saturável à enzima conversora de angiotensina
Posologia	• Para pacientes que não estão sendo tratados com diuréticos, sem insuficiência cardíaca congestiva e sem insuficiência renal ou hepática, a dose inicial recomendada varia de 0,5 mg a 1 mg e posteriormente 2 mg como dose diária única • Em caso de insuficiência renal moderada (*clearance* de creatinina entre 30 e 70 mℓ/min), a dosagem usual de adultos e idosos é recomendada. Quando o CrCl for 10 a 30 mℓ/min, a dosagem inicial deve ser 0,5 mg. Quando CrCl < 10 mℓ/min, a dosagem inicial recomendada é de 0,5 mg em uma dose única diária e a dose máxima diária não deve exceder 2 mg
Absorção	• 40 a 60% de absorção após administração oral, com substancial efeito de primeira passagem

(continua)

Trandolapril (continuação)

Início da ação	• 30 a 60 min
Duração da ação	• 24 h
Metabolismo	• Hepático
Eliminação	• 66% nas fezes e 33% na urina
Contraindicação	• Hipersensibilidade conhecida ao trandolapril ou a qualquer outro componente do produto • Angioedema hereditário/idiopático; gravidez; lactação; estenose de artéria renal; transplante renal; aldosteronismo primário; estenose aórtica ou mitral; miocardiopatia hipertrófica; insuficiência hepática; crianças (não há estudos)
Interações medicamentosas	• A associação com diuréticos poupadores de potássio (p. ex., espironolactona) aumenta o risco de hiperpotassemia • A associação com neurolépticos (p. ex., clorpromazina) ou antidepressivos tricíclicos aumenta o risco de hipotensão ortostática • Sal de cozinha (NaCl): diminui o efeito anti-hipertensivo do trandolapril • Bebidas alcoólicas: exacerbação dos efeitos do etanol • Lítio: aumento das concentrações séricas do lítio • Alopurinol: leucopenia • Imunossupressores: leucopenia • Ácido acetilsalicílico, indometacina: redução dos efeitos do trandolapril
Efeitos adversos	• Cefaleia, tosse seca, astenia • Elevação dos níveis de ureia e creatinina; elevação dos níveis sanguíneos de ácido úrico • Alteração das provas de função hepática
Alerta	• Classe D para gestantes

Apresentação comercial

- **Gopten® (Abbott)**, cápsulas 2,0 mg, embalagem com 20 cápsulas. *Uso oral. Uso adulto*
- **Odrik® (Asta Medica)**, cápsulas de 2,0 mg, embalagem com 20 cápsulas. *Uso oral. Uso adulto.*

Inibidores (bloqueadores) dos receptores de angiotensina II

Os inibidores dos receptores de angiotensina II exercem algumas ações semelhantes as dos inibidores da enzima conversora da angiotensina (IECA), a saber:
- Dilatação de artérias e veias, com consequente redução da pressão arterial, da pré-carga e da pós-carga
- Infrarregulação da atividade adrenérgica simpática graças ao bloqueio dos efeitos da angiotensina II na liberação de nervos simpáticos e recaptação de norepinefrina
- Efeitos natriuréticos e diuréticos em decorrência do bloqueio dos efeitos da angiotensina II nos rins e do bloqueio da estimulação da secreção de aldosterona pela angiotensina II
- Inibição da remodelagem cardíaca e vascular associada com hipertensão arterial crônica, insuficiência cardíaca e infarto do miocárdio.

Todavia, o mecanismo de ação dos bloqueadores dos receptores da angiotensina II (BRA) é diferente do mecanismo de ação dos IECA que também influenciam o sistema renina-angiotensina (Quadro 3.4). Os BRA sobrepujam algumas deficiências dos IECA. A inibição competitiva da enzima conversora da angiotensina resulta em elevação reativa dos níveis de renina e angiotensina I que pode superar o efeito de bloqueio (Quadro 3.5). Visto que a ECA é uma enzima relativamente inespecífica que tem outros substratos além da angiotensina I, inclusive bradicinina e outras taquicininas, sua inibição resulta em acúmulo desses substratos. A angiotensina pode ser produzida por outras vias metabólicas além da ECA que não são afetadas pelo IECA. Os inibidores da angiotensina II bloqueiam os receptores do tipo 1 (AT 1) existentes nos vasos sanguíneos e em outros tecidos, como o coração. Esses receptores estão acoplados à via de transdução de sinais da proteína Gq que estimula a contração da musculatura lisa vascular.

QUADRO 3.4	Parâmetros farmacocinéticos dos bloqueadores dos receptores da angiotensina II disponíveis no Brasil.			
BRA	**Metabólito ativo**	**Biodisponibilidade (%)**	**Meia-vida**	**Via de eliminação**
Losartana	Sim	33	2 h (do fármaco) 6 a 9 (do metabólito)	35% renal e 60% hepática
Valsartana	Não	70	9 h (do fármaco)	13% renal e 83% hepática
Irbesartana	Não	70	11 a 15 h (do fármaco)	20% renal e 80% hepática
Candesartana	Sim	42	3,5 a 4,0 h (do fármaco) 3 a 11 h (do metabólito)	33% renal e 67% hepática
Telmisartana	Não	43	24 h (do fármaco)	0,5% renal e mais de 97% hepática

CAPÍTULO 3 | MEDICAMENTOS EM CARDIOLOGIA

QUADRO 3.5 — Exemplos de interações dos BRA com outras substâncias.

BRA	Substância	Efeito
Losartana	Cimetidina	Aumento dos efeitos da losartana
Losartana	Fluconazol	Aumento dos efeitos da losartana
Losartana	Indometacina	Diminuição dos efeitos hipotensores
Losartana	Fenobarbital	Diminuição dos níveis de losartana / Diminuição dos níveis de metabólito ativo
Telmisartana	Digoxina	Aumento dos níveis de digoxina

IMPORTANTE

Ao contrário dos IECA, os bloqueadores da angiotensina II não provocam tosse seca.

Candesartana

Trata-se de um bloqueador dos receptores de angiotensina que pode ser usado isoladamente ou em combinação com outros agentes para tratar hipertensão arterial. É administrada por via oral na forma de pró-droga, candesartana cilexetila, que é rapidamente convertida ao seu metabólito ativo, candesartana, durante absorção no sistema digestório.

O efeito anti-hipertensivo máximo da candesartana cilexetila é atingido nas primeiras 4 semanas após o início do tratamento.

Indicação	• Agente de primeira linha para tratamento de hipertensão arterial leve, moderada e grave, hipertensão sistólica e hipertrofia ventricular esquerda • Agente de segunda linha para tratamento de insuficiência cardíaca (a candesartana reduz a taxa de mortalidade, a hospitalização e as manifestações clínicas), disfunção sistólica, IAM e coronariopatia em pacientes que não toleram IECA • Agente de primeira linha para retardar a evolução de nefropatia diabética
Mecanismo de ação	• Antagonismo do sistema renina-angiotensina-aldosterona (SRAA) • Compete com a angiotensina II ao se ligar ao receptor de angiotensina II do tipo 1 (AT 1) e impede a elevação dos níveis tensionais pela intensificação dos efeitos da angiotensina II
Posologia	Hipertensão arterial: • 8 a 32 mg/dia VO (não é necessário ajuste posológico em adultos mais velhos) Insuficiência cardíaca: • 4 mg VO 1 vez/dia
Absorção	• Via oral
Início da ação	• 2 a 3 h
Duração da ação	• > 24 h
Metabolismo	• Parede intestinal
Eliminação	• Renal (26%)
Contraindicação	• Alergia à candesartana cilexetila ou a qualquer um dos componentes da fórmula; gravidez; lactação; estenose da artéria renal; estenose de valvas mitral e aórtica; miocardiopatia hipertrófica obstrutiva
Interações medicamentosas	• A associação com diuréticos poupadores de potássio (p. ex., espironolactona) aumenta o risco de hiperpotassemia • A associação de candesartana com alisquireno é *contraindicada* para diabéticos e indivíduos com *clearance* de creatinina (CrCl) igual ou inferior a 30 mℓ/min/1,73 m² de área corporal • A associação de IECA e candesartana aumenta o risco de hiperpotassemia, hipotensão, síncope e disfunção renal (efeitos aditivos ou sinérgicos sobre o SRAA) • A associação com tizanidina exacerba os efeitos hipotensores • A associação com lítio resulta em elevação dos níveis sanguíneos e dos efeitos do lítio
Efeitos adversos	• Hipotensão; hiperpotassemia, elevação dos níveis de creatinina, ureia e potássio; diminuição dos níveis de sódio
Alerta	• Classe D na gravidez

Apresentação comercial

- **Atacand® (AstraZeneca)**, comprimidos divisíveis de 8 mg, de candesartana cilexetila – embalagens contendo 30 comprimidos; comprimidos divisíveis de 16 mg de candesartana cilexetila – embalagens contendo 20 ou 30 comprimidos. *Uso oral. Uso adulto*
- **Blopress® (Abbott)**, comprimidos de 8 mg de candesartana cilexetila – embalagem com 30 comprimidos; comprimidos de 16 mg, de candesartana cilexetila – embalagem com 30 comprimidos. *Uso oral. Uso adulto*
- **Candesartana cilexetila® (Sandoz)**, comprimidos de 8 mg de candesartana cilexetila – embalagem contendo 30 ou 60 comprimidos; comprimidos de 16 mg, de candesartana cilexetila – embalagem contendo 30 ou 60 comprimidos. *Uso oral. Uso adulto*
- **Desarcor® (Sandoz)**, comprimidos de 8 mg, de candesartana cilexetila – embalagem contendo 7, 30 e 60 comprimidos; comprimidos de 16 mg, de candesartana cilexetila – embalagem contendo 7, 30 e 60 comprimidos. *Uso oral. Uso adulto*
- **Candesartana cilexetila + felodipino**
  - **Atacand Comb® (AstraZeneca)**, comprimidos contendo 16 de candesartana cilexetila + 2,5 mg de felodipino, embalagem contendo 10 comprimidos de candesartana cilexetila + 10 comprimidos de liberação prolongada de felodipino e embalagem contendo 30 comprimidos de candesartana cilexetila + 30 comprimidos de liberação prolongada de felodipino; comprimidos contendo 16 de candesartana cilexetila + 5,0 mg de felodipino, embalagem contendo 10 comprimidos de candesartana cilexetila + 10 comprimidos de liberação prolongada de felodipino e embalagem contendo 30 comprimidos de candesartana cilexetila + 30 comprimidos de liberação prolongada de felodipino. *Uso oral. Uso adulto*
- **Candesartana cilexetila + hidroclorotiazida**
  - **Atacand HCT® 8/12,5 mg (AstraZeneca)**, comprimidos divisíveis contendo 8 mg de candesartana cilexetila + 12,5 mg de hidroclorotiazida, embalagem com 20 ou 30 comprimidos. *Uso oral. Uso adulto*
  - **Atacand HCT® 16/12,5 mg (AstraZeneca)**, comprimidos divisíveis contendo 16 mg de candesartana cilexetila + 12,5 mg de hidroclorotiazida, embalagem com 20 ou 30 comprimidos. *Uso oral. Uso adulto.*

Irbesartana

A irbesartana é um derivado tetrazólico não peptídico que atua como antagonista da angiotensina II.

Indicação	• Tratamento de hipertensão arterial (isoladamente ou em associação com diuréticos tiazídicos, bloqueadores beta-adrenérgicos, bloqueadores dos canais de cálcio) • Tratamento de nefropatia em indivíduos hipertensos que também têm diabetes melito do tipo 2 (reduz a evolução da nefropatia)
Mecanismo de ação	• Bloqueio seletivo da ligação da angiotensina II ao receptor AT 1, com consequente vasodilatação e redução dos efeitos da aldosterona. A regulação, por *feedback* negativo, da secreção de renina pela angiotensina II também é inibida, contudo, a elevação resultante das concentrações plasmáticas de renina e consequente elevação das concentrações plasmáticas de angiotensina II não contrabalançam o efeito hipotensor que ocorre
Posologia	• 150 a 300 mg VO (dose máxima de 300 mg/dia)
Absorção	• 60 a 80% de biodisponibilidade após ingestão
Início da ação	• 1 a 2 h
Duração da ação	• 24 h
Metabolismo	• Hepático (CYP2C9) e minimamente por CYP3A4
Eliminação	• Renal e biliar
Contraindicação	• Alergia à irbesartana ou outro componente da fórmula • Não deve ser associada a alisquireno quando os pacientes têm diabetes melito ou insuficiência renal moderada a grave (taxa de filtração glomerular inferior a 60 mℓ/min/1,73 m^2) • Gestação • Lactação
Interações medicamentosas	• Alisquireno: aumento do risco de complicações renais, hiperpotassemia e hipotensão • Amilorida: aumento do risco de hiperpotassemia • Captopril, enalapril, lisinopril: aumento do risco de hiperpotassemia, hipotensão, síncope e disfunção renal • Cloreto de potássio: aumento do risco de hiperpotassemia
Efeitos adversos	• Hipotensão ortostática, tontura, diarreia, dispepsia, fadiga, hiperpotassemia (19% dos pacientes)
Alerta	• Não associar a IECA em pacientes com nefropatia diabética • Classe D durante gravidez

Apresentação comercial

- **Aprovel® 150 mg (Sanofi-Aventis)**, comprimidos revestidos, embalagem com 30 comprimidos. *Uso oral. Uso adulto*
- **Aprovel® 300 mg (Sanofi-Aventis)**, comprimidos revestidos, embalagem com 30 comprimidos. *Uso oral. Uso adulto*
- **Irbesartana® (Ranbaxy)**, comprimidos revestidos de 150 mg e 300 mg, embalagens com 15 e 30 comprimidos revestidos. *Uso oral. Uso adulto*
- **Irbesartana + hidroclorotiazida**
  - **Aprozide® (Sanofi-Aventis)**, comprimidos revestidos contendo 150 mg de irbesartana/12,5 mg de hidroclorotiazida, embalagem com 30 comprimidos; comprimidos revestidos contendo 300 mg de irbesartana/12,5 mg de hidroclorotiazida, embalagem com 30 comprimidos. *Uso oral. Uso adulto*
  - **Irbesartana + hidroclorotiazida® (Eurofarma)**, comprimido contendo 150 mg de irbesartana + 12,5 de hidroclorotiazida, embalagens com 30 comprimidos; comprimidos contendo 300 mg de irbesartana + 12,5 de hidroclorotiazida, embalagens com 30 comprimidos. *Uso oral. Uso adulto.*

Losartana

A losartana é o primeiro agente da classe de anti-hipertensivos conhecidos como bloqueadores dos receptores da angiotensina II (BRA) a ser comercializado.

Indicação	• Pode ser prescrita como agente de primeira linha para o tratamento da hipertensão arterial não complicada, da hipertensão sistólica isolada e da hipertrofia ventricular esquerda • Pode ser prescrita como agente de primeira linha para retardar a evolução da nefropatia diabética • Também pode ser prescrita como agente de segunda linha no tratamento de insuficiência cardíaca congestiva, disfunção sistólica, IAM e coronariopatia em pacientes intolerantes aos IECA
Mecanismo de ação	• A losartana e seu metabólito ativo de ação mais prolongada, E-3174, são antagonistas específicos e seletivos dos receptores da AT 1
Posologia	• 25 mg a 50 mg VO em 1 ou 2 vezes a dia (dose máxima de 100 mg)
Absorção	• Bem absorvida pelo sistema digestório
Início da ação	• 6 h
Duração da ação	• 24 h
Metabolismo	• Substancial metabolismo hepático de primeira passagem; convertida a metabólito ativo
Eliminação	• Bile (86%) e urina (13%)
Contraindicação	• Hipersensibilidade à losartana; gravidez; lactação; insuficiência renal; insuficiência hepática; história pregressa de angioedema; hipovolemia (deve ser corrigida **antes** da administração da losartana)
Interações medicamentosas	• AINE: redução dos efeitos anti-hipertensivos da losartana • Diuréticos poupadores de potássio: aumento do risco de hiperpotassemia • Diuréticos: exacerbação dos efeitos hipotensores da losartana • Álcool etílico: exacerbação dos efeitos hipotensores da losartana • Lítio: elevação dos níveis sanguíneos do lítio e de seus efeitos
Efeitos adversos	• Incidência muito baixa, sendo os mais comuns: cefaleia, tontura, congestão nasal, fadiga e insônia
Alerta	• Classe D na gravidez

Apresentação comercial

- **Aradois® (Biolab)**, comprimidos revestidos contendo 25 mg, de losartana potássica, embalagens com 30 comprimidos. *Uso oral. Uso adulto*
- **Aradois® (Biolab)**, comprimidos revestidos contendo 50 mg, de losartana potássica, embalagens com 30 e 60 comprimidos. *Uso oral. Uso adulto*
- **Aradois® (Biolab)**, comprimidos revestidos contendo 100 mg, de losartana potássica, embalagens com 30 comprimidos. *Uso oral. Uso adulto*
- **Corus® (Biosintética)**, comprimidos de 50 mg de losartana potássica, embalagens contendo 14 e 28 comprimidos. *Uso oral. Uso adulto*
- **Cozaar® (MSD)**, comprimidos revestidos contendo 50 mg de losartana potássica, caixas com 15 ou 30 comprimidos; comprimidos revestidos contendo 100 mg de losartana potássica, caixas com 15 ou 30 comprimidos. *Uso oral. Uso adulto*
- **Lorsacor® (Sandoz)**, comprimidos revestidos de 50 mg de losartana potássica, embalagens com 14, 28, 30 e 60 comprimidos. *Uso oral. Uso adulto*
- **Losartana potássica® (Biosintética)**, comprimidos de 50 mg de losartana potássica, caixas com 14 e 28 comprimidos. *Uso oral. Uso adulto*
- **Losartana potássica® (Cristália)**, comprimidos revestidos de 50 mg de losartana potássica, caixas com 20 e 30 comprimidos; embalagem fracionável com 100 comprimidos revestidos de 50 mg de losartana potássica. *Uso oral. Uso adulto*
- **Losartana potássica® (Eurofarma)**, comprimidos revestidos de 50 mg de losartana potássica, caixas com 30 e 60 comprimidos; comprimidos revestidos de 100 mg de losartana potássica, caixas com 30 comprimidos. *Uso oral. Uso adulto*
- **Losartana potássica® (Medley)**, comprimidos de 50 mg de losartana potássica, caixas com 15, 30 e 60 comprimidos; comprimidos de 100 mg de losartana potássica em caixas com 30 comprimidos. *Uso oral. Uso adulto*
- **Losartana potássica® (Merck)**, comprimidos de 50 mg de losartana potássica em embalagens com 30 comprimidos. *Uso oral. Uso adulto*
- **Losartana potássica® (Nikkho)**, comprimidos revestidos de 50 mg de losartana potássica, caixas com 30 comprimidos. *Uso oral. Uso adulto*
- **Losartana potássica® (Nova Química)**, comprimidos de 50 mg de losartana potássica, caixas com 14, 28 e 30 comprimidos. *Uso oral. Uso adulto*
- **Losartana potássica® (Prati-Donaduzzi)**, comprimidos revestidos de 50 mg de losartana potássica, caixas com 15, 30, 200, 300, 400, 500 e 900 comprimidos; comprimidos revestidos de 100 mg, caixas com 15, 30, 100, 150, 200 e 900 comprimidos. *Uso oral. Uso adulto*
- **Losartana potássica® (Sandoz)**, comprimidos revestidos de 50 mg de losartana potássica, caixas com 28 comprimidos. *Uso oral. Uso adulto*
- **Losartec® (Marjan)**, comprimidos revestidos de 25 mg de losartana potássica, caixas com 10 e 30 comprimidos; comprimidos revestidos de 50 mg, caixas com 10 e 30 comprimidos. *Uso oral. Uso adulto*
- **Tórlos® (Torrent)**, comprimidos revestidos contendo 25 mg de losartana potássica, embalagens contendo 28 comprimidos revestidos; comprimidos revestidos de 50 mg de losartana potássica, embalagens contendo 14 ou 28 comprimidos revestidos; comprimidos revestidos contendo 100 mg de losartana potássica, embalagens contendo 10 ou 30 comprimidos revestidos. *Uso oral. Uso adulto*
- **Valtrian® (Medley)**, comprimidos revestidos de 50 mg de losartana potássica, embalagem com 30 comprimidos; comprimidos revestidos de 100 mg de losartana potássica, embalagem com 30 comprimidos. *Uso oral. Uso adulto*
- **Zart® (Eurofarma)**, comprimidos revestidos de 50 mg de losartana potássica, embalagem com 30 comprimidos; comprimidos revestidos de 100 mg de losartana potássica embalagem com 30 comprimidos. *Uso oral. Uso adulto*
- **Losartana potássica + besilato de anlodipino**
  - **Branta® (Torrent)**, comprimidos revestidos contendo 50 mg de losartana potássica + 5 mg de besilato de anlodipino, embalagens com 10 e 30 comprimidos. *Uso oral. Uso adulto*

- **Lotar® (Biosintética),** cápsulas contendo 2,5 mg de besilato de anlodipino + 50 mg de losartana potássica, embalagens com 7 e 30 cápsulas; cápsulas contendo 5 mg de besilato de anlodipino + 50 mg de losartana potássica, embalagens com 7 e 30 cápsulas; cápsulas contendo 5 mg de besilato de anlodipino + 100 mg de losartana potássica, embalagens com 7 e 30 cápsulas. *Uso oral. Uso adulto*

■ **Losartana potássica + hidroclorotiazida**
- **Aradois H® (Biolab),** comprimido revestido contendo 50 mg de losartana potássica + 12,5 mg de hidroclorotiazida, embalagens com 30 e 60 comprimidos; comprimido revestido contendo 100 mg de losartana potássica + 25 mg de hidroclorotiazida, embalagens com 30 comprimidos. *Uso oral. Uso adulto*
- **Cardvita H® (Laboris),** comprimidos revestidos contendo 50 mg de losartana potássica + 12,5 mg de hidroclorotiazida, cartela com 14 e 28 comprimidos; comprimidos revestidos contendo 100 mg de losartana potássica + 25 mg de hidroclorotiazida, cartela com 30 comprimidos. *Uso oral. Uso adulto*
- **Corus-H® (Biosintética),** comprimidos revestidos de 50 mg de losartana potássica + 12,5 mg de hidroclorotiazida, embalagens com 14 e 30 comprimidos; comprimidos revestidos de 100 mg de losartana potássica + 25 mg: Embalagens com 14 e 30 comprimidos. *Uso oral. Uso adulto*
- **Hyzaar® (MSD),** comprimidos contendo 50 mg de losartana potássica e 12,5 mg de hidroclorotiazida, caixas contendo 15 e 30 comprimidos. *Uso oral. Uso adulto*
- **Lorsar® HCT (Sandoz),** comprimidos contendo 50 mg de losartana potássica e 12,5 mg de hidroclorotiazida, caixas contendo 30 comprimidos. *Uso oral. Uso adulto*
- **Losartana potássica + hidroclorotiazida® (Eurofarma),** comprimidos contendo 50 mg de losartana potássica/12,5 mg de hidroclorotiazida, embalagem de 30 comprimidos; comprimidos contendo 100 mg de losartana potássica/25 mg de hidroclorotiazida, embalagens contendo 30 comprimidos. *Uso oral. Uso adulto*
- **Losartana potássica + hidroclorotiazida® (Germed),** comprimidos revestidos contendo 50 mg de losartana potássica + 12,5 mg de hidroclorotiazida, embalagens contendo 10, 14, 20, 28, 30 e 60 comprimidos; comprimidos revestidos contendo 100 mg de losartana potássica + 25 mg de hidroclorotiazida, embalagens contendo 10, 14, 20, 28, 30 e 60 comprimidos. *Uso oral. Uso adulto*
- **Losartana potássica + hidroclorotiazida® (Medley),** comprimidos revestidos contendo 50 mg de losartana potássica + 12,5 mg de hidroclorotiazida, embalagens com 30 ou 60 comprimidos; comprimidos revestidos contendo 100 mg de losartana potássica + 25 mg de hidroclorotiazida, embalagens com 30 ou 60 comprimidos. *Uso oral. Uso adulto*
- **Torlós-H® (Torrent),** comprimidos revestidos contendo 50 mg de losartana potássica + 12,5 mg de hidroclorotiazida, embalagens com 14 e 30 comprimidos. *Uso oral. Uso adulto*
- **Valtrian-HCT® (Medley),** comprimidos revestidos contendo 50 mg de losartana potássica + 12,5 mg de hidroclorotiazida, embalagens com 15 ou 30 comprimidos; comprimidos revestidos contendo 100 mg de losartana potássica + 25 mg de hidroclorotiazida, embalagens com 30 comprimidos
- **Zart H® (Eurofarma),** comprimidos contendo 50 mg de losartana potássica + 12,5 mg de hidroclorotiazida, embalagem contendo 30 comprimidos; comprimidos contendo 100 mg de losartana potássica + 25 mg de hidroclorotiazida, embalagem contendo 30 comprimidos. *Uso oral. Uso adulto*

Olmesartana medoxomila

Trata-se de uma pró-droga que é hidrolisada a olmesartana (composto biologicamente ativo) durante a passagem pelo sistema digestório.

Indicação	• Tratamento de hipertensão arterial
Mecanismo de ação	• Inibição seletiva da ligação da angiotensina II com o receptor AT 1, que é encontrado em muitos tecidos como musculatura lisa vascular e glândulas suprarrenais • Olmesartana inibe efetivamente os efeitos vasoconstritores mediados por AT 1 e os efeitos secretores da aldosterona da angiotensina II com consequente redução da resistência vascular e da pressão arterial • A ação geralmente se manifesta dentro de 1 semana após o início do tratamento
Posologia	• Uso pediátrico acima de 6 anos de idade: a dose inicial recomendada é de 20 mg 1 vez ao dia para pacientes com mais de 6 anos de idade e mais de 35 kg (para pacientes que precisam de redução adicional da pressão arterial depois de 2 semanas de tratamento, a dose pode ser aumentada para até 40 mg por dia • Uso adulto: a dose inicial recomendada é de 20 mg 1 vez ao dia (para pacientes que necessitam de redução adicional da pressão arterial, a dose pode ser aumentada para até 40 mg 1 vez ao dia
Absorção	• A biodisponibilidade é de aproximadamente 26%. Os alimentos não afetam a biodisponibilidade
Início da ação	• Aproximadamente 2 h
Duração da ação	• 24 h
Metabolismo	• Sistema digestório
Eliminação	• Renal (35 a 50%) e fecal
Contraindicação	• Hipersensibilidade à olmesartana; gravidez; lactação; menores de 18 anos de idade (não há estudos); insuficiência hepática; ICC
Interações medicamentosas	• Alisquireno: em pacientes com diabetes melito do tipo 2 e comprometimento renal a associação com olmesartana aumenta o risco de hiperpotassemia, hipotensão e complicações renais • Espironolactona: aumenta o risco de hiperpotassemia • Quinapril: aumenta o risco de hiperpotassemia, hipotensão, síncope e disfunção renal
Efeitos adversos	• Tontura, síncope; cãibras; dor abdominal; náuseas; diarreia; redução do débito urinário; elevação da creatinina sérica; elevação das enzimas hepáticas; tosse; hiperpotassemia
Alerta	• A combinação de alisquireno com olmesartana é contraindicada para diabéticos e deve ser evitada para outros pacientes, sobretudo se a depuração de creatinina (CrCl) for inferior a 60 mℓ/min • Os níveis de olmesartana são comprovadamente 50 a 75% mais altos em pessoas com mais de 65 anos, sendo necessário reduzir a posologia para esses indivíduos • Classe D na gravidez

CAPÍTULO 3 | MEDICAMENTOS EM CARDIOLOGIA

Apresentação comercial

- **Benicar® 20 mg (Daiichi Sankyo Brasil Farmacêutica),** comprimidos revestidos de 20 mg, de olmesartana medoxomila, embalagens com 10 ou 30 comprimidos. *Uso oral. Uso adulto e pediátrico acima de 6 anos de idade*
- **Benicar® 40 mg (Daiichi Sankyo Brasil Farmacêutica),** comprimidos revestidos de 40 mg de olmesartana medoxomila, embalagens com 10 ou 30 comprimidos. *Uso oral. Uso adulto e pediátrico acima de 6 anos de idade*
- **Olmesartana medoxomila® (Torrent),** comprimidos revestidos de 20 mg de olmesartana medoxomila, embalagens com 20 e 30 comprimidos. *Uso oral. Uso adulto e pediátrico acima de 6 anos de idade*
- **Olmesartana medoxomila® (Torrent),** comprimidos revestidos de 40 mg de olmesartana medoxomila, embalagens com 20 e 30 comprimidos. *Uso oral. Uso adulto e pediátrico acima de 6 anos de idade*
- **Olmetec® 20 mg (Pfizer),** comprimidos revestidos com 20 mg de olmesartana medoxomila, embalagem com 30 comprimidos. *Uso oral. Uso adulto e pediátrico acima de 6 anos de idade*
- **Olmetec® 40 mg (Pfizer),** comprimidos revestidos com 40 mg de olmesartana medoxomila, embalagem com 30 comprimidos. *Uso oral. Uso adulto e pediátrico acima de 6 anos de idade*

- **Olmesartana + hidroclorotiazida**
  - **Benicar® HCT 20/12,5 (Daiichi Sankyo Brasil Farmacêutica),** comprimidos revestidos de 20 mg de olmesartana medoxomila + 12,5 mg de hidroclorotiazida, embalagens de 7 ou 30 comprimidos. *Uso oral. Uso adulto*
  - **Benicar® HCT 40/12,5 (Daiichi Sankyo Brasil Farmacêutica),** comprimidos revestidos de 40 mg de olmesartana medoxomila + 12,5 mg de hidroclorotiazida, embalagens de 7 ou 30 comprimidos. *Uso oral. Uso adulto*
  - **Olmetec® HCT 20 mg/12,5 mg (Pfizer),** comprimido revestido com 20 mg de olmesartana medoxomila + 12,5 mg de hidroclorotiazida, em embalagens contendo 10 ou 30 comprimidos revestidos. *Uso oral. Uso adulto*
  - **Olmetec® HCT 40 mg/12,5 mg (Pfizer),** comprimido revestido com 40 mg de olmesartana medoxomila + 12,5 mg de hidroclorotiazida, em embalagens contendo 30 comprimidos revestidos. *Uso oral. Uso adulto*
  - **Olmetec® HCT 40 mg/25 mg (Pfizer),** comprimido revestido com 40 mg de olmesartana medoxomila + 25 mg de hidroclorotiazida em embalagens contendo 30 comprimidos revestidos. *Uso oral. Uso adulto.*

Telmisartana

Trata-se de um antagonista não peptídico da angiotensina II que atua no receptor AT 1. Esse agente apresenta a maior afinidade pelo receptor AT 1 dentre os BRA comercializados. Estudos recentes sugerem que a telmisartana também tem propriedades agonistas PPAR-gama que poderiam ter efeitos metabólicos benéficos. É preciso lembrar que PPAR-gama é um receptor nuclear que regula a transcrição de genes específicos envolvidos na regulação do metabolismo da glicose e dos lipídios, assim como as respostas anti-inflamatórias.

Indicação	• Tratamento da hipertensão arterial (isoladamente ou em combinação com outros anti-hipertensivos) • Tratamento de nefropatia diabética em pacientes hipertensos e diabéticos (tipo 2) • Tratamento de insuficiência cardíaca congestiva (pacientes que não toleram IECA)
Mecanismo de ação	• Interferência na ligação da angiotensina II ao receptor AT 1 por ligação reversível e seletiva a receptores na musculatura lisa vascular e nas glândulas suprarrenais. Como a angiotensina II tem ação vasoconstritora, além de estimular a síntese e a liberação de aldosterona, o bloqueio de seus efeitos resulta em redução da resistência vascular sistêmica
Posologia	• 40 mg/dia VO (dose diária máxima de 80 mg)
Absorção	• A biodisponibilidade absoluta depende da posologia
Início da ação	• 30 a 60 min
Duração da ação	• 24 h
Metabolismo	• Hepático
Eliminação	• > 97% nas fezes
Contraindicação	• Insuficiência hepática
Interações medicamentosas	• Alisquireno: aumento do risco de hiperpotassemia, hipotensão, síncope e complicações renais (efeitos aditivos ou sinérgicos no sistema renina-angiotensina) • Benazepril: aumento do risco de hiperpotassemia, hipotensão, síncope e complicações renais • Bifosfato de sódio (enema): aumento do risco de nefropatia aguda por fosfato e de distúbios hidreletrolíticos levando a arritmias cardíacas, convulsões e disfunção renal • Enalapril: aumento do risco de hiperpotassemia, hipotensão, síncope e complicações renais (efeitos aditivos ou sinérgicos no sistema renina-angiotensina) • Espironolactona: aumento do risco de hiperpotassemia • Trimetoprima: aumento do risco de hiperpotassemia
Efeitos adversos	• Hipotensão, hiperpotassemia, disfunção erétil, rubor, alergia, edema postural, taquicardia, sonolência, cefaleia, vertigem, parestesia, dispepsia
Alerta	• Classe D na gravidez

Apresentação comercial

- **Micardis® (Boehringer Ingelheim),** comprimidos contendo 40 mg de telmisartana, embalagens com 10 ou 30 comprimidos; comprimidos contendo 80 mg de telmisartana, embalagens com 10 ou 30 comprimidos. *Uso oral. Uso adulto*
- **Telmisartana® (Nova Química),** comprimidos simples de 40 mg de telmisartana, embalagens com 10, 14, 20, 28, 30, 60 e 100 comprimidos simples; comprimidos simples de 80 mg de telmisartana, embalagens com 10, 14, 20, 28, 30, 60 e 100 comprimidos simples. *Uso oral. Uso adulto*
- **Telmisartana + anlodipino**
  - **Micardis® ANLO 40/5 mg (Boehringer Ingelheim),** comprimido contendo 40 mg de telmisartana e 5 mg de anlodipino, embalagens com 10 e 30 comprimidos. *Uso oral. Uso adulto*
  - **Micardis® ANLO 40/10 mg (Boehringer Ingelheim),** comprimido contendo 40 mg de telmisartana e 10 mg de anlodipino, embalagens com 10 e 30 comprimidos. *Uso oral. Uso adulto*
  - **Micardis® ANLO 80/5 mg (Boehringer Ingelheim),** comprimido contendo 80 mg de telmisartana e 5 mg de anlodipino, embalagens com 10 e 30 comprimidos. *Uso oral. Uso adulto*
  - **Micardis® ANLO 80/10 mg (Boehringer Ingelheim),** comprimido contendo 80 mg de telmisartana e 10 mg de anlodipino, embalagens com 10 e 30 comprimidos. *Uso oral. Uso adulto*
- **Telmisartana + hidroclorotiazida**
  - **Micardis® HCT (Boehringer Ingelheim),** comprimidos contendo 40 mg de telmisartana/12,5 mg de hidroclorotiazida, embalagens com 14 e 30 comprimidos; comprimidos contendo 80 mg de telmisartana/12,5 mg de hidroclorotiazida, embalagens com 14 ou 30 comprimidos; comprimidos de 80 mg de telmisartana/25 mg de hidroclorotiazida, embalagem com 30 comprimidos. *Uso oral. Uso adulto.*

Valsartana

A valsartana é um antagonista específico e seletivo dos receptores AT 1 que são encontrados em muitos tecidos, como a musculatura lisa vascular e as glândulas suprarrenais. Isso resulta em inibição efetiva dos efeitos vasoconstritores e secretores de aldosterona, com consequente redução da resistência vascular e da pressão arterial. A valsartana é seletiva para AT 1 e quase não tem afinidade por AT 2. A inibição da secreção da aldosterona inibe a reabsorção de sódio e água nos rins, enquanto diminui a excreção de potássio. O metabólito primário da valsartana, 4-hidroxivalsartana, não exibe atividade farmacológica.

Indicação	• Tratamento de hipertensão arterial, insuficiência cardíaca e IAM quando o paciente não tolera IECA
Mecanismo de ação	• Antagonista específico e seletivo dos receptores AT 1
Posologia	• 80 mg VO 1 vez/dia (dose máxima de 320 mg/dia)
Absorção	• Biodisponibilidade absoluta de 23% com elevada variabilidade
Início da ação	• 2 a 4 h
Duração da ação	• 24 h
Metabolismo	• Hepático
Eliminação	• Fecal
Metabolismo	• Hepático
Contraindicação	• Hipersensibilidade à valsartana ou aos excipientes da formulação; gravidez; lactação; diabetes melito do tipo 2; mulheres que planejam engravidar
Interações medicamentosas	• A associação com amilorida e espironolactona aumenta o risco de hiperpotassemia • A associação com alisquireno, sobretudo em pacientes diabéticos, aumenta o risco de complicações renais, hiperpotassemia e hipotensão
Efeitos adversos	• Cefaleia, tontura
Alerta	• Os alimentos reduzem a absorção em até 40%, portanto, valsartana deve ser ingerida em jejum • A combinação com um IECA NÃO é recomendada, sobretudo em pacientes com nefropatia diabética • Classe D na gravidez

Apresentação comercial

- **Angio II® (Medley),** comprimidos revestidos de 80 mg, 160 mg e 320 mg, embalagem com 30 comprimidos. *Uso oral. Uso adulto*
- **Brasart® (SigmaPharma),** comprimidos revestidos de 40 mg, 80 mg, 160 mg e 320 mg, embalagem com 15, 30, 60, 90 e 120 comprimidos revestidos. *Uso oral. Uso adulto*
- **Brator® 80 mg (Torrent),** comprimidos revestidos, embalagem com 10 ou 30 comprimidos. *Uso oral. Uso adulto*
- **Brator® 160 mg (Torrent),** comprimidos revestidos, embalagem com 10 ou 30 comprimidos. *Uso oral. Uso adulto*
- **Brator® 320 mg (Torrent),** comprimidos revestidos, embalagem com 30 comprimidos. *Uso oral. Uso adulto*
- **Bravan® (Aché),** comprimidos revestidos contendo 80 mg, 160 mg e 320 mg, embalagens com 10 e 30 comprimidos. *Uso oral. Uso adulto*
- **Cosartan® (Germed),** comprimidos de 80 mg, caixas com 30 comprimidos. *Uso oral. Uso adulto*
- **Cosartan® (Germed),** comprimidos de 160 mg, caixas com 30 comprimidos. *Uso oral. Uso adulto*
- **Cosartan® (Germed),** comprimidos de 320 mg, caixas com 30 comprimidos. *Uso oral. Uso adulto*
- **Diovan® (Novartis),** comprimido contendo 40 mg, embalagem com 28 comprimidos revestidos sulcados; comprimidos contendo 80 mg, 160 mg e 320 mg, embalagens com 14 e 28 comprimidos revestidos. *Uso oral. Uso adulto*

- **Valsartana® (Biosintética)**, comprimidos revestidos 80 mg, 160 mg e 320 mg; embalagens com 30 comprimidos. *Uso oral. Uso adulto*
- **Valsartana® (Medley)**, comprimidos revestidos de 80 mg, 160 mg e 320 mg, embalagens com 30 ou 60 comprimidos. *Uso oral. Uso adulto*
- **Valsartana + hidroclorotiazida**
  - **Aracor® HCT (Nova Química)**, comprimidos revestidos contendo 80 mg de valsartana + 12,5 mg de hidroclorotiazida, embalagem com 30 comprimidos; comprimidos revestidos contendo 160 mg de valsartana + 12,5 mg de hidroclorotiazida, embalagem com 30 comprimidos; comprimidos revestidos contendo 160 mg de valsartana + 25 mg de hidroclorotiazida, embalagem com 30 comprimidos; comprimidos revestidos contendo 320 mg de valsartana + 25 mg de hidroclorotiazida, embalagem com 30 comprimidos. *Uso oral. Uso adulto*
  - **Brator® H (Torrent)**, comprimidos revestidos contendo 80 mg de valsartana + 12,5 mg de hidroclorotiazida, embalagens com 10 ou 30 comprimidos revestidos. *Uso oral. Uso adulto*
  - **Brator® H (Torrent)**, comprimidos revestidos contendo 1.600 mg de valsartana + 12,5 mg de hidroclorotiazida, embalagens com 10 ou 30 comprimidos revestidos. *Uso oral. Uso adulto*
  - **Brator® H (Torrent)**, comprimidos revestidos contendo 1.600 mg de valsartana + 25 mg de hidroclorotiazida, embalagens com 30 comprimidos revestidos. *Uso oral. Uso adulto*
  - **Brator® H (Torrent)**, comprimidos revestidos contendo 320 mg de valsartana + 12,5 mg de hidroclorotiazida, embalagens com 30 comprimidos revestidos. *Uso oral. Uso adulto*
  - **Brator® H (Torrent)**, comprimidos revestidos contendo 320 mg de valsartana + 25 mg de hidroclorotiazida, embalagens com 30 comprimidos revestidos. *Uso oral. Uso adulto*
- **Valsartana + sinvastatina**
  - **Diocomb® SI (Novartis)**, comprimidos revestidos contendo 80 mg de valsartana + 20 mg de sinvastatina, embalagens com 28 comprimidos revestidos de valsartana + 28 comprimidos revestidos de sinvastatina. (blíster calendário); comprimidos revestidos contendo 160 mg de valsartana + 20 mg de sinvastatina, embalagens com 28 comprimidos revestidos de valsartana + 28 comprimidos revestidos de sinvastatina (blíster calendário). *Uso oral. Uso adulto*
- **Valsartana + besilato de anlodipino**
  - **Cosartan® ALP (Germed)**, comprimidos revestidos contendo 80 mg de valsartana + 5 mg de anlodipino, embalagens contendo 10, 30 e 60 comprimidos revestidos, embalagem hospitalar com 90 e 100 comprimidos. *Uso oral. Uso adulto*
  - **Cosartan® ALP (Germed)**, comprimidos revestidos contendo 160 mg de valsartana + 5 mg de anlodipino, embalagens contendo 10, 30 e 60 comprimidos revestidos, embalagem hospitalar com 90 e 100 comprimidos. *Uso oral. Uso adulto*
  - **Cosartan® ALP (Germed)**, comprimidos revestidos contendo 160 mg de valsartana + 10 mg de anlodipino, embalagens contendo 10, 30 e 60 comprimidos revestidos, embalagem hospitalar com 90 e 100 comprimidos. *Uso oral. Uso adulto*
  - **Cosartan® ALP (Germed)**, comprimidos revestidos contendo 320 mg de valsartana + 5 mg de anlodipino, embalagens contendo 10, 30 e 60 comprimidos revestidos, embalagem hospitalar com 90 e 100 comprimidos. *Uso oral. Uso adulto*
  - **Cosartan® ALP (Germed)**, comprimidos revestidos contendo 320 mg de valsartana + 10 mg de anlodipino, embalagens contendo 10, 30 e 60 comprimidos revestidos, embalagem hospitalar com 90 e 100 comprimidos. *Uso oral. Uso adulto*
  - **Diovan® AMLO (Novartis)**, comprimido revestido contendo 80 mg de valsartana + 6,94 mg de besilato de anlodipino (equivalente a 5 mg de anlodipino), embalagem contendo 28 comprimidos. *Uso oral. Uso adulto*
  - **Diovan® AMLO (Novartis)**, comprimido revestido contendo 160 mg de valsartana + 6,94 mg de besilato de anlodipino (equivalente a 5 mg de anlodipino), embalagem contendo 14 ou 28 comprimidos. *Uso oral. Uso adulto*
  - **Diovan® AMLO (Novartis)**, comprimido revestido contendo 160 mg de valsartana + 13,87 mg de besilato de anlodipino (equivalente a 10 mg de anlodipino), embalagem contendo 28 comprimidos. *Uso oral. Uso adulto*
  - **Diovan® AMLO (Novartis)**, comprimido revestido contendo 320 mg de valsartana + 6,94 mg de besilato de anlodipino (equivalente a 5 mg de anlodipino), embalagem contendo 14 ou 28 comprimidos. *Uso oral. Uso adulto*
  - **Diovan® AMLO (Novartis)**, comprimido revestido contendo 320 mg de valsartana + 13,87 mg de besilato de anlodipino (equivalente a 10 mg de anlodipino), embalagem contendo 28 comprimidos. *Uso oral. Uso adulto*
- **Valsartana + hidroclorotiazida**
  - **Brasart® HCT (Sigma Pharma)**, comprimido revestido contendo 80 mg de valsartana + 12,5 mg de hidroclorotiazida, embalagem contendo 15 ou 30 comprimidos; comprimido revestido contendo 160 mg de valsartana + 12,5 mg de hidroclorotiazida, embalagem contendo 15 ou 30 comprimidos; comprimido revestido contendo 160 mg de valsartana + 25 mg de hidroclorotiazida, embalagem contendo 15 ou 30 comprimidos; comprimido revestido contendo 320 mg de valsartana + 25 mg de hidroclorotiazida, embalagem contendo 15 ou 30 comprimidos. *Uso oral. Uso adulto*
  - **Brator® (Torrent)**, comprimidos revestidos contendo 80 mg de valsartana + 12,5 mg de hidroclorotiazida, embalagens com 10 ou 30 comprimidos revestidos. *Uso oral. Uso adulto*
  - **Brator® (Torrent)**, comprimidos revestidos contendo 160 mg de valsartana + 12,5 mg de hidroclorotiazida, embalagens com 10 ou 30 comprimidos revestidos. *Uso oral. Uso adulto*
  - **Brator® (Torrent)**, comprimidos revestidos contendo 160 mg de valsartana + 25 mg de hidroclorotiazida, embalagens com 30 comprimidos revestidos. *Uso oral. Uso adulto*
  - **Brator® (Torrent)**, comprimidos revestidos contendo 320 mg de valsartana + 12,5 mg de hidroclorotiazida, embalagens com 30 comprimidos revestidos. *Uso oral. Uso adulto*
  - **Brator® (Torrent)**, comprimidos revestidos contendo 320 mg de valsartana + 25 mg de hidroclorotiazida, embalagens com 30 comprimidos revestidos. *Uso oral. Uso adulto*
  - **Cosartan® HCT (Germed)**, comprimidos revestidos contendo 80 mg de valsartana + 12,5 mg de hidroclorotiazida, embalagem com 15 ou 30 comprimidos revestidos; comprimidos revestidos contendo 160 mg de valsartana + 12,5 mg de hidroclorotiazida, embalagem com 15 ou 30 comprimidos revestidos; comprimidos revestidos contendo 160 mg de valsartana + 25 mg de hidroclorotiazida, embalagem com 15 ou 30 comprimidos revestidos; comprimidos revestidos contendo 320 mg de valsartana + 12,5 mg de hidroclorotiazida, comprimidos revestidos contendo 320 mg de valsartana + 25 mg de hidroclorotiazida, embalagem com 15 ou 30 comprimidos revestidos. *Uso oral. Uso adulto*
  - **Diovan® HCT (Novartis)**, comprimidos revestidos contendo 80 mg de valsartana + 12,5 mg de hidroclorotiazida, embalagem contendo 14 ou 28 comprimidos revestidos. *Uso oral. Uso adulto*
  - **Diovan® HCT (Novartis)**, comprimidos revestidos contendo 160 mg de valsartana + 12,5 mg de hidroclorotiazida, embalagem contendo 14 ou 28 comprimidos revestidos. *Uso oral. Uso adulto*
  - **Diovan® HCT (Novartis)**, comprimidos revestidos contendo 160 mg de valsartana + 25 mg de hidroclorotiazida, embalagem contendo 28 comprimidos revestidos. *Uso oral. Uso adulto*
  - **Diovan® HCT (Novartis)**, comprimidos revestidos contendo 320 mg de valsartana + 12,5 mg de hidroclorotiazida, embalagem contendo 14 ou 28 comprimidos revestidos. *Uso oral. Uso adulto*
  - **Diovan® HCT (Novartis)**, comprimidos revestidos contendo 320 mg de valsartana + 25 mg de hidroclorotiazida, embalagem contendo 28 comprimidos revestidos. *Uso oral. Uso adulto*
- **Valsartana + hidroclorotiazida + besilato de anlodipino**
  - **Diovan® Triplo (Novartis)**, comprimidos contendo 160 mg de valsartana + 12,5 mg hidroclorotiazida + 5 mg de besilato de anlodipino, embalagens contendo 14 comprimidos revestidos + 14 comprimidos ou 28 comprimidos revestidos + 28 comprimidos. *Uso oral. Uso adulto*
  - **Diovan® Triplo (Novartis)**, comprimidos contendo 160 de valsartana + 12,5 mg de hidroclorotiazida + 10 mg de besilato de anlodipino, embalagens contendo 14 comprimidos revestidos + 14 comprimidos ou 28 comprimidos revestidos + 28 comprimidos. *Uso oral. Uso adulto*

- **Diovan® Triplo (Novartis)**, comprimidos contendo 160 mg de valsartana + 25 mg de hidroclorotiazida e 5 mg de besilato de anlodipino, embalagem contendo 28 comprimidos revestidos + 28 comprimidos. *Uso oral. Uso adulto*
- **Diovan® Triplo (Novartis)**, comprimidos contendo 160 mg de valsartana + 25 mg de hidroclorotiazida e 10 mg de besilato de anlodipino, embalagem contendo 28 comprimidos revestidos + 28 comprimidos. *Uso oral. Uso adulto*
- **Exforge® HCT 160/12,5/5 mg (Novartis)**, comprimido revestido contém 160 mg de valsartana, 12,5 mg de hidroclorotiazida e 6,94 mg de besilato de anlodipino (equivalente a 5 mg de anlodipino), embalagens contendo 14 ou 28 comprimidos revestidos. *Uso oral. Uso adulto*
- **Exforge® HCT 160/12,5/10 mg (Novartis)**, comprimido revestido contém 160 mg de valsartana, 12,5 mg de hidroclorotiazida e 13,87 mg de besilato de anlodipino (equivalente a 10 mg de anlodipino), embalagens contendo 28 comprimidos revestidos. *Uso oral. Uso adulto*
- **Exforge® HCT 160/25/5 mg (Novartis)**, contém 160 mg de valsartana, 25 mg de hidroclorotiazida e 6,94 mg de besilato de anlodipino (equivalente a 5 mg de anlodipino), embalagens contendo 28 comprimidos revestidos. *Uso oral. Uso adulto*
- **Exforge® HCT 160/25/10 mg (Novartis)**, contém 160 mg de valsartana, 25 mg de hidroclorotiazida e 13,87 mg de besilato de anlodipino (equivalente a 10 mg de anlodipino), embalagens contendo 28 comprimidos revestidos. *Uso oral. Uso adulto*
- **Exforge® HCT 320/25/10 mg (Novartis)**, contém 320 mg de valsartana, 25 mg de hidroclorotiazida e 13,87 mg de besilato de anlodipino (equivalente a 10 mg de anlodipino), embalagens contendo 28 comprimidos revestidos. *Uso oral. Uso adulto.*

Inibidores da renina

Os inibidores da renina são anti-hipertensivos que bloqueiam a primeira etapa do sistema renina-angiotensina-aldosterona (SRAA). Seu mecanismo de ação é diferente do mecanismo dos inibidores da enzima conversora da angiotensina e dos antagonistas dos receptores de angiotensina. Contudo, os inibidores da renina também interrompem os efeitos de *feedback* negativo da angiotensina II sobre a secreção de renina.

Alisquireno

O alisquireno é um inibidor da renina que é administrado por via oral. Os estudos mostraram que reduz efetivamente os níveis tensionais, tanto como monoterapia como em associação com hidroclorotiazida (HCTZ) e outros agentes anti-hipertensivos.

Trata-se de um não peptídio hidrofílico, de baixo peso molecular, que exerce inibição competitiva específica e potente sobre a renina em primatas.

Indicação	• Tratamento de hipertensão arterial (isoladamente ou em associação com outros agentes anti-hipertensivos)
Mecanismo de ação	• Inibidor potente e específico da renina, impedindo a sua conversão do angiotensinogênio em angiotensina I. Isso se associa a redução dos níveis circulantes das angiotensinas I e II, com consequente elevação da concentração plasmática de renina e inibição da ativação das proteinoquinases mitógeno-ativadas ERK1 e ERK2
Posologia	• 150 mg VO 1 vez/dia (dose máxima de 300 mg/dia)
Absorção	• Após absorção oral, concentrações plasmáticas máximas de alisquireno são alcançadas em 1 a 3 h
Início da ação	• 1 a 3 h
Duração da ação	• 24 h
Metabolismo	• Após uma dose oral, aproximadamente 80% do alisquireno no plasma está na forma inalterada
Eliminação	• Eliminação por via hepatobiliar de modo inalterado (91% nas fezes)
Contraindicação	• Hipersensibilidade ao alisquireno • Uso concomitante de BRA ou IECA por pacientes com diabetes melito do tipo 2 • Gravidez; lactação; depleção de sódio e/ou volume; insuficiência renal grave (não há estudos)
Interações medicamentosas	• Atorvastatina: elevação em cerca de 50% da concentração máxima de alisquireno (após várias doses) • Cetoconazol: elevação dos níveis plasmáticos de alisquireno em aproximadamente 80% • Ciclosporina: o uso concomitante de 200 a 600 mg de ciclosporina com 75 mg de alisquireno resultou elevação de aproximadamente 2,5 vezes a concentração plasmática máxima de alisquireno (*evitar esta associação*) • Espironolactona: risco de hiperpotassemia • Furosemida: redução dos níveis plasmáticos da furosemida • Heparina: aumento do risco de heparina (efeito aditivo) • Verapamil: a coadministração de 240 mg de verapamil e 300 mg de alisquireno resulta em elevação de aproximadamente 2 vezes a concentração plasmática máxima de alisquireno
Efeitos adversos	• Cefaleia, tontura, fadiga, diarreia, nasofaringite
Alerta	• Interromper o uso assim que for detectada gravidez (classe D)

Apresentação comercial

- **Rasilez® 150 mg (Novartis)**, comprimido revestido contendo 165,750 mg de hemifumarato de alisquireno (equivalente a 150 mg de alisquireno), embalagens contendo 14 ou 28 comprimidos revestidos. *Uso oral. Uso adulto*
- **Rasilez® 150 mg (Novartis)**, comprimido revestido contendo 331,50 mg de hemifumarato de alisquireno (equivalente a 300 mg de alisquireno), embalagens contendo 14 ou 28 comprimidos revestidos. *Uso oral. Uso adulto*

■ **Alisquireno + besilato de anlodipino**
- **Rasilez® AMLO 150/5 mg (Novartis)**, comprimido revestido contendo 165,75 mg de hemifumarato de alisquireno (equivalente a 150 mg de alisquireno) + 6,96 mg de besilato de anlodipino (equivalente a 5 mg de anlodipino), embalagem com 30 comprimidos. *Uso oral. Uso adulto*
- **Rasilez® AMLO 300/5 mg (Novartis)**, comprimido revestido contendo 331,50 mg de hemifumarato de alisquireno (equivalente a 150 mg

de alisquireno) + 6,96 mg de besilato de anlodipino (equivalente a 5 mg de anlodipino), embalagem com 30 comprimidos. *Uso oral. Uso adulto*
- **Rasilez® AMLO 300/10 mg (Novartis),** comprimido revestido contendo 331,50 mg de hemifumarato de alisquireno (equivalente a 150 mg de alisquireno) + 13,87 mg de besilato de anlodipino (equivalente a 10 mg de anlodipino), embalagem com 30 comprimidos. *Uso oral. Uso adulto*

■ **Alisquireno + hidroclorotiazida**
- **Rasilez® HCT 150/12,5 mg (Novartis),** comprimidos revestidos contendo 165,75 mg de hemifumarato de alisquireno (equivalente a 150 mg de alisquireno) e 12,5 mg de hidroclorotiazida, embalagem com 28 comprimidos. *Uso oral. Uso adulto*
- **Rasilez® HCT 150/25 mg (Novartis),** comprimidos revestidos contendo 165,75 mg de hemifumarato de alisquireno (equivalente a 150 mg de alisquireno) e 25 mg de hidroclorotiazida, embalagem com 28 comprimidos. *Uso oral. Uso adulto*
- **Rasilez® HCT 300/12,5 mg (Novartis),** comprimidos revestidos contendo 331,750 mg de hemifumarato de alisquireno (equivalente a 150 mg de alisquireno) e 12,5 mg de hidroclorotiazida, embalagem com 28 comprimidos. *Uso oral. Uso adulto*
- **Rasilez® HCT 300/25 mg (Novartis),** comprimidos revestidos contendo 331,50 mg de hemifumarato de alisquireno (equivalente a 150 mg de alisquireno) e 25 mg de hidroclorotiazida, embalagem com 28 comprimidos. *Uso oral. Uso adulto.*

Bloqueadores beta-adrenérgicos (betabloqueadores)

Os betabloqueadores são agentes simpaticolíticos, ou seja, conectam-se aos beta-adrenorreceptores e, assim, bloqueiam a ligação de norepinefrina e epinefrina a esses receptores. Isso inibe os efeitos simpáticos normais desencadeados por esses receptores. Alguns betabloqueadores, ao se ligarem ao receptor beta-adrenérgico, provocam ativação parcial do mesmo enquanto impedem a ligação da norepinefrina. Esses agentes são denominados agonistas parciais e apresentam atividade simpaticomimética intrínseca (ASI).

Outros betabloqueadores também apresentam atividade estabilizadora da membrana (AEM). Esse efeito lembra a atividade estabilizadora da membrana dos bloqueadores dos canais de sódio.

A primeira geração de betabloqueadores não era seletiva, ou seja, bloqueavam adrenorreceptores beta-1 e beta-2. Os betabloqueadores de segunda geração são mais cardiosseletivos para os receptores beta-1, embora essa seletividade relativa possa desaparecer em doses mais elevadas. Os betabloqueadores de terceira geração também apresentam ações vasodilatadoras por meio de bloqueio de alfa-adrenorreceptores vasculares.

Os betabloqueadores se ligam a beta-adrenorreceptores localizados no tecido nodal cardíaco, no sistema de condução e nos miócitos. O coração tem receptores beta-1 e beta-2, embora predominem os primeiros, tanto em número como em função. A musculatura lisa vascular tem adrenorreceptores beta-2 que normalmente são ativados pela epinefrina liberada por nervos adrenérgicos simpáticos ou pela epinefrina circulante. Esses receptores, como os existentes no coração, são ligados a proteína Gs, que estimula a formação de cAMP.

Em suma, os efeitos cardíacos dos betabloqueadores consistem em redução da contratilidade cardíaca (inotropismo negativo), da taxa de relaxamento (lusitropismo negativo), da frequência cardíaca (cronotropismo negativo) e da velocidade de condução (dromotropismo), enquanto seus efeitos vasculares consistem em contração da musculatura lisa (vasoconstrição leve).

Os betabloqueadores são tão efetivos quanto os nitratos orgânicos na redução da frequência e da intensidade dos episódios de angina causada por esforço físico. Para tratamento de doença da artéria coronária, os antagonistas beta-1 cardiosseletivos são preferíveis porque é menos provável que provoquem broncoconstrição (resposta beta-2). Os antagonistas beta-adrenérgicos não são efetivos para angina vasoespástica e podem agravar a condição.

Os betabloqueadores oferecem algumas vantagens em relação aos nitratos orgânicos:
- Não ocorre tolerância aos efeitos antianginosos dos betabloqueadores durante terapia prolongada
- Os betabloqueadores também têm propriedades antiarrítmicas, que ajudam a evitar alterações da condução cardíaca que são complicações comuns da cardiopatia isquêmica
- Os betabloqueadores são ideais para os pacientes com doença da artéria coronária (DAC) e hipertensão arterial
- Há evidências de que os betabloqueadores reduzam a incidência de infarto agudo do miocárdio
- Graças aos seus efeitos cardioprotetores os betabloqueadores são considerados agentes de escolha para a profilaxia de angina crônica.

Agentes betabloqueadores

Os betabloqueadores não são, em geral, preconizados como agentes de primeira linha para o tratamento da hipertensão arterial, mas são uma boa escolha quando também existe uma condição cardíaca como insuficiência cardíaca e infarto do miocárdio (Quadro 3.6).

QUADRO 3.6	Ações terapêuticas dos betabloqueadores.					
	HAS	Angina	Arritmias cardíacas	IAM	ICC	Comentários
Não seletivos						
Carteolol	X					ASI; ação prolongada; também usado para glaucoma
Carvedilol	X				X	Atividade alfabloqueadora
Labetalol	X	X				ASI; atividade alfabloqueadora
Nadolol	X	X	X	X		Duração prolongada
Pembutolol	X	X				ASI
Pindolol	X	X				ASI, AEM
Propranolol	X	X	X	X		AEM; protótipo de betabloqueador
Sotalol			X			
Timolol	X	X	X	X		Prescrito basicamente para glaucoma

(continua)

QUADRO 3.6	Ações terapêuticas dos betabloqueadores. (continuação)					
	HAS	Angina	Arritmias cardíacas	IAM	ICC	Comentários
Beta-1 seletivos						
Atenolol	X	X	X	X		
Betaxolol	X	X	X			AEM
Bisoprolol	X	X	X			
Esmolol	X		X			Ação ultracurta; HAS intraoperatória ou pós-operatória
Metoprolol	X	X	X	X	X	AEM
Nebivolol	X					Relativamente seletivo para a maioria dos pacientes: vasodilatador (liberação de NO)

HAS, hipertensão arterial sistêmica; *IAM*, infarto agudo do miocárdio; *ICC*, insuficiência cardíaca congestiva; *ASI*, atividade simpaticomimética intrínseca; *AEM*, atividade estabilizadora da membrana; *NO*, óxido nitroso.

Atenolol

Betabloqueador cardiosseletivo com propriedades e potência semelhantes às do propranol, mas sem efeito inotrópico negativo.

Indicação	• Controle da hipertensão arterial • Controle da angina de peito • Controle de arritmias cardíacas • Tratamento do infarto do miocárdio (intervenção precoce e tardia pós-IAM)
Mecanismo de ação	• Bloqueio seletivo dos receptores beta-1 adrenérgicos no coração
Distribuição	• Para a maioria dos tecidos, inclusive a placenta; secretado no leite; não atravessa facilmente a barreira hematencefálica
Posologia	• Hipertensão arterial: a maioria dos pacientes responde a 1 dose única oral diária de 50 a 100 mg. O efeito pleno será alcançado após 1 ou 2 semanas. Pode-se conseguir uma redução adicional dos níveis da pressão arterial combinando-se atenolol com outros agentes anti-hipertensivos • Angina de peito: a maioria dos pacientes responde a 1 dose única oral diária de 100 mg ou 50 mg administrados 2 vezes/dia • Arritmias cardíacas: com a arritmia controlada, a dose de manutenção adequada é de 50 a 100 mg 1 vez/dia • Infarto do miocárdio: para pacientes após alguns dias da ocorrência de um infarto agudo do miocárdio, recomenda-se 1 dose oral de 100 mg/dia de atenolol para profilaxia a longo prazo do infarto do miocárdio • Idosos: a dose pode ser reduzida, especialmente se a função renal estiver comprometida • Crianças: não há experiência com atenolol e, por isso, não é recomendado para uso em crianças • Insuficiência renal: visto que o atenolol é excretado por via renal, a dose deve ser reduzida quando existir comprometimento grave da função renal • Os pacientes que se submetem à hemodiálise devem receber 50 mg após cada diálise. A administração deve ser feita sob supervisão hospitalar, uma vez que podem ocorrer acentuadas quedas da pressão arterial
Absorção	• 50% de absorção pelo sistema digestório
Início da ação	• 1 h após a administração oral
Duração da ação	• 24 h
Metabolismo	• Hepático
Eliminação	• Renal (50%) • Fecal (50%)
Contraindicação	• Hipersensibilidade ao atenolol ou aos outros componentes da fórmula; bradicardia importante • Choque cardiogênico; hipotensão; acidose metabólica; distúrbios graves da circulação arterial periférica • Bloqueio atrioventricular (BAV) de segundo ou terceiro grau; síndrome do nó sinoatrial (SA); feocromocitoma não tratado; insuficiência cardíaca descompensada; AVC
Interações medicamentosas	• Atazanavir: prolongamento do intervalo PR • Diltiazem: redução da frequência cardíaca, alentecimento da condução cardíaca e redução da contratilidade cardíaca • Dolasetrona: prolongamento do intervalo PR e do complexo QRS, sobretudo em idosos • Teofilina: os efeitos dos betabloqueadores e da teofilina são antagonistas. Atenolol pode provocar broncospasmo em indivíduos com vias respiratórias hiper-reativas

(continua)

Atenolol (*continuação*)

Interações medicamentosas	• Verapamil: redução da frequência cardíaca, alentecimento da condução cardíaca e redução da contratilidade cardíaca • *Crataegus laevigata* (espinheiro-branco): efeitos hipotensores aditivos
Efeitos adversos	• Hipotensão, bradicardia, fadiga, astenia, tontura
Alerta	• Evitar interrupção abrupta em pacientes com cardiopatia isquêmica porque isso pode agravar a isquemia e provocar IAM • Classe D na gravidez

Apresentação comercial

- **Ablok® (Biolab Sanus),** comprimido contendo 25 mg de atenolol, caixa com 30 comprimidos; comprimido contendo 50 mg de atenolol, caixa com 30 comprimidos; comprimido contendo 100 mg de atenolol, caixa com 30 comprimidos. *Uso oral. Uso adulto*
- **Angipress® (Biosintética),** comprimidos contendo 25 mg de atenolol, embalagem com 20 comprimidos; comprimidos contendo 50 mg de atenolol, embalagem com 20 comprimidos; comprimidos contendo 100 mg de atenolol, embalagem com 20 comprimidos. *Uso oral. Uso adulto*
- **Atenobal® (Baldacci),** comprimidos contendo 25 mg de atenolol, embalagem com 30 comprimidos; comprimidos contendo 50 mg de atenolol, embalagem com 30 comprimidos; comprimidos contendo 100 mg de atenolol, embalagem com 30 comprimidos. *Uso oral. Uso adulto*
- **Atenol® (AstraZeneca),** comprimidos contendo 25 mg de atenolol, embalagem com 28 comprimidos; comprimidos contendo 50 mg de atenolol, embalagem com 28 comprimidos; comprimidos contendo 100 mg de atenolol, embalagem com 28 comprimidos. *Uso oral. Uso adulto*
- **Atenolol® (Biosintética),** comprimidos contendo 25 mg de atenolol, embalagem com 30 comprimidos; comprimidos contendo 50 mg de atenolol, embalagem com 30 comprimidos; comprimidos contendo 100 mg de atenolol, embalagem com 30 comprimidos. *Uso oral. Uso adulto*
- **Atenolol® (Cristália),** comprimidos contendo 25 mg de atenolol, embalagem com 30 e 500 comprimidos; comprimidos contendo 50 mg de atenolol, embalagem com 30 e 500 comprimidos; comprimidos contendo 100 mg de atenolol, embalagem com 30 e 500 comprimidos. *Uso oral. Uso adulto*
- **Atenolol® (Germed),** comprimidos contendo 25 mg de atenolol, embalagem com 30, 60 e 450 comprimidos; comprimidos contendo 50 mg de atenolol, embalagem com 30, 60 e 450 comprimidos; comprimidos contendo 100 mg de atenolol, embalagem com 30, 60 e 450 comprimidos. *Uso oral. Uso adulto*
- **Atenolol® (Medley),** comprimidos contendo 25 mg de atenolol, embalagem com 30 comprimidos; comprimidos contendo 50 mg de atenolol, embalagem com 30 comprimidos; comprimidos contendo 100 mg de atenolol, embalagem com 30 comprimidos. *Uso oral. Uso adulto*
- **Atenolol® (Nova Química),** comprimidos contendo 25 mg de atenolol, embalagem com 28, 30 e 60 comprimidos; comprimidos contendo 50 mg de atenolol, embalagem com 28, 30 e 60 comprimidos; comprimidos contendo 100 mg de atenolol, embalagem com 28, 30 e 60 comprimidos. *Uso oral. Uso adulto*
- **Atenolol® (Sandoz),** comprimidos contendo 25 mg de atenolol, embalagem com 30 e 60 comprimidos; comprimidos contendo 50 mg de atenolol, embalagem com 30 e 60 comprimidos; comprimidos contendo 100 mg de atenolol, embalagem com 30 e 60 comprimidos. *Uso oral. Uso adulto*
- **Atenopress® (Sandoz),** comprimidos revestidos de 25 mg de atenolol, caixas com 30 comprimidos; comprimidos revestidos de 50 mg de atenolol, caixas com 30 comprimidos e comprimidos revestidos de 100 mg de atenolol, caixas com 30 comprimidos. *Uso oral. Uso adulto*
- **Atenolol + clortalidona**
  - **Ablok® plus (Biolab Sanus),** comprimido contendo 50 mg de atenolol + 12,5 mg de clortalidona, caixa com 30 comprimidos; comprimido contendo 100 mg de atenolol + 25 mg de clortalidona, caixa com 30 comprimidos. *Uso oral. Uso adulto*
  - **Angipress-CD® 50/12,5 mg (Biosintética),** comprimido contendo 50,0 mg de atenolol + 12,5 mg de clortalidona 12,5 mg, cartucho contendo blíster com 28 comprimidos. *Uso oral. Uso adulto*
  - **Angipress-CD® 100/25 mg (Biosintética),** comprimido contendo 100 mg de atenolol + 25 mg de clortalidona, cartucho contendo blíster com 28 comprimidos. *Uso oral. Uso adulto*
  - **Atenolol + clortalidona® (Biosintética),** comprimidos contendo 50 mg de atenolol + 12,5 mg de clortalidona, embalagem com 30 comprimidos; comprimidos contendo 100 mg de atenolol + 25 mg de hidroclorotiazida, embalagem com 30 comprimidos. *Uso oral. Uso adulto*
  - **Atenolol + clortalidona® (Eurofarma),** comprimidos contendo 50 mg de atenolol + 12,5 mg de clortalidona, embalagem com 30 comprimidos; comprimidos contendo 100 mg de atenolol + 25 mg de hidroclorotiazida, embalagem com 30 comprimidos. *Uso oral. Uso adulto*
  - **Atenolol + clortalidona® (Germed),** comprimidos contendo 50 mg de atenolol + 12,5 mg de clortalidona, embalagem com 30 comprimidos; comprimidos contendo 100 mg de atenolol + 25 mg de hidroclorotiazida, embalagem com 30 comprimidos. *Uso oral. Uso adulto*
  - **Atenolol + clortalidona® (Medley),** comprimidos contendo 50 mg de atenolol + 12,5 mg de clortalidona, embalagem com 30 ou 60 comprimidos; comprimidos contendo 100 mg de atenolol + 25 mg de hidroclorotiazida, embalagem com 30 ou 60 comprimidos. *Uso oral. Uso adulto*
  - **Atenorese® (Sandoz),** comprimidos contendo 50 mg de atenolol + 12,5 mg de clortalidona, embalagem contendo 30 comprimidos. *Uso oral. Uso adulto*
  - **Atenorese® (Sandoz),** comprimidos contendo 100 mg + 25 mg de clortalidona, embalagem contendo 30 comprimidos. *Uso oral. Uso adulto*
  - **Betacard® plus (Torrent),** comprimidos contendo 50 mg de atenolol + 12,5 mg de clortalidona, embalagem contendo 30 comprimidos. *Uso oral. Uso adulto*
  - **Betacard® plus (Torrent),** comprimidos contendo 100 mg de atenolol + 25 mg de clortalidona, embalagem contendo 30 comprimidos. *Uso oral. Uso adulto*
  - **Diublok® (Eurofarma),** comprimidos contendo 50 mg de atenolol + 12,5 mg de clortalidona, embalagem contendo 30 comprimidos. *Uso oral. Uso adulto*
  - **Diublok® (Eurofarma),** comprimidos contendo 100 mg de atenolol + 25 mg de clortalidona, embalagem contendo 30 comprimidos. *Uso oral. Uso adulto*
  - **Tenoretic® 50 (AstraZeneca),** comprimidos contendo 50 mg de atenolol + 12,5 mg de clortalidona, caixas com 28 comprimidos. *Uso oral. Uso adulto*
- **Atenolol + besilato de anlodipino**
  - **Anaten® 5 mg/25 mg (Eurofarma),** cápsulas contendo 5 mg de besilato de anlodipino + 25 mg de atenolol, embalagem com 30 cápsulas. *Uso oral. Uso adulto*
  - **Anaten® 5 mg/50 mg (Eurofarma),** cápsulas contendo 5 mg de besilato de anlodipino + 50 mg de atenolol, embalagem com 30 cápsulas. *Uso oral. Uso adulto*
  - **Betalor® (Biosintética),** cápsulas contendo 5 mg de besilato de anlodipino + 25 mg de atenolol, embalagem com 30 cápsulas. *Uso oral. Uso adulto*
  - **Betalor® (Biosintética),** cápsulas contendo 5 mg de besilato de anlodipino + 50 mg de atenolol, embalagem com 30 cápsulas. *Uso oral. Uso adulto*
- **Atenolol + nifedipino**
  - **Nifelat® 10/25 mg (Biosintética),** cápsulas contendo 10 mg de nifedipino retard + 25 mg de atenolol, caixas com 28 unidades. *Uso oral. Uso adulto*
  - **Nifelat® 20/50 mg (Biosintética),** cápsulas contendo 20 mg de nifedipino retard + 50 mg de atenolol, caixas com 28 unidades. *Uso oral. Uso adulto*
  - **Tenoretic® 100 (AstraZeneca),** comprimidos contendo 1000 mg de atenolol + 25 mg de clortalidona, caixas com 28 comprimidos. *Uso oral. Uso adulto.*

Bisoprolol

O fumarato de bisoprolol é um betabloqueador beta-1 (cardiosseletivo) sintético sem atividade estabilizadora de membrana ou atividade simpaticomimética intrínseca significativa em sua faixa terapêutica. A cardiosseletividade não é absoluta e em doses iguais ou superiores a 20 mg o bisoprolol também inibe receptores beta-2 adrenérgicos, localizados na musculatura vascular e na musculatura brônquica. Assim sendo, é importante prescrever a menor dose efetiva de modo a conservar a cardiosseletividade.

Indicação	• Tratamento de hipertensão arterial e angina de peito • Tratamento de insuficiência cardíaca crônica estável (associado a IECA, diuréticos e/ou glicosídios cardíacos)
Mecanismo de ação	• Bloqueador beta-1 (cardiosseletivo) sintético sem AEM ou ASI significativa

Posologia	• Hipertensão arterial:
	  ◦ 5 mg/dia (dose máxima de 20 mg/dia)
	• Angina de peito:
	  ◦ 5 mg/dia (dose máxima de 20 mg/dia)
	• Insuficiência cardíaca crônica estável:
	  ◦ 1,25 mg/dia (dose máxima de 10 mg/dia)

Absorção	• Boa; biodisponibilidade > 80%
Início da ação	• 1 a 2 h
Duração da ação	• Meia-vida: 9 a 12 h (função renal normal); 27 a 36 h (CrCl < 40 ml/min); 8 a 22 h na cirrose hepática
Metabolismo	• Hepático
Eliminação	• 50% renal e 50% outras vias (menos de 2% são excretados nas fezes)
Contraindicação	• Hipersensibilidade ao bisoprolol ou a qualquer outro componente da fórmula • Asma grave; síndrome de Raynaud; feocromocitoma não tratado; acidose metabólica; insuficiência cardíaca aguda; hipotensão; bradicardia significativa; choque cardiogênico; angina de Prinzmetal; psoríase; gravidez; lactação; crianças (não há estudos)
Interações medicamentosas	• Atazanavir: prolongamento do intervalo PR • Diltiazem: redução da frequência cardíaca, alentecimento da condução cardíaca e redução da contratilidade cardíaca • Dolasetrona: prolongamento do intervalo PR e do complexo QRS, sobretudo em idosos • Teofilina: os efeitos dos betabloqueadores e da teofilina são antagonistas. Bisoprolol pode provocar broncospasmo em indivíduos com vias respiratórias hiper-reativas • Verapamil: redução da frequência cardíaca, alentecimento da condução cardíaca e redução da contratilidade cardíaca
Efeitos adversos	• Bradicardia (> 10% dos pacientes) • Agravamento da insuficiência cardíaca (entre 1 e 10% dos pacientes) • Astenia (entre 1 e 10% dos pacientes com insuficiência cardíaca crônica estável) • Tontura; cefaleia; sensação de frio ou parestesia nas mãos ou nos pés; hipotensão; náusea; vômito; diarreia; constipação intestinal
Alerta	• Classe D na gravidez

Apresentação comercial

- **Concardio® (SigmaPharma),** comprimidos revestidos contendo 1,25 mg, 2,5 mg, 5 mg e 10 mg de hemifumarato de bisoprolol, embalagens com 10, 14, 28 e 30 comprimidos, embalagens hospitalares com 100 e 140 comprimidos. *Uso oral. Uso adulto*
- **Concor® 1,25 mg (Merck),** comprimidos revestidos de hemifumarato de bisoprolol, embalagens com 28 comprimidos revestidos. *Uso oral. Uso adulto*
- **Concor® 2,5 mg (Merck),** comprimidos revestidos de hemifumarato de bisoprolol, embalagens com 14 e 28 comprimidos revestidos. *Uso oral. Uso adulto*
- **Concor® 5 mg (Merck),** comprimidos revestidos, embalagens com 14 e 28 comprimidos revestidos. *Uso oral. Uso adulto*
- **Concor® 10 mg (Merck),** comprimidos revestidos, embalagens com 28 comprimidos revestidos. *Uso oral. Uso adulto*
- **Hemifumarato de bisoprolol + hidroclorotiazida**
  - **Concor® HCT 5/12,5 mg (Merck),** comprimido revestido com 5 mg de hemifumarato de bisoprolol + 12,5 mg de hidroclorotiazida, embalagem com 30 comprimidos revestidos. *Uso oral. Uso adulto*
  - **Concor® HCT 10/25 mg (Merck),** comprimido revestido com 10 mg de hemifumarato de bisoprolol + 25 mg de hidroclorotiazida, embalagem com 30 comprimidos revestidos. *Uso oral. Uso adulto*
  - **Concor® HCT 5/12,5 mg (Merck),** embalagens contendo 30 comprimidos revestidos. *Uso oral. Uso adulto.*

CAPÍTULO 3 | MEDICAMENTOS EM CARDIOLOGIA

Metoprolol

O metoprolol é um antagonista beta-1 seletivo (cardiosseletivo) competitivo. É semelhante ao atenolol em sua lipossolubilidade moderada, sem sua ausência de atividade simpaticomimética e na fraca atividade estabilizadora de membrana.

Indicação	• Manejo de IAM, angina de peito, insuficiência cardíaca e hipertensão arterial leve a moderada • Tratamento de taquiarritmias supraventriculares • Profilaxia de enxaqueca
Mecanismo de ação	• Competição com neurotransmissores adrenérgicos, como as catecolaminas, pela ligação com receptores beta-1 adrenérgicos no coração, resultando em redução da frequência cardíaca, do débito cardíaco e da pressão arterial
Posologia	• A dose diária habitual é de 100 a 200 mg 1 vez/dia (pela manhã) ou 2 vezes/dia (pela manhã e a noite) • Quando é usado para tratar hipertireoidismo, a dose é geralmente de 150 a 200 mg/dia, fracionadas em 3 ou 4 doses • Quando é usado para tratamento de arritmia cardíaca, a dose habitual é geralmente de 100 a 150 mg/dia, 2 ou 3 doses separadas
Absorção	• Rápida e completa, 50%
Início da ação	• IV: 20 min, quando infundido em 10 min • VO: 1 a 2 h
Duração da ação	• VO: 3 a 6 h (a duração é dose-relacionada)
Metabolismo	• Basicamente hepático (CYP2D6)
Eliminação	• Renal (95%)
Contraindicação	• Insuficiência hepática; crianças (não há estudos); gravidez; lactação
Interações medicamentosas	• Acetilcolina: o metoprolol exacerba os efeitos adversos/tóxicos dos agonistas colinérgicos • Amiodarona: aumenta a concentração sérica de metoprolol • Bupivacaína: o metoprolol aumenta as concentrações séricas da bupivacaína • Bupropiona: aumenta a concentração sérica de metoprolol
Efeitos adversos	• Astenia, tontura, dispneia, bradicardia, síndrome de Raynaud, sibilos, diarreia, náuseas, prurido
Alerta	• Classe D na gravidez

Apresentação comercial

- **Lopressor® (Novartis)**, comprimidos de 100 mg de tartarato de metoprolol em embalagens com 20 comprimidos. *Uso oral. Uso adulto*
- **Seloken® comprimidos (AstraZeneca)**, comprimidos de 100 mg de tartarato de metoprolol em embalagens com 20 comprimidos. *Uso oral. Uso adulto*
- **Seloken® injetável (AstraZeneca)**, solução injetável de 5 mg de tartarato de metoprolol (1 mg/mℓ) em embalagens contendo 5 ampolas de 5 mℓ cada. *Uso intravenoso. Uso adulto*
- **Selozok® (AstraZeneca)**, comprimidos revestidos de liberação controlada de 25 mg, 50 mg ou 100 mg de succinato de metoprolol, em embalagens com 20, 30 ou 60 comprimidos. *Uso oral. Uso adulto*
- **Tartarato de metoprolol® (Biosintética)**, comprimidos revestidos de 100 mg, embalagem com 30 comprimidos revestidos. *Uso oral. Uso adulto*
- **Tartarato de metoprolol® (Germed)**, comprimido revestido de 100 mg, embalagem contendo 10, 20, 30, 40, 60 comprimidos revestidos. *Uso oral. Uso adulto*
- **Succinato de metoprolol + hidroclorotiazida**
  - **Selopress® (AstraZeneca)**, comprimidos revestidos de liberação prolongada contendo 100 mg de tartarato de metoprolol + 12,5 mg de hidroclorotiazida, embalagens com 20 comprimidos. *Uso oral. Uso adulto*
  - **Selopress Zok® (AstraZeneca)**, comprimidos revestidos de liberação prolongada contendo 95 mg de succinato de metoprolol (equivalente a 100 mg de tartarato de metoprolol) + 12,5 mg de hidroclorotiazida, embalagens com 20 comprimidos. *Uso oral. Uso adulto*
- **Succinato de metoprolol + felodipino**
  - **Selozok Fix® (AstraZeneca)**, comprimidos revestidos de liberação prolongada contendo 5 mg de felodipino + 47,5 mg de succinato de metoprolol (equivalente a 50 mg de tartarato de metoprolol), embalagens com 10 e 30 comprimidos. *Uso oral. Uso adulto.*

Nadolol

O nadolol é um antagonista não seletivo dos receptores beta-adrenérgicos com meia-vida longa e estruturalmente semelhante ao propranolol. O nadolol não apresenta atividade simpaticomimética intrínseca e, ao contrário de outros betabloqueadores, não apresenta atividade depressora miocárdica direta nem ação estabilizadora da membrana semelhante aos anestésicos.

Indicação	• Tratamento de hipertensão arterial, arritmias cardíacas e angina de peito
Mecanismo de ação	• Como outros betabloqueadores, o nadolol compete com neurotransmissores adrenérgicos como as catecolaminas pela ligação com receptores simpáticos. Como o propranolol e o timolol, o nadolol se liga aos receptores beta-1 adrenérgicos no coração e na musculatura lisa vascular e se liga aos receptores beta-2 na musculatura lisa bronquiolar
Posologia	• Tratamento de hipertensão arterial e angina de peito: 40 a 80 mg, 1 vez/dia, podendo aumentar em 40 a 80 mg a cada 3 a 7 dias até uma dose máxima de 240 a 320 mg/dia • Idosos: a dose mínima é de 20 mg/dia, e a dose máxima é de 240 mg/dia

(continua)

Nadolol (*continuação*)

Absorção	• A absorção após administração oral é variável, em média 30%
Início da ação	• 3 a 4 h
Duração da ação	• 17 a 24 h
Metabolismo	• Ao contrário de outros betabloqueadores, não é metabolizado pelo fígado, sendo excretado inalterado, principalmente pelos rins
Eliminação	• Urina
Contraindicação	• Não usar durante a gravidez ou mulheres que pretendam engravidar, e nem durante a amamentação • Alergia ao nadolol • Bradiarritmias; hipotensão; insuficiência cardíaca; asma brônquica; BAV de segundo ou terceiro grau
Interações medicamentosas	• AINE: diminuem o efeito do nadolol e elevam os níveis da pressão arterial • Ácido acetilsalicílico (em doses > 300 mg): pode diminuir o efeito do nadolol • Verapamil, digoxina e amiodarona: exacerbam os efeitos do nadolol, diminuindo a frequência cardíaca. Nifedipino, anlodipino: podem causar queda acentuada da pressão e sensação de mal-estar • Anestésicos: acentuação da bradicardia induzida pelo nadolol. *Ginseng*, hipérico e gengibre: diminuem os efeitos do nadolol e podem aumentar a PA
Efeitos adversos	• Bradicardia; agravamento de insuficiência cardíaca; hipotensão, palpitação; edema; transtornos do sono; depressão; tontura; constipação intestinal; diarreia; náuseas; vômitos; broncospasmo; disfunção erétil; sensação de frio nas mãos ou nos pés
Alerta	• Classe C na gravidez • Os pacientes diabéticos devem ser orientados de que o nadolol pode mascarar as manifestações de hipoglicemia ou modificar os níveis sanguíneos de glicose • Pode ocorrer exacerbação da cardiopatia isquêmica após interrupção abrupta do nadolol

Apresentação comercial

■ **Corgard® 40 mg (Bristol-Myers Squibb)**, comprimidos em placa-blíster com 30 comprimidos. *Uso oral. Uso adulto*

■ **Corgard® 80 mg (Bristol-Myers Squibb)**, comprimidos divisíveis em placa-blíster com 20 comprimidos. *Uso oral. Uso adulto.*

Propranolol

O propranolol é o protótipo dos antagonistas dos receptores beta-adrenérgicos. Trata-se de um betabloqueador não seletivo competitivo semelhante ao nadolol. Não apresenta atividade simpaticomimética intrínseca (ASI).

Indicação	• Tratamento de hipertensão arterial • Tratamento de angina de peito • Controle de arritmias cardíacas • Profilaxia de enxaqueca • Controle do tremor essencial • Controle da ansiedade e taquicardia por ansiedade • Controle adjuvante da tireotoxicose e crise tireotóxica • Controle de miocardiopatia hipertrófica obstrutiva • Controle de feocromocitoma (sempre associado a bloqueio alfa efetivo)
Mecanismo de ação	• Competição com neurotransmissores simpaticomiméticos pela ligação com os receptores beta-1 adrenérgicos no coração
Distribuição	• Ampla, inclusive SNC e placenta; secretado no leite materno
Posologia	• 80 a 120 mg/dia
Absorção	• Totalmente absorvido pelo sistema digestório
Início da ação	• 1 a 2 h
Duração da ação	• 6 a 12 h
Metabolismo	• Hepático (CYP2D6 e CYP1A2)
Eliminação	• 90 a 95% renal

(*continua*)

Propranolol (*continuação*)

Contraindicação	• Choque cardiogênico; bradicardia sinusal; BAV de segundo ou terceiro grau; insuficiência cardíaca grave; DPOC; asma brônquica; hipersensibilidade conhecida ao propranolol ou a outros componentes da fórmula; arteriopatia periférica; síndrome do nó sino-atrial; feocromocitoma não tratado com um antagonista alfa-adrenérgico; angina de Prinzmetal; acidose metabólica; após jejum prolongado
Interações medicamentosas	• Amiodarona, disopiramida, quinidina, procainamida: pode provocar BAV • Antiácidos: alentecem a absorção do propranolol e reduzem seus efeitos terapêuticos • Diltiazem: exacerbação da bradicardia induzida pelo propranolol • Etanol: alentece a absorção do propranolol e reduz seus efeitos terapêuticos • Fenotiazinas: exacerbação dos efeitos hipotensores induzidos pelo propranolol • IMAO: bradicardia significativa e hipotensão grave • Verapamil: exacerbação da bradicardia induzida pelo propranolol
Efeitos adversos	• Náuseas, vômitos, diarreia, fadiga, insônia, bradicardia, confusão, agranulocitose, confusão, disfunção erétil, perda da libido, broncospasmo, síndrome de Stevens-Johnson, anafilaxia
Alerta	• Usar com cautela em diabéticos porque o propranolol interfere no metabolismo da glicose e pode causar hipoglicemia • O propranolol também pode mascarar as manifestações de hipoglicemia • Classe C na gravidez

Apresentação comercial

- **Ayerst propranolol® (Sigma Pharma),** comprimidos de 10 mg, caixa com 30 comprimidos. *Uso oral. Uso adulto e pediátrico*
- **Ayerst propranolol® (Sigma Pharma),** comprimidos de 40 mg, caixa com 30 comprimidos. *Uso oral. Uso adulto e pediátrico*
- **Ayerst propranolol® (Sigma Pharma),** comprimidos de 80 mg, caixa com 30 comprimidos. *Uso oral. Uso adulto e pediátrico*
- **Cloridrato de propranolol® (Germed),** comprimidos de 10 mg, caixa com 30 comprimidos. *Uso oral. Uso adulto e pediátrico*
- **Cloridrato de propranolol® (Germed),** comprimidos de 40 mg, caixa com 30 comprimidos. *Uso oral. Uso adulto e pediátrico*
- **Cloridrato de propranolol® (Germed),** comprimidos de 80 mg, caixa com 30 comprimidos. *Uso oral. Uso adulto e pediátrico*
- **Cloridrato de propranolol® (Medley),** comprimidos de 10 mg, caixa com 30 comprimidos. *Uso oral. Uso adulto e pediátrico*
- **Cloridrato de propranolol® (Medley),** comprimidos de 40 mg, caixa com 30 comprimidos. *Uso oral. Uso adulto e pediátrico*
- **Cloridrato de propranolol® (Medley),** comprimidos de 80 mg, caixa com 30 comprimidos. *Uso oral. Uso adulto e pediátrico*
- **Cloridrato de propranolol® (Prati-Donaduzzi),** comprimido de 10 mg em embalagem com 20 comprimidos. *Uso oral. Uso adulto e pediátrico*
- **Cloridrato de propranolol® (Prati-Donaduzzi),** comprimido de 40 mg em embalagem com 20, 30 ou 270 comprimidos. *Uso oral. Uso adulto e pediátrico*
- **Cloridrato de propranolol® (Prati-Donaduzzi),** comprimido de 80 mg em embalagem com 20 comprimidos. *Uso oral. Uso adulto e pediátrico*
- **Cloridrato de propranolol® (União Química),** comprimidos de 40 mg, embalagens com 30 ou 40 comprimidos. *Uso oral. Uso adulto e pediátrico*
- **Inderal® (AstraZeneca),** comprimidos de 10 mg, embalagem com 24 comprimidos; comprimidos de 40 mg, embalagem com 20 comprimidos; comprimidos de 80 mg, embalagem com 20 comprimidos. *Uso oral. Uso adulto e pediátrico*
- **Rebaten RA® (Sigma Pharma),** cápsulas de 80 ou 160 mg, cartuchos com 30 cápsulas. *Uso oral. Uso adulto e pediátrico*
- **Propranolol + hidroclorotiazida**
  - **Tenadren® (Sigma Pharma),** comprimidos contendo 40 mg de propranolol + 25 mg de hidroclorotiazida, caixa com 30 comprimidos. *Uso oral. Uso adulto e pediátrico acima de 12 anos*
  - **Tenadren® (Sigma Pharma),** comprimidos contendo 80 mg de propranolol + 25 mg de hidroclorotiazida, caixa com 30 comprimidos. *Uso oral. Uso adulto e pediátrico acima de 12 anos.*

Sotalol

O sotalol é um agente antiarrítmico, sendo incluído na classe dos betabloqueadores e dos antiarrítmicos de classe II por causa de sua ação primária nos receptores beta-adrenérgicos no coração. Contudo, o sotalol também inibe o influxo de potássio no coração, prolongando assim a repolarização e o intervalo QT e reduzindo a automaticidade. O sotalol também alentece a condução no nó atrioventricular (AV). Não apresenta atividade estabilizadora da membrana.

Indicação	• Tratamento de taquiarritmias ventriculares graves • Tratamento de taquiarritmias intermitentes sintomáticas • Tratamento de extrassístoles ventriculares • Profilaxia de taquicardia atrial paroxística, de fibrilação atrial paroxística, de taquicardia paroxística do nó AV reentrante, de taquicardia AV paroxística reentrante por vias acessórias e taquicardia supraventricular paroxística após cirurgia cardíaca • Manutenção do ritmo sinusal normal após conversão de fibrilação ou *flutter* atrial • Controle da frequência ventricular em pacientes com fibrilação atrial crônica ou *flutter* atrial • Tratamento de arritmias causadas por níveis circulantes elevados de catecolaminas e por aumento da sensibilidade às catecolaminas • Tratamento de angina de peito (reduz a incidência e a intensidade dos episódios de angina) • Redução da taxa de reinfarto de miocárdio quando administrado nos primeiros 5 a 14 dias após IAM
Mecanismo de ação	• Bloqueador não seletivo de receptores beta-adrenérgicos (atua nos receptores beta 1 e beta 2), destituído de atividade simpatomimética intrínseca e atividade estabilizadora de membrana. Também inibe a liberação de renina

(continua)

Sotalol (*continuação*)

Posologia	• Dose inicial de 80 mg/dia VO, podendo ser aumentada em 80 a 160 mg/dia a cada 3 a 4 dias (máximo de 640 mg/dia em caso de arritmias potencialmente fatais)
Absorção	• Em indivíduos saudáveis, a biodisponibilidade oral é de 90 a 100%
Início da ação	• 2 a 3 h
Duração da ação	• 12 h
Metabolismo	• Não é metabolizado e não sofre biotransformação (não há efeito de primeira passagem)
Eliminação	• Predominantemente renal (filtração lomerular) • O sotalol é excretado no leite de animais de laboratório e já foi descrito seu achado no leite humano
Contraindicação	• Asma brônquica; DPOC; hipersensibilidade prévia ao cloridrato de sotalol; choque cardiogênico; anestesia que provoque depressão do miocárdio; bradicardia sinusal sintomática; síndrome do nó sinoatrial; BAV de segundo e terceiro graus (a menos que o paciente tenha marca-passo implantado); ICC não controlada; insuficiência renal; síndrome do QT prolongado (congênita ou adquirida)
Interações medicamentosas	• Furosemida: hipopotassemia ou hipomagnesemia podem ocorrer, aumentando o potencial de *torsade de pointes* • Fenotiazinas, antidepressivos tricíclicos, terfenadina, astemizol e quinolonas: prolongamento adicional do intervalo QT • Diltiazem, verapamil: hipotensão, bradicardia, distúrbios de condução e insuficiência cardíaca • Insulina, hipoglicemiantes orais: hiperglicemia
Efeitos adversos	• Insônia, náuseas, vômitos, sonolência
Alerta	• Sotalol pode mascarar as manifestações clínicas de hipoglicemia • A presença de sotalol na urina pode resultar em níveis falso-positivos elevados de metanefrina quando medidos por métodos fotométricos, portanto, deve ser usada cromatografia líquida de alta *performance* (HPLC) com extração em fase sólida na investigação de feocromocitoma • Classe B na gravidez

Apresentação comercial

- **Cloridrato de sotalol® (Biosintética)**, comprimidos de 120 mg, embalagem com 30 comprimidos. *Uso oral. Uso adulto*
- **Cloridrato de sotalol® (Biosintética)**, comprimidos de 160 mg, embalagem com 20 comprimidos. *Uso oral. Uso adulto*
- **Cloridrato de sotalol® (Merck)**, comprimidos de 160 mg, em frascos contendo 30 comprimidos. *Uso oral. Uso adulto*
- **Cloridrato de sotalol® (Sandoz)**, comprimidos de 160 mg, embalagem contendo 20 comprimidos. *Uso oral. Uso adulto*
- **Sotacor® (Bristol-Myers Squibb)**, comprimidos de 120 mg em frasco contendo 30 comprimidos. *Uso oral. Uso adulto*
- **Sotacor® (Bristol-Myers Squibb)**, comprimidos de 160 mg em blíster contendo 20 comprimidos. *Uso oral. Uso adulto*
- **Sotahexal® (Sandoz)**, comprimidos de 160 mg, embalagem contendo 20 comprimidos. *Uso oral. Uso adulto.*

Nebivolol

Trata-se de um bloqueador beta-1 seletivo com efeito vasodilatador potencializador do óxido nitroso (NO).

Indicação	• Tratamento de hipertensão arterial • Tratamento de insuficiência cardíaca em idosos com 75 anos de idade ou mais, fração de ejeção menor ou igual a 35%
Mecanismo de ação	• Antagonista competitivo e extremamente competitivo dos receptores beta-1 adrenérgicos
Posologia	• 5 mg/dia • Idosos: 2,5 mg/dia
Absorção	• Rápida e não é influenciada pelos alimentos
Início da ação	• 30 a 120 min
Duração da ação	• 24 h
Metabolismo	• Hepático (mediado por CYP2D6)
Eliminação	• Urina e fezes
Contraindicação	• Hipersensibilidade ao nebivolol • Hipotensão arterial (PAS < 90 mmHg) • Bradicardia (FC < 60 bpm); BAV de segundo e terceiro graus; asma brônquica; DPOC; feocromocitoma não tratado; cetoacidose diabética; choque cardiogênico; insuficiência cardíaca aguda; crianças e adolescentes (não há estudos)

(continua)

Nebivolol (*continuação*)

Interações medicamentosas	• Amiodarona provoca aumento das concentrações plasmáticas de nebivolol • Nebivolol aumenta as concentrações plasmáticas de bupivacaína • Bupropiona provoca aumento das concentrações plasmáticas de nebivolol
Efeitos adversos	• Cefaleia, hipoglicemia, vertigem, astenia, prurido, edema maleolar
Alerta	• Pode mascarar as manifestações clínicas de hipoglicemia • Classe C na gravidez

Apresentação comercial

- **Nebilet® (Biolab Sanus)**, comprimidos de 5 mg, embalagem com 28 comprimidos. *Uso oral. Uso adulto*
- **Neblock® (Torrent)**, comprimidos de 5 mg, embalagens contendo 7, 30 ou 60 comprimidos. *Uso oral. Uso adulto.*

Bloqueadores dos canais de cálcio

As aplicações terapêuticas dos bloqueadores dos canais de cálcio (BCC) resultam de suas ações na musculatura lisa vascular, no músculo cardíaco e no sistema de condução cardíaca. Alguns bloqueadores dos canais de cálcio exercem ações mais significativas no coração, enquanto outros são mais efetivos na musculatura lisa arteriolar. Nenhum dos BCC influencia os níveis séricos de cálcio.

O influxo de cálcio nas células da musculatura lisa é essencial para a contração. Visto que a contração das arteríolas controla a resistência periférica, o bloqueio dos canais de cálcio exerce efeitos fisiológicos substanciais sobre a pressão arterial. Todos os BCC dilatam as arteríolas periféricas, provocando queda dos níveis de pressão arterial sistêmica. A pós-carga é reduzida, resultando em menor demanda miocárdica de oxigênio e redução da carga de trabalho cardíaco. Isso é importante sobretudo para os pacientes com angina. Além disso, os BCC provocam dilatação das artérias coronárias – efeito benéfico para os pacientes com isquemia miocárdica. As veias e a pré-carga cardíaca não são influenciadas pelos BCC.

Existem três classes de BCC (Quadro 3.7). Essas classes apresentam diferenças não apenas em sua estrutura química básica, mas também em sua seletividade relativa para os canais de cálcio cardíacos e vasculares. A classe mais seletiva para a musculatura lisa é a das di-hidropiridinas. Esses agentes são prescritos basicamente para reduzir a resistência vascular sistêmica e a pressão arterial. São eles:

- Anlodipino
- Felodipino
- Isradipino
- Nicardipino
- Nifedipino
- Nimodipino
- Nitrendipino.

A classe fenilalquilamina, representada pelo verapamil, é relativamente seletiva para o miocárdio. O verapamil é prescrito sobretudo para tratamento de angina porque reduz a demanda miocárdica de oxigênio e reverte o espasmo coronariano.

Já a classe benzotiazepina, representada pelo diltiazem, é intermediária em sua seletividade pelos canais de cálcio vasculares entre o verapamil e as di-hidropiridinas. Como exerce ações vasodilatadoras e depressoras cardíacas, o diltiazem consegue reduzir os níveis de pressão arterial sem provocar o mesmo grau de estimulação cardíaca reflexa induzida pelas di-hidropiridinas.

QUADRO 3.7 Alguns BCC e suas indicações.

BCC	HAS	Angina estável crônica	Angina vasoespástica	Angina instável	Arritmias	HSA
Anlodipino	X	X	X			
Felodipino	X					
Isradipino	X					
Nicardipino	X	X				
Nifedipino	X	X		X		
Nimodipino						X

HAS, hipertensão arterial sistêmica; *HSA*, hemorragia subaracnóidea.

Anlopidino

O anlodipino é um BCC de ação prolongada, pertencendo à classe di-hidropiridina. O anlodipino tem a meia-vida mais longa (35 h) dentre os BCC. Como outros BCC, age sobretudo na musculatura lisa arteriolar, inclusive a musculatura das artérias coronárias, e não exerce efeito significativo na condução cardíaca.

Indicação	• Agente de primeira linha no tratamento de hipertensão arterial • Tratamento da isquemia miocárdica como fármaco de primeira linha, devido tanto à obstrução fixa (angina estável) como ao espasmo/constrição da vasculatura coronariana (angina de Prinzmetal ou angina variante) • Pode ser utilizado isoladamente ou em combinação com outros agentes antianginosos em pacientes com angina refratária a nitratos e/ou doses adequadas de betabloqueadores

(continua)

Anlopidino (*continuação*)

Mecanismo	• Anlodipino reduz a contratilidade da musculatura lisa arterial e a consequente vasoconstrição graças à inibição do influxo de íons cálcio através dos canais de cálcio do tipo L • Os íons cálcio que penetram nas células por esses canais se ligam à calmodulina • A calmodulina ligada ao cálcio conecta-se (e ativa) a quinase da cadeia leve da miosina (MLCK). A MLCK ativada catalisa a fosforilação da subunidade de cadeia leve da miosina, uma etapa crucial na contração muscular • A inibição do influxo inicial de cálcio reduz a atividade contrátil das células da musculatura lisa arterial e resulta em vasodilatação
Posologia	• VO: 5 a 10 mg/dia (máximo de 10 mg/dia)
Absorção	• Lenta e quase total pelo sistema digestório
Duração da ação	• 24 h
Metabolismo	• Hepático
Eliminação	• Urina (70%)
Contraindicação	• Crianças (a eficácia e a segurança ainda não foram verificadas)
Interações medicamentosas	• Dolasetrona: somação dos efeitos de prolongamento do intervalo QT e do complexo QRS • A coadministração de sinvastina e anlodipino resulta em elevação significativa das concentrações plasmáticas de sinvastina e de seu metabólito ativo, potencializando o risco de miopatia • O itraconazol exerce efeito inotrópico negativo dose-relacionado que pode ser aditivo ao dos BCC, potencializando o risco de disfunção ventricular, ICC e edema pulmonar e periférico • Tizanidina: potencialização do efeito hipotensor
Efeitos adversos	• Edema periférico dose-dependente, cefaleia, tontura, rubor, taquicardia reflexa (rara)
Alerta	• Classe C na gravidez

Apresentação comercial

- **Amlocor® (Torrent),** comprimidos de 5 mg, de besilato de anlodipino embalagens com 30 comprimidos. *Uso oral. Uso adulto*
- **Amlovasc® (Sandoz),** comprimidos de 5 mg, de besilato de anlodipino, embalagem contendo 30 comprimidos. *Uso oral. Uso adulto*
- **Amlovasc® (Sandoz),** comprimidos de 10 mg, de besilato de anlodipino, embalagem contendo 30 comprimidos. *Uso oral. Uso adulto*
- **Anlo® (Sigma Pharma),** comprimidos de 5 mg, de besilato de anlodipino, caixa com 30 comprimidos e 70 comprimidos; comprimidos de 10 mg de besilato de anlodipino, caixa com 30 comprimidos e 70 comprimidos. *Uso oral. Uso adulto*
- **Besilato de anlodipino® (Biosintética),** comprimidos de 5 mg e de 10 mg, de besilato de anlodipino, embalagens com 20, 30 e 60 comprimidos. *Uso oral. Uso adulto*
- **Besilato de anlodipino® (Cristália),** comprimidos de 5 mg de besilato de anlodipino em embalagens contendo 20, 30 e 200 comprimidos; comprimidos de 10 mg de besilato de anlodipino em embalagens contendo 20, 30 e 200 comprimidos; comprimidos de 10 mg de besilato de anlodipino em embalagens fracionáveis contendo 100 comprimidos. *Uso oral. Uso adulto*
- **Besilato de anlodipino® (Medley),** comprimidos de 5 mg de besilato de anlodipino em embalagens contendo 20, 30 e 200 comprimidos; comprimidos de 10 mg de besilato de anlodipino em embalagens contendo 20, 30 e 200 comprimidos; comprimidos de 10 mg de besilato de anlodipino em embalagens fracionáveis contendo 100 comprimidos. *Uso oral. Uso adulto*
- **Besilato de anlodipino® (Merck),** comprimidos de 5 mg, embalagens contendo 30 e 60 comprimidos; comprimidos de 10 mg, embalagens contendo 30 comprimidos. *Uso oral. Uso adulto*
- **Cordarex® (Biosintética),** comprimidos de 5 mg, de besilato de anlodipino, embalagens com 7 e 30 comprimidos; comprimidos de 10 mg, de besilato de anlodipino, embalagens com 30 comprimidos. *Uso oral. Uso adulto*
- **Nemodine® (Diffucap-Chemobras),** comprimidos de 5 e 10 mg de besilato de anlodipino, cartuchos contendo 20, 30 e 60 comprimidos. *Uso oral. Uso adulto*
- **Nicord® (Marjan),** caixa contendo 2 blísteres com 10 comprimidos de 2,5 mg, 5 mg e 10 mg de besilato de anlodipino ou blíster com 10 comprimidos de 5 mg de besilato de anlodipino. *Uso oral. Uso adulto*
- **Norvasc® (Pfizer),** comprimidos de 5 mg de besilato de anlodipino em embalagens contendo 10, 30 ou 60 comprimidos; comprimidos de 10 mg de besilato de anlodipino em embalagens contendo 30 ou 60 comprimidos. *Uso oral. Uso adulto*
- **Pressat® (Biolab Sanus),** comprimidos de 5 mg de besilato de anlodipino, caixa contendo 20, 30 e 60 comprimidos; comprimidos de 10 mg de besilato de anlodipino, caixa com 20, 30 e 60 comprimidos. *Uso oral. Uso adulto*
- **Roxflan® (Merck),** comprimidos de 5 mg de besilato de anlodipino, embalagens contendo 20 e 30 comprimidos; comprimidos de 10 mg, de besilato de anlodipino embalagens contendo 30 comprimidos. *Uso oral. Uso adulto*
- **Atenolol + besilato de anlodipino**
  - **Anaten® 5 mg/25 mg (Eurofarma),** cápsulas contendo 5 mg de besilato de anlodipino + 25 mg de atenolol, embalagem com 30 cápsulas. *Uso oral. Uso adulto*
  - **Anaten® 5 mg/50 mg (Eurofarma),** cápsulas contendo 5 mg de besilato de anlodipino + 50 mg de atenolol, embalagem com 30 cápsulas. *Uso oral. Uso adulto*
  - **Betalor® (Biosintética),** cápsulas contendo 5 mg de anlodipidino + 25 mg de atenolol, embalagens com 7 e 30 cápsulas. *Uso oral. Uso adulto*
  - **Betalor® (Biosintética),** cápsulas contendo 5 mg de anlodipidino + 50 mg de atenolol, embalagens com 7 e 30 cápsulas. *Uso oral. Uso adulto*
- **Besilato de anlodipino + cloridrato de benazepril**
  - **Press® plus (Biolab),** cápsulas, caixas com 30 cápsulas de 10 mg de benazepril + 2,5 mg de anlodipino; caixas com 30 cápsulas com 20 mg de benazepril + 5,0 mg de anlodipino. *Uso oral. Uso adulto*
- **Besilato de anlodipino + losartana potássica**
  - **Branta® (Torrent),** comprimidos revestidos contendo 50 mg de losartana potássica + 5 mg de besilato de anlodipino, embalagens com 10 e 30 comprimidos. *Uso oral. Uso adulto*
  - **Lotar® (Biosintética),** cápsulas contendo 2,5 mg de besilato de anlodipino + 50 mg de losartana potássica, embalagens com 7 e 30 cápsulas; cápsulas contendo 5 mg de besilato de anlodipino + 50 mg de losartana

potássica, embalagens com 7 e 30 cápsulas; cápsulas contendo 5 mg de besilato de anlodipino + 100 mg de losartana potássica, embalagens com 7 e 30 cápsulas. *Uso oral. Uso adulto*

- **Valsartana + besilato de anlodipino**
  - **Diovan® AMLO (Novartis),** comprimido revestido contendo 80 mg de valsartana + 6,94 mg de besilato de anlodipino (equivalente a 5 mg de anlodipino), embalagem contendo 28 comprimidos. *Uso oral. Uso adulto*
  - **Diovan® AMLO (Novartis),** comprimido revestido contendo 160 mg de valsartana + 6,94 mg de besilato de anlodipino (equivalente a 5 mg de anlodipino), embalagem contendo 14 ou 28 comprimidos. *Uso oral. Uso adulto*
  - **Diovan® AMLO (Novartis),** comprimido revestido contendo 160 mg de valsartana + 13,87 mg de besilato de anlodipino (equivalente a 10 mg de anlodipino), embalagem contendo 28 comprimidos. *Uso oral. Uso adulto*
  - **Diovan® AMLO (Novartis),** comprimido revestido contendo 320 mg de valsartana + 6,94 mg de besilato de anlodipino (equivalente a 5 mg de anlodipino), embalagem contendo 14 ou 28 comprimidos. *Uso oral. Uso adulto*
  - **Diovan® AMLO (Novartis),** comprimido revestido contendo 320 mg de valsartana + 13,87 mg de besilato de anlodipino (equivalente a 10 mg de anlodipino), embalagem contendo 28 comprimidos. *Uso oral. Uso adulto*
- **Besilato de anlodipino + valsartana + hidroclorotiazida**
  - **Diovan® Triplo 160/12,5/5 mg (Novartis),** comprimidos com 160 mg de valsartana + 12,5 mg de hidroclorotiazida e 5 mg de besilato de anlodipino, embalagens contendo 14 comprimidos revestidos + 14 comprimidos ou 28 comprimidos revestidos + 28 comprimidos. *Uso oral. Uso adulto*
  - **Diovan® Triplo 160/12,5/10 mg (Novartis),** comprimidos com 160 mg de valsartana + 12,5 mg de hidroclorotiazida e 10 mg de besilato de anlodipino, embalagens contendo 14 comprimidos revestidos + 14 comprimidos ou 28 comprimidos revestidos + 28 comprimidos. *Uso oral. Uso adulto*
  - **Diovan® Triplo 160/25/5 mg (Novartis),** comprimidos com 160 mg de valsartana + 25 mg de hidroclorotiazida e 5 mg de besilato de anlodipino, embalagem contendo 28 comprimidos revestidos + 28 comprimidos
  - **Diovan® Triplo 160/25/10 mg (Novartis),** comprimidos com 160 mg de valsartana + 25 mg de hidroclorotiazida e 10 mg de besilato de anlodipino, embalagem contendo 28 comprimidos revestidos + 28 comprimidos. *Uso oral. Uso adulto*
  - **Exforge® HCT 160/12,5/5 mg (Novartis),** comprimido revestido contém 160 mg de valsartana, 12,5 mg de hidroclorotiazida e 6,94 mg de besilato de anlodipino (equivalente a 5 mg de anlodipino), embalagens contendo 14 ou 28 comprimidos revestidos. *Uso oral. Uso adulto*
  - **Exforge® HCT 160/12,5/10 mg (Novartis),** comprimido revestido contém 160 mg de valsartana, 12,5 mg de hidroclorotiazida e 13,87 mg de besilato de anlodipino (equivalente a 10 mg de anlodipino), embalagens contendo 28 comprimidos revestidos. *Uso oral. Uso adulto*
  - **Exforge® HCT 160/25/5 mg (Novartis),** contém 160 mg de valsartana, 25 mg de hidroclorotiazida e 6,94 mg de besilato de anlodipino (equivalente a 5 mg de anlodipino), embalagens contendo 28 comprimidos revestidos. *Uso oral. Uso adulto*
  - **Exforge® HCT 160/25/10 mg (Novartis),** contém 160 mg de valsartana, 25 mg de hidroclorotiazida e 13,87 mg de besilato de anlodipino (equivalente a 10 mg de anlodipino), embalagens contendo 28 comprimidos revestidos. *Uso oral. Uso adulto*
  - **Exforge® HCT 320/25/10 mg (Novartis),** contém 320 mg de valsartana, 25 mg de hidroclorotiazida e 13,87 mg de besilato de anlodipino (equivalente a 10 mg de anlodipino), embalagens contendo 28 comprimidos revestidos. *Uso oral. Uso adulto*
- **Ramipril + anlodipino**
  - **Ecator® Anlo (Torrent),** cápsulas com 2,5 mg de ramipril + 5 mg de anlodipino, embalagens com 30 cápsulas; cápsulas com 5 mg de ramipril + 5 mg de anlodipino, embalagens com 10 e 30 cápsulas. *Uso oral. Uso adulto*
  - **Naprix® A (Libbs),** comprimidos com 2,5 mg de ramipril + 5 mg de anlodipino, a embalagens com 30 comprimidos. *Uso oral. Uso adulto*
  - **Naprix® A (Libbs),** comprimidos com 5 mg de ramipril + 5 mg de anlodipino, embalagens com 30 comprimidos. *Uso oral. Uso adulto*
  - **Naprix® A (Libbs),** comprimidos com 10 mg de ramipril + 5 mg de anlodipino, embalagens com 30 comprimidos. *Uso oral. Uso adulto*
- **Anlodipino + telmisartana**
  - **Micardis® ANLO 40/5 mg (Boehringer Ingelheim),** comprimido contendo 40 mg de telmisartana e 5 mg de anlodipino, embalagens com 10 e 30 comprimidos. *Uso oral. Uso adulto*
  - **Micardis® ANLO 40/10 mg (Boehringer Ingelheim),** comprimido contendo 40 mg de telmisartana e 10 mg de anlodipino, embalagens com 10 e 30 comprimidos. *Uso oral. Uso adulto*
  - **Micardis® ANLO 80/5 mg (Boehringer Ingelheim),** comprimido contendo 80 mg de telmisartana e 5 mg de anlodipino, embalagens com 10 e 30 comprimidos. *Uso oral. Uso adulto*
  - **Micardis® ANLO 80/10 mg (Boehringer Ingelheim),** comprimido contendo 80 mg de telmisartana e 10 mg de anlodipino, embalagens com 10 e 30 comprimidos. *Uso oral. Uso adulto*
- **Besilato de anlodipino + alisquireno**
  - **Rasilez® AMLO 150/5 mg (Novartis),** comprimido revestido contendo 165,75 mg de hemifumarato de alisquireno (equivalente a 150 mg de alisquireno) + 6,96 mg de besilato de anlodipino (equivalente a 5 mg de anlodipino), embalagem com 30 comprimidos. *Uso oral. Uso adulto*
  - **Rasilez® AMLO 300/5 mg (Novartis),** comprimido revestido contendo 331,50 mg de hemifumarato de alisquireno (equivalente a 150 mg de alisquireno) + 6,96 mg de besilato de anlodipino (equivalente a 5 mg de anlodipino), embalagem com 30 comprimidos. *Uso oral. Uso adulto*
  - **Rasilez® AMLO 300/10 mg (Novartis),** comprimido revestido contendo 331,50 mg de hemifumarato de alisquireno (equivalente a 150 mg de alisquireno) + 13,87 mg de besilato de anlodipino (equivalente a 10 mg de anlodipino), embalagem com 30 comprimidos. *Uso oral. Uso adulto*
- **Besilato de anlodipino + maleato de enalapril**
  - **Atmos® 2,5 + 10 mg (Eurofarma),** cápsulas com 2,5 mg de besilato de anlodipino + 10 mg de maleato de enalapril, embalagens com 30 cápsulas
  - **Atmos® 5 + 10 mg (Eurofarma),** cápsulas com 5 mg de besilato de anlodipino + 10 mg de maleato de enalapril, embalagens com 30 cápsulas. *Uso oral. Uso adulto*
  - **Atmos® 5 + 20 mg (Eurofarma),** cápsulas com 5 mg de besilato de anlodipino + 20 mg de maleato de enalapril. Embalagens com 30 cápsulas. *Uso oral. Uso adulto*
  - **Sinergen®** (Biosintética), cápsulas contendo 2,5 mg de besilato de anlodipino + 10 mg de enalapril, embalagem com 30 cápsulas; cápsulas com 5 mg de besilato de anlodipino + 10 mg de enalapril, embalagem com 30 cápsulas. *Uso oral. Uso adulto*
- **Besilato de anlodipino + atorvastatina cálcica**
  - **Caduet® (Pfizer),** comprimidos revestidos contendo 5 mg de besilato de anlodipino + 10 mg de sinvastatina, embalagens contendo 10 e 30 comprimidos. *Uso oral. Uso adulto*
  - **Caduet® (Pfizer),** comprimidos revestidos contendo 10 mg de besilato de anlodipino + 10 mg de sinvastatina, embalagens contendo 30 comprimidos. *Uso oral. Uso adulto.*

Felodipino

O felodipino é um bloqueador 1,4-di-hidropiridina de ação prolongada dos canais de cálcio. Atua basicamente nas células da musculatura lisa vascular ao estabilizar os canais de cálcio do tipo L. Ao inibir o influxo de cálcio nas células da musculatura lisa, o felodipino inibe a vasoconstrição e a contração miócito-dependente. O felodipino é o BCC mais potente. É importante salientar que o felodipino não influencia os níveis séricos de cálcio.

Indicação	• Tratamento de hipertensão arterial leve a moderada
Mecanismo de ação	• Inibição seletiva do influxo transmembrana dos íons cálcio no músculo cardíaco e na musculatura lisa vascular. Os processos contráteis desses tecidos dependem do influxo do cálcio através de canais específicos • O felodipino bloqueia o influxo de cálcio pelos canais lentos sem influenciar de modo significativo o influxo pelos canais rápidos. Isso resulta em redução dos íons cálcio disponíveis nas células desses tecidos
Posologia	• VO: 5 a 10 mg/dia (dose máxima de 10 mg/dia)
Absorção	• Totalmente absorvido pelo sistema digestório, mas sofre significativo efeito de primeira passagem e isso resulta em disponibilidade sistêmica baixa (15%)
Início da ação	• 2 a 5 h
Duração da ação	• 24 h
Metabolismo	• Hepático
Eliminação	• Urina (37%) e fezes (10%) • Há estudos em animais demonstrando que o felodipino atravessa a barreira hematencefálica
Contraindicação	• Hipersensibilidade ao felodipino ou outras di-hidropiridinas • Gravidez; lactação; insuficiência cardíaca congestiva (a segurança e a eficácia ainda não foram estabelecidas); hipotensão; isquemia miocárdica • História pregressa de doença vascular cerebral; obstrução fixa ao efluxo ventricular esquerdo; insuficiência hepática
Efeitos adversos	• Rubor facial, cefaleia, edema periférico, taquicardia reflexa
Alerta	• Classe C na gravidez

Apresentação comercial

- **Splendil® (AstraZeneca),** comprimidos de liberação prolongada de 2,5 mg, 5 mg e 10 mg, embalagens com 20 comprimidos. *Uso oral. Uso adulto*
- **Felodipino + candesartana cilexetila**
  - **Atacand Comb® (AstraZeneca),** comprimidos contendo 16 de candesartana cilexetila + 2,5 mg de felodipino, embalagem contendo 10 comprimidos de candesartana cilexetila + 10 comprimidos de liberação prolongada de felodipino e embalagem contendo 30 comprimidos de candesartana cilexetila + 30 comprimidos de liberação prolongada de felodipino; comprimidos contendo 16 de candesartana cilexetila + 5,0 mg de felodipino, embalagem contendo 10 comprimidos de candesartana cilexetila + 10 comprimidos de liberação prolongada de felodipino e embalagem contendo 30 comprimidos de candesartana cilexetila + 30 comprimidos de liberação prolongada de felodipino. *Uso oral. Uso adulto*
- **Succinato de metoprolol + felodipino**
  - **Selozok Fix® (AstraZeneca),** comprimidos revestidos de liberação prolongada contendo 5 mg de felodipino + 47,5 mg de succinato de metoprolol (equivalente a 50 mg de tartarato de metoprolol), embalagens com 10 e 30 comprimidos. *Uso oral. Uso adulto.*

Isradipino

O isradipino pertence à classe di-hidropiridina (DHP) de BCC. É estruturalmente relacionado com o felodipino, o nifedipino e o nimodipino, sendo o BCC mais potente da classe DHP.

O isradipino se liga aos canais de cálcio com afinidade e especificidade elevadas, inibindo o fluxo de cálcio para as células da musculatura lisa das artérias e do coração. Exibe maior seletividade pelas células da musculatura lisa das artérias.

Indicação	• Tratamento de hipertensão arterial essencial leve a moderada (isoladamente ou em associação com diuréticos tiazídicos) • Tratamento de angina de peito estável crônica
Mecanismo de ação	• Ligação direta com canais de cálcio inativos, estabilizando sua conformação inativa. Como as despolarizações da musculatura lisa arterial são mais prolongadas do que as despolarizações do músculo cardíaco, os canais inativos são mais prevalentes nas células da musculatura lisa
Posologia	• VO 5 mg 1 vez/dia (dose diária máxima de 20 mg)
Absorção	• 90 a 95% (substancial metabolismo de primeira passagem)
Início da ação	• 90 minutos
Duração da ação	• 24 h

(continua)

Isradipino (*continuação*)

Metabolismo	• Hepático
Eliminação	• Aproximadamente 60 a 65% de uma dose administrada são excretados na urina e 25 a 30% nas fezes
Contraindicação	• Hipersensibilidade ao isradipino; hipotensão grave; gravidez; lactação
Interações medicamentosas	• Dolasetrona: prolongamento aditivo do intervalo PR • Itraconazol: somação de efeitos inotrópicos negativos • Tizanidina: potencialização dos efeitos hipotensores
Efeitos adversos	• Edema de face, braços, mãos, pernas e pés; parestesia em mãos ou pés; aumento ou perda ponderal incomum; rubor; náuseas; palpitações; cefaleia; edema; prurido
Alerta	• Classe C na gravidez

Apresentação comercial

■ **Lomir® (Novartis),** comprimidos de 2,5 mg, embalagens com 28 comprimidos. *Uso oral. Uso adulto*

■ **Lomir® SRO (Novartis),** cápsulas de liberação prolongada de 5 mg, embalagens com 14 cápsulas. *Uso oral. Uso adulto.*

Nifedipino

É importante mencionar que o nifedipino é um substrato para a enzima hepática CYP3A4 e, portanto, interage com substâncias que induzem ou inibem essa enzima.

Indicação	• Tratamento de hipertensão arterial • Tratamento de doença da artéria coronária (DAC)
Mecanismo de ação	• Bloqueador potente dos canais de cálcio nas musculaturas cardíaca, lisa e vascular periférica
Distribuição	• Ampla; secretado no leite humano
Posologia	• VO: 30 a 60 mg/dia
Absorção	• Boa (90%)
Início da ação	• 30 a 60 min (cápsulas de liberação imediata)
Duração da ação	• 4 a 8 h
Metabolismo	• Hepático, substancial metabolismo de primeira passagem
Eliminação	• Renal (80%), com pequeno percentual nas fezes (15%)
Contraindicação	• Hipersensibilidade ao nifedipino ou a outra di-hidropiridina • Hipotensão; insuficiência hepática grave; crianças; adolescentes; choque cardiogênico; paciente em uso de rifampicina; antes da 20ª semana de gestação; lactantes; pacientes com bolsa de Koch
Interações medicamentosas	• O uso concomitante com betabloqueadores aumenta o risco de insuficiência cardíaca (efeitos cronotrópicos e inotrópicos negativos aditivos) • O nifedipino pode aumentar os níveis séricos de digoxina em até 45%, resultando em bradicardia e intoxicação digitálica • O etanol potencializa a vasodilatação promovida pelo nifedipino e poderia provocar síncope • Não ingerir com *grapefruit* (toranja) porque potencializa hipotensão • A rifampicina reduz os efeitos do nifedipino • Fenitoína, carbamazepina e fenobarbital: reduzem a eficácia do nifedipino
Efeitos adversos	• Hipotensão, tontura, cefaleia, rubor, edema periférico
Alerta	• Cuidado no uso de nifedipino em pacientes com bradicardia ou insuficiência cardíaca por causa dos efeitos inotrópicos negativos dele • Idosos correm risco muito maior de sofrer os efeitos tóxicos do nifedipino • Cuidado no uso em pacientes com hipotensão • Insuficiência hepática • Classe C na gravidez

Apresentação comercial

- **Adalat® (Bayer)**, cápsulas gelatinosas de liberação rápida de 10 mg, caixas com 60 cápsulas. *Uso oral. Uso adulto*
- **Adalat oros® (Bayer)**, comprimidos de liberação prolongada contendo 20 mg, 30 mg e 60 mg, embalagens de 15 ou 30 comprimidos. *Uso oral. Uso adulto*
- **Adalat retard® 10 mg (Bayer)**, comprimidos revestidos, embalagens com 30 comprimidos. *Uso oral. Uso adulto*
- **Adalat retard® 20 mg (Bayer)**, comprimidos revestidos, embalagens com 30 comprimidos. *Uso oral. Uso adulto*
- **Loncord® (Diffucap-Chemobras)**, cápsulas de 20 e 40 mg de nifedipino na forma de mcrogrânulos de ação prolongada, caixas de 20 cápsulas emblisteradas. *Uso oral. Uso adulto*
- **Oxcord retard® (Biosintética)**, comprimidos de 20 mg, embalagens contendo 20, 30 e 60 comprimidos. *Uso oral. Uso adulto*
- **Nifedipino + atenolol**
  - **Nifelat® 10/25 mg (Biosintética)**, cápsulas contendo 10 mg de nifedipino retard + 25 mg de atenolol, caixas com 28 unidades. *Uso oral. Uso adulto*
  - **Nifelat® 20/50 mg (Biosintética)**, cápsulas contendo 20 mg de nifedipino retard + 50 mg de atenolol, caixas com 28 unidades. *Uso oral. Uso adulto*

Nimodipino

Bloqueador di-hidropiridínico seletivo dos canais de cálcio. Em comparação com outros BCC, o nimodipino exerce efeitos maiores na circulação cerebral do que na circulação periférica.

Indicação	• Profilaxia e tratamento de déficits isquêmicos neurológicos consequentes a espasmo dos vasos cerebrais, após hemorragias subaracnóideas • Profilaxia e tratamento da cefaleia de origem vascular • Tratamento das alterações orgânicas cerebrais decorrentes do envelhecimento, caracterizadas principalmente por alterações de memória, concentração e comportamento, labilidade emocional e redução da capacidade intelectual
Mecanismo de ação	• Bloqueio do influxo de cálcio intracelular através dos canais de cálcio lentos regulados por receptores e dependentes de voltagem através das membranas da musculatura lisa vascular miocárdica e das células neuronais. O nimodipino se liga especificamente aos canais de cálcio regulados por voltagem do tipo L

Posologia	• Para hemorragia subaracnóidea decorrente de aneurisma: administração de solução para infusão, durante 5 a 14 dias, seguida de 2 comprimidos (60 mg) ao dia, durante 7 dias
	• Para hemorragia subaracnóidea de origem traumática: administração de solução para infusão, durante 7 a 10 dias, seguida da administração de 60 mg 6 vezes ao dia, durante 11 a 14 dias
	• Nas alterações orgânicas cerebrais decorrentes do envelhecimento: 1 comprimido de 30 mg 3 vezes ao ao dia
	• Observações:
	  ○ A administração IV de nimodipino deve ser iniciada até 4 dias após a hemorragia subaracnóidea para prevenir vasospasmo cerebral; este tratamento deve ser mantido por 14 dias. Nos casos de sequelas isquêmicas decorrentes deste vasospasmo, deve-se iniciar a terapêutica IV o mais rápido possível, mantendo-a durante um período de 5 a 14 dias. Em ambos os casos recomenda-se continuar o tratamento por via oral, por 7 dias, na dose de 60 mg diários (2 comp.) ou 1,5 mℓ de solução oral, a cada 4 horas
	  ○ Infusão IV: no início do tratamento, deve-se administrar 1 mg (5 mℓ de nimodipino) por hora, durante as primeiras 2 h. Esta dose corresponde a cerca de 15 mcg/kg de peso corporal/h. Se boa tolerância permanecer após as primeiras 2 horas, sobretudo se não ocorrer redução tensional importante, deve-se aumentar a dose para 2 mg de nimodipino/h (cerca de 10 mℓ ou 30 mcg/kg de peso corporal/h). Para garantir a diluição suficiente, recomenda-se que o volume de infusão associado não seja inferior a 1.000 mℓ/dia. Para os pacientes com peso corporal inferior a 70 kg e/ou PA lábil, pode-se iniciar o tratamento com uma dose de 0,5 mg (= 2,5 mℓ de nimodipino/h). Nos pacientes com sinais de intolerância, deve-se reduzir a dose. Nos casos de insuficiência renal ou hepática grave (sobretudo cirrose hepática), sua ação pode ser potencializada e os efeitos colaterais mais pronunciados (p. ex., hipotensão arterial). Nesses casos a dose deve, se necessário, ser reduzida de acordo com os níveis tensionais e o ECG
	  ○ Instilação intracisternal: se for utilizada esta via de administração durante ato cirúrgico de aneurisma, recomenda-se diluir 1 mℓ de nimodipino injetável em 19 mℓ de Ringer lactato. Esta solução pode ser instilada diretamente sobre o tecido cerebral, devendo-se, primeiro, elevar a temperatura da solução até o nível da temperatura corporal

Absorção	• Nos seres humanos, a absorção é rápida após administração oral e concentrações plasmáticas máximas são atingidas em 1 h. A biodisponibilidade é 100% após administração IV e 3 a 30% após uso oral (consequente a substancial efeito de primeira passagem)
Início da ação	• 1 h
Duração da ação	• 4 h
Metabolismo	• Hepático
Eliminação	• Urina (50%), fezes (32%)
Contraindicação	• Hipersensibilidade ao nimodipino ou a outras di-hidropiridinas • Insuficiência hepática; hipotensão (PAS < 90 mmHg); lactação
Interações medicamentosas	• Rifampicina: redução acentuada do efeito da nimodipino • Fenobarbital, fenitoína, carbamazepina: aumento das concentrações plasmáticas do nimodipino

(continua)

Nimodipino (*continuação*)

Efeitos adversos	• Cefaleia, dispepsia, náuseas, tontura, astenia, rubor facial, hipotensão
Alerta	• Classe C na gravidez
• No caso de edema cerebral generalizado ou aumento acentuado da pressão intracraniana, o nimodipino injetável deve ser usado com extrema cautela
• Administrar de preferência não diluído e com bomba de infusão. Deve ser administrado com válvula reguladora de 3 vias com coinfusão de SG5%, NaCl0,9%, soro glicofisiológico, Ringer lactato, dextrana 40, manitol, albumina ou sangue. Não devem ser usados infusores ou frascos de polivinila porque o nimodipino é absorvido pelo cloreto de polivinila (PVC)
• Em casos de emergência e na falta da bomba de infusão, pode-se utilizar o produto diluído em soro para infusão gota a gota. Diluir 50 mℓ (10 mg de nimodipino) em soro glicosado, fisiológico ou glicofisiológico, substitutos do plasma e expansores de volume, para 500 mℓ. Ajustar o gotejamento para 17 gotas/minuto (1 mg de nimodipino ou 50 mℓ/hora). Se houver boa tolerabilidade, a partir da 3ª hora o gotejamento deve passar para 33 gotas/minuto (2 mg de nimodipino = 100 mℓ/h)
• Solução oral: retirar a tampa metálica e dosar 0,75 mℓ com o conta-gotas, usando como referência a marca existente na cânula de vidro
• Transferir para um copo com pequeno volume de água e ingerir. Fechar o frasco com o conta-gotas
• Se for necessário, o produto pode ser administrado diretamente na boca do paciente ou por meio de tubo nasogástrico. Nesse caso, após administração, o cateter deve ser lavado com 30 mℓ de água ou soro fisiológico
• A solução injetável é levemente fotossensível e, por isso, se for administrada por bomba de infusão, em ambiente com luz solar direta, deve-se proteger o conjunto de infusão com envoltórios opacos à luz; se for utilizada sob luz artificial ou com luz diurna difusa, pode ser empregado por 10 h sem proteção. Este período é suficiente para a administração das doses normalmente recomendadas

Apresentação comercial

- **Nimobal® (Baldacci)**, comprimidos revestidos de 30 mg, embalagem com 30 comprimidos revestidos. *Uso oral. Uso adulto*
- **Nimovas® (Diffucap-Chemobras)**, comprimidos revestidos de 30 mg, embalagem com 10, 20, 30 e 40 comprimidos revestidos. *Uso oral. Uso adulto*
- **Oxigen® comprimidos (Biosintética)**, comprimidos de 30 mg, embalagem contendo 30 comprimidos. *Uso oral. Uso adulto*
- **Oxigen® gotas (Biosintética)**, solução oral, cartucho contendo frasco de vidro âmbar com 25 mℓ e conta-gotas graduado. Cada mℓ contém 40 mg de nimodipino
- **Oxigen® (Biosintética)**, solução injetável, cada mℓ contém 0,2 mg de nimodipino, embalagem com 1 frasco-ampola de 50 mℓ com perfusor de polietileno. *Uso adulto. Uso intravenoso e intracisternal.*

Nitrendipino

Trata-se de um derivado di-hidropiridínico, com potente ação inibidora do influxo de cálcio nas membranas de células musculares lisas dos vasos periféricos, que explica suas importantes atividades anti-hipertensiva e vasodilatadora.

Ao contrário de outros BCC, o nitrendipino não reduz a taxa de filtração glomerular e é discretamente natriurético.

Indicação	• Tratamento de hipertensão arterial e angina de peito
Mecanismo de ação	• Inibição do influxo de cálcio extracelular através das membranas celulares das musculaturas lisa vascular e miocárdica. A redução da concentração intracelular de cálcio inibe os processos contráteis das células da musculatura lisa vascular, provocando dilatação das artérias sistêmicas e coronárias, aumentando o aporte de oxigênio ao tecido miocárdico, redução da resistência periférica total, queda da pressão arterial e diminuição da pós-carga
Posologia	• 10 mg ou 20 mg após o desjejum
Absorção	• Rápida e quase completa após administração oral
Início da ação	• 1 a 2 h
Duração da ação	• 24 h
Metabolismo	• Hepático
Eliminação	• Fezes (2/3) e urina (1/3)
Contraindicação	• Hipersensibilidade ao nitrendipino; estenose aórtica grave; gravidez; lactação; crianças (não há estudos)
Interações medicamentosas	• Barbitúricos: aumentam o metabolismo dos BCC
• Cimetidina: aumenta a concentração sérica dos BCC
• Claritromicina: diminui o metabolismo dos BCC
Efeitos adversos	• Cefaleia, edema periférico, taquicardia, rubor facial
Alerta	• Classe C na gravidez

Apresentação comercial

- **Caltren® (Libbs)**, comprimidos de 10 mg e 20 mg de nitrendipino, embalagem com 30 comprimidos. *Uso oral. Uso adulto*
- **Nitrencord® (Biosintética)**, comprimidos de 10 mg e 20 mg de nitrendipino, embalagem com 30 comprimidos. *Uso oral. Uso adulto*
- **Nitrendipino® (Biosintética)**, comprimidos revestidos de 10 mg e 20 mg de nitrendipino, embalagem com 30 comprimidos. *Uso oral. Uso adulto.*

Verapamil

O verapamil foi o primeiro bloqueador dos canais de cálcio (ou antagonista do cálcio) aprovado pela agência norte-americana FDA em 1981.

Verapamil é um antiarrítmico da classe IV de Vaughan-Willians. Alentece a condução miocárdica, sobretudo no nó AV, e estabiliza alguns tipos de arritmias cardíacas. É preciso mencionar que o bloqueio dos canais de cálcio provoca dilatação das arteríolas, com consequente redução dos níveis da pressão arterial e da carga cardíaca. Além disso, verapamil dilata as artérias coronárias.

Indicação	• Anti-hipertensivo • Antianginoso • Antiarrítmico • Profilaxia de enxaqueca
Mecanismo de ação	• Inibição dos canais de cálcio dependentes de voltagem, reduzindo assim o ionotropismo e o cronotropismo. Isso resulta em redução da frequência cardíaca e da pressão arterial
Distribuição	• Atravessa a placenta e é secretado no leite humano

Posologia	• Adultos e adolescentes com peso > 50 kg: redução do aporte de oxigênio ao miocárdio, taquicardias supraventriculares, *flutter* e fibrilação atriais
	   ◦ Formas de liberação imediata: 120 mg a 480 mg divididos em 3 ou 4 doses
	   ◦ Formas de liberação retardada: 120 mg a 480 mg divididos em 1 ou 2 doses
	• Hipertensão:
	   ◦ Formas de liberação imediata: 120 mg a 480 mg divididos em 3 doses
	   ◦ Formas de liberação retardada: 120 mg a 480 mg divididos em 1 ou 2 doses
	• Crianças (somente para distúrbios do ritmo cardíaco):
	   ◦ Formas de liberação imediata: até 6 anos: 80 mg a 120 mg divididos em 2 a 3 doses; de 6 a 14 anos: 80 mg a 360 mg divididos em 2 a 4 doses
	• Solução injetável (infusão IV durante pelo menos 2 minutos sob estrito controle dos dados eletrocardiográficos e pressóricos)
	   ◦ Adultos: dose inicial: 5 a 10 mg (0,075 a 0,15 mg/kg de peso) em *bolus* IV por 2 min; dose de repetição: 10 mg (0,15 mg/kg de peso) por 30 min após a dose inicial e caso a resposta não tenha sido satisfatória
	   ◦ Pacientes idosos: a dose deve ser administrada durante pelo menos 3 min para minimizar os efeitos do verapamil
	   ◦ Crianças: dose inicial: 0 a 1 ano: 0,1 a 0,2 mg/kg de peso (dose usual de 0,75 a 2 mg) em *bolus* IV durante pelo menos 2 min sob cuidadoso monitoramento do ECG; 1 a 15 anos: 0,1 a 0,3 mg/kg de peso (dose usual de 2 a 5 mg) em *bolus* IV durante pelo menos 2 min. *Não exceder 5 mg em uma dose*; dose de repetição: 0 a 1 ano: 0,1 a 0,2 mg/kg peso (dose usual de 0,75 a 2 mg) por 30 min após a dose inicial e caso a resposta não tenha sido satisfatória; 1 a 15 anos: 0,1 a 0,3 mg/kg de peso (dose usual de 2 a 5 mg) por 30 min após a dose inicial e caso a resposta não tenha sido satisfatória. *Não exceder 10 mg em uma dose*

Absorção	• 90% após administração oral
Início da ação	• VO: 1 a 2 h
Duração da ação	• VO: 3 a 7 h
Metabolismo	• Hepático; substancial metabolismo de primeira passagem
Eliminação	• Aproximadamente 70% de uma dose administrada são eliminados na forma de metabólitos na urina e 16% ou mais nas fezes no decorrer de 5 dias
Contraindicação	• Choque cardiogênico • Bloqueio atrioventricular (BAV) de segundo ou terceiro graus (exceto em pacientes com marca-passo ventricular artificial em funcionamento) • Síndrome do nó sinoatrial (SA) (exceto em pacientes com marca-passo artificial em funcionamento) • Insuficiência cardíaca congestiva • *Flutter* ou fibrilação atrial quando existe via de condução acessória (p. ex., síndromes de Wolff-Parkinson-White e Lown-Ganong-Levine) • Hipotensão significativa • Aneurisma sangrante
Interações medicamentosas	• Alisquireno: elevação das concentrações séricas de alisquireno • Cimetidina: elevação das concentrações séricas de verapamil • Digoxina: elevação dos níveis sanguíneos da digoxina • Inibidores da enzima conversora da angiotensina: efeitos aditivos de hipotensão e bradicardia • Buspirona: os níveis plasmáticos da buspirona podem ser triplicados pela administração simultânea de verapamil • Carbamazepina: elevação dos níveis de carbamazepina, com consequente diplopia, ataxia, tontura • Etanol: elevação dos níveis sérios do verapamil e prolongamento dos níveis do verapamil • Suco de *grapefruit*: elevação dos níveis sérios do verapamil • Espinheiro-branco (*Crataegus oxyacantha*): efeitos hipotensores aditivos • Cálcio: doses altas de cálcio podem reduzir os efeitos do verapamil

(continua)

Verapamil (*continuação*)

Efeitos adversos	• A vasodilatação periférica provoca rubor, cefaleia, tontura, edema periférico; agravamento da insuficiência cardíaca; bradicardia; taquicardia reflexa; BAV • Constipação intestinal é frequentemente comum; há relatos de confusão, sonolência e alterações do humor
Alerta	• Classe C na gravidez • As doses devem ser individualizadas em idosos porque eles apresentam resposta acentuada ao verapamil • Durante a gravidez só se deve administrar cloridrato de verapamil quando existir uma indicação absolutamente necessária, pois estudos indicam que o cloridrato de verapamil atravessa a barreira placentária e pode ser medido no cordão umbilical • Usar com cautela no infarto agudo do miocárdio complicado por bradicardia, hipotensão acentuada ou disfunção ventricular esquerda • Pacientes com insuficiência cardíaca com fração de ejeção maior que 35% devem ser compensados antes do início do tratamento com cloridrato de verapamil • Não é removível por hemodiálise

Apresentação comercial

- **Cloridrato de verapamil®** (Biosintética), comprimidos revestidos de 120 mg, embalagem com 20 comprimidos. *Uso oral. Uso adulto*
- **Cloridrato de verapamil®** (Prati-Donaduzzi), comprimidos revestidos de 80 mg, embalagem com 30, 300 ou 800 comprimidos. *Uso oral. Uso adulto e pediátrico*
- **Cloridrato de verapamil®** (Sandoz), comprimidos revestidos de 80 mg, embalagem com 30 comprimidos. *Uso oral. Uso adulto e pediátrico*
- **Cloridrato de verapamil®** (Sandoz), comprimidos revestidos de 120 mg, embalagem contendo 20 comprimidos revestidos. *Uso oral. Uso adulto*
- **Cloridrato de verapamil®** (Sandoz), comprimidos revestidos de 240 mg (retard), embalagem com 30 comprimidos. *Uso oral. Uso adulto*
- **Cloridrato de verapamil®** (Sanval), comprimidos revestidos de 80 mg, embalagem com 20, 30 e 500 comprimidos revestidos. *Uso oral. Uso adulto*
- **Cordilat®** (Cristália), Cartucho com 200 comprimidos de 80 mg; caixa com 50 ampola de 2 ml com 5 mg. *Uso injetável. Uso adulto e pediátrico*
- **Dilacoron®** (Abbott), comprimidos revestidos de 80 mg de cloridrato de verapamil, embalagem com 30 comprimidos sulcados. *Uso oral. Uso adulto e pediátrico*
- **Dilacoron®** (Abbott), comprimidos revestidos de 120 mg de cloridrato de verapamil, embalagem com 20 comprimidos. *Uso oral. Uso adulto e pediátrico*
- **Dilacoron® retard** (Abbott), comprimidos revestidos de 240 mg de cloridrato de verapamil, embalagem com 10 ou 30 comprimidos. *Uso oral. Uso adulto e pediátrico*
- **Dilacoron®** (Abbott), injeção injetável, embalagem com 5 ampolas de 2 ml (2,5 mg de cloridrato de verapamil. *Uso intravenoso. Uso adulto e pediátrico*
- **Vasoton®** (Blau), solução injetável, cada ml contém 2,5 mg de cloridrato de verapamil, embalagem com 5 ampolas de 2 ml. *Uso intravenoso. Uso adulto e pediátrico*
- **Verapamil** (Neo Química), comprimidos de 40 e 80 mg, caixas com 20 comprimidos (*uso oral. Uso adulto e pediátrico*); solução injetável em ampolas de 2 ml contendo 5 mg de cloridrato de verapamil. *Uso intravenoso. Uso adulto e pediátrico*
- **Veraval®** (Sanvel), comprimidos revestidos de 80 mg, caixa com 20 comprimidos. *Uso oral. Uso adulto e pediátrico.*

Diltiazem

Da mesma forma que os outros bloqueadores de cálcio não di-hidropiridínicos, diltiazem promove dilatação dos vasos sanguíneos periféricos e coronarianos.

Sua ação ocorre no nível dos canais lentos das membranas celulares miocárdicas e da musculatura lisa dos vasos, durante a fase de despolarização, provocando a inibição do influxo de cálcio. Na angina do peito por espasmo coronariano, seu efeito deve-se à dilatação específica das artérias coronarianas epicárdicas e subendocárdicas. Proporciona um efeito cardioprotetor, porque também exibe ação antioxidante indireta que não permite a formação de radicais livres, elementos de potente ação lesiva celular. O diltiazem aumenta a tolerância aos exercícios físicos dos pacientes com angina de esforço, devido à redução do consumo de oxigênio do miocárdio. Promove a redução da frequência cardíaca e da pressão arterial sistêmica, face à sobrecarga física submáxima e máxima. Em comparação com outros antagonistas do cálcio, apresenta um início de ação menos brusco, propiciando melhor adequação posológica e maior tolerabilidade geral.

Indicação	• Usado como monoterapia ou com um inibidor da enzima conversora a angiotensina para tratar hipertensão arterial leve a moderada, angina de peito estável crônica e angina vasoespástica (de repouso, com elevação do segmento ST e variante de Prinzmetal), coronariopatias isquêmicas com hipertensão arterial e/ou taquicardia, estados anginosos pós-infarto do miocárdio • Profilaxia de enxaqueca • Fibrilação atrial ou *flutter* atrial; taquicardia supraventricular paroxística (apresentação IV)
Mecanismo de ação	• Como o verapamil, o diltiazem inibe o influxo de cálcio extracelular nas membranas celulares da musculatura lisa vascular e do miocárdio com consequente inibição dos processos contráteis, vasodilatação e aumento do aporte de oxigênio
Posologia	• Apresentação retard: 1 cápsula retard 90 mg, 120 mg ou 180 mg, de 12 em 12 horas, ou a critério médico; 1 cápsula retard 300 mg, uma vez ao dia • Comprimidos: iniciar com 30 mg, 4 vezes ao dia, antes das 3 principais refeições do dia e ao deitar. A dose deve ser aumentada aos poucos, de 1 em 1, ou de 2 em 2 dias, se for preciso, até chegar a dose certa, que pode variar de 180 mg a 240 mg ao dia (60 mg, 3 a 4 vezes/dia)
Absorção	• Boa absorção pelo sistema digestório (40% de biodisponibilidade), embora sofra substancial efeito de primeira passagem
Início da ação	• 30 a 60 min

(*continua*)

Diltiazem (*continuação*)

Duração da ação	• 1 a 3 h (via IV)
Metabolismo	• Substancial metabolismo hepático (enzima CYP3A4)
Eliminação	• Urina e bile
Contraindicação	• Doença do nó sinoatrial • BAV de segundo e terceiro graus (exceto em pacientes com marca-passo ventricular funcionante) • Hipotensão arterial grave ou choque cardiogênico • Hipersensibilidade ao diltiazem • Uso combinado ou poucas horas após administração de betabloqueadores intravenosos • Fibrilação ou *flutter* associados com uma via anômala, tal como a síndrome WPW ou do PR curto • Taquicardia ventricular à administração de outros bloqueadores dos canais de cálcio, em pacientes com complexo alargado (QRS maior que 0,12 s), tem provocado deterioração hemodinâmica e fibrilação ventricular
Interações medicamentosas	• Amiodarona: efeitos farmacodinâmicos aditivos (parada cardíaca, redução da contratilidade miocárdica, hipotensão) • Atazanavir: aumento das concentrações plasmáticas de diltiazem • Betabloqueadores: redução aditiva da frequência cardíaca, da condução cardíaca e da contratilidade cardíaca • Eritromicina: aumento das concentrações plasmáticas de eritromicina (prolongamento dose-relacionada do intervalo QT, potencialização do risco de arritmias ventriculares como *torsade de pointes* e taquicardia ventricular) • Hidrocodona: aumento das concentrações plasmáticas de hidrocodona • Lovastatina: aumento das concentrações plasmáticas do ácido lovastatínico (metabólito ativo da lovastatina), portanto, a dose de lovastatina não deve ser superior a 20 mg/dia
Efeitos adversos	• No local da injeção (prurido, ardor), vasodilatação (vermelhidão) e arritmia (ritmo juncional ou dissociação isorrítmica) • Apresentações orais: edema, cefaleia, náuseas, tontura, astenia, erupção cutânea, distúrbio gastrintestinal, bloqueio atrioventricular • Elevação de AST, ALT, LDH
Alerta	• Classe C na gravidez

Apresentação comercial

- **Balcor® IV (Baldacci)**, liófilo injetável em frasco-ampola de 25 mg de cloridrato de diltiazem + diluente de 5 ml (água bidestilada) e frasco-ampola de 50 mg de cloridrato de diltiazem + diluente de 10 ml (água bidestilada). *Uso intravenoso*
- **Balcor® 30 mg (Baldacci)**, comprimidos de 30 mg de cloridrato de diltiazem, caixa com 20 ou 50 comprimidos. *Uso oral. Uso adulto*
- **Balcor® 60 mg (Baldacci)**, comprimidos de 60 mg de cloridrato de diltiazem, caixa com 24 comprimidos. *Uso oral. Uso adulto*
- **Balcor® retard 90 mg (Baldacci)**, cápsulas de 90 mg de cloridrato de diltiazem, caixa com 20 comprimidos. *Uso oral. Uso adulto*
- **Balcor® retard 90 mg (Baldacci)**, cápsulas com microgrânulos de ação prolongada de 90 mg de cloridrato de diltiazem, caixa com 20 comprimidos. *Uso oral. Uso adulto*
- **Balcor® retard 120 mg (Baldacci)**, cápsulas com microgrânulos de ação prolongada de 120 mg de cloridrato de diltiazem, caixa com 20 comprimidos. *Uso oral. Uso adulto*
- **Balcor® retard 180 mg (Baldacci)**, cápsulas com microgrânulos de ação prolongada de 180 mg de cloridrato de diltiazem, caixa com 20 comprimidos. *Uso oral. Uso adulto*
- **Cardizem® 30 mg (Boehringer Ingelheim)**, comprimidos de 30 mg de cloridrato de diltiazem em embalagens com 50 comprimidos. *Uso oral. Uso adulto*
- **Cardizem® 60 mg (Boehringer Ingelheim)**, comprimidos de 60 mg de cloridrato de diltiazem em embalagens com 25 e 50 comprimidos. *Uso oral. Uso adulto*
- **Cardizem® CD (Boehringer Ingelheim)**, cápsulas de liberação prolongada de 180 mg de cloridrato de diltiazem, embalagem com 15 cápsulas. *Uso oral. Uso adulto*
- **Cardizem® CD (Boehringer Ingelheim)**, cápsulas de liberação prolongada de 240 mg de cloridrato de diltiazem, embalagem com 15 cápsulas. *Uso oral. Uso adulto*
- **Cardizem® SR (Boehringer Ingelheim)**, cápsulas com 90 mg de cloridrato de diltiazem (correspondentes a 82,72 mg de diltiazem), embalagem com 20 cápsulas. *Uso oral. Uso adulto*
- **Cardizem® SR (Boehringer Ingelheim)**, cápsulas de 120 mg de cloridrato de diltiazem (correspondentes a 110,29 mg de diltiazem), embalagem com 20 cápsulas. *Uso oral. Uso adulto*
- **Cloridrato de diltiazem (Germed)**, comprimidos de 30 mg, embalagens com 20, 30 e 50 comprimidos. *Uso oral. Uso adulto*
- **Cloridrato de diltiazem (Germed)**, comprimidos de 60 mg, embalagens com 20, 30, 50 e 60 comprimidos. *Uso oral. Uso adulto*
- **Cloridrato de diltiazem (Nova Química)**, comprimidos de 30 mg, embalagens contendo 20, 30, 50 comprimidos e 200 comprimidos (embalagem hospitalar). *Uso oral. Uso adulto*
- **Cloridrato de diltiazem (Nova Química)**, comprimidos de 60 mg, embalagens contendo 20, 25, 30, 50, 60 comprimidos e 200 comprimidos (embalagem hospitalar). *Uso oral. Uso adulto.*

Bloqueadores (antagonistas) alfa-adrenérgicos

Se um alfa-antagonista como a prazosina reduz a pressão arterial, poder-se-ia esperar que a administração de um agonista adrenérgico alfa-2 elevasse a pressão arterial. Todavia, isso não ocorre. Essa aparente contradição se deve às localizações diferentes dos dois subtipos de receptores alfa. Os receptores alfa-1 bloqueados pela prazosina se localizam no sistema nervoso periférico (nas arteríolas), enquanto os receptores alfa-2 estão localizados no SNC.

Quando os receptores alfa-2 são ativados, o fluxo de impulsos dos nervos simpáticos do SNC para o coração e as arteríolas é inibido. Isso provoca as mesmas reações que a inibição dos receptores alfa-1: redução da frequência cardíaca e da velocidade de condução e dilatação das arteríolas. Em suma, a ativação dos receptores alfa-2 (no SNC) induz as mesmas ações que a inibição dos receptores alfa-1 (no sistema nervoso periférico).

Clonidina

A clonidina é um agente hipotensor derivado imidazolínico. Atravessa a barreira hematencefálica e atua no hipotálamo para induzir a redução dos níveis tensionais. Também atravessa a placenta e é encontrada no leite materno. Pode ser administrada como infusão epidural como terapia adjuvante no manejo de dor intensa em pacientes com câncer que não é aliviada por opiáceos. Pode ser usada no diagnóstico diferencial de feocromocitoma em pacientes hipertensos. Outros usos da clonidina incluem profilaxia de cefaleia e enxaqueca vascular, manejo de sinais/sintomas vasomotores associados a menopausa, desintoxicação rápida no manejo de abstinência de opiáceos, tratamento de abstinência alcoólica (em associação a benzodiazepínicos), manejo de dependência de nicotina, uso tópico para reduzir pressão intraocular no glaucoma de ângulo aberto, no glaucoma secundário e no glaucoma hemorrágico associado a hipertensão arterial. A clonidina também apresenta alguma atividade periférica.

Indicação	• Adjuvante no tratamento da hipertensão arterial • Adjuvante no manejo de dor intensa causada por câncer que não é aliviada por opiáceos (infusão epidural ou sistema transdérmico) • No diagnóstico diferencial de feocromocitoma em pacientes hipertensos • Profilaxia de enxaqueca vascular • Tratamento de dismenorreia intensa • Manejo de sinais/sintomas vasomotores associados com menopausa • Tratamento de abstinência alcoólica (em associação com benzodiazepínicos) • Manejo de dependência de nicotina • Tratamento de glaucoma de ângulo agudo e secundário (uso tópico) • Tratamento de transtorno de hiperatividade e déficit de atenção (THDA) e síndrome de Tourette
Mecanismo de ação	• Ativação dos receptores alfa-2 nos centros de controle cardiovascular no tronco encefálico • A redução do efluxo simpático provoca vasodilatação e redução da frequência cardíaca
Posologia	• Para a maioria dos casos de hipertensão leve e moderada, é suficiente uma dose diária, variando de 0,075 a 0,200 mg. Deste modo, recomenda-se iniciar o tratamento com uma dose única diária, à noite, de 0,075 mg, 0,100 mg, 0,150 mg ou 0,200 mg, de acordo com a gravidade do quadro clínico • Se não for obtido o controle desejado dos valores tensionais em 2 a 4 semanas, a dose diária pode ser aumentada, administrando-se pela manhã dose idêntica à da noite. Para alguns casos, é necessário ampliar a posologia, sucessivamente, até que a pressão arterial se situe em níveis adequados • Em geral, doses > 0,6 mg por dia não proporcionam redução adicional importante dos valores pressóricos. Somente nas formas de hipertensão grave pode ser necessário um aumento da dose diária até 0,900 mg, que deve ser subdividida em 3 doses de 0,300 mg cada. Em casos de insuficiência renal, a dose deve ser estabelecida de acordo com a resposta anti-hipertensiva individual de cada paciente, podendo apresentar variações importantes, sendo necessário monitoramento minucioso
Absorção	• Boa após administração oral. A biodisponibilidade após administração crônica é de aproximadamente 65%
Metabolismo	• Hepático (não sofre efeito de primeira passagem)
Eliminação	• Urina (cerca de 70%)
Contraindicação	• Crianças; adolescentes; gravidez; lactação; hipersensibilidade à clonidina • A administração epidural é contraindicada se houver infecção no local da injeção, em pacientes sob terapia anticoagulante e naqueles com diátese hemorrágica • A administração acima de quarta vértebra cervical (C IV) é contraindicada porque não há dados de segurança suficientes para este uso • Arritmias cardíacas (p. ex., síndrome do nó sinoatrial, bloqueio atrioventricular do segundo e do terceiro graus) • Frequência cardíaca inferior a 50 bpm
Interações medicamentosas	• Sedativos, ansiolíticos, relaxantes musculares: efeitos depressores aditivos do SNC e do sistema respiratório • Antidepressivos tricíclicos: elevação potencialmente fatal dos níveis da pressão arterial • Corticosteroides: antagonismo do efeito hipotensor da clonidina (sobretudo cortisona e hidrocortisona que têm maior atividade mineralocorticoide) • Fenobarbital: exacerbação dos efeitos hipotensores
Efeitos adversos	• Sonolência (28%); tontura (9%); fadiga (13%); cefaleia (19%); insônia (6%); irritabilidade (3%)
Alerta	• Usuários de lentes de contato devem ser avisados de que a clonidina reduz a produção de lágrimas • O tratamento não deve ser interrompido abruptamente; pode haver efeito rebote, com desestabilização do quadro hemodinâmico • A apresentação injetável é de uso restrito a hospitais • Classe C na gravidez

Apresentação comercial

- **Atensina® 0,100 mg (Boehringer Ingelheim do Brasil),** cada comprimido contém 0,100 mg de cloridrato de clonidina (correspondentes a 0,086 mg de clonidina), comprimidos com 30 comprimidos. *Uso oral. Uso adulto*
- **Atensina® 0,150 mg (Boehringer Ingelheim do Brasil),** cada comprimido contém 0,150 mg de cloridrato de clonidina (correspondentes a 0,129 mg de clonidina), comprimidos com 30 comprimidos. *Uso oral. Uso adulto*
- **Atensina® 0,200 mg (Boehringer Ingelheim do Brasil),** cada comprimido contém 0,200 mg de cloridrato de clonidina (correspondentes a 0,173 mg de clonidina), comprimidos com 30 comprimidos. *Uso oral. Uso adulto*
- **Clonidin® (Cristália),** solução injetável 150 mcg/mℓ, caixa contendo 25 ampolas de 1 mℓ. *Uso intratecal, epidural, intramuscular e intravenoso. Uso adulto*
- **Cloridrato de clonidina® 0,100 mg (Neo Química),** cada comprimido contém 0,100 mg de cloridrato de clonidina (correspondentes a 0,086 mg de clonidina), comprimidos com 30 comprimidos. *Uso oral. Uso adulto*
- **Cloridrato de clonidina® 0,150 mg (Neo Química),** cada comprimido contém 0,150 mg de cloridrato de clonidina (correspondentes a 0,129 mg de clonidina), comprimidos com 30 comprimidos. *Uso oral. Uso adulto*
- **Cloridrato de clonidina® 0,100 mg (Neo Química),** cada comprimido contém 0,200 mg de cloridrato de clonidina (correspondentes a 0,173 mg de clonidina), comprimidos com 30 comprimidos. *Uso oral. Uso adulto.*

Prazosina

Antagonista adrenérgico alfa-1 seletivo. Sua principal ação terapêutica consiste em redução rápida da resistência periférica com consequente redução da pressão arterial. A prazosina exerce pouco efeito no débito cardíaco ou a frequência cardíaca. Seu uso mais comum é em associação com outros agentes como betabloqueadores ou diuréticos no tratamento da hipertensão arterial. Os efeitos terapêuticos ótimos demoram até 4 a 6 semanas.

Indicação	• Tratamento de hipertensão arterial • Tratamento de hiperplasia prostática benigna sintomática • Tratamento da doença de Raynaud • Tratamento de emergências hipertensivas associadas a feocromocitoma • Tratamento de transtornos do sono e pesadelos associados ao transtorno de estresse pós-traumático
Mecanismo de ação	• Compete com a norepinefrina nos receptores alfa-adrenérgicos na musculatura lisa nas arteríolas e nas veias. Inibição seletiva de receptores adrenérgicos alfa-1
Posologia	• 1 mg/dia VO, podendo aumentar para 1 mg 2 a 3 vezes/dia (dose máxima de 20 mg/dia)
Absorção	• Sistema digestório, a biodisponibilidade varia de 50 a 85%
Início da ação	• 2 h
Duração da ação	• 10 h
Metabolismo	• Hepático
Eliminação	• Principalmente na bile e nas fezes, com eliminação renal mínima
Contraindicação	• Hipersensibilidade à prazosina • Doença da artéria coronária (agravamento dos sintomas)
Interações medicamentosas	• Diuréticos: efeitos hipotensores aditivos • Outros anti-hipertensivos: efeitos hipotensores aditivos • Álcool etílico: efeitos hipotensores aditivos • Sildenafila: efeitos hipotensores aditivos
Efeitos adversos	• Adinamia, astenia, tontura, cefaleia, náuseas, palpitações, sonolência
Alerta	• Classe C na gravidez • A administração concomitante de um inibidor de PDE-5 (p. ex., sildenafila, tadalafila e vardenafila) deve ser feita com cautela já que, em alguns pacientes, ocorre hipotensão postural

Apresentação comercial

- **Minipress® SR 1 mg (Pfizer),** cápsulas de liberação lenta com 1 mg de cloridrato de prazosina, embalagem com 15 cápsulas. *Uso oral. Uso adulto e pediátrico acima de 12 anos*
- **Minipress® SR 2 mg (Pfizer),** cápsulas de liberação lenta com 2 mg de cloridrato de prazosina, embalagem com 15 cápsulas. *Uso oral. Uso adulto e pediátrico acima de 12 anos*
- **Minipress® SR 3 mg (Pfizer),** cápsulas de liberação lenta com 3 mg de cloridrato de prazosina, embalagem com 15 cápsulas. *Uso oral. Uso adulto e pediátrico acima de 12 anos.*

Metildopa

Apenas a metildopa, o L-isômero da alfametildopa, tem a capacidade de inibir a dopadescarboxilase e depletar a norepinefrina dos tecidos animais.

A metildopa não exerce efeitos diretos na função cardíaca e, de modo geral, não reduz a taxa de filtração glomerular (TFG), o fluxo sanguíneo renal nem a fração de filtração. A metildopa reduz a pressão arterial tanto na posição ortostática como em decúbito, sendo incomum a ocorrência de hipotensão postural sintomática. A metildopa cruza a barreira placentária, aparece no sangue do cordão umbilical e no leite materno.

Indicação	• Tratamento de hipertensão arterial (leve, moderada, grave)
Mecanismo de ação	• Inibição dos receptores alfa-adrenérgicos com consequente redução do tônus simpático, da resistência periférica total e da pressão arterial. Além disso, reduz a atividade da renina plasmática e inibe a produção central e periférica de norepinefrina e serotonina
Posologia	• 250 mg 2 ou 3 vezes/dia nas primeiras 48 h. A seguir, a posologia diária pode ser aumentada ou diminuída, de preferência a intervalos não inferiores a 2 dias, até que seja obtida resposta adequada • A posologia diária máxima recomendada é de 3 g
Absorção	• A absorção pelo sistema digestório é variável, mas é de cerca de 50%
Início da ação	• 4 a 6 h
Duração da ação	• 24 a 48 h (VO)
Metabolismo	• Hepático
Eliminação	• Urina
Contraindicação	• Hepatopatias ativas (p. ex., hepatite aguda, cirrose ativa) • Hipersensibilidade à metildopa • Tratamento simultâneo com inibidores da monoamina oxidase (IMAO)
Interações medicamentosas	• Lítio: elevação das concentrações sanguíneas de lítio (risco de intoxicação)
Efeitos adversos	• Sedação (geralmente transitória); cefaleia; astenia; parestesias; parkinsonismo; paralisia de Bell movimentos coreoatetóticos involuntários; transtornos psiquiátricos (pesadelos, psicose leve, depressão); bradicardia • Agravamento de angina de peito; edema; hipersensibilidade do seio carótico; náuseas/vômitos; distensão abdominal; constipação intestinal; flatulência; língua "preta" ou dolorida; sialoadenite; hepatite; icterícia • Alteração das provas de função hepática e da ureia sanguínea; teste de Coombs positivo; anemia hemolítica; mielodepressão • Testes falso-positivos para anticorpo antinuclear, células LE e fator reumatoide
Alerta	• Algumas apresentações comerciais contêm o corante amarelo tartrazina que pode provocar reações de hipersensibilidade, inclusive asma brônquica, sobretudo em pessoas alérgicas ao ácido acetilsalicílico (AAS®)

Apresentação comercial

- **Aldomet® (Merck Sharp & Dohme)**, comprimidos revestidos de 250 mg de metildopa, em blísteres com 30 comprimidos. *Uso oral. Uso adulto*
- **Aldomet® (Merck Sharp & Dohme)**, comprimidos revestidos de 500 mg de metildopa, em blísteres com 30 comprimidos. *Uso oral. Uso adulto*
- **Aldotensin® 250 mg (Teuto)**, comprimidos revestidos de 250 mg de metildopa, embalagens contendo 20 comprimidos revestidos. *Uso oral. Uso adulto*
- **Aldotensin® 500 mg (Teuto)**, comprimidos revestidos de 500 mg de metildopa, embalagens contendo 20 comprimidos revestidos. *Uso oral. Uso adulto*
- **Etildopanan® 250 mg (Neo Química)**, comprimidos revestidos de 250 mg de metildopa, embalagens contendo 30 comprimidos revestidos. *Uso oral. Uso adulto*
- **Etildopanan® 500 mg (Neo Química)**, comprimidos revestidos de 500 mg de metildopa, embalagens contendo 30 comprimidos revestidos. *Uso oral. Uso adulto*
- **Metildopa® 250 mg (Biosintética)**, comprimidos revestidos de 250 mg de metildopa, embalagens contendo 30 comprimidos revestidos. *Uso oral. Uso adulto*
- **Metildopa® 500 mg (Biosintética)**, comprimidos revestidos de 500 mg, embalagens contendo 30 comprimidos revestidos. *Uso oral. Uso adulto*
- **Metildopa® 250 mg (EMS)**, comprimidos revestidos de 250 mg, embalagens contendo 30 comprimidos revestidos. *Uso oral. Uso adulto*
- **Metildopa® 250 mg (FURP)**, comprimidos revestidos de 250 mg, embalagens contendo 30 comprimidos revestidos. *Uso oral. Uso adulto*
- **Metildopa® 250 mg (Luper)**, comprimidos revestidos de 250 mg, embalagens contendo 30 comprimidos revestidos. *Uso oral. Uso adulto*
- **Metildopa® 500 mg (Luper)**, comprimidos revestidos de 500 mg, embalagens contendo 30 comprimidos revestidos. *Uso oral. Uso adulto*
- **Metildopa® 250 mg (Medley)**, comprimidos revestidos de 250 mg, embalagens contendo 30 comprimidos revestidos. *Uso oral. Uso adulto*
- **Metildopa® 500 mg (Medley)**, comprimidos revestidos de 500 mg, embalagens contendo 30 comprimidos revestidos. *Uso oral. Uso adulto*
- **Metildopa® 250 mg (Neo Química)**, comprimidos revestidos de 250 mg, embalagens contendo 30 comprimidos revestidos. *Uso oral. Uso adulto*
- **Metildopa® 500 mg (Neo Química)**, comprimidos revestidos de 500 mg, embalagens contendo 30 comprimidos revestidos. *Uso oral. Uso adulto*
- **Metilpress® 250 mg (Sigma Pharma)**, comprimidos revestidos de 250 mg, embalagens contendo 30 comprimidos revestidos. *Uso oral. Uso adulto*
- **Metilpress® 500 mg (Sigma Pharma)**, comprimidos revestidos de 500 mg, embalagens contendo 30 comprimidos revestidos. *Uso oral. Uso adulto*
- **Tensioval® 250 mg (Sanval)**, comprimidos revestidos de 250 mg, embalagens contendo 20 e 500 comprimidos revestidos. *Uso oral. Uso adulto*
- **Tensioval® 500 mg (Sanval)**, comprimidos revestidos de 500 mg, embalagens contendo 20 e 500 comprimidos revestidos. *Uso oral. Uso adulto*
- **Metildopa + hidroclorotiazida**
  - **Hydromet® 15 (Prodome)**, comprimidos contendo 250 mg de metildopa + 15 mg de hidroclorotiazida, embalagem com 30 comprimidos. *Uso oral. Uso adulto*
  - **Hydromet® 25 (Prodome)**, comprimidos contendo 250 mg de metildopa + 25 mg de hidroclorotiazida, embalagem com 30 comprimidos. *Uso oral. Uso adulto*

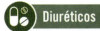
Diuréticos

Os diuréticos são prescritos para um grande número de condições clínicas, tais como hipertensão arterial, insuficiência cardíaca, insuficiência renal, insuficiência hepática ou cirrose e edema pulmonar.

Os diuréticos, além de aumentar o fluxo urinário, modificam a taxa de excreção de determinados eletrólitos, sobretudo de potássio e sódio.

Os diuréticos são classificados em cinco grandes grupos segundo suas diferenças químicas e seus mecanismos de ação:

- *Diuréticos de alça*: impedem a reabsorção de sódio (Na^+) na alça de Henle. Por causa da abundância de Na^+ no filtrado existente na alça de Henle, esses agentes promovem aumento substancial do débito urinário. São exemplos a bumetanida, o ácido etacrínico, a furosemida e a torsemida
- *Diuréticos tiazídicos*: bloqueiam o Na^+ no túbulo distal. Como a maior parte do sódio já foi reabsorvida quando o filtrado chega a esta parte do néfrons, provocam menos diurese que os diuréticos de alça
- *Poupadores de potássio*: agentes que, ao contrário da maioria dos diuréticos, retêm potássio
- *Diuréticos osmóticos*: substâncias relativamente inertes que modificam a osmolalidade do filtrado, fazendo com que a água permaneça no néfron para ser excretada
- *Inibidores da anidrase carbônica*: bloqueiam no néfrons a enzima responsável pela reabsorção de bicarbonato.

Os diuréticos podem ser prescritos como agente único ou em combinação com outros agentes. Existem algumas associações comprovadamente efetivas:

- Diuréticos com outros diuréticos de diferentes mecanismos de ação
- Diuréticos com simpatolíticos de ação central
- Diuréticos com betabloqueadores
- Diuréticos com inibidores da enzima conversora de angiotensina
- Diuréticos com bloqueadores do receptor AT1 da angiotensina II
- Diuréticos com inibidor direto da renina
- Diuréticos com bloqueadores dos canais de cálcio
- Bloqueadores dos canais de cálcio com betabloqueadores
- Bloqueadores dos canais de cálcio com inibidores da enzima conversora de angiotensina
- Bloqueadores dos canais de cálcio com bloqueadores do receptor AT1
- Bloqueadores dos canais de cálcio com inibidor direto da renina.

Diuréticos de alça

Vale a pena mencionar que a babosa (*Aloe vera*) pode reduzir os níveis séricos de potássio e não deve ser administrada junto com diuréticos de alça. Ginseng reduz a efetividade dos diuréticos de alça.

Bumetanida

Diurético de alça com início de ação rápido e efeitos de curta duração. O principal local de ação da bumetanida é no ramo ascendente da alça de Henle.

Indicação	• Edema associado a insuficiência cardíaca congestiva, hepatopatia e doença renal, inclusive síndrome nefrótica
Mecanismo de ação	• O principal local de ação é o ramo ascendente da alça de Henle (inibe a reabsorção de sódio), mas também exerce outros efeitos: 　○ Excreção de potássio também é aumentada de modo dose-relacionado 　○ Ação adicional no túbulo proximal, promovendo fosfaturia 　○ Reduz a excreção de ácido úrico e eleva os níveis séricos de ácido úrico; 1 mg de bumetanida tem potência diurética equivalente a aproximadamente 40 mg de furosemida
Posologia	• VO: 0,5 a 2,0 mg/dia
Absorção	• Completamente absorvida (80%); a absorção não é modificada pela ingestão de alimentos; a biodisponibilidade é quase completa
Início da ação	• 30 a 60 min
Duração da ação	• Aproximadamente 4 h
Eliminação	• Urina (81%)
Contraindicação	• Hipersensibilidade a bumetanida • Anuria (embora possa ser usada para induzir diurese na insuficiência renal, qualquer elevação dos níveis de ureia sanguínea e creatinina sérica ou ocorrência de oliguria é uma indicação de interrupção da bumetanida) • Coma hepático • Depleção importante de eletrólitos
Interações medicamentosas	• Amicacina, gentamicina: potencialização do risco de ototoxicidade e nefrotoxicidade • Amiodarona: aumento risco de arritmias cardíacas • Dolasetrona: aumento do risco de arritmia • Lítio: elevação dos níveis séricos de lítio e potencialização do risco intoxicação por lítio
Efeitos adversos	• Cãibras musculares; tontura, hipotensão; náuseas; encefalopatia (pacientes com hepatopatia preexistente); hipopotassemia, ototoxicidade; graves lesões cutâneas (p. ex., síndrome de Stevens-Johnson, necrólise epidérmica tóxica); trombocitopenia (rara) • Alterações laboratoriais: hiperuricemia, hipocloremia, hipotassemia, azotemia, hiponatremia, elevação da creatinina sérica
Alerta	• Pacientes alérgicos às sulfonamidas podem apresentar reações de hipersensibilidade à bumetanida • Classe C na gravidez

Apresentação comercial

- Burinax® (**Abbott**), comprimidos de 1 mg de bumetanida, cartucho com 20 comprimidos. *Uso oral. Uso adulto.*

Furosemida

É considerada o diurético de alça prototípico. Trata-se de um derivado do ácido antranílico. Esse diurético de alça sulfonamídico é estruturalmente correlacionado com a bumetanida.

Indicação	• Edema associado a insuficiência cardíaca congestiva, hepatopatia e doença renal, inclusive síndrome nefrótica
Mecanismo de ação	• Inibe a reabsorção de água nos néfrons pelo bloqueio do cotransportador NKCC2 (sódio-potássio-cloreto) no ramo ascendente da alça de Henle
Posologia	• 20 a 80 mg em 1 ou mais doses fracionadas
Absorção	• 60 a 70% após administração oral
Início de ação	• VO: 30 a 60 min • IV: 5 min • IM: 10 a 30 min
Duração da ação	• VO: 6 a 8 h • IV: 2 h • IM: 4 a 8 h
Eliminação	• Renal
Contraindicação	• Hipersensibilidade à furosemida ou às sulfonamidas • Anuria; coma hepático; grave depleção hidreletrolítica; hiperglicemia; gravidez; lactação
Interações medicamentosas	• Amiodarona: potencialização do risco de arritmias ventriculares e *torsade de pointes* • Aminoglicosídios (parenterais ou inalados): potencialização do risco de ototoxicidade ou nefrotoxicidade • Cisaprida: potencialização do risco de arritmias (prolongamento do intervalo QT, *torsade de pointes*) • Dolasetrona: potencialização do risco de arritmia (prolongamento de PR e QTc, alargamento do complexo QRS) • Lítio: a furosemida eleva os níveis séricos do lítio e potencializa o risco de intoxicação por lítio
Efeitos adversos	• Desequilíbrios hidreletrolíticos; hipotensão ortostática; síncope; taquicardia; arritmias; náuseas e vômitos; ototoxicidade é rara, mas pode resultar em déficit auditivo permanente; hiperuricemia (com exacerbação de gota)
Alerta	• Atravessa a placenta e é secretado no leite materno • Classe C na gravidez

Apresentação comercial

- **Furosemida® (Ariston)**, comprimido de 40 mg de furosemida, caixas com 20 e 100 comprimidos (*uso oral, uso adulto e pediátrico*; ampola de solução injetável contendo 20 mg de furosemida, 50 ampolas de 2 mℓ. *Uso intravenoso. Uso adulto e pediátrico*
- **Furosemida® (Biosintética)**, comprimidos de 40 mg, embalagem com 30 comprimidos. *Uso oral. Uso adulto e pediátrico*
- **Furosemida® (Infabra)**, comprimidos de 40 mg, embalagem com 20 comprimidos. *Uso oral. Uso adulto e pediátrico*
- **Furosemida® (Neo Química)**, comprimidos de 40 mg, embalagem com 20 comprimidos. *Uso oral. Uso adulto e pediátrico*
- **Furosemida® (Prati-Donaduzzi)**, comprimidos de 40 mg, embalagem com 20 comprimidos. *Uso oral. Uso adulto e pediátrico*
- **Furosemida® (Teuto)**, ampolas com 10 mg/mℓ, embalagens contendo 5 e 60 ampolas com 2 mℓ. *Uso oral. Uso adulto e pediátrico*
- **Lasix® comprimidos (Sanofi-Aventis)**, comprimidos de 40 mg, embalagem com 20 comprimidos. *Uso oral. Uso adulto e pediátrico*
- **Lasix® injetável (Sanofi-Aventis)**, ampolas com 10 mg/mℓ, embalagens contendo 5 ampolas com 2 mℓ. *Uso intravenoso ou intramuscular. Uso adulto e pediátrico*

IMPORTANTE

A solução injetável de furosemida, segundo a Sanofi-Aventis (fabricante do Lasix®), precisa ter pH aproximado de 9. Deve ser usado soro fisiológico (NaCl a 0,9%) ou solução de Ringer como diluente.

- **Furosemida + cloreto de potássio**
  - **Hidrion® (Gross)**, comprimidos contendo 40 mg de furosemida + 100 mg de cloreto de potássio, caixa com 20 comprimidos. *Uso oral. Uso adulto*
- **Furosemida + espironolactona**
  - **Lasilactona® 50/20 (Sanofi-Aventis)**, cápsulas com 20 mg de furosemida + 50 mg de espirolactona, embalagem com 30 cápsulas. *Uso oral. Uso adulto*
  - **Lasilactona® 100/20 (Sanofi-Aventis)**, cápsulas com 20 mg de furosemida + 100 mg de espirolactona, embalagem com 30 cápsulas. *Uso oral. Uso adulto.*

Diuréticos tiazídicos

Os diuréticos tiazídicos são a maior classe de diuréticos, além de serem os mais prescritos. Como os diuréticos de alça, os tiazídicos bloqueiam uma proteína transportadora na parede do túbulo renal que é responsável pela reabsorção de íons sódio e cloreto a partir do filtrado. Todavia, os tiazídicos bloqueiam uma proteína diferente daquela bloqueada pelos diuréticos de alça. Além disso, os tiazídicos atuam no túbulo distal. Como mais de 90% do sódio já foi reabsorvido quando o filtrado alcança o túbulo distal, a diurese induzida é menor que a induzida pelos diuréticos de alça.

A indicação primária dos tiazídicos é o tratamento de hipertensão arterial leve a moderada. Com frequência a hipertensão arterial leve pode ser controlada apenas com um diurético tiazídico. Os tiazídicos também são indicados para o edema causado por formas leves a moderadas de insuficiência cardíaca, hepática e renal.

Os tiazídicos são formulados apenas para uso oral, com exceção da clorotiazida que pode ser administrada por via parenteral. Todos os tiazídicos têm efetividade e perfis de segurança equivalentes.

É preciso mencionar que a clortalidona, a indapamida e a metolazona não são diuréticos verdadeiros porque não têm o anel duplo que define os tiazídicos. Contudo, bloqueiam a mesma proteína transportadora e exercem os mesmos efeitos farmacológicos dos tiazídicos.

Os efeitos tóxicos dos tiazídicos são semelhantes aos dos diuréticos de alça, embora a frequência seja menor e não provoquem ototoxicidade.

Hidroclorotiazida

Hidroclorotiazida (HCTZ) é o diurético tiazídico protótipico.

Indicação	• Tratamento de edema consequente a nefropatia, hepatopatia, insuficiência cardíaca e uso de corticosteroides e estrógenos • Tratamento de hipertensão arterial, isoladamente ou associada a outros medicamentos
Mecanismo de ação	• Reduz a reabsorção de sódio no túbulo distal com consequente redução da reabsorção de água, aumento da diurese e eliminação de edema. Também promove a excreção de potássio ao aumentar a concentração de sódio no túbulo distal
Distribuição	• Para a maioria dos tecidos; atravessa a placenta e é secretada no leite materno

Posologia	• Uso adulto:
	  ◦ Hipertensão arterial: dose inicial: 50 a 100 mg/dia, em uma só tomada pela manhã ou em doses fracionadas. Após 1 semana a posologia deve ser ajustada pelo médico até se conseguir a resposta terapêutica desejada sobre a PA
	  ◦ Edema: dose inicial: 50 a 100 mg 1 ou 2 vezes ao dia, até se obter o peso seco; dose de manutenção: a dose de manutenção varia de 25 a 200 mg por dia ou em dias alternados, de acordo com a resposta do paciente
	• Lactentes e crianças:
	  ◦ Até 2 anos de idade: dose diária total de 12,5 a 25 mg, em 2 tomadas
	  ◦ De 2 a 12 anos de idade: dose de 25 a 100 mg, em 2 tomadas. A dose pediátrica diária usual deve ser baseada em 2 a 3 mg/kg de peso corporal, ou a critério médico, dividida em 2 tomadas

Absorção	• Variável
Início da ação	• 2 h; efeito máximo: 4 h
Duração da ação	• 6 a 12 h
Metabolismo	• Não é metabolizada
Eliminação	• Renal
Contraindicação	• Anuria; hipersensibilidade prévia a diuréticos tiazídicos ou sulfonamidas; diabetes melito
Interações medicamentosas	• Anticoagulantes: redução da efetividade dos anticoagulantes • Anti-inflamatórios não esteroides (AINE): a HCTZ aumenta o risco de nefrotoxicidade dos AINE • Colestiramina: redução da absorção da HCTZ • Colestipol: redução da absorção da HCTZ • Digoxina: aumento do risco de intoxicação digitálica • Sulfonilureias: redução da efetividade das sulfonilureias • Hipoglicemiantes (inclusive insulina): redução da efetividade dos hipoglicemiantes (inclusive insulina) • *Ginkgo biloba*: elevação paradoxal da pressão arterial • *Aloe vera* (babosa): potencialização da depleção de potássio
Efeitos adversos	• Hipotensão; tontura; cefaleia; hipocloremia; hipomagnesemia; hipopotassemia; hiponatremia; pode precipitar episódios de gota; discrasias sanguíneas (raras)
Alerta	• Classe C na gravidez

IMPORTANTE

De acordo com um pequeno número de relatos de casos, hidroclorotiazida, trianterero e amilorida não são teratogênicos. Alguns estudos mais antigos sugeriram que os diuréticos tiazídicos poderiam provocar trombocitopenia neonatal, contudo, estudos subsequentes constataram que os recém-nascidos expostos *in utero* a diuréticos não apresentaram aumento de eventos de trombocitopenia. Além disso, embora os diuréticos influenciem a expansão do volume plasmático da gestação normal, isso não se acompanhou de efeitos negativos no crescimento fetal.

Apresentação comercial

- **Clorana® (Sanofi-Aventis)**, comprimido de 25 mg de hidroclorotiazida, caixa de 30 comprimidos. *Uso oral. Uso adulto e pediátrico*
- **Clorana® (Sanofi-Aventis)**, comprimido de 50 mg de hidroclorotiazida, caixa de 20 comprimidos. *Uso oral. Uso adulto e pediátrico*
- **Drenol® (Pfizer)**, comprimido de 50 mg de hidroclorotiazida, caixa de 30 comprimidos. *Uso oral. Uso adulto e pediátrico*
- **FURP-hidroclorotiazida® (Fundação para o Remédio Popular)**, comprimido de 25 mg de hidroclorotiazida, caixa com 30 comprimidos. *Uso oral. Uso adulto e pediátrico*
- **Hidroclorotiazida® (Cimed)**, comprimido de 25 mg de hidroclorotiazida, em embalagem contendo 30 comprimidos; comprimidos de 50 mg em embalagem contendo 30 comprimidos. *Uso oral. Uso adulto e pediátrico*
- **Hidroclorotiazida® (EMS)**, comprimido de 25 mg de hidroclorotiazida em embalagem contendo 10, 20, 30, 40, 60 e 500 comprimidos; comprimido de 50 mg de hidroclorotiazida em embalagem contendo 10, 20, 30, 40, 60 e 500 comprimidos. *Uso oral. Uso adulto e pediátrico*
- **Hidroclorotiazida® (Germed)**, comprimido de 25 mg de hidroclorotiazida em embalagem contendo 30 comprimidos. *Uso oral. Uso adulto e pediátrico*
- **Hidroclorotiazida® (LeGrand)**, comprimido de 25 mg de hidroclorotiazida em embalagem contendo 10, 20, 30, 40 e 60 comprimidos; comprimido de 50 mg de hidroclorotiazida em embalagem contendo 10, 20, 30, 40 e 60 comprimidos. *Uso oral. Uso adulto e pediátrico*

- **Hidroclorotiazida® (Medquímica),** comprimido de 25 mg de hidroclorotiazida em embalagem com 30 comprimidos; comprimido de 25 mg de hidroclorotiazida em embalagem com 60 comprimidos; comprimido de 25 mg de hidroclorotiazida em embalagem hospitalar com 500 comprimidos; comprimido de 50 mg de hidroclorotiazida em embalagem com 20 comprimidos; comprimido de 50 mg de hidroclorotiazida em embalagem hospitalar com 500 comprimidos. *Uso oral. Uso adulto e pediátrico*
- **Hidroclorotiazida® (Neo Química),** comprimido de 50 mg de hidroclorotiazida, embalagem com 30 comprimidos. *Uso oral. Uso adulto e pediátrico*
- **Hidroclorotiazida (SanofiAventis),** comprimidos de 25 mg de hidroclorotiazida, embalagem com 30 comprimidos; comprimidos de 50 mg de hidroclorotiazida, embalagem com 20 comprimidos. *Uso oral. Uso adulto e pediátrico*
- **Alisquireno + hidroclorotiazida**
  - **Rasilez® HCT 150/12,5 mg (Novartis),** comprimidos revestidos contendo 165,75 mg de hemifumarato de alisquireno (equivalente a 150 mg de alisquireno) + 12,5 mg de hidroclorotiazida, embalagem com 28 comprimidos. *Uso oral. Uso adulto*
  - **Rasilez® HCT 150/25 mg (Novartis),** comprimidos revestidos contendo 165,75 mg de hemifumarato de alisquireno (equivalente a 150 mg de alisquireno) e 25 mg de hidroclorotiazida, embalagem com 28 comprimidos. *Uso oral. Uso adulto*
- **Candesartana cilexetila + hidroclorotiazida**
  - **Atacand® HCT 8/12,5 mg (AstraZeneca),** comprimidos divisíveis contendo 8 mg de candesartana cilexetila + 12,5 mg de hidroclorotiazida, embalagem com 20 ou 30 comprimidos. *Uso oral. Uso adulto*
  - **Atacand® HCT 16/12,5 mg (AstraZeneca),** comprimidos divisíveis contendo 16 mg de candesartana cilexetila + 12,5 mg de hidroclorotiazida, embalagem com 20 ou 30 comprimidos. *Uso oral. Uso adulto*
  - **Candesartana cilexetila + hidroclorotiazida (Althaia),** comprimido de 8 mg de candesartana cilexetila e 12,5 mg de hidroclorotiazida, embalagem com 30 comprimidos. *Uso oral. Uso adulto*
  - **Candesartana cilexetila + hidroclorotiazida (Althaia),** comprimido de 16 mg de candesartana cilexetila e 12,5 mg de hidroclorotiazida, embalagem com 30 comprimidos. *Uso oral. Uso adulto*
- **Captopril® + hidroclorotiazida**
  - **Captopril® + hidroclorotiazida (Medley),** comprimidos contendo 50 mg de captopril + 25 mg de hidroclorotiazida, embalagens contendo 16, 30 e 60 comprimidos. *Uso oral. Uso adulto*
  - **Co-Labopril® (Laboris),** comprimidos, com 50 mg de captopril e 25 mg de hidroclorotiazida em embalagens com 30 comprimidos. *Uso oral. Uso adulto*
  - **Lopril-D® (Bristol-Myers Squibb),** comprimidos divisíveis, com 50 mg de captopril e 25 mg de hidroclorotiazida em embalagens com 16 e 30 comprimidos. *Uso oral. Uso adulto*
- **Cilazapril® + hidroclorotiazida**
  - **Vascase® Plus (Roche),** comprimidos revestidos de 5 mg de cilazapril + 12,5 mg de hidroclorotiazida, em caixa contendo 28 comprimidos. *Uso oral. Uso adulto*
- **Cloridrato de amilorida + hidroclorotiazida**
  - **Amilorid® (Neo Química),** comprimido de 5 mg de cloridrato de amilorida + 50 mg de hidroclorotiazida, embalagem contendo 30 comprimidos. *Uso oral. Uso adulto*
  - **Cloridrato de amilorida + hidroclorotiazida® (Germed),** comprimido de 2,5 mg de cloridrato de amilorida + 25 mg de hidroclorotiazida, caixa contendo 10, 15, 20, 30, 60 e 500 (embalagem hospitalar). *Uso oral. Uso adulto*
  - **Cloridrato de amilorida + hidroclorotiazida® (Germed),** comprimido de 5 mg de cloridrato de amilorida + 50 mg de hidroclorotiazida, caixa contendo 10, 15, 20, 30, 60 e 500 (embalagem hospitalar). *Uso oral. Uso adulto*
  - **Cloridrato de amilorida + hidroclorotiazida® (LeGrand),** comprimido de 2,5 mg de cloridrato de amilorida + 25 mg de hidroclorotiazida, caixa contendo 10, 15, 20, 30, 60 e 500 (embalagem hospitalar). *Uso oral. Uso adulto*
  - **Cloridrato de amilorida + hidroclorotiazida® (LeGrand),** comprimido de 5 mg de cloridrato de amilorida + 50 mg de hidroclorotiazida, caixa contendo 10, 15, 20, 30, 60 e 500 (embalagem hospitalar). *Uso oral. Uso adulto*
  - **Cloridrato de amilorida + hidroclorotiazida® (Germed),** comprimido de 2,5 mg de cloridrato de amilorida + 25 mg de hidroclorotiazida, caixa contendo 10, 15, 20, 30, 60 e 500 (embalagem hospitalar). *Uso oral. Uso adulto*
  - **Cloridrato de amilorida + hidroclorotiazida® (Germed),** comprimido de 5 mg de cloridrato de amilorida + 50 mg de hidroclorotiazida, caixa contendo 10, 15, 20, 30, 60 e 500 (embalagem hospitalar). *Uso oral. Uso adulto*
  - **Cloridrato de amilorida + hidroclorotiazida® (EMS),** comprimido de 2,5 mg de cloridrato de amilorida + 25 mg de hidroclorotiazida, caixa contendo 10, 15, 20, 30, 60, 90 (embalagem fracionável) e 500 (embalagem hospitalar). *Uso oral. Uso adulto*
  - **Cloridrato de amilorida + hidroclorotiazida® (EMS),** comprimido de 5 mg de cloridrato de amilorida + 50 mg de hidroclorotiazida, Caixa contendo 10, 15, 20, 30, 60 e 500 (embalagem hospitalar). *Uso oral. Uso adulto*
  - **Moduretic® (MSD),** comprimidos de 25 mg de hidroclorotiazida + 2,5 mg de cloridrato de amilorida, embalagem de 30 comprimidos. *Uso oral. Uso adulto*
  - **Moduretic® (MSD),** comprimidos de 50 mg de hidroclorotiazida + 5 mg de cloridrato de amilorida, embalagem de 30 comprimidos. *Uso oral. Uso adulto*
- **Cloridrato de benazepril + hidroclorotiazida**
  - **Lotensin® H (Novartis),** embalagens com 30 comprimidos de 5 mg de benazepril e 6,25 de hidroclorotiazida; embalagens de 30 comprimidos de 10 mg de benazepril e 12,5 mg de hidroclorotiazida. *Uso oral. Uso adulto e pediátrico acima de 6 anos*
- **Espironolactona + hidroclorotiazida**
  - **Aldazida® (Pfizer),** comprimido de 50 mg de espironolactona + 50 mg de hidroclorotiazida, embalagem com 30 comprimidos. *Uso oral. Uso adulto e pediátrico*
- **Irbesartana + hidroclorotiazida**
  - **Aprozide® (Sanofi-Aventis),** comprimidos revestidos contendo 150 mg de irbesartana/12,5 mg de hidroclorotiazida, embalagem com 30 comprimidos; comprimidos revestidos contendo 300 mg de irbesartana/12,5 mg de hidroclorotiazida, embalagem com 30 comprimidos. *Uso oral. Uso adulto*
  - **Irbesartana + hidroclorotiazida® (Eurofarma),** comprimido contendo 150 mg de irbesartana + 12,5 de hidroclorotiazida, embalagens com 30 comprimidos; comprimidos contendo 300 mg de irbesartana + 12,5 de hidroclorotiazida, embalagens com 30 comprimidos. *Uso oral. Uso adulto*
- **Hemifumarato de bisoprolol + hidroclorotiazida**
  - **Concor® HCT 5/12,5 mg (Merck),** comprimido revestido com 5 mg de hemifumarato de bisoprolol + 12,5 mg de hidroclorotiazida, embalagem com 30 comprimidos revestidos. *Uso oral. Uso adulto*
  - **Concor® HCT 10/25 mg (Merck),** comprimido revestido com 10 mg de hemifumarato de bisoprolol + 25 mg de hidroclorotiazida, embalagem com 30 comprimidos revestidos. *Uso oral. Uso adulto*
- **Lisinopril + hidroclorotiazida**
  - **Lisoclor® (Neo Química),** comprimidos contendo 20 mg de lisinopril + 12,5 mg de hidroclorotiazida, embalagem contendo 30 comprimidos. *Uso oral. Uso adulto*
  - **Lonipril-H® (Geolab),** comprimidos contendo 20 mg de lisinopril + 12,5 mg de hidroclorotiazida. *Uso oral. Uso adulto*
  - **Prinzide® 10/25 (MSD),** comprimidos contendo 10 mg de lisinopril + 12,5 mg de hidroclorotiazida, embalagem contendo 30 comprimidos. *Uso oral. Uso adulto*
  - **Prinzide® 20/12,5 (MSD),** comprimidos contendo 20 mg de lisinopril + 12,5 mg de hidroclorotiazida, embalagem contendo 30 comprimidos. *Uso oral. Uso adulto*
  - **Zestoretic® 20/12,5 (AstraZeneca),** comprimidos contendo 20 mg de lisinopril + 12,5 mg de hidroclorotiazida; embalagem contendo 30 comprimidos. *Uso oral. Uso adulto*

- **Losartana potássica + hidroclorotiazida**
  - **Aradois® H (Biolab)**, comprimido revestido contendo 50 mg de losartana potássica + 12,5 mg de hidroclorotiazida, embalagens com 30 e 60 comprimidos; comprimido revestido contendo 100 mg de losartana potássica + 25 mg de hidroclorotiazida, embalagens com 30 comprimidos. *Uso oral. Uso adulto*
  - **Cardvita® H (Laboris)**, comprimidos revestidos contendo 50 mg de losartana potássica + 12,5 mg de hidroclorotiazida, cartela com 14 e 28 comprimidos; comprimidos revestidos contendo 100 mg de losartana potássica + 25 mg de hidroclorotiazida, cartela com 30 comprimidos. *Uso oral. Uso adulto*
  - **Corus-H® (Biosintética)**, comprimidos revestidos de 50 mg de losartana potássica + 12,5 mg de hidroclorotiazida, embalagens com 14 e 30 comprimidos; comprimidos revestidos de 100 mg de losartana potássica + 25 mg: Embalagens com 14 e 30 comprimidos. *Uso oral. Uso adulto*
  - **Hyzaar® (MSD)**, comprimidos contendo 50 mg de losartana potássica e 12,5 mg de hidroclorotiazida, caixas contendo 15 e 30 comprimidos. *Uso oral. Uso adulto*
  - **Lorsar® HCT (Sandoz)**, comprimidos contendo 50 mg de losartana potássica e 12,5 mg de hidroclorotiazida, caixas contendo 30 comprimidos. *Uso oral. Uso adulto*
  - **Losartana potássica + hidroclorotiazida® (Eurofarma)**, comprimidos contendo 50 mg de losartana potássica/12,5 mg de hidroclorotiazida, embalagem de 30 comprimidos; comprimidos contendo 100 mg de losartana potássica/25 mg de hidroclorotiazida, embalagens contendo 30 comprimidos. *Uso oral. Uso adulto*
  - **Losartana potássica + hidroclorotiazida® (Germed)**, comprimidos revestidos contendo 50 mg de losartana potássica + 12,5 mg de hidroclorotiazida, embalagens contendo 10, 14, 20, 28, 30 e 60 comprimidos; comprimidos revestidos contendo 100 mg de losartana potássica + 25 mg de hidroclorotiazida, embalagens contendo 10, 14, 20, 28, 30 e 60 comprimidos. *Uso oral. Uso adulto*
  - **Losartana potássica + hidroclorotiazida® (Medley)**, comprimidos revestidos contendo 50 mg de losartana potássica + 12,5 mg de hidroclorotiazida, embalagens com 30 ou 60 comprimidos; comprimidos revestidos contendo 100 mg de losartana potássica + 25 mg de hidroclorotiazida, embalagens com 30 ou 60 comprimidos. *Uso oral. Uso adulto*
  - **Torlós-H® (Torrent)**, comprimidos revestidos contendo 50 mg de losartana potássica + 12,5 mg de hidroclorotiazida, embalagens com 14 e 30 comprimidos. *Uso oral. Uso adulto*
  - **Valtrian-HCT® (Medley)**, comprimidos revestidos contendo 50 mg de losartana potássica + 12,5 mg de hidroclorotiazida, embalagens com 15 ou 30 comprimidos; comprimidos revestidos contendo 100 mg de losartana potássica + 25 mg de hidroclorotiazida, embalagens com 30 comprimidos. *Uso oral. Uso adulto*
  - **Zart H® (Eurofarma)**, comprimidos contendo 50 mg de losartana potássica + 12,5 mg de hidroclorotiazida, embalagem contendo 30 comprimidos; comprimidos contendo 100 mg de losartana potássica + 25 mg de hidroclorotiazida, embalagem contendo 30 comprimidos. *Uso oral. Uso adulto*
- **Maleato de enalapril + hidroclorotiazida**
  - **Co-Renitec® 20/12,5 (MSD)**, comprimidos contendo 20 mg de maleato de enalapril + 12,5 mg de hidroclorotiazida, caixas com 30 comprimidos. *Uso oral. Uso adulto*
  - **Co-Renitec® 10/25 (MSD)**, comprimidos contendo 10 mg de maleato de enalapril + 25 mg de hidroclorotiazida, caixas com 30 comprimidos. *Uso oral. Uso adulto*
  - **Eupressin-H® (Biosintética)**, comprimidos de 10 mg de enalapril + 25 mg de hidroclorotiazida, embalagem com 30 comprimidos; comprimidos de 20 mg de enalapril + 25 mg de hidroclorotiazida, embalagens com 30 comprimidos. *Uso oral. Uso adulto*
  - **Maleato de enalapril/hidroclorotiazida® (Medley)**, comprimidos com 10 mg de enalapril + 25 mg de hidroclorotiazida, embalagens contendo 30 comprimidos; comprimidos com 20 de enalapril + 12,5 mg de hidroclorotiazida, embalagens contendo 30 comprimidos. *Uso oral. Uso adulto*
  - **Malena® HCT (Sigma Pharma)**, comprimidos com 10 mg de enalapril + 25 mg de hidroclorotiazida, embalagens contendo 10, 20, 30, 60, 70 e 80 comprimidos; comprimidos com 20 de enalapril + 12,5 mg de hidroclorotiazida, embalagens contendo 10, 20, 30, 60, 70 e 80 comprimidos. *Uso oral. Uso adulto*
  - **Vasopril® plus (Biolab Sanus)**, comprimido contendo 20 mg de enalapril + 12,5 mg de hidroclorotiazida, caixa com 30 comprimidos; comprimido contendo 10 mg de enalapril + 25 mg de hidroclorotiazida, caixa com 30 comprimidos. *Uso oral. Uso adulto*
- **Olmesartana medoxomila + hidroclorotazida**
  - **Benicar® HCT 20/12,5 (Daiichi Sankyo Brasil Farmacêutica)**, comprimidos revestidos de 20 mg de olmesartana medoxomila + 12,5 mg de hidroclorotiazida, embalagens de 7 ou 30 comprimidos. *Uso oral. Uso adulto*
  - **Benicar® HCT 40/12,5 (Daiichi Sankyo Brasil Farmacêutica)**, comprimidos revestidos de 40 mg de olmesartana medoxomila + 12,5 mg de hidroclorotiazida, embalagens de 7 ou 30 comprimidos. *Uso oral. Uso adulto*
  - **Olmetec® HCT 20 mg/12,5 mg (Pfizer)**, comprimido revestido com 20 mg de olmesartana medoxomila + 12, 5 mg de hidroclorotiazida, em embalagens contendo 10 ou 30 comprimidos revestidos. *Uso oral. Uso adulto*
  - **Olmetec® HCT 40 mg/12,5 mg (Pfizer)**, comprimido revestido com 40 mg de olmesartana medoxomila + 12, 5 mg de hidroclorotiazida, em embalagens contendo 30 comprimidos revestidos. *Uso oral. Uso adulto*
  - **Olmetec® HCT 40 mg/25 mg (Pfizer)**, comprimido revestido com 40 mg de olmesartana medoxomila + 25 mg de hidroclorotiazida em embalagens contendo 30 comprimidos revestidos. *Uso oral. Uso adulto*
- **Propranolol + hidroclorotiazida**
  - **Tenadren® (Sigma Pharma)**, comprimidos contendo 40 mg de propranolol + 25 mg de hidroclorotiazida, caixa com 30 comprimidos. *Uso oral. Uso adulto e pediátrico acima de 12 anos de idade*
  - **Tenadren® (Sigma Pharma)**, comprimidos contendo 80 mg de propranolol + 25 mg de hidroclorotiazida, caixa com 30 comprimidos. *Uso adulto e pediátrico acima de 12 anos de idade*
- **Succinato de metoprolol + hidroclorotiazida**
  - **Selopress (AstraZeneca)**, comprimidos revestidos de liberação prolongada contendo 100 mg de tartarato de metoprolol + 12,5 mg de hidroclorotiazida, embalagens com 20 comprimidos. *Uso oral. Uso adulto*
  - **Selopress® Zok (AstraZeneca)**, comprimidos revestidos de liberação prolongada contendo 95 mg de succinato de metoprolol (equivalente a 100 mg de tartarato de metoprolol) + 12,5 mg de hidroclorotiazida, embalagens com 20 comprimidos. *Uso oral. Uso adulto*
- **Ramipril + hidroclorotiazida**
  - **Ecator® H (Torrent)**, comprimidos com 5 mg de ramipril e 25 mg de hidroclorotiazida, embalagens contendo 30 comprimidos. *Uso oral. Uso adulto*
  - **Naprix® D (Libbs)**, comprimidos com 5 mg de ramipril e 12,5 mg de hidroclorotiazida, embalagens contendo 30 comprimidos. *Uso oral. Uso adulto*
  - **Triatec-D® (Sanofi-Aventis)**, comprimido sulcado com 5 mg de ramipril + 25 mg de hidroclorotiazida, embalagem com 30 comprimidos. *Uso oral. Uso adulto*
- **Valsartana + hidroclorotiazida**
  - **Aracor® HCT (Nova Química)**, comprimidos revestidos contendo 80 mg de valsartana + 12,5 mg de hidroclorotiazida, embalagem com 30 comprimidos; comprimidos revestidos contendo 160 mg de valsartana + 12,5 mg de hidroclorotiazida, embalagem com 30 comprimidos; comprimidos revestidos contendo 160 mg de valsartana + 25 mg de hidroclorotiazida, embalagem com 30 comprimidos; comprimidos revestidos contendo 320 mg de valsartana + 25 mg de hidroclorotiazida, embalagem com 30 comprimidos. *Uso oral. Uso adulto*
  - **Brator® H (Torrent)**, comprimidos revestidos contendo 80 mg de valsartana + 12,5 mg de hidroclorotiazida, embalagens com 10 ou 30 comprimidos revestidos. *Uso oral. Uso adulto*

- **Brator® H (Torrent)**, comprimidos revestidos contendo 1600 mg de valsartana + 12,5 mg de hidroclorotiazida, embalagens com 10 ou 30 comprimidos revestidos. *Uso oral. Uso adulto*
- **Brator® H (Torrent)**, comprimidos revestidos contendo 1600 mg de valsartana + 25 mg de hidroclorotiazida, embalagens com 30 comprimidos revestidos. *Uso oral. Uso adulto*

■ **Valsartana + hidroclorotiazida + besilato de anlodipino**
- **Diovan® Triplo (Novartis)**, comprimidos contendo 160 mg de valsartana + 12,5 mg hidroclorotiazida + 5 mg de besilato de anlodipino, embalagens contendo 14 comprimidos revestidos + 14 comprimidos ou 28 comprimidos revestidos + 28 comprimidos. *Uso oral. Uso adulto*
- **Diovan® Triplo (Novartis)**, comprimidos contendo 160 de valsartana + 12,5 mg de hidroclorotiazida + 10 mg de besilato de anlodipino, embalagens contendo 14 comprimidos revestidos + 14 comprimidos ou 28 comprimidos revestidos + 28 comprimidos. *Uso oral. Uso adulto*
- **Diovan® Triplo (Novartis)**, comprimidos contendo 160 mg de valsartana + 25 mg de hidroclorotiazida e 5 mg de besilato de anlodipino, embalagem contendo 28 comprimidos revestidos + 28 comprimidos. *Uso oral. Uso adulto*
- **Diovan® Triplo (Novartis)**, comprimidos contendo 160 mg de valsartana + 25 mg de hidroclorotiazida e 10 mg de besilato de anlodipino, embalagem contendo 28 comprimidos revestidos + 28 comprimidos. *Uso oral. Uso adulto*
- **Exforge® HCT 160/12,5/5 mg (Novartis)**, comprimido revestido contém 160 mg de valsartana, 12,5 mg de hidroclorotiazida e 6,94 mg de besilato de anlodipino (equivalente a 5 mg de anlodipino), embalagens contendo 14 ou 28 comprimidos revestidos. *Uso oral. Uso adulto*
- **Exforge® HCT 160/12,5/10 mg (Novartis)**, comprimido revestido contém 160 mg de valsartana, 12,5 mg de hidroclorotiazida e 13,87 mg de besilato de anlodipino (equivalente a 10 mg de anlodipino), embalagens contendo 28 comprimidos revestidos. *Uso oral. Uso adulto*
- **Exforge® HCT 160/25/5 mg (Novartis)**, contém 160 mg de valsartana, 25 mg de hidroclorotiazida e 6,94 mg de besilato de anlodipino (equivalente a 5 mg de anlodipino), embalagens contendo 28 comprimidos revestidos. *Uso oral. Uso adulto*
- **Exforge® HCT 160/25/10 mg (Novartis)**, contém 160 mg de valsartana, 25 mg de hidroclorotiazida e 13,87 mg de besilato de anlodipino (equivalente a 10 mg de anlodipino), embalagens contendo 28 comprimidos revestidos. *Uso oral. Uso adulto*
- **Exforge® HCT 320/25/10 mg (Novartis)**, contém 320 mg de valsartana, 25 mg de hidroclorotiazida e 13,87 mg de besilato de anlodipino (equivalente a 10 mg de anlodipino), embalagens contendo 28 comprimidos revestidos. *Uso oral. Uso adulto.*

Clortalidona

Esse diurético sulfamílico com ação anti-hipertensiva é considerado um agente semelhante aos diuréticos tiazídicos. Sua ação é prolongada, variando de 48 a 72 h.

Indicação	• Hipertensão arterial essencial, nefrogênica ou sistólica isolada; como terapia primária ou em combinação com outros agentes anti-hipertensivos
	• Insuficiência cardíaca congestiva estável de grau leve a moderado (classe funcional II ou III da New York Heart Association [NYHA])
	• Edema de origem específica:
	  ○ Edema decorrente de insuficiência venosa periférica crônica (terapia a curto prazo, se medidas físicas provarem ser insuficientes)
	  ○ Ascite decorrente de cirrose hepática em pacientes estáveis sob controle rigoroso
	  ○ Edema decorrente de síndrome nefrótica
	• Tratamento profilático de cálculo de oxalato de cálcio recorrente, em pacientes com hipercalciúria normocalcêmica idiopática

Mecanismo de ação	• Inibição do transporte do íon sódio através do epitélio tubular renal no segmento diluidor cortical do ramo ascendente da alça de Henle. Graças ao aumento do aporte de sódio ao túbulo distal, a clortalidona aumenta indiretamente a excreção de potássio
Posologia	• 50 a 100 mg/dia VO (dose máxima de 50 mg/dia para hipertensão arterial e de 200 mg/dia para edema)
Absorção	• 65% de biodisponibilidade
Início da ação	• 2 a 4 h
Duração da ação	• 24 a 72 h
Metabolismo	• Hepático
Eliminação	• Renal
Contraindicação	• Gestação; hipersensibilidade à clortalidona ou à sulfonamidas; insuficiência renal; insuficiência hepática grave; lúpus eritematoso sistêmico
Interações medicamentosas	• Amiodarona: aumento do risco de arritmias ventriculares, inclusive taquicardia ventricular e *torsade de pointes* • Anti-inflamatórios não esteroides: redução do efeito hipotensor da clortalidona • Digitálicos: aumenta o risco de arritmias • Dolasetrona: aumenta o risco de arritmias • Droperidol: aumenta o risco de arritmias
Efeitos adversos	• Hipopotassemia; hiperuricemia; precipitação de episódios de gota; hipercalcemia e hipofosfatemia (raras)
Alerta	• Não usar se CrCl inferior a 10 mℓ/minuto • Categoria C na gravidez

Apresentação comercial

- **Clortalidona® 12,5 mg (Germed),** comprimidos de 12,5 mg, embalagem hospitalar com 60 comprimidos. *Via oral. Uso adulto e pediátrico (acima de 40 kg)*
- **Clortalidona® 25 mg (Germed),** comprimidos de 25 mg, embalagem hospitalar com 60 comprimidos. *Via oral. Uso adulto e pediátrico (acima de 40 kg)*
- **Clortalidona® 50 mg (Germed),** comprimidos de 50 mg, embalagem com 30 comprimidos. *Via oral. Uso adulto e pediátrico (acima de 40 kg)*
- **Higroton® 12,5 mg (Novartis),** comprimidos de 12,5 mg, em embalagem com 14 ou 42 comprimidos. *Via oral. Uso adulto e pediátrico (acima de 40 kg)*
- **Higroton® 25 mg (Novartis),** comprimidos de 25 mg, em embalagem com 14 ou 42 comprimidos. *Via oral. Uso adulto e pediátrico (acima de 40 kg)*
- **Higroton® 50 mg (Novartis),** comprimidos de 50 mg, em embalagem com 28 comprimidos. *Via oral. Uso adulto e pediátrico (acima de 40 kg)*
- **Atenolol + clortalidona**
  - **Ablok plus® (Biolab Sanus),** comprimido contendo 50 mg de atenolol + 12,5 mg de clortalidona, caixa com 30 comprimidos; comprimido contendo 100 mg de atenolol + 25 mg de clortalidona, caixa com 30 comprimidos. *Via oral. Uso adulto*
  - **Angipress-CD® 50/12,5 mg (Biosintética),** comprimido contendo 50,0 mg de atenolol + 12,5 mg de clortalidona 12,5 mg, cartucho contendo blíster com 28 comprimidos. *Uso oral. Uso adulto*
  - **Angipress-CD® 100/25 mg (Biosintética),** comprimido contendo 100 mg de atenolol + 25 mg de clortalidona, cartucho contendo blíster com 28 comprimidos. *Uso oral. Uso adulto*
  - **Atenolol + clortalidona® (Biosintética),** comprimidos contendo 50 mg de atenolol + 12,5 mg de clortalidona, embalagem com 30 comprimidos; comprimidos contendo 100 mg de atenolol + 25 mg de hidroclorotiazida, embalagem com 30 comprimidos. *Uso oral. Uso adulto*
  - **Atenolol + clortalidona® (Eurofarma),** comprimidos contendo 50 mg de atenolol + 12,5 mg de clortalidona, embalagem com 30 comprimidos; comprimidos contendo 100 mg de atenolol + 25 mg de hidroclorotiazida, embalagem com 30 comprimidos. *Uso oral. Uso adulto*
  - **Atenolol + clortalidona® (Germed),** comprimidos contendo 50 mg de atenolol + 12,5 mg de clortalidona, embalagem com 30 comprimidos; comprimidos contendo 100 mg de atenolol + 25 mg de hidroclorotiazida, embalagem com 30 comprimidos. *Uso oral. Uso adulto*
  - **Atenolol + clortalidona® (Medley),** comprimidos contendo 50 mg de atenolol + 12,5 mg de clortalidona, embalagem com 30 ou 60 comprimidos; comprimidos contendo 100 mg de atenolol + 25 mg de hidroclorotiazida, embalagem com 30 ou 60 comprimidos. *Uso oral. Uso adulto*
  - **Atenorese® (Sandoz),** comprimidos contendo 50 mg de atenolol + 12,5 mg de clortalidona, embalagem contendo 30 comprimidos. *Uso oral. Uso adulto*
  - **Atenorese® (Sandoz),** comprimidos contendo 100 mg + 25 mg de clortalidona, embalagem contendo 30 comprimidos. *Uso oral. Uso adulto*
  - **Betacard plus® (Torrent),** comprimidos contendo 50 mg de atenolol + 12,5 mg de clortalidona, embalagem contendo 30 comprimidos. *Uso oral. Uso adulto*
  - **Betacard plus® (Torrent),** comprimidos contendo 100 mg de atenolol + 25 mg de clortalidona, embalagem contendo 30 comprimidos. *Uso oral. Uso adulto*
  - **Diublok® (Eurofarma),** comprimidos contendo 50 mg de atenolol + 12,5 mg de clortalidona, embalagem contendo 30 comprimidos. *Uso oral. Uso adulto*
  - **Diublok® (Eurofarma),** comprimidos contendo 100 mg de atenolol + 25 mg de clortalidona, embalagem contendo 30 comprimidos. *Uso oral. Uso adulto*
- **Clortalidona + amilorida**
  - **Diupress® (Eurofarma),** comprimidos com 25 mg de clortalidona + 5 mg de amilorida, embalagem com 20 comprimidos. *Uso oral. Uso adulto*
- **Clortalidona + atenolol**
  - **Tenoretic® 50 (AstraZeneca),** comprimidos contendo 50 mg de atenolol + 12,5 mg de clortalidona, caixas com 28 comprimidos. *Uso oral. Uso adulto.*

Amilorida

Esse diurético poupador de potássio (anticaliurético) pertence à classe dos inibidores dos canais de sódio. Raramente é prescrito como agente único.

Indicação	• Agente adjuvante aos tiazídicos ou outros agentes caliuréticos na insuficiência cardíaca congestiva ou na hipertensão arterial
Mecanismo de ação	• Inibição dos canais de sódio no túbulo distal
Posologia	• 5 a 10 mg/dia VO (dose máxima de 20 mg/dia)
Absorção	• 30 a 90% de biodisponibilidade
Início da ação	• 2 a 3 h
Duração da ação	• 24 h
Metabolismo	• Não é metabolizada pelo fígado
Eliminação	• Urina (50%) e fezes (40 a 50%)
Contraindicação	• Hipersensibilidade à amilorida; anuria; insuficiência renal aguda e crônica; nefropatia diabética • Diabetes melito • Níveis séricos de creatinina > 1,5 mg/100 mℓ • Uso concomitante de espironolactona • Acidose respiratória • Acidose metabólica
Interações medicamentosas	• Benazepril: aumenta o risco de hiperpotassemia • Captopril, enalapril: aumenta o risco de hiperpotassemia • Lítio: elevação dos níveis séricos de lítio, aumentando o risco de intoxicação por lítio • Valsartana: aumenta o risco de hiperpotassemia
Efeitos adversos	• Hiperpotassemia, cefaleia, fadiga
Alerta	• O risco de hiperpotassemia aumenta quando amilorida é associada a inibidores da enzima conversora da angiotensina, antagonistas dos receptores de angiotensina II, ciclosporina ou tacrolimo

Apresentação comercial

- **Cloridrato de amilorida + hidroclorotiazida**
  - **Cloridrato de amilorida + hidroclorotiazida® (Germed)**, comprimido de 2,5 mg de cloridrato de amilorida + 25 mg de hidroclorotiazida, caixa contendo 10, 15, 20, 30, 60 e 500 (embalagem hospitalar). *Uso oral. Uso adulto*
  - **Cloridrato de amilorida + hidroclorotiazida® (Germed)**, comprimido de 5 mg de cloridrato de amilorida + 50 mg de hidroclorotiazida, caixa contendo 10, 15, 20, 30, 60 e 500 (embalagem hospitalar). *Uso oral. Uso adulto*
  - **Cloridrato de amilorida + hidroclorotiazida® (LeGrand)**, comprimido de 2,5 mg de cloridrato de amilorida + 25 mg de hidroclorotiazida, caixa contendo 10, 15, 20, 30, 60 e 500 (embalagem hospitalar). *Uso oral. Uso adulto*
  - **Cloridrato de amilorida + hidroclorotiazida® (LeGrand)**, comprimido de 5 mg de cloridrato de amilorida + 50 mg de hidroclorotiazida, caixa contendo 10, 15, 20, 30, 60 e 500 (embalagem hospitalar). *Uso oral. Uso adulto*
  - **Cloridrato de amilorida + hidroclorotiazida® (Germed)**, comprimido de 2,5 mg de cloridrato de amilorida + 25 mg de hidroclorotiazida, caixa contendo 10, 15, 20, 30, 60 e 500 (embalagem hospitalar). *Uso oral. Uso adulto*
  - **Cloridrato de amilorida + hidroclorotiazida® (Germed)**, comprimido de 5 mg de cloridrato de amilorida + 50 mg de hidroclorotiazida, caixa contendo 10, 15, 20, 30, 60 e 500 (embalagem hospitalar). *Uso oral. Uso adulto*
  - **Moduretic® (MSD)**, comprimidos de 25 mg de hidroclorotiazida + 2,5 mg de cloridrato de amilorida, embalagem com 30 comprimidos. *Uso oral. Uso adulto*
  - **Moduretic® (MSD)**, comprimidos de 50 mg de hidroclorotiazida + 5 mg de cloridrato de amilorida, embalagem com 30 comprimidos. *Uso oral. Uso adulto*
- **Clortalidona + cloridrato de amilorida**
  - **Diupress® (Eurofarma)**, comprimidos com 25 mg de clortalidona + 5 mg de cloridrato de amilorida, embalagem com 20 comprimidos. *Uso oral. Uso adulto.*

Indapamida

Essa substância atua como anti-hipertensivo e diurético. A indapamida apresenta semelhança estrutural com os diuréticos tiazídicos, embora seja diferente em termos químicos, visto que não possui o anel dos tiazídicos e apresenta apenas um grupamento sulfonamida. A indapamida provoca ação anti-hipertensiva extrarrenal, resultando em redução da hiper-reatividade vascular e da resistência arteriolar e periférica total.

Indicação	• Tratamento de hipertensão arterial
Mecanismo de ação	• Bloqueio do componente lento da corrente de potássio sem modificar o componente rápido do influxo. Bloqueia ou antagoniza especificamente a ação das proteínas KCNQ1 e KCNE1. Também se acredita que estimule a síntese da PGE2 (prostaglandina com ação vasodilatadora)
Posologia	• 1,25 a 2,5 mg 1 vez/dia (dose máxima de 5 mg/dia)
Absorção	• Rapidamente absorvida pelo sistema digestório
Metabolismo	• Basicamente hepático
Eliminação	• Urina
Contraindicação	• Insuficiência hepática; hipopotassemia; hiperuricemia; diabetes melito; gota; gravidez; lactação; pessoas com menos de 18 anos de idade
Interações medicamentosas	• AINE, salicilatos em doses elevadas: possível diminuição do efeito anti-hipertensivo da indapamida • Antidepressivos tricíclicos: aumento do risco de hipotensão ortostática (efeitos aditivos) • Corticosteroides: risco aumentado de hiperpotassemia • Lítio: elevação dos níveis sanguíneos de lítio associada a sinais de superdosagem • Neurolépticos: aumento do risco de hipotensão ortostática (efeitos aditivos) • Sais de cálcio: aumento do risco de hipercalcemia
Efeitos adversos	• Hipopotassemia, desidratação, hipotensão, hiponatremia, hiperglicemia, discrasias sanguíneas
Alerta	• Classe B na gravidez

Apresentação comercial

- **Indapamida**
  - **Flux SR® (Biolab Sanus)**, comprimido revestido 1,5 mg de indapamida, caixa com 30, 60 e 90 comprimidos revestidos. *Uso oral. Uso adulto*
  - **Indapamida® (EMS)**, comprimidos revestidos de 1,5 mg de indapamida, caixa contendo 30 comprimidos. *Uso oral. Uso adulto*
  - **Indapamida® (Nova Química)**, comprimidos revestidos de liberação prolongada de 1,5 mg de indapamida, caixa contendo 10, 15, 20, 30 e 60 comprimidos. *Uso oral. Uso adulto*
  - **Indapen SR® (Torrent)**, comprimidos revestidos de liberação prolongada 1,5 mg de indapamida, embalagens com 30 comprimidos. *Uso oral. Uso adulto*
  - **Natrilix® (Servier)**, drágeas de 2,5 mg, em embalagens contendo 15 ou 30 drágeas
  - **Natrilix SR® (Servier)**, cada comprimido contém 1,5 mg de indapamida, caixa contendo 30 comprimidos em 2 blísteres, cada um com 15 comprimidos revestidos de liberação prolongada. *Uso oral. Uso adulto*
- **Perindopril + indapamida**
  - **Coversyl plus® (Servier)**, comprimidos simples com 4 mg de perindopril + 1,25 mg de indapamida, embalagem contendo 30 comprimidos. *Uso oral. Uso adulto.*

Espironolactona

Esse diurético poupador de potássio (anticaliurético) é um antagonista de aldosterona. A aldosterona é o principal mineralocorticoide secretado pelas glândulas suprarrenais. Os receptores de aldosterona estão localizados no túbulo distal e nos ductos coletores do néfrons. A aldosterona aumenta a reabsorção de sódio.

A espironolactona promove diurese discreta e costuma ser combinada a outros fármacos no tratamento de hipertensão arterial ou edema. A espironolactona reduz significativamente a taxa de mortalidade dos pacientes com insuficiência cardíaca. Além disso, é prescrita para pacientes com hiperaldosteronismo.

Indicação	• Hipertensão arterial leve • Controle de edema e retenção de sódio associados a insuficiência cardíaca, síndrome nefrótica e hepatopatia (sobretudo cirrose) • Tratamento pré-operatório de hiperaldosteronismo primário
Mecanismo de ação	• Inibição das ações da aldosterona no túbulo distal e nos ductos coletores do néfrons, com consequente excreção de sódio, cloreto e água e retenção de potássio
Distribuição	• Atravessa a placenta, secretada no leite materno
Posologia	• 25 a 100 mg VO 1 a 2 vezes/dia (dose máxima: 400 mg/dia)
Absorção	• Rapidamente absorvido pelo sistema digestório; os alimentos aumentam a biodisponibilidade
Início da ação	• 2 a 3 dias (pode demorar 2 semanas para atingir o efeito máximo)
Duração da ação	• 2 a 3 dias
Metabolismo	• Hepático e renal. Convertida a metabólitos ativos
Eliminação	• Renal (40 a 57%) e fecal (35 a 40%)
Contraindicação	• Anuria; comprometimento renal grave; gravidez; hiperpotassemia; gravidez; lactação
Interações medicamentosas	• Ácido acetilsalicílico e outros salicilatos: redução do efeito diurético • Digoxina: redução do efeito da digoxina • Inibidores da ECA: aumento do risco de hiperpotassemia grave e arritmias • Bloqueadores dos receptores de angiotensina: aumento do risco de hiperpotassemia grave e arritmias cardíacas • Penicilina G potássica: aumento do risco de hiperpotassemia grave e arritmias • Extrato de alcaçuz contém uma substância com ações semelhantes as da aldosterona e seu consumo deve ser evitado
Efeitos adversos	• Hiperpotassemia, que pode provocar arritmias cardíacas, fraqueza muscular, parestesia, fadiga, bradicardia, paralisia flácida nos membros • Nos homens, a espironolactona pode provocar ginecomastia, disfunção erétil e diminuição da libido • As mulheres apresentam irregularidade menstrual, hirsutismo e dor à palpação das mamas, assim como redução da fertilidade • Agranulocitose (rara)
Alerta	• Classe C na gravidez • A espironolactona pode ser empregada como uma medida diagnóstica inicial para fornecer evidência presuntiva de hiperaldosteronismo primário enquanto o paciente estiver em dieta normal

Apresentação comercial

■ **Espironolactona**
- **Aldactone® 25 mg (Pfizer),** comprimidos de 25 mg, embalagem contendo 30 comprimidos. Uso oral. Uso adulto e pediátrico
- **Aldactone® 50 mg (Pfizer),** comprimidos de 50 mg, embalagem contendo 30 comprimidos. Via oral. Uso adulto e pediátrico
- **Aldactone® 100 mg (Pfizer),** comprimidos de 100 mg, embalagem contendo 16 comprimidos. Uso oral. Uso adulto e pediátrico
- **Aldosterin® (Aspen Pharma),** comprimidos revestidos de 25 mg, embalagem contendo 200 comprimidos. Uso oral. Uso adulto e pediátrico
- **Aldosterin® (Aspen Pharma),** comprimidos revestidos de 100 mg, embalagem contendo 160 comprimidos. Uso oral. Uso adulto e pediátrico
- **Diacqua® 25 mg (Eurofarma),** comprimidos de 25 mg, embalagem contendo 30 comprimidos. Uso oral. Uso adulto e pediátrico
- **Diacqua® 50 mg (Eurofarma),** comprimidos de 50 mg, embalagem contendo 30 comprimidos. Uso oral. Uso adulto e pediátrico
- **Diacqua® 100 mg (Eurofarma),** comprimidos de 100 mg, embalagem contendo 16 comprimidos. Uso oral. Uso adulto e pediátrico
- **Espironolactona® (Eurofarma),** comprimidos de 25 mg, embalagem contendo 30 comprimidos; comprimidos de 50 mg, embalagem contendo 30 comprimidos
- **Espironolactona® (Germed),** comprimidos de 25 mg em embalagem contendo 15, 30, e 450 comprimidos; comprimidos de 50 mg em embalagem contendo 15, 30, 450 e 500 comprimidos, comprimidos de 100 mg em embalagem contendo 15, 16, 30, 450 comprimidos

■ **Espironolactona + furosemida**
- **Lasilactona® 50/20 (Sanofi-Aventis),** cápsulas com 20 mg de furosemida + 50 mg de espironolactona, embalagem com 30 cápsulas. Uso oral. Uso adulto
- **Lasilactona® 100/20 (Sanofi-Aventis),** cápsulas com 20 mg de furosemida + 100 mg de espirolactona, embalagem com 30 cápsulas

■ **Espironolactona + hidroclorotiazida**
- **Aldazida® (Pfizer),** comprimido de 50 mg de espironolactona + 50 mg de hidroclorotiazida, embalagem com 30 comprimidos. Uso oral. Uso adulto e pediátrico.

Vasodilatadores

A capacidade de provocar vasodilatação é compartilhada por muitas classes de medicamentos. A maioria dos vasodilatadores é prescrita para o tratamento de hipertensão arterial e alguns também são usados para pacientes com insuficiência cardíaca, angina de peito e infarto do miocárdio. Alguns fármacos provocam vasodilatação de modo indireto em decorrência de ação em nervos autônomos ou no sistema renina-angiotensina-aldosterona. Contudo, existe aqueles que são vasodilatadores diretos.

O relaxamento direto da musculatura lisa vascular é uma maneira efetiva de reduzir os níveis da pressão arterial. O nitroprussiato de sódio e o diazóxido são usados em emergências hipertensivas e conseguem baixar a pressão arterial quase instantaneamente.

Todos os vasodilatadores diretos provocam taquicardia reflexa e provocam retenção de sal e água.

Nesiritida

Esse agente vasodilatador usado no tratamento de insuficiência cardíaca é muito diferente da hidralazina e do dinitrato de isossorbida. Trata-se um hormônio peptídico produzido graças à tecnologia de DNA recombinante que é estruturalmente idêntico ao peptídio natriurético do tipo beta humano (hBNP). Quando ocorre insuficiência cardíaca, os ventrículos começam a secretar peptídio natriurético do tipo beta humano em resposta ao estiramento aumentado das paredes ventriculares. O hBNP aumenta a diurese e a excreção renal de sódio.

Em doses terapêuticas a nesiritida provoca vasodilatação com consequente redução da pré-carga. O uso desse agente é limitado porque pode provocar rapidamente hipotensão grave, que pode persistir por várias horas após a interrupção da infusão. É administrada por infusão IV sob monitoramento meticuloso.

Indicação	• Tratamento de insuficiência cardíaca aguda descompensada aguda (classe IV da NYHA) • Deve ser utilizada como agente adicional nas situações em que a terapia convencional (p. ex., diuréticos e nitratos) não for suficiente e for necessário suporte vasodilatador
Mecanismo de ação	• Supressão do sistema renina-angiotensina-aldosterona (SRAA) e tem efeitos natriuréticos e diuréticos • Em estudos realizados em seres humanos, produziu reduções dose-dependentes da pressão capilar pulmonar e da pressão arterial sistêmica em pacientes com insuficiência cardíaca
Posologia	• A dose recomendada é de 2 mcg/kg em *bolus* intravenoso, seguida por infusão contínua de 0,01 mcg/kg/min
Absorção	• Administração intravenosa
Início da ação	• IV: 15 min
Duração da ação	• IV: 3 h
Metabolismo	• Sofre clivagem profeolítica por endopeptidases presentes na superfície luminal dos vasos sanguíneos
Eliminação	• O BNP é eliminado da circulação por três mecanismos independentes (em ordem decrescente de importância): ° Ligação a receptores na superfície celular com subsequente internalização celular ° Clivagem proteolítica do peptídio por endopeptidases ° Filtração renal
Contraindicação	• Hipersensibilidade a qualquer um de seus componentes • Não usar como tratamento primário em choque cardiogênico ou em pacientes com pressão arterial sistólica inferior a 90 mmHg ao início do tratamento • Estenose valvar significativa • Miocardiopatia restritiva ou obstrutiva • Pericardite constritiva • Tamponamento pericárdico ou outras condições em que o débito cardíaco seja dependente do retorno venoso ou quando existir suspeita de baixa pressão de enchimento cardíaco • Pessoas com menos de 18 anos de idade (a segurança e a eficácia não foram estabelecidas)
Interações medicamentosas	• Tizanidina: potencialização do efeito hipotensor
Efeitos adversos	• Hipotensão, bradicardia, cefaleia, tontura, náuseas, vômitos, elevação da creatinina sérica
Alerta	• A nesiritida deve ser administrada exclusivamente IV, após reconstituição. A solução reconstituída deve ser utilizada dentro de 24 h • A nesiritida é física e/ou quimicamente incompatível com formulações injetáveis de heparina, insulina, etacrinato de sódio, bumetanida, enalaprilato, hidralazina e furosemida • Estes fármacos não devem ser administrados concomitantemente no mesmo cateter intravenoso • Classe C na gravidez

Apresentação comercial

■ **Natrecor® (Janssen-Cilag Farmacêutica),** pó liófilo injetável em frasco-ampola de uso único (cada frasco-ampola de 1 mℓ contém 1,5 mg de nesiritida, ou seja, 1,58 mg de citrato de BNPh), embalagem contendo 1, 2 e 3 frascos. *Uso intravenoso. Uso adulto.*

Hidralazina

Os vasodilatadores como a hidralazina são considerados agentes de segunda linha para o tratamento de hipertensão arterial. A hidralazina foi um dos primeiros anti-hipertensivos orais comercializados nos EUA (em 1952).

Indicação	• Tratamento de hipertensão arterial
Mecanismo de ação	• Embora o mecanismo exato não seja plenamente conhecido, os efeitos principais são no sistema cardiovascular. Promove vasodilatação periférica graças a relaxamento direto da musculatura lisa vascular

Posologia	• Hipertensão arterial
	  ◦ Adultos: o tratamento deve ser iniciado com doses baixas de hidralazina que, dependendo da resposta do paciente, devem ser aumentadas gradualmente para se obter um efeito terapêutico ideal e evitar a ocorrência de efeitos indesejáveis. Tanto quanto possível, hidralazina deve ser administrada 2 vezes ao dia VO. A dose inicial de 25 mg VO, 2 vezes/dia, é geralmente suficiente. Esta dose pode ser aumentada conforme as exigências e dentro de uma variação posológica efetiva de manutenção de 50 a 200 mg diários VO. Contudo, a dose de 100 mg VO 1 vez ao dia não deve ser excedida sem que haja a determinação da capacidade acetiladora do paciente e em mulheres
	• Insuficiência cardíaca congestiva crônica
	  ◦ Adultos: as doses são, em geral, mais elevadas que as prescritas para o tratamento da hipertensão. A dose média efetiva de manutenção é de 50 a 75 mg VO a cada 6 horas ou 100 mg VO em 2 a 3 vezes ao dia
	  ◦ Em pacientes com disfunção renal moderada a grave (CrCl < 30 mℓ/min ou concentração sérica de creatinina > 2,5 mg/100 mℓ ou 221 micromol/ℓ) ou disfunção hepática, a dose ou o intervalo de dose devem ser adaptados de acordo com a resposta clínica para evitar acúmulo da substância ativa

Absorção	• Rapidamente absorvida VO e bem absorvida IM
Início da ação	• VO: 20 a 30 min • IM: 10 a 30 min • IV: 5 a 20 min
Duração da ação	• VO: 3 a 8 h • IV: 1 a 4 h
Metabolismo	• Mucosa GI e fígado; substancial efeito de primeira passagem no fígado
Eliminação	• 90% renal, 10% nas fezes
Contraindicação	• Lúpus eritematoso, doença vascular cerebral, cardiopatia reumática, insuficiência renal, gravidez
Interações medicamentosas	• AAS: atenuação do efeito anti-hipertensivo da hidralazina • Amoxapina: potencialização do efeito hipotensor • Betametasona: redução dos efeitos hipotensores da hidralazina • Codeína: potencialização do efeito hipotensor • Alprazolam: potencialização do efeito hipotensor • Oxicodona: potencialização do efeito hipotensor
Efeitos adversos	• Cefaleia; taquicardia; palpitações; rubor; náuseas; diarreia; hipotensão ortostática; retenção de líquido; edema periférico
Alerta	• O uso de hidralazina não pode ser interrompido abruptamente por causa de hipertensão arterial grave de rebote e ansiedade • Usar com cautela em pacientes com doença da artéria coronária porque a hidralazina pode precipitar episódios de angina e IAM • Classe B na gravidez • Os indivíduos que são acetiladores lentos, com comprometimento renal e os que recebem doses altas de hidralazina são suscetíveis a uma síndrome semelhante ao lúpus (erupção cutânea, urticária, mialgia, febre, calafrios, fadiga) • Discrasias sanguíneas são raras, mas potencialmente graves

Apresentação comercial

■ **Apresolina® 25 mg (Novartis)**, drágeas de 25 mg de cloridrato de hidralazina, embalagem com 20 drágeas. *Uso oral. Uso adulto*

■ **Apresolina® 50 mg (Novartis)**, drágeas de 50 mg de cloridrato de hidralazina, embalagem com 20 drágeas. *Uso oral. Uso adulto*

■ **Nepresol® (Cristália)**, solução injetável 20 mg/mℓ, embalagem com 50 ampolas de 1 mℓ (*uso restrito a hospitais ou unidades com suporte adequado*). *Uso IM/IV/infusão IV. Uso adulto e pediátrico.*

Nitratos

Após a descoberta das propriedades medicinais em 1857, os nitratos se tornaram fundamentais para o tratamento da angina de peito. O mecanismo de ação resulta da formação de óxido nítrico na musculatura vascular lisa. O óxido nítrico é uma importante molécula sinalizadora e um potente vasodilatador, provocando relaxamento da musculatura lisa arterial e venosa. A dilatação venosa reduz a pré-carga, com consequente redução do débito cardíaco e do trabalho cardíaco. Além disso, os nitratos dilatam as artérias coronárias e isso é crucial no tratamento da angina vasoespástica.

Os nitratos são classificados de acordo com o início e a duração de seus efeitos. Os nitratos de ação curta, como a nitroglicerina, podem ser usados por via sublingual ou *spray* oral. Já os nitratos de ação prolongada, como o dinitrato de isossorbida, são ingeridos ou absorvidos lentamente a partir de adesivo transdérmico.

A tolerância é um problema comum e potencialmente importante dos nitratos de ação prolongada. A magnitude da tolerância depende da dose e da frequência de administração. Embora a tolerância ocorra rapidamente, também desaparece rapidamente quando a administração do nitrato é interrompida. Com frequência os pacientes são orientados a retirar o adesivo transdérmico por 6 a 12 h todos os dias ou não ingerir a dose noturna para retardar o aparecimento da tolerância. Visto que a demanda de oxigênio diminui durante o sono, os pacientes com angina estável conseguem tolerar bem a retirada do nitrato.

A maioria dos efeitos adversos dos nitratos é uma extensão de sua ação hipotensiva. Rubor facial e cefaleia são efeitos comuns e estão relacionados com a vasodilatação. Hipotensão ortostática também é um efeito colateral comum e os pacientes devem ser orientados a mudar de posição de modo gradual. Outro efeito adverso é a taquicardia reflexa, que frequentemente é temporária e assintomática. Se os pacientes se queixarem de palpitação intensa, pode ser prescrito um betabloqueador.

Nitroglicerina

Trata-se do nitrato orgânico mais antigo e mais prescrito, podendo ser administrado por vias sublingual, *spray* lingual, oral, intravenosa, transmucosa, transdérmica, tópica e liberação prolongada.

Indicação	• Tratamento de hipertensão arterial pré-operatória • Controle de insuficiência cardíaca congestiva e infarto agudo do miocárdio • Tratamento de angina de peito em pacientes que não respondem à nitroglicerina sublingual e betabloqueadores • Indução de hipotensão intraoperatória
Mecanismo de ação	• Como outros nitratos orgânicos, a nitroglicerina é convertida a óxido nítrico (NO), um intermediário que ativa a enzima guanilato ciclase • Isso estimula a síntese de GMP cíclico, que ativa por sua vez várias fosforilações dependentes de proteinoquinase nas células musculares lisas com consequente desfosforilação da miosina na fibra muscular lisa • A subsequente liberação de íons cálcio resulta em relaxamento das células musculares lisas e vasodilatação
Posologia	• Adesivo transdérmico • Angina de peito: o tratamento deve ser iniciado com 1 adesivo de 5 mg diariamente. De acordo com a resposta clínica, a dose diária pode ser aumentada para 2 adesivos de 5 mg e/ou 1 adesivo de 10 mg (dose de manutenção), até uma dose máxima de 2 adesivos de 10 mg diariamente • Insuficiência cardíaca congestiva: recomenda-se que o tratamento seja iniciado em hospital com monitoramento hemodinâmico do paciente. O tratamento deve ser continuado no hospital até que a dose de manutenção necessária seja estabelecida. A dose ótima deve ser determinada com base na resposta clínica, nos efeitos adversos ocorridos e no monitoramento cuidadoso dos sinais de superdose, tais como queda da PA e taquicardia
Início de ação	• Sublingual: 1 a 3 min • Bucal: 2 a 5 min • Adesivo transdérmico: 40 a 60 min
Duração da ação	• Sublingual: 30 a 60 min • Bucal: 2 h • Adesivo transdérmico: 18 a 24 h
Metabolismo	• Hepático (substancialmente metabolismo de primeira passagem)
Eliminação	• Principalmente renal
Contraindicação (sobretudo a apresentação IV)	• Alergia à nitroglicerina ou aos componentes da fórmula • Uso associado de inibidores de fosfodiesterase-5 (PDE-5) como sildenafila, tadalafila, vardenafila ou lodenafila (potencialização do efeito vasodilatador) pode causar hipotensão potencialmente fatal e colapso cardiovascular • Glaucoma de ângulo fechado; traumatismo cranioencefálico; hemorragia cerebral (por elevação da pressão intracraniana); anemia grave; hipotensão; hipovolemia não corrigida; circulação cerebral inadequada • Tamponamento pericárdico; miocardiopatia restritiva ou pericardite constritiva; gestação (não há estudos em gestantes, classe C); lactantes; crianças (não há estudos)
Interações medicamentosas	• Os efeitos de vasodilatação da nitroglicerina podem ser aditivos aos de outros vasodilatadores • Nitroglicerina em soro glicosado a 5% ou soro fisiológico (NaCl a 0,9%) não deve ser misturada com outra medicação • A nitroglicerina intravenosa, pelo menos em alguns pacientes, interfere no efeito anticoagulante da heparina (recomenda-se verificação frequente do tempo de tromboplastina ativada) • Alteplase: a nitroglicerina pode diminuir a concentração sérica de alteplase • Diazóxido: potencialização do efeito hipotensor • *Crataegus oxyacantha* (espinheiro-branco): potencialização do efeito hipotensor • Gengibre, *ginseng*: acentuação do efeito hipotensor • Inibidores da fosfodiesterase-5: potencialização do efeito vasodilatador
Efeitos adversos	• Depressão respiratória e, em menor grau, depressão circulatória, parada respiratória, choque e parada cardíaca. As reações adversas mais observadas incluem tonturas, vertigem, sedação, náuseas, vômitos e transpiração

(continua)

Nitroglicerina (continuação)

Alerta	• Usar com extrema cautela em pacientes com nefropatia ou hepatopatia grave • Classe C na gravidez (há poucos dados sobre o uso em gestantes. Também não se sabe se a nitroglicerina é excretada pelo leite materno) • A solução injetável é um produto concentrado, que deve ser diluído antes de sua infusão em SG 5% para injeção ou NaCl 0,9% para injeção. A solução injetável não deve ser misturada com outros fármacos. • A administração de infusões de nitroglicerina no mesmo conjunto de infusão que o de sangue pode resultar em pseudoaglutinação e hemólise

Apresentação comercial

- **Nitroderm® TTS 5 (Novartis),** cada sistema transdérmico contém 25 mg de nitroglicerina que libera, em média, 5 mg em 24 h. *Uso adulto*
- **Nitroderm® TTS 10 (Novartis),** cada sistema transdérmico contém 50 mg de nitroglicerina que libera, em média, 10 mg em 24 h. *Uso adulto*
- **Tridil® (Cristália),** solução injetável 5 mg/mℓ (*não se destina à injeção intravenosa direta, deve ser diluído antes de sua infusão em soro glicosado a 5% ou soro fisiológico*). O conteúdo de uma ampola (contendo 25 ou 50 mg de nitroglicerina) tem de ser transferido de modo asséptico para um frasco de vidro de 500 mℓ com soro glicosado a 5% ou soro fisiológico. Isto leva a uma concentração de 50 mcg/mℓ, ou 100 mcg/mℓ. A diluição de 5 mg de TRIDIL® em 100 mℓ também resulta em uma concentração final de 50 mcg/mℓ. *Uso restrito a hospitais.*

Isossorbida

O mononitrato de isossorbida e o dinitrato de isossorbida são vasodilatadores com as propriedades gerais dos nitratos. O mononitrato (comprimido oral e solução injetável) é o metabólito do dinitrato de isossorbida (comprimido sublingual). Existem algumas importantes diferenças farmacocinéticas entre as duas formas. O monitrato, por exemplo, não sofre o efeito de primeira passagem no fígado que o dinitrato de isossorbida apresenta. Isso resulta em biodisponibilidade de quase 100%.

A meia-vida do dinitrato de isossorbida é 12 min para os comprimidos sublinguais e de 30 min para os comprimidos orais, enquanto a meia-vida do mononitrato é de 5 h e 48 min para os comprimidos sublinguais e de 4 h e 30 min para os comprimidos orais.

O mononitrato de isossorbida permite posologia (VO) mais adequada na profilaxia devido à meia-vida maior, podendo ser usado em dose única diária.

O mononitrato de isossorbida e o dinitrato de isossorbida não são bioequivalentes e, portanto, não são intercambiáveis.

Dinitrato de isossorbida

Trata-se de um nitrato orgânico oral de ação moderada a longa que relaxa a musculatura lisa vascular e, portanto, provoca a dilatação de artérias e veias. A dilatação das veias promove acúmulo periférico de sangue e reduz o retorno venoso para o coração, diminuindo assim a pressão diastólica final do ventrículo esquerdo e a pressão capilar pulmonar (pré-carga). O relaxamento arteriolar reduz a resistência vascular sistêmica, a pressão arterial sistólica e a pressão arterial média.

Indicação	• Comprimidos orais: profilaxia da dor isquêmica cardíaca associada à insuficiência coronariana (consegue reduzir a frequência, a duração e a intensidade das crises de angina). A tolerância ao exercício pode ser restabelecida e a necessidade de nitroglicerina pode ser reduzida • Tratamento de insuficiência cardíaca • Comprimidos sublinguais (SL): tratamento de angina de peito e na profilaxia em situações que possam desencadear uma crise de angina (p. ex., estresse físico ou emocional) • Comprimidos de ação prolongada: profilaxia de manutenção contra crises de angina de peito, incluindo angina noturna. Não são indicados no tratamento de crises de angina • Observação: de acordo com a conduta atual, o dinitrato de isossorbida deve ser considerado somente como auxiliar aos métodos convencionais de tratamento (glicosídios cardíacos e diuréticos); porém, em casos refratários, pode ser usado isolada ou simultaneamente com outros vasodilatadores • É efetivo principalmente em pacientes com pressão diastólica final do ventrículo esquerdo aumentada (PDFVE) e débito cardíaco normal ou aproximadamente normal, nos quais a congestão pulmonar ou edema é o problema principal • É especialmente recomendado quando a ICC é causada por doença da artéria coronariana
Mecanismo de ação	• Como outros nitratos orgânicos, a nitroglicerina é convertida a óxido nítrico (NO), um intermediário que ativa a enzima guanilato ciclase. Isso estimula a síntese de cGMP, que ativa por sua vez várias fosforilações dependentes de proteinoquinase nas células musculares lisas com consequente desfosforilação da miosina na fibra muscular lisa • A subsequente liberação de íons cálcio resulta em relaxamento das células musculares lisas e vasodilatação
Posologia	• A dose inicial não deve ser maior que 5 mg, uma vez que ocasionalmente ocorre resposta hipotensora intensa • Angina de peito: terapia de ataque: os comprimidos SL devem ser colocados e mantidos sob a língua até completa dissolução (cerca de 20 s), na dose de 5 a 10 mg a cada 2 ou 3 h • Profilaxia das crises (angina estável crônica): comprimidos SL podem ser utilizados na dose de 5 a 10 mg antes de situações passíveis de provocar uma crise de angina; os comprimidos orais devem ser ingeridos, sem mastigar, com um pouco de líquido, na dose de 5 a 30 mg 4 vezes ao dia, a cada 6 h, preferivelmente com o estômago vazio

(continua)

Dinitrato de isossorbida (continuação)

Posologia	• Insuficiência cardíaca congestiva:
	  ○ Na ICC aguda e crônica, ambas as formas, oral e sublingual, podem ser usadas. A escolha da forma SL ou oral deve ser feita baseada principalmente na duração da ação e não na intensidade da resposta, uma vez que esta é a maior diferença observada nestas formas de apresentação. A fim de obter máximo efeito terapêutico, é importante que as doses, sublingual e oral, sejam ndividualizadas de acordo com as necessidades de cada paciente, resposta clínica e alterações hemodinâmicas
	  ○ Deve-se iniciar o tratamento com dinitrato de isossorbida com a menor dose efetiva. A dose deve ser ajustada quando necessário, baseando-se no desempenho do ventrículo esquerdo. A dose inicial depende da avaliação da intensidade da insuficiência cardíaca. No tratamento da ICC aguda, dinitrato de isossorbida SL é preferido por sua ação imediata e deve-se administrá-lo primeiro para estabilizar os sintomas do paciente, ou determinar a magnitude da resposta hemodinâmica, seguido pelo tratamento de manutenção com dinitrato de isossorbida VO
	• As doses médias recomendadas para a ICC aguda e crônica são as seguintes:
	  ○ ICC aguda: comprimidos SL: 5 a 10 mg, a cada 2 h, ou segundo critério médico; comprimidos orais: 10 a 40 mg, 4 vezes ao dia, a cada 6 horas, ou segundo critério médico
	  ○ ICC crônica: dose inicial recomendada em comprimidos SL: 5 a 10 mg, a cada 2 horas, ou segundo critério médico; manutenção da dose com comprimidos orais: 20 a 40 mg, 4 vezes ao dia, a cada 6 h, ou segundo critério médico

Absorção	• A absorção após dose oral é quase completa, mas a biodisponibilidade é extremamente variável (10 a 90%) com substancial metabolismo de primeira passagem no fígado • A biodisponibilidade média do dinitrato de isossorbida é de aproximadamente 25%
Duração da ação	• 1 a 2 h
Metabolismo	• Hepático
Eliminação	• Urina (80 a 100%)
Contraindicação	• Hipersensibilidade ao dinitrato de isossorbida; gestação; lactação; crianças
Interações medicamentosas	• Álcool etílico: intensificação do efeito hipotensor do dinitrato de isossorbida • Anti-hipertensivos, bloqueadores beta-adrenérgicos ou fenotiazinas: potencialização dos efeitos hipotensores • Sildenafila: não usar por 24 h após o uso de sildenafila • Bloqueadores dos canais de cálcio: potencialização dos efeitos hipotensores (é necessário ajuste dos dois fármacos) • Propranolol: nos pacientes com cirrose • Hipertensão porta: essa associação provoca queda acentuada da pressão porta, redução do fluxo sanguíneo hepático, do débito cardíaco e da PAM sem alteração do fluxo sanguíneo na veia ázigo
Efeitos adversos	• Semelhantes aos da nitroglicerina
Alerta	• Classe C na gravidez • O dinitrato de isossorbida pode agravar a angina causada pela miocardiopatia hipertrófica • Para assegurar rápida absorção, os comprimidos de dinitrato de isossorbida devem ser administrados preferivelmente com o estômago vazio (1 h antes ou 2 h após as refeições) • Não deve ser partido, aberto nem mastigado

Apresentação comercial

- **Angil® (Sanval)**, comprimidos sublinguais de 5 mg dinitrato de isossorbida, caixas com 20 comprimidos. *Uso sublingual. Uso adulto*
- **Angil® (Sanval)**, comprimidos revestidos de 10 mg, caixas com 20 comprimidos. *Uso oral. Uso adulto*
- **Isordil® 5 mg (Sigma Pharma)**, comprimidos de 5 mg, caixa contendo 30, 90 e 120 comprimidos. *Uso sublingual. Uso adulto*
- **Isordil® 10 mg (EMS Sigma Pharma)**, comprimidos de 10 mg, caixa contendo 15, 100 e 120 comprimidos. *Uso oral. Uso adulto*
- **Isordil® AP 40 mg (Sigma Pharma)**, comprimidos de 40 mg, caixa contendo 30 comprimidos.

Mononitrato de isossorbida

Trata-se de um metabólito de ação prolongada do dinitrato de isossorbida, sendo empregado apenas para fins de profilaxia porque seu início de ação em 30 a 60 min torna-o inaceitável para as crises anginosas agudas.

No que se refere à insuficiência coronariana, é importante frisar, além dos mecanismos citados, a dilatação do sistema coronariano e suas colaterais, com redução da resistência coronária, aumento do fluxo sanguíneo, diminuição da PDFVE, inibição do espasmo, aumento e melhora da distribuição da perfusão em nível subendocárdico, sede mais sensível dos episódios isquêmicos, com consequente aumento da oferta de oxigênio. Quanto à dilatação dos grandes ramos coronários, não ocorre sequestro sanguíneo, mas redistribuição favorável da perfusão, com preferência pela zona isquêmica, por aumento do fluxo colateral.

Indicação	• Terapia de ataque e de manutenção na insuficiência coronariana • Tratamento e profilaxia de angina de esforço (angina secundária, angina estável ou angina crônica), angina de repouso (angina primária, angina instável, angina de Prinzmetal ou angina vasoespástica), angina pós-infarto • Terapia de ataque e de manutenção na insuficiência cardíaca aguda ou crônica, em associação aos cardiotônicos, diuréticos e também aos IECA
Mecanismo de ação	• Por possuir ação relaxante direta nas circulações coronariana e venosa, ocorrem aumento do fluxo coronariano e redução da pré-carga. Ao ocorrer a venodilatação, há diminuição do retorno venoso, do volume cardíaco, da pressão diastólica final do ventrículo esquerdo (PDFVE), com consequente diminuição da pré-carga e do consumo de oxigênio. A pressão capilar pulmonar e a pressão na artéria pulmonar também diminuem, sendo este o mecanismo básico da melhora do desempenho cardíaco. Concomitantemente à ação no sistema venoso, ocorre dilatação no sistema arterial periférico, induzindo à diminuição da resistência vascular sistêmica, da PA, da pressão sistólica intraventricular e resistência à ejeção ventricular, fazendo com que ocorram aumento da fração de ejeção, diminuição da pós-carga e do consumo de oxigênio. Ambos os mecanismos, diminuição da pré-carga e da pós-carga, além de responsáveis pelo efeito favorável do mononitrato de isossorbida na insuficiência cardíaca, são também importantes, juntamente com o mecanismo descrito a seguir para seu efeito antianginoso

Posologia	• Comprimidos:
	  ○ A posologia habitual é de 1/2 a 1 comp. 2 a 3 vezes ao dia, ou a critério médico. Para obtenção do efeito terapêutico máximo, tanto na insuficiência coronariana como na insuficiência cardíaca, recomenda-se o início do tratamento com pequenas doses e aumentá-las progressivamente, de acordo com a resposta terapêutica e a tolerabilidade. Cápsulas retard: 1 cápsula ao dia ou a critério médico
	  ○ Comprimidos SL: 1 comp. sob a língua, mantendo-o até completa dissolução (± 20 s). Pode ser repetido a cada 2 a 3 h, ou a critério médico
	• Solução injetável *bolus*: IV: 20 a 80 mg cada 8 ou 12 h (média 0,8 mg/kg); intracoronário: 10 a 20 mg
	• Infusão contínua: IV: 0,8 mg/kg, diluído em 100 mℓ de soro fisiológico ou glicosado (correr em 2 a 3 h cada 8 ou 12 h)

Absorção	• Rápida e totalmente absorvido pelo sistema digestório após administração oral, sem sofrer efeito de primeira passagem
Metabolismo	• Hepático (mas não sofre efeito de primeira passagem)
Eliminação	• Urina (96%)
Contraindicação	• Hipersensibilidade a nitratos
Interações medicamentosas	• Anti-hipertensivos: exacerbação do efeito hipotensor • Anti-histamínicos: exacerbação do efeito hipotensor
Efeitos adversos	• Cefaleia; hipotensão; náuseas
Alerta	• Classe C na gravidez

Apresentação comercial

- **Cincordil® 20 mg (Sigma Pharma),** cartucho contendo 30 comprimidos de 20 mg de mononitrato de isossorbida. *Uso oral. Uso adulto*
- **Cincordil® 40 mg (Sigma Pharma),** cartucho contendo 30 comprimidos de 40 mg de mononitrato de isossorbida. *Uso oral. Uso adulto*
- **Coronar® (BioLab Sanus),** comprimidos de 20 mg, caixa contendo 30 comprimidos; comprimidos de 40 mg, caixa contendo 30 comprimidos; solução injetável com 10 mg/mℓ, caixa contendo 50 ampolas de 1 mℓ. *Uso oral. Uso adulto*
- **Monocordil® (Baldacci),** comprimidos de 20 ou 40 mg, caixa com 20 comprimidos bissulcados; solução injetável, caixas com 50 ampolas de 1 mℓ (com 10 mg) e cápsulas retard de 50 mg, caixas com 12 cápsulas. *Uso oral. Uso adulto*
- **Mononitrato de isossorbida® (Biosintética),** comprimidos de 20 mg, embalagens contendo 20 e 30 comprimidos; comprimidos de 40 mg, embalagens contendo 20 e 30 comprimidos. *Uso oral. Uso adulto*
- **Mononitrato de isossorbida® (Nikkho),** comprimidos de 20 mg, caixa contendo 30 comprimidos 100 comprimidos (embalagem hospitalar); comprimidos de 40 mg, caixa contendo 20 comprimidos. *Uso oral. Uso adulto.*

Minoxidil

O minoxidil é um potente vasodilatador com ação seletiva nas arteríolas. Por causa de sua eficácia e do potencial de efeitos adversos graves no sistema cardiovascular, as doses iniciais devem ser baixas (2,5 mg, 1 vez/dia) e aumentadas gradualmente (até uma dose máxima de 80 mg/dia).

Indicação	• Tratamento de hipertensão arterial grave • Tratamento tópico de alopecia androgênica em homens e mulheres e estabilização de perda de cabelo na alopecia androgênica
Mecanismo de ação	• Quando é usado como vasodilatador, abre os canais de potássio sensíveis ao trifosfato de adenosina (ATP) nas células da musculatura lisa vascular • Acredita-se que o minoxidil tópico promova a sobrevida das células papilares da derme humana ao ativar as enzimas extracelulares ERK e Akt e evitar a morte celular. A vasodilatação também aumenta a viabilidade dos folículos pilosos
Posologia	• Adultos: 5 a 40 mg/dia (dose máxima de 100 mg/dia) • Pacientes > 12 anos de idade: 5 mg (dose única • Pacientes até 12 anos: deve-se levar em conta que a experiência em crianças ainda é limitada. As recomendações a seguir podem ser consideradas apenas uma sugestão para o tratamento e é fundamental um cuidadoso ajuste individual da dose. A dose inicial recomendada é de 0,2 mg/kg em administração única diária. A dose pode ser aumentada de 0,1 a 0,2 mg/kg/dia, com 3 dias de intervalo, até se atingir o ótimo controle da PA. A faixa usual de tratamento é de 0,25 a 1,0 mg/kg/dia. A dose máxima recomendada é de 50 mg/dia
Absorção	• Absorção de pelo menos 90% pelo sistema digestório
Duração da ação	• Até 72 h
Metabolismo	• Hepático
Eliminação	• Principalmente renal
Contraindicação	• Feocromocitoma; hipersensibilidade ao minoxidil; infarto do miocárdio nos 30 dias anteriores; lactação; gestação
Interações medicamentosas	• Ansiolíticos, antidepressivos, opioides, álcool etílico, inibidores da SGLT-2, difenidramina, tizanidina: potencialização do efeito hipotensor do minoxidil • Corticosteroides (uso prolongado ou doses altas): potencialização do efeito de retenção de líquido e sal do minoxidil
Efeitos adversos	• Retenção de líquido e sal (ICC); taquicardia; pericardite; derrame pleural; tamponamento pericárdico; hipotensão ortostática; hipertricose; alterações no ECG (da onda T); aumento da ureia e da creatinina
Alerta	• Classe C na gravidez • Minoxidil tem de ser administrado sob acompanhamento atento, geralmente em associação com doses terapêuticas de um agente betabloqueador para evitar taquicardia e aumento do trabalho cardíaco e um diurético de alça para evitar acúmulo perigoso de líquido

Apresentação comercial

- Loniten® (Pfizer), comprimidos de 10 mg de minoxidil, caixa com 30 comprimidos. *Uso oral. Uso adulto e pediátrico.*

Nitroprussiato (nitroprusseto) de sódio

O nitroprussiato atua como uma força de óxido nítrico, um potente vasodilatador periférico que atua nas arteríolas e nas vênulas (mais nas vênulas do que nas arteríolas). Trata-se de um agente de primeira linha para as crises hipertensivas (pressão arterial diastólica [PAD] acima de 120 mmHg associada a lesão de órgão-alvo).

Indicação	• Estimular o débito cardíaco e para reduzir as necessidades de oxigênio do miocárdio na insuficiência cardíaca secundária ao infarto agudo do miocárdio, bem como na doença valvular mitral e aórtica e na cardiomiopatia, incluindo tratamento intra e pós-operatório de pacientes submetidos à cirurgia cardíaca • Provocar hipotensão controlada durante intervenções cirúrgicas, enquanto o paciente está sob anestesia, com o objetivo de reduzir a perda sanguínea intraoperatória e diminuir o fluxo sanguíneo no campo operatório • Reduzir rápida e efetivamente a pressão sanguínea em crises hipertensivas, encefalopatia hipertensiva, hemorragia cerebral, descompensação cardíaca aguda acompanhada por edema pulmonar, aneurisma dissecante, síndrome de angústia respiratória idiopática em recém-nascidos, nefrite glomerular aguda, na ressecção cirúrgica de feocromocitoma • Alívio de espasmo arterial grave e pronta correção da isquemia dos vasos periféricos provenientes de envenenamento por ergotamina • Aumentar o fluxo sanguíneo periférico e, com isto, também estimular a troca das substâncias de diálise peritoneal, e para acelerar a troca de calor em casos de pirexia extrema
Mecanismo de ação	• Relaxamento da musculatura lisa vascular com consequente dilatação das artérias e veias periféricas. Outros músculos lisos (p. ex., útero) não são afetados. É mais ativo nas veias do que nas artérias

(continua)

Nitroprussiato (nitroprusseto) de sódio (*continuação*)

Via de administração	• Infusão IV

Posologia	• Para infusão que dure até 3 h, recomendam-se as seguintes doses:
	  ◦ Dose inicial 0,3 a 1 mcg/kg/min
	  ◦ Dose média 3 mcg/kg/min

Início da ação	• 1 a 2 min
Duração da ação	• 1 a 10 min
Metabolismo	• Metabolizado a tiocianatos nos eritrócitos e em outros tecidos
Eliminação	• Renal
Contraindicação	• Circulação cerebral inadequada; pacientes com hipertensão arterial compensatória; insuficiência renal; hipertensão intracraniana
Interações medicamentosas	• Sildenafila, anestésicos gerais: potencialização do efeito hipotensor
Efeitos adversos	• Hipotensão; cefaleia; rubor; intoxicação por tiocianato (uso prolongado): hipotensão, letargia, borramento visual, acidose metabólica, hipofonese das bulhas cardíacas, perda da consciência
Alerta	• Uso restrito a hospitais • O nitroprussiato tem de ser diluído antes de ser infundido (só deve ser usado soro glicosado a 5%) • A administração deve ser por meio de bomba de infusão, de preferência volumétrica, ou regulador de microgotas • Não devem ser administrados outros medicamentos na mesma solução do nitroprussiato de sódio • Os frascos de infusão (exceto os tubos do equipo e a câmara de gotejamento) devem ser protegidos da luz com o plástico opaco que acompanha a caixa do nitroprussiato • Classe C na gravidez

Apresentação comercial

■ **Nipride® (BioLab Sanus),** pó liofilizado para infusão IV, caixa com 5 frascos-ampola contendo 50 mg de nitroprussiato de sódio di-hidratado em cada frasco + 5 ampolas de diluente com 2 mℓ + envelope fotoprotetor. *Uso intravenoso. Uso adulto e pediátrico*

■ **Nitroprus® (Cristália),** caixa com 5 cartuchos contendo 1 frasco-ampola de cor âmbar com 50 mg + 1 ampola com 2 mℓ de diluente + envelope fotoprotetor. *Uso intravenoso. Uso adulto e pediátrico.*

Digitálicos

Os glicosídios cardíacos representam uma família de compostos derivados da dedaleira (*Digitalis purpurea*, da qual se extrai a digitoxina, e *Digitalis lanata*, da qual se extrai a digoxina). Os efeitos terapêuticos dos digitálicos foram descritos pela primeira vez em 1785 por William Withering. A princípio eram usados para tratar quadros de edema. Depois constatou-se que eram mais úteis quando o edema era causado por insuficiência cardíaca. Nos últimos vinte anos as indicações dos digitálicos se tornaram mais limitadas.

Os digitálicos são inibidores potentes da bomba Na^+/K^+-ATPase. Esse sistema de transporte de íons promove o efluxo de sódio das células e o influxo de potássio nas células. Esse transporte é crucial para a sobrevida celular porque a difusão de sódio para dentro das células e a difusão para fora delas do potássio (a favor do gradiente) acabaria resultando em despolarização celular e perda do potencial de membrana negativo que é fundamental para a função celular normal. A bomba Na^+/K^+-ATPase é, além disso, eletrogênica porque transporta 3 íons sódio para fora da célula para cada 2 íons potássio que entram na célula.

Como os glicosídios cardíacos inibem a bomba Na^+/K^+-ATPase, promovem o aumento da concentração intracelular de sódio. Isso promove acúmulo de cálcio intracelular graças ao sistema de troca Na^+-Ca^{++}. No coração esse acúmulo de cálcio intracelular faz com que mais cálcio seja liberado pelo retículo sarcoplasmático, disponibilizando mais cálcio para se ligar à troponina C e aumento da contratilidade (inotropismo). Na musculatura lisa vascular a inibição da bomba Na^+/K^+-ATPase provoca despolarização, com consequentes vasoconstrição e contração da musculatura lisa.

Os digitálicos, por mecanismos que ainda não foram plenamente elucidados, também aumentam a atividade eferente vagal para o coração. Essa ação parassimpaticomimética dos digitálicos reduz a frequência de deflagração do nó sinoatrial (cronotropismo negativo) e a velocidade de condução dos impulsos elétricos através do nó atrioventricular (dromotropismo negativo).

Os digitálicos comercializados no Brasil são deslanosídeo (uso intravenoso) e digoxina, digitoxina e metildigoxina (uso oral) (Quadro 3.8).

QUADRO 3.8 Dados sobre os digitálicos.

Digitálico	Disponibilidade oral	Meia-vida (h)	Eliminação
Digoxina	75%	36 a 40	Renal
Digitoxina	> 90%	120 a 216	Hepática

Deslanosídeo

Glicosídio cardiotônico derivado das folhas de *Digitalis lanata*.

Indicação	• Tratamento de insuficiência cardíaca congestiva, sobretudo a associada a fibrilação ou *flutter* atrial • Tratamento de arritmias supraventriculares paroxísticas por mecanismo de reentrada
Mecanismo de ação	• Inibição significativa da bomba Na$^+$/K$^+$-ATPase

Posologia	*Não é preciso diluir o conteúdo da ampola.*
	• Adultos
	   ○ Digitalização rápida (24 h) em casos de urgência: IV ou IM: 0,8 a 1,6 mg = 4 a 8 mℓ = 2 a 4 ampolas (em 1 a 4 doses fracionadas)
	   ○ Digitalização lenta (3 a 5 dias): IV ou IM: 0,6 a 0,8 mg/dia = 3 a 4 mℓ = 1 ½ – 2 ampolas (pode ser fracionada)
	   ○ Terapia de manutenção: (dose diária média + variação nas doses): IM (IV é possível): 0,4 mg (0,2 a 0,6 mg) = 2 mℓ (1 a 3 mℓ = ½ a 1 ½ ampolas)
	• Em geral, crianças, especialmente as pequenas (lactentes), precisam de doses maiores que os adultos, em relação ao peso corporal. Todavia, existem diferenças consideráveis entre os pacientes, e as seguintes doses são fornecidas para orientação:
	   ○ Digitalização rápida (24 h) em casos de urgência: IV ou IM: 0,02 a 0,04 mg/kg/dia em 1 a 3 doses fracionadas
	• Correção na insuficiência renal
	   ○ CrCl 10 a 50 mℓ/min: 25 a 75% da dose a cada 36 h
	   ○ CrCl < 10 mℓ/min: 10 a 25% da dose a cada 48 h

Absorção	• Mínima pelo sistema digestório
Início da ação	• A ação terapêutica começa entre 5 a 30 min após injeção IV e o efeito máximo é obtido em 2 a 4 horas
Eliminação	• Renal
Contraindicação	• Hipersensibilidade ao deslanosídeo ou aos demais componentes de fórmula • Bloqueio atrioventricular completo; bloqueio atrioventricular (BAV) de segundo grau (especialmente 2:1) • Parada sinusal; bradicardia sinusal excessiva
Interações medicamentosas	• Anfotericina B: aumenta o risco de intoxicação digitálica • Corticosteroides: aumentam o risco de intoxicação digitálica • Lítio: aumenta o risco de arritmias • Simpaticomiméticos: aumentam o risco de arritmias • Verapamil: aumenta o risco de arritmias • Amiodarona: aumenta o risco de arritmias
Efeitos adversos	• 25% dos pacientes hospitalizados que recebem digitálicos apresentam sinais de intoxicação digitálica (que podem ocorrer com doses terapêuticas do medicamento, tais como anorexia, náuseas e vômitos, borramento visual e desorientação, sendo a arritmia cardíaca a manifestação mais importante e comum) • A intoxicação digitálica ocorre devido à administração concomitante de diuréticos que depletam potássio
Alerta	• Não se deve administrar cálcio por via parenteral a pacientes digitalizados (aumento do risco de arritmias cardíacas) • Para pacientes idosos, em casos de cor *pulmonale* crônico, insuficiência coronariana, distúrbios eletrolíticos, insuficiência renal ou hepática, um ajuste posológico cuidadoso precisa ser realizado. O nível sérico de creatinina pode ser normal, mesmo nestes pacientes com insuficiência renal, devido à massa muscular reduzida e à baixa produção de creatinina

Apresentação comercial

- **Cedilanide® (Novartis)**, solução injetável, caixa com 50 ampolas de 2 mℓ, cada ampola de 2 mℓ contém 0,2 mg de deslanosídeo por mℓ. *Uso intravenoso. Uso adulto e pediátrico*

- **Deslanol® (União Química)**, solução injetável 0,2 mg/mℓ, embalagem contendo 50 ampolas de 2 mℓ. *Uso intravenoso. Uso adulto e pediátrico.*

Digoxina

Trata-se de um glicosídio cardiotônico derivado principalmente da planta *Digitalis lanata*. Apresenta atividade cronotrópica negativa e inotrópica positiva.

O mecanismo básico de ação dos glicosídios cardíacos consiste em aumento da atividade vagal (retardando a condução atrioventricular) e inibição da bomba Na^+/K^+, aumentando assim o influxo de Na^+ e diminuindo o efluxo de cálcio pela troca Na^+/Ca^{2+}. O cálcio livre no interior da célula é responsável, entre outras funções, pela contração do músculo cardíaco ao interagir com a troponina C. A interação dos filamentos de actina e miosina é normalmente bloqueada pela tropomiosina ligada ao filamento de actina, portanto, quando ocorre ligação do cálcio à troponina C, a conformação do complexo de troponina modifica-se e, em consequência, a tropomiosina desloca-se, permitindo a ligação de pontes cruzadas de miosina à actina, desencadeando o processo de contração.

Indicação	• Tratamento de insuficiência cardíaca • Tratamento de arritmias supraventriculares
Mecanismo de ação	• Inibição significativa da bomba Na^+/K^+-ATPase

Posologia	• Adultos e crianças com mais de 10 anos:
	  ○ Digitalização rápida: 0,75 mg a 1,25 mg VO inicialmente seguido de 0,25 mg a cada 6 e 8 h, até que se atinja o efeito desejado
	  ○ Digitalização lenta: 0,125 mg a 0,5 mg VO 1 vez/dia durante aproximadamente 7 dias
	  ○ Manutenção: 0,125 mg a 0,5 mg VO 1 vez/dia

Absorção	• Após administração oral a digoxina é absorvida pelo estômago e principalmente pelo intestino. A absorção é retardada, mas não comprometida, pela ingestão de alimentos
Início da ação	• O início do efeito, após administração oral, ocorre em 30 a 120 min, com efeito máximo em 2 a 6 h
Metabolismo	• Hepático, mas não é dependente do sistema citocromo P-450
Eliminação	• Renal
Contraindicação	• Alergia à digoxina, outros glicosídios ou excipiente • BAV completo ou intermitente • BAV de segundo grau • Taquicardia ventricular • Fibrilação ventricular • Miocardiopatia obstrutiva hipertrófica, a menos que também haja fibrilação atrial e insuficiência cardíaca (usar com cautela)
Interações medicamentosas	• Acarbose: reduz a concentração sérica de digoxina • Adenosina: a digoxina intensifica os efeitos adversos da adenosina • Amiodarona: aumenta a concentração sérica de digoxina • Antiácidos: diminuem a concentração sérica de digoxina • Atorvastatina: aumenta a concentração sérica de digoxina • Betabloqueadores: prolongam a condução atrioventricular • Carbenoxolona: aumenta o risco de intoxicação digitálica • Colestiramina: diminui a concentração sérica de digoxina • Epinefrina: diminui a concentração sérica de digoxina • Eritromicina: aumenta a concentração sérica de digoxina • Espironolactona: aumenta a concentração sérica de digoxina • Flecainida: aumenta a concentração sérica de digoxina • Gentamicina: aumenta a concentração sérica de digoxina • Inibidores da protease: aumentam a concentração sérica de digoxina, com consequente aumento do risco de BAV • Hipérico (fitoterápico): diminui a concentração sérica de digoxina • Itraconazol: aumenta a concentração sérica de digoxina • Prazosina: aumenta a concentração sérica de digoxina • Propafenona: aumenta a concentração sérica de digoxina • Quinidina: aumenta a concentração sérica de digoxina • Rifampicina: diminui a concentração sérica de digoxina • Salbutamol: diminui a concentração sérica de digoxina
Efeitos adversos	• Transtornos do SNC; vertigem; transtornos visuais; arritmias cardíacas, bigeminismo, trigeminismo, prolongamento do intervalo PR, bradicardia sinusal • Náuseas, vômitos, diarreia; erupção cutânea urticariforme ou escarlatiniforme (associada à eosinofilia acentuada)
Alerta	• Classe C na gravidez • Os comprimidos não devem ser partidos, abertos ou mastigados

Apresentação comercial

- **Digoxina (Aspen Pharma)**, comprimidos com 0,25 mg de digoxina, caixa com 30 comprimidos. *Uso oral. Uso adulto e pediátrico*
- **Digoxina (GlaxoSmithKline)**, comprimidos de 0,25 mg, cartuchos com 20 ou 100 comprimidos; elixir pediátrico, frascos com 60 mℓ (0,05 mg de digoxina/mℓ)
- **Digoxina (Prati-Donaduzzi)**, elixir com 0,05 mg/mℓ em embalagem com 1 frasco de 60 mℓ acompanhado de conta-gotas. *Uso oral. Uso adulto e pediátrico*
- **Furp® Digoxina (Furp)**, comprimidos de 0,25 mg, embalagem com 20 comprimidos. *Uso oral. Uso adulto e pediátrico acima de 10 anos.*

Digitoxina

Seu uso foi praticamente abandonado.

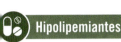

Hipolipemiantes

Estatinas

As estatinas são inibidores competitivos da enzima HMG-CoA redutase, que é crucial na via de síntese de colesterol. As estatinas imitam o substrato natural, HMG-CoA, e reduzem a velocidade de produção do mevalonato, importante para a produção do colesterol. A consequência da redução da produção hepática de colesterol é a queda dos níveis sanguíneos de colesterol. Como a síntese de colesterol ocorre sobretudo à noite durante o jejum, as estatinas com meias-vidas biológicas curtas devem ser ingeridas à noite para maximizar o efeito inibitório.

As estatinas do tipo 1 são as derivadas de fontes naturais ou de modificações de moléculas naturais. São exemplos lovastatina, pravastatina e sinvastatina.

As estatinas do tipo 2 são sintéticas. São exemplos fluvastatina, atorvastatina, rosuvastatina e cerivastatina.

> **IMPORTANTE**
>
> A cerivastatina, comercializada no Brasil como Lipobay®, foi retirada do mercado em 2001 em decorrência de vários casos de rabdomiólise associados ao seu uso.

> **IMPORTANTE**
>
> Sinvastatina e lovastatina **não** devem ser prescritas para portadores de HIV em uso de terapia antirretroviral.

Lovastatina

Agente redutor do colesterol isolado do fungo *Aspergillus terreus*. Foi a segunda estatina a ser descoberta. Após a ingestão, é hidrolisada da sua forma inativa para o seu alfa-hidroxiácido correspondente, o qual é um potente inibidor da enzima 3-hidroxi 3-metilglutaril-coenzima A (HMG-CoA) redutase, que catalisa a conversão do HMG-CoA para mevalonato, uma etapa precoce e limitante da síntese endógena do colesterol.

Indicação	- Redução dos níveis séricos elevados de colesterol total e LDL-colesterol em pacientes com hipercolesterolemia primária quando a resposta à reorientação alimentar e a outras medidas não farmacológicas isoladas não for adequada - Redução dos níveis elevados de colesterol em pacientes com hipercolesterolemia combinada e hipertrigliceridemia, quando a hipercolesterolemia for a anormalidade mais preocupante - Retardo da evolução da aterosclerose coronariana em pacientes com DAC
Mecanismo de ação	- É uma pró-droga que é ativada *in vivo* por hidrólise do anel lactona para formar o beta-hidroxiácido - O anel lactona hidrolisado simula o intermediário tetraédrico produzido pela enzima redutase e possibilita que a lovastatina se ligue a HMG-CoA redutase com afinidade 20.000 vezes maior que o substrato natural
Posologia	- VO: 10 a 60 mg 1 vez/dia (dose máxima de 80 mg/dia no caso de comprimido de liberação imediata; 60 mg/dia no caso de liberação prolongada)
Absorção	- Estudos sugerem que menos de 5% da dose oral atinja a circulação sistêmica na forma ativa
Início da ação	- As concentrações séricas máximas são atingidas em 2 a 4 h. A lovastatina sofre substancial metabolismo de primeira passagem, de modo que sua biodisponibilidade é baixa e variável
Metabolismo	- Hepático
Eliminação	- 83% na bile e 10% na urina
Contraindicação	- Hipersensibilidade a qualquer componente do produto - Doença hepática ativa ou elevações persistentes ou inexplicadas dos níveis séricos das transaminases - Gravidez; lactação; menores de 18 anos de idade
Interações medicamentosas	- Para pacientes em uso concomitante de amiodarona ou verapamil, a dose diária de lovastatina não deve exceder 40 mg - Inibidores da protease: aumento do risco de miopatia e rabdomiólise - Amiodarona: aumento do risco de miopatia e rabdomiólise - Claritromicina: aumento do risco de miopatia e rabdomiólise - Antifúngicos azólicos: aumento do risco de miopatia e rabdomiólise
Efeitos adversos	- Mialgia, astenia, rabdomiólise, crianças (não há estudos)

(continua)

Lovastatina (*continuação*)

Alerta	• Classe X na gravidez • É excretada no leite materno • Atravessa a placenta e a barreira hematencefálica

Apresentação comercial

- **Lipoclin® (Neo Química),** comprimidos de 20 mg, embalagens com 30 comprimidos. *Uso oral. Uso adulto*
- **Lovastatina® (Novartis),** comprimidos de 20 mg, embalagens com 30 comprimidos. *Uso oral. Uso adulto*
- **Lovastatina® (Sandoz),** comprimidos de 10 mg, embalagem contendo 30 comprimidos; comprimidos de 20 mg, embalagem contendo 30 comprimidos; comprimidos de 40 mg, embalagem contendo 10 comprimidos. *Uso oral. Uso adulto.*

Pravastatina

Como a lovastatina, a pravastatina é uma substância natural derivada de fungos. A pravastatina é estruturalmente semelhante à HMG e, ao contrário da lovastatina e da sinvastatina, não precisa ser ativada *in vivo*. Como a fluvastatina não é metabolizada pelo sistema P450 hepático, há menos interações medicamentosas.

Indicação	• Hipercolesterolemia primária • Prevenção da doença da artéria coronária (DAC) • Dislipidemias • Alentecimento da evolução da doença aterosclerótica e redução de eventos cardiovasculares em pacientes cardiopatas • Após o transplante de órgãos sólidos (coração e rins), é indicada para aumentar a sobrevida e para reduzir o risco de rejeição aguda em pacientes com transplante renal • Redução da hiperlipidemia pós-transplante em pacientes recebendo terapia imunossupressora após transplante de órgãos sólidos
Mecanismo de ação	• Inibição competitiva e reversível da 3-hidroxi-3-metilglutaril-coenzima A (HMG-CoA) redutase, a enzima que limita a velocidade no início da biossíntese do colesterol • Isso resulta em redução modesta da síntese do colesterol intracelular, aumento do número de receptores-LDL na superfície das células, maior catabolismo mediado por receptor e depuração do colesterol LDL circulante • Além disso, inibe a produção de LDL por inibição da síntese hepática de VLDL-colesterol, precursor do LDL-colesterol
Posologia	• VO: 10 a 40 mg/dia (dose diária máxima de 80 mg)
Absorção	• Boa após ingestão
Início da ação	• Atinge concentrações plasmáticas máximas 60 a 90 min após a ingestão
Metabolismo	• Hepático
Eliminação	• Após a administração oral, 20% da dose inicial é eliminada na urina e 70% nas fezes
Contraindicação	• Alergia a qualquer componente da medicação; hepatopatia ativa do fígado ou alterações das provas de função hepática; gravidez; lactação; mulheres que planejem engravidar; crianças com menos de 8 anos de idade
Interações medicamentosas	• Fibratos: aumento do risco de rabdomiólise • Colestiramina: redução de 40 a 50% da biodisponibilidade da pravastatina • A administração concomitante de pravastatina e ciclosporina conduz a um aumento de aproximadamente 4 vezes na exposição sistêmica à pravastatina, podendo ser ainda maior em alguns pacientes
Efeitos adversos	• Artralgia; cãibras musculares; mialgia; fraqueza muscular; níveis de creatinofosfoquinase (CPK) elevados; diabetes melito (a frequência depende da existência ou não de fatores de risco como glicemia em jejum $\geq 5,6$ mmol/ℓ, IMC > 30 kg/m^2, níveis séricos de triglicerídios, hipertensão arterial)
Alerta	• Classe X na gravidez

Apresentação comercial

- **Lenitral® 10 mg (Laboris),** comprimidos de 10 mg, cartuchos com 10 e 30 comprimidos. *Uso oral. Uso adulto e pediátrico acima de 8 anos*
- **Lenitral® 20 mg (Laboris),** comprimidos de 20 mg, cartuchos com 30 comprimidos. *Uso oral. Uso adulto e pediátrico acima de 8 anos*
- **Lenitral® 40 mg (Laboris),** comprimidos de 10 mg, cartuchos com 30 comprimidos. *Uso oral. Uso adulto e pediátrico acima de 8 anos*
- **Pravastatina sódica® (Medley),** comprimidos de 10 mg, 20 mg e 40 mg, embalagens com 30 comprimidos. *Uso oral. Uso adulto e pediátrico acima de 8 anos*
- **Pravastatina sódica® (Merck),** comprimidos de 10 mg, 20 mg e 40 mg em embalagens com 30 comprimidos. *Uso oral. Uso adulto e pediátrico acima de 8 anos*
- **Pravastatina sódica® (Nova Química),** comprimidos de 10 mg e 20 mg, embalagens com 10 ou 30 comprimidos. *Uso oral. Uso adulto e pediátrico acima de 8 anos.*

Sinvastatina

A sinvastatina é uma substância natural extraída de fungos. Trata-se de uma pró-droga que é convertida pelo fígado em seu metabólito ativo. Após a hidrólise, compete com HMG-CoA pla HMG-CoA redutase, uma enzima microssomal hepática. Consegue reduzir os níveis séricos de LDL-colesterol em até 47%. Embora os rins excretem apenas 13% dessa estatina, é necessário ajuste posológico em caso de comprometimento renal significativo. Deve ser ingerida a noite para maximizar sua efetividade. A sinvastatina consegue atravessar a barreira hematencefálica.

Indicação	• Tratamento de hipercolesterolemia e redução do risco de morte por cardiopatia e de eventos cardiovasculares • Tratamento de adolescentes com hipercolesterolemia familiar heterozigótica
Mecanismo de ação	• A sinvastatina é um inibidor da hidroximetilglutaril-coenzima A (HMG-CoA) redutase que diminui a produção de colesterol pelo fígado e aumenta a remoção de colesterol da corrente sanguínea pelo fígado • Reduz de forma significativa os níveis de LDL-colesterol e dos triglicerídios e aumenta os níveis de HDL-colesterol
Posologia	• VO: 5 a 40 mg/dia (dose diária máxima de 80 mg)
Absorção	• Boa após ingestão, mas sofre substancial metabolismo de primeira passagem no fígado
Início da ação	• As concentrações plasmáticas máximas são atingidas 1,3 h a 2,4 h após a ingestão
Metabolismo	• Hepático; é um substrato de CYP3A4
Eliminação	• 13% excretados na urina e 60% nas fezes
Contraindicação	• Alergia a sinvastatina ou a qualquer um de seus componentes; hepatopatia ativa; gestação; lactação • Uso concomitante de antifúngicos (como itraconazol, cetoconazol, posaconazol ou voriconazol), inibidores da protease do HIV (como indinavir, nelfinavir, ritonavir e saquinavir), alguns inibidores da protease do vírus da hepatite C (tais como boceprevir ou telaprevir), alguns antibióticos (como eritromicina, claritromicina ou telitromicina), nefazodona (antidepressivo), cobicistat, genfibrozila, ciclosporina, danazol • Crianças
Interações medicamentosas	• Hidróxido de alumínio: diminuição da concentração sérica da sinvastatina • Amiodarona: diminuição do metabolismo da sinvastatina • Anlodipino: aumento da concentração sérica da sinvastatina • Atazanavir: aumento da concentração sérica da sinvastatina • Bezafibrato: aumento do risco de efeito miopático (rabdomiólise)
Efeitos adversos	• Dor espontânea, dor à palpação ou fraqueza muscular; confusão; problemas de memória; coluria; dor ou queimação à micção; xerostomia; sonolência
Alerta	• O risco de miopatia (inclusive rabdomiólise) é dose-relacionada

Apresentação comercial

- **Clinfar® (Merck),** comprimidos de 10 mg, embalagens de 10 comprimidos. *Uso oral. Uso adulto*
- **Clinfar® (Merck),** comprimidos de 10 mg, embalagens de 30 comprimidos. *Uso oral. Uso adulto*
- **Clinfar® (Merck),** comprimidos de 20 mg, embalagens de 10 comprimidos. *Uso oral. Uso adulto*
- **Clinfar® (Merck),** comprimidos de 20 mg, embalagens de 30 comprimidos. *Uso oral. Uso adulto*
- **Clinfar® (Merck),** comprimidos de 40 mg, embalagens de 10 comprimidos. *Uso oral. Uso adulto*
- **Clinfar® (Merck),** comprimidos de 40 mg, embalagens de 30 comprimidos. *Uso oral. Uso adulto*
- **Clinfar® (Merck),** comprimidos de 80 mg, embalagens de 30 comprimidos. *Uso oral. Uso adulto*
- **Cordiron® (Diffucap-Chem),** comprimidos revestidos de 10 mg, embalagens com 6, 30 e 60 comprimidos. *Uso oral. Uso adulto*
- **Lipistatina® (Nova Química),** comprimidos revestidos de 10 mg, caixas com 10, 20 e 30 comprimidos revestidos. *Uso oral. Uso adulto*
- **Liptrat® (União Química),** comprimidos revestidos de 10 mg, embalagens de 30 comprimidos. *Uso oral. Uso adulto*
- **Mevilip® (Laboris),** comprimidos revestidos de 10 mg, cartucho com 30 comprimidos. *Uso oral. Uso adulto*
- **Mevilip® (Laboris),** comprimidos revestidos de 20 mg, cartucho com 30 comprimidos. *Uso oral. Uso adulto*
- **Mevilip® (Laboris),** comprimidos revestidos de 40 mg, cartucho com 10 comprimidos. *Uso oral. Uso adulto*
- **Mevilip® (Laboris),** comprimidos revestidos de 80 mg, cartucho com 10 comprimidos. *Uso oral. Uso adulto*
- **Sinvalip® (Sigma Pharma),** comprimidos de 10 mg, embalagens com 4, 30, 70 e 80 comprimidos. *Uso oral. Uso adulto*
- **Sinvalip® (Sigma Pharma),** comprimidos de 20 mg, embalagens com 4, 30, 70 e 80 comprimidos. *Uso oral. Uso adulto*
- **Sinvalip® (Sigma Pharma),** comprimidos de 40 mg, embalagens com 4, 30, 70 e 80 comprimidos. *Uso oral. Uso adulto*
- **Sinvalip® (Sigma Pharma),** comprimidos de 80 mg, embalagens com 4, 30, 72 e 87 comprimidos. *Uso oral. Uso adulto*
- **Sinvascor® (Baldacci),** comprimidos revestidos de 10 mg, embalagens com 30 comprimidos. *Uso oral. Uso adulto*
- **Sinvascor® (Baldacci),** comprimidos revestidos e sulcados de 20 mg, embalagens com 30 comprimidos. *Uso oral. Uso adulto*
- **Sinvascor® (Baldacci),** comprimidos revestidos e sulcados de 40 mg, embalagens com 10 comprimidos. *Uso oral. Uso adulto*
- **Sinvascor® (Baldacci),** comprimidos revestidos e sulcados de 40 mg, embalagens com 30 comprimidos. *Uso oral. Uso adulto*
- **Sinvascor® (Baldacci),** comprimidos revestidos e sulcados de 80 mg, embalagens com 10 comprimidos. *Uso oral. Uso adulto*
- **Sinvascor® (Baldacci),** comprimidos revestidos e sulcados de 80 mg, embalagens com 30 comprimidos. *Uso oral. Uso adulto*
- **Sinvastacor® (Sandoz),** comprimidos revestidos de 5 mg, embalagem contendo 30 comprimidos revestidos. *Uso oral. Uso adulto*

- **Sinvastatina® (Biosintética)**, comprimidos revestidos 20 mg, embalagem com 30 comprimidos; comprimidos revestidos 40 mg, embalagem com 30 comprimidos. *Uso oral. Uso adulto*
- **Sinvastatina® (Cristália)**, comprimidos revestidos de 10 mg, em embalagens contendo 30 e 500 comprimidos; comprimidos revestidos de 20 mg em embalagens contendo 30 e 500 comprimidos; comprimidos revestidos de 40 mg em embalagens contendo 30 e 500 comprimidos. *Uso oral. Uso adulto*
- **Sinvastatina® (Medley)**, comprimidos revestidos de 10 mg, embalagem com 30 comprimidos; comprimidos revestidos de 20 mg, embalagens com 30 ou 60 comprimidos; comprimidos revestidos de 40 mg, embalagem com 30 comprimidos; comprimidos revestidos de 80 mg: embalagem com 10 comprimidos. *Uso oral. Uso adulto*
- **Sinvastatina® (Sandoz)**, comprimidos revestidos de 5 mg, embalagem contendo 30 comprimidos revestidos. *Uso oral. Uso adulto*
- **Sinvaston® (Sanval)**, comprimido revestido de 10 mg, caixa com 30 comprimidos revestidos; comprimido revestido de 20 mg, caixa com 30 comprimidos revestidos. *Uso oral. Uso adulto*
- **Vaslip® (Biolab Sanus)**, comprimido revestido de 5 mg, caixa com 30 comprimidos revestidos; comprimido revestido de 10 mg, caixa com 30 comprimidos revestidos. *Uso oral. Uso adulto*
- **Vastatil® (Cifarma)**, comprimidos de 20 mg, caixa com 30 comprimidos. *Uso oral. Uso adulto*
- **Zocor® (MSD)**, comprimidos de 10 mg, caixas com 30 comprimidos. *Uso oral. Uso adulto*
- **Valsartana + sinvastatina**
  - **Diocomb® SI (Novartis)**, comprimidos revestidos contendo 80 mg de valsartana + 20 mg de sinvastatina, embalagens com 28 comprimidos revestidos de valsartana + 28 comprimidos revestidos de sinvastatina. (blíster calendário); comprimidos revestidos contendo 160 mg de valsartana + 20 mg de sinvastatina, embalagens com 28 comprimidos revestidos de valsartana + 28 comprimidos revestidos de sinvastatina (blíster calendário). *Uso oral. Uso adulto*
- **Ácido salicílico + sinvastatina**
  - **Prevencor® (Medley)**, comprimidos contendo 100 mg de AAS® + 10 mg de sinvastatina, caixa com 60 comprimidos. *Uso oral. Uso adulto*
  - **Prevencor® (Medley)**, comprimidos contendo 100 mg de AAS® + 20 mg de sinvastatina, caixa com 60 comprimidos. *Uso oral. Uso adulto*
  - **Prevencor® (Medley)**, comprimidos contendo 100 mg de AAS® + 40 mg de sinvastatina, caixa com 60 comprimidos. *Uso oral. Uso adulto*
- **Ezetimiba + sinvastatina**
  - **Vytorin® 10/10 (MSD)**, comprimidos de 10 mg de ezetimiba + comprimidos de 10 mg de sinvastatina, embalagens com 28 comprimidos. *Uso oral. Uso adulto*
  - **Vytorin® 10/20 (MSD)**, comprimidos de 10 mg de ezetimiba + comprimidos de 20 mg de sinvastatina, embalagens com 14 e 28 comprimidos. *Uso oral. Uso adulto*
  - **Vytorin® 10/40 (MSD)**, comprimidos de 10 mg de ezetimiba + comprimidos de 40 mg de sinvastatina, embalagens com 14 e 28 comprimidos. *Uso oral. Uso adulto*
  - **Vytorin® 10/80 (MSD)**, comprimidos de 10 mg de ezetimiba + comprimidos de 10 mg de sinvastatina, embalagens com 28 comprimidos. *Uso oral. Uso adulto*
  - **Zetsim® (Bayer)**, comprimidos de 10 mg de ezetimiba + comprimidos de 20 mg de sinvastatina, embalagens com 14 comprimidos. *Uso oral. Uso adulto*
  - **Zetsim® (Bayer)**, comprimidos de 10 mg de ezetimiba + 20 mg de sinvastatina, embalagens com 28 comprimidos. *Uso oral. Uso adulto*
  - **Zetsim® (Bayer)**, comprimidos de 10 mg de ezetimiba + 40 mg de sinvastatina, embalagens com 14 comprimidos. *Uso oral. Uso adulto*
  - **Zetsim® (Bayer)**, comprimidos de 10 mg de ezetimiba + 40 mg de sinvastatina, embalagens com 28 comprimidos. *Uso oral. Uso adulto.*

Fluvastatina

A fluvastatina, o primeiro inibidor sintético da enzima hepática hidroximetilglutaril-coenzima A redutase, é um agente antilipêmico ácido e hidrofílico. Embora seja semelhante a lovastatina, a sinvastatina e a pravastatina, a fluvastatina é a estatina com a meia-vida mais curta. Não é metabolizada pelo sistema P450 hepático, mas pelos sistemas CYP2C9 (75%), CYP3A4 (cerca de 20%) e CYP2C8 (cerca de 5%).

Indicação	• Tratamento de hipercolesterolemia primária e dislipidemia mista (tipos IIa e IIb de Fredrickson) • Prevenção de eventos cardiovasculares como morte cardíaca e infarto do miocárdio não fatal • Alentecer a evolução de aterosclerose coronariana em indivíduos com coronariopatia • Prevenção secundária em pacientes com coronariopatia para reduzir a necessidade de procedimentos de revascularização coronariana
Mecanismo de ação	• Inibição seletiva e competitiva da enzima hepática HMG-CoA redutase com consequente redução dos níveis hepáticos de colesterol que estimula a síntese de receptores de LDL e aumento da captação hepática de LDL-colesterol. Isso resulta em níveis plasmáticos reduzidos de colesterol total e de LDL-colesterol
Posologia	• 20 mg/dia VO (dose diária máxima de 80 mg)
Absorção	• Rápida e quase total (> 90%), mas sofre significativo metabolismo de primeira passagem
Início da ação	• As concentrações plasmáticas máximas são atingidas em menos de 1 h
Metabolismo	• Hepático
Eliminação	• Cerca de 90% pelas fezes
Contraindicação	• Crianças com menos de 9 anos de idade; gestantes; lactantes; hipersensibilidade à fluvastatina ou a outros componentes da fórmula; hepatopatia ativa; elevação persistente e inexplicada das transaminases hepáticas
Efeitos adversos	• Mialgia espontânea e à palpação, coluria e icterícia, erupções cutâneas, equimoses, epigastralgia
Alerta	• Classe X durante a gravidez

Apresentação comercial

- **Lescol® XL (Novartis)**, comprimidos revestidos de liberação prolongada de 80 mg, embalagens com 30 comprimidos revestidos. *Uso oral. Uso adulto e pediátrico acima de 9 anos.*

Atorvastatina

A atorvastatina foi aprovada inicialmente pela agência norte-americana FSA para tratamento de hipercolesterolemia. Após alguns anos de uso, constatou-se que também previne eventos cardiovasculares em pacientes de alto risco. Parece reduzir os níveis de LDL-colesterol mais (em até 60%) do que as outras estatinas.

Indicação	• Tratamento da hipercolesterolemia isolada ou associada à hipertrigliceridemia e/ou à redução dos níveis sanguíneos de HDL, inclusive aquelas de transmissão genética/familiar (hipercolesterolemia familiar homozigótica, disbetalipoproteinemia etc.), quando a resposta à dieta e outras medidas não farmacológicas forem inadequadas • Prevenção secundária de síndrome coronariana aguda • Prevenção de complicações cardiovasculares em pacientes sem doença cardiovascular ou dislipidemia preexistente, mas com múltiplos fatores de risco (tabagismo, hipertensão arterial, diabetes melito, níveis séricos baixos de HDL-colesterol ou história familiar de cardiopatia precoce) • Tratamento de pacientes com doença cardíaca e coronariana para reduzir o risco de complicações como infarto do miocárdio não fatal, acidente vascular cerebral fatal e não fatal, procedimentos de revascularização, hospitalização por insuficiência cardíaca congestiva e de angina
Mecanismo de ação	• Inibição seletiva e competitiva da enzima hepática HMG-CoA redutase. Como esta enzima é responsável pela conversão de HMG-CoA a mevalonato na via de biossíntese de colesterol, isso resulta em queda dos níveis hepáticos de colesterol. Essa queda, por sua vez, suprarregula os receptores hepáticos de LDL-colesterol e reduz as concentrações séricas de LDL-colesterol com aumento da captação hepática de LDL-colesterol
Distribuição	• Atravessa a placenta e é secretada no leite materno
Posologia	• 10 a 20 mg VO, 1 vez/dia (dose diária máxima de 80 mg)
Absorção	• Rápida, mas apenas 30% chegam à circulação. O alimento reduz a absorção
Início da ação	• 2 semanas (efeito hipolipemiantes)
Metabolismo	• Hepático
Eliminação	• Biliar
Contraindicação	• Gravidez; lactação; crianças com menos de 10 anos de idade
Interações medicamentosas	• Digoxina: aumento dos níveis de digoxina em 20% • Eritromicina: aumento dos níveis de atorvastatina em até 40% • Ciclosporina: aumento do risco de rabdomiólise • Antifúngicos azólicos: aumento do risco de rabdomiólise • Niacina: aumento do risco de miopatia • Suco de *grapefruit*: aumento dos níveis séricos de atorvastatina
Efeitos adversos	• Cefaleia, cólicas intestinais, diarreia, constipação intestinal, mialgia (potencial de rabdomiólise)
Alerta	• Classe X na gravidez

Apresentação comercial

- **Atorless® (Germed)**, comprimidos revestidos de 10 mg ou 20 mg, de pravastatina sódica, embalagens com 20, 30, 40, 60, 90 (embalagem hospitalar), 100, 300, 450 ou 500 (embalagens fracionáveis) comprimidos. *Uso oral. Uso adulto e pediátrico acima de 10 anos*
- **Atorless® (Germed)**, comprimidos revestidos de 40 mg, ou 80 mg de pravastatina sódica, embalagens com 20, 30, 40, 60, 90 (embalagem hospitalar), 100, 300, 450 ou 500 (embalagens fracionáveis) comprimidos. *Uso oral. Uso adulto*
- **Atorvastatina cálcica® (Medley)**, comprimidos revestidos de 10 mg ou 20 mg de pravastatina sódica, em embalagens com 30 comprimidos. *Uso oral. Uso adulto e pediátrico acima de 10 anos*
- **Atorvastatina cálcica® (Medley)**, comprimidos revestidos de 40 mg ou 80 mg de pravastatina sódica, em embalagens com 30 comprimidos. *Uso oral. Uso adulto*
- **Atorvastatina cálcica® (Nova Química)**, comprimidos revestidos de 10 mg, 20 mg, 40 mg e 80 mg em embalagens contendo 7, 10, 20, 30, 40 ou 60 comprimidos revestidos. *Uso oral. As apresentações de 10 mg e 20 mg são de uso adulto e pediátrico acima de 10 anos e as apresentações de 40 e 80 mg são de uso adulto apenas*
- **Citalor® 10 mg (Pfeizer)**, comprimidos revestidos com 10 mg de atorvastatina cálcica, em embalagens com 10, 30 e 60 comprimidos. *Uso oral. Uso adulto e pediátrico acima de 10 anos*
- **Citalor® 20 mg (Pfeizer)**, comprimidos revestidos com 20 mg de atorvastatina cálcica, em embalagens com 10, 30 e 60 comprimidos. *Uso oral. Uso adulto e pediátrico acima de 10 anos*
- **Citalor® 40 mg (Pfeizer)**, comprimidos revestidos com 40 mg de atorvastatina cálcica, em embalagens com 10 e 30 comprimidos. *Uso oral. Uso adulto*
- **Citalor® 80 mg (Pfeizer)**, comprimidos revestidos com 80 mg de atorvastatina cálcica, em embalagens com 30 comprimidos. *Uso oral. Uso adulto*
- **Lipistat® (EMS Sigma Pharma)**, comprimidos revestidos de 10 mg e 20 mg, 40 mg ou 80 mg de atorvastatina cálcica, em embalagens contendo 20, 30, 40, 60, 90 (embalagem hospitalar) ou 100 (embalagem fracionável) comprimidos revestidos. *Uso oral. Uso adulto e pediátrico acima de 10 anos*
- **Lipistat® (EMS Sigma Pharma)**, comprimidos revestidos de 40 mg ou 80 mg de atorvastatina cálcica, em embalagens contendo 20, 30, 40, 60, 90 (embalagem hospitalar) ou 100 (embalagem fracionável) comprimidos revestidos. *Uso oral. Uso adulto*
- **Lipitor® 10 mg (Pfizer)**, comprimidos revestidos com 10mg de atorvastatina cálcica, em embalagens com 10, 30 e 90 comprimidos. *Uso oral. Uso adulto e pediátrico acima de 10 anos*
- **Lipitor® 20 mg (Pfizer)**, comprimidos revestidos com 20 mg de atorvastatina cálcica, em embalagens com 10, 30 e 90 comprimidos. *Uso oral. Uso adulto e pediátrico acima de 10 anos*
- **Lipitor® 40 mg (Pfizer)**, comprimidos revestidos com 40 mg de atorvastatina cálcica,em embalagens com 10 e 30 comprimidos. *Uso oral. Uso adulto*

- **Lipitor® 80 mg (Pfizer),** comprimidos revestidos com 80 g de atorvastatina cálcica, em embalagens com 30 comprimidos. *Uso oral. Uso adulto*
- **Volunta® (Medley),** comprimidos revestidos de 10 mg ou 20 mg de atorvastatina cálcica, embalagem com 30 comprimidos. *Uso oral. Uso adulto e pediátrico acima de 10 anos*
- **Volunta® (Medley),** comprimidos revestidos de 40 mg e 80 mg de atorvastatina cálcica, embalagem com 30 comprimidos. *Uso oral. Uso adulto*
- **Zarator® (Wyeth),** comprimidos revestidos de 10 mg e 20 mg de atorvastatina em embalagens contendo 30 ou 60 comprimidos revestidos. *Uso oral. Uso adulto e pediátrico acima de 10 anos*

- **Besilato de anlodipino + atorvastatina cálcica**
  - **Caduet® (Pfizer),** comprimidos revestidos contendo 5 mg de besilato de anlodipino + 10 mg de atorvastatina, embalagens contendo 10 e 30 comprimidos. *Uso oral. Uso adulto*
  - **Caduet® (Pfizer),** comprimidos revestidos contendo 10 mg de besilato de anlodipino + 10 mg de atorvastatina, embalagens contendo 30 comprimidos. *Uso oral. Uso adulto*
  - **Caduet® (Pfizer),** comprimidos revestidos contendo 10 mg de besilato de anlodipino + 20 mg de atorvastatina, embalagens contendo 30 comprimidos. *Uso oral. Uso adulto.*

Rosuvastatina

A rosuvastatina é agente hipolipemiante sintético. Trata-se de uma estatina de segunda geração. É a estatina mais potente de sua classe, além de apresentar a meia-vida mais longa (20 h) e conseguir reduzir os níveis de LDL-colesterol em até 65%.

A rosuvastatina não é uma pró-droga e sofre metabolismo hepático mínimo.

Indicação	• Tratamento de hipercolesterolemia primária, dislipidemia combinada (mista) e hipertrigliceridemia isolada (incluindo os tipos IIa, IIb e IV de Fredrickson) como adjuvante à dieta, quando a resposta à dieta e os exercícios for inadequada • Tratamento de hipercolesterolemia familiar homozigótica, tanto isoladamente quanto como um adjuvante à dieta e a outras medidas hipolipemiantes (p. ex., aférese de LDL) • Para crianças e adolescentes entre 10 e 17 anos de idade com hipercolesterolemia familiar heterozigótica (HeFH) é indicada para redução dos níveis séricos de colesterol total, LDL-C e ApoB
Mecanismo de ação	• Inibição competitiva da HMG-CoA redutase, responsável pela etapa limitadora da velocidade da biossíntese do colesterol
Posologia	• 5 a 40 mg/dia (dose diária máxima de 80 mg)
Absorção	• Boa após ingestão
Início da ação	• Concentrações plasmáticas máximas são atingidas 3 a 5 h após a ingestão
Metabolismo	• Hepático
Eliminação	• Após administração oral, a excreção é principalmente fecal (90%)
Contraindicação	• Crianças com menos de 10 anos de idade, gravidez, lactação
Interações medicamentosas	• Ciclosporina: aumento do risco de miopatia • Colchicina: aumento do risco de miopatia • Inibidores da protease: aumento do risco de miopatia • Niacina: aumento do risco de miopatia
Efeitos adversos	• Mialgia, rouquidão, coriza, dificuldade para deglutir
Alerta	• Classe X na gravidez • Os comprimidos não devem ser partidos nem mastigados

Apresentação comercial
- **Crestor® 5 mg (AstraZeneca),** comprimidos revestidos em embalagens contendo 10, 30 e 60 comprimidos. *Uso oral. Uso adulto e pediátrico acima de 10 anos*
- **Crestor® 10 mg (AstraZeneca),** comprimidos revestidos em embalagens contendo 10 e 30 comprimidos. *Uso oral. Uso adulto e pediátrico acima de 10 anos*
- **Crestor® 20 mg (AstraZeneca),** comprimidos revestidos em embalagens contendo 10 e 30 comprimidos. *Uso oral. Uso adulto e pediátrico acima de 10 anos*
- **Crestor® 40 mg (AstraZeneca),** comprimidos revestidos em embalagens contendo 30 comprimidos. *Uso oral. Uso adulto e pediátrico acima de 10 anos*
- **Plenance® 10 mg (Libbs),** comprimidos revestidos, embalagens com 10 e 30 comprimidos. *Uso oral. Uso adulto e pediátrico acima de 10 anos*
- **Plenance® 20 mg (Libbs),** comprimidos revestidos, embalagens com 30 comprimidos. *Uso oral. Uso adulto e pediátrico acima de 10 anos*
- **Rostatin® (Germed),** comprimidos revestidos de 5 mg e 40 mg em embalagens com 10, 30, 60,100 (embalagem hospitalar) e 200 (embalagem fracionável) comprimidos revestidos; comprimidos revestidos de 10 mg e 20 mg e embalagens com 10, 20, 30, 60, 90 (embalagem fracionável) e 100 (embalagem hospitalar) comprimidos revestidos. *Uso oral. Uso adulto e pediátrico acima de 10 anos*
- **Rosucor® 10 mg (Torrent),** comprimidos revestidos em embalagens contendo 10, 30 e 60 comprimidos. *Uso oral. Uso adulto e pediátrico acima de 10 anos*
- **Rosucor® 20 mg (Torrent),** comprimidos revestidos em embalagens contendo 30 e 60 comprimidos. *Uso oral. Uso adulto e pediátrico acima de 10 anos*
- **Rosustatin® (Nova Química),** comprimidos revestidos de 5 mg e 40 mg em embalagens com 10, 30, 60,100 (embalagem hospitalar) e 200 (embalagem fracionável) comprimidos revestidos; comprimidos revestidos de 10 mg e 20 mg em embalagens com 10, 20, 30, 60, 90 (embalagem fracionável) e 100 (embalagem hospitalar) comprimidos revestidos. *Uso oral. Uso adulto e pediátrico acima de 10 anos*
- **Rosuvastatina cálcica® (Sandoz),** comprimido revestido de 10 mg em embalagem contendo 30 comprimidos revestidos; comprimido revestido de 20 mg em embalagem contendo 30 comprimidos revestidos. *Uso oral. Uso adulto e pediátrico acima de 10 anos*

- **Rusovas® (Sigma Pharma),** comprimidos revestidos de 5 mg e 40 mg em embalagens com 10, 30, 60,100 (embalagem hospitalar) e 200 (embalagem fracionável) comprimidos revestidos; comprimidos revestidos de 10 mg e 20 mg em embalagens com 10, 20, 30, 60, 90 (embalagem fracionável) e 100 (embalagem hospitalar) comprimidos revestidos. *Uso oral. Uso adulto e pediátrico acima de 10 anos*
- **Trezor® 10 mg (Aché),** comprimidos revestidos em embalagens com 10 e 30 comprimidos. *Uso oral. Uso adulto e pediátrico acima de 10 anos*
- **Trezor® 20 mg (Aché),** comprimidos revestidos em embalagens com 10 e 30 comprimidos. *Uso oral. Uso adulto e pediátrico acima de 10 anos*
- **Vivacor® 10 mg (Biolab Sanus),** comprimidos em embalagens contendo 10 e 30 comprimidos. *Uso oral. Uso adulto e pediátrico acima de 10 anos*
- **Vivacor® 20 mg (Biolab Sanus),** comprimidos em embalagens contendo 30 comprimidos. *Uso oral. Uso adulto e pediátrico acima de 10 anos.*

Resinas

Antes da descoberta das estatinas, o método mais usado para reduzir os níveis sanguíneos de colesterol consistia no uso de resinas de troca iônica, também conhecidas como agentes sequestradores de ácidos biliares. Esses agentes se ligam aos ácidos biliares, formando um grande complexo que o intestino delgado não consegue reabsorver. A circulação êntero-hepática é interrompida e os ácidos biliares e o colesterol ligados são eliminados nas fezes. O fígado responde à perda de colesterol por meio de produção de mais receptores de LDL, com consequente retirada de LDL-colesterol do sangue (mecanismo que lembra o das estatinas).

As resinas conseguem promover uma queda de 20% dos níveis de LDL-colesterol, que geralmente é inferior a conseguida com as estatinas.

As resinas não são mais consideradas agentes de primeira linha para as dislipidemias, embora algumas vezes sejam combinadas com as estatinas quando os pacientes têm contraindicações ou intolerância às estatinas.

Colestiramina

A colestiramina foi aprovada pela agência norte-americana FDA em 1966 para redução dos níveis séricos de colesterol em pacientes com hipercolesterolemia primária que não respondiam de modo satisfatório à reorientação alimentar.

Indicação	• Redução dos níveis séricos de colesterol e prevenção de doença da artéria coronária (DAC) • Redução do quadro pruriginoso associado à obstrução biliar parcial • Auxiliar no tratamento de reidratação no quadro diarreico devido à má absorção de ácidos biliares, associada aos seguintes grupos etiológicos: diarreia resultante de doença e/ou ausência de íleo, diarreia resultante de distúrbios funcionais (orgânicos ou cirúrgicos) ou de doenças infecciosas • Para desintoxicação de pacientes expostos ao clordecone (inseticida) ou em casos de superdose de femprocumona (anticoagulante oral)
Mecanismo de ação	• Potente resina de troca de ânions, ou seja, consegue trocar ânions cloreto com ácidos biliares aniônicos no sistema digestório e ligá-los a matriz resinosa • O grupamento funcional da resina de troca aniônica é um amônio quaternário conectado a um copolímero inerte de estireno-divinilbenzeno
Distribuição	• Atua localmente no sistema digestório
Posologia	• 4 a 8 g VO, 2 a 4 vezes/dia (dose máxima diária de 32 g)
Absorção	• Não é absorvida
Início da ação	• 1 a 2 dias
Duração da ação	• 2 a 4 semanas
Metabolismo	• Não é metabolizada
Eliminação	• Fezes
Contraindicação	• Histórico de hipersensibilidade a qualquer um dos seus componentes • Obstrução biliar completa • Crianças (experiência limitada); gestantes (não há experiência); lactantes (não há experiência)
Interações medicamentosas	• A colestiramina reduz a absorção de paracetamol (o efeito é mínimo se a colestiramina for administrada 1 h após o paracetamol) • A colestiramina reduz a biodisponibilidade da amiodarona • A colestiramina reduz a concentração sérica de atorvastatina
Efeitos adversos	• Constipação intestinal (mais comum); náuseas; vômitos; dor abdominal; distensão abdominal; dispepsia; deficiências vitamínicas por interferência na absorção
Alerta	• Classe C na gravidez

IMPORTANTE

A colestiramina deve ser misturada com 60 a 80 mℓ de água, bebidas não gaseificadas ou sucos para evitar irritação esofágica. O paciente deve ingerir a mistura imediatamente. Se não for colocado líquido suficiente ou se não for plenamente deglutida, a colestiramina pode aumentar de volume na garganta ou no esôfago e provocar obstrução.

Apresentação comercial

- **Questran Light® (Bristol-Myers Squibb),** envelope contendo 4,0 g de colestiramina (com aspartame) em caixas contendo 50 envelopes. *Questran Light® contém aspartame que proporciona o equivalente a 16,8 mg de fenilalanina por envelope (atenção no caso de fenilcetonúricos). Uso oral. Uso adulto e pediátrico.*

Ácido nicotínico

O ácido nicotínico, também denominado niacina ou vitamina B3, pertence ao grupo de vitaminas do complexo B e é um agente hipolipemiante. Sua capacidade de reduzir os níveis séricos de lipídios não guarda relação com sua ação como vitamina, sendo necessárias doses muito mais elevadas para a indução de efeitos hipolipemiantes.

A ação primária da niacina consiste na redução da produção de VLDL com consequente redução dos níveis séricos de triglicerídios. Visto que a lipoproteína de baixa densidade (LDL) é sintetizada a partir da VLDL, também ocorre redução dos níveis de LDL-colesterol. Embora efetivamente reduza os níveis de LDL-colesterol em 20%, a niacina provoca muito mais efeitos adversos do que as estatinas.

Indicação	• Redução do colesterol total (CT), do LDL-colesterol e dos triglicerídios (TG) e elevação do HDL-colesterol em pacientes com hipercolesterolemia primária (heterozigótica familiar e não familiar) e na dislipidemia mista (tipos IIa e IIb da classificação de Frederickson) • Redução dos níveis séricos de TG e/ou elevação dos níveis séricos de HDL-colesterol • Redução do risco de recorrência de infarto do miocárdio pós-IAM em indivíduos com hipercolesterolemia • Redução dos níveis séricos de CT, LDL-colesterol e TG e elevação dos níveis séricos de HDL- colesterol na hipercolesterolemia primária (heterozigótica familiar e não familiar) e na dislipidemia mista (tipos IIa e IIb da classificação de Frederickson), isoladamente ou em combinação com estatinas • Redução adicional dos níveis séricos de colesterol total, LDL-colesterol e TG e elevação dos níveis de HDL- colesterol em pacientes com história de DAC e hipercolesterolemia, em conjunto com estatinas • Redução da progressão ou promoção da regressão da doença aterosclerótica em pacientes com história de DAC e hipercolesterolemia (em conjunto com estatinas ou sequestradores de ácidos biliares)
Mecanismo de ação	• Pesquisa recente indica que a niacina inibe, de modo direto e não competitivo, a enzima diacilglicerol aciltransferase 2 (crucial para a síntese de triglicerídios). Isso resulta em degradação acelerada da apo B hepática intracelular e diminuição da secreção de VLDL e LDL
Posologia	• Hiperlipidemia: 500 mg (comprimido de liberação programada) diários VO (dose máxima de 6 1 a 2 g/dia) • Deficiência de niacina: 50 a 100 mg a cada 6 a 8 h
Absorção	• Rápida após administração oral (60 a 76% da dose). Sua biodisponibilidade aumenta e o risco de desconforto gastrintestinal diminui quando é ingerida com alimentos não gordurosos
Início da ação	• O tempo mediano após a ingestão de 2 g de ácido nicotínico para atingir concentração plasmática máxima é de 4 h
Metabolismo	• Hepático, onde sofre rápido e intenso metabolismo de primeira passagem
Eliminação	• O ácido nicotínico e seus metabólitos são rapidamente eliminados na urina. Após dose única ou múltipla, 60 a 76% do ácido nicotínico administrado podem ser recuperados na urina como ácido nicotínico ou seus metabólitos
Contraindicação	• Hipersensibilidade ao ácido nicotínico ou a qualquer componente da fórmula • Insuficiência hepática significativa ou não explicada; úlcera péptica ativa; sangramento arterial; dabetes melito • Pacientes com 17 anos de idade ou menos
Interações medicamentosas	• Deve ser evitado o consumo de bebidas alcoólicas pela possibilidade de potencialização dos efeitos adversos do ácido nicotínico • O ácido nicotínico pode provocar resultados falso-positivos em testes de glicose na urina (reagente de Benedict) • AZT: aumento do risco de miopatia • A eficácia da insulina e dos hipoglicemiantes orais pode ser reduzida pela niacina em doses hipolipemiantes • Brentuximabe: potencializa os efeitos hepatotóxicos da niacina • Naltrexona: potencializa os efeitos hepatotóxicos da niacina • Efavirenz: potencializa os efeitos hepatotóxicos da niacina • Metotrexato: potencializa os efeitos hepatotóxicos da niacina
Efeitos adversos	• Rubor, náuseas, prurido, cefaleia, distensão abdominal, diarreia, arritmias, formigamento em pés e mãos
Alerta	• Niacina não costuma ser prescrita para diabéticos porque eleva os níveis de glicose em jejum • Classe C na gravidez

PARA SABER MAIS

O consumo de um comprimido de ácido acetilsalicílico 30 min antes da ingestão de niacina reduz o rubor em muitos pacientes.

PARA SABER MAIS

O laropipranto é um antagonista potente do receptor DP1 da prostaglandina D2 e, por isso, reduz o *flushing* (rubor, sensação de calor, prurido ou formigamento) mediado pela PGD_2 associado à administração do ácido nicotínico.

Apresentação comercial

- **Ácido nicotínico**
  - **Acinic® (Biolab Sanus)**, comprimido de liberação prolongada 500 mg, caixa com 30 comprimidos; comprimido de liberação prolongada 750 mg, caixa com 30 comprimidos. Uso oral. Uso adulto
  - **Metri® (Libbs)**, comprimidos revestidos de liberação programada com 250 mg, 500 mg, 750 mg ou 1.000 mg de ácido nicotínico, embalagens contendo 30 comprimidos revestidos. Uso oral. Uso adulto
- **Ácido nicotínico + laropipranto**
  - **Cordaptive® (Merck Sharp & Dohme)**, comprimidos com 1 g de ácido nicotínico de liberação prolongada + 20 mg de laropipranto, em caixas com 14, 28 ou 56 comprimidos. Uso oral. Uso adulto.

Fibratos

Os fibratos (derivados do ácido fíbrico) reduzem os níveis plasmáticos dos triglicerídios em 30 a 50% e, tipicamente, elevam os níveis de HDL-colesterol em 5 a 15%, dependendo do fenótipo e da concentração basal dos lipídios. Os fibratos também reduzem o LDL-colesterol em até 15 a 20%, contudo, esse efeito é variável, dependendo da anormalidade lipídica subjacente e do fenótipo basal dos lipídios. Os fibratos são usados na prática clínica há mais de 30 anos.

O modo de ação primário dos fibratos consiste na ativação do fator de transcrição nuclear PPAR-alfa, expressado predominantemente nos tecidos que metabolizam os ácidos graxos, como fígado, rins, coração e músculos. Os fibratos também interagem com outros PPAR de graus variáveis.

Pertencem a esse grupo de substâncias:
- Bezafibrato
- Ciprofibrato
- Fenofibrato
- Genfibrozila.

Os fibratos também exercem efeitos pleotrópicos nas paredes arteriais. O PPAR-alfa participa no controle da resposta anti-inflamatória, via inibição do fator de transcrição NFκB. Na verdade, os fibratos conseguem atenuar a produção de estímulos pró-inflamatórios, tais como interleucina 6 (IL-6) e várias prostaglandinas, assim como proteínas de fase aguda, inclusive fibrinogênio e proteína C reativa.

Ciprofibrato, fenofibrato e bezafibrato reduzem os níveis de fibrinogênio em até 20% e ciprofibrato e fenofibrato comprovadamente promovem fibrinólise e atenuam a hiperagregabilidade plaquetária nos indivíduos com hipercolesterolemia. Visto que as dislipidemias aterogênicas são, com frequência, caracterizadas por um estado protrombótico, esses efeitos devem reduzir as complicações tromboembólicas da aterosclerose.

Bezafibrato

Como outros fibratos, o bezafibrato é um agonista do PPAR-alfa (receptor alfa ativado por proliferador de peroxissoma). Alguns estudos sugerem que também tenha atividade sobre PPAR-gama e PPAR-delta.

Indicação	• Hiperlipidemias primárias dos tipos IIa, IIb, III, IV e V da classificação de Fredrickson – quando a dieta ou alterações no estilo de vida não levaram à resposta adequada • Hiperlipidemias secundárias, por exemplo, hipertrigliceridemia grave, quando não houver melhora suficiente após correção da doença subjacente, por exemplo, do diabetes melito
Mecanismo de ação	• Aumento da atividade das lipases envolvidas no catabolismo das lipoproteínas ricas em triglicerídios
Posologia	• A dose padrão do bezafibrato é de 1 comprimido de 200 mg 3 vezes ao dia, pela manhã ou à noite, junto ou após as refeições. Obtendo-se resposta terapêutica considerada boa, a dose pode ser reduzida para 1 comprimido 2 vezes ao dia
Absorção	• Quase totalmente absorvido após administração oral
Início da ação	• Uma concentração plasmática máxima de aproximadamente 8 mg/ℓ é alcançada 1 a 2 h uma dose única de 200 mg em voluntários saudáveis. No caso da apresentação retard de 400 mg, uma concentração plasmática máxima de ~6 mg/ℓ é alcançada após 3 a 4 h
Metabolismo	• Hepático
Eliminação	• Quase exclusivamente renal
Contraindicação	• Hipersensibilidade ao bezafibrato ou a outros fibratos; reação fotoalérgica ou fototóxica prévia a fibratos • Hepatopatias (exceto esteatose hepática) • Doenças da vesícula biliar (com ou sem colestase) • Comprometimento da função renal (níveis séricos de creatinina superiores a 1,5 mg/100 mℓ ou *clearance* de creatinina inferior a 60 mℓ/min) • Gravidez • Lactação
Interações medicamentosas	• Cumarínicos: potencialização da atividade anticoagulante • Sulfonilureias e insulina: potencialização dos efeitos hipoglicemiantes • Colestiramina: recomenda-se um intervalo mínimo de 2 h entre a utilização dos fibratos e da colestiramina • IMAO: potencialização dos efeitos hepatotóxicos • Ezetimibe: aumento do risco de miopatia e colelitíase • Fluvastatina: o bezafibrato aumenta as concentrações séricas da fluvastatina
Efeitos adversos	• Anorexia, plenitude gástrica, náuseas, fraqueza muscular, mialgia, cãibras, elevação dos níveis séricos de creatinofosfoquinase (CPK) e da creatinina
Alerta	• Habitualmente não se recomenda a prescrição de bezafibrato para crianças • Por causa do risco de rabdomiólise o bezafibrato só deve ser associado a inibidores da HMG-CoA redutase em casos excepcionais e sob indicações específicas • Bezafibrato é contraindicado na gravidez devido à falta de experiência adequada com seu uso. O mesmo se aplica à amamentação • É necessário ajuste posológico em pacientes com insuficiência renal • O bezafibrato não pode ser dialisado e a formulação retard é contraindicada para pacientes dialisados

Apresentação comercial

- **Bezafibrato® (EMS)**, comprimidos revestidos de 200 mg, caixas com 10, 20, 30, 60, 90, 450 e 500 comprimidos. *Uso oral. Uso adulto*
- **Cedur® (Glenmark)**, comprimidos revestidos, contendo 200 mg de bezafibrato, embalados em cartuchos com 20 comprimidos. *Uso oral. Uso adulto*
- **Cedur retard® (Roche)**, comprimidos revestidos de desintegração lenta de 400 mg, caixas com 20 e 30 comprimidos. *Uso oral. Uso adulto.*

Ciprofibrato

O ciprofibrato ou ácido 2-(4-(2,2-diclorociclopropil)fenoxi)-2-metil-propanoico é um derivado do ácido fíbrico. Trata-se de um modulador lipídico de amplo espectro.

O ciprofibrato é efetivo nos três tipos principais de hiperlipoproteinemia aterogênica: hipercolesterolemia do tipo IIa, hiperlipidemia combinada do tipo IIb e hipertrigliceridemia do tipo IV.

Indicação	• Adjunto à dieta e outros tratamentos não farmacológicos (p. ex., exercícios físicos, redução de peso) nos seguintes casos:
	  ○ Hipertrigliceridemia grave isolada
	  ○ Hiperlipidemia mista quando a estatina ou outros tratamentos efetivos são contraindicados ou não são tolerados

Mecanismo de ação	• Ativação de um grupo de receptores nucleares conhecidos como PPRA-alfa, resultando em aumento da síntese de HDL-colesterol, aceleração da depuração de LDL-colesterol, aceleração do catabolismo de triglicerídios ricos em lipoproteína e VLDL e diminuição da produção de triglicerídios
Posologia	• 100 mg/dia
Absorção	• Rápida e quase completa
Início da ação	• A concentração plasmática é alcançada em cerca de 1 h quando os pacientes estão em jejum e existe um retardo de 2 h em pacientes alimentados
Eliminação	• Renal
Contraindicação	• Insuficiência hepática grave; insuficiência renal grave; gravidez; lactação; associação com outros fibratos; hipersensibilidade ao ciprofibrato ou a qualquer componente do produto • Por causa da lactose existente na formulação, é contraindicado para pacientes com deficiência de lactase, galactosemia ou síndrome de má absorção de glicose e galactose • Hipotireoidismo; passado de condições musculares; idosos; diálise renal; síndrome nefrótica; hipoalbuminemia; cirrose biliar primária; lactação
Interações medicamentosas	• Anovulatórios orais: inibição da ação do ciprofibrato • Potencialização dos efeitos anticoagulantes dos cumarínicos
Efeitos adversos	• Comuns: erupção cutânea, mialgia, cefaleia, vertigem, tonteira, náuseas, vômitos, diarreia, dispepsia e dor abdominal
Alerta	• Como ocorre com outros fibratos, o risco de rabdomiólise e mioglobinúria é aumentado se o ciprofibrato for associado com outros fibratos ou inibidores da HMG-CoA redutase

IMPORTANTE

Os pacientes devem ser orientados a informar prontamente o médico sobre a ocorrência de mialgia, desconforto ou fraqueza muscular. Os níveis séricos de creatinofosfoquinase (CPK) devem ser imediatamente avaliados e o tratamento deve ser descontinuado caso seja diagnosticada miopatia ou se os níveis de CPK estiverem muito altos. Os eventos musculares parecem ser dose-relacionados e, portanto, a dose diária de 100 mg não deve ser excedida.

Apresentação comercial

- **Cibrato® (Mantecorp)**, comprimidos de 100 mg, caixas com 10 e 30 comprimidos
- **Ciprofibrato® (Sanofi-Aventis)**, comprimidos de 100 mg, embalagem com 30 comprimidos. *Uso oral. Uso adulto*
- **Lipless® (Biolab Sanus)**, comprimidos de 100 mg, embalagem com 30 comprimidos. *Uso oral. Uso adulto*
- **Oroxadin® (Sanofi-Aventis)**, comprimidos de 100 mg, embalagens com 30 comprimidos. *Uso oral. Uso adulto.*

Fenofibrato

O fenofibrato é uma pró-droga, sendo hidrolisado por esterases em ácido fenofíbrico que é o constituinte ativo que pode ser determinado na circulação.

Indicação	• Adjuvante a reorientação alimentar para reduzir níveis séricos elevados de LDL-colesterol, colesterol total, triglicerídios e apolipoproteína A e para elevar os níveis séricos de HDL-colesterol em pacientes com hipercolesterolemia primária, hipertrigliceridemia e dislipidemia mista
Mecanismo de ação	• Ativação do PPAR-alfa com consequente aumento da lipólise e eliminação das partículas ricas em triglicerídios do plasma pela ativação da lipase lipoproteica e redução da produção da apoproteína C-III (inibidor da ativação da lipase lipoproteica)
Posologia	• 250 mg/dia na apresentação de cápsula e 200 mg/dia na apresentação com fenofibrato micronizado

(continua)

Fenofibrato (continuação)

Absorção	• Boa absorção pelo sistema digestório
Início e duração da ação	• Após múltiplas doses, o equilíbrio dinâmico é atingido em 9 dias. As concentrações plasmáticas de ácido fenofíbrico em equilíbrio dinâmico são quase o dobro das concentrações após uma dose
Eliminação	• Principalmente renal
Contraindicação	• Hipersensibilidade conhecida ao fenofibrato ou aos excipientes; insuficiência hepática (inclusive cirrose); história pregressa de reação fototóxica ou fotoalérgica durante tratamento com fibratos • Alergia a fenofibrato, lecitina de soja, amendoim ou óleo de amendoim • Pancreatite aguda ou crônica (exceto se a pancreatite aguda for decorrente de níveis sanguíneos elevados de lipídios); doença da vesícula biliar; nefropatia grave crônica
Interações medicamentosas	• Cumarínicos: potencialização dos efeitos anticoagulantes • Rosuvastatina: aumento do risco de miopatia e rabdomiólise • Leflunomida: aumento do risco de hepatotoxicidade
Efeitos adversos	• Náuseas, vômitos, dispepsia, constipação intestinal, flatulência, dor abdominal, miopatia, rabdomiólise, erupção cutânea, fotossensibilidade, elevação dos níveis séricos das transaminases (monitorar periodicamente)
Alerta	• Classe C na gravidez • As formulações comerciais contêm lactose, portanto, não devem ser prescritas para pessoas com intolerância à galactose, deficiência de lactase ou má absorção de glicose-galactose

Apresentação comercial

- **Fenofibrato® (EMS)**, cápsulas de 200 mg de fenofibrato micronizado, caixa contendo 10 e 30 cápsulas. *Uso oral. Uso adulto*
- **Lipanon® (Farmasa)**, cápsulas retard de 250 mg, embalagens com 15 e 30 cápsulas. *Uso oral. Uso adulto. Atenção: contém açúcar, portanto, deve ser usado com cautela por diabéticos*
- **Lipidil® (Abbott)**, comprimidos revestidos de 160 mg de fenofibrato micronizado, embalagens contendo 30 comprimidos. *Uso oral. Uso adulto*
- **Lipidil® (Abbott)**, cápsulas de 200 mg de fenofibrato micronizado, embalagens contendo 30 cápsulas. *Uso oral. Uso adulto.*

Genfibrozila

Aprovada pela agência norte-americana FDA em 1981, a genfibrozila reduz os níveis séricos de triglicerídios e LDL-colesterol. Promove redução de até 50% dos níveis séricos de VLDL-colesterol associada à elevação dos níveis de HDL-colesterol. É considerada um agente de segunda linha.

Indicação	• Prevenção primária da doença da artéria coronária (DAC) e infarto do miocárdio em pacientes com hipercolesterolemia, dislipidemia mista e hipertrigliceridemia, classificação de Fredrickson tipos IIa, IIb e IV • Tratamento de outras dislipidemias, tais como: Fredrickson dos tipos III e V; dislipidemia associada a diabetes e dislipidemia associada a xantoma • Tratamento de adultos com níveis séricos elevados de triglicerídios (hiperlipidemia dos tipos IV e V) que correm risco de pancreatite e não respondam adequadamente a reorientação alimentar
Mecanismo de ação	• Ainda não está totalmente esclarecido. No ser humano, a genfibrozila inibe a lipólise periférica e diminui a captação hepática de ácidos graxos livres • Também inibe a síntese e eleva a depuração da apolipoproteína B, que é um carregador de lipoproteínas de densidade muito baixa (VLDL), levando à redução da produção de VLDL • A genfibrozila eleva o nível das subfrações de lipoproteínas de alta densidade (HDL), HDL2 e HDL3, bem como as apolipoproteínas A-I e A-II • Estudos em animais sugerem que a metabolização e a remoção do colesterol do fígado são aumentadas pela genfibrozila
Posologia	• A dose diária recomendada é de 900 mg a 1.200 mg, não devendo ultrapassar a dose máxima de 1.500 mg/dia
Absorção	• Boa após administração oral (atinge concentração máxima em 1 a 2 h)
Início da ação	• 2 a 5 dias (redução das concentrações plasmáticas de VLDL-colesterol)
Metabolismo	• Hepático (sofre recirculação êntero-hepática)
Eliminação	• Basicamente renal, 6% nas fezes
Contraindicação	• Pessoas com doença biliar • Insuficiência hepática; insuficiência renal • Uso concomitante de repaglinida; uso concomitante de inibidores da HMG-CoA redutase (p. ex., sinvastatina, lovastatina, atorvastatina, rosuvastatina) • Gravidez; lactação

(continua)

Genfibrozila (continuação)

Aprovada pela agência norte-americana FDA em 1981, a genfibrozila reduz os níveis séricos de triglicerídios e LDL-colesterol. Promove redução de até 50% dos níveis séricos de VLDL-colesterol associada à elevação dos níveis de HDL-colesterol. É considerada um agente de segunda linha.

Interações medicamentosas	• A associação com estatinas aumenta o risco de miosite e rabdomiólise • Cumarínicos: potencialização do risco de sangramento • Hipoglicemiantes orais: potencialização dos efeitos hipoglicemiantes
Efeitos adversos	• Cólicas abdominais, diarreia, náuseas, dispepsia, cefaleia, tontura, neuropatia periférica, diminuição da libido, colelitíase, anemia, eosinofilia
Alerta	• Classe C na gravidez • Ingerir com líquido suficiente para facilitar a deglutição, 30 minutos antes da refeição

Apresentação comercial

- **Genfibrozila® (Biosintética)**, comprimidos revestidos 600 mg, embalagem com 30 comprimidos. *Uso oral. Uso adulto*
- **Genfibrozila® (Germed)**, comprimidos revestidos de 600 mg em embalagem contendo 24 comprimidos revestidos; comprimidos revestidos de 900 mg em embalagem contendo 12 comprimidos revestidos. *Uso oral. Uso adulto*
- **Genfibrozila® (Medley)**, comprimidos revestidos de 600 mg, embalagem com 30 comprimidos; comprimidos revestidos de 900 mg, embalagem com 15 comprimidos. *Uso oral. Uso adulto*
- **Lopid® 600 mg (Pfizer)**, comprimidos revestidos contendo 600 mg, embalagem com 24 comprimidos. *Uso oral. Uso adulto*
- **Lopid® 900 mg (Pfizer)**, comprimidos revestidos contendo 900 mg, embalagem com 10 comprimidos. *Uso oral. Uso adulto.*

Ezetimiba

Trata-se de um inibidor da absorção de colesterol. O colesterol é absorvido a partir do lúmen intestinal pelas células no jejuno. A ezetimiba bloqueia essa absorção em até 50% e, ao contrário das estatinas, não inibe a biossíntese de colesterol no fígado nem aumenta a excreção de ácidos biliares.

Como monoterapia provoca redução discreta (aproximadamente 20%) dos níveis de LDL-colesterol. A associação com uma estatina promove uma redução adicional de 15 a 20% dos níveis de LDL-colesterol, por meio de inibição seletiva da absorção intestinal de colesterol e fitoesteróis correlatos e da síntese endógena de colesterol.

Indicação	• Adjuvante à reorientação alimentar para reduzir níveis elevados de colesterol total, LDL-colesterol, apolipoproteína B (apo B), triglicerídios (TG) e colesterol não ligado à lipoproteína de alta densidade (colesterol não HDL) e para aumentar os níveis de HDL-colesterol em pacientes adultos e adolescentes (10 a 17 anos de idade) com hipercolesterolemia primária (heterozigótica familiar e não familiar) ou hiperlipidemia mista • Redução de níveis elevados de colesterol total e de LDL-colesterol em adultos e adolescentes (10 a 17 anos de idade) com hipercolesterolemia familiar homozigótica. Os pacientes podem receber tratamentos adjuvantes (p. ex., aférese de LDL)
Mecanismo de ação	• Redução dos níveis sanguíneos de colesterol por meio da inibição da absorção de colesterol no intestino delgado • A ezetimiba parece atuar na borda em escova do intestino delgado e reduz o aporte de colesterol intestinal ao fígado, com consequente diminuição das reservas hepáticas de colesterol e aumento da depuração de colesterol a partir do sangue. A ezetimiba não exerce efeitos significativos nas concentrações plasmáticas das vitaminas lipossolúveis A, D e E
Posologia	• 10 mg/dia
Absorção	• Hidrossolúvel, sendo absorvida e significativamente conjugada a um glicuronídio fenólico ativo após uso oral. Após uma dose única, concentrações plasmáticas máximas são atingidas em 4 a 12 h
Início e duração da ação	• A resposta máxima ou submáxima geralmente é obtida em 2 semanas e se mantém durante o tratamento crônico
Metabolismo	• Intestino delgado e fígado
Eliminação	• Fecal
Contraindicação	• Hepatopatia ativa, hipersensibilidade à ezetimiba, gravidez, lactação
Interações medicamentosas	• Fibratos: potencialização do risco de colelitíase • Ciclosporina: elevação das concentrações plasmáticas da ezetimiba • Colestiramina: a ezetimiba deve ser administrada 2 h antes ou 4 h após a colestiramina
Efeitos adversos	• Dorsalgia, artralgia, diarreia, sinusite, dor abdominal, fadiga, tosse
Alerta	• Pode ser associada ao fenofibrato para adultos com hiperlipidemia mista que necessitem de redução de TG e colesterol não HDL e aumento de HDL-colesterol adicionais (aumento da concentração máxima da ezetimiba em 64%) • Classe C na gravidez

Apresentação comercial

- **Ezetimiba**
  - **Ezetrol® (MSD),** comprimidos de 10 mg, embalagens com 10 e 30 comprimidos. *Uso oral. Uso adulto*
  - **Zetia® (Schering-Plough),** embalagens com 10 e 30 comprimidos
- **Ezetimiba + sinvastatina.** *Uso oral. Uso adulto*
  - **Vytorin® 10/10 (MSD),** comprimidos de 10 mg de ezetimiba + comprimidos de 10 mg de sinvastatina, embalagens com 28 comprimidos. *Uso oral. Uso adulto*
  - **Vytorin® 10/20 (MSD),** comprimidos de 10 mg de ezetimiba + comprimidos de 20 mg de sinvastatina, embalagens com 14 e 28 comprimidos. *Uso oral. Uso adulto*
  - **Vytorin® 10/40 (MSD),** comprimidos de 10 mg de ezetimiba + comprimidos de 40 mg de sinvastatina, embalagens com 14 e 28 comprimidos. *Uso oral. Uso adulto*
  - **Vytorin® 10/80 (MSD),** comprimidos de 10 mg de ezetimiba + comprimidos de 10 mg de sinvastatina, embalagens com 28 comprimidos. *Uso oral. Uso adulto*
  - **Zetsim® (Bayer),** comprimidos de 10 mg de ezetimiba + comprimidos de 20 mg de sinvastatina, embalagens com 14 comprimidos. *Uso oral. Uso adulto*
  - **Zetsim® (Bayer),** comprimidos de 10 mg de ezetimiba + 20 mg de sinvastatina, embalagens com 28 comprimidos. *Uso oral. Uso adulto*
  - **Zetsim® (Bayer),** comprimidos de 10 mg de ezetimiba + 40 mg de sinvastatina, embalagens com 14 comprimidos. *Uso oral. Uso adulto*
  - **Zetsim® (Bayer),** comprimidos de 10 mg de ezetimiba + 40 mg de sinvastatina, embalagens com 28 comprimidos. *Uso oral. Uso adulto*

Capítulo 4

Medicamentos em Condições Endócrinas e Metabólicas

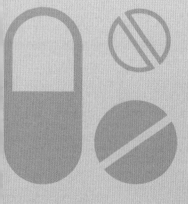

CAPÍTULO 4 | MEDICAMENTOS EM CONDIÇÕES ENDÓCRINAS E METABÓLICAS

■ Introdução

Assim como o sistema nervoso, o sistema endócrino tem importante participação no controle da homeostase. Enquanto um nervo exerce controle sobre uma única fibra muscular ou glândula, um hormônio pode afetar todas as células do corpo e podem ser necessários alguns dias para ocorrer uma resposta ótima.

Os hormônios podem ser administrados por vários motivos. Muitas vezes são prescritos para suplementar hormônios endógenos, como ocorre no hipotireoidismo. Alguns são prescritos para pacientes com doenças malignas. O câncer de mama depende de testosterona para crescer, portanto, a administração de estrogênio promove a redução de seu volume. Quando os hormônios são prescritos como antineoplásicos, suas doses são muito superiores aos níveis normalmente encontrados no corpo. Outro possível uso é a associação de estrogênio e progesterona como anovulatório.

Existem também "anti-hormônios" que bloqueiam as ações dos hormônios endógenos. A propiltiouracila, por exemplo, é prescrita para tratar pessoas com hipertireoidismo. Outro exemplo é o tamoxifeno que bloqueia a ação do estrogênio nos cânceres de mama dependentes de estrogênio.

O Quadro 4.1 mostra algumas condições endócrinas e sua farmacoterapia.

QUADRO 4.1 Condições endócrinas e sua farmacoterapia.

Glândula(s)	Hormônio(s)	Condição	Exemplos de medicação prescrita
Suprarrenais (córtex)	Corticosteroides	Hipersecreção de cortisol: síndrome de Cushing	Cetoconazol e mitotano
		Hipossecreção de cortisol: doença de Addison	Hidrocortisona, prednisona, fludrocortisona
		Hipersecreção de aldosterona: aldosteronismo primário (síndrome de Conn); aldosteronismo secundário	Espironolactona, eplerenona
	Hormônios sexuais	Hipersecreção: virilismo suprarrenal (síndrome adrenogenital)	Corticosteroides orais para hiperplasia suprarrenal Extirpação de tumores
Suprarrenais (medula)	Catecolaminas	Hipersecreção: feocromocitoma	Alfa e betabloqueadores
Gônadas	Testosterona (testículos)	Hipossecreção: hipogonadismo	Testosterona
Pâncreas (ilhotas)	Insulina	Hipersecreção: insulinoma	Octreotida
		Hipossecreção: diabetes melito	Insulina e hipoglicemiantes orais
Paratireoides	Paratormônio (PTH)	Hipersecreção: hiperparatireoidismo	Cirurgia
		Hipossecreção: hipoparatireoidismo	Vitamina D e suplementos de cálcio
Hipófise (adeno-hipófise)	Hormônio do crescimento (GH)	Hipossecreção: nanismo hipofisário	Somatropina
	Hormônio adrenocorticotrófico (ACTH)	Hipersecreção: doença de Cushing (tipo hipofisário da síndrome de Cushing)	Ressecção cirúrgica de adenoma hipofisário secretor de ACTH Radioterapia
	Prolactina	Hipersecreção: hiperprolactinemia	Depende da causa, dos sinais/sintomas e de outros fatores Bromocriptina Cabergolina
Hipófise (neuro-hipófise)	Hormônio antidiurético	Hipossecreção: diabetes insípido	Desmopressina e vasopressina
		Hipersecreção: síndrome de secreção inapropriada de hormônio antidiurético (SIHAD)	Antagonistas da vasopressina (vaptanas)
		Hipersecreção: acromegalia (adultos); gigantismo (crianças)	Octreotida, pegvisomanto
	Ocitocina	Hipossecreção: retardo do parto ou ausência de ejeção de leite	Ocitocina
Tireoide	Tiroxina (T4), tri-iodotironina (T3)	Hipossecreção: hipotireoidismo (adultos); cretinismo (crianças)	Reposição de tiroxina
		Hipersecreção: hipertireoidismo	Propiltiouracila, metimazol (tiamazol) e [131]I

Glândulas suprarrenais

As glândulas suprarrenais são constituídas por medula e córtex. A medula suprarrenal é constituída por células cromafins, que sintetizam e secretam catecolaminas (sobretudo epinefrina e, em menor quantidade, norepinefrina). As células cromafins também produzem aminas e peptídios bioativos (p. ex., histamina, serotonina, cromograninas, hormônios neuropeptídicos). A liberação suprarrenal de epinefrina é deflagrada pela ativação da divisão simpática do sistema nervoso autônomo.

O córtex suprarrenal secreta três classes de hormônios esteroides: mineralocorticoides, glicocorticoides e gonadocorticoides. Os mineralocorticoides e glicocorticoides são denominados corticosteroides ou hormônios adrenocorticais.

Os mineralocorticoides regulam o transporte de eletrólitos através das superfícies epiteliais, sobretudo conservação de sódio em troca de potássio. A aldosterona representa mais de 95% dos mineralocorticoides secretados pelas glândulas suprarrenais.

O córtex suprarrenal também secreta mais de 30 glicocorticoides diferentes. Os glicocorticoides promovem e inibem a transcrição gênica em muitos sistemas de órgãos e células. Seus efeitos proeminentes são anti-inflamatórios e aumento da gliconeogênese hepática. O cortisol, também denominado hidrocortisona, é o mais secretado e o mais importante do ponto de vista fisiológico. O fígado converte a hidrocortisona em cortisol.

Os gonadocorticoides (hormônios sexuais) secretados pelo córtex suprarrenal são principalmente androgênios (desidroepiandrosterona [DHEA] e androstenediona), embora também seja produzido estrogênio. A produção suprarrenal de gonadocorticoides é pequena, mas contribui para o início de puberdade e é a fonte primária de estrogênio endógeno após a menopausa.

Síndrome de Cushing

A síndrome de Cushing (hipercortisolismo) resulta da exposição prolongada dos tecidos corporais a níveis elevados do hormônio cortisol. É relativamente rara e acomete sobretudo adultos com 20 a 50 anos de idade. Obesos e diabéticos do tipo 2 que não estão bem controlados correm maior risco.

A síndrome de Cushing pode ter origem endógena ou exógena. Mais de 99% das pessoas apresentam essa síndrome em decorrência do uso de glicocorticoides semelhantes, do ponto de vista bioquímico, ao cortisol. São exemplos disso os usuários de prednisona por causa de asma, artrite reumatoide, lúpus eritematoso e transplantes.

Outras pessoas produzem excesso de cortisol. As causas são adenomas hipofisários (70%, a chamada doença de Cushing), síndrome de hormônio adrenocorticotrófico (ACTH) ectópico (tumores pulmonares causam mais de 50% desses casos), tumores suprarrenais (sobretudo adenomas) e síndrome de Cushing familiar (neoplasia endócrina múltipla [NEM] do tipo 1).

Segundo a Endocrine Society Clinical Guideline (publicada *online* pela primeira vez em 29 de julho de 2015), o tratamento da síndrome de Cushing é essencial para reduzir as mortes e as comorbidades. O tratamento efetivo inclui a normalização dos níveis ou da ação do cortisol, seja retirando a causa da síndrome de Cushing ou prescrição de medicamentos apropriados como anti-hipertensivos, por exemplo. De modo geral, a ressecção cirúrgica da(s) lesão(ões) é a abordagem inicial. A escolha das opções de segunda linha, inclusive medicação, suprarrenalectomia bilateral e radioterapia (tumores corticotrópicos) tem de ser individualizada.

Os fármacos são prescritos isoladamente ou em combinação. As opções são cetoconazol e mitotano.

Cetoconazol

Ver Cetoconazol na página 29 do Capítulo 2, *Medicamentos em Dermatologia*.

Mitotano

Potente adrenolítico e antineoplásico. Seu nome químico é 1-cloro-2-[2,2-dicloro-1-(4-clorofenil)-etil]-benzeno. Estruturalmente relacionado com o inseticida DDT.

O mitotano é um agente quimioterápico oral usado em casos de carcinoma do córtex suprarrenal (tipos funcional e não funcional). O mitotano pode ser descrito como agente citotóxico suprarrenal, embora possa promover inibição suprarrenal sem destruição celular. A administração de mitotano modifica o metabolismo suprarrenal do corsisol no homem, resultando em redução dos 17-hidroxicorticosteroides mensuráveis, embora os níveis plasmáticos dos corticosteroides não caiam.

Indicação	• Tratamento de carcinoma do córtex suprarrenal, quando não há possibilidade de operação, seja o tumor do tipo funcional ou não funcional
Mecanismo de ação	• Seu modo de ação é desconhecido. Segundo os dados disponíveis, sugere-se que modifique o metabolismo de esteroides e impeça o funcionamento do córtex suprarrenal
Posologia	• O esquema recomendado de tratamento é iniciar com 2 a 6 g/dia, em doses divididas, 3 ou 4 vezes/dia. As doses são geralmente aumentadas de forma gradual até 9 a 10 g/dia. Se surgirem efeitos colaterais graves, a dose deve ser reduzida até que seja atingida uma dose máxima tolerada. Se o paciente puder tolerar doses mais elevadas e se for possível uma resposta clínica melhor, a dose deve ser aumentada, dentro do intervalo terapêutico, até toxicidade inaceitável. A experiência tem demonstrado que a dose máxima tolerada varia de 2 a 16 g/dia, mas tem sido geralmente de 9 a 10 g/dia
Absorção	• Cerca de 30 a 40% da dose oral de mitotano é absorvida
Início da ação	• 2 a 4 semanas (ação máxima em 6 semanas)
Duração da ação	• Desconhecida
Metabolismo	• Hepático e renal
Eliminação	• Lentamente liberado do tecido adiposo; a maioria dos metabólitos são eliminados pelo fígado, 10% são excretados pelos rins e 15% são excretados na bile

(continua)

Mitotano (continuação)

Contraindicação	• Hipersensibilidade ao mitotano ou ao excipiente • *Precaução*: usar com cuidado em obesos devido ao aumento do risco de reações adversas
Interações medicamentosas	• Refeições gordurosas aumentam a absorção de mitotano • Delavirdina: redução significativa dos níveis sanguíneos da delavirdina • Fentanila: redução significativa dos níveis sanguíneos da fentanila • Ticagrelor: redução significativa dos níveis sanguíneos do ticagrelor
Efeitos adversos	• Os mais frequentes são anorexia, náuseas, vômitos, diarreia (80% dos pacientes) • Efeitos relacionados com o sistema nervoso central ocorrem em 40% dos pacientes (letargia, sonolência, vertigem, tontura) • Efeitos cutâneos ocorrem em 15% dos pacientes e consistem em exantemas temporários que não são correlacionados com a dose
Alerta	• Classe D na gravidez • Promove polongamento do tempo de sangramento • O tratamento deve ser realizado no hospital até que seja atingida uma dosagem estável • Todo tumor existente, se possível, deve ser cirurgicamente removido antes de ser instituída a administração de mitotano. Isto é necessário para minimizar a possibilidade de infarto e hemorragia no tumor devido ao rápido efeito citotóxico do medicamento • Os níveis plasmáticos de mitotano devem ser monitorados a fim de ajustar a dose, especialmente se altas doses iniciais forem consideradas necessárias. Ajustes posológicos podem ser necessários para atingir os níveis terapêuticos desejados (14 e 20 mg/ℓ) e evitar reações adversas específicas

Apresentação comercial

- **Lisodren® (Bristol-Myers Squibb),** comprimidos de 500 mg em frascos com 100 comprimidos. *Uso oral. Uso adulto.*

Doença de Addison

Também conhecida como insuficiência adrenocortical primária ou crônica, consiste em hipofunção geralmente progressiva do córtex suprarrenal. Há deficiência de mineralocorticoides assim como de glicocorticoides. Suas manifestações clínicas são variadas, inclusive hipotensão e hiperpigmentação, podendo evoluir para crise suprarrenal e colapso cardiovascular. O tratamento depende da causa, mas geralmente inclui hidrocortisona, prednisona, fludrocortisona.

A incidência de doença de Addison é de aproximadamente 4/100.000. Ocorre em todos os grupos etários e tende a se manifestar clinicamente durante estresse metabólico ou traumatismo.

Hidrocortisona

A hidrocortisona é um corticosteroide sintético idêntico, do ponto de vista estrutural, ao hormônio natural cortisol. É o fármaco de eleição para o tratamento da insuficiência adrenocortical. Quando é prescrita para fins de reposição as doses são fisiológicas.

A hidrocortisona é comercializada na forma de vários sais, sendo o succinato sódico apenas uso parenteral e o acetato para uso tópico.

Indicação	• Tratamento de insuficiência adrenocortical primária ou secundária e insuficiência adrenocortical aguda • Antes de cirurgias ou em caso de traumatismo importante ou doença grave, em pacientes com insuficiência suprarrenal comprovada ou quando há dúvidas em relação à reserva adrenocortical • Tratamento de choque não responsivo à terapêutica convencional, quando existe insuficiência adrenocortical comprovada ou suspeita da mesma • Tratamento de hiperplasia suprarrenal congênita, de tireoidite não supurativa e de hipercalcemia associada a câncer • Tratamento de: reações alérgicas e inflamatórias; asma brônquica; colite ulcerativa; exacerbação e manutenção de doenças do colágeno; embolia gordurosa; pulmão de choque; determinadas circunstâncias na tuberculose; síndrome de túnel do carpo e outras radiculopatias; artropatias; pênfigo, lúpus, formas graves de psoríase • Testes diagnósticos
Mecanismo de ação	• Como anti-inflamatório (inibição da resposta inflamatória inata e imunológica), liga-se ao receptor de glicocorticoide citosólico com o resultado final de redução da produção de eicosanoides e da expressão da ciclo-oxigenase (tanto COX-1 como COX-2)
Distribuição	• Atravessa a placenta, sendo secretada no leite materno
Posologia	• A dose inicial é de 100 mg a 500 mg (hidrocortisona equivalente a succinato sódico de hidrocortisona), dependendo da gravidade do quadro. Esta dose pode ser repetida a intervalos de 2, 4 ou 6 h, de acordo com a resposta do paciente e seu estado clínico. Embora a dose possa ser reduzida em crianças, deve ser regida mais pela gravidade da doença e resposta do paciente que pela sua idade ou peso corporal. Não deve, porém, ser menor que 25 mg /dia
Absorção	• Rápida
Início da ação	• IM: 20 min
Duração da ação	• IM: 1 a 1,5 dia

(continua)

Hidrocortisona (*continuação*)

Metabolismo	• Hepático
Eliminação	• Renal
Contraindicação	• Hipersensibilidade a hidrocortisona • Usar com cautela em pacientes com diabetes melito, psicose, hepatopatia, osteoporose e hipotireoidismo
Interações medicamentosas	• Os pacientes não devem ser vacinados contra varíola caso estejam em tratamento com corticosteroides • Recomenda-se não ingerir bebidas alcoólicas durante o tratamento
Efeitos adversos	• Síndrome de Cushing (doses altas ou uso prolongado); retenção de sódio e líquido; insônia; ansiedade; cefaleia; vertigem; confusão; depressão; hipertensão arterial; taquicardia; úlcera péptica; osteoporose; hiperglicemia; catarata; comprometimento da cicatrização de feridas
Alerta	• Se for usada por mais de 2 semanas, a dose deve ser reduzida gradativamente • Pode retardar o crescimento e o desenvolvimento normais de crianças • Reduz a resposta imune a vacinas e toxoides • Categoria C na gravidez

Apresentação comercial

- **Androcortil® (Teuto),** pó liófilo para solução injetável com 100 mg de succinato sódico de hidrocortisona, embalagem contendo 1 frasco-ampola + 1 ampola diluente com 2 mℓ (1 e 50 frascos-ampola); pó liófilo para solução injetável com 500 mg de succinato sódico de hidrocortisona, embalagem contendo 1 frasco-ampola + 1 ampola diluente com 4 mℓ (1 e 50 frascos-ampola). *Uso IV/IM. Uso adulto e pediátrico*
- **Ariscorten® (Blau),** pó liófilo injetável, frasco ampola contendo 100 mg de succinato sódico de hidrocortisona, embalagem contendo 50 frascos-ampola (50 ou 100 frascos-ampola) + ampolas de diluente (2 mℓ de água para injeção, estéril e apirogênica). *Uso IV/IM. Uso adulto e pediátrico*
- **Ariscorten® (Blau),** pó liófilo injetável, frasco ampola contendo 500 mg de succinato sódico de hidrocortisona, embalagem contendo 50 frascos-ampola (50 ou 100 frascos-ampola) + ampolas de diluente (4 mℓ de água para injeção, estéril e apirogênica). *Uso IV/IM. Uso adulto e pediátrico*
- **Cortisonal® injetável (União Química),** frasco-ampola contendo 100 mg de succinato sódico de hidrocortisona com frasco-ampola de 2,0 mℓ de água estéril para injeção (diluente); frasco-ampola contendo 500 mg de succinato sódico de hidrocortisona com frasco-ampola de 4,0 mℓ de água estéril para injeção (diluente). *Uso IV/IM. Uso adulto e pediátrico*
- **Gliocort® (Novafarma),** succinato sódico de hidrocortisona, pó liofilizado, caixas com 50 frascos-ampolas de 100 mg e 500 mg. *Uso IV/IM. Uso adulto e pediátrico*
- **Hidrosone® (Aspen Pharma),** frasco-ampola contendo 100 mg de succinato sódico de hidrocortisona com frasco-ampola de 2,0 mℓ de água estéril para injeção (diluente); frasco-ampola contendo 500 mg de succinato sódico de hidrocortisona com frasco-ampola de 4,0 mℓ de água estéril para injeção (diluente). *Uso IV/IM. Uso adulto e pediátrico*
- **Solu-Cortef® (União Química),** pó liófilo para solução injetável 100 mg, caixa com 50 frascos-ampola; pó liófilo para solução injetável 500 mg, caixa com 50 frascos-ampola. *Uso IV/IM. Uso adulto e pediátrico*
- **Succinato sódico de hidrocortisona (Ariston),** frasco-ampola contendo 100 mg de succinato sódico de hidrocortisona com frasco-ampola de 2,0 mℓ de água estéril para injeção (diluente); frasco-ampola contendo 500 mg de succinato sódico de hidrocortisona com frasco-ampola de 4,0 mℓ de água estéril para injeção (diluente). *Uso IV/IM. Uso adulto e pediátrico*
- **Succinato sódico de hidrocortisona® (Blau),** *pó injetável*, frasco-ampola contendo 100 mg de succinato sódico de hidrocortisona com frasco-ampola de 2,0 mℓ de água estéril para injeção (diluente); frasco-ampola contendo 500 mg de succinato sódico de hidrocortisona com frasco-ampola de 4,0 mℓ de água estéril para injeção (diluente). *Uso IM/IV. Uso adulto e pediátrico*
- **Succinato sódico de hidrocortisona® (Eurofarma),** frasco-ampola contendo 100 mg de succinato sódico de hidrocortisona com frasco-ampola de 2,0 mℓ de água estéril para injeção (diluente); frasco-ampola contendo 500 mg de succinato sódico de hidrocortisona com frasco-ampola de 4,0 mℓ de água estéril para injeção (diluente). *Uso IV/IM. Uso adulto e pediátrico.*

Prednisona

Glicocorticoide sintético derivado da cortisona. É biologicamente inerte, sendo convertida em prednisolona no fígado. A prednisona é aproximadamente 4 vezes mais potente que a hidrocortisona, e sua ação é mais prolongada.

Indicação	• Tratamento de insuficiência adrenocortical primária ou secundária (em conjunto com mineralocorticoides, se necessário) • Tratamento de hiperplasia suprarrenal congênita, tireoidite não supurativa, hipercalcemia associada a câncer • Como terapia complementar por breves períodos na artrite reumatoide, osteoartrite (pós-traumática ou sinovite), artrite psoriática, espondilite anquilosante, artrite gotosa aguda, bursite aguda e subaguda, fibrosite, epicondilite, tenossinovite, miosite • Pênfigo; dermatite bolhosa herpetiforme, eritema multiforme grave (síndrome de Stevens-Johnson); dermatite esfoliativa, micose fungoide, psoríase grave, dermatite seborreica grave • Durante exacerbação ou terapia de manutenção em alguns casos de lúpus eritematoso sistêmico, cardite reumática aguda, polimiosite e dermatomiosite • Controle de condições alérgicas graves ou incapacitantes, que não respondem à terapia convencional, como rinite alérgica, sazonal ou perene, pólipo nasal, asma brônquica (incluindo estado de mal asmático), dermatite de contato, dermatite atópica (neurodermatite), reações medicamentosas ou por soro • Processos inflamatórios e alérgicos, agudos e crônicos, envolvendo os olhos e anexos, como conjuntivite alérgica, ceratite, ulceração alérgica marginal da córnea, herpes-zóster oftálmico; irite e iridociclite, coriorretinite; inflamação do segmento anterior, uveíte posterior difusa e corioidite, neurite óptica

(continua)

Prednisona (continuação)

Indicação	• Sarcoidose sintomática, síndrome de Loeffler, que não respondem aos tratamentos convencionais, beriliose, tuberculose pulmonar disseminada ou fulminante, quando acompanhada por quimioterapia antituberculosa apropriada • Trombocitopenia idiopática ou secundária em adultos, anemia hemolítica (autoimune), eritroblastopenia, anemia hipoplásica congênita • Como medicação paliativa de leucemias e linfomas em adultos e leucemia aguda em crianças • Para induzir diurese ou remissão de proteinúria na síndrome nefrótica do tipo idiopático ou devida a lúpus eritematoso, mas somente se não houve uremia • Meningite tuberculosa com ou iminência de bloqueio subaracnóideo, quando acompanhada por quimioterapia antituberculosa apropriada
Mecanismo de ação	• Agonista de receptor de glicocorticoide, sendo primeiro metabolizada no fígado a sua forma ativa, a prednisolona. A prednisolona atravessa as membranas celulares e se liga (com elevada afinidade) a receptores citoplasmáticos específicos, resultando em inibição da infiltração por leucócitos no local da inflamação, interferência na função dos mediadores da resposta inflamatória, supressão das respostas imunes humorais e redução de edema de tecido cicatricial. As ações anti-inflamatórias são atribuídas a proteínas inibitórias fosfolipase A2 (lipocortinas) que controlam a biossíntese de potentes mediadores da inflamação como prostaglandinas e leucotrienos. Além disso, a prednisona estimula a secreção de vários componentes do suco gástrico
Posologia	• Adultos: 5 a 20 mg/dia VO • Crianças: 0,14 mg a 2 mg/kg/dia ou 4 a 6 mg/m²/dia VO
Absorção	• Absorção rápida pelo sistema digestório após ingestão
Início da ação	• VO: 1 h
Duração da ação	• A dose inicial de prednisona para adultos pode variar de 5 mg a 60 mg/dia, dependendo da doença em tratamento • A dose pediátrica inicial pode variar de 0,14 mg a 2 mg/kg de peso por dia, ou de 4 mg a 60 mg/m² de superfície corporal/dia • *Observação*: prednisona pode ser administrada em dias alternados quando os pacientes necessitam de tratamento prolongado
Metabolismo	• Hepático
Eliminação	• Renal
Contraindicação	• Infecções sistêmicas por fungos • Hipersensibilidade à prednisona ou a outros corticosteroides ou a quaisquer excipientes
Interações medicamentosas	• Fenobarbital, fenitoína, rifampicina ou efedrina: aumento do metabolismo da prednisona, reduzindo seus efeitos terapêuticos • Diuréticos espoliadores de potássio: intensificação da hipopotassemia • Glicosídios cardíacos: aumento do risco de arritmias ou intoxicação digitálica associada à hipopotassemia • Os corticosteroides podem reduzir as concentrações plasmáticas de salicilato. Nas hipoprotrombinemias, o AAS deve ser usado com precaução, quando associado aos corticosteroides • Hipoglicemiantes: os corticosteroides elevam a glicemia, sendo necessário ajuste posológico
Efeitos adversos	• Retenção de sódio, perda de potássio, aumento do pH sanguíneo, retenção de líquido, aumento da pressão arterial • Fraqueza muscular, miopatia, perda de massa muscular, agravamento dos sinais/sintomas de miastenia *gravis*, osteoporose, fraturas por compressão vertebral, necrose asséptica da cabeça do fêmur e do úmero, fratura patológica de ossos longos, ruptura de tendão • Úlcera péptica com possível perfuração e hemorragia, pancreatite, distensão abdominal, esofagite ulcerativa • Retardo na cicatrização, atrofia cutânea, pele fina e frágil, petéquias e equimoses, eritema facial, sudorese excessiva, supressão da reação a testes cutâneos, reações como dermatite alérgica, urticária, edema angioneurótico • Convulsões; aumento da pressão intracraniana com papiledema (pseudotumor cerebral) geralmente após tratamento, vertigem, cefaleia • Irregularidades menstruais, aspecto cushingoides supressão do crescimento fetal ou infantil, insuficiência suprarrenal ou hipofisária secundária, principalmente em casos de estresse (cirurgias, traumatismo ou doença), redução da tolerância aos carboidratos, manifestação de diabetes melito latente, aumento da necessidade de insulina ou hipoglicemiantes orais em pacientes diabéticos • Catarata subcapsular posterior, aumento da pressão intraocular, glaucoma, exoftalmia. Balanço nitrogenado negativo devido ao catabolismo proteico • Euforia, alterações do humor; depressão grave com evidentes manifestações psicóticas; alterações da personalidade; hiperirritabilidade; insônia • Reações de hipersensibilidade ou anafilactoides e reações do tipo choque ou de hipotensão
Alerta	• Classe C na gravidez

Apresentação comercial

- **Alergcorten® (Pharmascience)**, comprimidos de 5 mg, embalagem com 20 comprimidos. *Uso oral. Uso adulto e pediátrico*
- **Alergcorten® (Pharmascience)**, comprimidos de 20 mg, embalagem com 20 comprimidos. *Uso oral. Uso adulto e pediátrico*
- **Artinizona® (Teuto)**, comprimidos de 20 mg, embalagem com 20 comprimidos. *Uso oral. Uso adulto e pediátrico*
- **Corticorten® (Neo Química)**, comprimidos de 5 mg e 20 mg, embalagens com 20 e 500 comprimidos (embalagem hospitalar). *Uso oral. Uso adulto e pediátrico*
- **Crispred® (Cristalia)**, comprimidos de 5 mg em embalagem com 200 comprimidos e embalagem fracionável com 100 comprimidos; comprimidos de 20 mg em embalagem com 200 comprimidos. *Uso oral. Uso adulto e pediátrico*
- **Flamacorten® (Globo)**, comprimidos de 5 mg, embalagem com 20 comprimidos; comprimidos de 20 mg, embalagem com 20 comprimidos. *Uso oral. Uso adulto e pediátrico*
- **Meticorten® (MSD)**, comprimidos de 5 mg em embalagens com 20 comprimidos, comprimidos de 20 mg em embalagens com 10 comprimidos. *Uso oral. Uso adulto e pediátrico*
- **Predcort® (Vitapan)**, comprimido de 5 mg, embalagem contendo 20 ou 500 comprimidos; comprimido de 20 mg, embalagem contendo 20 comprimidos. *Uso oral. Uso adulto e pediátrico*
- **Predns® 20 mg (Legrand)**, comprimidos de 20 mg, embalagem com 10 comprimidos. *Uso oral. Uso adulto e pediátrico*
- **Prednisona® (EMS)**, comprimidos de 5 mg em embalagem contendo 20 comprimidos, embalagem fracionável, contendo 60 e 90 comprimidos, embalagem hospitalar, contendo 500 comprimidos; comprimidos de 20 mg em embalagem contendo 10 comprimidos, embalagem fracionável, contendo 30 e 60 comprimidos, embalagem hospitalar, contendo 500 comprimidos. *Uso oral. Uso adulto e pediátrico*
- **Prednisona® (Eurofarma)**, comprimidos de 5 mg, embalagens com 20 comprimidos; comprimidos de 20 mg em embalagens com 10 e 30 comprimidos. *Uso oral. Uso adulto e pediátrico*
- **Prednisona® (Germed)**, comprimidos de 5 mg, embalagens com 20 comprimidos; comprimidos de 20 mg em embalagens com 10 e 30 comprimidos. *Uso oral. Uso adulto e pediátrico*
- **Prednisona® (Laboratório Farmacêutico da Marinha)**, comprimidos simples de 5 mg, cada caixa contém 500 comprimidos; comprimidos simples de 20 mg, cada caixa contém 500 comprimidos. *Uso oral. Uso adulto e pediátrico*
- **Prednisona® (Legrand)**, comprimidos de 5 mg, embalagens com 20 comprimidos; comprimidos de 20 mg em embalagens com 10 e 30 comprimidos. *Uso oral. Uso adulto e pediátrico*
- **Prednisona® (Medley)**, comprimidos de 5 mg, embalagens com 20 comprimidos; comprimidos de 20 mg em embalagens com 10 e 30 comprimidos. *Uso oral. Uso adulto e pediátrico*
- **Prednisona® (Neo Química)**, comprimidos de 5 mg, embalagens com 20 comprimidos; comprimidos de 20 mg em embalagens com 10 e 30 comprimidos. *Uso oral. Uso adulto e pediátrico*
- **Prednisona® (Nova Química)**, comprimidos de 5 mg, embalagens com 20 comprimidos; comprimidos de 20 mg em embalagens com 10 e 30 comprimidos. *Uso oral. Uso adulto e pediátrico*
- **Prednisona® (Prati-Donaduzzi)**, comprimidos de 5 mg em embalagem com 20, 120, 280, 300 ou 600 comprimidos; comprimido de 20 mg em embalagem com 10, 20, 120, 280, 300 ou 600 comprimidos. *Uso oral. Uso adulto e pediátrico*
- **Prednisona® (Sanval)**, comprimidos de 5 mg em embalagens com 10, 20, 40 e 500 comprimidos; comprimidos de 20 mg em embalagens com 10, 20, 40 e 500 comprimidos. *Uso oral. Uso adulto e pediátrico*
- **Prednisona® (União Química)**, comprimidos de 20 mg, embalagem com 10 comprimidos. *Uso oral. Uso adulto e pediátrico.*

Fludrocortisona

Trata-se de um esteroide adrenocortical sintético, que apresenta potentes propriedades mineralocorticoides e alta atividade glicocorticoide. A fludrocortisona é utilizada por seus efeitos mineralocorticoides. A ação fisiológica do acetato de fludrocortisona é semelhante à da hidrocortisona, mas o efeito glicocorticoide é 15 vezes maior e o efeito mineralocorticoide é 125 vezes maior.

Indicação	• Terapia de reposição parcial nos casos de insuficiência adrenocortical (doença de Addison) primária e secundária • Tratamento da síndrome adrenogenital com perda de sal
Mecanismo de ação	• A fludrocortisona se liga ao receptor de mineralocorticoide (receptor de aldosterona) e o ativa com consequente aumento do transporte de íons e água • Isso promove aumento do volume de líquido extracelular e da pressão arterial e redução dos níveis de potássio

Posologia	• Doença de Addison
	  ○ A combinação de fludrocortisona com um glicocorticoide como hidrocortisona ou cortisona normaliza a atividade suprarrenal com riscos mínimos de efeitos colaterais
	  ○ Dose habitual de 1 mg de fludrocortisona/dia. Se ocorrer hipertensão arterial, reduzir para 0,5 mg/dia
	• Síndrome adrenogenital com perda de sal: 0,1 a 0,2 mg/dia

Absorção	• Rápida e completa após ingestão
Metabolismo	• Hepático
Eliminação	• Urina (cerca de 80%)
Contraindicação	• Hipersensibilidade conhecida ou suspeita a fludrocortisona ou a qualquer dos ingredientes inativos da formulação • Infecções fúngicas sistêmicas • Insuficiência cardíaca congestiva
Interações medicamentosas	• Anfotericina B ou diuréticos espoliadores de potássio (p. ex., benzotiadiazinas e derivados, ácido etacrínico e furosemida): agravamento da hipopotassemia • Anticolinesterásicos (rivastigmina, donepezila, galantamina): antagonismo aos efeitos dos anticolinesterásicos • Anticoagulantes orais: os corticosteroides podem aumentar ou diminuir a ação anticoagulante • Antidiabéticos (agentes orais e insulina): têm seu efeito hipoglicemiante diminuído. O paciente deve ser monitorado para os sintomas de hiperglicemia; a dosagem do antidiabético deve ser ajustada, se necessário

(continua)

Fludrocortisona (continuação)

Interações medicamentosas	• Anfotericina B ou diuréticos espoliadores de potássio (p. ex., benzotiadiazinas e derivados, ácido etacrínico e furosemida): agravamento da hipopotassemia • Anticolinesterásicos (rivastigmina, donepezila, galantamina): antagonismo aos efeitos dos anticolinesterásicos • Anticoagulantes orais: os corticosteroides podem aumentar ou diminuir a ação anticoagulante • Antidiabéticos (agentes orais e insulina): têm seu efeito hipoglicemiante diminuído. O paciente deve ser monitorado para os sintomas de hiperglicemia; a dosagem do antidiabético deve ser ajustada, se necessário
Efeitos adversos	• Hipertensão arterial, edema, hipertrofia cardíaca, insuficiência cardíaca congestiva, perda de potássio e alcalose hipopotassêmica • Miopatia por esteroide, osteoporose, fraturas compressivas das vértebras, necrose asséptica das cabeças do fêmur e do úmero • Úlceras pépticas com possível perfuração e hemorragia, pancreatite, distensão abdominal • Convulsões, aumento da pressão intracraniana com papiledema
Alerta	• Classe C na gravidez • Os efeitos adversos, tais como osteoporose ou hipertensão arterial, são mais graves em idosos • As vacinas vivas são contraindicadas para pacientes em uso de doses de fludrocortisona. As vacinas vivas podem ser administradas a pacientes em terapia de manutenção, contudo, a resposta humoral é menor • Deve ser administrada com extrema cautela a paciententes com infecção ocular por HSV-1 por causa do risco de perfuração da córnea

Apresentação comercial

■ **Florinefe® (Bristol-Myers Squibb)**, comprimidos contendo 0,1 mg de acetato de fludrocortisona em frasco contendo 100 comprimidos. *Uso oral. Uso adulto.*

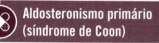

Aldosteronismo primário (síndrome de Coon)

O aldosteronismo primário é causado pela produção autônoma de aldosterona pelo córtex suprarrenal em decorrência de hiperplasia, adenoma ou carcinoma. O tratamento depende da causa. Se for possível, o tumor é extirpado e para os casos de hiperplasia são prescritas espironolactona ou eplerenona.

Espironolactona

Trata-se de um diurético pupador de potássio que é antagonista da aldosterona nos túbulos renais distais. É prescrito principalmente para o tratamento de edema refratário em pacientes com insuficiência cardíaca congestiva (ICC), síndrome nefrótica ou cirrose hepática. Seus efeitos no sistema endócrino são utilizados no tratamento de hirsutismo e acne. A espironolactona bloqueia os efeitos da aldosterona na musculatura lisa arteriolar. (Ver também Capítulo 3, *Medicamentos em Cardiologia*.)

Os efeitos benéficos da espironolactona parecem ser consequentes predominantemente a sua influência no equilíbrio hidreletrolítico e não ao seu antagonismo da aldosterona nos rins. Todavia, por causa dos seus efeitos estrogênico-símiles, inclusive disfunção erétil e ginecomastia, existe muita pesquisa para encontrar um agente antialdosterona com efetividade semelhante sem esses efeitos colaterais. A eplerenona é esse agente atualmente.

Indicação	• Tratamento de hipertensão arterial hiporreninêmica • Tratamento de hipopotassemia • Tratamento de síndrome de Coon (secreção excessiva de aldosterona que aumenta a reabsorção de sódio nos túbulos e ductos coletores renais)
Mecanismo de ação	• Antagonista farmacológico específico da aldosterona que atua basicamente por ligação competitiva aos receptores no local de troca de sódio-potássio dependente de aldosterona no túbulo renal convoluto distal. A espironolactona provoca a excreção aumentada de sódio e água, enquanto conserva o potássio • Pode ser prescrito isoladamente ou em combinação com outros diuréticos com ação mais proximal nos túbulos renais • A espironolactona se liga ao receptor de mineralocorticoide e bloqueia as ações da aldosterona na expressão gênica
Distribuição	• Atravessa a placenta, secretada no leite materno
Posologia	• 25 a 100 mg VO 1 a 2 vezes/dia (dose máxima: 400 mg/dia)
Absorção	• Absorvida de modo rápido pelo sistema digestório. A ingestão com alimento aumenta a biodisponibilidade da espironolactona não metabolizada em quase 100%
Início da ação	• 2 a 3 dias (pode demorar 2 semanas para atingir o efeito máximo)
Duração da ação	• 2 a 3 dias

(continua)

Espironolactona (*continuação*)

Metabolismo	• Hepático e renal. Convertida a metabólitos ativos
Eliminação	• Os metabólitos são excretados principalmente na urina (40 a 57%) e secundariamente nas fezes (35 a 40%)
Contraindicação	• Anuria; comprometimento renal grave; gravidez; hiperpotassemia; gravidez; lactação
Interações medicamentosas	• Ácido acetilsalicílico e outros salicilatos: redução do efeito diurético • Digoxina: redução do efeito da digoxina • Inibidores da ECA: aumento do risco de hiperpotassemia grave e arritmias • Bloqueadores dos receptores de angiotensina: aumento do risco de hiperpotassemia grave e arritmias cardíacas • Penicilina G potássica: aumento do risco de hiperpotassemia grave e arritmias • Extrato de alcaçuz contém uma substância com ações semelhantes às da aldosterona e seu consumo deve ser evitado
Efeitos adversos	• Hiperpotassemia que pode provocar arritmias cardíacas, fraqueza muscular, parestesia, fadiga, bradicardia, paralisia flácida nos membros • Nos homens, a espironolactona pode provocar ginecomastia, disfunção erétil e diminuição da libido • As mulheres apresentam irregularidade menstrual, hirsutismo e dor à palpação das mamas, assim como redução da fertilidade • Agranulocitose (rara)
Alerta	• Classe C na gravidez

Apresentação comercial

- **Aldactone® 25 mg (Pfizer),** comprimidos de 25 mg, embalagem contendo 30 comprimidos. *Uso oral. Uso adulto e pediátrico*
- **Aldactone® 50 mg (Pfizer),** comprimidos de 50 mg, embalagem contendo 30 comprimidos. *Uso oral. Uso adulto e pediátrico*
- **Aldactone® 100 mg (Pfizer),** comprimidos de 100 mg, embalagem contendo 16 comprimidos. *Uso oral. Uso adulto e pediátrico*
- **Aldosterin® (Aspen Pharma),** comprimidos revestidos de 25 mg, embalagem contendo 200 comprimidos. *Uso oral. Uso adulto e pediátrico*
- **Aldosterin® (Aspen Pharma),** comprimidos revestidos de 100 mg, embalagem contendo 160 comprimidos. *Uso oral. Uso adulto e pediátrico*
- **Diacqua® 25 mg (Eurofarma),** comprimidos de 25 mg, embalagem contendo 30 comprimidos. *Uso oral. Uso adulto e pediátrico*
- **Diacqua® 50 mg (Eurofarma),** comprimidos de 50 mg, embalagem contendo 30 comprimidos. *Uso oral. Uso adulto e pediátrico*
- **Diacqua® 100 mg (Eurofarma),** comprimidos de 100 mg, embalagem contendo 16 comprimidos. *Uso oral. Uso adulto e pediátrico*
- **Espironolactona® (Eurofarma),** comprimidos de 25 mg, embalagem contendo 30 comprimidos; comprimidos de 50 mg, embalagem contendo 30 comprimidos. *Uso oral. Uso adulto e pediátrico*
- **Espironolactona® (Germed),** comprimidos de 25 mg em embalagem contendo 15, 30, e 450 comprimidos; comprimidos de 50 mg em embalagem contendo 15, 30, 450 e 500 comprimidos; comprimidos de 100 mg em embalagem contendo 15, 16, 30, 450 comprimidos. *Uso oral. Uso adulto e pediátrico*
- **Espironolactona + furosemida**
  - **Lasilactona® 50/20 (Sanofi-Aventis),** cápsulas com 20 mg de furosemida + 50 mg de espirolactona, embalagem com 30 cápsulas. *Uso oral. Uso adulto e pediátrico*
  - **Lasilactona® 100/20 (Sanofi-Aventis),** cápsulas com 20 mg de furosemida + 100 mg de espirolactona, embalagem com 30 cápsulas. *Uso oral. Uso adulto e pediátrico*
- **Espironolactona + hidroclorotiazida**
  - **Aldazida® (Pfizer),** comprimido de 50 mg de espironolactona + 50 mg de hidroclorotiazida, embalagem com 30 comprimidos. *Uso oral. Uso adulto.*

Eplerenona

Agente antialdosterona seletivo que não apresenta os efeitos antiandrogênicos da espironolactona. A eplerenona bloqueia seletivamente a aldosterona nos receptores de mineralocorticoides nos tecidos epiteliais (p. ex., rins) e não epiteliais (p. ex., coração, vasos sanguíneos, cérebro), reduzindo assim a pressão arterial e a reabsorção do sódio. Até o momento da preparação deste livro (fevereiro de 2017), não era comercializada no Brasil. Pode ser obtida por *sites* de importação de medicamentos.

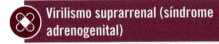

Virilismo suprarrenal (síndrome adrenogenital)

Consiste na secreção exagerada de androgênios suprarrenais causada por tumor ou hiperplasia das glândulas suprarrenais. Os tumores malignos das glândulas suprarrenais podem secretar excesso de androgênios, cortisol ou mineralocorticoides (ou os três), resultando na síndrome de Cushing com supressão da secreção de ACTH e atrofia da glândula suprarrenal contralateral e hipertensão arterial. A hiperplasia das glândulas suprarrenais geralmente é congênita.

O tratamento recomendado para a hiperplasia das glândulas suprarrenais consiste em dexametasona (0,5 mg a 1,0 mg, VO, na hora de dormir). Todavia, mesmo essas doses baixas podem causar síndrome de Cushing. Uma opção é cortisol (25 mg, VO, 1 vez/dia) ou prednisona (5 a 10 mg, VO, 1 vez/dia).

Dexametasona

Glicocorticoide sintético que é um potente análogo do cortisol, com ação biológica semelhante.

O fosfato de dexametasona (usado nas formulações injetáveis) exibe potente ação anti-inflamatória que inibe tanto os sinais/sintomas iniciais de inflamação, quanto os tardios. A ação anti-inflamatória do fosfato de dexametasona, assim como dos demais corticoides, fundamenta-se na capacidade de inibir a mobilização de neutrófilos e macrófagos para a área afetada. Os corticoides inibem a síntese da enzima responsável pela formação da fibrolisina que facilita a entrada de leucócitos na área de inflamação. Os glicocorticoides induzem a síntese de uma proteína inibidora da fosfolipase A2, com consequente redução na liberação de ácido araquidônico a partir de fosfolipídios. Em decorrência, há diminuição na formação de prostaglandinas, leucotrienos e tromboxanos, que são importantes para a quimiotaxia e o processo inflamatório. Ao antagonizar as reações inflamatórias, a dexametasona proporciona rápido alívio da dor em processos de origem reumática ou traumática. A dexametasona exerce atividade glicocorticoide predominante, com pouca propensão a promover retenção renal de sódio e água. Portanto, não proporciona terapia de reposição completa, e deve ser suplementada com sal e/ou desoxicorticosterona. A cortisona e a hidrocortisona também agem predominantemente como glicocorticoides, embora a ação mineralocorticoide seja maior do que a da dexametasona. Seu uso em pacientes com insuficiência adrenocortical total também pode exigir suplementação de sal e/ou desoxicortisona. A ausência de propriedades mineralocorticoides faz com que o fosfato de dexametasona seja particularmente adequado no tratamento de condições em que a retenção de água seja uma desvantagem.

Indicação	• Injetável: tratamento de distúrbios endócrinos, distúrbios reumáticos, doenças do colágeno, doenças dermatológicas, condições alérgicas, doenças oftalmológicas, doenças respiratórias, doenças GI, condições hematológicas, neoplasias, estados edematosos, edema cerebral • Pomada e solução oftalmológicas: tratamento de condições inflamatórias das conjuntivas palpebral e bulbar, córnea e segmento anterior do globo ocular • Solução para uso otológico: tratamento de condições inflamatórias do meato acústico externo • Creme tópico: alívio das manifestações inflamatórias e pruriginosas de dermatites • Aerossol oral: tratamento de asma brônquica e estados broncoespásticos que não respondem à medicação habitual • Aerossol intranasal: tratamento de condições nasais alérgicas ou inflamatórias e pólipos nasais • Teste de supressão com dexametasona (para diagnóstico de síndrome de Cushing e para diferenciar a síndrome de Cushing causada por excesso de ACTH hipofisário da síndrome de Cushing de outras etiologias)
Mecanismo de ação	• Agonista glicocorticoide. A dexametasona, em sua forma livre, atravessa as membranas celulares e se liga com elevada afinidade aos receptores citoplasmáticos específicos. Isso resulta em modificação da transcrição e da síntese de proteína com consequente inibição da infiltração leucocitária no local da inflamação, interferência na função de mediadores da resposta inflamatória, supressão das respostas imunes humorais e redução do edema ou do tecido cicatricial. As ações anti-inflamatórias são atribuídas às proteínas inibitórias fosfolipase A2, lipocortinas, que controlam a biossíntese de mediadores potentes da inflamação (p. ex., prostaglandinas e leucotrienos)

Posologia	• A posologia inicial, usualmente utilizada, varia de 0,5 mg a 20 mg por dia, dependendo da doença específica a ser tratada. *Observação:* as exigências posológicas são variáveis e devem ser individualizadas com base na patologia a ser tratada e na resposta do paciente. Se o uso de dexametasona tiver que ser suspenso depois de administrado durante alguns dias, recomenda-se fazê-lo gradual e não subitamente
	• No caso de emergência, a dose usual para injeção IV ou IM é de 1 a 5 mℓ (4 mg a 20 mg); nos casos clínicos de choque circulatório utilizar apenas a via IV. Esta dose pode ser repetida até ocorrer resposta adequada. Após a melhora inicial, doses únicas de 0,5 mℓ a 1,0 mℓ (2 a 4 mg) devem ser repetidas segundo as necessidades. A posologia total diária geralmente não deve exceder 20 mℓ (80 mg), ainda que se trate de afecção grave. Quando se deseja o efeito máximo e constante, as doses devem ser repetidas com intervalos de 3 a 4 h, ou mantida gota a gota por via IV lenta
	• Choque (de origem traumática, hemorrágica ou cirúrgica):
	   ◦ A dose usual é de 2 a 6 mg/kg de peso corpóreo, administrada em dose única IV. Pode ser repetida após 2 a 6 h, se o choque persistir. Uma opção é administrar de uma só vez 2 a 6 mg/kg de peso corpóreo IV, seguida imediatamente pela mesma dose em gotejamento IV. A administração de corticosteroide em altas doses deve ser continuada apenas até que a condição do paciente tenha se estabilizado, o que usualmente não vai além de 48 a 72 h
	   ◦ Edema cerebral (associado com tumor cerebral primário ou metastático, neurocirurgia, trauma craniano, pseudomotor cerebral ou medidas pré-operatórias nos pacientes com aumento da pressão intracraniana secundário a tumor cerebral): imediatamente 10 mg (2,5 mℓ) IV, seguidos de 4 mg (1 mℓ) IM a cada 6 h, até cederem os sinais/sintomas do edema cerebral. A resposta costuma ocorrer em 12 a 24 h; após 2 a 4 dias pode-se reduzir gradualmente a posologia até cessar a administração no período de 5 a 7 dias. Altas doses do produto são recomendadas para iniciar terapia intensiva a curto prazo do edema cerebral associado a risco agudo à vida. Após esquema posológico "de ataque" do 1º dia de tratamento, a posologia é reduzida gradualmente durante o período de 7 a 10 dias de terapia intensiva, chegando posteriormente até zero durante os próximos 7 a 10 dias

Absorção	• 80 a 90% de biodisponibilidade
Metabolismo	• Hepático
Eliminação	• Urina (65%)
Contraindicação	• Infecções fúngicas sistêmicas; hipersensibilidade a sulfitos ou a outro componente do medicamento; administração de vacinas com vírus vivos

(continua)

Dexametasona (*continuação*)

Interações medicamentosas	• Aminoglutetimida: redução da supressão suprarrenal pela dexametasona • Anfotericina B: risco aumentado de hipopotassemia • Antibióticos macrolídeos: redução significativa da depuração da dexametasona • Anticolinesterásicos: a associação com dexametasona provoca fraqueza muscular significativa em pacientes com miastenia *gravis* • Ciclosporina: aumento da atividade da colestiramina e da dexametasona (há relatos de crises convulsivas) • Colestiramina: aumento da depuração da dexametasona • Diuréticos espoliadores de potássio: risco aumentado de hipopotassemia • Hipoglicemiantes: como a dexametasona eleva a glicemia, é necessário ajustar a dose dos hipoglicemiantes • Isoniazida: a associação com dexametasona reduz as concentrações séricas da INH • Varfarina: a associação com dexametasona resulta em inibição da resposta à varfarina (o coagulograma deve ser monitorado)
Efeitos adversos	• Agressividade, irritabilidade, nervosismo; agitação psicomotora; ansiedade; borramento visual; tontura; taquicardia; cefaleia; depressão; dispneia; edema em dedos das mãos, mãos, pés e membros inferiores; ganho ponderal; labilidade emocional; parestesia em membros superiores ou inferiores; redução do débito urinário
Alerta	• Classe C na gravidez

Apresentação comercial

- **Decadron® (Aché)**, elixir com 0,5 mg de dexametasona por 5 mℓ em frasco de 120 mℓ + copo dosador. *Uso oral. Uso adulto e pediátrico*
- **Decadron® 0,5 mg (Aché)**, comprimidos de 0,5 mg em blíster com 20 comprimidos. *Uso oral. Uso adulto e pediátrico*
- **Decadron® 0,75 mg (Aché)**, comprimidos de 0,75 mg em blíster com 20 comprimidos. *Uso oral. Uso adulto e pediátrico*
- **Decadron® 4 mg (Aché)**, comprimidos de 4 mg em blíster com 10 comprimidos. *Uso oral. Uso adulto e pediátrico*
- **Dexaden® (Cifarma)**, elixir, cada 5 mℓ contém 5 mg de dexametasona, embalagem com 1 frasco de 100 mℓ. *Uso oral. Uso adulto e pediátrico*
- **Dexametasona® (Infabra)**, cada mililitro contém 21-fosfato dissódico de dexametasona (equivalente a 4 mg de fosfato de dexametasona = 3,33 mg de dexametasona), caixa com 1 frasco-ampola e 50 frascos-ampola de 2,5 mℓ
- **Dexametasona® comprimido (Luper)**, cada comprimido contém 0,5 mg de dexametasona, caixa com 20 comprimidos
- **Dexametasona® elixir (Medley)**, cada 5 mℓ contém 0,5 mg de dexametasona, embalagem contendo frasco de 120 mℓ, acompanhada de copo graduado de 10 mℓ. *Uso oral. Uso adulto e pediátrico*
- **Dexametasona® elixir (Cristalia)**, elixir contendo 0,1 mg de dexametasona/mℓ, embalagem com 1, 25 e 50 frascos de 120 mℓ + copo-medida. *Uso oral. Uso adulto e pediátrico*
- **Dexametasona® elixir (EMS)**, cada 5 mℓ de elixir contém 0,5 mg de dexametasona, caixa com 1 frasco de 120 mℓ. *Uso oral. Uso adulto e pediátrico*
- **Dexametasona® elixir (GeoLab)**, cada 5 mℓ de elixir contém 0,5 mg de dexametasona, caixa com 1 frasco de 120 mℓ. *Uso oral. Uso adulto e pediátrico*
- **Dexametasona® elixir (Germed)**, cada 5 mℓ de elixir contém 0,5 mg de dexametasona, caixa com 1 frasco de 120 mℓ. *Uso oral. Uso adulto e pediátrico*
- **Dexametasona® elixir (Luper)**, cada colher das de chá (5 mℓ) contém 0,5 mg de dexametasona, frasco contendo 120 mℓ. *Uso oral. Uso adulto e pediátrico*
- **Dexametasona® injetável (Luper)**, cada ampola (1 mℓ) contém 2 mg de fosfato de dexametasona (equivale a 1,665 mg de dexametasona), caixa contendo duas ampolas de 1 mℓ. *Uso intravenoso/intramuscular. Uso adulto e pediátrico*
- **Dexametasona® solução injetável 2 mg/mℓ (Nova Química)**, cada ampola de 1 mℓ contém 2 mg de fosfato dissódico de dexametasona, caixa com 2 ampolas de 1 mℓ. *Uso IV/IM. Uso adulto e pediátrico*
- **Dexametasona® solução injetável 4 mg/mℓ (Nova Química)**, cada ampola de 2,5 mℓ contém 10 mg de fosfato dissódico de dexametasona, caixa com 50 frascos-ampola de 2,5 mℓ. *Uso IV/IM. Uso adulto e pediátrico*
- **Fosfato dissódico de dexametasona® (Hipolabor)**, solução injetável com 2 mg/mℓ, caixa contendo 100 ampolas de 1 mℓ; solução injetável com 4 mg/mℓ, caixa contendo 100 ampolas de 2,5 mℓ. *Uso IV/IM. Uso adulto e pediátrico*
- **Metaxon® (Ariston)**, solução injetável, cada 1 mℓ contém 4,4 mg de fosfato dissódico de dexametasona (equivalente a 4 mg de fosfato de dexametasona), embalagem com 50 frascos-ampola de 2,5 mℓ. *Uso IM/IV. Uso adulto e pediátrico.*

Feocromocitoma

Tumor secretor de catecolaminas das células cromafins que, em geral, é benigno, unilateral e está localizado nas glândulas suprarrenais. Os feocromocitomas ectópicos (paragangliomas) são encontrados no órgão de Zuckerkandl (pequenas massas de tecido cromafim localizadas próximo aos gânglios simpáticos ao longo da aorta).

Os paragangliomas tendem a ocorrer em pacientes mais jovens (< 20 anos de idade) e são multifocais em 15 a 30%. O feocromocitoma provoca hipertensão arterial persistente (29%) ou paroxística (48%). Sempre que for possível, o tratamento consiste em extirpação do tumor. Terapia medicamentosa para controle da pressão arterial inclui bloqueio alfa (doxazosina), geralmente associado a bloqueio beta se ocorrer taquicardia (ver Capítulo 5, *Medicamentos em Neurologia/Psiquiatria*).

Doxazosina

A doxazosina é um derivado quinazolínico que antagoniza seletivamente os receptores alfa-1-adrenérgicos pós-sinápticos. Sua ação é a mais duradoura dentre os alfa-1-bloqueadores, possibilitando a prescrição de uma dose ao dia.

Indicação	• Tratamento e manejo de hipertensão arterial leve a moderada e sinais/sintomas de obstrução urinária causada por hiperplasia prostática benigna
Mecanismo de ação	• Inibição dos receptores alfa-1-adrenérgicos pós-sinápticos na musculatura lisa vascular com consequente inibição do efeito vasoconstritor das catecolaminas circulantes e liberadas localmente (epinefrina e norepinefrina), resultando em vasodilatação periférica
Posologia	• 1 a 8 mg/dia VO (dose diária máxima de 8 mg)
Absorção	• Biodisponibilidade de 65%, refletindo efeito de primeira passagem
Início da ação	• 2 a 3 h
Duração da ação	• Aproximadamente 24 h
Metabolismo	• Hepático
Eliminação	• Eliminação plasmática bifásica, meia-vida de eliminação terminal de cerca de 22 h
Contraindicação	• Hipersensibilidade conhecida às quinazolinas (p. ex., prazosina, terazosina, daxozosina) ou aos excipientes • História pregressa de hipotensão ortostática • Hiperplasia prostática benigna associada a congestão concomitante das vias urinárias superiores, infecção urinária ou litíase renal • Lactação; hipotensão; anuria com ou sem insuficiência renal progressiva
Interações medicamentosas	• Amitriptilina: exacerbação do efeito hipotensor • Anlodipino: exacerbação do efeito hipotensor • Anrinona: exacerbação do efeito hipotensor • Corticosteroides (principalmente cortisona, hidrocortisona): antagonismo os efeitos anti-hipertensivos pela indução de retenção de sódio e líquido • Dapaglifozina: exacerbação do efeito hipotensor • Difenidramina: exacerbação do efeito hipotensor • Fenotiazinas: exacerbação do efeito hipotensor • Hidroclorotiazida: exacerbação do efeito hipotensor • Verapamil: exacerbação do efeito hipotensor
Efeitos adversos	• Fenômeno da primeira dose (hipotensão grave e síncope); taquicardia; cefaleia; tontura; redução da libido
Alerta	• O consumo de etanol e agentes para disfunção erétil (p. ex., sildenafila) resulta em exacerbação da hipotensão ortostática • A doxazosina deve ser ingerida à noite, antes de dormir, para evitar o fenômeno da primeira dose • Classe B na gravidez

Apresentação comercial

- **Carduran® XL (Pfizer)**, comprimidos de liberação controlada com 4 mg de mesilato de doxazosina, embalagens contendo 10 ou 30 comprimidos de liberação controlada. *Uso oral. Uso adulto*
- **Doxuran® 2 mg (Sandoz)**, cada comprimido contém 2,42 mg de mesilato de doxazosina (equivalente a 2 mg de doxazosina), embalagem contendo 10 e 30 comprimidos. *Uso oral. Uso adulto*
- **Doxuran® 4 mg (Sandoz)**, cada comprimido contém 4,85 mg de mesilato de doxazosina (equivalente a 4 mg de doxazosina), embalagem contendo 20 e 30 comprimidos. *Uso oral. Uso adulto*
- **Duomo® (Eurofarma)**, cada comprimido contém 2,42 mg de mesilato de doxazosina (equivalente a 2 mg de doxazosina), embalagem contendo 30 comprimidos. *Uso oral. Uso adulto*
- **Euprostatin® (EMS Sigma Pharma)**, cada comprimido contém 2,42 mg de mesilato de doxazosina (equivalente a 2 mg de doxazosina), embalagem contendo 10, 15, 20, 30, 90, 120 e 450 comprimidos. *Uso oral. Uso adulto*
- **Mesilato de doxazosina® (Eurofarma)**, comprimido de 2,426 mg de mesilato de doxazosina (equivalente a 2 mg de doxazosina), embalagem contendo 30 comprimidos. *Uso oral. Uso adulto*
- **Mesilato de doxazosina® (Germed)**, comprimido de 2,43 mg de mesilato de doxazosina (equivalente a 4 mg de doxazosina), embalagem contendo 10, 15, 20 e 30 comprimidos. *Uso oral. Uso adulto*
- **Mesilato de doxazosina® (Medley)**, comprimido de 2,426 mg de mesilato de doxazosina (equivalente a 2 mg de doxazosina), embalagem contendo 30 comprimidos. *Uso oral. Uso adulto*
- **Mesilato de doxazosina® (Merck)**, comprimido de 2,426 mg de mesilato de doxazosina (equivalente a 2 mg de doxazosina), embalagem contendo 30 comprimidos. *Uso oral. Uso adulto*
- **Mesilato de doxazosina® (Merck)**, comprimido de 2,426 mg de mesilato de doxazosina (equivalente a 2 mg de doxazosina), embalagem contendo 30 comprimidos. *Uso oral. Uso adulto*
- **Mesilato de doxazosina® (Ranbaxy)**, comprimido de 2,43 mg de mesilato de doxazosina (equivalente a 2 mg de doxazosina), embalagem contendo 30 comprimidos. *Uso oral. Uso adulto*
- **Mesilato de doxazosina® (Sandoz)**, comprimido de 4,852 mg de mesilato de doxazosina (equivalente a 4 mg de doxazosina), embalagem contendo 30 comprimidos. *Uso oral. Uso adulto*
- **Mesilato de doxazosina® (Teuto)**, comprimido de 2,426 mg de mesilato de doxazosina (equivalente a 2 mg de doxazosina), embalagem contendo 20 e 30 comprimidos. *Uso oral. Uso adulto*
- **Unoprost® (Apsen)**, comprimidos de 1 mg de mesilato de doxazosina, caixa com 20 comprimidos. *Uso oral. Uso adulto*
- **Unoprost® (Apsen)**, comprimidos de 2 mg de mesilato de doxazosina, caixa com 30 comprimidos. *Uso oral. Uso adulto*
- **Unoprost® (Apsen)**, comprimidos de 4 mg de mesilato de doxazosina, caixa com 20 e 30 comprimidos. *Uso oral. Uso adulto.*

Testículos

Os testículos secretam testosterona. A testosterona é necessária para o desenvolvimento físico dos meninos e para manter a libido, a força muscular e a densidade óssea nos homens adultos, além da produção de espermatozoides.

O hipotálamo e a hipófise controlam a produção da testosterona.

Hipogonadismo

A testosterona, o androgênio primário, é responsável pela maturação do sistema genital masculino e pelas características sexuais masculinas secundárias. Outros androgênios importantes são androstenediona e desidroepiandrosterona (DHEA). Os androgênios também são denominados esteroides anabólicos.

A testosterona também exerce efeitos metabólicos importantes em tecidos não genitais. É digna de nota a capacidade de aumento da massa de musculatura esquelética e o estímulo do crescimento ósseo. A testosterona promove a síntese de eritropoetina, resultando em aumento da produção de hemácias. Isso explica os níveis mais altos de hematócrito e hemoglobina encontrados nos homens.

A secreção de androgênios é regulada pelos mesmos hormônios hipofisários que controlam a função reprodutora nas mulheres. O FSH (hormônio foliculoestimulante) influencia a secreção de testosterona. O hormônio luteinizante (LH), que seria mais acuradamente denominado hormônio estimulante de células intersticiais (ICSH) no sistema genital masculino, regula a produção de testosterona pelas células de Leydig dos testículos. Ao contrário da secreção cíclica de 28 dias do estrogênio e da progesterona nas mulheres, a secreção de testosterona é relativamente constante nos homens.

Os androgênios (fluoximesterona, metiltestosterona, nandrolona, oxandrolona, oximetolona, testosterona, cipionato de testosterona, enantato de testosterona e undecanoato de testosterona) são prescritos para hipogonadismo e puberdade tardia nos homens e para câncer de mama nas mulheres.

Os androgênios também são prescritos para anemias refratárias a outros tratamentos, como anemia aplásica e anemia associada a doença renal crônica e quimioterapia. A testosterona pode ser prescrita por causa de seus efeitos anabólicos para pacientes debilitados com doenças consuntivas, como os pacientes com AIDS.

> **IMPORTANTE**
>
> Os hormônios androgênicos não são indicados para estimular o desenvolvimento muscular em indivíduos saudáveis ou para melhorar a capacidade física.

Testosterona

A testosterona, o principal androgênio natural, é responsável pelo crescimento e pelo desenvolvimento dos órgãos sexuais masculinos e pela manutenção das características sexuais secundárias. A testosterona é produzida nos testículos e no córtex das glândulas suprarrenais.

Nos homens, a testosterona é produzida principalmente pelas células de Leydig (intersticiais) dos testículos após estimulação pelo hormônio luteinizante (LH). Nas mulheres a testosterona é produzida pelos ovários (25%), glândulas suprarrenais (25%) e pela conversão periférica de androstenediona (50%). Nas mulheres, a testosterona mantém a libido e o bem-estar.

A testosterona exerce um mecanismo de *feedback* negativo sobre a liberação hipofisária de LH e FSH.

Indicação	• Reposição de testosterona em homens que apresentem hipogonadismo primário ou secundário • Puberdade tardia com padrão familiar, não secundária a patologia • Terapia de reposição na disfunção erétil • Desnutrição grave na velhice (desde que o aporte proteico seja adequado) • Anemia aplásica, mielosclerose, anemia hipoplásica (causada por processo maligno ou agentes mielotóxicos) • Tratamento paliativo secundário ou terciário do carcinoma metastático inoperável da mama em mulheres com tumores hormônio-receptivos ou que tenham demonstrado previamente respondido à terapia hormonal
Mecanismo de ação	• Reposição hormonal
Posologia	• VO: 3 a 4 cápsulas ao dia, durante as primeiras 2 a 3 semanas, seguida por diminuição gradativa da dose para 1 a 3 cápsulas ao dia • IM: hipogonadismo, climatério e disfunção erétil: 50 a 400 mg IM, a cada 2 a 4 semanas • Puberdade tardia masculina: 25 a 200 mg, a cada 2 a 4 semanas, por um período em geral limitado a 6 meses • Antineoplásico, para câncer inoperável de mama (em mulheres): 200 a 400 mg IM, a cada 2 a 4 semanas
Absorção	• Aproximadamente 10% da testosterona aplicada na superfície da pele é absorvida para a circulação sistêmica
Início da ação	• Níveis em equilíbrio dinâmico são alcançados em 3 a 4 semanas
Duração da ação	• 2 a 4 semanas no caso do cipionato de testosterona
Metabolismo	• Hepático
Eliminação	• 90% renal e 6% nas fezes
Contraindicação	• Hipersensibilidade à testosterona ou qualquer excipiente • Existência ou suspeita de câncer de próstata ou da glândula mamária em homens • Existência ou história pregressa de tumores no fígado • Sexo feminino; crianças ou adolescentes com idade inferior a 18 anos; gestação • Possibilidade de engravidar durante o tratamento

(continua)

CAPÍTULO 4 | MEDICAMENTOS EM CONDIÇÕES ENDÓCRINAS E METABÓLICAS

Testosterona (*continuação*)

Interações medicamentosas	• Anticoagulantes: exacerbação dos efeitos dos anticoagulantes • Corticosteroides: efeitos aditivos de indução de edema • Finasterida: inibição dos efeitos terapêuticos da testosterona e da finasterida • *Echinacea* (fitoterápico): aumento do risco de hepatotoxicidade
Efeitos adversos	• Retenção de líquido e sódio, provocando edema; acne e irritação cutânea • Redução da espermatogênese e do volume ejaculado • Oligospermia; policitemia; aumento de peso; cãibras musculares; nervosismo e depressão; reação no local da injeção IM; reações de hipersensibilidade; em casos raros, icterícia (lesão hepática)
Alerta	• No caso de idosos, o uso deve ser cauteloso devido à frequência aumentada de hipertrofia benigna da próstata • Ingerir às refeições • Pode interferir no exame *antidoping* • É necessário cautela ao administrar testosterona a pacientes com diabetes melito, doença da artéria coronária e porfiria intermitente aguda • Categoria X na gravidez

IMPORTANTE

Se o paciente esquecer uma dose de Androxon® Testocaps®, **não** se deve usar dose dobrada para compensar. Deve-se apenas ignorar a dose esquecida e ingerir a dose seguinte no horário habitual.

Apresentação comercial

- **Cipionato de testosterona**
  - **Deposteron® IM (EMS Sigma Pharma)**, solução oleosa injetável com 100 mg de cipionato de testosterona/mℓ em embalagem com 1 e 3 ampolas de 2 mℓ (veículo oleoso contendo álcool benzílico, benzoato de benzila, óleo de amendoim). *Uso intramuscular. Uso adulto*
- **Undecilato de testosterona**
  - **Androxon® (MSD)**, cápsulas de 40 mg, embalagem com 30 unidades. *Uso oral. Uso adulto*
  - **Androxon® Testocaps® (MSD)**, cápsulas de 40 mg em embalagem contendo 30 cápsulas (excipientes: laurato de propilenoglicol, óleo de rícino, glicerol, gelatina e corante amarelo crepúsculo). *Uso oral. Uso adulto*
  - **Nebido® (Bayer)**, solução injetável, cada 1 mℓ de solução injetável contém 250 mg de undecilato de testosterona (Excipiente: benzoato de benzila, óleo de rícino), cartucho contendo 1 ampola de vidro com 4 mℓ de solução estéril. *Uso intramuscular. Uso adulto*

- **Propionato de testosterona + fempropionato de testosterona + isocaproato de testosterona + decanoato de testosterona)**
  - **Durateston® (Schering-Plough)**, cada ampola contém 30 mg de propionato de testosterona + 60 mg de fempropionato de testosterona + 60 mg de isocaproato de testosterona + 100 mg de decanoato de testosterona (excipiente: óleo de amendoim + álcool benzílico), embalagem com 1 ampola de 1 mℓ. *Uso intramuscular. Uso adulto e pediátrico acima de 3 anos*
- **Testosterona**
  - **Androgel® (Besins Healthcare Brasil)**, gel, caixas com 30 envelopes de 2,5 g contendo 25 mg de testosterona. *Uso tópico. Uso adulto*
  - **Androgel® (Besins Healthcare Brasil)**, gel, caixas com 30 envelopes de 5 g contendo 50 mg de testosterona. *Uso oral. Uso adulto*
  - **Axeron® (Eli Lilly)**, solução tópica a 2%, cada 1 mℓ contém 20 mg de testosterona disponível, fornecido com uma bomba dosadora contendo 110 mℓ, capaz de fornecer 90 mℓ da solução em 60 aplicações. *Exclusivamente para uso tópico. Uso adulto.*

IMPORTANTE

Os atletas devem ser informados de que a substância ativa do Androgel® (testosterona) pode provocar reação positiva em testes *antidoping*.

Pâncreas

O pâncreas é um órgão singular, visto que é tanto uma glândula endócrina quanto exócrina. Pertence tanto ao sistema endócrino como ao sistema digestório. Entre os hormônios secretados pelo pâncreas estão:
- Gastrina
- Glucagon
- Insulina
- Somatostatina
- Peptídio intestinal vasoativo (VIP).

Insulinoma

Os insulinomas são raros. De modo geral, ocorrem como pequenos tumores únicos em adultos. É preciso mencionar que são extremamente raros em crianças e estas apresentam múltiplos bolsões de células secretoras de insulina no pâncreas, em vez de um tumor isolado e bem definido.

A maioria dos insulinomas não é maligna, apenas 5 a 10% são cânceres. As pessoas com neoplasia endócrina múltipla do tipo I (NEM I) correm risco de desenvolver insulinoma.

Os tumores endócrinos do pâncreas (tumores das células das ilhotas pancreáticas) são raros, com uma incidência estimada inferior a 1 por 100.000 pessoas-anos. Os tumores endócrinos do pâncreas são classificados como funcionais e não funcionais. Entre os tumores endócrinos do pâncreas funcionais, os insulinomas e os gastrinomas são os mais comuns. Os inibidores da bomba de prótons revolucionaram o tratamento da hipergastrinemia e praticamente eliminaram a necessidade de cirurgia.

A cirurgia é o tratamento preferido para o insulinoma. Quando o tumor é único, este é extirpado. Todavia, os pacientes com múltiplos tumores geralmente são submetidos à pancreatectomia parcial. Pelo menos 15% do pâncreas é deixado para evitar a ocorrência de má absorção de nutrientes em decorrência da falta de enzimas pancreáticas.

Um avanço importante no manejo clínico dos insulinomas foi o desenvolvimento de análogos da somatostatina, como a octreotida. Se não for encontrado tumor durante a cirurgia ou houver contraindicações à cirurgia, octreotida pode ser prescrita. A administração diária SC de 150 a 300 mcg de octreotida alivia muitos dos sinais/sintomas causados pela produção exagerada de hormônios.

Octreotida

A octreotida é um octapeptídio sintético, derivado da somatostatina natural, com efeitos farmacológicos similares, mas com duração de ação consideravelmente prolongada. Inibe a secreção patologicamente aumentada do hormônio de crescimento (GH), de peptídios e da serotonina produzidos no sistema endócrino gastroenteropancreático (GEP).

Indicação	• Acromegalia: controle dos sintomas e redução dos níveis de GH e IGF-1 • Tumores neuroendócrinos: alívio dos sinais/sintomas associados com tumores endócrinos gastroenteropancreáticos funcionais (tumores carcinoides com características da síndrome carcinoide, VIPomas, glucagonomas, gastrinomas/síndrome de Zollinger-Ellison, geralmente em associação a terapia com inibidores da bomba de prótons ou com antagonista-H2, com ou sem antiácidos, insulinomas, para controle pré-operatório de hipoglicemia e terapia de manutenção, GHRHomas) • Controle de diarreia refratária associada com AIDS • Prevenção de complicações após cirurgia pancreática • Controle emergencial para cessar o sangramento e proteger contra o ressangramento causado por varizes gastresofágicas em pacientes com cirrose (deve ser usado em associação com medidas específicas, como escleroterapia endoscópica)
Mecanismo de ação	• Derivado sintético da somatostatina e atua como um inibidor da liberação do GH, do glucagon e da insulina
Posologia	• Acromegalia: dose inicial de 0,05 a 0,1 mg SC a cada 8 ou 12 h. O ajuste posológico deve ser baseado na avaliação mensal dos níveis de GH e IGF-1 (meta: GH < 2,5 ng/mℓ e IGF-1 dentro dos limites normais) e dos sinais/sintomas clínicos, e na tolerabilidade. Na maioria dos pacientes, a dose diária ideal é de 0,3 mg. A dose máxima de 1,5 mg ao dia não deve ser excedida. Em pacientes com doses estáveis, deve-se fazer avaliação de GH a cada 6 meses. Se não for obtida redução relevante dos níveis de GH e melhora dos sinais/sintomas clínicos nos 3 meses após o início do tratamento, este deve ser ser descontinuado • Tumores endócrinos gastroenteropancreáticos: dose inicial de 0,05 mg 1 ou 2 vezes/dia SC. Dependendo da resposta clínica, do efeito sobre os níveis dos hormônios produzidos pelo tumor (em casos de tumores carcinoides, da excreção urinária de ácido 5-hidroxi-indol acético) e da tolerabilidade, a posologia pode ser gradualmente aumentada para 0,1 a 0,2 mg, 3 vezes/dia. Em circunstâncias excepcionais, doses mais altas podem ser prescritas. As doses de manutenção devem ser ajustadas individualmente. Em tumores carcinoides, a terapia deve ser descontinuada se não houver uma boa resposta dentro de 1 semana de tratamento com doses máximas toleradas • Diarreia refratária relacionada com AIDS: os dados sugerem que 0,1 mg 3 vezes/dia SC é a dose inicial ideal. Se a diarreia não for controlada após 1 semana de tratamento, a dose deve ser titulada em base individual em até 0,25 mg 3 vezes/dia. O ajuste posológico deve basear-se na avaliação do débito fecal e na tolerabilidade. Se não se alcançar melhora dentro de uma semana na dose de 0,25 mg 3 vezes ao dia, a terapia deve ser descontinuada • Complicações após cirurgia pancreática: a dose deve ser de 0,1 mg, 3 vezes/dia SC, durante 7 dias consecutivos, a começar no dia da cirurgia/operação, pelo menos 1 hora antes da laparotomia • Varizes gastroesofágicas sangrantes: a dose deve ser de 25 mcg/h, durante 5 dias, por infusão IV contínua. A octreotida pode ser usada em diluição com NaCl 0,9%. Em pacientes cirróticos com varizes gastroesofágicas sangrantes, a octreotida tem sido bem tolerada em doses IV contínuas de até 50 mcg/h durante 5 dias
Absorção	• Rápida e completa após administração SC • Biodisponibilidade: 100% (SC), 60% (IM)
Início da ação	• IV: imediatamente após a injeção • SC: 15 a 30 min • IM: 60 min
Metabolismo	• Hepático
Eliminação	• Eliminação bifásica, com meias-vidas de 10 e 90 min. A maior parte é eliminada nas fezes
Contraindicação	• Hipersensibilidade à octreotida ou aos componentes da formulação • Diabetes melito; bradicardia significativa; litíase biliar; hipotireoidismo não tratado; níveis sanguíneos baixos de vitamina B12; nefropatia
Interações medicamentosas	• Acarbose: alteração da resposta farmacológica à acarbose • Acebutalol: potencialização dos efeitos bradicárdicos • Adenosina: potencialização da bradicardia • Amiodarona: potencialização da bradicardia • Betabloqueadores: potencialização da bradicardia • Bexaroteno: aumento do risco de pancreatite • Bloqueadores dos canais de cálcio: potencialização da bradicardia • Digitálicos: potencialização da bradicardia • Fentanila: aumento das concentrações séricas de fentanila e dos efeitos adversos (tontura, confusão, sedação extrema, bradicardia, bradipneia, dispneia) • Lidocaína: potencialização dos efeitos bradicárdicos • Verapamil: potencialização da bradicardia

(continua)

CAPÍTULO 4 | MEDICAMENTOS EM CONDIÇÕES ENDÓCRINAS E METABÓLICAS

Octreotida (*continuação*)

Efeitos adversos	• Cálculos biliares, levando ao aparecimento súbito de dorsalgia; hiperglicemia; hipotireoidismo; colecistite; bradicardia; diarreia; dor abdominal; náuseas/vômitos; constipação intestinal; flatulência; cefaleia; dor no local da injeção; sensação de saciedade epigástrica; fezes gordurosas; alteração da cor das fezes; tontura; perda de apetite; alteração das provas da função hepática; alopecia; dispneia; fraqueza muscular
Alerta	• Classe B na gravidez • Sandostatin® pode ser administrado em crianças, mas a experiência é limitada • Evitar refeições perto da hora da administração de Sandostatin®, pois reduz os efeitos adversos GI • O acetato de octreotida não é estavel em soluções para nutrição parenteral

Apresentação comercial

- **Sandostatin® (Novartis)**, solução para injeção (subcutânea) ou concentrado de solução para infusão (infusão intravenosa), embalagem com 5 ampolas de 0,05 mg/mℓ; 0,1 mg/mℓ ou 0,5 mg/mℓ. Cada ampola contém 0,05 mg, 0,1 mg ou 0,5 mg de octreotida (como peptídio livre). Excipientes: ácido láctico, manitol, bicarbonato de sódio, dióxido de carbono e água para injetáveis (SC e IV). *Via subcutânea/intravenosa*
- **Sandostatin LAR® (Novartis)**, pó para suspensão injetável, embalagens contendo 1 frasco-ampola de 10, 20 ou 30 mg + 1 seringa preenchida com 2,5 mℓ de diluente + um sistema de aplicação contendo 2 agulhas. Cada frasco-ampola contém 10, 20 ou 30 mg de octreotida (na forma de peptídio livre). Excipientes: polilactídio-coglicolídio e manitol estéril. *Uso intramuscular. Uso adulto.*

> **IMPORTANTE**
>
> Sandostatin lar® (liberação prolongada) deve ser protegido da luz e conservado sob refrigeração (entre 2 e 8°C). Deve ser conservado em temperatura ambiente apenas no dia da injeção. A suspensão deve ser preparada imediatamente antes da injeção IM. **Deve ser administrado somente por injeção intramuscular na região glútea.** Nunca administrar IV.

Diabetes melito

O diabetes melito (DM) é uma condição metabólica crônica caracterizada por elevação dos níveis plasmáticos de glicose (segundo a OMS, glicose plasmática em jejum < 126 mg/dℓ [7,0 mmol/ℓ] ou glicose plasmática 2 h após uma refeição maior ou igual a 200 mg/dℓ [11,1 mmol/ℓ]) que resulta de defeitos na ação e/ou na secreção de insulina.

Existem basicamente três tipos de diabetes melito, listados a seguir.

DM do tipo 1. Também denominado diabetes melito insulinodependente (DMID). Diagnosticado em 5 a 10% da população. Trata-se de uma doença autoimune órgão-específica caracterizada pela destruição seletiva das células beta (secretoras de insulina) das ilhotas de Langerhans no pâncreas. O DM1 é multifatorial, dependendo da interação de fatores genéticos predisponentes, influência do meio ambiente na destruição das células (infecções virais como citomegalovírus, sarampo, rubéola, caxumba, toxinas, introdução precoce de leite de vaca, glúten, cereais) e resposta imunológica.

DM do tipo 2. Também denominado diabetes melito não insulinodependente (DMNID). Representa 90 a 95% dos casos diagnosticados de DM. O pâncreas secreta insulina suficiente, mas o corpo é parcial ou totalmente incapaz de usá-la. Associado a sobrepeso e obesidade, sedentarismo, história familiar de DM, história pregressa de DM gestacional e etilismo.

DM gestacional. Ocorre durante a segunda metade da gravidez e os níveis de glicose se normalizam após o parto. Essas mulheres muitas vezes apresentam DM do tipo 2 posteriormente.

O tratamento inclui reorientação alimentar, prática de exercícios físicos e medicação. O tratamento farmacológico depende do tipo de diabetes melito, de o paciente ter comorbidades, da existência ou não de complicações do DM e da idade do paciente. O tratamento do diabetes melito do tipo 1 (DM1) consiste em injeções diárias de insulina (Quadro 4.2).

QUADRO 4.2 Insulinas.

Tipo	Início da ação (minutos)	Ação máxima (horas)	Duração da ação (horas)
Ação rápida			
Lispro/glulisina/asparte	10 a 20	1,5 a 2,5	4,5 a 6
Regular	30 a 45	2,5 a 5	4 a 12
Ação intermediária			
NPH	1 a 2	4 a 12	14 a 24
Ação prolongada			
Determir	3 a 4	3 a 9	6 a 23 (dose-dependente)
Glargina*	3 a 4	Não apresenta pico de ação, mantendo níveis constantes	20 a 24
Ação ultralonga			
Degludeca	30 a 60	Não apresenta pico de ação, mantendo níveis constantes	> 24

Apresentação comercial

- **Apidra Solostar® (Sanofi),** solução injetável com 100 UI/ml, cada ml contém 3,49 mg de insulina glulisina equivalente a 100 UI de insulina humana, embalagem com 1 caneta descartável pré-enchida com 3 ml (excipientes: metacresol, trometamol, cloreto de sódio, polissorbato 20, hidróxido de sódio, ácido clorídrico concentrado e água para injetáveis). *Uso adulto e pediátrico acima de 4 anos. Administração exclusivamente SC*
- **Humalog® (Eli Lilly),** solução injetável com 100 UI/ml, cada ml contém 100 unidades de insulina lispro derivada de DNA recombinante (excipientes: metacresol, glicerol, fosfato de sódio dibásico, óxido de zinco e água para injetáveis), embalagens contendo 2 ou 5 refis de vidro com 3 ml de solução, para uso em canetas compatíveis para administração de insulina. *Uso adulto e pediátrico acima de 3 anos. Administração exclusivamente SC*
- **Humalog Kwikpen® (Eli Lilly),** solução aquosa clara, incolor, para administração por via subcutânea contendo 100 unidades de insulina lispro (DNA recombinante) por ml. É apresentado sob a forma de caneta injetora descartável contendo um refil de vidro de 3 ml, cada embalagem contém 1 ou 5 canetas injetoras descartáveis, cada qual acoplada a um refil individual. *Uso adulto e pediátrico acima de 3 anos. Administração exclusivamente SC*
- **Humalog mix® 25 (Eli Lilly),** suspensão de cor branca constituída de 25% de solução de insulina lispro e 75% de suspensão de insulina lispro protamina (NPL), em uma concentração de 100 unidades/ml de insulina lispro (derivada de DNA recombinante), embalagem contendo 5 refis de vidro com 3,0 ml de suspensão, para uso em canetas compatíveis para administração de insulina. *Uso adulto acima de 18 anos. Administração exclusivamente SC*
- **Humalog mix® 50 (Eli Lilly),** suspensão de cor branca constituída de 50% de solução de insulina lispro e 50% de suspensão de insulina lispro protamina (NPL), em uma concentração de 100 unidades/ml (U-100) de insulina lispro (derivada de DNA recombinante). Está disponível em embalagem contendo 5 refis de vidro com 3,0 ml de suspensão, para uso em canetas compatíveis para administração de insulina. *Uso adulto acima de 18 anos. Administração exclusivamente SC*
- **Humalog mix® 25 Kwikpen (Eli Lilly),** suspensão de cor branca constituída de 25% de solução de insulina lispro e 75% de suspensão de insulina lispro protamina (NPL), em uma concentração de 100 unidades/ml de insulina lispro (derivada de DNA recombinante), apresentado sob a forma de caneta injetora descartável (sistema de aplicação descartável) contendo um refil de vidro de 3 ml. Cada embalagem contém 1 ou 5 canetas injetoras descartáveis, cada qual acoplada a um refil individual. *Uso adulto acima de 18 anos. Administração exclusivamente SC*
- **Humalog mix® 50 Kwikpen (Eli Lilly),** suspensão de cor branca constituída de 50% de solução de insulina lispro e 50% de suspensão de insulina lispro protamina (NPL), em uma concentração de 100 unidades/ml de insulina lispro (derivada de DNA recombinante), apresentado sob a forma de caneta injetora descartável (sistema de aplicação descartável) contendo um refil de vidro de 3 ml. Cada embalagem contém 1 ou 5 canetas injetoras descartáveis, cada qual acoplada a um refil individual. *Uso adulto acima de 18 anos. Administração exclusivamente SC*
- **Humulin® 70N/30R (Eli Lilly),** preparação aquosa contendo 100 unidades (U-100) de insulina humana (DNA recombinante) por ml, embalagem contendo 2 refis de vidro tipo I com 3,0 ml de suspensão, para uso em canetas compatíveis para administração de insulina. *Uso adulto e pediátrico acima de 3 anos. Exclusivamente para administração SC*
- **Humulin R® (Eli Lilly),** preparação aquosa contendo 100 unidades de insulina humana (DNA recombinante) por ml, embalagem contendo 1 frasco de vidro tipo I com 10 ml de solução. Cada ml contém 100 unidades de insulina humana derivada de DNA recombinante (excipientes: metacresol, glicerol, água para injeção). *Preferencialmente para administração SC. Uso adulto e pediátrico acima de 3 anos*
- **Humulin N® (Eli Lilly),** preparação aquosa para administração subcutânea contendo 100 unidades de insulina humana (DNA recombinante) por ml, embalagem contendo 1 frasco de vidro tipo I com 10 ml de suspensão. Cada ml contém 100 unidades de insulina humana derivada de DNA recombinante (excipientes: metacresol, glicerol, fenol, sulfato de protamina, fosfato de sódio dibásico, óxido de zinco, água para injeção). *Exclusivamente para administração subcutânea. Uso adulto e pediátrico acima de 3 anos*
- **Insunorm N® (Aspen Pharma),** suspensão injetável em frasco-ampola com 10 ml contendo 100 unidades internacionais de insulina humana (DNA recombinante) por ml. Cada unidade internacional corresponde a 0,035 mg de insulina huna anidra. *Uso subcutâneo. Uso adulto*
- **Insunorm R® (Aspen Pharma),** solução injetável em frasco-ampola contendo 100 UI de insulina humana regular (DNA recombinante). *Uso subcutâneo e intravenoso. Uso adulto*
- **Lantus® (Sanofi-Aventis),** solução injetável, embalagem com 1 frasco-ampola com 10 ml e embalagem com 1 refil com 3 ml para utilização com a caneta Optipen®Pro. Cada ml contém 3,64 mg de insulina glargina (correspondente a 100 UI de insulina humana) com 1 ml de excipientes (cresol, glicerol, ácido clorídrico, hidróxido de sódio, cloreto de zinco e água para injetáveis). *Uso subcutâneo. Uso adulto e pediátrico (6 anos de idade ou mais)*
- **Lantus Optiset® (Sanofi-Aventis),** embalagem com 1 caneta (sistema de aplicação Optiset®) contendo 3 ml de solução injetável. Cada ml contém 3,640 mg de insulina glargina (correspondente a 100 UI de insulina humana) com 1 ml de excipientes (cresol, glicerol, ácido clorídrico, hidróxido de sódio, cloreto de zinco e água para injetáveis). *Administração SC. Uso adulto e pediátrico (6 anos de idade ou mais)*
- **Lantus Solostar® (Sanofi-Aventis),** solução injetável em embalagens com 1 caneta descartável pré-enchidas (SoloStar®), contendo 3 ml de solução injetável. Cada ml contém: 3,640 mg de insulina glargina (correspondente a 100 U de insulina humana) e 1 ml de excipientes (cresol, glicerol, ácido clorídrico, hidróxido de sódio, cloreto de zinco e água para injetáveis). *Uso subcutâneo. Uso adulto e pediátrico (6 anos de idade ou mais)*
- **Levemir Flexpen® (Novo Nordisk),** solução injetável de insulina detemir 100 U/ml, em sistema de aplicação pré-preenchido, embalagem contendo 1 ou 5 sistemas de aplicação pré-preenchidos com 3 ml cada. Cada ml da solução injetável contém 100 U de insulina detemir (equivalente a 14,2 mg) produzida por tecnologia de DNA recombinante (excipientes: glicerol, fenol, metacresol, acetato de zinco, fosfato de sódio dibásico di-hidratado, cloreto de sódio, hidróxido de sódio, ácido clorídrico e água para injetáveis). Cada sistema de aplicação pré-preenchido de Levemir FlexPen® contém 3 ml equivalente a 300 U. Uma unidade (U) de insulina detemir corresponde a 1 UI de insulina humana. *Administração SC. Uso adulto e pediátrico acima de 2 anos*
- **Levemir Penfill® (Novo Nordisk),** solução injetável de insulina detemir 100 U/ml, em carpule, embalagem contendo 5 carpules de 3 ml. Cada ml da solução injetável contém 100 U de insulina detemir (equivalente a 14,2 mg) produzida por tecnologia de DNA recombinante (excipientes: glicerol, fenol, metacresol, acetato de zinco, fosfato de sódio dibásico di-hidratado, cloreto de sódio, hidróxido de sódio, ácido clorídrico e água para injetáveis). Cada carpule contém 3 ml equivalentes a 300 U de insulina detemir (1 U corresponde a 1 UI de insulina humana). *Administração SC. Uso adulto e pediátrico acima de 2 anos*
- **Novolin N® (Novo Nordisk),** suspensão injetável de insulina isófana (NPH) 1 ml contém 100 UI de insulina humana, rDNA (produzida pela tecnologia de DNA recombinante em *Saccharomyces cerevisiae*) em frasco-ampola. Um frasco contém 10 ml equivalente a 1.000 UI. O frasco-ampola possui uma tampa e um lacre plástico protetor inviolável. Embalagem contendo 1 frasco-ampola, com 10 ml. Os excipientes são cloreto de zinco, glicerol, metacresol, fenol, fosfato de sódio dibásico di-hidratado, hidróxido de sódio/ácido clorídrico (ajuste de pH), sulfato de protamina e água para injetáveis. Uma Unidade Internacional (UI) corresponde a 0,035 mg de insulina humana anidra. *Administração SC. Uso adulto e pediátrico*
- **Novolin N Penfill® (Novo Nordisk),** suspensão injetável de de insulina isófana (NPH) 1 ml contém 100 UI de insulina humana, rDNA (produzida pela tecnologia de DNA recombinante em *Saccharomyces cerevisiae*), 100 UI/ml, em um carpule. Um carpule contém 3 ml equivalente a 300 UI. O carpule possui um êmbolo e uma tampa. No interior do carpule, há uma esfera de vidro para facilitar a ressuspensão. Embalagem contendo 5 carpules, denominados Penfill®, com 3 ml cada, para encaixe em um sistema de aplicação de insulina. *Administração SC. Uso adulto e pediátrico*
- **Novolin R® (Novo Nordisk),** solução injetável em um frasco-ampola com 100 UI/ml, embalagem contendo 1 frasco-ampola com 10 ml. O frasco-ampola possui uma tampa e um lacre plástico protetor inviolável; 1 ml

contém 100 UI de insulina humana rDNA (produzida pela tecnologia de DNA recombinante em *Saccharomyces cerevisiae*). Os excipientes são cloreto de zinco, glicerol, metacresol, hidróxido de sódio, ácido clorídrico e água para injetáveis. 1 frasco contém 10 mℓ equivalente a 1.000 UI (1 UI corresponde a 0,035 mg de insulina humana anidra). *Administração SC, intravenosa ou intramuscular. Uso adulto e pediátrico*
- **Novolin R Penfill® (Novo Nordisk),** solução injetável em um carpule, embalagem contendo 5 carpules, cada um com 3 mℓ. O carpule possui um êmbolo e uma tampa. Cada mℓ contém 100 UI de insulina humana rDNA (produzida pela tecnologia de DNA recombinante em *Saccharomyces cerevisiae*) Excipientes: cloreto de zinco, glicerol, metacresol, hidróxido de sódio, ácido clorídrico e água para injetáveis. Um carpule contém 3 mℓ equivalentes a 300 UI. Uma Unidade Internacional (UI) corresponde a 0,035 mg de insulina humana anidra. *Administração SC, intravenosa ou intramuscular. Uso adulto e pediátrico*
- **NovoMix 30 Flexpen® (Novo Nordisk),** suspensão injetável, embalagem contendo 5 sistemas de aplicação pré-preenchidos, cada um com 3 mℓ de suspensão. Cada mℓ da suspensão injetável contém 100 U de insulina asparte (30% de insulina asparte solúvel e 70% de insulina asparte protaminada) produzida por tecnologia de DNA recombinante. Os excipientes são glicerol, fenol, metacresol, cloreto de zinco, cloreto de sódio, fosfato de sódio dibásico di-hidratado, sulfato de protamina, hidróxido de sódio, ácido clorídrico e água para injetáveis. Uma caneta pré-preenchida contém 3 mℓ, equivalentes a 300 U. *Administração SC. Uso adulto e pediátrico acima de 10 anos*
- **NovoMix 30 Penfill® (Novo Nordisk),** suspensão injetável, embalagem contendo 5 carpules, denominados Penfill®, cada um com 3 mℓ de suspensão, para utilização em um sistema de aplicação. Cada mℓ da suspensão injetável contém 100 U de insulina asparte (30% de insulina asparte solúvel e 70% de insulina asparte protaminada) equivalente a 3,5 mg, produzida por tecnologia de DNA recombinante em *Saccharomyces cerevisiae*. Os excipientes são glicerol, fenol, metacresol, cloreto de zinco, cloreto de sódio, fosfato de sódio dibásico di-hidratado, sulfato de protamina, hidróxido de sódio, ácido clorídrico e água para injetáveis. Um carpule contém 3 mℓ equivalente a 300 U. *Administração SC. Uso adulto e pediátrico acima de 10 anos*
- **NovoRapid® (Novo Nordisk),** solução injetável de insulina asparte (100 U/mℓ) em um frasco-ampola, embalagem contendo 1 frasco-ampola, com 10 mℓ. O frasco-ampola contém 10 mℓ de solução injetável, correspondente a 1.000 U de insulina asparte obtida por tecnologia do DNA recombinante. Os excipientes são glicerol, fenol, metacresol, cloreto de zinco, cloreto de sódio, fosfato de sódio dibásico di-hidratado, hidróxido de sódio, ácido clorídrico e água para injetáveis. *Administração SC e intravenosa. Uso adulto e pediátrico acima de 2 anos*
- **NovoRapid Flexpen® (Novo Nordisk),** solução injetável em embalagem contendo 1 ou 5 sistemas de aplicação pré-enchidos, cada um com 3 mℓ. Cada mℓ da solução contém 100 U de insulina asparte (equivalente a 3,5 mg). Os excipientes são glicerol, fenol, metacresol, cloreto de zinco, cloreto de sódio, fosfato de sódio dibásico di-hidratado, hidróxido de sódio, ácido clorídrico e água para injetáveis. Cada sistema de aplicação pré-enchido contém 3 mℓ de solução injetável, correspondente a 300 U de insulina asparte obtida por tecnologia do DNA recombinante. *Administração SC. Uso adulto e pediátrico acima de 2 anos*
- **NovoRapid Penfill® (Novo Nordisk),** solução injetável de insulina asparte, 100 U/mℓ em um carpule. Embalagem contendo 5 carpules, cada um com 3 mℓ. Cada mℓ da solução contém 100 U de insulina asparte (equivalente a 3,5 mg). Os excipientes são glicerol, fenol, metacresol, cloreto de zinco, cloreto de sódio, fosfato de sódio dibásico di-hidratado, hidróxido de sódio, ácido clorídrico e água para injetáveis. Cada carpule contém 3 mℓ de solução injetável, correspondente a 300 U de insulina asparte obtida por tecnologia do DNA recombinante. *Administração SC. Uso adulto e pediátrico acima de 2 anos*
- **Tresiba FlexTouch® (Novo Nordisk),** embalagem com 1 sistema de aplicação preenchido com 3 mℓ de solução injetável de insulina degludeca (insulina de ação ultralonga). Cada1 mℓ de solução injetável contém 100 U de insulina degludeca (excipientes: glicerol, metacresol, fenol, acetato de zinco, ácido clorídrico, hidróxido de sódio e água para injetáveis). Um sistema de aplicação preenchido contém 3 mℓ equivalentes a 300 U. *Administração SC. Uso adulto*
- **Tresiba Penfill® (Novo Nordisk),** embalagem com 5 carpules com 3 mℓ de solução injetável de insulina degludeca. Cada mℓ de solução contém 100 U de insulina degludeca (equivalente a 3,66 mg de insulina degludeca). Um carpule contém 3 mℓ equivalente a 300 U. Os excipientes são glicerol, metacresol, fenol, acetato de zinco, ácido clorídrico, hidróxido de sódio e água para injetáveis. A insulina degludeca é produzida por tecnologia do DNA recombinante em *Saccharomyces cerevisiae*. *Administração SC. Uso adulto*
- **Wosulin 70/30® (Meizler UCB Biopharma),** solução injetável em frasco-ampola de vidro incolor com 3 mℓ, 5 mℓ ou 10 mℓ com 1 unidade. Solução em carpule de vidro incolor em embalagens com 1 ou 5 unidades. *Administração SC. Uso adulto*
- **Wosulin N® (Meizler UCB Biopharma),** suspensão injetável em frasco-ampola de vidro incolor com 3 mℓ, 5 mℓ ou 10 mℓ em embalagens com 1 unidade. Suspensão injetável em carpule de vidro incolor com 3 mℓ em embalagens com 1 ou 5 unidades. Cada mℓ da suspensão injetável contém 100 UI de insulina humana (recombinante). Os excipientes são sulfato de protamina, óxido de zinco, m-cresol, fenol, glicerol (98%), fosfato de sódio dibásico, hidróxido de sódio, ácido clorídrico e água para injeção. *Administração SC. Uso adulto*
- **Wosulin R® (Meizler UCB Biopharma),** suspensão injetável em frasco-ampola de vidro incolor em embalagem com 1 unidade de 3 mℓ, 5 mℓ ou 10 mℓ ou embalagens com 1 ou 5 carpules com 3 mℓ. Composição: cada 1 mℓ da suspensão contém 100 UI de insulina humana (recombinante). Os excipientes são m-cresol, glicerol (98%), hidróxido de sódio, ácido clorídrico, óxido de zinco, ácido cítrico monoidratado, citrato trissódico di-hidratado, água para injeções. *Administração SC. Administração IM e IV apenas para apresentação em frasco-ampola e mediante acompanhamento de um médico. Uso adulto.*

Hipoglicemiantes orais

O Quadro 4.3 apresenta as diretrizes publicadas pela Sociedade Brasileira de Diabetes, a Conduta Terapêutica no Diabetes Tipo 2: Algoritmo SBD 2015.

| QUADRO 4.3 | Algoritmo para o tratamento do diabetes do tipo 2. |

Etapa 1: conduta inicial conforme a condição clínica atual e o peso do paciente

Manifestações leves + A1C < 7,5%	Manifestações moderadas + A1C > 7,5% e < 9,0 %	Manifestações graves + A1C > 9,0% →	Hospitalização se glicemia > 300 mg/dℓ
↓	↓	↓	↓
Glicemia < 200 mg/dℓ + Sintomas leves ou ausentes + Ausência de outras doenças agudas concomitantes	Glicemia entre 200 e 299 mg/dℓ + Ausência de critérios para manifestação grave	Glicemia > 300 mg/dℓ Ou Perda significativa de peso Ou Sintomas graves e significantes	Nas seguintes condições: ■ Cetoacidose diabética e estado hiperosmolar Ou ■ Doença grave intercorrente ou comorbidade

Modificações do estilo de vida associadas a:

			↓
Metformina em monoterapia	Metformina em terapia combinada com um segundo agente antidiabético	Insulinoterapia parcial ou intensiva, conforme o caso	Após a alta: iniciar terapia ambulatorial conforme estas recomendações

Primeiro retorno após 1 a 3 meses, dependendo das condições clínicas e laboratoriais do paciente: individualização do tratamento
- Ajustar tratamento se metas terapêuticas não forem alcançadas: glicemias de jejum e pré-prandial < 100 mg/dℓ + glicemia pós-prandial de 2 h < 160 mg/dℓ + redução parcial e proporcional do nível de A1C
- Pacientes com A1C inicial < 7,5% e com manifestações leves podem retornar após 3 meses

Etapa 2: adicionar ou modificar segundo agente conforme nível de A1C e o peso do paciente
- Com base nesses parâmetros, adicionar ou modificar o segundo agente anti-hiperglicemiante mais indicado para cada paciente individualmente. As seguintes opções terapêuticas podem ser consideradas: sulfonilureias ou glinidas ou pioglitazona ou inibidores da DPP-IV ou agonistas do receptor de GLP1 ou inibidores SGLT2

Segundo retorno após 1 a 3 meses, dependendo das condições clínicas e laboratoriais do paciente: individualização do tratamento
- Ajustar tratamento se metas terapêuticas não forem atingidas: glicemias de jejum e pré-prandial < 100 mg/dℓ + glicemia pós-prandial de 2 h < 160 mg/dℓ + redução parcial e proporcional do nível de A1C

Etapa 3: adicionar um terceiro agente antidiabético oral ou injetável ou iniciar insulinoterapia intensiva
- Adicionar um terceiro agente antidiabético oral ou injetável. Se em 1 mês não atingir as metas de A1C < 7%, glicemias de jejum e pré-prandial < 100 mg/dℓ ou glicemia pós-prandial (2 h) < 160 mg/dℓ, iniciar insulinização (insulina basal ou pré-mistura)
- Intensificar a insulinização até atingir as metas de A1C < 7%, glicemias de jejum e pré-prandial < 100 mg/dℓ ou glicemia pós-prandial (2 h) < 160 mg/dℓ, associada ou não a inibidores de DPP-IV ou análogos de GLP-1 ou inibidores de SGLT2

Recomendação importante: sempre que possível, utilizar métodos informatizados de avaliação de dados de glicemia para a geração do perfil glicêmico + cálculo de glicemia média + cálculo de variabilidade glicêmica (desvio padrão). Recomenda-se a realização de 6 glicemias (3 glicemias pré-prandiais e 3 glicemias pós-prandiais) por dia, durante os 3 dias anteriores à consulta de retorno.

■ Opções farmacológicas para o tratamento não insulínico do DM2

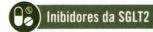
Inibidores da SGLT2

Trata-se de uma nova classe de agentes hipoglicemiantes. Ao contrário dos antidiabéticos orais de outras classes, a eficácia dos inibidores da SGLT2 é independente da secreção e da ação da insulina.

Dapagliflozina

As proteínas SGLT2 são responsáveis por 90% da glicose reabsorvida nos rins, portanto, os inibidores da SGLT2 provocam substancial perda de glicose na urina.

Indicação	• Monoterapia: adjuvante a dieta e exercícios físicos para melhora do controle glicêmico em pacientes com DM2 • Combinação: para pacientes com DM2, para melhora do controle glicêmico, em combinação com metformina; uma tiazolidinediona; uma sulfonilureia; um inibidor da DPP-IV (com ou sem metformina); ou insulina (isolada ou com até duas medicações antidiabéticas orais), quando a terapia existente juntamente com dieta e exercícios não proporciona controle glicêmico adequado
Mecanismo de ação	• Inibição reversível o subtipo 2 das proteínas transportadoras de sódio e glicose (SGLT2). A SGLT2 é expressada seletivamente nos rins e é o transportador predominantemente responsável pela reabsorção de glicose do filtrado glomerular para a circulação
Posologia	• 1 comprimido, 1 vez/dia, a qualquer hora do dia, independentemente das refeições
Absorção	• Rápida e boa após administração oral (pode ser administrada com ou sem alimentos)
Metabolismo	• Hepático
Eliminação	• Urina
Contraindicação	• DM1 • Cetoacidose diabética • Insuficiência renal moderada a grave (TFG estimada < 45 mℓ/min/1,73 m^2 calculada pela fórmula de Modificação da dieta na doença renal ou depuração de creatinina [ClCr] persistentemente < 60 mℓ/min calculada pela fórmula de Cockcroft-Gault) • Doença renal em estágio terminal • Hipersensibilidade a dapagliflozina ou aos outros componentes da fórmula • Gravidez; lactação; crianças e adolescentes (não há estudos)
Interações medicamentosas	• Antipsicóticos atípicos: interferência no efeito hipoglicemiante da dapagliflozina • Corticosteroides: interferência no efeito hipoglicemiante da dapagliflozina • Diuréticos: interferência no efeito hipoglicemiante da dapagliflozina • Estrogênio, progestinas: interferência no efeito hipoglicemiante da dapagliflozina • Fenotiazinas: interferência no efeito hipoglicemiante da dapagliflozina • Agonistas do hormônio liberador de gonadotropina: interferência no efeito hipoglicemiante da dapagliflozina • Inibidores da protease: interferência no efeito hipoglicemiante da dapagliflozina • Hormônios tireóideos: interferência no efeito hipoglicemiante da dapagliflozina • Aminas simpaticomiméticas: interferência no efeito hipoglicemiante da dapagliflozina • Danazol: interferência no efeito hipoglicemiante da dapagliflozina • Diazóxido: interferência no efeito hipoglicemiante da dapagliflozina • Ácido nicotínico (doses farmacológicas): interferência no efeito hipoglicemiante da dapagliflozina
Efeitos adversos	• Glicosúria significativa (até 70 g ao dia); desidratação; infecção urinária; candidíase; hipotensão
Alerta	• A eficácia da dapagliflozina é dependente da função renal • Classe C na gravidez (não deve ser usada no segundo e terceiro trimestres de gravidez) • O comprimido não deve ser partido, aberto nem mastigado

Apresentação comercial

- **Forxiga® 5 mg (Bristol-Myers Squibb)**, comprimidos revestidos contêm 6,15 mg de dapagliflozina propanodiol, equivalente a 5 mg de dapagliflozina, embalagens com 30 comprimidos. *Uso oral. Uso adulto*

- **Forxiga® 10 mg (Bristol-Myers Squibb)**, comprimidos revestidos contêm 12,30 mg de dapagliflozina propanodiol, equivalente a 10 mg de dapagliflozina, embalagens com 14 ou 30 comprimidos. *Uso oral. Uso adulto*

Acarbose

A acarbose é um oligossacarídio complexo que retarda a digestão de carboidratos ingeridos, promovendo menor elevação da glicemia após refeições. Ao contrário das sulfonilureias, a acarbose não aumenta a secreção de insulina. Trata-se de um produto microbiano natural de caldos de cultura de *Actinoplanes* cepa SE 50. Inibidor da alfaglicosidase que retarda a digestão e a absorção de carboidratos no intestino delgado.

Indicação	• Tratamento e manejo do DM2 (em combinação como segundo ou terceiro agente)
Mecanismo de ação	• Ligação competitiva e reversível com a alfa-amilase pancreática e os alfaglicosídios intestinais. Essas enzimas inibem a hidrólise de amidos complexos a oligossacarídios no lúmen do intestino delgado e a hidrólise de oligossacarídios, trissacarídios e dissacarídios a glicose e outros monossacarídios na borda em escova
Posologia	• Dose inicial: 1 comp. de 50 mg 3 vezes ao dia (podendo chegar a 100 mg 3 vezes/dia)

(continua)

Acarbose (*continuação*)

Absorção	• Mal absorvida com biodisponibilidade sistêmica baixa. Após administração oral <2% é absorvida e entra na circulação, com a maior parte permanecendo no lúmen do tubo GI
Início da ação	• 1 h
Duração da ação	• Até 2 h
Metabolismo	• Metabolizada apenas no sistema digestório, principalmente por bactérias intestinais, mas também por enzimas digestivas
Eliminação	• Renal
Contraindicação	• Reação alérgica à acarbose ou algum componente da fórmula • Gravidez; lactação; hepatopatia; obstrução intestinal subaguda e total; inflamação/úlcera intestinal; hérnias GI volumosas; insuficiência renal grave (depuração da creatinina < 25 mℓ/min), pessoas com menos de 18 anos de idade, condições diabsortivas
Interações medicamentosas	• Antipsicóticos atípicos: interferência no efeito hipoglicemiante da acarbose • Colestiramina: redução da absorção da acarbose • Corticosteroides: interferência no efeito hipoglicemiante da acarbose • Diuréticos: interferência no efeito hipoglicemiante da acarbose • Estrogênio, progestinas: interferência no efeito hipoglicemiante da acarbose • Fenotiazinas: interferência no efeito hipoglicemiante da acarbose • Inibidores da protease: interferência no efeito hipoglicemiante da acarbose • Hormônios tireóideos: interferência no efeito hipoglicemiante da acarbose • Danazol: interferência no efeito hipoglicemiante da acarbose • Diazóxido: interferência no efeito hipoglicemiante da acarbose • Ácido nicotínico (doses farmacológicas): interferência no efeito hipoglicemiante da acarbose
Efeitos adversos	• Intolerância gastrintestinal (flatulência, distensão abdominal, dor abdominal) • Diarreia (principalmente após ingestão de sacarose) • Alteração assintomática das provas de função hepática • Erupção cutânea (rara)
Alerta	• Eficácia associada ao uso pré-prandial para prevenção da hiperglicemia pós-prandial • Baixo potencial de redução da A1C (0,5 a 0,8%)

Apresentação comercial

■ **Glucobay® 50 mg (Bayer)**, comprimidos de 50 mg, embalagem com 30 ou 60 comprimidos. *Uso oral. Uso adulto*

■ **Glucobay® 100 mg (Bayer)**, comprimidos de 100 mg, embalagem com 30 ou 60 comprimidos. *Uso oral. Uso adulto.*

Metformina

Atualmente, a metformina é considerada o agente de primeira linha para a terapia oral do DM2. Trata-se de uma biguanida.

Esforços consideráveis têm sido feitos desde a década de 1950 para compreender os mecanismos celular e molecular de ação da metformina. Além de seu efeito no metabolismo da glicose, há relatos de que a metformina restaura a função ovariana na síndrome do ovário policístico, reduz a esteatose hepática e reduz as complicações microvasculares e macrovasculares associadas ao DM2.

Recentemente foi sugerido seu uso como tratamento adjuvante de diabetes gestacional e para prevenção em populações pré-diabéticas.

Além disso, estudos populacionais mostraram que a metformina está associada à redução significativa de múltiplos tipos de câncer (sobretudo de mama e próstata). (Giovannucci E, Harlan DM, Archer MC, Bergenstal RM, Gapstur SM, Habel LA, *et al*. Diabetes and cancer: a consensus report. Diabetes Care. 2010;33:1674–1685. PubMed.)

Indicação	• Tratamento de: DM2; DM1 (em associação com insulina); síndrome do ovário policístico
Mecanismo de ação	• Redução da produção hepática de glicose e da absorção intestinal de glicose, além de aumento da sensibilidade à insulina graças ao aumento da utilização e da captação periférica de glicose
Posologia	• Adultos: 1 comp. de 500 mg 2 vezes/dia (desjejum e jantar) – a dose máxima não deve exceder 2.500 mg/dia • Crianças > 10 anos de idade: 1 comp. 1 vez/dia (a dose máxima não deve exceder 2.000 mg)
Absorção	• Completa em 50 a 60% dos pacientes (absorção não linear)
Início da ação	• 1 a 3 h
Duração da ação	• 12 h

(*continua*)

Metformina (continuação)

Metabolismo	• Não é metabolizada, sendo eliminada de modo inalterado na urina com meia-vida de aproximadamente 5 h
Eliminação	• Principalmente por secreção tubular ativa
Contraindicação	• Hepatopatia (maior risco de acidose láctica)
Interações medicamentosas	• Corticosteroides: redução dos efeitos hipoglicemiantes da metformina • Contraste radiológico iodado intravascular: precipitação de acidose láctica (a metformina tem de ser suspensa pelo menos 48 h antes do exame) • Danazol: redução dos efeitos hipoglicemiantes da metformina • Dolutegravir: aumento das concentrações plasmáticas de metaformina • Etanol: potencialização do efeito da metformina no metabolismo do lactato • Fenotiazinas: redução dos efeitos hipoglicemiantes da metformina • Furosemida: aumento das concentrações sanguíneas e plasmáticas de metformina
Efeitos adversos	• Os mais comuns são desconforto epigástrico ou abdominal, pirose, inapetência, diarreia, flatulência, distensão abdominal, disuria, cãibras
Alerta	• Classe B na gravidez • A metformina não deve ser prescrita para pessoas com 80 anos ou mais sem determinação prévia do *clearance* de creatinina • Suspender imediatamente metformina em casos de colapso cardiovascular, ICC aguda, IAM e outras condições caracterizadas por hipoxemia • Como há redução dos níveis séricos de vitamina B12 com o uso da metformina, determinar 1 vez/ano esse valor

Apresentação comercial

- **Cloridrato de metformina**
  - **Cloridrato de metformina® (Medley)**, comprimidos revestidos de 500 mg, embalagens com 30 e 60 comprimidos. *Uso oral. Uso adulto e pediátrico acima de 10 anos*
  - **Cloridrato de metformina® (Medley)**, comprimidos revestidos de 850 mg, embalagens com 30 e 60 comprimidos. *Uso oral. Uso adulto e pediátrico acima de 10 anos*
  - **Cloridrato de metformina® (Medley)**, comprimidos revestidos de 1 g, embalagens com 30 comprimidos. *Uso oral. Uso adulto e pediátrico acima de 10 anos*
  - **Cloridrato de metformina® (Merck)**, comprimidos revestidos de 500 mg, embalagem com 30 comprimidos. *Uso oral. Uso adulto e pediátrico acima de 10 anos*
  - **Cloridrato de metformina® (Merck)**, comprimidos revestidos de 500 mg, embalagem com 60 comprimidos. *Uso oral. Uso adulto e pediátrico* acima de 10 anos
  - **Cloridrato de metformina® (Merck)**, comprimidos revestidos de 850 mg, embalagem com 30 comprimidos. *Uso oral. Uso adulto e pediátrico acima de 10 anos*
  - **Cloridrato de metformina® (Merck)**, comprimidos revestidos de 850 mg, embalagem com 60 comprimidos. *Uso oral. Uso adulto e pediátrico acima de 10 anos*
  - **Cloridrato de metformina® (Merck)**, comprimidos revestidos de 1 g, embalagem com 30 comprimidos. *Uso oral. Uso adulto e pediátrico acima de 10 anos*
  - **Cloridrato de metformina® (Teuto)**, comprimidos de 850 mg, embalagem com 30 comprimidos. *Uso oral. Uso adulto e pediátrico acima de 10 anos*
  - **Cloridrato de metformina® (Teuto)**, comprimidos de 850 mg, embalagem com 60 comprimidos. *Uso oral. Uso adulto e pediátrico acima de 10 anos*
  - **Cloridrato de metformina® (Teuto)**, comprimidos de 500 mg, embalagem com 30 comprimidos. *Uso oral. Uso adulto e pediátrico acima de 10 anos*
  - **Cloridrato de metformina® (Teuto)**, comprimidos de 500 mg, embalagem com 60 comprimidos. *Uso oral. Uso adulto e pediátrico acima de 10 anos*
  - **Cloridrato de metformina® (Neo Química)**, comprimidos revestidos de 500 mg, embalagem com 30 comprimidos. *Uso oral. Uso adulto e pediátrico acima de 10 anos*
  - **Cloridrato de metformina® (Neo Química)**, comprimidos revestidos de 850 mg, embalagem com 30 comprimidos. *Uso oral. Uso adulto e pediátrico acima de 10 anos*
  - **Cloridrato de metformina® (Neo Química)**, comprimidos de 850 mg, embalagem com 30 comprimidos. *Uso oral. Uso adulto e pediátrico acima de 10 anos*
  - **Cloridrato de metformina® (Neo Química)**, comprimidos de 850 mg, embalagem com 60 comprimidos. *Uso oral. Uso adulto e pediátrico acima de 10 anos*
  - **Cloridrato de metformina® (Ranbaxy)**, comprimidos revestidos de 500 mg, embalagem com 30 comprimidos. *Uso oral. Uso adulto e pediátrico acima de 10 anos*
  - **Cloridrato de metformina® (Ranbaxy)**, comprimidos revestidos de 850 mg, embalagem com 30 e 60 comprimidos. *Uso oral. Uso adulto e pediátrico acima de 10 anos*
  - **Cloridrato de metformina® (Medley)**, comprimidos revestidos de 500 mg, embalagem com 30 e 60 comprimidos. *Uso oral. Uso adulto e pediátrico acima de 10 anos*
  - **Cloridrato de metformina® (Medley)**, comprimidos revestidos de 850 mg, embalagem com 30 e 60 comprimidos. *Uso oral. Uso adulto e pediátrico acima de 10 anos*
  - **Cloridrato de metformina® (Medley)**, comprimidos revestidos de 1 g, embalagem com 30 comprimidos. *Uso oral. Uso adulto e pediátrico acima de 10 anos*
  - **Cloridrato de metformina® (Sanofi)**, comprimidos revestidos de 500 mg, embalagem com 30 comprimidos. *Uso oral. Uso adulto e pediátrico acima de 10 anos*
  - **Cloridrato de metformina® (Sanofi)**, comprimidos revestidos de 500 mg, embalagem com 60 comprimidos. *Uso oral. Uso adulto e pediátrico acima de 10 anos*
  - **Cloridrato de metformina® (Pharlab)**, comprimidos revestidos de 1 g, embalagem com 30 comprimidos. *Uso oral. Uso adulto e pediátrico acima de 10 anos*
  - **Cloridrato de metformina® (EMS)**, comprimidos revestidos de 850 mg, embalagem com 30 comprimidos. *Uso oral. Uso adulto e pediátrico acima de 10 anos*

- **Cloridrato de metformina® (EMS),** comprimidos revestidos de 850 mg, embalagem com 60 comprimidos. *Uso oral. Uso adulto e pediátrico acima de 10 anos*
- **Cloridrato de metformina® (EMS),** comprimidos revestidos de 1 g, embalagem com 30 comprimidos. *Uso oral. Uso adulto e pediátrico acima de 10 anos*
- **Cloridrato de metformina® (EMS),** comprimidos revestidos de 1 g, embalagem com 90 comprimidos. *Uso oral. Uso adulto e pediátrico acima de 10 anos*
- **Cloridrato de metformina® (EMS),** comprimidos revestidos de 500 mg, embalagem com 90 comprimidos. *Uso oral. Uso adulto e pediátrico acima de 10 anos*
- **Cloridrato de metformina® (FURP-Fundação para o Remédio Popular),** comprimidos revestidos de 500 mg, embalagem com 30 comprimidos. *Uso oral. Uso adulto e pediátrico acima de 10 anos*
- **Cloridrato de metformina® (FURP-Fundação para o Remédio Popular),** comprimidos revestidos de 500 mg, embalagem com 60 comprimidos. *Uso oral. Uso adulto e pediátrico acima de 10 anos*
- **Cloridrato de metformina® (FURP-Fundação para o Remédio Popular),** comprimidos revestidos de 500 mg, embalagem com 72 comprimidos. *Uso oral. Uso adulto e pediátrico acima de 10 anos*
- **Cloridrato de metformina® (FURP-Fundação para o Remédio Popular),** comprimidos revestidos de 500 mg, embalagem com 90 comprimidos. *Uso oral. Uso adulto e pediátrico acima de 10 anos*
- **Cloridrato de metformina® (FURP-Fundação para o Remédio Popular),** comprimidos revestidos de 850 mg, embalagem com 30 comprimidos. *Uso oral. Uso adulto e pediátrico acima de 10 anos*
- **Cloridrato de metformina® (FURP-Fundação para o Remédio Popular),** comprimidos revestidos de 850 mg, embalagem com 60 comprimidos. *Uso oral. Uso adulto e pediátrico acima de 10 anos*
- **Cloridrato de metformina® (FURP-Fundação para o Remédio Popular),** comprimidos revestidos de 850 mg, embalagem com 72 comprimidos. *Uso oral. Uso adulto e pediátrico acima de 10 anos*
- **Cloridrato de metformina® (FURP-Fundação para o Remédio Popular),** comprimidos revestidos de 850 mg, embalagem com 90 comprimidos. *Uso oral. Uso adulto e pediátrico acima de 10 anos*
- **Cloridrato de metformina® (FURP-Fundação para o Remédio Popular),** comprimidos revestidos de 1 g, embalagem com 30 comprimidos. *Uso oral. Uso adulto e pediátrico acima de 10 anos*
- **Cloridrato de metformina® (FURP-Fundação para o Remédio Popular),** comprimidos revestidos de 1 g, embalagem com 60 comprimidos. *Uso oral. Uso adulto e pediátrico acima de 10 anos*
- **Cloridrato de metformina® (FURP-Fundação para o Remédio Popular),** comprimidos revestidos de 1 g, embalagem com 90 comprimidos. *Uso oral. Uso adulto e pediátrico acima de 10 anos*
- **Diaformin® (União Química),** comprimidos de 850 mg de cloridrato de metformina, embalagem com 30 comprimidos. *Uso oral. Uso adulto*
- **Dimefor® (FQM),** comprimidos de 850 mg de cloridrato de metformina, embalagem com 30 comprimidos. *Uso oral. Uso adulto e pediátrico acima de 10 anos*
- **Dimefor® (FQM),** comprimidos revestidos de 500 mg de cloridrato de metformina, embalagem com 30 comprimidos. *Uso oral. Uso adulto e pediátrico acima de 10 anos*
- **Formet® XR (Aspen Pharma),** comprimidos de liberação prolongada com 500 mg de cloridrato de metformina, embalagem com 10 comprimidos. *Uso oral. Uso adulto e pediátrico acima de 10 anos*
- **Formet® XR (Aspen Pharma),** comprimidos de liberação prolongada com 500 mg de cloridrato de metformina, embalagem com 20 comprimidos. *Uso oral. Uso adulto e pediátrico acima de 10 anos*
- **Formet® XR (Aspen Pharma),** comprimidos de liberação prolongada com 500 mg de cloridrato de metformina, embalagem com 30 comprimidos. *Uso oral. Uso adulto e pediátrico acima de 10 anos*
- **Formet® XR (Aspen Pharma),** comprimidos de liberação prolongada com 500 mg de cloridrato de metformina, embalagem com 60 comprimidos. *Uso oral. Uso adulto e pediátrico acima de 10 anos*
- **Formyn® (Multilab),** comprimidos revestidos com 500 mg de cloridrato de metformina, embalagem com 30 comprimidos. *Uso oral. Uso adulto e pediátrico acima de 10 anos*
- **Formyn® (Multilab),** comprimidos revestidos com 500 mg de cloridrato de metformina, embalagem com 500 comprimidos. *Uso oral. Uso adulto e pediátrico acima de 10 anos*
- **Formyn® (Multilab),** comprimidos revestidos com 850 mg de cloridrato de metformina, embalagem com 30 ou 60 comprimidos. *Uso oral. Uso adulto e pediátrico acima de 10 anos*
- **Formyn® (Multilab),** comprimidos revestidos com 1 g de cloridrato de metformina, embalagem com 30 comprimidos. *Uso oral. Uso adulto e pediátrico acima de 10 anos*
- **Glicefor® (Geolab),** comprimidos com 850 mg de cloridrato de metformina, embalagem com 30 comprimidos. *Uso oral. Uso adulto e pediátrico acima de 10 anos*
- **Glicefor® (Geolab),** comprimidos com 850 mg de cloridrato de metformina, embalagem com 60 comprimidos. *Uso oral. Uso adulto e pediátrico acima de 10 anos*
- **Glicefor® (Geolab),** comprimidos com 850 mg de cloridrato de metformina, embalagem com 90 comprimidos. *Uso oral. Uso adulto e pediátrico acima de 10 anos*
- **Glicomet® (Vitapan),** comprimidos com 500 mg de cloridrato de metformina, embalagem com 30 comprimidos. *Uso oral. Uso adulto e pediátrico acima de 10 anos*
- **Glicomet® (Vitapan),** comprimidos com 850 mg de cloridrato de metformina, embalagem com 30 comprimidos. *Uso oral. Uso adulto e pediátrico acima de 10 anos*
- **Glifage® (Merck),** comprimidos revestidos de 500 mg de cloridrato de metformina, embalagem com 10 comprimidos. *Uso oral. Uso adulto e pediátrico acima de 10 anos*
- **Glifage® (Merck),** comprimidos revestidos de 500 mg de cloridrato de metformina, embalagem com 30 comprimidos. *Uso oral. Uso adulto e pediátrico acima de 10 anos*
- **Glifage® (Merck),** comprimidos revestidos de 850 mg de cloridrato de metformina, embalagem com 30 comprimidos. *Uso oral. Uso adulto e pediátrico acima de 10 anos*
- **Glifage® (Merck),** *comprimidos revestidos de 1 g de cloridrato de metformina, embalagem com* 30 comprimidos. *Uso oral. Uso adulto e pediátrico acima de 10 anos*
- **Glifage® XR 500 (Merck),** comprimidos revestidos de 500 mg de cloridrato de metformina, embalagem com 30 comprimidos. *Uso oral. Uso adulto*
- **Glifage® XR 750 (Merck),** comprimidos revestidos de 750 mg de cloridrato de metformina, embalagem com 10 comprimidos. *Uso oral. Uso adulto*
- **Glifage® XR 750 (Merck),** comprimidos revestidos de 750 mg de cloridrato de metformina, embalagem com 30 comprimidos. *Uso oral. Uso adulto*
- **Glifage® XR 1 g (Merck),** comprimidos revestidos de 1 g de cloridrato de metformina, embalagem com 10 comprimidos. *Uso oral. Uso adulto*
- **Glifage® XR 1 g (Merck),** comprimidos revestidos de 1 g de cloridrato de metformina, embalagem com 30 comprimidos. *Uso oral. Uso adulto*
- **Gliformil® (Pharmalab),** comprimidos revestidos de 850 mg de cloridrato de metformina, embalagem com 30 comprimidos. *Uso oral. Uso adulto e pediátrico acima de 10 anos*
- **Gliformil® (Pharmalab),** comprimidos revestidos de 1 g de cloridrato de metformina, embalagem com 30 comprimidos. *Uso oral. Uso adulto e pediátrico acima de 10 anos*
- **Glucoformin® (Novo Nordisk),** comprimidos revestidos de 500 mg de cloridrato de metformina, embalagem com 30 comprimidos. *Uso oral. Uso adulto e pediátrico acima de 10 anos*
- **Glucoformin® (Novo Nordisk),** comprimidos revestidos de 850 mg de cloridrato de metformina, embalagem com 30 comprimidos. *Uso oral. Uso adulto e pediátrico acima de 10 anos*

- **Meguanin®** (Uci-Farma), comprimidos revestidos de 500 mg de cloridrato de metformina, embalagem com 30 comprimidos. *Uso oral. Uso adulto e pediátrico acima de 10 anos*
- **Meguanin®** (Uci-Farma), comprimidos revestidos de 850 mg de cloridrato de metformina, embalagem com 30 comprimidos. *Uso oral. Uso adulto*
- **Metfordin®** (Biofarma), comprimidos revestidos de 500 mg de cloridrato de metformina, embalagem com 30 comprimidos. *Uso oral. Uso adulto e pediátrico acima de 10 anos*
- **Metfordin®** (Biofarma), comprimidos revestidos de 850 mg de cloridrato de metformina, embalagem com 30 comprimidos. *Uso oral. Uso adulto e pediátrico acima de 10 anos*
- **Metformed®** (Cimed), comprimidos de 500 mg de cloridrato de metformina, embalagem com 30 comprimidos. *Uso oral. Uso adulto e pediátrico acima de 10 anos*
- **Metformed®** (Cimed), comprimidos de 850 mg de cloridrato de metformina, embalagem com 450 comprimidos. *Uso oral. Uso adulto e pediátrico acima de 10 anos*
- **Metta SR®** (Torrent), comprimidos de liberação prolongada com 500 mg de cloridrato de metformina, embalagem com 10 comprimidos. *Uso oral. Uso adulto*
- **Metta SR®** (Torrent), comprimidos de liberação prolongada com 500 mg de cloridrato de metformina, embalagem com 30 comprimidos. *Uso oral. Uso adulto*
- **NeoMetformin®** (NeoQuímica), comprimidos com 850 mg de cloridrato de metformina, embalagem com 30 comprimidos. *Uso oral. Uso adulto e pediátrico acima de 10 anos*
- **Teutoformin®** (Teuto), comprimidos de 500 mg de cloridrato de metformina, embalagem com 30 unidades. *Uso oral. Uso adulto e pediátrico acima de 10 anos*
- **Teutoformin®** (Teuto) comprimidos de 850 mg de cloridrato de metformina, embalagem com 30 unidades. *Uso oral. Uso adulto e pediátrico acima de 10 anos*
- **Triformin®** (Globo), comprimidos de 500 mg de cloridrato de metformina, embalagem com 30 unidades. *Uso oral. Uso adulto e pediátrico acima de 10 anos*
- **Triformin®** (Globo), comprimidos de 850 mg de cloridrato de metformina, embalagem com 30 unidades. *Uso oral. Uso adulto e pediátrico acima de 10 anos*

■ **Cloridrato de metformina + glibenclamida**
- **Cloridrato de metformina + glibenclamida®** (Torrent), comprimidos revestidos com 2,5 mg de glibenclamida + 500 mg de cloridrato de metformina, embalagem com 30 comprimidos. *Uso oral. Uso adulto*
- **Cloridrato de metformina + glibenclamida®** (Torrent), comprimidos revestidos com 5 mg de glibenclamida + 500 mg de cloridrato de metformina, embalagem com 30 comprimidos. *Uso oral. Uso adulto*
- **Glibeta®** (Torrent), comprimidos revestidos contendo 2,5 mg de glibenclamida + 500 mg de cloridrato de metformina, embalagem com 10 comprimidos. *Uso oral. Uso adulto*
- **Glibeta®** (Torrent), comprimidos revestidos contendo 2,5 mg de glibenclamida + 500 mg de cloridrato de metformina, embalagem com 30 comprimidos. *Uso oral. Uso adulto*
- **Glibeta®** (Torrent), comprimidos revestidos contendo 5 mg de glibenclamida + 500 mg de cloridrato de metformina, embalagem com 30 comprimidos. *Uso oral. Uso adulto*
- **Glucovance®** (Merck), comprimidos revestidos contendo 1,25 mg de glibenclamida + 250 mg de cloridrato de metformina, embalagem com 30 comprimidos. *Uso oral. Uso adulto*
- **Glucovance®** (Merck), comprimidos revestidos contendo 2,5 mg de glibenclamida + 500 mg de cloridrato de metformina, embalagem com 10 comprimidos. *Uso oral. Uso adulto*
- **Glucovance®** (Merck), comprimidos revestidos contendo 2,5 mg de glibenclamida + 500 mg de cloridrato de metformina, embalagem com 30 comprimidos. *Uso oral. Uso adulto*
- **Glucovance®** (Merck), comprimidos revestidos contendo 5 mg de glibenclamida + 500 mg de cloridrato de metformina, embalagem com 10 comprimidos. *Uso oral. Uso adulto*
- **Glucovance®** (Merck), comprimidos revestidos contendo 5 mg de glibenclamida + 500 mg de cloridrato de metformina, embalagem com 30 comprimidos. *Uso oral. Uso adulto*
- **Glucovance®** (Merck), comprimidos revestidos contendo 5 mg de glibenclamida + 1.000 mg de cloridrato de metformina, embalagem com 10 comprimidos. *Uso oral. Uso adulto*
- **Glucovance®** (Merck), comprimidos revestidos contendo 5 mg de glibenclamida + 1.000 mg de cloridrato de metformina, embalagem com 30 comprimidos . *Uso oral. Uso adulto*

■ **Cloridrato de metformina + glimepirida**
- **Amaryl flex®** (Sanofi-Aventis), comprimidos revestidos com 1 mg de glimepirida + 500 mg de cloridrato de metformina, embalagem com 30 comprimidos de glimepirida e 120 comprimidos de metformina. *Uso oral. Uso adulto*
- **Amaryl flex®** (Sanofi-Aventis), comprimidos revestidos com 2 mg de glimepirida + 500 mg de cloridrato de metformina, embalagem com 30 comprimidos e 120 comprimidos de metformina. *Uso oral. Uso adulto*
- **Meritor®** 2/1.000 (Aché), comprimidos revestidos com 2 mg de glimepirida + 1.000 mg de cloridrato de metformina, embalagem com 10 comprimidos. *Uso oral. Uso adulto*
- **Meritor®** 2/1.000 (Aché), comprimidos revestidos com 2 mg de glimepirida + 1.000 mg de cloridrato de metformina, embalagem com 30 comprimidos. *Uso oral. Uso adulto*
- **Meritor®** 4/1.000 (Aché), comprimidos revestidos com 4 mg de glimepirida + 1.000 mg de cloridrato de metformina, embalagem com 10 comprimidos. *Uso oral. Uso adulto*
- **Meritor®** 4/1.000 (Aché), comprimidos revestidos com 4 mg de glimepirida + 1.000 mg de cloridrato de metformina, embalagem com 30 comprimidos. *Uso oral. Uso adulto*

■ **Cloridrato de metformina + vildagliptina**
- **Galvus met®** (Novartis), comprimidos revestidos contendo 500 mg de cloridrato de metformina + 50 mg de vildagliptina, embalagem com 14 comprimidos. *Uso oral. Uso adulto*
- **Galvus met®** (Novartis), comprimidos revestidos contendo 1.000 mg de cloridrato de metformina + 50 mg de vildagliptina, embalagem com 56 comprimidos. *Uso oral. Uso adulto*
- **Galvus met®** (Novartis), comprimidos revestidos contendo 850 mg de cloridrato de metformina + 50 mg de vildagliptina, embalagem com 14 comprimidos. *Uso oral. Uso adulto*
- **Galvus met®** (Novartis), comprimidos revestidos contendo 850 mg de cloridrato de metformina + 50 mg de vildagliptina, embalagem com 56 comprimidos. *Uso oral. Uso adulto*
- **Galvus met®** (Novartis), comprimidos revestidos contendo 1.000 mg de cloridrato de metformina + 50 mg de vildagliptina, embalagem com 14 comprimidos. *Uso oral. Uso adulto*
- **Galvus met®** (Novartis), comprimidos revestidos contendo 500 mg de cloridrato de metformina + 50 mg de vildagliptina, embalagem com 56 comprimidos. *Uso oral. Uso adulto*
- **Jalra met®** (Merck), comprimidos revestidos contendo 500 mg de cloridrato de metformina + 50 mg de vildagliptina, embalagem com 14 comprimidos. *Uso oral. Uso adulto*
- **Jalra met®** (Merck), comprimidos revestidos contendo 500 mg de cloridrato de metformina + 50 mg de vildagliptina, embalagem com 56 comprimidos. *Uso oral. Uso adulto*
- **Jalra met®** (Merck), comprimidos revestidos contendo 850 mg de cloridrato de metformina + 50 mg de vildagliptina, embalagem com 14 comprimidos. *Uso oral. Uso adulto*
- **Jalra met®** (Merck), comprimidos revestidos contendo 850 mg de cloridrato de metformina + 50 mg de vildagliptina, embalagem com 56 comprimidos. *Uso oral. Uso adulto*
- **Jalra met®** (Merck), comprimidos revestidos contendo 1.000 mg de cloridrato de metformina + 50 mg de vildagliptina, embalagem com 14 comprimidos. *Uso oral. Uso adulto*

- **Jalra met® (Merck),** comprimidos revestidos contendo 1.000 mg de cloridrato de metformina + 50 mg de vildagliptina, embalagem com 56 comprimidos. *Uso oral. Uso adulto*

■ **Cloridrato de metformina + fosfato de sitagliptina**
- **Janumet® (Merck Sharp & Dohme),** comprimidos revestidos com 500 mg de cloridrato de metformina + 50 mg de fosfato de sitagliptina, embalagem com 28 comprimidos. *Uso oral. Uso adulto*
- **Janumet® (Merck Sharp & Dohme),** comprimidos revestidos com 850 mg de cloridrato de metformina + 50 mg de fosfato de sitagliptina, embalagem com 28 comprimidos. *Uso oral. Uso adulto*
- **Janumet® (Merck Sharp & Dohme),** comprimidos revestidos com 850 mg de cloridrato de metformina + 50 mg de fosfato de sitagliptina, embalagem com 56 comprimidos. *Uso oral. Uso adulto*
- **Janumet® (Merck Sharp & Dohme),** comprimidos revestidos com 1.000 mg de cloridrato de metformina + 50 mg de fosfato de sitagliptina, embalagem com 28 comprimidos. *Uso oral. Uso adulto*
- **Janumet® (Merck Sharp & Dohme),** comprimidos revestidos com 1.000 mg de cloridrato de metformina + 50 mg de fosfato de sitagliptina, embalagem com 56 comprimidos. *Uso oral. Uso adulto*

■ **Cloridrato de metformina + saxagliptina**
- **Kombiglyze® XR (Bristol-Myers Squibb),** comprimidos revestidos com 500 mg de metformina + 5 mg de saxagliptina, embalagem com 14 comprimidos. *Uso oral. Uso adulto*
- **Kombiglyze® XR (Bristol-Myers Squibb),** comprimidos revestidos com 1.000 mg de metformina + 2,5 mg de saxagliptina, embalagem com 14 comprimidos. *Uso oral. Uso adulto*
- **Kombiglyze® XR (Bristol-Myers Squibb),** comprimidos revestidos com 1.000 mg de metformina + 2,5 mg de saxagliptina, embalagem com 60 comprimidos. *Uso oral. Uso adulto*
- **Kombiglyze® XR (Bristol-Myers Squibb),** comprimidos revestidos com 1.000 mg de metformina + 5 mg de saxagliptina, embalagem com 14 comprimidos. *Uso oral. Uso adulto*
- **Kombiglyze® XR (Bristol-Myers Squibb),** comprimidos revestidos com 1.000 mg de metformina + 5 mg de saxagliptina, embalagem com 30 comprimidos. *Uso oral. Uso adulto*

■ **Cloridrato de metformina + nateglinida**
- **Starform® (Novartis),** comprimidos revestidos de 500 mg de metformina + comprimidos revestidos de 120 mg de nateglinida, embalagens contendo 48 ou 84 comprimidos revestidos de nateglinida + 48 ou 84 comprimidos revestidos de cloridrato de metformina. *Uso oral. Uso adulto*
- **Starform® (Novartis),** comprimidos revestidos de 850 mg de metformina + comprimidos revestidos de 120 mg de nateglinida, embalagens contendo 48 ou 84 comprimidos revestidos de nateglinida + 48 ou 84 comprimidos revestidos de cloridrato de metformina. *Uso oral. Uso adulto*

■ **Cloridrato de metformina + linagliptina**
- **Trayenta duo® (Boehringer Ingelheim),** comprimidos revestidos com 2,5 mg de linagliptina + 500 mg de cloridrato de metformina, embalagem com 60 comprimidos. *Uso oral. Uso adulto*
- **Trayenta duo® (Boehringer Ingelheim),** comprimidos revestidos com 2,5 mg de linagliptina + 850 mg de cloridrato de metformina, embalagem com 20 comprimidos. *Uso oral. Uso adulto*
- **Trayenta duo® (Boehringer Ingelheim),** comprimidos revestidos com 2,5 mg de linagliptina + 850 mg de cloridrato de metformina, embalagem com 60 comprimidos. *Uso oral. Uso adulto*
- **Trayenta duo® (Boehringer Ingelheim),** comprimidos revestidos com 2,5 mg de linagliptina + 1.000 mg de cloridrato de metformina, embalagem com 60 comprimidos. *Uso oral. Uso adulto*

Pioglitazona

As tiazolidinedionas, como a pioglitazona, são ligantes sintéticos dos receptores de peroxissoma ativados por proliferadores (PPAR). Esses agentes modificam a transcrição dos genes que influenciam o metabolismo de carboidratos e lipídios, alterando a síntese de proteína e promovendo alterações metabólicas.

Indicação	• Tratamento de DM2, seja como agente único ou em associação com sulfonilureia, metformina ou insulina
Mecanismo de ação	• Aumento da sensibilidade à insulina por meio de ação nos PPAR gama-1 e PPAR gama-2 e influencia o metabolismo lipídico por meio de ação no PPAR alfa. Isso aumenta os transportadores de glicose 1 e 4, reduz os ácidos graxos livres, melhora a sinalização da insulina, reduz o fator de necrose tumoral alfa (TNF-α) e remodela o tecido adiposo. O resultado final é o aumento da captação e da utilização de glicose nos órgãos periféricos e redução da gliconeogênese no fígado • Potencial intermediário de redução de A1C (0,5 a 1,4%) • Promove redução do risco cardiovascular
Posologia	• Dose inicial de 15 ou 30 mg/dia
Absorção	• Rápida pelo sistema digestório
Início da ação	• 30 min após ingestão em jejum (níveis máximos em 2 h). O alimento retarda a absorção
Duração da ação	• 24 h
Metabolismo	• Hepático
Eliminação	• Urina (15 a 30%) e via biliar
Contraindicação	• Hipersensibilidade à pioglitazona e outros componentes da fórmula • Classes III ou IV de insuficiência cardíaca da New York Heart Association • Câncer de bexiga atual ou pregresso • Hematuria macroscópica não investigada
Interações medicamentosas	• Corticosteroides: redução da efetividade da pioglitazona • Genfibrozila: aumento das concentrações plasmáticas da pioglitazona • Leflunomida: aumento do risco de lesão hepática • Quinolonas: alteração da homeostase da glicose • Antipsicóticos atípicos, fenotiazinas: redução da efetividade da pioglitazona

(continua)

CAPÍTULO 4 | MEDICAMENTOS EM CONDIÇÕES ENDÓCRINAS E METABÓLICAS 169

Pioglitazona (*continuação*)

Interações medicamentosas	• Diuréticos: redução da efetividade da pioglitazona • Estrogênio, progestinas: redução da efetividade da pioglitazona • Fenotiazinas: redução da efetividade da pioglitazona • Inibidores da protease: redução da efetividade da pioglitazona • Aminas simpaticomiméticas: redução da efetividade da pioglitazona • GH humano: redução da efetividade da pioglitazona • Danazol: redução da efetividade da pioglitazona • Diazóxido: redução da efetividade da pioglitazona • Isoniazida: redução da efetividade da pioglitazona
Efeitos adversos	• Pode promover ganho de peso e retenção hídrica, aumentando o risco de insuficiência cardíaca; também pode aumentar o risco de fraturas
Alerta	• Classe C na gravidez

Apresentação comercial

- **Actos® 15 mg (Abbott)**, comprimidos com 16,53 mg de cloidrato de pioglitazona (equivalente a 15 mg de pioglitazona base), frascos com 15 comprimidos. *Uso oral. Uso adulto*
- **Actos® 30 mg (Abbott)**, comprimidos com 33,05 mg de cloidrato de pioglitazona (equivalente a 15 mg de pioglitazona base), frascos com 15 comprimidos. *Uso oral. Uso adulto*
- **Actos® 45 mg (Abbott)**, comprimidos com 49,59 mg de cloidrato de pioglitazona (equivalente a 15 mg de pioglitazona base), frascos com 15 comprimidos. *Uso oral. Uso adulto*
- **Aglitil® (EMS Sigma Pharma)**, comprimidos com 15 mg de cloridrato de pioglitazona, embalagem com 15 comprimidos. *Uso oral. Uso adulto*
- **Aglitil® (EMS Sigma Pharma)**, comprimidos com 30 mg de cloridrato de pioglitazona, embalagem com 15 comprimidos. *Uso oral. Uso adulto*
- **Aglitil® (EMS Sigma Pharma)**, comprimidos com 30 mg de cloridrato de pioglitazona, embalagem com 30 comprimidos. *Uso oral. Uso adulto*
- **Aglitil® (EMS Sigma Pharma)**, comprimidos com 45 mg de cloridrato de pioglitazona, embalagem com 15 comprimidos. *Uso oral. Uso adulto*
- **Cloridrato de pioglitazona® (EMS)**, comprimidos com 15 mg de cloridrato de pioglitazona, embalagem com 15 comprimidos. *Uso oral. Uso adulto*
- **Cloridrato de pioglitazona® (EMS)**, comprimidos com 30 mg de cloridrato de pioglitazona, embalagem com 15 ou 30 comprimidos. *Uso oral. Uso adulto*
- **Cloridrato de pioglitazona® (EMS)**, comprimidos com 45 mg de cloridrato de pioglitazona, embalagem com 15 comprimidos. *Uso oral. Uso adulto*
- **Cloridrato de pioglitazona® (Germed)**, comprimidos com 15 mg de cloridrato de pioglitazona, embalagem com 15 comprimidos. *Uso oral. Uso adulto*
- **Cloridrato de pioglitazona® (Germed)**, comprimidos com 30 mg de cloridrato de pioglitazona, embalagem com 15 comprimidos. *Uso oral. Uso adulto*
- **Cloridrato de pioglitazona® (Germed)**, comprimidos com 45 mg de cloridrato de pioglitazona, embalagem com 15 comprimidos. *Uso oral. Uso adulto*
- **Cloridrato de pioglitazona® (Torrent)**, comprimidos com 15 mg de cloridrato de pioglitazona, embalagem com 15 comprimidos. *Uso oral. Uso adulto*
- **Cloridrato de pioglitazona® (Torrent)**, comprimidos com 15 mg de cloridrato de pioglitazona, embalagem com 30 ou 60 comprimidos. *Uso oral. Uso adulto*
- **Cloridrato de pioglitazona® (Torrent)**, comprimidos com 30 mg de cloridrato de pioglitazona, embalagem com 15, 30 ou 60 comprimidos. *Uso oral. Uso adulto*
- **Cloridrato de pioglitazona® (Nova Química)**, comprimidos com 15 mg de cloridrato de pioglitazona, embalagem com 15 comprimidos. *Uso oral. Uso adulto*
- **Cloridrato de pioglitazona® (Nova Química)**, comprimidos com 30 mg de cloridrato de pioglitazona, embalagem com 15 ou 30 comprimidos. *Uso oral. Uso adulto*
- **Cloridrato de pioglitazona® (Nova Química)**, comprimidos com 45 mg de cloridrato de pioglitazona, embalagem com 15 comprimidos. *Uso oral. Uso adulto*
- **Cloridrato de pioglitazona® (Legrand)**, comprimidos com 15 mg de cloridrato de pioglitazona, embalagem com 15 comprimidos. *Uso oral. Uso adulto*
- **Cloridrato de pioglitazona® (Legrand)**, comprimidos com 30 mg de cloridrato de pioglitazona, embalagem com 15 comprimidos. *Uso oral. Uso adulto*
- **Glicopio® 15 mg (AstraZeneca)**, comprimidos com 15 mg de cloridrato de pioglitazona, embalagem com 10 ou 30 comprimidos. *Uso oral. Uso adulto*
- **Glicopio® 30 mg (AstraZeneca)**, comprimidos com 30 mg de cloridrato de pioglitazona, embalagem com 10 ou 30 comprimidos. *Uso oral. Uso adulto*
- **Glicopio® 45 mg (AstraZeneca)**, comprimidos com 45 mg de cloridrato de pioglitazona, embalagem com 10 ou 30 comprimidos. *Uso oral. Uso adulto*
- **Pioglit® (Torrent)**, comprimidos com 15 mg de cloridrato de pioglitazona, embalagem com 30 comprimidos. *Uso oral. Uso adulto*
- **Pioglit® (Torrent)**, comprimidos com 30 mg de cloridrato de pioglitazona, embalagem com 30 comprimidos. *Uso oral. Uso adulto*
- **Pioglit® (Torrent)**, comprimidos com 45 mg de cloridrato de pioglitazona, embalagem com 15 ou 30 comprimidos. *Uso oral. Uso adulto*
- **Piotaz® 15 mg (Germed)**, comprimidos com 15 mg de cloridrato de pioglitazona, embalagem com 10, 15, 20, 30, 70, 90 ou 120 comprimidos. *Uso oral. Uso adulto*
- **Piotaz® 30 mg (Germed)**, comprimidos com 30 mg de cloridrato de pioglitazona, embalagem com 10, 15, 20, 30, 70, 90 ou 120 comprimidos. *Uso oral. Uso adulto*
- **Piotaz® 45 mg (Germed)**, comprimidos com 45 mg de cloridrato de pioglitazona, embalagem com 10, 15, 20, 30, 70, 90 ou 120 comprimidos. *Uso oral. Uso adulto*
- **Stanglit® (Libbs)**, comprimidos com 15 mg de cloridrato de pioglitazona, embalagem com 30 comprimidos. *Uso oral. Uso adulto*
- **Stanglit® (Libbs)**, comprimidos com 30 mg de cloridrato de pioglitazona, embalagem com 30 comprimidos. *Uso oral. Uso adulto*
- **Stanglit® (Libbs)**, comprimidos com 45 mg de cloridrato de pioglitazona, embalagem com 30 comprimidos. *Uso oral. Uso adulto.*

Clorpropamida

A clorpropamida, um agente hipoglicemiante de segunda geração, pertence à classe das sulfonilureias. É tão potente quanto a glipizida.

Indicação	• Controle da glicemia, em associação com reorientação alimentar e exercícios físicos, de adultos com DM2
Mecanismo de ação	• Estímulo da síntese e liberação da insulina endógena, efeito dependente do funcionamento das células beta pancreáticas. O efeito extrapancreático pode ser parte do mecanismo de ação das sulfonilureias orais. Há evidências de que melhora da função das células beta pancreáticas, com consequente melhora na tolerância à glicose, pode ocorrer durante o tratamento prolongado com clorpropamida
Posologia	• 1 comp. de 250 mg/dia
Absorção	• Rápida pelo sistema digestório
Início da ação	• 2 h (ação hipoglicemiante máxima em 3 a 6 h)
Duração da ação	• 36 h
Metabolismo	• Hepático
Eliminação	• 80 a 90% de uma dose oral é excretada na urina na forma de droga não modificada e de metabólitos em 96 h
Contraindicação	• Hipersensibilidade conhecida a sulfonilureias e componentes da fórmula • DM1, cetoacidose diabética com ou sem coma associado • Gestação, lactação • Uso concomitante de gatifloxacino
Interações medicamentosas	• Betabloqueadores inibem a resposta fisiológica à hipoglicemia • Disopiramida: potencialização do efeito hipoglicemiante da clorpropamida • Ginseng: potencialização do efeito hipoglicemiante da clorpropamida • Inibidores da ECA: potencialização do efeito hipoglicemiante da clorpropamida • Inibidores da MAO: potencialização do efeito hipoglicemiante da clorpropamida • AINE: potencialização do efeito hipoglicemiante da clorpropamida • Inibidores seletivos da recaptação de serotonina: potencialização do efeito hipoglicemiante da clorpropamida • Sulfonamidas: potencialização do efeito hipoglicemiante da clorpropamida
Efeitos adversos	• Hipoglicemia; escurecimento e/ou espessamento da pele; taquicardia; equimoses; alterações do estado mental; ganho ponderal; edema de mãos e pés; fraqueza muscular; cólica abdominal; fezes sanguinolentas/alcatroadas; náuseas/vômitos persistentes; epigastralgia; coluria
Alerta	• Classe C na gravidez • Pacientes idosos, debilitados ou desnutridos e com insuficiência suprarrenal ou hipofisária são especialmente suscetíveis à ação hipoglicemiante da clorpropamida

Apresentação comercial
- **Clorpromini® (Biofarma)**, comprimidos de 250 mg de clorpropamida, embalagem com 30 comprimidos. *Uso oral. Uso adulto*
- **Diabinese® (Pfizer)**, comprimidos de 250 mg de clorpropamida, embalagem com 100 comprimidos. *Uso oral. Uso adulto*
- **Diabinese® (Pfizer)**, comprimidos de 250 mg de clorpropamida, embalagem com 30 comprimidos. *Uso oral. Uso adulto*
- **Glicorp® (Neo Química)**, comprimidos de 250 mg de clorpropamida, embalagem com 50 comprimidos. *Uso oral. Uso adulto.*

Glibenclamida

Sulfonilureia de segunda geração, também conhecida como gliburida.

Indicação	• Controle da glicemia em diabéticos do tipo 2 (em associação com reorientação alimentar e exercícios físicos)
Mecanismo de ação	• Inibição dos canais de potássio sensíveis ao ATP, que resulta em despolarização das células e secreção de insulina
Posologia	• Iniciar com 2,5 mg ou 5 mg ao dia
Absorção	• Rápida após administração oral (alimentos não influenciam significativamente a absorção)
Início da ação	• 30 min
Duração da ação	• 24 h

(continua)

CAPÍTULO 4 | MEDICAMENTOS EM CONDIÇÕES ENDÓCRINAS E METABÓLICAS 171

Glibenclamida (*continuação*)

Metabolismo	• Hepático
Eliminação	• Urina (50%) e via biliar (50%)
Contraindicação	• Diabetes insulinodependente; coma diabético; pré-coma e cetoacidose; insuficiência renal grave; hipersensibilidade à glibenclamida; gravidez; lactação; crianças; porfiria
Interações medicamentosas	• Acetazolamida: atenuação do efeito hipoglicemiante da glibenclamida • Barbituratos: atenuação do efeito hipoglicemiante da glibenclamida • Corticosteroides: atenuação do efeito hipoglicemiante da glibenclamida • Diazóxido: atenuação do efeito hipoglicemiante da glibenclamida • Diuréticos: atenuação do efeito hipoglicemiante da glibenclamida • Epinefrina: atenuação do efeito hipoglicemiante da glibenclamida • Glucagon: atenuação do efeito hipoglicemiante da glibenclamida • Rifampicina: atenuação do efeito hipoglicemiante da glibenclamida • Fenotiazinas: atenuação do efeito hipoglicemiante da glibenclamida • Ciclofosfamida: potencialização do efeito hipoglicemiante da glibenclamida • Cloranfenicol: potencialização do efeito hipoglicemiante da glibenclamida • Cumarínicos: potencialização do efeito hipoglicemiante da glibenclamida • Disopiramida: potencialização do efeito hipoglicemiante da glibenclamida • Inibidores da MAO: potencialização do efeito hipoglicemiante da glibenclamida • Fluoxetina: potencialização do efeito hipoglicemiante da glibenclamida • Miconazol: potencialização do efeito hipoglicemiante da glibenclamida
Efeitos adversos	• Hipoglicemia; náuseas/vômitos; dor abdominal; plenitude gástrica; diarreia; reações alérgicas ou pseudoalérgicas (p. ex., prurido, erupções cutâneas, urticária) • Hipersensibilidade à luz; hipersensibilidade cruzada às sulfonamidas ou seus derivados; trombocitopenia; anemia hemolítica; eritrocitopenia; leucopenia; agranulocitose; pancitopenia • Elevação dos níveis das enzimas hepáticas, comprometimento da função hepática (p. ex., colestase, icterícia), hepatite, insuficiência hepática • Hipoglicemia e outros sinais de contrarregulação adrenérgica • Alteração da fala, visão e sensação de paralisia • Redução da concentração sérica de sódio; comprometimento da capacidade de dirigir ou operar máquinas
Alerta	• Classe C na gravidez

Apresentação comercial

- **Clamiben® (Teuto)**, comprimidos com 5 mg de glibenclamida, embalagem com 30 comprimidos. *Uso oral. Uso adulto*
- **Daonil® (Sanofi)**, comprimidos com 5 mg de glibenclamida, embalagem com 30 comprimidos. *Uso oral. Uso adulto*
- **Glibenclamida® 5 mg (Biosintética)**, comprimidos com 5 mg de glibenclamida, embalagem com 30 comprimidos. *Uso oral. Uso adulto*
- **Glibenclamida® 5 mg (EMS)**, comprimidos com 5 mg de glibenclamida, embalagem com 30 comprimidos. *Uso oral. Uso adulto*
- **Glibenclamida® 5 mg (EMS)**, comprimidos com 5 mg de glibenclamida, embalagem com 60 comprimidos. *Uso oral. Uso adulto*
- **Glibenclamida® 5 mg (EMS Sigma Pharma)**, comprimidos com 5 mg de glibenclamida, embalagem com 30 comprimidos. *Uso oral. Uso adulto*
- **Glibenclamida® 5 mg (Geolab)**, comprimidos com 5 mg de glibenclamida, embalagem com 7 comprimidos. *Uso oral. Uso adulto*
- **Glibenclamida® 5 mg (Geolab)**, comprimidos com 5 mg de glibenclamida, embalagem com 15 comprimidos. *Uso oral. Uso adulto*
- **Glibenclamida® 5 mg (Geolab)**, comprimidos com 5 mg de glibenclamida, embalagem com 30 comprimidos. *Uso oral. Uso adulto*
- **Glibenclamida® 5 mg (Geolab)**, comprimidos com 5 mg de glibenclamida, embalagem com 60 comprimidos. *Uso oral. Uso adulto*
- **Glibenclamida® 5 mg (Germed)**, comprimidos com 5 mg de glibenclamida, embalagem com 30 comprimidos. *Uso oral. Uso adulto*
- **Glibenclamida® 5 mg (Medley)**, comprimidos com 5 mg de glibenclamida, embalagem com 7 comprimidos. *Uso oral. Uso adulto*
- **Glibenclamida® 5 mg (Medley)**, comprimidos com 5 mg de glibenclamida, embalagem com 15 comprimidos. *Uso oral. Uso adulto*
- **Glibenclamida® 5 mg (Medley)**, comprimidos com 5 mg de glibenclamida, embalagem com 30 comprimidos. *Uso oral. Uso adulto*
- **Glibenclamida® 5 mg (Medley)**, comprimidos com 5 mg de glibenclamida, embalagem com 60 comprimidos. *Uso oral. Uso adulto*
- **Glibenclamida® 5 mg (Neo Química)**, comprimidos com 5 mg de glibenclamida, embalagem com 30 comprimidos. *Uso oral. Uso adulto*
- **Glibenclamida® 5 mg (Nova Química)**, comprimidos com 5 mg de glibenclamida, embalagem com 30 comprimidos. *Uso oral. Uso adulto*
- **Glibenclamida® 5 mg (Prati-Donaduzzi)**, comprimidos com 5 mg de glibenclamida, embalagem com 30 comprimidos. *Uso oral. Uso adulto*
- **Glibenclamida® 5 mg (Sanofi)**, comprimidos com 5 mg de glibenclamida, embalagem com 30 comprimidos. *Uso oral. Uso adulto*
- **Glibenclamida® 5 mg (Sanofi)**, comprimidos com 5 mg de glibenclamida, embalagem com 60 comprimidos. *Uso oral. Uso adulto e pediátrico*
- **Glibendiab® 5 mg (EMS Sigma Pharma)**, comprimidos com 5 mg de glibenclamida, embalagem com 30 comprimidos. *Uso oral. Uso adulto*
- **Glicamin® (Geolab)**, comprimidos com 5 mg de glibenclamida, embalagem com 30 comprimidos. *Uso oral. Uso adulto*
- **Glionil® (Bioquímica)**, comprimidos com 5 mg de glibenclamida, embalagem com 30 comprimidos. *Uso oral. Uso adulto*
- **Cloridrato de metformina + glibenclamida**
  - **Cloridrato de metformina + glibenclamida® (Torrent)**, comprimidos revestidos com 2,5 mg de glibenclamida + 500 mg de cloridrato de metformina, embalagem com 30 comprimidos. *Uso oral. Uso adulto*
  - **Cloridrato de metformina + glibenclamida® (Torrent)**, comprimidos revestidos com 5 mg de glibenclamida + 500 mg de cloridrato de metformina, embalagem com 30 comprimidos. *Uso oral. Uso adulto*

- **Glibeta® (Torrent),** comprimidos revestidos contendo 2,5 mg de glibenclamida + 500 mg de cloridrato de metformina, embalagem com 10 comprimidos. *Uso oral. Uso adulto*
- **Glibeta® (Torrent),** comprimidos revestidos contendo 2,5 mg de glibenclamida + 500 mg de cloridrato de metformina, embalagem com 30 comprimidos. *Uso oral. Uso adulto*
- **Glibeta® (Torrent),** comprimidos revestidos contendo 5 mg de glibenclamida + 500 mg de cloridrato de metformina, embalagem com 30 comprimidos. *Uso oral. Uso adulto*
- **Glucovance® (Merck),** comprimidos revestidos contendo 1,25 mg de glibenclamida + 250 mg de cloridrato de metformina, embalagem com 10 comprimidos. *Uso oral. Uso adulto*
- **Glucovance® (Merck),** comprimidos revestidos contendo 1,25 mg de glibenclamida + 250 mg de cloridrato de metformina, embalagem com 30 comprimidos. *Uso oral. Uso adulto*
- **Glucovance® (Merck),** comprimidos revestidos contendo 2,5 mg de glibenclamida + 500 mg de cloridrato de metformina, embalagem com 10 comprimidos. *Uso oral. Uso adulto*
- **Glucovance® (Merck),** comprimidos revestidos contendo 2,5 mg de glibenclamida + 500 mg de cloridrato de metformina, embalagem com 30 comprimidos. *Uso oral. Uso adulto*
- **Glucovance® (Merck),** comprimidos revestidos contendo 5 mg de glibenclamida + 500 mg de cloridrato de metformina, embalagem com 10 comprimidos. *Uso oral. Uso adulto*
- **Glucovance® (Merck),** comprimidos revestidos contendo 5 mg de glibenclamida + 500 mg de cloridrato de metformina, embalagem com 30 comprimidos. *Uso oral. Uso adulto*
- **Glucovance® (Merck),** comprimidos revestidos contendo 5 mg de glibenclamida + 1.000 mg de cloridrato de metformina, embalagem com 10 comprimidos. *Uso oral. Uso adulto*
- **Glucovance® (Merck),** comprimidos revestidos contendo 5 mg de glibenclamida + 1.000 mg de cloridrato de metformina, embalagem com 30 comprimidos. *Uso oral. Uso adulto.*

Gliclazida

Agente hipoglicemiante oral da classe sulfonilureia de secretagogos de insulina. As sulfonilureias aumentam a produção basal de insulina e a liberação de insulina estimulada pelas refeições.

Indicação	• Controle da glicemia, em associação com reorientação alimentar e exercícios físicos, de adultos com DM2
Mecanismo de ação	• A gliclazida se liga ao receptor SUR1, resultando em bloqueio dos canais de potássio sensíveis ao ATP. A redução do efluxo de potássio promove despolarização das células beta pancreáticas, com abertura dos canais de cálcio dependentes de voltagem nas células beta e ativação da calmodulina com exocitose de insulina • Tratamento de DM2 nos pacientes obesos, idosos e com complicações vasculares
Posologia	• Adultos: 30 a 120 mg/dia VO
Absorção	• Rápida e boa após administração oral
Início da ação	• 1 a 2 h (ação máxima em 4 a 6 h)
Duração da ação	• 12 h
Metabolismo	• Hepático
Eliminação	• Urina (60 a 70%) e fezes (10 a 20%)
Contraindicação	• Hipersensibilidade à gliclazida ou a outro componente da fórmula • Hipersensibilidade a outras sulfonilureias ou sulfonamidas • Diabetes melito insulinodependente; cetoacidose diabética; pré-coma ou coma diabético; doença renal grave ou hepática grave; uso de antifúngicos (p. ex., miconazol); amamentação
Interações medicamentosas	• Cumarínicos: potencialização dos efeitos anticoagulantes • Insulina, biguanidas: potencialização do efeito hipoglicemiante da gliclazida • Clofibrato: potencialização do efeito hipoglicemiante da gliclazida • Salicilatos: potencialização do efeito hipoglicemiante da gliclazida
Efeitos adversos	• Hipoglicemia (sobretudo quando do uso concomitante de claritromicina, betabloqueadores, inibidores da ECA, antagonistas dos receptores H2, antidepressivos, AINE) • Dor abdominal; artralgia, mialgia, dorsalgia; constipação intestinal; tontura; cefaleia; pirose; fotossensibilidade; náuseas/vômitos
Alerta	• Categoria C na gravidez

Apresentação comercial

- **Azukon® MR 30 mg (Torrent),** comprimidos de liberação prolongada com 30 mg de gliclazida, embalagens com 30 e 60 comprimidos. *Uso oral. Uso adulto*
- **Diamicron® MR 30 mg (Servier),** comprimidos de liberação modificada com 30 mg de gliclazida, embalagem com 15 comprimidos. *Uso oral. Uso adulto*
- **Diamicron® MR 60 mg (Servier),** comprimidos de liberação prolongada com 60 mg de gliclazida, embalagem com 15 comprimidos. *Uso oral. Uso adulto*
- **Diamicron® MR 60 mg (Servier),** comprimidos de liberação prolongada com 60 mg de gliclazida, embalagem com 30 comprimidos. *Uso oral. Uso adulto*
- **Diamicron® MR 60 mg (Servier),** comprimidos de liberação prolongada com 60 mg de gliclazida, embalagem com 60 comprimidos. *Uso oral. Uso adulto*
- **Erowgliz® 80 mg (Actavis),** comprimidos com 80 mg de gliclazida, embalagem com 20 comprimidos. *Uso oral. Uso adulto*
- **Glicaron® (Cifarma),** com. Uso oral. Uso adulto primidos com 80 mg de gliclazida, embalagem com 20 comprimidos. *Uso oral. Uso adulto*

- **Glicaron® (Cifarma)**, comprimidos com 80 mg de gliclazida, embalagem com 60 comprimidos. *Uso oral. Uso adulto*
- **Tezara® (Ranbaxy)**, comprimidos de liberação prolongada com 30 mg de gliclazida, embalagens com 30 e 60 comprimidos. *Uso oral. Uso adulto*
- **Uni-glic® (União Química)**, comprimidos com 80 mg de gliclazida, embalagem com 20 comprimidos. *Uso oral. Uso adulto*
- **Uni-glic® (União Química)**, comprimidos com 80 mg de gliclazida, embalagem com 30 comprimidos. *Uso oral. Uso adulto*
- **Uni-glic® (União Química)**, comprimidos com 80 mg de gliclazida, embalagem com 60 comprimidos. *Uso oral. Uso adulto.*

Glipizida

Sulfonilureia de segunda geração, com as mesmas propriedades hipoglicemiantes descritas para gliclazida. O estímulo da secreção de insulina induzido pela glipizida em resposta a uma refeição é significativo. Os níveis de insulina em jejum não se elevam mesmo com a administração prolongada de glipizida, mas a resposta pós-prandial permanece elevada após pelo menos 6 meses de tratamento.

Indicação	• Adjuvante a dieta e exercício físico para melhorar o controle glicêmico de pacientes com DM2
Mecanismo de ação	• Estímulo da secreção de insulina pelas células beta pancreáticas
Posologia	• 5 mg VO antes do desjejum ou do almoço (idosos devem começar com 2,5 mg/dia) • A dose única máxima recomendada é 15 mg (acima dessa dose é preciso fracionar)
Absorção	• A absorção GI em seres humanos é uniforme, rápida e quase completa
Início da ação	• 30 min
Duração da ação	• 24 h
Metabolismo	• Hepático
Eliminação	• Urina
Contraindicação	• Hipersensibilidade à glipizida, outras sulfonilureias ou a qualquer componente da fórmula; DM1; cetoacidose diabética; insuficiência hepática ou renal grave; durante doenças infecciosas e febris; traumatismos importantes; intervenções cirúrgicas de grande porte; gravidez; lactação; complicações gangrenosas; crianças
Interações medicamentosas	• AAS: exacerbação do efeito hipoglicemiante quando são usadas doses altas de AAS • Álcool etílico: exacerbação do efeito hipoglicemiante que pode evoluir para coma hipoglicêmico • Betabloqueadores: todos os betabloqueadores bloqueiam algumas das manifestações de hipoglicemia • Cimetidina: potencialização do efeito hipoglicemiante • Corticosteroides: elevação da glicose sanguínea • Danazol: efeito diabetogênico • Fluconazol, miconazol: exacerbação do efeito hipoglicemiante simpaticomiméticos (salbutamol, terbutalina): elevação da glicemia devido à estimulação de beta-2-adrenoceptores
Efeitos adversos	• Hipoglicemia
Alerta	• Usar com cautela em pacientes com deficiência de G6PD porque pode levar a anemia hemolítica (o mesmo se aplica às outras sulfonilureias) • Classe C na gravidez

Apresentação comercial
- **Minidiab® (Pfizer)**, comprimidos de 5 mg, embalagem com 30 unidades. *Uso oral. Uso adulto.*

Glimepirida

A glimepirida, a mais recente das SU, apresenta maior ligação com as proteínas do pâncreas (canais de potássio ATP-sensíveis, K_{ATP}) e menor ligação com as do miocárdio, em relação às outras sulfonilureias. A glimepirida tem associação e dissociação mais rápidas com os sítios de ligação dos receptores de SU, resultando em liberação mais rápida e duração da ação mais curta da insulina.

Indicação	• Tratamento de DM2, em associação a dieta e exercícios físicos
Mecanismo de ação	• Estimulação da liberação de insulina pelas célas beta pancreáticas e aumento da sensibilidade dos tecidos periféricos à insulina
Posologia	• A dose inicial habitual é 1 mg/dia. Se for necessário a dose pode ser aumentada a intervalos de 1 a 2 semanas, de acordo com as seguintes etapas: 1 mg, 2 mg, 3 mg, 4 mg e 6 mg

(continua)

Glimepirida (*continuação*)

Absorção	• Completa (100%) após administração oral
Início da ação	• 1 h
Duração da ação	• 24 h
Metabolismo	• Hepático (enzima CYP2C9)
Eliminação	• Urina (60%), fezes (40%)
Contraindicação	• Alergia à glimepirida ou a outras sulfonilureias, outras sulfonamidas ou aos demais componentes da fórmula; gravidez; lactação; DM1; cetoacidose diabética; pré-coma ou coma diabético
Interações medicamentosas	• Acetazolamida: redução do efeito hipoglicemiante • Antibióticos sulfonamídicos: exacerbação do efeito hipoglicemiante • Barbitúricos: redução do efeito hipoglicemiante • Corticosteroides: redução do efeito hipoglicemiante • Inibidores da ECA: exacerbação do efeito hipoglicemiante • Ciclofosfamida: exacerbação do efeito hipoglicemiante • Derivados cumarínicos: exacerbação do efeito hipoglicemiante • Disopiramida: exacerbação do efeito hipoglicemiante • Fenitoína: redução do efeito hipoglicemiante • Fluconazol: exacerbação do efeito hipoglicemiante • Fluoxetina: exacerbação do efeito hipoglicemiante • IMAO: exacerbação do efeito hipoglicemiante
Efeitos adversos	• Hipoglicemia; alteração visual temporária; náuseas/vômitos; sensação de plenitude epigástrica; trombocitopenia (rara)
Alerta	• Classe C na gravidez

Apresentação comercial

■ **Glimepirida**
- **Amaryl® (Sanofi)**, comprimidos de 1 mg de glimepirida, embalagem com 30 comprimidos. *Uso oral. Uso adulto*
- **Amaryl® (Sanofi)**, comprimidos de 2 mg de glimepirida, embalagem com 30 comprimidos. *Uso oral. Uso adulto*
- **Amaryl® (Sanofi)**, comprimidos de 3 mg de glimepirida, embalagem com 30 comprimidos. *Uso oral. Uso adulto*
- **Amaryl® (Sanofi)**, comprimidos de 4 mg de glimepirida, embalagem com 30 comprimidos. *Uso oral. Uso adulto*
- **Amaryl® (Sanofi)**, comprimidos de 6 mg de glimepirida, embalagem com 30 comprimidos. *Uso oral. Uso adulto*
- **Azulix® (Torrent)**, comprimidos de 1 mg de glimepirida, embalagem com 30 comprimidos. *Uso oral. Uso adulto*
- **Azulix® (Torrent)**, comprimidos de 2 mg de glimepirida, embalagem com 30 comprimidos. *Uso oral. Uso adulto*
- **Betes® (Eurofarma)**, comprimidos de 1 mg de glimepirida, embalagem com 30 comprimidos. *Uso oral. Uso adulto*
- **Betes® (Eurofarma)**, comprimidos de 2 mg de glimepirida, embalagem com 30 comprimidos. *Uso oral. Uso adulto*
- **Betes® (Eurofarma)**, comprimidos de 4 mg de glimepirida, embalagem com 30 comprimidos. *Uso oral. Uso adulto*
- **Diabemed® (Germed)**, comprimidos com 1 mg de glimepirida, embalagens contendo 7, 15, 30, 60, 100, 120, 250 e 450 comprimidos. *Uso oral. Uso adulto*
- **Diabemed® (Germed)**, comprimidos com 2 mg de glimepirida, embalagens contendo 7, 15, 30, 60, 100, 120, 250 e 450 comprimidos. *Uso oral. Uso adulto*
- **Diabemed® (Germed)**, comprimidos com 4 mg de glimepirida, embalagens contendo 7, 15, 30, 60, 100, 120, 250 e 450 comprimidos. *Uso oral. Uso adulto*
- **Glimepirida® (Germed)**, comprimidos de 1 mg de glimepirida, embalagem com 7, 15, 30, 60, 100, 120, 250 e 450 comprimidos. *Uso oral. Uso adulto e pediátrico*
- **Glimepirida® (Germed)**, comprimidos de 2 mg, embalagem com 7, 15, 30, 60, 100, 120, 250 e 450 comprimidos. *Uso oral. Uso adulto*
- **Glimepirida® (Germed)**, comprimidos de 2 mg, embalagem com 7, 15, 30, 60, 100, 120, 250 e 450 comprimidos. *Uso oral. Uso adulto e pediátrico*
- **Glimepirida® (Germed)**, comprimidos de 4 mg, embalagem com 7, 15, 30, 60, 100, 120, 250 e 450 comprimidos. *Uso oral. Uso adulto e pediátrico*

■ **Glimepirida + cloridrato de metformina**
- **Amaryl flex® (Sanofi-Aventis)**, comprimidos com 1 mg de glimepirida + 500 mg de cloridrato de metformina, embalagem com 30 comprimidos de glimepirida + 120 comprimidos de cloridrato de metformina. *Uso oral. Uso adulto*
- **Amaryl flex® (Sanofi-Aventis)**, comprimidos com 2 mg de glimepirida + 500 mg de cloridrato de metformina, embalagem com 30 comprimidos de glimepirida + 120 comprimidos de cloridrato de metformina. *Uso oral. Uso adulto*
- **Meritor® 2/1.000 mg (Aché)**, comprimidos revestidos com 2 mg de glimepirida + 1.000 mg de cloridrato de metformina, embalagem com 10 comprimidos. *Uso oral. Uso adulto*
- **Meritor® 2/1.000 mg (Aché)**, comprimidos revestidos com 2 mg de glimepirida + 1.000 mg de cloridrato de metformina, embalagem com 30 comprimidos. *Uso oral. Uso adulto*
- **Meritor® 4/1.000 mg (Aché)**, comprimidos revestidos com 4 mg de glimepirida + 1.000 mg de cloridrato de metformina, embalagem com 10 comprimidos. *Uso oral. Uso adulto*
- **Meritor® 4/1.000 mg (Aché)**, comprimidos revestidos com 4 mg de glimepirida + 1.000 mg de cloridrato de metformina, embalagem com 30 comprimidos. *Uso oral. Uso adulto*

Repaglinida

Pertence à classe meglitinida de secretagogos de insulina de ação curta, que se ligam às células beta do pâncreas e estimulam a liberação de insulina. A repaglinida induz uma resposta precoce de insulina às refeições, reduzindo os níveis sanguíneos de glicose pós-prandiais. A repaglinida fecha os canais de potássio ATP-dependentes na membrana das células beta pancreáticas, pela ligação a sítios nestas células. Isto despolariza as células beta pancreáticas e leva à abertura dos canais de cálcio. O aumento do influxo de cálcio resultante induz a secreção de insulina pelas células beta. Deve ser ingerida às refeições. Aproximadamente 30 dias de tratamento são necessários antes de ocorrer redução da glicemia em jejum. As meglinitinas não provocam ganho ponderal ou o ganho de peso é mínimo (aparentemente apenas em pacientes que nunca fizeram uso de hipoglicemiantes orais).

Indicação	• Tratamento de DM2
Mecanismo de ação	• Secretagogo de insulina de ação curta. A repaglinida reduz a glicemia de forma aguda, ao estimular a liberação de insulina pelo pâncreas, um efeito dependente do funcionamento das células beta nas ilhotas pancreáticas. A repaglinida fecha os canais de potássio ATP-dependentes na membrana das células beta, com consequente despolarização das células beta e abertura dos canais de cálcio. O aumento do influxo de cálcio resultante induz a secreção de insulina pelas células beta
Posologia	• Uma dose inicial normal é de 0,5 mg, ingerida imediatamente antes de cada refeição principal. A dose pode ser ajustada até 4 mg antes de uma refeição principal. A dose máxima diária recomendada é de 16 mg.
Absorção	• Rápida e completamente absorvida após administração oral; a biodisponibilidade varia de 56 a 63%
Início da ação	• 30 min (efeito inicial); 60 a 90 min (efeito máximo)
Duração da ação	• < 4 h
Metabolismo	• Hepática
Eliminação	• 90% nas fezes e 8% na urina
Contraindicação	• Alergia conhecida à repaglinida ou a qualquer um dos componentes do produto • DM1; cetoacidose diabética; gravidez; lactação
Interações medicamentosas	• Acebutalol, atenolol, propranolol: os betabloqueadores inibem parte da resposta fisiológica inicial à hipoglicemia (p. ex., tremores e taquicardia) • AAS: potencialização do efeito hipoglicemiante de secretagogos da insulina • AINE: potencialização do efeito hipoglicemiante de secretagogos da insulina • Disopiramida: potencialização do efeito hipoglicemiante de secretagogos da insulina • Fibratos: potencialização do efeito hipoglicemiante de secretagogos da insulina • Genfibrozila: potencialização e prolongamento do efeito da repaglinida • Inibidores seletivos da recaptação da serotonina: potencialização do efeito hipoglicemiante de secretagogos da insulina • Itraconazol: potencialização e prolongamento do efeito da repaglinida
Efeitos adversos	• Elevação das enzimas hepáticas; hipoglicemia; hiperglicemia; alteração visual; dor abdominal; diarreia; náuseas/vômitos; constipação intestinal
Alerta	• Classe C na gravidez • Como não foi estudada em pacientes com menos de 18 anos de idade ou acima de 75 anos de idade, o seu uso não é recomendado nestes pacientes. Este é também o caso de pacientes com doença hepática moderada a grave

Apresentação comercial

- **Prandin® (Medley)**, comprimidos de 0,5 mg, embalagem com 30 comprimidos acondicionados em blísteres. *Uso oral. Uso adulto*
- **Prandin® (Medley)**, comprimidos de 1 mg, embalagem com 30 comprimidos acondicionados em blísteres. *Uso oral. Uso adulto*
- **Prandin® (Medley)**, comprimidos de 2 mg, embalagem com 30 comprimidos acondicionados em blísteres. *Uso oral. Uso adulto*
- **Repaglinida® (EMS)**, comprimidos de 2 mg, embalagem com 30 comprimidos. *Uso oral. Uso adulto*
- **Repaglinida® (Germed)**, comprimidos de 2 mg, embalagem com 30 comprimidos. *Uso oral. Uso adulto*.

Glândulas paratireoides

A função precípua das glândulas paratireoides é o controle dos níveis sanguíneos do cálcio na faixa entre 9,0 e 10,1mg/dℓ. Ao fazê-lo, as glândulas paratireoides também controlam o cálcio nos ossos (o monitoramento é feito 24 h/dia). Embora sejam adjacentes à glândula tireoide, não compartilham funções. O cálcio possibilita a condução normal das correntes elétricas pelos nervos e a contração dos músculos. Embora sejam pequenas, sua irrigação sanguínea é substancial. As glândulas paratireoides detectam as concentrações sanguíneas de cálcio e reagem produzindo mais ou menos paratormônio (PTH). Quando as concentrações sanguíneas de cálcio estão muito baixas, ocorre produção de mais PTH e o contrário ocorre quando as concentrações sanguíneas de cálcio estão elevadas.

IMPORTANTE

Nunca é normal o achado de níveis elevados de cálcio.

Hiperparatireoidismo

O paratormônio (PTH) é um polipeptídio de 84 aminoácidos que apresenta meia-vida curta (4 min). Sua atuação se deve à ligação aos receptores 1 (encontrados nos ossos e nos rins) e 2 (encontrados no pâncreas, no SNC, na placenta e nos testículos). O PTH é responsável pela manutenção do metabolismo normal do cálcio – aumenta a reabsorção renal de cálcio e reduz a de fósforo, além de estimular a hidroxilação renal de vitamina D (graças à 1-alfa-hidroxilase). O estímulo da reabsorção óssea pelos osteoclastos é feito, de modo indireto, pelo PTH.

No hiperparatireoidismo primário existe proliferação das células secretoras de PTH (células principais) em uma ou mais das quatro glândulas paratireoides. A hipersecreção de PTH resulta em hipercalcemia.

Em 85% das pessoas com hiperparatireoidismo primário existe um adenoma em uma ou mais das quatro glândulas paratireoides.

Já o hiperparatireoidismo secundário resulta, com frequência, da secreção exagerada compensatória de PTH em resposta a anormalidades no metabolismo do cálcio na doença renal crônica e na deficiência de vitamina D. Os pacientes com hiperparatireoidismo primário apresentam quase sempre hipercalcemia, enquanto aqueles com hiperparatireoidismo secundário são quase sempre normocalcêmicos.

O hiperparatireoidismo primário assintomático sem indicações cirúrgicas pode ser tratado de modo conservador, ou seja, medidas para manter sob controle as concentrações séricas de cálcio. É importante evitar a imobilidade, seguir uma dieta pobre em cálcio, manter aporte generoso de líquido para evitar nefrolitíase e evitar medicamentos como tiazídicos. Os níveis séricos de cálcio e a função renal são monitorados a cada 6 meses, enquanto a densidade óssea é monitorada a cada 12 meses. A osteoporose é tratada com bisfosfonatos.

A cirurgia é a única oportunidade de cura permanente de hiperparatireoidismo primário sintomático ou progressivo.

A hipercalcemia aguda grave deve ser tratada com:
- PO_4 oral quando o cálcio sérico for < 11,5 mg/dℓ, quando existirem sinais/sintomas leves e não houver comprometimento renal
- Hidratação venosa vigorosa com soro fisiológico (NaCl a 0,9%) + furosemida IV (tratamento hospitalar) quando o cálcio sérico for < 18 mg/dℓ
- Bisfosfonatos também são efetivos na correção de hipercalcemia grave (Ca sérico < 18 mg/dℓ e > 11,5 mg/dℓ)
- Hemodiálise é instituída quando o cálcio sérico for superior a 18 mg/dℓ
- Extirpação cirúrgica em casos de hiperparatireoidismo primário moderado e progressivo
- Restrição de PO_4 e quelantes e, às vezes, calcitriol para hiperparatireoidismo secundário

O Quadro 4.4 apresenta as diretrizes (antigas e novas) para diagnóstico de hiperparatireoidismo primário assintomático.

IMPORTANTE

- Todos os pacientes com doenças das glândulas paratireoides desenvolverão osteoporose, independentemente da idade e do sexo, se o tumor não for extirpado cirurgicamente! Todos os pacientes com doenças das glândulas paratireoides apresentam níveis flutuantes de cálcio e PTH
- O grau de elevação dos níveis séricos do cálcio não guarda correlação com o hiperparatireoidismo. É a duração da hipercalcemia que gera problemas
- As mulheres com doença das glândulas paratireoides tendem a desenvolver osteoporose mais rapidamente que os homens
- A osteoporose associada a doença das glândulas paratireoides é, com frequência, extrema
- Aproximadamente 70% de todos os pacientes com doença das glândulas paratireoides já terão osteoporose por ocasião do diagnóstico
- A osteoporose consequente a doença das glândulas paratireoides provoca dor óssea e artralgia, que desaparecem 6 a 12 h após a extirpação do tumor
- Um dos motivos da menor expectativa de vida das pessoas com doença das glândulas paratireoides não tratada (> 10 anos) é que boa parte do cálcio retirado dos ossos se deposita nas artérias (aterosclerose)
- A medicação NÃO consegue interromper o processo de osteoporose induzido pela doença das glândulas paratireoides. É apenas uma medida contemporizadora.

QUADRO 4.4 Comparação das diretrizes antigas e novas para diagnóstico de hiperparatireoidismo primário assintomático.

Exames laboratoriais	1990	2002	2008
Cálcio sérico (acima do limite superior do normal)	1 a 1,6 mg/dℓ (0,25 a 0,4 mmol/ℓ)	1,0 mg/dℓ (0,25 mmol/ℓ)	1,0 mg/dℓ (0,25 mmol/ℓ)
Cálcio na urina de 24 h	> 400 mg/dia (> 10 mmol/dia)	> 400 mg/dia (> 10 mmol/dia)	Não é indicada a solicitação
Depuração (*clearance*) de creatinina (calculada)	Reduzida em até 30%	Reduzida em até 30%	Reduzida para menos de 60 mℓ/min
Densitometria óssea	Escore Z inferior a −2,0 no antebraço	Escore Z inferior a 2,5 em qualquer local do corpo	Escore Z inferior a 2,5 em qualquer local do corpo e/ou fragilidade óssea prévia
Idade	< 50 anos	< 50 anos	< 50 anos

Alendronato

O alendronato é um bisfosfonato nitrogenado de segunda geração. Trata-se de um potente inibidor específico da reabsorção óssea pelos osteoclastos. Os bisfosfonatos são análogos sintéticos do pirofosfato que se liga à hidroxiapatita existente nos ossos.

Indicação	• Tratamento de osteoporose após a menopausa • Prevenção de osteoporose após a menopausa • Tratamento de homens com osteoporose (para aumentar massa óssea) • Tratamento de osteoporose induzida pelo uso de glicocorticoides (homens e mulheres) • Tratamento da doença de Paget óssea (em homens e mulheres)

(continua)

Alendronato (*continuação*)

Mecanismo de ação	• Inibição da farnesil pirofosfato sintetase, uma das enzimas da via do ácido mevalônico envolvida na produção de compostos isoprenoides essenciais na modificação pós-tradução das proteínas ligadoras de trifosfato de guanosina (GTP), como Rho, Ras e Ras. A inibição desse processo interfere na função e na sobrevida dos osteoclastos
Posologia	• 1 comp. de 70 mg 1 vez/semana
Absorção	• Mal absorvido (0,6 a 0,8%) após administração oral
Início da ação	• 1 mês (ação máxima em 3 a 6 meses)
Duração da ação	• 3 semanas a 7 meses (após a descontinuação do alendronato)
Metabolismo	• Não há evidências de que o alendronato seja metabolizado por animais ou pelos humanos
Eliminação	• Urina
Contraindicação	• Estenose de esôfago; acalasia; problemas para ficar em pé ou sentado com as costas retas durante 30 min após a ingestão do alendronato • Risco aumentado de aspiração; hipocalcemia; hipersensibilidade a bisfosfonatos ou ao excipiente • Crianças • Lactação
Interações medicamentosas	• Aminoglicosídios: aumento do risco de hipocalcemia e nefrotoxicidade • Anti-inflamatórios não esteroides (AINE): retardam a cicatrização e exacerbam a lesão da mucosa causada pelo alendronato • Bevacizumabe, denosumabe: relatos de osteonecrose de mandíbula • Deferasirox: aumento do risco de sangramento GI • Produtos contendo alumínio, cálcio, magnésio e outros cátions polivalentes (antiácidos, polivitamínicos): interferência na absorção GI dos bisfosfonatos orais
Efeitos adversos	• Epigastralgia; alteração do ritmo intestinal (constipação intestinal, diarreia); flatulência; distensão abdominal; náuseas; odinofagia; pirose; erupção cutânea pruriginosa (rara); dor óssea, muscular, articular
Alerta	• O alendronato tem de ser ingerido com água pelo menos 30 min antes da primeira refeição do dia (não ingerir com água mineral, café, chá, suco). Após ingerir o comprimido o paciente não deve se deitar durante 30 min e só pode se deitar após se alimentar • Pacientes com síndromes disabsortivas precisam de doses maiores de suplementos de vitamina D • Classe C na gravidez

Apresentação comercial

- **Alendil® 70 mg (FQM),** comprimidos contendo 70 mg de alendronato de sódio, embalagem com 4 ou 8 comprimidos. *Uso oral. Uso adulto*
- **Alendósseo® 70 mg (EMS),** comprimidos contendo 91,36 mg de alendronato de sódio tri-hidratado (equivalente a 70 mg de ácido alendrônico), embalagem com 4 comprimidos. *Uso oral. Uso adulto*
- **Alendronato de sódio® (Actavisa),** comprimidos contendo 91,36 mg de alendronato de sódio tri-hidratado (equivalente a 70 mg de ácido alendrônico), embalagem com 4 comprimidos. *Uso oral. Uso adulto*
- **Alendronato de sódio® (Biosintética),** comprimidos contendo 91,36 mg de alendronato de sódio tri-hidratado (equivalente a 70 mg de ácido alendrônico), embalagem com 4 comprimidos. *Uso oral. Uso adulto*
- **Alendronato de sódio® (EMS),** comprimidos contendo 91,36 mg de alendronato de sódio tri-hidratado (equivalente a 70 mg de ácido alendrônico), embalagem com 2 ou 4 comprimidos. *Uso oral. Uso adulto*
- **Alendronato de sódio® 10 mg (Germed),** comprimidos contendo 91,36 mg de alendronato de sódio tri-hidratado (equivalente a 70 mg de ácido alendrônico), embalagem com 10, 14, 15, 20, 28, 30 e 60 comprimidos. *Uso oral. Uso adulto*
- **Alendronato de sódio® 70 mg (Germed),** comprimidos contendo 91,36 mg de alendronato de sódio tri-hidratado (equivalente a 70 mg de ácido alendrônico), embalagem com 2, 4 ou 8 comprimidos. *Uso oral. Uso adulto*
- **Alendronato de sódio® (Neo Química),** comprimidos contendo 91,36 mg de alendronato de sódio tri-hidratado (equivalente a 70 mg de ácido alendrônico), embalagem com 4 comprimidos. *Uso oral. Uso adulto*
- **Alendronato de sódio® (Nova Química),** comprimidos contendo 91,36 mg de alendronato de sódio tri-hidratado (equivalente a 70 mg de ácido alendrônico), embalagem com 10 comprimidos. *Uso oral. Uso adulto*
- **Alendronato de sódio® (Sandoz),** comprimidos contendo 91,36 mg de alendronato de sódio tri-hidratado (equivalente a 70 mg de ácido alendrônico), embalagem com 4 ou 8 comprimidos. *Uso oral. Uso adulto*
- **Alendronato de sódio® (Teuto),** comprimidos contendo 91,36 mg de alendronato de sódio tri-hidratado (equivalente a 70 mg de ácido alendrônico), embalagem com 4 comprimidos. *Uso oral. Uso adulto*
- **Alendrus® (Neo Química),** comprimidos contendo 91,36 mg de alendronato de sódio tri-hidratado (equivalente a 70 mg de ácido alendrônico), embalagem com 4 comprimidos. *Uso oral. Uso adulto*
- **Alenost® 70 mg (Wyeth),** comprimido de 70 mg, embalagem com 2 comprimidos. *Uso oral. Uso adulto*
- **Alenost® 70 mg (Wyeth),** comprimido de 70 mg, embalagem com 4 comprimidos. *Uso oral. Uso adulto*
- **Alenost® 70 mg (Wyeth),** comprimido de 70 mg, embalagem com 8 comprimidos. *Uso oral. Uso adulto*
- **Alenost® 70 mg (Wyeth),** comprimido de 70 mg, embalagem com 12 comprimidos. *Uso oral. Uso adulto*
- **Bonagran® (Legrand),** comprimidos contendo 91,36 mg de alendronato de sódio tri-hidratado (equivalente a 70 mg de ácido alendrônico), embalagem com 4 ou 8 comprimidos. *Uso oral. Uso adulto*
- **Bonalen® 10 mg (Biolab Sanus),** comprimidos contendo 13,08 mg de alendronato de sódio tri-hidratado (equivalente a 10 mg de ácido alendrônico), embalagem com 15 e 30 comprimidos. *Uso oral. Uso adulto*
- **Bonalen® 70 mg (Biolab Sanus),** comprimidos contendo 91,36 mg de alendronato de sódio tri-hidratado (equivalente a 70 mg de ácido alendrônico), embalagem com 2, 4, 8 ou 12 comprimidos. *Uso oral. Uso adulto*
- **Boneprev® (Sandoz),** comprimidos contendo 91,36 mg de alendronato de sódio tri-hidratado (equivalente a 70 mg de ácido alendrônico), embalagem com 4 comprimidos. *Uso oral. Uso adulto*
- **Cleveron® (TRB Pharma),** comprimidos contendo 13,08 mg de alendronato de sódio tri-hidratado (equivalente a 10 mg de ácido alendrônico), embalagem com 15 e 30 comprimidos. *Uso oral. Uso adulto*
- **Endrostan® (Delta),** comprimidos contendo 91,36 mg de alendronato de sódio tri-hidratado (equivalente a 70 mg de ácido alendrônico), embalagem com 4 comprimidos. *Uso oral. Uso adulto*

- **Fosamax® 10 mg (Merck Sharp & Dohme)**, comprimidos contendo 13,08 mg de alendronato de sódio tri-hidratado (equivalente a 10 mg de ácido alendrônico), embalagem com 15 e 30 comprimidos. *Uso oral. Uso adulto*
- **Fosamax® 70 mg (Merck Sharp & Dohme)**, comprimidos contendo 91,36 mg de alendronato de sódio tri-hidratado (equivalente a 70 mg de ácido alendrônico), embalagem com 4 comprimidos. *Uso oral. Uso adulto*
- **Ledar® 70 mg (Aché)**, comprimidos contendo 91,36 mg de alendronato de sódio tri-hidratado (equivalente a 70 mg de ácido alendrônico), embalagem com 4 comprimidos. *Uso oral. Uso adulto*
- **Minusorb® 10 mg (Usi-Farma)**, comprimidos contendo 13,08 mg de alendronato de sódio tri-hidratado (equivalente a 10 mg de ácido alendrônico), embalagem com 15 comprimidos. *Uso oral. Uso adulto*
- **Minusorb® 70 mg (Usi-Farma)**, comprimidos contendo 91,36 mg de alendronato de sódio tri-hidratado (equivalente a 70 mg de ácido alendrônico), embalagem com 15 comprimidos. *Uso oral. Uso adulto*
- **Ossomax® 70 mg (Globo)**, comprimidos contendo 91,36 mg de alendronato de sódio tri-hidratado (equivalente a 70 mg de ácido alendrônico), embalagem com 4 comprimidos. *Uso oral. Uso adulto*
- **Ostelox® 70 mg (Melcon)**, comprimidos contendo 91,36 mg de alendronato de sódio tri-hidratado (equivalente a 70 mg de ácido alendrônico), embalagem com 4 comprimidos. *Uso oral. Uso adulto*
- **Ostenan® (Marjan Farma)**, comprimidos contendo 91,36 mg de alendronato de sódio tri-hidratado (equivalente a 70 mg de ácido alendrônico), embalagem com 4 comprimidos. *Uso oral. Uso adulto*
- **Osteofar® (Elofar)**, comprimidos contendo 91,36 mg de alendronato de sódio tri-hidratado (equivalente a 70 mg de ácido alendrônico), embalagem com 4 ou 300 comprimidos. *Uso oral. Uso adulto*
- **Osteoform® (EMS)**, comprimidos contendo 91,36 mg de alendronato de sódio tri-hidratado (equivalente a 70 mg de ácido alendrônico), embalagem com 2, 4 e 8 comprimidos. *Uso oral. Uso adulto*
- **Osteoral® (Aché)**, comprimidos de 10 mg, blíster com 30 comprimidos. *Uso oral. Uso adulto*
- **Ostrat® (Teuto)**, comprimido de 70 mg, embalagem com 4 comprimidos. *Uso oral. Uso adulto*
- **Terost® 70 mg (Ativus)**, comprimido de 70 mg, embalagem com 4 comprimidos. *Uso oral. Uso adulto*
- **Alendronato de sódio + carbonato de cálcio de ostras + vitamina D**
  - **Alendil Cálcio D® (FQM)**, comprimidos contendo 91,36 mg de alendronato de sódio tri-hidratado (equivalente a 70 mg de ácido alendrônico) + comprimidos revestidos contendo 1.250 mg de carbonato de cálcio de ostra (equivalente a 500 mg de cálcio elementar) + 200 UI de vitamina D3 (1 UI é equivalente a 0,025 mcg de colicalciferol [vitamina D3]), embalagem contendo 1 cartela com 4 comprimidos + 1 frasco contendo 30 comprimidos revestidos; 1 cartela com 4 comprimidos + 1 frasco contendo 60 comprimidos revestidos. *Uso oral. Uso adulto*
- **Alendronato de sódio + colecalciferol**
  - **Fosamax®D 70 mg/2.800 UI (MSD)**, comprimidos contendo 91,37 mg de alendronato de sódio (equivalente a 70 mg e ácido alendrônico) + 70 mcg de colecalciferol (2.800 UI de vitamina D), caixa com 4 comprimidos. *Uso oral. Uso adulto*
  - **Fosamax®D 70 mg/5.600 UI (MSD)**, comprimidos contendo 91,37 mg de alendronato de sódio (equivalente a 70 mg e ácido alendrônico) + 140 mcg de colecalciferol (5.600 UI de vitamina D), caixa com 4 comprimidos. *Uso oral. Uso adulto*

Hipoparatireoidismo

O PTH é crucial na manutenção dos níveis sanguíneos normais de cálcio por meio de processos metabólicos complexos. O PTH atua em conjunto com a vitamina D, com a calcitonina e com o cálcio ingerido para manter os níveis sanguíneos de cálcio dentro dos limites da normalidade. A insuficiência das glândulas paratireoides pode ser congênita ou adquirida (mais comum). O hipoparatireoidismo pode ser primário (atividade inadequada do PTH) ou secundário (níveis baixos de PTH em resposta a um processo primário que provoca hipercalcemia). O hipoparatireoidismo se caracteriza por hipocalcemia e hiperfosfatemia. Com frequência, os pacientes apresentam tetania crônica.

PARA SABER MAIS

Hipoparatireoidismo transitório é comum após tireoidectomia subtotal, mas só se torna permanente em menos de 3% das cirurgias realizadas por profissionais experientes.
O tratamento consiste em reposição de cálcio e, eventualmente, vitamina D.

Hipófise

Embora a hipófise seja, com frequência, denominada a "glândula mestra", boa parte de suas funções é controlada pela liberação ou pela inibição de hormônios hipotalâmicos. A hipófise é dividida em adeno-hipófise (lobo anterior) e neuro-hipófise (lobo posterior), que exibem funções e estruturas diferentes.

As células da adeno-hipófise constituem 80% do peso da hipófise e secretam seis hormônios peptídicos importantes:
- Hormônio do crescimento (GH)
- Hormônio adrenocorticotrófico (ACTH) ou corticotrofina
- Hormônio tireoestimulante (TSH)
- Prolactina
- Hormônio foliculoestimulante (FSH)
- Hormônio luteinizante (LH).

Já a neuro-hipófise secreta dois hormônios:
- Hormônio antidiurético
- Ocitocina.

A causa mais frequente de aumento ou diminuição da secreção hipofisária é um tumor hipofisário ou hipotalâmico.

A hipossecreção dos hormônios da adeno-hipófise (hipopituitarismo) pode ser generalizada, geralmente em decorrência de um tumor (adenoma, craniofaringeoma) ou idiopática, ou pode envolver um ou alguns hormônios hipofisários.

No hipopituitarismo generalizado o primeiro hormônio que "desaparece" é, mais frequentemente, o GH, seguido pelas gonadotrofinas e, por fim, pelo TSH e ACTH.

Baixa estatura

A baixa estatura é uma queixa muito comum. É definida como a condição na qual a altura dos indivíduos se encontra abaixo do percentil 3 na curva da OMS ou 2 desvios padrão abaixo da média da altura das crianças com a mesma idade e sexo. É crucial avaliar a velocidade de crescimento (incremento da estatura em centímetros ocorrido no intervalo de 1 ano), que é o principal critério de normalidade do crescimento.

Velocidade de crescimento em diferentes estágios da vida (Coutinho, M.F.G.; Freitas, I.C.F. Crescimento e puberdade. In: Lopez, FA; Junior, D.C.

[Org.]. Tratado de Pediatria: Sociedade Brasileira de Pediatria. São Paulo: Manole, p.423 – 35, 2010):
- Intrauterina: 66 cm/ano
- Lactente: 20 a 25 cm/ano
- Pré-puberal: 5 a 7 cm/ano
- Puberal: masculino – 10 a 12 cm/ano; feminino – 8 a 10 cm/ano.

Uma vez confirmada a baixa estatura, é de grande importância iniciar uma avaliação completa da criança, que começa com a anamnese e o exame físico, que orientarão a solicitação de exames complementares. Existem centenas de causas para baixa estatura. Podem ser divididas em dois grandes grupos: variantes da normalidade (retardo constitucional do crescimento e baixa estatura familiar) e patológicas (proporcionadas e desproporcionadas).

Recentemente, em um consenso mundial de endocrinopediatras de diversas sociedades médicas, os desvios da normalidade passaram a fazer parte de uma subdivisão da baixa estatura idiopática (BEI), em que uma mistura de genes para baixa estatura e genes para maturação lenta fariam esta diferenciação.

As indicações atualmente aceitas para reposição com hormônio do crescimento (GH) são:
- Deficiência de GH
- Insuficiência renal crônica
- Síndrome de Turner
- Síndrome de Prader-Willi
- Retardo de crescimento intrauterino (RCIU)
- Baixa estatura idiopática (BEI)
- Haploinsuficiência do gene *SHOX*
- Síndrome de Noonan.

Uma situação que precisa ser lembrada é o recém-nascido PIG (pequeno para a idade gestacional). Aproximadamente 10 a 15% destas crianças não fazem a recuperação total do seu crescimento (*catch-up*) até os 2 ou 3 anos de idade e geralmente, quando o fazem, ocorre nos primeiros seis meses de vida. Este grupo tem uma tendência na vida adulta a apresentar síndrome metabólica e precocidade sexual, acelerando sua idade óssea e comprometendo ainda mais o seu crescimento final.

Hormônio do crescimento

O GH, também conhecido como somatotropina, somatropina e hormônio somatotrófico, é produzido e secretado pela adeno-hipófise. Já se acreditou que o GH fosse importante apenas durante os períodos de crescimento ativo, mas hoje se sabe que os adultos produzem quase tanto GH quanto as crianças. Embora os alvos principais desse hormônio sejam os ossos e o músculo esquelético, ele também estimula o aumento e a replicação de outros tipos de células do corpo. É, portanto, um hormônio anabólico. Muitos dos efeitos do GH dependem de uma família de peptídios (denominada fator de crescimento insulina-símile, IGF) que promove o crescimento de ossos e cartilagens. A secreção de GH oscila durante o dia, atingindo seu máximo 1 a 4 h antes de a pessoa dormir. Essas salvas de GH são maiores nas crianças do que nos adultos (Quadros 4.5 e 4.6).

A somatropina é obtida por tecnologia de DNA recombinante. É uma proteína composta por 191 aminoácidos, com peso molecular de 22.000 dáltons, idêntica ao GH obtido da hipófise humana, tanto na sequência e composição de aminoácidos como na atividade biológica. O produto é estéril e extremamente purificado.

Indicação	• Tratamento prolongado de crianças com distúrbios do crescimento consequentes a secreção insuficiente do hormônio de crescimento, síndrome de Turner, recém-nascidos pequenos para a idade gestacional (PIG) que não recuperaram a altura nos primeiros 4 anos de vida e síndrome de Prader-Willi • Terapia de reposição em adultos com deficiência de hormônio de crescimento • Tratamento de baixa estatura idiopática (sem causa identificada)
Mecanismo de ação	• Estimulação do crescimento esquelético em crianças com retardo do crescimento consequente a secreção inadequada de hormônio de crescimento. O crescimento esquelético ocorre nas epífises dos ossos longos por estimulação direta do GH e de um de seus mediadores IGF-1 (fator de crescimento insulina-símile)
Via de administração	• SC, IM
Posologia	• De modo geral, recomenda-se a dose de 0,50 a 0,70 UI/kg/semana ou, aproximadamente, 12 UI/m^2/semanas SC • Para os pacientes com síndrome de Turner, recomendam-se doses de 1,0 UI/kg de peso corporal/semana ou 30 UI/m^2/semana
Absorção	• Bem absorvido após injeção IM/SC (~63 a 90%, dependendo da formulação e da via de administração)
Início da ação	• 2 a 4 h (dependendo da formulação e da via de administração)
Duração da ação	• Níveis suprafisiológicos são mantidos por 18 a 30 h
Metabolismo	• Hepático, algum metabolismo renal
Eliminação	• Renal
Contraindicação	• Hipersensibilidade à somatropina ou a qualquer excipiente (glicerina) • Evidências de atividade neoplásica maligna • Pacientes com crescimento não controlado de tumores intracranianos benignos, com quadro agudo e crítico por complicações após a cirurgia cardíaca, cirurgia abdominal, politraumatismo ou insuficiência respiratória aguda • Retinopatia diabética proliferativa ativa ou não proliferativa grave • Gravidez; lactação; obesidade mórbida; apneia do sono
Interações medicamentosas	• Corticosteroides: interferência na ação promotora do crescimento ósseo do GH • Esteroides anabólicos, androgênio, estrogênio, hormônios tireóideos: aumento da velocidade de fechamento das epífises • Insulina: a somatropina reduz as ações da insulina
Efeitos adversos	• Neoplasias benignas, malignas e não especificadas (incluindo cistos e pólipos), leucemia (rara). Hiperglicemia e resistência à insulina • Hipotireoidismo; parestesia; hipertensão intracraniana benigna; artralgia; mialgia, rigidez muscular; reação no local da injeção (comum); edema de mãos e pés inicialmente, mas desaparece com a manutenção da terapia; hipercalciúria nos primeiros meses de tratamento

(continua)

Hormônio do crescimento (continuação)

Alerta
- Não deve ser usado para promover o crescimento em crianças com epífises fechadas
- A segurança e eficácia não foram avaliadas em estudos clínicos em pacientes com 60 anos ou mais
- Contém açúcar, portanto, deve ser usado com cautela em diabéticos. Este medicamento pode causar *doping*
- O frasco-ampola deve ser conservado sob refrigeração (entre 2 e 8°C), protegido da luz. Não congelar. A solução, após preparada, deve ser mantida sob refrigeração, protegida da luz e pode ser utilizada por até 4 semanas
- Classe B ou C na gravidez, dependendo da formulação
- Antes do uso, reconstituir o pó liofilizado em 1 mℓ de água para injetáveis. *Não agitar a solução durante a preparação*. No caso e administração SC, alternar o local de aplicação para evitar ocorrência de lipodistrofia localizada

QUADRO 4.5 — Doses de GH recomendadas para crianças.

Indicação	UI/kg de peso corporal/dia	mg/kg de peso corporal/dia	UI/m² de área da superfície corporal/dia	mg/m² área da superfície corporal/dia
Deficiência do hormônio de crescimento em crianças*	0,07 a 0,10	0,025 a 0,035	2,1 a 3,0	0,7 a 1,0
Síndrome de Prader-Willi**	0,10	0,035	3,0	1,0
Síndrome de Turner	0,14	0,045 a 0,050	4,3	1,4
Recém-nascidos pequenos para a idade gestacional†	0,10	0,035	3,0	1,0
Baixa estatura idiopática	Até 0,2	Até 0,067	Até 6,0	Até 2,0

Baixa estatura idiopática (sem causa identificada): iniciar o tratamento com 0,15 UI/kg/dia, ajustando a dose de acordo com a resposta clínica e com as concentrações de IGF-1 no sangue. A dosagem periódica dos níveis sanguíneos de IGF-1 durante o tratamento é útil na avaliação da efetividade, segurança e da adesão à medicação, auxiliando no ajuste da melhor dose para cada paciente.
*Doses maiores podem ser utilizadas. **A dose diária não deve ultrapassar 2,7 mg. O tratamento não deve ser utilizado em crianças com velocidade de crescimento inferior a 1 cm/ano e próximo ao fechamento das epífises. Em pacientes com distúrbio de crescimento, o tratamento pode ser realizado até que a altura final seja atingida. O tempo de tratamento para melhora da composição corporal deve ser avaliado pelo médico responsável pelo tratamento. †Esta dose geralmente é recomendada até se atingir a altura final. O tratamento deve ser descontinuado aos 14 anos (meninas) ou > 16 anos (meninos), correspondendo ao fechamento das placas de crescimento epifisário.

QUADRO 4.6 — Doses de GH recomendadas para pacientes adultos.

Indicação	UI/dia (dose inicial)	mg/dia (dose inicial)	UI/dia (dose de manutenção que raramente excede)	mg/dia (dose de manutenção que raramente excede)
Deficiência do hormônio de crescimento em adultos*	0,45 a 0,90	0,15 a 0,30	4	1,33

*A dose deve ser aumentada gradualmente de acordo com as necessidades do paciente, conforme determinado pela concentração de IGF-I. O objetivo do tratamento deve ser atingir concentrações de IGF-I dentro de 2 desvios padrão (DP) a partir da média corrigida pela idade. Pacientes com concentrações normais de IGF-I no início do tratamento devem receber somatropina até atingir, no máximo, um nível normal de IGF-I, não excedendo 2 DP. A resposta clínica e os efeitos colaterais podem ser utilizados como parâmetros de determinação da dose. A dose diária de manutenção raramente excede 1,0 mg/dia. Mulheres podem necessitar de doses maiores que os homens, sendo que os homens têm demonstrado aumento da sensibilidade ao IGF-I no decorrer do tempo. Isso significa que existe um risco de que mulheres, especialmente aquelas em tratamento oral de reposição de estrógeno, sejam subtratadas, enquanto os homens correm o risco de ser supertratados. A exatidão posológica deve ser controlada, portanto, a cada 6 meses. As doses podem ser reduzidas visto que a produção fisiológica normal do hormônio de crescimento diminui com a idade. Deve ser utilizada a menor dose efetiva.

Apresentação comercial

- **Biomatrop® (Biosintética),** pó liófilo injetável com 4 UI de somatropina, Embalagem com 1 frasco-ampola de pó liófilo e 1 ampola de diluente com 1 mℓ. *Uso subcutâneo/intramuscular. Uso adulto pediátrico*
- **Eutropin® (Aspen Pharma),** caixa contendo 1 ou 5 frascos-ampola com 4 UI de somatropina na forma de pó liófilo injetável, acompanhados de frascos-ampola com 1 mℓ de diluente. *Uso subcutâneo/intramuscular. Uso oral. Uso adulto e pediátrico*
- **Eutropin® (Aspen Pharma),** caixa contendo 1 ou 5 frascos-ampola com 15 UI de somatropina na forma de pó liófilo injetável, acompanhados de frascos-ampola com 1 mℓ de diluente. *Uso subcutâneo/intramuscular. Uso oral. Uso adulto e pediátrico*
- **Genotropin® (Pfizer),** pó liófilo injetável, em embalagem contendo 1 frasco-ampola de duplo compartimento de 5,3 mg (16 UI) de somatropina recombinante (correspondente à somatropina humana) ou 12 mg (36 UI) + 1 mℓ de diluente (água para injeção). *Uso subctâneo. Uso oral. Uso adulto e pediátrico*
- **Genotropin® (Pfizer),** caneta preenchida, pó liófilo injetável, em embalagem com 1 caneta preenchida contendo 1 frasco-ampola de duplo compartimento de 5,3 mg (16 UI) ou 12 mg (36 UI) + 1 mℓ de diluente. *Uso subcutâneo. Uso oral. Uso adulto e pediátrico*
- **Hormotrop® AQ 4 UI (Bergamo),** embalagens contendo 1 frasco-ampola com 4 UI de somatropina na forma de pó liófilo e ampola com 1 mℓ de diluente bacteriostático. *Uso subcutâneo/intramuscular. Uso oral. Uso adulto e pediátrico*

- **Hormotrop® AQ 12 UI (Bergamo),** embalagens contendo 1 frasco-ampola com 12 UI de somatotropina na forma de pó liófilo e ampola com 2 mℓ de diluente bacteriostático. *Uso subcutâneo/intramuscular. Uso oral. Uso adulto e pediátrico*
- **Norditropin NordiFlex® (Novo Nordisk),** solução injetável de somatotropina, 1 sistema de aplicação pré-enchido descartável multidose pronto para uso que contém um carpule de 1,5 mℓ vedado permanentemente em um sistema de aplicação de plástico. O botão injetor do sistema de aplicação possui cor de acordo com a concentração: 5 mg de somatotropina/1,5 mℓ (laranja). *Uso subcutâneo. Uso adulto e pediátrico*
- **Norditropin NordiLet® 10 mg (Novo Nordisk),** embalagem contendo um sistema de aplicação pré-enchido descartável com 1,5 mℓ de solução injetável de hormônio de crescimento humano, pronto para o uso. Cada mℓ contém 6,7 mg de somatropina (1 mg de somatropina corresponde a 3 UI de somatropina). *Uso subcutâneo. Uso adulto e pediátrico*
- **Omnitrope® (Sandoz),** solução injetável 5 mg/1,5 mℓ, embalagem contendo 1 cartucho com 1,5 mℓ; solução injetável 10 mg/1,5 mℓ. Embalagem contendo 1 cartucho com 1,5 mℓ. *Uso subcutâneo. Uso adulto e pediátrico*
- **Saizen® (Merck),** solução injetável 6 mg (5,83 mg/mℓ de somatropina), embalagem contendo 1 frasco-ampola de 1,03 mℓ; 12 mg (8 mg/mℓ de somatropina), embalagem contendo 1 frasco-ampola de 1,5 mℓ; 20 mg (8 mg/mℓ de somatropina), embalagem contendo 1 frasco-ampola de 2,5,03 mℓ. *Uso subcutâneo/intramuscular. Uso adulto e pediátrico.*

Doença de Cushing

O termo doença de Cushing descreve especificamente uma condição grave provocada por níveis sanguíneos elevados de cortisol que são liberados por um tumor suprarrenal secretor de ACTH. O ACTH estimula as glândulas suprarrenais a produzir cortisol.

A doença de Cushing não é o mesmo que a síndrome de Cushing. A síndrome de Cushing descreve o estado geral caracterizado por níveis sanguíneos muito elevados de cortisol que é causado por outros fatores que não um tumor hipofisário (p. ex., tumores suprarrenais produtores de cortisol, uso de medicamentos como hidrocortisona, prednisona, inaladores para asma, produção ectópica de ACTH por tumor).

IMPORTANTE

A síndrome de Cushing é muito mais comum que a doença de Cushing. O tratamento consiste em extirpação cirúrgica do tumor hipofisário produtor de ACTH. Se esta não for possível, existe a opção da radiocirurgia estereotáxica. Em caso de fracasso, existe ainda a possibilidade de suprarrenalectomia bilateral.

Depois da suprarrenalectomia bilateral, é necessária reposição de cortisol (na forma de hidrocortisona ou prednisona). Pode ocorrer rápido crescimento do tumor (síndrome de Nelson) porque a suprarrenalectomia bilateral não influencia o crescimento tumoral na hipófise.

Hiperprolactinemia

A hiperprolactinemia consiste em níveis séricos elevados de prolactina. A prolactina é uma proteína com 198 aminoácidos produzidao pelas células lactotróficas da adeno-hipófise. A função primária da prolactina é promover o aumento das mamas durante a gravidez e induzir a lactação. Todavia, a prolactina também se liga a receptores específicos nas gônadas, nas células linfoides e no fígado.

A secreção de prolactina é pulsátil, aumentando durante o sono, o estresse, a gravidez e a estimulação ou traumatismo da parede torácica. Por conseguinte, tem de ser determinada após um período de jejum.

Os valores normais em jejum costumam ser inferiores a 25 a 30 ng/mℓ, mas existe alguma variação de um laboratório para outro. Os valores normais costumam ser mais elevados nas mulheres.

A hiperprolactinemia não puerperal tem numerosas causas, entre elas adenomas lactotróficos hipofisários produtores de prolactina e uso de determinados medicamentos (p. ex., fenotiazinas, metoclopramida, anti-hipertensivos, sobretudo metildopa, labetalol, atenolol, verapamil, clonidina, cimetidina e opioides). O hipotireoidismo pode causar hiperprolactinemia e galactorreia porque o aumento dos níveis de TRH (hormônio liberador de tireotrofina) aumenta a secreção de prolactina assim como de TSH.

De modo geral, o tratamento inicial consiste em um agonista da dopamina como a bromocriptina.

Bromocriptina

O mesilato de bromocriptina é derivado alcaloide semissintético do esporão do centeio (*ergot*) com significativa atividade dopaminérgica. Graças a isso, a bromocriptina, em doses normalmente superiores às recomendadas para as indicações endocrinológicas, é efetiva no tratamento da doença de Parkinson, caracterizada por deficiência de dopamina nigroestriatal específica. A estimulação dos receptores dopaminérgicos consegue restabelecer o equilíbrio neuroquímico no corpo estriado. A bromocriptina melhora o tremor, a rigidez, a bradicinesia e outras manifestações parkinsonianas em todos os estágios da doença. Habitualmente a efetividade terapêutica perdura por vários anos (até o momento, foram observados bons resultados em pacientes tratados por até 8 anos). Pode ser administrada isoladamente, tanto no início como nos estágios avançados da doença, ou em combinação com outros medicamentos antiparkinsonianos. A associação com levodopa resulta na potencialização dos efeitos antiparkinsonianos, permitindo frequentemente a redução da dose de levodopa. A bromocriptina oferece benefícios especiais para os pacientes sob tratamento com levodopa que apresentam resposta terapêutica decrescente ou complicações como movimentos involuntários anormais (discinesia coreoatetósica e/ou distonia dolorosa), incapacidade de manutenção do efeito e fenômeno *on-off*.

Além disso, inibe a secreção de prolactina e pode ser prescrita para disfunções associadas a hiperprolactinemia e suprime, por períodos prolongados, a secreção do GH em alguns pacientes com acromegalia.

Indicação	• Tratamento da doença de Parkinson • Tratamento de estados hiperprolactinêmicos patológicos incluindo amenorreia, infertilidade feminina e hipogonadismo • Tratamento de pacientes com adenomas secretores de prolactina • Acromegalia • Prevenção de lactação puerperal • Supressão de lactação
Mecanismo de ação	• Agonista dopaminérgico D2 que inibe a secreção de prolactina da adeno-hipófise. Graças à sua ação dopaminérgica, a bromocriptina também é utilizada no controle da doença de Parkinson. Estudos recentes mostram benefício do uso de bromocriptina associada à metformina no controle do DM2

(continua)

Bromocriptina (*continuação*)

Posologia	• Idealmente, começar com a menor dose efetiva e aumentar gradativamente • Estados hiperprolactinêmicos, incluindo amenorreia, infertilidade feminina e hipogonadismo: dose inicial de 1,25 mg (1/2 comp.) a 2,5 mg/dia. Doses adicionais de 2,5 mg/dia podem ser administradas a cada 3 a 7 dias até ser alcançada resposta terapêutica adequada. A dose terapêutica usual é de 5 mg a 7,5 mg • Adenomas: 1,25 mg (1/2 comp.) a 2,5 mg/dia, aumentando gradativamente a dose até obter supressão adequada dos níveis plasmáticos de prolactina • Acromegalia: dose inicial de 1,25 mg (1/2 comp.) a 2,5 mg/dia. Doses adicionais de 1,25 mg a 2,5 mg a cada 3 a 7 dias podem ser administradas até ser alcançada resposta terapêutica adequada. Os pacientes devem ser reavaliados mensalmente e a dose ajustada, baseada na redução do hormônio de crescimento ou da resposta clínica. A dose usual varia de 20 a 30 mg/dia na maioria dos pacientes • Doença de Parkinson: a dosagem de levodopa, durante o período introdutório da bromocriptina, deve ser mantida, se possível. A dose inicial é de 1,25 mg a 2,5 mg/dia, em 2 tomadas às refeições. Avaliações a cada 2 semanas são aconselháveis para assegurar que doses mais baixas possam promover o efeito terapêutico desejado. Se necessário, a dose pode ser aumentada a cada 14 a 28 dias em 2,5 mg/dia, administrada às refeições
Absorção	• 28% pelo sistema digestório
Metabolismo	• Hepático
Eliminação	• Fezes (85%) via eliminação biliar e urina (2,5 a 5,5%)
Contraindicação	• Hipersensibilidade à bromocriptina ou a outro constituinte do comprimido • Alergia a alcaloides do *ergot* • Hipertensão arterial não controlada • Cardiopatia grave; história pregressa de transtornos mentais; gravidez; lactação; síndrome pré-menstrual; galactorreia com ou sem amenorreia: no pós-parto, idiopática, tumoral, por fármacos • Crianças com menos de 15 anos de idade
Interações medicamentosas	• Amitriptilina: elevação dos níveis séricos de prolactina • Difenidramina: potencialização de efeitos depressores do sistema nervoso central e/ou respiratório • Etanol: exacerbação dos efeitos adversos • Fenotiazinas: elevação dos níveis séricos de prolactina • Imipramina: elevação dos níveis séricos de prolactina • Metilergonovina, sumatriptana: potencialização do risco de reações vasoespásticas como espasmo coronariano, isquemia vascular periférica, isquemia colônica • Metildopa: elevação dos níveis séricos de prolactina
Efeitos adversos	• Epigastralgia; dispepsia; fezes escuras; dor torácica intensa; dispneia; lombalgia; edema de membros inferiores; dor à micção; cefaleia intensa, progressiva ou persistente, que pode se associar a borramento visual; taquicardia; agitação psicomotora; flutuações extremas da pressão arterial
Alerta	• Classe B na gravidez • Deve ser ingerida com alimentos, de preferência à noite • Não deve usada durante a lactação

PARA SABER MAIS

Em 2009 a agência norte-americana aprovou a bromocriptina como adjuvante à dieta e à prática de exercícios físicos para melhorar o controle da glicemia de adultos com DM2.

Apresentação comercial

- **Bromocriptina® (Instituto Farmacoterápico Neovita)**, comprimidos de 2,5 mg, frascos de vidro contendo 15 ou 30 comprimidos. *Uso oral. Uso adulto.*
- **Parlodel® (Novartis)**, cada comprimido sulcado contém 2,87 mg de mesilato de bromocriptina (correspondendo a 2,5 mg de bromocriptina base), embalagem contendo 28 comprimidos. *Uso oral. Uso adulto.*

Cabergolina

A cabergolina é, provavelmente, mais efetiva e provoca menos efeitos adversos que a bromocriptina, embora seja bem mais cara.

A cabergolina é um derivado sintético do *ergot* (esporão do centeio) que atua nos receptores de dopamina existentes na glândula hipófise localizada na base do crânio. A cabergolina estimula diretamente os receptores D2 na adeno-hipófise e, assim, evita a produção do hormônio prolactina.

O efeito prolongado de redução dos níveis de prolactina deve-se, provavelmente, a sua persistência no órgão-alvo. Visto que a cabergolina tem meia-vida mais prolongada, pode ser administrada 2 vezes/semana.

Indicação	• Tratamento de distúrbios hiperprolactinêmicos, idiopáticos ou causados por adenomas hipofisários • Tratamento de disfunções associadas à hiperprolactinemia, como amenorreia, oligomenorreia, anovulação e galactorreia Tratamento de adenomas hipofisários secretores de prolactina (microprolactinomas e macroprolactinomas), hiperprolactinemia idiopática ou síndrome da sela vazia associada com hiperprolactinemia • Inibição da lactação fisiológica imediatamente após o parto e/ou a supressão da lactação já estabelecida quando houver indicações clínicas mandatórias
Mecanismo de ação	• Agonista da dopamina de duração prolongada e inibidor da prolactina
Posologia	• A dose inicial é de 0,5 mg por semana, administrado em 1 ou 2 doses (1/2 comp. de 0,5 mg) por semana. Aumentar a dose semanal gradualmente, de preferência 0,5 mg por semana em intervalos mensais, até que a resposta terapêutica ótima seja alcançada
Absorção	• Absorção rápida pelo sistema digestório
Início da ação	• 2 a 3 h
Metabolismo	• Hepático
Eliminação	• Urina (18%) e urina (72%)
Contraindicação	• História pregressa de valvopatia cardíaca e distúrbios fibróticos retroperitoneal, pulmonar e pericárdico • Crianças com menos de 16 anos • Hipersensibilidade à cabergolina, a qualquer alcaloide do *ergot* ou a qualquer outro excipiente
Interações medicamentosas	• Azitromicina, claritromicina, eritromicina: elevação substancial das concentrações plasmáticas da cabergolina com exacerbação de seus efeitos (vasoespasmo, isquemia, trombose, taquicardia, hipertensão arterial) • Fenotiazinas: antagonizam os efeitos da cabergolina • Butirofenonas: antagonizam os efeitos da cabergolina • Metoclopramida: antagoniza os efeitos da cabergolina • Tioxantenos: antagonizam os efeitos da cabergolina
Efeitos adversos	• Náuseas/vômitos; cefaleia; tontura/vertigem; dor abdominal/epigastralgia; dispepsia; constipação intestinal; dor torácica; depressão; epistaxe; cãibras nas pernas; alopecia; alterações do comportamento (agressividade, aumento do desejo sexual, transtorno psicótico); hipotensão (assintomática, postural); elevação dos níveis sanguíneos de CPK
Alerta	• Classe B na gravidez

Apresentação comercial

- **Caberedux® (Cristalia),** comprimidos de 0,5 mg, embalagem com 2 ou 8 comprimidos. *Uso oral. Uso adulto e pediátrico*
- **Cabergolina® (Cristália),** comprimidos de 0,5 mg em embalagem com 2 ou 8 comprimidos. *Uso oral. Uso adulto*
- **Cabergolina® (Zodiac),** comprimidos de 0,5 mg em embalagem com 2 ou 8 comprimidos. *Uso oral. Uso adulto e pediátrico*
- **Cabertrix® (Zodiac),** comprimidos de 0,5 mg em embalagens contendo 2 ou 8 comprimidos. *Uso oral. Uso adulto*
- **Dostinex® (Pfizer),** comprimidos de 0,5 mg em embalagens contendo 2 ou 8 comprimidos. *Uso oral. Uso adulto.*

Diabetes insípido

O diabetes insípido é a manifestação da deficiência de hormônio antidiurético consequente a distúrbio hipotalâmico-hipofisário (DI central) ou da resistência dos rins à ação do hormônio antidiurético (DI nefrogênico).

Também conhecido como vasopressina, esse hormônio peptídico é liberado pela neuro-hipófise, mas é sintetizado no hipotálamo.

O tratamento específico consiste desmopressina. Outras medidas incluem diuréticos (sobretudo tiazídicos) e agentes que promovem a liberação de hormônio antidiurético como a clorpropamida, a carbamazepina e o clofibrato, e inibidores das prostaglandinas.

Desmopressina

A desmopressina é um análogo sintético do hormônio antidiurético que é encontrado naturalmente no corpo. O HAD concentra a urina e reduz a produção de urina. O acetato de desmopressina é um hormônio antidiurético sintético. Um mililitro (0,1 mg) da solução de acetato de desmopressina possui atividade antidiurética de cerca de 400 UI. Sua ação persiste por mais tempo que a do hormônio natural.

Vale a pena mencionar que a desmopressina promove aumento das concentrações dos fatores VIII e de von Willebrand da coagulação, sendo indicado para o manejo de hemorragia em pacientes com hemofilia A e doença de von Willebrand (tipo I).

A desmopressina, ao contrário da vasopressina, não estimula a liberação do ACTH, nem aumenta as concentrações plasmáticas de cortisol.

A principal função do hormônio antidiurético é regular o volume de líquido extracelular no corpo. A secreção do hormônio antidiurético é estimulada pela angiotensina II que o conecta ao sistema renina-angiotensina-aldosterona (SRAA). O hormônio antidiurético estimula a reabsorção de água nos rins e também promove vasoconstrição graças a sua ação nas células da musculatura lisa dos túbulos coletores.

Indicação	• Tratamento de diabetes insípido central • Tratamento de poliuria/polidipsia pós-hipofisectomia • Para o diagnóstico de diabetes insípido central e teste de função renal • Controle de enurese em crianças
Mecanismo de ação	• A vasopressina aumenta a permeabilidade à água dos túbulos coletores renais, acarretando aumento da osmolalidade urinária e diminuição do fluxo urinário. Em pacientes com diabetes insípido neuro-hipofisário, a desmopressina desempenha o mesmo efeito na reabsorção de água que a vasopressina, mas exerce um efeito antidiurético maior. As doses terapêuticas de desmopressina não afetam diretamente as concentrações séricas de sódio, potássio ou creatinina e a excreção urinária de sódio ou potássio
Posologia	• Destruída no sistema digestivo. Após administração intranasal, 10 a 20% da dose é absorvida através da mucosa nasal
Início da ação	• IV: 15 a 30 min • Intranasal: 1 h
Duração da ação	• Administração IV: 12 a 24 h nos casos de hemofilia leve e cerca de 3 h nos casos de doença de von Willebrand • Administração intranasal: 8 a 20 h
Metabolismo	• Hepático (rápido)
Eliminação	• Os níveis plasmáticos decaem em duas fases: a meia-vida da fase rápida é de ~8 min e a meia-vida da fase lenta é de 75 min
Contraindicação	• Polidipsia habitual e psicogênica (resultando em débito urinário superior a 40 mℓ/kg/24 h) • Insuficiência cardíaca, angina instável e outras condições que exijam tratamento com diuréticos • Insuficiência renal moderada a grave (*clearance* de creatinina inferior a 50 mℓ/min) • Hiponatremia • Hipersensibilidade à desmopressina ou a qualquer excipiente • Síndrome de secreção inapropriada de HAD (SIHAD) • Pacientes com tipo IIB da doença de von Willebrand
Interações medicamentosas	• Etanol: pode diminuir a resposta antidiurética da desmopressina • Carbamazepina: aumento da ação antidiurética da desmopressina • Clorpropamida: aumento da ação antidiurética da desmopressina • Clofibrato: aumento da ação antidiurética da desmopressina • AINE: aumento da ação antidiurética da desmopressina
Efeitos adversos	• Intoxicação hídrica (sonolência, cefaleia e inquietação) que evolui para crises convulsivas e coma; congestão nasal; rinite; náuseas; dor e cólicas abdominais; rubor facial; hipertensão arterial; dor ou edema; reação ou anafilaxia no local da injeção (rara)
Alerta	• Classe B na gravidez • O tratamento com desmopressina deve ser interrompido ou cuidadosamente ajustado durante doenças agudas intercorrentes caracterizadas por desequilíbrio hidreletrolítico (como febre, gastrenterite, infecções sistêmicas), especialmente em situações com sangramento excessivo • A solução nasal só deve ser utilizada em pacientes para os quais a administração oral não seja possível • Em caso de superdosagem ou intoxicação hídrica: tratamento sintomático com diuréticos

Apresentação comercial

- **DDAVP® (Laboratórios Ferring)**, *spray nasal:* 0,1 mg de acetato de desmopressina com cloreto de benzalcônio 0,1 mg e água purificada, q.s.p. 1,0 mℓ, frasco contendo 25 e 30 doses de 10 mcg. *Uso intranasal. Uso adulto e pediátrico*
- **DDAVP® (Laboratórios Ferring)**, *comprimidos* contendo 0,1 mg e 0,2 mg de acetato de desmopressina (o excipiente contém amido de batata, estearato de magnésio, lactose e povidona), em frascos contendo 30 comprimidos. *Uso oral. Uso adulto e pediátrico*
- **DDAVP® (Laboratórios Ferring)**, solução nasal: solução nasal de acetato de desmopressina 0,1 mg/mℓ. Disponível em frascos contendo 2,5 mℓ de solução correspondente a 25 doses de 10 mcg. Cada frasco vem acompanhado de dois túbulos calibrados. *Uso intranasal. Uso adulto e pediátrico*
- **DDAVP® Hemo 15 mcg/mℓ (Laboratórios Ferring)**, solução injetável de 1 mℓ disponível em embalagem com 10 de solução de acetato de desmopressina com 15 mcg/mℓ. *Administração subcutânea ou intravenosa sob infusão. Uso adulto e pediátrico*
- **FURP-Desmopressina (FURP)**, cartucho contendo um frasco com 5 mℓ de solução nasal na concentração de 0,1 mg de acetato de desmopressina (equivalente a 0,89 mcg de desmopressina)/mℓ, acompanhado de cânula graduada para aplicação nasal. *Uso intranasal. Uso adulto e pediátrico.*

CAPÍTULO 4 | MEDICAMENTOS EM CONDIÇÕES ENDÓCRINAS E METABÓLICAS

Vasopressina

Trata-se de um análogo sintético do hormônio antidiurético. Tem pouco uso no tratamento a longo prazo, mas pode ser prescrita no tratamento inicial e nos indivíduos com diabetes insípido central que serão submetidos à cirurgia.

Indicação	• Prevenção e tratamento de distensão abdominal pós-operatória. Nas radiografias de abdome para evitar a interferência de sombras gasosas • Tratamento de diabetes insípido, na hemorragia digestiva • Na reanimação cardiorrespiratória • Tratamento de arritmias e choque séptico • Tratamento de casos graves de enurese em crianças
Mecanismo de ação	• A vasopressina atua em três receptores diferentes: V1a (que desencadeia vasoconstrição, gliconeogênese, agregação plaquetária e liberação de fator VIII), V1b (que medeia a secreção de corticotrofina pela hipófise) e V2 (que controla a reabsorção de água livre na medula renal. A ligação da vasopressina com o receptor V2 ativa a adenilato ciclase que provoca a liberação de canais aquaporina 2 para as células que revestem os ductos da medula renal. Isso possibilita a reabsorção de água a favor do gradiente osmótico de modo que a urina é mais concentrada
Posologia	• SC e IM • Distensão abdominal: a dose usual inicial para adultos no pós-operatório é de 5 U (0,25 mℓ), podendo ser aumentada para 10 U (0,5 mℓ) nas injeções subsequentes, se necessário. Recomenda-se que seja administrado por via IM e que as injeções sejam repetidas em intervalos de 3 ou 4 h, se necessário. As doses devem ser proporcionalmente reduzidas para crianças. Encrise® pode ser administrado, nas mesmas doses, por via SC. Encrise® usado desta maneira previne ou alivia a distensão abdominal. Estas recomendações também são aplicáveis para distensões decorrentes de complicação de pneumonia ou outras toxemias agudas • Radiografia abdominal: recomendam-se, em média, 2 injeções IM de 10 U cada (0,5 mℓ). Estas injeções devem ser administradas, a primeira, 2 h antes e a segunda, 30 min antes da exposição dos filmes. Muitos radiologistas recomendam a utilização de enema antes da primeira dose de Encrise®. Encrise® pode ser administrado, nas mesmas doses, SC • Diabetes insípido: pode ser administrado por injeção IM ou SC. A dose injetável para adultos é de 5 a 10 U (0,25 a 0,5 mℓ) repetidas 2 ou 3 vezes/dia, se necessário. A dose recomendada na pediatria é de 2,5 a 5 U (0,125 a 0,25 mℓ), a cada 6 a 8 h, titulada para alcançar a resposta fisiológica desejada • Via intravenosa (utilizar preferencialmente veia central ou veia periférica profunda) • Hemorragia digestiva: a vasopressina já foi administrada IV no tratamento das hemorragias de várias causas. Foi utilizada para tratar o sangramento das varizes de esôfago e outros tipos de hemorragia digestiva alta. Devido ao risco de necrose tecidual pelo extravasamento da solução, é preferível a escolha de uma veia central. A infusão IV deve iniciar-se com 0,2U/min e ser aumentada 0,2 U/min a cada hora até que a hemorragia seja controlada. Doses mais elevadas podem ser utilizadas, mas o limite prudente é de 1 U/min. Um *bolus* IV de 20 U de vasopressina em mais de 20 a 30 min pode ser dado, mas talvez não haja necessidade. Após 12 h de controle da hemorragia, a dose de vasopressina pode ser reduzida à metade e pode ser interrompida em mais 12 a 24 h. Pode ser administrada concomitantemente com nitroglicerina, IV, para controlar os efeitos colaterais. No tratamento da hemorragia digestiva em crianças, a dose de vasopressina é de 0,01 U/ kg/min • Choque séptico: a administração recomendada é de 0,01 a 0,04 U/min em infusão contínua. A infusão contínua deve ser mantida de 24 a 96 h de forma a individualizar cada caso • Fibrilação ventricular ou taquicardia ventricular refratária à desfibrilação elétrica e assistolia e atividade elétrica sem pulso: a dose atualmente recomendada para adultos é de 40 U IV, uma vez, seguida por *bolus* de 20 mℓ de água destilada ou NaCl 0,9% • Diabetes insípido: a infusão contínua de vasopressina de 0,001 a 0,003 U/kg/h é efetiva no controle da poliuria a da osmolalidade sérica em crianças com diabetes insípido pós-operatório
Absorção	• Destruída no sistema digestório; tem de ser administrada por via parenteral ou intranasal
Início da ação	• Atividade antidiurética: 2 a 8 h (IM/SC) • Atividade pressórica: 30 a 60 min (IV)
Metabolismo	• No fígado e nos rins; rapidamente retirada do plasma
Eliminação	• Urina (5 a 10%)
Contraindicação	• Hipersensibilidade aos excipientes • Nefrite crônica com retenção nitrogenada
Interações medicamentosas	• Carbamazepina, clorpropamida, clofibrato, ureia, fludrocortisona e antidepressivos tricíclicos: aumento do efeito antidiurético da vasopressina • Demeclociclina, norepinefrina, lítio, heparina e álcool etílico: diminuição do efeito antidiurético da vasopressina
Efeitos adversos	• Intoxicação hídrica; parada cardíaca; choque; palidez perioral; arritmias; diminuição do débito cardíaco; angina; isquemia do miocárdio; gangrena; cólicas abdominais; náuseas/vômitos; flatulência; tremor; vertigem; broncoconstrição; sudorese; gangrena cutânea; reações alérgicas locais ou sistêmicas
Alerta	• Não deve ser usada em pacientes com doença vascular, especialmente doenças nas artérias coronárias, exceto com extrema cautela (até mesmo pequenas doses podem precipitar angina e, com grandes doses, pode ocorrer infarto do miocárdio) • Deve ser utilizada com cautela em pacientes com epilepsia, enxaqueca, asma e insuficiência cardíaca • Durante a terapia recomenda-se a realização periódica de ECG e de determinações do equilíbrio hidreletrolítico • Classe C na gravidez

Apresentação comercial

- **Encrise® (Biolab),** solução injetável, cada 1 mℓ contém 20 U de vasopressina sintética (8-arginina vasopressina)/mℓ, embalagem com 10 ampolas de 1 mℓ. *Administração SC, IM ou IV (em bolus ou infusão contínua).* Uso adulto e pediátrico.

> **IMPORTANTE**
>
> A vasopressina pode ser utilizada por via intravenosa, porém, devido ao risco de necrose decorrente de extravasamento, é preferível a utilização de uma veia central.

Síndrome de secreção inapropriada de hormônio antidiurético

A síndrome de secreção inapropriada do hormônio antidiurético (SIHAD) é caracterizada pela secreção contínua ou pelo aumento da atividade do hormônio arginina-vasopressina (A-VP) e representa 14 a 40% do total de casos de hiponatremia. A SIHAD está relacionada com uma ampla gama de doenças, uso de medicamentos e procedimentos cirúrgicos, sendo muitas vezes subdiagnosticada.

As principais etiologias podem ser divididas em quatro grupos: processos malignos (67 a 80% dos casos), transtornos do sistema nervoso central (SNC), doenças pulmonares e uso de medicamentos. Condições que acometem o SNC (p. ex., traumatismos, tumores, infecções, hidrocefalia e hemorragias) se associam com frequência a hiponatremia. A secreção desregulada de A-VP pode ser causada por lesões na neuro-hipófise ou por ativação patológica do eixo hipotálamo-hipófise-suprarrenal. Já as afecções pulmonares não neoplásicas que cursam com SIHAD incluem pneumonias, tuberculose, aspergilose e bronquiectasias. Diversos medicamentos/drogas podem estimular a liberação de A-VP ou potencializar a sua ação, incluindo quimioterápicos, AINE, antidepressivos tricíclicos, inibidores seletivos da recaptação de serotonina (ISRS) (a causa mais frequente dentre os fármacos), neurolépticos, diuréticos tiazídicos e *ecstasy*. A hiponatremia é o distúrbio eletrolítico mais frequente nos indivíduos HIV-positivos, podendo ser provocado por insuficiência suprarrenal ou pela SIHAD. Causas de SIHAD em indivíduos com AIDS incluem pneumonia por *Pneumocystis jirovecii* (antes *P. carinii*) e infecções do SNC.

O excesso de A-VP provoca retenção hídrica e hipervolemia, que inibe a ação do sistema renina-angiotensina-aldosterona (SRAA), aumentando a natriurese. Isso resulta em hiponatremia, diminuição da osmolalidade plasmática e aumento da osmolalidade urinária.

As principais manifestações da SIHAD estão relacionadas a hiponatremia. A princípio, os pacientes são assintomáticos, mas quando a concentração sérica de sódio cai abaixo de 125 a 10 mEq/ℓ, surgem hiporexia, náuseas, cefaleia, mal-estar, mialgia, confusão mental e embotamento dos reflexos tendinosos profundos. Sinais/sintomas moderados ocorrem quando a concentração sérica de sódio cai para 115 a 125 mEq/ℓ – desorientação, letargia, agitação psicomotora, depressão e psicose. Em concentrações séricas de sódio inferiores a 115 mEq/ℓ ocorrem parada respiratória, convulsões e coma.

A SIHAD é, geralmente, uma situação transitória, com múltiplas causas e resolução após tratamento da causa subjacente. Entretanto, a hiponatremia aguda grave, definida por um diagnóstico com menos de 48 h, é uma urgência clínica. Esses quadros podem evoluir para convulsões e coma, portanto, seu diagnóstico e tratamento devem ser realizados precocemente, devido aos riscos de complicações. A terapêutica é realizada com a infusão de *bolus* de 100 mℓ de NaCl 3%, podendo ser repetido o procedimento com um intervalo de 10 min, se não houver melhora. Isso promove elevação rápida de 2 a 4 mmol/ℓ nas concentrações plasmáticas de sódio, com a resolução dos sinais/sintomas na maioria dos casos. A demeclociclina, um derivado das tetraciclinas, era indicada para a SIHAD de etiologia neoplásica ou quando o paciente era refratário à restrição hídrica. A demeclocidina reduz a resposta ao A-VP no tubo coletor. Atualmente, seu uso está proibido pelo FDA devido à nefrotoxicicidade apresentada, principalmente em pacientes com cirrose hepática e insuficiência cardíaca.

Acromegalia e gigantismo

A acromegalia (adultos) e o gigantismo (crianças) são síndromes causadas pela secreção excessiva de GH que quase sempre são causadas por um adenoma hipofisário. Antes do fechamento das epífises o resultado é gigantismo e depois do fechamento destas ocorre acromegalia.

A acromegalia é uma condição rara que geralmente é causada por um adenoma hipofisário secretor de GH. O diagnóstico tardio resulta na apresentação prevalente da doença já no estágio de macroadenoma (2/3 dos pacientes) e persistência frequente de doença ativa após a cirurgia (ainda a opção terapêutica primária). É importante lembrar que a acromegalia é uma condição potencialmente fatal. Assim sendo, os níveis de GH e IGF-1 precisam ser controlados com extremo cuidado após o fracasso a intervenção cirúrgica associada à radioterapia ou medicamentos.

Em geral o tratamento consiste em cirurgia ou irradiação. O manejo da acromegalia é um desafio para os endocrinologistas. A terapia medicamentosa é preconizada se houver contraindicações à cirurgia ou à irradiação, se não forem curativas ou se os efeitos da radioterapia demorarem a se evidenciar. Nesses casos, pode ser prescrito um análogo da somatostatina (octreotida). O pegvisomanto, bloqueador do receptor de GH, foi introduzido na prática clínica há mais de 10 anos e comprovadamente reduz os níveis de IGF-1 nas pessoas com acromegalia.

Octreotida
Ver Octreotida anteriormente, na página 158, deste capítulo.

Pegvisomanto
Trata-se de um antagonista extremamente seletivo do receptor do GH. Ao contrário da dopamina ou dos análogos da somatostatina, que inibem a secreção do GH, o pegvisomanto realmente bloqueia a produção hepática (GH-mediada) do fator de crescimento insulina-símile (IGF-1), que é o principal mediador da atividade de GH.

Indicação	• Tratamento da acromegalia quando os pacientes apresentaram resposta inadequada à cirurgia e/ou à radioterapia e ao tratamento com análogos da somatostatina não normalizou as concentrações séricas (do sangue) de IGF-I ou não foi tolerado
Mecanismo de ação	• Ligação seletiva aos receptores do GH nas superfícies celulares, onde bloqueia a ligação do GH endógeno. Isso resulta em normalização dos níveis séricos de IGF-1

(continua)

Pegvisomanto (*continuação*)

Posologia	• Em geral, deve-se administrar uma dose de ataque de 80 mg de pegvisomanto SC, sob supervisão médica. Após esta dose inicial, 10 mg reconstituídos em 1 mℓ de diluente devem ser administrados 1 vez/dia SC. O local da administração deve ser revezado diariamente a fim de evitar lipo-hipertrofia
Absorção	• 57% de absorção após administração SC
Início da ação	• Em 2 semanas (pico de ação em 4 a 6 semanas)
Duração da ação	• Desconhecida
Metabolismo	• Desconhecido
Eliminação	• A via de eliminação não foi estudada em seres humanos
Contraindicação	• Hipersensibilidade ao pegvisomanto ou a qualquer excipiente
Interações medicamentosas	• Não foi realizado estudo de interação medicamentosa. O médico deve avaliar se o tratamento com análogos da somatostatina deve ser mantido durante o uso de pegvisomanto. O uso de Somavert® para o tratamento da acromegalia em combinação com outros medicamentos não foi investigado detalhadamente
Efeitos adversos	• Reação no local da injeção; dor torácica; edema periférico; lipo-hipertrofia; hipertensão; manifestações gripais; dorsalgia; náuseas; diarreia; alteração das provas de função hepática; tontura; parestesia; reações anafilactoides/anafiláticas, inclusive laringospasmo, angioedema
Alerta	• Os níveis sanguíneos de IGF-I devem ser determinados antes do início da terapia • Classe B na gravidez

Apresentação comercial

- **Somavert® 10 mg (Pfizer)**, pó liofilizado injetável, embalagens com 30 frascos-ampola + 30 frascos-ampola de diluente. *Uso subcutâneo. Uso adulto*
- **Somavert® 15 mg (Pfizer)**, pó liofilizado injetável, embalagens com 30 frascos-ampola + 30 frascos-ampola de diluente. *Uso subcutâneo. Uso adulto.*

IMPORTANTE

O diluente que acompanha Somavert® contém 8 mℓ de água para injetáveis, porém somente 1 mℓ é necessário para a diluição do medicamento. O restante deve ser descartado.

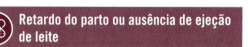

Retardo do parto ou ausência de ejeção de leite

Ocitocina

A ocitocina é um nonapeptídio cíclico obtido por síntese química. Esta forma sintética é idêntica ao hormônio natural que é armazenado na neuro-hipófise e liberado para a circulação sistêmica em resposta à sucção e ao trabalho de parto. Além de induzir a contração rítmica do útero, também contrai as células mioepiteliais ao redor das glândulas produtoras de leite, promovendo a secreção de leite.

A apresentação em *spray* nasal é absorvida de modo rápido e suficiente, de tal forma que o efeito sobre as mamas ocorre em menos de 5 min.

Indicação	• Antes do parto
	  ○ Indução do parto por indicações clínicas, como por exemplo, gestação pós-termo, ruptura prematura das membranas, hipertensão induzida pela gravidez (pré-eclâmpsia)
	  ○ Estímulo das contrações em casos selecionados de inércia uterina
	  ○ Também pode ser indicada nos estágios iniciais da gravidez como terapia auxiliar do abortamento incompleto, inevitável ou retido
	• Pós-parto
	  ○ Durante a cesariana, depois da retirada do feto
	  ○ Prevenção e tratamento da atonia uterina e hemorragia pós-parto

Mecanismo de ação	• A ocitocina estimula o músculo liso do útero com maior potência no final da gravidez, durante o trabalho de parto e imediatamente após o parto • Nestes momentos, os receptores de ocitocina no miométrio são aumentados. Os receptores de ocitocina são acoplados à proteína G. A ativação do receptor de ocitocina provoca a liberação de cálcio das reservas intracelulares e, portanto, resulta em contração do miométrio • A ocitocina provoca contrações rítmicas do segmento superior do útero, semelhantes em frequência, força e duração às observadas durante o trabalho de parto. Sendo sintética, não contém vasopressina, porém, mesmo em sua forma pura, a ocitocina possui uma atividade antidiurética intrínseca fraca semelhante à vasopressina

Ocitocina (*continuação*)

Posologia	• Indução do parto ou estímulo das contrações: a ocitocina deve ser administrada por infusão IV gota a gota ou, de preferência, por bomba de infusão de velocidade variável. Para a infusão gota a gota, recomenda-se adicionar 5 UI de ocitocina em 500 mℓ de solução eletrolítica fisiológica (como NaCl 0,9%). Quando se deve evitar a infusão de cloreto de sódio, pode-se utilizar SG5%. A fim de garantir mistura uniforme da solução, a bolsa ou frasco deve ser colocado de cabeça para baixo várias vezes antes do uso. A velocidade inicial de infusão deve ser regulada para 1 a 4 mU/min (2 a 8 gotas/minuto). Pode-se aumentar gradativamente em intervalos não inferiores a 20 minutos, e incrementos de não mais que 1 a 2 mU/min, até se estabelecer um padrão de contrações análogo ao do parto normal. Na gravidez próxima ao termo, isto pode ser frequentemente obtido com uma velocidade de infusão inferior a 10 mU/min (20 gotas/min), sendo a velocidade máxima recomendada de 20 mU/min (40 gotas/min). Nos raros casos em que se necessitem doses mais elevadas, como pode acontecer no tratamento da morte fetal intrauterina ou para a indução do parto em um estágio precoce da gravidez, quando o útero é menos sensível à ocitocina, aconselha-se utilizar uma solução mais concentrada de ocitocina por exemplo, 10 UI em 500 mℓ • Abortamento incompleto, inevitável ou retido: 5 UI diluídas em NaCl 0,9% e administradas com gotejador por infusão IV ou, preferivelmente, por bomba de infusão de velocidade variável por 5 min ou 5 a 10 UI IM, seguida, se necessário, por infusão IV a uma velocidade de 20 a 40 mU/min. • Cesariana: 5 UI diluídas em NaCl 0,9% e administradas com gotejador por infusão IV, ou preferivelmente por bomba de infusão de velocidade variável por 5 min, imediatamente após a retirada do feto • Prevenção da hemorragia uterina pós-parto: a dose usual é de 5 UI, diluídas em NaCl 0,9% e administradas com gotejador por infusão intravenosa, ou preferivelmente por bomba de infusão de velocidade variável por 5 min) ou de 5 a 10 UI IM, após a expulsão da placenta • Tratamento da hemorragia uterina pós-parto: 5 UI diluídas em solução fisiológica eletrolítica e administradas com gotejador por infusão intravenosa, ou preferivelmente por bomba de infusão de velocidade variável por 5 minutos) ou 5 a 10 UI IM, seguida, nos casos graves, de infusão IV de uma solução com 5 a 20 UI de ocitocina em 500 mℓ de um diluente eletrolítico, em velocidade necessária para controlar a atonia uterina
Início da ação	• 1 a 6 min
Duração da ação	• IM: 2 a 3 h • IV: 1 h
Metabolismo	• Rapidamente metabolizada no fígado e no plasma
Eliminação	• Urina
Contraindicação	• Conhecida hipersensibilidade à ocitocina ou a qualquer excipiente da formulação • Hipertonia uterina, sofrimento fetal quando a expulsão não é iminente. Qualquer estado em que, por motivos fetais ou maternos, se desaconselha o parto espontâneo e/ou o parto vaginal seja contraindicado, por exemplo: desproporção cefalopélvica significativa; má apresentação fetal; placenta prévia e vasos prévios; descolamento prematuro da placenta; apresentação ou prolapso do cordão umbilical; distensão uterina excessiva ou diminuição da resistência uterina à ruptura, como por exemplo, em gestações múltiplas; polidrâmnio; grande multiparidade; quando existe cicatriz uterina resultante de intervenções cirúrgicas, inclusive da cesariana clássica
Interações medicamentosas	• Anestésicos inalatórios (p. ex., ciclopropano, halotano, sevoflurano, desflurano): podem diminuir o efeito uterotônico da ocitocina porque apresentam efeito relaxante no útero e promovem substancial inibição do tônus uterino • Vasoconstritores e simpatomiméticos (mesmo aqueles contidos em anestésicos locais): a ocitocina pode exacerbar os efeitos vasopressores desses fármacos
Efeitos adversos	• Na mãe: reação anafilática associada a dispneia, hipotensão ou choque; cefaleia; taquicardia, bradicardia; arritmia; isquemia do miocárdio; prolongamento do intervalo QTc; hipotensão; náuseas, vômitos; erupções cutâneas; hipertonicidade uterina, contrações tetânicas, ruptura do útero; intoxicação hídrica, hiponatremia materna; edema pulmonar agudo; rubor; coagulação intravascular disseminada • No feto: sofrimento, asfixia e morte fetal; hiponatremia neonatal
Alerta	• Utilizar com cautela em pacientes com predisposição à isquemia miocárdica devido à doença cardiovascular preexistente (p. ex., miocardiopatia hipertrófica, valvopatia cardíaca e/ou cardiopatia isquêmica incluindo espasmo coronariano), para evitar alterações significativas da pressão arterial e da frequência cardíaca nesses pacientes

Apresentação comercial

- **Ocitocina® (Blau),** embalagem contendo 1, 5, 50 ou 100 ampolas de 1 mℓ com 5 UI de ocitocina/mℓ. *Uso intravenoso. Uso adulto*
- **Oxiton® (União Química),** solução injetável contendo 5 UI de ocitocina/mℓ, embalagem contendo 50 ampolas de 1 mℓ. Só deve ser administrado sob infusão intravenosa e *nunca* por injeção subcutânea, intramuscular ou em *bolus* intravenoso. *Uso adulto*
- **Syntocinon® injetável (Novartis),** embalagens contendo 50 ampolas de 1 mℓ de solução injetável, cada ampola de 1 mℓ contém 5 UI de ocitocina (excipientes: acetato de sódio tri-hidratado, clorobutanol, álcool etílico, ácido acético e água para injetáveis). *Uso intravenoso. Uso adulto*
- **Syntocinon®** *spray* **nasal (Novartis),** embalagens contendo 1 frasco com 5 mℓ de solução para *spray* nasal, cada mℓ contém 40 UI de ocitocina sintética (excipientes: ácido cítrico, clorobutanol, cloreto de sódio, fosfato de sódio dibásico, glicerol, metilparabeno, propilparabeno, sorbitol e água purificada). *Uso adulto.*

Tireoide

A glândula tireoide é constituída por dois lobos ligados por um istmo. As células foliculares da tireoide produzem tetraiodotironina (tiroxina, T4) e tri-iodotironina (T3). Embora T3 seja a forma mais ativa, a tiroxina tem ação mais duradoura e pode ser convertida em T3 na maioria dos tecidos. Existe ainda uma terceira forma de hormônio tireóideo, a T3 reversa (rT3), que não exibe atividade metabólica. Todavia, os níveis de T3 reversa se elevam em determinadas doenças.

É preciso mencionar também que as células parafoliculares (células C) secretam calcitonina, que é liberada em resposta à hipercalcemia e reduz os níveis séricos de cálcio.

Hipotireoidismo

Em termos mundiais, a deficiência ambiental de iodo é a causa mais comum de hipotireoidismo. Já nas regiões com suficiência de iodo, como os EUA e o Brasil, a causa mais comum de hipotireoidismo é a tireoidite autoimune crônica (também conhecida como tireoidite de Hashimoto). Estima-se que as doenças tireóideas autoimunes (DTAI) sejam cinco a dez vezes mais comuns nas mulheres do que nos homens. O hipotireoidismo ocorre em todos os grupos etários, contudo, é mais comum em adultos mais velhos (cerca de 10% das mulheres e 6% dos homens com mais de 65 anos de idade).

O cretinismo é definido como uma condição congênita consequente a ausência ou deficiência de secreção de hormônios tireóideos e caracterizada por deformidade física, nanismo, retardo mental associados ou não a bócio.

A deficiência de iodo ainda é uma causa importante de cretinismo em todo o planeta. Antes da instituição do rastreamento neonatal, o diagnóstico só era feito no segundo ou terceiro mês de vida. O desenvolvimento do cérebro é totalmente dependente de níveis normais de hormônios tireóideos. Deterioração intelectual progressiva ocorre a cada semana sem reposição apropriada de tiroxina. Importantes retardos do desenvolvimento ocorrem até os 6 meses de vida. O tratamento no primeiro ano de vida reverte as alterações físicas, mas não a lesão neurológica. O tratamento consiste na reposição de tiroxina, tanto para adultos como para recém-nascidos.

Existem algumas situações especiais:
- A síndrome do eutireóideo doente ocorre em pacientes em estado grave e a queda dos níveis séricos de tri-iodotironina se correlaciona com a gravidade do quadro clínico
- 5 a 15% dos usuários de amiodarona apresentam hipotireoidismo fármaco-induzido
- Os pacientes com deficiência de GH podem apresentar diminuição dos níveis séricos de tiroxina livre e elevação níveis séricos de T3 quando é feita a reposição de hormônio de crescimento
- No primeiro trimestre da gravidez a elevação da hCG provoca aumento das concentrações de T4 e T3 livres e concomitante queda dos níveis de TSH
- Nos adultos mais velhos ocorre diminuição da produção assim como da eliminação de T4 e T3, mantendo assim a concentração dos hormônios tireóideos dentro da faixa da normalidade
- A reposição estrogênica após a menopausa promove elevação da concentração de TBG (globulina transportadora de hormônios tireóideos) associada a aumento das concentrações séricas totais de T4 e T3. Como não há alteração das frações metabolicamente ativas (T4 e T3 livres), os níveis de TSH não caem.

IMPORTANTE

A recomendação atual é iniciar o tratamento no recém-nascido com 10 a 15 mcg/kg/dia, com o comprimido sendo esmagado em uma colher e misturado com água e leite. **Não** colocar na mamadeira para garantir a administração da dose correta.

Levotiroxina

A levotiroxina é um levoisômero sintético da tiroxina.

Indicação	• Terapia de reposição ou suplementação hormonal para pacientes com hipotireoidismo de qualquer etiologia (exceto no hipotireoidismo transitório, durante a fase de recuperação de tireoidite subaguda), a saber, cretinismo, mixedema e hipotireoidismo comum em pacientes de qualquer idade (crianças, adultos e idosos) ou fase (p. ex., gravidez); hipotireoidismo primário resultante de hipofunção da tireoide; diminuição primária da tireoide; remoção total ou parcial da glândula tireoide, com ou sem bócio; hipotireoidismo secundário (da glândula hipófise) ou terciário (do hipotálamo) • Supressão do TSH hipofisário no tratamento ou prevenção dos vários tipos de bócios eutireoidianos, inclusive nódulos tireoidianos, tireoidite linfocítica subaguda ou crônica (tireoidite de Hashimoto/tireoidite autoimune) e carcinomas foliculares e papilares da tireoide dependentes de tireotropina • Diagnóstico nos testes de supressão, auxiliando no diagnóstico da suspeita de hipertireoidismo leve ou de glândula tireoide autônoma
Mecanismo de ação	• A levotiroxina atua de modo semelhante a tiroxina endógena. T4 é convertida no metabólito ativo T3 no fígado. Os hormônios tireóideos se ligam a proteínas transportadoras – globulina ligadora e pré-albumina ligadora de tiroxina (transtiretina) – para aumentar sua solubilidade. A seguir, ocorrem transporte e ligação aos receptores dos hormônios tireóideos no citoplasma e no núcleo

Posologia	• Uso adulto
	  ○ Hipotireoidismo: iniciar com doses baixas (50 mcg/dia) que serão aumentadas de acordo com as condições cardiovasculares do paciente
	    ▪ Dose inicial: 50 mcg/dia, aumentando-se 25 mcg a cada 2 ou 3 semanas até que o efeito desejado seja alcançado. Em pacientes com hipotireoidismo de longa data, sobretudo se houver suspeita de alterações cardiovasculares, a dose inicial deve ser ainda mais baixa (25 mcg/dia)
	    ▪ Manutenção: recomendam-se 75 a 125 mcg diários, sendo que alguns pacientes com má absorção podem necessitar de até 200 mcg/dia. A maioria dos pacientes não pecisa de doses > 150 mcg/dia. A falta de resposta às doses de 200 mcg/dia sugere má absorção, não obediência ao tratamento ou erro diagnóstico
	  ○ Supressão do TSH (câncer de tireoide)/nódulos/bócios eutireoidianos em adultos: dose supressiva média de levotiroxina (T4): 2,6 mcg/kg/dia, durante 7 a 10 dias. Essa dose geralmente é suficiente para obter normalização dos níveis de T3 e T4 no organismo e falta de resposta à ação do TSH. A levotiroxina sódica deve ser empregada com cautela em pacientes com suspeita de glândula tireoide independente, considerando que a ação dos hormônios exógenos pode somar-se aos hormônios de fonte endógena (originários do organismo)

(continua)

Levotiroxina (*continuação*)

Posologia	• Uso pediátrico
	  ◦ No recém-nascido, a posologia inicial deve ser de 5 a 6 mcg/kg/dia em função da dosagem dos hormônios circulantes
	  ◦ Na criança, a posologia deve ser estabelecida em função dos resultados das dosagens hormonais e, em geral, é de 3 mcg/kg/dia

Absorção	• 40 a 80% a partir do sistema digestório com biodisponibilidade de 64% (sem jejum) e 79 a 81% em jejum
Início da ação	• 3 a 5 dias
Duração da ação	• Várias semanas
Metabolismo	• Hepático
Eliminação	• Renal
Contraindicação	• Hipersensibilidade a qualquer um dos excipientes • Contraindicações relativas: infarto recente do miocárdio; tireotoxicose não tratada; insuficiência suprarrenal descompensada; hipertensão arterial
Interações medicamentosas	• Amiodarona: inibição da conversão periférica de T4 a T3, com consequente redução da concentração sérica de T3 e aumento do nível sérico de TSH • Anticoagulantes: os hormônios tireóideos potencializam os efeitos dos anticoagulantes (é recomendável a determinação periódica do tempo de protrombina) • Barbitúricos: aumento do metabolismo tireóideo com consequente redução da concentração sanguínea dos hormônios tireóideos • Carbamazepina: aumento do metabolismo tireóideo com consequente redução da concentração sanguínea dos hormônios tireóideos • Clofibrato: potencialização dos efeitos da levotiroxina • Colestiramina: a colestiramina se liga à tiroxina no intestino, impedindo sua absorção. É recomendável um intervalo de 4 a 5 h entre a administração desses agentes • Fenitoína: potencialização dos efeitos da levotiroxina • Furosemida em doses altas: potencialização dos efeitos da levotiroxina • Glicocorticoides: inibem a conversão periférica de levotiroxina (T4) para T3 e podem levar à redução da concentração sérica de T3 • Propiltiouracila: inibe a conversão periférica de levotiroxina (T4) para T3 e pode levar à redução da concentração sérica de T3 • Propranolol: inibe a conversão periférica de levotiroxina (T4) para T3 e pode levar à redução da concentração sérica de T3 • Resinas de troca iônica (p. ex., colestiramina, sevelâmero ou sulfonato cálcico de poliestireno e sais de sódio): redução da absorção da levotiroxina no sistema digestório • Rifampicina: aumento do metabolismo tireóideo com consequente redução da concentração sanguínea dos hormônios tireóideos • Salicilatos: potencialização dos efeitos da levotiroxina • Sucralfato, antiácidos e carbonato de cálcio: redução da absorção da levotiroxina no sistema digestório • Sulfato ferroso: redução da absorção da levotiroxina no sistema digestório • Terapia de reposição de estrogênio: é necessário aumentar a dose de levotiroxina porque o estrogênio aumenta os níveis séricos da globulina plasmática que se liga à tiroxina
Efeitos adversos	• Taquicardia; agitação psicomotora; nervosismo; tremor fino nas mãos; perda ponderal; diarreia; sudorese aumentada; hipertermia
Alerta	• Houve relatos de perda de efeito terapêutico do levotiroxina quando usada concomitantemente com lopinavir/ritonavir e inibidores da tirosinoquinase tais como imatinibe, sunitinibe ou sorafenibe. Portanto, os sinais/sintomas clínicos, bem como provas de função da tireoide devem ser cuidadosamente monitorados • Uma vantagem da levotiroxina é que pode ser administrada 1 vez ao dia por causa de sua meia-vida longa • Classe A na gravidez

IMPORTANTE

Os comprimidos de levotiroxina devem ser ingeridos com estômago vazio (30 a 60 min antes do desjejum).

Apresentação comercial

- **Euthyrox® 25 mcg (Merck)**, comprimido de 25 mcg, embalagem contendo 50 comprimidos. *Uso oral. Uso adulto e pediátrico*
- **Euthyrox® 50 mcg (Merck)**, comprimido de 50 mcg, embalagem contendo 50 comprimidos. *Uso oral. Uso adulto e pediátrico*
- **Euthyrox® 75 mcg (Merck)**, comprimido de 75 mcg, embalagem contendo 50 comprimidos. *Uso oral. Uso adulto e pediátrico*
- **Euthyrox® 100 mcg (Merck)**, comprimido de 100 mcg, embalagem contendo 50 comprimidos. *Uso oral. Uso adulto e pediátrico*
- **Euthyrox® 125 mcg (Merck)**, comprimido de 125 mcg, embalagem contendo 50 comprimidos. *Uso oral. Uso adulto e pediátrico*
- **Euthyrox® 150 mcg (Merck)**, comprimido de 150 mcg, embalagem contendo 50 comprimidos. *Uso oral. Uso adulto e pediátrico*
- **Euthyrox® 175 mcg (Merck)**, comprimido de 175 mcg, embalagem contendo 50 comprimidos. *Uso oral. Uso adulto e pediátrico*
- **Euthyrox® 200 mcg (Merck)**, comprimido de 200 mcg, embalagem contendo 50 comprimidos. *Uso oral. Uso adulto e pediátrico*
- **Levoid® 25 mcg (Aché)**, comprimidos de 25 mcg, cartuchos com 30 comprimidos. *Uso oral. Uso adulto e pediátrico*
- **Levoid® 38 mcg (Aché)**, comprimidos de 38 mcg, cartuchos com 30 comprimidos. *Uso oral. Uso adulto e pediátrico*

- **Levoid® 50 mcg (Aché),** comprimidos de 50 mcg, cartuchos com 30 comprimidos. *Uso oral. Uso adulto e pediátrico*
- **Levoid® 75 mcg (Aché),** comprimidos de 75 mcg, cartuchos com 30 comprimidos. *Uso oral. Uso adulto e pediátrico*
- **Levoid® 88 mcg (Aché),** comprimidos de 88 mcg, cartuchos com 30 comprimidos. *Uso oral. Uso adulto e pediátrico*
- **Levoid® 100 mcg (Aché),** comprimidos de 100 mcg, cartuchos com 30 comprimidos. *Uso oral. Uso adulto e pediátrico*
- **Levoid® 112 mcg (Aché),** comprimidos de 112 mcg, cartuchos com 30 comprimidos. *Uso oral. Uso adulto e pediátrico*
- **Levoid® 150 mcg (Aché),** comprimidos de 150 mcg, cartuchos com 30 comprimidos. *Uso oral. Uso adulto e pediátrico*
- **Levoid® 175 mcg (Aché),** comprimidos de 175 mcg, cartuchos com 30 comprimidos. *Uso oral. Uso adulto e pediátrico*
- **Levoid® 200 mcg (Aché),** comprimidos de 200 mcg, cartuchos com 30 comprimidos. *Uso oral. Uso adulto e pediátrico*
- **Levotiroxina sódica 25 mcg (Merck),** comprimido de 25 mcg, embalagem contendo 30 comprimidos. *Uso oral. Uso adulto e pediátrico*
- **Levotiroxina sódica 50 mcg (Merck),** comprimido de 50 mcg, embalagem contendo 30 comprimidos. *Uso oral. Uso adulto e pediátrico*
- **Levotiroxina sódica 75 mcg (Merck),** comprimido de 75 mcg, embalagem contendo 30 comprimidos. *Uso oral. Uso adulto e pediátrico*
- **Levotiroxina sódica 88 mcg (Merck),** comprimido de 88 mcg, embalagem contendo 30 comprimidos. *Uso oral. Uso adulto e pediátrico*
- **Levotiroxina sódica 100 mcg (Merck),** comprimido de 100 mcg, embalagem contendo 30 comprimidos. *Uso oral. Uso adulto e pediátrico*
- **Levotiroxina sódica 112 mcg (Merck),** comprimido de 112 mcg, embalagem contendo 30 comprimidos. *Uso oral. Uso adulto e pediátrico*
- **Levotiroxina sódica 125 mcg (Merck),** comprimido de 125 mcg, embalagem contendo 30 comprimidos. *Uso oral. Uso adulto e pediátrico*
- **Levotiroxina sódica 150 mcg (Merck),** comprimido de 150 mcg, embalagem contendo 30 comprimidos. *Uso oral. Uso adulto e pediátrico*
- **Levotiroxina sódica 175 mcg (Merck),** comprimido de 175 mcg, embalagem contendo 30 comprimidos. *Uso oral. Uso adulto e pediátrico*
- **Levotiroxina sódica 200 mcg (Merck),** comprimido de 200 mcg, embalagem contendo 30 comprimidos. *Uso oral. Uso adulto e pediátrico*
- **Puran T4® 25 mcg (Sanofi),** comprimidos contendo 25 mcg de levotiroxina sódica, embalagens com 28 ou 30 comprimidos. *Uso oral. Uso adulto e pediátrico*
- **Puran T4® 25 mcg (Sanofi),** comprimidos contendo 25 mcg de levotiroxina sódica, embalagens com 28 ou 30 comprimidos. *Uso oral. Uso adulto e pediátrico*
- **Puran T4® 50 mcg (Sanofi),** comprimidos contendo 50 mcg de levotiroxina sódica, embalagens com 28 ou 30 comprimidos. *Uso oral. Uso adulto e pediátrico*
- **Puran T4® 75 mcg (Sanofi),** comprimidos contendo 75 mcg de levotiroxina sódica, embalagens com 28 ou 30 comprimidos. *Uso oral. Uso adulto e pediátrico*
- **Puran T4® 88 mcg (Sanofi),** comprimidos contendo 88 mcg de levotiroxina sódica, embalagens com 28 ou 30 comprimidos. *Uso oral. Uso adulto e pediátrico*
- **Puran T4® 100 mcg (Sanofi),** comprimidos contendo 100 mcg de levotiroxina sódica, embalagens com 28 ou 30 comprimidos. *Uso oral. Uso adulto e pediátrico*
- **Puran T4® 112 mcg (Sanofi),** comprimidos contendo 112 mcg de levotiroxina sódica, embalagens com 28 ou 30 comprimidos. *Uso oral. Uso adulto e pediátrico*
- **Puran T4® 125 mcg (Sanofi),** comprimidos contendo 125 mcg de levotiroxina sódica, embalagens com 28 ou 30 comprimidos. *Uso oral. Uso adulto e pediátrico*
- **Puran T4® 150 mcg (Sanofi),** comprimidos contendo 150 mcg de levotiroxina sódica, embalagens com 28 ou 30 comprimidos. *Uso oral. Uso adulto e pediátrico*
- **Puran T4® 175 mcg (Sanofi),** comprimidos contendo 175 mcg de levotiroxina sódica, embalagens com 28 ou 30 comprimidos. *Uso oral. Uso adulto e pediátrico*
- **Puran T4® 200 mcg (Sanofi),** comprimidos contendo 200 mcg de levotiroxina sódica, embalagens com 28 ou 30 comprimidos. *Uso oral. Uso adulto e pediátrico*
- **Synthroid® 25 mcg (Abbott),** comprimidos contendo 25 mcg de levotiroxina sódica, embalagem com 30 comprimidos. *Uso oral. Uso adulto e pediátrico*
- **Synthroid® 50 mcg (Abbott),** comprimidos contendo 50 mcg de levotiroxina sódica, embalagem com 30 comprimidos. *Uso oral. Uso adulto e pediátrico*
- **Synthroid® 75 mcg (Abbott),** comprimidos contendo 75 mcg de levotiroxina sódica, embalagem com 30 comprimidos. *Uso oral. Uso adulto e pediátrico*
- **Synthroid® 88 mcg (Abbott),** comprimidos contendo 88 mcg de levotiroxina sódica, embalagem com 30 comprimidos. *Uso oral. Uso adulto e pediátrico*
- **Synthroid® 100 mcg (Abbott),** comprimidos contendo 100 mcg de levotiroxina sódica, embalagem com 30 comprimidos. *Uso oral. Uso adulto e pediátrico*
- **Synthroid® 112 mcg (Abbott),** comprimidos contendo 112 mcg de levotiroxina sódica, embalagem com 30 comprimidos. *Uso oral. Uso adulto e pediátrico*
- **Synthroid® 125 mcg (Abbott),** comprimidos contendo 125 mcg de levotiroxina sódica, embalagem com 30 comprimidos. *Uso oral. Uso adulto e pediátrico*
- **Synthroid® 137 mcg (Abbott),** comprimidos contendo 137 mcg de levotiroxina sódica, embalagem com 30 comprimidos. *Uso oral. Uso adulto e pediátrico*
- **Synthroid® 150 mcg (Abbott),** comprimidos contendo 150 mcg de levotiroxina sódica, embalagem com 30 comprimidos. *Uso oral. Uso adulto e pediátrico*
- **Synthroid® 175 mcg (Abbott),** comprimidos contendo 175 mcg de levotiroxina sódica, embalagem com 30 comprimidos. *Uso oral. Uso adulto e pediátrico*
- **Synthroid® 200 mcg (Abbott),** comprimidos contendo 200 mcg de levotiroxina sódica, embalagem com 30 comprimidos. *Uso oral. Uso adulto e pediátrico*
- **Tiroidin® 100 mcg (Neo Química),** comprimido de 100 mcg de levotiroxina sódica, embalagens com 30 e 450 comprimidos. *Uso oral. Uso adulto e pediátrico.*

Hipertireoidismo

Habitualmente, o termo hipertireoidismo é reservado para a tireotoxicose causada por produção exagerada de hormônios tireóideos. Tireotoxicose é a condição clínica resultante da ação do excesso de hormônios tireóideos nos tecidos. Entre as causas de produção exagerada de hormônios tireóideos estão a doença de Graves, o bócio multinodular tóxico, o adenoma tóxico de tireoide, o câncer de tireoide metastático, a tireotoxicose mediada por gonadotrofina coriônica humana, a tireotoxicose mediada por TSH, a resistência hipofisária a T4 e T3.

O hipertireoidismo não tratado pode evoluir para hipertensão arterial, insuficiência cardíaca, fibrilação atrial, perda de massa óssea e crise tireotóxica (tempestade tireóidea). O hipertireoidismo na gravidez pode provocar complicações maternas e/ou fetais, abortamento, parto pré-termo, descolamento de placenta, hipertireoidismo fetal ou neonatal, retardo do crescimento intrauterino ou natimortalidade. O tratamento visa reduzir o risco dessas complicações e consiste em medidas para aliviar as manifestações de tireotoxicose e medidas específicas para a causa do hipertireoidismo.

A doença de Graves, por exemplo, costuma ser medicada com iodo radioativo (^{131}I) VO. A dose de ^{131}I depende das dimensões da tireoide, da captação de iodo radioativo e do uso prévio de tionamidas (propiltiouracila, metimazol ou tiamazol).

Propiltiouracila

Trata-se de uma tioureia ou tionamida que inibe a síntese de tiroxina e a conversão periférica de tiroxina a tri-iodotironina.

Indicação	• Tratamento clínico do hipertireoidismo • Melhora do quadro clínico de hipertireoidismo no preparo para tireoidectomia subtotal ou terapia com iodo radioativo • Também pode ser prescrita quando a tireoidectomia for contraindicada ou não recomendável
Mecanismo de ação	• A propiltiouracila se liga à tireoide peroxidase e, assim, inibe a conversão do iodeto em iodo

Posologia	• Adultos:
	  ◦ A dose inicial é de 100 mg 8/8 h. Nos casos de hipertireoidismo grave e/ou grandes bócios a dose inicial pode ser de 100 mg 8/8 h
	  ◦ A dose diária de manutenção para a maioria dos pacientes é de 100 mg a 200 mg
	• Crianças:
	  ◦ 6 a 10 anos: dose inicial de 50 a 100 mg/dia
	  ◦ > 10 anos: dose inicial de 150 a 300 mg/dia
	  ◦ A dose de manutenção é determinada pela resposta do paciente

Absorção	• Cerca de 80% são absorvidos rápida e prontamente pelo sistema digestório
Início da ação	• Desconhecido
Duração da ação	• Desconhecida
Metabolismo	• Hepático
Eliminação	• Cerca de 35% da dose oral é excretada na urina. A meia-vida é de 1 a 2 h nos pacientes com função renal normal e 8,5 h nos pacientes em anuria
Contraindicação	• Hipersensibilidade à propiltiouracila ou a qualquer excipiente • Lactação (propiltiouracila é eliminada no leite materno)
Interações medicamentosas	• Acebutalol: redução da depuração com consequente necessidade de redução da dose de acebutalol • Betapeginterferona: potencialização da hepatotoxicidade • Digoxina: redução da depuração com consequente necessidade de redução da dose de acebutalol • Efavirenz: potencialização da hepatotoxicidade • Metotrexato: potencialização da hepatotoxicidade • Naltrexona: potencialização da hepatotoxicidade • Teofilina: redução da depuração com consequente necessidade de redução da dose de teofilina • Varfarina: redução da depuração com consequente necessidade de redução da dose de acebutalol
Efeitos adversos	• Elevação dos níveis séricos de TGO (AST), TGP (ALT), fosfatase alcalina, bilirrubina e desidrogenase láctica (LDH) • Prolongamento do tempo de protrombina • Fezes alcatroadas; náuseas/vômitos; prurido; sonolência; vertigem; febre; erupções cutâneas; cefaleia; mal-estar; artralgia; parestesia; mialgia; edema; neurite; alteração da coloração da pele • As reações adversas mais graves são incomuns e incluem agranulocitose, síndrome lúpus-símile, hepatite, periarterite, hipoprotrombinemia, trombocitopenia, sangramento e febre
Alerta	• Monitoramento quando do uso concomitante com agentes que comprovadamente provocam agranulocitose • Classe D na gravidez

Apresentação comercial

■ **Propil® 100 mg (Pfizer)**, comprimidos de 100 mg de propiltiouracila, embalagem com 30 comprimidos. *Uso oral. Uso adulto e pediátrico*

■ **Propilracil® (Biolab Sanus)**, comprimidos com 100 mg de propiltiouracila, caixa com 30 comprimidos. *Uso oral. Uso adulto e pediátrico.*

Metimazol

Também conhecido como tiamazol. O metimazol inibe a enzima tireoperoxidase, que normalmente atua na síntese de hormônios tireóideos pela oxidação do ânion iodeto em iodo, propiciando o acréscimo de iodo aos resíduos tirosina na tireoglobulina, uma etapa crucial na síntese de tri-iodotironina e tiroxina. Todavia, não inibe a ação do transportador de iodeto sódio-dependente localizado nas membranas basocelulares das células foliculares.

Indicação	• Tratamento clínico de hipertireoidismo • Controle do hipertireoidismo na preparação de tireoidectomia subtotal ou tratamento com iodo radioativo • Prescrito quando a cirurgia for contraindicada
Mecanismo de ação	• Inibição da formação dos hormônios tireóideos por interferência na incorporação do iodo aos resíduos tirosila da tireoglobulina
Posologia	• Adultos: a dose diária inicial é de 15 mg para o hipertireoidismo leve, 30 a 40 mg para o hipertireoidismo moderadamente grave e 60 mg para o hipertireoidismo grave. A dose de manutenção é de 5 a 15 mg/dia • Crianças: inicialmente, a dose diária é de 0,4 mg/kg de peso corporal. A dose de manutenção é aproximadamente a metade da dose inicial
Absorção	• Biodisponibilidade de 80 a 95%
Início da ação	• 12 a 18 h
Duração da ação	• 36 a 72 h
Metabolismo	• Hepático
Eliminação	• Urinária
Contraindicação	• Hipersensibilidade a metimazol ou a qualquer excipiente • Lactação (metimazol é eliminado no leite materno)
Interações medicamentosas	• Anticoagulantes orais (p. ex., varfarina): aumento do risco de sangramento • Carbamazepina: aumento recíproco dos efeitos do metimazol e da carbamazepina + maior risco de agranulocitose • Clozapina: aumento recíproco dos efeitos do metimazol e da clozapina + maior risco de agranulocitose • Dalteparina: metimazol reduz os efeitos da dalteparina por antagonismo farmacodinâmico • Propiltiouracila: aumento recíproco dos efeitos do metimazol e da propiltiouracila + maior risco de agranulocitose
Efeitos adversos	• Desconforto gástrico; náuseas/vômitos; prurido; cefaleia; sonolência; tontura; mialgia; artralgia; edema; alopecia; coluria
Alerta	• Classe D na gravidez • Usado criteriosamente, é efetivo no hipertireoidismo complicado pela gravidez. Em muitas gestantes, a disfunção da tireoide diminui à medida que a gravidez evolui; consequentemente, é possível reduzir a dose. Em alguns casos, é possível suspender o metimazol 2 ou 3 semanas antes do parto

Apresentação comercial

- **Tapazol® 5 mg (Biolab Sanus)**, comprimidos de 5 mg, caixa com 100 comprimidos. *Atenção: contém lactose.* Uso oral. Uso adulto e pediátrico
- **Tapazol® 10 mg (Biolab Sanus)**, comprimidos de 10 mg, caixa com 50 comprimidos. *Atenção: contém lactose.* Uso oral. Uso adulto e pediátrico.

Capítulo 5
Medicamentos em Neurologia/ Psiquiatria

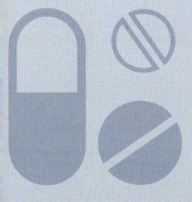

Introdução

Na CID-10 (Classificação Internacional de Doenças), encontramos a seguinte Classificação dos Transtornos Mentais e do Comportamento (F00-F99):

- F00 a F09: transtornos mentais orgânicos, incluindo os sintomáticos
- F10 a F19: transtornos mentais e de comportamento decorrentes do uso de substâncias psicoativas
- F20 a F29: esquizofrenia, transtornos esquizotípicos e delirantes
- F30 a F39: transtornos do humor (afetivos)
- F40 a F49: transtornos neuróticos, relacionados com estresse e somatoformes
- F50 a F59: síndromes comportamentais associadas a distúrbios fisiológicos e fatores físicos
- F60 a F69: transtornos de personalidade e de comportamento em adulto
- F70 a F79: retardo mental
- F80 a F89: transtornos do desenvolvimento psicológico
- F90 a F98: transtornos emocionais e de comportamento com início ocorrendo habitualmente na infância ou adolescência
- F99: transtorno mental não especificado.

Encontramos também a Classificação de Doenças do Sistema Nervoso (G00 a G99):

- G00 a G09: doenças inflamatórias do sistema nervoso central (SNC)
- G10 a G19: atrofias sistêmicas que afetam principalmente o SNC
- G20 a G29: doenças extrapiramidais e transtornos dos movimentos
- G30 a G32: outras doenças degenerativas do sistema nervoso
- G35 a G37: doenças desmielinizantes do SNC
- G40 a G47: transtornos episódicos paroxísticos
- G50 a G59: transtornos dos nervos das raízes e dos plexos nervosos
- G60 a G64: polineuropatias e outros transtornos do sistema nervoso periférico
- G70 a G73: doença da junção mioneural dos músculos
- G80 a G83: paralisia cerebral e outras síndromes paralíticas
- G90 a G99: outros transtornos do sistema nervoso (p. ex., neuropatia autonômica periférica idiopática, disautonomia familiar, síndrome de Horner, síndrome de Shy-Drager, hidrocefalia, cistos cerebrais, hipertensão intracraniana benigna, síndrome de Reye, encefalopatia pós-radiação, siringomielia).

Os transtornos do humor podem, em termos gerais, ser descritos como desequilíbrios persistentes do humor que comprometem a capacidade de a pessoa lidar de modo efetivo com as atividades da vida diária (AVD). Incluem:

- F30: episódio maníaco (p. ex., hipomania, mania com ou sem sintomas psicóticos)
- F31: transtorno afetivo bipolar
- F32: episódio depressivo
- F33: transtorno depressivo recorrente
- F34: transtornos persistentes do humor (p. ex., ciclotimia, distimia)
- F38: outros transtornos do humor
- F39: transtornos do humor não especificados.

As quatro principais classes de antidepressivos são antidepressivos tricíclicos (ADT), inibidores seletivos da recaptação de serotonina (ISRS), antidepressivos atípicos e inibidores da monoamina oxidase (IMAO).

> **IMPORTANTE**
>
> Os agentes antidepressivos estão incluídos na Lista C1 da Portaria 344, juntamente com os agentes anticonvulsivantes, antiparkinsonianos e antipsicóticos. As receitas têm validade de 30 dias a partir de sua emissão. A receita é branca e deve ser emitida em duas vias, sendo que a primeira via é retida na farmácia e a segunda via é entregue ao paciente. Podem ser prescritos até três medicamentos da Lista C1 por receita. No caso de medicamentos injetáveis, no máximo 5 ampolas. A quantidade dispensada deve atender o suficiente para até 60 dias de tratamento.

Antidepressivos tricíclicos

Os ADT são comercializados há mais de 50 anos e ainda são prescritos com frequência para muitos pacientes com depressão maior. Como a estrutura molecular dos antidepressivos tricíclicos é muito parecida com a dos antipsicóticos fenotiazínicos, compartilham muitos efeitos adversos.

Os ADT bloqueiam a recaptação de norepinefrina e serotonina nas sinapses. Alguns ADT, como a desipramina, a maprotilina e a protriptilina, inibem especificamente a recaptação de norepinefrina, enquanto outros bloqueiam tanto a serotonina como a norepinefrina. Todos os ADT exibem efetividade semelhante no tratamento da depressão e o mesmo espectro de efeitos adversos.

> **IMPORTANTE**
>
> **Risco de suicídio e antidepressivos**
> Já foi constatado em estudos a curto prazo que os agentes antidepressivos aumentam o risco, em relação ao placebo, de comportamento e pensamentos suicidas (suicidalidade) em crianças, adolescentes e adultos jovens.

Amitriptilina

A amitriptilina é uma amina tricíclica que apresenta correlação estrutural com o relaxante muscular ciclobenzaprina e com os antipsicóticos tioxanteno (p. ex., tiotixeno). Exerce efeitos sedativos significativos e o primeiro benefício terapêutico seria a melhora dos padrões de sono.

A amitriptilina também apresenta importante atividade anticolinérgica, efeitos cardiovasculares (p. ex., hipotensão ortostática, alteração da condução e do ritmo cardíacos) e rebaixamento do limiar convulsivo.

Indicação	Tratamento de:
	• Depressões endógenas uni ou bipolares, depressões de involução
	• Depressões exógenas psicogênicas, neuróticas, reacionais, situacionais
	• Depressões sintomáticas, secundárias a uma doença orgânica ou psiquiátrica
	• Depressões mascaradas, que se exprimem em termos de problemas somáticos em que figuram em primeiro lugar a insônia e a fadiga, às vezes distúrbios funcionais digestivos ou cardiorrespiratórios, algias
	• Depressões iatrogênicas devido ao uso de neurolépticos, levodopa, reserpina etc.
	• Também é indicada para o tratamento da enurese após a exclusão de todas as patologias orgânicas
	• A amitriptilina também é prescrita com frequência para o manejo da dor não maligna crônica (p. ex., fibromialgia, neuralgia pós-herpética)

(continua)

Amitriptilina (continuação)

Mecanismo de ação	• A amitriptilina é metabolizada a nortriptilina que inibe de modo quase igual a recaptação de serotonina e norepinefrina. A amitriptilina inibe a bomba de membrana responsável pela recaptação de serotonina e norepinefrina nos neurônios serotoninérgicos e adrenérgicos. Essa ação potencializa ou prolonga a atividade neuronal porque a recaptação dessas aminas biogênicas é importante para a interrupção da neurotransmissão. Acredita-se que essa interferência na recaptação de serotonina e norepinefrina seja a base da atividade antidepressiva da amitriptilina

Posologia	• Adultos em esquema ambulatorial
	  ◦ Dose inicial: 75 mg/dia em doses fracionadas
	  ◦ Dose de manutenção: 50 a 100 mg/dia, de preferência à noite em dose única
	• Adultos hospitalizados
	  ◦ Dose inicial: 100 mg/dia, aumentando gradualmente até 200 mg/dia
	• Crianças (enurese)
	  ◦ Dose inicial: 10 mg à noite, aumentar de acordo com o peso e a idade do paciente

Absorção	• A amitriptilina é absorvida de modo rápido e significativo após a administração oral e as concentrações plasmáticas máximas ocorrem 2 a 12 h após a administração oral ou IM
Início da ação	• Como ocorre com outros antidepressivos, são necessárias várias semanas de tratamento para serem obtidos os efeitos clínicos plenos da amitriptilina
Metabolismo	• Hepático, com efeito de primeira passagem
Eliminação	• Principalmente por via renal
Contraindicação	• Hipersensibilidade conhecida a essa substância • Não prescrever para depressão antes de 12 anos de idade • Observação: deve ser usada com cautela em pacientes com história pregressa de convulsões, com disfunção hepática, com história pregressa de retenção urinária, com glaucoma de ângulo estreito ou aumento da pressão intraocular
Interações medicamentosas	• IMAO: relatos de crises de hiperpirexia, convulsões e mortes • Cisaprida: potencial de prolongamento do intervalo QT e aumento do risco de arritmia
Efeitos adversos	• Os efeitos adversos mais comuns são sonolência, dificuldade de concentração, borramento visual, midríase, xerostomia, alteração do paladar, náuseas, constipação intestinal, ganho ponderal, fadiga, desorientação, diminuição da coordenação muscular, aumento da transpiração, tontura, hipotensão ortostática, cefaleia, palpitação, taquicardia, alteração da libido e disfunção erétil. As reações adversas durante o tratamento da enurese noturna ocorrem com menor frequência
Alerta	• Classe C na gravidez • Não é recomendado seu uso na fase de recuperação aguda pós-infarto agudo do miocárdio (IAM) • A amitriptilina em doses elevadas pode causar arritmias, taquicardia sinusal e prolongamento do tempo de condução

IMPORTANTE

Quando se deseja substituir um IMAO por amitriptilina, deve-se esperar um mínimo de 14 dias após sua interrupção. A amitriptilina deve, então, ser iniciada cautelosamente e a dose aumentada gradativamente até ser obtida resposta ideal.

Apresentação comercial

- **Amytril® (Cristália)**, comprimidos revestidos com 10 mg de cloridrato de amitriptilina, embalagem contendo 10 ou 30 comprimidos revestidos; comprimidos revestidos com 25 mg de cloridrato de amitriptilina; embalagem contendo 20 ou 200 comprimidos revestidos; comprimidos revestidos com 75 mg de cloridrato de amitriptilina, embalagem contendo 20 ou 200 comprimidos revestidos. *Uso oral. Uso adulto e pediátrico acima de 6 anos*
- **Cloridrato de amitriptilina® (EMS)**, comprimidos revestidos de 25 mg e 75 mg de cloridrato de amitriptilina, em embalagens contendo 20 ou 30 unidades. *Uso adulto e pediátrico acima de 11 anos (25 mg). Uso adulto (75 mg)*
- **Cloridrato de amitriptilina® (Eurofarma)**, comprimido revestido com 25 mg de cloridrato de amitriptilina, em embalagem com 20 comprimidos revestidos. *Uso adulto e pediátrico acima de 11 anos*
- **Cloridrato de amitriptilina® (Germed)**, comprimidos revestidos de 25 mg e 75 mg de cloridrato de amitriptilina, em embalagens contendo 20 ou 30 unidades. *Uso adulto e pediátrico acima de 11 anos (25 mg). Uso adulto (75 mg)*
- **Cloridrato de amitriptilina® (Legrand)**, comprimidos revestidos de 25 mg e 75 mg de cloridrato de amitriptilina, em embalagens contendo 20 ou 30 unidades. *Uso adulto e pediátrico acima de 11 anos (25 mg). Uso adulto (75 mg)*
- **Cloridrato de amitriptilina® (Medley)**, comprimidos revestidos de 25 mg e 75 mg de cloridrato de amitriptilina, em embalagens contendo 20 ou 30 unidades. *Uso adulto e pediátrico acima de 11 anos (25 mg). Uso adulto (75 mg)*
- **Cloridrato de amitriptilina® (Teuto)**, comprimido revestido com 25 mg de cloridrato de amitriptilina, embalagens contendo 20, 30, 60,100 e 200 comprimidos. *Uso oral. Uso adulto e pediátrico acima de 6 anos*
- **Neurotrypt® (EMS Sigma Pharma)**, comprimidos revestidos de 25 mg e 75 mg de cloridrato de amitriptilina em embalagens contendo 4, 10, 20 ou 30 unidades. *Uso adulto e pediátrico acima de 11 anos (25 mg) e uso adulto (75 mg)*
- **Trisomatol® (Uci-Farma)**, comprimidos revestidos de 25 mg e 75 mg de cloridrato de amitriptilina em embalagens contendo 20 ou 30 unidades. *Uso adulto e pediátrico acima de 11 anos (25 mg) e uso adulto (75 mg)*
- **Tryptanol® (MSD)**, comprimidos revestidos de 25 mg ou 75 mg de cloridrato de amitriptilina em caixas contendo blísteres com 20 comprimidos. *Uso oral. Uso adulto e pediátrico*
- **Amitriptilina + clordiazepóxido**
  - **Limbitrol® (Valeant)**, cápsula gelatinosa dura com 5 mg de clordiazepóxido + 12,5 mg de cloridrato de amitriptilina, embalagem contendo 01 blíster com 20 cápsulas gelatinosas duras. *Uso oral. Uso adulto.*

Clomipramina

Trata-se de um AD. A clomipramina é um análogo 3-cloro da imipramina. Os ADT são estruturalmente semelhantes às fenotiazinas. A clomipramina não influencia o humor nem a vigília dos indivíduos não deprimidos, embora provoque sedação.

Os ADT são inibidores potentes da recaptação de serotonina e norepinefrina, mas as aminas terciárias, como a clomipramina, são inibidores mais potentes da recaptação de serotonina do que a nortriptilina e a desipramina.

Indicação	*Adultos* • Depressão endógena, reativa, neurótica, orgânica, mascarada e suas formas involucionais • Depressão associada a esquizofrenia e transtornos da personalidade • Síndromes depressivas causadas por pré-senilidade ou senilidade, por condições dolorosas crônicas, e por doenças somáticas crônicas • Transtornos depressivos do humor de natureza psicopática, neurótica ou reativa • Síndromes obsessivo-compulsivas • Fobias e crises de pânico • Cataplexia associada à narcolepsia • Condições dolorosas crônicas • Ejaculação precoce *Crianças e adolescentes* • Síndromes obsessivo-compulsivas • Enurese noturna (apenas em pacientes acima de 5 anos de idade e após serem descartadas causas orgânicas)
Mecanismo de ação	• Inibição da recaptação neuronal de norepinefrina (NE) e serotonina (5-HT) liberadas na fenda sináptica, sendo a inibição da recaptação de 5-HT o componente mais importante dessas atividades. Também tem propriedades α_1-adrenolíticas, anticolinérgicas, anti-histamínicas e antisserotoninérgicas

Posologia	• Depressão, TOC e fobias
	  ○ Dose inicial: 50 a 75 mg/dia
	  ○ Dose de manutenção: 50 a 100 mg/dia
	• Ataques de pânico, agorafobia
	  ○ Dose inicial: 10 mg/dia
	  ○ Dose de manutenção: 25 a 100 mg/dia
	• Cataplexia acompanhando narcolepsia
	  ○ Dose diária: 25 a 75 mg
	• Condições álgicas crônicas: 10 a 150 mg/dia
	• Ejaculação precoce
	  ○ Dose inicial: 25 mg/dia
	  ○ Dose de manutenção: 25 a 50 mg/dia

Absorção	• Boa após administração oral (biodisponibilidade de ~50%)
Início da ação	• Em aproximadamente 2 a 4 semanas
Metabolismo	• Hepático (efeito de primeira passagem)
Eliminação	• Urina (51 a 60%) e fezes via eliminação biliar (24 a 32%)
Contraindicação	• Conhecida hipersensibilidade à clomipramina ou a qualquer um dos excipientes, ou sensibilidade cruzada a antidepressivos tricíclicos do grupo dos dibenzazepínicos • Não deve ser administrada em associação, 14 dias antes ou 14 dias após o tratamento com um IMAO • O tratamento concomitante com inibidores reversíveis seletivos da MAO-A, como a moclobemida, está também contraindicado. IAM recente. Síndrome congênita do QT prolongado • Lactação
Interações medicamentosas	• 5-hidroxitriptofano: hiperestimulação dos receptores 5-HT1A e 2A, causando síndrome serotonínica ou serotoninérgica • Fenilefrina: exacerbação da resposta pressora ao simpaticomimético • Haloperidol: exacerbação do efeito de prolongamento do intervalo QT e há relatos de convulsões devido a rebaixamento do limiar de convulsão • Amiodarona, dofetilida, sotalol, disopiramida, quinidina, procainamida: exacerbação do efeito de prolongamento do intervalo QT • Ondansetrona: exacerbação do efeito de prolongamento do intervalo QT • Tramadol: aumento do risco de convulsões devido a rebaixamento do limiar de convulsão
Efeitos adversos	• Geralmente leves e transitórios, desaparecendo com a continuidade do tratamento ou com a redução da dosagem. Nem sempre estão correlacionados com os níveis plasmáticos ou com a dosagem do fármaco • São comuns: taquicardia sinusal; palpitações; hipotensão ortostática; alterações clinicamente irrelevantes do eletrocardiograma (ECG) em pacientes sem doença cardíaca (p. ex., alterações da onda T e do segmento ST); tinido; alterações da acomodação visual, borramento visual, midríase; náuseas, xerostomia, constipação intestinal; fadiga; ganho ponderal; aumento do apetite
Alerta	• Classe C na gravidez • Os pacientes idosos são especialmente sensíveis aos efeitos anticolinérgicos, neurológicos, psiquiátricos ou cardiovasculares

Apresentação comercial

- **Anafranil® (Novartis),** drágeas contendo 25 mg de cloridrato de clomipramina, embalagens com 20 drágeas. *Uso oral. Uso adulto e pediátrico acima de 5 anos*
- **Anafranil® SR (Novartis),** comprimidos revestidos de liberação lenta com 75 mg de cloridrato de clomipramina, embalagens com 20 comprimidos. *Uso oral. Uso adulto*
- **Clo® (EMS),** comprimido revestido com 25 mg de cloridrato de clomipramina, embalagem com 20 e 30 comprimidos revestidos; comprimido revestido de liberação lenta com 75 mg de cloridrato de clomipramina, embalagem com 10 e 20 comprimidos. *Uso adulto e pediátrico (crianças acima de 5 anos)*
- **Cloridrato de clomipramina® (EMS),** comprimidos revestidos de 10 mg de cloridrato de clomipramina, embalagens com 20 comprimidos revestidos. *Uso adulto e pediátrico (crianças acima de 5 anos)*
- **Cloridrato de clomipramina® (Germed),** comprimidos revestidos de 10 mg de cloridrato de clomipramina, embalagens com 20 comprimidos revestidos. *Uso adulto e pediátrico (crianças acima de 5 anos)*
- **Cloridrato de clomipramina® (FURP),** comprimidos revestidos de 25 mg de cloridrato de clomipramina, embalagens com 20 e 500 comprimidos revestidos. *Uso adulto e pediátrico (crianças acima de 5 anos)*
- **Cloridrato de clomipramina® (Legrand),** comprimidos revestidos de 10 mg de cloridrato de clomipramina, embalagens com 20 comprimidos revestidos. *Uso adulto e pediátrico (crianças acima de 5 anos)*
- **Fenatil® (Neo Química),** drágeas de 10 mg de cloridrato de clomipramina, embalagem com blíster de 20 drágeas. *Uso adulto e pediátrico (crianças acima de 5 anos)*
- **Fenatil® (Neo Química),** drágeas de 25 mg de cloridrato de clomipramina, embalagem com blíster de 20 drágeas. *Uso adulto e pediátrico (crianças acima de 5 anos).*

Imipramina

A imipramina é o protótipo do antidepressivo tricíclico (ADT). Pertence ao grupo das dibenzazepinas e foi descoberta em 1951. A imipramina inibe a recaptação dos neurotransmissores serotonina e norepinefrina de modo quase igual. Com o uso crônico a imipramina também infrarregula os receptores beta-adrenérgicos corticais e sensibiliza os receptores serotoninérgicos pós-sinápticos, contribuindo para a melhor transmissão serotoninérgica.

Indicação	• Tratamento de todas as formas de depressão, incluindo-se as formas endógenas, as orgânicas e as psicogênicas • Tratamento da depressão associada com transtornos de personalidade ou com alcoolismo crônico • Tratamento de pânico, condições dolorosas crônicas, terror noturno e enurese noturna (somente crianças com mais de 5 anos de idade e após terem sido descartadas causas orgânicas)
Mecanismo de ação	• Inibição da recaptação de norepinefrina
Posologia	• Dose inicial: 25 mg 1 a 3 vezes/dia • Dose máxima: 150 a 200 mg/dia
Absorção	• Rápida e boa após administração oral
Início da ação	• Nível sérico máximo em 1 a 2 h, mas a elevação do humor demora 2 a 3 semanas
Metabolismo	• Hepático (é metabolizada a desipramina)
Eliminação	• Renal com pequenas concentrações sendo encontradas na bile e nas fezes
Contraindicação	• Epilepsia (a imipramina abaixa o limiar convulsivo) • IAM recente
Interações medicamentosas	• Anticoagulantes cumarínicos: potencialização do efeito anticoagulante graças à inibição de seu metabolismo hepático • Etanol, benzodiazepínicos, anestésicos gerais: a imipramina potencializa os efeitos depressores do SNC dessas substâncias • Fenotiazina, agentes antiparkinsonianos, anti-histamínicos, atropina, biperideno: a imipramina potencializa os efeitos anticolinérgicos desses fármacos nos olhos, no SNC, no intestino e na bexiga • Neurolépticos: aumento da concentração plasmática da imipramina com redução no limiar de convulsão e crises convulsivas • Tioridazina: indução de arritmias cardíacas graves
Efeitos adversos	• São frequentes: hipotensão ortostática; tontura; confusão; sonolência; xerostomia; aumento do apetite; icterícia; retenção urinária; prurido; erupção cutânea; fotossensibilidade
Alerta	• Classe D na gravidez • É recomendado monitoramento cuidadoso da protrombina plasmática se for associada à imipramina

Apresentação comercial

- **Depramina® (Teuto),** comprimido revestido com 25 mg de cloridrato de imipramina, embalagens contendo 20 e 200 comprimidos. *Este produto contém o corante amarelo de tartrazina que pode causar reações de natureza alérgica, dentre as quais asma brônquica, especialmente em pessoas alérgicas ao ácido acetilsalicílico. Uso oral. Uso adulto e pediátrico*
- **Imipra® (Cristália),** comprimidos revestidos de 25 mg de cloridrato de imipramina em embalagens com 200 comprimidos. *Uso oral. Uso adulto e pediátrico*
- **Mepramin® (Uci-farma),** comprimidos revestidos com 10 mg ou 25 mg de cloridrato de imipramina, embalagem com 20 unidades. *Uso oral. Uso adulto e pediátrico*
- **Tofranil® (Novartis),** drágeas com 10 ou 25 mg de cloridrato de imipramina, embalagens com 20 drágeas. *Uso adulto e uso pediátrico acima de 5 anos*
- **Tofranil Pamoato® 75 mg (Novartis),** cada cápsula gelatinosa dura contém 112,5 mg de pamoato de imipramina (equivalente a 75 mg de cloridrato de imipramina), embalagens com 30 cápsulas. *Uso oral. Uso adulto*
- **Tofranil Pamoato® 150 mg (Novartis),** cada cápsula gelatinosa dura contém 225 mg de pamoato de imipramina (equivalente a 150 mg de cloridrato de imipramina), embalagens com 30 cápsulas. *Uso oral. Uso adulto.*

Maprotilina

A maprotilina não apresenta estrutura química tricíclica (antidepressivo tetracíclico, inibidor não seletivo da recaptação de monoamina oxidase), mas é incluída nos ADT porque tem efeitos terapêuticos e efeitos adversos muito parecidos.

Os efeitos adversos são geralmente leves e transitórios, desaparecendo durante o tratamento ou após a diminuição da dose. Nem sempre as reações adversas estão correlacionadas com os níveis plasmáticos do fármaco ou com a dosagem. Frequentemente é difícil distinguirem-se certos efeitos adversos das manifestações da depressão, tais como fadiga, transtornos do sono, agitação psicomotora, ansiedade, constipação intestinal ou xerostomia.

Indicação	• Tratamento de depressão (endógena, involutiva, psicogênica, reativa e neurótica, por exaustão, somatogênica, mascarada, na menopausa) e de outros transtornos depressivos caracterizados por ansiedade, disforia ou irritabilidade; estados apáticos (especialmente nos idosos); sintomas psicossomáticos e somáticos com depressão e/ou ansiedade subjacentes
Mecanismo de ação	• A maprotilina exerce efeito inibidor potente e seletivo sobre a recaptação da norepinefrina nos neurônios pré-sinápticos, nas estruturas corticais do SNC, mas quase não exerce efeito inibidor na recaptação da serotonina. Apresenta também afinidade de fraca a moderada pelos adrenorreceptores alfa-1 centrais, acentuada atividade inibitória dos receptores H1 de histamina e efeito anticolinérgico moderado
Posologia	• 75 a 100 mg/dia
Absorção	• Lenta, mas completa, após administração oral
Início da ação	• 6 a 8 h
Metabolismo	• Hepático
Eliminação	• Urina (60%) e fezes (30%)
Contraindicação	• Hipersensibilidade conhecida à maprotilina ou a qualquer excipiente ou sensibilidade cruzada com antidepressivos tricíclicos • Transtornos convulsivos ou limiar convulsivo diminuído (p. ex., lesões cerebrais de etiologia variada, alcoolismo) • Estágio inicial de IAM • Distúrbios da condução cardíaca, incluindo síndrome do QT longo congênita • Insuficiência hepática grave; insuficiência renal grave • Glaucoma de ângulo fechado • Retenção urinária (p. ex., causada por HPB) • Tratamento concomitante com inibidor da MAO • Intoxicação aguda com etanol, hipnóticos ou agentes psicotrópicos
Interações medicamentosas	• Cisaprida: efeitos aditivos de prolongamento dose-relacionado do intervalo QT • Cloreto de potássio oral: aumento do risco de lesão GI alta • Disopiramida, quinidina, procainamida, amiodarona, dofetilida, sotalol: efeitos aditivos de prolongamento dose-relacionado do intervalo QT • 5-hidroxitriptofano: hiperestimulação dos receptores 5-HT1A e 2A, causando síndrome serotonínica ou serotoninérgica • Gatifloxacino, moxifloxacino: efeitos aditivos de prolongamento dose-relacionado do intervalo QT • Propoxifeno: efeitos depressores aditivos sobre o SNC e o sistema respiratório
Efeitos adversos	• Aumento do apetite; inquietação; ansiedade; agitação psicomotora; mania; hipomania; distúrbio da libido; agressividade; transtorno do sono; pesadelos; tontura; cefaleia; tremor; mioclonia; borramento visual; distúrbio da acomodação visual
Alerta	• Adultos com mais de 60 anos de idade podem apresentar maiores concentrações plasmáticas de maprotilina como resultado combinado de redução do metabolismo da substância e diminuição da função renal. As concentrações no estado de equilíbrio dinâmico são mais altas do que em pacientes mais jovens que receberam doses iguais • Classe D na gravidez

Apresentação comercial

■ **Ludiomil® (Novartis),** comprimidos revestidos com 25 ou 75 mg de cloridrato de maprotilina, embalagens com 20 comprimidos revestidos. *Uso oral. Uso adulto.*

Nortriptilina

O cloridrato de nortriptilina é um antidepressivo tricíclico não inibidor da monoamina oxidase. Inibe a recaptação de norepinefrina e serotonina no SNC, mas sua atividade como antidepressivo é mais complexa e não muito elucidada. A nortriptilina aumenta o efeito vasoconstritor da norepinefrina, mas bloqueia a resposta vasoconstritora da feniletilamina.

É substancialmente metabolizada no fígado, sofrendo intenso efeito de primeira passagem. Indivíduos com fenótipo metabolizador lento metabolizam a nortriptilina a uma velocidade menor.

Indicação	• Tratamento de depressão
Mecanismo de ação	• Inibição da recaptação do neurotransmissor serotonina na membrana neuronal
Posologia	• 25 mg 3 a 4 vezes/dia
Absorção	• Boa após administração oral
Metabolismo	• Hepático
Eliminação	• Urina e pequenas quantidades nas fezes via eliminação biliar
Contraindicação	• Associação com IMAO (é aconselhável descontinuar o inibidor da MAO pelo menos 2 semanas antes) • Hipersensibilidade a nortriptilina • Período de recuperação aguda após IAM
Interações medicamentosas	• Ciclobenzaprina: aumento do risco da síndrome serotoninérgica • Clonidina: elevação potencialmente fatal da PA • Dopamina, epinefrina, fenilefrina: exacerbação da resposta pressora ao simpaticomimético • Fluoxetina: aumento do risco da síndrome serotoninérgica • Haloperidol: prolongamento do intervalo QT, resultando em arritmias
Efeitos adversos	• *Muito comuns* (≥ 10%): tontura; cefaleia; palpitação; ritmo cardíaco irregular; taquicardia; hipotensão postural; xerostomia; constipação intestinal; borramento visual; transtorno da acomodação; aumento da sudorese • *Comuns* (1 a 10%): transtornos de concentração; alteração do paladar; parestesias; ataxia; tremores; prolongamento do intervalo QT no ECG; bloqueio atrioventricular (BAV); alargamento do complexo QRS no ECG; bloqueio de ramo; fadiga; confusão; midríase; ganho ponderal
Alerta	• A administração parenteral de epinefrina deve ser evitada em usuários de ADT exceto em emergências (p. ex., reação anafilática) • Manifestações de abstinência e anticolinérgicas (retenção urinária, constipação intestinal) podem ocorrer no recém-nascido após uso crônico e após administração próximo ao termo • Classe C na gravidez • Há possibilidade de sensibilidade cruzada entre o cloridrato de nortriptilina e outros dibenzazepínicos

Apresentação comercial

- **Cloridrato de nortriptilina® (Eurofarma),** cápsulas com 10 mg ou 25 mg de cloridrato de nortriptilina, embalagem contendo 30 cápsulas *Uso oral. Uso adulto*
- **Cloridrato de nortriptilina® (Medley),** cápsulas com 50 mg e 75 mg de cloridrato de nortriptilina, embalagem com 30 cápsulas. *Uso oral. Uso adulto*
- **Cloridrato de nortriptilina® (Ranbaxy),** cápsulas de 25 mg de cloridrato de nortriptilina, embalagens com 20 e 30 cápsulas; cápsulas de 50 mg e 75 mg de cloridrato de nortriptilina, embalagens com 30 cápsulas. *Uso oral. Uso adulto*
- **Cloridrato de nortriptilina® (Sandoz),** cápsulas com 10 mg de cloridrato de nortriptilina, embalagem com 20, 30 ou 100 cápsulas; cápsulas com 25 mg de cloridrato de nortriptilina, embalagem com 20, 30 ou 100 cápsulas; cápsulas com 50 mg de cloridrato de nortriptilina, embalagem com 20 ou 500 cápsulas; cápsulas com 75 mg de cloridrato de nortriptilina, embalagem com 20 ou 100 cápsulas. *Uso oral. Uso adulto*
- **Nortrip® (Teuto),** cápsulas com 25 mg, 50 mg e 75 mg de cloridrato de nortriptilina, embalagens contendo 20, 50, 100 e 300 cápsulas. *Uso oral. Uso adulto*
- **Pamelor® (Novartis),** cápsulas com 10 mg, 25 mg, 50 mg e 75 mg de cloridrato de nortriptilina, embalagens com 20 ou 30 cápsulas; solução oral com 2 mg de cloridrato de nortriptilina/mℓ, frasco com 100 mℓ acompanhada por colher-medida graduada em miligramas por mℓ, com indicação das doses de 5 mg, 10 mg, 15 mg e 20 mg. *Uso oral. Uso adulto.*

Inibidores seletivos da recaptação da serotonina (ISRS)

A serotonina (5-hidroxitriptamina, 5-HT) é um neurotransmissor natural do SNC que é encontrado em concentrações elevadas em determinados neurônios no hipotálamo, no sistema límbico, no bulbo (medula oblonga) e na medula espinal. É crucial para várias atividades corporais, inclusive a ciclagem entre sono REM e sono não REM, a percepção de dor e as emoções. A ausência de níveis adequados de serotonina nas regiões límbicas do SNC pode resultar em depressão.

Fluoxetina

O cloridrato de fluoxetina é o primeiro agente da classe de antidepressivos ISRS. A fluoxetina é uma mistura racêmica de R- e S-enantiômeros com atividade farmacológica equivalente. A fluoxetina praticamente não apresenta afinidade por receptores α_1, α_2 e beta-adrenérgicos, serotoninérgicos, dopaminérgicos, histaminérgicos H1, muscarínicos e do GABA.

Indicação	• Tratamento de depressão, associada ou não a ansiedade • Tratamento de bulimia nervosa • Tratamento do TOC e do transtorno disfórico pré-menstrual (TDPM), incluindo tensão pré-menstrual (TPM), irritabilidade e disforia
Mecanismo de ação	• Inibidor seletivo da recaptação da serotonina
Posologia	• Depressão: dose recomendada: 20 mg/dia • Bulimia nervosa: dose recomendada: 20 mg/dia • TOC: dose recomendada: 20 a 60 mg/dia • Transtorno disfórico pré-menstrual: dose recomendada: uso contínuo de 20 mg/dia ou intermitente (14 dias antes do começo previsto da menstruação até o 10º dia do fluxo menstrual)
Absorção	• Boa após administração oral
Início da ação	• 4 a 5 semanas
Metabolismo	• Hepático
Eliminação	• Urina
Contraindicação	• Hipersensibilidade conhecida à fluoxetina ou a um dos componentes da formulação • Uso concomitante de IMAO (ou nos 14 dias anteriores) • Uso concomitante de tioridazina (ou nas 5 semanas anteriores)
Interações medicamentosas	• Amiodarona, dofetilida, sotalol, disopiramida, quinidina, procainamida: exacerbação do efeito de prolongamento do intervalo QT • Buspirona: aumento do risco de síndrome serotoninérgica • Fentanila: aumento do risco de síndrome serotoninérgica • Gatifloxacino, moxifloxacino: exacerbação do efeito de prolongamento do intervalo QT • Meclizina: efeitos aditivos ou sinérgicos de depressão do SNC e do sistema respiratório • Pentazocina: aumento do risco de síndrome serotoninérgica
Efeitos adversos	• Prolongamento do intervalo QT • Erupções cutâneas, reações anafilactoides e reações sistêmicas progressivas, algumas vezes graves e envolvendo pele, fígado, rins ou pulmões • Midríase
Alerta	• Como outros antidepressivos, a fluoxetina deve ser administrada com cuidado a pacientes com história pregressa de convulsões • Uso adulto (> 18 anos de idade)

Apresentação comercial

- **Cloridrato de fluoxetina® (Biosintética),** cápsulas contendo 22,36 mg de cloridrato de fluoxetina (equivalente a 20 mg de fluoxetina), embalagens contendo 30 cápsulas. *Uso oral. Uso adulto*
- **Cloridrato de fluoxetina® (Germed),** cápsulas contendo 22,40 mg de cloridrato de fluoxetina (equivalente a 20 mg de fluoxetina), embalagens contendo 7, 10, 14, 20, 21, 28, 30, 60 e 70 cápsulas. *Uso oral. Uso adulto*
- **Cloridrato de fluoxetina® (Hipolabor),** cápsulas contendo 20 mg de fluoxetina, caixas com 500 cápsulas. *Uso oral. Uso adulto*
- **Cloridrato de fluoxetina® (Legrand),** cápsulas contendo 22,40 mg de cloridrato de fluoxetina (equivalente a 20 mg de fluoxetina), embalagens contendo 7, 10, 14, 20, 21, 28, 30, 60 e 70 cápsulas. *Uso oral. Uso adulto*
- **Cloridrato de fluoxetina® (Medley),** cápsulas contendo 22,40 mg de cloridrato de fluoxetina (equivalente a 20 mg de fluoxetina), embalagens contendo 28 cápsulas. *Uso oral. Uso adulto*
- **Cloridrato de fluoxetina® (Nova Química),** cápsulas contendo 22,40 mg de cloridrato de fluoxetina (equivalente a 20 mg de fluoxetina), embalagens contendo 7, 10 e 30 cápsulas. *Uso oral. Uso adulto*
- **Cloridrato de fluoxetina® (Ranbaxy),** cápsulas contendo 22,48 mg de cloridrato de fluoxetina (equivalente a 20 mg de fluoxetina), embalagens contendo 30 cápsulas. *Uso oral. Uso adulto*
- **Cloridrato de fluoxetina® (Sandoz),** cápsulas contendo 22,40 mg de cloridrato de fluoxetina (equivalente a 20 mg de fluoxetina), embalagens contendo 20 ou 30 cápsulas. *Uso oral. Uso adulto*
- **Cloridrato de fluoxetina® (Neoquímica),** cápsulas contendo 22,36 mg de cloridrato de fluoxetina (equivalente a 20 mg de fluoxetina), embalagens contendo 30 cápsulas. *Uso oral. Uso adulto*
- **Depress® (União Química),** cada cápsula contém 22,40 mg de cloridrato de fluoxetina (equivalente a 20 mg de fluoxetina), embalagens contendo 14 e 28 cápsulas. *Uso oral. Uso adulto*
- **Fluoxetin® (Cristália),** cada cápsula dura contém 22,36 mg de cloridrato de fluoxetina (equivalente a 20 mg de fluoxetina), embalagens contendo 500 cápsulas. *Uso oral. Uso adulto*
- **Fluxene® (Eurofarma),** cápsula com 20 mg de fluoxetina, embalagem contendo 14 ou 28 cápsulas. *Uso oral. Uso adulto*
- **Prozac® (Eli Lilly do Brasil),** cada cápsula contém 22,40 mg de cloridrato de fluoxetina (equivalente a 20 mg de fluoxetina), embalagens contendo 14 e 30 cápsulas. *Uso oral. Uso adulto*
- **Prozen® (Teuto),** cápsulas contendo 22,36 mg de cloridrato de fluoxetina (equivalente a 20 mg de fluoxetina), embalagens contendo 7, 28 e 100 cápsulas. *Uso oral. Uso adulto.*

Citalopram

O citalopram é um dos ISRS de maior seletividade descritos até o momento, com nenhum ou mínimo efeito sobre a recaptação da norepinefrina (NE), dopamina e GABA. Ao contrário dos antidepressivos tricíclicos e de alguns dos inibidores da recaptação da serotonina mais novos, não apresenta afinidade, ou esta é muito baixa, pelos receptores 5-HT1A, 5-HT2, DA, D1 e D2, pelos adrenorreceptores α_1, α_2 e β, pelos receptores histamínicos H1, pelos receptores colinérgicos, benzodiazepínicos e opioides.

Indicação	• Tratamento de depressão e, após a melhora, prevenção de recorrência • Tratamento de transtorno de pânico associado ou não com agorafobia • Tratamento de transtorno obsessivo-compulsivo (TOC)
Mecanismo de ação	• Potente inibidor da recaptação da serotonina (5-HT). Tolerância à inibição da recaptação de 5-HT não é induzida pelo tratamento prolongado com o citalopram
Posologia	• Depressão: dose habitual: 20 a 40 mg/dia • Transtorno do pânico: dose inicial na 1ª semana – 10 mg/dia, aumentar até uma dose máxima de 40 mg/dia • TOC: dose habitual: 20 mg/dia
Absorção	• Rápida e boa após administração oral (biodisponibilidade de 80%)
Metabolismo	• Hepático
Eliminação	• Urina e fezes
Contraindicação	• Hipersensibilidade ao citalopram ou a qualquer dos componentes da formulação • Tratamento concomitante com IMAO, incluindo selegilina (inibidor seletivo da MAO-B) em doses acima de 10 mg
Interações medicamentosas	• Adenosina, amiodarona: efeitos aditivos de prolongamento do intervalo QT, aumentando o risco de arritmias ventriculares (inclusive *torsade de pointes*) e morte súbita • Azitromicina: efeitos aditivos de prolongamento do intervalo QT • Fluconazol: aumento das concentrações plasmáticas de citalopram • Hipérico: efeitos adversos ocorrem mais frequentemente • 5-hidroxitriptofano: hiperestimulação dos receptores 5-HT1A e 2A, causando síndrome serotonínica ou serotoninérgica • Prometazina: efeitos aditivos de prolongamento do intervalo QT, aumentando o risco de arritmias ventriculares (inclusive *torsade de pointes*) e morte súbita • Salbutamol: efeitos aditivos de prolongamento do intervalo QT • Tamoxifeno: efeitos aditivos de prolongamento do intervalo QT, aumentando o risco de arritmias ventriculares (inclusive *torsade de pointes*) e morte súbita
Efeitos adversos	• Acatisia; ansiedade paradoxal; convulsões; prolongamento do intervalo QT
Alerta	• A dose máxima diária não deve exceder 40 mg porque podem causar alterações na atividade elétrica do coração e não mostram benefício adicional no tratamento da depressão • A dose máxima diária recomendada para pessoas com mais de 60 anos é de 20 mg • O citalopram deve ser descontinuado em pacientes que apresentem intervalo QT > 500 ms • Classe C na gravidez

Apresentação comercial

- **Alcytam® (Torrent),** comprimido revestido com 20 mg de bromidrato de citalopram, embalagem contendo 14 ou 28 comprimidos revestidos. *Atenção: contém lactose.* Uso oral. Uso adulto
- **Bromidrato de citalopram® (Actavis),** comprimidos revestidos contendo 24,99mg de bromidrato de citalopram (equivalentes a 20 mg de citalopram), embalagens contendo 14 ou 28 comprimidos revestidos. Uso oral. Uso adulto
- **Cipramil® (Lundbeck),** comprimido revestido com 24,98 mg de bromidrato de citalopram (correspondente a 20 mg de citalopram), embalagem com cartuchos de cartolina com 2 cartelas com 14 comprimidos cada. Uso oral. Uso adulto
- **Citagram® (Nova Química),** comprimido revestido com 25 mg de bromidrato de citalopram (correspondente a 20 mg de citalopram), embalagem contendo 30 comprimidos revestidos. Uso oral. Uso adulto
- **Citalopram® (Biosintética),** comprimido revestido com 25 mg de bromidrato de citalopram (correspondente a 20 mg de citalopram), embalagem contendo 14 e 28 comprimidos revestidos. Uso oral. Uso adulto
- **Citalopram® (Eurofarma),** comprimidos de 20 mg de citalopram, embalagens contendo 7, 14 ou 28 comprimidos. Uso oral. Uso adulto
- **Citalopram® (Merck),** comprimido revestido com 24,98 mg de bromidrato de citalopram (correspondente a 20 mg de citalopram), embalagem contendo 30 comprimidos revestidos. Uso oral. Uso adulto
- **Denyl® (Cristália),** comprimidos contendo 24,98 mg de bromidrato de citalopram (equivalentes a 20 mg de citalopram base), embalagem com 200 comprimidos. Uso oral. Uso adulto
- **Maxapran® (Aché),** comprimidos revestidos contendo 20 mg de citalopram (equivalente a 25 mg de bromidrato de citalopram), embalagem com 7, 14 e 28 comprimidos revestidos. Uso oral. Uso adulto
- **Tensiopax® (Actavis),** comprimidos revestidos contendo 24,99 mg de bromidrato de citalopram (equivalentes a 20 mg de citalopram base), embalagem com 14 ou 28 comprimidos. Uso oral. Uso adulto.

Escitalopram

O escitalopram é um potente ISRS, com baixa afinidade pelos locais de norepinefrinefrina e dopamina. O citalopram existe na forma de um composto quiral que é uma mistura racêmica de R- e S-enantiômeros em uma razão 1:1. O escitalopram, o S-enantiômero do citalopram, medeia a inibição da recaptação de serotonina e a atividade antidepressiva, apresentando seletividade e potência maiores que o citalopram.

Indicação	• Tratamento e prevenção da recaída ou recorrência da depressão • Tratamento do transtorno do pânico, associado ou não com agorafobia • Tratamento do transtorno de ansiedade generalizada (TAG) • Tratamento do transtorno de ansiedade social (fobia social)
Mecanismo de ação	• Potencialização da atividade serotoninérgica no SNC resultante da inibição da recaptação neuronal de serotonina no SNC
Posologia	• Tratamento e prevenção da recaída ou recorrência da depressão: dose inicial: 10 mg/dia, podendo ser aumentada até um máximo de 20 mg/dia. São necessárias 2 a 4 semanas para obter resposta antidepressiva. Após remissão dos sintomas, pelo menos 6 meses são necessários para a consolidação da resposta • Tratamento do transtorno do pânico com ou sem agorafobia: dose inicial para a 1ª semana é de 5 mg/dia, aumentada a seguir para 10 mg/dia, a dose terapêutica. Esta dose também pode ser aumentada até um máximo de 20 mg/dia. Pacientes suscetíveis a ataques de pânico podem apresentar exacerbação da ansiedade logo após o início do tratamento, que geralmente se normaliza nas 2 primeiras semanas de uso do medicamento. Uma dose inicial menor é recomendada para evitar ou amenizar esse efeito. A melhora total é atingida após aproximadamente 3 meses. O tratamento é de longa duração • Para o tratamento do transtorno de ansiedade generalizada (TAG): dose inicial – 10 mg/dia, que pode ser aumentada até 20 mg/dia. O tratamento por 3 meses é recomendado para consolidação da resposta. Tratamento durante um período mínimo de 6 meses comprovadamente previne novos episódios • Tratamento do transtorno de ansiedade local (fobia social): dose inicial: 10 mg/dia, que pode ser diminuída para 5 mg ao dia (para proporcionar melhor tolerabilidade) ou aumentada até 20 mg/dia • TOC: dose inicial – 10 mg/dia, que pode ser aumentada até 20 mg/dia *Observação*: idosos devem começar o tratamento com metade da dose preconizada
Absorção	• Boa (biodisponibilidade de 80%)
Início da ação	• 4 a 6 semanas
Metabolismo	• Hepático
Eliminação	• Urina
Contraindicação	• Crianças e adolescentes; hipersensibilidade ao escitalopram ou a qualquer um de seus componentes; uso concomitante de IMAO
Interações medicamentosas	• Adenosina, amiodarona: efeitos aditivos de prolongamento do intervalo QT, aumentando o risco de arritmias ventriculares (inclusive *torsade de pointes*) e morte súbita • Azitromicina: efeitos aditivos de prolongamento do intervalo QT • Fluconazol: aumento das concentrações plasmáticas de citalopram • Hiperico: efeitos adversos ocorrem mais frequentemente • 5-hidroxitriptofano: hiperestimulação dos receptores 5-HT1A e 2A, causando síndrome serotonínica ou serotoninérgica • Prometazina: efeitos aditivos de prolongamento do intervalo QT, aumentando o risco de arritmias ventriculares (inclusive *torsade de pointes*) e morte súbita • Salbutamol: efeitos aditivos de prolongamento do intervalo QT • Tamoxifeno: efeitos aditivos de prolongamento do intervalo QT, aumentando o risco de arritmias ventriculares (inclusive *torsade de pointes*) e morte súbita
Efeitos adversos	• Xerostomia; aumento da sudorese; tontura; náuseas; insônia; transtornos da ejaculação
Alerta	• Classe C na gravidez

Apresentação comercial

- **Astrale® 10 mg (Sanofi),** cada comprimido revestido contém 12,77 mg de oxalato de escitalopram (equivalente a 10 mg de escitalopram base), embalagens com 15 ou 30 comprimidos. *Uso oral. Uso adulto*
- **Astrale® 20 mg (Sanofi),** cada comprimido revestido contém 25,54 mg de oxalato de escitalopram (equivalente a 20 mg de escitalopram base), embalagens com 15 ou 30 comprimidos. *Uso oral. Uso adulto*
- **Lexaprass® 10 mg (Teuto),** cada comprimido revestido contém 12,77 mg de oxalato de escitalopram (equivalente a 10 mg de escitalopram base), embalagens contendo 7, 14, 28, 56, 70, 210 e 350 comprimidos. *Uso oral. Uso adulto*
- **Lexaprass® 20 mg (Teuto),** cada comprimido revestido contém 25,54 mg de oxalato de escitalopram (equivalente a 20 mg de escitalopram base), embalagens contendo 7, 14, 28, 56, 70, 210 e 350 comprimidos. *Uso oral. Uso adulto*
- **Lexapro® (Lundbeck),** cada comprimido contém 12,77 mg de oxalato de escitalopram, equivalente a 10 mg de escitalopram base, caixa de cartolina contendo 1 cartela com 7 comprimidos ou 1 cartela com 14 comprimidos ou 2 cartelas com 14 comprimidos cada. *Uso oral. Uso adulto*
- **Lexapro® (Lundbeck),** cada comprimido contém 19,16 mg de oxalato de escitalopram, equivalente a 15 mg de escitalopram base, caixa de cartolina contendo 1 cartela com 7 comprimidos ou 1 cartela com 14 comprimidos ou 2 cartelas com 14 comprimidos cada. *Uso oral. Uso adulto*

- **Lexapro® (Lundbeck)**, cada comprimido contém 25,54 mg de oxalato de escitalopram, equivalente a 20 mg de escitalopram base, caixa de cartolina contendo 1 cartela com 7 comprimidos ou 1 cartela com 14 comprimidos ou 2 cartelas com 14 comprimidos cada. *Uso oral. Uso adulto*
- **Lexapro® (Lundbeck)**, solução oral, cada mℓ contém 25,55 mg de oxalato de escitalopram (equivalentes a 20 mg de escitalopram base), frasco conta-gotas em vidro âmbar de 15 mℓ. *Uso oral. Uso adulto*
- **Oxalato de escitalopram® 10 mg (EMS)**, cada comprimido revestido contém 12,77 mg de oxalato de escitalopram (equivalente a 10 mg de escitalopram), embalagens contendo 7, 15, 20, 30, 60, 100 e 500 comprimidos revestidos. *Uso oral. Uso adulto*
- **Oxalato de escitalopram® 15 mg (EMS)**, cada comprimido revestido contém 19,160 mg de oxalato de escitalopram (equivalente a 15,00 mg de escitalopram), embalagens contendo 7, 15, 20, 30, 60, 100 e 500 comprimidos revestidos. *Uso oral. Uso adulto*
- **Oxalato de escitalopram® 20 mg (EMS)**, cada comprimido revestido contém 25,54 mg de oxalato de escitalopram (equivalente a 20,00 mg de escitalopram), embalagens contendo 7, 15, 20, 30, 60, 100 e 500 comprimidos revestidos. *Uso oral. Uso adulto*
- **Oxalato de escitalopram® 10 mg (Eurofarma)**, cada comprimido revestido contém 12,77 mg de oxalato de escitalopram (equivalente a 10 mg de escitalopram), embalagens com 7, 15, 30 ou 60 comprimidos revestidos. *Uso oral. Uso adulto*
- **Oxalato de escitalopram® 20 mg (Eurofarma)**, cada comprimido revestido contém 25,55 mg de oxalato de escitalopram (equivalente a 10 mg de escitalopram), embalagens com 30 ou 60 comprimidos revestidos. *Uso oral. Uso adulto*
- **Oxalato de escitalopram® 10 mg (Germed)**, cada comprimido revestido contém 12,77 mg de oxalato de escitalopram (equivalente a 10 mg de escitalopram), embalagens contendo 7, 15, 20, 30, 60, 100 e 500 comprimidos revestidos. *Uso oral. Uso adulto*
- **Oxalato de escitalopram® 15 mg (Germed)**, cada comprimido revestido contém 19,160 mg de oxalato de escitalopram (equivalente a 15,00 mg de escitalopram), embalagens contendo 7, 15, 20, 30, 60, 100 e 500 comprimidos revestidos. *Uso oral. Uso adulto*
- **Oxalato de escitalopram® 20 mg (Germed)**, cada comprimido revestido contém 25,54 mg de oxalato de escitalopram (equivalente a 20,00 mg de escitalopram), embalagens contendo 7, 15, 20, 30, 60, 100 e 500 comprimidos revestidos. *Uso oral. Uso adulto*
- **Oxalato de escitalopram® 10 mg (Legrand)**, cada comprimido revestido contém 12,77 mg de oxalato de escitalopram (equivalente a 10 mg de escitalopram), embalagens contendo 7, 15, 20, 30, 60, 100 e 500 comprimidos revestidos. *Uso oral. Uso adulto*
- **Oxalato de escitalopram® 15 mg (Legrand)**, cada comprimido revestido contém 19,160 mg de oxalato de escitalopram (equivalente a 15,00 mg de escitalopram), embalagens contendo 7, 15, 20, 30, 60, 100 e 500 comprimidos revestidos. *Uso oral. Uso adulto*
- **Oxalato de escitalopram® 20 mg (Legrand)**, cada comprimido revestido contém 25,54 mg de oxalato de escitalopram (equivalente a 20,00 mg de escitalopram), embalagens contendo 7, 15, 20, 30, 60, 100 e 500 comprimidos revestidos. *Uso oral. Uso adulto*
- **Oxalato de escitalopram® 10 mg (Medley)**, cada comprimido revestido contém 12,77 mg de oxalato de escitalopram (equivalente a 10 mg de escitalopram), embalagens contendo 30 comprimidos revestidos. *Uso oral. Uso adulto*
- **Oxalato de escitalopram® 20 mg (Medley)**, cada comprimido revestido contém 25,54 mg de oxalato de escitalopram (equivalente a 20,00 mg de escitalopram), embalagens contendo 30 comprimidos revestidos. *Uso oral. Uso adulto*
- **Oxalato de escitalopram® 10 mg (Neoquímica)**, cada comprimido revestido contém 12,77 mg de oxalato de escitalopram (equivalente a 10 mg de escitalopram), embalagens contendo 30 comprimidos revestidos. *Uso oral. Uso adulto*
- **Oxalato de escitalopram® 20 mg (Neoquímica)**, cada comprimido revestido contém 25,54 mg de oxalato de escitalopram (equivalente a 20,00 mg de escitalopram), embalagens contendo 30 comprimidos revestidos. *Uso oral. Uso adulto*
- **Oxalato de citalopram® (Ranbaxy)**, cada comprimido revestido contém 12,78 mg de oxalato de escitalopram (equivalente a 10 mg de escitalopram), embalagens com 14 e 28 comprimidos revestidos. *Uso oral. Uso adulto*
- **Oxalato de citalopram® (Torrent)**, cada comprimido revestido contém 12,774 mg de oxalato de escitalopram (equivalente a 10 mg de escitalopram), embalagens com 10 e 30 comprimidos. *Uso oral. Uso adulto*
- **Serolex® (Germed)**, cada comprimido contém 12,77 mg de oxalato de escitalopram, equivalente a 10 mg de escitalopram base, embalagens contendo 7, 15, 20, 30, 60, 100 e 500 comprimidos revestidos. *Uso oral. Uso adulto*
- **Serolex® (Germed)**, cada comprimido contém 19,16 mg de oxalato de escitalopram, equivalente a 15 mg de escitalopram base, embalagens contendo 7, 15, 20, 30, 60, 100 e 500 comprimidos revestidos. *Uso oral. Uso adulto*
- **Serolex® (Germed)**, cada comprimido contém 25,54 mg de oxalato de escitalopram, equivalente a 20 mg de escitalopram base, embalagens contendo 7, 15, 20, 30, 60, 100 e 500 comprimidos revestidos. *Uso oral. Uso adulto*
- **Vidapram® (AstraZeneca)**, comprimidos revestidos contendo 12,77 mg de oxalato de escitalopram (equivalente a 10 mg de escitalopram), embalagens com 10 e 30 comprimidos. *Uso oral. Uso adulto.*

Fluvoxamina

Trata-se de um inibidor seletivo da recaptação de serotonina (ISRS) prescrito como antidepressivo. É usado na prática clínica desde 1983.

Indicação	• Tratamento de depressão e de TOC
Mecanismo de ação	• Inibição da captação de serotonina nos neurônios do SNC
Posologia	• Dose inicial: 50 ou 100 mg/dia, ao anoitecer, aumentando gradualmente até atingir a dose efetiva • Dose máxima: 300 mg/dia
Absorção	• Boa, com biodisponibilidade de 53%
Início da ação	• 2 a 4 semanas
Metabolismo	• Hepático
Eliminação	• Urina
Contraindicação	• Hipersensibilidade ao maleato de fluvoxamina ou a um dos componentes da formulação • Tratamento de depressão e TOC em pacientes com menos de 18 anos • Uso concomitante de tizanidina, IMAO ou ramelteon

(continua)

Fluvoxamina (continuação)

Interações medicamentosas	• Astemizol: aumento do risco de reações cardiotóxicas graves ou potencialmente fatais • Bupropiona: efeitos aditivos de redução do limiar de convulsão • Buspirona: aumento do risco de síndrome serotoninérgica • Ergotamina: aumento do risco de síndrome serotoninérgica • Maprotilina: aumento do risco de síndrome serotoninérgica • Teofilina: aumento significativo das concentrações séricas da teofilina e do risco associado de intoxicação • Terfenadina: aumento do risco de reações cardiotóxicas graves ou potencialmente fatais • Tramadol: aumento do risco de síndrome serotoninérgica
Efeitos adversos	• Comprometimento do desempenho sexual; constipação intestinal (10%); cefaleia (22%); sonolência (22%); tontura (11%); insônia (21%); náuseas (40%); diarreia (11%); dispepsia (10%); astenia (14%)
Alerta	• Classe C na gravidez

Apresentação comercial

- **Luvox® 50 mg (Abbott)**, comprimidos revestidos contendo 50 mg de maleato de fluvoxamina, cartuchos com 8 e 15 comprimidos revestidos. *Uso oral. Uso adulto*
- **Luvox® 100 mg (Abbott)**, comprimidos revestidos contendo 100 mg de maleato de fluvoxamina, cartuchos com 15 e 30 comprimidos revestidos. *Uso oral. Uso adulto.*

Paroxetina

A paroxetina é um antidepressivo do tipo ISRS que não apresenta metabólitos ativos e tem a maior seletividade pelos receptores de serotonina de todos os ISRS.

A paroxetina é mais potente que a sertralina e a fluoxetina em termos de inibição da recaptação de 5-HT.

Indicação	• Tratamento de depressão (mesmo que, anteriormente, outros antidepressivos não tenham sido efetivos) • Tratamento de comportamento obsessivo ou compulsivo • Tratamento de ataques de pânico, incluindo os causados por agorafobia • Tratamento de ansiedade ou nervosismo, inclusive em situações que exijam contato social • Tratamento de transtorno de estresse pós-traumático
Mecanismo de ação	• Inibidor potente e muito seletivo da recaptação neuronal de serotonina, com consequente potencialização da neurotransmissão serotoninérgica por redução do *turnover* da serotonina
Posologia	• 20 a 40 mg/dia, podendo ser superior a 60 mg/dia nos casos de TOC
Absorção	• Lenta, mas completa, após administração oral
Metabolismo	• Hepático
Eliminação	• Principalmente renal
Contraindicação	• Hipersensibilidade à paroxetina ou ao excipiente; lactação; uso concomitante ou nos 14 dias anteriores de IMAO; uso concomitante de tioridazina; uso concomitante de pimozida
Interações medicamentosas	• Astemizol: aumento do risco de reações cardiotóxicas, inclusive prolongamento do intervalo QT • Clomipramina: aumento das concentrações plasmática de clomipramina e potencialização do risco de síndrome serotoninérgica • Hipérico: aumento do risco de síndrome serotoninérgica • Lítio: aumento do risco de síndrome serotoninérgica • Trazodona: aumento do risco de síndrome serotoninérgica
Efeitos adversos	• Náuseas; sonolência; aumento da sudorese; tremores; astenia; xerostomia; insônia; disfunção sexual (disfunção erétil e distúrbios da ejaculação)
Alerta	• Classe D na gravidez

Apresentação comercial

- **Aropax® (GlaxoSmithKline)**, comprimido contém 22,8 mg de cloridrato de paroxetina (equivalente a 20 mg de paroxetina), embalagem com 10, 20 e 30 comprimidos. *Uso oral. Uso adulto*
- **Arotin® (Sandoz)**, comprimidos revestidos com 20 mg de cloridrato de paroxetina, embalagem com 30 comprimidos. *Uso oral. Uso adulto*
- **Cebrilin® 10 mg (Libbs)**, comprimidos revestidos contendo 11,94 mg de cloridrato de paroxetina (equivalente a 10 mg de paroxetina base), embalagens com 30 comprimidos. *Uso oral. Uso adulto*
- **Cebrilin® 30 mg (Libbs)**, comprimidos revestidos contendo 34,16 mg de cloridrato de paroxetina (equivalente a 30 mg de paroxetina base), embalagens com 10 ou 30 comprimidos. *Uso oral. Uso adulto*
- **Cloridrato de paroxetina® (Biosintética)**, comprimidos revestidos contendo 22,76 mg de cloridrato de paroxetina (equivalente a 20 mg de paroxetina), embalagem contendo 20 e 30 comprimidos. *Uso oral. Uso adulto*
- **Cloridrato de paroxetina® (Merck)**, comprimidos revestidos contendo 22,8 mg de cloridrato de paroxetina (equivalente a 20 mg de paroxetina), embalagem contendo 20 e 30 comprimidos. *Uso oral. Uso adulto*

- **Cloridrato de paroxetina® (Multilab),** comprimidos revestidos contendo 22,76 mg de cloridrato de paroxetina (equivalente a 20 mg de paroxetina), embalagem contendo 30 comprimidos. *Uso oral. Uso adulto*
- **Cloridrato de paroxetina® (Ranbaxy),** comprimidos revestidos contendo 20 mg de cloridrato de paroxetina anidra, embalagens contendo 20 e 30 comprimidos. *Uso oral. Uso adulto*
- **Cloridrato de paroxetina® (Teuto),** comprimidos contendo 22,76 mg de cloridrato de paroxetina (equivalente a 20 mg de paroxetina), embalagens contendo 20 e 30 comprimidos. *Uso oral. Uso adulto*
- **Depond® (EMS),** comprimidos revestidos com 34,135 mg de cloridrato de paroxetina hemi-hidratado (equivalente a 30 mg de paroxetina base), embalagens contendo 10, 20, 30 ou 60 comprimidos revestidos. Embalagem hospitalar contendo 100 comprimidos revestidos. *Uso oral. Uso adulto*
- **Moratus® (Medley),** comprimido revestido contendo 22,8 mg de cloridrato de paroxetina (correspondente a 20 mg de paroxetina base), embalagens com 15 ou 30 comprimidos. *Uso oral. Uso adulto*
- **Parox® (Teuto),** comprimido revestido contendo 22,76 mg de cloridrato de paroxetina (correspondente a 20 mg de paroxetina base), embalagens com 30 comprimidos. *Uso oral. Uso adulto*
- **Paroxiliv® (Legrand),** comprimido revestido contendo 22,76 mg de cloridrato de paroxetina (correspondente a 20 mg de paroxetina base), embalagem com 10, 20, 30 e 60 comprimidos revestidos. Embalagem hospitalar com 100 comprimidos revestidos. *Uso oral. Uso adulto*
- **Paxil® CR (GlaxoSmithKline),** comprimidos revestidos de liberação prolongada com 14,25 mg de cloridrato de paroxetina (equivalente a 12,5 mg de paroxetina), embalagem com 10 ou 30 comprimidos. *Uso oral. Uso adulto*
- **Paxil® CR (GlaxoSmithKline),** comprimidos revestidos de liberação prolongada com 28,51 mg de cloridrato de paroxetina (equivalente a 25 mg de paroxetina), embalagem com 10 ou 30 comprimidos. *Uso oral. Uso adulto*
- **Pondera® 10 mg (Eurofarma),** comprimidos revestidos com 10 mg de paroxetina, embalagens com 10 ou 20 comprimidos. *Uso oral. Uso adulto*
- **Pondera® 15 mg (Eurofarma),** comprimidos revestidos com 15 mg de paroxetina, embalagens com 10 ou 20 comprimidos. *Uso oral. Uso adulto*
- **Pondera® 20 mg (Eurofarma),** comprimidos revestidos com 20 mg de paroxetina, embalagens com 10, 20 ou 30 comprimidos. *Uso oral. Uso adulto*
- **Pondera® 25 mg (Eurofarma),** comprimidos revestidos com 25 mg de paroxetina, embalagens com 10 ou 20 comprimidos. *Uso oral. Uso adulto*
- **Pondera® 30 mg (Eurofarma),** comprimidos revestidos com 30 mg de paroxetina, embalagens com 10 ou 30 comprimidos. *Uso oral. Uso adulto*
- **Pondera® 40 mg (Eurofarma),** comprimidos revestidos com 40 mg de paroxetina, embalagens com 20 comprimidos. *Uso oral. Uso adulto*
- **Zyparox® (Zidus Nikkho),** comprimido revestido contendo 22,732 mg de cloridrato de paroxetina (correspondente a 20 mg de paroxetina base), cartucho com 30 comprimidos. *Uso oral. Uso adulto.*

Sertralina

Inibidor seletivo da recaptação de serotonina. A sertralina não apresenta afinidade por receptores muscarínicos (colinérgicos), serotoninérgicos, dopaminérgicos, adrenérgicos, histaminérgicos, GABA ou benzodiazepínicos. Em estudos controlados em voluntários sadios, a sertralina não causou sedação nem interferiu na atividade psicomotora. De acordo com sua inibição seletiva de recaptação da 5-HT, a sertralina não aumenta a atividade catecolaminérgica.

Indicação	• Tratamento de sintomas de depressão, incluindo depressão acompanhada por sintomas de ansiedade, em pacientes com ou sem história de mania. Após uma resposta satisfatória, a continuidade do tratamento efetivamente previne a recidiva dos sintomas do episódio inicial de depressão e a recorrência de outros episódios depressivos • Tratamento de TOC; TOC em pacientes pediátricos • Tratamento de transtorno do pânico, acompanhado ou não de agorafobia • Tratamento de transtorno do estresse pós-traumático (TEPT) • Tratamento de sintomas da síndrome de tensão pré-menstrual (STPM) e/ou do TDPM • Tratamento de fobia social (transtorno de ansiedade social) e prevenção de recidivas do episódio inicial da fobia social
Mecanismo de ação	• ISRS pelos neurônios pré-sinápticos no SNC, prolongando assim a ação da serotonina (5-HT, 5-hidroxitriptamina)
Posologia	• Depressão e TOC: 50 mg/dia • Transtorno do pânico, transtorno de estresse pós-traumático (TEPT) e fobia social: dose inicial: 25 mg/dia, aumentando para 50 mg/dia após 1 semana
Absorção	• Boa após administração oral (a absorção é aumentada pelo consumo concomitante de alimentos)
Metabolismo	• Hepático (substancial efeito de primeira passagem)
Eliminação	• Renal
Contraindicação	• Hipersensibilidade conhecida à sertralina ou a outros componentes da fórmula • Uso concomitante de IMAO • Uso concomitante de pimozida
Interações medicamentosas	• 5-hidroxitriptofano: hiperestimulação dos receptores 5-HT1A e 2A, causando síndrome serotonínica ou serotoninérgica • Amiodarona, dofetilida, sotalol, disopiramida, quinidina, procainamida: exacerbação do efeito de prolongamento do intervalo QT • Astemizol: aumento do risco de reações cardiotóxicas graves ou potencialmente fatais • Ciclobenzaprina: aumento do risco de síndrome serotoninérgica • Sumatriptana: aumento do risco de síndrome serotoninérgica
Efeitos adversos	• *Muito comuns*: insônia; sonolência; tontura; cefaleia; diarreia; xerostomia; náuseas; distúrbios da ejaculação; fadiga
Alerta	• Classe C na gravidez

Apresentação comercial

- **Assert® 50 mg (Eurofarma),** cada comprimido revestido contém 56 mg de cloridrato de sertralina (equivalentes a 50 mg de sertralina base), embalagens com 10, 30 ou 60 comprimidos. *Uso adulto e pediátrico* acima de 6 anos de idade* (*apenas para o tratamento do TOC)
- **Assert® 100 mg (Eurofarma),** cada comprimido revestido contém 112 mg de cloridrato de sertralina (equivalentes a 1000 mg de sertralina base), embalagens com 10 ou 30 comprimidos. *Uso adulto e pediátrico* acima de 6 anos de idade* (*apenas para o tratamento do TOC)
- **Cefelic® 50 mg (Actavis),** cada comprimido revestido contém 55,96 mg de cloridrato de sertralina (equivalentes a 50 mg de sertralina base), embalagens com 20 ou 30 comprimidos. *Uso adulto e pediátrico* acima de 6 anos de idade* (*apenas para o tratamento do TOC)
- **Cefelic® 100 mg (Actavis),** cada comprimido revestido contém 111,92 mg de cloridrato de sertralina (equivalentes a 1000 mg de sertralina base), embalagens com 10 ou 30 comprimidos. *Uso adulto e pediátrico* acima de 6 anos de idade* (*apenas para o tratamento do TOC)
- **Cloridrato de sertralina® 50 mg (Actavis),** cada comprimido revestido contém 55,66 mg de cloridrato de sertralina (equivalentes a 50 mg de sertralina base), embalagens com 20 ou 30 comprimidos. *Uso adulto e pediátrico* acima de 6 anos de idade* (*apenas para o tratamento do TOC)
- **Cloridrato de sertralina® 100 mg (Actavis),** cada comprimido revestido contém 111,92 mg de cloridrato de sertralina (equivalentes a 100 mg de sertralina base), embalagens com 14 comprimidos. *Uso adulto e pediátrico* acima de 6 anos de idade* (*apenas para o tratamento do TOC)
- **Cloridrato de sertralina® 50 mg (Biosintética),** cada comprimido revestido contém 56 mg de cloridrato de sertralina (equivalentes a 50 mg de sertralina base), embalagens com 20 ou 28 comprimidos. *Uso adulto e pediátrico* acima de 6 anos de idade* (*apenas para o tratamento do TOC)
- **Cloridrato de sertralina® 50 mg (EMS),** cada comprimido revestido contém 56 mg de cloridrato de sertralina (equivalentes a 50 mg de sertralina base), embalagens com 10, 14, 20, 28, 30, 40, 60, 450 ou 500 comprimidos. *Uso adulto e pediátrico* acima de 6 anos de idade* (*apenas para o tratamento do TOC)
- **Cloridrato de sertralina® 100 mg (EMS),** cada comprimido revestido contém 112 mg de cloridrato de sertralina (equivalentes a 100 mg de sertralina base), embalagens com 10, 14, 20, 28, 30, 40, 60 ou 500 comprimidos. *Uso adulto e pediátrico* acima de 6 anos de idade* (*apenas para o tratamento do TOC)
- **Cloridrato de sertralina® 50 mg (Eurofarma),** cada comprimido revestido contém 56 mg de cloridrato de sertralina (equivalentes a 50 mg de sertralina base), embalagens com 28 ou 30 comprimidos. *Uso adulto e pediátrico* acima de 6 anos de idade* (*apenas para o tratamento do TOC)
- **Cloridrato de sertralina® 100 mg (Eurofarma),** cada comprimido revestido contém 112 mg de cloridrato de sertralina (equivalentes a 100 mg de sertralina base), embalagens com 20 ou 30 comprimidos. *Uso adulto e pediátrico* acima de 6 anos de idade* (*apenas para o tratamento do TOC)
- **Cloridrato de sertralina® 50 mg (FURP),** cada comprimido revestido contém 56 mg de cloridrato de sertralina (equivalentes a 50 mg de sertralina base), embalagens com 10, 14, 20, 28, 30, 40, 60 e 500 comprimidos. *Uso adulto e pediátrico* acima de 6 anos de idade* (*apenas para o tratamento do TOC)
- **Cloridrato de sertralina® 100 mg (FURP),** cada comprimido revestido contém 112 mg de cloridrato de sertralina (equivalentes a 100 mg de sertralina base), embalagens com 10, 14, 20, 28, 30, 40, 60 e 500 comprimidos. *Uso adulto e pediátrico* acima de 6 anos de idade* (*apenas para o tratamento do TOC)
- **Cloridrato de sertralina® 50 mg (Legrand),** cada comprimido revestido contém 56 mg de cloridrato de sertralina (equivalentes a 50 mg de sertralina base), embalagens com 10, 14, 20, 28, 30, 40 e 60 comprimidos. *Uso adulto e pediátrico* acima de 6 anos de idade* (*apenas para o tratamento do TOC)
- **Cloridrato de sertralina® 100 mg (Biosintética),** cada comprimido revestido contém 112 mg de cloridrato de sertralina (equivalentes a 100 mg de sertralina base), embalagens com 10, 14, 20, 28, 30, 40 e 60 comprimidos. *Uso adulto e pediátrico* acima de 6 anos de idade* (*apenas para o tratamento do TOC)
- **Cloridrato de sertralina® 50 mg (Germed),** cada comprimido revestido contém 56 mg de cloridrato de sertralina (equivalentes a 50 mg de sertralina base), embalagens com 10, 14, 20, 28, 30, 40 e 60 comprimidos. *Uso adulto e pediátrico* acima de 6 anos de idade* (*apenas para o tratamento do TOC)
- **Cloridrato de sertralina® 100 mg (Germed),** cada comprimido revestido contém 112 mg de cloridrato de sertralina (equivalentes a 100 mg de sertralina base), embalagens com 10, 14, 20, 28, 30, 40 e 60 comprimidos. *Uso adulto e pediátrico* acima de 6 anos de idade* (*apenas para o tratamento do TOC)
- **Cloridrato de sertralina® 50 mg (Medley),** cada comprimido revestido contém 56 mg de cloridrato de sertralina (equivalentes a 50 mg de sertralina base), embalagens com 30 comprimidos. *Uso adulto e pediátrico* acima de 6 anos de idade* (*apenas para o tratamento do TOC)
- **Cloridrato de sertralina® 50 mg (Nova Química),** cada comprimido revestido contém 56 mg de cloridrato de sertralina (equivalentes a 50 mg de sertralina base), embalagens com 10, 14, 20, 28, 30, 500 ou 1.000 comprimidos. *Uso adulto e pediátrico* acima de 6 anos de idade* (*apenas para o tratamento do TOC)
- **Cloridrato de sertralina® 50 mg (Sandoz),** cada comprimido revestido contém 55,99 mg de cloridrato de sertralina (equivalentes a 50 mg de sertralina base), embalagens com 30 comprimidos. *Uso adulto e pediátrico* acima de 6 anos de idade* (*apenas para o tratamento do TOC)
- **Cloridrato de sertralina® 50 mg (Zydus Nikkho),** cada comprimido revestido contém 56 mg de cloridrato de sertralina (equivalentes a 50 mg de sertralina base), embalagens com 30 comprimidos. *Uso adulto e pediátrico* acima de 6 anos de idade* (*apenas para o tratamento do TOC)
- **Dieloft® (Medley),** comprimido revestido contém 56 mg de cloridrato de sertralina (equivalentes a 50 mg de sertralina base), embalagens com 15 ou 30 comprimidos. *Uso adulto e pediátrico* acima de 6 anos de idade* (*apenas para o tratamento do TOC)
- **Dieloft® (Medley),** comprimido revestido contém 112 mg de cloridrato de sertralina (equivalentes a 100 mg de sertralina base), embalagens com 30 comprimidos. *Uso adulto e pediátrico* acima de 6 anos de idade* (*apenas para o tratamento do TOC)
- **Serenata® 50 mg (Torrent),** cada comprimido revestido contém 56 mg de cloridrato de sertralina (equivalentes a 50 mg de sertralina base), embalagens com 10, 20 ou 30 comprimidos. *Uso adulto e pediátrico* acima de 6 anos de idade* (*apenas para o tratamento do TOC)
- **Serenata® 100 mg (Torrent),** cada comprimido revestido contém 112 mg de cloridrato de sertralina (equivalentes a 100 mg de sertralina base), embalagens com 10 ou 30 comprimidos. *Uso adulto e pediátrico* acima de 6 anos de idade* (*apenas para o tratamento do TOC)
- **Zoloft® 50 mg (Pfizer),** comprimidos revestidos contendo 50 mg de cloridrato de sertralina, embalagem com 10, 20 ou 28 comprimidos
- **Zoloft® 100 mg (Pfizer),** comprimidos revestidos contendo 100 mg de cloridrato de sertralina, embalagem com 14 comprimidos.

Antidepressivos atípicos

Os antidepressivos atípicos constituem uma classe heterogênea de substâncias com poucas características em comum exceto sua capacidade de melhorar a depressão. Esses agentes impedem a recaptação de neurotransmissores específicos no SNC ou bloqueiam receptores de neurotransmissores.

Os mecanismos incluem:
- Inibição da recaptação de norepinefrina e dopamina: bupropiona
- Inibição da recaptação de serotonina-norepinefrina: venlafaxina, duloxetina
- Inibição da recaptação de norepinefrina: reboxetina
- Bloqueio de receptor combinado com inibição de recaptação: trazodona, nefazodona, mirtazapina.

Bupropiona

A estrutura química da bupropiona, substância aprovada pela agência norte-americana FDA em 1985, é semelhante à da anfetamina. Trata-se de um inibidor não seletivo do transportador de dopamina (DAT) e do transportador de norepinefrina (NET). Além disso, é um antagonista dos receptores nicotínicos neuronais de acetilcolina.

Indicação	• Tratamento da dependência de nicotina e como adjuvante na abstinência do tabagismo • Tratamento da depressão aguda e prevenção de recidivas e rebotes de episódios depressivos após resposta inicial satisfatória
Mecanismo de ação	• Inibidor seletivo da recaptação neuronal de catecolaminas (norepinefrina e dopamina) com efeito mínimo na recaptação de indolaminas (serotonina) e sem efeito na MAO. O mecanismo pelo qual a bupropiona aumenta a capacidade dos pacientes de se abster de fumar não é conhecido. Presume-se que seja mediado por mecanismos noradrenérgicos e/ou dopaminérgicos
Posologia	• Dose inicial: 150 mg/dia, podendo aumentar para 300 mg/dia
Absorção	• Boa e rápida após administração oral
Início da ação	• 60 a 90 min, mas o efeito antidepressivo pleno só ocorre após algumas semanas de tratamento por via oral
Duração da ação	• A estimulação pode durar 12 a 24 h após uma única dose e os metabólitos ativos têm meias-vidas de 20 a 34 h
Metabolismo	• Hepático
Eliminação	• Renal (87%) e fecal (10%)
Contraindicação	• Hipersensibilidade conhecida à bupropiona ou a qualquer componente da fórmula • Diagnóstico de epilepsia ou outros transtornos convulsivos • Processo de descontinuação abrupta do uso de sedativos ou álcool • Diagnóstico atual ou prévio de bulimia ou anorexia nervosa (elevada incidência de convulsões) Uso concomitante de IMAO ou no período de 14 dias após a sua interrupção • Lactação
Interações medicamentosas	• Amitriptilina: aumento do risco de convulsões devido ao rebaixamento do limiar de convulsão • Carbapenêmicos: aumento do risco de convulsões devido ao rebaixamento do limiar de convulsão • Cloroquina: aumento do risco de convulsões devido ao rebaixamento do limiar de convulsão • Codeína: aumento do risco de convulsões devido ao rebaixamento do limiar de convulsão • Esteroides sistêmicos (hidrocortisona, metilprednisolona): aumento do risco de convulsões devido ao rebaixamento do limiar de convulsão • Fluoroquinolonas: aumento do risco de convulsões devido ao rebaixamento do limiar de convulsão • Teofilina: aumento do risco de convulsões devido ao rebaixamento do limiar de convulsão
Efeitos adversos	• Tontura; agitação psicomotora; ansiedade; cefaleia; insônia; xerostomia; tremores; anorexia; dor abdominal; mialgia; náuseas; taquicardia; erupção cutânea
Alerta	• Uso apenas em adultos • Classe C na gravidez

Apresentação comercial

- **Bup® (Eurofarma)**, comprimidos revestidos de ação prolongada com 150 mg de cloridrato de bupropiona, embalagens com 12, 30 ou 60 comprimidos. *Uso oral. Uso adulto*
- **Bupium® (EMS)**, comprimido revestido de liberação prolongada contendo 150 mg, em embalagem com 10, 12, 15, 30 e 60 comprimidos ou embalagem hospitalar com 100 e 200 comprimidos. *Uso oral. Uso adulto*
- **Bupogran® (Legrand)**, comprimido revestido de liberação prolongada de 150 mg em embalagem com 10, 12, 15, 30 e 60 comprimidos ou embalagem hospitalar com 100 e 200 comprimidos. *Uso oral. Uso adulto*
- **Cloridrato de bupropiona® (EMS)**, comprimido revestido de liberação prolongada de 150 mg em embalagem com 10, 12, 15, 30 e 60 comprimidos ou embalagem hospitalar com 100 e 200 comprimidos. *Uso oral. Uso adulto*
- **Cloridrato de bupropiona® (Eurofarma)**, comprimido revestido de ação prolongada contendo 150 mg de cloridrato de bupropiona, embalagem contendo 60 comprimidos. *Uso oral. Uso adulto*
- **Cloridrato de bupropiona® (Germed)**, comprimido revestido de liberação prolongada de 150 mg em embalagem com 10, 12, 15, 30 e 60 comprimidos ou embalagem hospitalar com 100 e 200 comprimidos. *Uso oral. Uso adulto*
- **Cloridrato de bupropiona® (Legrand)**, comprimido revestido de liberação prolongada de 150 mg em embalagem com 10, 12, 15, 30 e 60 comprimidos ou embalagem hospitalar com 100 e 200 comprimidos. *Uso oral. Uso adulto*
- **Inip® (Germed)**, comprimido revestido de liberação prolongada de 150 mg em embalagem contendo 10, 12, 15, 30 e 60 comprimidos ou embalagem hospitalar contendo 100 e 200 comprimidos. *Uso oral. Uso adulto*
- **Noradop® (Nova Química)**, comprimidos revestidos de liberação prolongada contendo 150 mg de cloridrato de bupropiona, embalagem com 10, 30 ou 60 comprimidos. *Uso oral. Uso adulto*
- **Wellbutrin® SR (GlaxoSmithKline)**, comprimidos revestidos de liberação lenta contendo 150 mg de cloridrato de bupropiona, embalados em cartuchos contendo 30 comprimidos. *Uso oral. Uso adulto*
- **Wellbutrin® XL (GlaxoSmithKline)**, comprimidos revestidos de liberação prolongada contendo 150 mg ou 300 mg de cloridrato de bupropiona, apresentados em embalagens contendo 7 ou 30 comprimidos. *Uso oral. Uso adulto*
- **Zetron® (Libbs)**, comprimidos revestidos de liberação prolongada com 150 mg de cloridrato de bupropiona, embalagem com 30 comprimidos revestidos. *Uso oral. Uso adulto*
- **Zyban® (GlaxoSmithKline)**, comprimidos de liberação lenta com 150 mg de cloridrato de bupropiona, embalados em cartuchos contendo 30 comprimidos. *Uso oral. Uso adulto.*

Venlafaxina

A venlafaxina é o primeio agente da classe de antidepressivos conhecidos como inibidores da recaptação de serotonina e norepinefrina. Não apresenta correlações estruturais com os antidepressivos e ansiolíticos conhecidos.

A venlafaxina e a O-desmetilvenlafaxina (ODV), seu metabólito ativo, são inibidores potentes da recaptação neuronal de serotonina e norepinefrina e inibidores fracos da recaptação da dopamina. Acredita-se que a atividade antidepressiva da venlafaxina esteja relacionada à potencialização da atividade neurotransmissora no SNC. A venlafaxina e a ODV não apresentam afinidade significativa in vitro por receptores muscarínicos, histaminérgicos ou α_1-adrenérgicos. A atividade nesses receptores está potencialmente relacionada com vários efeitos anticolinérgicos, sedativos e cardiovasculares observados com outros agentes psicotrópicos.

A venlafaxina apresenta semelhanças estruturais com as anfetaminas, podendo causar estimulação do SNC, nervosismo e insônia.

Indicação	• Tratamento da depressão, incluindo depressão com ansiedade associada • Prevenção de recaída e recorrência da depressão • Tratamento de ansiedade ou de TAG, incluindo tratamento prolongado • Tratamento do transtorno de ansiedade social (TAS), também conhecido como fobia social • Tratamento do transtorno do pânico, associado ou não a agorafobia
Mecanismo de ação	• Inibição da recaptação de serotonina e norepinefrina (IRSNE)
Posologia	• Depressão maior, transtorno de ansiedade generalizada (TAG): dose inicial: 75 mg VO 1 vez/dia, podendo ser aumentada até 225 mg/dia • Fobia social: dose inicial: 75 mg VO 1 vez/dia • Transtorno do pânico: dose inicial: 37,5 mg/dia durante 7 dias, depois aumentar para 75 mg/dia (dose máxima de 225 mg/dia)
Absorção	• 92% pelo sistema digestório (atravessa a placenta, é secretada no leite materno)
Início da ação	• Embora alguns efeitos sejam percebidos nas primeiras horas, os efeitos antidepressivos e ansiolíticos plenos demoram 5 a 20 dias para ocorrer
Metabolismo	• Hepático (com efeito de primeira passagem)
Eliminação	• Principalmente renal (em torno de 87%)
Contraindicação	• Menores de 18 anos • Hipersensibilidade à venlafaxina ou a qualquer componente da fórmula. Uso concomitante de IMAO • Lactação
Interações medicamentosas	• Anti-histamínicos: efeitos aditivos de depressão do SNC • Camomila, cava-cava, valeriana: efeitos aditivos de depressão do SNC • Etanol: efeitos aditivos de depressão do SNC • Hipérico: aumento do risco de síndrome serotoninérgica • ISRS, IMAO, lítio: aumento do risco de síndrome serotoninérgica
Efeitos adversos	• Náuseas; cefaleia; labilidade emocional; tontura; astenia; elevação da PA (10 a 15 mmHg) • Disfunção sexual (inclusive disfunção erétil, ejaculação anormal, ausência de orgasmo nas mulheres); hemorragia retal, vaginal ou uterina (rara)
Alerta	• Classe C na gravidez • Não prescrever para pacientes com transtorno bipolar ou mania porque a venlafaxina pode desencadear episódios maníacos • A dose total deve ser reduzida em pessoa com TFG de 10 a 70 mℓ/min

Apresentação comercial

- **Alenthus XR® (Medley)**, cápsulas gelatinosas duras de liberação controlada com 42,4 mg de cloridrato de venlafaxina (equivalente a 37,5 mg de venlafaxina, embalagens com 7, 15 ou 30 cápsulas; cápsulas de liberação controlada com 84,8 mg de cloridrato de venlafaxina (equivalente a 75 mg de venlafaxina), embalagens com 15 ou 30 cápsulas; cápsulas de liberação controlada de 169,6 mg de cloridrato de venlafaxina (equivalente a150 mg de venlafaxina), embalagens com 15 ou 30 cápsulas. *Uso oral. Uso adulto*
- **Cloridrato de venlafaxina® (EMS)**, cápsulas de liberação controlada com 42,43 mg de cloridrato de venlafaxina (equivalente a 37,5 mg de venlafaxina, embalagens com 7, 14, 15, 28, 30, 60 e 90 cápsulas; cápsulas de liberação controlada com 84,86 mg de cloridrato de venlafaxina (equivalente a 75 mg de venlafaxina), embalagens com 7, 14, 15, 28, 30, 60 e 90 cápsulas; cápsulas de liberação controlada de 169,72 mg de cloridrato de venlafaxina (equivalente a 150 mg de venlafaxina), embalagens com 10, 14, 20, 28 e 30 cápsulas. *Uso oral. Uso adulto*
- **Cloridrato de venlafaxina® (EMS Sigma Pharma)**, cápsulas de liberação controlada com 42,43 mg de cloridrato de venlafaxina (equivalente a 37,5 mg de venlafaxina, embalagens com 7, 14, 15, 28, 30, 60 e 90 cápsulas; cápsulas de liberação controlada com 84,86 mg de cloridrato de venlafaxina (equivalente a 75 mg de venlafaxina), embalagens com 7, 14, 15, 28, 30, 60 e 90 cápsulas; cápsulas de liberação controlada de 169,72 mg de cloridrato de venlafaxina (equivalente a150 mg de venlafaxina), embalagens com 10, 14, 20, 28 e 30 cápsulas. *Uso oral. Uso adulto*
- **Cloridrato de venlafaxina® (Eurofarma)**, cápsulas duras de liberação controlada com 42,38 mg de cloridrato de venlafaxina (equivalente a 37,5 mg de venlafaxina, embalagens com 28 cápsulas; cápsulas de liberação controlada com 84,75 mg de cloridrato de venlafaxina (equivalente a 75 mg de venlafaxina), embalagens com 28 cápsulas; cápsulas de liberação controlada de 169,50 mg de cloridrato de venlafaxina (equivalente a150 mg de venlafaxina), embalagens com 28 cápsulas. *Uso oral. Uso adulto*

- **Cloridrato de venlafaxina® (Germed),** cápsulas de liberação controlada de 169,72 mg de cloridrato de venlafaxina (equivalente a 150 mg de venlafaxina), embalagens com 10, 14, 20, 28 e 30 cápsulas. *Uso oral. Uso adulto*
- **Cloridrato de venlafaxina® (Legrand),** cápsulas de liberação controlada com 42,43 mg de cloridrato de venlafaxina (equivalente a 37,5 mg de venlafaxina), embalagens com 7, 14, 15, 28, 30, 60 e 90 cápsulas; cápsulas de liberação controlada com 84,86 mg de cloridrato de venlafaxina (equivalente a 75 mg de venlafaxina), embalagens com 7, 14, 15, 28, 30, 60 e 90 cápsulas; cápsulas de liberação controlada de 169,72 mg de cloridrato de venlafaxina (equivalente a 150 mg de venlafaxina), embalagens com 10, 14, 20, 28 e 30 cápsulas. *Uso oral. Uso adulto*
- **Cloridrato de venlafaxina® (Medley),** cápsulas de liberação controlada com 42,4 mg de cloridrato de venlafaxina (equivalente a 37,5 mg de venlafaxina), embalagens com 15 ou 30 cápsulas; cápsulas de liberação controlada com 84,8 mg de cloridrato de venlafaxina (equivalente a 75 mg de venlafaxina), embalagens com 15 ou 90 cápsulas; cápsulas de liberação controlada de 169,72 mg de cloridrato de venlafaxina (equivalente a 150 mg de venlafaxina), embalagens com 15 ou 30 cápsulas. *Uso oral. Uso adulto*
- **Efexor XR® 37,5 mg (Wyeth),** cápsulas contendo 37,5 mg de venlafaxina, cartucho com 7 cápsulas de liberação controlada. *Uso oral. Uso adulto*
- **Efexor XR® 75 mg (Wyeth),** cápsulas contendo 75 mg de venlafaxina, cartucho com 14 cápsulas de liberação controlada. *Uso oral. Uso adulto*
- **Efexor XR® 150 mg (Wyeth),** cápsula contendo 150 mg de venlafaxina, cartucho com 14 cápsulas de liberação controlada. *Uso oral. Uso adulto*
- **Pristiq® 50 mg (Wyeth),** comprimidos revestidos de liberação controlada contendo 75,87 mg de succinato de desvenlafaxina monoidratado (equivalente a 50 mg de desvenlafaxina), cartuchos contendo 7, 14 ou 28 comprimidos. *Uso oral. Uso adulto*
- **Pristiq® 100 mg (Wyeth),** comprimidos revestidos de liberação controlada contendo 151,77 mg de succinato de desvenlafaxina monoidratado (equivalente a 100 mg de desvenlafaxina), cartuchos contendo 14 ou 28 comprimidos. *Uso oral. Uso adulto*
- **Venforin® (EMS Sigma Pharma),** cápsulas de liberação controlada com 42,43 mg de cloridrato de venlafaxina (equivalente a 37,5 mg de venlafaxina), embalagens com 7, 14, 15, 28, 30, 60 e 90 cápsulas; cápsulas de liberação controlada com 84,86 mg de cloridrato de venlafaxina (equivalente a 75 mg de venlafaxina), embalagens com 7, 14, 15, 28, 30, 60 e 90 cápsulas; cápsulas de liberação controlada de 169,72 mg de cloridrato de venlafaxina (equivalente a 150 mg de venlafaxina), embalagens com 10, 14, 20, 28 e 30 cápsulas. *Uso oral. Uso adulto*
- **Venlaxin® (Eurofarma),** cápsulas de liberação controlada com 42,38 mg de cloridrato de venlafaxina (equivalente a 37,5 mg de venlafaxina, embalagens com 7, 14 ou 28 cápsulas; cápsulas de liberação controlada com 84,75 mg de cloridrato de venlafaxina (equivalente a 75 mg de venlafaxina), embalagens com 7, 14 ou 28 cápsulas; cápsulas de liberação controlada de 169,50 mg de cloridrato de venlafaxina (equivalente a 150 mg de venlafaxina), embalagens com 14 ou 28 cápsulas. *Uso oral. Uso adulto*
- **Venlift OD® (Torrent),** cápsulas de liberação controlada com 42,43 mg de cloridrato de venlafaxina (equivalente a 37,5 mg de venlafaxina, embalagens com 7, 14 ou 30 cápsulas; cápsulas de liberação controlada com 84,85 mg de cloridrato de venlafaxina (equivalente a 75 mg de venlafaxina), embalagens com 7, 14 ou 30 cápsulas; cápsulas de liberação controlada de 169,70 mg de cloridrato de venlafaxina (equivalente a 150 mg de venlafaxina), embalagens com 14 ou 30 cápsulas. *Uso oral. Uso adulto*

Duloxetina

Antidepressivo inibidor seletivo da recaptação de serotonina e norepinefrina (ISRSNE). Como a venlafaxina, inibe a recaptação neuronal pré-sináptica de serotonina e norepinefrina. Também inibe, em menor grau, a recaptação neuronal pré-sináptica de dopamina. Ao contrário da amitriptilina, tem poucos efeitos antagonistas pós-sinápticos nos receptores muscarínicos, alfa-adrenérgicos ou receptores H1. Influencia pouco o desempenho motor ou cognitivo.

Indicação	• Tratamento de: transtorno depressivo maior; dor neuropática periférica diabética; fibromialgia em pacientes com ou sem transtorno depressivo maior (TDM); lombalgia crônica; dor crônica associada à osteoartrite de joelho em pacientes com mais de 40 anos de idade; TAG
Mecanismo de ação	• Inibição da recaptação de serotonina e norepinefrina
Posologia	• Transtorno depressivo maior: dose inicial: 60 mg VO 1 vez/dia (dose máxima de 120 mg/dia) • Dor neuropática diabética, fibromialgia: dose inicial – 60 mg/dia (longe das refeições), não aumentar • Lombalgia crônica e dor crônica relacionada a osteoartrite de joelho: dose inicial – 60 mg VO 1 vez/dia (dose máxima de 120 mg/dia) • TAG: dose inicial: 60 mg VO 1 vez/dia (dose máxima de 120 mg/dia)
Absorção	• Boa após administração oral
Início da ação	• 1 a 4 semanas para ser observada melhora sintomática e 4 a 7 semanas para efeitos plenos
Metabolismo	• Hepático
Eliminação	• Urina
Contraindicação	• Hipersensibilidade à duloxetina • Uso concomitante de IMAO (ou nos 14 dias anteriores)
Interações medicamentosas	• Amitriptilina: aumento do risco de síndrome serotoninérgica • Buspirona: aumento do risco de síndrome serotoninérgica • Cafeína: aumento das concentrações plasmáticas de duloxetina • Fentanila: aumento do risco de síndrome serotoninérgica • Hidroclorotiazida: risco de hiponatremia • Ibuprofeno: aumento do risco de sangramento • Uroquinase: aumento do risco de sangramento

(continua)

Duloxetina (continuação)

Efeitos adversos	• *Reações muito comuns (10% dos usuários):* xerostomia, náuseas, cefaleia • *Reações comuns (entre 1 e 10%):* palpitações, borramento visual, diarreia, vômitos, dispepsia, flatulência, dor abdominal, diminuição do apetite, dor musculoesquelética, tontura, letargia, sonolência, parestesias, insônia, diminuição da libido, disfunção erétil, ansiedade, transtorno do sono, agitação psicomotora, hiperidrose, rubor, dor orofaríngea, prurido, espasmos musculares, transtornos do sono
Alerta	• Não é indicada para pessoas com menos de 18 anos de idade • Classe C na gravidez

Apresentação comercial

- **Cloridrato de duloxetina® 30 mg (EMS),** cápsulas duras de liberação retardada contendo 33,7 mg de cloridrato de duloxetina (equivalente a 30 mg de duloxetina), embalagem contendo 7, 15, 30, 60 e 100 cápsulas. *Exclusivamente para uso oral. Uso adulto acima de 18 anos*
- **Cloridrato de duloxetina® 60 mg (EMS),** cápsulas duras de liberação retardada contendo 67,3 mg de cloridrato de duloxetina (equivalente a 60 mg de duloxetina), embalagem contendo 7, 15, 30, 60 e 100* cápsulas. *Exclusivamente para uso oral. Uso adulto acima de 18 anos*
- **Cloridrato de duloxetina® 30 mg (Legrand),** cápsulas duras de liberação retardada contendo 33,7 mg de cloridrato de duloxetina (equivalente a 30 mg de duloxetina), embalagem contendo 7, 15, 30, 60 e 100 cápsulas. *Exclusivamente para uso oral. Uso adulto acima de 18 anos*
- **Cloridrato de duloxetina® 60 mg (Legrand),** cápsulas duras de liberação retardada contendo 67,3 mg de cloridrato de duloxetina (equivalente a 60 mg de duloxetina), embalagem contendo 7, 15, 30, 60 e 100* cápsulas. *Exclusivamente para uso oral. Uso adulto acima de 18 anos*
- **Cloridrato de duloxetina® 30 mg (Germed),** cápsulas duras de liberação retardada contendo 33,7 mg de cloridrato de duloxetina (equivalente a 30 mg de duloxetina), embalagem contendo 7, 15, 30, 60 e 100 cápsulas. *Exclusivamente para uso oral. Uso adulto acima de 18 anos*
- **Cloridrato de duloxetina® 60 mg (Germed),** cápsulas duras de liberação retardada contendo 67,3 mg de cloridrato de duloxetina (equivalente a 60 mg de duloxetina), embalagem contendo 7, 15, 30, 60 e 100* cápsulas. *Exclusivamente para uso oral. Uso adulto acima de 18 anos*
- **Cloridrato de duloxetina® 30 mg (Nova Química),** cápsulas duras de liberação retardada contendo 33,7 mg de cloridrato de duloxetina (equivalente a 30 mg de duloxetina), embalagem contendo 7, 15, 30, 60 e 100 cápsulas. *Exclusivamente para uso oral. Uso adulto acima de 18 anos*
- **Cloridrato de duloxetina® 60 mg (Nova Química),** cápsulas duras de liberação retardada contendo 67,3 mg de cloridrato de duloxetina (equivalente a 60 mg de duloxetina), embalagem contendo 7, 15, 30, 60 e 100* cápsulas. *Exclusivamente para uso oral. Uso adulto acima de 18 anos*
- **Cymbalta® 30 mg (Eli Lilly),** cápsulas de liberação retardada com 33,7 mg de cloridrato de duloxetina (equivalente a 30 mg de duloxetina), em caixas com 7 ou 28 cápsulas. *Uso oral. Uso adulto*
- **Cymbalta® 60 mg (Eli Lilly),** cápsulas de liberação retardada com 67,3 mg de cloridrato de duloxetina (equivalente a 60 mg de duloxetina), em caixas com 28 cápsulas. *Uso oral. Uso adulto*
- **Cymbi® 30 mg (EMS Sigma Pharma),** cápsulas duras de liberação retardada contendo 33,7 mg de cloridrato de duloxetina (equivalente a 30 mg de duloxetina), embalagem contendo 7, 15, 30, 60 e 100 cápsulas. *Exclusivamente para uso oral. Uso adulto acima de 18 anos*
- **Cymbi® 60 mg (EMS Sigma Pharma),** cápsulas duras de liberação retardada contendo 67,3 mg de cloridrato de duloxetina (equivalente a 60 mg de duloxetina), embalagem contendo 7, 15, 30, 60 e 100 cápsulas. *Exclusivamente para uso oral. Uso adulto acima de 18 anos*
- **Dulorgran® 30 mg (Legrand),** cápsulas duras de liberação retardada contendo 33,7 mg de cloridrato de duloxetina (equivalente a 30 mg de duloxetina), embalagem contendo 7, 15, 30, 60 e 100 cápsulas. *Exclusivamente para uso oral. Uso adulto acima de 18 anos*
- **Dulorgran® 60 mg (Legrand),** cápsulas duras de liberação retardada contendo 67,3 mg de cloridrato de duloxetina (equivalente a 60 mg de duloxetina), embalagem contendo 7, 15, 30, 60 e 100 cápsulas. *Exclusivamente para uso oral. Uso adulto acima de 18 anos*
- **Neulox® 30 mg (Nova Química),** cápsulas duras de liberação retardada contendo 33,7 mg de cloridrato de duloxetina (equivalente a 30 mg de duloxetina), embalagem contendo 7, 15, 30 e 60 cápsulas. *Exclusivamente para uso oral. Uso adulto acima de 18 anos*
- **Neulox® 60 mg (Nova Química),** cápsulas duras de liberação retardada contendo 67,3 mg de cloridrato de duloxetina (equivalente a 60 mg de duloxetina), embalagem contendo 7, 15, 30 e 60 cápsulas. *Exclusivamente para uso oral. Uso adulto acima de 18 anos*
- **Velija® (Libbs),** cápsula gelatinosa com microgrânulos de cobertura entérica contendo 33,7 mg de cloridrato de duloxetina (equivalente a 30 mg de duloxetina base), embalagens com 10 ou 30 cápsulas; cápsula gelatinosa com microgrânulos de cobertura entérica contendo 67,3 mg de cloridrato de duloxetina (equivalente a 60 mg de duloxetina base), embalagem com 30 cápsulas. *Uso adulto (acima de 18 anos de idade).*

Trazodona

A trazodona é um derivado da triazolopiridina que difere quimicamente dos demais antidepressivos disponíveis. Embora a trazodona apresente certa semelhança com os benzodiazepínicos, as fenotiazinas e os antidepressivos tricíclicos, seu perfil farmacológico difere desta classe de fármacos. A trazodona não influencia a recaptação de norepinefrina nem de dopamina no SNC.

Indicação	• Tratamento da depressão mental associada ou não a episódios de ansiedade, de dor neurogênica (neuropatia diabética) e de outros tipos de dor crônica • Tratamento da depressão maior
Mecanismo de ação	• Ligação ao receptor 5-HT2, atuando como agonista da serotonina em doses elevadas e como antagonista da serotonina em doses baixas • Como a fluoxetina, a atividade antidepressiva da trazodona provavelmente resulta de bloqueio da recaptação da serotonina por meio de inibição da bomba de recaptação da serotonina na membrana neuronal pré-sináptica • Se a trazodona for usada por períodos prolongados, os receptores neuronais pós-sinápticos também são afetados • O efeito sedativo da trazodona provavelmente resulta do bloqueio alfa-adrenérgico e de modesto bloqueio histamínico no receptor H1

(continua)

Trazodona (*continuação*)

Posologia	• Adultos
	  ○ Dose inicial: 50 a 150 mg/dia VO (dividida em 2 tomadas)
	  ○ Dose máxima: 400 mg/dia
	• Idosos
	  ○ Dose inicial: 75 mg/dia VO (dividida em 2 tomadas), com aumento gradativo a intervalos de 3 ou 4 dias

Absorção	• Boa (biodisponibilidade de 65%)
Início da ação	• Efeito antidepressivo: 1 a 3 semanas • Insônia: 1 a 3 h
Metabolismo	• Hepático
Eliminação	• Urina (70 a 75%) e fezes (21%)
Contraindicação	• Hipersensibilidade a trazodona ou seus excipientes • Uso concomitante de IMAO (ou nos 14 dias anteriores)
Interações medicamentosas	• Amiodarona, dofetilida, sotalol, disopiramida, quinidina, procainamida: exacerbação do efeito de prolongamento do intervalo QT • Amprenavir: aumento das concentrações plasmáticas e dos efeitos farmacológicos da trazodona • Difenidramina: efeitos aditivos ou sinérgicos de depressão do SNC ou do sistema respiratório (sobretudo em idosos ou pessoas debilitadas) • Salbutamol: efeitos aditivos de prolongamento do intervalo QT • Sumatriptana: aumento do risco de síndrome serotoninérgica • Zolpidem: efeitos aditivos ou sinérgicos de depressão do SNC ou do sistema respiratório (sobretudo em idosos ou pessoas debilitadas)
Efeitos adversos	• Hipotensão, inclusive hipotensão ortostática e síncope
Alerta	• O uso concomitante de trazodona e um agente anti-hipertensivo exige a redução da dose deste • Classe C na gravidez

Apresentação comercial

■ **Donaren® (Apsen)**, comprimidos revestidos de 50 mg de cloridrato de trazodona, caixas com 20 e 60 comprimidos; comprimidos revestidos de 100 mg de cloridrato de trazodona, caixa com 30 comprimidos. *Uso oral. Uso adulto*

■ **Donaren retard® (Apsen)**, comprimidos revestidos de 150 mg de cloridrato de trazodona, caixas com 10 e 20 comprimidos. *Uso oral. Uso adulto*.

Mirtazapina

A mirtazapina é um antidepressivo usado desde 1996. Trata-se de um antagonista alfa-2 pré-sináptico, de ação no SNC, que aumenta a neurotransmissão noradrenérgica e serotoninérgica central. A melhora da neurotransmissão serotoninérgica é especificamente mediada através de receptores 5-HT1, porque os receptores 5-HT2 e 5-HT3 são bloqueados pela mirtazapina. Presume-se que ambos os enantiômeros de mirtazapina contribuam para a atividade antidepressiva, o enantiômero S (+) bloqueando os receptores alfa-2 e 5-HT2 e o enantiômero R (−) bloqueando os receptores 5-HT3. A atividade antagonista dos receptores H1 da histamina de mirtazapina está associada com suas propriedades sedativas. A mirtazapina praticamente não apresenta atividade anticolinérgica e, em doses terapêuticas, praticamente não exerce efeito sobre o sistema cardiovascular.

Indicação	• Tratamento de episódios de depressão maior
Mecanismo de ação	• Antagonista nos receptores alfa-2 pré-sinápticos, inibindo o *feedback* negativo para os nervos pré-sinápticos e aumentando a liberação de norepinefrina. O bloqueio de heterorreceptores (receptores alfa-2 contidos nos neurônios serotoninérgicos) aumenta a liberação de 5-HT, promovendo as interações dos receptores de 5-HT e 5-HT1 e contribuindo para os efeitos ansiolíticos da mirtazapina • A mirtazapina também exerce substancial antagonismo nos receptores H1, resultando em sedação • A mirtazapina não influencia a recaptação de norepinefrina nem de 5-HT e exerce efeito mínimo nos receptores dopaminérgicos e muscarínicos
Posologia	• Dose inicial: 15 ou 30 mg • Dose de manutenção: 15 a 45 mg/dia
Absorção	• Rápida e completa, mas a biodisponibilidade absoluta é de 50% por causa do efeito de primeira passagem
Metabolismo	• Hepática
Eliminação	• Renal (75%)

(*continua*)

Mirtazapina (*continuação*)

Contraindicação	• Hipersensibilidade a mirtazapina ou a componentes da formulação • História pregressa de transtornos convulsivos • Hipertrofia prostática benigna • Insuficiência renal ou hepática grave • IAM recente • Pessoas com menos de 18 anos de idade
Interações medicamentosas	• Amitriptilina: aumento do risco de síndrome serotoninérgica • Buspirona: aumento do risco de síndrome serotoninérgica • Ciclobenzaprina: aumento do risco de síndrome serotoninérgica • Ergotamina: aumento do risco de síndrome serotoninérgica • Meperidina: aumento do risco de síndrome serotoninérgica • Sibutramina: aumento do risco de síndrome serotoninérgica • Sumatriptana: aumento do risco de síndrome serotoninérgica • Tramadol: aumento do risco de síndrome serotoninérgica • Trazodona: aumento do risco de síndrome serotoninérgica
Efeitos adversos	• Insuficiência renal aguda; hepatite; icterícia; trombocitopenia; leucopenia; eosinofilia; agranulocitose
Alerta	• Classe C na gravidez

Apresentação comercial

- **Menelat® (Torrent)**, comprimidos revestidos de 30 mg de mirtazapina, embalagens com 10 e 30 comprimidos; comprimidos revestidos 45 mg de mirtazapina, embalagens com 30 comprimidos. *Uso oral. Uso adulto*
- **Mirtazapina® (Sandoz)**, comprimido orodispersível com 15 mg de mirtazapina, embalagem contendo 28 comprimidos orodispersíveis; comprimido orodispersível com 30 mg de mirtazapina, embalagem contendo 28 comprimidos orodispersíveis; comprimido orodispersível com 45 mg de mirtazapina, embalagem contendo 28 comprimidos orodispersíveis. *Uso oral. Uso adulto*
- **Razapina® (Sandoz)**, comprimido revestido de 30 mg de mirtazapina, embalagem contendo 7 e 28 comprimidos revestidos; comprimido revestido de 45 mg de mirtazapina, embalagem contendo 28 comprimidos revestidos. *Uso oral. Uso adulto*
- **Rapazina ODT® (Sandoz)**, comprimidos orodispersíveis com 15 mg de mirtazapina, embalagem contendo 7 ou 28 comprimidos orodispersíveis; comprimidos orodispersíveis com 30 mg de mirtazapina, embalagem contendo 28 comprimidos orodispersíveis; comprimidos orodispersíveis com 45 mg de mirtazapina, embalagem contendo 28 comprimidos orodispersíveis. *Uso oral. Uso adulto*
- **Remeron Soltab® (Schering-Plough)**, comprimidos orodispersíveis com 15 mg de mirtazapina, embalagens com 6 e 30 comprimidos; comprimidos orodispersíveis com 30 mg de mirtazapina em embalagens com 6 ou 30 comprimidos; comprimidos orodispersíveis com 45 mg de mirtazapina em embalagens com 30 comprimidos. *Uso oral. Uso adulto.*

Inibidores da MAO

A monoamina oxidase (MAO) é uma enzima crucial localizada no fígado, na parede intestinal e nos neurônios adrenérgicos. A MAO inativa monoaminas naturais como a norepinefrina, a dopamina e a serotonina, além de atuar nas monoaminas existentes nos alimentos e nos fármacos. Os IMAO alentecem a destruição da norepinefrina, da dopamina e da serotonina nos neurônios adrenérgicos. Isso resulta em níveis mais elevados desses neurotransmissores e potencialização da ação dos mesmos no cérebro. Embora os IMAO sejam tão efetivos no tratamento da depressão quanto os ISRS e os antidepressivos tricíclicos, seus efeitos adversos significativos limitam sua prescrição. Os IMAO são reservados para a depressão refratária por causa de sua margem de segurança baixa.

Uma reação adversa grave dos IMAO é a crise hipertensiva desencadeada pela ingestão de alimentos ricos em tiramina (p. ex., salame, fígado de boi ou frango, patê, queijos envelhecidos, abacates, figos, passas, pasta de soja, cerveja, vinho, suplementos proteicos, pasta de camarão).

Selegilina

A degradação prematura da dopamina provoca os sinais/sintomas da doença de Parkinson. A enzima MAO acelera a degradação da dopamina. A selegilina bloqueia de modo seletivo e irreversível a MAO-B e, assim, consegue prolongar a ação da dopamina. Além disso, a selegilina, ao contrário dos IMAO clássicos, reduz a liberação de norepinefrina no nível do tecido cerebral. Inibidores seletivos da MAO-B, como a selegilina, não têm efeitos antidepressivos.

Indicação	• Tratamento da doença de Parkinson idiopática em combinação com levodopa ou levodopa e carbidopa • Tratamento da síndrome psicorgânica primária
Mecanismo de ação	• Inibição seletiva e irreversível da MAO do tipo B
Posologia	• Em associação com a levodopa ou com as associações da levodopa + inibidores da descarboxilase: dose inicial de 1/2 ou 1 comprimido a cada 24 h, pela manhã ou em duas tomadas diárias (de 12 em 12 h) • Discinesias, acinesias e fenômenos de flutuações (*on-off*): a dose de manutenção é geralmente de 2 comprimidos, que podem ser administrados 1 vez/dia, pela manhã, ou 1 comprimido 12/12 h

(continua)

Selegilina (*continuação*)

Absorção	• Biodisponibilidade: 4,4% (VO, em jejum), 20% (VO, após refeição), 73% (adesivo)
Início da ação	• VO: 1 h
Duração da ação	• VO: 1 a 3 dias
Metabolismo	• Hepático
Eliminação	• Principalmente renal

Contraindicação	• Absoluta: hipersensibilidade individual demonstrada à selegilina
	• Relativas:
	  ○ Movimentos involuntários anormais, na fase "*on*"
	  ○ Psicose grave ou demência profunda
	  ○ Úlcera péptica ativa
	  ○ Outras doenças extrapiramidais, tais como: tremor essencial (hereditário), discinesia tardia e coreia de Huntington
	  ○ Gravidez e lactação

Interações medicamentosas	• Bupropiona: aumento do risco de reações hipertensivas • Desipramina: aumento do risco de síndrome serotoninérgica • Efedrina: aumento do risco de reações hipertensivas • Fenilefrina: aumento do risco de reações hipertensivas e hiperpirexia • Paroxetina: aumento do risco de síndrome serotoninérgica
Efeitos adversos	• Elevação dos níveis séricos das enzimas hepáticas; insônia; vertigem ou tontura; cefaleias; náuseas; hipotensão ortostática; agitação psicomotora; bradicinesia; coreia; ideias delirantes; hipertensão arterial; síncope; exacerbação de movimentos involuntários; arritmia cardíaca; episódios novos ou recidivantes de angina; edema dos membros inferiores; alopecia; perda de peso; ansiedade; obstipação; letargia; distonia; sudorese; hemorragia; digestiva; asma
Alerta	• Classe C na gravidez • Não utilizar no tremor essencial e na coreia de Huntington, que são síndromes não relacionadas à falta de dopamina • Não associar a IMAO não seletivos • Não deve ser administrado à noite, pois pode provocar insônia • Deve ser usada com cautela em nefropatas e hepatopatas pelo provável efeito acumulativo

Apresentação comercial

■ **Jumexil® (Chiesi),** cada comprimido contém 5 mg de cloridrato de selegilina, cartuchos com 20 comprimidos. *Uso oral. Uso adulto*

■ **Niar® (Abbott),** comprimidos com 5 mg de cloridrato de selegilina, embalagem com 30 ou 60 comprimidos. *Uso oral. Uso adulto.*

■ **Parkexin® (Teuto),** comprimidos com 5 mg de cloridrato de selegilina, embalagem com 30 comprimidos. *Uso oral. Uso adulto.*

Tranilcipromina

A tranilcipromina pertence à classe de antidepressivos IMAO. A monoamina oxidase catalisa a desaminação oxidativa de várias aminas, inclusive serotonina, norepinefrina, epinefrina e dopamina. Existem duas isoformas da MAO: MAO-A e MAO-B. MAO-A é encontrada sobretudo em células localizadas na periferia e catalisa a degradação de serotonina, norepinefrina, epinefrina, dopamina e tiramina, enquanto a MAO-B atua na feniletilamina, na norepinefrina, na epinefrina, na dopamina e na tiramina. A MAO-B é encontrada fora das células e principalmente no cérebro.
    Trata-se de um IMAO com início de ação rápido.

Indicação	• Tratamento de depressão, mas não para estados depressivos leves resultantes de problemas ocasionais e temporários
Mecanismo de ação	• Inibidor da MAO não hidrazínico, promove elevação rápida da concentração de epinefrina, norepinefrina e serotonina nos locais de armazenamento, em todo o sistema nervoso
Posologia	• Dose inicial: 20 mg/dia (em 2 tomadas pela manhã e à noite)
Absorção	• Após administração oral, a tranilcipromina é rapidamente absorvida pelo sistema digestório • Concentrações plasmáticas máximas são alcançadas 60 min após a administração
Início da ação	• 48 h a 3 semanas
Metabolismo	• Hepático (efeito de primeira passagem)
Eliminação	• Urina

(continua)

Tranilcipromina (continuação)

Contraindicação	- História prévia de hipersensibilidade à tranilcipromina ou aos outros componentes do medicamento - Pacientes com doença vascular cerebral ou cardiovascular, hipertensão arterial, cefaleia recorrente ou frequente, lesão hepática ou discrasias sanguíneas - Suspeita ou confirmação de doença vascular cerebral, doença cardiovascular ou hipertensão arterial - Portadores de feocromocitoma - Em associação com outros IMAO, como furazolidona, isocarboxazida, nialamida, pargilina e fenelzina - Em combinação com derivados dibenzazepínicos, como amitriptilina, desipramina, imipramina, nortriptilina, protriptilina e carbamazepina, pois essas combinações podem induzir crises hipertensivas ou convulsões intensas - Em combinação com agentes simpaticomiméticos (incluindo anfetaminas, efedrina, metildopa, dopamina e levodopa), bem como triptofano. Essas combinações podem resultar em potencialização, precipitando hipertensão, cefaleia grave e hiperpirexia. Hemorragia cerebral também pode ocorrer - Em associação com ISRS ou inibidores seletivos de recaptação da norepinefrina (ISRN, p. ex., venlafaxina). Há relatos de reações graves, algumas vezes fatais, ao uso dos IMAO antes, concomitantemente ou pouco após a descontinuação dos ISRS ou ISRNE
Interações medicamentosas	- Amitriptilina, carbamazepina: indução de náuseas/vômitos, rubor, tonteira, tremores, crises hipertensivas, CID, crises convulsivas - Buspirona: aumento do risco de síndrome serotoninérgica - Ergotamina: aumento do risco de síndrome serotoninérgica - Propoxifeno: indução de agitação psicomotora, cefaleia, diaforese, hiperpirexia, rubor, abalos musculares, mioclonia, tremores, hipertensão arterial - Pseudoefedrina: indução de reações hipertensivas graves e hiperpirexia
Efeitos adversos	- A reação mais comum é insônia. Também podem ocorrer palpitações, cefaleia ou hipotensão
Alerta	- Classe N na gravidez

Apresentação comercial

- **Parnate® (GlaxoSmithKline),** cada comprimido contém 13,70 mg de sulfato de tranilcipromina (equivalentes a 10 mg de tranilcipromina), embalagem com 20 comprimidos revestidos. Uso oral. Uso adulto.

Rasagilina

A rasagilina é uma propargilamina e um inibidor irreversível e extremamente seletivo da MAO-B. Assim como outros inibidores propargilamina, a rasagilina se liga de modo covalente ao nitrogênio N5 do resíduo flavina da MAO, com consequente inativação irreversível da enzima. As doses terapêuticas da rasagilina que inibem a MAO-B cerebral em 95% ou mais provocam inibição mínima da MAO-A e não potencializam os efeitos pressores da tiramina.

Indicação	- Tratamento da doença de Parkinson (pode ser associada ou não à levodopa)
Mecanismo de ação	- Inibição da MAO-B com consequente aumento dos níveis extracelulares de dopamina no corpo estriado. Esses níveis elevados de dopamina e a subsequente atividade dopaminérgica provavelmente mediam os efeitos benéficos na disfunção motora dopaminérgica
Posologia	- 1 mg VO 1 vez ao dia (associada ou não à levodopa)
Absorção	- Rápida após administração oral (biodisponibilidade absoluta de aproximadamente 36%)
Metabolismo	- Hepático
Eliminação	- Urina
Contraindicação	- Hipersensibilidade à rasagilina ou a qualquer componente da formulação - Insuficiência hepática grave; uso concomitante de IMAO; uso concomitante de petidina; uso concomitante de analgésicos narcóticos (p. ex., meperidina, propoxifeno, metadona) - Uso concomitante de ciclobenzaprina e *Hypericum perforatum*; anestesia geral; feocromocitoma; menores de 18 anos de idade
Interações medicamentosas	- Bupropiona: aumento do risco de reações hipertensivas - Buspirona: aumento do risco de síndrome serotoninérgica - Clomipramina: aumento do risco de síndrome serotoninérgica - Fentanila: aumento do risco de síndrome serotoninérgica - Trazodona: aumento do risco de síndrome serotoninérgica
Efeitos adversos	- *Muito comuns:* discinesia; cefaleia - *Comuns:* dor abdominal; queda; reação alérgica; pirexia; síndrome gripal; torcicolo; angina de peito; hipotensão ortostática; diminuição do apetite; constipação intestinal; xerostomia; náuseas e vômitos; flatulência; leucopenia; artralgia; dor musculoesquelética
Alerta	- A rasagilina deve ser suspensa 14 dias antes de intervenções cirúrgicas - Classe C na gravidez - Não administrar em associação com IMAO (é necessário um período de pelo menos 14 dias)

Apresentação comercial

- **Azilect® (Teva Farmacêutica)**, cada comprimido contém 1,56 mg de mesilato de rasagilina (equivalente a 1,0 mg de rasagilina), embalagem contendo 30 comprimidos. *Uso oral. Uso adulto.*

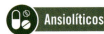

Ansiolíticos

Benzodiazepínicos

Os benzodiazepínicos (BZD) atuam como moduladores alostéricos positivos no receptor do ácido gama-aminobutírico (GABA)-A. O receptor de GABA-A é um canal iônico seletivo para cloreto e ativado por ligante.

GABA é o neurotransmissor mais comum no sistema nervoso central, sendo encontrado em concentrações elevadas no córtex e no sistema límbico. O GABA é inibitório e, portanto, reduz a excitabilidade dos neurônios.

O uso de benzodiazepínicos pode levar ao desenvolvimento de dependência física ou psíquica. O risco de dependência aumenta com a dose e a duração do tratamento. É maior também nos pacientes predispostos, com história de uso abusivo de substâncias psicoativas ou etanol.

> **IMPORTANTE**
>
> Os benzodiazepínicos estão incluídos na lista B1 da Portaria nº 344 de 12 de maio de 1998 do Ministério da Saúde que aprova o regulamento técnico sobre substâncias e medicamentos sujeitos a controle especial. Receituário azul.

Quando ocorre dependência, a retirada abrupta do benzodiazepínico será acompanhada de sinais/sintomas de abstinência. Podem ocorrer cefaleia, mialgia, ansiedade extrema, tensão, inquietude, confusão e irritabilidade. Em casos graves, os pacientes apresentam despersonalização, desrealização, hiperacusia, dormência e sensibilidade nos membros, hipersensibilidade à luz, ao barulho e ao contato físico, alucinações ou convulsões. As características dos benzodiazepínicos são mostradas no Quadro 5.1.

QUADRO 5.1 Características dos benzodiazepínicos.

BZD	Meia-vida (h)	Tempo até a concentração plasmática máxima (h)	Eliminação primária
De meia-vida prolongada			
Clordiazepóxido	5 a 30	0,5 a 4	Renal
Clorazepato	30 a 100	0,5 a 2	Renal/fecal
Diazepam	20 a 80	IM: 0,5 a 1,5 IV: em 0,25 VO: 1 a 2	Renal
Flurazepam	2,3	0,5 a 1	Renal
Meia-vida curta a intermediária			
Alprazolam	6,3 a 26,3	1 a 2	Renal
Bromazepam	8 a 19	1 a 4	Renal
Clonazepam	18 a 50	1 a 2	Renal
Lorazepam	10 a 20	VO: 1 a 6 IM: 1 a 1,5 SL: 1	Renal

Clordiazepóxido

BZD ansiolítico de ação prolongada que também apresenta ações anticonvulsivante, sedativa e amnésica. Todavia, sua ação ansiolítica é bem superior à sua ação miorrelaxante.

Indicação	• Manejo de transtornos de ansiedade • Alívio a curto prazo de manifestações de ansiedade, sinais/sintomas de alcoolismo agudo e da apreensão e ansiedade pré-operatórias
Mecanismo de ação	• Ligação ao local BZD no complexo receptor GABA-ionóforo cloreto no SNC. Isso resulta em aumento da abertura dos canais de cloreto, hiperpolarização da membrana e aumento do efeito inibitório do GABA no SNC
Posologia	• 10 mg VO 3 a 4 vezes/dia
Absorção	• Boa após administração oral
Início da ação	• 15 a 30 min (ação máxima em 2 a 4 h)
Duração da ação	• 5 a 30 h

(continua)

Clordiazepóxido (*continuação*)

Metabolismo	• Hepático
Eliminação primária	• Renal
Contraindicação	• Hipersensiblidade conhecida a BZD ou a qualquer componente da fórmula • Gravidez • Lactação
Interações medicamentosas	• Analgésicos, anestésicos, antidepressivos, hipnóticos, neurolépticos: potencialização do efeito sedativo • Anovulatórios orais inibem o metabolismo do clordiazepóxido, portanto, a efetividade desse ansiolítico aumenta
Efeitos adversos	• Astenia, incoordenação motora, alteração do ritmo intestinal, sonolência diurna
Alerta	• Classe D na gravidez

Apresentação comercial

- **Psicosedin® 10 mg (Farmasa)**, comprimidos com 10 mg de clordiazepóxido, embalagem com 20 comprimidos. *Uso oral. Uso adulto*
- **Psicosedin® 25 mg (Farmasa)**, comprimidos com 25 mg de clordiazepóxido, embalagem com 20 comprimidos. *Uso oral. Uso adulto.*
- **Clordiazepóxido + amitriptilina**
- **Limbitrol® (Valeant)**, cápsula gelatinosa dura com 5 mg de clordiazepóxido + 12,5 mg de cloridrato de amitriptilina, embalagem contendo 01 blíster com 20 cápsulas gelatinosas duras. *Uso oral. Uso adulto*
- **Menotensil® (Solvay)**, drágeas contendo 0,5 mg de estrógenos esterificados + 5 mg de cloridrato de clordiazepóxido, caixa com 21 drágeas. *Uso oral. Uso adulto.*

Diazepam

Benzodiazepínico com propriedades ansiolíticas, miorrelaxantes, anticonvulsivantes e sedativas. Sabe-se atualmente que tais ações são devidas ao reforço da ação do ácido gama-aminobutírico (GABA), o mais importante inibidor da neurotransmissão no cérebro.

Indicação	*Via oral:* • Alívio sintomático da ansiedade, tensão e outras queixas somáticas ou psicológicas associadas com a síndrome da ansiedade • Coadjuvante no tratamento da ansiedade ou agitação psicomotora associada a transtornos psiquiátricos • Alívio do espasmo muscular reflexo devido a traumatismos localizados • Tratamento da espasticidade devido à lesão dos interneurônios espinais e supraespinais (p. ex., paralisia cerebral e paraplegia), assim como na atetose e na síndrome rígida *Via intramuscular/intravenosa:* • Tratamento da ansiedade, estados epilépticos e convulsivos • Tratamento da insônia, como relaxante muscular • Como medicação pré-anestésica
Mecanismo de ação	• Ligação inespecífica a receptores de benzodiazepínicos acoplados a receptores de $GABA_A$ e exacerbação dos efeitos do GABA

Posologia	• Via oral:
	  ○ Dose inicial de 5 a 10 mg (dose máxima de 20 mg/dia). Cada dose oral não deve ser habitualmente superior a 10 mg
	  ○ Observação: o tratamento não deve exceder 2 a 3 meses, incluindo o período de retirada progressiva
	• Via intramuscular/intravenosa:
	  ○ Anestesiologia
	    ▪ Pré-medicação: 10 a 20 mg IM (crianças: 0,1 a 0,2 mg/kg), 1 h antes da indução anestésica
	    ▪ Indução anestésica: 0,2 a 0,5 mg/kg IV
	    ▪ Sedação basal antes de procedimentos terapêuticos, diagnósticos ou intervenções: 10 a 30 mg IV (crianças: 0,1 a 0,2 mg/kg)
	• O melhor método para adaptar a posologia às necessidades de cada paciente consiste em se administrar uma dose inicial de 5 mg (1 ml), ou 0,1 mg/kg, e doses subsequentes de 2,5 mg a cada 30 s (ou 0,05 mg/kg) até que haja oclusão palpebral
	• Eclâmpsia: durante a crise convulsiva: 10 a 20 mg IV; doses adicionais segundo as necessidades, IV ou gota/gota (até 100 mg/24 h)
	• Tétano: 0,1 a 0,3 mg/kg IV a intervalos de 1 a 4 h ou gota/gota (3 a 4 mg/kg/24 h); simultaneamente a mesma dose pode ser administrada por tubo nasogástrico
	• Estado de mal epiléptico: 0,15 a 0,25 mg/kg IV (eventualmente gota/gota). Repetir, se necessário, após 10 a 15 minutos. Dose máxima: 3 mg/kg/24 h
	• Estados de excitação: ansiedade aguda, agitação motora, *delirium tremens*: dose inicial de 0,1 a 0,2 mg/kg IV. Repetir a intervalos de 8 h até o desaparecimento dos sinais agudos; a seguir, prosseguir o tratamento por via oral
	• Atenção: administrar a solução injetável de diazepam separadamente, pois ela é incompatível com as soluções aquosas de outros medicamentos (precipitação do princípio ativo)

Absorção	• Rápida e completa após administração oral, atingindo a concentração plasmática máxima após 30 a 90 min

(continua)

Diazepam (continuação)

Início da ação	• Em 15 min
Duração da ção	• 20 a 80 h
Tempo até a concentração plasmática máxima	• IM: 0,5 a 1,5 h • IV: em 0,25 h • VO: 1 a 2 h
Metabolismo	• Hepático
Eliminação primária	• Renal
Contraindicação	• Hipersensibilidade aos benzodiazepínicos • Dependência de outras substâncias psicoativas, inclusive etanol, exceto para o tratamento de sintomas agudos de abstinência alcoólica • Miastenia *gravis* • Insuficiência cardiorrespiratória (risco de acentuação da depressão respiratória) • Comprometimento da função renal ou hepática • Lactação • Crianças com menos de 12 anos de idade
Interações medicamentosas	• Álcool etílico: potencialização dos efeitos sedativos • Anovulatórios orais: aumento da efetividade do diazepam • Buprenorfina: aumento do risco de superdosagem de buprenorfina, depressão respiratória grave, coma e morte • Clozapina: relatos de ataxia, sialorreia, hipotensão, depressão respiratória, perda da consciência, parada cardiorrespiratória e morte súbita • Meclizina: exacerbação dos efeitos depressores sobre o SNC e/ou sistema respiratório, sobretudo idosos e pacientes debilitados • Metoclopramida: exacerbação dos efeitos depressores sobre o SNC e/ou sistema respiratório, sobretudo idosos e pacientes debilitados • Propoxifeno: efeitos depressores aditivos sobre o SNC e o sistema respiratório • Zolpidem: exacerbação dos efeitos depressores sobre o SNC e/ou sistema respiratório, sobretudo idosos e pacientes debilitados
Efeitos adversos	• Cansaço; sonolência; relaxamento muscular; confusão mental; perda total ou parcial da memória; constipação intestinal; depressão; diplopia; dificuldade na articulação das palavras; cefaleia; hipotensão; incontinência urinária; aumento ou diminuição da libido; náuseas; xerostomia ou hipersalivação; erupção cutânea; tremores; retenção urinária; tontura; distúrbios de acomodação visual; elevação das transaminases e da fosfatase alcalina (rara); icterícia (rara); reações paradoxais tais como excitação aguda, ansiedade, transtornos do sono e alucinações
Alerta	• Classe D na gravidez • Não prescrever para pacientes com glaucoma de ângulo estreito agudo • Evitar a realização de atividades que demandem atenção, como operar máquinas ou dirigir veículos • Não usar no tratamento primário de doença psicótica • Não usar como monoterapia na depressão ou ansiedade associada com depressão, por causa da possibilidade de suicídio • Algumas apresentações injetáveis contêm álcool benzílico que pode provocar lesões irreversíveis no recém-nascido, principalmente em prematuros

Apresentação comercial

- **Ansilive® (Libbs)**, comprimidos revestidos contendo 5 mg de diazepam, embalagem contendo 20 comprimidos revestidos. *Uso oral. Uso adulto*
- **Calmociteno® (Medley)**, comprimidos de 5 mg, cartuchos com 20 e 200 unidades; comprimidos de 10 mg, cartuchos com 20 e 200 unidades. *Uso oral. Uso adulto*
- **Compaz® (Cristália)**, solução injetável com 5 mg de diazepam/mℓ, embalagem contendo 50 ampolas de 2 mℓ (veículos: álcool benzílico, propilenoglicol e água para injetáveis). *Uso adulto e pediátrico. Uso intravenoso/intramuscular*
- **Diazefast® (EMS Sigma Pharma)**, comprimidos de 5 mg e 10 mg, embalagem com 20 comprimidos. *Uso oral. Uso adulto*
- **Diazepam® (Germed)**, comprimidos de 5 mg e 10 mg, embalagens contendo 20 ou 30 comprimidos. *Uso oral. Uso adulto*
- **Diazepam® (Legrand)**, comprimidos de 5 mg e 10 mg, embalagens contendo 10, 20, 30, 40 ou 60 comprimidos. *Uso oral. Uso adulto*
- **Diazepam® NQ (NeoQuímica)**, comprimidos sulcados de 5 mg e 10 mg, caixa com 20 comprimidos. *Uso oral. Uso adulto*
- **Dienpax® (Sanofi)**, comprimidos de 5 mg, embalagem com 20 comprimidos. *Uso oral. Uso adulto*
- **Dienpax® (Sanofi)**, comprimidos de 10 mg, embalagem com 20 comprimidos. *Uso oral. Uso adulto*
- **Kiatrium® (Gross)**, comprimidos de 5 mg e 10 mg, caixa com 20 ou 30 comprimidos. *Uso oral. Uso adulto*
- **Noan® (Farmasa)**, comprimidos de 5 e 10 mg de diazepam, caixa com 20 comprimidos. *Uso oral. Uso adulto*
- **Unidiazepax® (União Química)**, comprimidos de 5 e 10 mg de diazepam, caixa com 20 comprimidos. *Uso oral. Uso adulto*
- **Valium® (Roche)**, comprimidos de 5 e 10 mg de diazepam, caixa com 20 ou 30 comprimidos. *Uso oral. Uso adulto*

Flurazepam

O flurazepam é considerado um benzodiazepínico "clássico", juntamente com bromazepam, clonazepam, clorazepato, diazepam, lorazepam e nitrazepam. Apresenta um metabólito ativo com meia-vida de eliminação bastante prolongada. O flurazepam é um agonista parcial dos receptores BZD, enquanto os outros benzodiazepínicos são agonistas plenos desses receptores. Esse derivado benzodiazepínico é um agente hipnótico que não parece reduzir o tempo de sonho (sono REM). O flurazepam reduz a latência do sono e o número de despertares, aumentando assim o tempo de sono total. Também apresenta ações anticonvulsivante, sedativa e relaxante da musculatura esquelética. É comercializado desde 1970.

Indicação	• Tratamento de insônia a curto prazo
Mecanismo de ação	• Ligação inespecífica a receptores de benzodiazepínicos acoplados a receptores de GABA$_A$ e exacerbação dos efeitos do GABA
Posologia	• 15 a 30 mg antes de deitar *Observação*: reduzir a dose a metade em pacientes debilitados ou com mais de 65 anos de idade
Absorção	• Rápida após administração oral
Início da ação	• Em 15 min
Duração da ação	• 2,3 h
Metabolismo	• Hepático
Eliminação primária	• Renal
Contraindicação	• Hipersensibilidade ao fluzarepam ou a outros benzodiazepínicos • Glaucoma de ângulo estreito • Crianças • Miastenia *gravis* • Insuficiência pulmonar crônica • Síndrome de apneia do sono • Hepatopatia grave • Nefropatia grave • Gestantes ou mulheres que possam engravidar durante o tratamento • Lactação, porque o flurazepam é excretado no leite materno
Interações medicamentosas	• Álcool etílico: potencialização do efeito sedativo • Analgésicos narcóticos: potencialização da euforia • Anestésicos: potencialização do efeito sedativo • Ansiolíticos: potencialização do efeito sedativo • Anti-histamínicos: potencialização do efeito sedativo • Clorpromazina, haloperidol: potencialização do efeito sedativo
Efeitos colaterais	• Sonolência; tontura; cefaleia • Em pacientes idosos ou debilitados podem ocorrer estados confusionais ou excitação paradoxal
Alerta	• Categoria X na gravidez • Idosos são mais sensíveis aos efeitos do flurazepam, sendo preconizada 1/2 da dose habitual • A duração do tratamento deve ser a mais curta possível (não exceder 4 semanas): pode ocorrer dependência física e psíquica. O risco é mais evidente quando o uso é prolongado, as doses são altas e existe predisposição (p. ex., pacientes com história de alcoolismo, uso abusivo de substâncias psicoativas, alterações de personalidade ou outros transtornos psiquiátricos graves)

Apresentação comercial

■ **Dalmadorm® (Valeant),** comprimidos revestidos de 30 mg, embalagem com 30 comprimidos. *Uso oral. Uso adulto.*

Alprazolam

Alprazolam é um triazolo análogo da classe de 1,4-benzodiazepínicos de ação no SNC.

Indicação	• Tratamento de transtornos de ansiedade • Tratamento do transtorno do pânico, com ou sem agorafobia associada • Tratamento dos transtornos de ansiedade associados com outras manifestações, como abstinência alcoólica
Mecanismo de ação	• Seu mecanismo exato de ação não é conhecido

(continua)

Alprazolam (continuação)

Posologia	• Transtornos de ansiedade: 0,25 mg a 0,5 mg VO 3 vezes/dia • Transtorno do pânico: 0,5 a 1,0 mg VO antes de dormir ou 0,5 mg VO 3 vezes/dia • Idosos ou pacientes debilitados: 0,25 mg VO 2 a 3 vezes/dia
Absorção	• Boa e rápida após administração oral atingindo concentrações plasmáticas máximas em 90 a 120 min
Início da ação	• 15 a 30 min
Duração da ação	• 6,3 a 26,9
Metabolismo	• Hepático
Eliminação primária	• Renal
Contraindicação	• Hipersensibilidade conhecida ao alprazolam, a outros benzodiazepínicos ou a qualquer componente do produto • Miastenia *gravis*; glaucoma de ângulo estreito agudo; gravidez; lactação
Interações medicamentosas	• Anovulatórios orais: inibem o metabolismo do alprazolam, aumentando assim sua efetividade • Indinavir: aumento significativo das concentrações plasmáticas e dos efeitos farmacológicos do alprazolam • Propoxifeno: exacerbação de efeitos adversos como tontura, sonolência, confusão, dificuldade de concentração
Efeitos adversos	• *Muito comuns*: depressão, sedação, sonolência, ataxia, comprometimento da memória, disartria, tontura, cefaleia
Alerta	• Classe D na gravidez • É contraindicado para menores de 18 anos • O risco de dependência aumenta com doses maiores e uso por períodos prolongados, sendo ainda maior em pacientes com história de alcoolismo ou abuso de substâncias psicoativas • Os adultos mais velhos são mais sensíveis aos efeitos do alprazolam (menor depuração do medicamento em comparação com pessoas mais jovens)

Apresentação comercial

- **Alprazolam® (Biosintética)**, comprimidos de 0,5 mg, 1,0 mg ou 2,0 mg, embalagem com 30 comprimidos. *Uso oral. Uso adulto*
- **Alprazolam® (Eurofarma)**, comprimidos de 1 mg, embalagem com 30 comprimidos. *Uso oral. Uso adulto*
- **Alprazolam® (Germed)**, comprimidos contendo 0,25 mg, 0,5 mg, 1,0 mg ou 2,0 mg, em embalagens contendo 20, 30 e 500 (embalagem hospitalar) comprimidos. *Uso oral. Uso adulto*
- **Alprazolam® (Medley)**, comprimidos de 0,25 mg, 0,5 mg, 1 mg e 2 mg, embalagens com 30 comprimidos. *Uso oral. Uso adulto*
- **Alprazolam® (Nikkho)**, cartucho contendo 30 comprimidos de 0,25 mg, 0,5 mg, 1,0 mg, 2,0 mg. *Uso oral. Uso adulto*
- **Alprazolam® (Nova Química)**, comprimidos contendo 0,25 mg, 0,5 mg, 1,0 mg ou 2,0 mg, em embalagens contendo 20, 30 e 500 (embalagem hospitalar) comprimidos. *Uso oral. Uso adulto*
- **Apraz® (Mantecorp)**, comprimidos de 0,25 mg, 0,5 mg, 1,0 mg ou 2,0 mg de alprazolam, embalagens contendo 30 comprimidos. *Uso oral. Uso adulto*
- **Frontal® (Pfizer)**, comprimidos de 0,25 mg, 0,5 mg ou 1,0 mg de alprazolam, em embalagens contendo 30 comprimidos; comprimidos de 2,0 mg em embalagem contendo 30 comprimidos + 1 porta-comprimidos. *Uso oral. Uso adulto*
- **Frontal® SL (Pfizer)**, comprimidos sublinguais de 0,5 mg em embalagens contendo 15 ou 30 comprimidos sublinguais. *Uso oral. Uso adulto*
- **Frontal® XR (Pfizer)**, comprimidos de liberação lenta com 0,5 mg, 1,0 mg ou 2,0 mg de alprazolam, em embalagens contendo 30 comprimidos de liberação lenta. *Uso oral. Uso adulto*
- **Tranquinal® (Bagô)**, comprimidos de 0,25 mg, 0,5 mg, 1,0 mg ou 2,0 mg de alprazolam, embalagens contendo 20 comprimidos. *Uso oral. Uso adulto*
- **Tranquinal® SLG (Bagô)**, comprimidos sublinguais de 0,5 mg em embalagens contendo 15 ou 30 comprimidos sublinguais. *Uso sublingual. Uso adulto*.

Bromazepam

Benzodiazepínico lipofílico de ação prolongada com efeitos miorrelaxantes, ansiolíticos, hipnóticos e sedativos. Não apresenta efeito antidepressivo. Segundo especialistas, tem o maior potencial de abuso dos benzodiazepínicos por causa de sua absorção e início de ação rápidos.

Indicação	• Tratamento da síndrome de ansiedade • Tratamento adjuvante de ansiedade e agitação psicomotora associadas a quadros psiquiátricos, como transtornos do humor e esquizofrenia
Mecanismo de ação	• Ligação inespecífica a receptores de benzodiazepínicos acoplados a receptores de $GABA_A$ e exacerbação dos efeitos do GABA
Posologia	• 1,5 a 3 mg até 3 vezes ao dia
Absorção	• Boa após administração oral (biodisponibilidade de 84%)
Início da ação	• 2 a 3 h
Duração da ação	• 8 a 19 h

(continua)

Bromazepam (continuação)

Metabolismo	• Hepático
Eliminação primária	• Renal
Contraindicação	• Lactação; hipersensibilidade conhecida ao bromazepam ou a outros BZD; insuficiência respiratória grave, inclusive doença pulmonar obstrutiva crônica (DPOC) associada à insuficiência respiratória incipiente; insuficiência hepática (risco de encefalopatia); síndrome de apneia do sono; miastenia *gravis*
Interações medicamentosas	• Aminofilina: redução dos efeitos terapêuticos do bromazepam • Cimetidina: aumento da concentração sérica do bromazepam • Droperidol: exacerbação do efeito depressor do SNC • Etanol: potencialização do efeito sedativo • Hidrocodona: exacerbação do efeito depressor do SNC • Hidroxizina: exacerbação do efeito depressor do SNC • Metadona: exacerbação do efeito depressor do SNC • Zolpidem: exacerbação do efeito depressor do SNC
Efeitos adversos	• Dependência (o risco de dependência física e psíquica aumenta de acordo com a dose e a duração do tratamento e também é maior em pessoas com antecedentes de abuso de álcool etílico e/ou substâncias psicoativas) • Ansiedade rebote; alterações do humor (depressão); transtornos do sono; amnésia anterógrada; diplopia (costuma desaparecer com a manutenção do tratamento); fraqueza muscular (costuma desaparecer com a manutenção do tratamento); insuficiência cardíaca
Alerta	• Classe D na gravidez • Quando ocorre dependência, a retirada abrupta do tratamento será acompanhada de manifestações de abstinência (p. ex., cefaleia, diarreia, mialgia, ansiedade extrema, tensão emocional, inquietação, confusão, irritabilidade e, nos casos graves, podem ocorrer despersonalização, desrealização, aumento da sensibilidade auditiva, parestesia nas extremidades, hipersensibilidade à luz, barulho e contato físico, alucinações ou crises epilépticas)

Apresentação comercial

- **Bromazepam® (Abbott)**, comprimidos de 6 mg de bromazepam, embalagem com 20 comprimidos. *Uso oral. Uso adulto*
- **Bromazepam® (Biosintética)**, comprimidos de 3 e 6 mg de bromazepam, embalagem com 20 e 30 comprimidos. *Uso oral. Uso adulto*
- **Bromazepam® (Eurofarma)**, comprimidos de 3 e 6 mg de bromazepam, embalagem com 20 ou 30 comprimidos. *Uso oral. Uso adulto*
- **Bromazepam® (Germed)**, solução oral, cada mℓ contém 2,5 mg de bromazepam, em frascos contendo 10 mℓ e 20 mℓ. *Uso oral. Uso adulto*
- **Bromazepam® (Germed)**, comprimidos contendo 3 mg de bromazepam, em embalagens com 20 e 30 comprimidos. *Uso oral. Uso adulto*
- **Bromazepam® (Germed)**, comprimidos contendo 6 mg de bromazepam, em embalagens com 20 e 30 comprimidos. *Uso oral. Uso adulto*
- **Bromazepam® (Medley)**, comprimidos de 3 mg e 6 mg de bromazepam, embalagem com 30 comprimidos. *Uso oral. Uso adulto*
- **Bromazepam® (Merck)**, comprimidos de 3 mg de bromazepam em caixa com 20 comprimidos; comprimidos de 6 mg em caixa com 20 comprimidos. *Uso oral. Uso adulto*
- **Lexotan® (Roche)**, comprimidos de 3 mg de bromazepam em caixa com 20 ou 30 comprimidos; comprimidos de 6 mg de bromazepam em caixa com 20 ou 30 comprimidos. *Uso oral. Uso adulto*
- **Somalium® (Aché)**, comprimidos de 3 mg e 6 mg de bromazepam, blísteres com 30 comprimidos. *Uso oral. Uso adulto.*

Clonazepam

Agente anticonvulsivante prescrito para vários tipos de epilepsia, inclusive convulsões miotônicas ou atônicas, epilepsia fotossensível e crises de ausência, embora possa ocorrer tolerância. Raramente é efetivo nas convulsões parciais ou tônico-clônicas generalizadas.

Indicação	• Tratamento de crises epilépticas e espasmos infantis (síndrome de West) • Tratamento de transtornos de ansiedade • Tratamento de transtorno do pânico associada ou não a agorafobia • Tratamento de fobia social • Tratamento de transtorno afetivo bipolar (tratamento da fase maníaca) • Tratamento adjuvante de depressão maior (associado a antidepressivos na depressão ansiosa e no início do tratamento) • Tratamento de síndromes psicóticas • Tratamento de acatisia nas síndromes psicóticas • Tratamento da síndrome das pernas inquietas (SPI) • Tratamento de vertigem e transtornos do equilíbrio • Tratamento de síndrome da boca ardente
Mecanismo de ação	• Interações alostéricas entre receptores centrais de benzodiazepínicos e receptores de GABA com consequente potencialização dos efeitos do GABA (neurotransmissor inibitório) e aumento da inibição do sistema ativador reticular ascendente

Posologia	• Transtornos epilépticos
	   ◦ Adultos – dose inicial: 1,5 mg/dia VO, dividida em 3 tomadas
	   ◦ Recém-nascidos e crianças até 10 anos ou 30 kg – dose inicial: 0,01 a 0,03 mg/kg/dia, em 2 a 3 tomadas
	   ◦ Crianças entre 10 e 16 anos – dose inicial: 1 a 1,5 mg/dia, dividida em 2 a 3 tomadas

(continua)

Clonazepam (*continuação*)

Posologia	• Transtornos de pânico: adultos – dose inicial: 0,5 mg/dia, dividida em 2 tomadas; dose de manutenção: 1 a 2 mg/dia • Transtorno afetivo bipolar: adultos: 1,5 a 8 mg/dia • Depressão maior (como adjuvante de antidepressivos): 0,5 a 6,0 mg/dia • Acatisia: 0,5 a 4,5 mg/dia • Síndrome das pernas inquietas: 0,5 a 2,0 mg/dia
Absorção	• Rápida e completa após administração oral (biodisponibilidade de cerca de 90%)
Início da ação	• 15 a 30 min
Duração da ação	• 18 a 50 h
Metabolismo	• Hepático
Eliminação primária	• Renal
Contraindicação	• Gravidez; lactação; hipersensibilidade a benzodiazepínicos; hepatopatia importante (evidências clínicas e/ou laboratoriais); glaucoma de ângulo estreito agudo
Interações medicamentosas	• Buprenorfina: efeitos depressores aditivos sobre o SNC • Difenidramina: efeitos depressores aditivos sobre o SNC e/ou respiratórios (sobretudo em idosos ou pacientes debilitados) • Droperidol: aumento do risco da síndrome do QT prolongado • Olanzapina: efeitos depressores aditivos sobre o SNC e/ou cardiorrespiratórios (sobretudo em idosos ou pacientes debilitados) • Propoxifeno: efeitos depressores aditivos sobre o SNC e o sistema respiratório • Suco de toranja (*grapefruit*): potencialização dos efeitos do clonazepam
Efeitos adversos	• Sonolência; cefaleia; astenia; depressão; vertigem; irritabilidade; insônia; incoordenação de movimentos e da marcha; episódios de queda; náuseas; comprometimento da concentração; amnésia; alucinações; histeria; alterações da libido; psicose; tentativa de suicídio; despersonalização; disforia; instabilidade emocional; estado confusional
Alerta	• Classe D na gravidez

Apresentação comercial

- **Clonazepam® (Eurofarma)**, comprimido revestido contendo 2 mg de clonazepam, embalagens contendo 20 ou 30 comprimidos. *Uso oral. Uso adulto e pediátrico*
- **Clonazepam® (Germed)**, solução oral com 2,5 mg de clonazepam/mℓ (1 gota = 1 mg), frascos com 10 e 20 mℓ. *Uso oral. Uso adulto e pediátrico*
- **Clonazepam® (Hipolabor)**, solução oral com 2,5 mg de clonazepam/mℓ (1 gota = 1 mg) em frascos de 20 mℓ. *Uso oral. Uso adulto e pediátrico*
- **Clonazepam® (Medley)**, comprimidos contendo 0,5 mg e 2 mg de clonazepam, embalagens com 20, 30 e 60 comprimidos. *Uso oral. Uso adulto e pediátrico*
- **Clonazepam® (Medley)**, solução oral com 2,5 mg de clonazepam/mℓ (1 gota = 1 mg), frascos com 10 e 20 mℓ. *Uso oral. Uso adulto e pediátrico*
- **Clonazepam® (Prati-Donaduzzi),** solução oral com 2,5 mg de clonazepam/mℓ (1 gota = 1 mg) em frascos de 20 mℓ (embalagens com 1, 50, 100 ou 200 frascos). *Uso oral. Uso adulto e pediátrico*
- **Clonazepam® (União Química)**, solução oral com 2,5 mg de clonazepam/mℓ (cada mℓ corresponde a 25 gotas), embalagem contendo frasco de 20 mℓ
- **Clopam® (Cristália)**, comprimidos de 0,5 mg ou 2 mg de clonazepam, caixa com 20 ou 200 comprimidos. *Uso oral. Uso adulto e pediátrico*
- **Rivotril® (Roche)**, comprimidos de 0,5 mg ou 2 mg de clonazepam, caixa com 20 ou 30 comprimidos. *Uso oral. Uso adulto e pediátrico*
- **Rivotril® (Roche)**, solução oral, cada 1 mℓ (25 gotas) contém 2,5 mg de clonazepam, frasco com 20 mL. *Uso oral. Uso adulto e pediátrico*
- **Rivotril® (Roche)**, comprimidos sublinguais de 0,25 mg de clonazepam, caixa com 30 comprimidos. *Uso sublingual. Uso adulto e pediátrico.*

Lorazepam

Trata-se de um benzodiazepínico que não é transformado em metabólitos ativos. Exibe propriedades ansiolítica, sedativa, hipnótica, amnésica, anticonvulsivante e miorrelaxante. É um BZD de alta potência e ação intermediária. Um miligrama (1 mg) de lorazepam exerce o mesmo efeito que 10 mg de diazepam. Por causa de sua baixa lipossolubilidade, é absorvido de modo relativamente lento após administração oral e não pode ser administrado por via retal.

Indicação	• Controle dos transtornos de ansiedade ou para alívio, a curto prazo, das manifestações da ansiedade ou da ansiedade associada com sinais/sintomas depressivos • Tratamento adjuvante da ansiedade em estados psicóticos e depressão intensa • Medicação pré-operatória, tomada na noite anterior e/ou 1 a 2 h antes do procedimento cirúrgico (indução de sedação e amnésia anterógrada)
Mecanismo de ação	• O mecanismo exato não é conhecido, mas acredita-se que potencialize as ações do GABA, neurotransmissor inibitório no SNC
Posologia	• 2 a 3 mg/dia em doses fracionadas

(continua)

Lorazepam (continuação)

Absorção	• Rápida após administração oral com biodisponibilidade absoluta de 90%
Início da ação	• VO: 15 a 30 min • SL, IV: em 15 min
Duração da ação	• 10 a 20 h
Metabolismo	• Hepático
Eliminação primária	• Renal
Contraindicação	• Hipersensibilidade a benzodiazepínicos ou a componentes da formulação; gestação; lactação; glaucoma de ângulo estreito agudo; DPOC; hepatopatia ou nefropatia grave
Interações medicamentosas	• Anovulatórios orais: redução do efeito ansiolítico • Aripiprazol: potencialização dos efeitos depressores do SNC e/ou do sistema respiratório • Bromocriptina: potencialização dos efeitos depressores do SNC e/ou do sistema respiratório • Clozapina: efeitos aditivos sobre as funções respiratória e cardiovasculares com relatos de ataxia, sialorreia, hipotensão, depressão respiratória, parada cardiorrespiratória, perda da consciência e morte súbita • Difenidramina: potencialização dos efeitos depressores do SNC e/ou do sistema respiratório • Doxazosina: potencialização dos efeitos hipotensores (tontura, sensação de desmaio, síncope, ortostase, taquicardia) • Etanol, opiáceos, sedativo-hipnóticos: efeitos depressores do SNC aditivos • Propoxifeno: efeitos depressores aditivos sobre o SNC e o sistema respiratório
Efeitos adversos	• Efeitos dose-dependentes que tendem a desaparecer com a manutenção do tratamento: depressão respiratória; tontura; ataxia; sonolência; borramento visual; vertigem; sedação; confusão
Alerta	• Uso adulto e pediátrico acima de 12 anos de idade • Classe D na gravidez • Estimulação paradoxal do SNC pode ocorrer em pessoas com transtornos psiquiátricos, em idosos e adolescentes com hiperatividade

Apresentação comercial

- **Ansirax® (Teuto),** comprimidos de 2 mg de lorazepam em embalagens contendo 20 comprimidos. *Uso oral. Uso adulto e pediátrico a partir de 12 anos de idade*
- **Lorax® (Wyeth),** comprimidos de 1 ou 2 mg de lorazepam em embalagens contendo 30 comprimidos. *Uso oral. Uso adulto e pediátrico a partir de 12 anos de idade*
- **Lorazepam® (EMS),** comprimidos de 1 ou 2 mg de lorazepam em embalagens contendo 20, 30, e 500 (embalagem hospitalar) comprimidos. *Uso oral. Uso adulto e pediátrico a partir de 12 anos de idade*
- **Lorazepam® (Germed),** comprimidos de 2 mg de lorazepam em embalagens contendo 20 e 30 comprimidos. *Uso oral. Uso adulto e pediátrico a partir de 12 anos de idade*
- **Lorazepam® (Legrand),** comprimidos de 1 ou 2 mg de lorazepam em embalagens contendo 10, 20, 30, 40 e 60 comprimidos. *Uso oral. Uso adulto e pediátrico a partir de 12 anos de idade*
- **Lorazepam® (Medley),** comprimidos de 2 mg de lorazepam em embalagens contendo 20 comprimidos. *Uso oral. Uso adulto e pediátrico a partir de 12 anos de idade*
- **Lorazepam® (Merck),** comprimidos de 1 mg de lorazepam em embalagens contendo 20 comprimidos. *Uso oral. Uso adulto e pediátrico a partir de 12 anos de idade*
- **Lorazepam® (Ranbaxy),** comprimidos de 2 mg de lorazepam em embalagens contendo 20 e 30 comprimidos. *Uso oral. Uso adulto e pediátrico a partir de 12 anos de idade*
- **Lorazepam® (Teuto),** comprimido de 2 mg de lorazepam, embalagens contendo 30 e 100 comprimidos. *Uso oral. Uso adulto e pediátrico a partir de 12 anos de idade*
- **Max Pax® (União Química),** comprimidos de 1 ou 2 mg de lorazepam em embalagens contendo 30 comprimidos. *Uso oral. Uso adulto e pediátrico a partir de 12 anos de idade.*

Neurolépticos (antipsicóticos)

Os neurolépticos são medicamentos antipsicóticos prescritos para o tratamento de transtornos mentais, principalmente esquizofrenia. Alguns neurolépticos também são usados nos distúrbios digestivos associados ao diabetes melito e à gastroparesia.

Os neurolépticos bloqueiam receptores na via da dopamina no cérebro que controla os músculos voluntários e determinados mecanismos de resposta emocional (a via nigroestriada).

Muitos neurolépticos foram criados nos últimos 60 anos, mas todos se encaixam em uma de três grandes classes:
- Típicos (primeira geração): os mais antigos, datando do início da década de 1950 – butirofenonas (haloperidol, droperidol), fenotiazinas (as mais prescritas são clorpromazina, flufenazina, trifluoperazina, prometazina) e tioxantenos (clorprotixeno, flupentixol, zuclopentixol)
- Atípicos (segunda geração): amissulprida, clozapina, olanzapina, risperidona, quetiapina, ziprasidona e paliperidona
- Terceira geração: aripiprazol.

Neurolépticos típicos (primeira geração)

Haloperidol

O haloperidol é um antipsicótico do grupo das butirofenonas. Esse neuroléptico de primeira geração ou típico foi aprovado pela Food and Drug Administration [FDA] em 1967.

Trata-se de um bloqueador potente dos receptores dopaminérgicos centrais. Não exibe atividade anti-histamínica nem anticolinérgica. Os efeitos adversos taquicardia, disfunção erétil e tontura são causados por interação não seletiva nos alfa-adrenorreceptores, enquanto a sedação e o ganho ponderal são consequentes ao bloqueio dos receptores de histamina H1. Receituário branco, lista C1, com 2 vias.

Indicação	• Alívio de transtornos do pensamento, de afeto e do comportamento (p. ex., ideias delirantes, alucinações) e agitação psicomotora • Tratamento de movimentos incontrolados como tiques • Tratamento de soluços persistentes • Tratamento de náuseas e vômitos
Mecanismo de ação	• Interferência em neurotransmissores no cérebro
Posologia	• VO 　∘ Adultos – dose inicial: 0,5 a 2,0 mg 2 a 3 vezes ao dia; dose de manutenção: 1 a 15 mg/dia 　∘ Crianças – dose inicial: 0,1 mg/kg (1 gota/3 kg de peso) VO 2 vezes ao dia • IM 　∘ Dose inicial: 2,5 a 5,0 mg IM, repetir a intervalos de 4 a 8 h
Absorção	• VO: variável • IM: boa absorção
Início da ação	• VO: errático • IM: 15 a 30 min (o decanoato de haloperidol IM atinge nível plasmático máximo em 7 dias)
Duração da ação	• 2 a 4 semanas (decanoato)
Metabolismo	• Hepático (substancial metabolismo de primeira passagem)
Eliminação	• Renal
Contraindicação	• Estados comatosos consequentes ao consumo de álcool etílico e/ou substâncias psicoativas • Depressão do SNC; doença de Parkinson; lesão nos núcleos da base; encefalopatia orgânica grave, nefropatia e cardiopatia grave; depressão endógena; primeiro trimestre de gestação; hipersensibilidade ao haloperidol ou aos excipientes (óleo de gergelim); lactação
Interações medicamentosas	• Abarelix: exacerbação do prolongamento do intervalo QT induzido pelo haloperidol • Amiodarona, sotalol: exacerbação do prolongamento do intervalo QT induzido pelo haloperidol • Camomila, cava-cava, valeriana: exacerbação dos efeitos do haloperidol • Disopiramida, quinidina, procainamida: exacerbação do prolongamento do intervalo QT induzido pelo haloperidol • Dolasetrona: exacerbação do prolongamento do intervalo QT induzido pelo haloperidol • Doxepina: exacerbação do prolongamento do intervalo QT induzido pelo haloperidol • Doxorrubicina: exacerbação do prolongamento do intervalo QT induzido pelo haloperidol • Lopinavir: exacerbação do prolongamento do intervalo QT induzido pelo haloperidol • Prometazina: exacerbação do prolongamento do intervalo QT induzido pelo haloperidol • Propoxifeno: efeitos depressores aditivos sobre o SNC e o sistema respiratório
Efeitos adversos	• Casos raros de morte súbita (o risco é maior em idosos com demência relacionada com psicose e tratados com antipsicóticos) • Síndrome neuroléptica maligna (rara)
Alerta	• Classe C na gravidez • O haloperidol abaixa o limiar de convulsão, portanto, os indivíduos com epilepsia preexistente precisam ser cuidadosamente monitorados • É necessário extremo cuidado quando os pacientes são idosos, debilitados ou têm retenção urinária, glaucoma ou doenças cardiovasculares graves

Apresentação comercial

- **Decan Haloper® (União Química)**, solução injetável, cada ampola de 1 mℓ contém 70,52 mg de decanoato de haloperidol (equivalente a 50 mg de haloperidol), embalagem com 3 ampolas de 1 mℓ. *Uso intramuscular. Uso adulto*
- **Haldol® (Janssen-Cilag)**, comprimidos de 1 e 5 mg de haloperidol, embalagem contendo 20 comprimidos; solução oral, cada mℓ contém 2 mg de haloperidol, embalagem contendo frasco conta-gotas de 20 mℓ. *Uso oral. Uso adulto e pediátrico*
- **Haldol® (Janssen-Cilag)**, solução injetável, ampolas de 1 mℓ, embalagem contendo 5 ampolas de 1 mℓ (somente para uso hospitalar). *Uso intramuscular. Uso adulto e pediátrico*
- **Haldol® decanoato (Janssen-Cilag)**, solução injetável, cada ampola de 1 mℓ contém 70,52 mg de decanoato de haloperidol (equivalente a 50 mg de haloperidol), embalagem com 5 ampolas de 1 mℓ. *Uso intramuscular. Uso adulto*
- **Halo® (Cristália)**, comprimidos de 1 mg ou 5 mg de haloperidol em embalagem com 200 comprimidos. *Uso oral. Uso adulto e pediátrico*

CAPÍTULO 5 | MEDICAMENTOS EM NEUROLOGIA/PSIQUIATRIA

- **Halo® decanoato (Cristália)**, solução injetável, cada ampola de 1 mℓ contém 70,52 mg de decanoato de haloperidol (equivalente a 50 mg de haloperidol), embalagem com 3 e 15 ampolas de 1 mℓ. *Uso intramuscular. Uso adulto*
- **Haloperidol® (Prati-Donaduzzi)**, solução oral, cada mℓ (20 gotas) contém 2 mg, em embalagem com 1 frasco de 30 mℓ. *Uso oral. Uso adulto e pediátrico*
- **Uni Haloper® (União Química)**, comprimido de 1 mg de haloperidol, caixa com 200 comprimidos; comprimido de 5 mg de haloperidol, caixa com 200 comprimidos; solução injetável, ampolas com 5 mg/mℓ, caixa com 50 ampolas de 1 mℓ; solução oral (gotas), cada mℓ da solução oral (gotas) contém 2 mg de haloperidol, frasco contendo 20 mℓ. *Uso oral (comprimido e solução oral). Uso intramuscular (solução injetável). Uso adulto e pediátrico (comprimidos e solução oral). Uso adulto (solução injetável).*

Droperidol

Neuroléptico do grupo das butirofenonas, com propriedades gerais semelhantes às do haloperidol. Exibe acentuada ação tranquilizante e sedativa, potente efeito antiemético e ação bloqueadora adrenérgica com vasodilatação periférica. Promove a estabilidade das funções cardiovasculares, sendo característico seu efeito antiarrítmico nas arritmias provocadas pela epinefrina. O efeito aparece 3 a 10 min após a administração por via intravenosa ou intramuscular, sendo que a duração total dos efeitos ansiolíticos e sedativos geralmente é de 2 a 4 h.

Indicação	• Redução da incidência de náuseas/e vômitos associados a procedimentos cirúrgicos e diagnósticos
Mecanismo de ação	• O mecanismo exato não é conhecido. Contudo, droperidol provoca depressão do SNC nos níveis subcorticais do telencéfalo, do mesencéfalo e da formação reticular do tronco encefálico. Antagoniza as ações do ácido glutâmico no sistema extrapiramidal • Também inibe os receptores de catecolaminas e a recaptação de neurotransmissores; forte ação antidopaminérgica central
Posologia	• Adultos: 0,5 a 2 mg IM antes da quimioterapia ou de anestesia geral, repetir a cada 3 a 4 h, conforme a necessidade
Absorção	• Completa após administração IM
Início da ação	• IM: 3 a 10 min
Duração da ação	• IM: 2 h
Metabolismo	• Hepático
Eliminação	• Urina e fezes
Contraindicação	• Hipersensibilidade ao droperidol ou a qualquer componente da formulação • Prolongamento do intervalo QT • Usar com cautela em pacientes com hipotensão (por causa dos efeitos vasodilatadores), ICC, bradicardia, hipopotassemia, hipomagnesemia, em uso de diuréticos
Interações medicamentosas	• Ansiolíticos: efeitos depressores aditivos do SNC • Barbitúricos: efeitos depressores aditivos do SNC • Etanol: efeitos depressores aditivos do SNC • Fentanila: pode causar hipertensão arterial e depressão respiratória
Efeitos adversos	• Sedação, disforia, alucinações pós-operatórias, reações extrapiramidais, alteração temporária do padrão do EEG, hipotensão com taquicardia de rebote, bradicardia, redução da pressão arterial pulmonar, prolongamento do intervalo QT
Alerta	• Classe C na gravidez

Apresentação comercial

- **Droperdal® (Cristália)**, solução injetável 2,5 mg de droperidol/mℓ, caixas com 50 ampolas de 1 mℓ (sem conservante). *Uso injetável – intravenoso e intramuscular. Uso adulto e pediátrico acima de 2 anos*
- Droperidol + fentanila
- **Nilperidol® (Cristália)**, solução injetável, cada mℓ de solução injetável contém: 0,0785 mg citrato de fentanila (equivalente a 0,05 mg de fentanila base) + 2,5 mg de droperidol, caixa com 50 ampolas de 2 mℓ. *Uso injetável – intravenoso e intramuscular. Uso adulto e pediátrico acima de 2 anos.*

Clorpromazina

Neuroléptico da primeira geração, aprovado nos EUA para uso em 1954, que bloqueia vários tipos de receptores dentro e fora do SNC, inclusive os receptores de dopamina, histamina, norepinefrina e acetilcolina. Os efeitos na esquizofrenia parecem ser consequentes ao bloqueio dos receptores de dopamina (D2).

Indicação	• Tratamento de esquizofrenia e outros transtornos psicóticos
Mecanismo de ação	• Bloqueio de receptores de dopamina pós-sinápticos

(continua)

Clorpromazina (*continuação*)

Posologia	• VO
	  ○ Adultos: 25 a 1.600 mg/dia (fracionadas em 3 a 4 vezes ao dia)
	  ○ Crianças > 2 anos: dose inicial de 1 mg/kg/dia, dividida em 2 a 3 tomadas
	• IM
	  ○ Adultos: dose inicial de 25 a 100 mg, repetida em 1 a 4 h, até o controle dos sinais/sintomas
	  ○ Crianças > 2 anos: dose inicial de 1 mg/kg/dia, dividida em 2 a 3 tomadas

Absorção	• Boa absorção pelo sistema digestório, mas a biodisponibilidade varia de acordo com o metabolismo hepático de primeira passagem
Início da ação	• 30 a 60 min
Duração da ação	• Meia-vida de 30 h
Metabolismo	• Hepático
Eliminação	• Renal
Contraindicação	• Doença da artéria coronária; hipertensão arterial grave; discrasias sanguíneas; abstinência de etanol ou barbitúricos; glaucoma; hepatopatia; lactação
Interações medicamentosas	• Antiácidos: redução da absorção e dos níveis séricos de clorpromazina • Antidepressivos tricíclicos: potencialização dos efeitos adversos anticolinérgicos • Etanol: potencialização do efeito sedativo • Levodopa: inibição dos efeitos terapêuticos da levodopa e pode provocar sedação excessiva • Varfarina: redução dos efeitos anticoagulantes
Efeitos adversos	• Cefaleia; manifestações anticolinérgicas (xerostomia, anorexia, náuseas/vômitos, constipação intestinal); ganho ponderal; anemia; fototoxicidade; borramento visual; xeroftalmia; glaucoma; taquicardia; parada cardíaca; edema de laringe; síndrome neuroléptica maligna
Alerta	• Classe C na gravidez • De todos os neurolépticos a clorpromazina é a que mais provavelmente provoca síndrome extrapiramidal • Não é indicada para psicose relacionada com demência • Usar com extrema cautela em pacientes com epilepsia porque baixa o limiar convulsivo • Usar com extrema cautela em pacientes com hiperplasia prostática benigna porque pode provocar retenção urinária

Apresentação comercial

- **Amplictil® (Sanofi-Aventis),** solução injetável, cada ampola de 5 mℓ contém 27,85 mg de cloridrato de clorpromazina (equivalente a 25 mg de clorpromazina), caixa com 5 ampolas de 5 mℓ; solução oral, cada mℓ da solução oral 4% contém 44,5 mg de cloridrato de clorpromazina (equivalente a 40 mg de clorpromazina). Cada gota contém 1 mg de cloridrato de clorpromazina, frasco de 20 mℓ de solução a 4% de cloridrato de clorpromazina. *Uso adulto e pediátrico (acima de 2 anos de idade)*
- **Clorpromaz® (União Química),** comprimido revestido contendo 112 mg de cloridrato de clorpromazina (equivalente a 100 mg de clorpromazina base), embalagem contendo 100 comprimidos. *Uso oral. Uso adulto e pediátrico acima de 2 anos*
- **Longactil® 25 mg (Cristália),** comprimidos revestidos com 27,86 mg de cloridrato de clorpromazina (equivalente a 25 mg de clorpromazina base), embalagem com 200 comprimidos. *Uso oral. Uso adulto e pediátrico acima de 2 anos*
- **Longactil® 100 mg (Cristália),** comprimidos revestidos com 111,44 mg de cloridrato de clorpromazina (equivalente a 100 mg de clorpromazina base), embalagem com 200 comprimidos. *Uso oral. Uso adulto e pediátrico acima de 2 anos.*

Flufenazina

A flufenazina é uma fenotiazina de alta potência que foi aprovada pela FDA em 1959 para tratamento de transtornos psicóticos, inclusive a esquizofrenia. A flufenazina provoca menos sedação e menos efeitos anticolinérgicos do que a clorpromazina, contudo, induz muitos sinais/sintomas extrapiramidais.

Indicação	• Tratamento de manutenção de pacientes esquizofrênicos crônicos, não agitados, estabilizados com agentes neurolépticos de ação curta
Mecanismo de ação	• Bloqueio dos receptores D1 e D2 dopaminérgicos mesolímbicos pós-sinápticos no cérebro; acredita-se que a redução da liberação de hormônios hipotalâmicos e hipofisários induza depressão do sistema ativador reticular
Posologia	• 25 mg IM a cada 1 a 3 semanas • Dose máxima: 100 mg/dose
Absorção	• A velocidade e a magnitude da absorção são variáveis
Início da ação	• IM: < 1 h

(*continua*)

Flufenazina (*continuação*)

Duração da ação	• IM: 6 a 8 h
Metabolismo	• Hepático
Eliminação	• Principalmente renal
Contraindicação	• Hipersensibilidade a flufenazina ou a qualquer componente da formulação; coma; depressão do SNC; mielossupressão; outras discrasias sanguíneas; lesão subcortical; hepatopatia
Interações medicamentosas	• Analgésicos: efeitos aditivos de sedação excessiva, depressão respiratória, hipotensão • Antidepressivos: sedação excessiva, íleo paralítico, alterações visuais, constipação intestinal grave • Anti-histamínicos: sedação excessiva, íleo paralítico, alterações visuais, constipação intestinal grave • Antiparkinsonianos: sedação excessiva, íleo paralítico, alterações visuais, constipação intestinal grave • Bromocriptina: antagonismo do efeito da bromocriptina na secreção de prolactina • Clonidina: inibição da resposta pressórica • Disopiramida: aumento do risco de arritmias e defeitos da condução cardíaca • Procainamida: aumento do risco de arritmias e defeitos da condução cardíaca • Quinidina: aumento do risco de arritmias e defeitos da condução cardíaca
Efeitos adversos	• Síndrome maligna neuroléptica; reações extrapiramidais; discinesia tardia; sedação; alterações do EEG; sonolência; hipotensão ortostática; taquicardia; borramento visual; congestão nasal; xerostomia; constipação intestinal; retenção urinária; coliuria; leucopenia, agranulocitose, eosinofilia, anemia hemolítica; discreta fotossensibilidade
Alerta	• Classe C na gravidez

IMPORTANTE
A apresentação de depósito (decanoato de flufenazina) pode ser administrada em pacientes paranoides que costumam negligenciar a medicação. O efeito dura de 7 a 28 dias. Uma injeção mensal de 25 mg de decanoato de flufenazina é equivalente a cerca de 15 a 20 mg/dia de flufenazina oral.

Apresentação comercial
- **Flufenan® depot (Cristália),** solução injetável, ampolas contendo 25 mg de enantato de flufenazina, caixas com 50 ampolas de 1 mℓ. Uso intramuscular. Uso adulto.

Trifluoperazina

A fluoperazina é uma fenotiazina com ações semelhantes às da clorpromazina, provocando intensos efeitos extrapiramidais e efeitos antimuscarínicos e sedativos discretos.

Indicação	• Tratamento de transtornos psicóticos como esquizofrenia e a fase maníaca do transtorno bipolar • Tratamento a curto prazo de ansiedade não psicótica, inclusive inquietação e apreensão pré-operatória
Mecanismo de ação	• Bloqueio dos receptores pós-sinápticos dopaminérgicos (D1 e D2) mesolímbicos

Posologia	• Adultos (hospitalizados e ambulatoriais)
	  ○ Dose: 1 ou 2 mg, 2 vezes/dia. Raramente é necessário exceder 4 mg/dia, exceto em quando as condições são mais graves
	  ○ Tratamento da ansiedade não psicótica: não exceder 5 mg/dia ou 12 semanas de tratamento
	• Crianças
	  ○ A dose deve ser ajustada ao peso e à intensidade dos sinais/sintomas. Estas dosagens são para crianças de 6 a 12 anos hospitalizadas ou sob cuidadosa supervisão
	  ○ A dose inicial é de 1 mg 1 ou 2 vezes/dia. A dose pode ser aumentada gradualmente até que os sintomas sejam controlados ou até que os efeitos colaterais se tornem um problema
	  ○ Apesar de não ser geralmente necessário exceder a dose de 15 mg diários, algumas crianças mais velhas com sintomas graves podem necessitar de doses mais altas
	• Idosos: como são mais suscetíveis a hipotensão e reações neuromusculares, devem ser cuidadosamente observados durante o tratamento

Absorção	• Variável, dependendo da via de administração. A absorção após administração oral é errática e variável
Início da ação	• Desconhecido
Duração da ação	• 4 a 6 h
Metabolismo	• Hepático
Eliminação	• Principalmente renal

(*continua*)

Trifluoperazina (continuação)

Contraindicação	• Hipersensibilidade à trifluoperazina ou aos excipientes da formulação; coma; uso concomitante de etanol, barbitúricos, opiáceos • Não usar em pacientes com discrasias sanguíneas, mielodepressão ou hepatopatia • Não usar em crianças com menos de 6 anos de idade nem lactantes
Interações medicamentosas	• Anticoagulantes orais: redução do efeito anticoagulante • Anticonvulsivantes: a trifluoperazina abaixa o limiar convulsivo, portanto, é preciso ajustar a dose dos anticonvulsivantes • Diuréticos tiazídicos: exacerbação do efeito hipotensor • Propranolol: redução das concentrações plasmáticas dos dois fármacos
Efeitos adversos	• Discinesia tardia, síndrome neuroléptica maligna, hipotensão • Observação: idosos e indivíduos debilitados são mais propensos a hipotensão e reações adversas neurológicas
Alerta	• Classe C na gravidez

Apresentação comercial

- **Stelazine® (GSK)**, comprimidos de 2 mg de dicloridrato de trifluoperazina, embalagem com 20 comprimidos. *Uso oral. Uso adulto e pediátrico acima de 6 anos*
- **Stelazine® (GSK)**, comprimidos de 5 mg de dicloridrato de trifluoperazina, embalagem com 20 comprimidos. *Uso oral. Uso adulto e pediátrico acima de 6 anos.*

Prometazina

Ver Prometazina na página 319 do Capítulo 8, *Medicamentos em Otorrinolaringologia*.

Zuclopentixol

O zuclopentixol é um neuroléptico típico do grupo dos tioxantenos e tem ação antipsicótica. Sua atuação se deve principalmente ao antagonismo dos receptores de dopamina D1 e D2. Além disso, apresenta afinidade elevada pelos receptores alfa-1-adrenérgicos e 5-HT.

Os efeitos são notados nas primeiras horas após a injeção intramuscular, ocorrendo rapidamente redução da agitação psicomotora e agressividade.

Indicação	• É prescrito para as manifestações psicóticas como alucinações, ideias delirantes, agitação psicomotora, agressividade e hostilidade da esquizofrenia e de outros transtornos psicóticos • Também é indicado para a fase maníaca da psicose maníaco-depressiva, para o retardo mental associado à hiperatividade motora, agitação psicomotora, violência e outros transtornos do comportamento e para a demência senil com ideias paranoides, confusão e/ou desorientação
Mecanismo de ação	• Antagonista dos receptores D1 e D2, mas também apresenta elevada afinidade pelos receptores alfa-1-adrenérgicos e de 5-HT2
Posologia	• Esquizofrenia aguda e outras psicoses agudas, estados de agitação psicomotora aguda e significativa, mania: dose habitual: 10 a 15 mg/dia, podendo chegar a 75 mg/dia • Esquizofrenia crônica e outras psicoses crônicas: dose de manutenção: 20 a 40 mg/dia • Agitação em pacientes oligofrênicos: dose habitual: 6 a 20 mg/dia, podendo aumentar até 40 mg/dia • Agitação e confusão em pacientes senis: dose habitual: 2 a 6 mg/dia, podendo aumentar para 10 a 20 mg/dia
Absorção	• Boa após administração oral • IM: absorção lenta
Início da ação	• VO: em algumas horas, com níveis sanguíneos máximos em 4 h • IM (acetato): 2 a 4 h • IM (decanoato): em 3 dias
Duração da ação	• VO: 8 a 24 h • IM (acetato): 2 a 3 dias • IM (decanoato): 2 a 4 semanas
Metabolismo	• Hepático
Eliminação	• Principalmente pelas fezes, com 10% sendo eliminados na urina
Contraindicação	• Hipersensibilidade ao zuclopentixol ou a qualquer componente da formulação; coma; intoxicação alcoólica
Interações medicamentosas	• Amiodarona: aumento do risco de arritmias ventriculares • Barbitúricos: potencialização do efeito sedativo • Disopiramida: aumento do risco de arritmias ventriculares • IECA: potencialização do efeito hipotensor

(continua)

Zuclopentixol (*continuação*)

Interações medicamentosas	• Lítio: aumento do risco de reações extrapiramidais • Metoclopramida: aumenta o risco de manifestações extrapiramidais • Sotalol: aumento do risco de arritmias ventriculares • Não associar zuclopentixol com bebidas alcoólicas por causa da potencialização dos efeitos sedativos • O zuclopentixol antagoniza os efeitos da levodopa e dos antagonistas da dopamina • Não deve ser associado a fármacos que prolongam o intervalo QT (p. ex., quinidina, sotalol, tioridazina, eritromicina, moxifloxacino)
Efeitos adversos	• Manifestações extrapiramidais; sonolência; xerostomia; hipotensão ortostática; vertigem; alterações discretas e transitórias da provas de função hepática
Alerta	• Classe C na gravidez

Apresentação comercial

- **Clopixol® (Lundbeck)**, comprimidos revestidos de 11,82 mg de dicloridrato de zuclopentixol (equivalente a 10 mg de zuclopentixol base), apresentado em cartuchos de cartolina contendo 2 cartelas com 10 comprimidos cada. *Uso adulto*
- **Clopixol® (Lundbeck)**, comprimidos revestidos de 29,55 mg de dicloridrato de zuclopentixol (equivalente a 25 mg de zuclopentixol base), apresentado em cartuchos de cartolina contendo 2 cartelas com 10 comprimidos cada. *Uso oral. Uso adulto*
- **Clopixol Acuphase® (Lundbeck)**, solução injetável, cada ampola de 1 mℓ contém 50 mg/mℓ de acetato de zuclopentixol em óleo vegetal (Viscoleo®), embalagem contendo 1 ampola de 1 mℓ. *Uso adulto. Uso intramuscular*
- **Clopixol Depot® (Lundbeck)**, solução injetável, cada ampola de 1 mℓ contém 200 mg de decanoato de zuclopentixol e óleo vegetal (triglicerídios de cadeia média). *Uso adulto. Uso intramuscular.*

Neurolépticos atípicos (segunda geração)

Os antipsicóticos atípicos são, por definição, diferentes dos antipsicóticos típicos por provocarem menos manifestações extrapiramidais e por se acompanharem de risco menor de discinesia tardia em populações vulneráveis nas doses que promovem controle da psicose. Já foi constatado que muitos, mas não todos, antipsicóticos atípicos melhoram a função cognitiva.

A clozapina, o protótipo desses agentes, melhora as ideias delirantes e as alucinações de pacientes que não respondem a outros neurolépticos e reduz o risco de suicídio.

Os antipsicóticos atípicos aumentam a liberação cortical de dopamina e acetilcolina e exercem outros efeitos no sistema glutamatérgico que não são promovidos pelos antipsicóticos típicos.

Amissulprida

A amissulprida, um derivado benzamídico, é um agente antipsicótico com um perfil farmacológico diferente dos neurolépticos clássicos, como o haloperidol, e de outra benzamida, a remoxiprida.

Indicação	• Tratamento de estados associados à deficiência do neurotransmissor dopamina, incluindo distimia • Tratamento adjuvante de estados produtivos (alucinação e ideias delirantes)
Mecanismo de ação	• Ligação seletiva aos receptores D2 e D3 de dopamina no sistema límbico • Doses baixas de amissulprida bloqueiam seletivamente os receptores D2 e D3 (aumentando a transmissão dopaminérgica), enquanto doses mais elevadas bloqueiam receptores pós-sinápticos (inibindo a hiperatividade dopaminérgica)
Posologia	• Estados deficitários e de inibição: 50 mg/dia no desjejum • Crises psicóticas: 600 a 1.200 mg/dia
Absorção	• Apresenta dois picos de absorção, sendo o primeiro atingido rapidamente (1 h após a ingestão) e o segundo entre 3 e 4 h após a administração
Início da ação	• Algumas semanas
Duração da ação	• 24 h
Metabolismo	• Hepático
Eliminação	• Renal
Contraindicação	• Hipersensibilidade à amissulprida ou aos componentes da fórmula • Pacientes com tumores dependentes da prolactina, como prolactinoma da hipófise e câncer de mama • Pacientes com feocromocitoma; crianças até a puberdade; gestantes; lactantes; uso de medicamentos que possam induzir *torsade de pointes*: antiarrítmicos da classe Ia (quinidina, disopiramida), antiarrítmicos da classe III (amiodarona, sotalol) e outros fármacos tais como bepridil, cisaprida, tioridazina, metadona, eritromicina IV, halofantrina, pentamidina e esparfloxacino

(continua)

Amissulprida (continuação)

Interações medicamentosas	• Betabloqueadores: aumento do risco de *torsade de pointes* • Diuréticos espoliadores de potássio, anfotericina B, glicocorticosteroides: aumento do risco de hipopotassemia • Etanol: potencialização dos efeitos depressores do SNC do etanol • Levodopa: antagonismo recíproco dos efeitos dos dois fármacos
Efeitos adversos	• Sinais/sintomas extrapiramidais (p. ex., tremores, rigidez, hipocinesia, hipersalivação, acatisia, discinesia) são muito comuns • São reações comuns sonolência, distonia aguda, torcicolo espasmódico, crises oculogíricas, trismo • Elevação dos níveis plasmáticos de prolactina que pode resultar em galactorreia, amenorreia, ginecomastia, mastalgia e disfunção erétil
Alerta	• Classe C na gravidez • Idosos com psicose relacionada à demência tratados com agentes antipsicóticos correm risco de morte aumentado se usarem amissulprida • A amissulprida pode reduzir o limiar de convulsão, portanto, os pacientes com histórico de epilepsia devem ser cuidadosamente monitorados durante o tratamento com amissulprida • A dose de amissulprida deve ser reduzida em pacientes com insuficiência renal (reduzir à metade se CrCl estiver entre 30 e 60 mℓ/min e reduzir para 1/3 se CrCl estiver entre 10 e 30 mℓ/min) • A síndrome neuroléptica maligna, que é uma complicação potencialmente fatal de frequência não conhecida

Apresentação comercial

■ Socian® (Sanofi-Aventis), comprimidos de 50 mg de amissulprida, embalagem com 20 comprimidos; comprimidos de 200 mg de amissulprida, embalagem com 20 comprimidos. *Uso oral. Uso adulto.*

Clozapina

A clozapina foi o primeiro antipsicótico atípico aprovado nos EUA em 1989.

Por causa de seus efeitos adversos potencialmente graves, é indicada para pacientes com esquizofrenia que não responderam às terapias convencionais e para reduzir o risco de comportamento suicida em pacientes com esquizofrenia.

Os efeitos sobre o SNC, como sedação, tontura, confusão, fadiga e cefaleia, são comuns no início da terapia e diminuem com a manutenção da terapia.

A prescrição de clozapina para crianças e adolescentes **não** é recomendada.

Indicação	• Tratamento de esquizofrenia quando o paciente não respondeu a outros medicamentos • Tratamento de transtorno esquizoafetivo com ideação suicida • Tratamento de transtornos do pensamento, emocionais e comportamentais em pacientes com doença de Parkinson quando o tratamento convencional falhou
Mecanismo de ação	• A clozapina é um derivado benzisoxazol que é um antagonista monoaminérgico seletivo com elevada afinidade pelos receptores de serotonina do tipo 2 (5-HT2), de dopamina do tipo 2 (D2), adrenérgicos 1 e 2 e histaminérgicos H1. Também antagoniza outros receptores, porém com menor potência

Posologia	• Tratamento de esquizofrenia ou transtorno esquizoafetivo com ideação suicida
	   ○ 1º dia: 12,5 mg VO, 1 a 2 vezes ao dia
	   ○ Dose habitual: 300 a 450 mg/dia
	• Tratamento de transtornos do pensamento, emocionais e comportamentais na doença de Parkinson
	   ○ Dose inicial: 12,5 mg à noite
	   ○ Dose habitual: 25 a 37,5 mg/dia

Absorção	• Rápida e quase total (60 a 70% de biodisponibilidade)
Início da ação	• 2 semanas
Metabolismo	• Hepático (efeito de primeira passagem)
Eliminação	• Urina (50%) e fezes (30%)
Contraindicação	• Cardiopatia; nefropatia; hepatopatia; crianças; epilepsia; discrasias sanguíneas; história pregressa de neutropenia
Interações medicamentosas	• Albendazol: aumenta o risco e/ou a magnitude de agranulocitose ou neutropenia • Benzodiazepínicos: efeitos aditivos sobre a função cardiopulmonar (depressão respiratória, parada respiratória, parada cardíaca) • Cloroquina: prolongamento do intervalo QT e aumento do risco de arritmias ventriculares • Zidovudina: aumenta o risco e/ou a magnitude de agranulocitose ou neutropenia
Efeitos adversos	• *Muito comuns* (>10% dos pacentes): taquiarritmia cardíaca, dispneia, edema de membros inferiores • *Comuns* (entre 1 e 10% dos pacientes): convulsões, perda da consciência, leucopenia, agranulocitose
Alerta	• Classe B na gravidez

IMPORTANTE

O efeito adverso mais grave e limitador da clozapina é a agranulocitose. Embora ocorra em menos de 1% dos pacientes, é potencialmente fatal. Nos EUA a FDA exige que todos os pacientes em uso de clozapina se submetam a monitoramento hematológico regular e que os resultados sejam registrados no prontuário para garantir a segurança dos mesmos.

Apresentação comercial

- **Clozapina® 25 mg (Cristália)**, comprimidos com 25 mg de clozapina, embalagens contendo 20, 30 e 200 comprimidos. *Uso oral. Uso adulto*
- **Clozapina® 100 mg (Cristália)**, comprimidos com 100 mg de clozapina, embalagens contendo 20, 30, 90 e 450 comprimidos. *Uso oral. Uso adulto*
- **Leponex® 25 mg (Novartis)**, comprimidos com 25 mg de clozapina, embalagem contendo 20 comprimidos. *Uso oral. Uso adulto*
- **Leponex® 100 mg (Novartis)**, comprimidos com 100 mg de clozapina, embalagem contendo 30 comprimidos. *Uso oral. Uso adulto*
- **Pinazan® 25 mg (Cristália)**, comprimidos de 25 mg de clozapina, embalagens contendo 20, 30 e 200 comprimidos. *Uso oral. Uso adulto*
- **Pinazan® 100 mg (Cristália)**, comprimidos de 100 mg de clozapina, embalagens contendo 20, 30, 90 e 450 comprimidos. *Uso oral. Uso adulto*

Olanzapina

A olanzapina, um derivado tienobenzodiazepínico, é um antipsicótico de segunda geração com eficácia comprovada contra as manifestações positivas e negativas da esquizofrenia. Em comparação com os antipsicóticos convencionais, apresenta maior afinidade pelos receptores de serotonina do que pelos receptores D2. Sua farmacologia é complexa, interagindo com receptores de dopamina D1 e D2, múltiplos receptores de serotonina, receptores de histamina e receptores colinérgicos muscarínicos. A farmacocinética da olanzapina é linear e dose-proporcional dentro da faixa posológica aprovada.

Indicação	• Tratamento agudo e de manutenção da esquizofrenia e outros transtornos mentais (psicoses) com manifestações positivas (p. ex., ideias delirantes, alucinações, alterações de pensamento, hostilidade e desconfiança) e/ou negativas (p. ex., afeto diminuído, isolamento emocional/social e pobreza de linguagem) • Alívio de manifestações afetivas secundárias na esquizofrenia e transtornos correlatos • Manutenção da melhora clínica durante o tratamento contínuo nos pacientes que responderam ao tratamento inicial • Monoterapia ou em combinação com lítio ou valproato para episódios de mania aguda ou mistos do transtorno bipolar, com ou sem sintomas psicóticos e com ou sem ciclagem rápida • Prolongamento do intervalo de tempo entre os episódios e redução das taxas de recorrência dos episódios de mania, mistos ou depressivos no transtorno bipolar
Mecanismo de ação	• Provavelmente uma combinação de antagonismo dos receptores D2 na via mesolímbica e dos receptores 5-HT2 no córtex frontal • O antagonismo dos receptores D2 alivia as manifestações positivas da esquizofrenia, enquanto o antagonismo dos receptores 5-HT2 alivia as manifestações negativas

Posologia	• Esquizofrenia e transtornos relacionados:
	  ◦ Dose inicial: 10 mg, 1 vez ao dia, independentemente das refeições. A dose diária deve ser ajustada de acordo com a evolução clínica, dentro da faixa de 5 a 20 mg
	• Mania aguda associada ao transtorno bipolar:
	  ◦ Dose inicial: 15 mg 1 vez/dia em monoterapia, ou 10 mg 1 vez/dia em combinação com lítio ou valproato, independentemente das refeições. A dose diária deve ser ajustada de acordo com a evolução clínica, dentro da faixa de 5 a 20 mg diários
	• Prevenção de recorrência do transtorno bipolar: pacientes que já estavam recebendo olanzapina para tratamento de episódio maníaco devem, inicialmente, continuar o tratamento com mesma dose. A dose inicial recomendada é de 10 mg/dia para os pacientes que já estão em remissão. A dose diária pode ser subsequentemente ajustada com base na condição clínica individual, dentro da variação de 5 a 20 mg/dia
	  ◦ Pacientes idosos: uma dose inicial mais baixa de 5 mg/dia pode ser considerada
	• Insuficiência hepática ou renal:
	  ◦ Uma dose inicial de 5 mg deve ser considerada para pacientes com insuficiência hepática moderada ou renal grave e aumentada somente com cautela
	  ◦ Pode ser considerada uma dose inicial mais baixa em pacientes que exibem uma combinação de fatores (sexo feminino, idoso e não fumante) que podem diminuir o metabolismo da olanzapina

Absorção	• Boa após administração oral
Início da ação	• 1 a 2 semanas
Metabolismo	• Hepático (efeito de primeira passagem importante)
Eliminação	• Urina e fezes
Contraindicação	• Nenhuma na monoterapia
Interações medicamentosas	• Benzodiazepínicos: efeitos depressores aditivos sobre o SNC e o sistema respiratório • Bupropiona: aumento do risco de crises convulsivas • Citrato de potássio: potencialização do risco de lesão na parte alta do sistema digestório • Clorazepato: efeitos depressores aditivos sobre o SNC e o sistema respiratório • Propoxifeno: efeitos depressores aditivos sobre o SNC e o sistema respiratório • Tramadol: aumento do risco de crises convulsivas

(continua)

Olanzapina (*continuação*)

Efeitos adversos	• Ganho ponderal (até 25% dos pacientes); sonolência; hipotensão ortostática; elevação dos níveis sanguíneos de prolactina, colesterol total, triglicerídios e glicose em jejum; astenia; constipação intestinal; xerostomia; edema periférico; artralgia; acatisia; tontura; elevação de TGO e/ou TGP, da fosfatase alcalina, da gamaglutamil transferase e do ácido úrico; glicosuria; leucopenia; eosinofilia
Alerta	• Classe C na gravidez • O risco de a pessoa desenvolver diabetes melito do tipo 2 é maior do que com outras fenotiazinas • A segurança e a efetividade em crianças com menos de 18 anos ainda não foram estabelecidas

Apresentação comercial

- **Axonium® (Aché),** comprimidos de 2,5 mg, 5 mg ou 10 mg de olanzapina, embalagens com 7, 15 e 30 comprimidos. *Uso oral. Uso adulto*
- **Crisapina® (Cristália),** comprimidos revestidos de 2,5 mg, 5 mg e 10 mg de olanzapina, embalagens com 14, 28 e 200 comprimidos. Também em embalagens com 7 comprimidos para a concentração de 10 mg. *Exclusivamente para uso oral. Uso adulto acima de 18 anos*
- **Expolid® (Sanofi),** comprimidos revestidos com 2,5 mg de olanzapina, embalagens com 15 ou 30 comprimidos; comprimidos revestidos com 5 mg de olanzapina, embalagens com 15 ou 30 comprimidos; comprimidos revestidos com 10 mg de olanzapina, embalagens com 30 comprimidos. *Uso oral. Uso adulto*
- **Lanzamed® (Germed),** comprimido revestido de 2,5 mg, 5 mg e 10 mg de olanzapina, em embalagens contendo 7, 14, 28, 56, 60 e 500 comprimidos revestidos. *Uso oral. Uso adulto*
- **Neupine® (GlaxoSmithKline),** comprimido revestido de 5 mg e 10 mg de olanzapina, em embalagens contendo 7, 14, 28 ou 30 comprimidos revestidos. *Uso oral. Uso adulto*
- **Olanexyn® (Aché),** comprimidos de 2,5 mg, 5 mg ou 10 mg de olanzapina, embalagens com 7, 15 ou 30 comprimidos. *Uso oral. Uso adulto*
- **Olanzapina® (Aché),** comprimidos de 2,5 mg, 5 mg ou 10 mg de olanzapina, embalagens com 7, 15 ou 30 comprimidos. *Uso oral. Uso adulto*
- **Olanzapina® (Actavis),** comprimidos revestidos de 2,5, 5 ou 10 mg de olanzapina, embalagens com 7, 15 ou 30 comprimidos revestidos; comprimidos revestidos de 2,5, 5 ou 10 mg de olanzapina em embalagens hospitalares com 60 ou 100 comprimidos revestidos. *Uso oral. Uso adulto*
- **Olanzapina® (Biosintética),** comprimidos de 2,5 mg, 5 mg ou 10 mg de olanzapina, embalagens com 7, 15 ou 30 comprimidos. *Uso oral. Uso adulto*
- **Olanzapina® (Cristália),** comprimidos revestidos de 2,5 mg, 5 mg e 10 mg, embalagens com 14, 28 e 200 comprimidos revestidos. Também em embalagens com 7 comprimidos para a concentração de 10 mg. *Uso oral. Uso adulto*
- **Olanzapina® (EMS),** comprimidos revestidos de 2,5 mg, 5 mg ou 10 mg de olanzapina, embalagens com 7, 14, 28, 56, 60 e 500 comprimidos revestidos. *Uso oral. Uso adulto*
- **Olanzapina® (Eurofarma),** comprimidos de 2,5 mg, 5 mg e 10 mg de olanzapina, em embalagens contendo 30 comprimidos. *Uso oral. Uso adulto*
- **Olanzapina® (Germed),** comprimidos de 2,5 mg, 5 mg ou 10 mg de olanzapina, embalagens com 7, 14, 28, 56, 60 e 500 comprimidos revestidos. *Uso oral. Uso adulto*
- **Olanzapina® (Legrand),** comprimidos revestidos de 2,5 mg, 5 mg ou 10 mg de olanzapina, embalagens com 7, 14, 28, 56, 60 e 500 comprimidos revestidos. *Uso oral. Uso adulto*
- **Olanzapina® (Medley),** comprimidos revestidos de 2,5 mg, 5 mg e 10 mg de olanzapina, embalagens com 30 comprimidos revestidos. *Uso oral. Uso adulto*
- **Olanzapina® (Nova Química),** comprimidos revestidos de 2,5 mg, 5 mg ou 10 mg de olanzapina, embalagens com 7, 14, 28, 56, 60 e 500 comprimidos revestidos. *Uso oral. Uso adulto*
- **Olanzapina® (Sandoz),** comprimidos revestidos de 5 mg ou 10 mg de olanzapina, embalagens com 30 comprimidos revestidos. *Uso oral. Uso adulto*
- **Olanzapina® (Zydus Nikkho),** comprimidos revestidos de 2,5 mg, 5 mg ou 10 mg de olanzapina, embalagens com 30 comprimidos. *Uso oral. Uso adulto.*

Risperidona

Segundo a teoria da dopamina da esquizofrenia, as manifestações positivas da esquizofrenia seriam consequentes à hiperatividade da via mesolímbica, enquanto as manifestações negativas ou cognitivas estariam ligadas à disfunção da via mesocortical.

A risperidona foi sintetizada com o propósito de reproduzir a efetividade da clozapina sem seu perfil de efeitos colaterais, todavia, quando prescrita em doses mais altas, a risperidona provoca efeitos extrapiramidais de modo consistente.

A risperidona é um agente antipsicótico de segunda geração que apresenta afinidade pelos receptores D2, 5-HT2A, alfa-1, alfa-2 e H1.

Indicação	• Tratamento da primeira manifestação de psicose • Tratamento de exacerbações esquizofrênicas agudas • Tratamento de psicoses esquizofrênicas agudas e crônicas e outros transtornos psicóticos nos quais as manifestações positivas ou negativas são proeminentes • Alívio de outras manifestações afetivas associadas à esquizofrenia • Tratamento a longo prazo para a prevenção da recaída nos pacientes esquizofrênicos crônicos • Tratamento de transtornos do comportamento em pacientes com demência • Tratamento a curto prazo para a mania aguda ou episódios mistos associados com transtorno bipolar I
Mecanismo de ação	• Não é plenamente compreendido, mas as teorias atuais se focalizam principalmente na capacidade da risperidona de bloquear os receptores D2 e 5-HT2A

Posologia	• Esquizofrenia
	  ○ Adultos: 2 mg/dia
	  ○ Idosos: 0,5 mg 2 vezes/dia
	  ○ Crianças com 13 a 17 anos: dose inicial de 0,5 mg/dia, podendo aumentar até 3 mg/dia

(continua)

Risperidona (continuação)

Absorção	• Boa (bidisponibilidade absoluta de 70%)
Metabolismo	• Hepático
Eliminação	• Renal
Contraindicação	• Absoluta: hipersensibilidade à risperidona ou a qualquer componente da fórmula; lactação • Relativa: usar com cautela em pacientes com prolongamento do intervalo QT, doença cardiovascular, doença vascular cerebral, desidratação, hipovolemia, história pregressa de convulsões
Interações medicamentosas	• Betabloqueadores: aumentam as concentrações plasmáticas da risperidona, mas não da fração antipsicótica ativa • Carbamazepina: diminui os níveis plasmáticos da fração antipsicótica ativa da risperidona • Levodopa: a risperidona antagoniza o efeito da levodopa
Efeitos adversos	• *Mais comuns:* comportamento agressivo; agitação psicomotora; ansiedade; alterações da visão, inclusive borramento visual; dificuldade de concentração; dificuldade para falar ou deglutir; aumento do débito urinário; desequilíbrio; fácies em máscara; problemas de memória; espasmos musculares na face, no pescoço e no dorso; inquietação ou acatisia; marcha festinante; erupção ou prurido cutâneo; tiques; tremores em mãos e dedos das mãos
Alerta	• Aumento da taxa de mortalidade foi observado em idosos tratados com antipsicóticos atípicos em estudos clínicos • Aumento da taxa de mortalidade em pacientes com demência em uso concomitante de furosemida • Incidência maior de eventos adversos vasculares cerebrais (acidente vascular cerebral [AVC] e isquemia cerebral transitória) • Risperidona deve ser usada com cautela em pacientes com doença cardiovascular e a dose deve ser adaptada gradualmente. Em caso de hipotensão, a dose deve ser reduzida • Classe C na gravidez

Apresentação comercial

- **Respidon® (Torrent)**, comprimidos revestidos de 1 mg de risperidona, embalagens contendo 20 ou 30 comprimidos; comprimidos revestidos de 2 mg de risperidona, embalagens contendo 20 ou 30 comprimidos; comprimidos revestidos de 3 mg de risperidona, embalagens contendo 20 ou 30 comprimidos. *Uso oral. Uso adulto e pediátrico acima de 5 anos*
- **Risperdal® consta (Janssen-Cilag)**, pó injetável e diluente em embalagem contendo 1 frasco-ampola com pó injetável (25 mg; 37,5 mg ou 50 mg de risperidona), 1 seringa preenchida contendo 2 mℓ de diluente para reconstituição e 3 agulhas descartáveis para reconstituição e administração ou 1 frasco-ampola com pó injetável (25 mg; 37,5 mg ou 50 mg de risperidona), 1 seringa preenchida contendo 2 mℓ de diluente para reconstituição, 1 dispositivo (SmartSite®) para auxiliar na reconstituição e 2 agulhas (Needle-Pro®) para aplicação no paciente, sendo uma destinada a aplicação na região glútea (calibre 20 G) e outra destinada a administração na região deltoide (calibre 21). *Uso adulto. Uso intramuscular*
- **Risleptic® (Actavis)**, comprimidos revestidos de 1 mg, 2 mg ou 3 mg de risperidona com 30 comprimidos. *Uso oral. Uso adulto*
- **Rispalum® (Sandoz)**, comprimido revestido de 1 mg de risperidona, embalagem contendo 20 comprimidos revestidos; comprimido revestido de 2 mg de risperidona, embalagem contendo 20 comprimidos revestidos; comprimido revestido de 3 mg de risperidona, embalagem contendo 20 comprimidos revestidos. *Uso oral. Uso adulto e pediátrico*
- **Risperidona® (Aché)**, comprimidos revestidos de 1 mg de risperidona, embalagem contendo 20 comprimidos; comprimidos revestidos de 2 mg de risperidona, embalagem contendo 20 comprimidos; comprimidos revestidos de 3 mg de risperidona, embalagem contendo 20 comprimidos. *Uso adulto e pediátrico acima de 5 anos*
- **Risperidona® (EMS)**, solução oral, cada mℓ contém 1 mg de risperidona, frascos de 30 mℓ, 50 mℓ e 100 mℓ, acompanhado de seringa dosadora. *Uso oral. Uso adulto*
- **Riss® (Eurofarma)**, comprimidos revestidos de 1 mg de risperidona, embalagens contendo 10 ou 30 comprimidos; comprimidos revestidos de 2 mg de risperidona, embalagens contendo 10 ou 30 comprimidos; comprimidos revestidos de 3 mg de risperidona, embalagens contendo 30 comprimidos. *Uso adulto e pediátrico acima de 5 anos*
- **Zargus® (Aché)**, comprimidos revestidos de 1 mg de risperidona, embalagens contendo 6, 7, 20 e 30 comprimidos; comprimidos revestidos de 2 mg de risperidona, embalagens contendo 7, 20 e 30 comprimidos; comprimidos revestidos de 3 mg de risperidona, embalagens contendo 7, 20 e 30 comprimidos. *Uso adulto e pediátrico acima de 5 anos.*

Quetiapina

A quetiapina é um agente antipsicótico atípico. Ela e seu metabólito ativo no plasma humano, a norquetiapina, interagem com ampla gama de receptores de neurotransmissores. A quetiapina e a norquetiapina exibem afinidade pelos receptores de serotonina (5-HT2) e pelos receptores de dopamina D1 e D2 no cérebro. Acredita-se que esta combinação de antagonismo ao receptor com alta seletividade para receptores 5-HT2 em relação ao receptor de dopamina D2 seja o que contribui para as propriedades antipsicóticas clínicas e reduza a suscetibilidade aos efeitos colaterais extrapiramidais (EPS) da quetiapina em comparação com os antipsicóticos típicos. A quetiapina não possui afinidade pelo transportador de norepinefrina (NET) e tem baixa afinidade pelo receptor de serotonina 5-HT1A, enquanto a norquetiapina tem alta afinidade por ambos. A inibição do NET e a ação agonista parcial do receptor 5-HT1A pela norquetiapina podem contribuir para a eficácia terapêutica do hemifumarato de quetiapina como um antidepressivo. A quetiapina e a norquetiapina têm também alta afinidade pelos receptores histamínicos e alfa-1-adrenérgicos, e afinidade moderada pelos receptores alfa-2-adrenérgicos. A quetiapina apresenta baixa afinidade pelos receptores muscarínicos, enquanto a norquetiapina tem afinidade moderada a alta por vários subtipos de receptores muscarínicos, o que pode esclarecer os efeitos anticolinérgicos (muscarínicos).

(continua)

Quetiapina (*continuação*)

Indicação	• Adultos:
	  ◦ Tratamento da esquizofrenia, como agente isolado ou adjuvante, de episódios de mania associados ao transtorno afetivo bipolar, dos episódios de depressão associados ao transtorno afetivo bipolar, no tratamento de manutenção do transtorno afetivo bipolar I (episódios maníaco, misto ou depressivo) em combinação com os estabilizadores de humor (lítio ou valproato)
	  ◦ Como monoterapia de manutenção no transtorno afetivo bipolar (episódios de mania, mistos e depressivos)
	• Adolescentes (13 a 17 anos): tratamento da esquizofrenia
	• Crianças e adolescentes (10 a 17 anos): monoterapia ou adjuvante no tratamento dos episódios de mania associados a transtorno afetivo bipolar

Mecanismo de ação	• Provavelmente se deve à combinação de antagonismo nos receptores D2 na via mesolímbica e receptores 5-HT2A no córtex frontal. O antagonismo nos receptores D2 alivia as manifestações positivas da esquizofrenia, enquanto o antagonismo nos receptores 5-HT2A alivia as manifestações negativas

Posologia	• Esquizofrenia
	  ◦ Adolescentes (13 a 17 anos de idade): a dose total diária para os 5 dias iniciais do tratamento é de 50 mg (dia 1), 100 mg (dia 2), 200 mg (dia 3), 300 mg (dia 4) e 400 mg (dia 5). Após o 5º dia de tratamento, a dose deve ser ajustada até atingir a faixa de dose considerada efetiva de 400 a 800 mg/dia. Ajustes devem ser em incrementos não maiores que 100 mg/dia. A segurança e a eficácia não foram estabelecidas em crianças com idade inferior a 13 anos de idade com esquizofrenia
	  ◦ Adultos: a dose total diária para os quatro dias iniciais é de 50 mg (dia 1), 100 mg (dia 2), 200 mg (dia 3) e 300 mg (dia 4). Após o 4º dia de tratamento, a dose deve ser ajustada até atingir a faixa considerada efetiva de 300 a 450 mg/dia. A dose pode ser ajustada até 150 a 750 mg/dia
	• Episódios de mania associados ao transtorno afetivo bipolar
	  ◦ Crianças e adolescentes (10 a 17 anos de idade): a dose total diária para os 5 dias iniciais do tratamento é de 50 mg (dia 1), 100 mg (dia 2), 200 mg (dia 3), 300 mg (dia 4) e 400 mg (dia 5). Após o 5º dia de tratamento, a dose deve ser ajustada até atingir a faixa de dose considerada efetiva de 400 a 600 mg/dia. Ajustes podem ser em incrementos não maiores que 100 mg/dia. A segurança e a eficácia não foram estabelecidas em crianças com idade inferior a 10 anos de idade com mania bipolar
	  ◦ Adultos: a dose total diária para os quatro primeiros dias do tratamento é de 100 mg (dia 1), 200 mg (dia 2), 300 mg (dia 3) e 400 mg (dia 4). Outros ajustes de dose de até 800 mg/dia no 6º dia não devem ser maiores que 200 mg/dia. A dose pode ser ajustada até 200 a 800 mg/dia. A dose usual efetiva está na faixa de dose de 400 a 800 mg/dia
	• Episódios de depressão associados ao transtorno afetivo bipolar: a dose deve ser titulada como descrito a seguir – 50 mg (dia 1), 100 mg (dia 2), 200 mg (dia 3) e 300 mg (dia 4). A quetiapina pode ser titulada até 400 mg no dia 5 e até 600 mg no dia 8
	• Manutenção do transtorno afetivo bipolar I em combinação com os estabilizadores de humor lítio ou valproato: os pacientes que responderam à quetiapina em associação a um estabilizador de humor (lítio ou valproato) para o tratamento agudo de transtorno bipolar devem continuar com a mesma dose de quetiapina

Absorção	• Rápida e boa
Metabolismo	• Hepático
Eliminação	• Aproximadamente 73% na urina e 20% nas fezes
Contraindicação	• Hipersensibilidade ao hemifumarato de quetiapina ou a um dos componentes do medicamento
Interações medicamentosas	• Amprenavir: é necessário reduzir a dose da quetiapina • Bupropiona: aumento do risco de crises convulsivas devido à redução do limiar de convulsão • Cisaprida: efeitos aditivos de prolongamento do intervalo QT e aumento do risco de arritmias ventriculares, inclusive *torsade de pointes*, e morte súbita • Cetoconazol: é necessário reduzir a dose da quetiapina • Dolasetrona: efeitos aditivos de prolongamento do intervalo QT e aumento do risco de arritmias ventriculares, inclusive *torsade de pointes*, e morte súbita • Fenitoína: é necessário aumentar a dose da quetiapina • Indinavir: é necessário reduzir a dose da quetiapina • Itraconazol: é necessário reduzir a dose da quetiapina • Propoxifeno: efeitos depressores aditivos sobre o SNC e o sistema respiratório • Rifampicina: é necessário aumentar a dose da quetiapina • Tramadol: aumento do risco de crises convulsivas devido à redução do limiar de convulsão

(*continua*)

Quetiapina (*continuação*)

Efeitos adversos	• Xerostomia • Sinais/sintomas de descontinuação (p. ex., insônia, náuseas, cefaleia, diarreia, vômito, tontura e irritabilidade) • Elevações dos níveis séricos de triglicerídios séricos, do colesterol total • Diminuição dos níveis séricos de HDL-colesterol • Ganho ponderal; diminuição da hemoglobina; sinais/sintomas extrapiramidais; leucopenia e neutropenia; taquicardia; palpitações; borramento visual; constipação intestinal; dispepsia; vômitos; astenia leve; edema periférico; irritabilidade • Elevações dos níveis séricos de ALT e de gama GT; eosinofilia; hiperglicemia; elevação da prolactina sérica; diminuição de T4 total, T4 livre e T3 total; aumento de TSH; disartria; aumento do apetite; dispneia; hipotensão ortostática; sonhos anormais e pesadelos
Alerta	• Classe C na gravidez

Apresentação comercial

- **Hemifumarato de quetiapina® (Aché),** comprimidos revestidos com 25 mg de hemifumarato de quetiapina, embalagem com 15 comprimidos; comprimidos revestidos com 100 mg de hemifumarato de quetiapina, embalagem com 30 comprimidos; comprimidos revestidos de 200 mg de hemifumarato de quetiapina, embalagem com 30 comprimidos. *Uso oral. Uso adulto e pediátrico*
- **Hemifumarato de quetiapina® (Actavis),** embalagens contendo 15 ou 30 comprimidos revestidos de 25 mg de hemifumarato de quetiapina; embalagens contendo 30 comprimidos revestidos de 100 mg ou 200 mg de hemifumarato de quetiapina. *Uso oral. Uso adulto e pediátrico*
- **Hemifumarato de quetiapina® (Cristália),** comprimidos revestidos de 25 mg, 100 mg e 200 mg de hemifumarato de quetiapina, em embalagens com 14, 28, 30 e 200 comprimidos. *Uso oral. Uso adulto e pediátrico*
- **Hemifumarato de quetiapina® (EMS),** comprimidos revestidos de 25 mg de hemifumarato de quetiapina em embalagens com 10, 14, 28, 30 ou 60 comprimidos; comprimidos revestidos de 100 mg de hemifumarato de quetiapina em embalagens com 10, 14, 28, 30 ou 60 comprimidos; comprimidos revestidos de 200 mg de hemifumarato de quetiapina em embalagens com 10, 14, 28, 30 ou 60 comprimidos; comprimidos revestidos de 300 mg de hemifumarato de quetiapina em embalagens com 10, 20, 30, 60 ou 90 (embalagem hospitalar) comprimidos. *Uso oral. Uso adulto e pediátrico*
- **Hemifumarato de quetiapina® (Eurofarma),** embalagem com 30 comprimidos revestidos de liberação prolongada contendo 50 mg de hemifumarato de quetiapina. *Uso oral. Uso adulto e pediátrico*
- **Hemifumarato de quetiapina® (LAFEPE),** comprimidos revestidos de 25 mg, 100 mg e 200 mg de hemifumarato de quetiapina, em embalagens com 14, 28, 30 e 200 comprimidos. *Uso oral. Uso adulto e pediátrico*
- **Hemifumarato de quetiapina® (Sandoz),** comprimido revestido 25 mg de hemifumarato de quetiapina, embalagem contendo 14 e 30 comprimidos revestidos; comprimido revestido 100 mg de hemifumarato de quetiapina, embalagem contendo 28 e 30 comprimidos revestidos; comprimido revestido com 200 mg de hemifumarato de quetiapina, embalagem contendo 28 e 30 comprimidos revestidos. *Uso oral. Uso adulto e pediátrico*
- **Kitapen® (Actavis),** comprimidos revestidos de 25 mg de hemifumarato de quetiapina em embalagens com 15 e 30 comprimidos; comprimidos revestidos de 100 mg de hemifumarato de quetiapina em embalagens com 30 comprimidos; comprimidos revestidos de 200 mg de hemifumarato de quetiapina em embalagens com 30 comprimidos. *Uso oral. Uso adulto e pediátrico*
- **Neotiapim® (Sandoz),** comprimido revestido com 25 mg de hemifumarato de quetiapina, embalagem contendo 14 ou 30 comprimidos revestidos; comprimido revestido com 100 mg de hemifumarato de quetiapina, embalagem contendo 14 ou 30 comprimidos revestidos; comprimidos revestidos com 200 mg de hemifumarato de quetiapina, embalagem contendo 30 comprimidos revestidos. *Uso oral. Uso adulto e pediátrico*
- **Queopine® (GlaxoSmithKline),** comprimidos revestidos de 25 mg de hemifumarato de quetiapina, embalagens com 10 ou 30 comprimidos; comprimidos revestidos de 100 mg de hemifumarato de quetiapina, embalagens com 10 ou 30 comprimidos; comprimidos revestidos de 200 mg de hemifumarato de quetiapina, embalagens com 10 ou 30 comprimidos. *Uso oral. Uso adulto e pediátrico*
- **Querok® (Legrand),** comprimidos revestidos de 25 mg de fumarato de quetiapina, embalagem com 10, 14, 28, 30 ou 60 comprimidos; comprimidos revestidos de 100 mg de fumarato de quetiapina, embalagem com 10, 14, 28, 30 ou 60 comprimidos; comprimidos revestidos de 200 mg de fumarato de quetiapina, embalagem com 10, 14, 28, 30 ou 60 comprimidos; comprimidos revestidos de 300 mg de fumarato de quetiapina, embalagem com 10, 20, 30, 60 ou 90 (embalagem hospitalar) comprimidos. *Uso oral. Uso adulto e pediátrico*
- **Queropax® (EMS),** comprimidos revestidos de 25 mg de fumarato de quetiapina, embalagem com 10, 14, 28, 30 ou 60 comprimidos; comprimidos revestidos de 100 mg de fumarato de quetiapina, embalagem com 10, 14, 28, 30 ou 60 comprimidos; comprimidos revestidos de 200 mg de fumarato de quetiapina, embalagem com 10, 14, 28, 30 ou 60 comprimidos; comprimidos revestidos de 300 mg de fumarato de quetiapina, embalagem com 10, 20, 30, 60 ou 90 (embalagem hospitalar) comprimidos. *Uso oral. Uso adulto e pediátrico*
- **Quetros® (Aché),** comprimidos revestidos com 25 mg de hemifumarato de quetiapina, embalagens com 15 ou 30 comprimidos; comprimidos revestidos com 100 mg de hemifumarato de quetiapina, embalagens com 15 ou 30 comprimidos; comprimidos revestidos com 200 mg de hemifumarato de quetiapina, embalagens com 30 comprimidos. *Uso oral. Uso adulto e pediátrico*
- **Seroquel® (AstraZeneca),** comprimidos revestidos de 25 mg de fumarato de quetiapina, embalagem com 14 comprimidos; comprimidos revestidos de 100 mg de fumarato de quetiapina, embalagem com 28 comprimidos; comprimidos revestidos de 200 mg de fumarato de quetiapina, embalagem com 28 comprimidos. *Uso oral. Uso adulto e pediátrico.*

Ziprasidona

A ziprasidona apresenta alta afinidade pelos receptores D2 e afinidade substancialmente maior pelos receptores de serotonina do tipo 2A (5-HT2A). A ziprasidona também interage com os receptores de serotonina 5-HT2C, 5-HT1D e 5-HT1A, sendo que a afinidade por estes receptores é igual ou maior que sua afinidade pelo receptor D2. A ziprasidona tem afinidade moderada pelos transportadores neuronais de serotonina e de norepinefrina e pelos receptores histamínicos H1 e receptores alfa-1. O antagonismo a esses receptores foi associado a sonolência e hipotensão ortostática, respectivamente. A ziprasidona apresenta afinidade desprezível pelos receptores muscarínicos M1. O antagonismo a esse receptor foi associado a comprometimento da memória.

Indicação	• Tratamento da esquizofrenia, transtornos esquizoafetivos e esquizofreniformes, estados de agitação psicótica e mania bipolar aguda, para manutenção da melhora clínica e prevenção de recidivas durante a continuação da terapia e tratamento de manutenção em pacientes com transtorno bipolar, em adultos • Tratamento de manutenção, em associação com lítio ou ácido valproico, em pacientes com transtorno bipolar do tipo I
Mecanismo de ação	• O mecanismo de ação da ziprasidona não é conhecido, contudo, a proposta é que sua eficácia na esquizofrenia seja mediada por uma combinação de antagonismo de receptores D2 e 5-HT2)
Posologia	• Esquizofrenia e transtorno bipolar (mania): 40 mg VO, 12/12 h, com alimentos
Absorção	• 60% após administração oral, aumentando em duas a três vezes quando ingerida com alimentos
Início da ação	• VO: alguns minutos
Duração da ação	• VO: desconhecida
Metabolismo	• 99% metabolizada pelo fígado
Eliminação	• Aproximadamente 20% da dose ingerida são eliminados na urina e 66% são eliminados nas fezes
Contraindicação	• É contraindicada para pacientes com hipersensibilidade conhecida à ziprasidona ou a qualquer componente da fórmula, assim como para pacientes com prolongamento conhecido do intervalo QT, incluindo síndrome congênita do QT longo, IAM recente, insuficiência cardíaca descompensada ou arritmias cardíacas que precisem de agentes antiarrítmicos das classes IA e III (p. ex., quinidina, procainamida, amiodarona, sotalol). É contraindicada para menores de 18 anos de idade
Interações medicamentosas	• Analgésicos opioides: efeitos depressores aditivos do SNC • Antidepressivos: efeitos depressores aditivos do SNC • Anti-histamínicos: efeitos depressores aditivos do SNC • Clorpromazina: aumento do risco de arritmias potencialmente fatais devido ao prolongamento do intervalo QT • Droperidol: aumento do risco de arritmias potencialmente fatais devido ao prolongamento do intervalo QT • Etanol: efeitos depressores aditivos do SNC • Mefloquina: aumento do risco de arritmias potencialmente fatais devido ao prolongamento do intervalo QT • Pentamidina: aumento do risco de arritmias potencialmente fatais devido ao prolongamento do intervalo QT • Quinidina: aumento do risco de arritmias potencialmente fatais devido ao prolongamento do intervalo QT • Tacrolimo: aumento do risco de arritmias potencialmente fatais devido ao prolongamento do intervalo QT
Efeitos adversos	• Sedação discreta, hipertensão arterial transitória e fala arrastada • Assim como outros antagonistas dos receptores D2, a ziprasidona pode elevar os níveis de prolactina e resultar em distúrbios como galactorreia, amenorreia, ginecomastia e disfunção erétil
Alerta	• Classe C na gravidez

> **IMPORTANTE**
>
> Idosos com psicose relacionada com demência que são tratados com agentes antipsicóticos correm risco aumentado de morte. A ziprasidona não é indicada para esses pacientes.

Apresentação comercial

- **Geodon® (Pfizer)**, cápsulas com 40 mg ou 80 mg de cloridrato de ziprasidona monoidratado, em embalagens contendo 14 ou 30 cápsulas. *Via oral. Uso adulto*
- **Ziprasidona® (FURP)**, cápsulas duras com 40 e 80 mg de cloridrato de ziprasidona, embalagens com 10, 20, 30, 50 ou 100 (embalagem hospitalar) cápsulas. *Via oral. Uso adulto*.

Paliperidona

A paliperidona é o principal metabólito da risperidona. Trata-se de um antipsicótico atípico, antagonista de dopamina e 5-HT2A. Foi aprovada pela FDA para tratamento da esquizofrenia em 2006 e para tratamento dos transtornos esquizoafetivos em 2009.

O palmitato de paliperidona é uma formulação injetável de ação prolongada, sendo indicada após o período inicial de tratamento.

Indicação	• Indicada para o tratamento da esquizofrenia, incluindo tratamento agudo e prevenção de recorrência, e para o tratamento de transtorno esquizoafetivo como agente único e em combinação com antidepressivos e/ou estabilizadores do humor
Mecanismo de ação	• O palmitato de paliperidona é hidrolisado à paliperidona. A paliperidona é um antagonista dopaminérgico D2 de ação central com atividade antagonista 5-HT2A serotoninérgica predominante. A paliperidona também é ativa como antagonista nos receptores alfa-1 e alfa-2-adrenérgicos e nos receptores histaminérgicos H1. A paliperidona não apresenta afinidade pelos receptores colinérgicos muscarínicos ou beta-1 e beta-2-adrenérgicos. A atividade farmacológica dos enantiômeros (+) e (−) da paliperidona é qualitativa e quantitativamente semelhante
Posologia	• Esquizofrenia: dose recomendada – 6 mg/dia, pela manhã • Transtorno esquizoafetivo: dose recomendada – 6 mg/dia, pela manhã
Absorção	• A biodisponibilidade absoluta após administração oral é de 28%
Metabolismo	• Hepático e renal
Eliminação	• Renal
Contraindicação	• Hipersensibilidade conhecida à paliperidona ou a qualquer dos componentes da formulação. Como a paliperidona é um metabólito ativo da risperidona, é contraindicada quando existe hipersensibilidade conhecida à risperidona
Interações medicamentosas	• Amiodarona: aumento do risco de arritmias potencialmente fatais devido ao prolongamento do intervalo QT • Disopiramida: aumento do risco de arritmias potencialmente fatais devido ao prolongamento do intervalo QT • Procainamida: aumento do risco de arritmias potencialmente fatais devido ao prolongamento do intervalo QT • Propoxifeno: efeitos depressores aditivos do SNC e/ou respiratórios • Quinidina: aumento do risco de arritmias potencialmente fatais devido ao prolongamento do intervalo QT • Saquinavir/ritonavir: aumento do risco de arritmias potencialmente fatais devido ao prolongamento do intervalo QT • Sotalol: aumento do risco de arritmias potencialmente fatais devido ao prolongamento do intervalo QT
Efeitos adversos	• Comuns (1 a 10% dos pacientes): tosse; manifestações extrapiramidais (p. ex., distonia, acatisia, parkinsonismo); hipotensão ortostática; ganho ponderal; prolongamento do intervalo QT; ansiedade; constipação intestinal; priapismo
Alerta	• Categoria C na gravidez • Não usar em pacientes com comprometimento renal moderado a grave

Apresentação comercial

- **Invega® (Janssen-Cilag)**, comprimidos revestidos de liberação prolongada de 3 mg, 6 mg e 9 mg de paliperidona, em embalagens com 28 comprimidos. Uso oral. Uso adulto e pediátrico acima de 12 anos
- **Invega Sustenna® (Janssen-Cilag)**, suspensão injetável de liberação prolongada de palmitato de paliperidona em seringas preenchidas, seringa preenchida de 0,5 mℓ com 50 mg de palmitato de paliperidona/0,5 mℓ, em embalagem com 1 unidade; seringa preenchida de 0,75 mℓ com 75 mg de palmitato de paliperidona/0,75 mℓ, em embalagem com 1 unidade: seringa preenchida de 1,0 mℓ com 100 mg de palmitato de paliperidona/1,0 mℓ, em embalagem com 1 unidade; seringa preenchida de 1,5 mℓ com 150 mg de palmitato de paliperidona/1,5 mℓ, em embalagem com 1 unidade. Uso intramuscular. Uso adulto.

Neuroléptico de terceira geração

Aripiprazol

Acredita-se que a eficácia do aripiprazol na esquizofrenia seja mediada pela combinação do agonismo **parcial** nos receptores D2 de dopamina e 5-HT1A de serotonina, e do antagonismo dos receptores de serotonina 5-HT2A. Interações com outros receptores que não os subtipos de receptores de dopamina e serotonina explicariam alguns dos outros efeitos clínicos do aripiprazol.

Indicação	• Tratamento de esquizofrenia • Tratamento agudo e de manutenção de episódios maníacos e mistos associados ao transtorno bipolar do tipo I • Terapia adjuvante ao lítio ou valproato para o tratamento agudo de episódios maníacos ou mistos associados ao transtorno bipolar do tipo I
Mecanismo de ação	• Associação de antagonismo nos receptores D2 na via mesolímbica e nos receptores 5-HT2A no córtex frontal • O antagonismo nos receptores D2 alivia as manifestações positivas da esquizofrenia, enquanto o antagonismo nos receptores 5-HT2A alivia as manifestações negativas da esquizofrenia
Posologia	• Esquizofrenia – adultos: dose inicial de 10 ou 15 mg • Mania bipolar – adultos: dose inicial de 15 ou 30 mg/dia

(continua)

Aripiprazol (*continuação*)

Absorção	• Boa, com concentrações plasmáticas máximas em 3 a 5 h
Início da ação	• 1 a 3 semanas
Metabolismo	• Hepático
Eliminação	• Renal (27%) e fecal (60%)
Contraindicação	• Hipersensibilidade ao aripiprazol ou um de seus excipientes
Interações medicamentosas	• Bupropiona: efeitos aditivos de redução do limiar de convulsão • Clozapina: potencialização dos efeitos cardiovasculares adversos, inclusive com hipotensão ortostática associada ou não a síncope) • Metoclopramida: aumento da frequência e da gravidade das reações extrapiramidais (p. ex., reações distônicas agudas, discinesia tardia, acatisia) em decorrência de efeitos dopaminérgicos aditivos • Propoxifeno: efeitos depressores aditivos sobre o SNC e o sistema respiratório • Topiramato: potencialização do risco de oligoidrose e hipertermia, sobretudo em crianças
Efeitos adversos	• A única reação adversa frequentemente observada associada ao uso de aripiprazol em pacientes com esquizofrenia foi acatisia • As reações adversas mais frequentemente observadas associadas durante o uso de aripiprazol em pacientes com mania bipolar foram acatisia, sedação, inquietação, tremores e transtornos extrapiramidais
Alerta	• Os idosos com psicose associada à demência tratados com agentes antipsicóticos correm maior risco de morte. Apesar de as causas das mortes serem variadas, a maioria dos óbitos pareceu ser de natureza cardiovascular (p. ex., insuficiência cardíaca, morte súbita) ou infecciosa (p. ex., pneumonia) • O aripiprazol deve ser utilizado com cautela em pacientes com história pregressa de convulsões • Classe C na gravidez

Apresentação comercial

- **Abilify® (Bristol-Myers Squibb)**, comprimidos com 10 mg de aripiprazol, em embalagens contendo 10 comprimidos; comprimidos com 15 mg ou 20 mg de aripiprazol, em embalagens contendo 10 ou 30 comprimidos; comprimidos com 30 mg de aripiprazol em embalagens contendo 30 comprimidos. *Uso oral. Uso adulto*
- **Aripiprazol® (Aché)**, comprimidos de 10 mg de aripiprazol, embalagens com 10, 30 e 500 comprimidos; comprimidos de 15 mg de aripiprazol, embalagens com 10, 30 e 500 comprimidos; comprimidos de 20 mg de aripiprazol, embalagens com 10, 30 e 500 comprimidos; comprimidos de 30 mg de aripiprazol, embalagens com 10, 30 e 500 comprimidos. *Uso oral. Uso adulto*
- **Aripiprazol® (Biosintética)**, comprimidos de 10 mg de aripiprazol, embalagens com 10, 30 e 500 comprimidos; comprimidos de 15 mg de aripiprazol, embalagens com 10, 30 e 500 comprimidos; comprimidos de 20 mg de aripiprazol, embalagens com 10, 30 e 500 comprimidos; comprimidos de 30 mg de aripiprazol, embalagens com 10, 30 e 500 comprimidos. *Uso oral. Uso adulto*
- **Aristab® (Aché)**, comprimidos de 10 mg de aripiprazol, embalagens com 10 e 30 comprimidos; comprimidos de 15 mg de aripiprazol, embalagens com 10 e 30 comprimidos; comprimidos de 20 mg de aripiprazol, embalagem com 30 comprimidos; comprimidos de 30 mg de aripiprazol, embalagem com 30 comprimidos. *Uso oral. Uso adulto.*

Doença de Parkinson

A doença de Parkinson é a causa neurodegenerativa mais frequente de parkinsonismo, uma síndrome clínica caracterizada por lesões nos núcleos da base, sobretudo na substância negra. A doença de Parkinson é responsável por cerca de 80% dos casos de parkinsonismo.

O parkinsonismo também pode ser consequente a condições vasculares (pseudoparkinsonismo arteriosclerótico), fármacos, infecções, tóxicos ou condições estruturais. O parkinsonismo fármaco-induzido é, provavelmente, a causa mais comum e inclui agentes que bloqueiam os receptores de dopamina D2 pós-sinápticos com elevada afinidade (p. ex., antipsicóticos, antieméticos) e valproato sódico.

Os medicamentos que podem ser prescritos para doença de Parkinson são:
- Para reposição de dopamina
    - Levodopa/carbidopa
    - Levodopa/benserazida
- Agonistas da dopamina
    - Apomorfina
    - Bromocriptina
    - Pramipexol
    - Ropinirol
    - Rotigotina
- Inibidores da catecol-O-metiltransferase (COMT)
    - Entacapona
    - Tolcapona
- Inibidores da MAO-B
    - Rasagilina (ver anteriormente)
    - Selegilina (ver anteriormente)
- Agentes anticolinérgicos e com atividade anticolinérgica
    - Biperideno
    - Difenidramina
    - Triexifenidil.

A meta da farmacoterapia na doença de Parkinson é a restauração da dopamina nos núcleos da base e o antagonismo do efeito excitatório dos neurônios e restabelecer o equilíbrio entre dopamina e acetilcolina. Isso é feito com a meta de aumentar a capacidade de os pacientes desempenharem suas AVD.

Levodopa/Carbidopa

A levodopa é um precursor metabólico da dopamina que restaura os níveis desta nos centros extrapiramidais (substância negra) que estão atrofiados no parkinsonismo. Na fase inicial da doença de Parkinson o número de neurônios dopaminérgicos residuais na substância negra é adequado para a conversão de levodopa em dopamina. À medida que a doença evolui, o número de neurônios diminui e há menos células para captar a levodopa exógena e convertê-la a dopamina para posterior armazenamento e liberação. Isso resulta em flutuação do controle motor.

A dopamina não cruza a barreira hematencefálica, mas seu precursor imediato, a levodopa, é rapidamente levado para o SNC e convertido a dopamina. Doses altas de levodopa são necessárias porque uma parte significativa é descarboxilada a dopamina na periferia, resultando em náuseas, vômitos, arritmias cardíacas e hipotensão.

Os efeitos da levodopa no SNC são potencializados pela administração concomitante de carbidopa, um inibidor da dopa descarboxilase que não cruza a barreira hematencefálica. A carbidopa diminui o metabolismo da levodopa no sistema digestório e nos tecidos periféricos, aumentando a disponibilidade de levodopa para o SNC. O acréscimo de carbidopa reduz em 4 a 5 vezes a dose de levodopa necessária e a intensidade dos efeitos colaterais da dopamina formada na periferia.

A levodopa reduz a rigidez, os tremores e outras manifestações de parkinsonismo. A associação de levodopa com carbidopa reduz a gravidade da doença nos primeiros anos de tratamento.

Indicação	• Doença de Parkinson idiopática • Parkinsonismo pós-encefalítico • Parkinsonismo sintomático (intoxicação por manganês ou monóxido de carbono) • Doença de Parkinson ou parkinsonismo que usam preparações vitamínicas contendo piridoxina • Para reduzir o tempo sem tratamento (*off*) em pacientes previamente tratados com preparações de levodopa/inibidor da descarboxilase, ou com levodopa apenas, que apresentam flutuações motoras caracterizadas por deterioração de final de dose, discinesias de pico, acinesia ou evidências semelhantes de distúrbios motores de curta duração
Mecanismo de ação	• Após administração oral é rapidamente descarboxilada a dopamina nos tecidos extracerebrais e após uma fração pequena da dose é transportada para o SNC. Por isso, são necessárias doses elevadas de levodopa para obtenção de efeito terapêutico adequado

Posologia	• Pacientes não recebendo levodopa
	   ○ Inicial: 1/2 comp. de carbidopa + levodopa (12,5/125 mg) 1 ou 2 vezes/dia
	   ○ Ajuste: acrescente 1/2 comp. de carbidopa + levodopa a cada dia, ou em dias alternados, até ser atingida a dose ótima
	   ○ Manutenção: 1 comp. 3 a 4 vezes/dia. Se for necessário, a posologia pode ser aumentada em 1/2 a 1 comp. a cada dia, ou em dias alternados, até o máximo de 8 comp./dia. É limitada a experiência com doses diárias superiores a 200 mg de carbidopa

Absorção	• 40 a 70% após administração oral
Metabolismo	• A carbidopa não é metabolizada de modo significativo, inibe o metabolismo da levodopa no sistema digestório e, assim, aumenta a absorção e os níveis plasmáticos da levodopa
Eliminação	• Renal
Contraindicação	• Hipersensibilidade conhecida à levodopa, à benserazida ou a qualquer outro componente da formulação • Uso concomitante de IMAO não seletivos; glaucoma de ângulo fechado; história pregressa de transtornos psiquiátricos com componente psicótico; gravidez; lactação
Interações medicamentosas	• Piridoxina (vitamina B6): degradação periférica da levodopa e reduz sua efetividade • IMAO (p. ex., fenelzina): indução de crise hipertensiva • Antipsicóticos: promovem bloqueio dos receptores de dopamina e podem agravar as manifestações parkinsonianas • Benzodiazepínicos: redução dos efeitos terapêuticos da levodopa • Sulfato ferroso ou gliconato de ferro: redução da biodisponibilidade de carbidopa e/ou levodopa
Efeitos adversos	• Anorexia, náuseas e vômitos (por causa da estimulação do centro do vômito) • Taquicardia e extrassístoles ventriculares (consequentes à ação dopaminérgica no coração) • Hipotensão • Midríase (ação adrenérgica na íris); discrasias sanguíneas e teste de Coombs positivo • Saliva e urina de coloração marrom por causa da melanina resultante da oxidação da catecolamina • Alucinações visuais e auditivas; movimentos involuntários anormais (discinesia); alterações do humor, depressão, ansiedade; agranulocitose, leucopenia, anemia hemolítica (potencialmente fatais)
Alerta	• Não há contraindicação ao uso de inibidores seletivos da MAO-B, como selegilina e rasagilina, ou inibidores seletivos da MAO-A, como a moclobemida • A levodopa tem meia-vida curta (1 a 2 h) e isso provoca flutuações na sua concentração plasmática (fenômeno *on-off*) • A dieta hiperproteica interfere no transporte da levodopa para o SNC • Em muitos pacientes psicóticos a levodopa exacerba os sintomas, possivelmente por causa de acúmulo de aminas centrais • Dada a possibilidade de a levodopa ativar o melanoma maligno, não deve ser utilizada em pacientes com lesões cutâneas suspeitas e não diagnosticadas ou com histórico de melanoma • Classe C na gravidez

> **IMPORTANTE**
>
> Os efeitos adversos da associação de carbidopa e levodopa são consequentes ao componente levodopa. Não é recomendado o uso da carbidopa + levodopa para o tratamento de reações extrapiramidais de origem medicamentosa.

Apresentação comercial

- **Levodopa + carbidopa**
  - **Carbidol® (Teuto),** cada comprimido contém 26,991 mg de carbidopa monoidratada (equivalente a 25 mg de carbidopa) + 250 mg de levodopa, embalagens contendo 30 e 50 comprimidos. *Uso oral. Uso adulto*
  - **Carbidopa + levodopa® (Biosintética),** cada comprimido contém 27 mg de carbidopa (equivalente a 25 mg de carbidopa anidra) + 250 mg de levodopa, embalagem com 30 comprimidos. *Uso oral. Uso adulto*
  - **Cronomet® (MSD),** comprimidos de desintegração lenta com 50 mg de carbidopa + 200 mg de levodopa, embalagem com 20 comprimidos. *Uso oral. Uso adulto*
  - **Levocarb® (Biolab Sanus),** comprimidos com 25 mg de carbidopa + 250 mg de levodopa, frasco com 30 comprimidos. *Uso oral. Uso adulto*
  - **Parkidopa® (Cristália),** comprimidos com 25 mg de carbidopa + 250 mg de levodopa, frasco com 30 comprimidos. *Uso oral. Uso adulto*
  - **Sinemet® (MSD),** comprimidos com 25 mg de carbidopa + 250 mg de levodopa, frasco com 30 comprimidos. *Uso oral. Uso adulto*
- **Levodopa + benserazida**
  - **Ekson® (Aché),** comprimidos contendo 200 mg de levodopa + 57 mg de cloridrato de benserazida (equivalente a 50 mg de benserazida), frasco com 10, 30 ou 60 comprimidos. *Uso adulto a partir de 25 anos*
  - **Prolopa® (Roche),** comprimidos convencionais contém 200 mg de levodopa (L-dopa) e 57 mg de cloridrato de benserazida (equivalente a 50 mg de benserazida), embalagem com 30 comprimidos birranhurados. *Contraindicado para menores de 25 anos de idade*
  - **Prolopa® BD (Roche),** comprimidos convencionais contém 100 mg de levodopa (L-dopa) e 28,5 mg de cloridrato de benserazida (equivalente a 25 mg de benserazida), embalagem com 30 ou 60 comprimidos birranhurados. *Contraindicado para menores de 25 anos de idade*
- **Levodopa + carbidopa + entacapona**
  - **Stalevo® 50/12,5/200 mg (Novartis),** cada comprimido revestido contém 50 mg de levodopa + 13,5 mg de monoidrato de carbidopa (equivalente a 12,5 mg de carbidopa) + 200 mg de entacapona, embalagem com 30 comprimidos. *Uso oral. Uso adulto*
  - **Stalevo® 100/25/200 mg (Novartis),** cada comprimido revestido contém 100 mg de levodopa + 27 mg de monoidrato de carbidopa (equivalente a 25 mg de carbidopa) + 200 mg de entacapona, embalagem com 30 comprimidos. *Uso oral. Uso adulto*
  - **Stalevo® 150/37,5/200 mg (Novartis),** cada comprimido revestido contém 150 mg de levodopa + 40,5 mg de monoidrato de carbidopa (equivalente a 37,5 mg de carbidopa) + 200 mg de entacapona, embalagem com 30 comprimidos. *Uso oral. Uso adulto*
  - **Stalevo® 200/50/200 mg (Novartis),** cada comprimido revestido contém 200 mg de levodopa + 54,1 mg de monoidrato de carbidopa (equivalente a 50 mg de carbidopa) + 200 mg de entacapona, embalagens contendo 30 comprimidos revestidos. *Uso oral. Uso adulto*

Agonistas da dopamina

Também conhecidos como agonistas dopaminérgicos, esses agentes ativam diretamente os receptores de dopamina no SNC. São menos efetivos do que a levodopa na redução das manifestações da doença de Parkinson. Podem ser prescritos como agentes únicos para pacientes com sinais/sintomas leves a moderados e em combinação com levodopa para as formas avançadas da doença.

Existem algumas vantagens em relação à levodopa. Os agonistas dopaminérgicos não precisam ser metabolizados para serem efetivos e não são convertidos a metabólitos potencialmente tóxicos. A proteína da dieta não interfere na sua absorção, portanto, não é necessária dieta hipoproteica. Além disso, é menos provável que provoquem discinesia nos pacientes com menos de 60 anos de idade.

Podem ser alcaloides do *ergot* ou não derivados do *ergot*.

Bromocriptina

Ver Bromocriptina na página 181 do Capítulo 4, *Medicamentos em Condições Endócrinas e Metabólicas.*

Pramipexol

O pramipexol é um agonista da dopamina não *ergot* com especificidade *in vitro* relativamente alta e atividade intrínseca plena na subfamília D de receptores da dopamina, ligando-se com maior afinidade aos receptores D3.

Indicação	• Tratamento dos sinais e sintomas da doença de Parkinson idiopática, podendo ser usado como monoterapia ou associado à levodopa. Também é indicado para o tratamento sintomático da SPI idiopática
Mecanismo de ação	• Agonista seletivo dos receptores da subfamília D2 da dopamina (pré- e pós-sinápticos) e isso ajuda a restaurar o equilíbrio dos efeitos dopaminérgicos no corpo estriado • A ligação com os receptores D3 também contribui para os efeitos antiparkinsonianos

Posologia	• Doença de Parkinson idiopática
	  ○ 1ª semana: 0,125 mg, 3 vezes ao dia
	  ○ 2ª semana: 0,25 mg, 3 vezes ao dia
	  ○ 3ª semana: 0,5 mg, 3 vezes ao dia
	  ○ Dose máxima 4,5 mg/dia

(continua)

Pramipexol (continuação)

Absorção	• Rápida com biodisponibilidade absoluta > 90%
Início da ação	• Rápido
Duração da ação	• 8 a 12 h
Metabolismo	• 90% da dose é eliminada de forma inalterada
Eliminação	• Renal
Contraindicação	• Hipersensibilidade ao pramipexol ou aos excipientes da fórmula • Uso concomitante de substâncias depressoras do SNC • Psicose; discinesia; transtornos da afetividade
Interações medicamentosas	• Fenotiazinas, metoclopramida: reduzem os níveis de pramipexol • Levodopa, cimetidina, ranitidina, diltiazem, verapamil, quinidina: elevação dos níveis séricos de pramipexol • Levodopa: agravamento da discinesia • Cava-cava: redução dos efeitos do pramipexol

Efeitos adversos	• Na doença de Parkinson:
	  ◦ *Reações muito comuns* (> 1/10): tontura, discinesia, sonolência, náuseas
	  ◦ *Reações comuns* (> 1/100 e < 1/10): comportamentos anormais, confusão, alucinações, insônia, cefaleia, diplopia, borramento visual, hipotensão, constipação intestinal, edema periférico, perda ponderal associada a anorexia
	• Na SPI:
	  ◦ *Reação muito comum* (> 1/10): náusea
	  ◦ *Reações comuns* (> 1/100 e < 1/10): insônia, tontura, cefaleia, constipação intestinal, sonolência, fadiga, vômitos

Alerta	• Classe C na gravidez

Apresentação comercial

- **Agamir® 0,125 mg (Nova Química)**, cada comprimido contém 0,125 mg de dicloridrato de pramipexol monoidratado (equivalente a 0,088 mg de pramipexol), embalagens com 30, 60, 100 e 200 comprimidos. *Uso oral. Uso adulto*
- **Agamir® 0,25 mg (Nova Química)**, cada comprimido contém 0,25 mg de dicloridrato de pramipexol monoidratado (equivalente a 0,18 mg de pramipexol), embalagens com 30 e 60 comprimidos. *Uso oral. Uso adulto*
- **Agamir® 1 mg (Nova Química)**, cada comprimido contém 1,0 mg de dicloridrato de pramipexol monoidratado (equivalente a 0,7 mg de pramipexol), embalagens com 30 e 60 comprimidos. *Uso oral. Uso adulto*
- **Dicloridrato de pramipexol® 0,125 mg (EMS)**, cada comprimido contém 0,125 mg de dicloridrato de pramipexol monoidratado (equivalente a 0,088 mg de pramipexol), embalagens com 30, 60, 100 e 200 comprimidos. *Uso oral. Uso adulto*
- **Dicloridrato de pramipexol® 0,25 mg (EMS)**, cada comprimido contém 0,25 mg de dicloridrato de pramipexol monoidratado (equivalente a 0,18 mg de pramipexol), embalagens com 30, 60, 100 e 200 comprimidos. *Uso oral. Uso adulto*
- **Dicloridrato de pramipexol® 1 mg (EMS)**, cada comprimido contém 1 mg de dicloridrato de pramipexol monoidratado (equivalente a 0,7 mg de pramipexol), embalagens com 30, 60, 100 e 200 comprimidos. *Uso oral. Uso adulto*
- **Dicloridrato de pramipexol® 0,125 mg (Aché)**, cada comprimido contém 0,125 mg de dicloridrato de pramipexol, embalagens com 30 comprimidos. *Uso oral. Uso adulto*
- **Dicloridrato de pramipexol® 0,25 mg (Aché)**, cada comprimido contém 0,25 mg de dicloridrato de pramipexol, embalagens com 30 comprimidos. *Uso oral. Uso adulto*
- **Dicloridrato de pramipexol® 1 mg (Aché)**, cada comprimido contém 1 mg de dicloridrato de pramipexol, embalagens com 30 comprimidos. *Uso oral. Uso adulto*
- **Dicloridrato de pramipexol® 0,125 mg (Actavis)**, cada comprimido contém 0,125 mg de dicloridrato de pramipexol monoidratado (equivalente a 0,088 mg de pramipexol), embalagens com 30 comprimidos. *Uso oral. Uso adulto*
- **Dicloridrato de pramipexol® 0,25 mg (Actavis)**, cada comprimido contém 0,25 mg de dicloridrato de pramipexol monoidratado (equivalente a 0,18 mg de pramipexol), embalagens com 30 comprimidos. *Uso oral. Uso adulto*
- **Dicloridrato de pramipexol® 1 mg (Actavis)**, cada comprimido contém 1 mg de dicloridrato de pramipexol monoidratado (equivalente a 0,7 mg de pramipexol), embalagens com 30 comprimidos. *Uso oral. Uso adulto*
- **Dicloridrato de pramipexol® 0,125 mg (Biosintética)**, cada comprimido contém 0,125 mg de dicloridrato de pramipexol, embalagens com 30 comprimidos. *Uso oral. Uso adulto*
- **Dicloridrato de pramipexol® 0,25 mg (Biosintética)**, cada comprimido contém 0,25 mg de dicloridrato de pramipexol, embalagens com 30 comprimidos. *Uso oral. Uso adulto*
- **Dicloridrato de pramipexol® 1 mg (Biosintética)**, cada comprimido contém 1 mg de dicloridrato de pramipexol, embalagens com 30 comprimidos. *Uso oral. Uso adulto*
- **Dicloridrato de pramipexol® 0,750 mg (Eurofarma)**, cada comprimido de liberação prolongada contém 0,750 mg de dicloridrato de pramipexol monoidratado (equivalente a 0,52 mg de pramipexol), embalagens com 30 comprimidos de liberação prolongada. *Uso oral. Uso adulto*
- **Dicloridrato de pramipexol® 1,50 mg (Eurofarma)**, cada comprimido de liberação prolongada contém 1,50 mg de dicloridrato de pramipexol monoidratado (equivalente a 1,05 mg de pramipexol), embalagens com 30 comprimidos de liberação prolongada. *Uso oral. Uso adulto*
- **Dicloridrato de pramipexol® 0,125 mg (Germed)**, cada comprimido contém 0,125 mg de dicloridrato de pramipexol, embalagens com 30, 60, 100 e 200 comprimidos. *Uso oral. Uso adulto*
- **Dicloridrato de pramipexol® 0,25 mg (Germed)**, cada comprimido contém 0,25 mg de dicloridrato de pramipexol, embalagens com 30, 60, 100 e 200 comprimidos. *Uso oral. Uso adulto*
- **Dicloridrato de pramipexol® 1 mg (Germed)**, cada comprimido contém 1 mg de dicloridrato de pramipexol, embalagens com 30, 60, 100 e 200 comprimidos. *Uso oral. Uso adulto*

- **Dicloridrato de pramipexol® 0,125 mg (Legrand),** cada comprimido contém 0,125 mg de dicloridrato de pramipexol monoidratado (equivalente a 0,088 mg de pramipexol), embalagens com 30, 60, 100 e 200 comprimidos. *Uso oral. Uso adulto*
- **Dicloridrato de pramipexol® 0,25 mg (Legrand),** cada comprimido contém 0,25 mg de dicloridrato de pramipexol monoidratado (equivalente a 0,18 mg de pramipexol), embalagens com 30, 60, 100 e 200 comprimidos. *Uso oral. Uso adulto*
- **Dicloridrato de pramipexol® 1 mg (Legrand),** cada comprimido contém 1 mg de dicloridrato de pramipexol monoidratado (equivalente a 0,7 mg de pramipexol), embalagens com 30, 60, 100 e 200 comprimidos. *Uso oral. Uso adulto*
- **Dicloridrato de pramipexol® 0,125 mg (Nova Química),** cada comprimido contém 0,125 mg de dicloridrato de pramipexol monoidratado (equivalente a 0,088 mg de pramipexol), embalagens com 30, 60, 100 e 200 comprimidos. *Uso oral. Uso adulto*
- **Dicloridrato de pramipexol® 0,25 mg (Nova Química),** cada comprimido contém 0,25 mg de dicloridrato de pramipexol monoidratado (equivalente a 0,18 mg de pramipexol), embalagens com 30 e 60 comprimidos. *Uso oral. Uso adulto*
- **Dicloridrato de pramipexol® 1 mg (Nova Química),** cada comprimido contém 1 mg de dicloridrato de pramipexol monoidratado (equivalente a 0,7 mg de pramipexol), embalagens com 30 e 60 comprimidos. *Uso oral. Uso adulto*
- **Dicloridrato de pramipexol® 0,125 mg (Sandoz),** cada comprimido contém 0,125 mg de dicloridrato de pramipexol monoidratado (equivalente a 0,088 mg de pramipexol), embalagens com 30 comprimidos. *Uso oral. Uso adulto*
- **Dicloridrato de pramipexol® 0,25 mg (Sandoz),** cada comprimido contém 0,25 mg de dicloridrato de pramipexol monoidratado (equivalente a 0,18 mg de pramipexol), embalagens com 30 comprimidos. *Uso oral. Uso adulto*
- **Dicloridrato de pramipexol® 1 mg (Sandoz),** cada comprimido contém 1 mg de dicloridrato de pramipexol monoidratado (equivalente a 0,7 mg de pramipexol), embalagens com 30 comprimidos. *Uso oral. Uso adulto*
- **Sifrol® 0,125 mg (Boehringer Ingelheim do Brasil),** cada comprimido contém 0,125 mg de dicloridrato de pramipexol monoidratado (equivalente a 0,088 mg de pramipexol), embalagens com 30 comprimidos. *Uso oral. Uso adulto*
- **Sifrol® 0,25 mg (Boehringer Ingelheim do Brasil),** cada comprimido contém 0,25 mg de dicloridrato de pramipexol monoidratado (equivalente a 0,18 mg de pramipexol), embalagens com 30 comprimidos. *Uso oral. Uso adulto*
- **Sifrol® 1 mg (Boehringer Ingelheim do Brasil),** cada comprimido contém 1 mg de dicloridrato de pramipexol monoidratado (equivalente a 0,7 mg de pramipexol), embalagens com 30 comprimidos. *Uso oral. Uso adulto*
- **Sifrol ER® 0,375 mg (Boehringer Ingelheim do Brasil),** cada comprimido de liberação prolongada contém 0,375 mg de dicloridrato de pramipexol (equivalente a 0,26 mg de pramipexol), embalagens com 10 e 30 comprimidos. *Uso oral. Uso adulto*
- **Sifrol ER® 0,75 mg (Boehringer Ingelheim do Brasil),** cada comprimido de liberação prolongada contém 0,75 mg de dicloridrato de pramipexol (equivalente a 0,52 mg de pramipexol), embalagens com 10 e 30 comprimidos. *Uso oral. Uso adulto*
- **Sifrol ER® 1,5 mg (Boehringer Ingelheim do Brasil),** cada comprimido de liberação prolongada contém 1,5 mg de dicloridrato de pramipexol (equivalente a 1,05 mg de pramipexol), embalagens com 10 e 30 comprimidos. *Uso oral. Uso adulto*
- **Sifrol ER® 3 mg (Boehringer Ingelheim do Brasil),** cada comprimido de liberação prolongada contém 3 mg de dicloridrato de pramipexol (equivalente a 2,1 mg de pramipexol), embalagens com 30 comprimidos. *Uso oral. Uso adulto*
- **Stabil® 0,125 mg (Aché),** cada comprimido contém 0,125 mg de dicloridrato de pramipexol, embalagens com 7 e 30 comprimidos. *Uso oral. Uso adulto*
- **Stabil® 0,25 mg (Aché),** cada comprimido contém 0,25 mg de dicloridrato de pramipexol, embalagens com 7 e 30 comprimidos. *Uso oral. Uso adulto*
- **Stabil® 1 mg (Aché),** cada comprimido contém 1 mg de dicloridrato de pramipexol, embalagens com 7 e 30 comprimidos. *Uso oral. Uso adulto.*

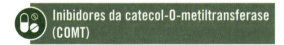

Inibidores da catecol-O-metiltransferase (COMT)

Entacapona

A entacapona é relacionada, tanto estrutural como farmacologicamente, com a tolcapona. Contudo, não se associa a hepatotoxicidade como a tolcapona. É um inibidor seletivo e reversível da enzima catecol-O-metiltransferase (COMT). Nos mamíferos, a COMT é encontrada em vários órgãos (coração, pulmões, músculos lisos e esqueléticos, sistema digestório, sistema genital, glândulas, tecido adiposo, pele, células sanguíneas e tecidos neuronais), mas exibe atividades mais elevadas no fígado e nos rins.

Indicação	• Adjuvante do tratamento padrão com levodopa/benserazida ou levodopa/carbidopa da doença de Parkinson e de flutuações motoras de fim de dose que não possam ser estabilizadas por estas associações
Mecanismo de ação	• Inibição reversível da enzima COMT, principalmente em tecidos periféricos
Posologia	• Dose inicial: 200 mg VO a cada dose de levodopa/carbidopa (dose máxima de 1.600 mg/dia)
Absorção	• Rápida (em torno de 1 h). A biodisponibilidade absoluta após administração oral é 35%. Os alimentos não interferem na absorção
Início da ação	• 1 h
Duração da ação	• 6 h
Metabolismo	• Hepático
Eliminação	• Renal (10%) e o restante é eliminado na bile e nas fezes

(continua)

Entacapona (continuação)

Contraindicação	• Hipersensibilidade conhecida à entacapona ou a outros componentes da formulação • Disfunção hepática • Feocromocitoma por causa do risco aumentado de crise hipertensiva • História pregressa de síndrome neuroléptica maligna (SNM) e/ou rabdomiólise não traumática • Uso concomitante com IMAO não seletivos (IMAO-A e IMAO-B) (p. ex., fenelzina, tranilcipromina) • Uso concomitante de um inibidor seletivo de MAO-A com um inibidor seletivo de MAO-B e entacapona
Interações medicamentosas	• Ampicilina: elevação dos níveis séricos de entacapona • Colestiramina: elevação dos níveis séricos de entacapona • Difenidramina: efeitos aditivos ou sinérgicos de depressão do SNC e/ou do sistema respiratório • Eritromicina: elevação dos níveis séricos de entacapona • Propoxifeno: efeitos depressores aditivos sobre o SNC e o sistema respiratório • Tramadol: efeitos depressores aditivos sobre o SNC e o sistema respiratório • Tranilcipromina: potencialização do risco de crise hipertensiva e síndrome serotoninérgica
Efeitos adversos	• Diarreia; agravamento do parkinsonismo; tontura; dor abdominal; insônia; xerostomia; fadiga; alucinações; constipação intestinal; distonia; aumento da transpiração; hipercinesia; cefaleia; cãibras nas pernas; confusão; pesadelos; episódios de queda; hipotensão postural; vertigem; tremor
Alerta	• Deve ser administrada com cautela a pacientes com doença cardíaca isquêmica • Classe C na gravidez

Apresentação comercial

- **Comtan® (Novartis),** cada comprimido revestido contém 200 mg de entacapona, embalagem com 30 comprimidos revestidos. *Uso oral. Uso adulto*
- **Entacapona® (EMS),** comprimido revestido contendo 200 mg de entacapona, embalagem contendo 20, 30, 40, 60 e 100 comprimidos revestidos. *Uso oral. Uso adulto*
- **Entacapona® (Germed),** comprimido revestido contendo 200 mg de entacapona, embalagem contendo 20, 30, 40, 60 e 100 comprimidos revestidos. *Uso oral. Uso adulto*
- **Entacapona® (Legrand),** comprimido revestido contendo 200 mg de entacapona, embalagem contendo 20, 30, 40, 60 e 100 comprimidos revestidos. *Uso oral. Uso adulto*
- **Levodopa + carbidopa + entacapona**
  - **Stalevo® 50/12,5/200 mg (Novartis),** cada comprimido revestido contém 50 mg de levodopa + 13,5 mg de monoidrato de carbidopa (equivalente a 12,5 mg de carbidopa) + 200 mg de entacapona, embalagem com 30 comprimidos. *Uso oral. Uso adulto*
  - **Stalevo® 100/25/200 mg (Novartis),** cada comprimido revestido contém 100 mg de levodopa + 27 mg de monoidrato de carbidopa (equivalente a 25 mg de carbidopa) + 200 mg de entacapona, embalagem com 30 comprimidos. *Uso oral. Uso adulto*
  - **Stalevo® 150/37,5/200 mg (Novartis),** cada comprimido revestido contém 150 mg de levodopa + 40,5 mg de monoidrato de carbidopa (equivalente a 37,5 mg de carbidopa) + 200 mg de entacapona, embalagem com 30 comprimidos. *Uso oral. Uso adulto*
  - **Stalevo® 200/50/200 mg (Novartis),** cada comprimido revestido contém 200 mg de levodopa + 54,1 mg de monoidrato de carbidopa (equivalente a 50 mg de carbidopa) + 200 mg de entacapona, embalagens contendo 30 comprimidos revestidos. *Uso oral. Uso adulto*

Tolcapona

A tolcapona é um inibidor potente, seletivo e reversível da enzima COMT. Nos seres humanos, essa enzima é encontrada em vários órgãos. Os substratos fisiológicos da COMT incluem DOPA, catecolaminas (dopamina, norepinefrina, epinefrina) e seus metabólitos hidroxilados. A COMT é responsável pela eliminação de catecóis biologicamente ativos e de alguns outros metabólitos hidroxilados. Se houver um inibidor da descarboxilase, a COMT se torna a principal enzima metabolizadora de levodopa no cérebro e na periferia.

Quando a tolcapona é associada a levodopa e um inibidor da descarboxilase, como carbidopa, os níveis plasmáticos de levodopa se mantêm mais constantes do que após a administração de levodopa e do inibidor da descarboxilase.

Indicação	• Adjuvante a levodopa no tratamento da doença de Parkinson e de flutuações motoras, que não possam ser satisfatoriamente controladas por outros tratamentos disponíveis
Mecanismo de ação	• Inibição da enzima COMT
Posologia	• Dose inicial: 100 mg VO 3 vezes/dia, sempre junto com a primeira dose do dia de levodopa/carbidopa
Absorção	• Rápida (biodisponibilidade absoluta de aproximadamente 65%)
Metabolismo	• Hepático
Eliminação	• Urina
Contraindicação	• Hipersensibilidade a tolcapona ou a qualquer substância contida no comprimido • Hepatopatia ou elevação dos níveis séricos de enzimas hepáticas • Discinesia grave • História pregressa de síndrome neuroléptica maligna

(continua)

Tolcapona (*continuação*)

Interações medicamentosas	• Difenidramina: efeitos aditivos ou sinérgicos de depressão do SNC e/ou do sistema respiratório • Propoxifeno: efeitos depressores aditivos sobre o SNC e o sistema respiratório • Tramadol: efeitos depressores aditivos sobre o SNC e o sistema respiratório • Tranilcipromina: potencialização do risco de crise hipertensiva e síndrome serotoninérgica
Efeitos adversos	• Discinesia; náuseas; transtornos do sono; anorexia; diarreia; alteração da coloração da urina (tolcapona e os produtos de seu metabolismo são amarelos e podem provocar intensificação inofensiva na cor da urina do paciente); casos raros de lesão grave de hepatócitos, inclusive com hepatite aguda fulminante
Alerta	• Classe C na gravidez • É necessário controle rigoroso da função hepática, com realização regular de exames de sangue

Apresentação comercial

■ **Tasmar® (Valeant),** comprimidos revestidos contendo 100 mg de tolcapona, embalagem com 30 comprimidos. *Uso oral. Uso adulto.*

Agentes anticolinérgicos e com atividade anticolinérgica

Biperideno

O biperideno é um agente anticolinérgico predominantemente central. Seus efeitos anticolinérgicos são relativamente pequenos quando comparados aos da atropina. O biperideno se une de maneira competitiva aos receptores muscarínicos (preferencialmente M1, o principal tipo de receptor muscarínico no cérebro) periféricos e centrais. Nos estudos experimentais em animais, o biperideno modificou os estados parkinsonianos (tremores, rigidez) provocados por agentes colinérgicos de ação central.

Indicação	• Tratamento do parkinsonismo e de transtornos extrapiramidais medicamentosos (induzidos por neurolépticos e por outros fármacos que bloqueiam receptores de dopamina nos núcleos da base e também criam deficiência funcional de dopamina)
Mecanismo de ação	• Antagonismo competitivo da acetilcolina nos receptores colinérgicos no corpo estriado que restaura o desequilíbrio entre os sistemas excitatórios (colinérgicos) e inibitórios (dopaminérgicos)

Posologia	*Adultos*
	• Síndromes parkinsonianas
	   ○ Dose inicial: 1 mg 2 vezes/dia VO ou 10 a 20 mg IM ou IV lento
	   ○ Dose de manutenção: 3 a 16 mg/dia VO
	• Transtornos extrapiramidais medicamentosos
	   ○ Dose inicial: 1 a 4 mg/dia 1 a 4 vezes/dia ou 2,5 a 5,0 mg IM ou IV lento
	Crianças
	• Transtornos medicamentos do movimento
	   ○ Dose inicial: 1 a 2 mg 1 a 3 vezes/dia para crianças com 3 a 15 anos; no máximo 2 mg IM em crianças com 3 a 6 anos e no máximo 3 mg IM em crianças com 6 a 10 anos

Absorção	• Boa após administração oral (87% de biodisponibilidade)
Início da ação	• VO: 1 h
Duração da ação	• 6 a 12 h
Metabolismo	• Hepático
Eliminação	• Urina
Contraindicação	• Absolutas: hipersensibilidade ao cloridrato de biperideno ou a qualquer um dos excipientes da fórmula; glaucoma de ângulo estreito; estenose ou obstrução mecânica do sistema digestório; megacólon • Relativas: hiperplasia prostática benigna; cardiopatia grave
Interações medicamentosas	• Anti-histamínicos: potencialização dos efeitos no SNC e no sistema nervoso periférico
Efeitos adversos	• Alergia, incluindo erupção cutânea; transtornos do sono; agitação psicomotora, confusão, ansiedade, excitação, euforia, ideias delirantes, alucinações; insônia, problemas de memória, convulsões; midríase; taquicardia ou bradicardia; xerostomia; constipação intestinal; retenção urinária

(continua)

Biperideno (*continuação*)

Alerta	• Deve ser administrado com cautela em pacientes com prostatismo, epilepsia ou arritmia cardíaca • O consumo de etanol deve ser evitado • Classe C na gravidez • A apresentação parenteral pode provocar queda dos níveis de PA

Apresentação comercial

- **Akineton® 2 mg (Abbott),** comprimido com 2 mg de cloridrato de biperideno, embalagem com 80 comprimidos. *Uso oral. Uso adulto e pediátrico*
- **Akineton® retard (Abbott),** comprimido revestido com 4 mg de cloridrato de biperideno, embalagem com 30 comprimidos. *Uso oral. Uso adulto*
- **Cinetol® 2 mg (Cristalia),** comprimido com 2 mg de cloridrato de biperideno, embalagem com 10, 80 e 200 comprimidos. *Uso oral. Uso adulto e pediátrico acima de 3 anos*
- **Cinetol® (Cristália),** solução injetável, cada ampola contém 5 mg de lactato de biperideno/mℓ, caixa com 50 ampolas de 1 mℓ. *Uso intramuscular e intravenoso. Uso adulto e pediátrico*
- **Propark® (União Química),** cada comprimido contém 2 mg de cloridrato de biperideno (equivalente a 1,8 mg de biperideno), embalagem contendo 75 comprimidos. *Uso oral. Uso adulto e pediátrico.*

Triexifenidil

Trata-se de um antagonista muscarínico de ação central que é usado desde 1949. O triexifenidil reduz os movimentos involuntários e a salivação excessiva apresentados pelos pacientes com doença de Parkinson.

Indicação	• Adjuvante no tratamento de todas as formas de parkinsonismo (pós-encefalítico, arterioesclerótico e idiopático) • Adjuvante no tratamento de parkinsonismo com levodopa • Controle de transtornos extrapiramidais causados por medicamentos que agem sobre o SNC, tais como dibenzoxazepinas, fenotiazinas, tioxantenos e butirofenonas
Mecanismo de ação	• Antagonista seletivo dos receptores muscarínicos M1; consegue discriminar entre os subtipos M1 (corticais ou neuronais) e periféricos (cardíacos ou glandulares). Também aumenta a disponibilidade de dopamina
Posologia	• Parkinsonismo idiopático: dose inicial – 1 mg/dia, aumentar a intervalos de 3 a 5 dias até um total de 6 a 10 mg/dia • Parkinsonismo fármaco-induzido: dose inicial – 1 mg/dia, aumentar progressivamente até 5 a 15 mg/dia
Absorção	• Boa e rápida, atingindo concentração triplasmática máxima em aproximadamente 1 h
Início da ação	• 1 h
Duração da ação	• 6 a 12 h
Eliminação	• Renal
Contraindicação	• Hipersensibilidade ao triexifenidil ou componentes da formulação; glaucoma de ângulo fechado; cardiopatia grave; miastenia *gravis*; obstrução urinária; hipertrofia prostática benigna
Interações medicamentosas	• Etanol: potencialização dos efeitos sedativos • Benzodiazepínicos: potencialização dos efeitos sedativos • Canabinoides, barbitúricos, opiáceos: potencialização dos efeitos e potencial de uso abusivo • IMAO: potencialização dos efeitos anticolinérgicos
Efeitos adversos	• Íleo paralítico (potencialmente fatal); constipação intestinal; xerostomia; náuseas; borramento visual; retenção urinária; tontura; nervosismo
Alerta	• Classe C na gravidez • Quando associado à levodopa, a dose usual de cada um deles deve ser reduzida (ajuste cuidadoso é necessário, dependendo dos efeitos colaterais e grau de controle de sinais/sintomas)

Apresentação comercial

- **Artane® (Apsen),** comprimidos com 2 mg e 5 mg de cloridrato de triexifenidil, caixas com 30 comprimidos. *Uso oral. Uso adulto.*

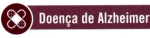

Doença de Alzheimer

A demência é uma condição degenerativa crônica caracterizada por perda progressiva da memória, confusão e comprometimento da comunicação e do pensamento efetivo. De modo geral, está associada à atrofia cerebral ou outras alterações estruturais degenerativas no cérebro. A etiologia da maioria dos casos de demência não é conhecida. As causas conhecidas incluem demência vascular (consequentes a infartos cerebrais pequenos e múltiplos), toxinas (chumbo), infecções graves, distúrbios metabólicos (hipotireoidismo, deficiência de vitamina B12) e tumores cerebrais. O HIV provoca demência na fase avançada da doença. A doença de Alzheimer (DA) é o tipo mais comum de demência; envolve a perda progressiva e crônica da função cognitiva, sendo a sexta causa de morte.

O tratamento é de suporte e cada manifestação é atendida individualmente. Os fármacos que aumentam a atividade colinérgica por meio da inibição da acetilcolinesterase promovem efeitos benéficos comportamentais ou cognitivos valiosos em uma minoria de pacientes. São exemplos desses agentes donepezila, rivastigmina, galantamina. A memantina, antagonista de receptores NMDA, também pode ser prescrita. Agentes antidepressivos melhoram o quadro de depressão associado.

Donepezila

Trata-se de um inibidor seletivo reversível da acetilcolinesterase. Não há evidências de que a donepezila interrompa a destruição dos neurônios ou que modifique a evolução da demência. A donepezila, contudo, aumenta o intervalo de tempo entre o diagnóstico e a internação do paciente. Como é moderadamente seletiva para a acetilcolina no cérebro, provoca menos efeitos adversos periféricos do que outros inibidores da colinesterase.

Indicação	• Tratamento sintomático da DA de intensidade leve, moderadamente grave e grave
Mecanismo de ação	• Inibição reversível da colinesterase, elevando assim a concentração de acetilcolina no cérebro
Posologia	• Dose inicial: 5 mg 1 vez/dia • Dose de manutenção: 10 mg 1 vez/dia
Absorção	• Boa e os níveis plasmáticos máximos são alcançados cerca de 3 a 4 h após a administração oral
Metabolismo	• Hepático
Eliminação	• Basicamente renal
Contraindicação	• Hipersensibilidade ao cloridrato de donepezila, derivados de piperidina ou qualquer excipiente usado na formulação
Interações medicamentosas	• AINE: aumento do risco de ulceração e hemorragia digestiva • Bupropiona, tramadol: aumento do risco de convulsões em decorrência do rebaixamento do limiar de convulsão • Carbamazepina: redução dos efeitos da donepezila • Cetoconazol: inibição do metabolismo da donepezila • Dexametasona: redução dos efeitos da donepezila • Difenidramina: oposição aos efeitos da donepezila • Fenitoína, fenobarbital: redução dos efeitos da donepezila • Succinilcolina: efeitos sinérgicos
Efeitos adversos	• *Muito comuns:* diarreia, cefaleia e náuseas • *Comuns:* dor, quedas, fadiga, síncope, vômitos, anorexia, cãibras, insônia, tontura, resfriado e distúrbios abdominais • Foram observados casos de bradicardia, bloqueio sinoatrial, BAV e hipopotassemia • Não foram observadas anormalidades relevantes nos valores laboratoriais associados ao tratamento, com exceção de elevação discreta das concentrações séricas de creatinofosfoquinase muscular
Alerta	• A superdosagem pode resultar em crise colinérgica caracterizada por náuseas intensas, vômitos, sialorreia, sudorese, bradicardia, hipotensão, depressão respiratória, colapso e convulsões. Existe a possibilidade de aumento da fraqueza muscular, que pode resultar em óbito se os músculos respiratórios forem envolvidos • Cloridrato de donepezila deve ser administrado por via oral e deve ser ingerido à noite, logo antes de deitar • Classe C na gravidez

Apresentação comercial

- **Cloridrato de donepezila® (Aché),** comprimidos revestidos com 5 mg de cloridrato de donepezila, embalagem contendo 15 comprimidos revestidos. *Uso oral. Uso adulto*
- **Cloridrato de donepezila® (Aché),** comprimidos revestidos com 10 mg de cloridrato de donepezila em embalagem contendo 15 comprimidos revestidos. *Uso oral. Uso adulto*
- **Cloridrato de donepezila® (Biosintética),** comprimidos revestidos com 5 mg de cloridrato de donepezila, embalagem contendo 15 comprimidos revestidos. *Uso oral. Uso adulto*
- **Cloridrato de donepezila® (Biosintética),** comprimidos revestidos com 10 mg de cloridrato de donepezila em embalagem contendo 15 comprimidos revestidos. *Uso oral. Uso adulto*
- **Cloridrato de donepezila® (Cristália),** comprimidos revestidos com 5 mg de cloridrato de donepezila, embalagem contendo 10, 28, 30, 200, 250 e 500 comprimidos revestidos. *Uso oral. Uso adulto*
- **Cloridrato de donepezila® (Cristália),** comprimidos revestidos com 10 mg de cloridrato de donepezila em embalagem contendo 10, 28, 30, 200, 250 e 500 comprimidos revestidos. *Uso oral. Uso adulto*

- **Cloridrato de donepezila® (Ranbaxy),** comprimidos revestidos com 5 mg de cloridrato de donepezila, embalagem contendo 30 comprimidos revestidos. *Uso oral. Uso adulto*
- **Cloridrato de donepezila® (Ranbaxy),** comprimidos revestidos com 10 mg de cloridrato de donepezila em embalagem contendo 30 comprimidos revestidos. *Uso oral. Uso adulto*
- **Cloridrato de donepezila® (Sandoz),** comprimidos revestidos com 5 mg de cloridrato de donepezila, embalagem contendo 30 comprimidos revestidos. *Uso oral. Uso adulto*
- **Cloridrato de donepezila® (Sandoz),** comprimidos revestidos com 10 mg de cloridrato de donepezila em embalagem contendo 30 comprimidos revestidos. *Uso oral. Uso adulto*
- **Cloridrato de donepezila® (Torrent),** comprimidos revestidos com 5 mg de cloridrato de donepezila, embalagem contendo 30 e 60 comprimidos revestidos. *Uso oral. Uso adulto*
- **Cloridrato de donepezila® (Torrent),** comprimidos revestidos com 10 mg de cloridrato de donepezila em embalagem contendo 30 e 60 comprimidos revestidos. *Uso oral. Uso adulto*
- **Donila duo® (Aché),** comprimidos revestidos com 10 mg de cloridrato de donepezila (equivalente a 9,12 mg de donepezila) + 5 mg de cloridrato de memantina (equivalente a 4,16 mg de memantina), embalagens com 7 e 30 comprimidos. *Uso oral. Uso adulto*
- **Donila duo® (Aché),** comprimidos revestidos com 10 mg de cloridrato de donepezila (equivalente a 9,12 mg de donepezila) + 10 mg de cloridrato de memantina (equivalente a 8,31 mg de memantina), embalagens com 7 e 30 comprimidos. *Uso oral. Uso adulto*
- **Donila duo® (Aché),** comprimidos revestidos com 10 mg de cloridrato de donepezila (equivalente a 9,12 mg de donepezila) + 15 mg de cloridrato de memantina (equivalente a 12,47 mg de memantina), embalagens com 7 e 30 comprimidos. *Uso oral. Uso adulto*
- **Donila duo® (Aché),** comprimidos revestidos com 10 mg de cloridrato de donepezila (equivalente a 9,12 mg de donepezila) + 20 mg de cloridrato de memantina (equivalente a 16,62 mg de memantina), embalagens com 7 e 30 comprimidos. *Uso oral. Uso adulto*
- **Ziledon® (Sandoz),** comprimidos revestidos com 5 mg de cloridrato de donepezila, embalagem contendo 10 ou 30 comprimidos revestidos. *Uso oral. Uso adulto*
- **Ziledon® (Sandoz),** comprimidos revestidos com 10 mg de cloridrato de donepezila em embalagem contendo 30 comprimidos revestidos. *Uso oral. Uso adulto.*

Rivastigmina

A rivastigmina é um derivado carbamato estruturalmente correlato à fisostigmina, mas não à donepezila e à tacrina. A rivastigmina inibe a colinesterase cerebral mais do que a cardíaca ou a muscular esquelética. Aprovada pela FDA em 2000, é prescrita para as manifestações leves a moderadas de demência associadas à DA e à doença de Parkinson.

A rivastigmina é administrada por via oral às refeições para evitar náuseas e vômitos. As formulações líquidas só devem ser misturadas com água e suco.

Indicação	• Tratamento de demência leve a moderadamente grave do tipo Alzheimer • Tratamento de pacientes com demência leve a moderadamente grave associada à doença de Parkinson
Mecanismo de ação	• Ligação e inibição reversível da colinesterase (p. ex., acetilcolinesterase, butirilcolinesterase) com consequente prevenção da hidrólise da acetilcolina e aumento da concentração da mesma nas sinapses colinérgicas

Posologia	• Adesivo transdérmico
	  ○ Dose inicial: 5 mg/24h
	  ○ Dose de manutenção: 10 ou 15 mg/24 h
	• Cápsulas ou solução oral
	  ○ Dose inicial: 1,5 mg 2 vezes/dia
	  ○ Dose de manutenção: 1,5 a 6 mg 2 vezes/dia

Absorção	• Rápida e completa pelo sistema digestório (biodisponibilidade absoluta de aproximadamente 36 a 40%); os alimentos retardam a absorção em 90 min • Adesivo: concentrações plasmáticas máximas em cerca de 8 h
Metabolismo	• Hepático
Eliminação	• Urina
Contraindicação	• Hipersensibilidade a rivastigmina ou a carbamato
Interações medicamentosas	• Atazanavir: efeitos aditivos de induzir de bradicardia e BAV • Atenolol, bisoprolol: efeitos aditivos de indução de bradicardia e BAV • Atropina: reduz dos efeitos da rivastigmina • Bupropiona, tramadol: aumento do risco de convulsões • Difenidramina: redução dos efeitos da rivastigmina
Efeitos adversos	• Náuseas; vômitos; anorexia; diarreia

Alerta	• Apenas um adesivo deve ser aplicado a cada 24 h. O adesivo do dia anterior deve ser retirado antes de aplicar o próximo. O adesivo não deve ser cortado em pedaços
	• Antes da aplicação do adesivo é importante que a pele esteja:
	  ○ Limpa, seca e sem pelos
	  ○ Sem pó, óleo, hidratante ou loção que possa interferir na aderência apropriada do adesivo à pele
	  ○ Sem cortes, erupções e/ou irritações

Apresentação comercial

- **Astig® 1,5 mg (Nova Química),** cápsula contém 2,4 mg de hemitartarato de rivastigmina (equivalente a 1,5 mg de rivastigmina), embalagens contendo 14, 15, 20, 28, 30 e 56 cápsulas. *Uso oral. Uso adulto*
- **Astig® 3 mg (Nova Química),** cápsula contém 4,8 mg de hemitartarato de rivastigmina (equivalente a 3 mg de rivastigmina), embalagens contendo 14, 15, 20, 28, 30 e 56 cápsulas. *Uso oral. Uso adulto*
- **Astig® 4,5 mg (Nova Química),** cápsula contém 7,2 mg de hemitartarato de rivastigmina (equivalente a 4,5 mg de rivastigmina), embalagens contendo 14, 15, 20, 28, 30 e 56 cápsulas. *Uso oral. Uso adulto*
- **Astig® 6 mg (Nova Química),** cápsula contém 9,6 mg de hemitartarato de rivastigmina (equivalente a 6 mg de rivastigmina), embalagens contendo 14, 15, 20, 28, 30 e 56 cápsulas. *Uso oral. Uso adulto*
- **Exelon® 1,5 mg (Novartis),** cápsulas contendo 2,4 mg de hidrogenotartarato de rivastigmina, equivalente a 1,5 mg de rivastigmina, embalagens com 28 cápsulas. *Uso oral. Uso adulto*
- **Exelon® 3 mg (Novartis),** cápsulas contendo 4,8 mg de hidrogenotartarato de rivastigmina, equivalente a 3 mg de rivastigmina, embalagens com 28 cápsulas. *Uso oral. Uso adulto*
- **Exelon® 4,5 mg (Novartis),** cápsulas contendo 7,2 mg de hidrogenotartarato de rivastigmina, equivalente a 4,5 mg de rivastigmina, embalagens com 28 cápsulas. *Uso oral. Uso adulto*
- **Exelon® 6 mg (Novartis),** cápsulas contendo 9,6 mg de hidrogenotartarato de rivastigmina, equivalente a 6 mg de rivastigmina, embalagens com 28 cápsulas. *Uso oral. Uso adulto*
- **Exelon® (Novartis),** solução oral contendo 3,2 mg de hidrogenotartarato de rivastigmina/mℓ, equivalente a 2,0 mg de rivastigmina, embalagens contendo frascos de 50 ou 120 mℓ de solução oral + 1 seringa dosadora. *Uso oral. Uso adulto*
- **Exelon Patch® 5 cm2 (Novartis),** cada adesivo transdérmico contém 9 mg de rivastigmina, cujo percentual de liberação é de 4,6 mg/24 h, embalagens contendo 7 ou 30 adesivos acondicionados em sachês protetores. *Via transdérmica. Uso adulto*
- **Exelon Patch® 10 cm2 (Novartis),** cada adesivo transdérmico contém 18 mg de rivastigmina, cujo percentual de liberação é de 9,5 mg/24 h, embalagens contendo 15 ou 30 adesivos acondicionados em sachês protetores. *Via transdérmica. Uso adulto*
- **Exelon Patch® 15 cm2 (Novartis),** cada adesivo transdérmico contém 27 mg de rivastigmina, cujo percentual de liberação é de 13,3 mg/24 h, embalagens contendo 15 ou 30 adesivos acondicionados em sachês protetores. *Via transdérmica. Uso adulto*
- **Hemitartarato de rivastigmina® 2 mg/mℓ (Aché),** solução oral, cada mℓ contém 3,2 mg de hemitartarato de rivastigmina (equivalente a 2 mg de rivastigmina), frascos com 50 e 120 mℓ + seringa dosadora. *Uso oral. Uso adulto*
- **Hemitartarato de rivastigmina® 2 mg/mℓ (Bergamo),** solução oral, cada mℓ contém 3,2 mg de hemitartarato de rivastigmina (equivalente a 2 mg de rivastigmina), frascos com 120 mℓ + seringa dosadora. *Uso oral. Uso adulto*
- **Hemitartarato de rivastigmina® 1,5 mg (Biosintética),** cada cápsula contém 2,4 mg de hemitartarato de rivastigmina (equivalente a 1,5 mg de rivastigmina), embalagens com 15, 30, 60 ou 500 cápsulas. *Uso oral. Uso adulto*
- **Hemitartarato de rivastigmina® 3 mg (Biosintética),** cada cápsula contém 4,8 mg de hemitartarato de rivastigmina (equivalente a 3 mg de rivastigmina), embalagens com 15, 30, 60 ou 500 cápsulas. *Uso oral. Uso adulto*
- **Hemitartarato de rivastigmina® 4,5 mg (Biosintética),** cada cápsula contém 7,2 mg de hemitartarato de rivastigmina (equivalente a 4,5 mg de rivastigmina), embalagens com 15, 30, 60 ou 500 cápsulas. *Uso oral. Uso adulto*
- **Hemitartarato de rivastigmina® 6 mg (Biosintética),** cada cápsula contém 9,6 mg de hemitartarato de rivastigmina (equivalente a 6 mg de rivastigmina), embalagens com 15, 30, 60 ou 500 cápsulas. *Uso oral. Uso adulto*
- **Hemitartarato de rivastigmina® 1,5 mg (EMS),** cada cápsula contém 2,4 mg de hemitartarato de rivastigmina (equivalente a 1,5 mg de rivastigmina), embalagens contendo 14, 15, 20, 28, 30 e 56 cápsulas e embalagens hospitalares contendo 80 e 90 cápsulas. *Uso oral. Uso adulto*
- **Hemitartarato de rivastigmina® 3 mg (EMS),** cada cápsula contém 4,8 mg de hemitartarato de rivastigmina (equivalente a 3 mg de rivastigmina), embalagens contendo 14, 15, 20, 28, 30 e 56 cápsulas e embalagens hospitalares contendo 80 e 90 cápsulas. *Uso oral. Uso adulto*
- **Hemitartarato de rivastigmina® 4,5 mg (EMS),** cada cápsula contém 7,2 mg de hemitartarato de rivastigmina (equivalente a 4,5 mg de rivastigmina), embalagens contendo 14, 15, 20, 28, 30 e 56 cápsulas e embalagens hospitalares contendo 80 e 90 cápsulas. *Uso oral. Uso adulto*
- **Hemitartarato de rivastigmina® 6 mg (EMS),** cada cápsula contém 9,6 mg de hemitartarato de rivastigmina (equivalente a 6 mg de rivastigmina), embalagens contendo 14, 15, 20, 28, 30 e 56 cápsulas e embalagens hospitalares contendo 80 e 90 cápsulas. *Uso oral. Uso adulto*
- **Hemitartarato de rivastigmina® 1,5 mg (Germed),** cada cápsula contém 2,4 mg de hemitartarato de rivastigmina (equivalente a 1,5 mg de rivastigmina), embalagens contendo 14, 15, 20, 28, 30 e 56 cápsulas e embalagens hospitalares contendo 80 e 90 cápsulas. *Uso oral. Uso adulto*
- **Hemitartarato de rivastigmina® 3 mg (Germed),** cada cápsula contém 4,8 mg de hemitartarato de rivastigmina (equivalente a 3 mg de rivastigmina), embalagens contendo 14, 15, 20, 28, 30 e 56 cápsulas e embalagens hospitalares contendo 80 e 90 cápsulas. *Uso oral. Uso adulto*
- **Hemitartarato de rivastigmina® 4,5 mg (Germed),** cada cápsula contém 7,2 mg de hemitartarato de rivastigmina (equivalente a 4,5 mg de rivastigmina), embalagens contendo 14, 15, 20, 28, 30 e 56 cápsulas e embalagens hospitalares contendo 80 e 90 cápsulas. *Uso oral. Uso adulto*
- **Hemitartarato de rivastigmina® 6 mg (Germed),** cada cápsula contém 9,6 mg de hemitartarato de rivastigmina (equivalente a 6 mg de rivastigmina), embalagens contendo 14, 15, 20, 28, 30 e 56 cápsulas e embalagens hospitalares contendo 80 e 90 cápsulas. *Uso oral. Uso adulto*
- **Hemitartarato de rivastigmina® 1,5 mg (Legrand),** cada cápsula contém 2,4 mg de hemitartarato de rivastigmina (equivalente a 1,5 mg de rivastigmina), embalagens contendo 14, 15, 20, 28, 30 e 56 cápsulas e embalagens hospitalares contendo 80 e 90 cápsulas. *Uso oral. Uso adulto*
- **Hemitartarato de rivastigmina® 3 mg (Legrand),** cada cápsula contém 4,8 mg de hemitartarato de rivastigmina (equivalente a 3 mg de rivastigmina), embalagens contendo 14, 15, 20, 28, 30 e 56 cápsulas e embalagens hospitalares contendo 80 e 90 cápsulas. *Uso oral. Uso adulto*
- **Hemitartarato de rivastigmina® 4,5 mg (Legrand),** cada cápsula contém 7,2 mg de hemitartarato de rivastigmina (equivalente a 4,5 mg de rivastigmina), embalagens contendo 14, 15, 20, 28, 30 e 56 cápsulas e embalagens hospitalares contendo 80 e 90 cápsulas. *Uso oral. Uso adulto*
- **Hemitartarato de rivastigmina® 6 mg (Legrand),** cada cápsula contém 9,6 mg de hemitartarato de rivastigmina (equivalente a 6 mg de rivastigmina), embalagens contendo 14, 15, 20, 28, 30 e 56 cápsulas e embalagens hospitalares contendo 80 e 90 cápsulas. *Uso oral. Uso adulto*
- **Hemitartarato de rivastigmina® 1,5 mg (Nova Química),** cada cápsula contém 2,4 mg de hemitartarato de rivastigmina (equivalente a 1,5 mg de rivastigmina), embalagens contendo 14, 15, 20, 28, 30 e 56 cápsulas. *Uso oral. Uso adulto*
- **Hemitartarato de rivastigmina® 3 mg (Nova Química),** cada cápsula contém 4,8 mg de hemitartarato de rivastigmina (equivalente a 3 mg de rivastigmina), embalagens contendo 14, 15, 20, 28, 30 e 56 cápsulas. *Uso oral. Uso adulto*
- **Hemitartarato de rivastigmina® 4,5 mg (Nova Química),** cada cápsula contém 7,2 mg de hemitartarato de rivastigmina (equivalente a 4,5 mg de rivastigmina), embalagens contendo 14, 15, 20, 28, 30 e 56 cápsulas. *Uso oral. Uso adulto*
- **Hemitartarato de rivastigmina® 6 mg (Nova Química),** cada cápsula contém 9,6 mg de hemitartarato de rivastigmina (equivalente a 6 mg de rivastigmina), embalagens contendo 14, 15, 20, 28, 30 e 56 cápsulas. *Uso oral. Uso adulto*
- **Tigma® 1,5 mg (Germed),** cada cápsula contém 2,4 mg de hemitartarato de rivastigmina (equivalente a 1,5 mg de rivastigmina), embalagens contendo 14, 15, 20, 28, 30 e 56 cápsulas e embalagens hospitalares contendo 80 e 90 cápsulas. *Uso oral. Uso adulto*

CAPÍTULO 5 | MEDICAMENTOS EM NEUROLOGIA/PSIQUIATRIA

- **Tigma® 3 mg (Germed)**, cada cápsula contém 4,8 mg de hemitartarato de rivastigmina (equivalente a 3 mg de rivastigmina), embalagens contendo 14, 15, 20, 28, 30 e 56 cápsulas e embalagens hospitalares contendo 80 e 90 cápsulas. *Uso oral. Uso adulto*
- **Tigma® 4,5 mg (Germed)**, cada cápsula contém 7,2 mg de hemitartarato de rivastigmina (equivalente a 4,5 mg de rivastigmina), embalagens contendo 14, 15, 20, 28, 30 e 56 cápsulas e embalagens hospitalares contendo 80 e 90 cápsulas. *Uso oral. Uso adulto*
- **Tigma® 6 mg (Germed)**, cada cápsula contém 9,6 mg de hemitartarato de rivastigmina (equivalente a 6 mg de rivastigmina), embalagens contendo 14, 15, 20, 28, 30 e 56 cápsulas e embalagens hospitalares contendo 80 e 90 cápsulas. *Uso oral. Uso adulto*

Galantamina

A galantamina, um alcaloide terciário, é um inibidor seletivo, competitivo e reversível da acetilcolinesterase. Além disso, aumenta a ação intrínseca da acetilcolina sobre os receptores nicotínicos, provavelmente por meio de ligação a um local alostérico do receptor. Os sintomas da demência do tipo Alzheimer diminuem gradativamente depois de algumas semanas.

Indicação	• Tratamento sintomático da demência do tipo Alzheimer de intensidade leve a moderada • Tratamento sintomático da DA de intensidade leve a moderada associada a doença vascular cerebral relevante
Mecanismo de ação	• Alcaloide fenantreno que é um inibidor competitivo reversível da acetilcolinesterase
Posologia	• Dose inicial: 8 mg/dia • Dose de manutenção: 16 mg/dia
Absorção	• Rápida e completa, com farmacocinética linear. Biodisponibilidade de 80 a 100%
Metabolismo	• Hepático (75%)
Eliminação	• Urina
Contraindicação	• Hipersensibilidade ao bromidrato de galantamina ou a qualquer um dos componentes do produto • Obstrução urinária ou em recuperação de cirurgia da bexiga
Interações medicamentosas	• AINE: aumento do risco de ulceração e hemorragia digestiva • Bupropiona, tramadol: aumento do risco de convulsões em decorrência do rebaixamento do limiar de convulsão • Carbamazepina: redução dos efeitos da donepezila • Cetoconazol: inibição do metabolismo da donepezila • Dexametasona: redução dos efeitos da donepezila • Difenidramina: oposição aos efeitos da donepezila • Digoxina, betabloqueadores: efeito aditivo de indução de bradicardia • Fenitoína, fenobarbital: redução dos efeitos da donepezila • Succinilcolina: efeitos sinérgicos
Efeitos adversos	• Reações cutâneas graves (síndrome de Stevens-Johnson e pustulose exantemática generalizada aguda); perda ponderal; bradicardia; úlcera péptica; crises convulsivas; agravamento de asma e DPOC
Alerta	• Não é indicado para indivíduos com o transtorno cognitivo leve (TCL), ou seja, com comprometimento isolado de memória maior que o esperado para a idade e a escolaridade, mas sem critérios para a DA • Reminyl® ER contém açúcar (sacarose e amido), portanto, deve ser usado com cautela em diabéticos

Apresentação comercial

- **Reminyl ER® 8 mg (Janssen-Cilag)**, cada cápsula de liberação prolongada contém 10,25 mg de bromidrato de galantamina (equivalente a 8 mg de galantamina), embalagem com 7 cápsulas. *Uso oral. Uso adulto*
- **Reminyl ER® 16 mg (Janssen-Cilag)**, cada cápsula de liberação prolongada contém 20,51 mg de bromidrato de galantamina (equivalente a 16 mg de galantamina), embalagem com 28 cápsulas. *Uso oral. Uso adulto*
- **Reminyl ER® 24 mg (Janssen-Cilag)**, cada cápsula de liberação prolongada contém 30,76 mg de bromidrato de galantamina (equivalente a 24 mg de galantamina), embalagem com 28 cápsulas. *Uso oral. Uso adulto*

Memantina

A memantina, um derivado da amantadina, é um antagonista não competitivo de receptores NMDA (afinidade baixa a moderada) usado no tratamento da DA. É diferente dos outros agentes usados na DA porque atua na neurotransmissão glutamatérgica.
Foi aprovada pela FDA em 2003 para as formas moderadas a graves da DA.

Indicação	• Tratamento de pacientes com DA moderada a grave
Mecanismo de ação	• Antagonista não competitivo dos receptores de NMDA, com afinidade dependente de voltagem, que modula os efeitos dos níveis tônicos patologicamente elevados do glutamato que levam à disfunção neuronal

(continua)

Memantina (*continuação*)

Posologia	• A dose recomendada é de 20 mg/dia; para minimizar o risco de efeitos adversos indesejáveis, a dose de manutenção é atingida respeitando o seguinte esquema:
	  ○ 1ª semana: 5 mg/dia
	  ○ 2ª semana: 10 mg/dia
	  ○ 3ª semana: 15 mg/dia
	  ○ 4ª semana: 20 mg/dia

Absorção	• Boa, com biodisponibilidade de cerca de 100%
Metabolismo	• Hepático
Eliminação	• Urina
Contraindicação	• Hipersensibilidade ao cloridrato de memantina ou a outro componente da formulação
Interações medicamentosas	• Amantadina, cetamina, dextrometorfano (antagonistas do receptor NMDA): potencialização das reações adversas, principalmente as relacionadas com o SNC • Cimetidina, ranitidina, procainamida, quinidina, quinina e nicotina: aumento dos níveis séricos da memantina
Efeitos adversos	• Reação alérgica; sonolência; tontura; transtornos de equilíbrio; hipertensão arterial; elevação das provas de função hepática; dispneia; constipação intestinal; cefaleia
Alerta	• As formulações comerciais contêm lactose • A dose de memantina deve ser reduzida em pacientes com insuficiência renal • Classe C na gravidez

Apresentação comercial

- **Alois® (Apsen),** cada comprimido revestido contém 10 mg de cloridrato de memantina (equivalente a 8,31 mg de memantina base), caixas contendo 15, 30, 50, 60 e 120 comprimidos revestidos. *Uso oral. Uso adulto*
- **Clomenac® (Actavis),** comprimidos revestidos com 10 mg de cloridrato de memantina (equivalente a 8,31 mg de memantina base), embalagens comerciais com 30 ou 60 comprimidos revestidos. *Uso oral. Uso adulto*
- **Cloridrato de memantina® (Actavis),** cada comprimido revestido contém 10 mg de cloridrato de memantina (equivalente a 8,31 mg de memantina base), caixas contendo 30 ou 60 comprimidos revestidos. *Uso oral. Uso adulto*
- **Cloridrato de memantina® (Apsen),** cada comprimido revestido contém 10 mg de cloridrato de memantina (equivalente a 8,31 mg de memantina base), caixas contendo 60 comprimidos revestidos. *Uso oral. Uso adulto*
- **Cloridrato de memantina® (Teuto),** cada comprimido revestido contém 10 mg de cloridrato de memantina (equivalente a 8,31 mg de memantina base), caixas contendo 14, 15, 28, 30, 56, 60, 200 e 500 comprimidos revestidos. *Uso oral. Uso adulto*
- **Ebix® 10 mg (Lundbeck),** cada comprimido revestido contém 10 mg de cloridrato de memantina (equivalente a 8,31 mg de memantina base), caixas contendo 7, 14, 28 ou 56 comprimidos revestidos. *Uso oral. Uso adulto*
- **Ebix® 20 mg (Lundbeck),** cada comprimido revestido contém 20 mg de cloridrato de memantina (equivalente a 16,62 mg de memantina base), caixas contendo 10 ou 30 comprimidos revestidos. *Uso oral. Uso adulto*
- **Heimer® (Eurofarma),** cada comprimido revestido contém 10 mg de cloridrato de memantina (equivalente a 8,31 mg de memantina base), caixas contendo 15, 30 ou 60 comprimidos revestidos. *Uso oral. Uso adulto*
- **Memontil® (Wyeth),** cada comprimido revestido contém 10 mg de cloridrato de memantina (equivalente a 8,31 mg de memantina base), caixas contendo 30 comprimidos revestidos. *Uso oral. Uso adulto*
- **Zider® (Libbs),** cada comprimido revestido contém 10 mg de cloridrato de memantina (equivalente a 8,31 mg de memantina base), caixas contendo 7, 15, 30 ou 60 comprimidos revestidos. *Uso oral. Uso adulto.*

Capítulo 6
Medicamentos em Pneumologia

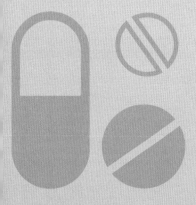

Introdução

As patologias pulmonares provocam dois padrões de disfunção: obstrutivo e restritivo. As doenças pulmonares obstrutivas (p. ex., asma, doença pulmonar obstrutiva crônica [DPOC], enfisema) caracterizam-se por redução e limitação do fluxo de ar, enquanto as doenças pulmonares restritivas (p. ex., fibrose pulmonar, asbestose) caracterizam-se por redução das dimensões pulmonares ou aumento da rigidez pulmonar, que resulta em redução do volume de ar máximo, que pode ser mobilizado para dentro e para fora dos pulmões. As doenças pulmonares restritivas também podem ser consequentes a anomalias mecânicas como fraqueza da musculatura respiratória (transtornos neuromusculares) e a anormalidades da parede torácica (p. ex., cifoescoliose, deformidade da parede torácica).

É preciso mencionar que algumas patologias sistêmicas sabidamente comprometem a função pulmonar, como a esclerodermia, a artrite reumatoide e a insuficiência cardíaca congestiva.

> **IMPORTANTE**
>
> Alguns medicamentos como o metotrexato e a amiodarona exercem efeitos tóxicos pulmonares. A amiodarona provoca um padrão restritivo de disfunção pulmonar.

Doença pulmonar obstrutiva crônica

O termo doença pulmonar obstrutiva crônica (DPOC) descreve condições que compartilham a característica fisiopatológica de limitação persistente e crônica das vias respiratórias ao fluxo de ar que costuma ser progressiva e associada à reação inflamatória pulmonar (resultando em espessamento das paredes dos brônquios, redução e destruição dos alvéolos e alteração da arquitetura dos brônquios). As causas principais são exposição à fumaça do tabaco, exposição ocupacional e combustão de biomassa. A espirometria é crucial para a confirmação desse diagnóstico. A terapia primária da DPOC é direcionada para a redução da resistência nas vias respiratórias.

Recomenda-se a leitura das Diretrizes Brasileiras para o Manejo da DPOC (adaptação para o Brasil do Consenso Latino-Americano de DPOC) de 2016 no *website* www.sbpt.br.

O tratamento da DPOC precisa ser individualizado segundo a gravidade e, depois, modificado de acordo com a resposta do paciente. As medidas gerais consistem em orientação dos pacientes e de seus familiares a respeito da doença, abandono do tabagismo, cessação da exposição ocupacional, vacinação antigripal e antipneumocócica, suporte nutricional e programas de atividade física.

A medicação é prescrita com o intuito de aliviar os sinais/sintomas, a frequência e a gravidade das exacerbações, além de melhorar a função pulmonar, a tolerância aos esforços físicos e a qualidade de vida.

O tratamento medicamentoso na doença estável consiste em broncodilatadores (beta-agonistas de ações curta e longa como salbutamol, fenoterol, terbutalina, fenoterol e salmeterol) com o propósito de relaxar a musculatura lisa das vias respiratórias e, assim, aumentar o fluxo de ar.

Deve-se dar preferência à administração por via inalatória em virtude da maior frequência de efeitos adversos associada à administração oral.

Visto que os anticolinérgicos (ipratrópio, tiotrópio) são bloqueadores dos receptores muscarínicos, eles inibem a broncoconstrição mediada por acetilcolina e aumentam o fluxo de ar.

As metilxantinas (teofilina e aminofilina) podem ser prescritas porque inibem a atividade da fosfodiesterase e aumentam o AMP cíclico na musculatura lisa das vias respiratórias, com consequente relaxamento da mesma e aumento do fluxo de ar.

Esses agentes broncodilatadores podem ser prescritos isoladamente ou em combinação segundo a gravidade do quadro do paciente.

Além disso, glicocorticoides inalatórios podem ser prescritos para pacientes com formas mais graves de DPOC (VEF_1 inferior a 50%) e exacerbações frequentes (mais de uma ao ano). Todavia, o uso isolado de corticosteroide inalatório ou oral por períodos prolongados **não** é indicado.

A oxigenoterapia é prescrita quando PaO_2 é menor ou igual a 55 mmHg ou SpO_2 menor ou igual a 88% associada ou não a hipercapnia ou quando PaO_2 é de 56 a 59 mmHg ou SpO_2 é igual a 89% associada a hipertensão pulmonar e/ou edema periférico ou policitemia (Ht > 55%).

Asma

Os conceitos sobre a patogênese da asma evoluíram muito nos últimos 25 anos. O ponto em comum nos vários padrões fenotípicos da asma é a ocorrência de inflamação das vias respiratórias, que é variável e tem padrões distintos, mas superpostos (Quadro 6.1). As manifestações clínicas agudas da asma geralmente são consequentes ao broncospasmo, exigindo e respondendo à terapia com broncodilatadores.

QUADRO 6.1 — Diagnóstico diferencial de asma.

Crianças menores de 5 anos de idade	Crianças acima de 5 anos de idade e adultos
■ Rinossinusite	■ Rinossinusite
■ Doença pulmonar crônica da prematuridade e malformações congênitas	■ Síndrome de hiperventilação alveolar e síndrome do pânico
■ Fibrose cística, bronquiectasias, bronquiolite obliterante pós-infecciosa e discinesia ciliar	■ Obstrução de vias respiratórias superiores (neoplasias e aspiração de corpo estranho)
■ Síndromes aspirativas (refluxo gastroesofágico, distúrbios de deglutição, fístula traqueoesofágica e aspiração de corpo estranho)	■ Disfunção das cordas vocais
■ Laringotraqueobroncomalacia, doenças congênitas da laringe (estenose e hemangioma) e anel vascular	■ DPOC e outras doenças obstrutivas das vias respiratórias inferiores (bronquiolite, bronquiectasia e fibrose cística)
■ Tuberculose	■ Doenças difusas do parênquima pulmonar
■ Cardiopatias	■ Insuficiência cardíaca diastólica e sistólica
■ Imunodeficiências	■ Doenças da circulação pulmonar (hipertensão e embolia)

A limitação do fluxo de ar na asma é recorrente, sendo causada por broncoconstrição, edema das vias respiratórias, hiper-reatividade das vias respiratórias e remodelagem das vias respiratórias.

As metas da farmacoterapia são a interrupção do broncospasmo agudo e a redução das crises asmáticas. As estratégias gerais de manejo da asma segundo a NAEPP (National Asthma Education Prevention Program) são a incorporação de quatro componentes do cuidado (medicação, orientação do paciente, medidas de controle ambiental, manejo das comorbidades), a instituição da terapia de acordo com a gravidade do quadro e o ajuste da terapia segundo o controle da asma.

A escolha dos medicamentos é determinada por diretrizes baseadas em evidências, pela resposta do paciente à terapia e pela situação específica do paciente (Quadro 6.2).

A medicação existente para o controle da asma pode ser dividida em:

- Anti-inflamatória (controladora) da asma, ou seja, atua na prevenção ou na reversão da infiltração inflamatória. Inclui corticosteroides inalatórios (Quadro 6.3), corticosteroides sistêmicos, antileucotrienos e anti-IgE. Os beta-2-agonistas de ação prolongada (LABA) são considerados medicação de controle quando combinados com corticosteroides inalatórios
- Resgatadora da asma, ou seja, evita ou reverte a broncoconstrição. Inclui os beta-2-agonistas de início rápido de ação e de duração breve (SABA) ou LABA de início rápido e ação prolongada (formoterol). Os SABA inalatórios são broncodilatadores potentes.

QUADRO 6.2 Manejo da asma.

Etapas do tratamento				
Etapa 1	Etapa 2	Etapa 3	Etapa 4	Etapa 5
Orientação e controle ambiental				
Broncodilatador de ação curta sob demanda				
	Dose baixa de corticoide inalatório *ou* Antileucotrienos	**Dose baixa de corticoide inalatório + beta-agonista de ação prolongada** *ou* Dose baixa de corticoide inalatório + antileucotrienos *ou* Dose baixa de corticoide inalatório + teofilina de liberação lenta	**Dose moderada ou alta de corticoide inalatório + beta-agonista de ação prolongada** *ou* Dose moderada ou alta de corticoide inalatório + beta-agonista de ação prolongada + antileucotrienos *ou* Dose moderada ou alta de corticoide inalatório + beta-agonista de ação prolongada + teofilina de liberação lenta	*Adicionar um ou mais em relação à etapa 4:* Corticoide oral na dose mais baixa possível Tratamento com anti-IgE

As opções preferenciais estão em **negrito**. Com base nas Diretrizes da Sociedade Brasileira de Pneumologia e Tisiologia para o manejo da asma (2012).

Corticosteroides inalatórios

Os corticosteroides inalatórios são os agentes preferidos para a prevenção de crises asmáticas e para o manejo a longo prazo da asma. Os corticosteroides são anti-inflamatórios potentes, portanto, constituem uma abordagem lógica para a asma que tem um importante componente inflamatório.

Os corticosteroides orais são prescritos para o manejo a curto prazo das crises asmáticas agudas.

Os corticosteroides reduzem a reação inflamatória nas vias respiratórias graças à inibição da síntese e da liberação de mediadores inflamatórios, inclusive histamina, leucotrienos, citocinas e prostaglandinas.

Também inibem os leucócitos circulantes e reduzem a permeabilidade vascular. Isso resulta em redução da produção de muco e de edema e, portanto, alívio da obstrução das vias respiratórias. Embora os corticosteroides não sejam broncodilatadores, eles sensibilizam a musculatura lisa brônquica e a tornam mais responsiva à estimulação beta-agonista. Além disso, diminuem a hiper-reatividade brônquica aos alergênicos que deflagram muitas crises asmáticas.

Os corticosteroides, quando inalados diariamente, suprimem a reação inflamatória sem induzir efeitos adversos importantes. Embora os sinais/ sintomas melhorem nas primeiras duas semanas de terapia, 4 a 8 semanas são necessárias para a obtenção de efeitos terapêuticos máximos (Quadro 6.3).

QUADRO 6.3 Equipotência estimada dos corticoides inalatórios para adultos.

	Dose diária (mcg)		
Corticoides inalatórios	Baixa	Média	Alta
Budesonida	200 a 400	> 400 a 800	> 800 a 1.600
Dipropionato de beclometasona	200 a 500	> 500 a 1.000	> 1.000 a 2.000
Ciclesonida	80 a 160	> 160 a 320	> 320 a 1.280
Furoato de mometasona	200	≥ 400	> 800
Propionato de fluticasona	100 a 250	> 250 a 500	> 500 a 1.000

Budesonida

Trata-se de um corticosteroide com significativo efeito glicocorticoide e fraca atividade mineralocorticoide. Seus efeitos antianafiláticos e anti-inflamatórios já foram constatados em estudos de provocação realizados em animais e em seres humanos, os quais se manifestaram por redução da obstrução brônquica tanto na fase precoce como tardia de reação alérgica. A budesonida também reduz comprovadamente a reatividade das vias respiratórias em pacientes hiper-reativos submetidos tanto à provocação direta como indireta. A budesonida por via inalatória também é efetiva na prevenção da asma induzida por exercício. Estudos a longo prazo mostram que crianças e adolescentes tratados com budesonida inalatória atingem, na idade adulta, a sua altura esperada. No entanto, foi observada uma pequena redução inicial, mas passageira, no crescimento (em torno de 1 cm). Isso geralmente acontece no primeiro ano de tratamento.

Indicação	• Tratamento de rinites alérgicas e não alérgicas perenes • Tratamento de rinite alérgica sazonal • Tratamento de pólipo nasal • Prevenção de pólipo nasal pós-polipectomia
Mecanismo de ação	• Redução da formação, da liberação e da atividade dos mediadores inflamatórios (p. ex., cininas, histamina, lipossomas, prostaglandinas e leucotrienos). Isso reduz as manifestações iniciais do processo inflamatório. A budesonida inibe a marginação e a subsequente migração celular para o local inflamatório e também reverte a dilatação e o aumento da permeabilidade vascular local, levando à redução do acesso celular ao local. Essa ação vasoconstritora reduz o extravasamento vascular, o edema e o desconforto local
Posologia	• Crianças < 6 anos: 100 a 400 mcg, 2 vezes/dia • Crianças > 6 anos: a posologia depende da terapia prévia: (1) só broncodilatador – 200 mcg 2 vezes/dia; (2) corticoide inalatório: 400 mcg, 2 vezes/dia; (3) corticoide oral: 400 mcg, 2 vezes/dia • Crianças > 12 anos e adultos: a posologia depende da terapia prévia: (1) só broncodilatador e (2) corticoide inalatório – 200 a 400 mcg, 2 vezes/dia; (3) corticoide oral: 400 a 800 mcg, 2 vezes/dia
Absorção	• A maioria da budesonida administrada nos pulmões é absorvida sistemicamente (com biodisponibilidade sistêmica absoluta de 39% da dose aplicada)
Início da ação	• A melhora do controle da asma pode ocorrer em 24 h, mas os efeitos benéficos máximos ocorrem em 1 a 2 semanas
Metabolismo	• Hepático (elevado metabolismo de primeira passagem)
Eliminação	• Urina (60%) e fezes
Contraindicação	• Hipersensibilidade a budesonida, outros corticoides e também a outros componentes de sua fórmula • Tuberculose pulmonar atual ou pregressa
Interações medicamentosas	• Deve-se evitar a ingestão de *grapefruit* (toranja) ou de seu suco durante o tratamento com budesonida na formulação em cápsulas, pois a ingestão desta fruta pode aumentar a absorção de budesonida no intestino (outras frutas como laranja ou maçã não influenciam a captação da budesonida)
Efeitos adversos	• Urticária; dispneia; edema de face, lábios, língua ou faringe • Infecções respiratórias; rinite; tosse; otite média; comprometimento visual
Alerta	• Classe B na gravidez • A passagem de um tratamento com corticosteroide oral para budesonida inalatória deve ser lenta e gradual, devido principalmente à lenta normalização da função suprarrenal. Essa transferência pode desmascarar condições alérgicas ocultadas pela terapia sistêmica. Evitar esta transferência em situações de estresse como cirurgia, infecção e traumatismo • Pode provocar resultado positivo em pesquisa de *doping* em atletas

Apresentação comercial

- **Budecort Aqua® (AstraZeneca)**, suspensão *spray* nasal com 32 mcg/dose em embalagens com um frasco contendo 120 doses. *Via nasal. Uso adulto e pediátrico depois dos 6 anos de idade*
- **Budecort Aqua® (AstraZeneca)**, suspensão *spray* nasal com 64 mcg/dose em embalagens com um frasco contendo 120 doses. *Via nasal. Uso adulto e pediátrico depois dos 6 anos de idade*
- **Busonid® (Biosintética)**, suspensão aquosa com 32 mcg de budesonida/dose, frasco-*spray* com 3 mℓ (correspondente a 60 doses), com válvula dosificadora. *Movimentar suavemente o frasco 3 vezes para misturar o produto. Via nasal. Uso adulto e pediátrico depois dos 6 anos de idade*
- **Busonid® (Biosintética)**, suspensão aquosa 32 mcg de budesonida/dose, frasco-*spray* com 6 mℓ (correspondente a 120 doses), com válvula dosificadora. *Movimentar suavemente o frasco 3 vezes para misturar o produto. Via nasal. Uso adulto e pediátrico depois dos 6 anos de idade*
- **Busonid® (Biosintética)**, suspensão aquosa 50 mcg de budesonida/dose, frasco-*spray* com 3 mℓ (correspondente a 60 doses), com válvula dosificadora. *Movimentar suavemente o frasco por 3 vezes para misturar o produto. Via nasal. Uso adulto e pediátrico depois dos 6 anos de idade*
- **Busonid® (Biosintética)**, suspensão aquosa 50 mcg de budesonida/dose, frasco-*spray* com 6 mℓ (correspondente a 120 doses), com válvula dosificadora. *Movimentar suavemente o frasco 3 vezes para misturar o produto. Via nasal. Uso adulto e pediátrico depois dos 6 anos de idade*
- **Busonid® (Biosintética)**, suspensão aquosa 64 mcg de budesonida/dose, frasco-*spray* com 3 mℓ (correspondente a 60 doses), com válvula dosificadora. *Movimentar suavemente o frasco 3 vezes para misturar o produto. Via nasal. Uso adulto e pediátrico depois dos 6 anos de idade*
- **Busonid® (Biosintética)**, suspensão aquosa 64 mcg de budesonida/dose, frasco-*spray* com 6 mℓ (correspondente a 120 doses), com válvula dosificadora. *Movimentar suavemente o frasco 3 vezes para misturar o produto. Via nasal. Uso adulto e pediátrico depois dos 6 anos de idade*

- **Busonid® (Biosintética),** suspensão aquosa 100 mcg de budesonida/dose, frasco-spray com 3 mℓ (correspondente a 60 doses), com válvula dosificadora. *Movimentar suavemente o frasco 3 vezes para misturar o produto. Via nasal. Uso adulto e pediátrico depois dos 6 anos de idade*
- **Busonid® (Biosintética),** suspensão aquosa 100 mcg de budesonida/dose, frasco-spray com 6 mℓ (correspondente a 120 doses), com válvula dosificadora. *Movimentar suavemente o frasco 3 vezes para misturar o produto. Via nasal. Uso adulto e pediátrico depois dos 6 anos de idade*

> **IMPORTANTE**
>
> A válvula do Busonid® não permite que todo o conteúdo seja retirado do frasco. Para que seja possível retirar o número de doses informadas (60 doses ou 120 doses), é colocado um volume extra de produto. Desta forma, é normal que ainda haja algum produto no frasco quando o mesmo não sair mais através da válvula.

- **Miflonide® (Novartis),** cápsulas com pó para inalação, embalagens com 60 cápsulas de 200 microgramas de budesonida com inalador; cápsulas com pó para inalação, embalagens com 30 ou 60 cápsulas de 400 microgramas de budesonida com inalador *Via inalatória. Uso adulto e pediátrico acima de 6 anos de idade*
- **Noex® (Eurofarma),** suspensão em spray nasal com 32 mcg de budesonida/dose, embalagem com frasco contendo 120 doses; suspensão em spray nasal com 64 mcg de budesonida/dose; embalagem com frasco contendo 120 doses. *Via nasal. Uso adulto e pediátrico acima de 6 anos de idade*
- **Pulmicort® (AstraZeneca),** cada mℓ da suspensão 0,25 mg/mℓ contém 0,25 mg de budesonida, embalagens com 5 ou 20 frascos contendo 2 mℓ
- **Pulmicort® (AstraZeneca),** cada mℓ da suspensão contém 0,50 mg de budesonida/mℓ, embalagens com 5 ou 20 frascos contendo 2 mℓ
- **Budesonida + formoterol**
  - **Alenia® (Biosintética),** cada cápsula contém 400 mcg de fumarato de formoterol di-hidratado + 12 mcg de budesonida, embalagem contendo 15 ou 60 cápsulas com inalador. *Uso inalatório oral. Uso adulto e pediátrico (crianças com mais de 5 anos de idade)*
  - **Foraseq® (Novartis),** cápsula contendo pó seco para inalação: 12 mcg de fumarato de formoterol di-hidratado micronizado + 200 ou 400 microgramas de budesonida, embalagens com 60 cápsulas de fumarato de formoterol di-hidratado + 60 cápsulas de budesonida e um inalador. *Via inalatória. Uso adulto e pediátrico acima de 6 anos de idade*
  - **Symbicort turbuhaler® (AstraZeneca),** pó inalante contendo 6 mcg de formoterol di-hidratado + 100 mcg de budesonida, em embalagem com 1 tubo contendo 60 doses; pó inalante contendo 6 mcg de formoterol di-hidratado +200 mcg de budesonida, em embalagem com 1 tubo contendo 60 doses; pó inalante contendo 12 mcg de formoterol di-hidratado + 400 mcg de budesonida, em embalagem com 1 tubo contendo 60 doses. *Via inalatória. Uso adulto e pediátrico*
  - **Vannair® 6/100 (AstraZeneca),** cada inalação contém 6 mcg de fumarato de formoterol di-hidratado + 100 mcg de budesonida. A dose liberada é de 4,5 mcg de fumarato de formoterol di-hidratado + 80 mcg de budesonida, embalagens contendo 1 tubo (inalador) com 120 doses. *Via inalatória. Uso adulto e pediátrico*
  - **Vannair® 6/200 (AstraZeneca),** cada inalação contém 6 mcg de fumarato de formoterol di-hidratado + 200 mcg de budesonida. A dose liberada é de 4,5 mcg de fumarato de formoterol di-hidratado + 160 mcg de budesonida, embalagens contendo 1 tubo (inalador) com 120 doses. *Via inalatória. Uso adulto e pediátrico.*

Beclometasona

O dipropionato de beclometasona é um corticosteroide sintético para uso tópico exclusivo, com potente ação anti-inflamatória, reduzida atividade mineralocorticoide e, em doses terapêuticas, sem efeitos sistêmicos. A beclometasona é prescrita para inalação nos casos de asma e para uso intranasal (spray) para rinite alérgica.

Indicação	• Tratamento e prevenção de rinite alérgica perene ou sazonal e rinite vasomotora • Prevenção e tratamento de asma brônquica, bem como de processos inflamatórios das vias respiratórias superiores
Mecanismo de ação	• Redução da reação inflamatória e das respostas imunes
Posologia	• Adultos e crianças > 6 anos: 2 aplicações em cada narina, 2 vezes/dia
Início da ação	• 3 a 7 dias
Metabolismo	• Hepático e pulmonar
Eliminação	• Principalmente fecal e cerca de 10% na urina
Contraindicação	• Hipersensibilidade à beclometasona
Interações medicamentosas	• Como uma fração mínima é absorvida, não ocorrem interações medicamentosas clinicamente significativas
Efeitos adversos	• Poucos efeitos sistêmicos • Efeitos locais: rouquidão, xerostomia, alterações do paladar, candidíase orofaríngea
Alerta	• Categoria C na gravidez • Crianças devem ser vacinadas contra varicela por causa do potencial de desenvolver infecção disseminada

Apresentação comercial

- **Alerfin® (Chiesi),** suspensão nasal aquosa, cada dose contém 100 mcg de dipropionato de beclometasona, em embalagem com 1 frasco âmbar com válvula dosimetrada e aplicador nasal, com 120 doses. *Uso inalatório. Uso adulto e em crianças com mais de 6 anos de idade*
- **Beclort® (Glenmark),** cada dose contém 250 mcg de dipropionato de beclometasona, solução com propelente aerossol dosimetrado, frascos contendo 200 doses. *Uso inalatório. Uso adulto e em crianças com mais de 6 anos de idade*
- **Beclosol®** spray **nasal aquoso (GlaxoSmithKline),** suspensão aquosa microfina em aerossol, para administração tópica na mucosa nasal, apresentado em frasco com 200 doses; cada dose contém 50 mcg de dipropionato de beclometasona. *Uso inalatório. Uso adulto e em crianças com mais de 6 anos de idade*

- **Clenil® A (Chiesi)**, suspensão para nebulização, embalagens com 10 flaconetes contendo 2 ml cada, cada ml contém 400 mcg de dipropionato de beclometasona. *Uso inalatório. Uso adulto e em crianças com mais de 6 anos de idade*
- **Clenil® HFA 50 mcg (Chiesi)**, solução pressurizada para inalação (*spray*), cada dose (jato) contém 50 mcg de dipropionato de beclometasona, aerossol dosimetrado contendo 200 doses (jatos), acompanhado de bocal. *Uso inalatório. Uso adulto e em crianças com mais de 6 anos de idade*
- **Clenil® HFA 100 mcg (Chiesi)**, solução pressurizada para inalação (*spray*), cada dose (jato) contém 100 mcg de dipropionato de beclometasona, aerossol dosimetrado contendo 200 doses (jatos), acompanhado de bocal. *Uso inalatório. Uso adulto e em crianças com mais de 6 anos de idade*
- **Clenil® HFA 150 mcg (Chiesi)**, solução pressurizada para inalação (*spray*), cada dose (jato) contém 150 mcg de dipropionato de beclometasona, aerossol dosimetrado contendo 200 doses (jatos), acompanhado de bocal. *Uso inalatório. Uso adulto e em crianças com mais de 6 anos de idade*
- **Clenil® HFA 200 mcg (Chiesi)**, solução pressurizada para inalação (*spray*), cada dose (jato) contém 200 mcg de dipropionato de beclometasona, aerossol dosimetrado contendo 200 doses (jatos), acompanhado de bocal. *Uso inalatório. Uso adulto e em crianças com mais de 6 anos de idade*
- **Clenil® HFA 250 mcg (Chiesi)**, solução pressurizada para inalação (*spray*), cada dose (jato) contém 250 mcg de dipropionato de beclometasona, aerossol dosimetrado contendo 200 doses (jatos), acompanhado de bocal. *Uso inalatório. Uso adulto e em crianças com mais de 6 anos de idade*
- **Clenil® HFA 50 mcg Jet (Chiesi)**, solução pressurizada para inalação (*spray*), cada dose (jato) contém 50 mcg de dipropionato de beclometasona, aerossol dosimetrado contendo 200 doses (jatos), acompanhado de dispositivo Jet® (espaçador para aplicação oral). *Uso inalatório. Uso adulto e em crianças com mais de 6 anos de idade*
- **Clenil® HFA 100 mcg Jet (Chiesi)**, solução pressurizada para inalação (*spray*), cada dose (jato) contém 100 mcg de dipropionato de beclometasona, aerossol dosimetrado contendo 200 doses (jatos), acompanhado de dispositivo Jet® (espaçador para aplicação oral). *Uso inalatório. Uso adulto e em crianças com mais de 6 anos de idade*
- **Clenil® HFA 150 mcg Jet (Chiesi)**, solução pressurizada para inalação (*spray*), cada dose (jato) contém 150 mcg de dipropionato de beclometasona, aerossol dosimetrado contendo 200 doses (jatos), acompanhado de dispositivo Jet® (espaçador para aplicação oral). *Uso inalatório. Uso adulto e em crianças com mais de 6 anos de idade*
- **Clenil® HFA 200 mcg Jet (Chiesi)**, solução pressurizada para inalação (*spray*), cada dose (jato) contém 200 mcg de dipropionato de beclometasona, aerossol dosimetrado contendo 200 doses (jatos), acompanhado de dispositivo Jet® (espaçador para aplicação oral). *Uso inalatório. Uso adulto e em crianças com mais de 6 anos de idade*
- **Clenil® HFA 250 mcg Jet (Chiesi)**, solução pressurizada para inalação (*spray*), cada dose (jato) contém 250 mcg de dipropionato de beclometasona, aerossol dosimetrado contendo 200 doses (jatos), acompanhado de dispositivo Jet® (espaçador para aplicação oral). *Uso inalatório. Uso adulto e em crianças com mais de 6 anos de idade*
- **Clenil® HFA 50 mcg Spray Jet (Chiesi)**, solução pressurizada para inalação (*spray*), cada dose (jato) contém 50 mcg de dipropionato de beclometasona, aerossol dosimetrado contendo 200 doses (jatos), acompanhado de bocal e dispositivo Jet® (espaçador para aplicação oral). *Uso inalatório. Uso adulto e em crianças com mais de 6 anos de idade*
- **Clenil® HFA 100 mcg Spray Jet (Chiesi)**, solução pressurizada para inalação (*spray*), cada dose (jato) contém 100 mcg de dipropionato de beclometasona, aerossol dosimetrado contendo 200 doses (jatos), acompanhado de bocal e dispositivo Jet® (espaçador para aplicação oral). *Uso inalatório. Uso adulto e em crianças com mais de 6 anos de idade*
- **Clenil® HFA 150 mcg Spray Jet (Chiesi)**, solução pressurizada para inalação (*spray*), cada dose (jato) contém 150 mcg de dipropionato de beclometasona, aerossol dosimetrado contendo 200 doses (jatos), acompanhado de bocal e dispositivo Jet® (espaçador para aplicação oral). *Uso inalatório. Uso adulto e em crianças com mais de 6 anos de idade*
- **Clenil® HFA 200 mcg Spray Jet (Chiesi)**, solução pressurizada para inalação (*spray*), cada dose (jato) contém 200 mcg de dipropionato de beclometasona, aerossol dosimetrado contendo 200 doses (jatos), acompanhado de bocal e dispositivo Jet® (espaçador para aplicação oral). *Uso inalatório. Uso adulto e em crianças com mais de 6 anos de idade*
- **Clenil® HFA 250 mcg Spray Jet (Chiesi)**, solução pressurizada para inalação (*spray*), cada dose (jato) contém 250 mcg de dipropionato de beclometasona, aerossol dosimetrado contendo 200 doses (jatos), acompanhado de bocal e dispositivo Jet® (espaçador para aplicação oral). *Uso inalatório. Uso adulto e em crianças com mais de 6 anos de idade*
- **Clenil® Pulvinal 100 mcg (Chiesi)**, pó para inalação, cada dose inalada contém 100 mcg de dipropionato de beclometasona, embalagem contendo inalador Pulvinal® multidose (100 doses). *Uso inalatório. Uso adulto e em crianças com mais de 6 anos de idade*
- **Clenil® Pulvinal 200 mcg (Chiesi)**, pó para inalação, cada dose inalada contém 200 mcg de dipropionato de beclometasona, embalagem contendo inalador Pulvinal® multidose (100 doses). *Uso inalatório. Uso adulto e em crianças com mais de 6 anos de idade*
- **Clenil® Pulvinal 400 mcg (Chiesi)**, pó para inalação, cada dose inalada contém 400 mcg de dipropionato de beclometasona, embalagem contendo inalador Pulvinal® multidose (100 doses). *Uso inalatório. Uso adulto e em crianças com mais de 6 anos de idade*
- **Miflasona® 200 mcg (Novartis)**, cada cápsula contém 200 mcg de dipropionato de beclometasona, embalagens contendo 60 cápsulas com pó para inalação, com um inalador. *Uso inalatório. Uso adulto e em crianças com mais de 6 anos de idade*
- **Miflasona® 400 mcg (Novartis)**, cada cápsula contém 400 mcg de dipropionato de beclometasona, embalagens contendo 60 cápsulas com pó para inalação, com um inalador. *Uso inalatório. Uso adulto e em crianças com mais de 6 anos de idade*
- **Salbutamol + dipropionato de beclometasona**
  - **Aerocort S® (Glenmark)**, cada dose contém 50 mcg de dipropionato de beclometasona + 100 mcg de salbutamol, solução com propelente aerossol dosimetrado: frascos contendo 200 doses. *Uso inalatório oral. Uso adulto e pediátrico*
  - **Clenil Compositum® A (Chiesi)**, suspensão para nebulização, cada ml de contém 0,400 mg de dipropionato de beclometasona + 0,964 mg de sulfato de salbutamol (equivalente a 0,800 mg de salbutamol base), cartucho contendo 10 flaconetes de 2 ml. *Uso adulto ou pediátrico*
  - **Clenil Compositum® HFA 50 + 100 (Chiesi)**, suspensão pressurizada para inalação (*spray*), cada dose (jato) contém 50 mcg de dipropionato de beclometasona + 100 mcg de salbutamol (na forma de sulfato de salbutamol), aerossol dosimetrado contendo 200 doses (jatos), acompanhado de bocal (dispositivo para aplicação oral em forma de L). *Uso inalatório. Uso adulto e em crianças com mais de 6 anos de idade*
  - **Fostair® (Chiesi)**, solução pressurizada para inalação (aerossol), cada dose (jato) contém 100 mcg dipropionato de beclometasona + 6 mcg de formoterol aerossol dosimetrado contendo 120 doses (jatos) acompanhado de bocal (dispositivo para aplicação oral em forma de L). *Uso inalatório oral. Uso adulto*
  - **Fostair® DPI (Chiesi)**, pó para inalação, cada dose contém 100 mcg de dipropionato de beclometasona + 6 mcg de fumarato de formoterol, embalagem contendo um dispositivo NEXT® DPI, com 120 doses. *Uso inalatório. Uso adulto e em crianças com mais de 6 anos de idade.*

Ciclesonida

Corticosteroide para uso inalatório ou intranasal. Trata-se de um glicocorticoide não halogenado com ativação em território pulmonar.

Indicação	• Prevenção e controle da asma brônquica leve, moderada ou grave em adultos e crianças a partir de 4 anos de idade
Mecanismo de ação	• Pró-droga que é convertida a metabólito ativo após aplicação intranasal • inibição da infiltração de leucócitos no local da inflamação, interferência nos mediadores da resposta inflamatória e supressão das respostas imunes humorais
Posologia	• 4 a 11 anos de idade: 80 a 160 mcg/dia • > 12 anos de idade e adultos: 80 a 640 mcg/dia
Início da ação	• 1 a 2 dias (efeito máximo em 2 a 5 semanas)
Duração da ação	• Desconhecida
Metabolismo	• Hepático
Eliminação	• Fecal
Contraindicação	• Hipersensibilidade conhecida a quaisquer dos componentes da fórmula • Crianças com menos de 4 anos de idade
Interações medicamentosas	• Evitar o uso concomitante com cetoconazol, itraconazol, ritonavir ou nelfinavir
Efeitos adversos	• Cerca de 5% dos pacientes apresentaram reações adversas em testes clínicos com doses de 40 a 1.280 mcg de ciclesonida ao dia. Na maioria dos casos, tais reações foram leves e não exigiram a descontinuação do tratamento
Alerta	• Categoria C na gravidez • Deve ser administrada com cautela em pacientes com tuberculose pulmonar ativa ou quiescente, infecções fúngicas, bacterianas ou virais, e somente se estiverem adequadamente tratados • Não é indicada para o tratamento do estado de mal asmático ou de outros episódios agudos de asma nos quais sejam necessárias medidas intensivas • O inalador não deve ser colocado nem lavado em água • O adaptador bucal do inalador deve ser limpo semanalmente com um lenço ou pano seco

Apresentação comercial

- **Alvesco® 80 mcg (Takeda)**, solução inalatória pressurizada (*spray*), cada dose libera no bocal do inalador 80 mcg de ciclesonida, embalagens com 120 doses. *Uso inalatório oral. Uso adulto e pediátrico acima de 4 anos*
- **Alvesco® 160 mcg (Takeda)**, solução inalatória pressurizada (*spray*), cada dose libera no bocal do inalador 160 mcg de ciclesonida, embalagens com 120 doses. *Uso inalatório oral. Uso adulto e pediátrico acima de 4 anos*
- **Omnaris® 50 mcg (Takeda)**, cada dose contém 50 mcg de ciclesonida, embalagens com 60 ou 120 doses. *Uso inalatório nasal. Uso adulto e pediátrico acima de 6 anos de idade.*

Mometasona

A mometasona é um corticosteroide sintético de potência média com propriedades anti-inflamatórias, antipruriginosas e vasoconstritivas.

A apresentação em inalador é indicada para o tratamento de manutenção de asma, enquanto o *spray* nasal é indicado para o tratamento de manifestações nasais da rinite alérgica sazonal e da rinite alérgica perene.

Indicação	• Tratamento das manifestações de rinite alérgica sazonal e perene em pacientes adultos e pediátricos (a partir de 2 anos de idade) • Profilaxia dos sintomas nasais de rinite alérgica sazonal em pacientes adultos e adolescentes com 12 anos ou mais • Tratamento profilático de pacientes com história pregressa de sintomas de rinite alérgica sazonal de intensidade moderada a grave durante 2 a 4 semanas antes do início da época de maior exposição aos alergênios para adultos e adolescentes com 12 anos de idade ou mais • Tratamento complementar aos antibióticos nos episódios agudos de sinusite • Tratamento de pólipos nasais e seus sintomas, incluindo congestão nasal e diminuição do olfato, para pacientes com mais de 18 anos de idade • Tratamento de rinossinusite aguda para pacientes com mais de 12 anos de idade • Controle dos sinais e sintomas no tratamento e na profilaxia da asma. Pode ser indicada para usuários de corticosteroides VO ou injetáveis, para o controle da asma. Também pode ser indicada para os pacientes cuja asma não esteja sendo controlada com outros medicamentos
Mecanismo de ação	• Atravessa as membranas celulares e se liga com elevada afinidade a receptores citoplasmáticos específicos. A inflamação diminui graças à redução da liberação de hidrolases ácidas pelos leucócitos, à prevenção de acúmulo de macrófagos nos locais inflamados, à interferência na adesão dos leucócitos à parede dos capilares, à redução da permeabilidade da membrana dos capilares, à redução dos componentes do complemento, à inibição da liberação de histamina e cininas e à interferência na formação de tecido cicatricial

(continua)

Mometasona (continuação)

Posologia	• Rinite alérgica
	  ○ Adultos (inclusive idosos) e adolescentes: 2 atomizações (50 mcg cada) em cada narina, 1 vez/dia
	  ○ Crianças entre 2 e 11 anos: 1 atomização (50 mcg) em cada narina, 1 vez/dia
	• Tratamento complementar na sinusite aguda: adultos (inclusive idosos) e adolescentes: 2 atomizações (50 mcg cada) em cada narina, 2 vezes/dia
	• Pólipos nasais: adultos (inclusive idosos) e adolescentes: 2 atomizações (50 mcg cada) em cada narina, 2 vezes/dia

Início da ação	• Geralmente 2 dias após a primeira dose
Metabolismo	• Hepático
Eliminação	• Bile
Contraindicação	• Hipersensibilidade ao furoato de mometasona ou a qualquer um dos seus componentes • Crianças com menos de 2 anos de idade • Tratamento primário do estado de mal asmático ou outros episódios agudos de asma nos quais há necessidade de medidas intensivas
Interações medicamentosas	• Amprenavir: aumento das concentrações plasmáticas da mometasona • Atazanavir: aumento das concentrações plasmáticas da mometasona • Cetoconazol: aumento das concentrações plasmáticas da mometasona • Claritromicina: aumento das concentrações plasmáticas da mometasona • Indinavir: aumento das concentrações plasmáticas da mometasona • Mifepristona: antagonismo dos efeitos da mometasona • Saquinavir: aumento das concentrações plasmáticas da mometasona
Efeitos adversos	• Candidíase oral
Alerta	• Classe C na gravidez • Não é indicada para o alívio de broncospasmo agudo • A passagem de um tratamento com corticosteroide oral para mometasona inalatória deve ser lenta e gradual, devido principalmente à lenta normalização da função suprarrenal. Essa transferência pode desmascarar condições alérgicas ocultadas pela terapia sistêmica. Evitar esta transferência em situações de estresse como cirurgia, infecção e traumatismo

Apresentação comercial

- **Nasonex® (Schering-Plough)**, suspensão nasal de 50 mcg de furoato de mometasona por atomização em embalagem com 1 frasco com 18 g contendo 120 atomizações; 50 mcg de furoato de mometasona por atomização em embalagem com 1 frasco com 9 g contendo 60 atomizações. *Uso nasal uso adulto e pediátrico acima de 2 anos*
- **Oximax® 200 mcg (Mantecorp)**, cada cápsula contém 200 mcg de furoato de mometasona, embalagens com 10 cápsulas sem inalador e embalagens com 30 cápsulas com ou sem inalador. *Via de administração: inalatória VO uso adulto e pediátrico acima de 12 anos*
- **Oximax® 400 mcg (Mantecorp)**, cada cápsula contém 400 mcg de furoato de mometasona, embalagens com 10 cápsulas sem inalador e embalagens com 30 cápsulas com ou sem inalador. *Via de administração: inalatória VO uso adulto e pediátrico acima de 12 anos*

- **Furoato de mometasona + fumarato de formoterol di-hidratado**
  - **Zenhale® (Schering-Plough)**, suspensão com propelente (aerossol) de 50 mcg de furoato de mometasona + 5 mcg de fumarato de formoterol di-hidratado por atomização em embalagem com dosador contendo 120 atomizações. *Uso inalatório oral. Uso adulto e pediátrico acima de 12 anos de idade*
  - **Zenhale® (Schering-Plough)**, suspensão com propelente (aerossol) de 100 mcg de furoato de mometasona + 5 mcg de fumarato de formoterol di-hidratado por atomização em embalagem com dosador contendo 120 atomizações. *Uso inalatório oral. Uso adulto e pediátrico acima de 12 anos de idade*
  - **Zenhale® (Schering-Plough)**, suspensão com propelente (aerossol) de 200 mcg de furoato de mometasona + 5 mcg de fumarato de formoterol di-hidratado por atomização em embalagem com dosador contendo 120 atomizações. *Uso inalatório oral. Uso adulto e pediátrico acima de 12 anos de idade.*

Fluticasona

O propionato de fluticasona é um corticosteroide sintético de potência média que é usado topicamente para aliviar manifestações inflamatórias e pruriginosas de dermatoses e psoríase, é usado por via intranasal para controlar sinais/sintomas de rinite alérgica e não alérgica e asma.

A fluticasona reduz e previne as manifestações de asma em pacientes previamente tratados com broncodilatadores isolados ou com outra terapia profilática. Ocorre diminuição da sintomatologia e melhora da capacidade pulmonar em pacientes com DPOC.

Indicação	• Tratamento de manifestações nasais, como rinorreia, congestão, prurido e espirros, e oculares, tais como prurido/ardência, lacrimejamento e vermelhidão, da rinite alérgica sazonal • Tratamento dos sintomas nasais (rinorreia, congestão nasal, prurido nasal e espirros) da rinite alérgica crônica • Tratamento dos sinais/sintomas nasais (rinorreia, congestão, prurido e espirros) da rinite alérgica sazonal e crônica em crianças de 2 a 11 anos de idade

(continua)

Fluticasona (*continuação*)

Mecanismo de ação	• Ligação de alta afinidade ao receptor de glicocorticoide com consequente alteração da transcrição e da síntese de proteínas, redução da liberação de hidrolases ácidas pelos leucócitos, redução da proliferação de fibroblastos, prevenção do acúmulo de macrófagos nos locais inflamados, redução da deposição de colágeno, interferência na adesão leucocitária à parede capilar e subsequente edema, redução dos componentes do complemento, inibição da liberação de histamina e cininas e interferência na formação de tecido cicatricial • No manejo da asma o complexo da fluticasona com o receptor de glicocorticoide infrarregula mediadores pró-inflamatórios como interleucinas (IL) 1, 3 e 5 e suprarregula mediadores anti-inflamatórios como IL-10 e IL-12
Posologia	• Adultos e crianças > 12 anos: 2 jatos (27,5 mcg/jato) em cada narina 1 vez/dia • Crianças 2 a 11 anos: 1 jato (27,5 mcg) em cada narina 1 vez/dia
Absorção	• Biodisponibilidade após uso intranasal < 2%
Metabolismo	• Fígado
Eliminação	• Fezes e urina
Contraindicação	• Hipersensibilidade a qualquer um dos ingredientes do produto • Crianças com menos de 2 anos de idade
Interações medicamentosas	• Amprenavir, darunavir, delavirdina, fosamprenavir: aumento da concentração plasmática de fluticasona • Bupropiona: precipitação das crises asmáticas • Claritromicina: aumento da concentração plasmática de fluticasona • Itraconazol: aumento da concentração plasmática de fluticasona • Mifepristina: redução substancial dos efeitos da fluticasona • Nefazodona: aumento da concentração plasmática de fluticasona
Efeitos adversos	• Sangramento (> 10% dos pacientes); cefaleia; sabor desagradável na boca; odor desagradável; ressecamento nasal; irritação nasal; ressecamento orofaríngeo
Alerta	• Classe C na gravidez • Não deve ser utilizada durante a crise asmática aguda

Apresentação comercial

- **Avamys® (GlaxoSmithKline)**, cada dose contém 27,5 mcg de furoato de fluticasona, *spray* nasal com 120 doses. *Uso intranasal. Uso adulto e pediátrico (acima de 2 anos)*
- **Flixonase®** *spray* **nasal aquoso (GlaxoSmithKline)**, suspensão microfina de propionato de fluticasona para administração tópica na mucosa nasal por meio de um aplicador de *spray* dosimetrado, cada dose libera 100 mg da suspensão e contém 50 mcg de propionato de fluticasona, apresentado em frasco de vidro âmbar com 60 ou 120 doses adaptado ao atomizador. *Uso intranasal. Uso adulto e pediátrico a partir de 4 anos*
- **Flixotide Diskus® 50 mcg (GlaxoSmithKline)**, pó inalatório, acondicionado em um dispositivo plástico em formato de disco (Diskus®) que contém um blíster com 60 doses para uso inalatório VO. O dispositivo Diskus® é embalado em um invólucro laminado metálico, cada dose contém 50 mcg de propionato de fluticasona. *Uso inalatório VO. Uso adulto e pediátrico a partir de 4 anos*
- **Flixotide Diskus® 250 mcg (GlaxoSmithKline)**, pó inalatório, acondicionado em um dispositivo plástico em formato de disco (Diskus®) que contém um blíster com 60 doses para uso inalatório VO. O dispositivo Diskus® é embalado em um invólucro laminado metálico, cada dose contém 250 mcg de propionato de fluticasona. *Uso inalatório VO. Uso adulto e pediátrico a partir de 4 anos*
- **Flixotide Nebules® 0,5 mg/2,0 mℓ (GlaxoSmithKline)**, cada mℓ contém 0,25 mg propionato de fluticasona, cada ampola pronta para uso contém 0,5 mg de propionato de fluticasona (micronizado), embalagens com 5 ou 10 ampolas. *Uso inalatório. Uso adulto e pediátrico acima de 4 anos de idade*
- **Flixotide Nebules® 2,0 mg/2,0 mℓ (GlaxoSmithKline)**, cada mℓ contém 1,0 mg propionato de fluticasona, cada ampola pronta para uso contém 2,0 mg de propionato de fluticasona (micronizado), embalagens com 5 ou 10 ampolas. *Uso inalatório. Uso adulto e pediátrico acima de 4 anos de idade*
- **Flixotide®** *spray* **50 mcg (GlaxoSmithKline)**, inalador pressurizado com medidor que libera 50 mcg de suspensão de propionato de fluticasona por dose, cada frasco contém 60 ou 120 doses. *Uso inalatório VO. Uso adulto e pediátrico a partir de 1 ano*
- **Flixotide®** *spray* **250 mcg (GlaxoSmithKline)**, inalador pressurizado com medidor que libera 250 mcg de suspensão de propionato de fluticasona por dose, cada frasco contém 60 ou 120 doses. *Uso inalatório VO. Uso adulto e pediátrico a partir de 1 ano*
- **Flutican®** (**Glenmark**), *spray* **nasal mucoso** suspensão microfina de propionato de fluticasona para administração tópica na mucosa nasal por meio de um aplicador de *spray* dosimetrado, cada dose libera 100 mg da suspensão e contém 50 mcg de propionato de fluticasona, apresentado em frasco plástico opaco com 120 doses adaptado ao atomizador. *Uso intranasal. Uso adulto e pediátrico a partir de 4 anos*
- **Fluticaps® (Biosintética)**, cada cápsula para inalação contém 250 mcg de propionato de fluticasona, embalagem contendo 15 ou 60 cápsulas com inalador e embalagem (refil) contendo 15 ou 60 cápsulas para inalação. *Uso inalatório oral. Uso adulto e pediátrico acima de 4 anos de idade. Contém lactose, portanto, deve ser usado com cautela em diabéticos*
- **Plurair® (Libbs)**, *spray* nasal contendo suspensão tópica com 50 mcg de propionato de fluticasona em cada dose liberada, frasco *spray* nebulizador com 6 mℓ (equivalente a 60 doses) ou com 12 mℓ (equivalente a 120 doses). *Uso intranasal. Uso adulto e pediátrico (acima de 4 anos de idade)*
- **Fluticasona + salmeterol**
  - **Seretide Diskus® 50/100 (GlaxoSmithKline)**, cada dose contém 50 mcg de salmeterol (equivalente a 72,5 mcg de xinafoato de salmeterol) + 100 mcg de propionato de fluticasona, apresentado na forma de pó inalante que está acondicionado em um dispositivo plástico no formato de disco (Diskus®) que contém um *strip* com 60 doses. O dispositivo Diskus® é embalado em invólucro laminado metálico. *Uso inalatório VO. Uso adulto e pediátrico acima de 4 anos de idade*

- **Seretide Diskus® 50/250 (GlaxoSmithKline),** cada dose contém 50 mcg de salmeterol (equivalente a 72,5 mcg de xinafoato de salmeterol) + 250 mcg de propionato de fluticasona, apresentado na forma de pó inalante acondicionado em um dispositivo plástico no formato de disco (Diskus®) que contém um *strip* com 28 ou 60 doses. O dispositivo Diskus® é embalado em invólucro laminado metálico. *Uso inalatório VO. Uso adulto e pediátrico acima de 4 anos de idade*
- **Seretide Diskus® 50/500 (GlaxoSmithKline),** cada dose contém 50 mcg de salmeterol (equivalente a 72,5 mcg de xinafoato de salmeterol) + 500 mcg de propionato de fluticasona, apresentado na forma de pó inalante acondicionado em um dispositivo plástico no formato de disco (Diskus®) que contém um *strip* com 28 ou 60 doses. O dispositivo Diskus® é embalado em invólucro laminado metálico. *Uso inalatório VO. Uso adulto e pediátrico acima de 4 anos de idade*
- **Seretide®** *spray* **25/50 (GlaxoSmithKline),** aerossol para inalação que consiste em uma suspensão contendo 36,25 mcg de xinafoato de salmeterol (equivalente a 25 mcg de salmeterol) + 50 mcg de propionato de fluticasona + norflurano (propelente HFA 134A), embalagem com 120 doses. *Uso adulto e pediátrico (crianças a partir de 4 anos de idade)*
- **Seretide®** *spray* **25/125 (GlaxoSmithKline),** aerossol para inalação que consiste em uma suspensão contendo 36,25 mcg de xinafoato de salmeterol (equivalente a 25 mcg de salmeterol) + 125 mcg de propionato de fluticasona + norflurano (propelente HFA 134A), embalagem com 120 doses. *Uso adulto e pediátrico (crianças a partir de 4 anos de idade)*
- **Seretide®** *spray* **25/250 mcg (GlaxoSmithKline),** aerossol para inalação que consiste em uma suspensão contendo 36,25 mcg de xinafoato de salmeterol (equivalente a 25 mcg de salmeterol) + 250 mcg de propionato de fluticasona + norflurano (propelente HFA 134A), embalagem com 120 doses. *Uso adulto e pediátrico (crianças a partir de 4 anos de idade)*

■ **Fluticasona + vilanterol**
- **Relvar Ellipta® 100/25 (GlaxoSmithKline),** cada dose contém 100 mcg de furoato de fluticasona + 40 mcg de trifenatato de vilanterol (equivalente a 25 mcg de vilanterol), pó para inalação VO composto por 2 *strips*, sendo 1 *strip* com furoato de fluticasona e um *strip* com trifenatato de vilanterol, acondicionados em um dispositivo plástico (Ellipta®) que contém 14 ou 30 doses. O dispositivo Ellipta® é embalado em uma bandeja com tampa laminada. *Uso inalatório por via oral. Uso adulto e pediátrico (acima de 12 anos)*
- **Relvar Ellipta® 200/25 (GlaxoSmithKline),** cada dose contém 200 mcg de furoato de fluticasona + 40 mcg de trifenatato de vilanterol (equivalente a 25 mcg de vilanterol), pó para inalação VO composto por dois strips, sendo 1 *strip* com furoato de fluticasona e um *strip* com trifenatato de vilanterol, acondicionados em um dispositivo plástico (Ellipta®) que contém 14 ou 30 doses. O dispositivo Ellipta® é embalado em uma bandeja com tampa laminada. *Uso inalatório por via oral. Uso adulto e pediátrico (acima de 12 anos)*

■ **Fluticasona + azelastina**
- **Dymista® (MedaPharma),** suspensão *spray* inalatória por via nasal em vidro âmbar com 6,4 g, suspensão *spray* inalatória por via nasal em vidro âmbar com 23 g, cada grama da suspensão contém 1 mg de cloridrato de azelastina + 0,365 mg de propionato de fluticasona. Um jato (0,137 g) contém 137 mcg de cloridrato de azelastina + 0,05 mg de propionato de fluticasona. Cada 1 mcg de cloridrato de azelastina corresponde a 0,915 mcg de azelastina base. *Uso nasal. Uso adulto e pediátrico acima de 12 anos.*

Beta-agonistas (simpaticomiméticos)

Os agonistas dos receptores beta-adrenérgicos estimulam a atividade da adenilciclase. Isso promove broncodilatação, seja qual for o fator desencadeante da constrição. Acredita-se que os simpaticomiméticos também exerçam ação anti-inflamatória consequente à inibição da liberação de histamina, leucotrienos e prostaglandinas pelos mastócitos pulmonares e a promoção da depuração (*clearance*) mucociliar e da integridade vascular. A ação do salbutamol e do fenoterol é de curta duração. O salmeterol e o formoterol diferenciam-se, têm início de ação mais retardado e duração mais prolongada. A epinefrina (também conhecida como adrenalina) é um simpaticomimético não seletivo, agindo em receptores alfa, beta-1 e beta-2-adrenérgicos. Contribui para a diminuição do edema de mucosa e das secreções brônquicas, mas entre seus efeitos adversos estão elevação da pressão arterial e estimulação cardíaca. O isoproterenol atua nos receptores beta-1 e beta-2 de modo diverso, resultando em estimulação e efeito broncodilatador. O isoproterenol não é mais usado como antiasmático. A efedrina estimula receptores alfa e beta e tem ação indireta, liberando catecolaminas endógenas.

Os agonistas beta-2-adrenérgicos são os agentes mais efetivos para o alívio do broncoespasmo agudo e são prescritos com frequência para os pacientes com condições pulmonares. Os beta-agonistas ativam o sistema nervoso simpático com consequente relaxamento da musculatura lisa brônquica e broncodilatação.

Com base nas Diretrizes da Sociedade Brasileira de Pneumologia e Tisiologia para o Manejo da Asma (2012), apresentamos a seguir algumas informações sobre os beta-agonistas inalatórios, formoterol e salmeterol:
- As doses variam com o fármaco e com o dispositivo para inalação, devendo ser repetidas cada 12 h
- Os inaladores de pó ou os pressurizados são a melhor opção em casos não controlados com corticoides inalatórios. Já foram relacionados com risco aumentado de exacerbações graves e óbitos por asma quando usados isoladamente. Sempre devem ser associados a um corticosteroide inalatório
- O salmeterol **não** deve ser usado para tratar manifestações agudas nem exacerbações. Nem o salmeterol nem o formoterol devem ser usados como agente único no tratamento de controle. Sempre associar a corticosteroide inalatório. O formoterol tem um início de ação mais rápido, semelhante ao do salbutamol, e pode ser usado, conforme necessário, para manifestações agudas

Salbutamol

O salbutamol, um SABA juntamente com terbutalina e fenoterol, é recomendado como medicação de resgate para alívio sintomático ou para o tratamento das exacerbações da asma. Pode ser administrado por via inalatória.

Indicação	• Inalatório: tratamento sintomático de crises que podem ocorrer durante o curso da asma ou bronquite obstrutiva crônica quando existe componente reversível; prevenção da asma induzida por exercício • Injetável: alívio imediato de crises de asma; controle do parto prematuro não complicado, no último trimestre de gravidez • Oral: alívio do espasmo brônquico associado às crises de asma, à bronquite crônica e ao enfisema
Mecanismo de ação	• Estimulante de ação curta e moderadamente seletivo de receptores beta-2-adrenérgicos. É 29 vezes mais seletivo para os receptores beta-2 do que para os beta-1, com maior especificidade para os receptores beta pulmonares e induzindo relaxamento da musculatura lisa brônquica

(continua)

Salbutamol (*continuação*)

Posologia	*Spray*
	• Alívio de broncospasmo ou crises de asma
	   ○ Adultos: 1 (100 mcg) ou 2 (200 mcg) doses
	   ○ Crianças: 100 mcg (1 dose)
	• Prevenção do broncospasmo provocado por exercícios físicos ou alergia
	   ○ Adultos: 200 mcg (2 doses) antes do exercício ou da exposição inevitável ao alergênio
	   ○ Crianças: 100 mcg (1 dose) antes do exercício ou da exposição inevitável ao alergênio, que podem ser aumentados para 200 mcg (2 doses) se necessário
	• Terapia crônica
	   ○ Adultos: até 200 mcg (2 doses) 4 vezes/dia
	   ○ Crianças: até 200 mcg (2 doses) 4 vezes/dia
	Oral
	• Para alívio do broncospasmo
	   ○ Adultos: a dose habitual é de 4 mg (10 mℓ do xarope) 3 ou 4 vezes/dia. Caso não se obtenha a broncodilatação adequada, cada dose pode ser gradualmente aumentada para até 8 mg (20 mℓ do xarope)
	• Para os pacientes muito sensíveis a estimulantes beta-adrenérgicos, recomenda-se iniciar com 2 mg (5 mℓ do xarope) 3 ou 4 vezes/dia
	   ○ Crianças: crianças de 2 a 6 anos: 2,5 a 5 mℓ do xarope (1 a 2 mg de salbutamol) 3 ou 4 vezes/dia
	   ○ Crianças de 6 a 12 anos: 5 mℓ do xarope (2 mg de salbutamol) 3 ou 4 vezes/dia.
	   ○ Crianças > 12 anos: 5 a 10 mℓ do xarope (2 a 4 mg de salbutamol) 3 ou 4 vezes/dia
	   ○ Idosos: recomenda-se iniciar com 5 mℓ de xarope (2 mg de salbutamol) 3 ou 4 vezes/dia

Absorção	• Oral: cerca de 50% são absorvidos pelo sistema digestório
Início da ação	• Inalatório: 15 min • Oral: 1 h (efeito máximo em 2 h)
Duração da ação	• Inalatório: 2 a 6 h • Oral: 4 a 6 h
Metabolismo	• Hepático (via CYP3A4)
Eliminação	• Fezes (60%) e urina (25%)
Contraindicação	• Hipersensibilidade a qualquer dos componentes da fórmula; lactação; tratamento concomitante com IMAO
Interações medicamentosas	• Derivados xantínicos, diuréticos ou esteroides: hipopotassemia grave • Nadolol: redução dos efeitos do salbutamol e do nadolol • Propranolol: redução dos efeitos do salbutamol e do propranolol • Pseudoefedrina: potencialização dos efeitos adversos cardiovasculares (sobretudo em pacientes com insuficiência coronariana, hipertensão arterial, miocardiopatia obstrutiva hipertrófica)
Efeitos adversos	• *Muito comuns:* tremores das extremidades, palpitações e taquicardia sinusal • *Comuns:* cefaleia, cãibras musculares
Alerta	• Embora a apresentação injetável de salbutamol (eventualmente a apresentação oral também é prescrita) seja usada no manejo de trabalho de parto não complicado (p. ex., placenta prévia, hemorragia pré-parto, toxemia gravídica), não deve ser prescrita para ameaça de abortamento • Salbutamol não deve ser usado como agente tocolítico em gestantes com cardiopatia isquêmica preexistente ou que apresentem fatores de risco significativos para cardiopatia isquêmica preexistente • O salbutamol está incluído na lista de substâncias proibidas da Agência Mundial Antidoping

Apresentação comercial

■ **Aerodini® (Teuto)**, cada jato-dose liberado pela válvula dosadora contém 120 mcg de sulfato de salbutamol (equivalente a 100 mcg de salbutamol), embalagem contendo 1 tubo de alumínio com 200 doses + adaptador. *Uso oral. Uso adulto e pediátrico*

■ **Aerogold®** *spray* **(Glenmark)**, cada dose contém 120 mcg de sulfato de salbutamol (equivalentes a 100 mcg de salbutamol), aerossol pressurizado, apresentado em frascos de alumínio com 200 doses, acompanhado de aplicador plástico de polipropileno especialmente desenhado para inalação por via oral. *Uso adulto e pediátrico*

■ **Aerolin® (GlaxoSmithKline)**, solução para nebulização, cada mℓ contém 6 mg de sulfato de salbutamol (equivalente a 5 mg de salbutamol), apresentado em frascos contendo 10 mℓ. *Uso inalatório. Uso adulto e pediátrico*

■ **Aerolin® injetável (GlaxoSmithKline)**, cada ampola de 1 mℓ contém 0,5 mg ou 500 mcg de salbutamol (equivalente a 0,6 mg ou 600 mcg de sulfato de salbutamol), caixas contendo 5 ampolas. *Uso intravenoso, intramuscular ou subcutâneo. Uso adulto*

IMPORTANTE

Qualquer preparação não utilizada de Aerolin® injetável deve ser descartada após 24 h. Após preparo, manter por até 24 h. Aerolin® injetável não deve ser administrado na mesma seringa nem misturado com outro medicamento.

■ **Aerolin®** *spray* **(GlaxoSmithKline)**, cada dose contém: 120,5 mcg de sulfato de salbutamol (equivalentes a 100 mcg de salbutamol), aerossol pressurizado, apresentado em frascos de alumínio com 200 doses, acompanhados de aplicador plástico de polipropileno especialmente desenhado para inalação por via oral. *Uso adulto e pediátrico*

- **Aerolin® 2,0 mg (GlaxoSmithKline)**, comprimidos de 2,4 mg de sulfato de salbutamol (equivalente a 2,0 mg de salbutamol), caixa com 20 comprimidos. *Uso oral. Uso adulto e pediátrico*
- **Aerolin® 4,0 mg (GlaxoSmithKline)**, comprimidos de 4,8 mg de sulfato de salbutamol (equivalente a 4,0 mg de salbutamol), caixa com 20 comprimidos. *Uso oral. Uso adulto e pediátrico*
- **Aerolin® xarope (GlaxoSmithKline)**, cada 5 mℓ contém 2,4 mg de sulfato de salbutamol (equivalente a 2,0 mg de salbutamol), apresentado em frasco de vidro âmbar contendo 120 mℓ, acompanhado de corpo-graduado de 15 mℓ. *Uso oral. Uso adulto e pediátrico*
- **Aerolin Nebules® 2,5 mg (GlaxoSmithKline)**, ampolas prontas para uso contendo 2,5 mℓ, cada 1 mℓ contém 1,2 mg sulfato de salbutamol (equivalente a 1 mg de salbutamol), embalagens com 10 ou 20 ampolas. *Uso via nebulização. Uso adulto e pediátrico a partir de 18 meses de idade*
- **Aerolin Nebules® 5,0 mg (GlaxoSmithKline)**, cada mℓ contém 2,4 mg de sulfato de salbutamol (equivalente a 2 mg de salbutamol), ampolas prontas para uso, contendo 2,5 mℓ, embalagens com 10 ou 20 ampolas. *Uso via nebulização. Uso adulto e pediátrico a partir de 18 meses de idade*
- **Aeromed® (MedQuímica)**, cada 5 mℓ da solução oral contém 2,4 mg de sulfato de salbutamol correspondente a 2 mg de salbutamol, solução oral (xarope) de 2 mg/5 mℓ: frasco com 120 mℓ. *Uso oral. Uso adulto e pediátrico*
- **Aerotamol® (Royton)**, xarope, cada 5 mℓ contém 2 mg de salbutamol, frascos com 120 mℓ + copo-medida; comprimidos de 2 mg de salbutamol, caixa com 20 comprimidos. *Uso oral. Uso adulto e pediátrico*
- **Broncofedrin® (Multilab)**, xarope, cada mℓ contém 0,48 mg de salbutamol (equivalente a 0,4 mg de sulfato de salbutamol), embalagem contendo 01 frasco de 100 mℓ, acompanhado de copo-medida. *Uso oral. Uso adulto e pediátrico a partir de 2 anos*
- **Butovent Pulvinal® (Chiesi)**, pó seco para inalação, cada dose inalada contém 200 mcg de salbutamol micronizado, embalagem contendo inalador Pulvinal® multidose (100 doses) *Uso via inalação. Uso adulto e pediátrico*
- **Pulmoflux® (Neo Química)**, cada 5 mℓ do xarope contém 2,0 mg de sulfato de salbutamol (equivalente a 2,0 mg de salbutamol) em embalagens contendo 1 frasco com 100 mℓ, acompanhado de copo-medida. *Uso oral. Uso adulto e pediátrico acima de 2 anos*
- **Sulfato de salbutamol® (Geolab)**, xarope, cada mℓ contém 0,48 mg de sulfato de salbutamol (equivalente a 0,4 mg de salbutamol), embalagem contendo 1 frasco de 120 mℓ + copo dosador. *Uso oral. Uso adulto e pediátrico acima de 2 anos*
- **Sulfato de salbutamol® (Medley)**, xarope, cada 5 mℓ do xarope contém 2,4 mg de sulfato de salbutamol (equivalente a 2,0 mg de salbutamol), frasco de vidro âmbar contendo 120 mℓ, acompanhado de copo-medida de 10 mℓ graduado. *Uso oral. Uso adulto e pediátrico acima de 2 anos*
- **Sulfato de salbutamol® (Multilab)**, cada mℓ de xarope contém 0,4 mg de salbutamol (equivalente a 0,48 mg de sulfato de salbutamol), embalagem contendo 1 frasco de 100 mℓ + 1 copo-medida. *Uso oral. Uso adulto e pediátrico acima de 2 anos*
- **Sulfato de salbutamol® (Neo Química)**, xarope, cada mℓ contém 0,48 mg de sulfato de salbutamol (equivalente a 0,4 mg de salbutamol), embalagem contendo 1 frasco com 120 mℓ + copo dosador. *Uso oral. Uso adulto e pediátrico acima de 2 anos*
- **Sulfato de salbutamol® (Neo Química)**, comprimidos de 2 mg de salbutamol, caixa com 20 comprimidos. *Uso oral. Uso adulto e pediátrico*
- **Sulfato de salbutamol® (Neo Química)**, comprimidos de 4 mg de salbutamol, caixa com 20 comprimidos. *Uso oral. Uso adulto e pediátrico*
- **Sulfato de salbutamol® (Prati-Donaduzzi)**, xarope, cada mℓ do xarope contém 0,48 mg de sulfato de salbutamol (equivalente a 0,4 mg de salbutamol), embalagem com 1 frasco de 100 mℓ ou 120 mℓ, acompanhado de copo-medida ou embalagem com 50 frascos de 100 mℓ ou 120 mℓ acompanhados de copos-medida. *Uso oral uso adulto e pediátrico acima de 2 anos*
- **Sulfato de salbutamol® (Teuto)**, cada mℓ contém 0,4 mg de salbutamol (na forma de sulfato de salbutamol), embalagens contendo 1 e 50 frascos com 120 mℓ + 1 e 50 copos-medida. *Uso oral. Uso adulto e pediátrico acima de 2 anos*
- **Sulfato de salbutamol® (União Química)**, xarope, cada mℓ contém 0,4 mg de salbutamol (na forma de sulfato de salbutamol), contendo frasco de 100 mℓ + copo medida. *Uso oral. Uso adulto e pediátrico acima de 2 anos*
- **Sulfato de salbutamol® (Vitapan)**, cada mℓ de contém 0,4 mg de salbutamol (equivalente a 0,48 mg de sulfato de salbutamol), contendo 1 e 50 frascos pet âmbar com 100 mℓ. *Uso oral. Uso adulto e pediátrico acima de 2 anos.*
- **Salbutamol + dipropionato de beclometasona**
  - **Aerocort S® (Glenmark)**, cada dose contém 50 mcg de dipropionato de beclometasona + 100 mcg de salbutamol, solução com propelente aerossol dosimetrado: frascos contendo 200 doses. Uso inalatório oral. Uso adulto e pediátrico
  - **Clenil Compositum® A (Chiesi)**, suspensão para nebulização, cada mℓ de contém 0,400 mg de dipropionato de beclometasona + 0,964 mg de sulfato de salbutamol (equivalente a 0,800 mg de salbutamol base), cartucho contendo 10 flaconetes de 2 mℓ. Uso adulto ou pediátrico
  - **Clenil Compositum® HFA 50 + 100 mcg (Chiesi)**, suspensão pressurizada para inalação (*spray*), cada dose (jato) contém 50 mcg de dipropionato de beclometasona + 100 mcg de salbutamol (na forma de sulfato de salbutamol), aerossol dosimetrado contendo 200 doses (jatos), acompanhado de bocal (dispositivo para aplicação oral em formato de L). Uso inalatório (oral). Uso adulto e pediátrico acima de 6 anos de idade
- **Salbutamol + guaifenesina**
  - **Aeroflux® edulito (GlaxoSmithKline)**, solução oral aromatizada e edulcorada, cada 5 mℓ contém 2,0 mg de salbutamol (equivalente a 2,4 mg de sulfato de salbutamol) + 100 mg de guaifenesina, apresentada em frasco com 120 mℓ, acompanhado de copo dosador. *Uso oral. Uso adulto e pediátrico acima de 2 anos*
  - **Sulfato de sulfato de salbutamol + guaifenesina® (EMS)**, solução oral, cada 5 mℓ da solução oral contém: 2,4 mg de sulfato de salbutamol (equivalente a 2 mg de salbutamol) + 100 mg de guaifenesina, frasco contendo 80, 100 ou 120 mℓ + copo medida. *Uso oral. Uso adulto e pediátrico acima de 2 anos*
- **Salbutamol + ipratrópio**
  - **Combivent® (Boehringer Ingelheim)**, cada dose do aerossol (50 mcℓ) contém 20 mcg de brometo de ipratrópio + 120 mcg de sulfato de salbutamol (correspondentes a 100mcg de salbutamol base), aerossol dosificador com bocal e aerocâmera: frasco com 10 mℓ (corresponde a 200 doses). *Uso adulto.*

Formoterol

O formoterol é um beta-2-agonista de ação prolongada (12 h) prescrito no manejo de asma e DPOC. O formoterol inalatório atua de modo semelhante a outros beta-2-agonistas, promovendo broncodilatação secundária ao relaxamento da musculatura lisa nas vias respiratórias.

Indicação	• Profilaxia e tratamento adjuvante de broncoconstrição para pacientes com asma em uso de corticosteroides inalatórios • Profilaxia de broncospasmo induzido por alergênios inalados, ar frio ou exercício • Profilaxia e tratamento de broncoconstrição em pacientes com DPOC reversível ou irreversível, incluindo bronquite crônica e enfisema

(continua)

Formoterol (continuação)

Mecanismo de ação	• Estimulação da enzima adenilciclase intracelular que catalisa a conversão do ATP em AMP cíclico. A elevação dos níveis de AMP cíclico provoca relaxamento da musculatura lisa brônquica e inibe a liberação de mediadores pró-inflamatório (p. ex., histamina, leucotrienos) pelos mastócitos • O formoterol também inibe o extravasamento de albumina plasmática induzido por histamina em cobaios anestesiados e o influxo de eosinófilos induzido por alergênio em cães com hiper-reatividade das vias respiratórias

Posologia	• Asma (tratamento de manutenção regular)
	  ○ Adultos: inalação de 1 a 2 cápsulas (equivalente a 12 a 24 mcg de formoterol), 2 vezes/dia. Deve ser prescrito apenas em associação a um corticosteroide inalatório. A dose máxima de manutenção recomendada é 48 mcg/dia
	  ○ Crianças > 5 anos : inalação de 1 cápsula (12 mcg), 2 vezes/dia. Deve ser prescrito apenas em adição a um corticosteroide inalatório
	  ○ Crianças de 5 a 12 anos de idade: o tratamento combinado com um corticosteroide inalatório e um beta-2-agonista de longa duração (LABA) é recomendado. A dose máxima recomendada é de 24 mcg/dia
	• Profilaxia contra o broncospasmo induzido por exercício ou antes de exposição inevitável a um alergênio conhecido: 1 cápsula (12 mcg) deve ser inalada pelo menos 15 min antes do exercício ou da exposição

Absorção	• Rápida para o plasma após inalação oral
Início da ação	• 4 min
Duração da ação	• 12 h
Metabolismo	• Hepático
Eliminação	• Urina
Contraindicação	• Hipersensibilidade ao formoterol ou aos componentes do excipiente • Lactação
Interações medicamentosas	• Quinidina, disopiramida, procainamida, fenotiazínicos, anti-histamínicos, IMAO e antidepressivos tricíclicos: prolongamento do intervalo QTc • Derivados xantínicos, esteroides ou diuréticos: potencialização do efeito hipopotassêmico do formoterol
Efeitos adversos	• Hipopotassemia potencialmente fatal; broncospasmo paradoxal; cefaleia; tremores; palpitações; agitação psicomotora; nervosismo
Alerta	• Classe C na gravidez • O formoterol está incluído na lista de substâncias proibidas da Agência Mundial Antidoping • As cápsulas devem ser removidas do blíster apenas imediatamente antes da utilização

Apresentação comercial

- **Fluir® (Mantecorp)**, cada cápsula com pó para inalação contém 12 mcg de fumarato de formoterol di-hidratado e lactose como excipiente, em embalagens com 30 ou 60 cápsulas com ou sem inalador ou com 20 cápsulas sem inalador. *Via inalatória. Uso adulto e pediátrico acima de 5 anos*
- **Foradil® (Novartis)**, cada cápsula contém 12 mcg de fumarato de formoterol di-hidratado micronizado para inalação (o excipiente é lactose), embalagens contendo 30 ou 60 cápsulas acompanhadas ou não de inalador. *Via inalatória. Uso adulto e pediátrico acima de 5 anos*
- **Formare® (Libbs)**, cada cápsula com pó para inalação contém 12 mcg de fumarato de formoterol diidratado, embalagem com 30 ou 60 cápsulas com inalador. *Uso inalatório oral. Uso adulto e pediátrico (acima de 5 anos de idade)*
- **Formocaps® (Biosintética)**, cápsulas para inalação, embalagem contendo 30 cápsulas de 12 mcg de fumarato de formoterol di-hidratado com inalador; embalagem contendo 30 cápsulas com 12 mcg de fumarato de formoterol di-hidratado (refil); embalagem contendo 15 cápsulas de 12 mcg de fumarato de formoterol di-hidratado com inalador; embalagem contendo 15 cápsulas de 12 mcg de fumarato de formoterol di-hidratado (refil). *Uso inalatório oral. Uso adulto e pediátrico*
- **Formoterol + budesonida**
  - **Alenia® (Biosintética)**, cada cápsula contém 400 mcg de fumarato de formoterol di-hidratado + 12 mcg de budesonida, embalagem contendo 15 ou 60 cápsulas com inalador. *Uso inalatório oral. Uso adulto e pediátrico (crianças com mais de 5 anos de idade)*
  - **Foraseq® (Novartis)**, cápsula contendo pó seco para inalação: 12 microgramas de fumarato de formoterol diidratado micronizado + 200 ou 400 microgramas de budesonida, embalagens com 60 cápsulas de fumarato de formoterol di-hidratado + 60 cápsulas de budesonida e um inalador. *Via inalatória. Uso adulto e pediátrico acima de 6 anos de idade*
  - **Symbicort turbuhaler® (AstraZeneca)**, pó inalante contendo 6 mcg de formoterol di-hidratado + 100 mcg de budesonida, em embalagem com 1 tubo contendo 60 doses; pó inalante contendo 6 mcg de formoterol di-hidratado +200 mcg de budesonida, em embalagem com 1 tubo contendo 60 doses; pó inalante contendo 12 mcg de formoterol di-hidratado + 400 mcg de budesonida, em embalagem com 1 tubo contendo 60 doses. *Via inalatória uso adulto e pediátrico*
  - **Vannair® 6/100 (AstraZeneca)**, cada inalação contém 6 mcg de fumarato de formoterol di-hidratado + 100 mcg de budesonida. A dose liberada é de 4,5 mcg de fumarato de formoterol di-hidratado + 80 mcg de budesonida, embalagens contendo 1 tubo (inalador) com 120 doses. *Via inalatória. Uso adulto e pediátrico*
  - **Vannair® 6/200 (AstraZeneca)**, cada inalação contém 6 mcg de fumarato de formoterol di-hidratado + 200 mcg de budesonida. A dose liberada é de 4,5 mcg de fumarato de formoterol di-hidratado + 160 mcg de budesonida, embalagens contendo 1 tubo (inalador) com 120 doses *Via inalatória. Uso adulto e pediátrico*
- **Formoterol + beclometasona**
  - **Fostair® (Chiesi)**, solução pressurizada para inalação (aerossol), cada dose (jato) contém 100 mcg dipropionato de beclometasona + 6 mcg de

formoterol aerossol dosimetrado contendo 120 doses (jatos) acompanhado de bocal (dispositivo para aplicação oral em forma de L). *Uso inalatório oral. Uso adulto*
- **Fostair® DPI (Chiesi)**, pó para inalação, cada dose contém 100 mcg de dipropionato de beclometasona + 6 mcg de fumarato de formoterol, embalagem contendo um dispositivo NEXT® DPI, com 120 doses. *Via inalatória. Uso adulto*

■ **Formoterol + mometasona**
- **Zenhale® (Schering-Plough)**, suspensão com propelente (aerossol) de 50 mcg de furoato de mometasona + 5 mcg de fumarato de formoterol di-hidratado por atomização em embalagem com dosador contendo 120 atomizações. *Uso inalatório oral. Uso adulto e pediátrico acima de 12 anos de idade*
- **Zenhale® (Schering-Plough)**, suspensão com propelente (aerossol) de 100 mcg de furoato de mometasona + 5 mcg de fumarato de formoterol di-hidratado por atomização em embalagem com dosador contendo 120 atomizações. *Uso inalatório oral. Uso adulto e pediátrico acima de 12 anos de idade*
- **Zenhale® (Schering-Plough)**, suspensão com propelente (aerossol) de 200 mcg de furoato de mometasona + 5 mcg de fumarato de formoterol di-hidratado por atomização em embalagem com dosador contendo 120 atomizações. *Uso inalatório oral. Uso adulto e pediátrico acima de 12 anos de idade*

Salmeterol

Trata-se de um receptor beta-2-adrenérgico de ação prolongada (LABA). O salmeterol atual localmente nos pulmões, por isso, os níveis plasmáticos não contribuem para o efeito terapêutico.

Indicação	• Promoção de broncodilatação prolongada na DPOC • Associado a um corticosteroide inalatório, também é indicado para o tratamento regular da asma (inclusive da asma noturna e da asma induzida por exercícios). Deve ser prescrito somente como terapia adicional para pacientes que não estão adequadamente controlados com outros medicamentos (p. ex., doses baixas a médias de corticosteroides inalatórios)
Mecanismo de ação	• Inibição potente e prolongada da liberação de mediadores derivados dos mastócitos do pulmão humano, tais como histamina, leucotrienos e prostaglandina D2. No ser humano, inibe as fases primária e tardia da resposta ao alergênio inalado. A inibição da resposta tardia persiste por mais de 30 h após dose única, quando o efeito broncodilatador já não é mais evidenciado. A dose única do salmeterol atenua a hiper-reatividade brônquica

Posologia	• Tratamento de asma e bronquite crônica
	  ○ Adultos: 2 inalações, 2 vezes/dia
	  ○ Crianças > 4 anos de idade: 2 inalações, 2 vezes/dia

Absorção	• Após inalação, não é detectável na circulação sanguínea
Início da ação	• Asma: 30 a 48 min (efeito máximo: 3 h) • DPOC: 2 h (efeito máximo: 2 a 5 h)
Duração da ação	• 12 h
Metabolismo	• Hepático
Eliminação	• Fezes (60%), urina (25%)
Contraindicação	• Hipersensibilidade conhecida a qualquer componente da fórmula
Interações medicamentosas	• Amprenavir, nelfinavir, ritonavir: aumento significativo dos níveis sistêmicos e dos efeitos farmacológicos do salmeterol (risco de arritmias ventriculares) • Claritromicina: aumento significativo dos níveis sistêmicos e dos efeitos farmacológicos do salmeterol (risco de arritmias ventriculares) • Pseudoefedrina: potencialização dos efeitos adversos cardiovasculares (sobretudo em pacientes com insuficiência coronariana, hipertensão arterial, miocardiopatia obstrutiva hipertrófica) • Sotalol: antagonismo dos efeitos do salmeterol
Efeitos adversos	• Tremores de extremidades, cefaleia, palpitações, cãibras
Alerta	• O salmeterol não deve ser usado para alívio dos sinais/sintomas agudos da asma. Para essas manifestações, é necessário usar um broncodilatador inalatório de ação rápida, como o salbutamol • Classe C na gravidez

Apresentação comercial

■ **Serevent® *spray* (GlaxoSmithKline)**, suspensão aerossol para inalação cartucho contendo um frasco com propelente, com 120 doses do salmeterol em suspensão, acoplado a um inalador. Este é dotado de medidor de doses, que libera 25 mcg de salmeterol por dose; cada dose contém 36,3 mcg de xinafoato de salmeterol (equivalente a 25 mcg de salmeterol). *Uso adulto e pediátrico (crianças a partir de 4 anos de idade)*

■ **Serevent® Diskus (GlaxoSmithKline)**, pó, acondicionado em um dispositivo plástico com formato de disco e que contém um *strip* com 60 doses.

O dispositivo Diskus® é embalado em um invólucro laminado metálico, cada dose contém 72,5 mcg de xinafoato de salmeterol (equivalente a 50 mcg de salmeterol). *Uso inalatório por via oral. Uso adulto e pediátrico a partir de 4 anos de idade. Alerta: deve ser administrado com cautela a pacientes com tireotoxicose*

■ **Salmeterol + fluticasona**
- **Seretide Diskus® 50/100 (GlaxoSmithKline)**, cada dose contém 50 mcg de salmeterol (equivalente a 72,5 mcg de xinafoato de salmeterol) + 100 mcg de propionato de fluticasona, apresentado na forma de pó

inalante que está acondicionado em um dispositivo plástico no formato de disco (Diskus®) que contém um *strip* com 60 doses. O dispositivo Diskus® é embalado em invólucro laminado metálico. *Uso inalatório VO. Uso adulto e pediátrico acima de 4 anos de idade*
- **Seretide Diskus® 50/250 (GlaxoSmithKline)**, cada dose contém 50 mcg de salmeterol (equivalente a 72,5 mcg de xinafoato de salmeterol) + 250 mcg de propionato de fluticasona, apresentado na forma de pó inalante acondicionado em um dispositivo plástico no formato de disco (Diskus®) que contém um *strip* com 28 ou 60 doses. O dispositivo Diskus® é embalado em invólucro laminado metálico. *Uso inalatório VO. Uso adulto e pediátrico acima de 4 anos de idade*
- **Seretide Diskus® 50/500 (GlaxoSmithKline)**, cada dose contém 50 mcg de salmeterol (equivalente a 72,5 mcg de xinafoato de salmeterol) + 500 mcg de propionato de fluticasona, apresentado na forma de pó inalante acondicionado em um dispositivo plástico no formato de disco (Diskus®) que contém um *strip* com 28 ou 60 doses. O dispositivo Diskus® é embalado em invólucro laminado metálico. *Uso inalatório VO. Uso adulto e pediátrico acima de 4 anos de idade*
- **Seretide®** *spray* **25/50 mcg (GlaxoSmithKline)**, aerossol para inalação que consiste em uma suspensão contendo 36,25 mcg de xinafoato de salmeterol (equivalente a 25 mcg de salmeterol) + 50 mcg de propionato de fluticasona + norflurano (propelente HFA 134A), embalagem com 120 doses. *Uso adulto e pediátrico (crianças a partir de 4 anos de idade)*
- **Seretide®** *spray* **25/125 mcg (GlaxoSmithKline)**, aerossol para inalação que consiste em uma suspensão contendo 36,25 mcg de xinafoato de salmeterol (equivalente a 25 mcg de salmeterol) + 125 mcg de propionato de fluticasona + norflurano (propelente HFA 134A), embalagem com 120 doses. *Uso adulto e pediátrico (crianças a partir de 4 anos de idade)*
- **Seretide®** *spray* **25/250 mcg (GlaxoSmithKline)**, aerossol para inalação que consiste em uma suspensão contendo 36,25 mcg de xinafoato de salmeterol (equivalente a 25 mcg de salmeterol) + 250 mcg de propionato de fluticasona + norflurano (propelente HFA 134A), embalagem com 120 doses. *Uso adulto e pediátrico (crianças a partir de 4 anos de idade).*

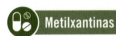

Metilxantinas

As metilxantinas compreendem um grupo de agentes de ocorrência natural encontrados na cafeína, na teofilina e na teobromina. As metilxantinas atuam no sistema nervoso central, estimulam o miocárdio, relaxam a musculatura lisa e promovem diurese.

Teofilina

A teofilina, que foi aprovada pela FDA em 1940, é uma substância natural encontrada em pequenas concentrações no chá. Assemelha-se, do ponto de vista químico, à cafeína e à teobromina. Apresenta atividades miorrelaxante, broncodilatadora, cardioestimulante e estimulante do SNC.

É um inibidor inespecífico da fosfodiesterase. Nas condições inflamatórias, a teofilina ativa a histona desacetilase e evita a transcrição de genes inflamatórios que depende da acetilação das histonas.

A teofilina tem um índice terapêutico muito estreito, ou seja, os níveis terapêuticos variam de 10 a 15 mcg/mℓ e os níveis tóxicos são 20 mcg/mℓ ou mais. Os níveis séricos da teofilina devem ser determinados durante terapia.

Indicação	• Tratamento e prevenção de broncospasmo devido a asma e DPOC
Mecanismo de ação	• Relaxamento da musculatura lisa dos brônquios e dos vasos sanguíneos, reduzindo a reatividade das vias respiratórias à histamina, à metacolina, à adenosina e aos alergênicos • A teofilina inibe, de modo competitivo, os tipos III e IV da fosfodiesterase. A fosfodiesterase é a enzima responsável pela degradação de AMP cíclico nas células da musculatura lisa • A teofilina também se liga ao receptor A2B da adenosina e bloqueia a broncoconstrição mediada por adenosina
Posologia	• Cápsulas de liberação prolongada: adultos e crianças > 16 anos de idade: 11 a 13 mg/kg de peso corporal *Observação*: tabagistas precisam de uma dose maior que os não tabagistas
Absorção	• Rápida e completa após administração oral
Início da ação	• VO: 15 a 60 min • IV: 15 min
Duração da ação	• Desconhecida
Metabolismo	• Hepático
Eliminação	• Renal
Contraindicação	• Absolutas: alergia à teofilina ou a qualquer componente da fórmula do produto • Infarto do miocárdio recente; arritmia cardíaca aguda • Relativas: angina instável; risco de taquiarritmia; hipertensão arterial grave; miocardiopatia obstrutiva hipertrófica; hipertireoidismo; histórico de epilepsia; úlcera gástrica e/ou úlcera duodenal; porfiria
Interações medicamentosas	• Bupropiona: aumenta o risco de crises convulsivas • Carteolol, carvedilol, levobunolol, nadolol, oxprenolol, pembutolol, pindolol, propranolol, sotalol, timolol: broncospasmo grave ou fatal • Tramadol: aumenta o risco de crises convulsivas

(continua)

CAPÍTULO 6 | MEDICAMENTOS EM PNEUMOLOGIA

Teofilina (continuação)

Efeitos adversos	• Náuseas; vômitos; cefaleia; irritabilidade; insônia; arritmias cardíacas; hipotensão; convulsões
Alerta	• A teofilina deve ser usada com cautela por pacientes com epilepsia, insuficiência cardíaca ou arritmias cardíacas • A teofilina aumenta a produção de ácido gástrico de modo que seu uso não é recomendado para pacientes com úlcera péptica • Categoria C na gravidez, não devendo ser administrada durante o primeiro trimestre • Não é indicada para o tratamento da crise de asma ou broncospasmo agudo • Não deve ser utilizada como fármaco de primeira escolha no tratamento de asma em crianças • A febre diminui a eliminação da teofilina, podendo ser necessário reduzir a dose • Não ingerir teofilina anidra juntamente com bebidas alcoólicas

Apresentação comercial

- **Teolong® 100 mg (Abbott),** cada cápsula de gelatina com microgrânulos de liberação prolongada contém 102,56 mg de teofilina (equivalente a 100 mg de teofilina anidra), embalagem com 30 cápsulas. *Via oral. Uso adulto e pediátrico acima de 16 anos de idade*
- **Teolong® 200 mg (Abbott),** cada cápsula de gelatina com microgrânulos de liberação prolongada contém 205,12 mg de teofilina (equivalente a 200 mg de teofilina anidra), embalagem com 30 cápsulas. *Via oral. Uso adulto e pediátrico acima de 16 anos de idade*
- **Teolong® 300 mg (Abbott),** cada cápsula de gelatina com microgrânulos de liberação prolongada contém 300 mg de teofilina anidra), embalagem com 30 cápsulas. Este medicamento não deve ser partido, aberto nem mastigado. *Via oral. Uso adulto e pediátrico acima de 16 anos de idade*
- **Teolong® xarope (Abbott),** xarope, cada 15 mℓ (3 colheres-medida) contém 100 mg de teofilina anidra, frasco com 210 mℓ, acompanhado por colher-medida de 5 mℓ. *Via oral. Uso adulto e pediátrico*
- **Teofilina + hidroxizina + efedrina**
  - **Marax® (Pfizer),** cada comprimido contém o equivalente a 10 mg de dicloridrato de hidroxizina + 25 mg de sulfato de efedrina + 130 mg de teofilina anidra, embalagem contendo 20 comprimidos. *Via oral. Uso adulto e pediátrico acima de 2 anos de idade. Contraindicado para uso durante a gravidez*
- **Teofilina + efedrina**
  - **Franol® (Sanofi-Aventis),** cada comprimido contém 15 mg de sulfato de efedrina + 120 mg de teofilina, cartucho contendo 20 comprimidos. *Via oral. Uso adulto e pediátrico. Não deve ser usado por gestantes nem lactantes.*

Aminofilina

A aminofilina é, na verdade, uma combinação de teofilina e etilenodiamina (em uma razão de 2:1). Uma vez no corpo a teofilina é liberada e inibe a fosfodiesterase, bloqueia os receptores de adenosina e ativa a histona desacetilase. Metilxantina hidrossolúvel. A duração de sua ação é menor que a da teofilina.

Indicação	• Tratamento de doenças caracterizadas por broncospasmo, como a asma brônquica, ou o broncospasmo associado com bronquite crônica e enfisema
Mecanismo de ação	• Ainda não está totalmente esclarecido, mas envolve a inibição da fosfodiasterase e o consequente aumento das concentrações de AMP cíclico na musculatura lisa, bloqueio dos receptores da adenosina, alteração da concentração dos íons cálcio e inibição dos efeitos das prostaglandinas bem como da liberação de histamina e leucotrienos. Estimula o centro respiratório bulbar, talvez por aumentar a sensibilidade do mesmo às ações estimulantes do dióxido de carbono e aumentar a ventilação alveolar

Posologia	• Adultos: para tratamento prolongado de asma brônquica e broncospasmo, associado com bronquite crônica e enfisema, 1 a 2 comp. de 100 mg ou 1 comp. de 200 mg, 2 a 3 vezes/dia, após as refeições
	• Crianças:
	   ∘ 1 a 12 anos: 6 mg/kg de peso/dose (dose total diária = 24 mg/kg de peso/dia)
	   ∘ 12 aos 16 anos: 5 mg/kg de peso/dose (dose total diária = 20 mg/kg de peso/dia)
	   ∘ > 16 anos: 4 mg/kg de peso/dose (dose total diária = 16 mg/kg de peso/dia)

Absorção	• Boa
Início da ação	• VO: 15 a 60 min (efeito máximo em 1 a 7 h) • IV: rápida
Duração da ação	• VO: variável • IV: desconhecida
Metabolismo	• Hepático (sem efeito de primeira passagem)
Eliminação	• Urina
Contraindicação	• Úlcera péptica • Alergia a aminofilina, teofilina ou qualquer outro componente da fórmula
Interações medicamentosas	• Adrenocorticoides, cloreto de sódio injetável, glicocorticoides e mineralocorticoides: hipernatremia • Betabloqueadores: inibição mútua dos efeitos terapêuticos • Cimetidina, eritromicina, ranitidina, troleandomicina: o uso simultâneo com as xantinas diminui a depuração hepática da teofilina, resultando em concentrações séricas aumentadas de teofilina e/ou efeitos tóxicos • Fenitoína, primidona, rifampicina: o uso simultâneo estimula o metabolismo hepático, aumentando a depuração da teofilina • Tabagismo: depuração aumentada da teofilina e concentrações séricas diminuídas de teofilina, sendo que os fumantes precisam de doses 50 a 100% maiores

(continua)

Aminofilina (*continuação*)

Efeitos adversos	• Reações de hipersensibilidade, taquicardia, palpitações, extrassístoles, hipotensão, arritmias atriais e ventriculares, vasoconstrição periférica • Cefaleia, insônia, confusão, irritabilidade, vertigem, hiperexcitabilidade reflexa, tremor, ansiedade, convulsão • Distúrbios visuais; náuseas, vômitos, epigastralgia, cólica abdominal, anorexia, diarreia, refluxo gastroesofágico, hemorragia digestiva, hematêmese; albuminuria, polaciuria
Alerta	• A abstinência do tabagismo aumenta os efeitos terapêuticos das xantinas, diminuindo o metabolismo e, consequentemente, aumentando a concentração sérica; a normalização da farmacocinética da teofilina pode demorar de 3 meses a 2 anos para ocorrer, exigindo ajustes posológicos • Classe C na gravidez • A administração IV de aminofilina deve ser feita com especial cautela em pacientes com mais de 65 anos, portadores de insuficiência cardíaca, *cor pulmonale*, insuficiência hepática e crianças • A aminofilina não é recomendada para lactentes com menos de 6 meses de idade

Apresentação comercial

- **Aminofilina® (Neo Química),** comprimidos contendo 100 mg e 200 mg de aminofilina em embalagens com 20 comprimidos. *Uso oral. Uso adulto*
- **Aminofilina® (Neo Química),** ampolas contendo 240 mg de aminofilina, caixa com 50 ampolas com 10 ml. *Uso intravenoso. Uso adulto e pediátrico acima de 6 meses de idade*
- **Aminofilina® 100 mg (Teuto),** comprimido contendo 100 mg de aminofilina, embalagens contendo 10, 20, 40, 100, 200, 300 e 500 comprimidos. *Uso oral. Uso adulto e pediátrico*
- **Aminofilina® 200 mg (Teuto),** comprimido contendo 200 mg de aminofilina, embalagens contendo 10, 20, 40, 100, 200, 300 e 500 comprimidos. *Uso oral. Uso adulto e pediátrico*
- **Asmapen® 100 mg (Neo Química),** comprimido contendo 100 mg de aminofilina, embalagens contendo 20 comprimidos. *Uso oral. Uso adulto e pediátrico*
- **Asmapen® 200 mg (Neo Química),** comprimido contendo 200 mg de aminofilina, embalagens contendo 20 comprimidos. *Uso oral. Uso adulto e pediátrico*
- **Minoton® (Blau),** solução injetável, embalagem contendo 100 ampolas com 10 ml de solução injetável na concentração de 24 mg/ml. *Uso intravenoso. Uso adulto e pediátrico acima de 6 meses de idade.*

Anticolinérgicos inalatórios

Os anticolinérgicos são substâncias que bloqueiam a ação do neurotransmissor acetilcolina ao se ligarem aos seus receptores em determinadas células nervosas.

A acetilcolina é o neurotransmissor parassimpático primário nas vias respiratórias.

Entre os agentes anticolinérgicos, o brometo de ipratrópio é o mais prescrito para a terapia de DPOC, seja como monoterapia ou combinado com outros fármacos.

Ipratrópio

O brometo de ipratrópio, um composto sintético de amônio quaternário estruturalmente semelhante à atropina, é um agente anticolinérgico que bloqueia os receptores colinérgicos muscarínicos, sem especificidade para subtipos (M_1, M_2 e M_3). Reduz a formação de GMP cíclico e, muito provavelmente, por causa das ações do GMP cíclico, isso resulta em menor contratilidade da musculatura lisa.

Indicação	• Terapia adjuvante de medicação beta-2-agonista para broncospasmo agudo associado a asma e DPOC • Tratamento de manutenção do broncospasmo associado à DPOC
Mecanismo de ação	• Ver anteriormente

Posologia	• Tratamento da crise aguda (estas doses podem ser repetidas até melhora clínica)
	  ○ Adultos (inclusive idosos) e crianças > 12 anos: 2 ml (40 gotas = 0,5 mg)
	  ○ Crianças de 6 a 12 anos: 1,0 ml (20 gotas = 0,25 mg)
	  ○ Crianças < 6 anos: 0,4 a 1,0 ml (8 a 20 gotas = 0,1 a 0,25 mg)
	• Tratamento de manutenção
	  ○ Adultos (inclusive idosos) e crianças > 12 anos: 2 ml (40 gotas = 0,5 mg), 3 a 4 vezes/dia
	  ○ Crianças de 6 a 12 anos: 1,0 ml (20 gotas = 0,25 mg), 3 a 4 vezes/dia
	  ○ Crianças < 6 anos: 0,4 a 1,0 ml (8 a 20 gotas = 0,1 a 0,25 mg), 3 a 4 vezes/dia

Absorção	• Pouca absorção sistêmica após administração por via inalatória
Início da ação	• 15 min
Duração da ação	• Em torno de 6 h
Metabolismo	• Hepático
Eliminação	• Renal e fecal

(*continua*)

Ipratrópio (continuação)

Contraindicação	• Hipersensibilidade conhecida à atropina ou a seus derivados e/ou a quaisquer componentes da fórmula • Hipersensibilidade a lecitina de soja (propelente) e amendoim
Interações medicamentosas	• Como a absorção sistêmica é mínima, há poucas interações • Atropina: efeitos adversos anticolinérgicos aditivos
Efeitos adversos	• Como não é prontamente absorvido a partir dos pulmões, há poucos efeitos adversos: cefaleia; tontura; irritação na garganta; tosse seca; rouquidão; xerostomia; náuseas; distúrbios da motilidade gastrintestinal
Alerta	• O ipratrópio deve ser usado com prudência em pacientes com predisposição a glaucoma de ângulo fechado ou com patologia obstrutiva das vias urinárias inferiores, obstrução do colo da bexiga ou hiperplasia da próstata preexistente • Deve-se tomar cuidado para não expor os olhos à solução para inalação • Classe B na gravidez • A solução só deve ser diluída em NaCl 0,9%

Apresentação comercial

- **Ares® (União Química),** solução para inalação, cada 1 mℓ (20 gotas) da solução inalatória contém 0,25 mg de brometo de ipratrópio (0,0125 mg/gota) correspondente a 0,202 mg de ipratrópio, embalagem com frasco de 20 mℓ. *Via inalatória. Uso adulto e pediátrico*
- **Asmaliv® (Legrand),** solução para inalação, embalagens contendo frascos de 20 mℓ e 50 mℓ e embalagens para uso hospitalar contendo 50, 100 e 200 frascos de 20 mℓ. Cada mℓ (20 gotas) da solução para inalação contém 0,250 mg de brometo de ipratrópio mono-hidratado (correspondente a 0,202 mg de ipratrópio). *Uso inalatório. Uso adulto e pediátrico*
- **Atrovent® N (Boehringer Ingelheim),** solução aerossol, cada dose (*puff*) do aerossol contém 20 mcg de brometo de ipratrópio (correspondentes a 16,1 mcg de ipratrópio e a 21 mcg de brometo de ipratrópio monoidratado), frasco com 10 mℓ (200 doses) acompanhado de bocal. *Inalação oral. Uso adulto e pediátrico acima de 6 anos*
- **Brometo de ipratrópio® (Globo),** solução para inalação (gotas), cada 1 mℓ (20 gotas) contém 0,25 mg de brometo de ipratrópio (equivalente a 0,20 mg de ipratrópio) e cada gota contém 0,0125 mg de brometo de ipratrópio, embalagem contendo 1 frasco de 20 mℓ. *Uso inalatório. Uso adulto e pediátrico*
- **Brometo de ipratrópio® (Pharlab),** solução para inalação (gotas), cada mℓ (20 gotas) contém 0,25 mg de brometo de ipratrópio, correspondente a 0,20 mg de ipratrópio. Cada gota contém 0,0125 mg de brometo de ipratrópio, embalagem contendo 1 e 50 frasco(s) de 20 mℓ. *Uso inalatório. Uso adulto e pediátrico*
- **Brometo de ipratrópio® (Teuto),** solução para inalação, cada mℓ da solução para inalação (20 gotas) contém 0,250 mg de brometo de ipratrópio, em embalagens contendo 01, 100 e 200 frascos com 20 mℓ. *Uso inalatório. Uso adulto e pediátrico*
- **Brometo de ipratrópio® (União Química),** solução inalatória, cada mℓ (20 gotas) da solução inalatória contém 0,25 mg de brometo de ipratrópio (0,0125 mg/gota), correspondente a 0,202 mg de ipratrópio, embalagem contendo frasco de 20 mℓ. *Via inalatória. Uso adulto e pediátrico*
- **Broncovent® (Germed),** solução para inalação, cada mℓ (20 gotas) contém 0,250 mg de brometo de ipratrópio (na forma monoidratada), correspondente a 0,202 mg de ipratrópio, em embalagens com frascos de 20 mℓ e 50 mℓ e embalagens para uso hospitalar contendo 50, 100 e 200 frascos de 20 mℓ. *Uso inalatório. Uso adulto e pediátrico*
- **Ipratrópio + fenoterol**
  - **Duovent® N (Boehringer Ingelheim),** solução pressurizada para inalação frasco com 10 mℓ (200 doses), acompanhada de bocal. Cada dose (*puff*) da solução pressurizada para inalação contém 20 mcg de brometo de ipratrópio (correspondentes a 21 mcg de brometo de ipratrópio monoidratado ou a 161 mcg de ipratrópio) + 50 mcg mg de bromidrato de fenoterol, correspondente a 395 mcg de fenoterol. *Inalação oral. Uso adulto e pediátrico acima de 6 anos.* Cada vez que o aerossol é pressionado, libera uma dose do medicamento. *Nova forma farmacêutica que não demanda aerocâmera*
- **Ipratrópio + salbutamol**
  - **Combivent® (Boehringer Ingelheim),** cada dose do aerossol (50 mcℓ) contém 20 mcg de brometo de ipratrópio + 120 mcg de sulfato de salbutamol (correspondentes a 100 mcg de salbutamol base), aerossol dosificador com bocal e *aerocâmera*: frasco com 10 mℓ (corresponde a 200 doses). *Uso adulto.*

Tiotrópio

Anticolinérgico antimuscarínico com ação broncodilatadora prolongada.

Indicação	• Tratamento de manutenção de pacientes com DPOC • Terapia adjuvante de corticosteroides inalatórios e agonistas beta-adrenérgicos de longa duração para pacientes adultos com asma grave que permanecem sintomáticos
Mecanismo de ação	• Afinidade semelhante pelos subtipos de receptores muscarínicos M_1 ao M_5. Nas vias respiratórias, a inibição de receptores M_3 promove relaxamento da musculatura lisa. A natureza competitiva e reversível desse antagonismo foi demonstrada em estudos com receptores de origem humana e animal e em preparações de órgãos isolados
Posologia	• Inalação de 2 doses (*puffs*) 1 vez/dia, no mesmo horário
Absorção	• Biodisponibilidade de 19,5% após administração por via inalatória
Início da ação	• 30 min, com efeito máximo em 3 a 4 h
Duração da ação	• 24 h

(*continua*)

Tiotrópio (*continuação*)

Metabolismo	• Hepático
Eliminação	• Renal (14% da dose) e o restante pelas fezes
Contraindicação	• Hipersensibilidade conhecida à atropina ou aos seus derivados, por exemplo, ipratrópio ou oxitrópio, ou a qualquer um dos componentes da fórmula
Interações medicamentosas	• Clorfeniramina, difenidramina: efeitos anticolinérgicos aditivos, como midríase, borramento visual, intolerância ao calor, xerostomia, taquicardia, retenção urinária, constipação intestinal e glaucoma (exacerbação ou deflagração)
Efeitos adversos	• Mesmos efeitos adversos do ipratrópio
Alerta	• Classe C na gravidez • Não deve ser usado como agente de primeira linha para o tratamento da asma

Apresentação comercial

■ **Spiriva Respimat® (Boehringer Ingelheim)**, solução para inalação, cada dose (*puff*) libera 2,5 mcg de tiotrópio (correspondentes a 3,1 mcg de brometo de tiotrópio monoidratado), frasco de 4 mℓ (60 doses liberadas que equivalem a 1 mês de tratamento) acompanhado do inalador Respimat®.

Inalação oral. Uso adulto. Descartar o conjunto frasco + inalador Respimat® após 3 meses da inserção do frasco no inalador Respimat®. Não deve ser utilizado mais de 1 vez/dia. Só deve ser usado com o inalador Respimat® que o acompanha.

Modificadores de leucotrienos

Também denominados antileucotrienos ou antagonistas dos receptores de leucotrienos, constituem uma das classes mais novas de fármacos para o manejo da asma. Estão entre os fármacos mais prescritos para o manejo da asma – aliviam a broncoconstrição ao reduzir a inflamação. Por causa de seu início de ação demorado, não são efetivos na interrupção de crises asmáticas agudas.

Os leucotrienos são mediadores das respostas imunes e inflamatórias que participam das reações asmáticas e alérgicas. Os leucotrienos são sintetizados por mastócitos, neutrófilos, basófilos e eosinófilos. Quando são liberados nas vias respiratórias, os leucotrienos provocam edema, inflamação e broncoconstrição. Os modificadores de leucotrienos reduzem a reação inflamatória por meio de bloqueio da enzima que controla a síntese de leucotrienos ou por meio de bloqueio dos receptores de leucotrienos. Não são considerados broncodilatadores, embora reduzam indiretamente a broncoconstrição.

Montelucaste

Trata-se de um antagonista de receptor de leucotrienos (LTRA) usado na forma de sal sódico na profilaxia e no tratamento crônico da asma.

Indicação	• Asma, incluindo a prevenção dos sinais/sintomas de asma durante o dia e noite. Também previne o estreitamento das vias respiratórias causado pelo exercício • Rinite alérgica, incluindo sinais/sintomas diurnos e noturnos como congestão nasal, coriza, prurido nasal e espirros; congestão nasal ao despertar, dificuldade de dormir e despertares noturnos; lacrimejamento, além de prurido, vermelhidão e tumefação periorbitários
Mecanismo de ação	• Antagonismo seletivo do leucotrieno D_4 (LTD_4) no receptor cisteinil leucotrieno $CysLT_1$ com consequente prevenção de edema nas vias respiratórias, de contração da musculatura lisa e do aumento da secreção de muco espesso e viscoso
Posologia	• 4 mg, 1 vez/dia
Absorção	• Rápida após administração oral (biodisponibilidade de 64%)
Início da ação	• 24 h
Duração da ação	• 24 h
Metabolismo	• Hepático
Eliminação	• Via biliar quase exclusivamente
Contraindicação	• Alergia ao montelucaste ou a um dos componentes da fórmula
Interações medicamentosas	• Amiodarona: elevação das concentrações plasmáticas de montelucaste • Butalbital: redução das concentrações plasmáticas de montelucaste • Genfibrozila: elevação das concentrações plasmáticas e dos efeitos do montelucaste • Isoniazida: elevação das concentrações plasmáticas e dos efeitos do montelucaste • Sulfametoxazol: elevação das concentrações plasmáticas de montelucaste

(*continua*)

Montelucaste (*continuação*)

Efeitos adversos	• Dor abdominal; cefaleia; sede; diarreia; hiperatividade; descamação, prurido e erupções na pele; aumento de tendência a sangramento, plaquetopenia; reações alérgicas (incluindo edema de face, lábios, língua e/ou garganta) • Alterações de comportamento e humor (agitação psicomotora, inclusive comportamento agressivo ou hostilidade, depressão, desorientação, distúrbio de atenção, ansiedade, alucinações, insônia, irritabilidade, perda de memória, inquietação, sonambulismo, pensamentos e atos suicidas, tremor) • Tontura, sonolência, formigamento/dormência (muito raramente, convulsão); palpitações; epistaxe
Alerta	• Classe B na gravidez • Os comprimidos mastigáveis de 5 mg e de 4 mg contêm aspartamo, uma fonte de fenilalanina (0,842 mg de fenilalanina por comprimido mastigável de 5 mg e 0,674 mg de fenilalanina por comprimido mastigável de 4 mg)

Apresentação comercial

- **Montelair® (Aché),** comprimidos revestidos contendo 10,40 mg de montelucaste de sódio (equivalente a 10,00 mg do ácido livre), embalagens com 10 e 30 comprimidos. *Uso oral. Uso adulto e pediátrico acima de 15 anos*
- **Montelair® (Aché),** granulado, cada sachê de 4 mg contém 4,2 mg de montelucaste de sódio (equivale a 4,0 mg do ácido livre), embalagens com 10 e 30 sachês. *Uso oral. Uso pediátrico acima de 6 meses de idade*
- **Montelucaste de sódio® (Aché),** granulado oral, cada sachê contém 4,2 mg montelucaste de sódio (equivale a 4,0 mg do ácido livre), caixas com 10 e 30 sachês. *Uso oral. Uso pediátrico acima de 6 meses de idade*
- **Montelucaste de sódio® (Biosintética),** granulado, cada sachê contém 4,2 mg montelucaste de sódio (equivale a 4,0 mg de montelucaste), embalagens com 10 e 30 sachês de 350 mg. *Uso oral. Uso adulto*
- **Montelucaste de sódio® (EMS),** cada comprimido mastigável contém 4,2 mg de montelucaste de sódio (equivalente a 4,0 mg de ácido livre [montelucaste]), embalagem contendo 10 ou 30 comprimidos mastigáveis. *Uso oral. Uso adulto e pediátrico acima de 15 anos de idade*
- **Montelucaste de sódio® (Medley),** cada comprimido revestido contém 10,4 mg de montelucaste de sódio (equivalente a 10,0 mg de montelucaste), embalagem contendo 10 ou 30 comprimidos. *Uso oral. Uso adulto e pediátrico acima de 15 anos de idade*
- **Montelucaste de sódio® (Zydus Nikkho),** cada comprimido revestido contém 10,4 mg montelucaste de sódio (equivale a 10,0 mg do ácido livre), caixas com 10 e 30 comprimidos. *Uso oral. Uso adulto e pediátrico acima de 2 anos*
- **Piemonte® (Eurofarma),** comprimidos mastigáveis com 4 mg de montelucaste de sódio, embalagem com 10 ou 30 comprimidos. *Uso pediátrico de 2 a 5 anos de idade*
- **Piemonte® (Eurofarma),** comprimidos mastigáveis com 5 mg de montelucaste de sódio, embalagem com 10 ou 30 comprimidos. *Uso pediátrico de 6 a 14 anos de idade*
- **Singulair® (Merck Sharp & Dohme),** cada comprimido mastigável contém 4 mg de montelucaste de sódio, caixas com 10 ou 30 comprimidos mastigáveis. *Uso oral. Uso adulto e pediátrico acima de 6 meses. Atenção, fenilcetonúricos: contém fenilalanina na forma de aspartamo*
- **Singulair® (Merck Sharp & Dohme),** cada comprimido mastigável contém 5 mg de montelucaste de sódio, caixas com 10 ou 30 comprimidos mastigáveis. *Uso oral. Uso adulto e pediátrico acima de 6 meses. Atenção, fenilcetonúricos: contém fenilalanina na forma de aspartamo*
- **Singulair® (Merck Sharp Dohme),** cada comprimido revestido contém 10 mg de montelucaste de sódio, caixas com 10 ou 30 comprimidos revestidos. *Uso oral. Uso adulto e pediátrico acima de 6 meses*
- **Singulair® Baby (Merck Sharp Dohme),** grânulos orais, caixas com 10 ou 30 sachês de 4 mg com grânulos orais. *Uso oral. Uso pediátrico acima de 6 meses*
- **Viatine® (Schering-Plough),** comprimidos mastigáveis de 4 mg e 5 mg, caixas com 10 ou 30 comprimidos. *Uso oral. Uso adulto e pediátrico acima de 6 meses. Atenção, fenilcetonúricos: contém fenilalanina na forma de aspartamo*
- **Viatine® (Schering-Plough),** comprimidos revestidos de 10 mg, caixas com 10 ou 30 comprimidos. *Uso oral. Uso adulto e pediátrico acima de 6 meses*
- **Viatine® (Schering-Plough),** grânulos orais de 4 mg, caixas com 10 ou 30 sachês com grânulos orais. *Uso oral. Uso adulto e pediátrico acima de 6 meses*
- **Zylcas® (Zydus Nikkho),** cada comprimido revestido contém 10,4 mg de montelucaste de sódio (equivalente a 10 mg de montelucaste), embalagem contendo 10 ou 30 comprimidos revestidos. *Uso oral. Uso adulto*
- **Montelucaste + dicloridrato de cetirizina**
  - **Levolukast® (Glenmark),** comprimidos revestidos, cada comprimido contém 5 mg de dicloridrato de cetirizina + 10 mg de montelucaste de sódio, embalagem com 7 e 14 comprimidos. *Uso oral. Uso adulto e pediátrico acima de 12 anos.*

Agentes anti-IgE

A imunoglobulina E (IgE) é extremamente importante na patogênese de condições alérgicas, inclusive asma. A maioria dos asmáticos apresenta concentrações circulantes elevadas de IgE quando estas são ajustadas para a idade. A sensibilização alérgica resulta de resposta IgE-específica a alergênicos inalatórios comuns, como ácaros da poeira doméstica, polens, pelo de animal, mofo e baratas. A IgE é produzida pelos linfócitos B sob a orientação de IL-4 e de IL-13 (produzidas por linfócitos T auxiliares).

Omalizumabe

O omalizumabe é um anticorpo monoclonal IgG1κ humanizado, derivado de DNA e recombinante. Não é recomendado para outras condições alérgicas com exceção da asma e urticária crônica espontânea.

Indicação	• Imunoterapia anti-IgE para adultos e crianças (> 12 anos de idade) com asma alérgica persistente moderada a grave cujos sinais/sintomas não são adequadamente controlados com corticosteroides inalatórios • Terapia adjuvante, para adultos e crianças com mais de 12 anos, de urticária crônica espontânea refratária a anti-histamínicos H1
Mecanismo de ação	• Anticorpo monoclonal humanizado derivado de DNA recombinante que se liga seletivamente à imunoglobulina E (IgE). O anticorpo é uma IgG1κ que contém regiões de estrutura humana com regiões determinantes complementares de um anticorpo murino humanizado que se liga à IgE • Promove inibição acentuada da broncoconstrição induzida por alergênicos nas fases precoce e tardia da inflamação com consequente redução da hiper-reatividade das vias respiratórias
Posologia	• A dose e a frequência apropriadas são determinadas pelo nível sérico basal de IgE (UI/mℓ), medido antes do início do tratamento, e pelo peso corporal (kg). Com base nestas medidas, 75 a 600 mg em 1 a 4 injeções devem ser necessários para cada administração
Absorção	• Após administração SC, é absorvido lentamente ao longo de dias com biodisponibilidade absoluta média de 62%. Sua farmacocinética é linear em doses > 0,5 mg/kg
Início da ação	• 7 a 8 dias
Metabolismo	• Muito provavelmente removido por opsonização via sistema reticuloendotelial
Eliminação	• A depuração envolve o processo de depuração de IgG, bem como ligação específica e formação de complexo com a IgE. A eliminação hepática de IgG inclui degradação no sistema reticuloendotelial do fígado (SRE) e células endoteliais. A IgG intacta também é excretada pela bile
Contraindicação	• Hipersensibilidade à substância ativa ou a qualquer outro componente do produto • Menores de 6 anos de idade
Interações medicamentosas	• Omacetaxina: aumenta o risco de infecções
Efeitos adversos	• Cefaleia; dor abdominal alta (muito comum em crianças com mais de 6 anos e menos de 12 anos); reações no local da injeção tais como dor, eritema, prurido, edema
Alerta	• Não é recomendada a interrupção abrupta de corticosteroides sistêmicos ou inalatórios após o início da terapia com omalizumabe. A diminuição do corticosteroide deve ser realizada gradualmente sob supervisão direta de um médico • Não deve ser misturado a outros medicamentos ou diluente diferente da água para injeção • Classe B na gravidez

Apresentação comercial

- **Xolair® (Novartis),** cada frasco-ampola contém 150 mg de omalizumabe (excipientes: sacarose, histidina, cloridrato mono-hidratado de histidina e polissorbato), cada ampola-diluente contém 2 mℓ de água para injeção, usada para dissolução do pó para injeção. Xolair® reconstituído contém 125 mg de omalizumabe /mℓ (150 mg em 1,2 mℓ). *Via subcutânea. Uso adulto e pediátrico acima de 6 anos (asma alérgica). Uso adulto e pediátrico acima de 12 anos (urticária crônica espontânea). Atenção diabéticos: contém açúcar.*

Capítulo 7
Medicamentos em Gastrenterologia

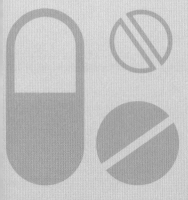

CAPÍTULO 7 | MEDICAMENTOS EM GASTRENTEROLOGIA

■ Introdução

As condições associadas ao ácido gástrico que acometem o sistema digestório são extremamente comuns na prática clínica. A maioria dos medicamentos é de venda livre e muitos pacientes se automedicam antes de procurar assistência médica.

Úlcera péptica

Uma úlcera péptica nada mais é que uma erosão ou lesão localizada na mucosa do estômago ou do duodeno que geralmente está associada à reação inflamatória aguda. A úlcera péptica era incomum até o século 19. As úlceras duodenais são mais comuns que as gástricas.

É mais comum em adultos de meia-idade, embora possa ocorrer em qualquer grupo etário. Pelo menos 50% das crianças com úlcera péptica têm uma história familiar importante dessa condição.

A úlcera péptica está associada aos seguintes fatores de risco:
- Infecção pela bactéria *Helicobacter pylori*
- Uso de medicamentos como corticosteroides, anti-inflamatórios não esteroides (AINEs), ácido acetilsalicílico, clopidogrel (cerca de 50% dos casos)
- História familiar de úlcera péptica
- Tabagismo (aumento da secreção de ácido gástrico e redução da produção de bicarbonato)
- Estresse
- Consumo de bebidas ricas em cafeína (refrigerantes, café, chá-preto, chocolate, guaraná) e alimentos condimentados.

Os principais medicamentos para o tratamento de úlcera péptica são:
- Inibidores da bomba de prótons (IBP)
- Antagonistas dos receptores H2
- Antiácidos.

Inibidores da bomba de prótons

Os IBPs bloqueiam a enzima H^+, K^+-ATPase, responsável pela secreção de ácido clorídrico no estômago, na superfície das células parietais. Os IBPs cicatrizam mais de 90% das úlceras duodenais em 4 semanas e cerca de 90% das úlceras gástricas em 6 a 8 semanas.

Todos os IBPs têm efetividade e efeitos adversos semelhantes. A incidência de efeitos adversos é baixa e não ocorre hipersecreção de ação de rebote após a sua interrupção. Os IBPs podem mascarar a infecção por *H. pylori* por causa da substancial redução da carga bacteriana que eles induzem. O uso prolongado dos IBPs aumenta o risco de fraturas relacionadas com osteoporose. Isso talvez se deva à interferência na absorção de cálcio, sendo preconizada a suplementação de cálcio durante o uso de IBP.

> **IMPORTANTE**
>
> **Consideração geriátrica**
> Estudos recentes sugerem que existe uma ligação entre o uso prolongado de inibidores da bomba de prótons e o aumento de risco e osteoporose em decorrência de má absorção de cálcio, magnésio e outros nutrientes.

Omeprazol

O omeprazol foi o primeiro IBP aprovado pela FDA em 1989 para tratamento de úlcera péptica. Trata-se de um inibidor extremamente efetivo da secreção de ácido gástrico.

Indicação	• Tratamento de úlceras gástricas e duodenais, e refluxo gastresofágico • Tratamento associado com antibióticos para tratar as úlceras associadas às infecções causadas pela bactéria *Helicobacter pylori* • Tratamento da síndrome de Zollinger-Ellison • Tratamento de dispepsia • Profilaxia de hemorragia digestiva alta em pacientes com condições graves
Mecanismo de ação	• Inibição da H^+, K^+-ATPase, enzima localizada especificamente na célula parietal do estômago e responsável por uma das etapas finais no mecanismo de produção do ácido gástrico. Assim, ocorre diminuição da acidez, tanto por redução da secreção basal do ácido como da secreção estimulada por pentagastrina
Posologia	• Adultos: 20 mg VO 1 vez/dia antes do café da manhã, durante 2 a 4 semanas no caso de úlceras duodenais e durante 4 a 8 semanas para úlceras gástricas e esofagite de refluxo • Profilaxia de úlceras duodenais e esofagite de refluxo – adultos: 10 ou 20 mg VO antes do café da manhã • Síndrome de Zollinger-Ellison – dose inicial: habitualmente 60 mg VO em dose única; posologias superiores a 80 mg/dia devem ser administradas em 2 vezes • Esofagite de refluxo – crianças > 1 ano: 10 mg VO em dose única administrada pela manhã com o auxílio de líquido; crianças > 20 kg: 20 mg VO. Caso a criança tenha dificuldade de engolir, as cápsulas podem ser abertas e seu conteúdo pode ser misturado com líquido e ingerido imediatamente
Absorção	• Rápida com biodisponibilidade de ~40% devido a efeito de primeira passagem
Início da ação	• 1 h
Duração da ação	• < 3 dias
Metabolismo	• Hepático (substancial efeito de primeira passagem devido a metabolismo por CYP2C19)
Eliminação	• Renal, com excreção mínima na bile
Contraindicação	• Hipersensibilidade ao omeprazol ou a qualquer componente da fórmula
Interações medicamentosas	• Atazanavir: redução da biodisponibilidade do atazanavir com consequente diminuição significativa das concentrações plasmáticas do mesmo

(continua)

Omeprazol (continuação)

Interações medicamentosas	• Cilostazol: elevação das concentrações plasmáticas do cilostazol • Citalopram: elevação das concentrações plasmáticas do citalopram • Metotrexato: elevação das concentrações séricas do metotrexato • Nelfinavir: redução da biodisponibilidade do nelfinavir com consequente diminuição significativa das concentrações plasmáticas do mesmo • *Ginkgo biloba*: reduz as concentrações plasmáticas de omeprazol • Hipérico: reduz as concentrações plasmáticas de omeprazol
Efeitos adversos	• Os mais comuns são: cefaleia; astenia; diarreia; gastrenterite; mialgia; reações alérgicas (incluindo, raramente, anafilaxia); púrpura ou petéquias
Alerta	• Classe C na gravidez

Apresentação comercial

- **Gastrium® (Aché),** cápsulas gelatinosas com 20 mg de omeprazol na forma de microgrânulos, embalagens com 7, 14, 28 ou 56 cápsulas. *Uso oral. Uso adulto e pediátrico acima de 1 ano de idade*
- **Losec MUPS® 10 mg (AstraZeneca),** cada comprimido revestido contém 10,3 mg de omeprazol magnésico (equivalente a 10 mg de omeprazol), em embalagens com 14 comprimidos. *Uso oral. Uso adulto e pediátrico acima de 1 ano de idade*
- **Losec MUPS® 20 mg (AstraZeneca),** cada comprimido revestido contém 20,6 mg de omeprazol magnésico (equivalente a 20 mg de omeprazol), em embalagens com 7 ou 14 comprimidos. *Uso oral. Uso adulto e pediátrico acima de 1 ano de idade*
- **Losec MUPS® 40 mg (AstraZeneca),** cada comprimido revestido contém 41,3 mg de omeprazol magnésico (equivalente a 40 mg de omeprazol), em embalagens com 7 comprimidos. *Uso oral. Uso adulto e pediátrico acima de 1 ano de idade*
- **Neoprazol® (Neo Química),** cápsulas contendo 20 mg de omeprazol, embalagens com 14 ou 28 cápsulas. *Uso oral. Uso adulto e pediátrico*
- **Omenax® 10 mg (Geolab),** cápsulas duras com microgrânulos gastrorresistentes contendo 10 mg de omeprazol, embalagens com 7, 14, 28, 140 e 490 cápsulas. *Uso oral. Uso adulto*
- **Omenax® 20 mg (Geolab),** cápsulas duras com microgrânulos gastrorresistentes contendo 20 mg de omeprazol, embalagens com 7, 14, 28, 140 e 490 cápsulas. *Uso oral. Uso adulto e pediátrico acima de 1 ano de idade*
- **Omenax® 40 mg (Geolab),** cápsulas duras com microgrânulos gastrorresistentes contendo 40 mg de omeprazol, embalagens com 7 ou 28 cápsulas. *Uso oral. Uso adulto e pediátrico*
- **Omeprazol® 10 mg (Germed),** cápsula gelatinosa com microgrânulos gastrorresistentes, embalagens contendo 14 cápsulas gelatinosas com microgrânulos de 10 mg. *Uso oral. Uso adulto*
- **Omeprazol® 20 mg (Germed),** cápsula gelatinosa com microgrânulos gastrorresistentes, embalagens contendo 7, 14 e 28 cápsulas gelatinosas com microgrânulos de 20 mg. *Uso oral. Uso adulto*
- **Omeprazol® 40 mg (Germed),** cápsula gelatinosa com microgrânulos gastrorresistentes, embalagens contendo 7 cápsulas gelatinosas com microgrânulos de 40 mg. *Uso oral. Uso adulto*
- **Omeprazol® 10 mg (Medley),** cápsulas de liberação retardada de 10 mg de omeprazol, embalagem com 14 cápsulas. *Uso oral. Uso adulto e pediátrico acima de 1 ano.* Este medicamento contém açúcar, portanto, deve ser usado com cautela por diabéticos
- **Omeprazol® 20 mg (Medley),** cápsulas de liberação retardada de 20 mg de omeprazol, embalagem com 7, 14, 28 ou 42 cápsulas. *Uso oral. Uso adulto e pediátrico acima de 1 ano de idade. Uso oral. Uso adulto e pediátrico acima de 1 ano de idade.* Este medicamento contém açúcar, portanto, deve ser usado com cautela por diabéticos
- **Omeprazol® 40 mg (Medley),** cápsulas de liberação retardada de 40 mg de omeprazol, embalagem com 7 cápsulas. *Uso oral. Uso adulto e pediátrico acima de 1 ano de idade.* Este medicamento contém açúcar, portanto, deve ser usado com cautela por diabéticos
- **Omeprotec® 10 mg (Hexal),** cápsulas contendo 10 mg de omeprazol, embalagem com 14 e 28 cápsulas. *Uso oral. Uso adulto*
- **Omeprotec® 20 mg (Hexal),** cápsulas contendo 20 mg de omeprazol, embalagem com 7, 14 e 28 cápsulas. *Uso oral. Uso adulto*
- **Omeprotec® 40 mg (Hexal),** cápsulas contendo 40 mg de omeprazol, embalagem com 7, 14 e 28 cápsulas. *Uso oral. Uso adulto.*
- **Omoprel® (Belfar),** cápsula gelatinosa contendo 40 mg de omeprazol, embalagem com 7, 14, 28 e 56 cápsulas. *Uso oral. Uso adulto*
- **Oprazon® (Blau),** cada frasco-ampola contém 44,63 mg de omeprazol sódico monoidratado (equivalente a 40 mg de omeprazol base), embalagem com 20 frascos-ampola contendo 40 mg de omeprazol + 20 ampolas de diluente contendo 10 mℓ. *Uso intravenoso. Uso adulto*
- **Peprazol® (Libbs),** cápsulas com microgrânulos gastrorresistentes com 20 mg de omeprazol em cada cápsula, embalagem contendo 28 cápsulas. *Uso oral. Uso adulto e pediátrico*
- **Uniprazol® (União Química),** cápsula contendo 20 mg de omeprazol, embalagem com 28 cápsulas. *Uso oral. Uso adulto e pediátrico acima de 1 ano de idade*
- **Omeprazol + cetoprofeno**
  - **Profenid protect® (Sanofi),** cada cápsula gelatinosa dura contém 200 mg de cetoprofeno (microgrânulos de liberação prolongada) + 20 mg de omeprazol (microgrânulos gastrorresistentes), embalagem com 10 cápsulas. *Uso oral. Uso adulto*
- **Omeprazol + claritromicina + amoxicilina**
  - **Erradic UG® (Libbs),** embalagem com 7 cartelas, cada cartela contém 2 cápsulas de 20 mg de omeprazol + 2 comprimidos revestidos de 500 mg de claritromicina + 4 cápsulas de 500 mg de amoxicilina tri-hidratada + 1 cartucho com 21 cápsulas de omeprazol 20 mg. *Uso oral. Uso adulto*
  - **Omepramix® (Aché),** 7 blísteres contendo 2 cápsulas de 20 mg de omeprazol + 2 comprimidos revestidos de 500 mg de claritromicina + 4 cápsulas de 500 mg de amoxicilina tri-hidratada. *Uso oral. Uso adulto*
  - **Omepramix® (Aché),** 7 blísteres contendo 2 cápsulas de 20 mg de omeprazol + 2 comprimidos revestidos de 500 mg de claritromicina + 4 cápsulas de 500 mg de amoxicilina tri-hidratada + 1 blíster com 14 cápsulas de 20 mg de omeprazol. *Uso oral. Uso adulto*
  - **Omepramix® (Aché),** 7 blísteres contendo 2 cápsulas de 20 mg de omeprazol + 2 comprimidos revestidos de 500 mg de claritromicina + 4 cápsulas de 500 mg de amoxicilina tri-hidratada + 2 blísteres com 14 cápsulas de 20 mg de omeprazol. *Uso oral. Uso adulto.*

Esomeprazol

O esomeprazol foi aprovado pela FDA em 2001, sendo muito semelhante ao omeprazol em termos de estrutura, efetividade e segurança. A duração de seus efeitos é maior do que a do omeprazol.

Indicação	• Tratamento de esofagite de refluxo erosiva • Tratamento de manutenção para prevenir a recidiva de esofagite • Tratamento dos sintomas da DRGE, tais como pirose, regurgitação de ácido e epigastralgia • Tratamento dos sintomas gastrintestinais altos associados à terapia com AINE • Cicatrização de úlceras gástricas associadas ao tratamento com AINE, incluindo os mais novos da classe "COX-2 seletivos" • Prevenção de úlceras gástricas e duodenais associadas ao tratamento com AINE, incluindo COX-2 seletivos, em pacientes com algum risco adicional • Tratamento da úlcera duodenal associada a *Helicobacter pylori* (em associação com tratamento antibacteriano adequado) • Condições patológicas hipersecretoras incluindo síndrome de Zollinger-Ellison e hipersecreção idiopática • Manutenção da hemostasia e prevenção de ressangramento de úlceras gástrica e duodenal após tratamento com esomeprazol sódico IV
Mecanismo de ação	• Inibidor da bomba de prótons

Posologia	• Doença por refluxo gastresofágico, cicatrização de esofagite erosiva
	  ◦ Adultos: 20 mg ou 40 mg VO 1 vez/dia, durante 4 a 8 semanas
	• Erradicação de *H. pylori* (p. ex., em associação com amoxicilina e claritromicina) para reduzir recidiva de úlcera duodenal
	  ◦ Adultos: 40 mg VO 1 vez/dia

Absorção	• Boa após administração oral
Início da ação	• Em torno de 2 h
Duração da ação	• 13 a 17 h
Metabolismo	• Hepático
Eliminação	• Urina
Contraindicação	• Alergia ao esomeprazol, a outros benzimidazóis (tais como anti-helmínticos) ou a qualquer um dos componentes da fórmula
Interações medicamentosas	• Atazanavir: redução da biodisponibilidade do atazanavir com consequente diminuição significativa das concentrações plasmáticas do mesmo • Atorvastatina: elevação das concentrações plasmáticas de atorvastatina e aumento do risco de miopatia • Cilostazol: elevação das concentrações plasmáticas do cilostazol • Citalopram: elevação das concentrações plasmáticas do citalopram • Metotrexato: elevação das concentrações séricas do metotrexato • Nelfinavir: redução da biodisponibilidade do nelfinavir com consequente diminuição significativa das concentrações plasmáticas do mesmo • Suplementos vitamínicos com ferro: a substancial hipocloridria induzida pelo esomeprazol reduz a absorção GI do ferro não heme
Efeitos adversos	• Comuns (entre 1 e 10%): cefaleia; dor abdominal; diarreia; flatulência; náuseas/vômitos; constipação intestinal
Alerta	• Não pode ser partido nem mastigado • Esomeprazol magnésico não deve ser usado em crianças com menos de 12 anos, pois não há dados disponíveis • Classe C na gravidez

Apresentação comercial

- **Ésio® (Eurofarma)**, pó liofilizado para solução injetável, cada frasco-ampola contém 42,50 mg de esomeprazol sódico (equivalente a esomeprazol 40 mg) em embalagem com 10 frascos-ampola. *Uso intravenoso. Uso adulto*
- **Esogastro® 20 mg (EMS)**, cada comprimido revestido de liberação retardada contém 22,3 mg de esomeprazol magnésico (equivalente a 20 mg de esomeprazol), embalagem com 7, 14, 28 e 56 comprimidos revestidos. *Uso oral. Uso adulto e pediátrico a partir de 12 anos*
- **Esogastro® 40 mg (EMS)**, cada comprimido revestido de liberação retardada contém 44,5 mg de esomeprazol magnésico (equivalente a 40 mg de esomeprazol), embalagem com 7, 14, 28 e 56 comprimidos revestidos. *Uso oral. Uso adulto e pediátrico a partir de 12 anos*
- **Esomeprazol® magnésio 20 mg (Althaia)**, cada comprimido revestido de liberação retardada contém 20,71 mg de esomeprazol magnésico tri-hidratado (equivalente a 20 mg de esomeprazol), embalagem com 7, 14 e 28 comprimidos revestidos. *Uso oral. Uso adulto e pediátrico a partir de 12 anos*
- **Esomeprazol® magnésio 40 mg (Althaia)**, cada comprimido revestido de liberação retardada contém 41,42 mg de esomeprazol magnésico tri-hidratado (equivalente a 40 mg de esomeprazol), embalagem com 7, 14 e 28 comprimidos revestidos. *Uso oral. Uso adulto e pediátrico a partir de 12 anos*
- **Esomeprazol® magnésico tri-hidratado 20 mg (AstraZeneca)**, cada comprimido revestido de liberação retardada contém 22,3 mg de esomeprazol magnésico tri-hidratado (equivalente a 20 mg de esomeprazol), embalagem com 14 ou 28 comprimidos revestidos. *Uso oral. Uso adulto e pediátrico a partir de 12 anos de idade*
- **Esomeprazol® magnésico tri-hidratado 40 mg (AstraZeneca)**, cada comprimido revestido de liberação retardada contém 44,5 mg de esomeprazol magnésico tri-hidratado (equivalente a 40 mg de esomeprazol), embalagem

com 14 ou 28 comprimidos revestidos. *Uso oral. Uso adulto e pediátrico a partir de 12 anos de idade*
- **Esomeprazol® magnésico 20 mg (EMS),** cada comprimido revestido de liberação retardada contém 22,3 mg de esomeprazol magnésico tri-hidratado (equivalente a 20 mg de esomeprazol), embalagem com 7, 14, 28 e 56 comprimidos revestidos. *Uso oral. Uso adulto e pediátrico a partir de 12 anos de idade*
- **Esomeprazol® magnésico 40 mg (EMS),** cada comprimido revestido de liberação retardada contém 44,5 mg de esomeprazol magnésico tri-hidratado (equivalente a 40 mg de esomeprazol), embalagem com 7, 14, 28 e 56 comprimidos revestidos. *Uso oral. Uso adulto e pediátrico a partir de 12 anos de idade*
- **Esomeprazol® magnésico 20 mg (Germed),** cada comprimido revestido de liberação retardada contém 22,3 mg de esomeprazol magnésico tri-hidratado (equivalente a 20 mg de esomeprazol), embalagem com 7, 14, 28 e 56 comprimidos revestidos. *Uso oral. Uso adulto e pediátrico a partir de 12 anos de idade*
- **Esomeprazol® magnésico 40 mg (Germed),** cada comprimido revestido de liberação retardada contém 44,5 mg de esomeprazol magnésico tri-hidratado (equivalente a 40 mg de esomeprazol), embalagem com 7, 14, 28 e 56 comprimidos revestidos. *Uso oral. Uso adulto e pediátrico a partir de 12 anos de idade*
- **Esomeprazol® magnésico 20 mg (Legrand),** cada comprimido revestido de liberação retardada contém 22,3 mg de esomeprazol magnésico tri-hidratado (equivalente a 20 mg de esomeprazol), embalagem com 7, 14, 28 e 56 comprimidos revestidos. *Uso oral. Uso adulto e pediátrico a partir de 12 anos de idade*
- **Esomeprazol® magnésico 40 mg (Legrand),** cada comprimido revestido de liberação retardada contém 44,5 mg de esomeprazol magnésico tri-hidratado (equivalente a 40 mg de esomeprazol), embalagem com 7, 14, 28 e 56 comprimidos revestidos. *Uso oral. Uso adulto e pediátrico a partir de 12 anos de idade*
- **Esomeprazol® magnésico 20 mg (Nova Química),** cada comprimido revestido de liberação retardada contém 22,3 mg de esomeprazol magnésico tri-hidratado (equivalente a 20 mg de esomeprazol), embalagem com 7, 14, 28 e 56 comprimidos revestidos. *Uso oral. Uso adulto e pediátrico a partir de 12 anos de idade*
- **Esomeprazol® magnésico 40 mg (Nova Química),** cada comprimido revestido de liberação retardada contém 44,5 mg de esomeprazol magnésico tri-hidratado (equivalente a 40 mg de esomeprazol), embalagem com 7, 14, 28 e 56 comprimidos revestidos. *Uso oral. Uso adulto e pediátrico a partir de 12 anos de idade*
- **Esomeprazol® magnésico 20 mg (Ranbaxy),** cada comprimido revestido de liberação retardada contém 20,70 mg de esomeprazol magnésico (equivalente a 20 mg de esomeprazol), embalagem com 14 e 28 comprimidos revestidos. *Uso oral. Uso adulto e pediátrico a partir de 12 anos de idade*
- **Esomeprazol® magnésico 40 mg (Nova Química),** cada comprimido revestido de liberação retardada contém 41,40 mg de esomeprazol magnésico (equivalente a 40 mg de esomeprazol), embalagem com 7, 14 e 28 comprimidos revestidos. *Uso oral. Uso adulto e pediátrico a partir de 12 anos de idade*
- **Esomex® (EMS Sigma Pharma),** cada comprimido revestido de liberação retardada contém 44,5 mg de esomeprazol magnésico tri-hidratado (equivalente a 40 mg de esomeprazol), embalagem com 7, 14, 28 e 56 comprimidos revestidos. *Uso oral. Uso adulto e pediátrico a partir de 12 anos de idade*
- **Esomex® (EMS Sigma Pharma),** cada comprimido revestido de liberação retardada contém 44,5 mg de esomeprazol magnésico tri-hidratado (equivalente a 40 mg de esomeprazol), embalagem com 7, 14, 28 e 56 comprimidos revestidos. *Uso oral. Uso adulto e pediátrico a partir de 12 anos de idade*
- **Esop® 20 mg (Nova Química),** cada comprimido revestido de liberação retardada contém 22,3 mg de esomeprazol magnésico tri-hidratado (equivalente a 20 mg de esomeprazol), embalagem com 7, 14, 28 e 56 comprimidos revestidos. *Uso oral. Uso adulto e pediátrico a partir de 12 anos de idade*
- **Esop® 40 mg (Nova Química),** cada comprimido revestido de liberação retardada contém 44,5 mg de esomeprazol magnésico tri-hidratado (equivalente a 40 mg de esomeprazol), embalagem com 7, 14, 28 e 56 comprimidos revestidos. *Uso oral. Uso adulto e pediátrico a partir de 12 anos de idade*
- **Ezobloc® 20 mg (Ranbaxy),** cada comprimido revestido contém 20,70 mg de esomeprazol magnésico (equivalente a 20 mg de esomeprazol), embalagens com 14 e 28 comprimidos revestidos. *Uso oral. Uso adulto e pediátrico a partir de 12 anos de idade*
- **Ezobloc® 40 mg (Ranbaxy),** cada comprimido revestido contém 41,40 mg de esomeprazol magnésico (equivalente a 40 mg de esomeprazol), embalagens com 14 e 28 comprimidos revestidos. *Uso oral. Uso adulto e pediátrico a partir de 12 anos de idade*
- **Mezolium® 20 mg (Germed),** cada comprimido revestido de liberação retardada contém 22,3 mg de esomeprazol magnésico tri-hidratado (equivalente a 20 mg de esomeprazol), embalagem com 7, 14, 28 e 56 comprimidos revestidos de liberação retardada. *Uso oral. Uso adulto e pediátrico a partir de 12 anos de idade*
- **Mezolium® 40 mg (Germed),** cada comprimido revestido de liberação retardada contém 44,5 mg de esomeprazol magnésico tri-hidratado (equivalente a 40 mg de esomeprazol), embalagem com 7, 14, 28 e 56 comprimidos revestidos de liberação retardada. *Uso oral. Uso adulto e pediátrico a partir de 12 anos de idade*
- **Nexium® 20 mg (AstraZeneca),** cada comprimido revestido de liberação retardada contém 22,3 mg de esomeprazol magnésico tri-hidratado (equivalente a 20 mg de esomeprazol), embalagem com 7, 14, 28 e 56 comprimidos revestidos de liberação retardada. *Uso oral. Uso adulto e pediátrico a partir de 12 anos de idade*
- **Nexium® 40 mg (AstraZeneca),** cada comprimido revestido de liberação retardada contém 44,5 mg de esomeprazol magnésico tri-hidratado (equivalente a 40 mg de esomeprazol), embalagem com 7, 14, 28 e 56 comprimidos revestidos de liberação retardada. *Uso oral. Uso adulto e pediátrico a partir de 12 anos de idade*
- **Nexium® IV (AstraZeneca),** pó liofilizado para solução injetável, cada frasco-ampola contém 42,50 mg de esomeprazol sódico (equivalente a esomeprazol 40 mg) em embalagem com 10 frascos-ampola. *Uso intravenoso. Uso adulto*

■ **Esomeprazol magnésico + amoxicilina + claritromicina**
- **Esogastro IBP® (EMS),** embalagem com 7 cartelas, cada cartela contendo 2 comprimidos revestidos de liberação retardada de esomeprazol magnésico 20 mg + 2 comprimidos revestidos de claritromicina 500 mg + 4 cápsulas de amoxicilina 500 mg e 4 blísteres, cada blíster contendo 7 comprimidos revestidos de liberação retardada de esomeprazol magnésico 20 mg. *Uso oral. Uso adulto*

■ **Esomeprazol megnésico tri-hidratado + naproxeno**
- **Vimovo® (AstraZeneca),** comprimidos revestidos de 500 mg de naproxeno + 20 mg de esomeprazol magnésico tri-hidratado em embalagens com 10 e 20 comprimidos acompanhados de dois sachês com dessecante (sílica gel). *Uso oral. Uso adulto.*

Lansoprazol

Aprovado pela FDA em 1995, apresenta efetividade e perfil de segurança semelhantes aos do omeprazol. Seus efeitos antissecretórios podem durar até 24 h.

Indicação	• A apresentação de 15 mg é indicada para a manutenção da cicatrização de esofagite de refluxo e de úlcera péptica • A apresentação de 30 mg é indicada para cicatrização e o alívio da esofagite e do refluxo gastresofágico, de úlcera péptica (tratamento a curto prazo) • Para tratamento a longo prazo de pacientes portadores ou não de síndrome de Zollinger-Ellison (hiperacidez gástrica causada por gastrinoma) e úlcera de Barrett
Mecanismo de ação	• Esse benzimidazol substituído não apresenta efeitos anticolinérgicos nem antagonistas dos receptores H2, suprimindo a secreção de ácido gástrico por meio de inibição específica da enzima H^+,K^+-ATPase na superfície secretória das células parietais gástricas
Posologia	• Úlcera duodenal: 30 mg/dia VO, por 2 a 4 semanas • Úlcera gástrica: 30 mg/dia, por 4 a 8 semanas • Manutenção da cicatrização de esofagite de refluxo, de úlcera duodenal e de úlcera gástrica: 15 mg 1 vez/dia VO • Síndrome de Zollinger-Ellison: dose inicial de 60 mg/dia, por 3 a 6 dias. Se a dose diária exceder 120 mg, as doses devem ser divididas em 2 tomadas equivalentes
Absorção	• Rápida, com biodisponibilidade absoluta > 80%
Início da ação	• < 2 h
Duração de ação	• 24 h
Metabolismo	• Hepático
Eliminação	• 2/3 nas fezes e 1/3 na urina
Contraindicação	• Hipersensibilidade ao lansoprazol ou aos componentes da fórmula • Etilismo inveterado
Interações medicamentosas	• Atazanavir: redução da biodisponibilidade do atazanavir com consequente diminuição significativa das concentrações plasmáticas do mesmo • Cilostazol: elevação das concentrações plasmáticas do cilostazol • Citalopram: elevação das concentrações plasmáticas do citalopram • Metotrexato: elevação das concentrações séricas do metotrexato • Nelfinavir: redução da biodisponibilidade do nelfinavir com consequente diminuição significativa das concentrações plasmáticas do mesmo
Efeitos adversos	• *Comuns (entre 1 e 10% dos pacientes)*: a curto prazo (até 8 semanas de duração) os eventos adversos foram diarreia, constipação intestinal, tontura, náuseas, cefaleia, epigastralgia, flatulência, dispepsia, fadiga (cansaço), vômitos
Alerta	• Classe B na gravidez • As cápsulas não podem ser abertas nem esmagadas

Apresentação comercial

- **Lansoprazol® 15 mg (EMS)**, cápsulas gelatinosas duras com microgrânulos de liberação retardada de 15 mg de lansoprazol, embalagem com 14, 30, 60, 90 ou 350 cápsulas. *Uso oral. Uso adulto*
- **Lansoprazol® 30 mg (EMS)**, cápsula gelatinosa dura com microgrânulos de liberação retardada de 30 mg de lansoprazol, embalagens com 7, 14, 28, 30, 60, 90 ou 350 cápsulas. *Uso oral. Uso adulto*
- **Lansoprazol® 15 mg (Germed)**, cápsula gelatinosa dura com microgrânulos de liberação retardada de 15 mg de lansoprazol, embalagem com 14 cápsulas. *Uso oral. Uso adulto*
- **Lansoprazol® 30 mg (Germed)**, cápsula gelatinosa dura com microgrânulos de liberação retardada de 30 mg de lansoprazol, embalagens com 7, 14 ou 28 cápsulas. *Uso oral. Uso adulto*
- **Lansoprazol® (Legrand)**, cápsula gelatinosa dura com microgrânulos de liberação retardada de 15 mg de lansoprazol, embalagem com 14 cápsulas. *Uso oral. Uso adulto*
- **Lansoprazol® (Legrand)**, cápsula gelatinosa dura com microgrânulos de liberação retardada de 30 mg de lansoprazol, embalagens com 7, 14 ou 28 cápsulas. *Uso oral. Uso adulto*
- **Lansoprazol® (Medley)**, cápsulas gelatinosas duras de liberação retardada de 15 mg e 30 mg de lansoprazol, embalagens com 14 ou 28 cápsulas. *Uso oral. Uso adulto*
- **Lansoprazol® (Prati-Donaduzzi)**, cápsulas de liberação retardada de 30 mg de lansoprazol, em embalagens com 7, 14, 28, 70, 140, 210, 280, 350, 560 ou 840 cápsulas. *Uso oral. Uso adulto*
- **Lansoprazol + claritromicina + amoxicilina**
  - **Lansoprazol + claritromicina + amoxicilina tri-hidratada® (Teuto)**, blíster com 2 cápsulas de 30 mg de lansoprazol + 2 comprimidos revestidos de 500 mg de claritromicina + 4 cápsulas de 500 mg de amoxicilina, embalagens contendo 7, 10 e 14 blísteres. *Uso oral. Uso adulto*
  - **Pyloripac® (Medley)**, cada blíster contém 2 cápsulas de liberação retardada de 30 mg de lansoprazol + 2 comprimidos revestidos de 500 mg de claritromicina + 4 cápsulas de 500 mg de amoxicilina, embalagens com 7 blísteres. *Uso oral. Uso adulto*
  - **Pyloripac IBP® (Medley)**, embalagem com 7 blísteres, cada blíster contém 2 cápsulas com microgrânulos de liberação retardada de 30 mg de lansoprazol + 2 comprimidos revestidos de 500 mg de claritromicina + 4 cápsulas de 500 mg de amoxicilina + 1 ou 2 blíster(es) contendo 14 cápsulas com microgrânulos de liberação retardada de 30 mg de lansoprazol cada blíster. *Uso oral. Uso adulto*
- **Lansoprazol + levofloxacino + amoxicilina**
  - **Pyloripac retrat® (Medley)**, cada blíster contém 2 cápsulas de liberação retardada de 30 mg de lansoprazol + 1 comprimido revestido de 500 mg de levofloxacino + 4 cápsulas de 500 mg de amoxicilina, embalagem com 10 blísteres. *Uso oral. Uso adulto acima de 15 anos.*

Pantoprazol

O pantoprazol foi aprovado pela FDA em 2000 e apresenta eficácia e perfil de segurança semelhantes aos do omeprazol. Como todos os IBP, existe o risco de pneumonia associado à elevação do pH gástrico.

Indicação	A apresentação de 20 mg é indicada para: • Tratamento de lesões gastrintestinais leves • Alívio dos sintomas gastrintestinais decorrentes da secreção excessiva de ácido gástrico • Gastrites ou gastroduodenites agudas ou crônicas e dispepsias não ulcerosas • Tratamento da doença por refluxo gastresofágico sem esofagite, das esofagites leves e de manutenção de pacientes com esofagite de refluxo cicatrizada para prevenção de recidivas em adultos e crianças com mais de 5 anos • Profilaxia das lesões agudas da mucosa gastroduodenal induzidas por medicamentos como AINE A apresentação de 40 mg é indicada para: • Tratamento de úlceras pépticas • Tratamento de esofagite de refluxo moderada ou grave em adultos e crianças com mais de 5 anos • Tratamento da síndrome de Zollinger-Ellison e de outras doenças associadas à secreção excessiva de ácido gástrico • Também é combinado a antibiótico para erradicação de infecção por *H. pylori*
Mecanismo de ação	• Promove inibição específica e dose-dependente da enzima gástrica H^+, K^+-ATPase, responsável pela secreção de ácido clorídrico pelas células parietais do estômago. Sua substância ativa é um benzimidazol substituído que, após absorção, se acumula no compartimento ácido das células parietais • É, então, convertido em sua forma ativa, uma sulfonamida cíclica, que se liga à H^+, K^+-ATPase (bomba de prótons), provocando potente e prolongada supressão da secreção basal e estimulada de ácido gástrico. Tal como os outros inibidores da bomba de prótons e inibidores do receptor H2, pantoprazol causa redução da acidez no estômago e, desse modo, aumento da gastrina proporcional à redução da acidez • O aumento de gastrina é reversível. Pantoprazol não atua nos receptores de histamina, de acetilcolina ou de gastrina, mas na etapa final da secreção de ácido gástrico, independentemente do seu estímulo

Posologia	• Tratamento (cicatrização) de úlcera péptica duodenal, úlcera péptica gástrica e das esofagites de refluxo moderadas ou graves:
	  ○ Adultos: dose habitual: 40 mg/dia, antes, durante ou após o desjejum (úlceras duodenais cicatrizam completamente em 2 semanas e as úlceras gástricas e esofagite por refluxo exigem, em geral, 4 semanas)
	  ○ Crianças > 5 anos, com peso corporal > 40 kg: a dose recomendada é de 40 mg VO 1 vez/dia, antes, durante ou após o café da manhã, por até 8 semanas
	  ○ Crianças > 5 anos, com peso corporal ≥15 kg até 40 kg: a dose recomendada é de 20 mg VO 1 vez/dia, por até 8 semanas

Absorção	• Boa, com biodisponibilidade absoluta de 77%
Metabolismo	• Hepático
Eliminação	• Urina (71%) e fezes (18%)
Contraindicação	• Hipersensibilidade conhecida aos componentes da fórmula, ou a benzimidazóis substituídos • Crianças com menos de 5 anos
Interações medicamentosas	• Atazanavir: redução da biodisponibilidade do atazanavir com consequente diminuição significativa das concentrações plasmáticas do mesmo • Cilostazol: elevação das concentrações plasmáticas do cilostazol • Citalopram: elevação das concentrações plasmáticas do citalopram • Clorotiazida: aumento do risco de hipomagnesemia • Metotrexato: elevação das concentrações séricas do metotrexato • Nelfinavir: redução da biodisponibilidade do nelfinavir com consequente diminuição significativa das concentrações plasmáticas do mesmo
Efeitos adversos	• Cefaleia; diarreia; náuseas; flatulência; erupções cutâneas; prurido; vertigem
Alerta	• Em terapia combinada para erradicação de *Helicobacter pylori*, pantoprazol 40 mg não deve ser administrado a pacientes com disfunção hepática ou renal moderada a grave, uma vez que não existe experiência clínica sobre a eficácia e a segurança nesses pacientes • Classe B na gravidez • Como outros IBPs, o pantoprazol pode reduzir a absorção de vitamina B12 quando usado por períodos prolongados

CAPÍTULO 7 | MEDICAMENTOS EM GASTRENTEROLOGIA

Apresentação comercial

- **Adipept® 20 mg (Aché),** cada comprimido revestido contém 21,15 mg de pantoprazol sódico sesqui-hidratado (equivalente a 20 mg de pantoprazol), embalagens com 7, 14 e 28 comprimidos revestidos. *Uso oral. Uso adulto e pediátrico acima de 5 anos de idade*
- **Adipept® 40 mg (Aché),** cada comprimido revestido contém 42,30 mg de pantoprazol sódico sesqui-hidratado (equivalente a 40 mg de pantoprazol), embalagens com 7, 14 e 28 comprimidos revestidos. *Uso oral. Uso adulto e pediátrico acima de 5 anos de idade*
- **Pantocal® 20 mg (Eurofarma),** cada comprimido revestido contém 22,55 mg de pantoprazol sódico sesqui-hidratado (equivalente a 20 mg de pantoprazol), embalagens com 7, 14 e 28 comprimidos revestidos. *Uso oral. Uso adulto e pediátrico acima de 5 anos de idade*
- **Pantocal® 40 mg (Eurofarma),** cada comprimido revestido gastrorresistentes contém 45,10 mg de pantoprazol sódico sesqui-hidratado (equivalente a 40 mg de pantoprazol), em embalagem com 7 ou 14 unidades. *Uso oral. Uso adulto e pediátrico acima de 5 anos de idade*
- **Pantopaz® 20 mg (Sandoz),** cada comprimido revestido contém 22,57 mg de pantoprazol sódico sesqui-hidratado (equivalente a 20 mg de pantoprazol), em embalagem com 14 ou 28 unidades. *Uso oral. Uso adulto e pediátrico acima de 5 anos de idade*
- **Pantopaz® 40 mg (Sandoz),** cada comprimido revestido contém 45,10 mg de pantoprazol sódico sesqui-hidratado (equivalente a 40 mg de pantoprazol), em embalagem com 14 ou 28 unidades. *Uso oral. Uso adulto e pediátrico acima de 5 anos de idade*
- **Pantoprazol® 20 mg (Aché),** cada comprimido revestido contém 21,15 mg de pantoprazol sódico sesqui-hidratado (equivalente a 20 mg de pantoprazol), em embalagem com 14 ou 28 unidades. *Uso oral. Uso adulto e pediátrico acima de 5 anos de idade*
- **Pantoprazol® 40 mg (Aché),** cada comprimido revestido contém 42,30 mg de pantoprazol sódico sesqui-hidratado (equivalente a 40 mg de pantoprazol), em embalagem com 14 ou 28 unidades. *Uso oral. Uso adulto e pediátrico acima de 5 anos de idade*
- **Pantoprazol® 40 mg (Althaia),** cada comprimido revestido contém 45,10 mg de pantoprazol sódico sesqui-hidratado (equivalente a 40 mg de pantoprazol), em embalagem com 14, 28, 42 ou 56 unidades. *Uso oral. Uso adulto e pediátrico acima de 5 anos de idade*
- **Pantoprazol® 20 mg (Biosintética),** cada comprimido revestido contém 21,15 mg de pantoprazol sódico sesqui-hidratado (equivalente a 20 mg de pantoprazol), em embalagem com 14 e 28 unidades. *Uso oral. Uso adulto e pediátrico acima de 5 anos de idade*
- **Pantoprazol® 40 mg (Biosintética),** cada comprimido revestido contém 42,30 mg de pantoprazol sódico sesqui-hidratado (equivalente a 40 mg de pantoprazol), em embalagem com 14 e 28 unidades. *Uso oral. Uso adulto e pediátrico acima de 5 anos de idade*
- **Pantoprazol® sódico sesqui-hidratado (Blau),** pó para solução injetável, cada frasco-ampola contém 45,10 mg de pantoprazol sódico sesqui-hidratado (equivalente a 40 mg de pantoprazol), embalagens contendo 1, 5, 20 ou 50 frasco(s)-ampola(s) com 40 mg de pantoprazol acompanhado(s) de 1, 5, 20 ou 50 ampolas(s) com 10 mℓ de diluente (cloreto de sódio a 0,9%). *Uso oral. Uso adulto*
- **Pantoprazol® 20 mg (EMS),** cada comprimido revestido contém 22,57 mg de pantoprazol sódico sesqui-hidratado (equivalente a 20 mg de pantoprazol), em embalagem com 7, 14, 28, 42, 56, 60, 90 ou 280 unidades. *Uso oral. Uso adulto e pediátrico acima de 5 anos de idade*
- **Pantoprazol® 40 mg (EMS),** cada comprimido revestido contém 45,10 mg de pantoprazol sódico sesqui-hidratado (equivalente a 40 mg de pantoprazol), em embalagem com 7, 14, 28, 42, 56, 90 ou 280 unidades. *Uso oral. Uso adulto e pediátrico acima de 5 anos de idade*
- **Pantoprazol® 20 mg (EMS Sigma Pharma),** cada comprimido revestido contém 22,57 mg de pantoprazol sódico sesqui-hidratado (equivalente a 20 mg de pantoprazol), em embalagem com 7, 14, 28, 42, 56 e 280 unidades. *Uso oral. Uso adulto e pediátrico acima de 5 anos de idade*
- **Pantoprazol® 40 mg (EMS Sigma Pharma),** cada comprimido revestido contém 45,10 mg de pantoprazol sódico sesqui-hidratado (equivalente a 40 mg de pantoprazol), em embalagem com 7, 14, 28, 42, 56 e 280 unidades. *Uso oral. Uso adulto e pediátrico acima de 5 anos de idade*
- **Pantoprazol® 40 mg (Eurofarma),** cada comprimido contém 45,10 mg de pantoprazol sódico sesqui-hidratado (equivalente a 40 mg de pantoprazol, embalagens com 14 ou 28 comprimidos revestidos. *Uso oral. Uso adulto e pediátrico acima de 5 anos de idade*
- **Pantoprazol® 20 mg (Germed),** cada comprimido revestido contém 22,57 mg de pantoprazol sódico sesqui-hidratado (equivalente a 20 mg de pantoprazol), em embalagem com 7, 14, 28, 42, 56, 60, 90 ou 280 unidades. *Uso oral. Uso adulto e pediátrico acima de 5 anos de idade*
- **Pantoprazol® 20 mg (Legrand),** cada comprimido revestido contém 22,57 mg de pantoprazol sódico sesqui-hidratado (equivalente a 20 mg de pantoprazol), em embalagem com 7, 14, 28, 42, 56, 60, 90 ou 280 unidades. *Uso oral. Uso adulto e pediátrico acima de 5 anos de idade*
- **Pantoprazol® 40 mg (Legrand),** cada comprimido revestido contém 45,10 mg de pantoprazol sódico sesqui-hidratado (equivalente a 40 mg de pantoprazol), em embalagem com 7, 14, 28, 42, 56, 60, 90 ou 280 unidades. *Uso oral. Uso adulto e pediátrico acima de 5 anos de idade*
- **Pantoprazol® 20 mg (Medley),** cada comprimido revestido contém 22,57 mg de pantoprazol sódico sesqui-hidratado (equivalente a 20 mg de pantoprazol), em embalagem com 7, 14, 28 ou 42 unidades. *Uso oral. Uso adulto e pediátrico acima de 5 anos de idade*
- **Pantoprazol® 40 mg (Medley),** cada comprimido revestido contém 45,10 mg de pantoprazol sódico sesqui-hidratado (equivalente a 40 mg de pantoprazol), em embalagem com 7, 14, 28 ou 42 unidades. *Uso oral. Uso adulto e pediátrico acima de 5 anos de idade*
- **Pantoprazol® 20 mg (Merck),** cada comprimido revestido contém 21,15 mg de pantoprazol sódico sesqui-hidratado (equivalente a 20 mg de pantoprazol), em embalagem com 7, 14 e 28 unidades. *Uso oral. Uso adulto e pediátrico acima de 5 anos de idade*
- **Pantoprazol® 40 mg (Merck),** cada comprimido revestido contém 42,30 mg de pantoprazol sódico sesqui-hidratado (equivalente a 40 mg de pantoprazol), em embalagem com 7, 14 e 28 unidades. *Uso oral. Uso adulto e pediátrico acima de 5 anos de idade*
- **Pantoprazol® 20 mg (Neo Química),** cada comprimido revestido contém 21,15 mg de pantoprazol sódico sesqui-hidratado (equivalente a 20 mg de pantoprazol), em embalagem com 28 unidades. *Uso oral. Uso adulto e pediátrico acima de 5 anos de idade*
- **Pantoprazol® 40 mg (Neo Química),** cada comprimido revestido contém 42,30 mg de pantoprazol sódico sesqui-hidratado (equivalente a 40 mg de pantoprazol), em embalagem com 28 unidades. *Uso oral. Uso adulto e pediátrico acima de 5 anos de idade*
- **Pantoprazol® 20 mg (Pharlab),** cada comprimido revestido gastrorresistentes contém 22,57 mg de pantoprazol sódico sesqui-hidratado, em embalagem com 14 ou 28 unidades. *Uso oral. Uso adulto e pediátrico acima de 5 anos de idade*
- **Pantoprazol® 5 mg (Prati-Donaduzzi),** comprimidos contendo 5 mg de lansoprazol, em embalagens com 20, 120 ou 280 comprimidos. *Uso oral. Uso adulto e pediátrico*
- **Pantoprazol® 20 mg (Prati-Donaduzzi),** comprimidos contendo 20 mg de lansoprazol, em embalagens com 10, 20, 120 ou 280 comprimidos. *Uso oral. Uso adulto e pediátrico*
- **Pantoprazol® 40 mg (Ranbaxy),** cada comprimido revestido gastrorresistente contém 45,11 mg de pantoprazol sódico sesqui-hidratado (equivalente a 40 mg de pantoprazol), em embalagem com 7, 14 e 28 unidades. *Uso oral. Uso adulto e pediátrico acima de 5 anos de idade*
- **Pantoprazol® 20 mg (Sandoz),** cada comprimido revestido contém 22,57 mg de pantoprazol sódico sesqui-hidratado (equivalente a 20 mg de pantoprazol), em embalagem com 14 ou 28 unidades. *Uso oral. Uso adulto e pediátrico acima de 5 anos de idade*
- **Pantoprazol® 40 mg (Sandoz),** cada comprimido revestido contém 45,10 mg de pantoprazol sódico sesqui-hidratado (equivalente a 40 mg de pantoprazol), em embalagem com 14 ou 28 unidades. *Uso oral. Uso adulto e pediátrico acima de 5 anos de idade*
- **Pantoprazol® 20 mg (Teuto),** cada comprimido revestido contém 21,15 mg de pantoprazol sódico sesqui-hidratado (equivalente a 20 mg de pantoprazol), em embalagens contendo 7, 14, 28 e 280 comprimidos. *Uso oral. Uso adulto e pediátrico acima de 5 anos de idade*
- **Pantoprazol® 40 mg (Teuto),** cada comprimido revestido contém 42,30 mg de pantoprazol sódico sesqui-hidratado (equivalente a 40 mg de pantoprazol), em embalagens contendo 7, 14, 28 e 280 comprimidos. *Uso oral. Uso adulto e pediátrico acima de 5 anos de idade.*

Rabeprazol

O rabeprazol é um agente antiulceroso da classe dos IBPs. Trata-se de uma pró-droga que, no ambiente ácido das células parietais, torna-se uma sulfenamida ativa.

Indicação	• Tratamento de úlcera duodenal ativa, úlcera gástrica benigna ativa e doença do refluxo gastresofágico (DRGE) sintomática, erosiva ou ulcerativa • Tratamento prolongado da DRGE • Tratamento sintomático da DRGE • Associado a antibacterianos apropriados para erradicação do *Helicobacter pylori* em pacientes com úlcera péptica ou gastrite crônica • Tratamento de cicatrização e prevenção da recidiva de úlceras pépticas em pacientes com úlceras associadas ao *Helicobacter pylori*
Mecanismo de ação	• Inibição da enzima H^+,K^+-ATPase gástrica com consequente redução dose-dependente da secreção basal e estimulada de ácido gástrico
Posologia	• Úlcera duodenal ativa e úlcera gástrica benigna ativa: 20 mg VO 1 vez/dia, pela manhã, durante 4 semanas • Doença do refluxo gastresofágico (DRGE), erosiva ou ulcerativa: 20 mg, 1 vez/dia, durante 4 a 8 semanas • Tratamento sintomático da DRGE: 10 ou 20 mg 1 vez/dia em pacientes sem esofagite • Erradicação de *H. pylori* em pacientes com úlcera gastroduodenal ou gastrite crônica: rabeprazol sódico 20 mg VO 2 vezes/dia + 500 mg de claritromicina 2 vezes/dia + 1 g de amoxicilina VO 2 vezes/dia *ou* rabeprazol sódico 20 mg VO 2 vezes/dia + 500 mg de claritromicina e 400 mg de metronidazol 2 vezes/dia
Absorção	• Como o rabeprazol é acidolábil, o revestimento dos comprimidos faz com que a absorção ocorra no duodeno
Início da ação	• Em torno de 2 h
Duração da ação	• > 24 h
Metabolismo	• Hepático
Eliminação	• Urina (90%) e fezes (10%)
Contraindicação	• Reação alérgica ao rabeprazol, aos benzimidazóis substituídos ou a qualquer dos componentes do produto; lactação; crianças
Interações medicamentosas	• Atazanavir: redução da biodisponibilidade do atazanavir com consequente diminuição significativa das concentrações plasmáticas do mesmo • Cilostazol: elevação das concentrações plasmáticas do cilostazol • Citalopram: elevação das concentrações plasmáticas do citalopram • Metotrexato: elevação das concentrações séricas do metotrexato • Nelfinavir: redução da biodisponibilidade do nelfinavir com consequente diminuição significativa das concentrações plasmáticas do mesmo
Efeitos adversos	• Incidência ≥ 5%: diarreia, cefaleia, náuseas • Incidência inferior a 5% e ≥ 2%: rinite, dor abdominal, astenia, flatulência, faringite, vômitos, vertigem, constipação intestinal, insônia • Hipomagnesemia sintomática (tetania, arritmias, convulsões) e assintomática (raramente em pacientes em uso de rabeprazol há mais de 3 meses)
Alerta	• Classe B na gravidez • Aumento do risco de fraturas de quadril, punho ou coluna relacionadas com osteoporose (tratamento com dose alta por mais de 1 ano) • Também aumenta o risco de infecções GI, como as causadas por *Clostridium difficile*

Apresentação comercial

- **Iniparet® 10 mg (Sandoz),** cada comprimido revestido (cor-de-rosa), para liberação entérica, contém 10 mg de rabeprazol sódico (equivalente a 9,42 mg de rabeprazol), embalagens com 14, 30 ou 60 comprimidos revestidos. *Uso oral. Uso adulto*
- **Iniparet® 20 mg (Sandoz),** cada comprimido revestido (amarelo), para liberação entérica, contém 20 mg de rabeprazol sódico (equivalente a 18,85 mg de rabeprazol), embalagens com 14, 28 ou 60 comprimidos revestidos. *Uso oral. Uso adulto*
- **Pariet® 10 mg (Janssen),** cada comprimido revestido (cor-de-rosa), para liberação entérica, contém 10 mg de rabeprazol sódico (equivalente a 9,42 mg de rabeprazol), embalagens com 14 comprimidos revestidos. *Uso oral. Uso adulto*
- **Pariet® 20 mg (Janssen),** cada comprimido revestido (amarelo), para liberação entérica, contém 20 mg de rabeprazol sódico (equivalente a 18,85 mg de rabeprazol), embalagens com 7, 14, 28 e 56 comprimidos revestidos. *Uso oral. Uso adulto*
- **Rabeprazol® 10 mg (Sandoz),** cada comprimido revestido (cor-de-rosa), para liberação entérica, contém 10 mg de rabeprazol sódico (equivalente a 9,42 mg de rabeprazol), embalagens com 14, 30 ou 60 comprimidos revestidos. *Uso oral. Uso adulto*
- **Rabeprazol® 20 mg (Sandoz),** cada comprimido revestido (amarelo), para liberação entérica, contém 20 mg de rabeprazol sódico (equivalente a 18,85 mg de rabeprazol), embalagens com 14, 28 ou 60 comprimidos revestidos. *Uso oral. Uso adulto*

IMPORTANTE

A primeira opção terapêutica para a infecção por *H. pylori* é a abordagem tríplice convencional: lansoprazol 30 mg 2 vezes/dia *ou* omeprazol 20 mg 2 vezes/dia *ou* pantoprazol 40 mg 2 vezes/dia *ou* rabeprazol 20 mg 2 vezes/dia *ou* esomeprazol 40 mg 1 vez/dia) + amoxicilina 500 mg 2 vezes/dia + claritromicina 500 mg 2 vezes/dia.

Este esquema ainda é o mais prescrito e preconizado no Brasil e no mundo, com taxas de erradicação de aproximadamente 80%. Ainda não existe um consenso a respeito do uso rotineiro de probióticos e pré-bióticos para erradicação do *H. pylori*.

Antagonistas dos receptores H2

Os antagonistas dos receptores H2 ou bloqueadores H2 foram descobertos na década de 1970 e, desde então, são prescritos para condições associadas a aumento discreto ou moderado da secreção de ácido gástrico. Esses fármacos são indicados para as úlceras pépticas e DRGE, tanto para promover cicatrização quanto para evitar recorrência. De modo geral, as úlceras duodenais cicatrizam em 6 a 8 semanas, enquanto as úlceras gástricas exigem até 12 semanas de terapia.

Cimetidina

A cimetidina foi o primeiro bloqueador H2 aprovado pela FDA em 1977, contudo, é menos prescrito que os outros bloqueadores H2 porque inibe enzimas hepáticas metabolizadoras de medicamentos (numerosas interações medicamentosas), apresenta incidência elevada de efeitos adversos e tem de ser administrada até 4 vezes/dia.

Indicação	• Tratamento agudo de úlcera duodenal, úlcera gástrica benigna, úlceras de boca anastomótica e pós-cirúrgica, úlcera péptica recorrente e esofagite péptica • Controle de condições hipersecretórias patológicas, como síndrome de Zollinger-Ellison, mastocitose sistêmica, adenomas endócrinos múltiplos, síndrome pós-operatória de intestino curto e hipersecreção idiopática • Prevenção das úlceras de estresse em pacientes em estado grave e de alto risco e como medida de apoio no controle de hemorragia devido a úlceras pépticas ou erosões da parte alta do sistema digestório • Nos pacientes sob anestesia geral e em mulheres submetidas a cesarianas, a cimetidina reduz a acidez e o volume das secreções gástricas, diminuindo o risco de dano pulmonar causado pela aspiração de conteúdo gástrico (síndrome de Mendelson) • Tratamento a curto prazo dos sintomas de condições dispépticas caracterizadas por dor abdominal superior, sobretudo quando relacionadas às refeições e quando não se consegue identificar uma causa orgânica
Mecanismo de ação	• Inibição seletiva e competitiva da ação da histamina nos receptores H2 das células parietais
Posologia	• Úlcera péptica • Adultos: 800 mg VO ao deitar ou 400 mg VO 2 vezes/dia
Absorção	• Cerca de 60 a 75% são absorvidos
Início da ação	• 30 min
Duração da ação	• 4 a 5 h
Metabolismo	• Hepático
Eliminação	• Urina (48% da dose oral e 75% da dose parenteral) e 10% da dose oral nas fezes
Contraindicação	• Hipersensibilidade conhecida à cimetidina ou a outro componente do medicamento
Interações medicamentosas	• Anticoagulantes cumarínicos (p. ex., varfarina), antidepressivos tricíclicos (p. ex., amitriptilina), antiarrítmicos da classe I (p. ex., lidocaína, quinidina), bloqueadores de canais de cálcio (como diltiazem), sulfonilureias (p. ex., glipizida), fenitoína, teofilina, metoprolol, ciclosporina, tacrolimo, diazepam: elevação dos níveis plasmáticos dessas substâncias e de seus efeitos terapêuticos • Agentes quimioterápicos como carmustina, fluoruracila, epirrubicina: a cimetidina potencializar os efeitos mielossupressores (p. ex., neutropenia, agranulocitose)
Efeitos adversos	• Comuns (> 1/100 e < 10): cefaleia; tontura; diarreia; mialgia; astenia; erupções cutâneas • Incomuns (> 1/1.000 e < 1/100): ginecomastia e disfunção erétil reversíveis; elevação da creatinina plasmática; hepatite (desaparece com a suspensão do uso); taquicardia; depressão; confusão; leucopenia
Alerta	• Classe B na gravidez • É contraindicada para lactentes

Apresentação comercial

- Cimetidina® 200 mg (Neo Química), comprimido de 200 mg de cimetidina, em embalagens contendo 10 comprimidos. *Uso oral. Uso adulto*
- Cimetidina® 400 mg (Neo Química), comprimido de 400 mg de cimetidina, em embalagens contendo 16 comprimidos. *Uso oral. Uso adulto*
- Cimetidina® 200 mg (Prati-Donaduzzi), comprimido de 200 mg de cimetidina, em embalagens contendo 10, 20 ou 40 comprimidos. *Uso oral. Uso adulto*
- Cimetidina® 200 mg (Teuto), comprimido de 200 mg de cimetidina, em embalagens contendo 10, 20, 40 e 100 comprimidos. *Uso oral. Uso adulto*

- **Cimetidina® 400 mg (Teuto)**, comprimido de 400 mg de cimetidina, em embalagens contendo 8, 16, 32 e 80 comprimidos. *Uso oral. Uso adulto*
- **Cimetidina® (Teuto)**, solução injetável, cada mℓ contém 150 mg de cimetidina, em embalagens contendo 6, 100 e 120 ampolas com 2 mℓ. *Uso intramuscular ou intravenoso. Uso adulto e pediátrico*
- **Cintag® (Sandoz)**, comprimidos de 200 mg de cimetidina, embalagens com 20 ou 40 comprimidos. *Uso oral. Uso adulto*
- **Tagamet® 200 mg (GlaxoSmithKline)**, comprimidos revestidos de 200 mg de cimetidina, embalagens com 10 ou 40 comprimidos. *Uso oral. Uso adulto*
- **Tagamet® 400 mg (GlaxoSmithKline)**, comprimidos revestidos de 400 mg de cimetidina, embalagens com 16 comprimidos. *Uso oral. Uso adulto*
- **Ulcinax® (Neo Química)**, comprimidos contendo 200 mg de cimetidina, embalagens com 20 comprimidos; comprimidos contendo 400 mg de cimetidina, embalagens com 20 comprimidos; solução injetável com 300 mg de cimetidina/2 mℓ, embalagens com 06 ampolas de 2 mℓ (uso IM/IV). *Uso adulto e pediátrico (crianças acima de 12 anos).*

IMPORTANTE

Ulcinax® comprimidos (400 mg) contém o corante amarelo *tartrazina* que pode causar reações de natureza alérgica, entre as quais asma brônquica, especialmente em pessoas alérgicas ao ácido acetilsalicílico.

Famotidina

A famotidina é um antagonista dos receptores H2 que é prescrito no tratamento de úlceras pépticas, DRGE e condições patológicas de hipersecreção.

Indicação	• Tratamento de úlceras duodenal e gástrica benignas • Prevenção de recidivas de ulceração duodenal • Condições associadas a hipersecreção de ácido gástrico, tais como esofagite de refluxo, gastrite e síndrome de Zollinger-Ellison
Mecanismo de ação	• Inibição competitiva dos receptores H2 localizados na membrana basolateral das células parietais, resultando em redução da secreção basal e noturna de ácido gástrico. Também reduz a resposta a estímulos como alimentos, cafeína, pentagastrina

Posologia	• Úlcera duodenal
	  ○ Terapia inicial: 40 mg/dia VO, ao deitar, durante 4 a 8 semanas, podendo ser abreviada se a endoscopia revelar que a úlcera foi curada
	  ○ Terapia de manutenção 20 mg/dia, ao deitar
	• Úlcera gástrica benigna: dose recomendada 40 mg/dia, ao deitar, durante de 4 a 8 semanas, podendo ser abreviada se a endoscopia revelar que a úlcera foi curada
	• Síndrome de Zollinger-Ellison
	  ○ Pacientes sem terapia antissecretória anterior: 20 mg VO 6/6 h
	  ○ Os pacientes que estavam recebendo antagonistas H2 podem passar diretamente para famotidina com uma dose inicial mais alta que a recomendada para casos novos; esta dose inicial dependerá da gravidade da condição e da última dose de antagonista H2 previamente utilizada
	  ○ Ajuste posológico para pacientes com insuficiência renal grave: se a depuração de creatinina for < 30 mℓ/min, a dose deve ser reduzida para 20 mg, ao deitar

Absorção	• A biodisponibilidade após doses orais é de 40 a 50%
Início da ação	• VO: 1 h
Duração da ação	• VO: 10 a 12 h
Metabolismo	• Hepático
Eliminação	• Renal
Contraindicação	• Hipersensibilidade a quaisquer dos componentes de sua fórmula; gravidez; lactação
Interações medicamentosas	• Atazanavir: redução da biodisponibilidade oral do atazanavir e redução substancial de suas concentrações plasmáticas • Clorpropamida: elevação das concentrações plasmáticas e dos efeitos hipoglicemiantes da clorpropamida • Teofilina: elevação das concentrações plasmáticas da teofilina em até 70% • Tizanidina: elevação das concentrações plasmáticas e dos efeitos terapêuticos da tizanidina
Efeitos adversos	• Comuns (> 1% e < 10%): cefaleia, diarreia, constipação intestinal e tontura
Alerta	• É preconizada a redução da dose em caso de insuficiência renal moderada a grave por causa do risco de prolongamento do intervalo QT e dos efeitos adversos no SNC

CAPÍTULO 7 | MEDICAMENTOS EM GASTRENTEROLOGIA

Apresentação comercial

- **Famotid® 20 mg (Neo Química)**, comprimidos de 20 mg de famotidina, em embalagens com 10 ou 30 comprimidos. *Uso oral. Uso adulto*
- **Famotid® 40 mg (Neo Química)**, comprimidos de 40 mg de famotidina, em embalagens com 10 ou 30 comprimidos. *Uso oral. Uso adulto*
- **Famox® 20 mg (Aché)**, comprimidos de 20 mg de famotidina, em embalagens com 10 comprimidos. *Uso oral. Uso adulto*
- **Famox® 40 mg (Aché)**, comprimidos de 40 mg de famotidina, em embalagens com 10 comprimidos. *Uso oral. Uso adulto*
- **Famoxil® 20 mg (Hebron)**, comprimidos de 20 mg de famotidina, em embalagens com 10 ou 30 comprimidos. *Uso oral. Uso adulto*
- **Famoxil® 40 mg (Hebron)**, comprimidos de 40 mg de famotidina, em embalagens com 10 ou 30 comprimidos. *Uso oral. Uso adulto*

Ranitidina

Aprovada em 1983 pela FDA, a ranitidina é mais potente que a cimetidina, podendo ser administrada apenas 1 vez/dia, geralmente à noite, antes de deitar.

A cicatrização das úlceras pépticas demora 4 a 8 semanas. As úlceras gástricas demoram mais que as duodenais para cicatrizar e, portanto, exigem períodos mais prolongados de tratamento.

Indicação	• Tratamento de úlcera duodenal e úlcera gástrica benigna, incluindo aquelas associadas ao uso de AINE • Prevenção de úlceras duodenais associadas ao uso de AINE, incluindo ácido acetilsalicílico, especialmente em pacientes com história pregressa de úlcera péptica, úlcera duodenal relacionada à infecção por *H. pylori*, úlcera pós-operatória, esofagite de refluxo, alívio dos sintomas de refluxo gastresofágico, síndrome de Zollinger-Ellison e dispepsia episódica crônica, caracterizada por dor (epigástrica ou retroesternal) associada às refeições ou transtornos do sono mas não associada às condições citadas anteriormente • Profilaxia da úlcera de estresse em pacientes em estado grave, profilaxia da hemorragia recorrente em pacientes com úlcera péptica e prevenção da síndrome de aspiração ácida (síndrome de Mendelson)
Mecanismo de ação	• Bloqueio dos receptores H2 nas células parietais no estômago com consequente redução da produção de ácido gástrico (a secreção basal diurna e noturna basal)
Distribuição	• Atravessa a placenta e é secretada no leite materno

Posologia	• Úlcera péptica
	  ○ Adultos: VO: 150 mg 2 vezes/dia ou 300 mg à noite
	  ○ Crianças: VO: 2 mg/kg a 4 mg/kg, 2 vezes/dia, até no máximo 300 mg de ranitidina por dia
	• Esofagite de refluxo
	  ○ Crianças: 4 mg/kg, 2 vezes/dia
	• Insuficiência renal grave (*clearance* de creatinina < 50 mℓ/min)
	  ○ Dose diária de 150 mg, à noite, por 4 a 8 semanas
	• Pacientes sob diálise peritoneal crônica ambulatorial ou hemodiálise crônica devem ingerir 150 mg de ranitidina imediatamente após a sessão de diálise

Absorção	• Cerca de 50 a 60% de uma dose oral é absorvida
Início da ação	• VO: 1 h
Duração da ação	• VO: 13 h
Metabolismo	• Hepático
Eliminação	• Renal
Contraindicação	• Hipersensibilidade a antagonistas dos receptores H2; porfiria aguda; crianças com menos de 12 anos
Interações medicamentosas	• Atazanavir: redução da biodisponibilidade oral do atazanavir e redução substancial de suas concentrações plasmáticas • Cefuroxima axetila: redução da biodisponibilidade oral da cefuroxima axetila e redução de suas concentrações plasmáticas • Itraconazol: redução acentuada da concentração plasmática do itraconazol • Metformina: a ranitidina é uma substância catiônica e poderia reduzir a excreção de metformina em decorrência de competição por transporte tubular renal • Sulfonilureias: elevação das concentrações plasmáticas das sulfonilureias e exacerbação de seus efeitos hipoglicemiantes
Efeitos adversos	• São incomuns e transitórios, mas em doses altas pode provocar ginecomastia, disfunção erétil ou perda da libido em homens
Alerta	• Classe B na gravidez • Como a absorção de ferro e de vitamina B12 depende de acidez, pode ocorrer deficiência dos mesmos

Apresentação comercial

- **Antak® 150 mg (GlaxoSmithKline)**, comprimidos revestidos contendo 168 mg de cloridrato de ranitidina (correspondentes a 150 mg de ranitidina), em caixas com 10 e 20 comprimidos. *Uso oral. Uso adulto e pediátrico*
- **Antak® 300 mg (GlaxoSmithKline)**, comprimidos revestidos contendo 336 mg de cloridrato de ranitidina (correspondentes a 300 mg de ranitidina), em caixas com 10 e 20 comprimidos. *Uso oral. Uso adulto e pediátrico*
- **Antak® xarope (GlaxoSmithKline)**, cada 10 mℓ contém 168 mg de cloridrato de ranitidina (correspondentes a 150 mg de ranitidina), apresentado

em frascos de cor âmbar com 120 mℓ acompanhado de copo dosador graduado de 15 mℓ. *Uso oral. Uso adulto e pediátrico*
- **Cloridrato de ranitidina® 150 mg (Aché),** cada comprimido revestido contém 167,4 mg de cloridrato de ranitidina (equivalente a 150 mg de ranitidina), embalagem com 20 comprimidos. *Uso oral. Uso adulto e pediátrico*
- **Cloridrato de ranitidina® 300 mg (Aché),** cada comprimido revestido contém 334,8 mg de cloridrato de ranitidina (equivalente a 300 mg de ranitidina), embalagem com 20 comprimidos. *Uso oral. Uso adulto e pediátrico*
- **Cloridrato de ranitidina® 150 mg (Biosintética),** cada comprimido revestido contém 167,4 mg de cloridrato de ranitidina (equivalente a 150 mg de ranitidina), embalagem com 20 comprimidos. *Uso oral. Uso adulto e pediátrico*
- **Cloridrato de ranitidina® 300 mg (Biosintética),** cada comprimido revestido contém 334,8 mg de cloridrato de ranitidina (equivalente a 300 mg de ranitidina), embalagem com 20 comprimidos. *Uso oral. Uso adulto e pediátrico*
- **Cloridrato de ranitidina® (Biosintética),** xarope, cada mℓ contém 16,8 mg de cloridrato de ranitidina (equivalente a 15 mg de ranitidina), embalagem contendo 1 frasco com 120 mℓ + copo dosador. *Uso oral. Uso adulto e pediátrico*
- **Cloridrato de ranitidina® 150 mg (EMS),** cada comprimido revestido contém 167,395 mg de cloridrato de ranitidina (equivalente a 150 mg de ranitidina), embalagem com 10, 20, 30, 36, 60 e 500 comprimidos. *Uso oral. Uso adulto e pediátrico*
- **Cloridrato de ranitidina® 300 mg (EMS),** cada comprimido revestido contém 334,790 mg de cloridrato de ranitidina (equivalente a 300 mg de ranitidina), embalagem com 10, 20, 30 e 500 comprimidos. *Uso oral. Uso adulto e pediátrico*
- **Cloridrato de ranitidina® (EMS Sigma Pharma),** xarope, cada 10 mℓ contém 167,400 mg de cloridrato de ranitidina (equivalente a 150 mg de ranitidina), apresentado em frasco de vidro de cor âmbar com 60 mℓ, 100 mℓ, 120 mℓ, 150 mℓ e 200 mℓ do xarope, acompanhado de copo dosador graduado de 10 mℓ. *Uso oral. Uso adulto e pediátrico*
- **Cloridrato de ranitidina® (Geolab),** xarope, cada 10 mℓ contém 168 mg de cloridrato de ranitidina (correspondente a 150 mg de ranitidina), frasco com 120 mℓ acompanhado de seringa dosadora. *Uso oral. Uso adulto e pediátrico*
- **Cloridrato de ranitidina® 150 mg (Germed),** cada comprimido revestido contém 167,395 mg de cloridrato de ranitidina (equivalente a 150 mg de ranitidina), embalagem com 10, 20, 30, 36 e 60 comprimidos. *Uso oral. Uso adulto e pediátrico*
- **Cloridrato de ranitidina® 300 mg (Germed),** cada comprimido revestido contém 334,790 mg de cloridrato de ranitidina (equivalente a 300 mg de ranitidina), embalagem com 10, 20, 30 e 60 comprimidos. *Uso oral. Uso adulto e pediátrico*
- **Cloridrato de ranitidina® (Legrand),** xarope, cada 10 mℓ contém 167,4 mg de cloridrato de ranitidina (correspondente a 150 mg de ranitidina), frasco de vidro de cor âmbar com 60 mℓ, 100 mℓ, 120 mℓ, 150 mℓ e 200 mℓ do xarope, acompanhado de copo dosador graduado de 10 mℓ. *Uso oral. Uso adulto e pediátrico*
- **Cloridrato de ranitidina® 150 mg (Medley),** comprimidos revestidos de 168 mg de cloridrato de ranitidina (equivalente a 150 mg de ranitidina), embalagem com 10 ou 20 comprimidos. *Uso oral. Uso adulto e pediátrico*
- **Cloridrato de ranitidina® 300 mg (Medley),** comprimidos revestidos de 336 mg de cloridrato de ranitidina (equivalente a 300 mg de ranitidina), embalagem com 10 ou 20 comprimidos. *Uso oral. Uso adulto e pediátrico*
- **Cloridrato de ranitidina® (Nativita),** cada mℓ do xarope contém 16,8 mg cloridrato de ranitidina (equivalentes a 15 mg de ranitidina-base), embalagem com um frasco de 120 mℓ + copo medida. *Uso oral. Uso adulto e pediátrico*
- **Cloridrato de ranitidina® (Novafarma),** solução injetável, cada mℓ da solução contém 27,90 mg de cloridrato de ranitidina (equivalente a 25 mg de ranitidina base), caixa com 50 ampolas de vidro âmbar com 2 mℓ. *Uso adulto. Via de administração intramuscular/intravenosa*
- **Cloridrato de ranitidina® 150 mg (Nova Química),** comprimidos revestidos de 167,395 mg de cloridrato de ranitidina (equivalente a 150 mg de ranitidina), embalagem com 10, 20, 30 ou 60 comprimidos. *Uso oral. Uso adulto e pediátrico*
- **Cloridrato de ranitidina® 300 mg (Medley),** comprimidos revestidos de 334,790 mg de cloridrato de ranitidina (equivalente a 300 mg de ranitidina), embalagem com 10, 20, 30 ou 60 comprimidos. *Uso oral. Uso adulto e pediátrico*
- **Cloridrato de ranitidina® (Pharlab),** solução injetável, cada mℓ da solução contém 28 mg de cloridrato de ranitidina (equivalente a 25 mg de ranitidina base), caixas com 5, 50 ou 100 ampolas de 2 mℓ. *Uso adulto. Via de administração intramuscular/intravenosa*
- **Cloridrato de ranitidina® (União Química),** solução injetável, cada mℓ contém 28 mg de cloridrato de ranitidina (equivalente a 25 mg de ranitidina), embalagem contendo 50 ampolas de 2 *Via intravenosa/intramuscular. Uso adulto*
- **Cloridrato de ranitidina® 150 mg (Sandoz),** cada comprimido revestido contém 168 mg de cloridrato de ranitidina (equivalente a 150 mg de ranitidina), embalagem com 20 comprimidos. *Uso oral. Uso adulto e pediátrico*
- **Cloridrato de ranitidina® 300 mg (Sandoz),** cada comprimido revestido contém 336 mg de cloridrato de ranitidina (equivalente a 300 mg de ranitidina), embalagem com 20 comprimidos. *Uso oral. Uso adulto e pediátrico*
- **Cloridrato de ranitidina® 150 mg (Teuto),** cada comprimido revestido contém 168 mg de cloridrato de ranitidina (equivalente a 150 mg de ranitidina), embalagem com 10, 20, 30, 50, 100, 200, 300 e 500 comprimidos. *Uso oral. Uso adulto e pediátrico*
- **Cloridrato de ranitidina® 300 mg (Teuto),** cada comprimido revestido contém 336 mg de cloridrato de ranitidina (equivalente a 300 mg de ranitidina), embalagem com 10, 20, 30, 50, 100, 200, 300 e 500 comprimidos. *Uso oral. Uso adulto e pediátrico*
- **Label® (Aché),** solução oral, cada mℓ (= 20 gotas) contém 44,643 mg de cloridrato de ranitidina (equivalente a 40 mg de ranitidina base), frascos com 30 mℓ e 45 mℓ + conta-gotas. *Uso oral. Uso pediátrico acima de 1 mês de idade*
- **Label® 150 mg (Aché),** cada comprimido revestido contém 167,4 mg de cloridrato de ranitidina (equivalente a 150 mg de ranitidina), embalagem com 20 comprimidos. *Uso oral. Uso adulto e pediátrico.*

Antiácidos

Durante anos, os antiácidos constituíram a base do tratamento das úlceras pépticas e da doença por refluxo gastresofágico antes do advento dos antagonistas dos receptores H2 e dos inibidores da bomba de prótons. Ainda são usados por muitos pacientes. Proporcionam alívio temporário da pirose e da dispepsia.

Os antiácidos são compostos inorgânicos que contêm alumínio, magnésio, sódio ou cálcio que neutralizam o ácido gástrico e inativam a pepsina. Acredita-se que eles estimulem a produção de prostaglandinas na mucosa e aumentem o tônus do esfíncter esofágico inferior, reduzindo, assim, o refluxo gastresofágico. Para ser considerada terapêutica, a dose de antiácido deve elevar o pH gástrico para um mínimo de 3,5 (o valor normal é de 1,5 a 3,5).

A classificação dos antiácidos consiste em:
- Hidróxido de alumínio
- Carbonato de cálcio
  - Carbonato de cálcio + hidróxido de magnésio
- Magaldrato
  - Hidróxido de magnésio (leite de magnésia)
  - Hidróxido de magnésio + hidróxido de alumínio + simeticona
  - Trissilicato de magnésio + hidróxido de alumínio
- Bicarbonato de sódio.

Hidróxido de alumínio

O hidróxido de alumínio, $Al(OH)_3$, é um sal inorgânico básico que é solubilizado lentamente no estômago e reage com o ácido clorídrico, formando cloreto de alumínio e água. Além disso, inibe a ação da pepsina por meio da elevação do pH e via adsorção. Os efeitos citoprotetores se devem à elevação das concentrações do íon bicarbonato (HCO_3^-) e das prostaglandinas.

Indicação	• Tratamento da pirose associada ao refluxo gástrico, esofagite de refluxo, hérnia de hiato e hiperacidez • *Observação*: quando combinado com simeticona também é prescrito como antiflatulento, inclusive nos quadros pós-operatórios
Mecanismo de ação	• Neutralização do ácido clorídrico nas secreções gástricas com formação de cloreto de alumínio e água. A elevação do pH, resultante dessa reação de neutralização, promove alívio dos sintomas de hiperacidez gástrica
Posologia	• Comprimidos mastigáveis: 2 a 4 comprimidos cerca de 1 h após as refeições e ao deitar • Suspensão oral: 10 mℓ cerca de 1 h após as refeições e ao deitar
Absorção	• Absorção mínima
Início da ação	• Variável
Duração da ação	• 20 a 180 min
Metabolismo	• Não é metabolizado
Eliminação	• Fezes (parte pode ser encontrada no leite materno)
Contraindicação	• Hipersensibilidade aos componentes da fórmula; insuficiência renal grave; hipofosfatemia; gravidez; lactação; obstrução intestinal
Interações medicamentosas	• Quinidina: elevação dos níveis plasmáticos da quinidina e de seus efeitos terapêuticos (superdosagem) • Fenitoína, agentes hipoglicemiantes, antagonistas H2, atenolol, metoprolol, propranolol, cefdinir, cefpodoxima, cloroquina, ciclinas, diflunisal, etambutol, cetoconazol, levotiroxina, fluorquinolonas, digoxina, indometacina, glicocorticoides, isoniazida, levodopa, bifosfonatos, fluoreto de sódio, oxalato de potássio, lincosamidas, neurolépticos fenotiazínicos, penicilamina, tetraciclina, nitrofurantoína, rosuvastatina, sais de ferro, fexofenadina, risedronato: redução da absorção desses agentes • Dolutegravir: diminuição de sua biodisponibilidade (deve ser administrado 2 h antes ou 6 h depois do hidróxido de alumínio)
Efeitos adversos	• Constipação intestinal e impacção fecal; hipofosfatemia; osteomalacia; encefalopatia associada ao acúmulo de alumínio (transtornos da fala, disartria, dispraxia, disfasia, tremores, convulsões, coma); cálculos renais
Alerta	• Classe N na gravidez • Apesar de ser considerado um antiácido não sistêmico, 0,1 a 0,5 mg de hidróxido de alumínio é absorvido e excretado na urina, desde que a função renal esteja normal; portanto, em pacientes submetidos à diálise crônica, o hidróxido de alumínio deve ser utilizado com cautela por causa do acúmulo de alumínio • A administração prolongada em idosos pode provocar a diminuição da concentração de fósforo, aumento da eliminação de cálcio e acúmulo de alumínio no organismo • O uso prolongado do hidróxido de alumínio (suspensão oral) pode agravar a doença de Alzheimer, devido ao acúmulo de alumínio

Apresentação comercial

- **Aludroxil® (Sanval)**, cada comprimido mastigável contém 300 mg de hidróxido de alumínio, embalagens contendo 10, 24, 480 e 500 comprimidos mastigáveis. *Uso oral. Uso adulto. Atenção: contém açúcar, portanto, deve ser utilizado com cautela por diabéticos*
- **Hidróxido de alumínio® (Prati-Donaduzzi)**, cada 15 mℓ da suspensão oral contém 922,5 mg de hidróxido de alumínio, caixa com 1 frasco de 100 mℓ, 150 mℓ e 240 mℓ e caixa com 50 frascos de 100 mℓ, 150 mℓ e 240 mℓ + copo-medida
- **Pepsamar® (Sanofi-Aventis)**, suspensão oral, cada mℓ contém 61,5 mg de hidróxido de alumínio, frasco com 240 mℓ. *Uso oral. Uso adulto*
- **Hidróxido de alumínio + hidróxido de magnésio + simeticona**
  - **Hidróxido de alumínio + hidróxido de magnésio + simeticona® (Prati-Donaduzzi)**, cada mℓ da suspensão oral sabor menta contém 37 mg de hidróxido de alumínio (gel) + 40 mg de hidróxido de magnésio (pasta) + 5 mg de simeticona (emulsão a 30%); cada mℓ da suspensão oral sabor cereja contém 37 mg de hidróxido de alumínio (gel) + 40 mg de hidróxido de magnésio (pasta) + 5 mg de simeticona (emulsão a 30%), em embalagens com 1 frasco de 150 mℓ ou 240 mℓ. *Uso oral. Uso adulto e pediátrico*
- **Kolantyl® (Medley)**, cada comprimido mastigável contém 240 mg de hidróxido de alumínio + 144 mg de hidróxido de magnésio + 90 mg de trissilicato de magnésio, caixas com 30 e 120 comprimidos mastigáveis. *Uso oral. Uso adulto. Atenção diabéticos: contém sacarose*
  - **Kolantyl DMP® gel (Medley)**, suspensão oral, cada colher de sobremesa (10 mℓ) contém 400 mg de hidróxido de alumínio + 300 mg de hidróxido de magnésio + 50 mg de dimeticona, embalagem contendo frasco de 200 mℓ. *Uso oral. Uso pediátrico ou adulto*
- **Maalox® (Sanofi-Aventis)**, suspensão oral (sabores menta e cereja), cada 5 mℓ de suspensão oral contém 185 mg de hidróxido de alumínio gel + 200 mg de hidróxido de magnésio (pasta) + 25 mg de simeticona (emulsão a 30%), frascos com 240 mℓ. *Uso oral. Uso adulto e pediátrico*
- **Mylanta plus® (Johnson & Johnson)**, suspensão oral, sabores menta ou morango, cada 5 mℓ contém 400 mg de hidróxido de alumínio + 400 mg de hidróxido de magnésio + 30 mg de simeticona, frasco de 240 mℓ. *Uso oral. Uso adulto*
- **Simeco plus® (Eurofarma)**, cada 5 mℓ da suspensão contém 600 mg de hidróxido de alumínio (sob a forma de gel coloidal) + 300 mg de hidróxido de magnésio (sob a forma de óxido de magnésio, cada 1 mg de óxido de magnésio equivale a 1,447 mg de hidróxido de magnésio) + 25 mg de simeticona, embalagens com frascos de vidro contendo 60 mℓ ou 240 mℓ da suspensão. *Uso oral. Uso adulto e pediátrico acima de 4 anos*

- **Hidróxido de alumínio + hidróxido de magnésio + carbonato de cálcio**
  - **Gastroftal® (Pharmascience Laboratórios)**, cada comprimido mastigável contém 178,0 mg de hidróxido de alumínio + 185,0 mg de hidróxido de magnésio + 230,0 mg de carbonato de cálcio, embalagens contendo 20, 30 e 500 comprimidos mastigáveis. *Uso oral. Uso adulto*
  - **Gastroftal® (Pharmascience Laboratórios)**, pó efervescente, cada envelope de 5 g (sabor laranja) contém 178,0 mg de hidróxido de alumínio + 185,0 mg de hidróxido de magnésio + 230,0 mg de carbonato de cálcio, embalagens contendo 25, 50 e 100 envelopes de 5 g. *Uso oral. Uso adulto*
  - **Gastroftal® (Pharmascience Laboratórios)**, pó efervescente, cada envelope de 5 g (sabor limão) contém 178,0 mg de hidróxido de alumínio + 185,0 mg de hidróxido de magnésio + 230,0 mg de carbonato de cálcio, embalagens contendo 25, 50 e 100 envelopes de 5 g. *Uso oral. Uso adulto*
  - **Gastroftal® (Pharmascience Laboratórios)**, pó efervescente, cada envelope de 5 g (sabor abacaxi) contém 178,0 mg de hidróxido de alumínio + 185,0 mg de hidróxido de magnésio + 230,0 mg de carbonato de cálcio, embalagens contendo 25, 50 e 100 envelopes de 5 g. *Uso oral. Uso adulto*
  - **Gastroftal® (Pharmascience Laboratórios)**, suspensão oral, cada 1 mℓ da suspensão oral (menta) contém 35,6 mg de hidróxido de alumínio + 37,0 mg de hidróxido de magnésio + 47,6 mg de carbonato de cálcio, embalagem contendo 1 frasco de plástico âmbar de 240 mℓ. *Uso oral. Uso adulto e pediátrico*
  - **Gastroliv® (Cifarma)**, pó efervescente, cada grama sabor laranja contém 35,6 mg de hidróxido de alumínio + 37 mg de hidróxido de magnésio + 46 mg de carbonato de cálcio, embalagens contendo 100 ou 50 sachês de 5 g. *Uso oral. Uso adulto*
  - **Gastroliv® (Cifarma)**, pó efervescente, cada grama sabor limão contém 35,6 mg de hidróxido de alumínio + 37 mg de hidróxido de magnésio + 46 mg de carbonato de cálcio, embalagens contendo 100 ou 50 sachês de 5 g. *Uso oral. Uso adulto*
  - **Gastroliv® (Cifarma)**, pó efervescente, cada grama sabor abacaxi contém 35,6 mg de hidróxido de alumínio + 37 mg de hidróxido de magnésio + 46 mg de carbonato de cálcio, embalagens contendo 100 ou 50 sachês de 5 g. *Uso oral. Uso adulto*
  - **Gelmax® (EMS)**, suspensão oral (sabor hortelã), cada mℓ da suspensão oral contém 35,6 mg de hidróxido de alumínio + 37,0 mg de hidróxido de magnésio + 48,4 mg de carbonato de cálcio, frasco com 240 mℓ. *Uso oral. Uso adulto e pediátrico acima de 6 anos*
  - **Gelmax® (EMS)**, comprimidos mastigáveis (sabores limão ou papaia/cassis), cada comprimido mastigável contém 178 mg de hidróxido de alumínio + 185 mg de hidróxido de magnésio + 230 mg de carbonato de cálcio de magnésio, caixa com 24 e display com 120 comprimidos mastigáveis. *Uso adulto e pediátrico acima de 6 anos*
  - **Gelmax® (EMS)**, pó efervescente (sachês de 5 g sabor abacaxi), cada 5 g (sachê) contém 178 mg de hidróxido de alumínio + 185 mg de hidróxido de magnésio + 230 mg de carbonato de cálcio, embalagem contendo 10, 20, 50, 100 ou 200 sachês. *Uso oral. Uso adulto e pediátrico acima de 6 anos*
  - **Kollangel® tabs (Natulab)**, comprimido mastigável (sabores menta, cereja e laranja), cada comprimido mastigável contém 159,9 mg de hidróxido de alumínio + 208,9 mg de hidróxido de magnésio + 231,5 mg de carbonato de cálcio, cartucho contendo blíster com 8, 16 e 32 comprimidos mastigáveis, frasco contendo 56 comprimidos mastigáveis e embalagem múltipla (*display*) contendo 160, 400 e 800 comprimidos mastigáveis. *Uso oral. Uso adulto. Contém 100 mg de sacarose por comprimido mastigável*
- **Hidróxido de alumínio + hidróxido de magnésio + oxetacaína**
  - **Droxaine® (Daudt)**, suspensão oral, cada mℓ contém 60,00 mg de hidróxido de alumínio (sob a forma de gel coloidal) + 20,00 mg de hidróxido de magnésio + 2,00 mg de oxetacaína, frascos contendo 120 mℓ e 240 mℓ. *Uso oral. Uso adulto*
- **Hidróxido de alumínio + carbonato de magnésio**
  - **Gaviz® (União Química)**, suspensão oral, cada mℓ da suspensão sabor morango contém 40 mg de hidróxido de alumínio + 40 mg de carbonato de magnésio, embalagem contendo frasco de 240 mℓ nos sabores hortelã ou morango. *Uso oral. Uso adulto.*

IMPORTANTE

Qual é a diferença entre simeticona e dimeticona?

Dimeticona é um silicone fluido, com propriedades antiespumantes, usado como barreira tópica para proteger a pele. Há algumas formulações de protetor solar que apresentam esta substância (Rowe RC, Sheskey PJ, Weller PJ, 2003).

Simeticona é a forma ativada da dimeticona, contendo dióxido de silicone finamente dividido, para aumentar suas propriedades. Esse fármaco diminui a tensão superficial das bolhas de gás presentes no tubo gastrintestinal, facilitando sua eliminação (Klasco, 2012). Simeticona também é usada como adjuvante no tratamento de várias condições clínicas em que a retenção de gases possa ser um problema, como distensão gasosa pós-operatória, aerofagia, dispepsia, cólica infantil, úlcera péptica, cólon espasmódico ou irritável, diverticulite, entre outros. Embora seja comumente prescrita para estas condições, há poucas evidências de que a simeticona apresente algum benefício (Klasco, 2012). Essa substância parece útil como adjuvante a vários procedimentos tais como colonoscopia e radiografia intestinal (Klasco, 2012).

Assim, dimeticona e simeticona apresentam aplicações diferentes; a nomenclatura correta para o fármaco antiflatulento é simeticona. No Brasil ainda é comum o uso dos dois termos como sinônimos, contudo, isso é feito erroneamente. (Fonte: Conselho Federal de Farmácia, 2012.)

Carbonato de cálcio

A doença péptica resulta do desequilíbrio entre fatores protetores (p. ex., muco, bicarbonato, secreção de prostaglandina) e fatores agressores (p. ex., ácido clorídrico, pepsina, *Helicobacter pylori*). Os antiácidos restauram o equilíbrio ácidobásico, atenuam a atividade da pepsina e aumentam a secreção de bicarbonato e prostaglandina. A capacidade de neutralização de ácido do carbonato de cálcio é de 58 mEq/15 mℓ. O carbonato de cálcio também pode ser prescrito como suplemento nutricional para aumentar as reservas de cálcio no organismo.

Indicação	• Tratamento de hiperacidez gástrica, úlcera péptica, esofagite, gastrite, duodenite e hérnia de hiato • Suplemento de cálcio • Hipocalcemia aguda ou crônica • Prevenção e tratamento da osteoporose • Profilaxia da deficiência de cálcio • Osteomalacia e raquitismo • Tratamento e prevenção da progressão de hiperplasia prostática benigna (HPB), aliviando os sintomas, reduzindo o volume da próstata, melhorando o fluxo urinário e reduzindo o risco de retenção urinária aguda e a necessidade de cirurgia relacionada com HPB

(continua)

Carbonato de cálcio (continuação)

Indicação	• Tratamento de psicoses agudas de etiologia desconhecida, incluindo mania; psicoses idiopáticas agudas; exacerbações agudas da esquizofrenia; transtornos, tanto idiopáticos como orgânicos, nos quais os sintomas psicóticos e a agitação psicomotora intensa são proeminentes (tensão, hiperatividade, agressividade, hostilidade, alucinações, *delirium* agudo, insônia, anorexia, autocuidado insatisfatório, negativismo e, algumas vezes, retraimento); náuseas, vômitos, alucinose alcóolica, soluços incoercíveis, porfiria aguda intermitente, doença de Huntington, tetania (associada com barbitúricos), ansiedade e agitação psicomotora pré-cirúrgicas • Para casos de aumento da demanda de cálcio e vitamina C, por exemplo, durante a gravidez e lactação, durante os períodos de rápido crescimento (infância, adolescência), na idade avançada, durante moléstias infecciosas e convalescença • Tratamento de deficiência de cálcio e vitamina C
Mecanismo de ação	• O carbonato de cálcio apresenta ação antiácida ao reagir com o ácido clorídrico do estômago, resultando em cloreto de cálcio e água. Também inibe a ação da pepsina ao elevar o pH e por adsorção
Posologia	• Comprimidos mastigáveis: adultos – 2 a 4 comprimidos quando ocorrerem os sintomas (*não* consumir mais de 12 comprimidos por dia *nem* ingerir a dose máxima por mais de 12 semanas) • Suspensão oral: adultos – 1 a 2 colheres de sopa (15 a 20 mℓ) diariamente 30 min antes das refeições e antes de se deitar
Absorção	• A absorção máxima ocorre em doses ≤ 500 mg ingeridas com alimentos. A biodisponibilidade após administração oral depende do pH intestinal, da presença de alimento e da dose
Metabolismo	• Nenhum
Eliminação	• Principalmente nas fezes. A maior parte do cálcio filtrado pelos rins é reabsorvida no ramo ascendente da alça de Henle e nos túbulos convolutos proximais e distais
Contraindicação	• Hipersensibilidade aos componentes da fórmula; cálculos renais de cálcio; hipercalciuria; hipercalcemia primária ou secundária; intoxicação digitálica; hipercalcemia; insuficiência renal grave
Interações medicamentosas	• O consumo concomitante de ferro, etidronato, fenitoína ou tetraciclinas deve ser evitado, pois a absorção dos mesmos é prejudicada: recomenda-se um intervalo de 2 a 3 h • O consumo simultâneo de determinados alimentos (espinafre, ruibarbo, farelo de trigo e outros cereais) reduz a absorção intestinal de cálcio • O consumo excessivo de álcool etílico, cafeína ou tabaco reduz a quantidade de cálcio absorvida • Diuréticos tiazídicos: aumentam o risco de elevação dos níveis sanguíneos de cálcio se administrados juntamente com vitamina D e cálcio
Efeitos adversos	• Distúrbios gastrintestinais leves; constipação intestinal; elevação dos níveis sanguíneos de cálcio; aumento da excreção urinária de cálcio; calcificação em outras áreas, dano cardiovascular e nos rins • Diminuição do apetite; náuseas/vômitos; dor abdominal; fraqueza muscular; polaciúria; sede; sonolência; confusão; alteração do ritmo cardíaco
Alerta	• Recomenda-se o controle regular da concentração sanguínea de cálcio quando os pacientes também estão em uso de vitamina D, especialmente no início do tratamento e caso surjam sintomas sugestivos de intoxicação • Classe C na gravidez

Apresentação comercial

- **Eno® tabs frutas sortidas (GlaxoSmithKline)**, comprimidos mastigáveis, cada comprimido mastigável contém 750 mg de carbonato de cálcio, caixa contendo 12 roletes com 8 unidades cada, roletes contendo 8 unidades e frasco plástico contendo 48 unidades. *Uso oral. Uso adulto*
- **Carbonato de cálcio + hidróxido de magnésio**
  - **Mylanta de bolso® (Pfizer)**, comprimidos mastigáveis, cada comprimido contém 550 mg de carbonato de cálcio + 110 mg de hidróxido de magnésio, embalagens para venda fracionada contendo 12 rolos com 12 comprimidos mastigáveis cada, sabor frutas vermelhas ou menta gelada. *Uso oral. Uso adulto. Atenção: cada comprimido fornece 22% do valor nutricional diário de cálcio para adultos e 11% do valor nutricional diário de magnésio para adultos. Cada comprimido contém menos de 1 mg de sódio e é considerado dieteticamente livre de sódio*
- **Carbonato de cálcio + hidróxido de alumínio + hidróxido de magnésio**
  - **Estomazil® pastilhas (Cosmed)**, comprimido mastigável nos sabores abacaxi, limão ou menta, cada comprimido mastigável contém 230 mg de carbonato de cálcio + 141,47 mg de hidróxido de alumínio + 185 mg de hidróxido de magnésio, cartuchos contendo 20 comprimidos mastigáveis com 25 blísteres com 10 comprimidos mastigáveis cada, nos sabores abacaxi, limão ou menta. *Uso adulto e pediátrico acima de 2 anos de idade*
  - **Gastroftal® (Pharmascience Laboratórios)**, cada comprimido mastigável contém 178,0 mg de hidróxido de alumínio + 185,0 mg de hidróxido de magnésio + 230,0 mg de carbonato de cálcio, embalagens contendo 20, 30 e 500 comprimidos mastigáveis. *Uso adulto*
  - **Gastroftal® (Pharmascience Laboratórios)**, pó efervescente, cada envelope de 5 g (sabor laranja) contém 178,0 mg de hidróxido de alumínio + 185,0 mg de hidróxido de magnésio + 230,0 mg de carbonato de cálcio, embalagens contendo 25, 50 e 100 envelopes de 5 g. *Uso adulto*
  - **Gastroftal® (Pharmascience Laboratórios)**, pó efervescente, cada envelope de 5 g (sabor limão) contém 178,0 mg de hidróxido de alumínio + 185,0 mg de hidróxido de magnésio + 230,0 mg de carbonato de cálcio, embalagens contendo 25, 50 e 100 envelopes de 5 g. *Uso adulto*
  - **Gastroftal® (Pharmascience Laboratórios)**, pó efervescente, cada envelope de 5 g (sabor abacaxi) contém 178,0 mg de hidróxido de alumínio + 185,0 mg de hidróxido de magnésio + 230,0 mg de carbonato de cálcio, embalagens contendo 25, 50 e 100 envelopes de 5 g. *Uso oral. Uso adulto*

- **Gastroftal® (Pharmascience Laboratórios)**, suspensão oral, cada 1 mℓ da suspensão oral (menta) contém 35,6 mg de hidróxido de alumínio + 37,0 mg de hidróxido de magnésio + 47,6 mg de carbonato de cálcio, embalagem contendo 1 frasco de plástico âmbar de 240 mℓ. *Uso oral. Uso adulto*
- **Gastroliv® (Cifarma)**, pó efervescente, cada grama sabor laranja contém 35,6 mg de hidróxido de alumínio + 37 mg de hidróxido de magnésio + 46 mg de carbonato de cálcio, embalagens contendo 100 ou 50 sachês de 5 g. *Uso oral. Uso adulto*
- **Gastroliv® (Cifarma)**, pó efervescente, cada grama sabor limão contém 35,6 mg de hidróxido de alumínio + 37 mg de hidróxido de magnésio + 46 mg de carbonato de cálcio, embalagens contendo 100 ou 50 sachês de 5 g. *Uso oral. Uso adulto*
- **Gastroliv® (Cifarma)**, pó efervescente, cada grama sabor abacaxi contém 35,6 mg de hidróxido de alumínio + 37 mg de hidróxido de magnésio + 46 mg de carbonato de cálcio, embalagens contendo 100 ou 50 sachês de 5 g. *Uso oral. Uso adulto*
- **Gaviscon® (Reckitt Benckiser)**, suspensão oral, cada 10 mℓ da suspensão contém 500 mg de alginato de sódio + 267 mg de bicarbonato de sódio + 160 mg de carbonato de cálcio, frascos de 150 mℓ e sachês de 10 mℓ disponíveis em unidades ou em embalagem contendo 12 sachês. *Uso oral. Uso adulto e pediátrico acima de 12 anos*
- **Gelmax® (EMS)**, suspensão oral (sabor hortelã), cada mℓ da suspensão oral contém 35,6 mg de hidróxido de alumínio + 37,0 mg de hidróxido de magnésio + 48,4 mg de carbonato de cálcio, frasco com 240 mℓ. *Uso oral. Uso adulto e pediátrico acima de 6 anos*
- **Gelmax® (EMS)**, comprimidos mastigáveis (sabores limão ou papaia/cassis), cada comprimido mastigável contém 178 mg de hidróxido de alumínio + 185 mg de hidróxido de magnésio + 230 mg de carbonato de cálcio de magnésio, caixa com 24 e embalagem múltipla (*display*) com 120 comprimidos mastigáveis. *Uso oral. Uso adulto e pediátrico acima de 6 anos*
- **Gelmax® (EMS)**, pó efervescente (sachês de 5 g sabor abacaxi), cada 5 g (sachê) contém 178 mg de hidróxido de alumínio + 185 mg de hidróxido de magnésio + 230 mg de carbonato de cálcio, embalagem contendo 10, 20, 50, 100 ou 200 sachês. *Uso oral. Uso adulto e pediátrico acima de 6 anos*
- **Kollangel® tabs (Natulab)**, comprimido mastigável (sabores menta, cereja e laranja), cada comprimido mastigável contém 159,9 mg de hidróxido de alumínio + 208,9 mg de hidróxido de magnésio + 231,5 mg de carbonato de cálcio, cartucho contendo blíster com 8, 16 e 32 comprimidos mastigáveis, frasco contendo 56 comprimidos mastigáveis e embalagem múltipla (*display*) contendo 160, 400 e 800 comprimidos mastigáveis. *Uso oral. Uso adulto*

■ **Carbonato de cálcio + carbonato de magnésio + carbonato de bismuto + bicarbonato de sódio**

- **Magnésia bisurada (Wyeth)**, cada pastilha contém 67,00 mg de carbonato de magnésio + 3,30 mg de carbonato de bismuto + 521,00 mg de carbonato de cálcio + 63,70 mg de bicarbonato de sódio, caixas com 40 e 200 pastilhas. *Uso oral. Uso adulto.*

Magaldrato

O magaldrato é um composto de estrutura química uniforme, formado por uma ligação firme de hidróxido de alumínio e hidróxido de magnésio, que se apresenta como substância finamente dividida e, portanto, de grande superfície total com forte atividade superficial, o que explica em parte sua alta capacidade de neutralização (tamponamento) e a rapidez do seu efeito.

Indicação	• Tratamento sintomático de pirose, esofagite de refluxo, gastrite aguda e crônica, úlcera gástrica e duodenal • Profilaxia da úlcera péptica por estresse, distúrbios funcionais do estômago (intolerância a certos alimentos ou medicamentos) • Tratamento sintomático de irritação gástrica devido ao consumo de álcool etílico, fumo ou café
Mecanismo de ação	• A ação do magaldrato está baseada na neutralização do ácido gástrico: 800 mg de magaldrato neutralizam cerca de 18 a 25 mEq de ácido clorídrico. A atividade antiácida é atribuída à ligação de prótons aos íons sulfato e hidróxido da camada intersticial, fazendo com que a estrutura entrelaçada se decomponha durante a neutralização • Também ocorre ligação dose-dependente e pH-dependente a ácidos biliares e lisolecitina. Também contribui para a atividade de citoproteção da mucosa pela estimulação da síntese de prostaglandina E2 (PGE2) endógena. Relatou-se, ainda, que ocorre aumento da gastrina sérica basal e diminuição da densidade das células G antrais, sem alteração da secreção de ácido gástrico, refletindo uma ação direta independente do pH sobre as células G antrais

Posologia	• Epigastralgia associada a flatulência e distensão abdominal
	   ○ Adultos: 1 comprimido ou 2 colheres de chá (10 mℓ) 4 vezes/dia, de preferência 1 h após as refeições e ao deitar (dose máxima de 8 comprimidos ou 80 mℓ)
	• Gastrite ou úlcera péptica
	   ○ Adultos: 1 comprimido ou 2 colheres de chá (10 mℓ) 4 vezes/dia, de preferência 1 h após as refeições e ao deitar (dose máxima de 8 comprimidos ou 80 mℓ) durante 4 semanas

Absorção	• O alumínio pode ser absorvido sistemicamente, assim como o magnésio, e isso representa um risco para os pacientes com insuficiência renal
Início da ação	• 20 min
Duração da ação	• 20 a 180 min
Metabolismo	• Nenhum
Eliminação	• Fezes. Algum alumínio e magnésio aparecem no leite materno
Contraindicação	• Insuficiência renal; hipersensibilidade conhecida aos componentes da fórmula; menores de 12 anos de idade (não existe experiência suficiente no tratamento desta faixa etária com magaldrato)
Interações medicamentosas	• Tetraciclinas, derivados de quinolonas (ciprofloxacino, ofloxacino e norfloxacino), digoxina, benzodiazepínicos, bisfosfonatos, derivados imidazólicos (fluconazol e outros), cimetidina, compostos de ferro, indometacina, isoniazida, clorpromazina e hormônios tireoidianos: redução da absorção desses agentes, portanto, devem ser administrados 2 h depois do magaldrato

(*continua*)

Magaldrato (continuação)

Interações medicamentosas	• A administração concomitante de antiácidos contendo alumínio e bebidas ácidas (sucos de fruta, vinho etc.) aumenta a absorção intestinal do alumínio. O mesmo se aplica a comprimidos efervescentes contendo ácido cítrico ou tartárico
Efeitos adversos	• Os eventos adversos relatados são em geral leves e transitórios, variando sua incidência e intensidade de paciente a paciente, raramente exigindo a suspensão da medicação
Alerta	• Classe N na gravidez

Apresentação comercial

- **Riopan® (Takeda)**, suspensão oral, cada mℓ da suspensão contém 80 mg de magaldrato (aluminato de magnésio hidratado, contendo no mínimo 80% de magaldrato anidro), frascos de 240 mℓ (sabor menta). *Uso oral. Uso adulto*
- **Magaldrato + dimeticona**
  - **Riopan plus® (Nycomed)**, cada comprimido mastigável contém 800 mg de magaldrato (aluminato de magnésio hidratado) + 100 mg de dimeticona, embalagens com 20 unidades (sabor menta). *Uso oral. Uso adulto*
  - **Riopan plus® (Nycomed)**, suspensão oral, cada 5 mℓ (1 colher das de chá) contém 400 mg de magaldrato (aluminato de magnésio hidratado) + 50 mg de dimeticona, frascos com 240 mℓ (sabor menta). *Uso oral. Uso adulto*.

Hidróxido de magnésio (leite de magnésia)

O termo "leite de magnésia" foi usado inicialmente para descrever uma suspensão aquosa, branca e discretamente alcalina de hidróxido de magnésio.

Indicação	• Alívio sintomático de desconforto gástrico associado com hiperacidez associada a úlcera péptica, gastrite, esofagite, hérnia de hiato • Profilaxia de hemorragia digestiva, úlceras de estresse, pneumonia por aspiração • Alívio temporário de constipação intestinal, limpeza intestinal para retossigmoidoscopia

Posologia	• Como antiácido:
	  ○ Adultos e crianças ≥ 12 anos: 1 colher de chá (5 mℓ) a 1 colher de sopa (15 mℓ), conforme necessário. A dose pode ser repetida, mas a dose máxima diária é 3 colheres de sopa (45 mℓ) a cada 24 h
	  ○ Crianças de 2 a 11 anos: 1 colher de chá (5 mℓ), conforme necessário. A dose pode ser repetida, mas a dose máxima diária é de 30 mℓ (2 colheres de sopa, ou 6 colheres de chá) a cada 24 h
	• Como laxante:
	  ○ Adultos e crianças ≥ 12 anos: 2 a 4 colheres de sopa (30 a 60 mℓ), 1 vez/dia
	  ○ Crianças de 6 a 11 anos: 1 a 2 colheres de sopa (15 a 30 mℓ), 1 vez/dia
	  ○ Crianças de 2 a 5 anos: 1 colher de chá a 1 colher de sopa (5 a 15 mℓ) 1 vez/dia

Absorção	• Cerca de 15 a 30% são absorvidos sistemicamente (risco potencial para pacientes com insuficiência renal)
Início da ação	• 30 min a 3 h
Duração da ação	• Variável
Metabolismo	• Nenhum
Eliminação	• Nas fezes na forma não absorvida e a forma absorvida é excretada rapidamente na urina
Mecanismo de ação	• Como antiácido: neutralização ou redução da acidez gástrica, resultando em elevação do pH gástrico e do bulbo pilórico e inibição da atividade proteolítica da pepsina • Como laxante: atrai/retém água para o lúmen intestinal e distende as alças intestinais, promove a secreção duodenal de colecistoquinina, que estimula a secreção de líquido e a motilidade intestinal
Contraindicação	• Hipersensibilidade a componentes da fórmula • Insuficiência renal
Interações medicamentosas	• Ácido acetilsalicílico: redução das concentrações plasmáticas de ácido acetilsalicílico • Salbutamol: aumento do risco de *torsade de pointes* em decorrência de perda eletrolítica • Hidrocortisona: aumento do risco de hipopotassemia • Sulfonato sódico de poliestireno: alcalose sistêmica
Efeitos adversos	• Tontura; desmaio; diarreia; náuseas; irritação perianal; hipermagnesemia em pacientes com comprometimento renal
Alerta	• Classe C na gravidez

Apresentação comercial

- **Leite de magnésia Phillips® original (GlaxoSmithKline)**, suspensão oral, cada 15 mℓ contém 1.282,50 mg de hidróxido de magnésio + hipoclorito de sódio + água purificada, suspensão em frascos de 120 mℓ e 350 mℓ. *Uso oral. Uso adulto e pediátrico acima de 2 anos*
- **Leite de magnésia Phillips® hortelã (GlaxoSmithKline)**, suspensão oral, cada 15 mℓ contém 1.214,25 mg de hidróxido de magnésio + sacarina sódica + óleo mineral + aroma natural de menta + hipoclorito de sódio + água purificada, suspensão em frascos de 120 mℓ e 350 mℓ. *Uso oral. Uso adulto e pediátrico acima de 2 anos*
- **Hidróxido de alumínio + hidróxido de magnésio + simeticona**
  - **Hidróxido de alumínio + hidróxido de magnésio + simeticona® (Prati-Donaduzzi)**, cada mℓ da suspensão oral sabor menta contém 37 mg de hidróxido de alumínio (gel) + 40 mg de hidróxido de magnésio (pasta) + 5 mg de simeticona (emulsão a 30%); cada mℓ da suspensão oral sabor cereja contém 37 mg de hidróxido de alumínio (gel) + 40 mg de hidróxido de magnésio (pasta) + 5 mg de simeticona (emulsão a 30%), em embalagens com 1 frasco de 150 mℓ ou 240 mℓ. *Uso oral. Uso adulto e pediátrico*
  - **Kolantyl® (Medley)**, cada comprimido mastigável contém 240 mg de hidróxido de alumínio + 144 mg de hidróxido de magnésio + 90 mg de trissilicato de magnésio, caixas com 30 e 120 comprimidos mastigáveis. *Uso oral. Uso adulto. Atenção, diabéticos: contém sacarose*
  - **Kolantyl® DMP gel (Medley)**, suspensão oral, cada colher de sobremesa (10 mℓ) contém 400 mg de hidróxido de alumínio + 300 mg de hidróxido de magnésio + 50 mg de dimeticona, embalagem contendo frasco de 200 mℓ. *Uso oral. Uso pediátrico ou adulto*
  - **Maalox® (Sanofi-Aventis)**, suspensão oral (sabores menta e cereja), cada 5 mℓ de suspensão oral contém 185 mg de hidróxido de alumínio gel + 200 mg de hidróxido de magnésio (pasta) + 25 mg de simeticona (emulsão a 30%), frascos com 240 mℓ. *Uso oral. Uso adulto e pediátrico*
  - **Mylanta® plus (Johnson & Johnson)**, suspensão oral, sabores menta ou morango, cada 5 mℓ contém 400 mg de hidróxido de alumínio + 400 mg de hidróxido de magnésio + 30 mg de simeticona, frasco de 240 mℓ. *Uso oral. Uso adulto*
  - **Simeco® plus (Eurofarma)**, cada 5 mℓ da suspensão contém 600 mg de hidróxido de alumínio (sob a forma de gel coloidal) + 300 mg de hidróxido de magnésio (sob a forma de óxido de magnésio, cada 1 mg de óxido de magnésio equivale a 1,447 mg de hidróxido de magnésio) + 25 mg de simeticona, embalagens com frascos de vidro contendo 60 mℓ ou 240 mℓ da suspensão. *Uso oral. Uso adulto e pediátrico acima de 4 anos*
- **Hidróxido de alumínio + hidróxido de magnésio + carbonato de cálcio**
  - **Gastroftal® (Pharmascience Laboratórios)**, cada comprimido mastigável contém 178,0 mg de hidróxido de alumínio + 185,0 mg de hidróxido de magnésio + 230,0 mg de carbonato de cálcio, embalagens contendo 20, 30 e 500 comprimidos mastigáveis. *Uso oral. Uso adulto*
  - **Gastroftal® (Pharmascience Laboratórios)**, pó efervescente, cada envelope de 5 g (sabor laranja) contém 178,0 mg de hidróxido de alumínio + 185,0 mg de hidróxido de magnésio + 230,0 mg de carbonato de cálcio, embalagens contendo 25, 50 e 100 envelopes de 5 g. *Uso oral. Uso adulto*
  - **Gastroftal® (Pharmascience Laboratórios)**, pó efervescente, cada envelope de 5 g (sabor limão) contém 178,0 mg de hidróxido de alumínio + 185,0 mg de hidróxido de magnésio + 230,0 mg de carbonato de cálcio, embalagens contendo 25, 50 e 100 envelopes de 5 g. *Uso oral. Uso adulto*
  - **Gastroftal® (Pharmascience Laboratórios)**, pó efervescente, cada envelope de 5 g (sabor abacaxi) contém 178,0 mg de hidróxido de alumínio + 185,0 mg de hidróxido de magnésio + 230,0 mg de carbonato de cálcio, embalagens contendo 25, 50 e 100 envelopes de 5 g. *Uso oral. Uso adulto*
  - **Gastroftal® (Pharmascience Laboratórios)**, suspensão oral, cada 1 mℓ da suspensão oral (menta) contém 35,6 mg de hidróxido de alumínio + 37,0 mg de hidróxido de magnésio + 47,6 mg de carbonato de cálcio, embalagem contendo 1 frasco de plástico âmbar de 240 mℓ. *Uso oral. Uso adulto*
  - **Gastroliv® (Cifarma)**, pó efervescente, cada grama sabor laranja contém 35,6 mg de hidróxido de alumínio + 37 mg de hidróxido de magnésio + 46 mg de carbonato de cálcio, embalagens contendo 100 ou 50 sachês de 5 g. *Uso oral. Uso adulto*
  - **Gastroliv® (Cifarma)**, pó efervescente, cada grama sabor limão contém 35,6 mg de hidróxido de alumínio + 37 mg de hidróxido de magnésio + 46 mg de carbonato de cálcio, embalagens contendo 100 ou 50 sachês de 5 g. *Uso oral. Uso adulto*
  - **Gastroliv® (Cifarma)**, pó efervescente, cada grama sabor abacaxi contém 35,6 mg de hidróxido de alumínio + 37 mg de hidróxido de magnésio + 46 mg de carbonato de cálcio, embalagens contendo 100 ou 50 sachês de 5 g. *Uso oral. Uso adulto*
  - **Gelmax® (EMS)**, suspensão oral (sabor hortelã), cada mℓ da suspensão oral contém 35,6 mg de hidróxido de alumínio + 37,0 mg de hidróxido de magnésio + 48,4 mg de carbonato de cálcio, frasco com 240 mℓ. *Uso oral. Uso adulto e pediátrico acima de 6 anos*
  - **Gelmax® (EMS)**, comprimidos mastigáveis (sabores limão ou papaia/cassis), cada comprimido mastigável contém 178 mg de hidróxido de alumínio + 185 mg de hidróxido de magnésio + 230 mg de carbonato de cálcio de magnésio, caixa com 24 e *display* com 120 comprimidos mastigáveis. *Uso oral. Uso adulto e pediátrico acima de 6 anos*
  - **Gelmax® (EMS)**, pó efervescente (sachês de 5 g sabor abacaxi), cada g (sachê) contém 178 mg de hidróxido de alumínio + 185 mg de hidróxido de magnésio + 230 mg de carbonato de cálcio, embalagem contendo 10, 20, 50, 100 ou 200 sachês. *Uso oral. Uso adulto e pediátrico acima de 6 anos*
  - **Kollangel® tabs (Natulab)**, comprimido mastigável (sabores menta, cereja e laranja), cada comprimido mastigável contém 159,9 mg de hidróxido de alumínio + 208,9 mg de hidróxido de magnésio + 231,5 mg de carbonato de cálcio, cartucho contendo blíster com 8, 16 e 32 comprimidos mastigáveis, frasco contendo 56 comprimidos mastigáveis e embalagem múltipla (*display*) contendo 160, 400 e 800 comprimidos mastigáveis. *Uso oral. Uso adulto. Contém 100 mg de sacarose por comprimido mastigável*
- **Hidróxido de alumínio + hidróxido de magnésio + oxetacaína**
  - **Droxaine® (Daudt)**, suspensão oral, cada mℓ contém 60,00 mg de hidróxido de alumínio (sob a forma de gel coloidal) + 20,00 mg de hidróxido de magnésio + 2,00 mg de oxetacaína, frascos contendo 120 mℓ e 240 mℓ. *Uso oral. Uso adulto.*

Bicarbonato de sódio

O bicarbonato de sódio é um agente alcalinizante sistêmico, que eleva os níveis plasmáticos de bicarbonato, tampona o íon hidrogênio em excesso e eleva o pH sanguíneo, revertendo assim as manifestações clínicas de acidose. Também é um alcalinizante urinário, promovendo a dissolução de cálculos renais de ácido úrico. Graças a sua elevada solubilidade, o bicarbonato de sódio tem eficácia imediata no estômago, sendo rapidamente absorvido por via oral, entrando na corrente sanguínea sob a forma de íons bicarbonato e sódio. A neutralização do ácido clorídrico no estômago é rápida, formando cloreto de sódio, dióxido de carbono e água. O bicarbonato de sódio, que não é metabolizado, é filtrado e reabsorvido pelos rins, enquanto o excesso de íons bicarbonato é absorvido pelo intestino delgado. Ação química: 1 g de bicarbonato de sódio ($NaHCO_3$) neutraliza 130 mℓ de HCl 0,1N.

As formulações orais no Brasil são na forma de associação.

Indicação	• Agente alcalinizante • Antiácido • Suplemento eletrolítico (VO ou parenteral)
Mecanismo de ação	• Reação química com neutralização ou tamponamento do ácido gástrico no estômago, contudo, não interfere na produção do mesmo. Isso eleva o pH gástrico e alivia os sintomas de hiperacidez
Posologia	• Comprimidos mastigáveis de bicarbonato de sódio + carbonato de sódio + ácido cítrico ○ Adultos: mastigar 1 a 2 comprimidos por vez, 30 a 60 min após as refeições e ao deitar
Absorção	• Boa após administração oral
Início da ação	• VO: 15 min
Duração da ação	• VO: 1 a 3 h
Eliminação	• Urina
Contraindicação	• É recomendado que o bicarbonato não seja administrado a pacientes com alcalose metabólica ou respiratória, hipocalcemia ou hipocloridria
Interações medicamentosas	• AAS: redução das concentrações séricas de salicilato • Atazanavir: redução dos efeitos do atazanavir • Bisacodil: ao elevar o pH gástrico, o bicarbonato reduz a resistência do revestimento dos comprimidos de bisacodil, provocando dispepsia e irritação gástrica • Doxiciclina: reduz os efeitos da doxiciclina (intervalo de pelo menos 3 a 4 h) • Fumarato de ferro: redução da biodisponibilidade do ferro VO (intervalo de pelo menos 2 h)
Efeitos adversos	• O uso prolongado de bicarbonato de sódio em associação com cálcio ou leite pode causar a síndrome leite-álcali, caracterizada por hipercalcemia, acidose metabólica, insuficiência renal, confusão mental, náuseas, vômitos e cefaleia
Alerta	• Classe C na gravidez

Apresentação comercial

■ **Bicarbonato de sódio + carbonato de sódio + ácido cítrico**
- **Estomazil® (Cosmed)**, pó efervescente sem sabor, cada grama do pó efervescente sem sabor contém 462 mg de bicarbonato de sódio + 90 mg de carbonato de sódio + 438 mg de ácido cítrico, *display* contendo 50 envelopes de 5 g
- **Estomazil® (Cosmed)**, pó efervescente sabor abacaxi, cada grama do pó efervescente sem sabor contém 462 mg de bicarbonato de sódio + 90 mg de carbonato de sódio + 438 mg de ácido cítrico, *display* contendo 50 envelopes de 5 g
- **Estomazil® (Cosmed)**, pó efervescente sabor laranja, cada grama do pó efervescente sem sabor contém 462 mg de bicarbonato de sódio + 90 mg de carbonato de sódio + 438 mg de ácido cítrico, *display* contendo 50 envelopes de 5 g
- **Estomazil® (Cosmed)**, pó efervescente sabor guaraná, cada grama do pó efervescente sem sabor contém 462 mg de bicarbonato de sódio + 90 mg de carbonato de sódio + 438 mg de ácido cítrico, *display* contendo 50 envelopes de 5 g
- **Estomazil® (Cosmed)**, granulado efervescente sem sabor, cada grama do pó efervescente sem sabor contém 462 mg de bicarbonato de sódio + 90 mg de carbonato de sódio + 438 mg de ácido cítrico, frasco contendo 100 g
- **Estomazil® (Cosmed)**, granulado efervescente sabor abacaxi, cada grama do pó efervescente sem sabor contém 462 mg de bicarbonato de sódio + 90 mg de carbonato de sódio + 438 mg de ácido cítrico, frasco contendo 100 g

IMPORTANTE

Estomazil® contém o corante amarelo *tartrazina* que pode causar reações de natureza alérgica, dentre as quais asma brônquica, especialmente em pessoas alérgicas ao ácido acetilsalicílico (apenas as apresentações do pó efervescente sabor laranja e abacaxi). **Atenção nos fenilcetonúricos: as apresentações em pó efervescente (sem sabor, sabores abacaxi e laranja) do Estomazil® contêm fenilalanina.**

- **Gaviscon® (Reckitt Benckiser)**, suspensão oral, cada 10 mℓ da suspensão contém 500 mg de alginato de sódio + 267 mg de bicarbonato de sódio + 160 mg de carbonato de cálcio, frascos de 150 mℓ e sachês de 10 mℓ disponíveis em unidades ou em embalagem contendo 12 sachês. *Uso adulto e pediátrico acima de 12 anos*
- **Sal de frutas Eno® (GlaxoSmithKline), pó efervescente em envelopes de 5 g e frascos de 100 g**. *Uso oral. Uso adulto e pediátrico acima de 12 anos*. Cada 5 g de pó efervescente contém:

- **Sal de frutas Eno®:** 2,30 g de bicarbonato de sódio + 0,50 g de carbonato de sódio + 2,20 g de ácido cítrico
- **Sal de frutas Eno® sabor guaraná:** 2,24 g de bicarbonato de sódio + 0,50 g de carbonato de sódio + 2,13 g de ácido cítrico
- **Sal de frutas Eno® sabor laranja:** 2,15 g de bicarbonato de sódio + 0,50 g de carbonato de sódio + 2,15 g de ácido cítrico
- **Sal de frutas Eno® sabor limão:** 2,31 g de bicarbonato de sódio + 0,50 g de carbonato de sódio + 2,13 g de ácido cítrico
- **Sal de frutas Eno® sabor abacaxi:** 2,28 g de bicarbonato de sódio + 0,49 g de carbonato de sódio + 2,17 g de ácido cítrico

■ **Carbonato de cálcio + carbonato de magnésio + carbonato de bismuto + bicarbonato de sódio**
- **Magnésia bisurada® (Wyeth)**, cada pastilha contém 67,00 mg de carbonato de magnésio + 3,30 mg de carbonato de bismuto + 521,00 mg de cálcio + 63,70 mg de bicarbonato de sódio, caixas com 40 e 200 pastilhas. *Uso oral. Uso adulto.*

Constipação intestinal

Uma porcentagem significativa da água ingerida é reabsorvida no intestino grosso e isso resulta na eliminação de fezes de consistência e formato normais. Se as fezes permanecerem no cólon por um período prolongado, muita água é reabsorvida e as fezes se tornam endurecidas e de difícil eliminação.

A constipação intestinal não é uma doença, mas a manifestação de uma condição ou distúrbio subjacente e seu diagnóstico exige a ocorrência de pelo menos dois dos seguintes eventos:
- Duas ou menos defecações por semana
- Eliminação de fezes endurecidas pelo menos 25% das vezes
- Dificuldade para defecar em pelo menos 25% das vezes
- Sensação de defecação incompleta pelo menos 25% das vezes.

As causas da constipação intestinal são:
- Nutricionais
  - Consumo inadequado de água
  - Consumo inadequado de fibras
  - Consumo inadequado de alimentos
  - Consumo excessivo de bebidas alcoólicas, laticínios, chocolate, produtos com alto teor de farinha branca refinada
- Gastrintestinais
  - Diverticulite
  - Obstrução intestinal
  - Síndrome de cólon irritável
  - Tumores
- Estilo de vida
  - Sedentarismo
- Medicamentosas
  - Antiácidos contendo bismuto, cálcio ou alumínio
  - Anticolinérgicos (antidepressivos tricíclicos, anti-histamínicos, alguns antiparkinsonianos, fenotiazinas)
  - AINEs
  - Bloqueadores dos canais de cálcio
  - Opioides
  - Sulfato de bário
  - Suplementos de ferro
- Metabólicas
  - Diabetes melito
  - Hipercalcemia
  - Hipocalcemia
  - Hipotireoidismo
- Distúrbios do SNC/neurológicos
  - Acidente vascular cerebral ou encefálico
  - Depressão
  - Doença de Parkinson
  - Traumatismo cranioencefálico
- Gravidez.

A constipação intestinal ocasional é autolimitada e não exige terapia medicamentosa. Os pacientes devem ser orientados em relação a modificações do estilo de vida como aumento do teor de fibras na dieta e do consumo de líquido, além de aumento da atividade física.

Por outro lado, a constipação intestinal crônica associada a esforço intenso para defecar pode provocar fissuras anais, hemorroidas ou prolapso retal. A forma mais grave de constipação intestinal pode resultar em impacção fecal e obstrução intestinal.

Existem várias indicações importantes para a prescrição de laxantes e podem ser divididas em profilaxia da constipação intestinal e tratamento da constipação intestinal.

A profilaxia é realizada para:
- Pacientes em uso de medicamentos que sabidamente provocam constipação intestinal
- Pacientes acamados ou que não podem deambular
- Gestantes
- Pacientes que sofreram um IAM e não podem se esforçar para defecar
- Pacientes idosos com musculatura abdominal ou perineal enfraquecida
- Pacientes com patologias retais.

O tratamento é feito pelas seguintes razões:
- Acelerar a eliminação de helmintos mortos após tratamento específico
- Limpeza intestinal antes de exames complementares ou cirurgia no cólon, no sistema genital ou no sistema urinário, inclusive colonoscopia e enema baritado (clister opaco)
- Aliviar constipação intestinal crônica
- Acelerar a eliminação de substâncias tóxicas ingeridas (superdosagem ou envenenamento).

Laxantes

Os laxantes são fármacos que promovem a defecação, enquanto catárticos induzem o esvaziamento intestinal acelerado e mais completo. Os efeitos colaterais mais comuns incluem distensão abdominal e cólicas. Pode ocorrer diarreia em virtude de uso abusivo.

> **IMPORTANTE**
> Sempre se deve descartar a possibilidade de doença abdominal aguda, como obstrução intestinal, antes da administração de laxantes.

Laxantes formadores de bolo fecal

As fibras absorvem água, aumentando o volume das fezes e reduzindo o tempo de trânsito intestinal. As fibras são encontradas em frutas e vegetais crus, em grãos integrais e cereais. Existem também formulações (biscoitos, comprimidos, granulado ou pó) de *Plantago psyllium* para as pessoas que não conseguem acrescentar fibras naturais às suas dietas. Inicialmente, os usuários apresentam flatulência significativa. A metilcelulose, uma fibra semissintética, reduz esse efeito colateral.

Os laxantes formadores de bolo fecal são a primeira opção para pessoas cujos intestinos são funcionais porque estimulam a peristalse. Não devem ser prescritos para pacientes com constipação induzida por opiáceos.

Muciloide de *Psyllium* (*Plantago ovata, Plantago psyllium, Ispaghula*)

O gênero *Plantago* contém mais de 200 espécies. *Plantago ovata* e *Plantago psyllium* são produzidos comercialmente. O princípio ativo encontra-se na casca da semente da *Plantago ovata* Forsk. O principal componente desta casca é a mucilagem que contém uma hemicelulose composta por 85% de ácidos arabinoxilanos, com pequena proporção de ramnose e de ácido galacturônico.

Indicação	• Tratamento tanto na diarreia como na constipação intestinal. Tratamento adjuvante para redução dos níveis sanguíneos de glicose e de colesterol • Complemento da ingestão diária de fibras • Tratamento de doenças que evoluem com alternância de episódios de diarreia e constipação intestinal (síndrome do intestino irritável, diverticulose) • Regularização da defecação em pacientes portadores de ânus artificial (colostomia); constipação intestinal crônica habitual ou decorrente da permanência no leito após operações cirúrgicas, por alterações de dieta, viagens ou tratamentos prolongados com laxantes potentes • Tratamento de diarreias de origem funcional • Tratamento adjuvante em pacientes com doença de Crohn, hemorroidas, fissuras anais ou abscesso anal
Mecanismo de ação	• *Psyllium* contém fibras formadoras de gel constituídas por micropolissacarídios e celulose, aumentando o volume das fezes e amolecendo as mesmas
Posologia	• Adultos e crianças > 12 anos: o conteúdo de 1 sachê (5,85 g) ou 1 colher de sobremesa em 240 mℓ de água ou outro líquido VO, 1 a 3 vezes/dia • Crianças de 6 a 12 anos: 1/2 sachê (2,9 g) ou 1/2 dose de adulto em 240 mℓ de água ou outro líquido VO, 1 a 3 vezes/dia
Absorção	• Ação local no intestino, não é absorvido
Início da ação	• 12 a 24 h
Duração da ação	• Variável
Metabolismo	• Não é metabolizado
Eliminação	• Fezes
Contraindicação	• Hipersensibilidade conhecida ao *Plantago* e/ou aos componentes da fórmula • Doenças esofágicas; oclusão intestinal; dor abdominal de origem indeterminada; fecaloma; diabetes melito mal controlado; crianças com menos de 12 anos de idade
Interações medicamentosas	• Suplementos com vitaminas A, D, E e K: redução da absorção
Efeitos adversos	• Distensão abdominal
Alerta	• Não deve ser utilizado junto com medicamentos antidiarreicos e inibidores da motilidade intestinal (difenoxilato, loperamida, opiáceos etc.) pelo risco de obstrução intestinal • Classe C na gravidez

Apresentação comercial

- **Parapsyl® (Barrenne)**, granulado para suspensão oral, cada sachê de 10 g contém 3,33 g de parafina líquida microencapsulada + 3,33 g de tegumento mucilaginoso de grão de *Plantago psyllium*, em cartuchos de cartolina contendo 10 sachês com 10 g de granulado. *Uso oral. Uso adulto e pediátrico acima de 6 anos. Deve ser usado com cautela por diabéticos (3,284 g de sorbitol por sachê), bem como por pacientes com obstrução das vias biliares e alteração da motricidade intestinal*
- **Plantaben® (Takeda)**, pó efervescente, cada envelope (5 g) contém 3,5 g da casca da semente de *Plantago ovata* (*Ispaghula husk*), embalagens com 10 e 30 envelopes de 5 g. *Uso oral. Uso adulto e pediátrico acima de 6 anos. Deve ser administrado com cautela a pacientes em dietas hipossódicas, pois cada envelope contém 178,26 mg de sódio*
- **Povata® (Eurofarma)**, granulado efervescente, cada envelope contém 3,5 g de casca da semente de *Plantago ovata* Forsk, embalagens contendo 10 ou 30 envelopes *Uso oral. Uso adulto e pediátrico acima de 6 anos*
- **Fibracare® (Herbarium)**, 30 sachês de 5 g com pó da semente de *Plantago psyllium Uso oral. Uso adulto e pediátrico acima de 6 anos*
- **Metamucil® (Procter & Gambler)**, embalagem com 10 envelopes de 5,85 g contendo aproximadamente 3,4 g de *Plantago* Husk ou pote para 30 doses *Uso oral. Uso adulto e pediátrico acima de 6 anos*. Atenção, fenilcetonúricos: cada dose de 5,8 g contém 30 mg de fenilalanina
- **Plantago ovata Forsk® (semente e casca da semente) +** *Senna alexandrina P. Miller*, **fruto (Sene)**
  - **Agiolax® (Takeda)**, granulado, cada g contém 520 mg de semente de *Plantago ovata* + 22 mg de casca de semente de *Plantago ovata* + 68-132 mg de fruto de Sene (equivalente a 15 mg de senosídios), frasco com 100 g ou 250 g ou cartucho com 20 envelopes de 5 g. *Uso oral. Uso adulto e pediátrico acima de 10 anos*

Policarbofila cálcica

A policarbofila é um sal cálcico do ácido poliacrílico ligado ao divinilglicol. Em meio ácido, os íons cálcio são liberados e a policarbofila consegue absorver 60 a 100 vezes do seu peso em água. Essa notável capacidade absortiva é a base do seu efeito terapêutico, dando consistência ao bolo fecal. Essa substância não é absorvida no sistema digestório, sendo metabolicamente inerte.

Indicação	• Regularização do hábito intestinal por meio do aumento do teor de água das fezes em casos de obstipação intestinal crônica, funcional ou associada à diverticulose; síndrome do intestino irritável (nos períodos de constipação intestinal assim como nos episódios diarreicos); obstipação secundária a alterações na dieta, mudança de hábitos ou períodos variáveis de restrição ao leito, por enfermidade clínica ou cirúrgica; doenças perianais, nas quais o amolecimento e um maior teor de água nas fezes sejam desejáveis, como nas fissuras e abscessos anais e nas hemorroidas • Tratamento sintomático das diarreias agudas e crônicas
Mecanismo de ação	• A utilização da policarbofila tanto na constipação intestinal quanto na diarreia se deve às suas propriedades modificadoras da consistência fecal. No tratamento da diarreia, a policarbofila absorve a água fecal livre, formando um gel e permitindo, assim, a formação de fezes de consistência padrão. Do mesmo modo, no tratamento da constipação intestinal, retém a água livre no lúmen intestinal, o que aumenta a pressão luminar, levando ao aumento da peristalse e à redução do tempo do trânsito intestinal, produzindo fezes de consistência padrão
Posologia	• Constipação: dose inicial recomendada: 1 a 2 comprimidos a cada 12 h, de preferência durante ou após as refeições. É possível que a ingestão no período pré-prandial reduza o apetite • Diarreia: dose recomendada: 2 comprimidos revestidos 4 vezes/dia ou conforme o necessário. Se a diarreia for substancial, a dose pode ser repetida a cada 30 min até que seja atingida a dose máxima. A dose máxima diária recomendada a critério médico é de 6 g (12 comprimidos)
Absorção	• Não ocorre
Início da ação	• Os primeiros sinais de melhora na peristalse intestinal costumam ocorrer entre 12 e 72 h após a primeira dose
Duração da ação	• Variável
Metabolismo	• Não ocorre
Eliminação	• Fezes
Contraindicação	• Hipersensibilidade à policarbofila ou a qualquer componente de sua formulação • Dor abdominal, náuseas ou vômitos de causa não esclarecida ou suspeita de obstrução intestinal • Crianças com menos de 12 anos de idade
Interações medicamentosas	• Anticoagulantes orais, ciprofloxacino, digoxina, diuréticos poupadores de potássio, salicilatos, tetraciclina: redução da absorção dos mesmos
Efeitos adversos	• Plenitude abdominal; náuseas/vômitos; flatulência; cólicas abdominais
Alerta	• Tem de ser ingerido com pelo menos 200 mℓ de água (pode causar obstrução esofágica) e o paciente tem de ingerir 1 a 2 ℓ de água por dia • Não deve ser partido, aberto nem mastigado • Classe C na gravidez

Apresentação comercial

■ **Muvinor® (Libbs),** comprimidos revestidos com 650 mg de policarbofila cálcica (equivalente a 500 mg de policarbofila base), embalagem com 30 comprimidos. *Uso oral. Uso adulto e pediátrico acima de 12 anos de idade.*

Laxantes estimulantes

Esses agentes promovem a peristalse por meio de irritação intestinal. Sua ação é rápida, sendo mais provável que provoquem diarreia e cólicas abdominais que os emolientes fecais. Não devem ser usados rotineiramente porque provocam dependência e depleção hidreletrolítica. Com frequência são usados no preparo intestinal antes de colonoscopia ou cirurgia intestinal, algumas vezes em associação com enemas e outros laxantes. São exemplos: bisacodil, óleo de rícino, sena e cáscara-sagrada.

Bisacodil

O bisacodil é um laxante de ação local derivado do grupo difenilmetano.

Indicação	• Tratamento da constipação intestinal • Preparo para procedimentos diagnósticos, períodos pré e pós-operatórios e condições que exijam facilitação da evacuação intestinal
Mecanismo de ação	• Como laxante de contato, que também apresenta efeitos hidragogo e antirreabsortivo, o bisacodil estimula o peristaltismo do cólon após hidrólise na mucosa do intestino grosso e promove acúmulo de água e de eletrólitos no lúmen colônico. Os resultados são estimulação da defecação, redução do tempo de trânsito intestinal e amolecimento das fezes

Posologia	• Constipação
	  ◦ Adultos e crianças > 10 anos: 1 a 2 drágeas VO (5 a 10 mg) à noite
	  ◦ Crianças de 4 a 10 anos: 1 drágea (5 mg) VO à noite
	• Em procedimentos diagnósticos e no pré-operatório
	  ◦ Adultos: 2 a 4 drágeas VO na noite anterior ao exame e um laxante de alívio imediato (supositório) na manhã do exame
	  ◦ Crianças > 4 anos: 1 drágea VO ao anoitecer e um laxante de alívio imediato (supositório infantil) na manhã do exame. *Crianças com 10 anos ou menos com constipação crônica persistente só devem ser tratadas sob supervisão médica*

Absorção	• Mínima
Início da ação	• 6 a 12 h
Duração da ação	• Variável
Metabolismo	• Fígado
Eliminação	• Basicamente nas fezes
Contraindicação	• Íleo paralítico; obstrução intestinal; quadros abdominais agudos incluindo apendicite, doenças inflamatórias agudas do intestino e dor abdominal grave associada com náuseas e vômito; desidratação importante; hipersensibilidade ao bisacodil ou a outro componente da fórmula; intolerância a galactose e/ou frutose
Interações medicamentosas	• O uso crônico potencializa os efeitos dos diuréticos • Astemizol, cisaprida, clorpromazina: aumentam o risco de arritmia devido a prolongamento do intervalo QT • Corticosteroides, salbutamol: aumentam o risco de *torsade de pointes* (consequente a hipopotassemia)
Efeitos adversos	• *Comuns* (> 1/100 e < 1/10): cólicas e dor abdominal, diarreia, náuseas • *Incomuns* (> 1/1.000 e < 1/100): tontura, hematoquezia, vômitos, desconforto abdominal, desconforto anorretal
Alerta	• Este medicamento não deve ser partido nem mastigado • Classe B na gravidez

Apresentação comercial

- **Bisalax® (União Química)**, cada drágea contém 5 mg de bisacodil, embalagens contendo 20 e 150 drágeas. *Uso oral. Uso adulto e pediátrico acima de 4 anos de idade*
- **Dulcolax® (Boehringer Ingelheim)**, cada drágea contém 5 mg de bisacodil, embalagens com 20 drágeas. *Uso oral. Uso adulto e pediátrico acima de 4 anos de idade. Cada drágea contém 34,9 mg de lactose e 23,4 mg de sacarose*
- **Lacto Purga® (Cosmed)**, cada comprimido revestido contém 5 mg de bisacodil, embalagens contendo 25 blísteres com 6 comprimidos revestidos e embalagem contendo 16 comprimidos revestidos. *Uso oral. Uso adulto e pediátrico acima de 4 anos de idade*
- **Plesonax® (Neo Química)**, cada comprimido revestido contém 5 mg de bisacodil, embalagem contendo 20 ou 100 comprimidos revestidos. *Uso oral. Uso adulto e pediátrico acima de 4 anos de idade*
- **Bisacodil + docusato de sódio**
  - **Humectol D® (Cosmed)**, cada comprimido revestido contém 60 mg de docusato de sódio + 5 mg de bisacodil, embalagem com 20 comprimidos revestidos. *Uso oral. Uso adulto e pediátrico.*

Óleo de rícino

O óleo de rícino é obtido das sementes de *Ricinus communis*. É um dos medicamentos mais antigos. Por via oral exerce efeito laxante e induz trabalho de parto, mas não é usado para essa indicação devido aos efeitos adversos como náuseas. Seus efeitos são mediados pelo ácido ricinoleico, um ácido graxo inaturado hidroxilado que é liberado do óleo de rícino pelas lipases intestinais no lúmen intestinal.

Indicação	• Laxante
Mecanismo de ação	• O princípio ativo do óleo de rícino, o ácido ricinoleico, é um agonista seletivo dos receptores EP3 e EP4 nas células da musculatura lisa
Posologia	• Adultos: 15 ml
Início da ação	• 2 a 6 h
Duração da ação	• Variável
Metabolismo	• Metabolizado por enzimas intestinais a sua forma ativa, o ácido ricinoleico
Eliminação	• Fezes
Contraindicação	• Obstrução ou perfuração intestinal • Síndrome do cólon irritável; doença de Crohn; retocolite ulcerativa; gravidez; lactação; crianças
Interações medicamentosas	• Amiodarona: aumento do risco de *torsade de pointes* • Claritromicina: aumento do risco de *torsade de pointes* • Eritromicina: aumento do risco de *torsade de pointes* • Fluoxetina: aumento do risco de *torsade de pointes* • Salbutamol: aumento do risco de *torsade de pointes*
Efeitos adversos	• Desconforto e dor abdominais; cólicas; diarreia; náuseas; irritação do cólon; desidratação e distúrbios hidreletrolíticos (hipopotassemia, hipocalcemia, acidose metabólica, alcalose metabólica)
Alerta	• Classe C na gravidez • Cria dependência

Apresentação comercial

- **Laxol® (Daudt)**, cada 100 ml contém 99,556 ml de óleo de rícino, frasco de 60 ml. *Uso oral. Uso adulto.*

Sena

Fitoterápico do gênero *Senna*, também conhecido como sene. O sene apresenta como princípios ativos os senosídios A e B, a aloé-emodina e o ácido catártico, que atuam no intestino, umidificando as fezes e promovendo um efeito laxativo com latência de 5 a 7 h de defecação.

Indicado para tratamento de constipação intestinal crônica ou momentânea devido a viagens, menstruação, dietas, cirurgias e alteração de hábitos alimentares. Antraquinonas ativas são liberadas no cólon a partir dos senosídios por bactérias colônicas e seus efeitos ocorrem geralmente 6 a 12 h após a ingestão, daí a orientação para uso à noite.

Seu uso é contraindicado se houver relato de hipersensibilidade a algum componente da fórmula e em casos de obstrução intestinal, retocolite ulcerativa, doença de Crohn ou qualquer outra contraindicação ao uso de laxantes.

Os idosos devem iniciar o tratamento com metade da dose preconizada para adultos.

> **PARA SABER MAIS**
>
> O coentro (*Coriandrum sativum* Linné) exerce efeitos antiespasmódicos e impede as manifestações eventuais de cólicas associadas ao uso da *Senna*.
>
> O tamarindo (*Tamarindus indica* Linné) apresenta substâncias ativas de natureza ácida (ácido tartárico, ácido málico, ácido oxálico) que atuam também como laxativos. O alcaçuz (*Periandra mediterranea* Taubert) apresenta ações laxativa e diurética.

Apresentação comercial

- **Fontolax® (Biolab Sanus)**, cada cápsula gelatinosa mole contém 22,5 mg de extrato seco de sena (*Cassia angustifolia* Vahl) a 45% (equivalente a 10 mg de senosídios) + 19,5 mg de extrato seco de *Cassia fistula* Linné + 19,5 mg de extrato seco de Tamarindo (*Tamarindus indica* Linné) + 9,0 mg de extrato seco de coentro (*Coriandrum sativum* Linné) + 4,0 mg de extrato seco de alcaçuz (*Periandra mediterranea* Taubert), embalagem com 20 cápsulas. *Uso oral. Uso adulto e pediátrico após 8 anos de idade*
- **Lacass® (Ativus Farmacêutica)**, cada comprimido revestido contém 66,66 mg de extrato seco de *Senna Alexandrina* Mill. a 45% (equivalente a 30 mg de derivados hidroxiantracênicos expressos em senosídios B), caixa contendo 8 e 30 comprimidos revestidos. *Uso oral. Uso adulto*
- **Laxette® (Biolab Sanus)**, cada comprimido revestido de 33,5 mg contém 33,5 mg de extrato seco de *Cassia senna* L (padronizado em 45% de senosídios), caixa com 10 comprimidos. *Uso oral. Uso adulto e pediátrico*
- **Laxette® (Biolab Sanus)**, cada comprimido revestido de 55,6 mg contém 55,6 mg de extrato seco de *Cassia senna* L (padronizado em 45% de senosídios), caixa com 10 comprimidos. *Uso oral. Uso adulto e pediátrico*

- **Naturetti® cápsulas (Sanofi-Aventis),** cada cápsula (contém 13,2 mg de senosídeos) contém 28,9 mg de extrato ácido de *Senna alexandrina* Miller (folhas) + 19,5 mg de extrato seco de *Cassia fistula* (fruto). Tem como excipientes tamarindo, coentro, alcaçuz e celulose microcristalina. *Uso oral. Uso adulto e pediátrico acima de 8 anos*
- **Sanlax® (Santa Therezinha),** solução oral, cada 5 mℓ da solução contém 2 mℓ de extrato fluido de *Cassia augustifolia* (sene), frasco com 120 mℓ. *Uso oral. Uso adulto*
- **Senan® (Ativus Farmacêutica),** cápsulas gelatinosas duras contendo 50 mg de extrato seco de *Senna alexandrina* Mill a 40% de senosídeos (equivalente a 20% de senosídeos), caixa com 30 cápsulas. *Uso oral. Uso adulto*
- **Senna Almeida Prado 46® (Almeida Prado),** comprimidos contendo 0,02 g de *Cassia senna* + 0,015 g de *Collinsonia canadensis* + 0,005 g de picossulfato de sódio + 0,015 g de *Polygonum punctatum*, embalagem com 60 comprimidos *Uso oral. Uso adulto*
- **Tamaril® (Marjan farma),** cada cápsula contém 400,0 mg de extrato seco de sene (*Senna alexandrina* Mill) (equivalente a 2,5% de senosídeos B) + 19,5 mg de extrato seco de *Cassia fistula* L. (equivalente a 1,5% de taninos) + 19,5 mg de extrato seco de tamarindo (*Tamarindus indica* L.) (equivalente a 5,0% de ácido tartárico) + 9,0 mg de extrato seco de coentro (*Coriandrum sativum* L.) (equivalente a 0,01% de taninos) + 4,0 mg de extrato seco de alcaçuz (*Periandra mediterranea* Taub.) (equivalente a 0,5% de saponinas totais), caixa com 20 cápsulas. *Uso oral. Uso adulto e pediátrico acima de 10 anos*
- **Tamarine® (Farmasa),** cápsulas contendo 240,00 mg de *Cassia angustifolia* Vahl. (equivalente a 6 mg de senosídeos) + 11,70 mg de *Tamarindus indica* L. (equivalente a 0,0585 mg de ácido tartárico) + 11,70 mg de *Cassia fistula* L. (equivalente a 0,0065 mg de ácido transcinâmico) + 5,40 mg de *Coriandrum sativum* L. (equivalente à 0,0008 mg de ácido clorogênico), embalagem com 20 cápsulas. *Uso oral. Uso adulto e pediátrico*
- **Tamarine® geleia (Farmasa),** geleia, cada 5 g contém 400,0 mg de *Cassia angustifolia* Vahl (equivalente a 10 mg de senosídeos) + 23,595 mg de *Tamarindus indica* L. (equivalente a 1,18 mg de ácido tartárico) + 23,595 mg de *Cassia fistula* L. (equivalente à 0,00134 mg de ácido transcinâmico) + 10,890 mg de *Coriandrum sativum* L. (equivalente a 0,00165 mg de ácido clorogênico) + 4,800 mg de *Glycyrrhiza glabra* L. (equivalente a 0,149 mg de ácido glicirrízico), embalagem de 150 g e de 250 g. *Uso oral. Uso adulto e pediátrico.*

Cáscara-sagrada

Fitoterápico com ação laxativa. A principal substância ativa da cáscara-sagrada (*Rhamnus purshiana*) é classificada como laxante de contato. Interfere no fluxo de eletrólitos e água do organismo, gerando a diminuição de sua absorção, provocando aumento dos movimentos peristálticos do intestino grosso. O efeito laxativo é percebido aproximadamente 8 h após sua administração.

O uso de produtos contendo *Rhamnus purshiana* em altas doses provoca cólicas e espasmos, irritação na mucosa do sistema digestório, perda de eletrólitos e diminuição de mobilidade intestinal.

Não deve ser consumida por pessoas com cistite, obstrução intestinal, estados inflamatórios intestinais (p. ex., retocolite ulcerativa, doença de Crohn, apendicite) ou uterinos. Pessoas com insuficiência hepática, renal ou cardíaca devem evitar o uso. Lactantes e gestantes devem fazer uso apenas com acompanhamento médico. É contraindicada para menores de 12 anos de idade. A cáscara-sagrada é contraindicada para gestantes e lactantes (provoca cólicas no lactente).

A perda de potássio, resultante do uso prolongado da cáscara-sagrada, potencializa intoxicação digitálica e arritmias, quando é administrada concomitantemente com agentes antiarrítmicos.

Os diuréticos tiazídicos e os corticosteroides potencializam a deficiência de potássio provocada pela cáscara-sagrada.

A indometacina e outros AINEs têm seu efeito diminuído quando associados a cáscara-sagrada.

IMPORTANTE

O uso crônico de derivados antraquinônicos (*Cassia senna, Cassia angustifolia, Rhamnus frangula, Rhamnus purshiana, Rheum palmatum, Rheum officinale*) pode levar à destruição dos plexos nervosos do cólon, causando o chamado cólon catártico (alças de intestino grosso atônicas e sem vilosidades, de aspecto tubular e semelhante à colite ulcerosa).

Apresentação comercial

- **Cáscara-sagrada® (Herbarium),** cada cápsula dura contém 75 mg de extrato seco de *Rhamnus purshiana*, equivalente a 12 mg (16%) de derivados hidroxiantracênicos calculados como cascarosídeo A, embalagem com 3 blísteres contendo 15 cápsulas cada. *Uso oral. Uso adulto e pediátrico acima de 12 anos*
- **Cáscara-sagrada® EC (As Ervas que Curam),** cada cápsula gelatinosa dura contém 500 mg de extrato seco da casca de *Rhamnus purshiana*. (O extrato seco é padronizado em 2 % de cascarosídeos A e cada cápsula contém 10 mg de cascarosídeos A), cartucho contendo frasco plástico branco opaco apresentando 50 cápsulas. *Uso oral. Uso adulto e pediátrico acima de 10 anos*
- **Cáscara-sagrada® EC (As Ervas que Curam),** tintura, cada mℓ da tintura contém 1 mℓ de tintura da casca de *Rhamnus purshiana* (a tintura está padronizada em 1% de cascarosídeos A e cada mℓ contém 10 mg de cascarosídeos A). *Excipiente: álcool etílico e água purificada.* Cartucho contendo frasco de vidro âmbar apresentando 100 mℓ e copo medidor. *Uso oral. Uso adulto e pediátrico acima de 12 anos*
- **Associações de cáscara-sagrada:**
  - **Eparema® (Takeda),** cada drágea contém 125 mg de extrato mole composto de boldo (*Peumus boldus* Molina) + cáscara-sagrada + ruibarbo (*Rheum palmatum*), calculado para conter 0,08 mg de boldina, 11,3 mg de cascarosídeo e 0,030 mg de reina, embalagens com 20 e 120 unidades. *Uso oral. Uso adulto e pediátrico acima de 10 anos*
  - **Eparema® (Takeda),** solução oral, cada mℓ do sabor tradicional hortelã, contém 206 mg de extrato fluido composto de boldo (*Peumus boldus* Molina) + cáscara-sagrada + ruibarbo (*Rheum palmatum*), calculado para conter 0,016 mg de boldina, 2,26 mg de cascarosídeos e 0,006 mg de reína, frasco de 200 mℓ. *Uso oral. Uso adulto e pediátrico acima de 10 anos. Cada mℓ da solução contém 0,08 g de açúcar. A graduação alcoólica do sabor tradicional hortelã é de 17,3%*
  - **Eparema® (Takeda),** solução oral, cada mℓ do sabor tradicional hortelã, contém 103 mg de extrato fluido composto de boldo (*Peumus boldus* Molina) + cáscara-sagrada + ruibarbo (*Rheum palmatum*), calculado para conter 0,008 mg de boldina, 1,13 mg de cascarosídeo e 0,003 mg de reína, embalagens com 12 e 60 flaconetes de 10 mℓ. *Uso oral. Uso adulto e pediátrico acima de 10 anos. Cada mℓ da solução oral em flaconete contém 0,08 g de açúcar. A graduação alcoólica do sabor tradicional hortelã é de 14,3%*
  - **Eparema® (Takeda),** solução oral, cada mℓ dos sabores guaraná e laranja, contém 103 mg de extrato fluido composto de boldo (*Peumus boldus* Molina) + cáscara-sagrada + ruibarbo (*Rheum palmatum*), calculado para conter 0,008 mg de boldina, 1,13 mg de cascarosídeo e 0,003 mg de reína, embalagens com 12 e 36 flaconetes de 10 mℓ. *Uso oral. Uso adulto e pediátrico acima de 10 anos. Cada mℓ da solução oral em flaconete contém 0,08 g de açúcar. A graduação alcoólica do sabor laranja é de 15,8%. A graduação alcoólica do sabor guaraná é de 17,5%.*

Laxantes emolientes

Os emolientes fecais, como docusato de sódio (ou de cálcio) e óleo mineral, são substâncias surfactantes que reduzem a tensão superficial e, assim, facilitam a penetração da água no cólon e tornam as fezes mais amolecidas. Os emolientes fecais não são efetivos para a constipação intestinal crônica, mas são úteis para pacientes com hemorroidas ou fissuras anais.

Docusato

Trata-se de um surfactante aniônico prescrito para pessoas com constipação intestinal ou que devem evitar esforço à defecação como após IAM. Não deve ser usado por períodos prolongados. O alívio da constipação intestinal ocorre 1 a 3 dias após o início da terapia.

No Brasil só é comercializado em associação com bisacodil.

Indicação	• Prevenção e tratamento adjuvante de constipação intestinal em pacientes acamados, puérperas, após cirurgia • Limpeza intestinal antes de exames de imagem e cirurgias proctológicas • Facilitação da defecação em pacientes com fissuras anais ou hemorroidas
Mecanismo de ação	• Redução da tensão superficial na interface óleo-água das fezes, possibilitando a penetração de água e lipídios. Isso resulta em amolecimento fecal que facilita a defecação

Posologia	• Docusato + bisacodil
	  ○ Adultos: 1 ou 2 comprimidos revestidos ao deitar
	  ○ Crianças > 5 anos: 1 comprimido revestido ao deitar

Absorção	• Absorção o jejuno e no duodeno
Início da ação	• 12 a 72 h
Duração da ação	• 3 dias
Metabolismo	• Hepático (substancial efeito de primeira passagem)
Eliminação	• Fezes
Contraindicação	• Hipersensibilidade ao docusato ou componentes da fórmula; abdome agudo; impacção fecal; perfuração intestinal; hepatite aguda; dor abdominal, náuseas/vômitos
Interações medicamentosas	• Lactulose: como o docusato promove a eliminação de fezes pastosas, pode levar à conclusão errônea de que a dose correta de lactulose foi alcançada • Óleo mineral: o docusato aumenta a absorção do óleo mineral
Efeitos adversos	• Diarreia; obstrução intestinal; erupção cutânea
Alerta	• Classe C na gravidez (evitar uso principalmente nos 3 primeiros meses) • Sempre deve ser ingerido com bastante água

Apresentação comercial

■ Docusato de sódio + bisacodil
  • Humectol D® (Cosmed), cada comprimido revestido contém 60 mg de docusato de sódio + 5 mg de bisacodil, embalagem com 20 comprimidos revestidos. *Uso oral. Uso adulto e pediátrico.*

Óleo mineral (petrolato líquido)

O óleo mineral, também conhecido como parafina líquida, vaselina líquida, petrolato líquido, é um laxante lubrificante. É usado há muitos anos e muitos médicos nem sabem que seus pacientes estão fazendo uso do mesmo, se isso não for questionado especificamente.

A constipação intestinal crônica é uma condição comum, sobretudo na população pediátrica e nos indivíduos com comprometimento neurológico. Idealmente, a melhor opção seria a reeducação alimentar associada a aumento da atividade física e do consumo de água, mas nem sempre isso ocorre.

Indicação	• Laxante, no tratamento da constipação intestinal funcional, assim como no pré-operatório e no esvaziamento do cólon para a realização de exames. Utilizado na pele, amacia as áreas ressecadas e ásperas
Mecanismo de ação	• Após a ingestão o óleo mineral retarda a reabsorção de água pelo intestino e lubrifica o bolo fecal e a mucosa intestinal
Posologia	• Crianças com 6 a 11 anos: 10 a 25 mℓ/dia • Crianças ≥ 12 anos: 15 a 45 mℓ à noite • Adultos: 15 a 45 mℓ à noite

(continua)

Óleo mineral (petrolato líquido) (continuação)

Absorção	• 30 a 60% de absorção após administração oral
Início da ação	• 6 a 8 h
Eliminação	• Retal
Contraindicação	• O óleo mineral não deve ser usado quando os pacientes apresentam náusea, vômitos, dor abdominal a esclarecer, gravidez, dificuldade de deglutição, hemorragia retal e refluxo gastresofágico ou quando estão acamados. Além disso, é contraindicado para crianças com menos de 6 anos de idade por via oral e para crianças com menos de 2 anos por via retal
Interações medicamentosas	• O uso prolongado reduz a absorção de vitaminas lipossolúveis (A, D, E, K) • Anticoagulantes orais: exacerbação do efeito anticoagulante • Digoxina: redução da absorção de digoxina
Efeitos adversos	• Dentre os efeitos adversos estão redução dos níveis séricos de betacaroteno, incontinência e prurido anal e depressão do reflexo da tosse. A depressão do reflexo da tosse propicia aspiração, podendo ocorrer pneumonia lipídica até mesmo em indivíduos normais • Crianças com menos de 6 anos, idosos, indivíduos debilitados e com disfagia são mais propensos à aspiração de gotículas de óleo que pode levar a pneumonia lipídica
Alerta	• Classe C na gravidez • O uso crônico durante a gravidez pode causar hipoprotrombinemia e doença hemorrágica do recém-nascido • Não usar de modo contínuo por períodos superiores a 1 semana • Só deve ser administrado à noite com o estômago vazio

Apresentação comercial

- **Mineróleo® (Cristalia)**, óleo mineral a 100%, frascos com 100 e 200 ml. Uso oral. Uso adulto e pediátrico acima de 6 anos de idade
- **Nujol® (Mantecorp)**, solução líquida inodora e insípida, óleo mineral a 100%, frasco com 200 ml. Uso oral. Uso adulto e pediátrico acima de 6 anos de idade
- **Óleo mineral Santa Terezinha® (Santa Terezinha)**, óleo mineral a 100%, frasco com 100 ml. Uso oral. Uso adulto e pediátrico acima de 6 anos de idade
- **Óleo mineral® (União Química)**, óleo mineral a 100%, frasco com 100 ml. Uso oral. Uso adulto e pediátrico acima de 6 anos de idade
- **Óleo mineral + fenolftaleína + ágar-ágar**
  - **Agarol® (Johnson & Johnson)**, emulsão oral sabor morango, cada 15 ml contém 4,234 g de óleo mineral leve + 0,197 g de fenolftaleína + 0,040 g de ágar-ágar, frascos com 240 ml. Uso oral. Uso adulto e pediátrico acima de 12 anos de idade.

Laxantes osmóticos

Esses agentes são mal absorvidos pelo intestino, atraindo água para a massa fecal e reduzindo sua consistência. Induzem rapidamente a defecação, mas não devem ser usados com regularidade porque podem provocar desidratação e perda eletrolítica. São muito efetivos e são prescritos na preparação de colonoscopia.

Hidróxido de magnésio (leite de magnésia), polietilenoglicol (macrogol), lactulose, sorbitol e bifosfato de sódio são exemplos de laxantes osmóticos.

Polietilenoglicol

O polietilenoglicol (macrogol) é um laxativo osmótico utilizado para o tratamento da constipação intestinal, com absorção de 0,2%, insípido e inodoro, disponível com os pesos moleculares 3.350 e 4.000 dáltons, com ou sem acréscimo de eletrólitos. É superior aos outros agentes osmóticos em relação ao sabor e à aceitação pelas crianças. O uso diário é seguro e efetivo e pode ser considerado uma opção terapêutica na constipação intestinal crônica funcional em pediatria.

Apresentação comercial

- **Polietilenoglicol + bicarbonato de sódio + cloreto de sódio + cloreto de potássio**
  - **Muvinlax® (Libbs)**, pó para preparação extemporânea sabor limão, cada sachê contém 13,125 g de macrogol 3350 + 0,1775 g de bicarbonato de sódio + 0,3507 g de cloreto de sódio + 0,0466 g de cloreto de potássio. Após dissolução do sachê em 125 ml de água, a solução contém 65 mM de sódio + 5,4 mM de potássio + 53 mM de cloreto + 17 mM de bicarbonato, embalagens contendo 20 sachês com 14 g cada. Uso oral. Uso adulto e pediátrico acima de 2 anos.

Glicerina

A glicerina, também chamada glicerol, corresponde ao 1,2,3-propanotriol. O glicerol é classificado como laxante hiperosmótico e também atua como lubrificante e emoliente das fezes impactadas, em colaboração com a água, promovendo peristaltismo quando administrada por via retal. Por sua propriedade desidratante estimula os nervos da mucosa, promovendo evacuação e completa limpeza intestinal. A diluição de glicerina em água para injeção resulta em uma solução muito efetiva na lavagem intestinal. Esta solução atua, portanto, como clister (enema). O clister à base de glicerina não provoca cólicas.

A solução de glicerina a 12% é usada no pré-parto, no pré-operatório e na lavagem intestinal. A glicerina deve ser utilizada com precaução em pacientes que correm risco de hipervolemia, insuficiência cardíaca ou distúrbio renal.

Este medicamento pode ser detectado em exames *antidoping* (agente mascarante).

Apresentação comercial

- **Clisterol® (JP)**, solução glicerinada a 12%, frasco plástico de 500 mℓ com 12 g/100 mℓ para lavagem intestinal. *Via de administração retal. Uso adulto e pediátrico. Uso restrito a hospitais*
- **Glicerina® 12% (Eurofarma)**, solução com 120 mg de glicerina por mℓ, caixa com 20 unidades de 500 mℓ. *Via de administração retal. Uso adulto e pediátrico. Uso restrito a hospitais*
- **Glicerina® 12% (Halex Istar)**, sistema fechado, cada mℓ contém 120 mg de glicerina. Excipiente: água para injeção. Caixa com 20 bolsas plásticas de 500 mℓ + 20 sondas. *Via de administração retal. Uso adulto e pediátrico. Uso restrito a hospitais*
- **Pfizer® supositório de glicerina (Pfizer)**, cada supositório adulto de 2,92 g contém 2,68 g de glicerol e cada supositório pediátrico de 1,57 g contém 1,44 g de glicerol, ambos em embalagens com 24 supositórios. *Via de administração retal. Uso adulto e pediátrico*
- **Solução de glicerina® 12% (Equiplex)**, cada mℓ da solução contém 120 mg de glicerina, caixa com 48 frascos com 250 mℓ e caixa com 24 frascos com 500 mℓ. *Sistema fechado. Via de administração retal e individualizada*
- **Solução de glicerina® 12% (Farmace)**, solução com 120 mg de glicerina por mℓ, caixa com 24 unidades de 500 mℓ. *Via retal. Uso adulto*
- **Supositório de glicerina adulto® (Pfizer)**, cada supositório de 2,92 g contém 2,68 g de glicerol, embalagem com 24 supositórios. *Via retal. Uso adulto*
- **Supositório de glicerina pediátrico® (Pfizer)**, cada supositório de 1,57 g contém 1,44 g de glicerol, embalagem com 24 supositórios. *Via retal. Uso pediátrico.*

Diarreia

Segundo a OMS, diarreia é a eliminação de fezes líquido-pastosas ou líquidas, pelo menos três vezes em um período de 24 h. O dado mais importante é a consistência das fezes em vez de o número de defecações. A eliminação frequente de fezes formadas não constitui diarreia.

É um dos sinais clínicos mais frequentes de doença gastrintestinal, embora também possa ser um reflexo de distúrbios primários em outros sistemas do corpo. Pelo menos 2 milhões de pessoas, sobretudo crianças, morrem a cada ano por causa de diarreia.

Existem muitas causas de diarreia, mas existem quatro mecanismos básicos que explicam quase todos os casos:
- Diarreia osmótica (ingestão de substrato mal absorvido como manitol, sorbitol, hidróxido de magnésio, sulfato de magnésio ou má absorção como a associada à deficiência de lactase)
- Diarreia secretória (causada por toxinas bacterianas, alguns laxantes, hormônios liberados por determinados tumores, arsênico, inseticidas, cafeína, cogumelos)
- Diarreia inflamatória e infecciosa (bactérias, vírus, protozoários)
- Diarreia associada a distúrbios da motilidade intestinal.

Durante o episódio de diarreia há perda aumentada de água e eletrólitos (sódio, cloreto, bicarbonato, potássio). Se não houver reposição adequada dessa perda, o paciente apresenta desidratação. O volume de líquido perdido nas fezes durante um período de 24 h pode variar de 5 mℓ/kg (quase normal) até 200 mℓ/kg ou mais.

Na verdade, a diarreia compromete tanto o estado nutricional como o equilíbrio hidreletrolítico. As crianças que morrem por causa de diarreia, apesar de hidratação adequada, geralmente são desnutridas. Durante o episódio de diarreia, a redução do consumo de alimentos, a diminuição da absorção dos nutrientes e o aumento da demanda de nutrientes se combinam e provocam perda ponderal e atraso do crescimento. Portanto, o estado nutricional é comprometido e, se houver desnutrição preexistente, a mesma se agrava.

Outro dado a ser mencionado é o déficit de zinco. O déficit de zinco é muito comum em crianças de países em desenvolvimento, ocorrendo na América Latina, na África, no Oriente Médio e no sul da Ásia. Atualmente numerosos estudos mostram que a suplementação de zinco (10 a 20 mg/dia até a resolução da diarreia) reduz significativamente a intensidade e a duração da diarreia em crianças com menos de 5 anos de idade. Outros estudos mostraram que essa suplementação de zinco durante 10 a 14 dias reduz a incidência de diarreia durante 2 a 3 meses (World Health Organization. The treatment of diarrhoea: a manual for physicians and other senior health workers. 4th rev.). No Brasil o Ministério de Saúde recomenda 10 mg/dia durante 10 a 14 dias para lactentes até os 6 meses de idade e 20 mg/dia para maiores de 6 meses de idade.

O Ministério da Saúde preconiza planos A, B e C para o manejo clínico da diarreia (ver http://bvsms.saude.gov.br/bvs/cartazes/manejo_paciente_diarreia_cartaz.pdf). O plano A visa prevenir a desidratação no domicílio, o plano B consiste no tratamento da desidratação por via oral na unidade de saúde e o plano C mostra o tratamento da desidratação grave na unidade hospitalar.

■ Reidratação oral

São usadas soluções hidreletrolíticas estéreis prontas para beber sem conservantes para prevenção da desidratação ou para manutenção da hidratação (após a fase de reidratação), em quadros de doença diarreica aguda, de qualquer etiologia, tanto em crianças quanto em adultos.

Apresentação comercial

- **Floralyte® 45 (Merck),** solução hidreletrolítica pronta para uso, frascos com 500 mℓ, nos sabores guaraná, laranja, tutti-frutti, maçã e coco. Cada mℓ da solução contém 2,05 mg de cloreto de sódio + 2,16 mg de citrato de potássio mono-hidratado + 0,98 mg de citrato de sódio di-hidratado + 22,75 mg de glicose. Composição eletrolítica: 45 mEq/ℓ de sódio + 20 mEq/ℓ de potássio + 35 mEq/ℓ de cloreto + 30 mEq/ℓ de citrato + 126 mMol/ℓ glicose. As apresentações nos sabores maçã e coco não contêm corante. *Uso oral. Uso adulto e pediátrico*
- **Floralyte® 45 (Merck),** solução hidreletrolítica pronta para uso, frascos com 500 mℓ. Cada mℓ contém 4,68 mg de cloreto de sódio + 2,16 mg de citrato de potássio mono-hidratado + 0,98 mg de citrato de sódio di-hidratado + 20 mg de glicose. Composição eletrolítica: 90 mEq/ℓ de sódio + 20 mEq/ℓ de potássio + 80 mEq/ℓ de cloreto + 30 mEq/ℓ de citrato + 111 mMol/ℓ de glicose. *Uso oral. Uso adulto e pediátrico*
- **Hidrafix® (Takeda),** cada mℓ da solução oral concentrada contém, após preparo por diluição para 250 mℓ: 2,34 mg de cloreto de sódio + 1,49 mg de cloreto de potássio + 1,96 mg de citrato de sódio di-hidratado + 19,83 mg de glicose (excipientes: *sabor framboesa*: metilparabeno, propilparabeno, álcool etílico, sacarina sódica, água purificada, aroma de framboesa e corante vermelho Ponceau 4R. *Sabor laranja*: metilparabeno, propilparabeno, álcool etílico, sacarina sódica, água purificada, aroma de laranja e corante amarelo crepúsculo). Cada 1.000 mℓ da solução concentrada preparada proporciona 60 mEq de sódio + 20 mEq de potássio + 60 mEq de cloreto + 20 mEq de citrato + 110 mMol de glicose. O conteúdo de 1 flaconete (25 mℓ) deve ser diluído em um copo ou mamadeira e completado para 250 mℓ com água potável fria. Embalagem com dois flaconetes de 25 mℓ, nos sabores framboesa ou laranja. *Uso oral. Uso adulto e pediátrico*
- **Hidrafix® (Takeda),** solução hidratante oral pronta para beber contendo 2,34 mg/mℓ de cloreto de sódio + 1,49 mg/mℓ de cloreto de potássio + 1,96 mg/mℓ de citrato de sódio di-hidratado + 19,83 mg/mℓ de glicose. Frasco de 250 mℓ, nos sabores framboesa ou laranja. *Uso oral. Uso adulto e pediátrico*
- **Pedialyte® 90 (Abbott),** frasco plástico de 500 mℓ contendo 2,340 g de cloreto de sódio + 1,080 g de citrato de potássio monoidratado + 0,490 g de citrato de sódio di-hidratado + 11 g de glicose mono-hidratada (excipientes: ácido cítrico anidro e água deionizada). Cada 500 mℓ contém 90 mEq/ℓ de sódio + 20 mEq/ℓ de potássio + 80 mEq/ℓ de cloreto + 30 mEq/ℓ de citrato + 111 mMol/ℓ de glicose. *Uso oral. Uso adulto e pediátrico*
- **Pedialyte® 45 (Abbott),** frasco plástico de 500 mℓ contendo 1,025 g de cloreto de sódio + 1,080 g de citrato de potássio monoidratado + 0,490 g de citrato de sódio di-hidratado + 11,375 g de glicose mono-hidratada (excipientes: ácido cítrico anidro e água deionizada). Cada 500 mℓ contém 45 mEq/ℓ de sódio + 20 mEq/ℓ de potássio + 35 mEq/ℓ de cloreto + 30 mEq/ℓ de citrato + 126 mMol/ℓ de glicose. *Uso oral. Uso adulto e pediátrico*
- **Pedialyte® 45 zinco (Abbott),** solução oral pronta para beber, frasco plástico de 500 mℓ nos sabores guaraná, maçã ou morango. Composição hidreletrolítica: sódio 45 mEq/ℓ; potássio 20 mEq/ℓ; cloreto 35 mEq/ℓ; citrato 30 mEq/ℓ; glicose 126 mmol/ℓ. Cada frasco contém cerca de 15% do valor de ingestão diária recomendada de zinco para pacientes adultos e cerca de 44% do valor recomendado para crianças
  - **Cada 100 mℓ no sabor guaraná** contém 207,60 mg de cloreto de sódio + 6,10 mg de gliconato de zinco + 2,500 g de glicose mono-hidratada + 94,00 mg de citrato de sódio di-hidratado + 216,00 mg de citrato de potássio mono-hidratado (excipientes: acessulfamo, sucralose, aroma de guaraná, corante caramelo, ácido cítrico anidro, água purificada).
  - **Cada 100 mℓ no sabor maçã** contém 207,60 mg de cloreto de sódio + 6,10 mg de gliconato de zinco + 2,500 g de glicose mono-hidratada + 94,00 mg de citrato de sódio di-hidratado + 216,00 mg de citrato de potássio mono-hidratado (excipientes: acessulfamo, sucralose, aroma de maçã, corante café caramelo, ácido cítrico anidro, água purificada).
  - **Cada 100 mℓ no sabor morango** contém 207,60 mg de cloreto de sódio + 6,100 mg de gliconato de zinco + 2,50 g de glicose mono-hidratada + 94,00 mg de citrato de sódio di-hidratado + 216,00 mg de citrato de potássio mono-hidratado (excipientes: acessulfamo, sucralose, aroma de morango, corante vermelho, ácido cítrico anidro, água purificada). *Uso oral. Uso adulto e pediátrico*
- **Pedialyte® 60 zinco (Abbott),** solução oral pronta para beber, frasco plástico de 500 mℓ nos sabores maçã e uva. *Via oral. Uso adulto e pediátrico*
  - **Cada 100 mℓ no sabor maçã** contém 175,70 mg de cloreto de sódio + 6,0 mg de gliconato de zinco + 1,188 g de glicose mono-hidratada + 289,20 mg de citrato de sódio di-hidratado + 150,60 mg de cloreto de potássio (excipientes: acessulfamo, sucralose, aroma de maçã, corante café caramelo, ácido cítrico anidro, água purificada)
  - **Cada 100 mℓ no sabor uva** contém 175,700 mg de cloreto de sódio + 6,0 mg de gliconato de zinco + 1,188 g de glicose mono-hidratada + 289,20 mg de citrato de sódio di-hidratado + 150,60 mg de cloreto de potássio (excipientes: acessulfamo, sucralose, aroma de uva, corante vermelho, corante azul, ácido cítrico anidro, água purificada). Composição hidreletrolítica: 60 mEq/ℓ de sódio + 20 mEq/ℓ de potássio + 50 mEq/ℓ de cloreto + 30 mEq/ℓ de citrato + 60 mmol/ℓ de glicose. Cada frasco contém cerca de 14% do valor de ingestão diária recomendada (IDR) de zinco para adultos e cerca de 43% da IDR para crianças
- **Pedialyte® solução (Abbott),** solução oral, cada 500 mℓ de solução contém 0,060 g de cloreto de sódio + 0,745 g de cloreto de potássio + 0,150 g de cloreto de cálcio di-hidratado + 0,205 g de cloreto de magnésio hexaidratado + 1,570 g de lactato de sódio + 22,75 g de glicose anidra (excipiente: água deionizada). Composição hidreletrolítica: 30 mEq/ℓ de sódio + 20 mEq/ℓ de potássio + 30 mEq/ℓ de cloreto + 28 mEq/ℓ de lactato + 4 mEq/ℓ de cálcio + 4 mEq/ℓ de magnésio + 252 mMol/ℓ de glicose. Há 18,20 calorias/100 mℓ. *Uso oral. Uso adulto e pediátrico.*

Antiparasitários

Devem ser usados somente para:
- Amebíase, quando o tratamento de disenteria por *Shigella* sp. fracassar, ou quando forem identificados no exame de fezes trofozoítos de *Entamoeba histolytica* englobando hemácias
- Giardíase, quando a diarreia durar 14 dias ou mais, se forem identificados cistos ou trofozoítos nas fezes ou no aspirado intestinal.

De acordo com a oitava edição revista (2010) do Guia de Bolso Doenças Infecciosas e Parasitárias do Departamento de Vigilância Epidemiológica da Secretaria de Vigilância do Ministério da Saúde, as opções para amebíase são:
- Formas intestinais: Secnidazol® – adultos: 2g, em dose única; crianças: 30 mg/kg/dia, VO, não ultrapassando o máximo de 2 g/dia. Deve ser evitado no 1º trimestre da gravidez e durante a amamentação
- Metronidazol®, 500 mg, 3 vezes/dia, durante 5 dias, para adultos. Para crianças, recomendam-se 35 mg/kg/dia, divididos em 3 tomadas, durante 5 dias.

Secnidazol

Derivado sintético dos nitroimidazóis com amplo espectro de ação contra protozoários e algumas bactérias anaeróbicas.

Indicação	• Giardíase • Todas as formas de amebíase intestinal • Amebíase hepática • Tricomoníase
Mecanismo de ação	• Penetra nas células por difusão; seu grupamento nitro é reduzido a um radical com ação citotóxica em decorrência de lesão do DNA e de outras biomoléculas
Posologia	• Amebíase intestinal e giardíase: 2 comprimidos de 1.000 mg VO em dose única • Amebíase hepática: 1,5 g/dia VO durante 5 a 7 dias
Absorção	• Boa após administração oral
Início da ação	• Algumas horas após a administração oral
Duração da ação	• < 24 h
Metabolismo	• Hepático
Eliminação	• Renal
Contraindicação	• Hipersensibilidade aos derivados imidazólicos ou a qualquer componente do produto; suspeita de gravidez; primeiro trimestre de gravidez; durante a amamentação
Interações medicamentosas	• Cimetidina: a meia-vida do secnidazol é prolongada • Dissulfiram: risco de surto delirante, estado confusional • Lítio: elevação significativa dos níveis séricos de lítio • Varfarina: potencialização do efeito anticoagulante e do risco de sangramento
Efeitos adversos	• Anorexia; alteração do paladar (gosto metálico); glossite; náuseas/vômitos; fadiga; xerostomia; desconforto abdominal; cefaleia; tontura; erupção cutânea; leucopenia moderada (reversível com a suspensão do tratamento); pode causar elevação dos níveis sanguíneos de ureia
Alerta	• Classe C na gravidez • Não ingerir bebidas alcoólicas durante o tratamento com secnidazol e nos 4 dias seguintes • Em caso de esquecimento nunca ingerir duas doses ao mesmo tempo

Apresentação comercial

- **Secnidal® (Sanofi-Aventis)**, comprimidos revestidos, caixa com 2 e 4 comprimidos revestidos contendo 1.000 mg de secnidazol. *Uso oral. Uso adulto*
- **Secnidal® (Sanofi-Aventis)**, suspensão, frascos dosados a 900 mg de secnidazol (30 mg/mℓ), para diluição a 30 mℓ com água + copo dosador. *Atenção, diabéticos: contém 256,8 mg de sacarose/mℓ*
- **SecniHEXAL® (Sandoz)**, comprimidos de 1.000 mg de secnidazol, embalagem contendo 2 ou 4 comprimidos. *Uso oral. Uso adulto*
- **Secnidazol® (EMS Sigma Pharma)**, pó para suspensão oral, frascos dosados a 900 mg de secnidazol (30 mg/mℓ), para diluição a 30 mℓ com água + copo dosador. *Uso oral. Uso adulto e pediátrico*
- **Secnidazol® (Medley)**, comprimidos revestidos de 1.000 mg, caixas com 2 comprimidos. *Uso oral. Uso adulto*
- **Secnidazol® (Merck)**, comprimidos revestidos de 1.000 mg, caixas com 2 e 4 comprimidos. *Uso oral. Uso adulto*
- **Secnidazol® (Neo Química)**, comprimidos de 1.000 mg, caixas com 2 comprimidos. *Uso oral. Uso adulto*
- **Secnidazol® (Nova Química)**, comprimidos revestidos de 1.000 mg, caixas com 2 comprimidos. *Uso oral. Uso adulto*
- **Secnidazol® (Prati-Donaduzzi)**, comprimidos revestidos de 1.000 mg, caixas com 2, 4, 70 e 200 comprimidos. *Uso oral. Uso adulto*
- **Secnidazol® (Ranbaxy)**, comprimidos revestidos de 1.000 mg, caixas com 2 e 4 comprimidos. *Uso oral. Uso adulto*
- **Secnidazol® (Sandoz)**, comprimidos de 1.000 mg, caixas com 2 e 4 comprimidos. *Uso oral. Uso adulto*
- **Secnidazol® (Sanofi)**, comprimidos revestidos de 1.000 mg, caixas com 2 e 4 comprimidos. *Uso oral. Uso adulto*
- **Secnidazol® (Teuto)**, comprimidos de 1.000 mg, caixas com 2 e 4 comprimidos. *Uso oral. Uso adulto*
- **Unigyn® (EMS Sigma Pharma)**, comprimidos revestidos com 1.000 mg de secnidazol, embalagens com 2 e 4 comprimidos. *Uso oral. Uso adulto.*

Metronidazol

Ver Metronidazol na página 567 do Capítulo 15, *Antibióticos*.

IMPORTANTE

Os antibióticos devem ser usados somente para casos de diarreia com sangue (disenteria) e comprometimento do estado geral ou em casos de cólera grave. Em outras condições, os antibióticos não são efetivos e não devem ser prescritos (ver Capítulo 15, *Antibióticos*).

Vale lembrar que existem outros medicamentos que já foram muito usados pelos pacientes em caso de diarreia, os chamados depressores da motilidade.

Dentre eles, estão:
- Anticolinérgicos (antimuscarínicos), como atropina, escopolamina e hioscina
- Opiáceos, que reduzem o movimento de propulsão no íleo e a motilidade. São exemplos os derivados do ópio (*Papaver somniferum*), como morfina, codeína e papaverina; difenoxilato e loperamida
- Depressores diretos da musculatura lisa, como a papaverina.

Atropina

A atropina (dl-hiosciamina) foi isolada pela primeira vez por Mein em 1831 e seus efeitos foram estudados principalmente durante a segunda metade do século 19. Durante muitos séculos, os preparados de beladona (*Atropa belladonna*) foram utilizados para diversos fins terapêuticos. A atropina é uma mistura racêmica de dl- hiosciamina, em que apenas o isômero levorrotatório constitui a forma farmacológica ativa.

A atropina é um antagonista competitivo das ações da acetilcolina e de outros agonistas muscarínicos; ela compete com estes agonistas por um local de ligação comum no receptor muscarínico. Como o antagonismo da atropina é competitivo, pode ser anulado se a concentração de acetilcolina ou de agonistas colinérgicos nos locais receptores do órgão efetor for aumentada suficientemente. Todos os receptores muscarínicos (M1 a M5) são bloqueados pela atropina: os existentes nas glândulas exócrinas, nos músculos liso e cardíaco, nos gânglios autônomos e nos neurônios intramurais.

É indicada como coadjuvante no tratamento de úlcera péptica, doenças dos sistema digestório, no tratamento de cólicas menstruais, no tratamento sintomático de doenças dos sistemas urinário e genital (p. ex., no alívio de cólicas ureterais e renais, na incontinência urinária, no espasmo da musculatura uterina), como medicação pré-anestésica para diminuir a salivação e a secreção do sistema respiratório e para bloquear o reflexo inibitório vagal no coração durante a indução da anestesia e intubação (restabelecimento da frequência cardíaca e da pressão arterial). No tratamento de arritmias ou bradicardia sinusal grave e síncope devido à hiperatividade do reflexo sinocarotídeo, no controle do bloqueio atrioventricular decorrente de aumento da atividade vagal (p. ex., em alguns casos após a administração de digitálicos), como coadjuvante em radiografias gastrintestinais, no tratamento de parkinsonismo, na profilaxia e no tratamento de intoxicações por inibidores da colinesterase (p. ex., inseticidas organofosforados), agentes colinérgicos e muscarínicos.

Seu uso é contraindicado em caso de alergia à atropina ou a qualquer componente da formulação. A atropina também é contraindicada para pacientes com asma, glaucoma ou tendência ao glaucoma, adesão entre íris e cristalino, taquicardia, estado cardiovascular instável em hemorragia aguda, isquemia do miocárdio, enfermidades obstrutivas gastrintestinais e geniturinárias, íleo paralítico, atonia intestinal em adultos mais velhos ou debilitados, colite ulcerativa grave, megacólon tóxico associado à colite ulcerativa, enfermidades hepáticas e renais graves e miastenia *gravis*.

IMPORTANTE

As evidências disponíveis sugerem que é improvável que o uso de atropina durante atividade elétrica sem pulso ou assistolia exerça efeito benéfico terapêutico (Classe IIb, nível de evidência B). Portanto, não é mais incluída nos algoritmos da ACLS (2010 American Heart Association Guidelines for Cardiopulmonary Resuscitation and Emergency Cardiovascular Care Science Part 8.2: Management of Cardiac Arrest Interventions Not Recommended for Routine Use During Cardiac Arrest).

Escopolamina

A escopolamina é um antagonista muscarínico semelhante, do ponto de vista estrutural, ao neurotransmissor acetilcolina. A escopolamina bloqueia os receptores muscarínicos da acetilcolina, sendo classificado como anticolinérgico. Entre suas muitas indicações estão a prevenção da cinetose, embora ainda não se saiba como previne as náuseas e os vômitos associados a essa condição. A escopolamina também atua diretamente no centro do vômito. É importante lembrar que a escopolamina tem de ser ingerida antes do começo das manifestações de cinetose para ser efetiva.

No Brasil as associações medicamentosas são a forma comercializada mais comum. Existe o risco raro de choque e agranulocitose potencialmente fatal em decorrência da dipirona encontrada nesta associação.

Durante o tratamento pode-se observar coloração avermelhada da urina, contudo, isso não tem importância clínica.

Indicação	• Espasmos do estômago e do intestino, espasmos e discinesias das vias biliares e espasmos dos sistemas genital e urinário
Mecanismo de ação	• Inibição da ação muscarínica da acetilcolina nos efetores autônomos
Posologia	• Adultos e crianças > 6 anos: 1 a 2 drágeas, 3 a 5 vezes/dia. Ingerir as drágeas sem mastigar, com um pouco de líquido • Adultos e crianças > 6 anos: 20 a 40 gotas, 3 a 5 vezes/dia • Crianças de 1 a 6 anos: 10 a 20 gotas, 3 vezes/dia • Lactentes: 10 gotas, 3 vezes/dia

(continua)

Escopolamina (*continuação*)

Absorção	• Rápida
Metabolismo	• Hepático
Eliminação	• Urina
Contraindicação	• Absolutas: hipersensibilidade a qualquer componente da formulação ou a outros alcaloides da beladona; miastenia *gravis*; megacólon; diarreia aguda persistente em criança • Relativas: glaucoma de ângulo agudo; obstrução intestinal com íleo paralítico; obstrução urinária; taquiarritmias
Interações medicamentosas	• A administração de butilbrometo de escopolamina + dipirona sódica com ciclosporina reduz a sua eficácia por reduzir sua concentração sanguínea • Cetoconazol: diminui a absorção GI (administrar com intervalo de 2 a 3 h) • Ansiolíticos: potencialização dos efeitos depressores do SNC • Digoxina: elevação dos níveis séricos da digoxina • Etanol: aumenta o risco de depressão do SNC
Efeitos adversos	• A associação de butilbrometo de escopolamina + dipirona sódica não deve ser prescrita se o paciente tiver alergia a analgésicos semelhantes à dipirona (como isopropilaminofenazona, propifenazona, fenazona, fenilbutazona), ao butilbrometo de escopolamina ou a algum outro componente do produto. Isso inclui, por exemplo, o desenvolvimento de agranulocitose (febre, dor de garganta ou alteração da boca e garganta, associados a ausência ou diminuição de leucócitos no sangue periférico) após o uso dessas substâncias. O uso também não é indicado em caso de asma induzida por analgésicos, reações anafilactoides ou broncospasmo após o uso de analgésicos/AINE (como paracetamol, salicilatos, diclofenaco, ibuprofeno, indometacina ou naproxeno). Além disso, essa associação não deve ser usada em caso de comprometimento da medula óssea (p. ex., após tratamento com agentes citostáticos) ou comprometimento no sistema formador de elementos do sangue; deficiência genética da enzima glicose-6-fosfato-desidrogenase, risco aumentado de discrasias sanguíneas; porfiria hepática aguda intermitente; glaucoma; obstrução pilórica, hiperplasia prostática benigna; taquicardia; megacólon e miastenia *gravis*
Alerta	• A associação butilbrometo de escopolamina + dipirona sódica não deve ser utilizada durante os 3 primeiros meses de gravidez. No segundo trimestre, o uso deve ser considerado somente se os benefícios compensarem claramente os riscos. Após o sexto mês de gravidez o uso da dipirona pode acarretar comprometimento grave do feto e problemas hemorrágicos à gestante e ao feto na ocasião do parto • O uso da associação de butilbrometo de escopolamina + dipirona sódica é contraindicado a partir dos 6 meses de gravidez. Essa associação pode intensificar reações anticolinérgicas como xerostomia, constipação intestinal e borramento visual se for combinada com antidepressivos tricíclicos e tetracíclicos (como amitriptilina, imipramina, nortriptilina, mirtazapina), anti-histamínicos (como astemizol), antipsicóticos (como clorpromazina e haloperidol), quinidina, amantadina, disopiramida e outros anticolinérgicos (p. ex., tiotrópio, ipratrópio e compostos semelhantes à atropina). Este medicamento pode interagir com o álcool, aumentando o risco de embriaguez

Apresentação comercial

- **Butilbrometo de escopolamina® (Germed)**, solução oral, cada mℓ contém 10 mg de butilbrometo de escopolamina, frascos com 20 mℓ. *Uso oral. Uso adulto e pediátrico*
- **Buscopan® (Boehringer Ingelheim)**, solução oral, cada mℓ (20 gotas) contém 10 mg de butilbrometo de escopolamina, frascos com 20 mℓ. *Uso oral. Uso adulto e pediátrico*
- **Buscopan® (Boehringer Ingelheim)**, drágeas contendo 10 mg de butilbrometo de escopolamina, embalagens com 20 drágeas. *Uso oral. Uso adulto e pediátrico. Atenção: Uma drágea contém 41,2 mg de sacarose resultando em 411,9 mg de sacarose por dose máxima recomendada. Pacientes com intolerância hereditária à frutose não devem ingerir este medicamento*
- **Buscopan® (Boehringer Ingelheim)**, solução injetável, cada mℓ contém 20 mg de butilbrometo de escopolamina, embalagens com 5 ampolas. *Uso injetável. Uso adulto e pediátrico*
- **Butilbrometo de escopolamina + dipirona sódica**
  - **Algexin® (Cimed)**, cada comprimido revestido contém 10 mg de butilbrometo de escopolamina (equivalente a 6,88 mg de escopolamina) + 250 mg de dipirona monoidratada (equivalente a 221,0 mg de dipirona), embalagens com 10 ou 20 comprimidos revestidos. *Uso oral. Uso adulto*
  - **Butilbrometo de escopolamina + dipirona sódica® (EMS)**, solução oral, cada mℓ tem 20 gotas, cada gota contém 6,67 mg de butilbrometo de escopolamina/mℓ + 333,4 mg de dipirona/mℓ, frasco com 20 mℓ e 50 frascos com 20 mℓ (apresentação hospitalar). *Uso adulto e pediátrico acima de 1 ano*
  - **Butilbrometo de escopolamina + dipirona sódica® (EMS Sigma Pharma)**, solução oral, cada mℓ tem 20 gotas, cada gota contém 6,67 mg de butilbrometo de escopolamina/mℓ + 333,4 mg de dipirona/mℓ, frasco com 20 mℓ. *Uso oral. Uso adulto e pediátrico acima de 1 ano*
  - **Butilbrometo de escopolamina + dipirona sódica® (Farmace)**, solução oral, cada mℓ tem 20 gotas, cada gota contém 6,67 mg de butilbrometo de escopolamina/mℓ + 333,4 mg de dipirona/mℓ, frasco com 20 mℓ. *Uso oral. Uso adulto e pediátrico acima de 1 ano*
  - **Butilbrometo de escopolamina + dipirona sódica® (Germed)**, solução oral, cada mℓ tem 20 gotas, cada gota contém 6,67 mg de butilbrometo de escopolamina/mℓ + 333,4 mg de dipirona/mℓ, frasco com 20 mℓ. *Uso oral. Uso adulto e pediátrico acima de 1 ano*
  - **Butilbrometo de escopolamina + dipirona sódica® (Medley)**, solução oral, cada mℓ (20 gotas) contém 6,67 mg de butilbrometo de escopolamina (correspondente a 4,59 mg de escopolamina) + 333,40 mg de dipirona sódica (correspondente a 311,58 mg de dipirona), embalagem contendo frasco com 20 mℓ. *Uso oral. Uso pediátrico ou adulto*
  - **Buscopan composto® (Boehringer Ingelheim)**, cada mℓ contém 4 mg de butilbrometo de escopolamina (correspondentes a 2,75 mg de escopolamina) + 500 mg de dipirona sódica mono-hidratada (correspondentes a 443,02 mg de dipirona), embalagem com 3 ampolas de 5 mℓ. *Uso oral. Uso adulto e pediátrico.*
  - **Buscopan composto® (Boehringer Ingelheim)**, cada mℓ (20 gotas) contém 6,67 mg de butilbrometo de escopolamina (0,33 mg/gota), correspondentes a 4,6 mg de escopolamina + 333,4 mg de dipirona

sódica monoidratada (16,67 mg/gota), correspondentes a 295,41 mg de dipirona, frasco com 10 e 20 mℓ. *Uso oral. Uso adulto e pediátrico*
- **Dorspan® composto (EMS)**, comprimido revestido, cada comprimido revestido contém 10 mg de butilbrometo de escopolamina + 250 mg de dipirona sódica, embalagem com 20 comprimidos revestidos. *Uso oral. Uso adulto e pediátrico*
- **Dorspan® composto (EMS)**, solução oral, cada mℓ contém 6,67 mg de butilbrometo de escopolamina + 333,40 mg de dipirona sódica, frasco com 15 mℓ e 20 mℓ. *Uso oral. Uso adulto e pediátrico*.

Papaverina

A papaverina foi descoberta em 1848 por Georg Merck. Trata-se de um alcaloide do ópio, agente que é inibidor da fosfodiesterase não xantínico. É usada para aliviar a isquemia cerebral e periférica associada a espasmo arterial e a isquemia miocárdica complicada por arritmias. As principais ações da papaverina são exercidas nas musculaturas cardíaca e lisa. Atua diretamente no músculo cardíaco, deprimindo a condução e prolongando o período refratário. O efeito antiespasmódico é direto e não guarda relação com a inervação muscular. O cloridrato de papaverina nada mais é que um relaxante inespecífico da musculatura lisa, promovendo ação antiespasmódica nos vasos sanguíneos. Embora seja derivada do ópio, sua estrutura e sua ação farmacológica são diferentes daquelas dos opioides.

Indicação	• Prescrita para todos os tipos de espasmo intestinal e gástrico, broncospasmo, angina de peito e arritmias cardíacas
Mecanismo de ação	• Relaxante inespecífico da musculatura lisa em decorrência de inibição da enzima fosfodiesterase

Posologia	• Adultos
	  ○ Intra-arterial: 40 mg durante 1 a 2 min
	  ○ IM ou IV: 30 a 120 mg 3/3 h
	  ○ IV (só em casos urgentes): 100 mg lentamente durante 2 min a cada 3 h
	• Crianças
	  ○ 6 mg/kg a cada 6 h

Absorção	• Biodisponibilidade de 54% após administração oral
Metabolismo	• Hepático
Eliminação	• Urina
Contraindicação	• Absolutas: hipersensibilidade à papaverina; bloqueio atrioventricular (BAV) completo • Relativas: glaucoma; doença de Parkinson; hepatopatia
Interações medicamentosas	• Clorpromazina: potencialização do efeito hipotensor • Clozapina: potencialização do efeito hipotensor • Haloperidol: potencialização do efeito hipotensor • Prometazina: potencialização do efeito hipotensor • Tizanidina: potencialização do efeito hipotensor
Efeitos adversos	• Pode causar reações de hipersensibilidade tais como náusea, desconforto abdominal, anorexia, constipação intestinal, diarreia, vertigem, cefaleia, hiperemia cutânea e reações hepáticas. Podem ocorrer ainda sonolência, debilidade, diplopia, icterícia e irritação no local da injeção
Alerta	• A apresentação injetável é compatível com NaCl a 0,9% e glicose a 5% • Classe C na gravidez • O tabagismo interfere no efeito terapêutico da papaverina

Apresentação comercial

- **Hypoverin® (Hypofarma)**, solução injetável, estéril e apirogênica, cada mℓ da solução injetável contém 50 mg de cloridrato de papaverina, cartucho com 10 ampolas de vidro âmbar de 2 mℓ. *Uso intravenoso, intramuscular ou intra-arterial. Uso adulto e pediátrico*
- **Papaverina + cloridrato de quinina**
  - **Monotrean® (Daiichi Sankyo)**, cada drágea contém 100 mg de cloridrato de quinina + 40 mg de papaverina, embalagens contendo 30 drágeas. *Uso somente por adultos*
- **Dipirona + cloridrato de papaverina + cloridrato de adifenina + metilbrometo de homatropina**
  - **Sedalene® (Gunther)**, supositório infantil de 1 g, cada supositório contém 250 mg de dipirona + 15 mg de cloridrato de papaverina + 15 mg de cloridrato de adifenina + 1 mg de metilbrometo de homatropina, embalagem com 2 supositórios. *Uso pediátrico*
  - **Sedalene® (Gunther)**, cápsula gelatinosa dura, 250 mg de dipirona + 15 mg de cloridrato de papaverina + 15 mg de cloridrato de adifenina + 1,25 mg de metilbrometo de homatropina, embalagem com 10 cápsulas. *Uso oral. Uso adulto e pediátrico*
  - **Sedalene® (Gunther)**, solução injetável, cada mℓ contém 500 mg de dipirona + 15 mg de cloridrato de papaverina + 15 mg de cloridrato de adifenina + 1 mg de metilbrometo de homatropina, embalagens com 2 e 100 ampolas de 2 mℓ. *Uso intramuscular. Uso adulto e pediátrico*
  - **Sedalene® (Gunther)**, solução oral, cada mℓ (25 gotas) contém 500 mg de dipirona + 30 mg de cloridrato de papaverina + 30 mg de cloridrato de adifenina + 2,5 mg de metilbrometo de homatropina, embalagens com 2 e 100 ampolas de 2 mℓ. *Uso oral. Uso adulto e pediátrico*.

Difenoxilato

O difenoxilato é um congênere da meperidina utilizado como antidiarreico, geralmente em combinação com atropina. Em doses altas, sua ação é igual à da morfina. Tem atividade analgésica mínima ou inexistente. Exerce efeito direto na musculatura lisa circular das alças intestinais, resultando em segmentação e prolongamento do tempo de trânsito GI.

O difenoxilato é incluído na lista A1 (entorpecentes) e, segundo a Resolução RDC nº 6 de 18 de fevereiro de 2016, são proibidas a comercialização e a manipulação de todos os medicamentos que contenham ópio e seus derivados sintéticos e cloridrato de difenoxilato nas formas farmacêuticas líquidas ou em xarope para uso pediátrico.

Na mesma resolução as preparações à base de difenoxilato que contenham até 2,5 mg de difenoxilato (calculado como base) e uma quantidade de sulfato de atropina equivalente a, pelo menos, 1% da quantidade de difenoxilato ficam sujeitas a prescrição da Receita de Controle Especial, em duas vias e os dizeres da rotulagem e da bula devem apresentar a seguinte frase: venda sob prescrição médica – só pode ser vendido com retenção da receita.

Loperamida

Antidiarreico sintético indicado para o controle e o alívio sintomático da diarreia inespecífica aguda e da diarreia crônica espoliativa associada à doença intestinal inflamatória. Também é indicada para reduzir o volume eliminado por ileostomia e colostomia. A loperamida prolonga o tempo de trânsito do conteúdo intestinal, reduz o volume fecal diário, aumenta a viscosidade e a densidade do bolo fecal e reduz a perda de líquido e eletrólitos. Ainda não foi observada tolerância ao seu efeito antidiarreico.

Indicação	• Diarreia aguda sem causa específica, sem caráter infeccioso • Diarreias crônicas espoliativas, associadas às doenças inflamatórias como doença de Crohn e retocolite ulcerativa • Nas ileostomias e colostomias, com excessiva perda de água e eletrólitos
Mecanismo de ação	• A loperamida é um agonista de receptores de opioides, atuando nos receptores no plexo mioentérico e não influencia o sistema nervoso central como outros opioides
Posologia	• Diarreia aguda: a dose inicial sugerida é de 2 comprimidos (4 mg), seguidos de 1 comprimido (2 mg) após cada subsequente evacuação líquida, até uma dose diária máxima de 8 comprimidos (16 mg) • Diarreia crônica: a dose diária inicial é de 2 comprimidos (4 mg). Esta dose deve ser ajustada, até que 1 a 2 evacuações sólidas ao dia sejam obtidas, o que é conseguido, em geral, com uma dose diária média que varia entre 1 a 6 comprimidos (2 a 12 mg). A dose diária máxima não deve ultrapassar 8 comprimidos (16 mg)
Absorção	• Pouco absorvida pelo intestino (biodisponibilidade sistêmica em torno de 0,3%)
Duração da ação	• 24 h
Metabolismo	• Hepático
Eliminação	• Fezes

Contraindicação	• Hipersensibilidade à loperamida ou a qualquer componente de sua formulação
	• Crianças
	• Não deve ser utilizada como primeira opção para pacientes:
	  ◦ Com disenteria aguda caracterizada por sangue nas fezes e febre alta
	  ◦ Com colite ulcerativa aguda
	  ◦ Com enterocolite bacteriana causada por *Salmonella*, *Shigella* e *Campylobacter*
	  ◦ Com colite pseudomembranosa associada ao uso de antibióticos de amplo espectro

Interações medicamentosas	• Amiodarona: elevação das concentrações plasmáticas e no SNC e dos efeitos adversos da loperamida • Atazanavir: elevação das concentrações plasmáticas e no SNC e dos efeitos adversos da loperamida • Ciclosporina: elevação das concentrações plasmáticas e no SNC e dos efeitos adversos da loperamida • Claritromicina: elevação das concentrações plasmáticas e no SNC e dos efeitos adversos da loperamida • Clopidogrel: elevação das concentrações plasmáticas e no SNC e dos efeitos adversos da loperamida
Efeitos adversos	• Cefaleia; constipação intestinal; náusea; flatulência
Alerta	• Classe C na gravidez

Apresentação comercial

- **Cloridrato de loperamida® (Globo)**, cada comprimido contém 2 mg de cloridrato de loperamida, embalagens com 12 comprimidos. *Uso oral. Uso adulto*
- **Diasec® (Hexal)**, cada comprimido contém 2 mg de cloridrato de loperamida, embalagens com 12 e 200 comprimidos. *Uso oral. Uso adulto*
- **Imosec® (Janssen-Cilag)**, cada comprimido contém 2 mg de cloridrato de loperamida, embalagens com 12 e 200 comprimidos. *Uso oral. Uso adulto*
- **Magnostase® (Neo Química)**, cada comprimido contém 2 mg de cloridrato de loperamida, embalagens com 12 e 200 comprimidos. *Uso oral. Uso adulto.*

Capítulo 8
Medicamentos em Otorrinolaringologia

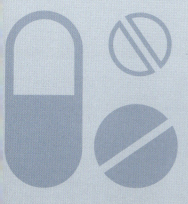

Otite externa

Otite externa é um termo abrangente que inclui qualquer condição associada à inflamação ou infecção do meato acústico externo e do pavilhão auricular, podendo variar de simples inflamação a doenças fatais. Visto que todos os espaços pneumatizados do osso temporal são contíguos, a inflamação da orelha externa pode envolver também outros três espaços pneumatizados: processo mastoide, ápice petroso e células perilabirínticas.

Os fatores predisponentes da otite externa incluem:

- Ausência de cerume: perda da proteção física e do pH ácido que coíbe o crescimento de patógenos
- Traumatismos: comprometimento da barreira epitelial, permitindo invasão de patógenos
- Supurações da orelha média: predispõem a dermatite secundária
- Substâncias cáusticas: produtos detergentes
- Queimaduras: fagulhas elétricas, óleos quentes, levando à formação de fibrose
- Corpos estranhos: impedem a aeração do meato acústico externo e provocam irritação local
- Lavagens repetidas: estagnação de água e remoção do filme lipídico no local que tem ação bactericida e fungostática
- Alterações de temperatura e umidade do ambiente: predispõem ao crescimento dos patógenos.

Como o meato acústico externo é revestido por pele, a otite externa poderia ser considerada uma afecção dermatológica de localização otológica. A chamada otite do nadador (otite externa difusa aguda, OEDA) é a forma mais comum de otite externa. O paciente chega a sentir dor à mastigação. As bactérias mais encontradas na OEDA são *Pseudomonas aeruginosa* e *Staphylococcus aureus*. O tratamento consiste em controle da dor (paracetamol, ibuprofeno, codeína, diclofenaco), gotas otológicas com antibióticos (se a infecção estiver localizada no meato acústico externo) e hidrocortisona tópica.

■ Medicação tópica
Apresentação comercial

- **Fluocinolona acetonida + sulfato de polimixina B + sulfato de neomicina + cloridrato de lidocaína® (Geolab)**, solução otológica, cada mℓ (25 gotas) contém 0,250 mg de fluocinolona acetonida + 10.000 UI de sulfato de polimixina B + 3,50 mg de neomicina base (como sulfato) + 20 mg de cloridrato de lidocaína, embalagem contendo 1 frasco gotejador com 10 mℓ. *Uso otológico. Uso adulto e pediátrico*
- **Otosylase® (Geolab)**, solução otológica, cada mℓ (25 gotas) da solução contém 0,250 mg de fluocinolona acetonida + 10.000 UI de sulfato de polimixina B + 3,50 mg de neomicina base (como sulfato) + 20 mg de cloridrato de lidocaína, embalagem contendo 1 frasco gotejador com 10 mℓ. *Uso otológico. Uso adulto e pediátrico*
- **Otosynalar® (Roche)**, solução otológica, cada mℓ contém 0,250 mg de fluocinolona acetonida + 10.000 UI de sulfato de polimixina B + 3,50 mg de neomicina base (equivalente a 5,00 mg de sulfato de neomicina) + 20,00 mg de cloridrato de lidocaína (cada mℓ equivale a aproximadamente 24 gotas), frasco de 5 mℓ com bico conta-gotas. *Uso otológico. Uso adulto e pediátrico*

> **IMPORTANTE**
>
> Otosynalar® é contraindicado nos casos de hipersensibilidade aos componentes da formulação, infecções da orelha causadas por fungos ou vírus e não tratadas, nos casos de infecção por herpes-vírus simples, vírus vacínia e varicela, nas perfurações do tímpano. O uso de Otosynalar® não é recomendado no primeiro trimestre da gravidez e, no segundo trimestre, deve-se avaliar os benefícios frente aos perigos potenciais ao feto.

- **Otosporin® (Farmoquímica)**, suspensão otológica, cada mℓ da suspensão contém 10.000 UI de sulfato de polimixina B + 5 mg de sulfato de neomicina + 10 mg de hidrocortisona (cada mℓ da suspensão equivale a 32 gotas), embalagem contendo 10 mℓ. *Uso otológico. Uso adulto e pediátrico*.

> **IMPORTANTE**
>
> A **impactação de cerume** é a condição mais frequente da orelha externa (2 a 6% da população adulta normal). Já foi constatado que os indivíduos que apresentam episódios recorrentes de rolhas de cerume têm mais queratina no seu cerume do que a população geral. Habitualmente ocorrem hipoacusia súbita, autofonia e, às vezes, otalgia e vertigem. O diagnóstico é confirmado por otoscopia. O tratamento consiste na retirada da rolha de cerume. Se o cerume estiver amolecido e não houver perfuração timpânica, a remoção é feita por meio de lavagem com água morna. Se o cerume estiver endurecido, podem ser usadas gotas tópicas solventes (p. ex., Cerumin® [Alcon], cada mℓ contém 0,14 g de trietanolamina + 0,0004 g de borato de 8-hidroxiquinolina, frasco com 8 mℓ) ou estiletes.

Otite média

A otite média aguda (OMA) é a infecção bacteriana mais comum em crianças pequenas. Quase todas as crianças terão ao menos um ou mais episódio de OMA nos primeiros 7 anos de vida.

As novas diretrizes suecas (outubro de 2010) recomendam conduta expectante nos casos de OMA não complicada em crianças pequenas com idades de 1 a 12 anos. As diretrizes anteriores permitiam optar entre antibioticoterapia e conduta expectante em crianças com 2 aos 16 anos. A idade foi reduzida para 1 ano, pois a maioria dos episódios de OMA ocorre antes dos 2 anos de idade. Segundo relatório de 2008 (Del Mar C, Glasziou P, Hayem M. Are antibiotics indicated as initial treatment for children with acute otitis media? A meta-analysis. BMJ. 1997;314(7093):1526-9), a cada ano, mais de 2.000 crianças suecas recebem tubos de timpanoplastia, por causa de OMA.

Foi constatado que lactentes são extremamente vulneráveis e, portanto, necessitam de tratamento. A combinação de sinais/sintomas agudos, alterações inflamatórias do tímpano e existência de pus na orelha média é essencial para o diagnóstico de OMA. Recomenda-se testar a mobilidade da membrana timpânica e, sempre que possível, realizar otoscopia para visualizar o tímpano. Também é recomendada conduta expectante para crianças e pré-adolescentes com idades entre 1 e 12 anos.

Analgésicos adequados são recomendados em caso de piora dos sinais/sintomas; quando persistirem por mais de 2 dias, recomenda-se nova avaliação. Quando os antibióticos forem prescritos, a penicilina V por 5 dias é a medicação de escolha. Em caso de piora ou persistência das manifestações clínicas após 2 dias, recomenda-se o uso de amoxicilina. Também se recomenda coletar amostras da nasofaringe para cultura para orientação do tratamento, caso não seja bem-sucedido. Se houver alergia à penicilina, suspeita ou comprovada, recomenda-se o uso de macrolídios, além da cultura de nasofaringe, já que há poucas opções terapêuticas no caso de insucesso terapêutico. Para as crianças com OMA recorrente (definida com três ou mais episódios de OMA em 6 meses ou quatro eventos ao ano) não se recomenda a conduta expectante, preferindo-se o tratamento, sempre que houver um episódio de OMA.

Penicilina V potássica

Também conhecida como fenoximetilpenicilina potássica. É o análogo fenoximetil da penicilina G. Trata-se de um betalactâmico. É um antibiótico que exerce sua ação bactericida durante o estágio de multiplicação ativa dos microrganismos sensíveis. Não é ativa contra bactérias produtoras de penicilinase, as quais incluem muitas cepas de estafilococos. A droga exerce elevada atividade *in vitro* contra estafilococos (exceto as cepas produtoras de penicilinase), estreptococos (grupos A, C, G, H, L e M) e pneumococos. Outros microrganismos sensíveis à fenoximetilpenicilina potássica são *Corynebacterium diphtheriae*, *Bacillus anthracis*, *Clostridium*, *Actinomyces bovis*, *Streptobacillus moniliformis*, *Listeria monocytogenes*, *Leptospira* e *Neisseria gonorrhoeae*. *Treponema pallidum* também é extremamente sensível à sua ação bactericida.

A característica principal da fenoximetilpenicilina potássica, que a distingue da benzilpenicilina, é a resistência à inativação pelo suco gástrico. Pode ser administrada às refeições, embora sejam atingidos níveis sanguíneos mais elevados quando administrada antes das refeições ou com o estômago vazio.

Indicação	• Tratamento de infecções estreptocócicas leves a moderadas das vias respiratórias superiores, escarlatina e erisipela • Tratamento de infecções leves a moderadas das vias respiratórias causadas por pneumococos • Tratamento de infecções estafilocócicas leves localizadas na pele e nos tecidos moles (relatos indicam a incidência crescente de cepas de estafilococos resistentes à fenoximetilpenicilina potássica e isso enfatiza a necessidade de realização de cultura e antibiograma) • Tratamento de fusoespiroquetose (gengivite e faringite de Vincent) • Tratamento de infecções leves a moderadas da orofaringe • Profilaxia da endocardite bacteriana em pacientes com lesões cardíacas congênitas ou adquiridas, incluindo a doença reumática, que se submeterão a cirurgia dentária ou a procedimentos cirúrgicos nas vias respiratórias superiores
Mecanismo de ação	• A fenoximetilpenicilina potássica se liga e inativa as PBP, enzimas localizadas na parede bacteriana e envolvidas nos estágios terminais do crescimento e divisão, resultando no enfraquecimento da parede bacteriana e sua lise
Posologia	• Crianças < 12 anos: 40.000 UI/kg/dia VO, divididas em 2 tomadas, durante 10 dias • Crianças > 12 e adultos: 400.000 a 500.000 UI VO, a cada 6 h durante pelo menos 2 dias
Absorção	• Cerca de 60 a 75% da dose oral de penicilina V são absorvidos. Os níveis séricos máximos são atingidos em 60 min na pessoa em jejum
Metabolismo	• Hepático
Eliminação	• Renal (secreção tubular)
Contraindicação	• História de hipersensibilidade às penicilinas e/ou demais componentes da formulação • Hipersensibilidade à cefalosporinas
Interações medicamentosas	• Aminoglicosídios: efeitos terapêuticos sinérgicos, sobretudo contra enterococos • Anovulatórios orais contendo estrogênio: redução da eficácia e ocorre sangramento intermenstrual • Anticoagulantes: aumenta o risco de sangramento (monitorar TTP, TP e RNI) • Probenecida: reduz a taxa de eliminação das penicilinas, prolongando e aumentando seus níveis sanguíneos • Sulfimpirazona: prolonga a meia-vida da penicilina V
Efeitos adversos	• Náuseas/vômitos; dor abdominal; diarreia; alteração da coloração da mucosa da língua; erupções cutâneas (dermatite maculopapular a esfoliativa); urticária; reações semelhantes à doença do soro; edema de laringe; anafilaxia; febre; eosinofilia
Alerta	• As penicilinas podem interferir na pesquisa da glicosuria realizada com o método do reagente sulfato de cobre, ocasionando falsos resultados de acréscimo ou diminuição. Esta interferência não ocorre com o método da glicose oxidase • Classe C na gravidez

Apresentação comercial

- **Meracilina® (Aché)**, comprimidos com 500.000 UI de fenoximetilpenicilina potássica, embalagem contendo 12 e 250 comprimidos. *Uso oral. Uso adulto e pediátrico*
- **Pencilin-V® (Teuto)**, comprimidos com 500.000 UI de fenoximetilpenicilina potássica, embalagem contendo 12 comprimidos. *Uso oral. Uso adulto e pediátrico*
- **Pen-ve-oral® (Eurofarma)**, comprimidos de 500.000 UI de fenoximetilpenicilina potássica, embalagens contendo 12 comprimidos. *Uso oral. Uso adulto e pediátrico*
- **Pen-ve-oral® (Eurofarma)**, pó para solução oral, embalagens contendo 1 frasco com pó para solução oral. Após reconstituição o frasco conterá 60 mℓ, sendo que cada 5 mℓ contêm 400.000 UI de fenoximetilpenicilina potássica. *Uso oral. Uso adulto e pediátrico. Essa solução se mantém estável por 7 dias em temperatura ambiente (entre 15°C e 30°C).*

Amoxicilina

Ver Amoxicilina na página 510 do Capítulo 15, *Antibióticos*.

Sinusite ou rinossinusite

A rinossinusite aguda é definida como inflamação sintomática da cavidade nasal e dos seios paranasais com duração inferior a 4 semanas. Dá-se preferência ao termo rinossinusite porque a inflamação dos seios paranasais raramente ocorre sem inflamação concomitante da mucosa nasal.

A etiologia mais comum da rinossinusite aguda é viral. A rinossinusite viral é complicada por infecção bacteriana aguda em apenas 0,5 a 2,0% dos episódios. Tipicamente, a rinossinusite viral aguda não complicada melhora em 7 a 10 dias. A rinossinusite bacteriana aguda também é um acometimento autolimitado, raramente apresenta complicações graves.

De acordo com a etiologia, viral ou bacteriana, as metas do tratamento da rinossinusite aguda são diferentes.

■ Terapia sintomática para rinossinusite aguda

É indicada tanto para a rinossinusite viral aguda como para a rinossinusite bacteriana aguda.

Analgésicos. AINE e paracetamol são usados para promover o alívio da dor.

Irrigação com solução salina. A irrigação mecânica com solução salina hipertônica ou soro fisiológico reduz a necessidade de analgésicos e promove conforto, sobretudo nos pacientes com infecções frequentes dos seios paranasais.

IMPORTANTE
É importante que na irrigação seja usada água estéril ou própria para instilação porque existem relatos de encefalite amebiana em decorrência do uso de água de torneira.

Glicocorticoides intranasais. O mecanismo de ação teórico é a redução da reação inflamatória nasal com melhora da drenagem dos seios paranasais. Podem ser usados tanto na rinossinusite viral aguda como na rinossinusite bacteriana aguda. São mais provavelmente benéficos para os pacientes com rinite alérgica subjacente.

Descongestantes nasais. O uso de agentes como oximetazolina promove sensação subjetiva de desobstrução nasal. Devem ser usados com moderação (não mais de 3 dias consecutivos) na rinossinusite viral aguda para evitar congestão de rebote. Não são muito efetivos na rinossinusite bacteriana aguda.

Descongestionantes orais (p. ex., pseudoefedrina). São muito usados para reduzir o edema e propiciar aeração e drenagem dos seios paranasais. Não são efetivos na rinossinusite bacteriana aguda. Quando a disfunção da tuba auditiva é um fator associado a rinossinusite viral aguda, um ciclo de 3 a 5 dias de descongestionais orais é uma abordagem sensata. No entanto, esses agentes devem ser usados com cautela em pacientes com doença cardiovascular, hipertensão arterial e hipertrofia prostática benigna por causa dos efeitos adversos sistêmicos das formulações alfa-adrenérgicas. No Brasil, são comercializados em associação com anti-histamínicos.

Anti-histamínicos. Costumam ser prescritos com frequência para o alívio sintomático.

Mucolíticos. Substâncias como a guaifenesina fluidificam as secreções e promovem a eliminação e a drenagem do muco.

Descongestionantes nasais tópicos

Oximetazolina

Essa imidazolina (agente simpaticomimético) tem propriedades alfa-1-agonista seletiva e alfa-2-agonista parcial. Visto que os leitos vasculares são ricos em receptores alfa-1, seu uso promove vasoconstrição.

Indicação	• Alívio da congestão nasal e da congestão nasofaríngea decorrentes do resfriado comum, sinusite e processos alérgicos das vias respiratórias superiores • Tratamento coadjuvante de otite média • Uso em consultório sob a forma de tampão nasal para facilitar o exame intranasal ou antes de cirurgia nasal
Mecanismo de ação	• A atividade simpaticomimética do cloridrato de oximetazolina promove constrição da rede arteriolar da mucosa nasal, provocando efeito descongestionante prolongado

Posologia	• Afrin® 12 h adulto
	   ○ Adultos e crianças > 6 anos: 2 ou 3 atomizações em cada narina, de 12 em 12 h
	• Afrin® pediátrico
	   ○ Crianças entre 2 e 5 anos: 2 ou 3 gotas em cada narina, 2 vezes ao dia, pela manhã e à noite

Absorção	• Ocasionalmente ocorre absorção sistêmica
Início da ação	• 5 a 10 min
Duração da ação	• < 12 h
Contraindicação	• Hipersensibilidade a oximetazolina ou a qualquer dos componentes da fórmula; hipertireoidismo; glaucoma de ângulo fechado; diabetes melito; hipertrofia prostática benigna; crianças com menos de 6 anos de idade; hipertensão arterial; doença cardiovascular
Interações medicamentosas	• Antidepressivos tricíclicos, bromocriptina, maprotilina, inibidores da monoamina oxidase (IMAO): potencialização dos efeitos da oximetazolina
Efeitos adversos	• Sensação de queimação e ardência; espirros; aumento da secreção nasal
Alerta	• Não exceder a posologia recomendada e não usar por mais de 3 dias, pois pode causar congestão recorrente. O uso frequente ou prolongado pode causar congestão recorrente ou piora • O uso do frasco por mais de uma pessoa pode propagar infecção

Apresentação comercial

- **Afrin® pediátrico (Mantecorp)**, solução nasal em *spray* de cloridrato de oximetazolina a 0,025%, cada mℓ contém 0,25 mg de cloridrato de oximetazolina, frasco conta-gotas com 20 mℓ (0,025%). Componentes inativos: cloreto de benzalcônio, fosfato de sódio monobásico, edetato dissódico, propilenoglicol e água purificada. *Uso nasal. Uso pediátrico acima de 2 anos*
- **Afrin® 12 horas adulto (Mantecorp)**, solução nasal em *spray* de cloridrato de oximetazolina a 0,05%, cada mℓ contém 0,5 mg, frasco vaporizador com 10 mℓ ou 30 mℓ. Componentes inativos: cloreto de benzalcônio, fosfato de sódio monobásico, edetato dissódico, propilenoglicol e água purificada. *Uso nasal. Uso adulto e pediátrico acima de 6 anos de idade*
- **Aturgyl® (Sanofi-Aventis)**, solução nasal em *spray*, cada mℓ (20 gotas) contém 0,5 mg de cloridrato de oximetazolina (0,05%), cartucho com frasco gotejador/vaporizador de 15 mℓ. *Uso nasal. Uso adulto*
- **Cloridrato de oximetazolina adulto® (EMS)**, solução nasal, cada mℓ contém 0,5 mg de cloridrato de oximetazolina, em embalagem contendo frascos com 10, 20 e 30 mℓ. *Uso nasal. Uso adulto*
- **Cloridrato de oximetazolina pediátrico® (EMS)**, solução nasal, cada mℓ contém 0,25 mg de cloridrato de oximetazolina, em embalagem contendo frascos com 10, 20 e 30 mℓ. *Uso nasal. Uso pediátrico*
- **Cloridrato de oximetazolina adulto® (Germed)**, solução nasal, cada mℓ contém 0,5 mg de cloridrato de oximetazolina, em embalagem contendo frascos com 10, 20 e 30 mℓ. *Uso nasal. Uso adulto*
- **Cloridrato de oximetazolina pediátrico® (Germed)**, solução nasal, cada mℓ contém 0,25 mg de cloridrato de oximetazolina, em embalagem contendo frascos com 10, 20 e 30 mℓ. *Uso nasal. Uso pediátrico*
- **Cloridrato de oximetazolina® (Teuto)**, solução nasal, cada mℓ da contém 0,5 mg de cloridrato de oximetazolina, embalagem contendo 01 frasco com 10 mℓ e embalagem contendo 01 frasco com 30 mℓ. *Uso nasal. Uso adulto*
- **Desfrin® pediátrico (União Química)**, solução nasal com 0,25 mg de cloridrato de oximetazolina/mℓ, cada mℓ contém 25 gotas (0,0100 mg/gota), embalagem contendo frasco de 10 mℓ. *Uso nasal. Uso pediátrico acima de 2 anos*
- **Desfrin® (União Química)**, solução nasal com 0,5 mg de cloridrato de oximetazolina/mℓ, cada mℓ contém 25 gotas, embalagem contendo frasco de 10 mℓ. Veículo: cloreto benzalcônio, cloreto de sódio, edetato dissódico di-hidratado, hidróxido de sódio e água purificada *Uso nasal. Uso adulto e pediátrico acima de 6 anos*
- **Nasivin® (Merck)**, solução nasal, cada mℓ contém 0,5 mg de cloridrato de oximetazolina, frasco com 10 mℓ. *Uso nasal. Uso adulto*
- **Nasivin® (Merck)**, solução para nebulização, cada mℓ contém 0,5 mg de cloridrato de oximetazolina, frasco nebulizador com 10 mℓ. *Uso nasal. Uso adulto.*

Descongestionantes orais

Pseudoefedrina

A pseudoefedrina é um agente simpaticomimético, com semelhanças estruturais à efedrina. Ao contrário da oximetazolina, não provoca congestão de rebote.

No Brasil, é comercializada na forma de associação com anti-histamínicos e paracetamol.

Indicação	• Descongestionante oral
Mecanismo de ação	• Ação direta em receptores alfa-adrenérgicos e, em menor grau, em receptores beta-adrenérgicos • Promove vasoconstrição nas vias respiratórias graças à ação nos alfarreceptores na mucosa • Provoca broncoconstrição pelo estímulo dos receptores beta-2-adrenérgicos
Posologia	• Adultos e crianças ≥ 12 anos: 60 mg VO a cada 4 a 6 h (dose máxima de 240 mg/dia) • Crianças de 6 a 12 anos: 30 mg VO a cada 4 a 6 h (dose máxima de 120 mg/dia) • Crianças de 2 a 5 anos: 15 mg VO a cada 4 a 6 h (dose máxima de 60 mg/dia ou 4 mg/kg ou 125 mg/m^2)
Absorção	• Rápida após ingestão (não sofre efeito de primeira passagem)
Início da ação	• 30 min
Duração da ação	• 4 a 12 h
Metabolismo	• Hepático
Eliminação	• Urina (55 a 75%)
Contraindicação	• Uso de inibidores da enzima monoamina oxidase (IMAO), como tranilcipromina, moclobemida, selegilina ou nos 14 dias após a suspensão dos mesmos • Glaucoma de ângulo estreito; retenção urinária; hipertensão arterial grave; doença coronariana grave; hipertireoidismo
Interações medicamentosas	• Betabloqueadores: aumento dos efeitos pressores da pseudoefedrina • Metildopa: redução dos efeitos anti-hipertensivos • Procarbazina (IMAO): hiperpirexia e graves reações hipertensivas • Selegilina (IMAO): hiperpirexia e graves reações hipertensivas • Tranilcipromina (IMAO): hiperpirexia e graves reações hipertensivas
Efeitos adversos	• Inquietação ou excitabilidade (sobretudo em crianças); tontura; cefaleia; ansiedade; anorexia; transtorno do sono (insônia); prurido; tremores
Alerta	• Classe C na gravidez

Apresentação comercial

- **Actifedrin® (FQM)**, xarope, cada mℓ contém 0,25 mg de cloridrato de triprolidina + 6 mg de cloridrato de pseudoefedrina, embalagem com 100 mℓ. Uso oral. Uso adulto e pediátrico
- **Actifedrin® (FQM)**, comprimidos, cada comprimido contém 2,5 mg de cloridrato de triprolidina + 60 mg de cloridrato de pseudoefedrina, embalagem com 20 comprimidos. Uso oral. Uso adulto
- **Alergaliv® D (Legrand)**, cada mℓ contém 1 mg de loratadina + 12 mg de sulfato de pseudoefedrina, frascos de 60 mℓ. Uso oral. Uso adulto e pediátrico acima de 6 anos de idade
- **Claritin® D (Mantecorp)**, cada drágea contém 5 mg de loratadina + 120 mg de sulfato de pseudoefedrina, embalagem com 6 ou 12 drágeas. Uso oral. Uso adulto e pediátrico acima de 6 anos de idade
- **Claritin® D (Mantecorp)**, xarope, cada mℓ contém 1 mg de loratadina + 12 mg de sulfato de pseudoefedrina, frascos de 30, 60 ou 120 mℓ. Uso oral. Uso adulto e pediátrico acima de 6 anos de idade
- **Desalex® (Merck Sharp & Dohme)**, comprimidos de liberação modificada contendo 2,5 mg de desloratadina + 120 mg de sulfato de pseudoefedrina, embalagens com 4 ou 10 comprimidos. Uso oral. Uso adulto e pediátrico acima de 12 anos
- **Dimetapp® elixir (Pfizer)**, elixir sabor uva, cada mℓ contém 3 mg de cloridrato de pseudoefedrina + 0,2 mg de maleato de bronfeniramina, frasco com 120 mℓ acompanhado de copo medida graduado. Uso oral. Uso adulto e pediátrico
- **Dimetapp® gelcaps (Pfizer)**, elixir sabor uva, cada cápsula gelatinosa contém 60 mg de cloridrato de pseudoefedrina + 4 mg de maleato de bronfeniramina, caixas com 20 cápsulas. Uso oral. Uso adulto
- **Histadin® D (União Química)**, cada comprimido revestido contém 5 mg de loratadina + 120 mg de sulfato de pseudoefedrina, embalagem com 12 comprimidos. Uso oral. Uso adulto e pediátrico acima de 6 anos de idade
- **Histadin® D (União Química)**, xarope, cada mℓ contém 1 mg de loratadina + 12 mg de sulfato de pseudoefedrina, frascos de 60 mℓ. Uso oral. Uso adulto e pediátrico acima de 6 anos de idade.

Anti-histamínicos

Os anti-histamínicos H1 são classificados como sedativos (primeira geração) e não sedativos (segunda geração).

Os anti-histamínicos de primeira geração incluem difenidramina, cipro-heptadina, prometazina, clorfeniramina, dexclorfeniramina e hidroxizina. Seu efeito é muito potente, mas de duração breve. São metabolizados no fígado pelo sistema microssomial do citocromo P-450.

Os anti-histamínicos de segunda geração incluem loratadina, desloratadina, fexofenadina, cetirizina e azelastina. Esses agentes apresentam índice terapêutico elevado, com ações extremamente seletivas e não são sedativos. Não penetram no sistema nervoso central. Os efeitos colaterais incluem fotossensibilidade, taquicardia e prolongamento do intervalo QT.

O Quadro 8.1 mostra as categorias dos anti-histamínicos na gravidez.

IMPORTANTE

Os anti-histamínicos reduzem a resposta a antígenos administrados por via intradérmica para fins diagnósticos, provocando respostas falso-negativas ou insignificantes (suspender 2 a 4 dias antes da intradermorreação de Mantoux, por exemplo).

QUADRO 8.1 — Anti-histamínicos na gravidez.

Anti-histamínico	Categoria na gravidez
Cetirizina	B
Clorfeniramina	B
Cipro-heptadina	B
Desloratadina	C
Dexclorfeniramina	B
Fexofenadina	C
Hidroxizina	C
Loratadina	B
Levocetirizina	B
Prometazina	C

Baseado em Sumit Kar, Ajay Krishnan, K. Preetha, and Atul Mohankar. A review of antihistamines used during pregnancy. J Pharmacol Pharmacother. 2012 Apr-Jun; 3(2): 105-108.

Difenidramina

A difenidramina pertence à classe etanolamina. Os anti-histamínicos dessa classe apresentam significativa atividade antimuscarínica e promovem sedação substancial na maioria dos pacientes. Em vez de impedir a liberação de histamina, a difenidramina compete com a histamina pela ligação com os receptores desta. Sua atividade anticolinérgica é superior à de outros anti-histamínicos, explicando sua ação antidiscinética.

Indicação	- Tratamento adjuvante de anafilaxia, em associação com epinefrina - Prevenção de reações anafilactoides ou alérgicas durante cirurgia em pacientes alérgicos - Controle de manifestações agudas e para outras condições alérgicas não complicadas quando a terapia oral está impossibilitada ou é contraindicada - Tratamento de náuseas, vertigem, náuseas ou vômitos da cinetose - Tratamento da síndrome de Parkinson quando tratamento oral é impossível ou contraindicado (p. ex., idosos que não toleram substâncias mais potentes, em casos leves em grupos de outra idade e em casos de parkinsonismo em combinação com agentes anticolinérgicos de ação central)
Mecanismo de ação	- Potente anti-histamínico do tipo H1 que, por meio do bloqueio dos receptores histaminérgicos, diminui a sensação de irritação da orofaringe, que ocorre devido à estimulação das terminações nervosas, inibindo o reflexo da tosse e aliviando o processo inflamatório local. Também diminui a permeabilidade vascular, melhorando a congestão nasal e brônquica
Posologia	Rinite, manifestações alérgicas, cinetose, doença de Parkinson - Adultos e crianças > 12 anos: 25 a 50 mg VO 3 a 4 vezes ao dia ou 10 mg a 50 mg IM profunda - Crianças < 12 anos que pesam mais de 10 kg: 12,5 a 25 mg VO 3 a 4 vezes ao dia

(continua)

Difenidramina (*continuação*)

Absorção	• Boa após administração oral
Início da ação	• VO: 15 a 30 min
Duração da ação	• VO: 4 a 8 h
Metabolismo	• Hepático (efeito de primeira passagem)
Eliminação	• Urina
Contraindicação	• Hipersensibilidade ao cloridrato de difenidramina e outros anti-histamínicos de estrutura química semelhante • O cloridrato de difenidramina tem ação semelhante à da atropina e, portanto, deve ser usado com cuidado em pacientes com história de asma brônquica, pressão intraocular aumentada, hipertireoidismo, doença cardiovascular ou hipertensão arterial • Obstrução do colo vesical; hipertrofia prostática benigna sintomática; epilepsia; síndrome do QT prolongado congênita; alterações na função hepática; predisposição à retenção urinária; predisposição ao glaucoma de ângulo estreito; úlcera péptica estenosante; obstrução pilórica • Recém-nascidos; prematuros; lactantes
Interações medicamentosas	• Álcool etílico: efeitos depressores do SNC aditivos • Hipnóticos, ansiolíticos, sedativos: efeitos depressores do SNC aditivos • IMAO (p. ex., fenelzina, selegilina): prolongamento e intensificação dos efeitos anticolinérgicos da difenidramina • Amitriptilina, captopril, tamoxifeno, betaxolol, codeína, tramadol, oxicodona: a difenidramina reduz os efeitos desses fármacos • Valeriana, hipérico, cava-cava, *Centella asiatica*: efeitos depressores do SNC aditivos
Efeitos adversos	• Sedação; sonolência; tontura; transtorno de coordenação; constipação intestinal; xerostomia; desconforto epigástrico; borramento visual; diplopia; tremores; inapetência; náuseas
Alerta	• Classe B na gravidez • Usar com cautela em idosos, pois correm maior risco de vertigens, sedação excessiva, síncope, estados confusionais tóxicos e hipotensão. A redução da dosagem pode ser necessária

Apresentação comercial

- **Difenidrin® (Cristália)**, solução injetável, cada mℓ contém 50 mg de cloridrato de difenidramina, em caixa com 25 ampolas de 1 mℓ. *Uso intramuscular ou intravenoso. Uso adulto e pediátrico acima de 2 anos*
- **Cloridrato de difenidramina + cloreto de amônio**
  - **Tossilerg® (Bunker)**, xarope, cada 5 mℓ contém 15 mg de cloridrato de difenidramina + 125 mg de cloreto de amônio, frascos contendo 100 mℓ. *Uso oral. Uso adulto e pediátrico*
- **Cloridrato de difenidramina + cloridrato de nafazolina**
  - **Adnax® (Cosmed)**, solução, cada mℓ contém 1,0 mg de cloridrato de nafazolina (equivalente a 0,85 mg de nafazolina) + 0,5 mg de cloridrato de difenidramina (equivalente a 0,438 mg de difenidramina), embalagem contendo frasco gotejador com 20 mℓ. *Via nasal. Uso adulto e pediátrico acima de 12 anos*
- **Cloridrato de difenidramina + cloreto de amônio + citrato de sódio**
  - **Benalet® (Johnson & Johnson)**, pastilhas contendo 5 mg de cloridrato de difenidramina + 50 mg de cloreto de amônio + 10 mg de citrato de sódio, em embalagens com 12 e 52 pastilhas nos sabores mel-limão, framboesa e menta. *Uso oral. Uso adulto e pediátrico acima de 12 anos*
  - **Benatux® (Cifarma)**, xarope, cada 5 mℓ contém 12,5 mg de cloridrato de difenidramina + 125 mg de cloreto de amônio + 56,25 mg de citrato de sódio di-hidratado, embalagem contendo 1 frasco de 120 mℓ. *Uso oral. Uso adulto e pediátrico acima de 2 anos*.

Cipro-heptadina

A cipro-heptadina é um anti-histamínico piperidínico. Ao contrário de outros anti-histamínicos, também antagoniza receptores de serotonina. Isso torna a cipro-heptadina valiosa em condições como cefaleia vascular e anorexia. A cipro-heptadina não impede a liberação de histamina; em vez disso, compete com a histamina livre pela ligação com seus receptores. A maioria dos anti-histamínicos exibe propriedades anticolinérgicas importantes, mas a cipro-heptadina exibe apenas ações anticolinérgicas fracas. O bloqueio de receptores muscarínicos centrais parece explicar os efeitos antieméticos da cipro-heptadina, embora não seja conhecido seu mecanismo exato. O antagonismo da serotonina no centro de apetite no hipotálamo é responsável pela capacidade de estimulação do apetite que a cipro-heptadina apresenta.

No Brasil é comercializada apenas em associação como estimulante do apetite.

Prometazina

A prometazina é um neuroléptico e um anti-histamínico de primeira geração, de uso sistêmico que age em nível do sistema respiratório, do sistema nervoso e da pele. É um derivado fenotiazínico de cadeia lateral alifática, que possui atividade anti-histamínica, sedativa, antiemética e efeito anticolinérgico. A ação geralmente dura de 4 a 6 h. Como anti-histamínico, age por antagonismo competitivo, mas não bloqueia a liberação de histamina.

Trata-se de uma fenotiazina, contudo, é diferente, em termos estruturais, das fenotiazinas neurolépticas. Apresenta intenso efeito sedativo e fraco efeito antipsicótico.

A prometazina se caracteriza por apresentar:
- Efeito sedativo acentuado de origem histaminérgica e adrenolítica central, nas doses habituais
- Efeito anticolinérgico que explica o aparecimento dos efeitos indesejáveis periféricos
- Efeito adrenolítico periférico, que pode interferir na hemodinâmica (risco de hipotensão ortostática).

Já foi muito usada a associação de haloperidol e prometazina IM para pacientes com agitação psicomotora, mas uma revisão Cochrane (2009) fornece poucas evidências de que essa associação seja efetiva para a tranquilização rápida de pessoas agitadas ou agressivas por causa de transtorno mental.

Indicação	• Tratamento sintomático de todos os distúrbios incluídos no grupo das reações anafiláticas e alérgicas. Prevenção de vômitos no período pós-operatório e das náuseas de viagens • Também é utilizado como pré-anestésico e na potencialização de analgésicos, devido à sua ação sedativa
Mecanismo de ação	• Compete com a histamina livre pela ligação com os receptores H1 no sistema digestório, no útero, nos grandes vasos sanguíneos e na musculatura brônquica • O alívio das náuseas parece estar relacionado com ações anticolinérgicas e implica atividade na zona gatilho quimiorreceptora no bulbo
Posologia	• VO: 50 mg a 150 mg/dia, divididas e, 2, 3 ou 4 vezes dia, com a maior fração para a noite • IM profunda: 25 mg, podendo ser repetida em 1 h
Absorção	• 88% de absorção, mas por causa do efeito de primeira passagem sua biodispobilidade absoluta é de 25%
Início da ação	• VO: 15 a 60 min • IM: 20 min
Duração da ação	• VO: < 12 h • IM: < 12 h
Metabolismo	• Hepático
Eliminação	• Renal e biliar
Contraindicação	• Hipersensibilidade conhecida à prometazina ou outros derivados fenotiazínicos ou a qualquer componente da fórmula • HPB (risco de retenção urinária) • Crianças com menos de 2 anos de idade (risco de depressão respiratória fatal) • Discrasias sanguíneas; história pregressa de agranulocitose com outros fenotiazínicos • Pacientes com risco de retenção urinária ligado a distúrbios uretroprostáticos • Pacientes com glaucoma de ângulo fechado • Casos de glaucoma de ângulo estreito • Pessoas com depressão do SNC e aquelas que usaram IMAO nos 14 dias anteriores • Consumo de etanol, lactação
Interações medicamentosas	• Álcool etílico: potencialização dos efeitos sedativos da prometazina • Atropina e substâncias atropínicas (antidepressivos imipramínicos, antiparkinsonianos, anticolinérgicos, antiespasmódicos atropínicos, disopiramida, neurolépticos fenotiazínicos): efeitos aditivos dos efeitos indesejáveis atropínicos como retenção urinária, constipação intestinal e xerostomia • Derivados morfínicos (analgésicos narcóticos e antitussígenos), metadona, clonidina, sedativos, hipnóticos, antidepressivos tricíclicos e ansiolíticos: potencialização dos efeitos sedativos • Ansiolíticos: potencialização do efeito sedativo • Barbitúricos: potencialização do efeito sedativo • Cava-cava: aumento do risco ou da intensidade das reações distônicas • IMAO: prolongamento e intensificação dos efeitos sedativos e anticolinérgicos • Levodopa: bloqueio da ação antiparkinsoniana da levodopa
Efeitos adversos	• Sedação ou sonolência, mais acentuada no início do tratamento; xerostomia • Efeitos anticolinérgicos (ressecamento da boca e de outras mucosas, constipação intestinal, alterações da acomodação visual, midríase, palpitações, risco de retenção urinária) • Bradicardia ou taquicardia; elevação ou queda da pressão arterial (mais comum com a forma injetável); hipotensão ortostática; alterações do equilíbrio, vertigens, tontura, manifestações extrapiramidais • Diminuição de memória ou da concentração; falta de coordenação motora, tremores (mais frequentemente no idoso) • Confusão mental e alucinações; reações de sensibilização (eritema, eczema, púrpura, edema, mais raramente edema de Quincke, choque anafilático, fotossensibilização)

(continua)

Prometazina (*continuação*)

Alerta
- Classe C na gravidez
- Durante o tratamento, os pacientes não devem dirigir veículos nem operar máquinas, pois sua habilidade e atenção são modificadas
- A exposição à luz solar ou à luz artificial é desaconselhada durante o tratamento (efeitos fotossensibilizantes das fenotiazinas)
- A vigilância clínica e, eventualmente, por EEG, deve ser reforçada em pacientes epilépticos devido à possibilidade de diminuição do limiar epileptogênico dos fenotiazínicos
- O cloridrato de prometazina deve ser utilizado com cautela nas seguintes situações:
  - Indivíduos (especialmente os idosos) com sensibilidade aumentada à sedação, hipotensão ortostática e vertigens
  - Pessoas com constipação intestinal crônica por causa do risco de íleo paralítico
  - Pessoas com hipertrofia prostática benigna
  - Indivíduos portadores de determinadas afecções cardiovasculares, por causa dos efeitos taquicardizantes e hipotensores das fenotiazinas
  - Pacientes com insuficiência hepática e/ou insuficiência renal grave por causa do risco de acúmulo da prometazina
  - Pacientes com história de apneia noturna

Apresentação comercial

- **Cloridrato de prometazina® (Prati-Donaduzzi),** comprimido revestido com 28,2 mg de cloridrato de prometazina (equivalente a 25 mg de prometazina), em embalagem com 20, 80, 120, 240, 320 ou 500 comprimidos. *Uso oral. Uso adulto*
- **Cloridrato de prometazina® (Teuto),** cada comprimido revestido contém 28,21 mg de cloridrato de prometazina (equivalente a 25 mg de prometazina), embalagens contendo 20, 200 e 500 comprimidos. *Uso adulto*
- **Cloridrato de prometazina® 25 mg (Teuto),** comprimidos revestidos com 25 mg de cloridrato de prometazina, embalagens contendo 20 e 200 comprimidos. *Uso oral. Uso adulto*
- **Fenergan® (Sanofi),** comprimidos revestidos de 25 mg de cloridrato de prometazina, embalagens com 20 comprimidos. *Atenção: contém açúcar (24 mg de açúcar pulverizado por comprimido). Uso oral. Uso adulto*
- **Fenergan® (Sanofi),** solução injetável, ampolas com 25 mg de prometazina/mℓ, embalagem com 25 ampolas de 2 mℓ. *Uso intramuscular. Uso adulto*
- **Fenergan® (Sanofi-Aventis),** cada comprimido revestido contém 28,20 mg de cloridrato de prometazina (equivalentes a 25 mg de prometazina base), embalagem com 20 comprimidos
- **Fenergan® injetável (Sanofi-Aventis),** solução injetável, cada ml da solução injetável contém 28,20 mg de cloridrato de prometazina (correspondente a 25 mg de prometazina base), caixa com 25 ampolas de 2 mℓ, contendo 50 mg de prometazina
- **Pamergan® (Cristália),** cada comprimido revestido contém 28,20 mg de cloridrato de prometazina (equivalentes a 25 mg de prometazina base), embalagem com 200 comprimidos. *Uso oral. Uso adulto*
- **Pamergan® injetável (Cristália),** solução injetável, cada mℓ da solução injetável contém 28,20 mg de cloridrato de prometazina (correspondente a 25 mg de prometazina base), caixa com 50 ampolas de 2 mℓ, contendo 50 mg de prometazina
- **Profergan® (Teuto),** cada comprimido revestido contém 28,21 mg de cloridrato de prometazina (equivalentes a 25 mg de prometazina base), embalagem com 20, 100, 200 e 500 comprimidos
- **Profergan® (Teuto),** comprimido revestido com 25 mg de cloridrato de prometazina, em embalagens contendo 20 comprimidos. *Uso oral. Uso adulto*
- **Prometazina® (Instituto Biochimico),** cada ampola de 2 mℓ contém 25 mg de cloridrato de prometazina, caixa com 50 ampolas; comprimidos de 25 mg de cloridrato de prometazina, caixa com 200 comprimidos. *Uso oral. Uso adulto*
- **Prometazol® (Sanval),** solução injetável com 25 mg de cloridrato de prometazina/mℓ, embalagens com 100 ampolas de 2 mℓ. *Uso oral. Uso adulto*
- **Prometazina + dipirona + adifenina**
  - **Dorilen® (Legrand),** comprimidos contém 527,029 mg de dipirona sódica monoidratada (equivalente a 500 mg de dipirona sódica) + 5 mg de cloridrato de prometazina + 10 mg de cloridrato de adifenina, embalagem com 12 e 16 comprimidos; solução oral, cada 1,5 mℓ contém 527,029 mg de dipirona sódica monoidratada (equivalente a 500 mg de dipirona sódica) + 5 mg de cloridrato de prometazina + 10 mg de cloridrato de adifenina, embalagem com frasco com conta-gotas de 15 e 20 mℓ. *Uso oral. Uso adulto (comprimido). Uso adulto e pediátrico acima de 2 anos (solução oral)*
  - **Lisador® (Farmasa),** cada comprimido contém 500 mg de dipirona sódica + 10 mg de cloridrato de adifenina + 5 mg de cloridrato de prometazina, embalagem com 16 e 200 comprimidos. *Uso oral. Uso adulto e pediátrico acima de 12 anos*
  - **Lisador® (Farmasa),** solução oral, cada 1,5 mℓ contém 500 mg de dipirona sódica + 10 mg de cloridrato de adifenina + 5 mg de cloridrato de prometazina**,** frascos com 10, 15 e 20 mℓ. *Uso oral. Uso adulto e pediátrico acima de 12 anos*
  - **Lisador® (Farmasa),** solução injetável, cada ampola contém 750 mg de dipirona sódica + 25 mg de cloridrato de adifenina + 25 mg de cloridrato de prometazina, embalagens com 3 e 100 ampolas de 2 mℓ. *Uso adulto e pediátrico acima de 12 anos*
- **Prometazina + sulfoguaiacol**
  - **Fenergan® expectorante (Sanofi),** xarope contendo 1,13 mg de cloridrato de prometazina (equivalente a 1 mg de prometazina base)/mℓ + 9,00 mg de sulfoguaiacol/mℓ, frasco com 100 mℓ. *Uso oral. Uso adulto*
- **Prometazina + sulfoguaiacolato de potássio + ipeca**
  - **Fenergan® xarope pediátrico (Sanofi),** cada 5 mℓ de xarope contém 2,5 mg de cloridrato de prometazina + 45 mg de sulfoguaiacolato de potássio + 0,010 mℓ de extrato fluido de ipeca, frasco com 120 mℓ. *Uso oral. Uso pediátrico acima de 2 anos*
- **Cloridrato de prometazina + sulfoguaiacol**
  - **Fenergan® expectorante (Sanofi-Aventis),** xarope, cada 5 mℓ (colher de chá) contém 5,65 mg de cloridrato de prometazina (equivalentes a 5 mg de prometazina base) + 45 mg de sulfoguaiacol, frasco com 100 mℓ. *Uso oral. Uso adulto.*

Dexclorfeniramina

Trata-se de uma alquilamina e um antagonista de primeira geração da histamina com atividade antialérgica.

Indicação	• Alívio de processos alérgicos, prurido, rinite alérgica, urticária, picada de inseto, conjuntivite alérgica, dermatite atópica e eczemas alérgicos
Mecanismo de ação	• Bloqueio competitivo dos receptores H1, impedindo assim a ação da histamina na musculatura lisa brônquica, dos capilares e do sistema digestório
Posologia	• Crianças de 2 a 6 anos: 1/4 comprimido ou 1/4 colher das de chá, 3 vezes ao dia (máximo de 3 mg diários) • Crianças de 6 a 12 anos: 1/2 comprimido ou 1/2 colher das de chá, 3 vezes ao dia (máximo de 6 mg diários) • Adultos e crianças maiores de 12 anos: 1 comprimido ou 1 colher das de chá 3 a 4 vezes ao dia (máximo de 12 mg diários)
Absorção	• Boa após administração oral
Início da ação	• 15 a 30 min
Duração da ação	• 4 a 6 h
Metabolismo	• Hepático (efeito de primeira passagem)
Eliminação	• Urina
Contraindicação	• Hipersensibilidade aos componentes da fórmula ou a outros anti-histamínicos de estrutura química semelhante • Prematuros ou recém-nascidos; usuários de inibidores da monoamina oxidase (IMAO); menores de 2 anos de idade • *No caso de associação com pseudoefedrina acrescentar*: hipertensão arterial grave; coronariopatia; hipertireoidismo
Interações medicamentosas	• Anticoagulantes orais: redução dos efeitos anticoagulantes quando associados à dexclorfeniramina • Barbitúricos e depressores do SNC: potencialização dos efeitos sedativos da dexclorfeniramina IMAO: prolongamento e intensificação dos efeitos da dexclorfeniramina, provocando hipotensão grave (recomendado intervalo de 2 semanas) • Sedativos, hipnóticos e ansiolíticos: potencialização dos efeitos sedativos
Efeitos adversos	• *Comuns* (entre 1 e 10% dos pacientes que utilizam dexclorfeniramina): sonolência leve ou moderada durante o uso • *Raras* (entre 0,01 e 0,1% dos pacientes): hipotensão arterial; cefaleia; taquicardia; fotossensibilização; hiperidrose; fraqueza; pirose; desconforto gástrico; obstipação intestinal; anemia hemolítica; anemia hipoplásica; trombocitopenia e agranulocitose; borramento visual; espessamento das secreções brônquicas
Alerta	• A epilepsia pode potencializar os efeitos sedativos • Não deve ser utilizada durante o terceiro trimestre de gestação porque recém-nascidos e prematuros poderão apresentar reações graves aos anti-histamínicos. Não foi comprovado se o maleato de dexclorfeniramina é excretado no leite materno e, portanto, deve haver precaução na administração a lactantes • Os anti-histamínicos podem causar excitação paradoxal em crianças • Classe B na gravidez

Apresentação comercial

- **Histamin® (Neo Química)**, cada comprimido contém 2 mg de maleato de dexclorfeniramina, caixa com 1 blíster com 20 comprimidos. *Uso oral. Uso adulto e pediátrico acima de 2 anos*
- **Histamin® (Neo Química)**, xarope, cada 5 ml contém 2 mg de maleato de dexclorfeniramina, embalagem com 1 frasco de vidro âmbar com 100 ml. *Uso oral. Uso adulto e pediátrico acima de 2 anos*
- **Hystin® (Geolab)**, cada comprimido contém 2 mg de maleato de dexclorfeniramina, embalagem contendo 500 comprimidos. *Uso oral. Uso adulto e pediátrico acima de 6 anos*
- **Maleato de dexclorfeniramina® (Hipolabor)**, xarope, cada 5 ml contém 2 mg de maleato de dexclorfeniramina, em frasco plástico âmbar com 120 ml. *Uso oral. Uso adulto e pediátrico acima de 2 anos*
- **Maleato de dexclorfeniramina® (Medley)**, xarope, cada 5 ml contém 2 mg de maleato de dexclorfeniramina, em frasco plástico com 120 ml + copo-medida graduado de 10 ml. *Uso oral. Uso adulto e pediátrico acima de 2 anos*
- **Maleato de dexclorfeniramina® (Merck)**, xarope, cada 5 ml contém 2 mg de maleato de dexclorfeniramina, em frasco plástico com 120 ml. *Uso oral. Uso adulto e pediátrico acima de 2 anos*
- **Polaramine® (Mantecorp)**, cada comprimido contém 2 mg de maleato de dexclorfeniramina, em embalagens com 20 comprimidos. *Uso oral. Uso adulto e pediátrico acima de 2 anos*
- **Polaramine® drágeas repetabs (Mantecorp)**, cada drágea contém 6 mg de maleato de dexclorfeniramina, distribuído em duas camadas: 3 mg na camada externa, de rápida absorção e pronto efeito, e 3 mg no núcleo central para prolongamento e manutenção da ação, em embalagens com 12 drágeas. *Uso oral. Uso adulto e pediátrico acima de 2 anos*
- **Polaramine® gotas (Mantecorp)**, cada ml contém 2,8 mg de maleato de dexclorfeniramina conservado em veículo com sabor de damasco e laranja. Cada ml corresponde a 28 gotas, em frasco com 20 ml. *Uso oral. Uso adulto e pediátrico acima de 2 anos*
- **Polaramine® líquido (Mantecorp)**, cada 5 ml contém 2 mg de maleato de dexclorfeniramina conservado em propilenoglicol, sorbitol, metilparabeno, propilparabeno, álcool etílico, mentol, sacarose, cloreto de sódio, citrato de sódio, aroma artificial de damasco, aroma artificial de laranja e água, em frasco com 120 ml. *Uso oral. Uso adulto e pediátrico acima de 2 anos*
- **Dexclorfeniramina + betametasona**
  - **Celerg® (Legrand)**, cada comprimido contém 0,25 mg de betametasona + 2 mg de maleato de dexclorfeniramina, caixas com 15 e 20 comprimidos. *Uso oral. Uso adulto e pediátrico acima de 6 anos*
  - **Celergin® (EMS)**, cada comprimido contém 2 mg de maleato de dexclorfeniramina + 0,25 mg de betametasona, embalagem contendo 15 e 20 comprimidos. *Uso oral. Uso adulto e pediátrico acima de 6 anos*
  - **Celestamine® (Mantecorp)**, cada comprimido contém 2 mg de maleato de dexclorfeniramina + 0,25 mg de betametasona, embalagens com 20 comprimidos. *Uso oral. Uso adulto e pediátrico (acima de 2 anos)*

- **Celestamine® (Mantecorp)**, cada 5 mℓ contêm 2 mg de maleato de dexclorfeniramina + 0,25 mg de betametasona, frascos com 120 mℓ. *Uso oral. Uso adulto e pediátrico (acima de 2 anos)*
- **Koide® D (Eurofarma)**, cada 5 mℓ contêm 2 mg de maleato de dexclorfeniramina + 0,25 mg de betametasona, embalagem contendo 1 frasco com 120 mℓ acompanhado de copo-medida. *Uso oral. Uso adulto e pediátrico acima de 2 anos*
- **Maleato de dexclorfeniramina + betametasona® (Cristália)**, cada mℓ contém 0,4 mg de maleato de dexclorfeniramina + 0,05 mg de betametasona, frasco com 120 mℓ + copo-medida. *Uso oral. Uso adulto e pediátrico (acima de 2 anos)*
- **Maleato de dexclorfeniramina + betametasona® (Medley)**, xarope, cada 5 mℓ (1/2 copo-medida) do xarope contém maleato de 2 mg de dexclorfeniramina + 0,25 mg de betametasona, embalagem contendo frasco com 120 mℓ, acompanhado de copo-medida de 10 mℓ. *Uso oral. Uso adulto e pediátrico acima de 2 anos*
- **Maleato de dexclorfeniramina + betametasona® (Nova Química)**, xarope, cada 5 mℓ contêm 2 mg de maleato de dexclorfeniramina + 0,25 mg de betametasona, embalagem contendo 1 frasco de 120 mℓ + copo medida. *Uso oral. Uso adulto e pediátrico acima de 2 anos*

■ **Dexclorfeniramina + sulfato de pseudoefedrina + guaifenesina**
- **Dexclorfeniramina + sulfato de pseudoefedrina + guaifenesina® (Germed)**, solução oral, cada 1 mℓ contém maleato de 0,4 mg de dexclorfeniramina + 4 mg de sulfato de pseudoefedrina + 20 mg de guaifenesina, em frascos com 100 mℓ + copo dosador e 120 mℓ + copo dosador. *Uso oral. Uso adulto e pediátrico acima de 2 anos*
- **Dexclorfeniramina + sulfato de pseudoefedrina + guaifenesina® (Medley)**, solução oral, cada 5 mℓ da solução oral contém 2 mg de maleato de dexclorfeniramina + 20 mg de sulfato de pseudoefedrina + 100 mg de guaifenesina, embalagem contendo frasco de 120 mℓ, acompanhado de copo-medida. *Uso oral. Uso adulto e pediátrico acima de 2 anos*
- **Emsexpector® (EMS)**, xarope, cada 5 mℓ contém 2 mg de maleato de dexclorfeniramina + 20 mg de sulfato de pseudoefedrina + 100 mg de guaifenesina, embalagem contendo frasco de 120 mℓ + copo medida. *Uso oral. Uso adulto e pediátrico acima de 2 anos*
- **Histamin® expecto (Neo Química)**, xarope, cada mℓ contém 0,40 mg de maleato de dexclorfeniramina + 4,0 mg de sulfato de pseudoefedrina + 20 mg de guaifenesina, em frascos com 120 mℓ. *Uso oral. Uso adulto e pediátrico acima de 2 anos.*
- **Polaramine® expectorante (Mantecorp)**, xarope, cada 5 mℓ contém 2 mg de maleato de dexclorfeniramina + 20 mg de sulfato de pseudoefedrina + 100 mg de guaifenesina, em frascos com 120 mℓ. *Uso oral. Uso adulto e pediátrico acima de 2 anos. Atenção: contém açúcar, portanto, deve ser usado com cautela por diabéticos.*

Hidroxizina

A hidroxizina é um agente anti-histamínico potente, de longa duração e alta afinidade para os receptores H1 da histamina. A hidroxizina, uma piperazina estruturalmente relacionada com a buclizina, a ciclizina e a meclizina, é prescrita para as condições pruriginosas mediadas por histamina, para náuseas e vômitos e, em combinação com agonistas de opiáceos, para dor. O bloqueio desses receptores inibe a liberação de histamina e suas consequentes ações sistêmicas. Admite-se que o prurido seja causado, em parte, pela histamina, que é o mais importante mediador liberado pelos basófilos e mastócitos sensibilizados pela IgE. A atividade da hidroxizina sobre o sistema nervoso central também contribuiria para sua proeminente ação antipruriginosa. Apresenta ainda ações anticolinérgicas e antiemética. O metabólito ativo da hidroxizina, a cetirizina, também é utilizado como anti-histamínico.

Indicação	• Alívio do prurido causado por condições alérgicas da pele, como urticária, dermatites atópica e de contato • Alívio do prurido decorrente de doenças sistêmicas • Sedativo peroperatório e ansiolítico • Controle de abstinência alcoólica aguda
Mecanismo de ação	• Competição com a histamina por ligação com os receptores H1 localizados na superfície das células efetoras, com consequente supressão do edema, do prurido e da vermelhidão • As propriedades sedativas da hidroxizina ocorrem no nível subcortical do SNC • Graças as suas ações anticolinérgicas centrais, a hidroxizina é efetiva como antiemético
Absorção	• A hidroxizina é rapidamente absorvida pelo sistema digestório
Início da ação	• 15 a 30 min
Duração da ação	• 4 a 6 h
Metabolismo	• Hepático
Eliminação	• Urina
Contraindicação	• Hipersensibilidade a hidroxizina ou componentes da fórmula; primeiro trimestre da gravidez; lactante
Interações medicamentosas	• Narcóticos, analgésicos não narcóticos e barbitúricos: potencialização dos efeitos depressores do SNC • Álcool etílico: potencialização dos efeitos depressores do SNC
Efeitos adversos	• Sonolência moderada a intensa; fadiga; cefaleia; depressão; sedação; xerostomia; espessamento das secreções brônquicas; palpitações; hipotensão; fotossensibilização
Alerta	• Categoria C na gravidez

Apresentação comercial

- **Cloridrato de hidroxizina® (EMS)**, comprimidos contendo 25 mg de cloridrato de hidroxizina, embalagens com 12, 20 ou 30 comprimidos. Uso oral. Uso adulto e pediátrico
- **Cloridrato de hidroxizina® (EMS)**, comprimidos contendo 25 mg de cloridrato de hidroxizina, embalagens com 30 comprimidos. Uso oral. Uso adulto e pediátrico
- **Cloridrato de hidroxizina® (Geolab)**, solução oral, cada mℓ contém 2 mg de cloridrato de hidroxizina, frasco com 100 mℓ. Uso oral. Uso adulto e pediátrico
- **Cloridrato de hidroxizina® (Germed)**, solução oral, cada mℓ contém 2 mg de cloridrato de hidroxizina, frasco com 120 mℓ. Uso oral. Uso adulto e pediátrico
- **Cloridrato de hidroxizina® (Globo)**, solução oral, cada 5 mℓ contém 10 mg de cloridrato de hidroxizina, frasco com 100 mℓ. Uso oral. Uso adulto e pediátrico
- **Cloridrato de hidroxizina® (Legrand)**, comprimidos contendo 25 mg de cloridrato de hidroxizina, embalagens com 30 comprimidos. Uso oral. Uso adulto e pediátrico
- **Cloridrato de hidroxizina® (Medquímica)**, solução oral, cada mℓ contém 2 mg de cloridrato de hidroxizina, frasco com 100 mℓ + seringa dosadora; embalagem com 1 frasco Uso oral. Uso adulto e pediátrico
- **Cloridrato de hidroxizina® (Neo Química)**, solução oral, cada mℓ contém 2 mg de cloridrato de hidroxizina, frasco com 100 mℓ. Uso oral. Uso adulto e pediátrico
- **Drixi® (Mantecorp)**, solução oral, cada mℓ contém 2 mg de cloridrato de hidroxizina, frascos com 50 ou 100 mℓ + pipeta dosadora Uso oral. Uso adulto e pediátrico
- **Droxy® (Nova Química)**, comprimidos contendo 25 mg de cloridrato de hidroxizina, embalagens com 30 comprimidos Uso oral. Uso adulto
- **Hixizine® (Theraskin)**, comprimidos contendo 25 mg de cloridrato de hidroxizina, embalagens com 30 comprimidos. Uso oral. Uso adulto
- **Hixizine® (Theraskin)**, xarope, cada mℓ contém 2 mg de cloridrato de hidroxizina, frasco com 120 mℓ. Uso oral. Uso adulto e pediátrico
- **Dicloridrato de hidroxizina + sulfato de eferina + teofilina anidra**
  - **Marax® (Pfizer)**, cada comprimido contém o equivalente a 10 mg de dicloridrato de hidroxizina + 25 mg de sulfato de efedrina + 130 mg de teofilina anidra, em embalagem contendo 20 comprimidos. Uso oral. Uso adulto e pediátrico acima de 2 anos de idade.

Loratadina

A loratadina é um derivado da azatadina e um antagonista dos receptores H1 de segunda geração. Ao contrário dos anti-histamínicos clássicos (de primeira geração), não apresenta efeitos no sistema nervoso central como sonolência.

Indicação	• Alívio temporário dos sinais/sintomas associados com rinite alérgica (p. ex., febre do feno ou polinose), como prurido nasal, congestão nasal, rinorreia, espirros, ardor e prurido palpebrais • Alívio dos sinais/sintomas de urticária e outras pruridermias
Mecanismo de ação	• Anti-histamínico tricíclico potente, de ação prolongada, com atividade seletiva e antagônica nos receptores H1 periféricos
Posologia	• Adultos e crianças > 12 anos: 10 mℓ de (10 mg) 1 vez/dia • Crianças de 2 a 12 anos: peso corporal < 30 kg: 5 mℓ (5 mg) VO 1 vez/dia; peso corporal > 30 kg: 10 mℓ (10 mg) VO 1 vez/dia
Absorção	• Rápida após administração oral (biodisponibilidade de 40%)
Início da ação	• 1 a 3 h
Duração da ação	• 24 h
Metabolismo	• Hepático
Eliminação	• Urina e fezes
Contraindicação	• Hipersensibilidade a loratadina ou a algum componente da fórmula • No caso de associação com sulfato de pseudoefedrina: uso de inibidores da enzima monoamina oxidase (IMAO), como tranilcipromina, moclobemida, selegilina ou nos 14 dias após a suspensão dos mesmos • Glaucoma de ângulo estreito; retenção urinária; hipertensão arterial grave; doença coronariana grave; hipertireoidismo
Interações medicamentosas	• Cetoconazol, cimetidina, eritromicina: elevação das concentrações plasmáticas de loratadina
Efeitos adversos	• Fadiga; cefaleia; sonolência; xerostomia; náuseas; epigastralgia
Alerta	• Classe B na gravidez • Em caso de insuficiência hepática, há modificação dos parâmetros farmacocinéticos, portanto, a dose de loratadina deve ser diminuída

Apresentação comercial

- **Alergaliv® (Legrand)**, comprimidos com 10 mg de loratadina, embalagem com 15 comprimidos. Uso oral. Uso adulto e pediátrico acima de 12 anos de idade
- **Alergaliv® (Legrand)**, cada mℓ do xarope contém 1 mg de loratadina, frasco com 100 mℓ. Uso oral. Uso adulto e pediátrico acima de 2 anos
- **Atinac® (Chemobras Pharma)**, comprimidos com 10 mg de loratadina, embalagem com 6, 12 ou 30 comprimidos. Uso oral. Uso adulto e pediátrico acima de 12 anos de idade
- **Atinac® (Chemobras Pharma)**, xarope, cada 5 mℓ contém 5 mg de loratadina com 3 g de açúcar, frasco com 100 mℓ. Uso oral. Uso adulto e pediátrico acima de 2 anos de idade
- **Claritin® (Mantecorp)**, comprimidos com 10 mg de loratadina, embalagem com 12 comprimidos. Uso oral. Uso adulto e pediátrico acima de 12 anos de idade
- **Claritin® (Mantecorp)**, xarope, cada mℓ contém 1 mg de loratadina micronizada, em embalagem com 1 frasco com 100 mℓ acompanhado de um copo-medida. Uso oral. Uso adulto e pediátrico acima de 2 anos de idade

- **Histadin® (União Química)**, comprimidos revestidos com 10 mg de loratadina, embalagem com 12 comprimidos. *Uso oral. Uso adulto*
- **Loratadina® (Medley)**, xarope, cada mℓ do xarope contém 1 mg de loratadina, frasco com 100 mℓ. *Uso oral. Uso adulto e pediátrico acima de 2 anos*
- **Loratadina® (Merck)**, comprimidos revestidos com 10 mg de loratadina, embalagem com 12 comprimidos. *Uso oral. Uso adulto e pediátrico acima de 12 anos de idade*
- **Loratadina® (Nova Química)**, comprimidos com 10 mg de loratadina, embalagem com 6, 10, 12 ou 20 comprimidos. *Uso oral. Uso adulto e pediátrico acima de 12 anos de idade*
- **Neoloratadin® (Neo Química)**, comprimidos com 10 mg de loratadina, embalagem com 12 comprimidos. *Uso oral. Uso adulto e pediátrico acima de 12 anos de idade*
- **Loratadina + sulfato de pseudoefedrina**

- **Alergaliv® D (Legrand)**, cada mℓ contém 1 mg de loratadina + 12 mg de sulfato de pseudoefedrina, frascos de 60 mℓ. *Uso oral. Uso adulto e pediátrico acima de 6 anos de idade*
- **Claritin® D (Mantecorp)**, cada drágea contém 5 mg de loratadina + 120 mg de sulfato de pseudoefedrina, embalagem com 6 ou 12 drágeas. *Uso oral. Uso adulto e pediátrico acima de 6 anos de idade*
- **Claritin® D (Mantecorp)**, xarope, cada mℓ contém 1 mg de loratadina + 12 mg de sulfato de pseudoefedrina, frascos de 30, 60 ou 120 mℓ. *Uso oral. Uso adulto e pediátrico acima de 6 anos de idade*
- **Histadin® D (União Química)**, cada comprimido revestido contém 5 mg de loratadina + 120 mg de sulfato de pseudoefedrina, embalagem com 12 comprimidos. *Uso oral. Uso adulto e pediátrico acima de 6 anos de idade*
- **Histadin® D (União Química)**, xarope, cada mℓ contém 1 mg de loratadina + 12 mg de sulfato de pseudoefedrina, frascos de 60 mℓ. *Uso oral. Uso adulto e pediátrico acima de 6 anos de idade.*

Desloratadina

A desloratadina é um anti-histamínico tricíclico de segunda geração que apresenta ação antagonista dos receptores H1 seletiva e periférica. Trata-se do metabólito ativo da loratadina. Seus efeitos são prolongados e não provoca sonolência.

Além da atividade anti-histamínica, a desloratadina tem demonstrado atividade antialérgica e anti-inflamatória em vários estudos *in vitro* (a maioria conduzida em células de origem humana) e *in vivo*. Estes estudos demonstraram que a desloratadina inibe a grande cascata de eventos que inicia e propaga a inflamação alérgica, dentre eles:

- Liberação das citocinas pró-inflamatórias, dentre elas IL-4, IL-6, IL-8, IL-13
- Liberação de importantes quimocinas pró-inflamatórias, como RANTES (regulador da atividade normal de linfócitos T)
- Produção do ânion superóxido pelos neutrófilos polimorfonucleares ativados
- Adesão e quimiotaxia de eosinófilos
- Expressão de moléculas de adesão, como a P-selectina
- Liberação IgE-dependente de histamina, PGD2 e LTC4
- Resposta broncoconstritora alérgica aguda e tosse alérgica em modelos animais.

Indicação	• Alívio temporário dos sinais/sintomas associados com rinite alérgica (p. ex., febre do feno ou polinose), como prurido nasal, congestão nasal, rinorreia, espirros, ardor conjuntival e prurido palpebral • Alívio dos sinais/sintomas de urticária e outras pruridermias
Mecanismo de ação	• Como outros bloqueadores H1, compete com a histamina livre pelos receptores H1 no sistema digestório, no útero, nos grandes vasos sanguíneos e na musculatura lisa brônquica
Posologia	• Crianças de 2 a 5 anos de idade: 2,5 mℓ (1,25 mg) de xarope 1 vez/dia, independentemente da alimentação • Crianças de 6 a 11 anos de idade: 5 mℓ (2,5 mg) de xarope 1 vez/dia, independentemente da alimentação • Adultos e crianças ≥ 12 anos de idade: 1 comprimido revestido de 5 mg ou 10 mℓ (5 mg) de xarope 1 vez/dia, independentemente da alimentação
Absorção	• Rápida após administração oral
Metabolismo	• Hepático
Eliminação	• Urina e fezes
Contraindicação	• Lactação
Interações medicamentosas	• Reduz a resposta a antígenos aplicados por via intradérmica para fins diagnósticos
Efeitos adversos	• Diarreia; febre; insônia; fadiga; cefaleia
Alerta	• Classe C na gravidez

Apresentação comercial

- **Desalex® (Hypermarcas)**, comprimido revestidos contendo 5 mg de desloratadina, em embalagem com 10 ou 30 comprimidos revestidos. *Uso oral. Uso adulto e pediátrico acima de 12 anos*
- **Desalex® (Hypermarcas)**, xarope, cada mℓ contém 0,5 mg de desloratadina, em embalagem com 1 frasco com 60 ou 100 mℓ acompanhado de uma seringa dosadora e adaptador de frasco. *Uso oral. Uso adulto e pediátrico acima de 6 meses*
- **Desalex® (MSD)**, comprimido revestidos contendo 5 mg de desloratadina, em embalagem com 10 ou 30 comprimidos revestidos. *Uso oral. Uso adulto e pediátrico acima de 12 anos*
- **Desalex® (MSD)**, xarope, cada mℓ contém 0,5 mg de desloratadina, em embalagem com 1 frasco com 60 ou 100 mℓ acompanhado de uma seringa dosadora e adaptador de frasco. *Uso oral. Uso adulto e pediátrico acima de 6 meses*
- **Desloratadina® (Aché)**, xarope, cada mℓ contém 0,5 mg de desloratadina, em embalagem com 1 frasco com 100 mℓ acompanhado de uma seringa dosadora. *Uso oral. Uso adulto e pediátrico acima de 6 meses*
- **Desloratadina® (Aché)**, comprimidos revestidos com 5 mg de desloratadina, em embalagens com 10 comprimidos. *Uso oral. Uso adulto e pediátrico acima de 12 anos*
- **Desloratadina® (Germed)**, comprimidos revestidos de 5 mg, em embalagens contendo 4, 6, 10, 12, 20 e 30 comprimidos revestidos *Uso oral. Uso adulto e pediátrico acima de 12 anos*
- **Desloratadina® (Germed)**, xarope, cada mℓ contém 0,5 mg de desloratadina, em embalagem com 1 frasco com 60 ou 100 mℓ acompanhado de uma seringa dosadora e adaptador de frasco. *Uso oral. Uso adulto e pediátrico acima de 6 meses*
- **Desloratadina® (Legrand)**, xarope, cada 1 mℓ contém 0,5 mg de desloratadina, embalagem com 1 frasco com 60 ou 100 mℓ acompanhado de uma seringa dosadora e adaptador de frasco. *Uso oral. Uso adulto e pediátrico acima de 6 meses*
- **Desloratadina® (Medley)**, xarope, cada 1 mℓ contém 0,5 mg de desloratadina, embalagens contendo frascos com 60 mℓ ou 100 mℓ acompanhado de seringa dosadora. *Uso oral. Uso adulto e pediátrico acima de 6 meses*
- **Esalerg® (Aché)**, xarope, cada mℓ contém 0,5 mg de desloratadina, embalagens contendo frascos com 60 e 100 mℓ + seringa dosadora. *Uso oral. Uso adulto e pediátrico acima de 6 meses*
- **Esalerg® (Aché)**, comprimidos revestidos com 5 mg de desloratadina, embalagem com 10 comprimidos. *Uso oral. Uso adulto e pediátrico acima de 12 anos*
- **Desloratadina + sulfato de pseudoefedrina**
  - **Desalex® D12 (Hypermarcas)**, comprimidos de liberação modificada contendo 2,5 mg de desloratadina + 120 mg de sulfato de pseudoefedrina, embalagens com 4 ou 10 comprimidos. *Uso oral. Uso adulto e pediátrico acima de 12 anos*
  - **Desalex® D12 (MSD)**, comprimidos de liberação modificada contendo 2,5 mg de desloratadina + 120 mg de sulfato de pseudoefedrina, embalagens com 4 ou 10 comprimidos. *Uso oral. Uso adulto e pediátrico acima de 12 anos.*

Fexofenadina

O cloridrato de fexofenadina é um anti-histamínico com atividade antagonista seletiva dos receptores H1 periféricos. A fexofenadina é o metabólito farmacologicamente ativo da terfenadina. A fexofenadina inibiu o broncospasmo induzido por antígenos em cobaias sensibilizadas e inibiu a liberação da histamina dos mastócitos peritoneais em ratos. Em animais de laboratório, não foram observados efeitos anticolinérgicos nem bloqueio dos receptores alfa-1-adrenérgicos. Além disso, não foram observados efeitos sedativos ou outros efeitos no SNC. Estudos de distribuição tecidual realizados com o cloridrato de fexofenadina radiomarcado em ratos demonstraram que a fexofenadina não atravessa a barreira hematencefálica.

Indicação	• Alívio das manifestações associadas à rinite alérgica sazonal • Alívio das manifestações cutâneas não complicadas da urticária idiopática crônica
Mecanismo de ação	• Como outros bloqueadores H1, a fexofenadina compete com a histamina livre pela ligação com receptores H1 no sistema digestório, nos grandes vasos sanguíneos e na musculatura lisa brônquica

Posologia	• Rinite alérgica
	  ◦ Adultos e crianças > 12 anos de idade: 60 mg VO 2 vezes/dia, 120 mg 1 vez/dia ou 180 mg 1 vez/dia
	• Urticária
	  ◦ Adultos e crianças > 12 anos de idade: 180 mg VO 1 vez/dia

Absorção	• Boa e rápida após administração oral
Início da ação	• Aproximadamente 2 h
Duração da ação	• 14 h
Metabolismo	• Hepático (5%)
Eliminação	• Principalmente nas fezes (80%), mas também na urina (11%)
Contraindicação	• Hipersensibilidade a qualquer componente da fórmula • Menores de 2 anos para rinite alérgica sazonal e menores de 6 meses para urticária idiopática crônica
Interações medicamentosas	• Antiácido contendo hidróxido de alumínio ou de magnésio: diminuição da absorção de fexofenadina (recomenda-se intervalo de pelo menos 2 h)
Efeitos adversos	• Cefaleia (> 3%); sonolência; vertigem; náuseas
Alerta	• Evitar a administração junto com alimentos ricos em gordura • Evitar a ingestão junto com sucos de fruta • Classe C na gravidez

Apresentação comercial

- **Allegra® pediátrico (Sanofi-Aventis)**, cada mℓ contém 6 mg cloridrato de fexofenadina (equivalente a 5,6 mg de fexofenadina base), embalagens com 1 frasco de 60 mℓ + seringa dosadora e com 1 frasco de 150 mℓ + seringa dosadora. *Uso oral. Uso pediátrico. Atenção, diabéticos: contém açúcar (200 mg/mℓ de sacarose)*
- **Allegra® infantil 30 mg (Sanofi-Aventis)**, comprimidos revestidos contendo 30 mg de cloridrato de fexofenadina, embalagem com 20 unidades. *Uso oral. Uso adulto e pediátrico acima de 12 anos*
- **Allegra® 60 mg (Sanofi-Aventis)**, comprimidos revestidos contendo 60 mg de cloridrato de fexofenadina, embalagem com 10 unidades. *Uso oral. Uso adulto e pediátrico acima de 12 anos*
- **Allegra® 120 mg (Sanofi-Aventis)**, comprimidos revestidos contendo 120 mg de cloridrato de fexofenadina, embalagem com 5 e 10 unidades. *Uso oral. Uso adulto e pediátrico acima de 12 anos*
- **Allegra® 180 mg (Sanofi-Aventis)**, comprimidos revestidos contendo 180 mg de cloridrato de fexofenadina, embalagem com 5 e 10 unidades. *Uso oral. Uso adulto e pediátrico acima de 12 anos*
- **Cloridrato de fexofenadina® (Medley)**, comprimidos revestidos contendo 120 mg de cloridrato de fexofenadina, embalagem com 5 e 20 unidades. *Uso oral. Uso adulto e pediátrico acima de 12 anos*
- **Cloridrato de fexofenadina® (Medley)**, comprimidos revestidos contendo 180 mg de cloridrato de fexofenadina, embalagem com 5 e 10 unidades. *Uso oral. Uso adulto e pediátrico acima de 12 anos*
- **Cloridrato de fexofenadina® (Neo Química)**, comprimidos revestidos contendo 120 mg de cloridrato de fexofenadina, caixa com 10 comprimidos. *Uso adulto e pediátrico acima de 12 anos de idade*
- **Cloridrato de fexofenadina® (Nova Química)**, comprimidos revestidos contendo 120 mg de cloridrato de fexofenadina, caixa com 10 comprimidos. *Uso adulto e pediátrico acima de 12 anos de idade*
- **Cloridrato de fexofenadina® (Nova Química)**, comprimidos revestidos contendo 180 mg de cloridrato de fexofenadina, caixa com 10 comprimidos. *Uso adulto e pediátrico acima de 12 anos de idade*
- **Cloridrato de fexofenadina® (Ranbaxy)**, comprimidos revestidos contendo 120 mg de cloridrato de fexofenadina, caixa com 10 comprimidos. *Uso adulto e pediátrico acima de 12 anos de idade*
- **Rafex® 30 mg (Medley)**, comprimidos revestidos contendo 30 mg de cloridrato de fexofenadina, caixa com 5, 10 e 20 comprimidos. *Uso adulto e pediátrico acima de 12 anos de idade*
- **Rafex® 60 mg (Medley)**, comprimidos revestidos contendo 60 mg de cloridrato de fexofenadina, caixa com 5, 10 e 20 comprimidos. *Uso adulto e pediátrico acima de 12 anos de idade*
- **Rafex® 120 mg (Medley)**, comprimidos revestidos contendo 120 mg de cloridrato de fexofenadina (equivalente a 112 mg de fexofenadina), caixa com 5 e 10 comprimidos. *Uso adulto e pediátrico acima de 12 anos de idade*
- **Rafex® 180 mg (Medley)**, comprimidos revestidos contendo 180 mg de cloridrato de fexofenadina (equivalente a 168 mg de fexofenadina), caixa com 5 e 10 comprimidos. *Uso adulto e pediátrico acima de 12 anos*
- **Cloridrato de fexofenadina + cloridrato de pseudoefedrina**
  - **Allegra D® (Sanofi-Aventis)**, cada comprimido revestido de camada dupla contém 60 mg de cloridrato de fexofenadina (equivalente a 55,9 mg de fexofenadina) (em formulação de liberação imediata) + 120 mg de cloridrato de pseudoefedrina (equivalente a 98,3 mg de pseudoefedrina) (em formulação de liberação prolongada), embalagem com 10 comprimidos. *Uso oral. Uso adulto e pediátrico acima de 12 anos*
  - **Allexofedrin® (EMS)**, cada comprimido revestido de camada dupla contém 60 mg de cloridrato de fexofenadina + 120 mg de cloridrato de pseudoefedrina, embalagem com 10 comprimidos. *Uso oral. Uso adulto e pediátrico acima de 12 anos*
  - **Cloridrato de fexofenadina + cloridrato de pseudoefedrina® (Medley)**, cada comprimido revestido de camada dupla contém 60 mg de cloridrato de fexofenadina + 120 mg de cloridrato de pseudoefedrina, embalagem com 10 comprimidos. *Uso oral. Uso adulto e pediátrico acima de 12 anos.*

Cetirizina

A cetirizina é um metabólito da hidroxizina. Trata-se de um potente antagonista H1 de segunda geração que, ao contrário de muitos anti-histamínicos tradicionais, não provoca sonolência (sua penetração no cérebro é mínima) nem apresenta efeitos anticolinérgicos ou antisserotoninérgicos.

Indicação	• Tratamento de rinite alérgica, conjuntivite alérgica, urticária e outros tipos de alergia
Mecanismo de ação	• Competição com histamina pela ligação com receptores H1 na superfície de células efetoras, resultado em supressão de edema, vermelhidão e prurido
Contraindicação	• Hipersensibilidade aos componentes da fórmula ou a hidroxizina ou a derivados da piperazina • Depuração da creatinina (CrCl) < 10 mℓ/min • Crianças menores de 12 anos de idade • Lactantes (a cetirizina é excretada no leite humano em concentrações que representam de 25 a 90% dos valores plasmáticos, dependendo do momento da coleta das amostras após a administração)
Posologia	• Crianças de 2 a 6 anos de idade: 2,5 mℓ (2,5 mg) VO 2 vezes/dia, pela manhã e à noite • Crianças de 6 a 12 anos de idade: 5 mℓ (5 mg) VO 2 vezes ao dia, pela manhã e à noite ou 10 mℓ (10 mg) 1 vez ao dia • Adultos e crianças > 12 anos de idade: 10 mℓ (10 mg) VO 1 vez/dia
Absorção	• Rápida e significativa após administração oral
Início da ação	• 20 a 60 min
Duração da ação	• 24 h
Metabolismo	• A cetirizina não sofre metabolismo de primeira passagem significativo
Eliminação	• Cerca de dois terços da dose são excretados inalterados na urina

(continua)

Cetirizina (*continuação*)

Interações medicamentosas	• Alprazolam: efeitos depressores do SNC aditivos • Barbitúricos: efeitos depressores do SNC aditivos • Carisoprodol: efeitos depressores do SNC aditivos • Difenidramina: efeitos depressores do SNC aditivos • Haloperidol: efeitos depressores do SNC aditivos • Lítio: efeitos depressores do SNC aditivos • Maconha: efeitos depressores do SNC aditivos • Meclizina: efeitos depressores do SNC aditivos • Teofilina: redução da eliminação da cetirizina
Efeitos adversos	• Fadiga; tontura; cefaleia; xerostomia; sonolência
Alerta	• Visto que os testes de alergia cutâneos são inibidos por anti-histamínicos, é recomendada a interrupção da cetirizina 3 dias antes • Recomenda-se cautela aos pacientes epilépticos e aqueles que correm risco de apresentar crises convulsivas • Devem ser tomadas precauções em pacientes com fatores de predisposição à retenção urinária (p. ex., lesão raquimedular, hiperplasia prostática benigna) porque a cetirizina aumenta o risco de retenção urinária

Apresentação comercial

- **Dicloridrato de cetirizina® (Medley)**, comprimidos revestidos contendo 10 mg de dicloridrato de cetirizina, cartucho com 6 ou 12 comprimidos. *Uso oral. Uso adulto e pediátrico acima de 12 anos*
- **Dicloridrato de cetirizina® (Medley)**, solução oral, cada mℓ contém 1 mg de dicloridrato de cetirizina, frasco com 120 mℓ + copo medida. *Uso oral. Uso adulto e pediátrico a partir de 2 anos*
- **Dicloridrato de cetirizina® (Prati-Donaduzzi)**, solução oral contendo 1 mg de dicloridrato de cetirizina/mℓ, em embalagens com 1 frasco de 80 mℓ ou 120 mℓ. *Uso oral. Uso adulto e pediátrico acima de 2 anos*
- **Dicloridrato de cetirizina® (Sandoz)**, comprimidos revestidos de 10 mg, em embalagens contendo 12 comprimidos revestidos. *Uso oral. Uso adulto e pediátrico a partir de 12 anos de idade. Contém lactose, portanto, não deve ser ingerido por pacientes com condições hereditárias de intolerância à galactose, deficiência de lactase de Lapp ou má absorção de glicose-galactose*
- **Dicloridrato de cetirizina® (Teuto)**, solução oral contendo 1 mg de dicloridrato de cetirizina/mℓ, em embalagens com 1 e 50 frascos com 60 mℓ + 1 e 50 copos-medida, embalagens contendo 1 e 50 frascos com 75 mℓ + 1 e 50 copos-medida, embalagens contendo 1 e 50 frascos com 80 mℓ + 1 e 50 copos-medida, embalagens contendo 1 e 50 frascos com 120 mℓ + 1 e 50 copos-medida. *Uso adulto e pediátrico acima de 2 anos*
- **Zetalerg® (Uci-farma)**, cada comprimido revestido contém 10 mg de dicloridrato de cetirizina, cartucho contendo 6 comprimidos. *Uso adulto e pediátrico a partir de 12 anos de idade*
- **Zirtec® (GlaxoSmithKline)**, cada comprimido revestido contém 10 mg de dicloridrato de cetirizina, blíster contendo 12 comprimidos. *Uso adulto e pediátrico a partir de 12 anos de idade*
- **Zirtec® (GlaxoSmithKline)**, solução oral, cada mℓ contém 1 mg de dicloridrato de cetirizina, cartucho contendo frasco de vidro âmbar com 120 mℓ, acompanhado de copo-medida graduado de 10 mℓ. *Uso adulto e pediátrico a partir de 2 anos de idade.*

Mucolíticos

A mucosa das vias respiratórias reage à infecção e à inflamação de várias maneiras. Com frequência, isso inclui hiperplasia e hipertrofia das células caliciformes e das glândulas submucosas e consequente secreção excessiva de muco. Os produtos da reação inflamatória, inclusive DNA derivado de neutrófilos e actina filamentosa (actina F), as bactérias e os restos celulares contribuem para a purulência do muco. O muco é eliminado graças ao movimento dos cílios. Os fármacos que influenciam as características do muco e promovem a eliminação do muco são denominados mucoativos. Esses agentes mucoativos incluem expectorantes e mucolíticos.

Acetilcisteína

A acetilcisteína exerce intensa ação mucolítico-fluidificante das secreções mucosas e mucopurulentas ao despolimerizar os complexos mucoproteicos e os ácidos nucleicos que conferem viscosidade ao escarro e às outras secreções, além de melhorar a depuração mucociliar. Estas atividades tornam a acetilcisteína especialmente adequada para o tratamento das afecções agudas e crônicas das vias respiratórias caracterizadas por secreções mucosas e mucopurulentas densas e viscosas.

Indicação	• Promoção da expectoração quando há muita secreção densa e viscosa, por exemplo, DPOC, bronquite aguda, pneumonia, colapso pulmonar/atelectasia, fibrose cística/mucoviscidose • Antídoto na intoxicação acidental ou voluntária por paracetamol
Mecanismo de ação	• Além de despolimerizar os complexos mucoproteicos e os ácidos nucleicos do muco e de melhorar a depuração mucociliar, a acetilcisteína exerce ação antioxidante direta, sendo dotada de um grupo tiol livre (-SH) nucleofílico que interage diretamente com os grupos eletrofílicos dos radicais oxidantes • Recentemente constatou-se que a acetilcisteína protege a alfa-1-antitripsina, enzima inibidora da elastase, de ser inativada pelo ácido hipocloroso (HClO), potente agente oxidante que é produzido pela enzima mieloperoxidase dos fagócitos ativados. A estrutura da sua molécula lhe permite, além disso, atravessar facilmente as membranas celulares • No interior da célula, a acetilcisteína é desacetilada, ficando assim disponível a L-cisteína, aminoácido indispensável para a síntese da glutationa (GSH). A GSH é um tripeptídio extremamente reativo que se encontra difundido por igual nos diversos tecidos dos organismos animais e é essencial para a manutenção da capacidade funcional e da integridade da morfologia celular, pois é o mecanismo mais importante de defesa intracelular contra os radicais oxidantes (tanto exógenos como endógenos) e contra numerosas substâncias citotóxicas, incluindo o paracetamol

(continua)

Acetilcisteína (*continuação*)

Posologia	• Adulto: dose de 600 mg (15 mℓ), 1 vez/dia, de preferência à noite, durante 5 a 10 dias
	• Crianças de 2 a 4 anos: 5 mℓ 2 a 3 vezes/dia
	• Crianças > 4 anos: 5 mℓ 3 a 4 vezes/dia
	Indicações específicas para uso adulto e pediátrico:
	• Complicação pulmonar da fibrose cística
	   ○ Crianças > 2 anos de idade: 200 mg (10 mℓ de xarope pediátrico) 8/8 h
	   ○ Adultos: 200 mg (5 mℓ de xarope adulto) a 400 mg (10 mℓ de xarope adulto) 8/ 8 h. A critério médico, as doses podem ser aumentadas até o dobro
	• Intoxicação acidental ou voluntária por paracetamol
	   ○ Dose inicial de 140 mg/kg de peso corporal VO o mais rápido possível, nas primeiras 10 h após a ingestão de paracetamol, seguidas de doses de 70 mg/kg de peso corporal 4/ 4 h, durante 1 a 3 dias

Absorção	• Biodisponibilidade de 6 a 10% após administração oral
Início da ação	• 1 a 2 h
Metabolismo	• Hepático
Eliminação	• Não renal
Contraindicação	• Hipersensibilidade a acetilcisteína e/ou componentes da formulação • Crianças com menos de 2 anos de idade (pode induzir obstrução respiratória devido à dificuldade de expectorar)
Interações medicamentosas	• Antitussígenos: acúmulo de secreções • Carvão ativado: redução da ação da acetilcisteína • Nitroglicerina: hipotensão significativa e dilatação da artéria temporal
Efeitos adversos	• Bem tolerada, com algumas reações incomuns (> 1/1.000 e < 1/100): cefaleia; tinido; taquicardia; vômitos/náuseas; diarreia; estomatite; dor abdominal; urticária, exantema; angioedema; prurido; aumento da temperatura corporal; hipotensão
Alerta	• Classe B na gravidez • A ocorrência de odor sulfúreo (enxofre) não indica alteração no medicamento, sendo característica do princípio ativo contido no mesmo • Indivíduos com asma brônquica devem ser rigorosamente monitorados durante o uso de acetilcisteína; se ocorrer broncospasmo, suspendê-la imediatamente e iniciar tratamento adequado • Atenção pacientes sob dietas restritivas de sódio: este medicamento contém sódio (ciclamato de sódio, edetato dissódico di-hidratado, bicarbonato de sódio) • A dissolução de formulações de acetilcisteína com outros medicamentos não é recomendada • Relatos de inativação de antibióticos com acetilcisteína foram encontrados apenas em estudos *in vitro* em que as substâncias foram misturadas diretamente; portanto, quando o tratamento com antibiótico oral for necessário é recomendado o uso de acetilcisteína oral 2 h antes ou depois da administração

Apresentação comercial

- **Acetilcisteína® (EMS)**, granulado para solução oral, envelopes de 5 g contendo 100 mg, 200 mg ou 600 mg de acetilcisteína, em embalagem com 10 (embalagem fracionável), 15 ou 16 envelopes de 5 g. *Uso oral. Uso pediátrico acima de 2 anos (100 mg/5 g), uso adulto (200 mg/5 g e 600 mg/5 g)*
- **Acetilcisteína® xarope pediátrico (Geolab)**, xarope, cada mℓ contém 20 mg de acetilcisteína, embalagem contendo frasco com 120 mℓ + copo-medida (sabor framboesa) *Uso oral. Uso adulto e pediátrico (acima de 2 anos)*
- **Acetilcisteína® xarope adulto (Geolab)**, xarope, cada mℓ contém 40 mg de acetilcisteína, embalagem contendo frasco com 120 mℓ + copo-medida (sabor morango). *Uso oral. Uso adulto*
- **Acetilcisteína® (Germed)**, granulado, envelopes de 5 g contendo 100 mg, 200 mg ou 600 mg de acetilcisteína, em embalagem com 10 (embalagem fracionável), 15 ou 16 envelopes de 5 g. *Uso oral. Uso pediátrico acima de 2 anos (100 mg/5 g), uso adulto (200 mg/5 g e 600 mg/5 g)*
- **Acetilcisteína® xarope pediátrico (Legrand)**, xarope, cada mℓ contém 20 mg de acetilcisteína, embalagem contendo frasco com 100 mℓ, 120 mℓ ou 150 mℓ + copo-medida (sabor framboesa) *Uso oral. Uso adulto e pediátrico (acima de 2 anos)*
- **Acetilcisteína® xarope adulto (Legrand)**, xarope, cada mℓ contém 40 mg de acetilcisteína, embalagem contendo frasco com 100 mℓ, 120 mℓ ou 150 mℓ + copo-medida (sabor framboesa) *Uso oral. Uso adulto*
- **Acetilcisteína® xarope pediátrico (Prati-Donaduzzi)**, xarope, cada mℓ contém 20 mg de acetilcisteína, embalagem contendo frasco com 100 mℓ ou 150 mℓ + copo-medida (sabor coco). *Uso oral. Uso adulto e pediátrico (acima de 2 anos)*
- **Acetilcisteína® xarope adulto (Prati-Donaduzzi)**, xarope, cada mℓ contém 40 mg de acetilcisteína, embalagem contendo frasco com 120 ou 150 mℓ + copo-medida (sabor coco). *Uso oral. Uso adulto*
- **Acetilcisteína® (Prati-Donaduzzi)**, granulado, envelopes de 5 g contendo 100 mg, 200 mg ou 600 mg de acetilcisteína, em embalagem com 16 envelopes de 5 g. *Uso oral. Uso pediátrico acima de 2 anos (100 mg/5 g), uso adulto (200 mg/5 g e 600 mg/5 g)*
- **Acetilcisteína® xarope pediátrico (Teuto)**, xarope, cada mℓ contém 20 mg de acetilcisteína, embalagem contendo 1, 5 e 10 frascos com 100 mℓ ou 120 mℓ + copo-medida (sabor framboesa). *Uso oral. Uso adulto e pediátrico (acima de 2 anos)*
- **Acetilcisteína® xarope adulto (Teuto)**, xarope, cada mℓ contém 40 mg de acetilcisteína, embalagem contendo 1, 5 e 10 frascos com 100 mℓ ou 120 mℓ + copo-medida (sabor morango). *Uso oral. Uso adulto*
- **Acetilcisteína® (União Química)**, xarope, cada mℓ contém 20 mg de acetilcisteína, embalagem contendo frasco com 120 mℓ + copo-medida. Conteúdo de sorbitol e sacarina por mℓ de xarope: 200 mg de sorbitol e 1,900 mg de sacarina sódica. *Uso pediátrico acima de 2 anos*
- **Fluimucil® (Zambon)**, solução injetável, cada mℓ contém 100 mg de acetilcisteína, embalagem com 5 ampolas de 3 mℓ. *Uso injetável e tópico. Uso adulto e pediátrico. A administração IM e IV deve ser realizada por profissional da saúde especializado, com os equipamentos necessários e suporte médico.*

Carbocisteína

A carbocisteína (S-carboximetilcisteína) apresenta, além de atividade mucorreguladora, efeitos anti-inflamatórios e de eliminação de radicais livres. Foi sintetizada pela primeira vez na década de 1930 e foi liberada para uso como mucorregulador na década de 1960.

Indicação	• Terapia adjuvante, como mucolítico e fluidificante das secreções, para afecções agudas ou crônicas das vias respiratórias, nas quais a secreção viscosa e/ou abundante seja um fator agravante (p. ex., otite média, bronquite crônica, fibrose cística)
Mecanismo de ação	• O exato mecanismo de ação ainda não foi totalmente elucidado; sua ação, no entanto, parece estar associada à regulação da viscosidade das secreções de muco do sistema respiratório
Posologia	• Crianças entre 5 e 12 anos de idade: 5 a 10 mℓ de xarope pediátrico (5 mg de carbocisteína/kg de peso), 3 vezes ao dia • Adultos: 5 a 10 mℓ de xarope adulto (250 mg a 500 mg de carbocisteína), 3 vezes ao dia
Absorção	• Rápida após administração oral
Início da ação	• 1 a 2 h
Duração da ação	• Aproximadamente 8 h
Metabolismo	• Hepático
Eliminação	• Urina
Contraindicação	• Úlceras pépticas; hipersensibilidade aos componentes da formulação
Interações medicamentosas	• Não deve ser associada a antitussígenos e/ou agentes atropínicos
Efeitos adversos	• Epigastralgia; náuseas; diarreia; insônia; cefaleia; palpitação; discreta hipoglicemia
Alerta	• Não deve ser associada a antitussígenos ou atropínicos • Classe C na gravidez

Apresentação comercial

- **Carbocisteína® (EMS)**, solução oral (gotas), cada mℓ (24 gotas) da solução oral contém 50 mg de carbocisteína, frasco com 10, 20 e 30 mℓ. *Uso pediátrico acima de 2 anos*
- **Carbocisteína® xarope adulto (Geolab)**, xarope, cada mℓ contém 50 mg de carbocisteína, frasco com 100 mℓ com copo medida. *Atenção: contém sacarose. Uso oral. Uso adulto*
- **Carbocisteína® xarope pediátrico (Geolab)**, xarope, cada mℓ contém 20 mg de carbocisteína, frasco com 100 mℓ com copo medida. *Atenção: contém sacarose. Uso oral. Uso pediátrico (acima de 2 anos)*
- **Carbocisteína® (Germed)**, solução oral (gotas), cada mℓ (24 gotas) da solução oral contém 50 mg de carbocisteína, frasco com 10, 20 e 30 mℓ. *Uso pediátrico acima de 2 anos*
- **Carbocisteína® xarope pediátrico (Nativita)**, cada mℓ contém 20 mg de carbocisteína, embalagens contendo 01, 48, 60 ou 80 frascos com 100 mℓ + copo-medida. *Uso oral. Uso adulto e pediátrico acima de 2 anos*
- **Carbocisteína® xarope adulto (Nativita)**, cada mℓ contém 50 mg de carbocisteína, embalagens contendo 01, 48, 60 ou 80 frascos com 100 mℓ + copo-medida. *Uso oral. Uso adulto*
- **Carbocisteína® xarope pediátrico (Neo Química)**, cada mℓ contém 20 mg de carbocisteína, embalagens contendo 01 frasco com 100 mℓ + copo-medida *Uso oral. Uso adulto e pediátrico acima de 2 anos*
- **Carbocisteína® xarope adulto (Neo Química)**, cada mℓ contém 50 mg de carbocisteína, embalagens contendo 1 frasco com 100 mℓ + copo-medida. *Uso oral. Uso adulto*
- **Carbocisteína® xarope pediátrico (Teuto)**, cada mℓ contém 20 mg de carbocisteína, embalagens contendo 1, 25, 50 e 100 frascos com 100 mℓ + copo-medida. *Uso oral. Uso adulto e pediátrico acima de 2 anos*
- **Carbocisteína® xarope adulto (Teuto)**, cada mℓ contém 50 mg de carbocisteína, embalagens contendo 1, 25, 50 e 100 frascos com 100 mℓ + copo-medida. *Uso oral. Uso adulto*
- **Mucofan® xarope adulto (União Química)**, xarope, cada mℓ contém 50 mg de carbocisteína, frasco com 100 mℓ. *Uso oral. Uso adulto*
- **Mucofan® xarope pediátrico (União Química)**, xarope, cada mℓ contém 20 mg de carbocisteína, frasco com 100 mℓ. *Uso oral. Uso pediátrico acima de 2 anos*
- **Mucofan® (União Química)**, solução oral, cada mℓ (cerca de 20 gotas) contém 50 mg de carbocisteína, embalagem contendo frasco de 20 mℓ. *Uso oral. Uso pediátrico acima de 2 anos*
- **Mucolitic® (Takeda)**, granulado, cada envelope (4 g) do granulado contém 250 mg de carbocisteína, embalagem com 15 envelopes. *Uso oral. Uso adulto*
- **Mucolitic® (Takeda)**, solução oral (gotas), cada mℓ (20 gotas) contém 50 mg de carbocisteína, frasco com 20 mℓ. *Uso oral. Uso adulto e pediátrico acima de 2 anos e idade.*

Guaifenesina

A guaifenesina é um expectorante que aumenta a produção de escarro e de secreções brônquicas por meio de redução da viscosidade e da tensão superficial. O maior fluxo de secreções menos espessas promove o movimento ciliar e transforma a tosse seca e improdutiva em tosse mais produtiva e menos frequente.

Obtida originalmente do guáiaco e usada pelos ameríndios para doenças respiratórias. Foi sintetizada pela primeira vez em 1912 e aprovada pela FDA em 1989.

Indicação	• Expectorante no tratamento sintomático temporário da tosse proveniente de infecções respiratórias altas e de doenças relacionadas como rinossinusite, faringite e bronquite
Mecanismo de ação	• Redução da viscosidade do muco, contribuindo assim, para aumentar a eficiência do reflexo da tosse e facilitar a remoção das secreções
Posologia	• Adultos e crianças > 12 anos: 15 mℓ (200 mg) VO 4/4 h • Crianças de 6 a 12 anos: 7,5 mℓ VO 4/4 h • Crianças de 2 a 6 anos: 5 mℓ VO 4/4 h
Absorção	• Rápida após administração oral
Metabolismo	• Hepático
Eliminação	• Renal
Contraindicação	• Hipersensibilidade conhecida a guaifenesina ou a qualquer outro componente da fórmula • Menores de 2 anos de idade
Interações medicamentosas	• Não existem interações conhecidas
Efeitos adversos	• Reações de hipersensibilidade, náuseas, vômitos, diarreia e epigastralgia. Cefaleia, tontura e erupção cutânea são reações mais raras
Alerta	• Classe C na gravidez

Apresentação comercial

- **Guaifenesina® (Neo Química)**, xarope, cada 15 mℓ contém 200 mg de guaifenesina, frasco com 120 mℓ com copo dosador. *Uso oral. Uso adulto e pediátrico acima de 2 anos de idade*
- **Transpulmin® xarope adulto (Aché)**, xarope, cada 15 mℓ de xarope contém 200 mg de guaifenesina, frasco de 150 mℓ + copo-medida. *Uso oral. Uso adulto. Atenção: este medicamento contém açúcar (sacarose), portanto, deve ser usado com cautela por diabéticos*
- **Transpulmin® xarope infantil (Aché)**, xarope, cada 15 mℓ de xarope contém 100 mg de guaifenesina, frasco de 150 mℓ + copo-medida. *Uso adulto. Atenção: este medicamento contém açúcar (sacarose), portanto, deve ser usado com cautela por diabéticos*
- **Xarope Vick® (Nicomed)**, cada 15 mℓ do produto contém 200 mg de guaifenesina (Veículos: açúcar hidrolisado, propilenoglicol, *álcool (4,25%)*, citrato de sódio, carboximetilcelulose de sódio, ácido cítrico anidro, estearato de polioxil 40, benzoato de sódio, óxido de polietileno N.F., sacarina sódica, mentol, corante vermelho alimento 17, sistema flavorizante (chocolate artificial, mentol e "*black cherry*"), água desionizada), frasco com 120 mℓ. *Uso oral. Uso adulto e pediátrico acima de 6 anos. Atenção, diabéticos: contém açúcar*
- **Maleato de dexclorfeniramina + sulfato de pseudoefedrina + guaifenesina**
  - **Emsexpector® (EMS)**, xarope, cada 5 mℓ contém 2 mg de maleato de dexclorfeniramina + 100 mg de guaifenesina + 20 mg de sulfato de pseudoefedrina, embalagem com frasco de 120 mℓ com copo-medida. *Uso oral. Uso adulto e pediátrico acima de 2 anos. Este medicamento contém corante amarelo de tartrazina que pode causar reações de natureza alérgica, dentre as quais, asma brônquica, especialmente em pessoas alérgicas ao ácido acetilsalicílico*
  - **Maleato de dexclorfeniramina + sulfato de pseudoefedrina + guaifenesina® (Medley)**, solução oral, cada 5 mℓ da solução oral contém 2 mg de maleato de dexclorfeniramina + 20 mg de sulfato de pseudoefedrina + 100 mg de guaifenesina, embalagem contendo frasco de 120 mℓ, acompanhado de copo-medida. *Uso oral. Uso adulto e pediátrico acima de 2 anos*
- **Guaifenesina + cloridrato de oxomemazina + iodeto de potássio + benzoato de sódio**
  - **Expec® (Legrand)**, xarope, cada 5 mℓ contém 2 mg de cloridrato de oxomemazina + 100 mg de iodeto de potássio + 20 mg de benzoato de sódio + 30 mg de *guaifenesina, frasco com 120 mℓ*. *Uso oral. Uso adulto e pediátrico*

> **IMPORTANTE**
>
> O uso de iodeto de potássio por gestantes ou lactantes podem causar bócio fetal e hipotireoidismo no feto ou no lactente. O uso continuado de iodeto de potássio pode provocar iodismo, uma condição caracterizada por coriza intensa, erupção acneiforme, fraqueza, aumento da salivação e halitose.

- **Guaifenesina + salbutamol**
  - **Aeroflux® (GlaxoSmithKline)**, solução oral, cada mℓ contém 0,4 mg de sulfato de salbutamol + 20 mg de guaifenesina, frasco contendo 100 mℓ + copo medida. *Uso oral. Uso adulto e pediátrico (a partir de 2 anos)*
  - **Aeroflux® edulito (GlaxoSmithKline)**, solução oral, cada 5 mℓ contém 2,0 mg de sulfato de salbutamol + 100 mg de guaifenesina, frasco contendo 120 mℓ + copo dosador. *Uso oral. Uso adulto e pediátrico (a partir de 2 anos)*
  - **Sulfato de salbutamol + guaifenesina® (EMS)**, solução oral, cada 5 mℓ contém 2,4 mg de sulfato de salbutamol (equivalente a 2,0 mg de salbutamol) + 100 mg de guaifenesina, frasco contendo 80, 100 ou 120 mℓ + copo medida. *Uso oral. Uso adulto e pediátrico (a partir de 2 anos)*
  - **Sulfato de salbutamol + guaifenesina® (Germed)**, solução oral, cada mℓ contém 0,4 mg de sulfato de salbutamol + 20 mg de guaifenesina, frasco contendo 100 mℓ + copo medida. *Uso oral. Uso adulto e pediátrico (a partir de 2 anos)*

- **Guaifenesina + sulfato de terbutalina**
  - **Bricanyl® composto expectorante (Astrazeneca)**, solução oral, cada mℓ contém 13,3 g de guaifenesina + 0,3 mg de sulfato de terbutalina, embalagem com 1 frasco de 100 mℓ acompanhado de 1 copo-medida. *Uso adulto e pediátrico (a partir de 2 anos)*
  - **Bronquitoss® (Legrand)**, xarope, solução oral, cada mℓ contém 13,3 g de guaifenesina + 0,3 mg de sulfato de terbutalina, embalagem com 1 frasco de 120 mℓ acompanhado de 1 copo-medida. *Uso oral. Uso adulto e pediátrico (a partir de 2 anos)*
  - **Sulfato de terbutalina + guaifenesina® (Medley)**, solução oral, cada mℓ contém 13,3 g de guaifenesina + 0,3 mg de sulfato de terbutalina, embalagem com 1 ou 50 frascos de 100 mℓ acompanhado de 1 ou 50 copos-medida. *Uso oral. Uso adulto e pediátrico (a partir de 2 anos)*
  - **Sulfato de terbutalina + guaifenesina® (Prati-Donaduzzi)**, solução oral, cada mℓ contém 13,3 g de guaifenesina + 0,3 mg de sulfato de terbutalina, embalagem com 1 ou 50 frascos de 100 mℓ acompanhado de 1 ou 50 copos-medida. *Uso oral. Uso adulto e pediátrico (a partir de 2 anos)*

- **Guaifenesina + cloridrato de oxomemazina + paracetamol**
  - **Toplexil® (Sanofi-Aventis)**, xarope, cada 5 mℓ contém 1,835 mg de cloridrato de oxomemazina + 33,3 mg de guaifenesina + 33,3 mg de paracetamol, frasco de 100, 120 e 200 mℓ. *Uso oral. Uso adulto*
  - **Toplexil® pediátrico (Sanofi-Aventis)**, xarope, cada 5 mℓ contém 0,920 mg de cloridrato de oxomemazina + 25 mg de guaifenesina + 10 mg de paracetamol, frasco de 100, 120 e 200 mℓ. *Uso oral. Uso pediátrico (a partir de 2 anos de idade)*

- **Guaifenesina + ácido épsilon-aminocaproico + benzoato de sódio + cloreto de amônio**
  - **Eaca balsâmico® (Zydus Nikkho)**, xarope, cada mℓ contém 25 mg de ácido épsilon-aminocaproico + 50 mg de benzoato de sódio + 10 mg de guaifenesina (éter glicerilguaiacólico) + 10 mg de cloreto de amônio (veículo: sacarina, metilparabeno, essências de cereja e de framboesa, corante caramelo, sacarose e água), embalagem contendo frasco de 100 mℓ. *Uso oral. Uso adulto e pediátrico.*

Capítulo 9
Medicamentos em Oftalmologia

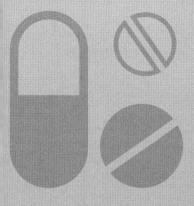

Introdução

A oftalmologia aborda a anatomia, a fisiologia e os processos mórbidos que acometem os olhos e seus anexos.

Os fármacos são administrados por via tópica (gotas, pomada, gel, lentes de contato gelatinosas), periocular (subconjuntival, subtenoniana, peribulbar, retrobulbar) ou intraocular (intracâmera, intravítreo). Em alguns casos a medicação é oral, como a acetazolamida (inibidor da anidrase carbônica) prescrita para hipertensão ocular e glaucoma.

Conjuntivite

Conjuntivite é um processo inflamatório que acomete basicamente a conjuntiva.

Os objetivos clínicos são:
- Determinar se realmente se trata de conjuntivite (diagnóstico diferencial de hiperemia conjuntival)
- Identificar a causa da conjuntivite
- Prescrever tratamento apropriado
- Promover alívio do desconforto e da dor
- Prevenir a disseminação de doenças transmissíveis (p. ex., tracoma)
- Orientar o paciente com relação aos cuidados a serem instituídos.

A maioria dos tipos de conjuntivite é autolimitada, mas algumas evoluem e provocam graves complicações oculares e extraoculares.

A conjuntivite pode ser classificada como infecciosa ou não infecciosa e como aguda, crônica ou recorrente. A conjuntivite não infecciosa pode ser alérgica, mecânica/irritativa/tóxica, imunomediada e neoplásica. As causas de conjuntivite não infecciosa podem se superpor. As causas de conjuntivite infecciosa incluem vírus e bactérias.

É crucial fazer o diagnóstico diferencial entre processos que acometem basicamente a conjuntiva e aqueles nos quais a inflamação conjuntival é secundária a doenças sistêmicas ou oculares. Exemplos seriam a blefarite e a xerostomia, que são as causas mais frequentes de inflamação conjuntival, cujo tratamento é direcionado para a correção dos distúrbios subjacentes. Doenças sistêmicas como gonorreia e atopia também podem provocar inflamação conjuntival e o tratamento da conjuntivite deve incluir o tratamento da doença sistêmica. A conjuntivite lenhosa é causada por deficiência de plasminogênio resultante de doença pseudomembranosa de múltiplos órgãos. Essa conjuntivite membranosa crônica da infância tem sido tratada com sucesso com lis-plasminogênio IV ou colírios de plasminogênio.

Uma modalidade de classificação seria a seguinte:
- Conjuntivite alérgica
  - Conjuntivite alérgica sazonal
  - Conjuntivite vernal (ou primaveril)
  - Conjuntivite atópica
  - Conjuntivite papilar gigante (CPG), que também tem um componente mecânico
- Conjuntivite mecânica/irritativa/tóxica
  - Ceratoconjuntivite límbica superior
  - Ceratoconjuntivite relacionada ao uso de lentes de contato
  - Síndrome da frouxidão palpebral
  - Síndrome do fórnix gigante
  - Pediculose palpebral
  - Ceratoconjuntivite fármaco-induzida
  - Calázio conjuntival
- Conjuntivite bacteriana
  - Conjuntivite gonocócica e não gonocócica
  - Conjuntivite causada por *Chlamydia*
- Conjuntivite viral
  - Conjuntivite causada por adenovírus
  - Conjuntivite causada por herpes-vírus simples (HSV)
  - Conjuntivite causada por varicela-zóster vírus (VVZ)
  - Conjuntivite causada por molusco contagioso (poxvírus)
- Conjuntivite imunomediada
  - Penfigoide da mucosa ocular
  - Doença enxerto *versus* hospedeiro (DEVH)
  - Síndrome de Stevens-Johnson
- Conjuntivite neoplásica
  - Carcinoma sebáceo
  - Neoplasia escamosa da superfície ocular
  - Melanoma.

Os fatores associados à conjuntivite são mostrados no Quadro 9.1, e as manifestações clínicas, no Quadro 9.2.

QUADRO 9.1 Fatores predisponentes/associados à conjuntivite.

Tipo de conjuntivite	Fatores predisponentes/associados
Conjuntivite alérgica	
Sazonal	■ Alergênios ambientais
Vernal	■ Meio ambiente seco e quente ■ Alergênios ambientais (exacerbações agudas)
Atópica	■ Predisposição genética ■ Alergênios e substâncias irritativas ambientais (exacerbações agudas)
Papilar gigante	■ Uso de lentes de contato (lentes de contato gelatinosas, uso prolongado, soluções conservantes alergênicas)
Conjuntivite mecânica/irritativa/tóxica	
Ceratoconjuntivite límbica superior	■ Alterações da função tireóidea, sexo feminino
Ceratoconjuntivite relacionada ao uso de lentes de contato	■ Como reação a irritação mecânica, hipoxia crônica e uso de conservantes
Síndrome da frouxidão palpebral	■ Obesidade, apneia do sono, flacidez das pálpebras superiores, imbricação palpebral
Síndrome do fórnix gigante	■ Mulheres na 8ª a 10ª décadas de vida, ptose da pálpebra superior associada a fórnix superior grande
Pediculose palpebral	■ Tipicamente de transmissão sexual (em crianças é considerado sinal de abuso sexual)

(continua)

QUADRO 9.1	Fatores predisponentes/associados à conjuntivite. *(continuação)*
Tipo de conjuntivite	**Fatores predisponentes/associados**
Conjuntivite mecânica/irritativa/tóxica	
Ceratoconjuntivite fármaco-induzida	▪ Colírios para glaucoma, antibióticos, antivirais. Também pode ser causada por conservantes em todos os tipos de medicação de aplicação oftálmica
Calázio conjuntival	▪ Xeroftalmia ▪ Cirurgia oftálmica prévia ▪ Conjuntivite recorrente
Conjuntivite viral	
Causada por adenovírus	▪ Contato com pessoa infectada (sobretudo em ambiente escolar), infecção concomitante em vias respiratórias superiores
Causada por HSV	▪ Infecção prévia por HSV (episódio desencadeado por traumatismo, exposição à luz ultravioleta, estresse, outra condição viral ou febril) ▪ Infecção primária por HSV (contato com pessoa infectada)
Causada por VZV	▪ Episódio agudo de varicela ▪ Exposição a indivíduo com varicela ou herpes-zóster
Causada por molusco contagioso	▪ Crianças e adultos jovens ▪ Pessoas imunocomprometidas (p. ex., HIV-positivas) tendem a apresentar múltiplas lesões e/ou lesões gigantes
Conjuntivite bacteriana	
Recém-nascido	▪ Parto vaginal de mulher infectada ▪ Cuidados neonatais inadequados
Lactente	▪ Obstrução de ductos lacrimais ▪ Otite média ou faringite bacteriana concomitante ▪ Contato com pessoa infectada
Criança	▪ Contato com pessoa infectada ▪ Otite média, sinusite ou faringite bacteriana concomitante ▪ Colonização nasofaríngea por bactérias ▪ Disseminação oculogenital (abuso sexual)
Adulto	▪ Contato com pessoa infectada ▪ Disseminação oculogenital ▪ Infecção ou anormalidade de anexos ▪ Grave déficit lacrimal ▪ Imunossupressão ▪ Traumatismo
Conjuntivite imunomediada	
Penfigoide da mucosa ocular	▪ Algumas medicações tópicas podem provocar um quadro semelhantes ao penfigoide da mucosa ocular, como pilocarpina e timolol
DEVH	▪ Pessoas que receberam transplante alogênico de células-tronco
Síndrome de Stevens-Johnson	▪ Infecção prévia (p. ex., caxumba, HSV, *Mycoplasma pneumoniae*) ▪ Medicação sistêmica (p. ex., fenitoína, barbitúricos, sulfonamidas) provoca reação inflamatória e alteração fibrótica em mucosas de todo o corpo, inclusive a conjuntiva bulbar e palpebral
Conjuntivite neoplásica	
Carcinoma sebáceo	▪ Desconhecidos
Neoplasia escamosa da superfície ocular	▪ Associada ao HPV ▪ Associada à exposição substancial à luz ultravioleta
Melanoma	▪ Associada à exposição substancial à luz ultravioleta ▪ História pregressa de melanoma sistêmico ▪ Lesões pigmentares prévias como nevo de Ota ou melanose adquirida primária

QUADRO 9.2	Manifestações clínicas de conjuntivite.
Tipo de conjuntivite	**Manifestações clínicas**
Conjuntivite alérgica	
Sazonal	- Bilateral - Congestão conjuntival - Quemose - Secreção aquosa - Discreta secreção mucosa
Vernal	- Bilateral - Hipertrofia papilar gigante da conjuntiva tarsal superior - Congestão conjuntival bulbar - Fibrose conjuntival - Secreção aquosa e mucosa - Erosões epiteliais na córnea - Pontos de Horner-Trantas - Neovascularização e fibrose da córnea
Atópica	- Bilateral - Blefarite eczematoide - Espessamento e fibrose palpebrais - Perda de cílios - Hipertrofia papilar da conjuntiva tarsal superior e inferior - Fibrose conjuntival - Secreção aquosa e mucoide - Neovascularização, ulcerações e fibrose da córnea - Ceratite puntata epitelial
Papilar gigante	- Lateralidade associada ao padrão de uso das lentes de contato - Hipertrofia papilar da conjuntiva tarsal superior - Secreção mucoide
Conjuntivite mecânica/irritativa/tóxica	
Ceratoconjuntivite límbica superior	- Congestão bulbar superior bilateral - Epiteliopatia puntata conjuntival e corneana superior
Ceratoconjuntivite relacionada ao uso de lentes de contato	- Varia de congestão conjuntival leve a difusa - Neovascularização focal ou difusa da córnea - Neovascularização periférica ou circunferencial da córnea
Síndrome da frouxidão palpebral	- Edema da pálpebra superior - Reação papilar difusa da conjuntiva tarsal superior - Ceratopatia epitelial puntata - *Pannus* - Bilateral, mas frequentemente o acometimento é assimétrico
Síndrome do fórnix gigante	- Grande fórnix superior com coágulo de material mucopurulento - Ptose
Pediculose palpebral	- Conjuntivite folicular unilateral ou bilateral - Piolhos adultos na base dos cílios, lêndeas aderentes aos cílios e restos celulares sanguinolentos nas pálpebras ou nos cílios
Ceratoconjuntivite fármaco-induzida	- Lateralidade baseada no uso da medicação - Congestão conjuntival - Dermatite de contato nas pálpebras com eritema e descamação em alguns casos
Calázio conjuntival	- Dor localizada ao contrário da xeroftalmia - Redundância da conjuntiva na margem da pálpebra inferior
Conjuntivite viral	
Conjuntivite causada por adenovírus	- Início abrupto - Unilateral ou, com frequência, sequencialmente bilateral - Intensidade variável - Conjuntivite conjuntival bulbar - Secreção aquosa

(continua)

QUADRO 9.2 Manifestações clínicas de conjuntivite. (continuação)

Tipo de conjuntivite	Manifestações clínicas
Conjuntivite viral	
Causada por adenovírus	■ Reação folicular da conjuntiva tarsal inferior ■ Quemose ■ Edema palpebral ■ Eritema palpebral ■ Linfadenopatia pré-auricular ■ Hemorragia petequial e conjuntival ■ Defeito epitelial corneano ■ Equimose palpebral
Causada por HSV	■ Unilateral ■ Congestão conjuntival bulbar ■ Secreção aquosa ■ Reação folicular leve da conjuntiva ■ Pode existir linfonodo pré-auricular palpável ■ Ulceração ou erupção vesicular nas pálpebras ■ Ceratite epitelial pleomórfica ou dendrítica da córnea ou da conjuntiva
Causada por VZV	■ Unilateral ou bilateral ■ Secreção aquosa ■ Congestão conjuntival bulbar ■ Reação folicular leve da conjuntiva ■ Pode existir linfonodo pré-auricular palpável ■ Tipicamente há ceratite puntata na doença primária e ceratite dendrítica ou puntata na doença recorrente ■ Ulceração ou erupção vesicular nas pálpebras ■ Ceratite epitelial pleomórfica ou dendrítica da córnea ou da conjuntiva
Causada por molusco contagioso	■ Tipicamente unilateral, mas pode ser bilateral ■ Reação folicular leve a intensa ■ Ceratite epitelial puntata ■ Pode existir *pannus* ■ Lesões umbilicadas brilhantes únicas ou múltiplas na pele ou na margem das pálpebras
Conjuntivite bacteriana	
Não gonocócica	■ Unilateral ou bilateral ■ Congestão da conjuntiva bulbar ■ Secreção purulenta ou mucopurulenta
Gonocócica	■ Unilateral ou bilateral ■ Edema palpebral importante ■ Congestão substancial da conjuntiva bulbar ■ Secreção purulenta abundante ■ Linfadenopatia pré-auricular ■ Importante: ulceração ou infiltrado corneano, que frequentemente surge na parte superior
Causada por *Chlamydia* Recém-nascido/lactente	■ Unilateral ou bilateral ■ Edema palpebral ■ Congestão da conjuntiva bulbar ■ Secreção purulenta ou mucopurulenta
Adulto	■ Unilateral ou bilateral ■ Congestão da conjuntiva bulbar ■ Reação folicular da conjuntiva tarsal ■ Secreção mucoide ■ *Pannus* corneano ■ Ceratite epitelial puntata ■ Linfadenopatia pré-auricular ■ Folículos na conjuntiva bulbar

(continua)

QUADRO 9.2	Manifestações clínicas de conjuntivite. *(continuação)*
Tipo de conjuntivite	**Manifestações clínicas**
Conjuntivite imunomediada	
Penfigoide da mucosa ocular	■ Bilateral ■ Congestão da conjuntiva bulbar ■ Conjuntivite papilar ■ Fibrose e queratinização subepiteliais conjuntivais ■ Fibrose conjuntival que começa nos fórnices ■ Entrópio ■ Triquíase ■ Úlceras, neovascularização e fibrose na córnea
DEVH	■ Bilateral ■ Congestão conjuntival ■ Quemose ■ Conjuntivite pseudomembranosa ■ Ceratoconjuntivite seca ■ Episclerite
Síndrome de Stevens-Johnson	■ Unilateral ou bilateral ■ Congestão da conjuntiva bulbar ■ Queratinização e fibrose subepiteliais conjuntivais ■ Fibrose conjuntival ■ Entrópio ■ Triquíase ■ Úlceras de córnea
Conjuntivite neoplásica	
Carcinoma sebáceo	■ Unilateral ■ Intensa infecção conjuntival bulbar ■ Fibrose conjuntival ■ Pode existir secreção mucopurulenta ■ Pode ocorrer invasão do epitélio corneano
Neoplasia escamosa da superfície ocular	■ Hiperemia conjuntival ■ Nódulos sésseis ou papilomatosos
Melanoma	■ Unilateral ■ Lesão pigmentada ou não pigmentada ■ Vaso sentinela

Alguns casos de conjuntivite podem ser diagnosticados com base na anamnese e no exame físico (p. ex., conjuntivite viral associada a infecção das vias respiratórias superiores). Todavia, às vezes são necessários alguns exames complementares:

- Cultura: a cultura de amostras da conjuntiva está indicada para todos os casos de suspeita de conjuntivite neonatal infecciosa. A cultura para bactérias também é valiosa para pacientes de qualquer grupo etário com conjuntivite purulenta recorrente, grave ou crônica e para os indivíduos que não responderam à medicação
- Testes imunodiagnósticos rápidos para conjuntivite por adenovírus
- Testes imunológicos para *Chlamydia* (ELISA, pesquisa de anticorpo imunofluorescente direto)
- Esfregaços/citologia para casos de suspeita de conjuntivite neonatal infecciosa, conjuntivite crônica ou recorrente e conjuntivite gonocócica
- Biopsia para casos de conjuntivite que não respondem à medicação
- Microscopia confocal (investigação de conjuntivite atópica, ceratoconjuntivite límbica superior)
- Exames de sangue (provas de função tireóidea para ceratoconjuntivite límbica superior).

No tratamento, a primeira medida seria a prevenção. Idealmente, o tratamento da conjuntivite é direcionado para a sua causa. O uso indiscriminado de antibióticos ou corticosteroides tópicos deve ser evitado porque os antibióticos têm efeitos tóxicos e os corticosteroides podem prolongar infecções causadas por adenovírus e agravar infecções causadas por HSV.

Conjuntivite alérgica sazonal

A conjuntivite alérgica sazonal (CAS) é uma forma de atopia que, geralmente, provoca sinais/sintomas mais leves (porém mais persistentes) durante uma determinada estação do ano. Alergênios comuns são feno e fungos.

Os sinais/sintomas incluem vermelhidão, secreção aquosa, prurido periocular bilateral, sensação de ardência, fotossensibilidade e edema palpebral. O acometimento bilateral é a regra, embora as manifestações possam ser mais intensas em um olho.

As pessoas com conjuntivite alérgica apresentam, com frequência, outras condições alérgicas como eczema sazonal ou alergia a pelos (p. ex., gato).

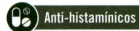

Anti-histamínicos

Alcaftadina

A alcaftadina é um antagonista direto dos receptores H1 de ação tópica ativa e um inibidor da liberação de histamina pelos mastócitos que foi elaborado para a prevenção do prurido associado à conjuntivite alérgica.

Indicação	• Prevenção do prurido em conjuntivites alérgicas
Mecanismo de ação	• Antagonista dos receptores H1 e inibidor da liberação de histamina pelos mastócitos • Também foram constatadas diminuição da quimiotaxia e inibição da ativação dos eosinófilos
Posologia	• A dose usual é de 1 gota aplicada no(s) olho(s) afetado(s), 1 vez/dia ou a critério médico. A duração do tratamento deve ser estabelecida pelo oftalmologista
Absorção	• Após a aplicação tópica ocular, a alcaftadina surge rapidamente na circulação sistêmica e persiste por pouco tempo, caindo para concentrações plasmáticas inferiores às quantificáveis até 3 h após a aplicação
Início da ação	• 15 min
Duração da ação	• 24 h
Metabolismo	• Fígado
Eliminação	• Urina
Contraindicação	• Hipersensibilidade a um dos componentes da fórmula
Interações medicamentosas	• Não são conhecidas interações medicamentosas
Efeitos adversos	• *Comuns* (entre 1 e 10% dos usuários): irritação ocular, ardor e/ou sensação de pontadas nos olhos à instilação, vermelhidão ocular, hiperemia conjuntival, prurido dos olhos, prurido no local da aplicação • Outras reações relatadas após a comercialização foram: secreção ocular, eritema e edema das pálpebras, hipersensibilidade, sonolência, conjuntivite, aumento do lacrimejamento, borramento visual e dermatite alérgica
Alerta	• Não deve ser aplicada durante o uso de lentes de contato gelatinosas ou hidrofílicas. As lentes devem ser retiradas antes da aplicação em um ou ambos os olhos e deve-se esperar pelo menos 15 min para recolocá-las • A eficácia e a segurança não foram estabelecidas em crianças com menos de 2 anos de idade • Pode causar borramento visual transitório após a aplicação e/ou sonolência, o que pode interferir na capacidade de dirigir ou operar máquinas. Aguardar até que a visão retorne ao normal antes de dirigir ou operar máquinas

Apresentação comercial

■ **Lastacaft® a 0,25% (Allergan)**, solução oftálmica estéril, cada mℓ (32 gotas) contém 2,5 mg de alcaftadina, frasco plástico com conta-gotas contendo 3 mℓ. *Via de administração tópica ocular. Uso adulto e pediátrico acima de 2 anos de idade.*

Emedastina

A emedastina é um antagonista H1 relativamente seletivo utilizado na forma de solução oftálmica estéril.

Indicação	• Alívio temporário dos sinais e sintomas da conjuntivite alérgica
Mecanismo de ação	• Antagonista de receptor H1, relativamente seletivo, para administração tópica nos olhos
Posologia	• A dose usual é de 1 gota aplicada no(s) olho(s) afetado(s), uma vez ao dia ou a critério médico. A duração do tratamento deve ser estabelecida pelo oftalmologista
Absorção	• Ocorre absorção sistêmica após instilação oftálmica
Início da ação	• Em torno 1 a 2 h
Duração da ação	• 24 h
Metabolismo	• Fígado
Eliminação	• Urina
Contraindicação	• Hipersensibilidade conhecida ao difumarato de emedastina ou qualquer componente

(continua)

Emedastina (*continuação*)

Interações medicamentosas	• Não há interações conhecidas
Efeitos adversos	• Cefaleia (11% dos usuários); sonhos anormais; sabor desagradável na boca; borramento visual; sensação de queimação ou ardência nos olhos; inflamação da pele; xeroftalmia; sensação de corpo estranho nos olhos; lacrimejamento
Alerta	• O produto contém um conservante que pode ser absorvido por lentes de contato gelatinosas • A segurança e a eficácia em crianças com menos de 3 anos de idade não foram estabelecidas

Apresentação comercial

■ **Emadine® (Alcon),** solução oftálmica estéril, cada mℓ contém 0,884 mg de difumarato de emedastina (equivalente a 0,5 mg de emedastina), frascos plásticos conta-gotas contendo 5 mℓ. *Uso tópico ocular. Uso adulto e pediátrico para crianças acima de 3 anos.*

Epinastina

É um antagonista direto dos receptores H1 com elevada afinidade de ligação para os receptores H1, além de afinidade para os receptores H2. Apresenta também afinidade para os receptores adrenérgicos α_1 e α_2-adrenérgicos e HT2. Sua afinidade para os receptores colinérgicos, dopaminérgicos e vários outros é baixa. A epinastina não atravessa a barreira hemoliquórica e, portanto, não induz o aparecimento de efeitos secundários no sistema nervoso central, isto é, não é sedativa.

Indicação	• Tratamento e/ou prevenção de sinais e sintomas de conjuntivite alérgica sazonal
Mecanismo de ação	• Atividade anti-histamínica • Inibição da desgranulação dos mastócitos e redução do acúmulo de neutrófilos inflamatórios • Atividade estabilizadora sobre os mastócitos, efeito este atribuído à inibição da incorporação de cálcio nos mastócitos, à inibição da liberação de cálcio dos reservatórios intracelulares de cálcio e à inibição da liberação de mediadores inflamatórios
Posologia	• A dose usual é de 1 gota aplicada no saco conjuntival do(s) olho(s) afetado(s), 1 vez/dia ou a critério médico
Absorção	• A absorção sistêmica ocorre através da via trabecular
Início da ação	• 5 min
Duração da ação	• 24 h
Metabolismo	• Mínimo
Eliminação	• Urina
Contraindicação	• Conhecida hipersensibilidade a algum dos componentes do produto • Menores de 3 anos de idade
Interações medicamentosas	• Não são conhecidas interações
Efeitos adversos	• Borramento visual • Sensação de ardência e irritação nos olhos (reação comum)
Alerta	• Classe C na gravidez • Não deve ser aplicado durante o uso de lentes de contato gelatinosas ou hidrofílicas, pois o cloreto de benzalcônio presente na fórmula pode ser absorvido pelas lentes. Por este motivo, os pacientes devem ser instruídos a retirar as lentes antes da aplicação e aguardar de 10 a 15 min para recolocá-las

Apresentação comercial

■ **Relestat® (Allergan),** solução oftálmica estéril, cada mℓ (27 gotas) contém 0,5 mg de cloridrato de epinastina (equivalente a 0,44 mg de epinastina, portanto, 0,0172 mg/gota). Frasco plástico conta-gotas contendo 5 mℓ ou 10 mℓ. *Via de administração tópica ocular. Uso adulto e pediátrico acima de 3 anos de idade.*

Cetotifeno

O cetotifeno é um antagonista do receptor H1 da histamina. Também inibe a liberação de mediadores (p. ex., histamina, leucotrienos, prostaglandinas, PAF) das células envolvidas nas reações alérgicas do tipo I ou imediatas (mastócitos, eosinófilos, basófilos e neutrófilos). O cetotifeno também reduz quimiotaxia, ativação e desgranulação dos eosinófilos. Níveis de cAMP aumentados pela inibição da fosfodiesterase podem contribuir para a ação estabilizadora que o cetotifeno exerce sobre a célula. O efeito anti-histamínico do colírio de fumarato de cetotifeno tem um rápido início após a instilação no olho e persiste por 8 a 12 h.

Indicação	• Alívio dos sinais e os sintomas da conjuntivite alérgica como prurido e hiperemia
Mecanismo de ação	• Anti-histamínico e estabilizador de mastócitos
Posologia	• Crianças de 6 meses a 3 anos: 0,05 mg (= 1 gota de cetotifeno)/kg de peso corporal, 2 vezes/dia, pela manhã e à noite • Adultos: 1 gota no saco conjuntival de cada olho 2 vezes/dia
Início da ação	• 3 min
Duração da ação	• 8 a 12 h
Contraindicação	• Conhecida hipersensibilidade ao cetotifeno ou a algum componente do produto
Interações medicamentosas	• Não são conhecidas (recomenda-se intervalo de pelo menos 5 min para aplicação de outro colírio)
Efeitos adversos	• Ocasionalmente (< 2%) alterações da acuidade visual, xeroftalmia, cefaleia, fadiga, erupção cutânea
Alerta	• O colírio de fumarato de cetotifeno contém cloreto de benzalcônio como conservante, que pode se depositar nas lentes de contato gelatinosas • Classe C na gravidez

Apresentação comercial

- **Fumarato de cetotifeno® (Medley),** solução oftálmica, cada mℓ (20 gotas) da solução contém 1,38 mg de fumarato de cetotifeno (equivalente a 1 mg de cetotifeno), embalagem contendo 1 frasco de plástico conta-gotas contendo 30 mℓ + conta-gotas. Uso pediátrico (crianças acima de 6 meses de idade). Uso oftálmico
- **Fumarato de cetotifeno® (Neo Química),** solução oftálmica, cada mℓ (39 gotas) da solução contém 0,345 mg de fumarato de cetotifeno (equivalente a 0,25 mg de cetotifeno), embalagem contendo 1 frasco de plástico conta-gotas contendo 5 mℓ. Uso adulto e pediátrico (crianças acima de 3 anos). Uso oftálmico
- **Octifen® (União Química),** solução oftálmica, cada mℓ (39 gotas) da solução contém 0,345 mg de fumarato de cetotifeno (equivalente a 0,25 mg de cetotifeno), embalagem contendo 1 frasco de plástico conta-gotas contendo 5 mℓ. Uso adulto e pediátrico (crianças acima de 3 anos). Uso oftálmico
- **Zaditen® (Novartis),** solução oftálmica, cada mℓ (39 gotas) da solução contém 0,345 mg de fumarato de cetotifeno (equivalente a 0,25 mg de cetotifeno), embalagem contendo 1 frasco de plástico conta-gotas contendo 5 mℓ. Uso adulto e pediátrico. Uso oftálmico

Olopatadina

A olopatadina é um inibidor da liberação de histamina e antagonista relativamente seletivo do receptor H1 de histamina, que inibe a reação de hipersensibilidade imediata tipo 1 *in vivo* e *in vitro*, incluindo os efeitos induzidos da inibição da histamina nas células epiteliais da conjuntiva humana. A olopatadina é isenta de efeitos sobre os receptores alfa-adrenérgicos, da dopamina e muscarínicos dos tipos 1 e 2.

Indicação	• Tratamento dos sinais e sintomas de conjuntivite alérgica
Mecanismo de ação	• Inibição da liberação de histamina
Posologia	• 1 a 2 gotas no(s) olho(s) afetado(s), 1 vez/dia
Absorção	• A aplicação tópica ocular não costuma produzir concentrações plasmáticas mensuráveis
Metabolismo	• Hepático
Eliminação	• Urina
Contraindicação	• Sensibilidade conhecida ao cloridrato de olopatadina ou a qualquer componente da fórmula
Interações medicamentosas	• Nenhuma descrita
Efeitos adversos	• Nasofaringite; faringite; sinusite
Alerta	• Classe C na gravidez • Não usar para tratar irritação relacionada a lentes de contato

Apresentação comercial

- **Cloridrato de olopatadina® (Neo Química),** solução oftálmica, cada mℓ (33 gotas) contém 2,22 mg de cloridrato de olopatadina (equivalente a 2,0 mg de olopatadina base), embalagem contendo frasco com 2,5 mℓ. *Via de administração tópica ocular. Uso adulto e pediátrico acima de 3 anos*
- **Patanol® (Alcon),** solução oftálmica, cada mℓ (33 gotas) contém 1,11 mg de cloridrato de olopatadina (equivalente a 1 mg de olopatadina base, ou seja, 0,04 mg cloridrato de olopatadina (0,03 mg de olopatadina base) por gota), frasco plástico conta-gotas contendo 5 mℓ. *Via de administração tópica ocular. Uso adulto e pediátrico acima de 3 anos de idade.*

Anti-inflamatórios não esteroides de uso tópico

Trometamol cetorolaco

O trometamol cetorolaco é um membro do grupo de fármacos anti-inflamatórios não esteroides pirrolopirrol para uso oftálmico.

O cetorolaco é um AINE quimicamente relacionado com a indometacina e a tolmetina. Prometamol (ou prometamina) cetorolaco é uma mistura racêmica de enantiômeros S e R com a forma de S apresentando atividade analgésica.

Indicação	• Alívio dos sinais e sintomas da conjuntivite alérgica • Tratamento e/ou profilaxia da inflamação em pacientes submetidos a cirurgias oculares e facectomia • Tratamento da dor ocular
Mecanismo de ação	• A administração ocular reduz os níveis de prostaglandina E2 no humor aquoso. Estudos experimentais mostraram que as prostaglandinas (PG) produzem ruptura da barreira hemoliquórica, vasodilatação, aumento da permeabilidade vascular, leucocitose e aumento da pressão intraocular. As PG também parecem atuar na resposta miótica produzida durante cirurgia ocular, porque provocam constrição do esfíncter da íris independentemente de mecanismo colinérgico
Posologia	• Dose preconizada: 1 gota aplicada no(s) olho(s) afetado(s), 4 vezes/dia por até 4 dias, ou a critério médico.
Metabolismo	• Hepático
Eliminação	• Urina
Contraindicação	• Hipersensibilidade aos componentes do produto • Crises de asma, urticária ou rinite aguda são desencadeadas por ácido acetilsalicílico ou por outros AINE • Uso de gentes de contato gelatinosas
Interações medicamentosas	• Nenhuma conhecida
Efeitos adversos	• Dor aguda e sensação de ardência transitórias à instilação (aproximadamente 40% dos pacientes tratados)
Alerta	• Recomenda-se que a solução oftálmica de trometamol cetorolaco seja usada com cautela em pacientes com conhecidas tendências hemorrágicas ou que estejam recebendo outros medicamentos que possam prolongar o tempo de sangramento • Não foram estabelecidas a segurança e a eficácia em crianças com menos de 12 anos • Classe C na gravidez

Apresentação comercial

- **Acular® (Allergan),** solução oftálmica estéril, cada 1 mℓ (33 gotas) contém 5 mg de cetorolaco trometamol (0,151 mg/gota), frasco plástico conta-gotas contendo 5 mℓ. *Via de administração tópica ocular. Uso adulto*
- **Cetrolac® (União Química),** solução oftálmica estéril, cada mℓ (33 gotas) contém 5,0 mg de trometamol cetorolaco (0,151 mg/gota), cartucho com 1 frasco plástico de 5 mℓ. *Uso adulto. Uso tópico ocular*
- **Cetrolac® MD (União Química),** solução oftálmica estéril, cada mℓ contém 4,0 mg de trometamol cetorolaco, cartucho com 1 frasco plástico de 10 mℓ. *Uso adulto. Uso tópico ocular*
- **Trometamol cetorolaco® (Biosintética),** solução oftálmica estéril, cada mℓ contém 5,0 mg de trometamol cetorolaco, cartucho com 1 frasco plástico de 5 mℓ. *Uso adulto. Uso tópico ocular*
- **Trometamol cetorolaco® (Cristália),** solução oftálmica estéril, cada mℓ contém 5,0 mg de trometamol cetorolaco, cartucho com 1 frasco plástico de 5 mℓ. *Uso adulto. Uso tópico ocular*
- **Trometamol cetorolaco® (EMS),** solução oftálmica estéril, cada mℓ (35 gotas) contém 5,0 mg de trometamol cetorolaco, cartucho com 1 frasco plástico de 5 mℓ. *Uso adulto. Uso tópico ocular*
- **Trometamol cetorolaco® (Geolab),** solução oftálmica estéril, cada mℓ contém 5,0 mg de trometamol cetorolaco, cartucho com 1 frasco plástico de 5 mℓ. *Uso adulto. Uso tópico ocular*
- **Trometamol cetorolaco® (Germed),** solução oftálmica estéril, cada mℓ contém 5,0 mg de trometamol cetorolaco, cartucho com 1 frasco plástico de 5 mℓ. *Uso adulto. Uso tópico ocular*
- **Trometamol cetorolaco® (Legrand),** solução oftálmica estéril, cada mℓ contém 5,0 mg de trometamol cetorolaco, cartucho com 1 frasco plástico de 5 mℓ. *Uso adulto. Uso tópico ocular*
- **Trometamol cetorolaco® (Neo Química),** solução oftálmica estéril, cada mℓ contém 5,0 mg de trometamol cetorolaco, cartucho com 1 frasco plástico de 5 mℓ. *Uso adulto. Uso tópico ocular.*

Glicocorticoides de uso tópico

Os corticosteroides inibem a resposta inflamatória induzida por vários agentes estimuladores que provavelmente inibem ou retardam o processo curativo. Os corticosteroides inibem o edema, a deposição de fibrina, a dilatação capilar, a migração de leucócitos, a proliferação capilar e de fibroblastos e a deposição de colágeno e a formação de cicatriz associados à inflamação. Não existe um consenso geral sobre o mecanismo de ação do corticosteroide ocular. Entretanto, os corticosteroides agem pela indução das proteínas inibitórias da fosfolipase A2, coletivamente chamadas de lipocortinas. Postula-se que essas proteínas controlem a biossíntese de potentes mediadores da inflamação, tais como as prostaglandinas e os leucotrienos, por meio da inibição da liberação de precursores do ácido araquidônico. O ácido araquidônico é liberado das membranas fosfolipídicas por ação da fosfolipase A2. Os corticosteroides promovem elevação da pressão intraocular (PIO). O etabonato de loteprednol é semelhante, do ponto de vista estrutural, a outros corticosteroides. No entanto, não existe o grupo cetona na posição 20. É altamente lipossolúvel, o que acentua sua penetração nas células. O etabonato de loteprednol é sintetizado por meio de modificações estruturais dos compostos relacionados à prednisolona até a transformação em um metabólito inativo. Cm base em estudos pré-clínicos sobre o metabolismo *in vivo* e *in vitro*, o etabonato de loteprednol sofre substancial metabolismo aos metabólitos inativos do ácido carboxílico.

Loteprednol

O etabonato de loteprednol pertence a uma classe singular de glicocorticoides. É extremamente lipossolúvel e isso promove sua penetração nas células. Liga-se ao tipo II de receptores de glicocorticoides.

Indicação	• Tratamento de condições das conjuntivas bulbar e palpebral, da córnea e do segmento anterior do globo ocular sensíveis aos anti-inflamatórios esteroides, tais como conjuntivites alérgicas, acne rosácea, ceratite puntata superficial, ceratite por herpes-zóster, irite, ciclite • Tratamento de casos selecionados de conjuntivite infecciosa, quando os riscos inerentes ao uso de esteroides são aceitáveis para se obter diminuição do edema e da inflamação • Controle do processo inflamatório após cirurgias oculares • Alívio dos sinais e sintomas de conjuntivite alérgica
Mecanismo de ação	• Acredita-se que induza proteínas inibitórias fosfolipase A2, as chamadas lipocortinas
Posologia	• Dose preconizada: 1 gota aplicada no(s) olho(s) afetado(s), 4 vezes/dia
Metabolismo	• Local nos tecidos oculares e, quando o etabonato de loteprednol cai na circulação sistêmica, é metabolizado no fígado
Eliminação	• Biliar/fecal
Contraindicação	• A maioria das enfermidades virais da córnea e conjuntiva, incluindo ceratite epitelial causada por herpes-vírus simples (ceratite dendrítica), vacínia e varicela • Infecções oculares causadas por micobactérias • Doenças micóticas das estruturas oculares • Hipersensibilidade aos componentes da fórmula • Crianças
Interações medicamentosas	• Não são conhecidas
Efeitos adversos	• Em 5 a 15% dos pacientes houve ocorrência de borramento anormal; sensação de queimação na instilação; quemose; secreção; olho seco; epífora; sensação de corpo estranho; prurido; hiperemia e fotofobia • 5% dos pacientes apresentam conjuntivite, anormalidades corneanas, eritema das pálpebras, ceratoconjuntivite, irritação/dor/desconforto ocular, papilar e uveíte
Alerta	• Classe C na gravidez • Se o produto for usado por 10 dias ou mais, a pressão intraocular deve ser monitorada • O uso prolongado pode resultar em glaucoma, comprometimento da acuidade visual central e periférica e formação de catarata subcapsular posterior • Não deve ser utilizado para tratar irritações relacionadas ao uso de lentes de contato • Os usuários de lentes de contato devem removê-las antes da aplicação do produto e aguardar 10 min antes de recolocá-las

Apresentação comercial

- **Alrex® (Bausch + Lomb),** suspensão estéril para uso oftálmico, cada 1 ml de produto contém 2,0 mg de etabonato de loteprednol (1 ml contém aproximadamente 30 gotas e cada gota contém aproximadamente 0,067 mg de etabonato de loteprednol), frasco gotejador contendo 5 ml. *Uso tópico ocular. Uso adulto*
- **Loteprol® (Bausch + Lomb),** suspensão estéril para uso oftálmico, cada 1 ml (equivale a 30 gotas) contém 5,0 mg de etabonato de loteprednol, em frasco gotejador contendo 5 ml. *Uso tópico ocular. Uso adulto*

■ **Etabonato de loteprednol + tobramicina**
- **Zylet® (Bausch + Lomb),** suspensão estéril para uso oftálmico, cada ml (aproximadamente 32 gotas) contém 5,0 mg de etabonato de loteprednol + 3,0 mg de tobramicina, frasco gotejador contendo 5 ml. *Uso tópico ocular. Uso adulto*

Vasoconstritores de uso tópico

Nafazolina

Os vasoconstritores atuam por meio de ativação dos receptores adrenérgicos. Todos os agentes vasoconstritores oculares disponíveis atualmente, inclusive nafazolina, tetra-hidrozolina, fenilefrina e oximetazolina, são agonistas dos receptores adrenérgicos.

Os receptores adrenérgicos medeiam a estimulação da contração da musculatura lisa e, em termos sistêmicos, participam no controle da pressão arterial. Existem duas classes de vasoconstritores: aminas simpaticomiméticas e imidazóis. As aminas simpaticomiméticas mimetizam as ações do sistema nervoso simpático por meio da liberação pré-sináptica de norepinefrina nos nervos simpáticos. A norepinefrina se liga a receptores alfa pós-sinápticos, resultando em vasoconstrição. Os imidazóis podem ser agonistas de receptores alfa-2 (p. ex., brimonidina) ou agonistas mistos alfa-1 e alfa-2 (p. ex., nafazolina) e atuam em nível pós-sináptico nos nervos simpáticos, provocando vasoconstrição. Eles também reduzem a produção de norepinefrina, o fluxo sanguíneo e a congestão.

Indicação	Alívio do prurido e da hiperemia conjuntival causada por poluição, fumaça, pó, pelos de animais, pólen, grama, caspa
Mecanismo de ação	A nafazolina é uma amina simpaticomimética de ação direta e rápida. Age nos receptores alfa-adrenérgicos das arteríolas da conjuntiva, provocando vasoconstrição e diminuição da congestão conjuntival
Posologia	1 ou 2 gotas no(s) olho(s) afetado(s) até 4 vezes/dia
Início da ação	10 min
Duração da ação	2 a 6 h
Contraindicação	Hipersensibilidade aos componentes da fórmula; glaucoma de ângulo estreito; predisposição a glaucoma; gestantes; lactantes; hipertireoidismo
Interações medicamentosas	Uso concomitante de inibidores da MAO
Efeitos adversos	Midríase; elevação da pressão intraocular; hipertensão arterial; hiperglicemia; arritmias cardíacas, cefaleia
Alerta	Deve-se ter cautela na administração em idosos com graves problemas cardiovasculares como arritmias cardíacas, hipertireoidismo e hipertensão arterial pois pode agravar estas condições

Apresentação comercial

- **Claroft® (Alcon),** solução oftálmica isotônica e estéril, cada mℓ contém 0,12 mg de cloridrato de nafazolina, frasco plástico conta-gotas contendo 15 mℓ. *Uso tópico ocular. Uso adulto*
- **Cloridrato de nafazolina® (Germed),** solução oftálmica, cada mℓ contém 0,5 mg de cloridrato de nafazolina, embalagem contendo 1 frasco de 30 mℓ. *Uso adulto*
- **Cloridrato de nafazolina® (Mariol),** solução oftálmica, cada mℓ contém 0,5 mg de cloridrato de nafazolina, embalagem contendo 1 frasco de 30 mℓ. *Uso tópico ocular. Uso adulto*
- **Cloridrato de nafazolina + maleato de feniramina**
  - **Cloridrato de nafazolina + maleato de feniramina® (Geolab),** solução oftálmica estéril, cada mℓ contém 0,25 mg de cloridrato de nafazolina + 3 mg de maleato de feniramina, embalagem contendo 1 frasco gotejador com 10 mℓ ou 15 mℓ. *Uso adulto. Uso tópico oftálmico*
  - **Claril® (Alcon),** solução oftálmica estéril, cada mℓ (aproximadamente 25 gotas) contém 0,25 mg de cloridrato de nafazolina + 3 mg de maleato de feniramina, embalagem contendo 1 frasco gotejador com 15 mℓ. *Uso adulto. Uso tópico oftálmico*
  - **Ocutil® (Geolab),** solução oftálmica estéril, cada mℓ (aproximadamente 32 gotas) contém 0,25 mg de cloridrato de nafazolina + 3 mg de maleato de feniramina, embalagem contendo 1 frasco gotejador com 15 mℓ. *Uso adulto. Uso tópico oftálmico*

- **Cloridrato de nafazolina + sulfato de zinco hepta-hidratado**
  - **Colírio Moura Brasil® (Sanofi),** solução oftálmica, cada mℓ (28 gotas) contém 0,15 mg de cloridrato de nafazolina + 0,3 mg de sulfato de zinco hepta-hidratado, embalagem contendo frasco com 20 mℓ. *Uso tópico oftálmico. Uso adulto e pediátrico acima de 12 anos de idade*
  - **Colírio Neo Brasil® (Neo Química),** solução oftálmica, cada mℓ (31 gotas) contém 0,15 mg de cloridrato de nafazolina + 0,3 mg de sulfato de zinco hepta-hidratado, embalagem contendo frasco com 20 mℓ. *Uso oftálmico. Uso adulto e pediátrico acima de 12 anos de idade*
  - **Visiplex® (Bunker),** solução oftálmica, cada mℓ contém 0,15 mg de cloridrato de nafazolina + 0,3 mg de sulfato de zinco hepta-hidratado, embalagem contendo frasco com 15 mℓ. *Uso oftálmico. Uso adulto e pediátrico acima de 12 anos de idade*
  - **Visual® (Sandoz),** solução oftálmica, cada mℓ contém 0,15 mg de cloridrato de nafazolina + 0,3 mg de sulfato de zinco hepta-hidratado, embalagem contendo frasco com 20 mℓ. *Uso oftálmico. Uso adulto e pediátrico acima de 12 anos de idade*
- **Cloridrato de nafazolina + fenolsulfonato de zinco**
  - **Lerin® (Allergan),** solução oftálmica estéril, cada mℓ (27 gotas) contém 0,5 mg de cloridrato de nafazolina (0,018 mg/gota) + 1,0 mg de fenolsulfonato de zinco (0,037 mg/gota), Frasco plástico conta-gotas contendo 24 mℓ. *Via de administração tópica ocular. Uso adulto.*

Conjuntivite bacteriana

Apenas 30% dos pacientes em unidades de atendimento primário têm conjuntivite bacteriana comprovada por exames, embora 80% dos pacientes sejam medicados com antibióticos. A etiologia bacteriana varia, com frequência, de acordo com a região geográfica e a faixa etária, contudo, os agentes etiológicos mais comuns são espécies de *Staphylococcus*, *Streptococcus*, *Corynebacterium*, *Haemophilus*, *Pseudomonas* e *Moraxella*.

As complicações variam de discreta irritação da córnea até perda visual significativa, que costuma ocorrer nas infecções causadas por bactérias extremamente patogênicas, como *Chlamydia trachomatis* e *Neisseria gonorrhoeae*.

Os raspados de conjuntiva costumam ser usados para confirmar o diagnóstico de conjuntivite bacteriana. A coloração de Gram é útil na identificação das características bacterianas, enquanto a coloração de Giemsa permite a identificação dos corpúsculos de inclusão da *Chlamydia*. As amostras coletadas são enviadas para cultura (*Chlamydia*, outras bactérias, vírus). As culturas para fungos são solicitadas para pacientes com úlcera de córnea ou contaminação de solução de limpeza de lentes de contato.

A microscopia revela a resposta celular nos vários tipos de conjuntivite:
- Infecções bacterianas: predomínio de neutrófilos
- Infecções virais: predomínio de linfócitos
- Reações alérgicas: predomínio de eosinófilos.

Antibióticos de uso tópico

Besifloxacino

Fluoroquinolona de quarta geração com amplo espectro utilizada na forma de suspensão oftálmica. As bactérias suscetíveis incluem *Corynebacterium pseudodiphtheriticum, Corynebacterium stratum, Haemophilus influenzae, Moraxella lacunata, Staphylococcus aureus, Staphylococcus epidermidis, Staphylococcus hominis, Staphylococcus lugdunensis, Streptococcus mitis, Streptococcus oralis, Streptococcus pneumoniae e Streptococcus salivarius*. Aprovado pela FDA em 2009.

Indicação	• Tratamento de conjuntivite bacteriana
Mecanismo de ação	• Inibição de enzimas bacterianas (DNA girase e topoisomerase IV). A inibição da DNA girase resulta em comprometimento da replicação, da transcrição e do reparo do DNA bacteriano. Já a inibição da topoisomerase IV provoca comprometimento da divisão celular. A inibição conjunta dessas enzimas também alentece o desenvolvimento da resistência
Posologia	• Prescrito habitualmente 3 vezes/dia durante 7 dias para adultos e crianças com mais de 1 ano de idade
Absorção	• Embora as concentrações de besifloxacino sejam elevadas na superfície ocular, as concentrações sistêmicas após administração de três doses ao dia são inferiores a 0,5 ng/mℓ (baixo risco de reações sistêmicas)
Metabolismo	• Não há metabolismo apreciável
Contraindicação	• Alergia a besifloxacino ou outras fluoroquinolonas ou a componentes da fórmula
Interações medicamentosas	• Não foram observadas
Efeitos adversos	• Hiperemia conjuntival em 2% dos pacientes • Borramento visual, dor no olho, irritação conjuntival, prurido localizado e cefaleia em 1 a 2% dos pacientes
Alerta	• Somente para uso tópico oftálmico e não deve ser injetado por via subconjuntival, nem deve ser introduzido diretamente na câmara anterior do olho • Os pacientes não devem usar lentes de contato se apresentarem sinais ou sintomas de conjuntivite bacteriana ou durante o tratamento com colírio de besifloxacino

Apresentação comercial

- **Besivance® (Bausch + Lomb)**, suspensão oftálmica estéril, cada mℓ (aproximadamente 31 gotas) contém 6,63 mg de cloridrato de besifloxacino (equivalente a 6 mg de besifloxacino base), frasco conta-gotas com 5 mℓ. Uso tópico oftálmico. Uso adulto e pediátrico acima de 1 ano.

Gatifloxacino

Fluoroquinolona de quarta geração com duplo mecanismo de ação graças ao grupamento 8-metoxi.

Indicação	• Tratamento de conjuntivite bacteriana causada por cepas sensíveis de bactérias gram-positivas aeróbicas (*Corynebacterium propinquum, Staphylococcus aureus, Staphylococcus epidermidis, Streptococcus mitis, Streptococcus pneumoniae*) e bactérias gram-negativas aeróbicas (*Haemophilus influenzae*)
Mecanismo de ação	• Inibição das enzimas DNA girase e topoisomerase IV. A DNA girase participa na replicação, na transcrição e no reparo do DNA, enquanto a topoisomerase IV é crucial para a partição do DNA cromossômico durante a divisão celular das bactérias

Posologia	• As doses recomendadas são:
	  ○ 1º e 2º dias de tratamento: instilar 1 gota no(s) olho(s) afetado(s) a cada 2 h durante o período de vigília, até 8 vezes/dia
	  ○ 3º ao 7º dia de tratamento: instilar 1 gota no(s) olho(s) afetado(s) até 4 vezes/dia durante o período de vigília

Contraindicação	• Alergia ao gatifloxacino, a outras quinolonas ou a qualquer um dos demais componentes da fórmula do produto • Menores de 1 ano de idade
Interações medicamentosas	• Não há relatos

(continua)

Gatifloxacino (continuação)

Efeitos adversos	• Síndrome de Stevens-Johnson (rara) • Reação anafilática (rara) • Superinfecção por microrganismos não sensíveis, inclusive fungos (uso prolongado) • Borramento visual
Alerta	• A solução não deve ser injetada por via subconjuntival, nem deve ser introduzida diretamente na câmara anterior do olho • Categoria C na gravidez

Apresentação comercial

- **Zymar® (Allergan)**, solução oftálmica estéril, cada mℓ (22 gotas) contém 3 mg de gatifloxacino (0,136 mg/gota), frasco plástico conta-gotas contendo 5 mℓ. *Via de administração tópica ocular. Uso adulto e pediátrico acima de 1 ano de idade*
- **Zymar XD® (Allergan)**, solução oftálmica estéril, cada mℓ (24 gotas) contém: 5 mg de gatifloxacino (0,21 mg/gota), frasco plástico conta-gotas contendo 3 mℓ ou 5 mℓ. *Via de administração tópica ocular. Uso adulto e pediátrico acima de 1 ano de idade*
- **Gatifloxacino + prednisolona**
  - **Zypred® (Allergan)**, solução oftálmica, cada mℓ (22 gotas) contém 3 mg de gatifloxacino + 10 mg de acetato de prednisolona, frasco plástico conta-gotas contendo 3 mℓ ou 6 mℓ. *Via de administração tópica ocular. Uso adulto e pediátrico acima de 1 ano de idade.*

Ciprofloxacino

Ver Ciprofloxacino na página 562 do Capítulo 15, *Antibióticos*.

Tobramicina

Antibiótico aminoglicosídio obtido a partir de cultura de *Streptomyces tenebrarius* que apresenta ação bactericida.

Indicação	• Infecções oculares (blefarite, conjuntivites e ceratite) causadas por estafilococos, tais como *S. aureus* e *S. epidermidis* (coagulase-positivos e coagulase-negativos), incluindo cepas resistentes à penicilina; estreptococos, inclusive algumas espécies do grupo A beta-hemolíticos, algumas espécies não hemolíticas e algumas cepas de *Streptococcus pneumoniae*; *Pseudomonas aeruginosa, Escherichia coli, Klebsiella pneumoniae, Enterobacter aerogenes, Proteus mirabilis, Morganella morganii*, a maioria das cepas de *Proteus vulgaris, Haemophilus influenzae* e *H. aegyptius, Moraxella lacunata, Acinetobacter calcoaceticus* e algumas espécies de *Neisseria*
Mecanismo de ação	• Ligação irreversível a um de dois locais na subunidade ribossômica 30S com consequente inibição da síntese proteica pelas bactérias
Posologia	• Infecção leve a moderada: pingar 1 ou 2 gotas no olho afetado a cada 4 horas • Infecções graves: pingar 2 gotas no olho de hora em hora até melhorar e depois reduzir a dose antes de interromper o tratamento
Contraindicação	• Hipersensibilidade conhecida aos componentes da fórmula • Menores de 2 meses de idade
Interações medicamentosas	• Não é indicado o uso concomitante de penicilina tópica
Efeitos adversos	• Ocorrem em menos de 3% dos usuários: alergia, prurido e tumefação das pálpebras, hiperemia conjuntival
Alerta	• Classe B na gravidez • Retirar lentes de contato antes do uso • Os estudos de sensibilidade bacteriana demonstram que muitos microrganismos resistentes à gentamicina conservam a sensibilidade à tobramicina • O uso prolongado de quaisquer antibióticos pode resultar no desenvolvimento de microrganismos resistentes, inclusive fungos. No caso de superinfecções deve-se instituir a terapia adequada • As pomadas oftálmicas podem retardar a reepitelização corneana

Apresentação comercial

- **Tobragan® (Allergan)**, solução oftálmica estéril, cada mℓ contém 3 mg de tobramicina, frasco plástico conta-gotas contendo 5 mℓ. *Uso adulto e pediátrico*
- **Tobramicina® 0,3 % (Biosintética)**, solução oftálmica estéril, cada mℓ (30 gotas) contém 3 mg de tobramicina, frasco plástico conta-gotas contendo 5 mℓ. *Uso adulto e pediátrico acima de 2 meses*
- **Tobramicina® 0,3 % (Cristália)**, solução oftálmica estéril, cada mℓ contém 3 mg de tobramicina, frasco plástico conta-gotas contendo 5 mℓ. *Uso adulto e pediátrico acima de 2 meses*
- **Tobramicina® 0,3 % (EMS Sigma Pharma)**, solução oftálmica estéril, cada mℓ (30 gotas) contém 3 mg de tobramicina, frasco plástico conta-gotas contendo 5 ou 10 mℓ. *Uso adulto. Uso tópico ocular*

- **Tobramicina® 0,3 % (Germed)**, solução oftálmica estéril, cada mℓ (30 gotas) contém 3 mg de tobramicina, frasco plástico conta-gotas contendo 5 mℓ. *Uso adulto. Uso tópico ocular*
- **Tobramicina® 0,3 % (Legrand)**, solução oftálmica estéril, cada mℓ contém 3 mg de tobramicina, frasco plástico conta-gotas contendo 5 mℓ. *Uso adulto e pediátrico acima de 2 meses. Uso tópico ocular*
- **Tobramicina® 0,3 % (Neo Química)**, solução oftálmica estéril, cada mℓ (30 gotas) contém 3 mg de tobramicina, frasco plástico conta-gotas contendo 5 mℓ. *Uso tópico ocular. Uso adulto e pediátrico acima de 2 meses*
- **Tobranom® (União Química)**, solução oftálmica estéril, cada mℓ (30 gotas) contém 3 mg de tobramicina, frasco plástico conta-gotas contendo 5 mℓ. *Uso adulto e pediátrico acima de 2 meses*
- **Tobrex® (Alcon)**, solução oftálmica estéril, cada mℓ contém 3 mg de tobramicina, frasco plástico conta-gotas contendo 5 mℓ. *Uso tópico ocular. Uso adulto e pediátrico acima de 2 meses*
- **Tobrex® (Alcon)**, pomada oftálmica estéril, cada 6 contém 3 mg de tobramicina, bisnaga contendo 3,5 g. *Uso tópico ocular. Uso adulto e pediátrico acima de 2 meses*
- **Tobramicina + dexametasona**
  - **Tobracort® (União Química)**, pomada oftálmica estéril, cada g contém 3 mg de tobramicina base + 1 mg de dexametasona, embalagem contendo bisnaga de 3,5 g. *Uso tópico ocular. Uso adulto e pediátrico acima de 2 anos*
  - **Tobracort® (União Química)**, solução oftálmica estéril, cada mℓ contém 3 mg de tobramicina base + 1 mg de dexametasona, embalagem contendo frasco com 5 mℓ. *Uso tópico ocular. Uso adulto e pediátrico acima de 2 anos*
  - **Tobradex® (Alcon)**, suspensão oftálmica estéril, cada mℓ (30 gotas), contém 3 mg de tobramicina + 1 mg de dexametasona, frasco plástico gotejador contendo 5 mℓ. *Uso tópico ocular. Uso adulto e pediátrico acima de 2 anos*
  - **Tobramicina + dexametasona® (Alcon)**, suspensão oftálmica estéril, cada mℓ (30 gotas), contém 3 mg de tobramicina + 1 mg de dexametasona, frasco plástico gotejador contendo 5 mℓ. *Uso tópico ocular. Uso adulto e pediátrico acima de 2 anos*
  - **Tobramicina + dexametasona (Allergan)**, suspensão oftálmica estéril, cada mℓ (34 gotas), contém 3 mg de tobramicina + 1 mg de dexametasona, frasco plástico gotejador contendo 5 mℓ. *Uso tópico ocular. Uso adulto e pediátrico acima de 2 anos*
- **Tobramicina + etabonato de loteprednol**
  - **Zylet® (Bausch + Lomb)**, suspensão estéril para uso oftálmico, cada mℓ (aproximadamente 32 gotas) contém 5,0 mg de etabonato de loteprednol + 3,0 mg de tobramicina, frasco gotejador contendo 5 mℓ. *Uso tópico ocular. Uso adulto.*

Gentamicina

Ver Gentamicina na página 544 do Capítulo 15, *Antibióticos*.

Tracoma

Tracoma é uma conjuntivite crônica causada por *Chlamydia trachomatis* (sorotipos A, B, Ba e C) que se caracteriza por exacerbações progressivas e remissões. É a principal causa evitável de cegueira em todo o planeta. O tracoma é endêmico nas regiões pobres do norte da África, no Oriente Médio, na Índia, na Austrália e no Sudeste Asiático. Acomete principalmente em crianças, sobretudo entre os 3 e 6 anos de idade. O tracoma é extremamente contagioso, sendo transmitido por contato entre os olhos, contato das mãos com os olhos, moscas ou compartilhamento de material contaminado (p. ex., toalhas, guardanapos).

De modo geral, o acometimento é bilateral. Existem quatro estágios:
- Estágio 1: após um período de incubação de aproximadamente 7 dias, ocorrem hiperemia conjuntival, edema palpebral, fotofobia e lacrimejamento, geralmente bilateralmente
- Estágio 2: após 7 a 10 dias, surgem pequenos folículos na conjuntiva tarsal superior que aumentam gradativamente de tamanho e número durante 3 a 4 semanas. Papilas inflamatórias surgem na conjuntiva tarsal superior e surge neovascularização corneana, com invasão da metade superior da córnea por alças de vasos oriundos do limbo (formação de *pannus*). Essa fase de hipertrofia folicular/papilar e neovascularização corneana pode durar de alguns meses a mais de 1 ano, dependendo da resposta à terapia
- Estágio 3: os folículos e as papilas diminuem gradativamente e são substituídos por faixas de tecido cicatricial. Se não for instituído tratamento, acaba ocorrendo fibrose corneana. Toda a córnea é acometida, comprometendo a visão. É comum ocorrer infecção bacteriana secundária
- Estágio 4: o tecido cicatricial conjuntival frequentemente provoca entrópio (com frequência com triquíase) e obstrução dos ductos lacrimais. O entrópio e a triquíase resultam em fibrose corneana e neovascularização adicionais. Pequenas úlceras corneanas surgem no local dos infiltrados corneanos periféricos, estimulando neovascularização adicional.

O diagnóstico é habitualmente clínico. O tratamento consiste em antibióticos tópicos ou sistêmicos. O tratamento para casos individuais ou esporádicos consiste em azitromicina 20 mg/kg (dose máxima de 1 g) VO em dose única com 78% de efetividade. As opções são doxiciclina 100 mg 2 vezes/dia durante 4 semanas ou tetraciclina na dose de 250 mg 4 vezes/dia durante 4 semanas. Nas regiões hiperendêmicas a pomada oftálmica de tetraciclina ou eritromicina aplicada 2 vezes/dia durante 5 dias consecutivos a cada mês durante 6 meses tem se mostrado efetiva como tratamento e profilaxia.

O tracoma endêmico diminuiu consideravelmente graças ao uso de azitromicina em dose única ou em doses repetidas por toda a comunidade acometida. É comum ocorrer reinfecção em virtude de nova exposição nas regiões endêmicas. A melhora da higiene pessoal e as medidas ambientais (p. ex., acesso à água potável) consegue reduzir a reinfecção. As deformidades palpebrais devem ser corrigidas cirurgicamente.

Antibióticos

Tetraciclina

Ver Tetraciclina na página 546 do Capítulo 15, *Antibióticos*.

Conjuntivite viral

A conjuntivite viral é uma condição autolimitada comum que é, em geral, causada por adenovírus, herpes-vírus simples (HSV), vírus varicela-zóster (VZV), picornavírus (enterovírus 70, vírus Coxsackie A24), poxvírus (molusco contagioso, vacínia) e HIV.

A conjuntivite viral é extremamente contagiosa, geralmente durante 10 a 12 dias a partir do aparecimento da hiperemia conjuntival. A infecção desaparece espontaneamente em 2 a 4 semanas.

Conjuntivite causada por adenovírus

O tratamento da conjuntivite causada por adenovírus é de suporte. Não há evidências que comprovem a eficácia dos agentes antivirais. Os pacientes devem ser orientados a usar compressas embebidas em soro fisiológico gelado e lubrificantes como lágrimas artificiais para aumentar seu conforto.

A aplicação tópica de vasoconstritores e anti-histamínicos pode ser prescrita quando o prurido é intenso, contudo, os efeitos benéficos são mínimos e podem causar rebote dos sinais/sintomas, além de hipersensibilidade e efeitos tóxicos locais.

Conjuntivite causada por herpes-vírus simples (HSV)

Existem dois tipos de **herpes-vírus simples (HSV)**. O **herpes-vírus simples do tipo 1** (HSV1) e o **herpes-vírus simples do tipo 2** (HSV2). A infecção ocular é mais comumente causada pelo HSV1. O herpes ocular pode acometer:

- Pálpebras: as vesículas surgem nas pálpebras, em associação com tumefação e vermelhidão. Geralmente o acometimento é autolimitado e não compromete a acuidade visual
- Córnea: é o principal local de ação do HSV e pode causar significativa diminuição da acuidade visual. As lesões em forma de dendritos (ramificações) são muito características dessa doença, a chamada **ceratite hérpetica**. O HSV pode afetar só a parte superficial da córnea (ceratite epitelial) ou suas porções mais internas (ceratite estromal). Essa diferença influencia o tratamento a ser prescrito pelo médico e o prognóstico do caso. A forma estromal geralmente deixa cicatrizes e são muito graves
- Íris: o HSV é uma das causas de uveíte (inflamação da íris e do trato uveal). A uveíte herpética pode ser grave e também eleva a pressão intraocular
- Retina: a infecção da retina pelo HSV é muito rara, só ocorre em pacientes com grave imunodeficiência (AIDS ou câncer) e não tem relação com as outras formas de herpes descritas anteriormente.

O tratamento do herpes deve ser iniciado o mais rápido possível. O tipo de tratamento a ser feito vai depender de qual parte do olho foi afetada.

O antiviral mais usado é o **aciclovir** na forma de pomada ou comprimidos. Outras opções são **valaciclovir**, **fanciclovir** e **ganciclovir**.

Quando a infecção é só nas pálpebras, pode-se optar por não fazer nada ou aplicar pomada antiviral para proteger o olho.

Quando a infecção já atingiu a córnea (**ceratite herpética**) o tratamento deve ser iniciado com o antiviral na forma de pomada ou comprimido. O aciclovir deve ser usado 5 vezes/dia e o valaciclovir só 2 vezes/dia.

Dependendo do tipo de infecção causada no olho, o médico pode precisar usar anti-inflamatórios corticosteroides na forma de colírios. Entretanto, os corticosteroides podem piorar a infecção pelo HSV e só devem ser usados sob estrita orientação médica.

A uveíte herpética sempre deve ser tratada com agentes antivirais por via oral e também com corticosteroides.

Em alguns casos de infecção corneana superficial pode ser feito desbridamento para retirada das células mais superficiais da córnea com consequente promoção da ação dos medicamentos e da cura do processo.

Ceratite

Ceratite consiste em inflamação da córnea que resulta principalmente de microrganismos, embora também possa ser causada por traumatismo, alergia, retração palpebral com exposição da córnea, entrópio, medicamentos e exposição à luz ultravioleta (luz solar, cabines de bronzeamento). Também pode ser uma complicação de outras doenças.

Os pacientes apresentam fotofobia, borramento visual, sensação de corpo estranho nos olhos, vermelhidão decorrente do acúmulo localizado de sangue, lacrimejamento e dor intensa. A principal causa de ceratite é infecciosa. A aquisição de microrganismos está bastante relacionada com o uso de lentes de contato e de produtos empegados na desinfecção, assim como estados de imunodeficiência e após cirurgias oftalmológicas.

A ceratite infecciosa é uma das principais causas de cegueira evitável. O manejo apropriado pode reduzir a ocorrência de perda visual significativa e a lesão da córnea.

Aproximadamente 90% dos casos de ceratite bacteriana são causados por espécies de *Pseudomonas*, *Staphylococcus*, *Streptococcus* e Enterobacteriaceae.

Fatores de defesa locais (p. ex., epitélio corneano íntegro, filme lacrimal com imunoglobulinas e enzimas, ação de limpeza das pálpebras durante o piscar) impedem o desenvolvimento de ceratite infecciosa em hospedeiros normais. *Neisseria gonorrhoeae*, *Corynebacterium diphtheriae*, *Haemophilus* e *Listeria* podem invadir o epitélio corneano íntegro. *Pseudomonas* é o agente causal mais frequentemente isolado na ceratite infecciosa que acomete usuários de lentes de contato hidrofílicas.

Fatores de risco que predispõem a ceratite bacteriana:

- Fatores extrínsecos
  - Uso de lentes de contato, sobretudo o uso por períodos prolongados, a desinfecção inadequada das lentes, contaminação da caixa, solução contaminada ou não efetiva das lentes, lavagem das lentes com água de torneira)
  - Traumatismo, inclusive lesões químicas e térmicas, corpos estranhos e irradiação localizada
  - Cirurgia ocular ou palpebral prévia, inclusive cirurgia para correção de erros de refração e ceratoplastia penetrante
  - Uso de medicamentos (p. ex., medicação oftálmica contaminada, AINE tópicos, anestésicos, corticosteroides, colírios para glaucoma)
  - Imunossupressão (tópica e sistêmica)
  - Uso de *crack*
- Anormalidades no epitélio da córnea
  - Abrasão da córnea
  - Ceratite viral (HSV, vírus varicela-zóster)
  - Distúrbios que predisponham à erosão recorrente da córnea
  - Edema do epitélio da córnea
- Condição na superfície ocular
  - Déficit de filme lacrimal
  - Entrópio
  - Inflamação/infecção adjacente (inclusive conjuntivite gonocócica, dacriocistite)
  - Anormalidades da anatomia e da função palpebrais
- Condições sistêmicas
  - Doenças do tecido conjuntivo
  - Diabetes melito
  - Desnutrição e/ou dependência de respirador
  - Imunocomprometimento
  - Dermatite atópica
  - Deficiência de vitamina A
  - Infecção gonocócica com conjuntivite
  - Síndrome de Stevens-Johnson
  - Neuroma do acústico
  - Cirurgia neurológica que lesione os NC V e/ou VII
  - Ventilação mecânica crônica.

A ceratite micótica ocorre mais frequentemente após traumatismo, causando úlcera de córnea. Os fungos mais encontrados no Brasil são *Fusarium* sp. e *Aspergillus* sp., seguidos por *Candida* sp. A ceratite micótica pode mimetizar a ceratite bacteriana ou herpética, embora sua evolução seja mais lenta.

As metas terapêuticas incluem redução da dor, resolução da inflamação da córnea e da câmara anterior, resolução do defeito epitelial, restauração da integridade da córnea, minimização da formação de tecido cicatricial e restauração da função visual.

Colírios de antibiótico conseguem atingir níveis teciduais elevados e são a opção preferida na maioria dos casos. Pomadas oftálmicas podem ser prescritas para uso à noite antes de dormir e são úteis em casos menos graves e como terapia adjuvante.

Existe também a opção de preparação de formulações específicas (American Academy of Ophthalmology Basic and Clinical Science Course Subcommittee. Basic Clinical and Science Course. External Disease and Cornea: Section 8, 2013-2014. Table 5-5. San Francisco: American Academy of Ophthalmology, 2013). Um exemplo seria a preparação de uma formulação de cefazolina (50 mg/mℓ) ou ceftazidima (50 mg/mℓ):

- Colocar 9,2 mℓ de lágrimas artificiais em 1 frasco de 1 g de cefazolina (pó para injeção)
- Dissolver
- Coletar 5 mℓ dessa solução e adicionar 5 mℓ de lágrimas artificiais
- Colocar na geladeira e agitar bem antes da instilação.

Glaucoma

O termo glaucoma engloba um grupo de condições oftalmológicas que geralmente compartilham características como elevação da pressão intraocular, lesão do nervo óptico e perda gradual da visão. A maioria dos tipos de glaucoma se acompanha de elevação da pressão intraocular.

Segundo a Sociedade Brasileira de Glaucoma (Segundo Consenso Brasileiro de Glaucoma Primário de Ângulo Aberto, 2005), a pressão intraocular (PIO) é o principal fator de risco para o desenvolvimento do glaucoma. O valor normal da PIO é um dado estatístico oriundo de estudos da distribuição da PIO na população brasileira (13,0 + 2,1 mmHg) e não deve ser aplicado para cada indivíduo de forma isolada A PIO segue um ritmo circadiano, geralmente com níveis máximos entre seis e onze horas da manhã e mínimos durante a madrugada, entre meia-noite e duas horas. A variação média da PIO, nas 24 h, pode alcançar até 5 mmHg. O valor da PIO costuma ser semelhante nos dois olhos. Diferenças entre ambos acima de 4 mmHg devem ser consideradas como indício de anormalidade.

IMPORTANTE

A pressão intraocular não é o único fator responsável pelo glaucoma: 95% das pessoas com elevação da PIO nunca apresentarão a lesão associada com o glaucoma; 1/3 dos pacientes com glaucoma não têm PIO elevada.

Algumas características da PIO são:
- Faixa da normalidade: 10 a 22 mmHg
- 30 a 50% dos pacientes com glaucoma de ângulo aberto têm PIO inferior a 22 mmHg
- Existe uma flutuação diurna normal da PIO de 5 mmHg
- As mulheres têm níveis de PIO discretamente mais elevados.

Os tipos de glaucoma são:
- Primário
  - Congênito (caracterizada pelo aumento da pressão intraocular em crianças portadoras de malformação nos olhos; pode atingir apenas um ou os dois olhos e costuma estar associado a transtornos sistêmicos e síndromes, como a síndrome de Sturge-Weber; quando o diagnóstico não é realizado a tempo, evolui para cegueira irreversível). O paciente apresenta buftalmia e córneas de coloração azulviolácea consequentes ao edema provocado pela elevação da PIO. É uma das principais causas de cegueira infantil (20%)
  - Adulto
    - Ângulo estreito
    - Ângulo aberto
- Secundário
  - Inflamatório
  - Traumático (hemorragia na câmara anterior do olho (hifema) após traumatismo que provoca hipertensão ocular devido a bloqueio da reabsorção do humor aquoso na rede trabecular)
  - Síndrome de rubéola congênita
  - Facolítico (consequente a catarata de longa data)
  - Iatrogênico (consequente, por exemplo, ao uso terapêutico de corticosteroides)
  - Pós-operatório.

IMPORTANTE

A elevação da PIO é o mais importante fator de risco de glaucoma, mas não é necessária nem suficiente para induzir neuropatia. Fonte: Libby, RT et al. Annu Rev Genomics Hum Genet 6:15, 2005.

Os dois tipos mais comuns de glaucoma são o de ângulo aberto e o de ângulo fechado. Ambos se caracterizam por elevação da PIO. O diagnóstico se baseia em gonioscopia, exame do nervo óptico, determinação da pressão intraocular, paquimetria e campo visual. Os medicamentos prescritos são antagonistas beta-adrenérgicos, análogos das prostaglandinas, inibidores tópicos da anidrase carbônica, agonistas alfa-2 e agentes parassimpaticomiméticos.

Glaucoma de ângulo aberto

Também conhecido como glaucoma primário de ângulo aberto ou simples crônico. Representa pelo menos 90% dos casos de glaucoma. É causado pela obstrução lenta dos ductos de drenagem, resultando em aumento da PIO. Virtualmente assintomático. A perda visual é, a princípio, central ou periférica. O exame revela aumento da PIO, redução do campo visual e alterações glaucomatosas do disco óptico.

Os fatores de risco do glaucoma de ângulo aberto são:
- Idade (é mais comum após os 50 anos)
- Raça (pessoas de ascendência africana e hispânica apresentam glaucoma mais precocemente)
- Sexo (homens são mais acometidos)
- História familiar positiva
- Diabetes melito
- Miopia
- Doença cardiovascular
- Uso de esteroides
- Aumento da espessura da parte central da córnea.

Glaucoma de ângulo fechado

Também conhecido como glaucoma agudo ou de ângulo estreito. É provocado pela obstrução aguda dos ductos de drenagem, resultando em elevação abrupta da PIO. Provoca um quadro que demanda assistência médica imediata. Manifesta-se após os 50 anos de idade (Quadro 9.3).

No entanto, existe um tipo de glaucoma que não se associa à elevação da PIO. É denominado, por esse motivo, glaucoma com pressão intraocular normal (ou seja, dentro da faixa de normalidade estática de 12 a 22 mmHg). Trata-se de uma neuropatia óptica caracterizada por diminuição da camada de fibras nervosas da retina, aumento da razão escavação fisiológica/disco óptico e defeito de campo visual, mas sem elevação da PIO. As pessoas que correm maior risco de apresentar essa neuropatia óptica são descendentes de japoneses, portadores de arritmias cardíacas, distúrbios vasoespásticos, discrasias sanguíneas e doenças autoimunes, além de pessoas com história familiar de glaucoma com pressão intraocular normal. É um diagnóstico de exclusão.

São sinais de agravamento do glaucoma: aumento da razão escavação fisiológica:disco óptico, empalidecimento do disco óptico, hemorragia no disco óptico, deslocamento de vasos sanguíneos e aumento da visibilidade da lâmina cribriforme do osso etmoide.

O tratamento do glaucoma é feito da seguinte maneira:
- Abordagem clínica: podem ser usados agentes mióticos, betabloqueadores, inibidores da anidrase carbônica, análogos de prostaglandinas e agonistas alfa-2
- Abordagem cirúrgica: entre as opções estão iridotomia, cicloablação com *laser*, ciclocrioterapia, trabeculotomia e trabeculoplastia com *laser* de argônio.

QUADRO 9.3 — Manifestações do glaucoma de ângulo fechado.

Sintomas	Sinais
Intensa cefaleia e/ou dor ocular	Lacrimejamento
Borramento visual	Hiperemia conjuntival
Náuseas/vômitos	Câmara anterior rasa
Halos em torno de focos de luz	Pupila dilatada e fixa
Dor ocular intermitente à noite	Atrofia da íris
	Inflamação da câmara anterior

Betabloqueadores de uso tópico

Os betabloqueadores reduzem a produção de humor aquoso, não influenciam o efluxo e promovem uma redução máxima da PIO de 20 a 30%. São administrados de 1 a 2 vezes/dia.

Timolol

O timolol é um bloqueador não seletivo dos receptores beta-1 e beta-2 adrenérgicos que não apresenta atividade simpaticomimética intrínseca (ASI) significativa nem atividade depressora direta do miocárdio ou anestésica local (estabilizadora de membrana).

Indicação	• Redução da pressão intraocular elevada em portadores de hipertensão ocular ou glaucoma crônico de ângulo aberto • Na crise hipertensiva do glaucoma de ângulo fechado • Nos glaucomas secundários, como glaucomas facogênicos, ciclite de Fuchs, crises glaucomatociclíticas e glaucomas secundários associados a uveítes
Mecanismo de ação	• Inibição não seletiva dos receptores beta-adrenérgicos, reduz os níveis da pressão intraocular, elevada ou normal, acompanhada ou não de glaucoma
Posologia	• A dose inicial é de 1 gota no(s) olho(s) afetado(s) pela manhã e à noite
Contraindicação	• Hipersensibilidade aos componentes da fórmula • História atual ou pregressa de asma brônquica ou doença pulmonar obstrutiva grave • Bradicardia sinusal • Bloqueio atrioventricular de segundo e terceiro graus • Choque cardiogênico • Insuficiência cardíaca
Interações medicamentosas	• Antagonistas do cálcio: potencialização de hipotensão e/ou bradicardia • Betabloqueadores sistêmicos: potencialização de hipotensão e/ou bradicardia • Epinefrina: pode causar midríase • Inibidores da anidrase carbônica: efeitos aditivos • Mióticos: efeitos aditivos
Efeitos adversos	• Ocorrem com pouca frequência sensação de ardência leve e passageira, discreto lacrimejamento, borramento visual e, mais raramente, cefaleia
Alerta	• Utilizar com cautela em pacientes com hipoglicemia espontânea ou diabéticos em tratamento com insulina ou agentes hipoglicemiantes, uma vez que pode ocorrer mascaramento dos sinais e sintomas de hipoglicemia aguda • Também usar com cautela em portadores de problemas de tireoide ou miastenia *gravis*

Apresentação comercial

- **Glaucotrat® (União Química)**, suspensão oftálmica estéril, cada mℓ (cerca de 30 gotas) contém 6,8 mg de maleato de timolol (equivalente a 5,0 mg de timolol), frasco plástico conta-gotas com 5 mℓ. *Uso tópico oftálmico. Uso adulto e pediátrico acima de 2 anos*
- **Glautimol® 0,5% (Alcon)**, suspensão oftálmica estéril, cada mℓ contém 6,8 mg de maleato de timolol (equivalente a 5,0 mg de timolol), frasco plástico conta-gotas com 5 mℓ. *Uso tópico oftálmico. Uso adulto e pediátrico*
- **Maleato de timolol® a 0,25% (Allergan)**, solução oftálmica estéril, cada mℓ contém 3,42 mg de maleato de timol (equivalente a 2,5 mg de timolol base), em frasco plástico conta-gotas contendo 5 mℓ de solução oftálmica estéril. *Uso tópico oftálmico. Uso adulto*
- **Maleato de timolol® a 0,5% (Allergan)**, solução oftálmica estéril, cada mℓ contém 6,83 mg de maleato de timol (equivalente a 5,0 mg de timolol base), em frasco plástico conta-gotas contendo 5 mℓ e 10 mℓ para a solução oftálmica estéril. *Uso tópico oftálmico. Uso adulto*
- **Maleato de timolol® a 0,25% (Biosintética)**, solução oftálmica estéril, cada mℓ contém 3,417 mg de maleato de timol (equivalente a 2,5 mg de timolol base), em frasco plástico conta-gotas contendo 5 mℓ de solução oftálmica estéril. Cada mℓ equivale a 36 gotas. *Uso tópico oftálmico. Uso adulto e pediátrico*
- **Maleato de timolol® a 0,5% (Biosintética)**, solução oftálmica estéril, cada mℓ contém 6,834 mg de maleato de timol (equivalente a 5,0 mg de timolol base), em frasco plástico conta-gotas contendo 5 mℓ para a solução oftálmica estéril. Cada mℓ equivale a 36 gotas. *Uso tópico oftálmico. Uso adulto e pediátrico*

- **Timoptol® 0,25% (Merck Sharp & Dohme)**, solução oftálmica estéril, cada mℓ contém 3,4 mg de maleato de timolol (equivalente a 2,5 mg de timolol), embalagem contendo um frasco de 5 mℓ. Uso tópico oftálmico. Uso adulto e pediátrico
- **Timoptol® 0,5% (Merck Sharp & Dohme)**, solução oftálmica estéril, cada mℓ contém 6,8 mg de maleato de timolol (equivalente a 5 mg de timolol), embalagem contendo um frasco de 5 mℓ. Uso tópico oftálmico. Uso adulto e pediátrico
- **Timoptol-XE® (Merck Sharp & Dohme)**, solução oftálmica estéril, cada mℓ contém 3,4 mg de maleato de timolol (equivalente a 2,5 mg de timolol), embalagem contendo um frasco de 5 mℓ. Uso tópico oftálmico. Uso adulto e pediátrico (ao entrar em contato com o olho, o excipiente forma um gel transparente que aumenta o contato do timolol com o olho)
- **Timoptol-XE® (Merck Sharp & Dohme)**, solução oftálmica estéril, cada mℓ contém 6,8 mg de maleato de timolol (equivalente a 5 mg de timolol), embalagem contendo um frasco de 5 mℓ. Uso tópico oftálmico. Uso adulto e pediátrico (ao entrar em contato com o olho, o excipiente forma um gel transparente que aumenta o contato do timolol com o olho)

■ **Latanoprosta + maleato de timolol**
- **Latanoprosta + maleato de timolol® (Germed)**, solução oftálmica estéril, cada mℓ contém 0,05 mg de latanoprosta + 6,83 mg de maleato de timolol (equivalente a 5 mg de timolol base), embalagem contendo um frasco gotejador com 2,5 mℓ. Uso tópico oftálmico. Uso adulto
- **Xalacom® (Pfizer)**, solução oftálmica estéril, cada mℓ contém 50 mcg de latanoprosta + 6,80 mg de maleato de timolol (equivalente a 5 mg de timolol base), embalagem contendo um frasco gotejador com 2,5 mℓ. Uso tópico oftálmico. Uso adulto
- **Xalanoft® (Geolab)**, solução oftálmica estéril, cada mℓ (34 gotas) contém 50 mcg de latanoprosta + maleato de timolol equivalente a 5 mg de timolol, embalagem contendo um frasco gotejador com 2,5 mℓ. Uso tópico oftálmico. Uso adulto

■ **Travaprosta + maleato de timolol**
- **Duo-Travatan® (Alcon)**, solução oftálmica estéril, cada mℓ (aproximadamente 30 gotas) contém 0,040 mg de travoprosta + 6,8 mg de maleato de timolol (equivalente a 5 mg de timolol base), frasco plástico conta-gotas contendo 2,5 mℓ. Uso tópico oftálmico. Uso adulto

■ **Tartarato de brimonidina + maleato de timolol**
- **Combigan® (Allergan)**, suspensão oftálmica estéril, cada mℓ (24 gotas) contém 2,0 mg de tartarato de brimonidina (equivalente a 1,3 mg de brimonidina como base livre) + 6,8 mg de maleato de timolol (equivalente a 5,0 mg de timolol), frasco plástico conta-gotas contendo 5 mℓ. Uso tópico oftálmico. Uso adulto

■ **Dorzolamida + timolol**
- **Cloridrato de dorzolamida + maleato de timolol® (EMS)**, solução oftálmica estéril, cada mℓ (21 gotas) contém 22,30 mg de cloridrato de dorzolamida (equivalente a 20 mg de dorzolamida) + 6,83 mg de maleato de timolol (equivalente a 5,0 mg de timolol), embalagens contendo frascos gotejadores com 2,5 mℓ, 3,0 mℓ, 5,0 mℓ e 10 mℓ. Uso tópico oftálmico. Uso adulto
- **Cloridrato de dorzolamida + maleato de timolol®** (EMS Sigma Pharma), solução oftálmica estéril, cada mℓ (21 gotas) contém 22,30 mg de cloridrato de dorzolamida (equivalente a 20 mg de dorzolamida) + 6,83 mg de maleato de timolol (equivalente a 5,0 mg de timolol), embalagens contendo frascos gotejadores com 2,5 mℓ, 3,0 mℓ, 5,0 mℓ e 10 mℓ. Uso tópico oftálmico. Uso adulto
- **Cloridrato de dorzolamida + maleato de timolol® (Germed)**, solução oftálmica estéril, cada mℓ (21 gotas) contém 22,30 mg de cloridrato de dorzolamida (equivalente a 20 mg de dorzolamida) + 6,83 mg de maleato de timolol (equivalente a 5,0 mg de timolol), embalagens contendo frascos gotejadores com 2,5 mℓ, 3,0 mℓ, 5,0 mℓ e 10 mℓ. Uso tópico oftálmico. Uso adulto
- **Cloridrato de dorzolamida + maleato de timolol® (Teuto)**, solução oftálmica estéril, cada mℓ (27 gotas) contém 22,25 mg de cloridrato de dorzolamida (equivalente a 20 mg de dorzolamida) + 6,83 mg de maleato de timolol (equivalente a 5,0 mg de timolol), embalagens contendo 1, 200 ou 500 frascos com 2,5 mℓ, 3,0 mℓ, 5,0 mℓ e 10 mℓ. Uso tópico oftálmico. Uso adulto
- **Cosopt® (MerckSharpDohme)**, solução oftálmica estéril, cada mℓ contém 20 mg de dorzolamida + 5,0 mg de timolol, frascos contendo 5,0 mℓ. Uso adulto
- **Drusolol® (União Química)**, solução oftálmica estéril, cada mℓ (21 gotas) contém 22,26 mg de cloridrato de dorzolamida (equivalente a 20 mg de dorzolamida) + 6,83 mg de maleato de timolol (equivalente a 5,0 mg de timolol), embalagem com frasco de 5,0 mℓ. Uso tópico oftálmico. Uso adulto
- **Glalfital® (Teuto)**, solução oftálmica estéril, cada mℓ (27 gotas) contém 22,25 mg de cloridrato de dorzolamida (equivalente a 20 mg de dorzolamida) + 6,83 mg de maleato de timolol (equivalente a 5,0 mg de timolol), embalagem com 1, 200 ou 500 frascos de 2,5 mℓ, 3,0 mℓ, 5,0 mℓ ou 10 mℓ. Uso tópico oftálmico. Uso adulto
- **Timosopt® (Neo Química)**, solução oftálmica estéril, cada mℓ contém 23,86 mg de cloridrato de dorzolamida (equivalente a 20 mg de dorzolamida) + 6,83 mg de maleato de timolol (equivalente a 5,0 mg de timolol), embalagem com frasco de 5,0 mℓ. Uso tópico oftálmico. Uso adulto

■ **Brinzolamida + maleato de timolol**
- **Azorga® (Alcon)**, suspensão oftálmica estéril, cada mℓ (30 gotas) contém 10 mg de brinzolamida + 6,8 mg de maleato de timolol (equivalente a 5 mg de timolol), frasco plástico conta-gotas contendo 5 mℓ. Uso tópico oftálmico. Uso adulto

■ **Maleato de timolol + bimatoprosta**
- **Ganfort® (Allergan)**, solução oftálmica, cada mℓ (36 gotas) contém 0,3 mg de bimatoprosta + 6,8 mg de maleato de timolol (equivalente a 5 mg de timolol), frasco plástico conta-gotas contendo 3 mℓ. Uso tópico oftálmico. Uso adulto.

Betaxolol

O cloridrato de betaxolol é um agente bloqueador do receptor beta-1-adrenérgico cardiosseletivo que não apresenta atividade estabilizadora de membrana (anestésica local) nem ação simpatomimética intrínseca. Quando instilado no olho, reduz a pressão intraocular (PIO) elevada bem como a normal, associada ou não com glaucoma. A solução oftálmica de betaxolol exerce efeitos mínimos nos parâmetros cardiovasculares e pulmonares.

Indicação	• Tratamento de hipertensão ocular e glaucoma crônico de ângulo aberto
Mecanismo de ação	• Bloqueio beta-adrenérgico
Posologia	• 1 a 2 gotas no(s) olho(s) afetado(s) 2 vezes/dia
Contraindicação	• Hipersensibilidade a qualquer componente da fórmula • BAV de segundo e terceiro graus • Choque cardiogênico; insuficiência cardíaca; menores de 18 anos de idade
Interações medicamentosas	• Betabloqueadores sistêmicos: potencial efeito aditivo, tanto na PIO como nos efeitos sistêmicos • Reserpina: efeitos aditivos e promoção de hipotensão e/ou bradicardia

(continua)

Betaxolol (*continuação*)

Efeitos adversos	- *Muito comum*: desconforto nos olhos - *Comuns*: cefaleia, borramento visual, lacrimejamento
Alerta	- Classe C na gravidez - Agentes bloqueadores beta-adrenérgicos de uso tópico podem ser absorvidos sistemicamente. As mesmas reações adversas que ocorrem com a administração sistêmica de agentes bloqueadores beta-adrenérgicos podem ocorrer com a administração tópica - Os agentes bloqueadores beta-adrenérgicos devem ser administrados com cautela em pacientes propensos a hipoglicemia espontânea ou diabéticos (especialmente aqueles com diabetes melito lábil) que estejam recebendo insulina ou agentes hipoglicemiantes orais. Os betabloqueadores podem mascarar os sinais/sintomas de uma hipoglicemia aguda - Os agentes bloqueadores beta-adrenérgicos podem mascarar certos sinais clínicos (p. ex., taquicardia) de hipertireoidismo. Os pacientes suspeitos de desenvolver tireotoxicose devem ser cuidadosamente tratados para evitar a retirada repentina de betabloqueadores, que poderia precipitar uma crise tireoidiana - Há relatos de que o bloqueio beta-adrenérgico potencialize a fraqueza muscular relacionada a certos sinais/sintomas de miastenia (p. ex., diplopia, ptose e fraqueza generalizada) - Deve-se considerar a interrupção gradual dos bloqueadores beta-adrenérgicos antes da anestesia geral, devido à reduzida capacidade do coração de responder aos estímulos reflexos de mediação beta-adrenérgica do sistema simpático - Deve-se ter cautela no tratamento de pacientes glaucomatosos com excessiva restrição da função pulmonar porque já foram descritas crises asmáticas e disfunção pulmonar durante o tratamento com betaxolol

Apresentação comercial

- **Betoptic® (Alcon)**, solução oftálmica estéril, cada mℓ (33 gotas) contém 5,6 mg de cloridrato de betaxolol (equivalente a 5,0 mg de betaxolol base), frasco plástico conta-gotas contendo 5 mℓ. *Uso tópico oftálmico. Uso adulto*
- **Cloridrato de betaxolol® (Cristália)**, suspensão oftálmica estéril, cada mℓ contém 5,6 mg de cloridrato de betaxolol (equivalente a 5 mg de betaxolol), embalagem contendo um frasco plástico conta-gotas com 5 mℓ. *Uso tópico oftálmico. Uso adulto*
- **Cloridrato de betaxolol® (EMS)**, suspensão oftálmica estéril, cada mℓ contém 5,6 mg de cloridrato de betaxolol (equivalente a 5 mg de betaxolol), embalagem contendo um frasco gotejador com 5 mℓ. *Uso tópico oftálmico. Uso adulto*
- **Cloridrato de betaxolol® (Geolab)**, suspensão oftálmica estéril, cada mℓ (33 gotas) contém 5,6 mg de cloridrato de betaxolol (equivalente a 5 mg de betaxolol), embalagem contendo um frasco gotejador com 5 mℓ. *Uso tópico oftálmico. Uso adulto*
- **Cloridrato de betaxolol® (Legrand)**, suspensão oftálmica estéril, cada mℓ contém 5,6 mg de cloridrato de betaxolol (equivalente a 5 mg de betaxolol), embalagem contendo um frasco gotejador com 5 mℓ. *Uso tópico oftálmico. Uso adulto*
- **Cloridrato de betaxolol® (Neo Química)**, suspensão oftálmica estéril, cada mℓ contém 5,6 mg de cloridrato de betaxolol (equivalente a 5 mg de betaxolol), embalagem contendo um frasco gotejador com 5 mℓ. *Uso tópico oftálmico. Uso adulto*
- **Cloridrato de betaxolol® (Sigma Pharma)**, suspensão oftálmica estéril, cada mℓ (33 gotas) contém 5,6 mg de cloridrato de betaxolol (equivalente a 5 mg de betaxolol), embalagem contendo um frasco gotejador com 5 mℓ. *Uso tópico oftálmico. Uso adulto*
- **Presmin® (Latinopharma)**, suspensão oftálmica estéril, cada mℓ contém 5,6 mg de cloridrato de betaxolol (equivalente a 5 mg de betaxolol), embalagem contendo um frasco gotejador com 5 mℓ. *Uso tópico oftálmico. Uso adulto*

Metipranololol

O metipranolol é um bloqueador (não seletivo) de receptores adrenérgicos beta-1 e beta-2 que não apresenta efeitos simpaticomiméticos intrínsecos, depressores miocárdicos diretos ou estabilizadores da membrana significativos. Sua aplicação tópica nos olhos reduz a PIO elevada, assim como a PIO normal, associada ou não a glaucoma. Essa redução da PIO se acompanha de redução mínima, ou inexistente, das dimensões da pupila ou da acomodação, ao contrário da miose induzida pelos agentes colinérgicos.

Indicação	- Tratamento de elevação da pressão intraocular, glaucoma crônico de ângulo aberto, glaucoma afácico e tipos especiais de glaucoma (capsular, pigmentar, juvenil, hemorrágico)
Mecanismo de ação	- Bloqueio de receptores beta-1 e beta-2
Posologia	- A dose habitual é de 1 gota aplicada no saco conjuntival, 2 vezes/dia, ou a critério do médico
Contraindicação	- Asma brônquica; DPOC; hiper-reatividade brônquica; insuficiência cardíaca descompensada; bradicardia; distúrbios da condução cardíaca
Interações medicamentosas	- Antagonistas do cálcio: potencialização de hipotensão e/ou bradicardia - Betabloqueadores sistêmicos: potencialização de hipotensão e/ou bradicardia - Epinefrina: pode causar midríase - Inibidores da anidrase carbônica: efeitos aditivos - Mióticos: efeitos aditivos
Efeitos adversos	- Cefaleia; sensação de ardência passageira após a instilação; secreção lacrimal diminuída; diminuição da sensibilidade corneana; uveíte reversível (rara); dispneia (em pacientes predispostos a reações broncoespásticas)
Alerta	- Classe C na gravidez

Apresentação comercial

- **Betaophtiole® (Bausch + Lomb),** suspensão oftálmica estéril, cada mℓ contém 3,354 mg de cloridrato de metipranolol (equivalente a 3 mg de metipranolol), embalagem com frasco conta-gotas de 5 mℓ. *Uso tópico ocular. Uso adulto*

Levobunolol

O levobunolol é um betabloqueador não cardiosseletivo que atua nos receptores adrenérgicos beta-1 e beta-2 e não apresenta atividade anestésica local (estabilizadora de membrana) nem atividade simpaticomimética intrínseca. Ao contrário dos agentes que provocam miose, o cloridrato de levobunolol a 5% reduz a PIO com pequeno ou nenhum efeito sobre o tamanho da pupila.

Indicação	• Controle da pressão intraocular em glaucoma crônico de ângulo aberto e hipertensão ocular
Mecanismo de ação	• Bloqueador beta-adrenérgico não seletivo
Posologia	• A dose habitual é de 1 gota aplicada no(s) olho(s) afetado(s), 2 vezes/dia, ou a critério médico
Absorção	• Pode ocorrer absorção sistêmica
Início da ação	• 1 h
Duração da ação	• 24 h
Contraindicação	• Hipersensibilidade a um dos componentes da fórmula • DPOC grave; broncospasmo (inclusive asma brônquica); ICC não controlada; BAV de segundo e terceiro graus não controlado por marca-passo; síndrome do nó sinoatrial (inclusive bloqueio do nó SA); choque cardiogênico
Interações medicamentosas	• Anestésicos: o levobunolol pode atenuar a taquicardia compensatória e aumentar o risco de hipotensão (o anestesiologista deve ser avisado) • Antagonistas do cálcio: potencialização de hipotensão e/ou bradicardia • Betabloqueadores sistêmicos: potencialização de hipotensão e/ou bradicardia • Epinefrina: pode causar midríase • Hipoglicemiantes: levobunolol pode mascarar os sinais/sintomas de hipoglicemia • Inibidores da anidrase carbônica: efeitos aditivos
Efeitos adversos	• Ressecamento dos olhos (pacientes com doenças na córnea devem ser tratados com cautela)
Alerta	• Classe C na gravidez • Como outros fármacos oftálmicos administrados topicamente, o levobunolol pode ser absorvido sistemicamente • As mesmas reações adversas encontradas com a administração sistêmica de betabloqueadores podem ocorrer com a administração tópica (p. ex., já foram relatadas reações cardíacas e reações respiratórias graves, incluindo casos raros de morte devido a broncospasmo ou associada com insuficiência cardíaca) • Levobunolol deve ser utilizado com cautela em pacientes com doenças cardiovasculares (p. ex., DAC, angina de Prinzmetal e insuficiência cardíaca) e hipotensão • Pacientes com vasculopatias periféricas graves (p. ex., fenômeno de Raynald) devem ser tratados com cautela • Os betabloqueadores também podem mascarar os sinais clínicos (p. ex., taquicardia) de hipertireoidismo • Levobunolol pode prejudicar taquicardia compensatória e aumentar o risco de hipotensão quando utilizado em conjunto com agentes anestésicos. O anestesista deve ser informado caso o paciente esteja fazendo uso de levobunolol tópico

Apresentação comercial

- **Betagan® (Allergan),** suspensão oftálmica estéril, cada mℓ contém 5 mg de cloridrato de levobunolol, embalagem com frasco plástico conta-gotas contendo 5 mℓ ou 10 mℓ. *Uso tópico ocular. Uso adulto. Atenção: contém metabissulfito de sódio, um sulfito que pode causar reações alérgicas, incluindo sinais/sintomas anafiláticos e episódios asmáticos potencialmente fatais ou menos graves em pacientes suscetíveis*

- **B-tablock® (Latinofarma),** suspensão oftálmica estéril, cada mℓ (26 gotas) contém 5 mg de cloridrato de levobunolol (0,192 mg/gota), embalagem com frasco plástico conta-gotas contendo 5 mℓ ou 10 mℓ. *Uso tópico ocular. Uso adulto. Atenção: contém metabissulfito de sódio, um sulfito que pode causar reações alérgicas, incluindo sinais/sintomas anafiláticos e episódios asmáticos potencialmente fatais ou menos graves em pacientes suscetíveis.*

Agentes mióticos

Os agentes mióticos (colinérgicos) simulam as ações do sistema nervoso parassimpático. Um dos efeitos da resposta parassimpática consiste em contração do esfíncter da íris. Os agentes colinérgicos diretos (p. ex., pilocarpina, carbacol) reduzem a pressão intraocular (PIO) ao aumentarem o efluxo de líquido aquoso, enquanto os agentes colinérgicos indiretos (p. ex., fisostigmina) atuam de modo um pouco diferente – eles são anticolinesterásicos.

Pilocarpina

Trata-se de um alcaloide natural, parassimpaticomimético com ação colinérgica direta sobre os receptores neuromuscarínicos e sobre a musculatura lisa da íris e as glândulas secretórias. Não exerce efeitos nicotínicos. Após administração tópica ocular, a pilocarpina provoca a contração da pupila (miose), com aumento de tensão no esporão escleral e abertura dos espaços da malha trabecular. Isso promove diminuição da resistência ao efluxo do humor aquoso e consequente abaixamento da pressão intraocular (PIO).

Indicação	• Controle da pressão intraocular elevada (glaucoma de ângulo agudo)
Mecanismo de ação	• Agente parassimpaticomimético colinérgico
Posologia	• 1 gota de solução a 1%, a 2% ou 4% aplicada no(s) olho(s) afetado(s) até 4 vezes/dia (a frequência da instilação e a concentração da solução dependem da elevação da PIO e da resposta miótica do paciente)
Absorção	• Quase 50% da pilocarpina instilada topicamente no olho é absorvida através da conjuntiva para a circulação sistêmica em alguns minutos
Início da ação	• 10 a 30 min
Duração da ação	• 4 a 8 h
Contraindicação	• Alergia a um dos componentes da fórmula; irite; glaucoma por bloqueio pupilar
Interações medicamentosas	• Anti-histamínicos, antiespasmódicos, neurolépticos, fenotiazinas, relaxantes musculares, antidepressivos tricíclicos, antiarrítmicos da classe IA (sobretudo disopiramida): antagonizam os efeitos da pilocarpina
Efeitos adversos	• Espasmo ciliar; irritação ocular; congestão vascular conjuntival; cefaleia temporal ou supraorbitária; redução da acuidade visual quando a iluminação não é adequada; indução de miopia, principalmente em pessoas jovens que iniciaram o tratamento recentemente; opacificação do cristalino (uso prolongado)
Alerta	• Classe C na gravidez • Pode ser associada com outros agentes mióticos, com betabloqueadores, com inibidores da anidrase carbônica, com agentes simpatomiméticos e com hiperosmóticos • A miose geralmente provoca dificuldade na adaptação para visão noturna. Recomenda-se cautela ao dirigir à noite ou realizar tarefas perigosas sob iluminação insuficiente • Pilocarpina deve ser usada com cautela quando existe risco de deslocamento da retina • É necessário observar os cuidados habituais nos casos de glaucoma secundário associado a processos inflamatórios • Não deve ser aplicada durante o uso de lentes de contato gelatinosas ou hidrofílicas porque o cloreto de benzalcônio existente na fórmula pode ser absorvido pelas lentes • Não deve ser usada em pessoas com miose, crianças, pessoas com condições inflamatórias, miopia e/ou catarata

Apresentação comercial

- **Pilocarpina® 1% (Allergan)**, solução oftálmica estéril, cada mℓ (25 gotas) contém 10 mg de cloridrato de pilocarpina (0,4 mg/gota), frasco plástico conta-gotas contendo 10 mℓ. *Uso tópico ocular. Uso adulto*
- **Pilocarpina® 2% (Allergan)**, solução oftálmica estéril, cada mℓ (25 gotas) contém 20 mg de cloridrato de pilocarpina (0,4 mg/gota), frasco plástico conta-gotas contendo 10 mℓ. *Uso tópico ocular. Uso adulto*
- **Pilocarpina® 4% (Allergan)**, solução oftálmica estéril, cada mℓ (25 gotas) contém 40 mg de cloridrato de pilocarpina (0,4 mg/gota), frasco plástico conta-gotas contendo 10 mℓ. *Uso tópico ocular. Uso adulto*
- **Pilosol® (Ophthalmos)**, solução oftálmica estéril, cada mℓ contém 20 mg de cloridrato de pilocarpina, frasco plástico conta-gotas contendo 10 mℓ. *Uso tópico ocular. Uso adulto*
- **Pilosol® (Ophthalmos)**, solução oftálmica estéril, cada mℓ contém 40 mg de cloridrato de pilocarpina, frasco plástico conta-gotas contendo 10 mℓ. *Uso tópico ocular. Uso adulto*

Análogos da prostaglandina F-2-alfa

Os análogos da PGF-2-alfa (latanoprosta, bimatoprosta, travoprosta) aumentam o efluxo de líquido pelo sistema venoso ocular (efluxo uveoescleral), promovem uma redução máxima da PIO em 33 a 40% e são administrados 1 vez/dia.

Os análogos da PGF-2-alfa são a primeira opção terapêutica para:
- Glaucoma primário de ângulo aberto
- Hipertensão ocular
- Glaucoma pigmentar
- Glaucoma pseudoesfoliativo.

Casos em que os análogos da PGF-2-alfa são a última opção (segundo o OHTS – Ocular Hypertension Treatment Study):
- Elevação da PIO secundária a traumatismo
- Glaucoma inflamatório (irite glaucomatocíclica, iridociclite heterocrômica de Fuch, doença herpética)
- Glaucoma induzido por esteroides
- Elevação aguda da PIO pós-operatória
- Glaucoma neovascular
- Tratamento unilateral.

Bimatoprosta

Trata-se de um agente antiglaucomatoso, uma prostamida que é um análogo sintético da prostaglandina F-2-alfa (PGF-2-alfa) com potente atividade hipotensora ocular. Sua seletividade imita os efeitos da prostamida F-2-alfa, substância que existe naturalmente. Ela é sintetizada a partir de uma anandamida por uma via envolvendo a COX-2, mas não a COX-1, sugerindo uma nova via que leva à síntese de amidas lipídicas endógenas que reduzem a pressão intraocular (PIO). A bimatoprosta difere das prostaglandinas, pois não estimula os receptores prostanoides, não é mitogênica, não contrai o útero humano e é eletroquimicamente neutra. A bimatoprosta reduz a PIO em humanos porque aumenta o fluxo de saída através das malhas trabeculares e aumenta o fluxo de saída uveoescleral.

Indicação	• Redução da PIO elevada em pacientes com glaucoma de ângulo aberto, glaucoma de ângulo fechado em pacientes submetidos previamente a iridotomia e hipertensão ocular
Mecanismo de ação	• Análogo sintético da prostaglandina F-2-alfa
Posologia	• 1 gota aplicada no(s) olho(s) afetado(s), 1 vez/dia (de preferência à noite). A dose não deve exceder essa dose única diária, pois já foi demonstrado que a administração mais frequente pode diminuir o efeito do medicamento sobre a PIO elevada
Absorção	• Após instilação, a bimatoprosta é absorvida através da córnea e da esclera humana, atingindo concentrações plasmáticas máximas em 10 min e passa a apresentar concentrações abaixo do limite de detecção (0,025 ng/mℓ) 1,5 h após a administração
Início da ação	• Em torno de 4 h
Duração da ação	• 24 h
Metabolismo	• A bimatoprosta sofre glicuronidação, hidroxilação, n-desetilação e, então, desamidação para formar vários metabólitos, que não são farmacologicamente ativos
Eliminação	• Principalmente urinária
Contraindicação	• Hipersensibilidade a bimatoprosta ou a um dos componentes da fórmula do produto
Interações medicamentosas	• Considerando que as concentrações circulantes sistêmicas da bimatoprosta são extremamente baixas após múltiplas instilações oculares (< 0,2 ng/mℓ), e, que há várias vias enzimáticas envolvidas na biotransformação da bimatoprosta a 0,03%, não são previstas interações medicamentosas em seres humanos. Não são conhecidas incompatibilidades
Efeitos adversos	• Aumento da pigmentação da íris (pode ser permanente); aumento gradativo do comprimento e da espessura dos cílios
Alerta	• Classe C na gravidez • Bimatoprosta deve ser utilizada com cautela em pacientes com inflamação intraocular aguda (p. ex., uveíte) pois a inflamação pode ser agravada • Edema macular, incluindo edema macular cistoide, foi relatado durante o tratamento com solução oftálmica de bimatoprosta (0,3 mg/mℓ). Portanto, essa solução deve ser utilizada com cautela em pacientes afácicos, em pacientes pseudoafácicos com cápsula posterior do cristalino lacerada ou em pacientes com fatores de risco conhecidos para edema macular (p. ex., cirurgia intraocular, oclusão de veia da retina, doença inflamatória ocular e retinopatia diabética) • Bimatoprosta pode ser utilizada concomitantemente com outros medicamentos tópicos oftálmicos para reduzir a PIO. Se for utilizada concomitantemente com outros medicamentos de aplicação tópica ocular, devem ser respeitados intervalos de pelo menos 5 min entre as aplicações

Apresentação comercial

- **Bimagan® (Geolab),** suspensão oftálmica estéril, cada mℓ contém 0,3 mg de bimatoprosta, embalagem contendo frascos conta-gotas de 2,5 mℓ, 3 mℓ, 5 mℓ ou 7,5 mℓ. *Uso tópico ocular. Uso adulto*
- **Bimatoprosta® (EMS),** suspensão oftálmica estéril, cada mℓ contém 0,3 mg de bimatoprosta, embalagem contendo frascos conta-gotas de 2,5 mℓ, 3 mℓ, 5 mℓ ou 7,5 mℓ. *Uso tópico ocular. Uso adulto*
- **Bimatoprosta® (EMS Sigma Pharma),** suspensão oftálmica estéril, cada mℓ contém 0,3 mg de bimatoprosta, embalagem contendo frascos conta-gotas de 2,5 mℓ, 3 mℓ, 5 mℓ ou 7,5 mℓ. *Uso tópico ocular. Uso adulto*
- **Bimatoprosta® (Geolab),** suspensão oftálmica estéril, cada mℓ contém 0,3 mg de bimatoprosta, embalagem contendo frascos conta-gotas de 2,5 mℓ, 3 mℓ, 5 mℓ ou 7,5 mℓ. *Uso tópico ocular. Uso adulto*
- **Bimatoprosta® (Germed),** suspensão oftálmica estéril, cada mℓ contém 0,3 mg de bimatoprosta, embalagem contendo frascos conta-gotas de 2,5 mℓ, 3 mℓ, 5 mℓ ou 7,5 mℓ. *Uso tópico ocular. Uso adulto*
- **Bimatoprosta® (Legrand),** suspensão oftálmica estéril, cada mℓ contém 0,3 mg de bimatoprosta, embalagem contendo frascos conta-gotas de 2,5 mℓ, 3 mℓ, 5 mℓ ou 7,5 mℓ. *Uso tópico ocular. Uso adulto*
- **Bimatoprosta® (Medley),** suspensão oftálmica estéril, cada mℓ contém 0,3 mg de bimatoprosta, embalagem contendo frascos conta-gotas de 3 mℓ. *Uso tópico ocular. Uso adulto*
- **Bimatoprosta + maleato de timolol**
  - **Ganfort® (Allergan),** solução oftálmica, cada mℓ (36 gotas) contém 0,3 mg de bimatoprosta + 6,8 mg de maleato de timolol (equivalente a 5 mg de timolol), frasco plástico conta-gotas contendo 3 mℓ. *Uso tópico ocular. Uso adulto.*

Latanoprosta

Latanoprosta é um análogo direto da prostaglandina F-2-alfa, um agonista seletivo do receptor prostanoide FP, que reduz a pressão intraocular aumentando a drenagem do humor aquoso, principalmente pela via uveoescleral e também da malha trabecular. Estudos clínicos mostraram que a latanoprosta não exerce efeitos significativos sobre a produção de humor aquoso nem sobre a barreira hemato-humoral aquosa. Não induziu extravasamento de fluoresceína no segmento posterior de olhos humanos pseudofácicos durante tratamento a curto prazo. Não foram observados quaisquer efeitos farmacológicos significativos sobre os sistemas cardiovascular e respiratório com doses clínicas de latanoprosta.

Indicação	• Tratamento de glaucoma de ângulo aberto e hipertensão ocular
Mecanismo de ação	• Análogo seletivo da PGF-2-alfa
Posologia	• A dose recomendada é 1 gota no(s) olho(s) afetado(s), 1 vez/dia. A dose não deve exceder 1 dose diária, uma vez que a administração mais frequente diminui o efeito redutor da PIO
Absorção	• A latanoprosta, um profármaco do éster isopropílico, é hidrolisada por esterases presentes na córnea ao ácido biologicamente ativo
Início da ação	• Nos seres humanos, a redução da pressão intraocular se inicia cerca de 3 a 4 h após a administração e o efeito máximo é alcançado após 8 a 12 h
Duração da ação	• A redução da pressão é mantida durante pelo menos 24 h
Metabolismo	• O ácido ativo de latanoprosta alcança a circulação sistêmica e é principalmente metabolizado pelo fígado para os metabólitos 1,2-dinor e 1, 2, 3, 4-tetranor via β-oxidação de ácidos graxos
Eliminação	• A eliminação do ácido da latanoprosta do plasma humano é rápida (t1/2 = 17 min) após administração IV e tópica. A depuração sistêmica é de aproximadamente 7 mℓ/min/kg. Após β-oxidação hepática, os metabólitos são eliminados principalmente por via renal. Cerca de 88 e 98% da dose administrada é recuperada na urina após administração tópica e IV, respectivamente
Contraindicação	• Hipersensibilidade a latanoprosta ou a qualquer componente da fórmula • Menores de 1 ano (recém-nascidos e lactentes)
Interações medicamentosas	• Colírios contendo timerosal: precipitação da latanoprosta
Efeitos adversos	• Irritação ocular; blefarite; hiperemia conjuntival; aumento da pigmentação da íris; erosões epiteliais puntiformes transitórias; erupção cutânea; tumefação palpebral; cefaleia; erosões da córnea; borramento visual; aumento gradual do pigmento castanho da íris (aumento do conteúdo de melanina nos melanócitos estromais da íris e não do número de melanócitos); aumento do comprimento, da espessura, da pigmentação e da quantidade de cílios (reversível)
Alerta	• A latanoprosta e seus metabólitos podem passar para o leite materno, portanto, deve ser usada com cautela por lactantes • Deve ser administrado preferencialmente à noite e apenas 1 vez/dia

Apresentação comercial

- **Drenatan® (Germed)**, solução oftálmica estéril, cada mℓ (37 gotas) contém 50 mcg de latanoprosta (1 gota contém cerca de 1,5 mcg de latanoprosta), embalagem contendo frasco gotejador de 2,5 mℓ, 5 mℓ e 10 mℓ. Uso tópico ocular. Uso adulto e pediátrico acima de 1 ano de idade
- **Latanoprosta® (Geolab)**, cada mℓ (34 gotas) contém 50 mcg de latanoprosta (1 gota contém cerca de 1,5 mcg de latanoprosta), embalagem contendo frasco gotejador de 2,5 mℓ. Uso tópico ocular. Uso adulto e pediátrico acima de 1 ano
- **Xalatan® (Pfizer)**, solução oftálmica estéril, cada mℓ (em torno de 37 gotas) contém 50 mcg de latanoprosta (1 gota contém cerca de 1,5 mcg de latanoprosta), embalagem contendo frasco gotejador de 2,5 mℓ. Uso tópico ocular. Uso adulto e pediátrico acima de 1 ano de idade

- **Latanoprosta + maleato de timolol**
  - **Latanoprosta + maleato de timolol® (Germed)**, solução oftálmica estéril, cada mℓ contém 0,05 mg de latanoprosta + 6,83 mg de maleato de timolol (equivalente a 5 mg de timolol base), embalagem contendo um frasco gotejador com 2,5 mℓ. Uso tópico ocular. Uso adulto
  - **Xalacom® (Pfizer)**, solução oftálmica estéril, cada mℓ contém 50 mcg de latanoprosta + 6,80 mg de maleato de timolol (equivalente a 5 mg de timolol base), embalagem contendo um frasco gotejador com 2,5 mℓ. Uso tópico ocular. Uso adulto
  - **Xalanoft® (Geolab)**, solução oftálmica estéril, cada mℓ (34 gotas) contém 50 mcg de latanoprosta + maleato de timolol equivalente a 5 mg de timolol, embalagem contendo um frasco gotejador com 2,5 mℓ. Uso tópico ocular. Uso adulto.

Travoprosta

A travoprosta é um análogo de prostaglandina. A travoprosta reduz tanto a pressão intraocular elevada como a PIO normal, associada ou não a glaucoma. A elevação da PIO é um fator de risco importante na patogênese da perda do campo visual glaucomatoso. Quanto mais elevada a PIO, maior a probabilidade de lesão do nervo óptico e perda visual. A travoprosta reduz a pressão intraocular aproximadamente 2 h após a aplicação e o efeito máximo é atingido após 12 h.

Indicação	• Redução da pressão intraocular em pacientes com glaucoma de ângulo aberto, glaucoma de ângulo fechado em pacientes previamente submetidos a iridotomia e hipertensão ocular
Mecanismo de ação	• A travoprosta é uma pró-droga que é rapidamente hidrolisada por esterases na córnea ao ácido biologicamente ativo que é um potente e extremamente seletivo agonista do receptor de prostanoide FP
Posologia	• 1 gota no(s) olho(s) afetado(s) 1 vez ao dia (à noite)
Absorção	• A travoprosta é absorvida através da córnea e hidrolisada ao ácido livre ativo
Início da ação	• Cerca de 2 h
Duração da ação	• 24 h
Metabolismo	• Hidrolisada por esterases na córnea ao ácido livre ativo; sistematicamente o ácido livre é metabolizado a metabólitos inativos
Eliminação	• Menos de 2% da dose tópica ocular é excretada na urina em 4 h na forma de travoprosta ácido livre
Contraindicação	• Hipersensibilidade conhecida a travoprosta ou a qualquer componente da fórmula • Menores de 18 anos de idade
Interações medicamentosas	• Não foram descritas
Efeitos adversos	• *Muito comum (> 10%)*: hiperemia conjuntival • *Comuns (> 1% e < 10%)*: diminuição da acuidade visual, desconforto ocular, sensação de corpo estranho, prurido, blefarite, borramento visual, catarata, conjuntivite, xeroftalmia, alteração da cor da íris, ceratite, fotofobia
Alerta	• Classe C na gravidez • Modificação (aumento do comprimento, da espessura, da cor e/ou do número) dos cílios dos olhos tratados

Apresentação comercial

- **Antiglau® (EMS Sigma Pharma)**, solução oftálmica estéril, cada mℓ (36 gotas) contém 0,040 mg de travoprosta, frasco plástico opaco gotejador contendo 2,5 mℓ ou 5 mℓ. *Uso tópico ocular. Uso adulto*
- **Travatan® (Alcon)**, solução oftálmica estéril, cada mℓ (36 gotas) contém 0,040 mg de travoprosta, frasco plástico opaco gotejador contendo 2,5 mℓ ou 5 mℓ. *Uso tópico ocular. Uso adulto*
- **Travoprosta® (EMS)**, solução oftálmica estéril, cada mℓ contém 0,040 mg de travoprosta, frasco plástico opaco gotejador contendo 2,5 mℓ. *Uso tópico ocular. Uso adulto*
- **Travoprosta® (Geolab)**, solução oftálmica estéril, cada mℓ (aproximadamente 37 gotas) contém 0,040 mg de travoprosta, frasco gotejador contendo 2,5 mℓ. *Uso tópico ocular. Uso adulto*
- **Travoprosta® (Medley)**, solução oftálmica estéril, cada mℓ (37 gotas) contém 0,04 mg de travoprosta, frasco plástico opaco gotejador contendo 2,5 mℓ. *Uso tópico ocular. Uso adulto*
- **Travoprosta® (Nova Química)**, solução oftálmica estéril, cada mℓ (36 gotas) contém 0,040 mg de travoprosta, frasco plástico opaco gotejador contendo 2,5 mℓ. *Uso tópico ocular. Uso adulto*
- **Travaprosta + maleato de timolol**
  - **Duo-Travatan® (Alcon)**, solução oftálmica estéril, cada mℓ (aproximadamente 30 gotas) contém 0,040 mg de travoprosta + 6,8 mg de maleato de timolol (equivalente a 5 mg de timolol base), frasco plástico conta-gotas contendo 2,5 mℓ. *Uso tópico ocular. Uso adulto.*

Agonistas alfa-2-adrenérgicos

São agonistas adrenérgicos ou simpaticomiméticos de uso tópico que reduzem a resistência ao efluxo de humor aquoso.

Brimonidina

O tartarato de brimonidina é um potente agonista adrenérgico seletivo alfa-2. O efeito hipotensivo ocular máximo é observado 2 h após seu uso. Promove redução máxima da PIO de 20 a 30% e precisa ser administrada 2 a 3 vezes/dia. É um excelente agente de associação com timolol.

Indicação	• Tratamento de glaucoma de ângulo aberto ou hipertensão ocular
Mecanismo de ação	• Estudos fluorofotométricos em animais e humanos indicam que a brimonidina tem duplo mecanismo de ação, ou seja, redução da produção do humor aquoso e aumento da drenagem pela via do fluxo uveoescleral
Posologia	• A dose habitual é de 1 gota aplicada no(s) olho(s) afetado(s), 3 vezes/dia, com intervalos de aproximadamente 8 h entre as aplicações

(continua)

Brimonidina (*continuação*)

Absorção	• A concentração plasmática máxima é atingida em 1 a 4 h após a administração ocular e declina com uma meia-vida sistêmica de aproximadamente 3 h
Início da ação	• 1 a 4 h
Duração da ação	• 8 h
Metabolismo	• Nos seres humanos, o metabolismo sistêmico da brimonidina é amplo, ocorrendo sobretudo no fígado
Eliminação	• A excreção urinária é a principal via de eliminação deste fármaco e seus metabólitos
Contraindicação	• Hipersensibilidade a qualquer um dos componentes da sua fórmula • Uso concomitante de inibidores da monoamina oxidase (IMAO), como iproniazida, nialamida, fenelzina, tranilcipromina e seleginina • Menores de 2 anos de idade
Interações medicamentosas	• Anti-hipertensivos, betabloqueadores (oftálmicos e sistêmicos), glicosídios cardíacos: aumento do risco de efeito aditivo de queda da PA e da frequência cardíaca
Efeitos adversos	• *Muito comuns (> 10%):* cefaleia, xerostomia, hiperemia ocular, borrada visual, sensação de ardência nos olhos, sensação de corpo estranho nos olhos, prurido palpebral, reações alérgicas oculares • *Comuns (> 1/100 e < 1/10):* tontura, alterações do paladar, erosão da córnea, fotofobia, eritema palpebral, xeroftalmia, edema palpebral, blefarite, clareamento da conjuntiva, secreção ocular
Alerta	• Classe B na gravidez • Embora o tartarato de brimonidina tenha apresentado efeito mínimo sobre a pressão arterial e a frequência cardíaca em estudos clínicos, deve ser usado com cautela em pessoas com doenças cardiovasculares graves • Usar com cautela em pessoas com depressão, insuficiência cerebral ou coronariana, fenômeno de Raynaud, hipotensão ortostática ou tromboangiite obliterante • Se mais de um medicamento oftálmico for utilizado, devem ser instilados com pelo menos um intervalo de 5 min

Apresentação comercial

- **Accera® (Medley)**, solução oftálmica estéril, cada mℓ contém 2 mg de tartarato de brimonidina, frasco de 5 mℓ. *Uso tópico ocular. Uso adulto*
- **Alphabrin® (Geolab)**, solução oftálmica estéril, cada mℓ (20 gotas) contém 2 mg de tartarato de brimonidina, frasco de 5 mℓ. *Uso tópico ocular. Uso adulto*. *Não deve ser aplicado durante o uso de lentes de contato gelatinosas ou hidrofílicas, pois o cloreto de benzalcônio presente na fórmula pode ser absorvido pelas lentes*
- **Alphagan® (Allergan)**, solução oftálmica estéril, cada mℓ (27 gotas) contém 2 mg de tartarato de brimonidina, frascos de 5 mℓ e 10 mℓ. *Uso tópico ocular. Uso adulto*
- **Alphagan® P (Allergan)**, solução oftálmica estéril, cada mℓ (19 gotas) contém 1,5 mg de tartarato de brimonidina, frascos de 5 mℓ. *Uso tópico ocular. Uso adulto*
- **Alphagan® Z (Allergan)**, solução oftálmica estéril, cada mℓ (18 gotas) contém 1,0 mg de tartarato de brimonidina, frascos de 5 mℓ. *Uso tópico ocular. Uso adulto e pediátrico acima de 2 anos de idade*
- **Dextrotartarato de brimonidina® (Medley)**, solução oftálmica estéril, cada mℓ (22 gotas) contém dextrotartarato de brimonidina, frasco com 5 mℓ. *Uso tópico ocular. Uso adulto*
- **Dextrotartarato de brimonidina® (Neo Química)**, solução oftálmica estéril, cada mℓ (25 gotas) contém dextrotartarato de brimonidina, frasco com 5 mℓ. *Uso tópico ocular. Uso adulto*
- **Glaub® (União Química)**, solução oftálmica estéril, cada mℓ (25 gotas) contém 2 mg de tartarato de brimonidina, frascos de 5 mℓ. *Uso tópico ocular. Uso adulto*
- **Tartarato de brimonidina® (Biosintética)**, solução oftálmica estéril, cada mℓ (27 gotas) contém 2 mg de tartarato de brimonidina, frascos de 5 mℓ. *Uso tópico ocular. Uso adulto*
- **Tartarato de brimonidina® (Geolab)**, solução oftálmica estéril, cada mℓ contém 2 mg de tartarato de brimonidina, frasco gotejador de 5 mℓ. *Uso tópico ocular. Uso adulto*
- **Tartarato de brimonidina + maleato de timolol**
  - **Combigan® (Allergan)**, suspensão oftálmica estéril, cada mℓ (24 gotas) contém 2,0 mg de tartarato de brimonidina (equivalente a 1,3 mg de brimonidina como base livre) + 6,8 mg de maleato de timolol (equivalente a 5,0 mg de timolol), frasco plástico conta-gotas contendo 5 mℓ. *Uso tópico ocular. Uso adulto.*

Inibidores da enzima anidrase carbônica

Os inibidores da enzima anidrase carbônica reduzem a produção do humor aquoso e promovem uma redução máxima da PIO de 15 a 20%.

Dorzolamida

A enzima anidrase carbônica participa na produção do humor aquoso, promovendo o movimento de bicarbonato e hidrogênio. A inibição da anidrase carbônica bloqueia o transporte ativo essencial para a produção de humor aquoso com consequente redução da formação do mesmo. A consequência disso é a redução da pressão intraocular.

Potente inibidor da anidrase carbônica II humana, formulado para uso oftálmico. Ao contrário dos agentes mióticos (p. ex., pilocarpina), o cloridrato de dorzolamida reduz a pressão intraocular sem as reações adversas comuns aos mióticos, como cegueira noturna, espasmo de acomodação e constrição da pupila. Vale mencionar que, ao contrário dos betabloqueadores, o efeito de cloridrato de dorzolamida sobre a frequência cardíaca e a pressão arterial é mínimo ou inexistente.

Indicação	Tratamento da PIO elevada em caso de: • Hipertensão ocular • Glaucoma de ângulo aberto • Glaucoma pseudoesfoliativo e outros glaucomas secundários de ângulo aberto • Como terapia adjuvante com betabloqueadores • Como monoterapia em pacientes que não respondem aos betabloqueadores ou pacientes para os quais os betabloqueadores são contraindicados
Mecanismo de ação	• Inibidor da anidrase carbônica
Posologia	• 1 gota no(s) olho(s) afetado(s) pela manhã, à tarde e à noite
Absorção	• Atinge a circulação sistêmica após aplicação tópica ocular
Metabolismo	• Hepático
Eliminação	• Excretada na urina na forma não modificada (80%)
Contraindicação	• Hipersensibilidade a qualquer dos componentes da fórmula • Insuficiência renal grave (depuração de creatinina < 30 mℓ/minuto) • Crianças
Interações medicamentosas	• Acetazolamida (inibidor da anidrase carbônica de uso sistêmico): possibilidade de efeito aditivo
Efeitos adversos	• *Muito comuns*: sensação de queimação e ardência • *Comuns*: cefaleia, ceratite pontilhada superficial, lacrimejamento, conjuntivite, inflamação palpebral, borramento visual, náuseas, paladar amargo
Alerta	• O cloridrato de dorzolamida é uma sulfonamida e, embora administrado por via tópica, é absorvido sistemicamente. Portanto, os mesmos tipos de reações adversas atribuíveis às sulfonamidas podem ocorrer com a administração tópica • Classe C na gravidez

Apresentação comercial

- **Cloridrato de dorzolamida® (Biosintética),** solução oftálmica estéril, cada mℓ contém 22,26 mg de cloridrato de dorzolamida (equivalente a 20 mg de dorzolamida), frasco plástico com 5 mℓ. *Uso tópico oftálmico. Uso adulto*
- **Cloridrato de dorzolamida® (EMS),** solução oftálmica estéril, cada mℓ contém 22,3 mg de cloridrato de dorzolamida (equivalente a 20 mg de dorzolamida), frasco plástico com 2,5 mℓ, 3 mℓ, 5 mℓ ou 10 mℓ. *Uso tópico oftálmico. Uso adulto*
- **Cloridrato de dorzolamida® (EMS Sigma Pharma),** solução oftálmica estéril, cada mℓ contém 22,3 mg de cloridrato de dorzolamida (equivalente a 20 mg de dorzolamida), frasco plástico com 2,5 mℓ, 3 mℓ, 5 mℓ ou 10 mℓ. *Uso tópico oftálmico. Uso adulto*
- **Cloridrato de dorzolamida® (Germed),** solução oftálmica estéril, cada mℓ contém 22,3 mg de cloridrato de dorzolamida (equivalente a 20 mg de dorzolamida), frasco plástico com 2,5 mℓ, 3 mℓ, 5 mℓ ou 10 mℓ. *Uso tópico oftálmico. Uso adulto*
- **Cloridrato de dorzolamida® (Legrand),** solução oftálmica estéril, cada mℓ contém 22,3 mg de cloridrato de dorzolamida (equivalente a 20 mg de dorzolamida), frasco plástico com 2,5 mℓ, 3 mℓ, 5 mℓ ou 10 mℓ. *Uso tópico oftálmico. Uso adulto*
- **Ocupress® (União Química),** solução oftálmica estéril, cada mℓ (cerca de 24 gotas) contém 22,3 mg de cloridrato de dorzolamida (equivalente a 20 mg de dorzolamida), frasco plástico com 5 mℓ. *Uso tópico oftálmico. Uso adulto*
- **Trusopt® (MSD),** solução oftálmica estéril, cada mℓ (cerca de 24 gotas) contém 22,3 mg de cloridrato de dorzolamida (equivalente a 20 mg de dorzolamida), frasco plástico com 5 mℓ. *Uso tópico oftálmico. Uso adulto*

- **Dorzolamida + timolol**
  - **Cloridrato de dorzolamida + maleato de timolol® (EMS),** solução oftálmica estéril, cada mℓ (21 gotas) contém 22,30 mg de cloridrato de dorzolamida (equivalente a 20 mg de dorzolamida) + 6,83 mg de maleato de timolol (equivalente a 5,0 mg de timolol), embalagens contendo frascos gotejadores com 2,5 mℓ, 3,0 mℓ, 5,0 mℓ e 10 mℓ. *Uso tópico oftálmico. Uso adulto*
  - **Cloridrato de dorzolamida + maleato de timolol® (EMS Sigma Pharma),** solução oftálmica estéril, cada mℓ (21 gotas) contém 22,30 mg de cloridrato de dorzolamida (equivalente a 20 mg de dorzolamida) + 6,83 mg de maleato de timolol (equivalente a 5,0 mg de timolol), embalagens contendo frascos gotejadores com 2,5 mℓ, 3,0 mℓ, 5,0 mℓ e 10 mℓ. *Uso tópico oftálmico. Uso adulto*
  - **Cloridrato de dorzolamida + maleato de timolol® (Germed),** solução oftálmica estéril, cada mℓ (21 gotas) contém 22,30 mg de cloridrato de dorzolamida (equivalente a 20 mg de dorzolamida) + 6,83 mg de maleato de timolol (equivalente a 5,0 mg de timolol), embalagens contendo frascos gotejadores com 2,5 mℓ, 3,0 mℓ, 5,0 mℓ e 10 mℓ. *Uso tópico oftálmico. Uso adulto*

- **Cloridrato de dorzolamida + maleato de timolol® (Teuto),** solução oftálmica estéril, cada mℓ (27 gotas) contém 22,25 mg de cloridrato de dorzolamida (equivalente a 20 mg de dorzolamida) + 6,83 mg de maleato de timolol (equivalente a 5,0 mg de timolol), embalagens contendo 1, 200 ou 500 frascos com 2,5 mℓ, 3,0 mℓ, 5,0 mℓ e 10 mℓ. *Uso tópico oftálmico. Uso adulto*
- **Cosopt® (Merck Sharp & Dohme),** solução oftálmica estéril, cada mℓ contém 20 mg de dorzolamida + 5,0 mg de timolol, frascos contendo 5,0 mℓ. *Uso adulto*
- **Drusolol® (União Química),** solução oftálmica estéril, cada mℓ (21 gotas) contém 22,26 mg de cloridrato de dorzolamida (equivalente a 20 mg de dorzolamida) + 6,83 mg de maleato de timolol (equivalente a 5,0 mg de timolol), embalagem com frasco de 5,0 mℓ. *Uso tópico oftálmico. Uso adulto*
- **Glalfital® (Teuto),** solução oftálmica estéril, cada mℓ (27 gotas) contém 22,25 mg de cloridrato de dorzolamida (equivalente a 20 mg de dorzolamida) + 6,83 mg de maleato de timolol (equivalente a 5,0 mg de timolol), embalagem com 1, 200 ou 500 frascos de 2,5 mℓ, 3,0 mℓ, 5,0 mℓ ou 10 mℓ. *Uso tópico oftálmico. Uso adulto*
- **Timosopt® (Neo Química),** solução oftálmica estéril, cada mℓ contém 23,86 mg de cloridrato de dorzolamida (equivalente a 20 mg de dorzolamida) + 6,83 mg de maleato de timolol (equivalente a 5,0 mg de timolol), embalagem com frasco de 5,0 mℓ. *Uso adulto.*

Brinzolamida

A brinzolamida é um inibidor não competitivo, reversível e extremamente específico da anidrase carbônica II que é a principal isoenzima da anidrase carbônica envolvida na secreção do humor aquoso. A inibição da anidrase carbônica no processo ciliar alentece a formação de bicarbonato e reduz o transporte de sódio e líquido. Isso resulta em secreção mais lenta de humor aquoso e redução da pressão intraocular. A brinzolamida é absorvida sistemicamente após a administração tópica ocular. Por causa da elevada afinidade com a anidrase carbônica II, a brinzolamida se liga de modo significativo às hemácias.

Indicação	• Tratamento de hipertensão ocular ou glaucoma de ângulo aberto
Mecanismo de ação	• Inibição da anidrase carbônica II
Posologia	• Dose habitual: 1 gota aplicada no(s) olho(s) afetado(s), 3 vezes ao dia, com intervalo de aproximadamente 8 h entre as doses
Absorção	• É absorvida para a circulação sistêmica após aplicação tópica nos olhos, mas abaixo de níveis detectáveis (< 10 ng/mℓ)
Eliminação	• Urina na forma não modificada (60% da dose)
Contraindicação	• Hipersensibilidade a brinzolamida ou qualquer componente da fórmula • História pregressa de reação a sulfonamidas • Menores de 18 anos de idade
Interações medicamentosas	• Podem ocorrer interações com doses elevadas de salicilatos ou inibidores sistêmicos da anidrase carbônica
Efeitos adversos	• *Comuns*: borramento visual, desconforto ou dor nos olhos, hiperemia conjuntival, diminuição do paladar
Alerta	• Se usar mais de um colírio, estes devem ser administrados com um intervalo de no mínimo 10 min entre cada um • Não foram feitos estudos em gestantes ou lactantes. Não se sabe se a brinzolamida é excretada no leite materno. Tendo em vista que muitos medicamentos podem ser excretados no leite, a decisão de continuar ou não com a amamentação deve ser tomada considerando-se a necessidade do uso da medicação pela mãe

Apresentação comercial

- **Azopt® (Alcon),** suspensão oftálmica estéril, cada mℓ (28 gotas) contém 10 mg de brinzolamida (0,36 mg de brinzolamida/gota), frasco plástico conta-gotas contendo 5 mℓ. *Uso tópico ocular. Uso adulto. Atenção: descolore lentes de contato gelatinosas*

■ **Brinzolamida + maleato de timolol**
- **Azorga® (Alcon),** suspensão oftálmica estéril, cada mℓ (30 gotas) contém 10 mg de brinzolamida + 6,8 mg de maleato de timolol (equivalente a 5 mg de timolol), frasco plástico conta-gotas contendo 5 mℓ. *Uso tópico ocular. Uso adulto.*

Capítulo 10
Medicamentos em Reumatologia

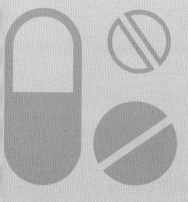

Introdução

Em 1974, os pesquisadores ingleses Moll e Wright propuseram que algumas doenças, até então consideradas completamente distintas entre si, mas que compartilhavam diversas características fossem reunidas sob a denominação espondiloartropatias soronegativas. Tais características englobavam manifestações clínicas (dor axial inflamatória associada à artrite, predominante em grandes articulações de membros inferiores, e entesopatias periféricas), radiográficas (sacroiliíte) e laboratoriais (soronegatividade para o fator reumatoide, pois até então alguns pesquisadores acreditavam que a espondilite anquilosante fosse o componente axial da artrite reumatoide) em indivíduos com predisposição genética (positividade para o antígeno de histocompatibilidade HLA-B27). As espondiloartropatias soronegativas incluem a espondilite anquilosante, a artrite psoriásica, a artrite reativa e as artropatias enteropáticas (associadas às doenças inflamatórias intestinais).

Especialistas da ASAS *(Assessment on SpondyloArthritis International Society)* propuseram, em 2009, a troca da denominação para espondiloartrites (EpA), enfatizando os componentes axial ("espondilo") e periférico ("artrite"). Ao mesmo tempo, foram propostos critérios classificatórios para EpA axiais e, posteriormente, EpA periféricas. Essas mudanças também incluíram a descrição dos critérios para diagnóstico de sacroiliite por ressonância magnética (RM).

Todos os pacientes com espondiloartrites devem se submeter à fisioterapia e praticar exercícios direcionados para as articulações.

Artrite psoriásica

A psoríase é uma doença cutânea relativamente comum, crônica e não contagiosa. É de natureza cíclica, ou seja, suas manifestações aparecem e reaparecem periodicamente. A causa não é conhecida, mas está relacionada com o sistema imunológico, interações com o meio ambiente e suscetibilidade genética.

Alguns fatores aumentam a chance de uma pessoa apresentar psoríase ou ter o quadro clínico agravado:
- História familiar: psoríase ocorre em aproximadamente 50% dos irmãos de pessoas com esta doença quando o pai e a mãe são afetados; em 16% quando somente um genitor tem psoríase; e em 8%, quando nenhum dos genitores é afetado
- Estresse: pessoas com altos níveis de estresse apresentam sistema imunológico debilitado
- Obesidade: o excesso de peso aumenta o risco de desenvolver um tipo de psoríase, a invertida, mais comum em indivíduos negros e HIV-positivos
- Tempo frio, pois a pele fica mais ressecada; a psoríase tende a melhorar com a exposição solar
- Consumo de bebidas alcóolicas
- Tabagismo: o cigarro não só aumenta a chance de desenvolver a doença, como também sua gravidade quando esta se manifesta

Existem vários tipos de psoríase: psoríase em placas ou vulgar, ungueal, do couro cabeludo, *gutata*, invertida, pustulosa (rara), eritrodérmica (tipo menos comum) e artropática.

Vale mencionar que a psoríase é uma doença de pele que afeta 2% da população no mundo todo, enquanto a artrite psoriásica (que une manifestações cutâneas e articulares) ocorre em cerca de 10% dos pacientes com psoríase. A artrite psoriásica ocorre em igual porcentagem em homens e mulheres, a maioria já na vida adulta. Geralmente o acometimento da pele precede ou acompanha o articular, contudo, não há correlação entre a intensidade do comprometimento cutâneo e do comprometimento articular. Raras vezes as manifestações articulares surgem antes das cutâneas. Quase 90% dos pacientes com psoríase nunca desenvolvem doença articular, mas uma exceção importante são os indivíduos com psoríase que apresentam deformidades nas unhas – estes têm tendência maior ao desenvolvimento de artrite psoriásica (Sociedade Brasileira de Reumatologia, 2012).

Existem cinco apresentações da artrite psoriásica:
- Oligoarticular (envolvimento de poucas articulações): atinge menos que cinco juntas, sobretudo grandes articulações, como joelhos, tornozelos e unhas, podendo envolver também pequenas articulações das mãos e pés. Esta é a forma de início mais comum
- Poliarticular: assemelha-se à artrite reumatoide. Pode evoluir com deformidades articulares. Envolve mãos, pés, joelhos e tornozelos
- Acometimento das articulações distais dos dedos das mãos (as que estão próximas às unhas, que frequentemente também estão acometidas)
- Mutilante: provoca importante destruição articular, principalmente nas mãos e nos pés
- Envolvimento preferencial da coluna (espondilite): é a forma mais rara, mas provoca dor constante na coluna vertebral, evoluindo com limitações físicas.

O tratamento convencional consiste, inicialmente, em agentes anti-inflamatórios não esteroides (AINEs) e antirreumáticos modificadores da evolução da doença (como metotrexato, sulfassalazina, leflunomida e ciclosporina). Azatioprina pode ser útil para as formas graves de artrite psoriásica. A hidroxicloroquina é evitada porque pode causar exacerbação da psoríase. Quando não há melhora com ao tratamento convencional e nos casos moderados a graves, torna-se necessário o uso dos agentes biológicos (adalimumabe, etanercepte, golimumabe, infliximabe).

Espondilite anquilosante

Até 2015 não havia protocolos nem diretrizes para os médicos norte-americanos tratarem espondilite anquilosante (EA) e EpA. Em setembro de 2015, o American College of Rheumatology (ACR) liberou novas recomendações para o tratamento da EA e da EpA axial não radiográfica. Essas diretrizes foram elaboradas em conjunto com a Spondylitis Association of America (SAA) e a Spondyloarthritis Research and Treatment Network.

Em 2012, a Sociedade Brasileira de Reumatologia publicou para pacientes com EA uma cartilha extremamente didática e interessante (ver http://www.reumatologia.com.br/PDFs/Cartilha_Espondilite_Anquilosante.pdf).

A EA é uma doença inflamatória crônica que acomete preferencialmente a coluna vertebral, podendo evoluir com rigidez e limitação funcional progressiva do esqueleto axial. Geralmente se inicia na segunda a quarta décadas de vida, preferencialmente em homens brancos e em indivíduos HLA-B27-positivos. A EA de início no adulto, que se inicia a partir dos 16 anos, costuma ter como sintoma inicial a lombalgia de caráter inflamatório, com rigidez matinal prolongada e predomínio das manifestações axiais durante sua evolução. A EA juvenil, que se manifesta antes dos 16 anos de idade, costuma iniciar-se com artrite e entesopatias periféricas, evoluindo, somente após alguns anos, com a característica lombalgia de caráter inflamatório. A EA juvenil costuma ter diagnóstico mais tardio, e muitos destes pacientes podem ser diagnosticados como artrite idiopática juvenil no início dos sintomas. O comprometimento do quadril é mais frequente na criança do que no adulto, o que determina um pior prognóstico, pela necessidade de próteses totais de quadril em muitos pacientes. A frequente associação com o HLA-B27 faz que a EA seja mais comum em brancos nos quais a prevalência do HLA-B27 é significativamente maior. A positividade do HLA-B27 nos pacientes com EA varia entre 80 a 98%, sendo mais elevada em populações brancas não miscigenadas do norte da Europa. Em virtude da extrema raridade do HLA-B27 em negros africanos, a EA é incomum nos mesmos; no Brasil, país de intensa miscigenação étnica, a EA, bem como outras espondiloartropatias, costuma ser encontrada em mulatos (devido à ascendência genética branca), mas é bastante rara em negros não miscigenados (Consenso Brasileiro de Espondiloartropatias: Espondilite Anquilosante & Artrite Psoriásica Diagnóstico e Tratamento – Primeira Revisão, Rev Bras Reumatol, v. 47, n.4, p. 233-242, jul/ago, 2007).

Os AINEs devem ser usados desde o início do tratamento; não existem trabalhos evidenciando que um determinado AINE seja superior aos outros na comparação direta. O uso dos anti-inflamatórios da enzima ciclo-oxigenase 2 (COX-2) preferenciais e específicos, como o celecoxibe, em pacientes com potencial risco de toxicidade gastrintestinal ou que não toleram os AINEs convencionais, parece representar uma boa opção para casos de uso prolongado de AINEs. Ainda não se estabeleceu por quanto tempo se deve utilizar o AINE de forma contínua nos pacientes com EA, mas pode-se considerar que sua retirada seja lenta e gradual, após a completa remissão clínica e laboratorial da enfermidade.

Os corticosteroides devem ser reservados para casos específicos. Em pacientes com artrite periférica persistente, o uso de prednisona, até a dose de 10 mg/dia (ou equivalente) deve ser intermitente, enquanto houver atividade de doença. Pode-se usar a metilprednisolona por via intravenosa em casos muito sintomáticos. O uso de corticosteroide por via intra-articular é uma alternativa para a artrite persistente ou sacroiliite refratária (nestes casos, recomenda-se que a infiltração seja guiada por TC ou ressonância magnética). É importante enfatizar que o uso prolongado de corticosteroides nos pacientes com EA deve ser evitado porque predispõe à desmineralização óssea. Nos pacientes que não responderam a, no mínimo, dois AINEs durante um período mínimo de 3 meses e que apresentam envolvimento articular periférico proximal (quadris e ombros) ou distal (demais articulações periféricas), pode ser prescrita sulfassalazina. Atualmente, existem evidências consistentes de que os agentes biológicos dirigidos contra o fator de necrose tumoral alfa (TNF-α), como infliximabe, etanercepte e adalimumabe, representam uma boa opção terapêutica para os pacientes com formas ativas intensas de EA.

Vale a pena ler o artigo "Recomendações sobre diagnóstico e tratamento da espondilite anquilosante" da Sociedade Brasileira de Reumatologia (Rev Bras Reumatol, v. 53, São Paulo, mai/jun, 2013).

sobretudo quadril, joelhos, ombros, cotovelos e mãos. Já foi chamada de artrose e osteoartrose, mas atualmente dá-se preferência ao termo osteoartrite.

O American College of Rheumathology (ACR) publicou em 2012 Recommendations for the Use of Nonpharmacologic and Pharmacologic Therapies in Osteoarthritis of the Hand, Hip, and Knee, que atualizaram as recomendações de 2000 (Quadro 10.1).

QUADRO 10.1 Recomendações farmacológicas para manejo inicial de osteoartrite na mão, no joelho e no quadril.

Mão*

Monoterapia ou associação de:
- Capsaicina tópica
- AINEs tópicos, inclusive trolamina salicilato
- AINEs orais,** inclusive inibidores seletivos da COX-2
- Tramadol

Joelho†
- Paracetamol
- AINEs orais
- AINEs tópicos
- Tramadol
- Injeção intra-articular de corticosteroide

Quadril†
- Paracetamol
- AINEs orais
- Tramadol
- Injeção intra-articular de corticosteroide

*Terapias intra-articulares e analgésicos opioides devem ser evitados.
**Pessoas com 75 anos de idade ou mais devem usar AINEs tópicos em vez de orais. †O Technical Expert Panel não preconiza glicosamina nem sulfato de condroitina por falta de dados em relação a benefícios relevantes ou segurança até dezembro de 2008.

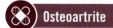

Osteoartrite

A osteoartrite (OA) é a forma mais comum de doença articular degenerativa e uma causa importante de incapacidade em pessoas com mais de 50 anos de idade. Tende a acometer as articulações que sustentam peso,

Capsaicina

A capsaicina é um alcaloide de ocorrência natural derivado das pimentas. É um composto lipossolúvel inodoro que é rapidamente absorvido pela pele. Acredita-se que promova analgesia ao depletar a substância P nos neurônios nociceptores onde estão preferencialmente localizados os receptores TRPV1. A capsaicina se liga ao TRPV1 e age como integrador molecular de estímulos dolorosos químicos e físicos.

A capsaicina reduz as náuseas e os vômitos pós-operatórios quando é aplicada em pontos de acupressão. Também pode ser prescrita para aliviar o prurido associado a insuficiência renal.

Indicação	• Alívio de dor na osteoartrite ou na artrite reumatoide • Alívio de dor em casos de neuralgia associada a herpes-zóster, neuropatia diabética • Alívio de outros tipos de dor neurogênica
Mecanismo de ação	• Agonista exógeno potente e extremamente seletivo do receptor TRPV1, um complexo canal iônico transmembrana que deflagra respostas a temperatura, pH e lipídios endógenos. A ativação do TRPV1 resulta em despolarização neuronal sensorial
Posologia	• Aplicar uma camada fina do creme na área afetada, de 3 a 4 vezes/dia, de 8 em 8 horas ou, no máximo, de 6 em 6 horas. O creme deve ser massageado na pele, até desaparecer
Absorção	• Quase não é absorvida sistemicamente
Contraindicação	• Não aplicar em lesões abertas ou tecidos irritados
Interações medicamentosas	• Não aplicar outros medicamentos na área em tratamento com creme ou loção de capsaicina • O uso concomitante de capsaicina com inibidores da enzima conversora da angiotensina (p. ex., captopril e enalapril) aumenta o risco de tosse • O uso concomitante de capsaicina com agentes antiagregantes plaquetários (p. ex., AAS) aumenta o risco de sangramento. Até que a interação potencial seja mais bem compreendida, deve-se ter cautela no uso concomitante destas substâncias

(continua)

Capsaicina (continuação)

Efeitos adversos	• *Comuns* (1 a 10%): os pacientes podem sentir calor, ardor e queimação no local da aplicação, principalmente durante os primeiros dias de tratamento. Estes efeitos estão relacionados com a ação farmacológica da capsaicina. Raramente a sensação de queimação local leva ao abandono do tratamento • *Incomuns* (0,1 a 1%): urticária, escoriação, formigamento, anestesia, inflamação ou esfoliação no local da aplicação, tosse seca
Alerta	• Só deve ser aplicada externamente, com extremo cuidado em idosos caquéticos ou doenças que modifique as condições da pele • Evitar contato com os olhos, lentes de contato e com pele irritada ou com lesões abertas • Na neuropatia pós-herpética, só aplicar após a cicatrização das vesículas e bolhas • Lavar as mãos com sabão após aplicar o creme ou a loção de capsaicina • Não aplicar o creme em camadas densas ou em bandagens

Apresentação comercial

- **Moment® 0,25 mg/g (Apsen)**, creme analgésico tópico a 0,025%, bisnaga com 50 g. *Uso tópico. Uso adulto ou crianças com mais de 2 anos de idade*
- **Moment® 0,75 mg/g (Apsen)**, creme analgésico tópico a 0,075%, bisnaga com 50 g. *Uso tópico. Uso adulto ou crianças com mais de 2 anos de idade*
- **Moment® 0,25 mg/mℓ (Apsen)**, loção tópica a 0,025%, frasco com 60 mℓ (roll-on). *Uso tópico. Uso adulto ou crianças com mais de 12 anos de idade.*

Anti-inflamatórios não esteroides

Os AINEs, também conhecidos como anti-inflamatórios não hormonais, reduzem os níveis sanguíneos das prostaglandinas que promovem inflamação e dor. Os efeitos farmacodinâmicos positivos dos AINEs são: analgesia; ação anti-inflamatória; são antipiréticos e antiplaquetários, e não provocam dependência química. Já os negativos consistem em: irritação gastrintestinal, redução da perfusão renal e sangramento.

Inibidores da COX não seletivos

Os AINEs estão entre os medicamentos mais usados em todo o planeta para o tratamento de condições clínicas caracterizadas por dor, inflamação e febre. Os AINEs promovem retenção de sódio e água e isso explicaria a redução da inibição induzida pelas prostaglandinas da reabsorção renal de cloreto e da ação do hormônio antidiurético (HAD). A esse mecanismo é atribuída a redução da efetividade dos agentes anti-hipertensivos. Podem ser divididos em seletivos e não seletivos para a enzima COX-2.

Os AINEs inibem a enzima prostaglandina H_2 sintetase, também conhecida como ciclo-oxigenase (COX), essencial para a síntese de prostaglandinas a partir das membranas celulares. O efeito anti-inflamatório é responsável por parte da analgesia proporcionada pelos AINE.

Ácido acetilsalicílico

Ver Ácido acetilsalicílico na página 61 do Capítulo 3, *Medicamentos em Cardiologia*.

Ibuprofeno

Esse derivado do ácido fenilpropiônico é um inibidor não seletivo das COX-1 e COX-2 que são necessárias para a síntese das prostaglandinas via ácido araquidônico. Trata-se de um AINE tradicional com ações analgésica, anti-inflamatória e antipirética.

Indicação	• Alívio temporário da febre e de dor de leve a moderada intensidade, como cefaleia, lombalgia, de gripe e resfriado, dor de dente, mialgia, dismenorreia • Alívio sintomático da osteoartrite • Alívio sintomático da artrite reumatoide • Alívio sintomático de dor pós-operatória em Odontologia, Ginecologia, Traumato-Ortopedia e Otorrinolaringologia
Mecanismo de ação	• Inibidor não seletivo da COX-1 e da COX-2

Posologia	• Formulação líquida
	  ∘ Adultos: 60 a 90 mℓ por dia (1.200 a 1.800 mg/dia) em doses divididas. Em casos graves e agudos, pode ser vantajoso aumentar a dose até a fase aguda terminar. A dose diária não deve exceder 120 mℓ (2.400 mg) em doses divididas
	  ∘ Crianças a partir de 6 meses de idade: 5 a 10 mℓ/kg a cada 6 a 8 h
	• Formulação em comprimido
	  ∘ Adultos: 600 mg 3 a 4 vezes/dia (dose máxima de 3.200 mg/dia)

Absorção	• O ibuprofeno é rapidamente absorvido no sistema digestório, atingindo nível sérico máximo em 1 a 2 h, com alta ligação a proteínas (99%)
Início da ação	• Cerca de 30 min após a administração
Duração da ação	• Sua ação analgésica dura 4 a 6 h e sua ação antitérmica, de 6 a 8 h
Metabolismo	• Hepático

(continua)

Ibuprofeno (continuação)

Eliminação	• Renal
Contraindicação	• Hipersensibilidade conhecida ao ibuprofeno ou a qualquer componente da fórmula, ao ácido acetilsalicílico ou a qualquer outro AINE • Úlcera péptica ativa ou hemorragia digestiva • Últimos 3 meses de gravidez • Menores de 12 anos • Portadores da "tríade do ácido acetilsalicílico" (crise asmática, rinite e intolerância ao ácido acetilsalicílico) • Insuficiência renal grave, insuficiência hepática grave, insuficiência cardíaca grave • Peroperatório de revascularização do miocárdio
Interações medicamentosas	• O uso concomitante de qualquer AINE com os seguintes fármacos deve ser evitado, especialmente nos casos de administração crônica: ácido acetilsalicílico, paracetamol, colchicina, outros AINEs, corticosteroides, glicocorticoides, corticotrofina, agentes anticoagulantes ou trombolíticos, inibidores de agregação plaquetária, hipoglicemiantes orais ou insulina, anti-hipertensivos e diuréticos, ácido valproico, plicamicina, compostos de ouro, ciclosporina, metotrexato, lítio, probenecida e inibidores da ECA • Colestiramina: redução da absorção GI do ibuprofeno • Glicosídios cardíacos: os AINE podem agravar a insuficiência cardíaca, reduzir a função renal e elevar os níveis plasmáticos dos glicosídios cardíacos • Inibidores seletivos da recaptação de serotonina: risco aumentado de hemorragia digestiva • Lítio: redução da eliminação do lítio
Efeitos adversos	• Comuns (> 1/100 e < 1/10): dor abdominal em caráter de cólica, tontura, pirose, náuseas, exantema cutâneo
Alerta	• Classe C até 30 semanas de gestação e classe D até o termo • O ibuprofeno, como outros AINEs, prolonga o tempo de sangramento durante até 24 h

Apresentação comercial

- **Advil® (Wyeth)**, comprimidos revestidos com 200 mg de ibuprofeno, embalagens com 100 comprimidos. Uso oral. Uso adulto e pediátrico acima de 12 anos de idade
- **Advil® (Wyeth)**, cápsulas moles com 400 mg de ibuprofeno, caixas com 8, 10, 20 e 36 cápsulas. Uso oral. Uso adulto e pediátrico (acima de 12 anos de idade)
- **Algiflex® 200 mg (EMS)**, comprimidos revestidos com 200 mg de ibuprofeno, embalagens com 20 comprimidos. Uso oral. Uso adulto e pediátrico acima de 12 anos de idade
- **Alivium® (Mantecorp)**, solução oral, cada mℓ contém 50 mg de ibuprofeno (1 gota = 5 mg), embalagem com frasco de 30 mℓ. Uso oral. Uso adulto e pediátrico (acima de 6 meses de idade). Não contém açúcar
- **Buscofem® (Boehringer Ingelheim)**, cápsulas contendo 400 mg de ibuprofeno, embalagens com 10 e 50 cápsulas. Uso oral. Uso adulto e pediátrico acima de 12 anos de idade
- **Dalsy® (Abbott)**, comprimidos revestidos de 600 mg, embalagem com 10 comprimidos. Uso oral. Uso adulto
- **Dalsy® (Abbott)**, suspensão oral, cada 5 mℓ contém 100 mg de ibuprofeno, embalagem com frasco de vidro de 100 mℓ + seringa dosadora. Uso oral. Uso adulto e pediátrico (acima de 6 meses de idade). Contém sacarose
- **Doraliv® (Aché)**, suspensão oral (gotas), cada mℓ (10 gotas) contém 100 mg de ibuprofeno, embalagem com 1 frasco com 20 mℓ. Uso oral. Uso adulto e pediátrico (acima de 6 meses de idade). Contém sucralose
- **Ibuprofeno® (EMS)**, comprimidos revestidos com 200 mg de ibuprofeno, embalagens com 20 comprimidos. Uso oral. Uso adulto e pediátrico acima de 12 anos de idade
- **Ibuprofeno® (EMS)**, comprimidos revestidos com 300 mg de ibuprofeno, embalagens com 20 comprimidos. Uso oral. Uso adulto e pediátrico acima de 12 anos de idade
- **Ibuprofeno® (EMS Sigma Pharma)**, comprimidos revestidos com 200 mg de ibuprofeno, embalagens com 10, 20, 30, 40 e 60 comprimidos. Uso oral. Uso adulto e pediátrico acima de 12 anos de idade
- **Ibuprofeno® 200 mg (Germed)**, comprimidos revestidos com 200 mg de ibuprofeno, embalagens com 10, 20, 30, 40 e 60 comprimidos. Uso oral. Uso adulto e pediátrico acima de 12 anos de idade
- **Ibuprofeno® (Germed)**, comprimidos revestidos com 400 mg de ibuprofeno, embalagens com 10 comprimidos. Uso oral. Uso adulto e pediátrico acima de 12 anos de idade
- **Ibuprofeno® (Medley)**, comprimidos revestidos de 400 mg de ibuprofeno, embalagem com 10 comprimidos. Uso oral. Uso adulto e pediátrico acima de 12 anos de idade
- **Ibuprofeno® (Medley)**, suspensão oral, cada mℓ (10 gotas) contém 50 mg de ibuprofeno, frascos com 30 mℓ. Uso oral. Uso adulto e pediátrico acima de 6 meses de idade
- **Ibuprofeno® (Medley)**, suspensão oral, cada mℓ (10 gotas) contém 100 mg de ibuprofeno, frascos com 20 mℓ. Uso oral. Uso adulto e pediátrico acima de 6 meses de idade
- **Ibuprofeno® (Neo Química)**, comprimidos revestidos com 400 mg de ibuprofeno, embalagens com 10 comprimidos. Uso oral. Uso adulto e pediátrico acima de 12 anos de idade
- **Ibuprofeno® (Prati-Donaduzzi)**, comprimidos revestidos de 600 mg de ibuprofeno, em embalagem com 20, 160, 280, 320 ou 400 comprimidos revestidos. Uso oral. Uso adulto
- **Ibuvix® (Geolab)**, comprimidos de 300 mg de ibuprofeno, embalagem contendo 20, 30, 200 e 500 comprimidos. Uso oral. Uso adulto
- **Motrin® (Pfizer)**, comprimidos revestidos com 600 mg de ibuprofeno, embalagem contendo 12 ou 30 comprimidos. Uso oral. Uso adulto
- **Novalfem® (Sanofi Aventis)**, cápsulas gelatinosas moles contendo 400 mg de ibuprofeno, embalagens com 10 ou 90 cápsulas. Uso oral. Uso adulto e pediátrico acima de 12 anos
- **Novalfem® (Sanofi Aventis)**, suspensão oral, cada mℓ (10 gotas) contém 100 mg de ibuprofeno, embalagem com frasco gotejador de 20 mℓ. Uso oral. Uso adulto e pediátrico acima de 6 meses de idade. Contém sacarina e sucralose
- **Ibuprofeno + arginina**
  - **Spidufen® 770 mg (Zambon)**, granulado sabor damasco para solução oral com 400 mg de ibuprofeno + 370 mg de arginina, embalagens com 6 ou 20 envelopes de 3 g. Uso oral. Uso adulto e pediátrico acima de 12 anos
  - **Spidufen® 770 mg (Zamnon)**, granulado sabor menta anis para solução oral com 400 mg de ibuprofeno + 370 mg de arginina, embalagens com 10 envelopes de 3 g. Uso oral. Uso adulto e pediátrico acima de 12 anos
  - **Spidufen® 1.155 mg (Zamnon)**, granulado sabor damasco para solução oral com 600 mg de ibuprofeno + 555 mg de arginina, embalagens com 10 envelopes de 3 g. Uso oral. Uso adulto e pediátrico acima de 12 anos
  - **Spidufen® 1.155 mg (Zamnon)**, granulado sabor menta anis para solução oral com 600 mg de ibuprofeno + 555 mg de arginina, embalagens com 10 envelopes de 3 g. Uso oral. Uso adulto e pediátrico acima de 12 anos.

CAPÍTULO 10 | MEDICAMENTOS EM REUMATOLOGIA

Naproxeno

O naproxeno é um AINE com propriedades analgésicas, anti-inflamatórias e antipiréticas. Seu efeito anti-inflamatório foi demonstrado até mesmo em animais adrenalectomizados, o que indica que sua ação não é mediada pelo eixo hipófise-suprarrenal. O naproxeno inibe a síntese de prostaglandinas, no entanto, não se conhece exatamente o mecanismo de sua ação anti-inflamatória.

Indicação	• Para o alívio de estados dolorosos agudos, nos quais existe um componente inflamatório como, por exemplo, dor de garganta • Uso analgésico e antipirético em adultos, inclusive para mulheres que não estejam amamentando no pós-parto, por exemplo, dor de dente, dor abdominal e pélvica, gripe e resfriado, febre • Tratamento sintomático de condições periarticulares e musculoesqueléticas como, por exemplo, torcicolo, mialgia, bursite, tendinite, sinovite, tenossinovite, lombalgia, artralgia, dor na perna, epicondilite lateral do cotovelo (cotovelo do tenista) • Tratamento sintomático de artrite reumatoide, osteoartrite, espondilite anquilosante, gota, artrite reumatoide juvenil • Tratamento e profilaxia de enxaqueca, cefaleia • Alívio sintomático após cirurgias, inclusive ortopédicas e extrações dentárias • Alívio sintomático de condições pós-traumáticas como entorses, distensões, contusões, dor decorrente da prática esportiva • Alívio de dismenorreia, crise aguda de gota e crise aguda de enxaqueca
Mecanismo de ação	• Inibição da síntese de prostaglandinas
Posologia	• Em adultos, pode ser administrado em jejum ou durante as refeições • Para fins analgésicos, antipiréticos e anti-inflamatórios: 550 mg VO inicialmente, seguidos por 275 mg a cada 6 a 8 h ou dose única diária de 550 a 1.100 mg, administrados pela manhã ou à noite • Para redução da perda de sangue menstrual: 825 a 1.375 mg/dia VO, em 2 tomadas no 1º dia de sangramento, 550 a 1.100 mg/dia VO, nos dias subsequentes, em 2 tomadas, se necessário, por período não superior a 5 dias • Profilaxia da enxaqueca: 550 mg VO 2 vezes/dia, sob orientação médica, em intervalos de 12 h. Não se observando melhora dos sintomas em 4 a 6 semanas, o naproxeno deve ser descontinuado • Tratamento da enxaqueca: 825 mg ao primeiro sintoma de crise iminente. Doses adicionais do naproxeno sódico 550 mg podem ser tomadas durante o dia, se necessário, mas não antes de 30 min depois da dose inicial. A dose total não deve exceder 1.375 mg
Absorção	• O naproxeno é rápida e completamente absorvido pelo sistema digestório após administração oral. A administração concomitante de alimentos pode retardar a absorção do naproxeno, no entanto, não afeta sua magnitude. Após a administração são alcançados níveis plasmáticos máximos em 2 a 4 h, dependendo da ingestão de alimentos
Início da ação	• O alívio da dor inicia-se após 1 h da ingestão
Duração da ação	• 7 h
Metabolismo	• Hepático
Eliminação	• Aproximadamente 95% da dose de naproxeno é excretada na urina, primariamente como naproxeno ($<$ 1%), 6-0-desmetil-naproxeno ($<$ 1%) ou seus conjugados (66 a 92%). Cerca de 3% da dose, ou menos, é excretada nas fezes. A taxa de excreção de metabólitos e conjugados é bastante próxima da taxa de eliminação do naproxeno do plasma. A depuração de naproxeno é de cerca de 0,13 mℓ/min/kg. A meia-vida de eliminação do naproxeno é de aproximadamente 14 h, independentemente da forma química ou da formulação
Contraindicação	• Hipersensibilidade ao naproxeno ou naproxeno sódico • Pacientes que apresentaram asma, rinite, pólipos nasais ou urticária pelo uso de ácido acetilsalicílico ou outros AINEs (reações graves como anafilaxia foram relatadas em tais pacientes) • Hemorragia ativa ou antecedente de hemorragia digestiva ou perfuração relacionado a uso anterior de AINEs • Doença ativa ou antecedente de úlcera péptica recorrente/hemorragia, (dois ou mais episódios distintos de úlcera ou sangramento comprovados) • Insuficiência cardíaca grave • Pacientes com depuração de creatinina (CrCl) inferior a 30 mℓ/min
Interações medicamentosas	• Alimentos, antiácidos ou colestiramina: retardam a absorção de naproxeno, no entanto, não afetam sua magnitude • Anticoagulantes (varfarina): potencialização do efeito anticoagulante • Antiplaquetários: aumento do risco de hemorragia digestiva • Betabloqueadores: redução do efeito hipotensor • Furosemida: inibição do efeito natriurético da furosemida • Inibidores seletivos da recaptação de serotonina: aumento do risco de hemorragia digestiva • Metotrexato (MTX): o naproxeno e outros inibidores da síntese de prostaglandinas reduzem a depuração do MTX, aumentando sua toxicidade • Probenecida: aumento dos níveis plasmáticos e da meia-vida do naproxeno
Efeitos adversos	• Estomatite ulcerativa, esofagite, úlceras pépticas, sangramento e/ou perfuração gastrintestinal (sobretudo em idosos), hematêmese, melena, pirose, náuseas, vômitos, diarreia, flatulência, hiperpotassemia, hematuria, agranulocitose, anemia aplásica, tinido, ICC, hipertensão arterial, necrólise epidérmica, elevação da creatinina sérica

(continua)

Naproxeno (*continuação*)

Alerta	• Classe C na gravidez • Pode haver acúmulo do naproxeno em pacientes com insuficiência renal, visto que é excretado primariamente por esta via. A eliminação do naproxeno está diminuída em pacientes com comprometimento grave da função renal. Pacientes com depuração de creatinina inferior a 10 mℓ/min apresentam maior depuração de naproxeno do que a estimada apenas pelo grau de comprometimento renal. O perfil farmacocinético do naproxeno em crianças de 5 a 16 anos é semelhante ao dos adultos, embora a depuração seja geralmente maior nas crianças do que nos adultos. Não foram realizados estudos farmacocinéticos em crianças com menos de 5 anos de idade

Apresentação comercial

- **Flanax® 275 mg (Bayer),** comprimidos revestidos contendo 275 mg de naproxeno sódico, embalagens com 20 comprimidos revestidos e em blísteres com 5 comprimidos revestidos. *Uso oral. Uso adulto*
- **Flanax® 550 mg (Bayer),** comprimidos revestidos contendo 550 mg de naproxeno sódico, embalagens com 10 comprimidos revestidos e em blísteres com 2 comprimidos revestidos. *Uso oral. Uso adulto*
- **Naprosyn® 250 mg (Bayer),** comprimidos contendo 250 mg de naproxeno, embalagens com 15 comprimidos. *Uso oral. Uso adulto*
- **Naprosyn® 500 mg (Bayer),** comprimidos contendo 500 mg de naproxeno, embalagens com 20 comprimidos. *Uso oral. Uso adulto*
- **Naprox® 250 mg (Teuto),** comprimidos contendo 250 mg de naproxeno, embalagens com 15, 20, 100 e 300 comprimidos. *Uso oral. Uso adulto*
- **Naprox® 500 mg (Teuto),** comprimidos contendo 500 mg de naproxeno, embalagens com 20, 100 e 300 comprimidos. *Uso oral. Uso adulto*
- **Naproxeno® 250 mg (Teuto),** comprimidos com 250 mg de naproxeno, embalagens contendo 10, 15, 20, 30, 45, 60, 100, 150, 200 e 300 comprimidos. *Uso oral. Uso adulto*
- **Naproxeno® 500 mg (Teuto),** comprimidos com 500 mg de naproxeno, embalagens contendo 10, 15, 20, 30, 45, 60, 100, 150, 200 e 300 comprimidos. *Uso oral. Uso adulto*
- **Naproxeno® sódico (Neo Química),** comprimidos revestidos com 550 mg de naproxeno sódio (equivalentes a 500 mg de naproxeno), embalagens com 10 ou 20 comprimidos. *Uso oral. Uso adulto*
- **Naxotec® 250 mg (União Química),** comprimidos com 250 mg de naproxeno, embalagens contendo 24 comprimidos. *Uso oral. Uso adulto*
- **Naxotec® 500 mg (União Química),** comprimidos com 500 mg de naproxeno, embalagens contendo 24 comprimidos. *Uso oral. Uso adulto*
- **Naproxeno + esomeprazol magnésico tri-hidratado**
  - **Vimovo® (Astrazeneca),** comprimidos revestidos de 500 mg de naproxeno + 20 mg de esomeprazol magnésico tri-hidratado em embalagens com 10 e 20 comprimidos acompanhados de dois sachês com dessecante (sílica gel). *Uso oral. Uso adulto*
- **Succinato de sumatriptana + naproxeno sódico**
  - **Sumaxpro® (Libbs),** cada comprimido contém 70 mg de succinato de sumatriptana (equivalente a 50 mg de sumatriptana base) + 500 mg de naproxeno sódico, embalagem com dois comprimidos. *Uso oral. Uso adulto*
  - **Sumaxpro® (Libbs),** cada comprimido contém 119 mg de succinato de sumatriptana (equivalente a 85 mg de sumatriptana base) + 500 mg de naproxeno sódico, embalagem contendo dois comprimidos. *Uso oral. Uso adulto*

Diclofenaco

O diclofenaco é um anti-inflamatório e antirreumático não esteroide derivado do ácido acético e de substâncias correlatas. Apresenta acentuadas propriedades antirreumática, analgésica, anti-inflamatória e antipirética.

Indicação	• Formas degenerativas e inflamatórias de reumatismo: artrite reumatoide; espondilite anquilosante; osteoartrite e espondiloartrites • Síndromes dolorosas da coluna vertebral • Reumatismo não articular • Dor pós-traumática e pós-operatória, inflamação e edema como, por exemplo, após cirurgias dentárias ou ortopédicas • Condições inflamatórias e/ou dolorosas em ginecologia, como dismenorreia primária ou anexite
Mecanismo de ação	• Inibição da biossíntese de prostaglandinas

Posologia	• Osteoartrite
	  ◦ Adultos: 50 mg VO 8/8 h ou 75 mg VO 12/12 h
	• Espondilite anquilosante
	  ◦ Adultos: 25 mg VO 4 vezes/dia
	• Artrite reumatoide
	  ◦ Adultos: 50 mg VO 8/8 h ou 50 mg VO 6/6 h ou 75 mg VO 12/12 h
	• Analgesia e dismenorreia primária
	  ◦ Adultos: 50 mg VO 8/8 h

Absorção	• Rápida e completa (retardada pela ingestão de alimentos)
Início da ação	• VO: 10 min
Duração da ação	• 8 h
Metabolismo	• Hepático. Aproximadamente metade do diclofenaco é metabolizada durante sua primeira passagem pelo fígado (efeito de "primeira passagem"). O comportamento farmacocinético não se modifica após administrações repetidas. Não ocorre acúmulo desde que sejam observados os intervalos posológicos preconizados

(continua)

Diclofenaco (*continuação*)

Eliminação	• Cerca de 40 a 60% são eliminados na urina
Contraindicação	• Hipersensibilidade conhecida ao diclofenaco ou a qualquer outro componente da formulação • Úlcera gástrica ou intestinal ativa, sangramento ou perfuração gastrintestinal • No último trimestre de gravidez • Insuficiência hepática, insuficiência renal, insuficiência cardíaca grave • Pacientes que apresentam crises de asma, urticária ou rinite aguda causadas por ácido acetilsalicílico ou por outros fármacos com atividade inibidora da prostaglandina sintase
Interações medicamentosas	• Adevofir: efeitos nefrotóxicos aditivos • Cidofovir: efeitos nefrotóxicos aditivos • Dabigatrana: potencialização do risco de sangramento (efeitos aditivos ou sinérgicos sobre a hemostasia) • Enoxaparina: aumento do risco de hematoma epidural ou espinal em pacientes recebendo anestesia neuraxial ou espinal • Prasugrel: aumento do risco de sangramento, inclusive hemorragia potencialmente fatal • Sirolimo: efeitos nefrotóxicos aditivos • Tacrolimo: efeitos nefrotóxicos aditivos
Efeitos adversos	• *Comuns* (entre 1 e 10% dos pacientes): cefaleia, tontura, vertigem, náuseas/vômitos, diarreia, dispepsia, dor abdominal, flatulência, inapetência, elevação dos níveis séricos das transaminases, erupção cutânea
Alerta	• Febre isolada não é uma indicação • Classe D no terceiro trimestre de gravidez

Apresentação comercial

- **Benevran® emulgel 1% (Legrand)**, gel tópico, cada g contém 11,6 mg de diclofenaco dietilamônio (equivalentes a 10,5 mg de diclofenaco potássico e 10,0 mg de diclofenaco sódico), bisnagas com 60 g. *Uso tópico. Uso adulto e pediátrico acima de 14 anos de idade*
- **Biofenac® (Aché)**, comprimidos revestidos com 50 mg de diclofenaco sódico, embalagens com 10 e 20 comprimidos. *Uso oral. Uso adulto*
- **Biofenac® DI (Aché)**, cada comprimido dispersível contém 46,5 mg de diclofenaco (equivalente a 50 mg de diclofenaco sódico), embalagens com 10 e 20 comprimidos. *Uso oral. Uso adulto e pediátrico acima de 14 anos de idade*
- **Biofladex® (EMS)**, solução tópica, cada g da solução tópica (aerossol) contém 11,6 mg de diclofenaco dietilamônio (equivalente a 10,5 mg de diclofenaco potássico), tubo de alumínio com 85 ml (60 g). *Uso tópico. Uso adulto e pediátrico acima de 14 anos de idade*
- **Cataflam® (Novartis)**, cada comprimido dispersível contém 44,3 mg de diclofenaco ácido (equivalente a 50 mg de diclofenaco potássico), embalagem com 20 comprimidos. *Uso oral. Uso adulto e pediátrico acima de 14 anos de idade*
- **Cataflam® (Novartis)**, suspensão oral, cada ml contém 1,8 mg de diclofenaco ácido livre (equivalente a 2,0 mg de diclofenaco potássico), embalagem com 120 ml. *Uso oral. Uso adulto e pediátrico acima de 1 ano de idade*
- **Cataflam® emulgel (Novartis)**, cada 100 g contém 1,16 g de diclofenaco dietilamônio (equivalentes a 1,0 g de diclofenaco sódico), tubo de alumínio laminado com 5, 6, 10, 20, 30, 40, 50, 60 ou 100 g. *Uso tópico. Uso adulto*
- **Cataflampro® XT emulgel (Novartis)**, cada 1 g contém 23,2 mg de diclofenaco dietilamônio (equivalentes a 21 mg de diclofenaco potássico), tubo de alumínio laminado com 50 e 100 g. *Uso tópico. Uso adulto*
- **Cataflampro® (Novartis)**, solução tópica, cada g da solução tópica (aerossol) contém 11,6 mg de diclofenaco dietilamônio (equivalente a 10,5 mg de diclofenaco potássico), tubo de alumínio com 85 ml (60 g). *Uso tópico. Uso adulto e pediátrico acima de 14 anos de idade*
- **Diclac® SR (Sandoz)**, comprimidos de liberação lenta com 75 mg de diclofenaco sódico, embalagem contendo 20 comprimidos. *Uso oral. Uso adulto*
- **Dicloair® (Legrand)**, solução tópica, cada g da solução tópica (aerossol) contém 11,6 mg de diclofenaco dietilamônio (equivalente a 10,5 mg de diclofenaco potássico), tubo de alumínio com 85 ml (60 g). *Uso tópico. Uso adulto e pediátrico acima de 14 anos de idade*
- **Diclofenaco® 50 mg (Biosintética)**, cada comprimido revestido contém 50 mg de diclofenaco sódico, embalagem com 20 comprimidos. *Uso oral. Uso adulto*
- **Diclofenaco® potássico 50 mg (Biosintética)**, comprimidos revestido com 50 mg de diclofenaco potássico, embalagem com 20 comprimidos. *Uso oral. Uso adulto e pediátrico acima de 14 anos de idade*
- **Diclofenaco® 50 mg (Medley)**, cada comprimido revestido contém 50 mg de diclofenaco sódico, embalagem com 20 comprimidos. *Uso oral. Uso adulto*
- **Diclofenaco® 50 mg (Neo Química)**, cada comprimido revestido contém 50 mg de diclofenaco sódico, embalagem com 20 comprimidos. *Uso oral. Uso adulto*
- **Diclofenaco® 50 mg (Novartis)**, cada comprimido revestido contém 50 mg de diclofenaco sódico, embalagem com 20 comprimidos. *Uso oral. Uso adulto*
- **Diclofenaco® 50 mg (Prati-Donaduzzi)**, cada comprimido revestido contém 50 mg de diclofenaco sódico, embalagem com 20 comprimidos. *Uso oral. Uso adulto*
- **Diclofenaco® 50 mg (Teuto)**, cada comprimido dispersível contém 44,3 mg de diclofenaco resinato (equivalente a 50 mg de diclofenaco potássico), embalagem contendo 10 comprimidos. *Uso oral. Uso adulto e pediátrico acima de 14 anos de idade*
- **Diclofenaco dietilamônio® 10 mg/g (Germed)**, gel, cada g do gel creme contém 11,60 mg de diclofenaco dietilamônio (equivalente a 10 mg de diclofenaco sódico), bisnaga de alumínio com 60 g. *Uso tópico. Uso adulto acima de 14 anos de idade*
- **Diclostir® (EMS Sigma Pharma)**, cada cápsula gelatinosa dura contém 140 mg do complexo diclofenaco-colestiramina (equivalente a 70 mg de diclofenaco), embalagens com 4, 10, 14, 20, 30, 60 e 500 cápsulas. *Uso oral. Uso adulto*
- **Flotac® (Novartis)**, cada cápsula contém 140 mg do complexo diclofenaco-colestiramina (equivalente a 70 mg de diclofenaco), embalagens com 10, 14 ou 20 cápsulas. *Uso oral. Uso adulto*
- **Muscofeno® (Germed)**, solução tópica, cada g da solução tópica (aerossol) contém 11,6 mg de diclofenaco dietilamônio (equivalente a 10,5 mg de diclofenaco potássico), tubo de alumínio com 85 ml (60 g). *Uso tópico. Uso adulto e pediátrico acima de 14 anos de idade*
- **Neocoflan® (Neo Química)**, gel, cada grama do gel contém 11,6 mg de diclofenaco dietilamônio (equivalente a 10,5 mg de diclofenaco potássico), embalagem com tubo com 85 ml de solução. *Uso tópico Uso adulto e pediátrico acima de 14 anos de idade*
- **Neocoflan® (Neo Química)**, solução aerossol, cada grama do gel contém 11,6 mg de diclofenaco dietilamônio (equivalente a 10,5 mg de diclofenaco potássico), embalagem com bisnaga com 30 e 60 g. *Uso tópico. Uso adulto e pediátrico acima de 14 anos de idade*

- **Phaster® (EMS Sigma Pharma),** solução tópica, cada g da solução tópica (aerossol) contém 11,6 mg de diclofenaco dietilamônio (equivalente a 10,5 mg de diclofenaco potássico), tubo de alumínio com 85 mℓ (60 g). *Uso tópico. Uso adulto e pediátrico acima de 14 anos de idade*
- **Poltax® (Geolab),** comprimido revestido contendo com 50 mg de diclofenaco potássico, embalagem com 20 comprimidos. *Uso oral. Uso adulto e pediátrico acima de 14 anos de idade*
- **Voltaren® 50 mg (Novartis),** comprimidos revestidos com 50 mg de diclofenaco sódico, embalagem com 20 comprimidos. *Uso oral. Uso adulto*
- **Voltaren® (Novartis),** cada ampola de 3 mℓ contém 75 mg de diclofenaco sódico, embalagens com 5 ou 50 ampolas. *Uso intramuscular. Uso adulto*
- **Diclofenaco sódico + fosfato de codeína**
  - **Codaten® (Novartis),** cada comprimido revestido contém 50 mg de diclofenaco sódico + 50 mg de fosfato de codeína, embalagens contendo 10 ou 20 comprimidos revestidos. *Uso oral. Uso adulto*
- **Diclofenaco sódico + vitamina B12 + vitamina B1 + vitamina B6**
  - **Alginac® (Merck),** cada comprimido revestido contém 1.000 mcg de vitamina B12 (cianocobalamina) + 50 mg de vitamina B6 (cloridrato de piridoxina) + 50 mg de vitamina B1 (nitrato de tiamina) + 50 mg de diclofenaco sódico, embalagens contendo 4, 15 e 30 comprimidos. *Uso oral. Uso adulto*
- **Diclofenaco sódico + paracetamol + carisoprodol + cafeína**
  - **Algi Tanderil® (Glenmark),** cada comprimido contém 300 mg de paracetamol + 125 mg de carisoprodol + 50 mg de diclofenaco sódico + 30 mg de cafeína, em embalagem com 12 ou 30 comprimidos. *Uso oral. Uso adulto*
- **Beserol® (Sanofi),** cada comprimido simples contém 300 mg de paracetamol + 125 mg de carisoprodol + 50 mg de diclofenaco sódico + 30 mg de cafeína, em embalagem com 4 ou 12 comprimidos. *Uso oral. Uso adulto*
- **Infralax® (EMS),** cada comprimido contém 300 mg de paracetamol + 125 mg de carisoprodol + 50 mg de diclofenaco sódico + 30 mg de cafeína, em embalagem com 10, 120, 200 ou 240 comprimidos (embalagem fracionável) e embalagens com 15, 30 ou 200 comprimidos. *Uso oral. Uso adulto*
- **Mioflex-A® (Cosmed),** cada comprimido contém 300 mg de paracetamol + 125 mg de carisoprodol + 50 mg de diclofenaco sódico + 30 mg de cafeína, em embalagem com 12 comprimidos. *Uso oral. Uso adulto*
- **Sedilax® (Teuto),** cada comprimido contém 300 mg de paracetamol + 125 mg de carisoprodol + 50 mg de diclofenaco sódico + 30 mg de cafeína, em embalagem com 4, 12, 15, 30 e 200 comprimidos. *Uso oral. Uso adulto*
- **Tandrilax® (Aché),** cada comprimido contém 300 mg de paracetamol + 125 mg de carisoprodol + 50 mg de diclofenaco sódico + 30 mg de cafeína, em embalagem com 15 ou 30 comprimidos. *Uso oral. Uso adulto*
- **Torsilax® (Neo Química),** cada comprimido contém 300 mg de paracetamol + 125 mg de carisoprodol + 50 mg de diclofenaco sódico + 30 mg de cafeína, em embalagem com 30 e 100 comprimidos. *Uso oral. Uso adulto*
- **Trilax® (Sandoz),** cada comprimido contém 300 mg de paracetamol + 125 mg de carisoprodol + 50 mg de diclofenaco sódico + 30 mg de cafeína, em embalagem com 12, 30 ou 100 comprimidos. *Uso oral. Uso adulto.*

Indometacina

A indometacina é um inibidor da prostaglandina G/H sintase (também conhecida como COX) que atua tanto em COX-1 como em COX-2. A prostaglandina G/H sintase catalisa a conversão do ácido araquidônico em várias prostaglandinas (PG) envolvidas nas reações de febre, dor, edema, inflamação e agregação plaquetária. A indometacina se liga à parte superior do sítio ativo da COX, impedindo assim o encaixe de seu substrato, o ácido araquidônico. Ao contrário de outros AINEs, a indometacina também inibe a fosfolipase A2 (enzima responsável pela liberação de ácido araquidônico a partir de fosfolipídios). A indometacina é mais seletiva para COX-1 (protetora da mucosa gástrica) do que para COX-2 e isso explica a maior frequência de efeitos adversos gástricos.

Os efeitos analgésico, antipirético e anti-inflamatório da indometacina se devem à redução da síntese de prostaglandinas. Os efeitos antipiréticos se devem a sua ação no hipotálamo, resultando em aumento do fluxo sanguíneo periférico, vasodilatação e subsequente dissipação do calor.

Indicação	• Tratamento de estados ativos de: artrite reumatoide, artrite reumatoide juvenil moderada a grave, osteoartrite, artropatia degenerativa do quadril, espondilite anquilosante e artrite gotosa aguda • Tratamento de distúrbios musculoesqueléticos agudos, como bursite, tendinite, sinovite, tenossinovite, capsulite do ombro, entorses e distensões • Tratamento de lombalgia, febre (como adjunto a curto prazo da terapia específica), inflamação, dor, trismo e edema após procedimentos odontológicos • Tratamento de inflamação, dor e edema após procedimentos cirúrgicos ortopédicos e procedimentos não cirúrgicos associados com redução e imobilização de fraturas ou luxações • Alívio de dor e manifestações associadas da dismenorreia primária
Mecanismo de ação	• Inibição da COX-1 e da COX-2
Posologia	• 50 a 200 mg/dia em tomada única ou fracionada a cada 12 h, 8 h ou 6 h
Absorção	• Rápida e completa após administração oral
Início da ação	• Cerca de 30 min
Duração da ação	• 4 a 6 h
Metabolismo	• Hepático (substancial efeito de primeira passagem)
Eliminação	• Principalmente na urina (60%), com alguma eliminação biliar
Contraindicação	• Alergia a qualquer componente deste produto • Pacientes com crises asmáticas agudas, urticária ou rinite precipitadas pelo ácido acetilsalicílico ou outro AINE • Pacientes com úlcera péptica ativa ou que já tenham apresentado úlcera • Crianças com menos de 2 anos de idade

(continua)

Indometacina (*continuação*)

Interações medicamentosas	• Álcool etílico: aumento do risco de hemorragia digestiva • Adefovir, aminoglicosídios IV, anfotericina B, capreomicina, cisplatina, nitrato de gálio, foscarnet, altas doses de metotrexato, pentamidina IV, tenofovir, vancomicina: potencialização dos efeitos nefrotóxicos • Diflunisal: elevação dos níveis sanguíneos de indometacina e do risco de sangramento • Inibidores da ECA: redução dos efeitos anti-hipertensivos
Efeitos adversos	• *Muito comum* (> 10%): cefaleia • *Comuns* (de 1 a 10%): vertigem, tontura, fadiga, náuseas, epigastralgia, pirose, dispepsia, vômitos, tinido
Alerta	• Classe C na gravidez

Apresentação comercial

- **Indocid® 25 mg (Aspen),** cápsulas contendo 25 mg de indometacina, caixa contendo blísteres com 30 cápsulas. *Uso oral. Uso adulto e pediátrico (acima de 2 anos de idade). Contém lactose*
- **Indocid® 50 mg (Aspen),** cápsulas contendo 50 mg de indometacina, caixa contendo blísteres com 30 cápsulas. *Uso oral. Uso adulto e pediátrico (acima de 2 anos de idade. Contém lactose.*

Cetorolaco

O cetorolaco é um AINE quimicamente relacionado com a indometacina e a tolmetina. Trometamina cetorolaco é uma mistura racêmica e acredita-se que seus efeitos anti-inflamatórios sejam resultantes da inibição da COX-1 e da COX-2 com consequente inibição da síntese de prostaglandinas e redução da formação de precursores de prostaglandinas e tromboxano a partir do ácido araquidônico.

Não apresenta efeito intrínseco sobre a respiração e não exacerba a depressão respiratória causada pelos opioides ou por sedação.

Indicação	• Controle, a curto prazo, de dor aguda de moderada a intensa. No caso de dor muito intensa, pode ser associado a um analgésico opiáceo
Mecanismo de ação	• Inibição da COX-1 e da COX-2

Posologia	• Formulação SL
	  ∘ Pacientes até 65 anos de idade: 10 a 20 mg em dose única ou 10 mg a cada 6 a 8 horas. Pode ser ajustada conforme a intensidade da dor e a resposta do paciente, não excedendo 90 mg/dia
	  ∘ Pacientes > 65 anos de idade, < 50 kg ou com insuficiência renal: 0 a 20 mg em dose única ou 10 mg a cada 6 a 8 h. A dose máxima diária não deve exceder 60 mg
	  ∘ O tempo total de tratamento não deve superar o período de 5 dias
	• Formulação injetável
	  ∘ As doses IV em *bolus* devem ser administradas em período mínimo de 15 s
	  ∘ A administração IM deve ser feita de forma lenta e profunda no músculo
	• Dose única (IM ou IV)
	  ∘ Pacientes < 65 anos de idade: 1 dose de 10 a 60 mg IM de acordo com a intensidade da dor ou 1 dose de 10 a 30 mg IV
	  ∘ Pacientes ≥ 65 anos de idade ou com insuficiência renal: 1 dose de 10 a 30 mg IM ou 10 a 15 mg IV
	  ∘ Crianças ≥ 2 anos de idade: 1 dose IM de 1,0 mg/kg ou 1 dose IV de 0,5 a 1,0 mg/kg
	• Múltiplas doses (IM ou IV)
	  ∘ Pacientes < 65 anos de idade: a dose máxima diária não deve exceder 90 mg. A dose recomendada é de 10 a 30 mg IM, a cada 4 a 6 h, até um máximo de 90 mg/dia ou 10 a 30 mg como dose inicial IV em *bolus*, seguido por 10 a 30 mg a cada 6 h conforme a necessidade, até um máximo de 90 mg/dia ou ainda 30 mg de dose inicial IV, seguida por infusão IV contínua de até 3,75 mg/h em até 24 h
	  ∘ Pacientes ≥ 65 anos de idade ou insuficiência renal: 10 a 15 mg IM, a cada 4 a 6 h conforme a necessidade, e a dose máxima diária não deve exceder 60 mg ou 10 a 15 mg IV a cada 6 h conforme a necessidade e dose máxima diária também de 60 mg. A infusão IV contínua não é recomendada nesta população pela experiência limitada
	  ∘ Crianças ≥ 2 anos de idade: 1,0 mg/kg IM ou 0,5 a 1,0 mg/kg IV, seguido de 0,5 mg/kg IV a cada 6 h

Absorção	• Após a administração IM em voluntários jovens e saudáveis, o cetorolaco é rápida e completamente absorvido, com concentração plasmática máxima de 2,2 e 3,0 μg/mℓ, ocorrendo, em média, 50 min após uma dose única de 30 mg. Após a administração IV de uma dose única de 10 mg no mesmo tipo de população, a concentração plasmática máxima é de 2,4 μg/mℓ, ocorrendo, em média, de 5,4 min após a administração da dose. Na infusão contínua, após uma dose inicial de 30 mg em voluntários jovens e sadios, a concentração plasmática máxima ocorreu após cerca de 5 min e, mantendo-se infusão de 5 mg/h, mantém-se a concentração plasmática nos mesmos níveis daqueles atingidos com doses de 30 mg IM a cada 6 h
Início da ação	• VO: 30 a 60 min • IV: imediato • IM: 10 min

(*continua*)

Cetorolaco (continuação)

Duração da ação	• VO: 6 a 8 h • IV: 6 a 8 h • IM: 6 a 8 h
Metabolismo	• Hepático. Aproximadamente 92% da dose administrada é encontrada na urina, cerca de 40% na forma de metabólitos e 60% como fármaco inalterado
Eliminação	• Principalmente renal
Contraindicação	• Pós-operatório com alto risco de hemorragia ou homeostase incompleta • Hipersensibilidade ao trometamol cetorolaco, a qualquer um dos ingredientes da fórmula • Histórico de reações alérgicas ao ácido acetilsalicílico ou a inibidores da síntese de prostaglandinas • Portadores de polipose nasal e asma brônquica, pelo risco de apresentarem reação alérgica intensa • Tratamento concomitante com outros AINEs, pentoxifilina, probenecida ou sais de lítio • Hipovolemia ou desidratação • Insuficiência renal grave ou moderada (creatinina sérica > 160 µmol/ℓ) • Durante a gravidez, parto ou lactação • Crianças menores de 2 anos de idade
Interações medicamentosas	• Antiplaquetários: aumento do risco de hemorragia digestiva • Inibidores da recaptação seletiva da serotonina: aumento do risco de hemorragia digestiva • Lítio: inibição da depuração renal e do volume de distribuição do lítio e aumento da concentração e da meia-vida do lítio • Pentoxifilina: aumento do risco de sangramento • Probenecida: diminuição da depuração plasmática e do volume de distribuição do trometamol cetorolaco com consequente aumento da concentração plasmática e da meia-vida do trometamol cetorolaco • Varfarina: potencialização do efeito anticoagulante
Efeitos adversos	• Eritema associado ou não a prurido; edema facial ou periorbitário; sensação de opressão no tórax ou dispneia; dor de garganta ou febre; sangramento não usual ou hematoma; icterícia; redução do débito urinário; epigastralgia; vômito com sangramento; melena ou hematoquezia; náuseas; diarreia; sonolência ou vertigem; cefaleia; edema de membros inferiores
Alerta	• Classe C na gravidez • Não apresenta propriedades ansiolíticas ou sedativas • A formulação injetável é contraindicada para administração neuroaxial (epidural ou intratecal), devido à existência de álcool etílico como excipiente • Pacientes com idade acima de 65 anos, comparados aos pacientes jovens, correm maior risco de apresentar eventos adversos (idosos apresentam meia-vida plasmática do trometamol cetorolaco aumentada e redução da depuração – a dose diária total da formulação IM/IV não deve exceder 60 mg) • O uso de trometamol cetorolaco, assim como de qualquer inibidor da COX e da síntese de prostaglandinas, pode prejudicar a fertilidade e não é recomendado a mulheres que estejam tentando engravidar. A suspensão do trometamol cetorolaco deve ser considerada para mulheres com dificuldade em engravidar ou que estejam em investigação de infertilidade

Apresentação comercial

- **Deocil® (Chemobras Farma),** comprimido sublingual, cada comprimido contém 10 mg de trometamol cetorolaco, embalagem com 4, 10, 20 e 150 comprimidos. *Uso oral. Uso adulto*
- **Toradol® (Roche),** solução injetável, cada mℓ contém 30 mg de trometamol cetorolaco, caixa contendo 10 ampolas. *Uso intramuscular/intravenoso. Uso adulto e pediátrico a partir de 2 anos de idade*
- **Toragesic® (EMS Sigma Pharma),** solução injetável, cada mℓ contém 30 mg de trometamol cetorolaco, caixa contendo 3 ampolas de 1 mℓ. *Uso intramuscular/intravenoso. Uso adulto e pediátrico*
- **Toragesic® (EMS Sigma Pharma),** comprimido sublingual, cada comprimido SL contém 10 mg de trometamol cetorolaco, embalagem contendo 10 comprimidos. *Uso oral. Uso adulto*
- **Toragesic® (EMS Sigma Pharma),** solução oral, cada mℓ contém 20 mg de trometamol cetorolaco, embalagem contendo 10 mℓ. *Uso oral. Uso adulto e pediátrico acima de 2 anos de idade.*

Inibidores da COX-2 seletivos

Desde a retirada do mercado em 2004 do Vioxx® (rofecoxibe), persiste a controvérsia a respeito do uso de AINEs, sobretudo os inibidores da COX-2 seletivos.

Todos os AINEs têm efeitos colaterais adversos e, idealmente, devem ser usados na menor dose efetiva e durante o menor intervalo de tempo possível.

Celecoxibe

Celecoxibe é um agente analgésico e AINE da classe dos inibidores específicos da enzima COX-2. A dor aguda é reduzida após 28 min da dose de celecoxibe e a redução das manifestações clínicas da osteoartrite e da artrite reumatoide é percebida após 1 a 2 semanas de uso.

Indicação	• Tratamento sintomático da osteoartrite e da artrite reumatoide • Alívio dos sinais/sintomas da espondilite anquilosante • Alívio de dor aguda após cirurgia ortopédica ou odontológica • Alívio de dor aguda em doenças musculoesqueléticas • Alívio da dismenorreia primária e de lombalgia
Mecanismo de ação	• Inibição da COX-2

Posologia	• Analgesia aguda (pós-operatório e doenças musculoesqueléticas, como lombalgia, entorses); de 400 mg, VO inicialmente, seguidos por 200 mg VO, após 12 h se necessário, no 1º dia do tratamento
	• Nos dias subsequentes, 200 mg VO 2 vezes/dia, conforme necessário. Nos estudos de eficácia e segurança nessas indicações, a medicação foi utilizada por até 15 dias
	• Dismenorreia primária: 400 mg, VO inicialmente, seguidos por 1 dose de 200 mg, VO após 12 h se necessário no 1º dia do tratamento. Nos dias subsequentes, 200 mg 2 vezes ao dia, conforme necessário, o que geralmente são 3 dias
	• Dor crônica
	   ○ Osteoartrite: 200 mg em dose única ou 100 mg VO 2 vezes/dia. Foi demonstrada segurança para doses de até 400 mg VO 2 vezes/dia
	   ○ Artrite reumatoide: 100 ou 200 mg VO 2 vezes/dia. Foi demonstrada segurança para doses de até 400 mg 2 vezes/dia. Espondilite anquilosante: 200 mg VO em dose única ou 100 mg VO 2 vezes/dia. Alguns pacientes apresentaram benefícios com uma dose diária total de 400 mg
	   ○ Polipose adenomatosa familiar (PAF): 400 mg VO 2 vezes/dia às refeições para melhorar a absorção

Absorção	• Níveis plasmáticos máximos ocorrem cerca de 3 h após administração oral e níveis plasmáticos em equilíbrio dinâmico podem ser alcançados em 5 dias após múltiplas doses
Metabolismo	• Hepático
Eliminação	• Basicamente biliar e 27% na urina
Contraindicação	• História pregressa de crise asmática, urticária ou reações alérgicas após uso de ácido acetilsalicílico ou outros AINEs • Hepatopatia grave e/ou insuficiência renal grave • Dor relacionada com cirurgia de revascularização do miocárdio
Interações medicamentosas	• Antagonistas da angiotensina II: redução do efeito anti-hipertensivo • Anticoagulantes: aumento do risco de sangramento • Diuréticos: redução do efeito anti-hipertensivo • Fluconazol: redução dos níveis sanguíneos de celecoxibe • Inibidores da ECA: redução do efeito anti-hipertensivo • Lítio: elevação dos níveis sanguíneos de lítio por redução de sua depuração renal
Efeitos adversos	• *Muito comuns*: hipertensão arterial, diarreia • *Comuns*: inflamação dos brônquios, faringe, nariz e seios da face; infecção das vias respiratórias superiores; infecção urinária; piora de sinais/sintomas alérgicos; insônia; tontura; hipertonia; tosse; dor abdominal; dispepsia; flatulência; problemas dentários; prurido; erupção cutânea eritematosa; manifestações gripais; edema periférico, dispneia; náuseas/vômitos; refluxo gastresofágico; vômito; disfagia; síndrome do intestino irritável; espasmos musculares; nefrolitíase; hiperplasia e/ou inflamação da próstata; aumento dos níveis sanguíneos de creatinina e/ou do antígeno prostático específico; aumento de peso
Alerta	• O uso de celecoxibe pode retardar ou inibir a ovulação, provocando infertilidade reversível em algumas mulheres • Classe C durante as primeiras 29 semanas de gravidez e classe D a partir da 30ª semana • Celecoxibe deve ser usado com cautela em pessoas com hipertensão arterial

Apresentação comercial

- **Celebra® (Pfizer),** cápsulas contendo 100 mg de celecoxibe, em embalagens contendo 20 cápsulas. *Uso oral. Uso adulto*
- **Celebra® (Pfizer),** cápsulas contendo 200 mg de celecoxibe, em embalagens contendo 4, 10, 15 ou 30 cápsulas. *Uso oral. Uso adulto*
- **Celecoxibe® (Teuto),** cápsulas contendo 100 mg de celecoxibe, embalagens com 10, 15, 20, 30 e 60 cápsulas e embalagens hospitalares com 100, 200 e 500 cápsulas. *Uso oral. Uso adulto*
- **Celecoxibe® (Teuto),** cápsulas contendo 200 mg de celecoxibe, embalagens com 10, 15, 20, 30 e 60 cápsulas e embalagens hospitalares com 100, 200 e 500 cápsulas. *Uso oral. Uso adulto*
- **Dicoxibe® (Wyeth),** cápsulas contendo 100 mg de celecoxibe, em embalagens contendo 20 cápsulas. *Uso oral. Uso adulto*
- **Dicoxibe® (Wyeth),** cápsulas contendo 200 mg de celecoxibe, em embalagens contendo 10, 15 ou 30 cápsulas. *Uso oral. Uso adulto.*

Tramadol

O tramadol é um analgésico opioide de ação central. Existe na forma de uma mistura racêmica. É um agonista puro não seletivo dos receptores opioides μ (mu), δ (delta) e κ (kappa), com afinidade maior pelo receptor μ. Outros mecanismos que contribuem para o efeito analgésico de tramadol são a inibição da recaptação neuronal de norepinefrina e o aumento da liberação de serotonina. O tramadol também exerce efeito antitussígeno. Ao contrário da morfina, as doses analgésicas de tramadol não costumam apresentar efeito depressor sobre sistema respiratório. A motilidade gastrintestinal também não é afetada. Os efeitos no sistema cardiovascular tendem a ser leves. Foi relatado que a potência de tramadol é 1/10 a 1/6 da potência da morfina.

Após administração intramuscular em seres humanos, tramadol é rápida e completamente absorvido: a concentração sérica máxima (Cmáx) é atingida após 45 min, e a biodisponibilidade é de quase 100%. Concentrações séricas máximas são alcançados 2 h após a administração de cápsulas de cloridrato de tramadol. O tramadol atravessa as barreiras placentária e hematencefálica.

Indicação	• Dor moderada a intensa, de caráter agudo, subagudo e crônico
Mecanismo de ação	• O tramadol e seu metabólito O-desmetil são agonistas fracos do receptor opioide OP-3. Os receptores opioides são reguladores positivos e negativos da transmissão sináptica via proteínas G que ativam proteínas efetoras. As propriedades analgésicas do tramadol podem ser atribuídas ao bloqueio da recaptação de norepinefrina e serotonina no sistema nervoso central (SNC), que inibe a transmissão de dor na medula espinal

Posologia	• Adultos
	  ◦ IV (injeção lenta ou gotejamento): 1 a 2 ampolas de 50 mg/mℓ (até 8 ampolas/dia)
	  ◦ IM: 1 a 2 ampolas de 50 mg/mℓ (até 8 ampolas/dia)
	  ◦ VO: 50 a 100 mg a cada 4 a 8 h

Absorção	• Quase totalmente absorvido. A biodisponibilidade absoluta média de uma dose de 100 mg é de aproximadamente 75%
Início da ação	• 1 h
Duração da ação	• 2 a 4 h
Metabolismo	• Hepático
Eliminação	• O tramadol e seus metabólitos são quase completamente excretados por via renal
Contraindicação	• Hipersensibilidade a tramadol ou a qualquer componente da fórmula • Intoxicações agudas por álcool etílico, hipnóticos, analgésicos, opioides e outros agentes psicotrópicos • Pacientes em tratamento com inibidores da MAO ou que foram tratados com esses fármacos nos 14 dias anteriores • Pacientes com epilepsia não controlada adequadamente com tratamento • Tratamento de abstinência de narcóticos • Lactação
Interações medicamentosas	• Álcool etílico: potencialização dos efeitos depressores do SNC • Alcaloides do esporão do centeio (*ergot*): aumento do risco de síndrome serotoninérgica • Antidepressivos tricíclicos: aumento do risco de síndrome serotoninérgica • Carbapenêmicos: aumento do risco de crises convulsivas (rebaixamento do limiar convulsivo) • Ciclobenzaprina: aumento do risco de síndrome serotoninérgica • Cloroquina: aumento do risco de crises convulsivas (rebaixamento do limiar convulsivo) • Dextrometorfano: aumento do risco de síndrome serotoninérgica • Fenilpropanolamina: aumento do risco de crises convulsivas (rebaixamento do limiar convulsivo) • Fluoroquinolonas: aumento do risco de crises convulsivas (rebaixamento do limiar convulsivo) • Inibidores seletivos da recaptação de serotonina: aumento do risco de síndrome serotoninérgica • Hipérico (fitoterápico): aumento do risco de síndrome serotoninérgica • IMAO: aumento do risco de síndrome serotoninérgica • Lítio: aumento do risco de síndrome serotoninérgica • Teofilina: aumento do risco de crises convulsivas (rebaixamento do limiar convulsivo) • Triptofano: aumento do risco de síndrome serotoninérgica
Efeitos adversos	• *Muito comuns* (> 10%): náuseas, tontura • *Comuns* (> 1% e < 10%): cefaleia, sonolência, vômito, constipação intestinal, xerostomia, transpiração, fadiga
Alerta	• Classe C na gravidez • Tramadol deve ser usado com cautela nas seguintes condições: dependência aos opioides; traumatismo cranioencefálico (TCE); choque; transtorno do nível de consciência de origem não estabelecida; distúrbios da função respiratória ou do centro respiratório; pressão intracraniana aumentada • Tramadol não é indicado para pacientes dependentes de opioides. Embora seja um agonista opioide, tramadol não suprime os sinais/sintomas da síndrome de abstinência da morfina

Apresentação comercial

- **Cloridrato de tramadol® (EMS),** cada cápsula gelatinosa dura contém 50 mg de cloridrato de cloridrato de tramadol, em embalagens contendo 10, 20, 30, 60 e 500 (embalagem hospitalar) cápsulas. *Uso oral. Uso adulto acima de 16 anos de idade*
- **Cloridrato de tramadol® (Germed),** solução oral, cada mℓ contém 100 mg de cloridrato de tramadol, embalagem com frasco de 15 mℓ. *Uso oral. Uso adulto e pediátrico acima dos 16 anos de idade. Contém sacarose, ciclamato de sódio, óleo de ricino hidrogenado e sacarina sódica*
- **Cloridrato de tramadol® (Hipolabor),** cápsulas com 50 mg de cloridrato de tramadol, embalagem com 500 cápsulas. *Uso oral. Uso adulto*
- **Cloridrato de tramadol® (Legrand),** cápsulas gelatinosas duras com 50 mg de cloridrato de tramadol, embalagem com 10, 20, 30 e 60 cápsulas. *Uso oral. Uso adulto e pediátrico acima de 16 anos de idade*
- **Cloridrato de tramadol® (Medley),** cápsulas gelatinosas duras com 50 mg de cloridrato de tramadol, embalagem com 10 cápsulas. *Uso oral. Uso adulto e pediátrico acima de 12 anos de idade*
- **Cloridrato de tramadol® (Neo Química),** solução oral, cada mℓ (= 40 gotas) contém 100 mg de cloridrato de tramadol, embalagem com frasco de 10 mℓ. *Uso oral. Uso adulto e pediátrico acima dos 16 anos de idade*
- **Cloridrato de tramadol® (Nova Química),** cápsulas gelatinosas duras com 50 mg de cloridrato de tramadol, embalagem com 10, 20, 30, 60 e 500 cápsulas. *Uso oral. Uso adulto e pediátrico acima de 16 anos de idade*
- **Cloridrato de tramadol® (Sandoz),** cápsulas com 50 mg de cloridrato de tramadol, embalagem com 10 ou 100 cápsulas. *Uso oral. Uso adulto e pediátrico acima de 16 anos de idade*
- **Cloridrato de tramadol® (Teuto),** solução injetável, cada mℓ contém 50 mg de cloridrato de tramadol, embalagens com 6 e 100 ampolas de 1 mℓ
- **Cloridrato de tramadol® (Teuto),** solução injetável, cada 2 mℓ contém 100 mg de cloridrato de tramadol, embalagens com 6 e 100 ampolas de 2 mℓ. *Uso intravenoso/intramuscular. Uso adulto e pediátrico acima de 16 anos*
- **Cloridrato de tramadol® (Teuto),** cápsulas com 50 mg de cloridrato de tramadol, embalagem com 10 ou 50 cápsulas. *Uso oral. Uso adulto e pediátrico acima de 16 anos de idade*
- **Cloridrato de tramadol® (União Química),** solução injetável, cada mℓ contém 50 mg de cloridrato de tramadol, embalagem contendo 50 ampolas de 1 mℓ ou 50 ampolas de 2 mℓ. *Uso intravenoso/intramuscular. Uso adulto e pediátrico acima de 16 anos*
- **Dorless® (União Química),** cápsula contendo 50 mg de cloridrato de tramadol, embalagem contendo 10 cápsulas. *Uso oral. Uso adulto e pediátrico acima de 16 anos de idade*
- **Megadol® (Claris),** solução injetável, cada mℓ contém 50 mg de cloridrato de tramadol, em cartucho contendo 1, 5, 6, 10, 12, 25, 50 ou 100 ampolas de vidro de 1 mℓ ou 2 mℓ. *Uso intravenoso/intramuscular. Uso adulto*
- **Sensitram® (Libbs),** comprimido revestido de liberação *retard* contendo 100 mg de cloridrato de tramadol, em embalagens com 30 comprimidos revestidos. *Uso oral. Uso adulto e pediátrico acima de 16 anos de idade*
- **Sinedol® (Uci-farma),** comprimidos revestidos com 100 mg de cloridrato de tramadol, embalagem com 10 ou 200 comprimidos. *Uso oral. Uso adulto*
- **Sinedol® (Uci-farma),** cápsulas com 50 mg de cloridrato de tramadol, embalagem com 10 ou 200 cápsulas. *Uso oral. Uso adulto*
- **Sinedol® (Uci-farma),** solução oral, cada mℓ com 100 mg de cloridrato de tramadol, embalagem com 1 frasco gotejador com 10 mℓ ou 50 frascos gotejadores com 10 mℓ. *Uso oral. Uso adulto. Contém ciclamato de sódio, álcool etílico, açúcar e sacarina sódica*
- **Timasen® SR (Aché),** cápsulas de liberação prolongada com 50 mg de cloridrato de tramadol, embalagem com 10 cápsulas. *Uso oral. Uso adulto*
- **Timasen® SR (Aché),** cápsulas de liberação prolongada com 100 mg de cloridrato de tramadol, embalagem com 10 cápsulas. *Uso oral. Uso adulto*
- **Tramal® (Pfizer),** solução oral, cada mℓ (40 gotas) contém 100 mg de cloridrato de tramadol, em embalagens com 1 frasco gotejador de 10 mℓ. *Contém sacarose, ciclamato de sódio e sacarina sódica*
- **Tramal® (Pfizer),** solução injetável, cada mℓ contém 50 mg de cloridrato de tramadol, em embalagens contendo 5 ampolas de 1 mℓ. *Uso intravenoso/intramuscular. Uso adulto e pediátrico acima de 16 anos de idade*
- **Tramal® (Pfizer),** solução injetável, cada mℓ contém 100 mg de cloridrato de tramadol, em embalagens contendo 5 ampolas de 2 mℓ. *Uso intravenoso/intramuscular. Uso adulto e pediátrico acima de 16 anos de idade*
- **Cloridrato de tramadol + paracetamol**
  - **Cloridrato de tramadol + paracetamol® (Aché),** cada comprimido revestido contém 37,5 mg de cloridrato de tramadol + 325 mg de paracetamol, embalagens com 10 comprimidos. *Uso oral. Uso adulto*
  - **Cloridrato de tramadol + paracetamol® (Biosintética),** cada comprimido revestido contém 37,5 mg de cloridrato de tramadol + 325 mg de paracetamol, embalagens com 10 e 20 comprimidos. *Uso oral. Uso adulto*
  - **Revange® (Aché),** cada comprimido revestido contém 37,5 mg de cloridrato de tramadol + 325 mg de paracetamol, embalagens com 10 e 20 comprimidos. *Uso oral. Uso adulto*
  - **Ultracet® (Janssen-Cilag),** cada comprimido revestido contém 37,5 mg de cloridrato de tramadol + 325 mg de paracetamol, embalagens com 10 e 20 comprimidos. *Uso oral. Uso adulto.*

Artrite reumatoide

A artrite reumatoide (AR) é uma doença autoimune inflamatória e de caráter progressivo com manifestações sistêmicas e articulares. Sua etiologia exata não é conhecida, mas existem fatores contribuintes genéticos e ambientais. Linfócitos T e B e citocinas pró-inflamatórias têm participações cruciais na fisiopatologia da AR. Acomete em torno de 0,5% da população adulta dos países desenvolvidos.

Embora alguns pacientes apresentem acometimento leve e autolimitado, muitas pessoas apresentam destruição articular, incapacidade física significativa e múltiplas comorbidades. A taxa de mortalidade dos pacientes com AR é o dobro da população geral.

A diferenciação dos linfócitos *naïve* em linfócitos TH17 (linfócitos efetores) resulta na produção de interleucina 17 (IL-17). A IL-17 promove sinovite. Os linfócitos B também participam esse processo. A lesão articular começa na sinóvia, onde o influxo e/ou a ativação local de células mononucleares e a formação de novos vasos sanguíneos provoca sinovite. O *pannus*, a parte rica em osteoclastos da sinóvia, destrói o osso, enquanto as enzimas secretadas pelos sinoviócitos e condrócitos degradam a cartilagem. Linfócitos T CD4+ antígeno-ativados amplificam a resposta imune ao estimular outras células mononucleares, fibroblastos sinoviais, condrócitos e osteoclastos. A liberação de citocinas, sobretudo fator de necrose tumoral alfa (TNF-α), provoca inflamação sinovial. Além de seus efeitos articulares, as citocinas pró-inflamatórias exercem efeitos sistêmicos, inclusive a produção de proteínas de fase aguda (como a proteína C reativa), anemia de doença crônica e osteoporose. As citocinas pró-inflamatórias também influenciam o eixo hipotálamo-hipófise-suprarrenal, resultando em fadiga e depressão. O Quadro 10.2 apresenta uma comparação entre os critérios diagnósticos de 1987 e os de 2010.

O tratamento da AR inclui medidas farmacológicas e não farmacológicas. Para o tratamento farmacológico, são utilizadas cinco classes de medicamentos: analgésicos, AINEs, corticosteroides, antirreumáticos modificadores da doença (ARMD) e terapia-alvo com agentes biológicos.

Em 2015, o American College of Rheumatology (ACR) elaborou novas diretrizes de tratamento farmacológico que abordam seis tópicos principais:

- Uso de agentes ARMD convencionais, ARMD biológicos e tofacitinibe
- Uso de glicocorticoides
- Uso de ARMD biológicos e ARMD em populações de alto risco (p. ex., pessoas com hepatite, insuficiência cardíaca congestiva, processos malignos e infecções graves)
- Uso de vacinas em pacientes começando ou usando ARMD biológicos e ARMD
- Rastreamento de tuberculose (TB) em pacientes usando ARMD biológicos ou ARMD
- Monitoramento laboratorial dos ARMD convencionais.

QUADRO 10.2	Recomendações farmacológicas para manejo inicial de osteoartrite na mão, no joelho e no quadril.
Critérios de 1987	**Critérios de 2010**
▪ Rigidez matinal com duração de pelo menos 1 h ▪ Artrite em 3 ou mais áreas articulares: tumefação de tecidos moles ou líquido observado por médico ▪ Artrite nas mãos: tumefação de tecidos moles ▪ Artrite simétrica ▪ Nódulos reumatoides ▪ FR comprovadamente alterado ▪ Alterações nas radiografias, tais como erosão e descalcificação óssea	Acometimento articular: ▪ 1 articulação grande = 0 ponto ▪ 2 a 10 articulações grandes = 1 ponto ▪ 1 a 3 articulações pequenas = 2 pontos ▪ 4 a 10 articulações pequenas = 3 pontos ▪ > 10 articulações = 5 pontos Provas sorológicas: ▪ Fator reumatoide (FR) e Ac anti-CCP negativos = 0 ponto ▪ Fator reumatoide (FR) ou Ac anti-CCP fracamente positivos = 2 pontos ▪ (FR) ou Ac anti-CCP fortemente positivos = 3 pontos Reagentes de fase aguda: ▪ VHS e PCR normais = 0 ponto ▪ VHS ou PCR aumentado = 1 ponto Duração: ▪ < 6 semanas = 0 ponto ▪ > 6 semanas = 1 ponto

Ac anti-CCP, anticorpo contra peptídio citrulinado cíclico; FR, fator reumatoide; PCR, proteína C reativa; VHS, velocidade de hemossedimentação.

Agentes antirreumáticos modificadores da doença convencionais

Os ARMD mais prescritos são metotrexato, sulfassalazina, hidroxicloroquina e leflunomida. Os menos usados são sais de ouro, azatioprina e ciclosporina.

Metotrexato

O MTX (ácido 4-amino-10 metilfólico) é um antimetabólito e análogo do ácido fólico; antes denominado ametoptepirina.

Indicação	• Tratamento dos seguintes tumores sólidos e neoplasias malignas hematológicas: neoplasias trofoblásticas gestacionais (coriocarcinoma uterino, corioadenoma *destruens* e mola hidatiforme); leucemias linfocíticas agudas; câncer pulmonar de células pequenas; câncer de cabeça e pescoço (carcinoma espinocelular); câncer de mama; osteossarcoma • Tratamento e profilaxia de linfoma ou leucemia meníngea • Terapia paliativa de tumores sólidos inoperáveis • Linfomas não Hodgkin e linfoma de Burkitt • Artrite reumatoide no adulto • Segundo o Consenso Brasileiro de Psoríase 2012, Guias de Avaliação e Tratamento, da SBD, o MTX é indicado para psoríase eritrodérmica, artrite psoriásica moderada a grave, psoríase pustulosa aguda (generalizada ou localizada), psoríase em placas grave ou incapacitante e nos casos com má resposta à fototerapia e/ou tratamento com retinoides
Mecanismo de ação	• Penetra nas células graças a um sistema de transporte ativo para folatos reduzidos e, devido à ligação relativamente irreversível, inibe a enzima di-hidrofolato redutase, que catalisa o processo de redução do ácido fólico a ácido tetra-hidrofólico • A formação inibida de tetra-hidrofolatos resulta em interferência na síntese e no reparo do DNA e replicação celular. A afinidade da di-hidrofolato redutase pelo metotrexato é muito maior que a sua afinidade pelo ácido fólico ou di-hidrofólico, de forma que mesmo administrando-se simultaneamente grandes doses de ácido fólico, os efeitos do metotrexato não serão revertidos • O mecanismo de ação na artrite reumatoide não é conhecido, podendo afetar a função imune. Embora haja evidências de que o MTX melhore os sinais/sintomas da inflamação, não há evidências de que induza a remissão da artrite reumatoide
Posologia	• Artrite reumatoide (grave, refratária) ◦ Adultos: 7,5 a 15 mg IM, 1 vez/semana
Absorção	• A absorção oral parece ser dose-dependente e os níveis séricos máximos são alcançados em 1 a 2 h. Os alimentos parecem retardar a absorção e reduzir a concentração plasmática máxima • A absorção do MTX após administração parenteral é completa e, após injeção IM, as concentrações séricas máximas ocorrem em 30 a 60 min • O MTX não penetra na barreira cerebrospinal em concentrações terapêuticas quando é administrado por via oral ou parenteral
Início da ação	• 6 a 8 semanas
Metabolismo	• Hepático
Eliminação	• Principalmente renal, sendo dependente da dose e da via de administração

(continua)

Metotrexato (continuação)

Contraindicação	• Hipersensibilidade ao metotrexato ou quaisquer excipientes da formulação • Aleitamento • Gravidez • Insuficiência renal grave • Aplicável apenas a pacientes com psoríase: 　○ Alcoolismo, doença hepática alcoólica ou outra doença crônica do fígado 　○ Evidências clínicas ou laboratoriais de síndromes de imunodeficiência 　○ Discrasias sanguíneas preexistentes, tais como hipoplasia da medula óssea, leucopenia, trombocitopenia ou anemia significativa
Interações medicamentosas	• AINEs (inclusive ácido acetilsalicílico, salicilatos, diclofenaco, indometacina, cetoprofeno): agravamento da toxicidade do MTX • Amiodarona: a administração a pacientes com psoríase em uso de MTX provocou lesões cutâneas ulceradas • Anestesia com óxido nitroso: potencialização do efeito do MTX sobre o metabolismo do folato, causando mielossupressão e estomatite imprevisíveis (esse efeito pode ser reduzido por doses de ácido folínico) • Antibióticos orais (p. ex., tetraciclina, cloranfenicol): redução da absorção intestinal ou interferência na circulação êntero-hepática • Cisplatina: aumento da nefrotoxicidade • Citarabina: a administração intratecal de MTX com citarabina IV aumenta o risco de eventos neurológicos graves, como cefaleia, paralisia, coma e episódios semelhantes a acidente vascular cerebral (AVC) • Inibidores da bomba de prótons: redução da depuração do MTX, resultando em níveis plasmáticos elevados de MTX e sinais e sintomas clínicos de toxicidade • L-asparaginase: antagonismo do efeito do MTX • Mercaptopurina: o MTX eleva os níveis plasmáticos da mercaptopurina, sendo necessário ajustar a dose desta • Penicilinas: redução da depuração renal do MTX • Pirimetamina: aumento dos efeitos tóxicos do MTX devido a um efeito antifolato aditivo • Probenecida: o transporte tubular renal é reduzido pela probenecida e o uso de MTX com esse fármaco deve ser monitorado com atenção • Trimetoprima/sulfametoxazol: agravamento da mielossupressão (rara) • Sulfonamidas: redução da depuração renal do MTX • Triantereno: mielossupressão e níveis diminuídos de folato
Efeitos adversos	• Reações cutâneas graves, às vezes fatais, como síndrome de Stevens-Johnson, necrólise epidérmica tóxica (síndrome de Lyell) • Hepatotoxicidade (uso prolongado) • É comum a ocorrência de elevação dos níveis das enzimas hepáticas (geralmente transitória e assintomática) • Reativação de infecção pelo vírus da hepatite B (HBV) ou piora de infecção pelo vírus da hepatite C (HCV), algumas vezes resultando em morte • Acometimento pulmonar, inclusive derrame pleural e pneumonia intersticial aguda ou crônica (em doses baixas) • Exacerbação de doença pulmonar subjacente • Diarreia e estomatite ulcerativa (exigem interrupção do tratamento porque podem evoluir para enterite hemorrágica e morte por perfuração intestinal) • Supressão da hematopoese (anemia, anemia aplástica, pancitopenia, leucopenia, neutropenia e/ou trombocitopenia) • Elevação das enzimas hepáticas (15%); náuseas/vômitos (10%); estomatite, trombocitopenia (3 a 10%); exantema/prurido/exantema, diarreia, alopecia, leucopenia (1 a 3%)
Alerta	• Categoria X na gravidez • Se a paciente ou seu parceiro fizerem uso de MTX, a gravidez só pode ocorrer 3 meses após o término do tratamento • Agente citotóxico • Atravessa a barreira placentária • Formulações de metotrexato e diluentes contendo conservantes não devem ser usadas em terapia intratecal ou em alta dose de metotrexato • Usar com extrema cautela em pacientes com úlcera péptica ou colite ulcerativa • A associação com radioterapia aumenta o risco de necrose de tecidos moles e osteonecrose • Como é imunossupressor, o metotrexato pode levar a infecções graves ou até mesmo fatais (inclusive pneumonia por *Pneumocystis jirovecii* [antes *P. carinii*]) • Os pacientes em uso de metotrexato devem evitar exposição excessiva e sem proteção ao sol ou a lâmpadas solares devido ao risco de reações de fotossensibilidade • As lesões de psoríase podem ser agravadas pela exposição concomitante à radiação ultravioleta. A dermatite de radiação ou queimadura solar pode ser "recidivante" pelo uso de MTX • A administração de ácido folínico (folinato de cálcio) é obrigatória na terapia com metotrexato em altas doses. A administração de ácido folínico, hidratação e alcalinização da urina devem ser realizadas com monitoramento constante dos efeitos tóxicos e da eliminação do MTX • Os pacientes que receberam infusão de 24 h de metotrexato e transfusões posteriores de concentrado de hemácias mostraram toxicidade aumentada provavelmente resultando das altas concentrações séricas prolongadas de metotrexato • O metotrexato é um imunossupressor, podendo reduzir a resposta imunológica à vacinação concomitante. Podem ocorrer reações antigênicas graves se vacinas vivas forem administradas concomitantemente • Incompatível com fosfato sódico de prednisolona • Esquema de altas doses de metotrexato exigem resgate com folinato cálcico (ácido folínico)

Apresentação comercial

- **Biometrox® (Biosintética)**, solução injetável, cada frasco-ampola de 2 mℓ contém 50 mg de metotrexato, embalagem com 1 frasco-ampola de 2 mℓ. *Uso intramuscular, intravenoso, intra-arterial e intratecal. Uso adulto e pediátrico*
- **Biometrox® (Biosintética)**, solução injetável, cada frasco-ampola de 20 mℓ contém 500 mg de metotrexato, embalagem com 1 frasco-ampola de 20 mℓ. *Uso intramuscular, intravenoso, intra-arterial e intratecal. Uso adulto e pediátrico*
- **Fauldmetro® 50 mg (Libbs)**, solução injetável contendo 25 mg de metotrexato por mℓ em embalagem com 5 frascos-ampola com 2 mℓ. *Uso injetável por via intravenosa, intramuscular, intratecal ou infusão intravenosa. Uso adulto e pediátrico. Uso exclusivamente hospitalar*
- **Fauldmetro® 500 mg (Libbs)**, solução injetável contendo 1 frasco-ampola com 20 mℓ. *Uso injetável por via intravenosa, intramuscular, intratecal ou infusão intravenosa. Uso adulto e pediátrico. Uso exclusivamente hospitalar*
- **Fauldmetro® 1 g (Libbs)**, solução injetável contendo 100 mg de metotrexato por mℓ em embalagem com 1 frasco-ampola com 10 mℓ. *Uso injetável por via intravenosa, intramuscular ou infusão intravenosa. Uso adulto e pediátrico. Não deve ser administrado por via intratecal por ser hipertônico. Uso exclusivamente hospitalar*
- **Fauldmetro® 5 g (Libbs)**, solução injetável contendo 100 mg de metotrexato por mℓ em embalagem com 1 frasco-ampola com 50 mℓ. *Uso injetável por via intravenosa, intramuscular ou infusão intravenosa. Uso adulto e pediátrico. Não deve ser administrado por via intratecal por ser hipertônico. Uso exclusivamente hospitalar*
- **Hytas® 50 mg (Accord)**, solução injetável em frasco-ampola de 2 mℓ, cada mℓ contém 25 mg de metotrexato. *Via de administração: uso injetável por via intravenosa, intramuscular, intratecal ou infusão intravenosa. Uso adulto e pediátrico*
- **Hytas® 500 mg (Accord)**, solução injetável em frasco-ampola de 5 mℓ, cada mℓ contém 100 mg de metotrexato. *Via de administração: uso injetável por via intravenosa, intramuscular, intratecal ou infusão intravenosa. Uso adulto e pediátrico*
- **Hytas® 1 g (Accord)**, solução injetável em frasco-ampola de 10 mℓ, cada mℓ contém 100 mg de metotrexato. *Via de administração: uso injetável por via intravenosa, intramuscular, intratecal ou infusão intravenosa. Uso adulto e pediátrico*
- **Metrexato® (Blau)**, comprimidos de 2,74 mg de metotrexato de sódio (equivalente a 2,5 mg de metotrexato), cartucho com 24 comprimidos. *Uso adulto e pediátrico*
- **Miantrex® CS 500 mg (Pfizer)**, solução injetável com 25 mg de metotrexato por mℓ em embalagem contendo 1 frasco-ampola com 20 mℓ (500 mg). *Uso injetável por via intravenosa, intramuscular, intratecal ou infusão intravenosa. Uso adulto e pediátrico*
- **Miantrex® CS 1 g (Pfizer)**, solução injetável com 100 mg de metotrexato por mℓ em embalagem contendo 1 frasco-ampola com 10 mℓ (1 g). *Uso injetável por via intravenosa, intramuscular, intratecal ou infusão intravenosa. Uso adulto e pediátrico*
- **Tecnomet® (Zodiac)**, comprimidos de 32,5 mg de metotrexato, cartucho de cartolina contendo 2 blísteres com 10 comprimidos e 5 blísteres âmbar com 10 comprimidos cada.

Sulfassalazina

A sulfassalazina é uma pró-droga constituída por ácido 5-aminossalicílico ligado a sulfapiridina. A sulfassalazina é parcialmente absorvida no intestino após sua ingestão e o restante é reduzido pela enzima bacteriana azorredutase. A maior parte da sulfassalazina absorvida é excretada para a bile; apenas um pequeno percentual é eliminado na urina. 5-ASA é pouco absorvido no cólon, sendo eliminado principalmente nas fezes. A sulfapiridina é rapidamente absorvida a partir do cólon, metabolizada pelo fígado e excretada na urina. 5-ASA é o principal responsável pela eficácia da sulfassalazina, enquanto a sulfapiridina é responsável por muitos de seus efeitos adversos.

Indicação	• Tratamento de: retocolite ulcerativa inespecífica; colite ulcerativa moderada • Terapia adjuvante na colite ulcerativa grave e na doença de Crohn • Tratamento da artrite reumatoide e da espondilite anquilosante
Mecanismo de ação	• O modo de ação da sulfassalazina ou de seus metabólitos, ácido 5-aminossalicílico (5-ASA) e sulfapiridina, ainda está sendo investigado, mas parece estar relacionado com as propriedades anti-inflamatórias e/ou imunomoduladoras observadas em modelos animais e/ou *in vitro*, com sua afinidade pelo tecido conjuntivo e/ou a concentração relativamente elevada que atinge nos líquidos serosos, no fígado e nas paredes intestinais
Posologia	• Iniciar com 3 a 4 g/dia em doses divididas igualmente. Em alguns casos, é mais prudente iniciar com doses menores, por exemplo 1 a 2 g/dia, para diminuir efeitos GI adversos. Se as doses diárias necessárias para alcançar os efeitos desejados excederem 4 g, deve-se considerar o risco aumentado de toxicidade • Tratamento de manutenção: 2 g/dia VO
Contraindicação	• Hipersensibilidade a sulfassalazina, seus metabólitos, sulfonamidas ou salicilatos • Obstrução urinária ou intestinal • Porfiria • Menores de 2 anos de idade • Deficiência da enzima glicose-6-fosfato desidrogenase (anemia hemolítica dose-dependente) • Lactação
Interações medicamentosas	• Ácido fólico: redução da absorção do ácido fólico • Digoxina: redução da absorção da digoxina
Efeitos adversos	• *Mais comuns* (cerca de 1/3 dos pacientes): anorexia, cefaleia, náuseas, vômitos, distensão abdominal, oligospermia • *Menos comuns* (1 em cada 30 pacientes): erupção cutânea, prurido, urticária, febre, anemia hemolítica, cianose
Alerta	• Classe B na gravidez • Administrar com cautela a pacientes com alergia grave ou asma brônquica

Apresentação comercial

- **Azulfin® 500 mg (Apsen)**, comprimidos revestidos (gastrorresistentes) com 500 mg de sulfassalazina, caixa com 60 comprimidos. *Uso oral. Uso adulto*
- **Salazoprin® 500 mg (Cazi)**, comprimidos revestidos (gastrorresistentes) com 500 mg de sulfassalazina, caixa com 20 comprimidos. *Uso oral. Uso adulto*.

Hidroxicloroquina

O sulfato de hidroxicloroquina, um sal cristalino incolor, hidrossolúvel até um mínimo de 20%, conhecido quimicamente como 2-[4-[(7-cloro-4-quinoil)amino]pentil]etilamino]etanol sulfato (1:1)). Cada 100 mg de sulfato são equivalentes a 77,5 mg de hidroxicloroquina base. Trata-se de uma 4-aminoquinolina antimalárica com ação esquizonticida e algum efeito gametocida, sendo também considerado um antirreumático de ação lenta.

Indicação	• Artrite reumatoide; artrite reumatoide juvenil • Lúpus eritematoso sistêmico; lúpus eritematoso discoide • Condições dermatológicas provocadas ou agravadas pela luz solar • Tratamento das crises agudas e tratamento supressivo de malária por *Plasmodium vivax, P. ovale, P. malariae* e cepas sensíveis de *P. falciparum* • Tratamento radical da malária provocada por cepas sensíveis de *P. falciparum*
Mecanismo de ação	• A hidroxicloroquina exerce diversas ações farmacológicas que podem estar envolvidas em seu efeito terapêutico, tais como interação com grupos sulfidrila, interferência com a atividade enzimática (incluindo fosfolipase, NADH-citocromo C redutase, colinesterase, proteases e hidrolases), ligação ao DNA, estabilização das membranas lisossômicas, inibição da formação de prostaglandinas, quimiotaxia das células polimorfonucleares e fagocitose, possível interferência com a produção de interleucina 1 dos monócitos, e inibição da liberação de superoxidase pelos neutrófilos. Sua capacidade de concentração nas vesículas ácidas intracelulares e a consequente elevação do pH dessas vesículas poderiam explicar tanto o efeito antimalárico como a ação antirreumática

Posologia	• Doenças reumáticas
	   ◦ A ação da hidroxicloroquina é cumulativa e exige várias semanas para exercer seus efeitos terapêuticos benéficos, enquanto efeitos colaterais de baixa gravidade podem ocorrer relativamente cedo. Alguns meses de terapia podem ser necessários antes que os efeitos máximos possam ser obtidos. Caso melhora objetiva (redução do edema da articulação, aumento da mobilidade) não ocorra em 6 meses, deve ser descontinuada
	• Lúpus eritematoso sistêmico e discoide
	   ◦ Dose inicial para adultos: 400 a 800 mg diários
	   ◦ Dose de manutenção: 200 a 400 mg diários
	• Artrite reumatoide
	   ◦ Dose inicial para adultos: 400 a 600 mg diários
	   ◦ Dose de manutenção: 200 a 400 mg diários
	• Artrite crônica juvenil
	   ◦ Não deve exceder 6,5 mg/kg de peso/dia, até 1 dose máxima diária de 400 mg
	• Doenças fotossensíveis
	   ◦ O tratamento com hidroxicloroquina deve restringir-se aos períodos de exposição máxima à luz. Para adultos, recomendam-se 400 mg diários

Absorção	• A hidroxicloroquina é rapidamente absorvida após administração oral, com uma biodisponibilidade média de 74%. Distribui-se amplamente pelo organismo, sendo acumulada nas hemácias e em alguns órgãos como os olhos, rins, fígado e pulmões, onde pode se armazenar por tempo prolongado
Metabolismo	• Hepático
Eliminação	• A hidroxicloroquina é convertida parcialmente em metabólitos ativos no fígado e eliminada sobretudo por via renal, mas também na bile. A excreção é lenta, sendo a meia-vida de eliminação terminal de aproximadamente 50 dias (sangue total) ou 32 dias (plasma)
Contraindicação	• Hipersensibilidade aos componentes da fórmula • Menores de 6 anos de idade • Maculopatias (retinopatias) preexistentes
Interações medicamentosas	• Antiácidos: redução da absorção de hidroxicloroquina • Cimetidina: inibição do metabolismo da hidroxicloroquina • Digoxina: elevação dos níveis plasmáticos de digoxina • Hipoglicemiantes: potencialização dos efeitos dos hipoglicemiantes • Neostigmina: antagonismo do efeito da neostigmina • Piridostigmina: antagonismo do efeito da piridostigmina • Vacina antirrábica: redução da resposta humoral à imunização primária com a vacina humana antirrábica intradérmica
Efeitos adversos	• Alterações da pigmentação e do campo visual; erupção cutânea, inclusive lesões bolhosas; raros casos de eritema multiforme e síndrome de Stevens-Johnson; miopatia (rara); miocardiopatia (rara)
Alerta	• Pacientes em tratamento prolongado devem realizar exame oftalmológico de 6 em 6 meses. O exame deve incluir oftalmoscopia cuidadosa incluindo teste de acuidade visual, verificação do campo visual, visão para cores e fundoscopia. O risco de retinopatia com o uso de 4-aminoquinolinas é dose-relacionado. Se ocorrer algum distúrbio visual (acuidade visual, visão para cores), a hidroxicloroquina deve ser imediatamente descontinuada e o paciente cuidadosamente observado quanto à possível progressão do distúrbio visual. Alterações retinianas (e distúrbios visuais) podem progredir mesmo após o término da terapia • Os pacientes devem ser alertados quanto a dirigir veículos e operar com máquinas, porque a hidroxicloroquina pode alterar a acomodação e provocar borramento visual • Classe C na gravidez • A hidroxicloroquina atravessa a barreira placentária e possivelmente passa ao leite materno, como a cloroquina

Apresentação comercial

- **Plaquinol® (Sanofi-Aventis)**, comprimidos revestidos de 200 mg de sulfato de hidroxicloroquina, cartucho contendo 30 comprimidos. *Uso oral. Uso adulto e pediátrico acima de 6 anos de idade*
- **Plaquinol® (Sanofi-Aventis)**, comprimidos revestidos de 400 mg de sulfato de hidroxicloroquina, cartucho contendo 30 comprimidos. *Uso oral. Uso adulto e pediátrico acima de 6 anos de idade*
- **Reuquinol® (Apsen)**, comprimidos revestidos com 400 mg de sulfato de hidroxicloroquina (equivalente a 309,6 mg de hidroxicloroquina base), caixa com 30 comprimidos. *Uso oral. Uso adulto e pediátrico acima de 6 anos de idade*
- **Sulfato de hidroxicloroquina® (Sanofi)**, comprimidos revestidos com 400 mg de sulfato de hidroxicloroquina (equivalente a 309,6 mg de hidroxicloroquina base), caixa com 30 comprimidos. *Uso oral. Uso adulto e pediátrico acima de 6 anos de idade.*

Leflunomida
Ver Leflunomida na página 588 do Capítulo 16, *Imunomoduladores*.

Azatioprina
Ver Azatioprina na página 589 do Capítulo 16, *Imunomoduladores*.

Ciclosporina
Ver Ciclosporina na página 581 do Capítulo 16, *Imunomoduladores*.

Antirreumáticos modificadores da doença biológicos

Os ARMD biológicos são empregados no tratamento da doença ativa moderada a grave. Estes agem como imunossupressores e conseguem reduzir a reação inflamatória e evitar o dano às articulações. São usados no Brasil abatacepte, adalimumabe, certolizumabe pegol, etanercepte, golimumabe, infliximabe, rituximabe e tocilizumabe.

Abatacepte
Ver Abatacepte na página 601 do Capítulo 16, *Imunomoduladores*.

Adalimumabe
Ver Adalimumabe na página 592 do Capítulo 16, *Imunomoduladores*.

Certolizumabe pegol

Trata-se de um antagonista do TNF, mas sua estrutura é diferente dos outros inibidores do TNF. É constituído pelo fragmento de ligação (Fab) do anticorpo monoclonal humanizado contra TNF conjugado a polietilenoglicol. Não contém o fragmento constante de imunoglobulina (Fc). A ligação do polietilenoglicol ao Fab prolonga sua meia-vida plasmática, possibilitando administração quinzenal.

Indicação	• Tratamento da doença de Crohn (inclusive manutenção de adultos com doença ativa moderada a grave que não responderam de modo adequado à abordagem terapêutica convencional) • Tratamento de artrite reumatoide moderada a grave (inclusive os que não responderam à terapia com ARMD)
Mecanismo de ação	• Ligação ao TNF-α solúvel e envolto por membrana, inibindo assim as ações pró-inflamatórias dessa citocina. Devido à ausência do componente FC não consegue, ao contrário de outros inibidores do TNF, fixar-se ao complemento nem se ligar aos receptores de Fc. Não provoca citotoxicidade anticorpo-dependente ou complemento-dependente *in vitro*, sugerindo que esse mecanismo de ação não é necessário para a eficácia clínica dos inibidores do TNF no tratamento da artrite reumatoide

Posologia	• Artrite reumatoide
	   ◦ Adultos: 400 mg SC (2 injeções de 200 mg) inicialmente e nas semanas 2 e 4, seguidas por 200 mg a cada 2 semanas
	   ◦ Dose manutenção: 400 mg a cada 4 semanas
	   ◦ O certolizumabe pegol pode ser associado a agentes ARMD ou ser prescrito como monoterapia

Contraindicação	• Alergia ao certolizumabe pegol ou a outro componente da formulação • Tuberculose; sepse; infecções graves; abscessos; infecções oportunistas; hepatite B; insuficiência cardíaca congestiva; esclerose múltipla
Interações medicamentosas	• Estreptozocina: aumento do risco de infecções graves e potencialmente fatais • Melfalana: aumento do risco de infecções graves e potencialmente fatais • Metotrexato: aumento do risco de infecções graves e potencialmente fatais • Paclitazel: aumento do risco de infecções graves e potencialmente fatais • Prednisona: aumento do risco de infecções graves e potencialmente fatais • Sirolimo: aumento do risco de infecções graves e potencialmente fatais

(continua)

Certolizumabe pegol (continuação)

Efeitos adversos	• *Comuns* (entre 1 e 10%): infecções bacterianas, infecções por HSV, infecção por HPV, linfopenia, neutropenia, cefaleia (inclusive enxaqueca), náuseas, vômitos, hepatite, erupção cutânea eritematosa, febre, astenia, prurido, reação no local da injeção
Alerta	• Não cruza a placenta em nível detectável como o infliximabe • Classe B na gravidez

Apresentação comercial

■ **Cimzia® (Astrazeneca),** solução injetável em seringa preenchida com 1 mℓ da solução cada, contendo 200 mg/mℓ de certolizumabe pegol em cada seringa, embalagens com 2 seringas preenchidas + 2 lenços umedecidos em álcool. Seringas preenchidas prontas para uso e livres de látex. *Via subcutânea. Uso adulto acima de 18 anos.*

Etanercepte

Ver Etanercepte na página 600 do Capítulo 16, *Imunomoduladores*.

Golimumabe

O golimumabe é um anticorpo monoclonal humano que forma complexos de alta afinidade e estabilidade junto com formas bioativas solúveis e transmembrana do TNF humano, que impede a ligação do TNF com seus receptores. Uma expressão elevada de TNF foi associada com doenças inflamatórias crônicas, como AR e espondiloartrites, como artrite psoriásica (AP) e EA, e é um importante mediador da inflamação articular e do dano estrutural característicos dessas doenças.

Indicação	• Artrite reumatoide: golimumabe, em combinação com MTX, é indicado para:
	  ○ Tratamento da AR ativa em pacientes adultos, quando a resposta à terapia com ARMD, incluindo MTX, foi inadequada
	  ○ Tratamento da AR ativa em pacientes adultos não tratados previamente com MTX
	  ○ Pode ser usado em pacientes previamente tratados com um ou mais inibidor(es) do TNF.
	• Artrite psoriásica: golimumabe, isoladamente ou em combinação com MTX, é indicado para tratamento de artrite psoriásica ativa em adultos, quando a resposta à terapia prévia com ARMD foi inadequada
	• Espondilite anquilosante: golimumabe é indicado para tratamento da espondilite anquilosante ativa em adultos quando a resposta à terapia convencional foi inadequada

Mecanismo de ação	• Foi demonstrado que a ligação do TNF humano com golimumabe neutraliza a expressão na superfície celular induzida pelo TNF das moléculas de adesão E-selectina, da molécula de adesão celular vascular (VCAM)-1 e da molécula de adesão intercelular (ICAM)-1 por células endoteliais humanas • A secreção induzida por TNF da interleucina (IL)-6, IL-8 e do fator estimulante da colônia de granulócitos-macrófagos (GM-CSF) por células endoteliais humanas também foi inibida pelo golimumabe. *In vivo*, o tratamento com golimumabe gerou um atraso estatisticamente significante no início dos siais/sintomas clínicos em comparação com camundongos não tratados, além de uma redução significativa na patologia articular
Posologia	• Artrite reumatoide, artrite psoriásica, espondilite anquilosante ○ Adultos: 1 injeção SC 1 vez/mês, sempre no mesmo dia do mês
Absorção	• Após administração SC, concentrações séricas máximas são alcançadas em 2 a 6 dias
Metabolismo	• A via metabólica exata não é conhecida
Contraindicação	• Hipersensibilidade ao golimumabe ou a um dos excipientes • Tuberculose; pacientes HbsAg-positivos; infecção ativa e clinicamente importante; insuficiência cardíaca congestiva
Interações medicamentosas	• Não foram feitos estudos de associação
Efeitos adversos	• *Muito comuns* (≥ 1/10): infecção das vias respiratórias superiores (nasofaringite, faringite, laringite, rinite) • *Comuns* (≥ 1/100, < 1/10): infecções bacterianas (tais como celulite), infecções virais (como *influenza* e herpes), bronquite, sinusite, dermatofitoses, elevação dos níveis sanguíneos de alanina aminotransferase e da aspartato aminotransferase, anemia, reações alérgicas não graves, tontura, parestesia
Alerta	• Classe B na gravidez • Não é recomendada a combinação de golimumabe e anacinra e abatacepte • Golimumabe atravessa a placenta. Após tratamento com um anticorpo monoclonal antagonista do TNF durante a gravidez, anticorpos foram detectados durante um período até 6 meses no soro de lactentes cujas mães foram tratadas com golimumabe • Consequentemente, estes lactentes correm risco aumentado de infecção. A administração de vacinas vivas em lactentes expostos ao golimumabe no útero não é recomendada durante os 6 meses após a última injeção de golimumabe na mãe durante a gravidez • O uso de agentes infecciosos terapêuticos como bactérias vivas atenuadas (p. ex., instilação vesical de BCG para tratamento de câncer) poderia resultar em infecções clínicas, inclusive infecções disseminadas • Deve ser evitada a administração de vacinas vivas devido ao risco de infecções clínicas, inclusive infecções disseminadas

Apresentação comercial

- **Simponi® (Janssen),** cada caneta aplicadora SmartJect® contém 50 mg de golimumabe em 0,5 mℓ de solução injetável, embalagem com 1 caneta aplicadora SmartJect®. *Uso subcutâneo. Uso adulto.*

Infliximabe
Ver Infliximabe na página 598 do Capítulo 16, *Imunomoduladores*.

Rituximabe
Ver Rituximabe na página 595 do Capítulo 16, *Imunomoduladores*.

Tocilizumabe

Tocilizumabe é um agente antirreumático modificador da doença, também denominado agente biológico, que modifica a resposta biológica do organismo na artrite reumatoide.

Tocilizumabe é um anticorpo monoclonal humanizado quimérico contra o receptor de IL-6 humana da subclasse das imunoglobulinas (Ig) IgG1. Tocilizumabe liga-se especificamente aos receptores de IL-6 solúveis e de membrana (sIL-6R e mIL-6R) e inibe a sinalização intracelular mediada pelos complexos sIL-6R e mIL-6R. A IL-6 é uma citocina pró-inflamatória pleotrópica multifuncional, produzida por diversos tipos celulares envolvidos na função parácrina local, bem como na regulação de processos fisiológicos e patológicos sistêmicos, tais como a indução de secreção de imunoglobulinas, a ativação de linfócitos T, a indução de proteínas hepáticas de fase aguda e a estimulação da hematopoese. A IL-6 está relacionada à patogênese de várias doenças, incluindo doenças inflamatórias, osteoporose e neoplasias. Existe a possibilidade de o tocilizumabe afetar as defesas do hospedeiro contra infecções e processos malignos. O papel da inibição do receptor de IL-6 no desenvolvimento de processos malignos ainda não foi elucidado.

Indicação	• Artrite reumatoide: tratamento de AR ativa moderada a grave em pacientes adultos, quando tratamento anterior adequado com, pelo menos, um ARMD não tenha trazido os benefícios esperados:
	  ○ Após falha de esquema combinado com ARMD convencionais, incluindo, necessariamente, o metotrexato, utilizados nas doses e pelo tempo indicados na bula de cada agente específico **ou**
	  ○ Após falha de agente anti-TNF, utilizado na dose e pelo tempo indicados na bula de cada agente específico. Tocilizumabe pode ser usado isoladamente ou em combinação com MTX e/ou outros ARMD
	• Artrite idiopática juvenil poliarticular (AIJP): tocilizumabe em combinação com metotrexato (MTX) para o tratamento da AIJP ativa (fator reumatoide positivo ou negativo ou oligoartrite estendida) em pacientes com 2 anos de idade ou mais que tiveram uma resposta inadequada ao tratamento prévio com MTX. Tocilizumabe pode ser usado em monoterapia em casos de intolerância ao MTX ou quando a continuidade do tratamento com MTX for inapropriada
	• Artrite idiopática juvenil sistêmica (AIJS): tocilizumabe é indicado para o tratamento da AIJS em pacientes com 2 anos de idade ou mais que responderam inadequadamente à terapia prévia com AINE e corticosteroides sistêmicos. Tocilizumabe pode ser usado isoladamente ou em combinação com MTX

Mecanismo de ação	• Ligação específica aos receptores de IL-6 solúveis e de membrana (sIL-6R e mIL-6R) e inibe a sinalização intracelular mediada pelos complexos sIL-6R e mIL-6R

Posologia	• Artrite reumatoide
	  ○ Adultos: 8 mg/kg, administrada IV 1 vez a cada 4 semanas (pode ser usado isoladamente ou em combinação com MTX e/ou outros ARMD). O tempo total de infusão IV é de aproximadamente 1 h
	• AIJP
	  ○ Pacientes com ≥ 30 kg: 8 mg/kg
	  ○ Pacientes com < 30 kg: 10 mg/kg a serem administrados 1 vez a cada 4 semanas por infusão IV. Uma mudança na dosagem somente deve ser baseada em uma mudança consistente no peso do paciente ao longo do tempo. Tocilizumabe pode ser usado isoladamente ou em combinação com MTX
	• AIJS
	  ○ Pacientes com < 30 kg: 12 mg/kg
	  ○ Pacientes com ≥ 30 kg: 8 mg/kg a serem administrados 1 vez a cada 2 semanas, por infusão IV. Uma mudança na dosagem somente deve ser baseada em uma mudança consistente no peso do paciente ao longo do tempo. Tocilizumabe pode ser usado isoladamente ou em combinação com MTX. Tocilizumabe deve ser diluído pelo profissional de saúde com solução estéril de NaCl 0,9% (técnica asséptica)

Contraindicação	• Hipersensibilidade conhecida ao tocilizumabe ou aos excipientes da fórmula • Infecções graves ativas
Interações medicamentosas	• As enzimas citocromo P450 hepáticas são infrarreguladas por estímulos de infecção e inflamação (inclusive citocinas como IL-6); portanto, a inibição da sinalização da IL-6 nos pacientes com AR tratados com tocilizumabe restaura as atividades de CYP 450 e aumenta o metabolismo dos fármacos que são substratos de CYP 450, sobretudo aqueles com índice terapêutico estreito (p. ex., varfarina, teofilina, ciclosporina)

(continua)

Tocilizumabe (*continuação*)

Efeitos adversos	• *Muito comuns* (≥ 1/10): infecções das vias respiratórias superiores • *Comuns* (≥ 1/100 a < 1/10): celulite, pneumonia, herpes oral, herpes-zóster, dor abdominal, aftas, erupção cutânea, prurido, urticária, cefaleia, tontura. Elevação das transaminases hepáticas, hipertensão arterial, hipercolesterolemia, neutropenia, leucopenia, edema periférico, reações de hipersensibilidade, reação no local da aplicação, conjuntivite
Alerta	• Classe C na gravidez • Visto que tocilizumabe provoca neutropenia, seu uso não é recomendado para pacientes com número absoluto de neutrófilos inferior a 500/mm^3. • Na AR, a contagem de neutrófilos deve ser monitorada 4 a 8 semanas após o início do tratamento e, posteriormente, de acordo com as boas práticas clínicas • Como o tocilizumabe provoca trombocitopenia, seu uso não é recomendado para pacientes com contagem de plaquetas inferior a 50.000/mm^3 • Como o tocilizumabe provoca elevação dos níveis das transaminases ALT ou AST, o tratamento com esse fármaco não é recomendado quando os níveis de ALT ou AST estão mais de 5 vezes acima do limite superior da normalidade

Apresentação comercial

- **Actemra® (Roche),** solução injetável concentrada para diluição e infusão IV, cada mℓ contém 20 mg de tocilizumabe, caixa com 1 frasco-ampola contém 80 mg/ 4 mℓ ou 200 mg/10 mℓ. *Infusão intravenosa. Uso adulto e pediátrico a partir de 2 anos de idade. Cada mℓ da solução contém 50 mg de sacarose.*

Capítulo 11
Medicamentos em Ginecologia e Obstetrícia

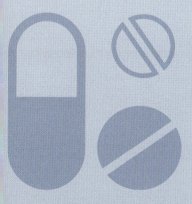

Introdução

As condições ginecológicas mais comuns são sangramento vaginal anormal, cistos ovarianos, endometriose, mioma, dismenorreia, DST (infecção por *Chlamydia*, *Neisseria gonorrhoeae*, herpes-vírus simples [HSV] e papilomavírus humano [HPV], verrugas genitais) e vaginite (p. ex., *Candida*, *Trichomonas*, vaginose bacteriana).

Sangramento vaginal anormal

O sangramento vaginal anormal inclui:
- Menorragia ou hipermenorreia (fluxo menstrual excessivo) ou polimenorreia (ciclos menstruais curtos)
- Metrorragia (sangramento irregular que ocorre entre as menstruações)
- Menometrorragia (sangramento menstrual excessivo associado a sangramento irregular entre as menstruações)
- Sangramento pós-menopausa (ou seja, mais de 6 meses após a última menstruação normal).

A maioria dos casos de sangramento vaginal anormal envolve alterações do eixo hipotálamo-hipófise-ovário (causa mais comum), condições ginecológicas estruturais, inflamatórias ou neoplásicas e diáteses hemorrágicas.

Sangramento uterino disfuncional

O sangramento uterino disfuncional (SUD) é a causa mais comum e ocorre com maior frequência em mulheres com mais de 45 anos de idade (> 50% dos casos) e adolescentes (20% dos casos). Aproximadamente 90% dos casos são anovulatórios.

Trata-se de sangramento vaginal anormal que, após exame físico e ultrassonografia, não pode ser atribuído às causas habituais (p. ex., anomalias ginecológicas estruturais, câncer, distúrbios sistêmicos, gravidez, complicações da gravidez, uso de anovulatórios orais ou fármacos) (Quadros 11.1 e 11.2).

Durante um **ciclo anovulatório** não há formação do corpo lúteo e, portanto, não ocorre a secreção cíclica normal de progesterona e o estrogênio estimula de modo irrestrito o endométrio. Sem progesterona o endométrio continua a proliferar, descama de modo incompleto e ocorre sangramento irregular e, às vezes, profuso ou prolongado. Quando esse processo anormal se repete muitas vezes, o endométrio se torna hiperplásico com células atípicas ou cancerosas.

O sangramento crônico pode causar anemia ferropriva e, se o SUD for consequente a anovulação crônica, infertilidade.

A anovulação é mais frequentemente secundária a síndrome de ovário policístico (SOP). Também pode ser causada por hipotireoidismo ou ser idiopática. Aproximadamente 20% das mulheres com endometriose apresentam SUD (mecanismo desconhecido).

No climatério, o SUD pode ser um sinal precoce de insuficiência ovariana.

O tratamento consiste geralmente em anti-inflamatórios não esteroides (AINEs), ácido tranexâmico ou hormônio.

QUADRO 11.1	Investigação diagnóstica de SUD.

- Exclusão de outras causas potenciais
- Hemograma completo e ferritina sérica
- Teste de gravidez
- Níveis sanguíneos de TSH, progesterona (para determinar se o SUD é anovulatório) e prolactina (mesmo que não haja galactorreia)
- Níveis de testosterona e sulfato de desidroepiandrosterona (se houver a suspeita de síndrome do ovário policístico)
- Níveis sanguíneos de FSH e estradiol se houver a suspeita de insuficiência ovariana
- Pesquisa de *Neisseria gonorrhoeae* e *Chlamydia* (suspeita de doença inflamatória pélvica)
- Esfregaço de Papanicolaou
- Ultrassonografia transvaginal
- Coleta de amostras de endométrio
- Histeroscopia com biopsia

QUADRO 11.2	Indicações de solicitação de ultrassonografia.

- Idade igual ou superior a 35 anos
- Fatores de risco de câncer de endométrio (p. ex., diabetes melito, hipertensão arterial, obesidade, síndrome do ovário policístico, anovulação eugonadal crônica)
- Sangramento persistente apesar de terapia hormonal empírica
- Exame físico não conclusivo
- Evidências clínicas sugestivas de anomalias nos ovários ou no útero

Os AINEs reduzem o sangramento em 25 a 35% e aliviam a dismenorreia ao diminuir os níveis de prostaglandinas, enquanto o ácido tranexâmico inibe o fator ativador de plasminogênio, com redução de 40 a 60% da perda sanguínea.

Em julho de 2013 o American College of Obstetricians and Gynecologists publicou diretrizes atualizadas sobre o tratamento de SUD. Dentre elas, estão:
- A cirurgia só deve ser aventada quando o manejo clínico não foi bem-sucedido, não foi tolerado ou é contraindicado
- Os contraceptivos contendo estrógeno e progesterona constituem terapia efetiva
- Contraceptivos hormonais combinados, em doses baixas (20 a 35 mcg de etinil estradiol) são cruciais para o tratamento de adolescentes até 18 anos de idade
- O tratamento clínico de mulheres ≥ 40 anos, antes da menopausa, consiste em terapia cíclica com progestina, contraceptivos orais (baixas doses), DIU com levonorgestrel ou hormonoterapia cíclica
- Se a terapia farmacológica não for bem-sucedida, a paciente deve se submeter à histeroscopia.

Ácido tranexâmico

O ácido tranexâmico é um derivado sintético do aminoácido lisina que tem ações antifibrinolítica e anti-hemorrágica. Exibe forte atração pelo sítio de ligação da lisina no plasminogênio e na plasmina, inibindo por competição tanto a ativação, quanto a ação da plasmina. Sua ação, portanto, se faz na fase posterior à formação do coágulo ou, mais exatamente, prolongando o tempo de dissolução da rede de fibrina. Não ativa a cascata da coagulação; sua ação preserva o coágulo, tornando o mecanismo hemostático mais eficiente, reduzindo a intensidade e os riscos de sangramento. Esse alentecimento do processo de fibrinólise favorece a hemostasia em cirurgias, traumatismos, doenças hemorrágicas e sangramentos nos quais a fibrinólise é, comprovadamente, um fator atuante, como nas hemorragias digestivas, descolamento prematuro de placenta, cirurgia de próstata e hemorragias das vias respiratórias (epistaxe, hemoptise). Sua ação também é comprovada nas hemofilias. A participação da plasmina na ativação do sistema do complemento explica a utilização dos antifibrinolíticos no tratamento do angioedema hereditário.

Indicação	• Controle e prevenção de hemorragias provocadas por hiperfibrinólise e ligadas a várias áreas como cirurgias cardíacas, ortopédicas, ginecológicas, otorrinolaringológicas, urológicas, neurológicas, em pacientes hemofílicos, hemorragias digestivas e das vias respiratórias • Angioedema hereditário
Mecanismo de ação	• Inibição da ativação e da ação da plasmina
Posologia	• Adultos ○ Fibrinólise local: a dose recomendada é de 15 a 25 mg/kg, 2 a 3 vezes ao dia
Absorção	• Sua absorção é rápida. A meia-vida plasmática é de aproximadamente 2 h, mantendo níveis terapêuticos por 6 a 8 h
Início da ação	• 5 a 15 min
Duração da ação	• 3 h
Metabolismo	• Menos de 5% é metabolizado
Eliminação	• Aproximadamente 90% de uma dose intravenosa é excretada sem alteração na urina, no decorrer de 24 h
Contraindicação	• Coagulação intravascular ativa, vasculopatia oclusiva aguda e hipersensibilidade aos componentes da fórmula
Interações medicamentosas	• O uso concomitante com contraceptivos contendo estrogênio aumenta o potencial de formação de trombos
Efeitos adversos	• Raramente, náuseas, vômitos e diarreia que regridem com a diminuição da dose
Alerta	• Classe B na gravidez (atravessa a placenta) • É encontrado no leite materno em concentrações que chegam a aproximadamente 1% da concentração plasmática materna • A solução injetável deve ser administrada isoladamente • A administração IV deve ser a mais lenta possível porque pode provocar hipotensão ou bradicardia • Para diluição da solução injetável deve-se utilizar soro fisiológico, glicose isotônica, frutose a 20%, dextrana 40, dextrana 70 e solução de Ringer • É necessário ajuste posológico na insuficiência renal

Apresentação comercial

- **Ácido tranexâmico® (Blau)**, solução injetável, cada mℓ contém 50 mg de ácido tranexâmico, embalagens com 5 ou 50 ampolas com 5 mℓ. *Uso intravenoso. Uso adulto e pediátrico*
- **Ácido tranexâmico® (EMS)**, comprimidos, cada comprimido contém 250 mg de ácido tranexâmico, embalagem contendo 12 ou 24 comprimidos. *Uso oral. Uso adulto e pediátrico*
- **Hemoblock® (EMS Sigma Pharma)**, comprimidos, cada comprimido contém 250 mg de ácido tranexâmico, embalagens com 4, 12 e 24 comprimidos. *Uso oral. Uso adulto e pediátrico*
- **Hemoblock® (EMS Sigma Pharma)**, comprimidos, cada comprimido contém 500 mg de ácido tranexâmico, embalagens com 4, 12 e 24 comprimidos. *Uso oral. Uso adulto e pediátrico*
- **Hemoblock® (EMS Sigma Pharma)**, solução injetável, cada mℓ contém 50 mg de ácido tranexâmico, caixas com 5 ou 50 ampolas. *Uso oral. Uso adulto e pediátrico*
- **Transamin® (Nikkho)**, comprimidos, cada comprimido contém 250 mg de ácido tranexâmico, embalagem contendo 12 comprimidos. *Uso oral. Uso adulto e pediátrico*
- **Transamin® (Nikkho)**, solução injetável, cada mℓ contém 50 mg de ácido tranexâmico, embalagens contendo 5 ampolas com 5 mℓ. *Uso oral. Uso adulto e pediátrico*.

■ Hormonoterapia

A hormonoterapia é, com frequência, tentada primeiro em mulheres no climatério. Essa abordagem suprime o desenvolvimento do endométrio, restabelece padrões previsíveis de sangramento vaginal e reduz o fluxo menstrual. De modo geral, é mantida até ser obtido controle do sangramento por alguns meses. Os contraceptivos orais são prescritos de modo cíclico ou contínuo e conseguem controlar o sangramento disfuncional. As formulações combinadas consistem em um estrógeno e uma progestina. A progesterona ou outra progestina pode ser prescrita como monoterapia quando existe alguma contraindicação ao uso de estrógenos (p. ex., trombose venosa profunda), quando a paciente recusa o uso de estrógenos e quando os contraceptivos combinados não são efetivos após 3 meses de uso.

CAPÍTULO 11 | MEDICAMENTOS EM GINECOLOGIA E OBSTETRÍCIA

Também podem ser prescritos danazol, agonistas do hormônio liberador de gonadotrofina e desmopressina (último recurso quando as pacientes têm algum distúrbio da coagulação).

Anticoncepcionais orais

Os anticoncepcionais (anovulatórios) orais são um importante método de controle da natalidade e também exercem outros efeitos benéficos. Graças a sua efetividade e boa aceitação pelas pacientes, as associações de progestina e estrógeno são a formulação mais usada, embora alguns especialistas defendam o uso de formulações com proporções crescentes do componente progestina.

O uso contínuo de progestina ("minipílula") é limitado por causa da elevada incidência de sangramento intermenstrual e de ciclos de duração irregular.

Segundo o ACOG (American College of Obstetrics and Gynecology), os anticoncepcionais orais aliviam a dismenorreia, que é sentida por até 40% das mulheres, reduzem a menorragia que pode resultar em anemia e também a acne e o hirsutismo. Além disso, aliviam a enxaqueca catamenial e a dor pélvica associada a endometriose e reduzem o sangramento associado aos miomas uterinos.

O Quadro 11.3 mostra as indicações do uso de anticoncepcionais, e o Quadro 11.4, as contraindicações.

QUADRO 11.3 — Indicações do uso de anticoncepcionais orais.

- Regulação do ciclo menstrual
- Tratamento de menorragia
- Tratamento de dismenorreia
- Tratamento de endometriose
- Tratamento de SPM e TDPM
- Tratamento de acne, hirsutismo e alopecia
- Controle de SUD

SPM: síndrome pré-menstrual; TDPM: transtorno disfórico pré-menstrual; SUD: sangramento uterino disfuncional.

QUADRO 11.4 — Situações clínicas em que não é recomendado o uso de contraceptivos orais.

- Próteses valvares cardíacas mecânicas
- Doença coronariana aterosclerótica
- Existência de vários fatores de risco para doença cardiovascular
- Idade ≥ 35 anos associada a tabagismo
- Hipertensão arterial sistêmica não controlada e/ou com comprometimento vascular
- Hipertensão pulmonar de qualquer etiologia
- Circulação de Fontan
- Miocardiopatia dilatada de qualquer etiologia (fração de ejeção [FE] < 30%)
- Doença de Kawasaki
- Diabetes melito com comprometimento de órgãos-alvo
- Trombofilias
- Tromboembolia venosa prévia ou presente
- Acidente vascular cerebral
- Valvopatias complicadas
- Comunicação interatrial (CIA) não corrigida
- Enxaqueca com aura em qualquer idade
- Enxaqueca sem aura em idade ≥ 35 anos

Fonte: Diretriz da Sociedade Brasileira de Cardiologia para Gravidez na Mulher Portadora de Cardiopatia, Arq Bras Cardiol. 2009; 93(6 supl.1): e110-e178.

Apresentação comercial

- **Gestodeno + etinilestradiol**
  - **Allestra® 20 (Aché),** cada drágea contém 0,075 mg de gestodeno + 0,02 mg de etinilestradiol, embalagens com 1 ou 3 blísteres com 21 drágeas. Uso oral. Uso adulto
  - **Allestra® 30 (Aché),** cada drágea contém 0,075 mg de gestodeno + 0,03 mg de etinilestradiol, embalagens com 1 ou 3 blísteres com 21 drágeas. Uso oral. Uso adulto
  - **Alexa® (EMS Sigma Pharma),** cada comprimido revestido contém 0,060 mg de gestodeno + 0,015 mg de etinilestradiol, embalagens contendo 24, 48 e 72 comprimidos revestidos. Uso oral. Uso adulto
  - **Diminut® (Libbs),** comprimidos revestidos com 75 mcg de gestodeno + 20 mcg de etinilestradiol, embalagem com 1 ou 3 cartelas com 21 comprimidos revestidos cada. Uso oral. Uso adulto
  - **Femiane® (Bayer),** cada drágea contém 0,075 mg de gestodeno + 0,02 mg de etinilestradiol, cartucho contendo 1 envelope contendo blíster-calendário de 21 drágeas. Uso oral. Uso adulto
  - **Gestodeno + etinilestradiol® (Sandoz),** cada comprimido revestido contém 60 mcg de gestodeno + 15 mcg de etinilestradiol, embalagem contendo 24 comprimidos revestidos. Uso oral. Uso adulto
  - **Gynera® (Bayer),** cada drágea contém 0,075 mg de gestodeno + 0,03 mg de etinilestradiol, cartucho com envelope com blíster-calendário com 21 drágeas. Uso oral. Uso adulto
  - **Lizzy® (Sandoz),** cada comprimido revestido contém 60 mcg de gestodeno + 15 mcg de etinilestradiol, embalagem contendo 24 ou 72 comprimidos revestidos. Uso oral. Uso adulto
  - **Micropil® R21 (EMS Sigma Pharma),** cada comprimido revestido contém 0,075 mg de gestodeno + 0,02 mg de etinilestradiol, cartucho com 1 ou 3 blísteres-calendário com 21 comprimidos. Uso oral. Uso adulto
  - **Micropil® R28 (EMS Sigma Pharma),** cada comprimido revestido contém 0,075 mg de gestodeno + 0,03 mg de etinilestradiol, cartucho com 1 blíster com 28 comprimidos. Uso oral. Uso adulto
  - **Minesse® (Wyeth),** cada comprimido revestido contém 60 mcg de gestodeno + 15 mcg de etinilestradiol, embalagem contendo 24 comprimidos revestidos. Uso oral. Uso adulto
  - **Minulet® (Wyeth),** cada drágea contém 0,075 mg de gestodeno + 0,030 mg de etinilestradiol, cartucho contendo 1 blíster com 21 drágeas. Uso oral. Uso adulto
  - **Mirelle® (Bayer),** cada comprimido revestido contém 60 mcg de gestodeno + 15 mcg de etinilestradiol, blíster-calendário contendo 24 comprimidos revestidos. Uso oral. Uso adulto
  - **Mínima® (Medley),** cada comprimido revestido contém 60 mcg de gestodeno + 15 mcg de etinilestradiol, embalagens com 1 ou 3 blísteres com 28 comprimidos (24 comprimidos amarelos ativos e 4 comprimidos marrons inertes). Uso oral. Uso adulto
  - **Siblima® (Libbs),** cada comprimido revestido contém 60 mcg de gestodeno + 15 mcg de etinilestradiol, embalagem contendo 24 comprimidos revestidos. Uso oral. Uso adulto
  - **Tâmisa® (Eurofarma),** cada drágea contém 75 mcg de gestodeno + 30 mcg de etinilestradiol, embalagem com 1 blíster-calendário com 21 drágeas contendo 75 mcg de gestodeno + 30 mcg de etinilestradiol e embalagem com 3 blísteres-calendário com 63 drágeas contendo 75 mcg de gestodeno + 30 mcg de etinilestradiol. Uso oral. Uso adulto
  - **Tantin® (Biolab Sanus),** cada comprimido revestido contém 60 mcg de gestodeno + 15 mcg de etinilestradiol, embalagens com 1 blíster contendo 28 comprimidos revestidos e com 3 blísteres com 84 comprimidos. Uso oral. Uso adulto

- **Desogestrel + etinilestradiol**
  - **Desogestrel + etinilestradiol® (Eurofarma),** cada comprimido contém 150 mcg desogestrel + 30 mcg de etinilestradiol, embalagem contendo 1 blíster-calendário com 21 comprimidos. Uso oral. Uso adulto
  - **Femina® (Aché),** cada comprimido revestido contém 150 mcg de desogestrel + 20 mcg de etinilestradiol, embalagens contendo 1 e 3 blísteres com 21 comprimidos. Uso oral. Uso adulto
  - **Gestinol® (Libbs),** cada comprimido revestido contém 75 mcg de desogestrel + 30 mcg de etinilestradiol, embalagens contendo 1 e 3 cartelas com 28 comprimidos. Uso oral. Uso adulto

- **Malú® (EMS Sigma Pharma),** cada comprimido contém 0,150 mg de desogestrel + 0,020 mg de etinilestradiol, embalagem com estojo calendário com 21 comprimidos. *Uso oral. Uso adulto*
- **Mercilon conti® (Schering-Plough),** cada comprimido revestido branco contém 150 mcg de desogestrel + 20 mcg de etinilestradiol, cada comprimido revestido amarelo contém 10 mcg de etinilestradiol e cada comprimido revestido verde contém placebo, em embalagem com 21 comprimidos revestidos brancos, 2 comprimidos revestidos verdes e 5 comprimidos revestidos amarelos. *Uso oral. Uso adulto*
- **Microdiol® (Schering-Plough),** cada comprimido contém 0,150 mg de desogestrel + 0,030 mg de etinilestradiol, embalagem com 21 comprimidos. *Uso oral. Uso adulto*
- **Minian® (Libbs),** cada comprimido revestido contém 0,150 mg de desogestrel + 0,020 mg de etinilestradiol, embalagem com 21 comprimidos. *Uso oral. Uso adulto*

■ **Drospirenona + etinilestradiol**
- **Dalyne® (EMS Sigma Pharma),** cada comprimido revestido contém 3 mg de drospirenona + 0,03 mg de etinilestradiol, embalagens com 3 cartelas com 21 comprimidos revestidos. *Uso oral. Uso adulto*
- **Drospirenona + etinilestradiol® (Cifarma),** cada comprimido revestido coném 3 mg de drospirenona + 0,03 mg de etinilestradiol, embalagens contendo 1 ou 3 blísteres com 21 comprimidos cada. *Uso oral. Uso adulto*
- **Drospirenona + etinilestradiol® (EMS),** cada comprimido revestido contém 3 mg de drospirenona + 0,03 mg de etinilestradiol, embalagens com 1 cartela com 21 comprimidos revestidos *Uso oral. Uso adulto*
- **Drospirenona + etinilestradiol® (Legrand),** cada comprimido revestido contém 3 mg de drospirenona + 0,03 mg de etinilestradiol, embalagens com 1 cartela com 24 comprimidos revestidos *Uso oral. Uso adulto*
- **Elani ciclo® (Libbs),** cada comprimido revestido contém 3 mg de drospirenona + 0,03 mg de etinilestradiol, embalagens com 1 ou 3 cartelas com 21 comprimidos revestidos *Uso oral. Uso adulto*
- **Iumi® (Libbs),** cada comprimido revestido contém 3 mg de drospirenona + 0,02 mg de etinilestradiol, embalagens com 1 ou 3 cartelas com 24 comprimidos revestidos *Uso oral. Uso adulto*
- **Liara® (Germed),** cada comprimido revestido contém 3 mg de drospirenona + 0,03 mg de etinilestradiol, embalagens com 3 cartelas com 21 comprimidos revestidos *Uso oral. Uso adulto*
- **Lidy® (Germed),** cada comprimido revestido contém 3 mg de drospirenona + 0,02 mg de etinilestradiol, embalagens com 24 ou 72 comprimidos revestidos *Uso oral. Uso adulto*
- **Molièri® 20 (Eurofarma),** cada comprimido revestido contém 3 mg de drospirenona + 0,02 mg de etinilestradiol, embalagens com 24 ou 72 comprimidos revestidos. *Uso oral. Uso adulto*
- **Niki® (EMS Sigma Pharma),** cada comprimido revestido contém 3 mg de drospirenona + 0,02 mg de etinilestradiol, embalagens com 24 ou 72 comprimidos revestidos. *Uso oral. Uso adulto*
- **Vincy® (Althaia),** cada comprimido revestido contém 3 mg de drospirenona + 0,02 mg de etinilestradiol, embalagem com 24 comprimidos revestidos ou com 3 blísteres com 24 comprimidos. *Uso oral. Uso adulto*
- **Yasmin® (Bayer),** cada comprimido revestido contém 3 mg de drospirenona + 0,02 mg de etinilestradiol, embalagens com 1 ou 3 blísteres-calendário com 21 comprimidos revestidos. *Uso oral. Uso adulto*

■ **Valerato de estradiol + dienogeste**
- **Qlaira® (Bayer),** comprimidos revestidos, cada blíster de 28 comprimidos revestidos contém 2 comprimidos revestidos amarelo-escuros contendo 3 mg de valerato de estradiol + 5 comprimidos revestidos vermelho-médios contendo 2 mg de valerato de estradiol e 2 mg de dienogeste; 17 comprimidos revestidos amarelo-claros contendo 2 mg de valerato de estradiol + 3 mg de dienogeste; 2 comprimidos revestidos vermelho-escuros contendo 1 mg de valerato de estradiol; 2 comprimidos revestidos brancos inativos, 1 estojo de cartolina contendo blíster com 28 comprimidos revestidos (26 comprimidos revestidos ativos e 2 comprimidos revestidos inativos). *Uso oral. Uso adulto*

■ **Etinilestradiol + levonorgestrel**
- **Evanor® (Wyeth),** cada comprimido contém 0,25 mg de levonorgestrel + 0,05 mg de etinilestradiol, cartucho contendo 1 blíster com 21 comprimidos e cartucho contendo 3 blísteres com 21 comprimidos. *Uso oral. Uso adulto*
- **Gestrelan® (Biolab Sanus),** cada comprimido contém 0,15 mg de levonorgestrel + 0,03 mg de etinilestradiol, caixa com 21 comprimidos e caixa com 63 comprimidos. *Uso oral. Uso adulto*
- **Level® (Biolab Sanus),** cada comprimido revestido contém 0,100 mg de levonorgestrel + 0,020 mg de etinilestradiol, caixa com 21 e 63 comprimidos revestidos. *Uso oral. Uso adulto (a partir da primeira menstruação)*
- **Microvlar® (Bayer),** cada drágea contém 0,15 mg de levonorgestrel + 0,03 mg de etinilestradiol, cartucho contendo 1 blíster-calendário com 21 drágeas. *Uso oral.Uso adulto*
- **Miranova® (Bayer),** cada drágea contém 0,10 mg de levonorgestrel + 0,02 mg de etinilestradiol, cartucho contendo 1 ou 3 blísteres-calendário com 21 drágeas. *Uso oral. Uso adulto*
- **Neovlar® (Bayer),** cada drágea contém 0,25 mg de levonorgestrel + 0,05 mg de etinilestradiol, cartucho contendo 1 blíster-calendário com 21 drágeas. *Uso oral. Uso adulto*
- **Nociclin® (EMS),** cada comprimido contém 0,15 mg levonorgestrel + 0,03 mg de etinilestradiol, caixas com 21 e 63 comprimidos. *Uso oral.Uso adulto*
- **Nordette® (Wyeth),** cada drágea contém 0,15 mg de levonorgestrel + 0,03 mg de estradiol, cartucho contendo 1 blíster com 21 drágeas e cartucho contendo 3 blísteres com 21 drágeas. *Uso oral Uso adulto*
- **Triquilar® (Schering),** 6 drágeas contendo 0,05 mg de levonorgestrel e 0,03 mg de etinilestradiol cada uma + 5 drágeas contendo 0,075 mg de levonorgestrel e 0,04 mg de etinilestradiol cada uma + 10 drágeas contendo 0,125 mg de levonorgestrel e 0,03 mg de etinilestradiol cada uma, cartucho contendo 1 blíster-calendário com 21 drágeas. *Uso oral. Uso adulto*

■ **Etinilestradiol + clormadinona**
- **Belara® (Janssen-Cilag),** cada comprimido revestido contém 2 mg de acetato de clormadinona e 0,03 mg de etinilestradiol. Comprimidos revestidos em embalagem com 1 cartela com 21 comprimidos. *Uso oral. Uso adulto*

■ **Valerato de estradiol + levonorgestrel**
- **Cicloprimogyna® (Bayer),** cada drágea branca contém 2 mg de valerato de estradiol e cada drágea pardo-avermelhada contém 2 mg de valerato de estradiol + 0, 25 mg de levonorgestrel, cartucho contendo blíster com 21 drágeas (11 brancas e 10 pardo-avermelhadas). *Uso oral. Uso adulto*

■ **Estradiol + acetato de noretisterona**
- **Estradiol + acetato de noretisterona® (Legrand Pharma),** cada comprimido revestido contém 2 mg de estradiol + 1 mg de acetato de noretisterona, embalagens com 28 e 84 comprimidos revestidos. *Uso oral Uso adulto*

IMPORTANTE

O acetato de noretisterona (Primolut-nor® [Bayer], cada comprimido contendo 10 mg de acetato de noretisterona, embalagem com 3 blísteres com 10 comprimidos), **não é usado para prevenir a gravidez**. É indicado para tratamento de sangramentos uterinos disfuncionais, distúrbios menstruais, sinais/sintomas pré-menstruais e doenças da mama. Deve ser usado contraceptivo de barreira em associação.

■ **Noretisterona**
- **Micronor® (Janssen-Cilag),** comprimidos com 0,35 mg de noretisterona em embalagem contendo um blíster com 35 comprimidos. *Uso oral Uso adulto*
- **Norestin® (Biolab Sanus),** comprimidos com 0,35 mg de noretisterona em embalagem contendo um blíster com 35 comprimidos. *Uso oral. Uso adulto*

■ **Ciproterona + etinilestradiol**
- **Diane 35® (Bayer),** cada drágea contém 2,0 mg de acetato de ciproterona + 0,035 mg de etinilestradiol, cartucho contendo 1 ou 3 blísteres-calendário com 21 drágeas. *Uso oral. Uso adulto.*

> **IMPORTANTE**
>
> Embora Diane 35® (Bayer) seja um contraceptivo oral, deve ser reservado apenas para mulheres que necessitam de tratamento para as condições andrógeno-dependentes como síndrome dos ovários policísticos, acne e hirsutismo.

Anticoncepcionais injetáveis

Os anticoncepcionais injetáveis são aplicados por via intramuscular a intervalos de 4 semanas. Trata-se de uma abordagem efetiva e, como são utilizados estrógenos naturais, parece ter menos efeitos colaterais do que os contraceptivos combinados orais. Além disso, a administração parenteral elimina a primeira passagem pelo fígado. As opções são:
- Enantato de estradiol (10 mg) + algestona acetofenida (150 mg)
- Valerato de estradiol (5 mg) + enantato de noretisterona (50 mg)
- Cipionato de estradiol (5 mg) + acetato de medroxiprogesterona (25 mg).

Enantato de estradiol + algestona acetofenida

A ampola deve ser aplicada por via parenteral entre o 7º e o 10º dia (de preferência no 8º dia) após o início de cada menstruação (contar o primeiro dia de sangramento menstrual como o dia número 1). A injeção sempre deve ser administrada por via intramuscular profunda, de preferência na região glútea, embora também possa ser aplicada na região deltoide. Antes da administração deve ser feita antissepsia do local de aplicação. A injeção deve ser administrada lentamente, sempre por um profissional qualificado e treinado. Após a administração, não massagear o local de aplicação e protegê-lo com uma compressa limpa, para evitar perda da solução. Essas instruções devem ser estritamente seguidas para minimizar falhas na contracepção ou falta de eficácia. Recomenda-se que a aplicação seja feita utilizando-se uma agulha 30 × 7 ou 30 × 8 com uma seringa calibrada para 1 mℓ, no mínimo. O conteúdo inteiro da ampola deve ser cuidadosamente aspirado para dentro da seringa e injetado evitando-se perdas. Não administrar por via intravenosa.

Tal como sucede com os anticoncepcionais hormonais orais, o uso concomitante de rifampicina, rifabutina, griseofulvina e ritonavir (inibidores de protease potencializados) pode reduzir a eficácia contraceptiva do produto ou provocar irregularidades menstruais. Da mesma forma, os anticoncepcionais hormonais podem alterar a eficácia do tratamento com antirretrovirais, anti-hipertensivos, hipnóticos, hipoglicemiantes, anticoagulantes e antidepressivos. O uso concomitante de anticonvulsivantes como carbamazepina, fenitoína, fenobarbital, primidona, oxacarbazepina e felbamato estimula o metabolismo de contraceptivos esteroides orais, podendo assim também reduzir a eficácia contraceptiva dos contraceptivos injetáveis.

O topiramato pode também induzir o metabolismo de contraceptivos esteroides, mas a interação parece ser clinicamente irrelevante com doses diárias de 200 mg ou menos. Com o uso concomitante de lamotrigina, entretanto, ocorre uma interação reversa, em que os contraceptivos hormonais estimulam o metabolismo da lamotrigina e reduzem suas concentrações plasmáticas em 40 a 65% no estado de equilíbrio dinâmico, potencialmente levando a piora do controle das crises epilépticas ou sinais de toxicidade quando o uso do contraceptivo é interrompido.

Apresentação comercial

- **Aldijet® (Supera Farma)**, cada ampola de 1 mℓ contém 150 mg de algestona acetofenida + 10 mg de enantato de estradiol, embalagem com 1 ampola de 1 mℓ. Uso adulto. Uso intramuscular. Venda sob prescrição médica
- **Algestona acetofenida + enantato de estradiol® (EMS)**, cada ampola de 1 mℓ contém 150 mg de algestona acetofenida + 10 mg de enantato de estradiol, embalagem com 1, 50* ou 100* ampolas de 1 mℓ (*embalagem hospitalar). Uso adulto. Uso intramuscular. Venda sob prescrição médica
- **Algestona acetofenida + enantato de estradiol® (Eurofarma)**, cada ampola de 1 mℓ contém 150 mg de algestona acetofenida + 10 mg de enantato de estradiol, embalagem com 1 ampola de 1 mℓ, Uso adulto. Uso intramuscular. Venda sob prescrição médica
- **Algestona acetofenida + enantato de estradiol® (Germed)**, cada ampola de 1 mℓ contém 150 mg de algestona acetofenida + 10 mg de enantato de estradiol, embalagem com 1, 50* ou 100* ampolas de 1 mℓ (*embalagem hospitalar). Uso adulto. Uso intramuscular. Venda sob prescrição médica
- **Algestona acetofenida + enantato de estradiol® (Legrand Pharma)**, cada ampola de 1 mℓ contém 150 mg de algestona acetofenida + 10 mg de enantato de estradiol, embalagem com 1, 50* ou 100* ampolas de 1 mℓ (*embalagem hospitalar). Uso adulto. Uso intramuscular. Venda sob prescrição médica
- **Ciclovular® (União Química)**, cada ampola de 1 mℓ contém 150 mg de algestona acetofenida + 10 mg de enantato de estradiol, embalagem com 1 ampola de 1 mℓ. Uso adulto. Uso intramuscular. Venda sob prescrição médica
- **Daiva® (Eurofarma)**, cada ampola de 1 mℓ contém 150 mg de algestona acetofenida + 10 mg de enantato de estradiol, embalagem com 1 ampola de 1 mℓ. Uso adulto. Uso intramuscular. Venda sob prescrição médica
- **Perlumes® (Legrand Pharma)**, cada ampola de 1 mℓ contém 150 mg de algestona acetofenida + 10 mg de enantato de estradiol, embalagem com 1, 50* ou 100* ampolas de 1 mℓ (*embalagem hospitalar). Uso adulto. Uso intramuscular. Venda sob prescrição médica
- **Perlutan® (Boehringer Ingelheim)**, cada ampola de 1 mℓ contém 150 mg de algestona acetofenida + 10 mg de enantato de estradiol, embalagem com 1 ampola de 1 mℓ. Uso adulto. Uso intramuscular. Venda sob prescrição médica
- **Preg-less® (EMS Sigma Pharma)**, cada ampola de 1 mℓ contém 150 mg de algestona acetofenida + 10 mg de enantato de estradiol, embalagem com 1 ampola de 1 mℓ. Uso adulto. Uso intramuscular. Venda sob prescrição médica
- **Pregnolan® (Mabra)**, cada ampola de 1 mℓ contém 150 mg de algestona acetofenida + 10 mg de enantato de estradiol, embalagem com 1 ampola de 1 mℓ. Uso adulto. Uso intramuscular. Venda sob prescrição médica
- **Uno-ciclo® (Glenmark)**, cada ampola de 1 mℓ contém 150 mg de algestona acetofenida + 10 mg de enantato de estradiol, embalagem com 1 ampola de 1 mℓ + seringa de 3 mℓ com agulha 30 × 7. Uso adulto. Uso intramuscular. Venda sob prescrição médica.

Enantato de noretisterona + valerato de estradiol

Como se trata da combinação de um estrogênio e um progestógeno, as precauções relacionadas ao seu uso são semelhantes às dos contraceptivos orais. O componente estrogênico é um estrogênio natural e seus níveis sanguíneos alcançam os picos da fase pré-ovulatória do ciclo menstrual normal. O componente progestogênico, o enantato de noretisterona, exerce efeitos progestogênicos típicos em mulheres, tais como efeitos antigonadotrópicos, transformação secretória do endométrio e espessamento do muco cervical.

Essa combinação exerce efeitos favoráveis no metabolismo lipídico, exerce efeito mínimo na função hepática em usuárias saudáveis e não apresenta efeito de primeira passagem hepática.

Entretanto, como os hormônios esteroides contidos em contraceptivos injetáveis combinados são metabolizados no fígado, eles poderiam, teoricamente, provocar efeitos adversos em mulheres cuja função hepática já estivesse comprometida.

Os componentes farmacologicamente ativos, noretisterona e estradiol, encontram-se totalmente biodisponíveis após injeção intramuscular de enantato de noretisterona e valerato de estradiol. Após injeção intramuscular de 50 mg de enantato de noretisterona em combinação com 5 mg de valerato de estradiol, a concentração plasmática máxima de estradiol (média entre 852 e 1.570 pmol/ℓ) é atingida em aproximadamente 2 dias e a concentração plasmática máxima de noretisterona de 4,7 a 10,1 nmol/ℓ em aproximadamente 4,1 a 4,8 dias após a injeção intramuscular. Uma vez que a meia-vida terminal de estradiol é consideravelmente mais curta que a de noretisterona (a qual, por sua vez, é decorrente das diferentes taxas de liberação dos ésteres a partir do depósito), a segunda parte do período após a administração é dominada pelo componente progestogênico.

Os dois componentes são completamente metabolizados. Uma pequena parte da noretisterona é transformada, *in vivo*, em etinilestradiol. A partir da administração de 1 mg de noretisterona ou de acetato de noretisterona VO, o etinilestradiol formado em humanos é equivalente a uma dose oral de cerca de 4 mcg ou 6 mcg, respectivamente.

Considerando que a estrogenicidade da noretisterona já é conhecida e vivenciada na prática clínica, a descoberta de suas características metabólicas não modifica as recomendações de uso preexistentes.

A biotransformação do estradiol segue a mesma via do hormônio endógeno. Os metabólitos da noretisterona são excretados com a urina e fezes em proporções semelhantes. A excreção dos metabólitos do estradiol ocorre predominantemente por via renal. Cerca de 85% da dose de ambas as substâncias são excretados no intervalo de 28 dias após a injeção.

A administração repetida em intervalos de 28 dias provoca um leve acúmulo de enantato de noretisterona, alcançando-se um estado de equilíbrio dinâmico logo após a terceira administração.

Com relação à farmacocinética e à biotransformação dos fármacos, não se espera uma interação do enantato de noretisterona com o valerato de estradiol, visto que é pouco provável que ocorra sobrecarga do metabolismo, devido às taxas de liberação lentas a partir do depósito intramuscular e às consequentes baixas concentrações séricas dos princípios ativos.

Apresentação comercial

- **Enantato de noretisterona + valerato de estradiol® (Eurofarma),** suspensão injetável, cada mℓ contém 50 mg de enantato de noretisterona + 5 mg de valerato de estradiol, cartucho contendo 1 seringa pré-carregada com 1 mℓ de solução injetável + agulha descartável. Uso intramuscular. Uso adulto
- **Enantato de noretisterona + valerato de estradiol® (Mabra),** suspensão injetável, cada mℓ contém 50 mg de enantato de noretisterona + 5 mg de valerato de estradiol, cartucho contendo 1 ampola de 1 mℓ + 1 seringa. Uso intramuscular. Uso adulto
- **Mesigyna® (Bayer),** suspensão injetável, cada mℓ contém 50 mg de enantato de noretisterona + 5 mg de valerato de estradiol, cartucho contendo 1 seringa pré-carregada com 1 mℓ de solução injetável + agulha. Uso intramuscular. Uso adulto
- **Noregyna® (Mabra),** suspensão injetável, cada mℓ contém 50 mg de enantato de noretisterona + 5 mg de valerato de estradiol, cartucho contendo 1 seringa pré-carregada com 1 mℓ de solução injetável + seringa. Uso intramuscular. Uso adulto.

Acetato de medroxiprogesterona + cipionato de estradiol

Trata-se de um contraceptivo na forma de suspensão aquosa injetável que equilibra as ações de dois importantes hormônios no sistema genital feminino e em baixas concentrações. A ação progestogênica é efetivada pelo acetato de medroxiprogesterona, que exibe uma atividade extremamente seletiva e efetiva e apresenta características semelhantes às da progesterona natural, exceto que 10 vezes mais potente e não é transportada pelas globulinas fixadoras de hormônios sexuais (SHBG). Exerce potentes atividades anovulatória e antigonadotrófica, comprovadas na sua eficácia contraceptiva com uma aplicação mensal.

Após a administração parenteral, a medroxiprogesterona é absorvida gradualmente a partir do músculo e são alcançadas as concentrações máximas em 3 a 6 dias. A biodisponibilidade excede 80% da dose administrada. A metabolização da medroxiprogesterona é feita pelo fígado com hidroxilação e conjugação da molécula e sua excreção pela urina e fezes.

A ação estrogênica é efetivada pelo cipionato de estradiol que age diretamente no nível hipotalâmico e no útero e indiretamente na maturação dos folículos. Após administração parenteral, as concentrações máximas no sangue são atingidas em 2 a 3 dias. A metabolização principal se faz no fígado, formando metabólitos da estrona, e em menor proporção de estriol, que são conjugados para serem eliminados pela urina, bile e fezes. Uma parte retorna à circulação êntero-hepática.

Essa formulação foi elaborada de modo que seus microcristais sejam liberados lenta e gradualmente, mantendo níveis sanguíneos estáveis e constantes dos hormônios. Outra vantagem é a sua forma em suspensão aquosa que torna sua aplicação menos dolorosa do que os contraceptivos injetáveis oleosos.

Os principais mecanismos de ação são a suspensão da ovulação graças à ação do cipionato de estradiol na inibição da secreção hipofisária do FSH com consequente atraso na maturação folicular, conjugado com a ação da medroxiprogesterona que inibe a salva de liberação do LH que aparece no meio do ciclo menstrual e que induz a ovulação. Outra ação que favorece a contracepção é o aumento da viscosidade do muco cervical.

Apresentação comercial

- **Cyclofemina® (Millet Roux),** suspensão injetável, cada ampola de 0,5 mℓ contém 25 mg de acetato de medroxiprogesterona + 5 mg de cipionato de estradiol, embalagens contendo 1 ampola de 0,5 mℓ e 50 ampolas de 0,5 mℓ. Uso intramuscular. Uso adulto.
- **Depomês® (Biolab Sanus),** cada ampola contém 25 mg de acetato de medroxiprogesterona + 5 mg de cipionato de estradiol, embalagem com 1 ampola de 1 mℓ. Uso intramuscular. Uso adulto.

> **PARA SABER MAIS**
>
> Existem também no mercado outras opções, tais como:
> - Evra® (Janssen-Cilag), adesivo transdérmico com 6,00 mg de norelgestromina + 0,60 mg de etinilestradiol, em embalagem com 3 adesivos embalados individualmente em sachês de papel aluminizado e polietileno. Uso tópico. Uso adulto
> - Systen conti® (Janssen-Cilag), cada adesivo transdérmico contém 3,2 mg de estradiol hemi-hidratado (equivalente a 3,1 mg de estradiol) + 11,2 mg de acetato de noretisterona, que correspondem, após aplicação, a uma liberação de 50 mcg de estradiol + 170 mcg de acetato de noretisterona por dia, embalagem contendo 8 adesivos transdérmicos de 3,2 mg de estradiol hemi-hidratado (equivalente a 3,1 mg de estradiol) e 11,2 mg de acetato de noretisterona, embalados individualmente em sachês de papel hermeticamente fechados, com revestimento interno de alumínio. Trata-se de um adesivo transdérmico do tipo matricial
> - Lovelle® (Biolab Sanus), cada comprimido revestido vaginal contém 0,25 mg de levonorgestrel + 0,05 mg de etinilestradiol, caixa com 21 e 63 comprimidos revestidos. Uso adulto.

Contracepção de emergência

A anticoncepção de emergência (AE) é um método anticonceptivo que visa prevenir a gestação após a relação sexual. O método, também conhecido como contracepção de emergência (CE), "pílula do dia seguinte" ou ainda como "anticoncepção pós-coito", utiliza compostos hormonais concentrados e atua por curto período de tempo nos dias seguintes à relação sexual. Diferente de outros métodos anticonceptivos que atuam na prevenção da gravidez antes ou durante a relação sexual, é indicada apenas para situações especiais ou de exceção, com o objetivo de prevenir gravidez inoportuna ou indesejada.

O índice de efetividade é, em média, 75% e depende muito do período de tempo transcorrido desde a relação sexual não protegida.

> **IMPORTANTE**
>
> **Pílula do dia seguinte**
> O comprimido de levonorgestrel deve ser administrado por via oral o mais breve possível após a relação sexual desprotegida, não ultrapassando 72 h, pois ocorre diminuição significativa da efetividade após esse período.

Levonorgestrel

Trata-se de uma progestina (hormônio sintético com ações semelhantes às da progesterona). É prescrito como contraceptivo de emergência (a "pílula do dia seguinte").

Medicamento sujeito à Portaria n° 344 – 01/02/1999.

Indicação	• Em casos de suspeita de falha do método contraceptivo normalmente utilizado (p. ex., ruptura ou deslocamento do preservativo masculino ou feminino, que tenha permitido contato do esperma com a genitália feminina; deslocamento, ruptura ou remoção antecipada do diafragma ou capuz cervical; falha na interrupção do coito com contato do esperma com a genitália feminina, cálculo incorreto do método periódico de abstinência; expulsão/extrusão de DIU ou implante subcutâneo; em caso de ter ocorrido relação sexual desprotegida em momento de uso incorreto do anticoncepcional rotineiro) • Em caso de relação sexual sem proteção por método contraceptivo • Em casos de agressão sexual por meio de força física
Mecanismo de ação	• Quando usado na contracepção de emergência, varia dependendo da fase do ciclo menstrual em que for utilizado. O levonorgestrel pode inibir ou retardar a ovulação; modificar a motilidade tubária e, com isso, dificultar a passagem do óvulo e/ou do espermatozoide por esta e dificultar a penetração do espermatozoide no muco cervical. *Não exerce efeitos de interrupção sobre uma gravidez após a implantação da blástula no endométrio*
Posologia	• O primeiro comprimido deve ser ingerido assim que possível, desde que não ultrapasse 72 h após o coito desprotegido. O segundo comprimido deve ser ingerido 12 h após a 1ª dose • Se ocorrer vômito nas 2 h seguintes após a ingestão do levonorgestrel, a dose deve ser repetida
Absorção	• Sua absorção é rápida e completa após administração oral com biodisponibilidade de quase 100%. Diferentemente do norgestrel, o levonorgestrel não sofre efeito de primeira passagem, um importante contribuinte para a variabilidade interindividual, e apresenta alta taxa de ligação às proteínas plasmáticas (97,5%)
Metabolismo	• Hepático
Eliminação	• Cerca de 45% são eliminados na urina e 32% nas fezes
Contraindicação	• Se houver sangramento genital anormal ou de origem desconhecida ou em caso de hipersensibilidade a quaisquer dos componentes de sua fórmula • Em casos de gravidez confirmada ou suspeita (classe X na gravidez)
Interações medicamentosas	• Amprenavir: redução das concentrações plasmáticas de amprenavir • Carbamazepina: redução do efeito anticoncepcional
Efeitos adversos	• *Muito comuns (> 1/10)*: sangramento uterino irregular (alterações do padrão menstrual, menstruação irregular, menorragia), alterações do volume ou da duração do fluxo menstrual ou da data esperada para o início do ciclo menstrual seguinte ao uso do levonorgestrel (algumas mulheres apresentam pequenos sangramentos de escape após tomar levonorgestrel ou antecipação da menstruação), náuseas, fadiga, dor na parte inferior do abdome, cefaleia e tontura

Alerta	• Não deve ser utilizado como método anticoncepcional de rotina. A formulação contém taxas elevadas de hormônio e seu uso repetido ainda não tem sua segurança estabelecida. Para uso rotineiro, há outros métodos anticoncepcionais mais efetivos
	• Não protege contra risco de gravidez por relações sexuais sem proteção anticoncepcional que tenham ocorrido antes do período para o qual foi indicado, e nem protege para relações sexuais desprotegidas que ocorram após seu uso. Após o uso do levonorgestrel, é necessário usar outros métodos anticoncepcionais (p. ex., o preservativo) até a próxima menstruação
	• Não protege contra doenças sexualmente transmissíveis
	• Antes de iniciar o tratamento é aconselhável fazer exame de laboratório para verificar se já existe gravidez
	• Pode passar para o leite humano. O uso durante a amamentação é contraindicado nas 6 semanas seguintes ao parto. Em caso de uso do levonorgestrel, é recomendável suspender a amamentação temporariamente
	• Se após o uso de levonorgestrel houver atraso ou irregularidade menstrual acompanhados de dor nos quadrantes inferiores do abdome, é importante descartar a possibilidade de gravidez ectópica
	• A efetividade do levonorgestrel pode ser reduzida nas seguintes situações:
	   ◦ Se ocorrerem vômitos nas 3 a 4 h após a ingestão do medicamento
	   ◦ Nos casos de síndromes mal-absortivas (p. ex., doença de Crohn e retocolite ulcerativa)
	   ◦ Com o uso concomitante com medicamentos que interagem com o levonorgestrel (p. ex., barbitúricos, fenitoína, fenilbutazona, rifampicina, griseofulvina, amoxicilina, ampicilina, oxacilina, penicilina G, penicilina G procaína, penicilina V, ticarcilina, ácido clavulânico, cefaclor, cefadroxila, cefixima, ceftazidima, cefuroxima, tetraciclina, oxitetraciclina, cloxacilina, dicloxacilina, doxiciclina, eritromicina, limeciclina, tigeciclina ou minociclina, oxcarbazepina, carbamazepina, primidona, clobazam, antirretrovirais como delavirdina, efavirenz, nelfinavir, nevirapina, ritonavir, griseofulvina, goma-guar, isotretinoína, micofenolato mofetila e aminoglutetimida)
	   ◦ Se utilizado de maneira não adequada (após 72 h do intercurso sexual, antes de intercurso sexual desprotegido, após a ocorrência de concepção)

Apresentação comercial

- **Diad® (Cimed)**, comprimido contendo 0,75 mg de levonorgestrel, embalagem contendo 2 comprimidos. *Uso oral. Uso adulto*
- **Dopo® (Eurofarma)**, comprimido contendo 0,75 mg de levonorgestrel, embalagem contendo 2 comprimidos. *Uso oral. Uso adulto*
- **Hora H® (Indústria Farmacêutica Melcon do Brasil)**, comprimido contendo 1,5 mg de levonorgestrel, embalagem contendo 1 comprimido. *Uso oral. Uso adulto*
- **Levonorgestrel® (Indústria Farmacêutica Melcon do Brasil)**, comprimido contendo 1,5 mg de levonorgestrel, embalagem contendo 1 comprimido. *Uso oral. Uso adulto*
- **Levonorgestrel® (Neo Química)**, comprimido contendo 1,5 mg de levonorgestrel, embalagem contendo 1 comprimido. *Uso oral. Uso adulto*
- **Pilem® (União Química)**, comprimido contendo 0,75 mg de levonorgestrel, embalagem contendo 2 comprimidos. *Uso oral. Uso adulto*
- **Postinor uno® (Aché)**, comprimido contendo 1,5 mg de levonorgestrel, embalagem contendo 1 comprimido. *Uso oral. Uso adulto*
- **Pozato® (Libbs)**, comprimido revestido contendo 1,5 mg de levonorgestrel, embalagem contendo 1 comprimido. *Uso oral. Uso adulto*
- **Previdez-2® (EMS)**, comprimido contendo 0,75 mg de levonorgestrel, embalagem contendo 2 comprimidos. *Uso oral. Uso adulto*
- **Prevyol 2® (Legrand)**, comprimido contendo 0,75 mg de levonorgestrel, embalagem contendo 2 comprimidos. *Uso oral. Uso adulto*

Terapia de reposição hormonal

A terapia de reposição hormonal (TRH) é uma abordagem instituída para controle de sinais e sintomas de deficiência estrogênica consequente ao climatério e à menopausa e para prevenção da osteoporose pós-menopausa.

Se a paciente nunca se submeteu a histerectomia, é usada uma associação de estrógeno e progestina. O uso da progestina reduz o risco de câncer de útero associado ao uso isolado de estrogênio. Se a paciente for histerectomizada, apenas estrogênio é prescrito.

A TRH sistêmica pode ser cíclica (estrogênio todos os dias e progestina durante alguns dias a cada mês) ou contínua. As formulações são aplicadas por via oral, adesivo transdérmico ou gel e *spray* aplicado na pele.

Se a paciente apresentar apenas ressecamento vaginal, pode ser prescrito creme ou óvulos vaginais de estrogênio. O estrogênio tópico ajuda a restaurar a espessura e a elasticidade do revestimento vaginal, além de aliviar o ressecamento e a irritação vaginais.

Segundo o ACOG, dentre os benefícios da TRH, estão os seguintes:
- A terapia sistêmica com estrogênio (com ou sem progestina) comprovadamente é o melhor tratamento para o fogacho e a sudorese noturna
- As terapias sistêmica e local com estrogênio aliviam o ressecamento vaginal
- O estrogênio sistêmico protege contra a perda óssea que ocorre nos primeiros meses após a menopausa e ajuda a prevenir fraturas do colo do fêmur e das vértebras
- A associação de estrogênio e progestina reduz o risco de câncer de cólon.

Segundo o ACOG, os riscos da TRH incluem:
- A terapia com estrogênio promove o crescimento do revestimento uterino e pode aumentar o risco de câncer de endométrio. O acréscimo da progestina reduz esse risco
- A combinação de estrogênio e progestina está ligada a um discreto aumento do risco de infarto do miocárdio. Esse risco está relacionado com condições clínicas preexistentes, a idade da paciente e a época de início da hormonoterapia. Algumas pesquisas sugerem que para as mulheres que começam a TRH nos primeiros 10 anos após menopausa e têm menos de 60 anos de idade, os efeitos são benéficos
- A combinação de estrogênio e progestina e a terapia apenas com estrogênio não estão associadas a um discreto aumento do risco de acidente vascular cerebral ou encefálico e trombose venosa profunda (TVP). Os adesivos e os cremes implicam menor risco de TVP que as formulações orais
- A combinação de estrogênio e progestina está associada a discreto aumento do risco de câncer de mama. Atualmente é preconizado que as mulheres com história pregressa de câncer de mama hormônio-sensível usem primeiro abordagens não hormonais para o manejo das manifestações da menopausa
- Existe discreto aumento do risco de doença da vesícula biliar associado a terapia com estrogênio associada ou não a progestina. Como no caso da TVP, o risco é maior com as formulações orais.

Dentre os efeitos colaterais da TRH estão sangramento vaginal, retenção de líquido e dolorimento nas mamas (temporário). Uma opção à TRH consiste em fitoterápicos, como *Cimicifuga racemosa*, e lubrificantes vaginais não hormonais.

Apresentação comercial

- **Activelle® (Novo Nordisk)**, cada comprimido revestido contém 1 mg de estradiol + 0,5 mg de acetato de noretisterona, embalagem contendo 1 estojo calendário com 28 comprimidos. *Uso oral. Uso adulto*
- **Avaden® (Bayer)**, cartela com 28 comprimidos revestidos, cada comprimido revestido bege contém 1 mg de 17-betaestradiol e cada comprimido revestido azul contém 1 mg de estradiol + 0,025 mg de gestodeno. *Uso oral. Uso adulto. Não pode ser usado como contraceptivo*
- **Cliane® (Bayer)**, cada comprimido revestido contém 2 mg de estradiol + 1 mg de acetato de noretisterona, cartucho com 1 blíster-calendário com 28 comprimidos revestidos. *Uso oral. Uso adulto*
- **Estradiol + acetato de noretisterona (Legrand Pharma)**, cada comprimido revestido contém 2 mg de estradiol + 1 mg de acetato de noretisterona, embalagens com 28 e 84 comprimidos revestidos. *Uso oral. Uso adulto*
- **Femoston® 1/10 (Abbott)**, caixas contendo 28 comprimidos revestidos (14 comprimidos brancos (1 mg de estradiol) e 14 comprimidos cinza (1 mg de estradiol + 10 mg de didrogesterona). *Uso oral. Uso adulto*
- **Gineane® (Teuto)**, cada comprimido revestido contém 2 mg de estradiol + 1 mg de acetato de noretisterona, embalagem contendo 28 comprimidos revestidos. *Uso oral. Uso adulto*
- **Kliogest® (Novo Nordisk)**, cada comprimido revestido contém 2 mg de estradiol + 1 mg de acetato de noretisterona, embalagem contendo estojo calendário com 28 comprimidos. *Uso oral. Uso adulto*
- **Natifa pro® (Libbs)**, cada comprimido revestido contém 1,0 mg de estradiol hemi-hidratado (equivalente a 1,0 mg de estradiol base) + 0,5 mg de acetato de noretisterona, embalagem com 28 comprimidos revestidos. *Uso oral. Uso adulto*
- **Suprelle® (Biolab Sanus)**, cada comprimido revestido contém 1,0 mg de estradiol + 0,5 mg de acetato de noretisterona, caixa com 28 e 84 comprimidos revestidos. *Uso oral. Uso adulto*
- **Suprema® (Biolab Sanus)**, cada comprimido revestido contém 2 mg de estradiol + 1 mg de acetato de noretisterona, cartucho com 1, 3 e 50 blísteres-calendário com 28 comprimidos revestidos. *Uso oral. Uso adulto*
- **Totelle ciclo® (Wyeth)**, cartucho contendo 1 envelope contendo 1 blíster com 28 drágeas: 14 drágeas (rosa-claro) contendo 1 mg de estradiol (para uso do 1º ao 14º dia) e 14 drágeas (rosa) contendo 1 mg de estradiol + 0,250 mg de trimegestona (para uso do 15º ao 28º dia). *Uso oral. Uso adulto.*

PARA SABER MAIS

Vale lembrar que existem outras apresentações para TRH:
- Estalis® (Novartis), cada sistema terapêutico transdérmico contém 0,620 mg de estradiol (na forma de estradiol hemi-hidratado) + 2,70 mg de acetato de noretisterona (com liberação diária de 50 microgramas de estradiol e 140 microgramas de acetato de noretisterona (1 mg de estradiol hemi-hidratado é equivalente a 0,968 mg de estradiol), embalagens contendo 8 sistemas terapêuticos transdérmicos
- Systen sequi® (Jansen-cilag), uma combinação de um adesivo transdérmico de estradiol do tipo matricial e um adesivo transdérmico de estradiol/acetato de noretisterona do tipo matricial (regime sequencial), embalagem contendo 8 adesivos transdérmicos embalados individualmente em sachês de papel hermeticamente fechados, com revestimento interno de alumínio. Cada embalagem contém 4 adesivos 1 (estradiol) e 4 do tipo 2 (estradiol + acetato de noretisterona).

Estrogênio tópico

A queda dos níveis de estrogênio durante o climatério e a menopausa faz com que a parede da vagina se torne fina e seca. A deficiência de estrogênios também pode provocar manifestações como incontinência urinária, cistites repetidas, irritação vaginal e fogacho. Essas queixas podem ser aliviadas pela aplicação tópica de estrogênio.

Estriol tópico

O corpo produz normalmente três hormônios estrogênicos – estradiol, estrona e estriol. O estradiol é produzido pela teca e pela granulosa do ovário, sendo a forma predominante de estrogênio encontrada nas mulheres antes da menopausa. A estrona é formada a partir do estradiol em uma reação reversível, sendo a forma predominante de estrogênio circulante após a menopausa. O estriol é secretado pela placenta durante a gravidez, sendo o metabólito periférico do estradiol e da estrona.

É conhecido por seus usos tópicos em ginecologia, principalmente no manejo da atrofia vaginal e da vaginite atrófica pós-menopausa.

Os estrogênios influenciam muitos sistemas do corpo humano, inclusive fígado, ossos, pele, sistema digestório, mamas, útero, vasculatura e SNC. Esses efeitos parecem ser mais proeminentes durante os períodos de deficiência de estrogênio como a menopausa.

Indicação	• Tratamento dos sinais/sintomas relacionados com a deficiência estrogênica • Tratamento das manifestações geniturinárias
Mecanismo de ação	• No caso de atrofia vaginal, o estriol induz normalização do epitélio vaginal e ajuda na restauração da microflora normal e do pH fisiológico da vagina. Como resultado, o estriol aumenta a resistência das células epiteliais vaginais à infecção e à inflamação

Posologia	• Terapia hormonal (TH) para a atrofia dos sistemas genital e urinário relacionada à deficiência estrogênica:
	  ○ 1 aplicação por dia durante as primeiras semanas, seguida de redução gradual de acordo com o alívio dos sintomas, até se atingir a dose de manutenção (1 aplicação 2 vezes/semana)
	  ○ Terapia pré e pós-operatórias em mulheres submetidas à cirurgia por via vaginal após a menopausa: 1 aplicação ao dia 2 semanas antes da cirurgia e 1 aplicação 2 vezes/semana durante as 2 semanas após a cirurgia

Absorção	• A administração intravaginal do estriol proporciona concentração ótima no local de ação. O estriol é também absorvido pela circulação sistêmica. Quase a totalidade de estriol (90%) se liga à estrutura plasmática e, ao contrário a outros estrogênios, não apresenta ligação à globulina fixadora de hormônios sexuais (SHBG)
Início da ação	• Níveis plasmáticos máximos são atingidos 1 a 2 h após a aplicação
Duração da ação	• Ao contrário de outros estrogênios, o estriol é de curta duração, pois tem curto tempo de permanência no núcleo das células endometriais. Sendo assim, não há proliferação endometrial quando a dose total recomendada é administrada em dose única diária, não sendo necessária administração cíclica de progestógeno e não ocorre sangramento de privação após a menopausa
Metabolismo	• O metabolismo do estriol consiste principalmente na conjugação e na desconjugação durante a circulação êntero-hepática
Eliminação	• O estriol é excretado, principalmente, na urina sob a forma conjugada e apenas pequena fração (+2%) é excretada nas fezes sob a forma não conjugada.
Contraindicação	• O estriol é contraindicado nos casos de gravidez; distúrbios circulatórios; trombose; história pregressa ou suspeita de câncer de mama; espessamento não tratado do endométrio; hepatopatias; porfiria; sangramento vaginal sem diagnóstico; suspeita ou caso confirmado de tumores malignos dependentes de hormônio (estrogênio); alterações importantes da audição durante a gravidez ou uso de preparações estrogênicas e alergia aos componentes da fórmula
Interações medicamentosas	• Existem indícios de que os estrogênios, incluindo o estriol, podem aumentar os efeitos farmacológicos de certos corticosteroides. Se necessário, a dosagem do corticosteroide deverá ser reduzida. Também há indícios, obtidos principalmente com outros estrogênios ou anticoncepcionais orais, de que o uso concomitante de estriol com barbitúricos, hidantoínas e rifampicina diminui a eficácia do estriol. O estriol ainda pode aumentar a eficácia dos bloqueadores beta-adrenérgicos e alterar a eficácia das insulinas
Efeitos adversos	• Prurido e irritação locais • Tensão ou dor mamária
Alerta	• Os estrogênios podem causar retenção hídrica, portanto, pacientes com disfunção cardíaca ou renal devem ser cuidadosamente observadas • O estriol é um inibidor fraco de gonadotropinas e não apresenta outros efeitos significativos sobre o sistema endócrino

Apresentação comercial

- **Estriol® (Neo Química),** creme vaginal, cada g contém 1 mg de estriol, embalagem com uma bisnaga de 50 g + aplicador. *Uso intravaginal. Uso adulto*
- **Ovestrion® (Merck Sharp & Dohme),** creme vaginal, cada g contém 1 mg de estriol, embalagem com uma bisnaga de 15 g ou 50 g + aplicador. *Uso intravaginal. Uso adulto*
- **Stele® (Biolab),** creme vaginal, cada g contém 1 mg de estriol, embalagem com uma bisnaga de 50 g + aplicador. *Uso intravaginal. Uso adulto.*

Infecções vaginais

Vaginite é a inflamação infecciosa ou não infecciosa da mucosa vaginal, algumas vezes associada a inflamação da vulva. As manifestações clínicas incluem corrimento, irritação, prurido e eritema vaginais.

Em crianças a vaginite é, em geral, causada pela flora do sistema digestório – vulvovaginite inespecífica. Um fator contribuinte comum em meninas em 2 a 6 anos de idade é a higiene perineal insatisfatória. Além disso, substâncias químicas existentes em sabonetes ou sais de banho provocam inflamação. Corpos estranhos podem causar vaginite inespecífica associada a secreção sanguinolenta.

Algumas vezes a vulvovaginite em crianças é consequente a infecção por um patógeno específico (p. ex., estreptococos, estafilococos, *Candida* spp. e, ocasionalmente, oxiúros).

Nas mulheres em idade fértil, a vaginite é habitualmente de natureza infecciosa. Os tipos mais comuns são: vaginose bacteriana; vaginite por *Candida*; vaginite por *Trichomonas*. A vaginite também pode resultar de corpos estranhos (p. ex., tampões higiênicos).

Nas mulheres em idade fértil o principal constituinte da flora vaginal normal é *Lactobacillus* sp. A colonização por essas bactérias mantém o pH vaginal na faixa da normalidade (3,8 a 4,2), impedindo o crescimento excessivo de bactérias patogênicas. Além disso, os níveis elevados de estrogênio conservam a espessura vaginal e reforçam a defesa local.

Após a menopausa, ocorre queda acentuada dos níveis de estrogênio e isso provoca adelgaçamento vaginal, aumentando assim a vulnerabilidade à infecção e à inflamação. Alguns tipos de tratamento (p. ex., irradiação pélvica, ooforectomia, quimioterapia) também provocam queda dos níveis de estrogênio.

A higiene local insatisfatória (p. ex., pacientes com incontinência urinária e/ou fecal ou acamadas) também pode levar a inflamação vulvar crônica devido a irritação química (urina ou fezes) ou infecção inespecífica.

Se não houver fatores predisponentes, a vaginose bacteriana, vaginite por *Candida* e vaginite por *Trichomonas* são incomuns após a menopausa.

Vaginose bacteriana

A vaginose bacteriana é consequente a uma alteração complexa da flora vaginal na qual há redução dos lactobacilos e crescimento excessivo de patógenos anaeróbicos. As manifestações incluem prurido vaginal e corrimento vaginal acinzentado, ralo e com odor de peixe. O diagnóstico é confirmado pelo exame da secreção vaginal. Segundo o Manual de Controle de Doenças Sexualmente Transmissíveis (DST) do Ministério da Saúde – Secretaria de Vigilância em Saúde, Programa Nacional de DST e AIDS, a primeira opção de tratamento seriam 400 a 500 mg de metronidazol 2 vezes/dia VO durante 7 dias, a segunda opção seriam 2 g de metronidazol VO, dose única, ou metronidazol gel a 0,75%, uma aplicação vaginal (5 g), 2 vezes/dia, por 5 dias, ou clindamicina 300 mg VO, de 12/12 h, durante 7 dias, ou clindamicina creme a 2%, uma aplicação à noite, durante 7 dias. Para gestantes após o primeiro trimestre e lactantes se prescreveriam 250 mg VO de metronidazol, 3 vezes/dia, durante 7 dias, ou 400 mg de metronidazol VO a intervalos de 12 h, durante 7 dias, ou 300 mg de clindamicina VO, de 12/12 h durante 7 dias.

Metronidazol

Ver Metronidazol na página 567 do Capítulo 15, *Antibióticos*.

Clindamicina

Ver Clindamicina na página 557 do Capítulo 15, *Antibióticos*.

Vaginite por *Candida*

A maioria dos casos de vaginite fúngica é causada por *Candida albicans* que coloniza 15 a 20% das mulheres não grávidas e 20 a 40% das gestantes.

Os fatores de risco da vaginite por *Candida* são:
- Diabetes melito
- Obesidade
- Uso de antibióticos de amplo espectro, imunossupressores ou corticosteroides
- Gravidez
- Hábitos de higiene e vestuário inadequados (diminuem a ventilação e aumentam a umidade e o calor locais)
- Contato com substâncias alergênicas e/ou irritantes (p. ex., talco, perfume, desodorantes)
- Imunocomprometimento
- Uso de DIU.

PARA SABER MAIS

A vaginite por *Candida* é incomum após a menopausa, exceto nas mulheres em uso de terapia de reposição hormonal.

As manifestações clínicas comuns são prurido, sensação de queimação ou irritação vulvares (que pioram durante a relação sexual) e dispareunia. O corrimento vaginal é espesso e branco (semelhante a queijo *cottage*), aderindo às paredes vaginais. O quadro clínico se intensifica na semana que antecede a menstruação. Eritema, edema e escoriações são achados comuns. Raramente o parceiro do sexo masculino também apresenta infecção por *Candida*.

Segundo o Manual de Controle de Doenças Sexualmente Transmissíveis (DST) do Ministério da Saúde – Secretaria de Vigilância em Saúde, Programa Nacional de DST e AIDS, a primeira opção de tratamento seria miconazol, creme a 2%, via vaginal, uma aplicação à noite ao deitar-se, por 7 dias; ou clotrimazol, creme vaginal a 1%, uma aplicação via vaginal, à noite ao deitar-se, durante 6 a 12 dias; ou clotrimazol, óvulos de 100 mg, uma aplicação via vaginal, à noite ao deitar-se, por 7 dias; ou tioconazol creme a 6,5%, ou óvulos de 300 mg, uma aplicação única, via vaginal ao deitar-se; ou nistatina 100.000 UI, uma aplicação, via vaginal, à noite ao deitar-se, por 14 dias. A segunda opção seria fluconazol, 150 mg VO em dose única ou itraconazol 200 mg VO a intervalos de 12 h em 1 dia ou cetoconazol 400 mg/dia VO durante 5 dias. Para gestantes após o primeiro trimestre e para lactantes as opções terapêuticas seriam miconazol, creme a 2%, via vaginal, uma aplicação à noite ao deitar-se, durante 7 dias; ou clotrimazol, creme vaginal a 1%, uma aplicação via vaginal, à noite ao deitar-se, durante 6 a 12 dias; ou clotrimazol, óvulos de 100 mg, uma aplicação via vaginal, à noite ao deitar-se, por 7 dias; ou nistatina 100.000 UI, uma aplicação, via vaginal, à noite ao deitar-se, durante 14 dias.

Miconazol

Ver Miconazol na página 25 do Capítulo 2, *Medicamentos em Dermatologia*.

Tinidazol

Tinidazol é uma pró-droga e ativo contra protozoários (*Trichomonas vaginalis, Entamoeba histolytica* e *Giardia lamblia*); bactérias anaeróbicas obrigatórias (*Bacteroides fragilis, Bacteroides melaninogenicus, Bacteroides* sp., *Clostridium* sp., *Peptococcus* sp., *Peptostreptococcus* sp., *Veillonella* sp.) e *Gardnerella vaginalis*.

Indicação	• Prevenção de infecções após cirurgias causadas por bactérias anaeróbicas
	• Tratamento de diversas infecções causadas por bactérias sensíveis ao tinidazol, tais como:
	  ○ Vaginite inespecífica (causada principalmente por *Gardnerella vaginalis* e *Mycoplasma*)
	  ○ Tricomoníase urogenital masculina e feminina
	  ○ Giardíase
	  ○ Amebíase intestinal e amebíase extraintestinal, especialmente abscesso hepático amebiano
	  ○ Infecções intraperitoneais como peritonite e abscessos
	  ○ Infecções ginecológicas como endometrite, endomiometrite, abscesso tubo-ovariano
	  ○ Septicemia bacteriana
	  ○ Infecções de cicatrizes no período pós-operatório
	  ○ Infecções da pele e tecidos moles (pele, músculos, tendões, ligamentos, gordura)
	  ○ Infecções das vias respiratórias superiores, pneumonia, empiema; abscesso pulmonar

Mecanismo de ação	• O grupamento nitro do tinidazol é reduzido em *Trichomonas* pelo sistema de transporte de elétrons mediado por ferredoxina. Acredita-se que o radical nitro livre resultante dessa redução seja responsável pela atividade antiprotozoária
Posologia	• Prevenção de infecções pós-operatórias: dose única de 2 g VO, cerca de 12 h antes da cirurgia • Tratamento de infecções causadas por bactérias anaeróbicas: dose inicial de 2 g no 1º dia, seguida de 1 g/dia VO em dose única, OU 500 mg VO 2 vezes/dia. A duração do tratamento de 5 a 6 dias é geralmente adequada, no entanto, de acordo com o critério médico, a duração da terapêutica poderá variar, sobretudo quando a erradicação da infecção for mais difícil • Vaginite inespecífica: dose única oral de 2 g. Maiores taxas de cura são obtidas com doses únicas diárias de 2 g durante 2 dias consecutivos (dose total de 4 g) • Tricomoníase urogenital: dose oral única de 2 g (é recomendado tratamento simultâneo do parceiro sexual) • Giardíase: dose oral única de 2 g • Amebíase intestinal: dose oral única diária de 2 g durante 2 a 3 dias. Ocasionalmente, quando as três doses únicas diárias não forem efetivas, o tratamento pode ser continuado por até 6 dias. Amebíase extraintestinal: dose única diária de 2 g durante 3 dias consecutivos • Abscesso hepático por *Entamoeba histolytica*: pode ser necessária a aspiração do pus, além do tratamento com tinidazol. A dose total varia de 4,5 a 12 g, dependendo da virulência da *Entamoeba histolytica*. O tratamento deve ser iniciado com dose oral única diária de 1,5 a 2 g durante 3 dias • Creme vaginal: aplicar o conteúdo de 1 aplicador cheio (cerca de 5 g de creme), por via intravaginal, 1 vez/dia, antes de deitar, durante 7 dias seguidos. O creme deve ser aplicado profundamente na vagina, de preferência fora do período menstrual. Contudo, não descontinuar se a menstruação iniciar durante o tratamento. Usar absorventes externos e não internos
Absorção	• Rápida e completa em jejum
Metabolismo	• Hepático
Eliminação	• Fezes e urina
Contraindicação	• História pregressa ou atual de discrasias sanguíneas; transtorno neurológico ativo; hipersensibilidade ao tinidazol; primeiro trimestre da gravidez; lactação
Interações medicamentosas	• Anticoagulantes: risco de potencialização dos efeitos anticoagulantes • Dissulfiram: efeitos confusionais e *delirium*
Efeitos adversos	• Leucopenia e neutropenia transitórias (recomenda-se a contagem de leucócitos total e diferencial, antes e após o tratamento, especialmente se um segundo esquema for necessário) • Náuseas/vômitos; tontura; cefaleia; xerostomia; sabor amargo ou metálico
Alerta	• Bebidas alcoólicas ou outras formulações contendo álcool etílico não devem ser consumidas durante e/ou até 3 dias após o tratamento com os nitroimidazólicos, pois podem ocorrer cólicas abdominais, náuseas, vômitos, cefaleia e rubefação. Compostos relacionados ao tinidazol também têm provocado transtornos neurológicos, tais como tontura, vertigem, incoordenação e ataxia (a terapia deve ser descontinuada se aparecerem sinais neurológicos de anormalidade) • Classe C na gravidez

Apresentação comercial

- **Amplium® (Farmasa)**, comprimidos revestidos com 500 mg de tinidazol, em embalagens contendo 4 ou 8 comprimidos. *Uso oral. Uso adulto*
- **Facyl® (Medley)**, comprimidos revestidos com 500 mg de tinidazol, em embalagens contendo 4 ou 8 comprimidos. *Uso oral. Uso adulto*
- **Pletil® (Pfizer)**, comprimidos revestidos com 500 mg de tinidazol, em embalagens contendo 4 ou 8 comprimidos. *Uso oral. Uso adulto*
- **Tinidazol® (EMS Sigma Pharma)**, cada comprimido revestido contém 500 mg de tinidazol, embalagens com 4 e 8 comprimidos revestidos. *Uso adulto. Uso oral*

- **Tinidazol® (Grmed)**, cada comprimido revestido contém 500 mg de tinidazol, embalagens com 4 e 8 comprimidos revestidos. *Uso adulto. Uso oral*
- **Tinidazol® (Medley)**, cada comprimido revestido contém 500 mg de tinidazol, embalagens com 4 e 8 comprimidos revestidos. *Uso adulto. Uso oral*
- **Tinidazol + nitrato de miconazol**
  - **Crevagin® (Eurofarma)**, creme vaginal, cada grama contém 30 mg de tinidazol +20 mg de nitrato de miconazol, embalagem com 40 g + 7 aplicadores descartáveis. *Uso tópico (intravaginal). Uso adulto*
  - **Dermovagin® (Teuto)**, creme vaginal, cada grama contém 30 mg de tinidazol +20 mg de nitrato de miconazol, embalagens contendo 1, 25 e 50 bisnagas com 40 g + 7, 175 e 350 aplicadores e embalagens contendo 1, 25 e 50 bisnagas com 45 g + 7, 175 e 350 aplicadores. *Uso tópico (intravaginal). Uso adulto*
  - **Gino-colon® (Geolab)**, creme vaginal, cada grama contém 30 mg de tinidazol +20 mg de nitrato de miconazol, embalagem com 45 g + 7 aplicadores descartáveis. *Uso tópico (intravaginal). Uso adulto*
  - **Gino-pletil® (Pfizer)**, creme vaginal, cada grama contém 30 mg de tinidazol +20 mg de nitrato de miconazol, embalagem com 45 g + 7 aplicadores descartáveis. *Uso tópico (intravaginal). Uso adulto*
  - **Tinidazol + nitrato de miconazol® (Cristália)**, creme vaginal, cada grama contém 30 mg de tinidazol +20 mg de nitrato de miconazol, embalagem com 40 g + 7 aplicadores descartáveis, embalagem com 45 g + 7 aplicadores. *Uso tópico (intravaginal). Uso adulto*
  - **Tinidazol + nitrato de miconazol® (Germed)**, creme vaginal, cada grama contém 30 mg de tinidazol +20 mg de nitrato de miconazol, embalagem com 40 g + 7 aplicadores descartáveis, embalagem com 45 g + 7 aplicadores descartáveis e embalagem com 80 g + 14 aplicadores descartáveis. *Uso tópico (intravaginal). Uso adulto*
  - **Tinidazol + nitrato de miconazol® (Legrand)**, creme vaginal, cada grama contém 30 mg de tinidazol +20 mg de nitrato de miconazol, embalagem com 45 g + 7 aplicadores descartáveis. *Uso tópico (intravaginal). Uso adulto*
  - **Tinidazol + nitrato de miconazol® (Medley)**, creme vaginal, cada grama contém 30 mg de tinidazol +20 mg de nitrato de miconazol, embalagem com 40 g + 7 aplicadores descartáveis. *Uso tópico (intravaginal). Uso adulto*
  - **Tinidazol + nitrato de miconazol® (Prati-Donaduzzi)**, creme vaginal, cada grama contém 30 mg de tinidazol +20 mg de nitrato de miconazol, embalagem com 1 bisnaga de 45 g acompanhado de 7 aplicadores ginecológicos ou em embalagem com 50 bisnagas de 45 g acompanhada de 350 aplicadores ginecológicos. *Uso tópico (intravaginal). Uso adulto*
  - **Trinizol-M® (Uci-Farma)**, creme vaginal, cada grama contém 30 mg de tinidazol +20 mg de nitrato de miconazol, embalagem com 40 g + 7 aplicadores descartáveis e embalagem com 80 g + 7 aplicadores descartáveis. *Uso tópico (intravaginal). Uso adulto*
- **Tioconazol + tinidazol**
  - **Amplogin® (Globo)**, cada 5 gramas do creme vaginal contém 100 mg de tioconazol + 150 mg de tinidazol, embalagem contendo 1 bisnaga de 35 g, acompanhada de 7 aplicadores descartáveis. *Uso tópico (intravaginal). Uso adulto*
  - **Cartrax® (Pfizer)**, cada 5 gramas do creme vaginal contém 100 mg de tioconazol + 150 mg de tinidazol, embalagem contendo 1 bisnaga de 35 g, acompanhada de 7 aplicadores descartáveis. *Uso tópico (intravaginal). Uso adulto*
  - **Gynben® (Uci-farma)**, cada 5 gramas do creme vaginal contém 100 mg de tioconazol + 150 mg de tinidazol, embalagem contendo 1 bisnaga de 35 g, acompanhada de 7 aplicadores descartáveis. *Uso tópico (intravaginal). Uso adulto*
  - **Gynomax® (FQM)**, cada 5 gramas do creme vaginal contém 100 mg de tioconazol + 150 mg de tinidazol, embalagem contendo 1 bisnaga de 35 g, acompanhada de 7 aplicadores descartáveis. *Uso tópico (intravaginal). Uso adulto*
  - **Seczol® (Medley)**, cada 5 gramas do creme vaginal contém 100 mg de tioconazol + 150 mg de tinidazol, embalagem contendo 1 bisnaga de 35 g, acompanhada de 7 aplicadores descartáveis. *Uso tópico (intravaginal). Uso adulto*
  - **Takil® (Marjan Farma)**, creme vaginal, cada 5 gramas contém 150 mg de tinidazol + 100 mg de tioconazol, bisnaga de 35 g acompanhada de 7 aplicadores descartáveis de 5 g. *Uso tópico (intravaginal). Uso adulto*
  - **Tioconazol + tinidazol® (Ativus)**, cada 5 gramas do creme vaginal contém 100 mg de tioconazol + 150 mg de tinidazol, embalagem contendo 1 bisnaga de 35 g, acompanhada de 7 aplicadores descartáveis. *Uso tópico (intravaginal). Uso adulto*
  - **Tioconazol + tinidazol® (EMS)**, cada 5 gramas do creme vaginal contém 100 mg de tioconazol + 150 mg de tinidazol, embalagem contendo 1 bisnaga de 35 g, acompanhada de 7 aplicadores descartáveis. *Uso tópico (intravaginal). Uso adulto*
  - **Tioconazol + tinidazol® (Geolab)**, cada 5 gramas do creme vaginal contém 100 mg de tioconazol + 150 mg de tinidazol, embalagem contendo 1 bisnaga de 35 g, acompanhada de 7 aplicadores descartáveis. *Uso tópico (intravaginal). Uso adulto*
  - **Tioconazol + tinidazol® (Germed)**, cada 5 gramas do creme vaginal contém 100 mg de tioconazol + 150 mg de tinidazol, embalagem contendo 1 bisnaga de 35 g, acompanhada de 7 aplicadores descartáveis. *Uso tópico (intravaginal). Uso adulto*
  - **Tioconazol + tinidazol® (Medley)**, cada 5 gramas do creme vaginal contém 100 mg de tioconazol + 150 mg de tinidazol, embalagem contendo 1 bisnaga de 35 g, acompanhada de 7 aplicadores descartáveis. *Uso tópico (intravaginal). Uso adulto*
  - **Tioconazol + tinidazol® (Nova Química)**, cada 5 gramas do creme vaginal contém 100 mg de tioconazol + 150 mg de tinidazol, embalagem contendo 1 bisnaga de 35 g, acompanhada de 7 aplicadores descartáveis. *Uso tópico (intravaginal). Uso adulto*
  - **Tioconazol + tinidazol® (Prati-Donaduzzi)**, cada 5 gramas do creme vaginal contém 100 mg de tioconazol + 150 mg de tinidazol, embalagem contendo 1 bisnaga de 35 g, acompanhada de 7 aplicadores descartáveis. *Uso tópico (intravaginal). Uso adulto*
  - **Travogyn® (Ativus)**, creme vaginal, cada 5 g de creme contém 100 mg de tioconazol + 150 mg de tinidazol, caixa com 7 aplicadores descartáveis pré-envasados de 5 g e caixa com 1 bisnaga de 35 g + 7 aplicadores de 5 g descartáveis. *Uso tópico (intravaginal). Uso adulto*
- **Tioconazol + tinidazol + secnidazol**
  - **Gynopac® (FQM)**, cada 5 g do creme contém 100 mg de tioconazol + 150 mg de tinidazol e cada comprimido revestido contém 1.000 mg de secnidazol, embalagem contendo cartela com 2 ou 4 comprimidos de secnidazol + bisnaga com 35 g de tioconazol + tinidazol + 7 aplicadores. *Uso oral e tópico (intravaginal). Uso adulto*
- **Tinidazol + sulfato de neomicina + sulfato de polimixina + nistatina**
  - **Ginec® (Glenmark)**, creme vaginal, cada 4 gramas de creme contém 35.000 UI sulfato de neomicina + 35.000 UI de sulfato de polimixina B + 100.000 UI de nistatina + 150 mg de tinidazol, bisnaga de 60 g com 12 aplicadores descartáveis. *Uso tópico (intravaginal). Uso adulto.*

Tioconazol

Tioconazol é um agente antifúngico imidazólico de amplo espectro que inibe o crescimento de leveduras patogênicas humanas. Exibe atividade fungicida *in vitro* contra *Candida albicans*, outras espécies do gênero *Candida* e contra *Torulopsis glabrata*.

Uma única dose de tioconazol geralmente é detectável no líquido vaginal de 24 a 72 h após a administração intravaginal. As concentrações de tioconazol no líquido vaginal podem variar e estão relacionadas à forma farmacêutica administrada.

Indicação	• Tratamento de vulvovaginites causadas por *Candida*, *Trichomonas* e *Gardnerella* isoladas ou mistas
Mecanismo de ação	• Interação com 14-alfademetilase, uma enzima citocromo P-450 que converte lanosterol em ergosterol, um componente essencial da membrana da levedura. Desse modo, o tioconazol inibe a síntese de ergosterol, resultando em aumento da permeabilidade celular. O tioconazol também inibe a respiração endógena, interage com os fosfolipídios da membrana, inibe a transformação das leveduras em micélios e a captação de purina, comprometem a biossíntese de triglicerídios e/ou fosfolipídios e inibe o movimento dos íons cálcio e potássio através da membrana celular
Posologia	• Aplicar o conteúdo de 1 aplicador cheio (em torno de 5 g de creme), por via intravaginal, 1 vez/dia, antes de deitar, durante 7 dias seguidos. O creme deve ser aplicado profundamente na vagina, de preferência fora do período menstrual. Porém, não descontinuar se a menstruação iniciar durante o tratamento. Usar absorventes externos, e não internos
Absorção	• A absorção após a aplicação intravaginal é mínima
Contraindicação	• Hipersensibilidade a tioconazol, a tinidazol, a outros imidazóis, a qualquer agente antimicrobiano derivado do 5-nitroimidazol ou a qualquer componente da fórmula; primeiro trimestre de gravidez ou amamentando logo após o parto; história atual ou pregressa de discrasias sanguíneas; transtornos neurológicos orgânicos
Interações medicamentosas	• Anticoagulantes orais: potencialização dos efeitos anticoagulantes (acompanhar com tempo de protrombina)
Efeitos adversos	• Sensação de queimação, irritação ou prurido vaginal; reações alérgicas graves; febre; calafrios; corrimento vaginal de odor fétido; náuseas; vômitos
Alerta	• Classe C na gravidez • Usar apenas roupas íntimas limpas. Não usar roupas íntimas de tecido sintético (como náilon), preferir as de algodão • De preferência não usar absorvente durante o tratamento. Se for inevitável, usar absorventes externos e não internos. Recomenda-se não ingerir bebidas alcoólicas durante e após 72 h do término do tratamento porque podem aparecer reações como cólicas abdominais, rubor e vômito

Apresentação comercial

■ **Tioconazol + tinidazol**
- **Amplogin® (Globo),** cada 5 gramas do creme vaginal contém 100 mg de tioconazol + 150 mg de tinidazol, embalagem contendo 1 bisnaga de 35 g, acompanhada de 7 aplicadores descartáveis. *Uso tópico (intravaginal). Uso adulto*
- **Cartrax® (Pfizer),** cada 5 gramas do creme vaginal contém 100 mg de tioconazol + 150 mg de tinidazol, embalagem contendo 1 bisnaga de 35 g, acompanhada de 7 aplicadores descartáveis. *Uso tópico (intravaginal). Uso adulto*
- **Gynben® (Uci-farma),** cada 5 gramas do creme vaginal contém 100 mg de tioconazol + 150 mg de tinidazol, embalagem contendo 1 bisnaga de 35 g, acompanhada de 7 aplicadores descartáveis. *Uso tópico (intravaginal). Uso adulto*
- **Gynomax® (FQM),** cada 5 gramas do creme vaginal contém 100 mg de tioconazol + 150 mg de tinidazol, embalagem contendo 1 bisnaga de 35 g, acompanhada de 7 aplicadores descartáveis. *Uso tópico (intravaginal). Uso adulto*
- **Seczol® (Medley),** cada 5 gramas do creme vaginal contém 100 mg de tioconazol + 150 mg de tinidazol, embalagem contendo 1 bisnaga de 35 g, acompanhada de 7 aplicadores descartáveis. *Uso tópico (intravaginal). Uso adulto*
- **Takil® (Marjan Farma),** creme vaginal, cada 5 gramas contém 150 mg de tinidazol + 100 mg de tioconazol, bisnaga de 35 g acompanhada de 7 aplicadores descartáveis de 5 g. *Uso tópico (intravaginal). Uso adulto*
- **Tioconazol + tinidazol® (Ativus),** cada 5 gramas do creme vaginal contém 100 mg de tioconazol + 150 mg de tinidazol, embalagem contendo 1 bisnaga de 35 g, acompanhada de 7 aplicadores descartáveis. *Uso tópico (intravaginal). Uso adulto*
- **Tioconazol + tinidazol® (EMS),** cada 5 gramas do creme vaginal contém 100 mg de tioconazol + 150 mg de tinidazol, embalagem contendo 1 bisnaga de 35 g, acompanhada de 7 aplicadores descartáveis. *Uso tópico (intravaginal). Uso adulto*
- **Tioconazol + tinidazol® (Geolab),** cada 5 gramas do creme vaginal contém 100 mg de tioconazol + 150 mg de tinidazol, embalagem contendo 1 bisnaga de 35 g, acompanhada de 7 aplicadores descartáveis. *Uso tópico (intravaginal). Uso adulto*
- **Tioconazol + tinidazol® (Germed),** cada 5 gramas do creme vaginal contém 100 mg de tioconazol + 150 mg de tinidazol, embalagem contendo 1 bisnaga de 35 g, acompanhada de 7 aplicadores descartáveis. *Uso tópico (intravaginal). Uso adulto*
- **Tioconazol + tinidazol® (Medley),** cada 5 gramas do creme vaginal contém 100 mg de tioconazol + 150 mg de tinidazol, embalagem contendo 1 bisnaga de 35 g, acompanhada de 7 aplicadores descartáveis. *Uso tópico (intravaginal). Uso adulto*
- **Tioconazol + tinidazol® (Nova Química),** cada 5 gramas do creme vaginal contém 100 mg de tioconazol + 150 mg de tinidazol, embalagem contendo 1 bisnaga de 35 g, acompanhada de 7 aplicadores descartáveis. *Uso tópico (intravaginal). Uso adulto*
- **Tioconazol + tinidazol® (Prati-Donaduzzi),** cada 5 gramas do creme vaginal contém 100 mg de tioconazol + 150 mg de tinidazol, embalagem contendo 1 bisnaga de 35 g, acompanhada de 7 aplicadores descartáveis. *Uso tópico (intravaginal). Uso adulto*
- **Travogyn® (Ativus),** creme vaginal, cada 5 g de creme contém 100 mg de tioconazol + 150 mg de tinidazol, caixa com 7 aplicadores descartáveis pré-envasados de 5 g e caixa com 1 bisnaga de 35 g + 7 aplicadores de 5 g descartáveis. *Uso tópico (intravaginal). Uso adulto*

■ **Tioconazol + tinidazol + secnidazol**
- **Gynopac® (FQM),** cada 5 g do creme contém 100 mg de tioconazol + 150 mg de tinidazol e cada comprimido revestido contém 1.000 mg de secnidazol, embalagem contendo cartela com 2 ou 4 comprimidos de secnidazol + bisnaga com 35 g de tioconazol + tinidazol + 7 aplicadores. *Uso oral e tópico (intravaginal). Uso adulto*

Terconazol

O terconazol é um fungicida triazólico de amplo espectro indicado para o tratamento de candidíase vulvovaginal. Trata-se de um agente antifúngico sintético triazólico. Em concentrações fungistáticas, terconazol inibe a transformação das células leveduriformes em micélio e inibe a síntese de ergosterol dependente do citocromo P-450, que é um componente vital da membrana celular do fungo.

A taxa e a magnitude da absorção de terconazol são semelhantes em pacientes com candidíase vulvovaginal (grávidas ou não grávidas) e em pacientes saudáveis. O terconazol é altamente ligado às proteínas (94,9%), e o grau de ligação é independente da concentração do medicamento. O terconazol é absorvido sistemicamente e é substancialmente metabolizado (> 95%). O creme vaginal de terconazol é ativo *in vitro* contra várias cepas de *Candida albicans*.

Indicação	• Tratamento de candidíase vulvovaginal
Mecanismo de ação	• Inibição da síntese dos triglicerídios na membrana do fungo
Posologia	• O conteúdo de 1 aplicador à noite (7 a 10 dias)
Absorção	• A maior parte da dose de terconazol aplicada por via intravaginal (média > 60%) permanece na área vaginal. A absorção pela circulação sistêmica é lenta e limitada (< 20%). A concentração plasmática máxima de terconazol ocorre de 5 a 10 h após a aplicação do creme. A exposição sistêmica ao medicamento é aproximadamente proporcional à dose aplicada
Metabolismo	• O terconazol absorvido sistemicamente é substancialmente metabolizado (> 95%)
Eliminação	• Fezes e urina
Contraindicação	• Hipersensibilidade ao terconazol, a outros derivados imidazólicos ou a qualquer um dos excipientes
Interações medicamentosas	• O efeito terapêutico de terconazol não é afetado pelo uso de anticoncepcionais orais
Efeitos adversos	• Anafilaxia; necrólise epidérmica tóxica; sensação de queimação genital (3,9%); dismenorreia (3,0%); prurido genital (2,6%); desconforto genital (2,0%); dor genital (1,2%)
Alerta	• Classe C na gravidez • O terconazol contém um ingrediente de base oleosa que pode danificar diafragmas, contraceptivos de borracha ou preservativos de látex e diminuir sua eficácia

Apresentação comercial

- **Gyno-fungix® (Janssen-Cilag)**, creme vaginal, cada g contém 8 mg de terconazol, embalagem contendo bisnaga com 30 g de creme, acompanhada de 5 aplicadores ginecológicos para 5 g do creme. *Uso tópico. Uso adulto*
- **Terconan® (EMS)**, creme vaginal, cada g contém 8 mg de terconazol, embalagem contendo bisnaga com 30 g de creme, acompanhada de 5 aplicadores ginecológicos para 5 g do creme. *Uso tópico. Uso adulto*
- **Terconazol® (EMS)**, creme vaginal, cada g contém 8 mg de terconazol, embalagem contendo bisnaga com 30 g de creme, acompanhada de 5 aplicadores ginecológicos para 5 g do creme. *Uso tópico. Uso adulto*
- **Terconazol® (Germed)**, creme vaginal, cada g contém 8 mg de terconazol, embalagem contendo bisnaga com 30 g de creme, acompanhada de 5 aplicadores ginecológicos para 5 g do creme. *Uso tópico. Uso adulto*.

Clotrimazol

O clotrimazol é um derivado imidazólico com atividade antimicótica de amplo espectro. Seu modo de ação é primariamente fungistático ou fungicida, dependendo da concentração de clotrimazol no local da infecção. A atividade *in vitro* é limitada aos elementos fúngicos em proliferação. Os esporos de fungos são apenas levemente sensíveis. Além de sua ação antimicótica, clotrimazol também age sobre *Trichomonas vaginalis*, microrganismos gram-positivos (*Streptococcus*/*Staphylococcus*) e microrganismos gram-negativos (*Bacteroides*/*Gardnerella vaginalis*).

Pertence à classe de compostos orgânicos conhecidos como clorobenzenos. É praticamente insolúvel em água e, quando aplicado na pele, só penetra na epiderme – não há absorção sistêmica. Apresenta 3 a 10% de absorção sistêmica após administração vaginal.

Indicação	• Infecções da região genital (vaginite) e corrimento vaginal infeccioso causados por fungos (geralmente *Candida*), *Trichomonas* e superinfecções causadas por bactérias sensíveis ao clotrimazol. Para a eliminação confiável de infecções diagnosticadas positivamente como sendo causadas por *Trichomonas vaginalis*, deve-se associar um tricomonicida oral • Tratamento de infecções da área vulvar e áreas adjacentes e também inflamação da glande e prepúcio do parceiro sexual, causadas por fungos e levedura (vulvite e balanite por *Candida*) • Tratamento de tinha interdigital (pés e mãos), tinha do corpo, tinha da região inguinal, pitiríase versicolor e eritrasma
Mecanismo de ação	• Inibição da síntese do ergosterol com consequentes danos estruturais e funcionais da membrana citoplasmática dos fungos
Posologia	• 1 aplicador cheio de creme vaginal, introduzido o mais profundamente possível, à noite (ao deitar), 3 dias seguidos

(continua)

Clotrimazol (continuação)

Absorção	• Limitada
Metabolismo	• Hepático (mínimo)
Eliminação	• Renal
Contraindicação	• Hipersensibilidade ao clotrimazol, ao álcool cetoestearílico e/ou a outro componente da formulação do medicamento
Interações medicamentosas	• O uso concomitante de clotrimazol na forma de creme vaginal e a ingestão de tacrolimo resultam em aumento dos níveis plasmáticos de tacrolimo • O creme reduz a eficácia de outros antifúngicos e antibióticos poliênicos (nistatina)
Efeitos adversos	• Descamação, prurido, erupção cutânea, edema, desconforto, vermelhidão e irritação vulvovaginais • Dor pélvica; dor abdominal • Bolhas, desconforto/dor, irritação, descamação/esfoliação, prurido, sensação de queimação • Embora não haja estudos controlados em gestantes, as pesquisas epidemiológicas não indicam que o clotrimazol tópico exerça efeitos deletérios nas gestantes e nos fetos. Ainda assim, durante os 3 primeiros meses de gravidez, só deve usado sob orientação médica
Alerta	• Classe B na gravidez • O álcool cetoestearílico (excipiente) pode causar reação local na pele como, por exemplo, dermatite de contato • O clotrimazol na forma de creme vaginal pode reduzir a eficácia e a segurança de métodos contraceptivos de barreira à base de látex, tais como preservativos e diafragmas. Este efeito é temporário e ocorre somente durante o tratamento

Apresentação comercial

- **Clotrimazol**
  - **Canesten® (Bayer),** creme, bisnaga com 20 g; solução tópica em frasco *spray* com 30 mℓ (10 mg/mℓ) ou frasco gotejador com 30 mℓ (10 mg/mℓ)
  - **Clotrimazol® (Prati-Donaduzzi),** creme, bisnagas com 20 g e 30 g (10 mg/g)
  - **Clotrimazol® (União Química),** creme, bisnagas com 20 g (10 mg/g)
  - **Fungisten® (Globo),** creme, bisnagas com 20 g (10 mg/g)
- **Clotrimazol® 10 mg/g (EMS Sigma Pharma),** creme vaginal, cada g de creme vaginal contém 10 mg de clotrimazol, embalagem com 1 ou 50 bisnagas de 35 g acompanhadas de 6 aplicadores descartáveis. *Uso tópico (intravaginal) Uso adulto*
- **Clotrimazol® (Germed),** creme vaginal, cada g do creme vaginal contém 10 mg de clotrimazol, embalagem com 35 g de creme vaginal + 6 aplicadores descartáveis. *Uso adulto. Uso vaginal*
- **Clotrimazol® 10 mg/g (Prati-Donaduzzi),** creme vaginal, cada g de creme vaginal contém 10 mg de clotrimazol, embalagem com 1 ou 50 bisnagas de 35 g acompanhadas de 6 ou 300 aplicadores ginecológicos. *Uso tópico (intravaginal). Uso adulto*
- **Clotrimazol® 20 mg/g (Prati-Donaduzzi),** creme vaginal, cada g de creme vaginal contém 20 mg de clotrimazol, embalagem com 1 ou 50 bisnagas de 20 g acompanhadas de 3 ou 150 aplicadores ginecológicos. *Uso tópico (intravaginal). Uso adulto*
- **Gino-canesten® (Bayer),** creme vaginal, cada 5 g contêm 100 mg de clotrimazol, embalagem com 20 g e 3 aplicadores descartáveis. *Uso adulto. Uso vaginal.*

Fluconazol

Ver Fluconazol na página 23 do Capítulo 2, *Medicamentos em Dermatologia*.

Itraconazol

Ver Itraconazol na página 27 do Capítulo 2, *Medicamentos em Dermatologia*.

Cetoconazol

Ver Cetoconazol na página 29 do Capítulo 2, *Medicamentos em Dermatologia*.

Nistatina

A nistatina apresenta efeitos fungistáticos e fungicidas *in vitro* contra uma ampla gama de leveduras e fungos leveduriformes, inclusive *Candida albicans, C. parapsilosis, C. tropicalis, C. guillermondii, C. pseudotropicalis, C. krusei, Torulopsis glabrata, Tricophyton rubrum* e *T. mentagrophytes*.

Indicação	• Tratamento de candidíase vaginal
Mecanismo de ação	• A nistatina se liga aos esteróis existentes na parede das células dos fungos sensíveis e modifica a permeabilidade da mesma com consequente extravasamento dos componentes intracelulares
Posologia	• Um aplicador cheio, por via intravaginal à noite, durante 14 dias. Em casos mais graves 2 aplicadores podem ser necessários, dependendo da duração do tratamento, da resposta clínica e laboratorial. As aplicações não devem ser interrompidas durante o período menstrual. Nas afecções recidivantes, nos casos de suspeita de foco de candidíase nas porções terminais do sistema digestório, recomenda-se o uso oral associado de nistatina por via oral para evitar recidivas
Absorção	• Não é absorvida pelo sistema digestório nem pelas mucosas ou pele íntegras
Eliminação	• Fezes
Contraindicação	• Hipersensibilidade à nistatina ou aos excipientes da fórmula
Interações medicamentosas	• A interação com outros medicamentos é desconhecida
Efeitos adversos	• Disuria • Sensação de queimação e prurido vaginais
Alerta	• Classe C na gravidez

Apresentação comercial

- **Albistin® (Cazi)**, creme vaginal, cada 4 g (1 aplicador) contém 100.000 UI de nistatina, embalagem com 1 bisnaga com 60 g, acompanhada de aplicador. *Uso tópico (intravaginal). Uso adulto*
- **Canditrat® (Teuto)**, cada 4 g (1 aplicador) contém 100.000 UI de nistatina, embalagem com 1 bisnaga com 60 g, acompanhada de aplicador. *Uso tópico (intravaginal). Uso adulto*
- **FURP-Nistatina® (Fundação para o Remédio Popular)**, cada 4 g (uma aplicação) contém 100.000 U.I. de nistatina, caixa com 50 cartuchos – cada cartucho contém 1 bisnaga com 60 g e 14 aplicadores vaginais descartáveis. *Uso tópico (intravaginal). Uso adulto*
- **Micostatin® (Takeda)**, creme vaginal, cada 4 g (1 aplicador) contém 100.000 UI de nistatina, embalagem com 1 bisnaga com 60 g, acompanhada de 14 aplicadores. *Uso tópico (intravaginal). Uso adulto*
- **Nistatina® (Cifarma)**, creme vaginal, cada g contém 25.000 UI, embalagens contendo bisnaga com 60 g + 14 aplicadores descartáveis. *Uso tópico (intravaginal). Uso adulto*
- **Nistatina® (Germed)**, creme vaginal, cada g contém 25.000 UI, embalagens contendo bisnaga com 50 g acompanhada de 10 aplicadores e bisnaga com 60 g acompanhada de 14 aplicadores. *Uso tópico (intravaginal). Uso adulto*
- **Nistatina® (Geolab)**, creme vaginal, cada g contém 25.000 UI, embalagens contendo bisnaga com 60 g + 14 aplicadores descartáveis. *Uso tópico (intravaginal). Uso adulto*
- **Nistatina® (Medley)**, creme vaginal, cada g contém 25.000 UI, embalagens contendo bisnaga com 60 g + 1 aplicador. *Uso tópico (intravaginal). Uso adulto*
- **Nistatina® (Neo Química)**, creme vaginal, cada 4 g (1 aplicador) contém 100.000 UI de nistatina, embalagem com 1 bisnaga com 60 g, acompanhada de aplicador. *Uso tópico (intravaginal). Uso adulto*
- **Nistatina® (Sanval)**, creme vaginal, cada g contém 25.000 UI, embalagens contendo 50 bisnagas com 60 g + 700 aplicadores descartáveis. *Uso tópico (intravaginal). Uso adulto*
- **Nistatina® (Teuto)**, creme vaginal, cada 4 g (1 aplicador) contém 100.000 UI de nistatina, embalagens com 1 e 50 bisnagas com 60 g, acompanhadas de aplicadores. *Uso tópico (intravaginal). Uso adulto*
- **Nistrazin® (Geolab)**, creme vaginal, cada g contém 25.000 UI, embalagem contendo 1 bisnaga de 60 g acompanhada de 14 aplicadores descartáveis. *Uso tópico (intravaginal). Uso adulto*

■ **Nistatina + dexametasona + tirotricina + ácido bórico**
- **Trivagel® N (Marjan)**, cada 5 g contém 0,2 g de dexametasona (fosfato dissódico) + 100.000 UI de nistatina + 10 mg de sulfato de neomicina + 2 mg de tirotricina + 50 mg de propionato de sódio + 150 mg de ácido bórico, embalagem com bisnaga de 60 g acompanhada de 10 aplicadores descartáveis de 5 g. *Uso tópico (intravaginal). Uso adulto*

■ **Nistatina + tinidazol + neomicina + polimixina B**
- **Ginec® (Glenmark)**, creme vaginal, cada 4 gramas de creme contém 35.000 UI sulfato de neomicina + 35.000 UI de sulfato de polimixina B + 100.000 UI de nistatina + 150 mg de tinidazol, bisnaga de 60 g com 12 aplicadores descartáveis. *Uso tópico (intravaginal). Uso adulto*

■ **Nistatina + metronidazol**
- **Colpatrin® (Teuo)**, creme vaginal, cada 5 gramas contém 500 mg de metronidazol + 100.000 UI de nistatina (equivalente a 17,45 mg de nistatina), embalagens contendo 1 e 50 bisnagas com 50 g + 10 e 500 aplicadores descartáveis. *Uso tópico (intravaginal). Uso adulto*
- **Flagyl Nistatina® (Sanofi-Aventis)**, creme vaginal, cada 5 g de creme vaginal contém 500 mg de metronidazol + 24,4 mg (100.000 UI) de nistatina, cartucho com 1 bisnaga com 50 g de creme vaginal, acompanhada de 1 ou 10 aplicadores descartáveis. *Uso tópico (intravaginal). Uso adulto*
- **Metronidazol + nistatina® (Prati-Donaduzzi)**, creme vaginal, cada g contém 100 mg de metronidazol + 20.000 UI de nistatina, embalagem com 1 bisnaga de 50 g acompanhada de 10 aplicadores ginecológicos ou embalagem com 50 bisnagas de 50 g acompanhadas de 500 aplicadores ginecológicos. *Uso tópico (intravaginal). Uso adulto*
- **Tricomax® (Cazi)**, creme vaginal, cada 5 g de creme vaginal contém 500 mg de metronidazol + 24,4 mg (100.000 UI) de nistatina, cartucho com 1 bisnaga com 50 g de creme vaginal, acompanhada de 10 aplicadores descartáveis. *Uso tópico (intravaginal). Uso adulto*

■ **Nistatina + metronidazol + benzalcônio**
- **Benzoilmetronidazol + nistatina + cloreto de benzalcônio® (Medley)**, creme vaginal, cada 4 g de contém 250 mg de benzoilmetronidazol + 100.000 UI de nistatina +5 mg de cloreto de benzalcônio, embalagem com 40 g + 10 aplicadores ginecológicos. *Uso tópico (intravaginal). Uso adulto*
- **Benzoilmetronidazol + nistatina + cloreto de benzalcônio® (Prati-Donaduzzi)**, creme vaginal, cada g de contém 62,5 mg de benzoilmetronidazol + 25.000 UI de nistatina +1,25 mg de cloreto de benzalcônio, embalagem com 40 g + 10 aplicadores ginecológicos ou embalagem com 50 bisnagas de 40 g acompanhadas de 500 aplicadores ginecológicos. *Uso tópico (intravaginal). Uso adulto*

- **Bio-vagin® (Elofar)**, creme vaginal, cada 4 g contém 250 mg de benzoilmetronidazol + 10.000 UI de nistatina + 5 mg de cloreto de benzalcônio, embalagem com bisnaga contendo 40 g acompanhada de 10 aplicadores ginecológicos descartáveis. *Uso tópico (intravaginal). Uso adulto*
- **Colpist MT® (Ativus)**, creme vaginal, cada grama contém 62,5 mg de benzoilmetronidazol + 25.000 UI de nistatina + 1,25 mg de cloreto de benzalcônio, bisnaga com 40 g + 10 aplicadores. *Uso tópico (intravaginal). Uso adulto*
- **Colpistatin® (Aché)**, creme vaginal, cada grama contém 62,5 mg de benzoilmetronidazol + 25.000 UI de nistatina + 1,25 mg de cloreto de benzalcônio, bisnaga com 40 g + 10 aplicadores. *Uso tópico (intravaginal). Uso adulto*
- **Kolpitrat® (Medley)**, creme vaginal, cada 4 g de contém 250 mg de benzoilmetronidazol + 100.000 UI de nistatina + 5 mg de cloreto de benzalcônio, embalagens com 40 g + 10 aplicadores ginecológicos. *Uso tópico (intravaginal). Uso adulto*

■ **Nistatina + metronidazol + benzalcônio + lisozima**
- **Colpistar® (FQM)**, creme vaginal, cada 4 g contém 250 mg de metronidazol + 100.000 U.I. de nistatina + 5 mg de cloreto de benzalcônio + 10 mg de lisozima, embalagem com bisnaga de 40 g + 10 aplicadores descartáveis. *Uso tópico (intravaginal). Uso adulto.*

Tricomoníase | Vaginite por *Trichomonas*

A tricomoníase pode ser assintomática ou provocar uretrite, vaginite ou, às vezes, cistite, epididimite ou prostatite.

Trichomonas vaginalis é um protozoário flagelado sexualmente transmitido que infecta mais frequentemente as mulheres (cerca de 20% das mulheres em idade fértil) do que os homens. A infecção costuma ser assintomática nos homens e o protozoário persiste por períodos prolongados no sistema geniturinário, sendo transmitido para os(as) parceiros(as) sexuais. É comum a ocorrência concomitante de DST.

Nas mulheres, as manifestações variam de inexistentes a corrimento vaginal copioso, espumoso e de coloração amarelo-esverdeada, associado a dor ao contato da vulva e do períneo, dispareunia e disuria. As paredes da vagina e a superfície do colo do útero podem apresentar lesões pontilhadas vermelhas (padrão em morango). Também ocorrem uretrite e, possivelmente, cistite.

De modo geral, os homens são assintomáticos, embora algumas vezes apresentem uretrite com secreção transitória, espumosa ou purulenta ou que provoca disuria e polaciuria pela manhã. Epididimite e prostatite são complicações raras.

Segundo o Manual de Controle de Doenças Sexualmente Transmissíveis (DST) do Ministério da Saúde – Secretaria de Vigilância em Saúde, Programa Nacional de DST e AIDS, a primeira opção de tratamento seria metronidazol 2 g VO, dose única, ou metronidazol 400 a 500 mg VO a cada 12 h, durante 7 dias; a segunda opção seria secnidazol 2 g VO, dose única, ou tinidazol 2 g VO, dose única. As opções para gestantes após o primeiro trimestre e para lactantes seriam metronidazol 2 g VO, dose única, ou metronidazol 400 mg VO a cada 12 h, durante 7 dias, ou 250 mg VO, 3 vezes/dia, durante 7 dias.

Cervicite

A cervicite consiste em inflamação de natureza infecciosa ou não infecciosa do colo uterino. A cervicite pode não apresentar sinais/sintomas e as manifestações clínicas mais comuns consistem em corrimento vaginal e sangramento vaginal entre os períodos menstruais ou após a relação sexual. Algumas mulheres sentem dispareunia, irritação vulvar e/ou vaginal e/ou disuria. O exame ginecológico revela eritema e friabilidade do colo do útero.

De modo geral, a cervicite aguda é causada por infecção, enquanto a cervicite crônica não é causada por infecção. A cervicite pode ascender e provocar endometrite e doença inflamatória pélvica (DIP).

A causa infecciosa mais comum de cervicite é *Chlamydia trachomatis*, seguida por *Neisseria gonorrheae*. Outras causas incluem herpes-vírus simples (HSV), *Trichomonas vaginalis* e *Mycoplasma genitalium*. Com frequência não se consegue identificar um patógeno. O colo do útero também pode estar inflamado como parte de vaginite (p. ex., vaginose bacteriana, tricomoníase).

As causas não infecciosas de cervicite incluem procedimentos ginecológicos, corpos estranhos (p. ex., pessários, dispositivos contraceptivos de barreira), substâncias químicas (p. ex., em duchas ou cremes) e alergênios (p. ex., látex).

Os achados sugestivos de uma causa específica ou de outros distúrbios incluem:
- Febre: DIP ou infecção por HSV
- Dor à mobilização do colo do útero: DIP
- Vesículas, dor vulvar ou vaginal e/ou ulceração: infecção por HSV
- Hemorragias pontilhadas (padrão em morango): tricomoníase.

Na primeira consulta, a maioria das mulheres com cervicite aguda deve ser tratada empiricamente para infecção por *Chlamydia*, sobretudo se houver fatores de risco para DST (p. ex., idade < 25 anos, novos ou múltiplos parceiros sexuais, relações sexuais sem proteção) ou se não for possível assegurar o acompanhamento. As mulheres também devem ser tratadas empiricamente para gonorreia se apresentarem fatores de risco para DST, se a prevalência local for elevada (p. ex., > 5%) ou se não for possível assegurar o acompanhamento.

O Ministério da saúde (Guia de Bolso de Doenças Infecciosas e Parasitárias, 8ª edição revista, 2010) recomenda o tratamento simultâneo de gonorreia e infecção por *Chlamydia* com ciprofloxacino (500 mg, VO, dose única) + azitromicina (1 g, VO, dose única) ou doxiciclina (100 mg, VO, de 12/12 h, durante 7 dias).

Se a causa for uma DST bacteriana, os parceiros sexuais devem ser testados e tratados simultaneamente. É muito importante que as mulheres se abstenham de manter relações sexuais até a infecção ser erradicada (delas e dos parceiros).

Todas as mulheres com infecção confirmada por *Chlamydia* ou gonorreia devem ser reavaliadas 3 a 6 meses após o tratamento porque é comum ocorrer reinfecção.

Sífilis

A sífilis, também conhecida como lues, é uma enfermidade infectocontagiosa sistêmica, de evolução crônica, causada por um espiroqueta (*Treponema pallidum*). A sífilis pode ser adquirida ou congênita. A sífilis adquirida é dividida em recente e tardia. A transmissão da sífilis adquirida é predominantemente sexual – graças à triagem nos bancos de sangue a transmissão por via hematogênica é extremamente rara atualmente. A transmissão da sífilis congênita é vertical, ou seja, da gestante para o feto. O Quadro 11.5 mostra o meio de tratamento da sífilis.

> **IMPORTANTE**
>
> Todas as formas de sífilis (adquirida, congênita e em gestante) são de notificação compulsória.

Em caso de alergia à penicilina, as formas primária, secundária e latente recente podem ser tratadas com doxiciclina (100 mg, VO, 2 vezes/dia, durante 15 dias), tetraciclina (500 mg, VO, 4 vezes/dia, durante 15 dias) ou eritromicina (500 mg, VO, 4 vezes/dia, durante 15 dias), **exceto no caso de gestantes.** Já as formas latente tardia e terciária podem ser tratadas com doxiciclina (100 mg, VO, 2 vezes/dia, durante 30 dias), tetraciclina (500 mg, VO, 4 vezes/dia, durante 30 dias) ou eritromicina (500 mg VO 4 vezes/dia durante 30 dias) (Capítulo 15, *Antibióticos*). Fonte: Guia de Bolso de Doenças Infecciosas e Parasitárias, 8ª edição, revista, 2010.

QUADRO 11.5 Tratamento de sífilis preconizado pelo Ministério da Saúde.

Tipo de sífilis	Penicilina G benzatina	Controle de cura (sorologia para lues)
Sífilis primária (cancro duro)	1 ampola de 1.200.000 UI em cada músculo glúteo (1 vez)	Teste VDRL mensal
Sífilis secundária ou latente recente (menos de 1 ano de evolução)	1 ampola de 1.200.000 UI em cada músculo glúteo (repetir após 1 semana)	Teste VDRL mensal
Sífilis terciária ou com mais de 1 ano de evolução ou de duração ignorada	1 ampola de 1.200.000 UI em cada músculo glúteo (repetir a intervalos de 1 semana 2 vezes)	Teste VDRL mensal

VDRL: *Venereal Disease Research Laboratory*. (Fonte: Guia de Bolso de Doenças Infecciosas e Parasitárias, 8ª edição, revista, 2010.)

Capítulo 12
Medicamentos em Oncologia

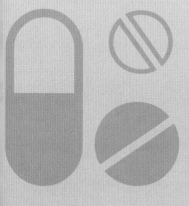

Introdução

Neoplasias ou tumores podem ser benignos ou malignos. Câncer é definido como o crescimento descontrolado de células associado à perda da diferenciação e, com frequência, propagação para outros tecidos e órgãos (metástase). Em contrapartida, as neoplasias benignas são encapsuladas e crescem em uma área bem-definida. Até mesmo neoplasias benignas podem ser fatais se não forem tratadas. Isso se deve ao efeito compressivo em órgãos essenciais (p. ex., tumor cerebral benigno).

De acordo com as funções/localizações das células de origem, existem as seguintes categorias de neoplasias malignas:

- Carcinoma: pele ou tecidos que revestem ou recobrem órgãos internos, por exemplo, células epiteliais (80 a 90% dos casos de câncer notificados são carcinomas
- Sarcoma: ossos, cartilagem, gordura, músculo, vasos sanguíneos ou outros tecidos conjuntivos ou de suporte
- Leucemia: leucócitos e suas células precursoras, tais como as células da medula óssea, invadem a corrente sanguínea
- Linfoma: células do sistema imune que acometem o sistema linfático
- Mieloma: linfócitos B produtores de anticorpos se propagam pelo sistema linfático
- Cânceres do sistema nervoso central: cânceres que se originam nos tecidos do encéfalo e da medula espinal (p. ex., glioblastoma).

As modalidades terapêuticas clássicas são:
- Cirurgia
- Radioterapia (RT)
- Quimioterapia (QT): 50% dos pacientes se submetem à quimioterapia para remover micrometástases, contudo, a QT só consegue curar cerca de 10 a 15% de todos os pacientes com câncer. Os quimioterápicos são mais efetivos nas células que se encontram em divisão rápida, embora também afetem as células normais. Idealmente, quando se opta por poliquimioterapia (PQT), são combinadas substâncias com diferentes mecanismos de ação, mecanismos de resistência e toxicidades dose-limitadoras
- Hormonoterapia: as substâncias têm o propósito de impedir o crescimento das células cancerosas por meio de interferência nos sinais necessários para seu crescimento e divisão. Por exemplo, no câncer de mama é usado tamoxifeno após cirurgia e radioterapia
- Inibidores específicos: substâncias direcionadas para proteínas e processos metabólicos que se limitam basicamente às células cancerosas ou que são muito mais prevalentes nas células cancerosas
- Anticorpos: herceptina, por exemplo, é usada nos casos de câncer de mama HER2-positivos (que expressam o receptor do fator de crescimento epidérmico humano 2) e, com outras substâncias, no câncer de estômago HER2-positivo virgem de tratamento e sem metástases. Bevacizumabe é usado como monoterapia ou associado a outras substâncias no tratamento de câncer de colo de útero (refratário a tratamento ou com metástases ou recorrente), câncer colorretal com metástases, glioblastoma refratário a outros tratamentos, câncer de pulmão que não pequenas células, câncer de células renais com metástases e recorrência de câncer de ovário, tuba uterina ou primário do peritônio
- Modificadores da resposta biológica: são usadas proteínas normais, de ocorrência natural, para estimular as defesas do corpo contra o câncer. Um exemplo é rituximabe (anticorpo monoclonal contra o antígeno CD20 usado no tratamento do linfoma do tipo B)
- Imunoterapia: vacinas estimulam as defesas do corpo contra o câncer. Um exemplo é a administração intravesical de BCG (bacilo Calmette-Guérin).

Quimioterapia

Os processos malignos que respondem favoravelmente à quimioterapia são: coriocarcinoma; leucemia aguda; doença de Hodgkin; linfoma de Burkitt; tumor de Wilms; carcinoma testicular; sarcoma de Ewing; retinoblastoma na infância; linfoma histiocítico difuso; rabdomiossarcoma.

A quimioterapia apresenta muitas classificações, descritas a seguir.

Curativa. Visa à erradicação completa das células do câncer, por exemplo, tumores testiculares, coriocarcinoma gestacional, tumor de Wilms, doença de Hodgkin.

Paliativa. Apresenta várias metas, a saber: alívio dos sinais/sintomas (dor, perda funcional); prevenção de efeitos tóxicos significativos (distúrbios hidreletrolíticos); prolongar a sobrevida com boa qualidade (p. ex., nos casos de câncer de pâncreas, glioblastomas avançados).

Adjuvante. Visa à erradicação de células remanescentes (micrometástases) de tratamento prévio (cirurgia, irradiação).

Neoadjuvante. Visa à erradicação de micrometástases, mas é realizada *antes* da cirurgia/radioterapia. Suas vantagens incluem exposição precoce ao quimioterápico, determinação da sensibilidade do tumor ao tratamento e citorredução do tumor primário, facilitando a cirurgia. Um exemplo seria o uso de inibidores da aromatase em câncer de mama localmente avançado, osteossarcoma, sarcomas de partes moles, câncer de ânus.

Agentes antineoplásicos

Os agentes antineoplásicos também são chamados de quimioterápicos e são prescritos basicamente para o tratamento de processos malignos. Alguns desses agentes também são usados no tratamento de condições inflamatórias como psoríase, artrite reumatoide e lúpus eritematoso sistêmico.

A maioria dos agentes antineoplásicos é classificada de acordo com sua relação com o ciclo celular (ciclo-específicos ou ciclo-inespecíficos). Os agentes também podem ser classificados quanto à sua estrutura química e função celular como alquilantes, antimetabólitos, antimitóticos (agregadores de tubulina), inibidores da topoisomerase, antibióticos antitumorais, inibidores moleculares e outros (Quadros 12.1 e 12.2).

A asparaginase (L-asparaginase, L-asparagina, amidoidrolase), por exemplo, é uma enzima que catalisa a cisão da asparagina (aminoácido essencial para a sobrevida da célula) em ácido aspártico e amônia. Inibe a síntese de proteínas, DNA e RNA, sendo ciclo-específica da fase G1 do ciclo celular.

Já a bleomicina é um antibiótico antineoplásico isolado de *Streptomyces verticillus* que inibe a incorporação de timidina ao DNA, com consequente inibição da síntese deste. Há inibição menor da síntese de RNA e de proteínas. É considerada um agente ciclo-específico, com maior efeito nas fases G2 e M do ciclo celular.

QUADRO 12.1	Exemplos de agentes antineoplásicos.
Alquilantes	Bussulfano, carboplatina, cisplatina, ciclofosfamida, dacarbazina, ifosfamida, lomustina, mecloretamina, melfalana, oxaliplatina, procarbazina, temozolamida, tiotepa
Antimetabólitos	Capecitabina, citarabina, clofarabina, fludarabina, 5-fluoruracila (5-FU), gencitabina, mercaptopurina, metotrexato, nelarabina, tioguanina
Antimitóticos (agregadores de tubulina)	Docetaxel, ixabepilona, paclitaxel, cabazitaxel, vimblastina, vincristina, vinorelbina
Inibidores da topoisomerase	Dactinomicina, daunomicina, doxorrubicina, etoposídeo, fosfato de etoposídeo, idarrubicina, irinotecano, daunomicina lipossômica, doxorrubicina lipossômica, mitoxantrona, teniposídeo, topotecana
Inibidores moleculares	Erlotinibe, imatinibe, sorafenibe, sunitinibe, trastuzumabe
Antibióticos antitumorais	Doxorrubicina, epirrubicina, idarrubicina, mitomicina, mitoxantrona, bleomicina, dactinomicina
Outros agentes	Trióxido de arsênico, asparaginase, abiraterona, bleomicina, dexametasona, hidroxiureia, mitotano, PEG-asparaginase, prednisona

QUADRO 12.2	Efeitos das principais classes de agentes antineoplásicos no ciclo celular.
Agentes que atuam em fases específicas do ciclo	Agentes sem especificidade por determinada fase do ciclo
<ul><li>Antimetabólitos: capecitabina, cladribina, citarabina, fludarabina, 5-fluoruracila (5-FU), gencitabina, 6-mercaptopurina (6-MP), metotrexato (MTX), 6-tioguanina (6-TG)</li><li>Antibióticos antitumorais: bleomicina</li><li>Epipodofilotoxinas: etoposídeo, teniposídeo</li><li>Taxanos: paclitaxel ligado à albumina, docetaxel, paclitaxel</li><li>Alcaloides da *Vinca*: vimblastina, vincristina, vinorelbina</li></ul>	<ul><li>Alquilantes: bussulfano, carmustina, ciclofosfamida, lomustina, mecloretamina, melfalana, tiotepa</li><li>Antraciclinas: daunorrubicina, doxorrubicina, epirrubicina, idarrubicina, mitoxantrona</li><li>Antibióticos antitumorais: dactinomicina, mitomicina</li><li>Camptotecinas: irinotecano, topotecana</li><li>Análogos da platina: carboplatina, cisplatina, oxaliplatina</li></ul>

Agentes alquilantes

Trata-se da primeira classe de agentes antineoplásicos. Os agentes alquilantes exibem três mecanismos de ação: (1) ligamento de grupamentos alquila às bases do DNA (basicamente na posição N-7 da guanina e, em menor grau, na posição N-3 da adenina) com formação de monoadutos e resultando na fragmentação do DNA por enzimas de reparo nas suas tentativas de substituir as bases alquiladas (impedindo a síntese de DNA e a transcrição do RNA a partir do DNA alterado); (2) lesão do DNA via formação de ligações cruzadas que impedem a separação dos filamentos do DNA para síntese e transcrição; e (3) indução de pareamento incorreto dos nucleotídios e mutações.

Os agentes alquilantes são substâncias mutagênicas e carcinogênicas e podem ser de diversos tipos:
- Derivados do gás mostarda: mecloretamina, ciclofosfamida, clorambucila, melfalana, ifosfamida
- Etileniminas: tiotepa, hemametilmelamina
- Alquil-sulfonatos: bussulfano
- Hidrazinas e triazinas: altretamina, procarbazina, dacarbazina, temozolomida
- Nitrosureias: carmustina, lomustina, estreptozocina
- Sais metálicos: cisplatina, carboplatina, oxaliplatina

Alquil-sulfonatos

Bussulfano

Trata-se de um agente alquilante bifuncional que contém dois grupamentos metanossulfonato ligados a extremidades opostas de uma cadeia alquila com 4 carbonos.

Indicação	<ul><li>Tratamento de leucemia granulocítica crônica (crianças)</li><li>A formulação injetável é prescrita como tratamento condicionante antes do transplante convencional de células progenitoras hematopoéticas (TCPH) para adultos, seguido por ciclofosfamida</li></ul>
Mecanismo de ação	<ul><li>Após a hidrólise do bussulfano, os grupamentos metanossulfonato são liberados e são produzidos íons carbônio. Esses íons carbônio alquilam o DNA, interferindo na replicação do DNA e na transcrição do RNA com consequente disfunção dos ácidos nucleicos. O maquinário celular não consegue reparar esse tipo de lesão e a célula sofre apoptose</li></ul>
Posologia	<ul><li>Leucemia granulocítica crônica<ul><li>Indução em adultos: 0,06 mg/kg/dia VO, com dose inicial máxima de 4 mg em dose única</li><li>Manutenção em adultos: o controle da leucemia pode ser obtido por períodos prolongados sem uso adicional de bussulfano</li></ul></li></ul>

(continua)

Bussulfano (*continuação*)

Posologia	• Antes de TCPH
	  ○ Adultos: 0,8 mg/kg (infusão IV durante 2 h), a cada 6 h durante 4 dias consecutivos (total de 16 doses), seguido por ciclofosfamida
	  ○ Recém-nascidos, crianças e adolescentes: < 9 kg de peso corporal: 1,0 mg/kg; 9 a < 16 kg de peso corporal: 1,2 mg/kg; 16 a 23 kg de peso corporal: 1,1 mg/kg; > 23 a 34 kg de peso corporal: 0,95 mg/kg; > 34 kg de peso corporal: 0,8 mg/kg
	  ○ Administrar na forma de infusão IV (correr em 2 h) a cada 6 h durante 4 dias consecutivos (total de 16 doses) antes de ciclofosfamida ou melfano e do TCPH

Absorção	• A formulação é bem absorvida pelo tubo GI
Início da ação	• VO: 1 a 2 semanas
Duração da ação	• Desconhecida
Metabolismo	• Hepático
Eliminação	• Cerca de 30% é eliminado na urina, durante 48 h
Contraindicação	• Hipersensibilidade conhecida ao bussulfano ou a qualquer componente da fórmula • Gravidez
Interações medicamentosas	• Adalimumabe: potencialização do risco de infecção grave e potencialmente fatal • Certolizumabe: potencialização do risco de infecção grave e potencialmente fatal • Clozapina: aumento do risco e/ou da gravidade do efeito mielotóxico • Etanercepte: potencialização do risco de infecção grave e potencialmente fatal • Metronidazol: aumento das concentrações plasmáticas do bussulfano
Efeitos adversos	• *Muito comuns* (10% dos usuários): mielossupressão profunda (que se manifesta principalmente como trombocitopenia e leucopenia); infecção pulmonar; hiperbilirrubinemia; anemia; hepatopatia (em doses altas); icterícia; amenorreia; falência grave e persistente dos ovários, inclusive com incapacidade de alcançar a puberdade após a administração de doses altas em crianças e pré-adolescentes; azoospermia e atrofia dos testículos • *Comuns* (entre 1 e 10% dos usuários): leucemia aguda secundária; tamponamento cardíaco; alopecia (doses altas); manchas na pele, sobretudo em pessoas com pele mais escura; hematúria (doses altas de bussulfano combinadas com ciclofosfamida)
Alerta	• Classe D na gravidez • O aleitamento materno deve ser descontinuado no início do tratamento

Apresentação comercial

- **Busilvex® (Pierre Fabre)**, solução para perfusão, cada mℓ da solução contém 6 mg de bussulfano + 0,6667 mℓ de macrogol 400 + 0,3333 mℓ de dimetilacetamida; frasco-ampola com 10 mℓ de solução, caixa com 8 frascos-ampola. *Após a diluição cada 1 mℓ de solução contém 0,5 mg de bussulfano. Via infusão intravenosa após diluição. Uso adulto e pediátrico*
- **Myleran® (GlaxoSmithKline)**, comprimidos revestidos contendo 2 mg de bussulfano, frascos com 25 comprimidos. *Uso oral. Uso adulto.*

Complexos de platina

Os complexos de platina em quimioterapia são usados desde o final da década de 1960, quando foi observada a inibição do processo de divisão celular de bactérias, ocasionado por cisdiaminotetracloroplatina IV e cis-diaminodicloroplatina II (cisplatina).

Cisplatina

A cisplatina é um complexo de metal pesado que contém um átomo central de platina, ligado a dois átomos de cloro e duas moléculas de amônia na posição *cis*, cujo peso molecular é 300,06. É um agente antineoplásico com propriedades bioquímicas semelhantes às dos agentes alquilantes bifuncionais.

Indicação	• Poliquimioterapia estabelecida com outros agentes aprovados, para pacientes portadores de tumores metastáticos de testículo que já se submeteram a tratamento cirúrgico e/ou radioterapia apropriados • Tratamento, em combinação com outros agentes quimioterápicos aprovados, de portadoras de tumores metastáticos de ovário, já submetidas a procedimentos cirúrgicos e/ou radioterapia apropriados • A cisplatina como agente isolado é indicada como terapia secundária para tumores ovarianos metastáticos refratários à quimioterapia padrão, que não foram previamente tratados com cisplatina • Como agente único para pacientes portadores de câncer de células de transição da bexiga que deixou de responder a abordagens cirúrgicas e/ou radioterapia • Esquema de PQT para carcinomas espinocelulares de cabeça e pescoço, como adjunto aos procedimentos cirúrgicos e/ou radioterapêuticos apropriados
Mecanismo de ação	• A cisplatina inibe a síntese do DNA pela produção de ligações cruzadas interfitas e intrafitas no DNA. As sínteses de proteínas e RNA também são inibidas, porém em menor grau. Aparentemente não é específico do ciclo celular

Posologia	• Tumores metastáticos de testículo
	   ○ A dose usual de cisplatina, em combinação com outros agentes quimioterápicos aprovados, é de 20 mg/m^2/dia IV, durante 5 dias, a cada 3 semanas por um mínimo de 4 ciclos
	• Tumores metastáticos de ovário
	   ○ A dose usual de cisplatina, em combinação com outros agentes quimioterápicos aprovados, é de 75 a 100 mg/m^2 IV, 1 vez a cada 3 a 4 semanas, por um mínimo de 4 ciclos. Como agente único, a cisplatina deve ser administrada na dose de 100 mg/m^2 IV, 1 vez a cada 4 semanas
	• Câncer avançado de bexiga
	   ○ A cisplatina deve ser administrada como agente único na dose de 50 a 70 mg/m^2 IV, 1 vez a cada 3 a 4 semanas dependendo da radioterapia e/ou da quimioterapia já administradas. Em pacientes com tratamentos prévios muito agressivos, recomenda-se uma dose inicial de 50 mg/m^2, repetida a cada 4 semanas
	• Carcinoma espinocelular de cabeça e pescoço
	   ○ A dose usual de cisplatina, em associação com outros agentes quimioterápicos aprovados, é de 60 a 100 mg/m^2 IV, 1 vez/dia a cada 3 semanas

Eliminação	• Urina (nos pacientes com função renal normal, a meia-vida da fase de eliminação inicial é de 25 a 79 min e da fase terminal é 58 a 78 h)
Contraindicação	• Hipersensibilidade à cisplatina ou a outros compostos contendo platina, ou a qualquer outro componente da formulação; insuficiência renal preexistente; mielossupressão; déficit auditivo; gestação; lactação
Interações medicamentosas	• Ácido acetilsalicílico: aumento do risco de hemorragia digestiva • Aminoglicosídios: potencialização dos efeitos ototóxicos e nefrotóxicos • Anticonvulsivantes: a cisplatina reduz o efeito dos anticonvulsivantes • Diuréticos de alça: potencialização dos efeitos ototóxicos e nefrotóxicos
Efeitos adversos	• A nefrotoxicidade é a reação tóxica mais limitante, é cumulativa e dose-dependente • A ototoxicidade (tinido, diminuição da acuidade auditiva) é muito comum e mais grave em crianças, em idosos e com a repetição das doses • Mielossupressão; hipomagnesemia; hipocalcemia; hiponatremia; hipopotassemia; hipofosfatemia; hiperuricemia (doses altas); neuropatia periférica
Alerta	• Classe D na gravidez • Os pacientes precisam ser adequadamente hidratados antes e 24 h após a administração de cisplatina para assegurar fluxo urinário adequado e minimizar a nefrotoxicidade. A hidratação pode ser obtida com 2.000 mℓ de soro fisiológico (NaCl a 0,9%) ou solução glicofisiológica (glicose a 5% em 1/2 a 1/3 de solução fisiológica) durante um período de 2 a 4 h • Vacinas de vírus vivos não devem ser utilizadas

Apresentação comercial

- **Cisplatina® 10 mg (Accord)**, solução injetável, frasco-ampola contendo 1 mg de cisplatina por mℓ, embalagem contendo frasco-ampola com 10 mg de cisplatina em 10 mℓ de solução injetável. *Uso intravenoso. Uso adulto e pediátrico*
- **Cisplatina® 25 mg (Accord)**, solução injetável, frasco-ampola contendo 1 mg de cisplatina por mℓ, embalagem contendo frasco-ampola com 25 mg de cisplatina em 25 mℓ de solução injetável. *Uso intravenoso. Uso adulto e pediátrico*
- **Cisplatina® 50 mg (Accord)**, solução injetável, frasco-ampola contendo 1 mg de cisplatina por mℓ, embalagem contendo frasco-ampola com 50 mg de cisplatina em 50 mℓ de solução injetável. *Uso intravenoso. Uso adulto e pediátrico*
- **C-platin® (Blau)**, frasco-ampola contendo 50 mg de cisplatina, embalagem contendo frasco-ampola com 50 mg de cisplatina em 50 mℓ de solução injetável (1 mg/mℓ). *Uso intravenoso. Uso adulto e pediátrico*
- **C-platin® (Blau)**, frasco-ampola contendo 100 mg de cisplatina, embalagem contendo frasco-ampola com 100 mg de cisplatina em 100 mℓ de solução injetável (1 mg/mℓ). *Uso intravenoso. Uso adulto e pediátrico*
- **Platistine CS® (Pfizer)**, solução injetável, cada 1 mℓ contém 1 mg de cisplatina, em embalagens contendo 1 frasco-ampola de 50 mℓ (50 mg) ou 100 mℓ (100 mg) de solução injetável. *Uso intravenoso. Uso adulto e pediátrico. O excipiente contém manitol.*

Carboplatina

Segunda geração de derivados da cisplatina.

Indicação	• Tratamento de estados avançados do carcinoma de ovário de origem epitelial (incluindo tratamentos de segunda linha e paliativo em pacientes que já tenham recebido medicamentos contendo cisplatina) • Tratamento do carcinoma de pequenas células de pulmão e de colo uterino • Tratamento de carcinomas espinocelulares de cabeça e pescoço
Mecanismo de ação	• A carboplatina se liga ao DNA por meio de ligações cruzadas nos dois filamentos, alterando a configuração da hélice e inibindo sua síntese. O efeito é provavelmente ciclo-independente

Posologia	• A dose de carboplatina pode ser determinada pela função renal ou pela área de superfície corporal (ASC):
	  ○ Determinação de dose de carboplatina baseada na função renal: atualmente, a maneira mais segura e aceitável de determinar a dose de carboplatina é pela função renal utilizando a TFG do paciente e da fórmula de Calvert para obter a AUC (área sob a curva) recomendada, geralmente no intervalo de 4 a 8 mg/mℓ × min^{-1}, dependendo do protocolo, *status* pré-tratamento, radioterapia concomitante ou comorbidades que possam afetar a função renal do paciente. Este método considera o impacto do tratamento prévio na função renal, que exige doses mais baixas para pacientes com disfunção renal. A dosagem por este método é calculada em "mg" e não por mg/m^2
	    ▪ Fórmula de Calvert: dose total (mg) = (AUC estabelecida) × (TFG + 25)
	  ○ Dose de carboplatina baseada na ASC: se o paciente for obeso ou apresentar substancial retenção hídrica, considerar o peso ideal para estimar a dose. Terapia como agente único: 360 a 400 mg/m^2

Eliminação	• Predominantemente renal
Contraindicação	• Insuficiência renal grave; mielossupressão grave; sangramento volumoso; hipersensibilidade a carboplatina ou a outros compostos da platina como cisplatina; gravidez; lactação
Interações medicamentosas	• Adalimumabe: aumento do risco de infecções • Certolizumabe: aumento do risco de infecções • Clozapina: aumento do risco de neutropenia e agranulocitose • Etanercepte: potencialização do risco de infecção grave e potencialmente fatal
Efeitos adversos	• A principal toxicidade dose-limitante da carboplatina é a mielossupressão (dose-dependente), que se manifesta como trombocitopenia, leucopenia, neutropenia e/ou anemia
Alerta	• Classe D na gravidez

Apresentação comercial

- **B-platin® (Blau)**, solução injetável contendo 50 mg de carboplatina em 5 mℓ, embalagem contendo 1 frasco-ampola de 5 mℓ. *Uso injetável apenas por via intravenosa. Uso adulto*
- **B-platin® (Blau)**, solução injetável contendo 150 mg de carboplatina em 15 mℓ, embalagem contendo 1 frasco-ampola de 15 mℓ. *Uso injetável apenas por via intravenosa. Uso adulto*
- **B-platin® (Blau)**, solução injetável contendo 450 mg de carboplatina em 45 mℓ, embalagem contendo 1 frasco-ampola de 45 mℓ. *Uso injetável apenas por via intravenosa. Uso adulto*
- **B-platin® (Blau)**, pó liófilo injetável, embalagem contendo 1 frasco-ampola de 150 mg de carboplatina. *Uso injetável apenas por via intravenosa. Uso adulto. Uso hospitalar restrito a hospitais ou ambulatórios especializados*
- **Carboplatina® (Accord)**, solução injetável com 10 mg de carboplatina/mℓ, em frasco-ampola de vidro âmbar de 5 mℓ, 15 mℓ ou 45 mℓ. *Uso adulto. Uso injetável apenas por via intravenosa. Uso hospitalar restrito a hospitais ou ambulatórios especializados*
- **Fauldcarbo® (Libbs)**, solução injetável, cada mℓ contém 10 mg de carboplatina, frasco-ampola de 5 mℓ (50 mg), 15 mℓ (150 mg) ou 45 mℓ (450 mg). *Uso injetável apenas por via intravenosa. Uso adulto. Uso hospitalar restrito a hospitais ou ambulatórios especializados*
- **Platamine CS® (Pfizer)**, solução injetável, cada mℓ contém 10 mg de carboplatina, frasco-ampola de 5 mℓ (50 mg), 15 mℓ (150 mg) ou 45 mℓ (450 mg). *Uso injetável apenas por via intravenosa. Uso adulto. Uso hospitalar restrito a hospitais ou ambulatórios especializados*

Oxaliplatina

A oxaliplatina pertence a uma nova classe de sais da platina, na qual o átomo central de platina é envolvido por um oxalato e um 1,2-diaminociclo-hexano em posição *trans*. A oxaliplatina é um estereoisômero. Assim como outros derivados da platina, atua sobre o DNA, formando ligações alquila que levam à formação de pontes interfilamentos e intrafilamentos, inibindo a síntese e a posterior formação de novas moléculas de DNA. A cinética de ligação da oxaliplatina com o DNA é rápida, ocorrendo no máximo em 15 min, enquanto a cisplatina apresenta ligação bifásica, com uma fase tardia após 4 a 8 h.

A replicação e a posterior separação do DNA são inibidas, da mesma forma que, secundariamente, é inibida a síntese de RNA e das proteínas celulares. A oxaliplatina é efetiva contra alguns tipos de cânceres resistentes à cisplatina.

Indicação	• Tratamento do câncer colorretal metastático em associação às fluoropirimidinas (pode também ser administrada a pacientes que não toleram fluoropirimidinas) • Adjuvante no tratamento de pacientes no estágio III de câncer colorretal após ressecção completa do tumor primário usado em combinação com 5-fluorouracila (5-FU)/leucovorina

(continua)

Oxaliplatina (continuação)

Mecanismo de ação	• Atua sobre o DNA, formando ligações alquila que levam à formação de pontes interfilamentos e intrafilamentos, inibindo a síntese e a posterior formação de novas moléculas de DNA

Posologia	• Câncer de cólon como tratamento adjuvante
	  ◦ Adultos: 85 mg/m^2 IV, repetido a cada 2 semanas em associação com fluoropirimidinas por 12 ciclos (6 meses)
	• Câncer colorretal metastático/avançado
	  ◦ Adultos: 85 mg/m^2 IV, repetido a cada 2 semanas até progressão da doença ou toxicidade inaceitável
	• Observação: quando combinada com 5-FU/FA e bevacizumabe, oxaliplatina deve ser administrada após o bevacizumabe, mas antes da administração de 5-FU

Absorção	• A biodisponibilidade é completa após administração IV
Eliminação	• Renal
Contraindicação	• Hipersensibilidade conhecida a derivados da platina, a oxaliplatina e/ou a qualquer componente da formulação; insuficiência renal grave; lactação; mielossupressão (neutrófilos $< 2 \times 10^9/\ell$ e/ou contagem de plaquetas $< 100 \times 10^9/\ell$) antes do primeiro ciclo de tratamento
Interações medicamentosas	• Adalimumabe: aumento do risco de infecções • Amiodarona: potencialização do efeito de prolongamento do intervalo QT levando a arritmias ventriculares potencialmente fatais • Certolizumabe: aumento do risco de infecções • Clozapina: aumento do risco de neutropenia e agranulocitose • Dolasetrona: potencialização do efeito de prolongamento do intervalo QT levando a arritmias ventriculares potencialmente fatais
Efeitos adversos	• Terapia combinada de oxaliplatina + 5-FU/leucovorina (FOLFOX): ◦ *Muito comuns* ($\geq 10\%$): leve a moderada elevação dos níveis de transaminases e fosfatase alcalina, anemia, trombocitopenia, anemia grave, neutropenia grave, manifestações neurossensoriais agudas, disestesias/parestesia de extremidades, neuropatia periférica, tosse, náuseas/vômitos, diarreia
Alerta	• Devido à incompatibilidade com cloreto de sódio e com soluções básicas (sobretudo 5-fluoruracila e trometanol), oxaliplatina não deve ser misturada com essas substâncias nem administrada pelo mesmo acesso venoso (os solventes a serem utilizados são água para preparações injetáveis ou soro glicosado a 5%) • Evitar o uso de materiais de administração intravenosa contendo alumínio • Não administrar em injeção intravenosa direta • Não misturar com outros medicamentos • Inutilizar soluções com sinais de precipitação • A infusão de oxaliplatina deve sempre preceder a de 5-fluoruracila

Apresentação comercial

- **Bioezulen® 50 mg (Biosintética)**, pó liófilo para solução injetável, cada frasco-ampola contém 50 mg de oxaliplatina, embalagem contendo 1 frasco-ampola. *Uso por infusão intravenosa. Uso adulto.* Contém manitol
- **Bioezulen® 100 mg (Biosintética)**, pó liófilo para solução injetável, cada frasco-ampola contém 100 mg de oxaliplatina, embalagem contendo 1 frasco-ampola. *Uso por infusão intravenosa. Uso adulto.* Contém manitol
- **Eloxatin® 50 mg (Sanofi-Aventis)**, cartucho com 1 frasco-ampola contendo 50 mg de oxaliplatina na forma de pó liófilo para reconstituição (infusão IV), embalagem contendo 1 frasco-ampola. *Uso por infusão intravenosa. Uso adulto.* Contém lactose monoidratada
- **Eloxatin® 100 mg (Sanofi-Aventis)**, cartucho com 1 frasco-ampola contendo 100 mg de oxaliplatina na forma de pó liófilo para reconstituição (infusão IV), embalagem contendo 1 frasco-ampola. *Uso por infusão intravenosa. Uso adulto.* Contém lactose monoidratada
- **O-plat® 50 mg (Zodiac)**, pó liófilo para solução injetável, cada frasco-ampola contém 50 mg de oxaliplatina, embalagem contendo 1 frasco-ampola. *Uso por infusão intravenosa. Uso adulto.* Contém lactose
- **O-plat® 100 mg (Zodiac)**, pó liófilo para solução injetável, cada frasco-ampola contém 100 mg de oxaliplatina, embalagem contendo 1 frasco-ampola. *Uso por infusão intravenosa. Uso adulto.* Contém lactose
- **Oxaliplatina® 50 mg (Eurofarma)**, pó liófilo para solução injetável, cada frasco-ampola contém 50 mg de oxaliplatina, embalagem contendo 1 frasco-ampola. *Uso por infusão intravenosa. Uso adulto.* Contém lactose
- **Oxaliplatina® 100 mg (Eurofarma)**, pó liófilo para solução injetável, cada frasco-ampola contém 100 mg de oxaliplatina, embalagem contendo 1 frasco-ampola. *Uso por infusão intravenosa. Uso adulto.* Contém lactose
- **Oxilaplatina® 50 mg (Glenmark)**, pó liófilo para solução injetável, cada frasco-ampola contém 50 mg de oxaliplatina, embalagem contendo 1 frasco-ampola de 50 mℓ. *Uso por infusão intravenosa. Uso adulto.* Contém manitol
- **Oxilaplatina® 100 mg (Glenmark)**, pó liófilo para solução injetável, cada frasco-ampola contém 100 mg de oxaliplatina, embalagem contendo 1 frasco-ampola de 50 mℓ. *Uso por infusão intravenosa. Uso adulto.* Contém manitol
- **Uxalun® 50 mg (Sandoz)**, pó liófilo para solução injetável, cada frasco-ampola contém 50 mg de oxaliplatina, embalagem contendo 1 frasco-ampola. *Uso por infusão intravenosa. Uso adulto.* Contém lactose
- **Uxalun® 100 mg (Sandoz)**, pó liófilo para solução injetável, cada frasco-ampola contém 100 mg de oxaliplatina, embalagem contendo 1 frasco-ampola. *Uso por infusão intravenosa. Uso adulto.* Contém lactose.

Derivados do gás de mostarda

Melfalana

Melfalana é um antineoplásico da classe dos agentes alquilantes.

Indicação	• Uso oral: tratamento de mieloma múltiplo, adenocarcinoma ovariano avançado, câncer de mama, policitemia vera
	• Uso injetável
	  ○ Melanoma maligno e sarcoma de tecidos moles localizados em extremidades (perfusão arterial regional)
	  ○ Mieloma múltiplo e câncer de ovário avançado (administração por via intravenosa convencional)
	  ○ Mieloma múltiplo, neuroblastoma na infância (administração por via intravenosa em altas doses)

Mecanismo de ação	• Ligação ao DNA e comprometimento da replicação celular

Posologia	• Mieloma múltiplo
	  ○ Um esquema de dose oral típico é de 0,15 mg/kg de peso corporal/dia, em doses divididas por 4 dias, repetidos em intervalos de 6 semanas. A combinação com prednisona pode ser mais efetiva do que o uso isolado de melfalano
	• Adenocarcinoma ovariano avançado
	  ○ Um tratamento oral típico é 0,2 mg/kg de peso corporal/dia, por 5 dias. Este esquema é repetido a cada 4 a 8 semanas, ou a critério médico
	• Câncer de mama
	  ○ Uma dose de 0,15 mg/kg de peso corporal VO ou 6 mg/m² de área de superfície corporal/dia durante 5 dias e repetido a cada 6 semanas
	• Policitemia vera
	  ○ Para indução de remissão: 6 mg a 10 mg diários VO, durante 5 a 7 dias, depois 2 mg a 4 mg diários até que se atinja um controle satisfatório da doença. Terapia de manutenção: 2 mg a 6 mg por semana

Absorção	• A absorção GI é incompleta e variável
Metabolismo	• Substancialmente desativado pelo processo de hidrólise
Eliminação	• Urina
Contraindicação	• Hipersensibilidade conhecida a qualquer componente da fórmula; resistência conhecida ao melfalano; lactação; gravidez (sobretudo durante o primeiro trimestre)
Interações medicamentosas	• Adalimumabe: aumento do risco de infecções • Certolizumabe: aumento do risco de infecções • Clozapina: aumento do risco de neutropenia e agranulocitose • Talidomida: aumento do risco de tromboembolia
Efeitos adversos	• *Muito comuns* (10% dos usuários): leucopenia; anemia; náuseas/vômitos; diarreia; estomatite (em doses altas); alopecia (em doses altas) • *Comuns* (entre 1 e 10%): alopecia (em doses convencionais); elevação significativa, embora temporária, da ureia sanguínea
Alerta	• Não administrar vacinas com microrganismos vivos durante seu uso • Pode causar esterilidade masculina transitória ou permanente • É necessário monitoramento do hemograma durante seu uso • Reduzir a dose em caso de insuficiência renal • Os comprimidos não devem ser mastigados nem partidos

Apresentação comercial

- **Alkeran® (GlaxoSmithKline)**, comprimidos revestidos contendo 2 mg de melfalana, acondicionados em embalagens com 25 unidades. *Uso oral. Uso adulto*
- **Alkeran® injetável (GlaxoSmithKline)**, pó liofilizado acondicionado em frasco-ampola, cada frasco-ampola contém 50 mg de melfalana acompanhado de 10 mℓ de solução diluente. *Uso injetável. Uso adulto.*

Ciclofosfamida

Trata-se de uma pró-droga que exige um processo complexo de ativação (no fígado e nos ossos) antes de exercer função antitumoral. Além disso, exibe atividade imunossupressora.

Atravessa parcialmente a barreira hematencefálica e a placenta, além de ser excretada no leite materno. É moderadamente dialisável (20 a 50%).

Indicação	• Tratamento de condições malignas:
	  ○ Linfomas malignos (estágios III e IV, de acordo com o estadiamento de Peter)
	  ○ Mieloma múltiplo
	  ○ Leucemias
	  ○ *Micosis fungoide* (estado avançado)
	  ○ Neuroblastoma (em pacientes com disseminação)
	  ○ Adenocarcinoma do ovário
	  ○ Retinoblastoma
	• Tratamento de doenças autoimunes e imunopatias inespecíficas (p. ex., granulomatose de Wegener), bem como de síndrome nefrótica, quando essas doenças se mostram resistentes aos tratamentos convencionais de primeira e segunda linhas, e para prevenção da rejeição de transplantes

Mecanismo de ação	• Ligação ao DNA e comprometimento da replicação celular
Posologia	• Os esquemas posológicos são instituídos segundo programas de quimioterapia
Absorção	• A ciclofosfamida é bem absorvida por via oral, com biodisponibilidade superior a 75% e concentração plasmática máxima 1 h após a ingestão
Início da ação	• O início do efeito terapêutico pode demorar 7 a 21 dias
Metabolismo	• Hepático
Eliminação	• Urina
Contraindicação	• Hipersensibilidade conhecida ou suspeita a ciclofosfamida; varicela; herpes-zóster; doenças da medula óssea; gestação; lactação
Interações medicamentosas	• Alopurinol: aumento da incidência de mielossupressão • Cimetidina: inibe o metabolismo hepático da ciclofosfamida • Digoxina: a ciclofosfamida diminui os efeitos da digoxina • Fenobarbital: aumento do metabolismo e da ação leucopênica da ciclofosfamida em usuários de doses altas de fenobarbital • Hipoglicemiantes: potencialização do efeito hipoglicemiante
Efeitos adversos	• Leucopenia; anemia; trombocitopenia; náuseas/vômitos; cistite acompanhada ou não de sangramento; icterícia; alopecia; amenorreia; azoospermia
Alerta	• Interfere na cicatrização de feridas

Apresentação comercial

- **Genuxal® (Baxter)**, comprimido revestido de liberação retardada contendo 53,5 mg de ciclofosfamida monoidratada (equivalente a 50 mg de ciclofosfamida anidra), embalagem com 50 comprimidos. *Uso oral. Uso adulto e pediátrico. Contém sacarose*

- **Genuxal® injetável (Baxter)**, pó extemporâneo (para preparação antes do uso), frasco-ampola contendo 200 mg de ciclofosfamida monoidratada, caixa com 10 frascos-ampola. *Uso injetável. Uso adulto e pediátrico*

- **Genuxal® injetável (Baxter)**, pó extemporâneo (para preparação antes do uso), frasco-ampola contendo 1.000 mg de ciclofosfamida monoidratada, caixa com 1 frasco-ampola. *Uso injetável. Uso adulto e pediátrico*

Ifosfamida

A ifosfamida é um agente citostático do grupo das oxazafosforinas. Trata-se de um análogo sintético da ciclofosfamida. A ifosfamida é inativa *in vitro*, sendo ativada *in vivo* no fígado por enzimas microssomiais.

Indicação	• Tratamento de: carcinoma brônquico de células pequenas, carcinoma de ovário, carcinoma de mama, tumores de testículo (seminoma, teratoma, teratocarcinoma), sarcoma de tecidos moles (leiomiossarcoma, rabdomiossarcoma e condrossarcoma), carcinoma de endométrio, carcinoma de rim hipernefroide, carcinoma de pâncreas, linfomas malignos (linfossarcoma, reticulossarcoma)
Mecanismo de ação	• Ligação ao DNA e comprometimento da replicação celular

(continua)

Ifosfamida (*continuação*)

Posologia	• Recomenda-se atingir uma dose total de 250 a 300 mg/kg por série • Administra-se habitualmente, IV, uma dose diária de 50 a 60 mg/kg durante 5 dias consecutivos. Quando for prescrita uma dose diária inferior, a duração de cada série se prolongará por 10 dias, administrando-se 20 a 30 mg/kg IV • Nos casos resistentes à terapia, aconselha-se a dose diária de 80 mg/kg durante 2 a 3 dias consecutivos. O intervalo entre as séries deve ser no mínimo de 4 semanas. Estes intervalos dependem do quadro sanguíneo e da recuperação dos eventuais efeitos colaterais
Absorção	• Após a administração intravenosa, a ifosfamida é detectável em órgãos e tecidos após alguns minutos. Há uma relação linear entre a concentração plasmática alcançada e a dose administrada de ifosfamida
Metabolismo	• Hepático
Eliminação	• Principalmente renal
Contraindicação	• Hipersensibilidade conhecida à ifosfamida; intensa mielossupressão; insuficiência renal; hipotonia vesical; obstrução das vias urinárias eferentes; metástases cerebrais; primeiro mês da gravidez e depois somente se o benefício justificar o risco
Interações medicamentosas	• Aciclovir: potencialização do efeito nefrotóxico • Alopurinol: potencialização do efeito mielossupressor • Aminoglicosídios: potencialização do efeito nefrotóxico • Anfotericina B: potencialização do efeito nefrotóxico • Cisplatina: potencialização do efeito nefrotóxico • Hidroclorotiazida: potencialização do efeito mielossupressor • Sulfonilureias: potencialização do efeito hipoglicemiante
Efeitos adversos	• *Muito comuns* (> 1/10): alopecia; náuseas/vômitos; hematuria; desorientação e confusão mental; mielossupressão • *Comuns* (> 1/100 e < 1/10): infecção; insuficiência renal; disfunção hepática; flebite; febre
Alerta	• A ifosfamida inalterada consegue atravessar a barreira hematencefálica (já foi encontrada no líquido cerebrospinal em crianças) • A ifosfamida interfere na cicatrização das feridas • Classe D na gravidez • Não administrar vacinas vivas • Medicamentos que atuam sobre o SNC (p. ex., antieméticos, ansiolíticos, narcóticos ou anti-histamínicos) devem ser usados com cuidado especial no caso de encefalopatia induzida por ifosfamida ou, se possível, descontinuadas • Ifosfamida pode intensificar a dermatite induzida por radiação (radiodermatite) • Ifosfamida geralmente é administrada por infusão IV rápida. É importante que a concentração da solução não seja superior a 4% • Pacientes de ambos os sexos em idade fértil devem adotar medidas anticoncepcionais, mesmo de abstinência, durante e até 3 meses após a quimioterapia com ifosfamida

PARA SABER MAIS

A toranja (*grapefruit*) contém uma substância que inibe as isoenzimas CYP e, portanto, pode reduzir a ativação metabólica de ifosfamida e, consequentemente, sua efetividade. Por esse motivo, pacientes tratados com ifosfamida devem evitar o consumo de toranjas e/ou de alimentos ou bebidas que contenham esta fruta.

Apresentação comercial

- **Holoxane® (Baxter)**, pó para preparação extemporânea, cada frasco-ampola contém 500 mg de ifosfamida, embalagem contendo 10 frascos-ampola. *Uso intravenoso. Uso adulto e pediátrico. Uso exclusivo em hospitais*
- **Holoxane® (Baxter)**, pó para preparação extemporânea, cada frasco-ampola contém 1 g de ifosfamida, embalagem contendo 10 frascos-ampola. *Uso intravenoso. Uso adulto e pediátrico. Uso exclusivo em hospitais*
- **Holoxane® (Baxter)**, pó para preparação extemporânea, cada frasco-ampola contém 2 g de ifosfamida, embalagem contendo 10 frascos-ampola. *Uso intravenoso. Uso adulto e pediátrico. Uso exclusivo em hospitais*
- **Ifosfamida® (Eurofarma)**, pó para preparação extemporânea, cada frasco-ampola contém 1 g de ifosfamida, embalagem contendo 10 frascos-ampola. *Uso intravenoso. Uso adulto e pediátrico. Uso exclusivo em hospitais. O excipiente é manitol*
- **Ifosfamida (Eurofarma)**, pó para preparação extemporânea, cada frasco-ampola contém 2 g de ifosfamida, embalagem contendo 10 frascos-ampola. *Uso intravenoso. Uso adulto e pediátrico. Uso exclusivo em hospitais. O excipiente é manitol*

IMPORTANTE

A solução diluída deve ser utilizada o mais rapidamente possível. Caso não seja utilizada imediatamente, após a diluição com solução de Ringer ou soro glicosado a 5% ou solução fisiológica (NaCl a 0,9%), a solução diluída permanece estável por 24 h sob refrigeração de 2°C a 8°C, seguidas de 24 h a temperatura ambiente (entre 15° e 30°C).

Nitrosureias

As nitrosureias são agentes alquilantes e, ao contrário de outros agentes citotóxicos, conseguem cruzar a barreira hematencefálica. São exemplos dessa classe a carmustina, a lomustina e a estreptozocina.

Carmustina (BCNU)

Devido à sua elevada lipossolubilidade e à ausência relativa de ionização a um pH fisiológico, a carmustina atravessa prontamente a barreira hematoliquórica. Níveis de radioatividade no líquido cefalorraquidiano representam 50% ou mais do que os observados concomitantemente no plasma. Não apresenta resistência cruzada com outros agentes alquilantes.

Indicação	• Tratamento paliativo como agente isolado ou em combinação com outros agentes citotóxicos de:
	  ○ Neoplasias malignas do encéfalo (glioblastoma, glioma do tronco cerebral, astrocitoma)
	  ○ Mieloma múltiplo (em combinação com prednisona)
	  ○ Doença de Hodgkin (como tratamento secundário em combinação com outros medicamentos aprovados em pacientes que apresentaram recidiva ou não responderam ao tratamento primário)
	  ○ Linfomas não Hodgkin (como tratamento secundário em combinação com outros medicamentos aprovados em pacientes que apresentaram recidiva ou não responderam ao tratamento primário)
	  ○ Outros tumores malignos sólidos (tratamento de melanoma maligno da pele em combinação com outros medicamentos, somente após outros métodos convencionais terem falhado)

Mecanismo de ação	• Alquilação do DNA e do RNA inibição de enzimas por carbamilação de aminoácidos nas proteínas
Posologia	• A dose recomendada, como monoterapia em pacientes não tratados anteriormente, é de 200 mg/m^2 por infusão IV a cada 6 semanas. Pode ser utilizada numa dose única ou dividida em infusões diárias de 100 mg/m^2 por 2 dias seguidos • Quando combinada com outros medicamentos mielodepressivos ou em pacientes com baixa reserva medular, as doses devem ser ajustadas • Um novo ciclo não deve ser aplicado até que os elementos circulantes do sangue tenham retornado a níveis aceitáveis (plaquetas > 100.000/mm^3; leucócitos > 4.000/mm^3) e isso geralmente ocorre dentro de 6 semanas. O hemograma deve ser monitorado frequentemente, e ciclos repetitivos de carmustina não devem ser repetidos antes de 6 semanas por causa da toxicidade tardia. As doses seguintes à dose inicial devem ser ajustadas de acordo com a resposta hematológica do paciente à dose anterior. A resposta hematológica deve ser verificada antes da próxima dose e a dose ajustada adequadamente
Metabolismo	• Hepático
Eliminação	• Aproximadamente 60 a 70% da dose total é excretada na urina em 96 h e cerca de 10% como CO_2 na respiração
Contraindicação	• Hipersensibilidade a carmustina e/ou a qualquer componente da formulação; gravidez; lactação
Interações medicamentosas	• Cimetidina: potencialização da mielotoxicidade (leucopenia, neutropenia)
Efeitos adversos	• *Muito comum* (> 10% dos pacientes): toxicidade pulmonar (em até 30% dos pacientes) • Mielotoxicidade
Alerta	• Há relatos de administração por via intra-arterial carotídea. Este procedimento não tem comprovação científica e tem sido associado à toxicidade visual • Classe D na gravidez • Antes de abertos, os frascos de devem ser armazenados sob refrigeração (2°C a 8°C). Após reconstituição pode ser usado em até 24 h se for conservado sob refrigeração (2°C a 8°C) • Os frascos contendo a solução reconstituída e armazenados sob refrigeração devem ser examinados quanto à formação de cristais antes do seu uso. Se forem observados cristais, estes podem ser novamente dissolvidos aquecendo-se o frasco a temperatura ambiente com agitação • A solução reconstituída adicionalmente diluída com NaCl ou soro glicosado a 5% deve ser protegida da luz. A solução resultante é estável até 24 h sob refrigeração (2°C a 8°C) e depois por mais 6 h se for mantida na temperatura ambiente (25°C) • A solução resultante armazenada somente a temperatura ambiente deve ser utilizada dentro de 3 h e protegida da luz

Apresentação comercial

■ **Becenun® (Bristol-Myers Squibb),** pó liofilizado para solução injetável, apresentado na concentração 100 mg por frasco-ampola, em embalagem com 10 frascos-ampola, acompanhados de 10 ampolas com 3,0 mℓ de diluente estéril (álcool etílico). Infusão intravenosa lenta. Uso adulto. *A formulação liofilizada não contém conservante e o conteúdo dos frascos não deve ser fracionado.*

Lomustina

A lomustina (CCNU) é uma nitrosureia extremamente lipofílica que sofre hidrólise *in vivo* para formar metabólitos reativos. São esses metabólitos que promovem a alquilação e a ligação cruzada do DNA e do RNA. Outros efeitos biológicos incluem inibição da síntese de DNA e alguma ciclo-especificidade. De modo geral, as nitrosureias não apresentam reação cruzada com outros agentes alquilantes.

Indicação	• Terapia paliativa em associação com outras modalidades de tratamento ou em combinações estabelecidas com outros quimioterápicos aprovados para as seguintes neoplasias:
	   ◦ Tumores cerebrais: primários ou metastáticos, em pacientes que já tenham recebido tratamento cirúrgico e/ou radioterapia apropriada
	   ◦ Doença de Hodgkin: como terapia secundária, em combinação com outros agentes aprovados, em pacientes que apresentem recidivas após esquema terapêutico primário ou quando este não foi bem-sucedido

Mecanismo de ação	• A lomustina exerce sua atividade citotóxica por meio de alquilação, resultando na inibição da síntese de DNA e RNA. Como outras nitrosureias, a lomustina modifica as proteínas celulares e alquila proteínas, resultando em inibição da síntese proteica. Existe resistência cruzada entre lomustina e carmustina
Posologia	• A dose recomendada para adultos e crianças é de 130 mg/m² VO como dose única a cada 6 semanas. Em indivíduos com função medular comprometida, a dose deve ser reduzida para 100 mg/m² a cada 6 semanas • Observação: outro ciclo de tratamento não deve ser administrado até que ocorra recuperação medular (plaquetas > 100.000/mm³; leucócitos > 4.000/mm³)
Absorção	• Rápida e boa em administração oral
Metabolismo	• Hepático
Eliminação	• Eliminada primariamente na urina, com percentuais menores sendo eliminados nas fezes e pelos pulmões. A eliminação plasmática é bifásica
Contraindicação	• Hipersensibilidade conhecida à lomustina
Interações medicamentosas	• Cimetidina: potencialização do efeito de trombocitopenia e leucopenia
Efeitos adversos	• Mielossupressão tardia, sobretudo trombocitopenia e leucopenia (os hemogramas devem ser monitorados semanalmente durante pelo menos 6 semanas após o início do tratamento) • Náuseas/vômitos; elevação dos níveis de transaminases, fosfatase alcalina e bilirrubina; azotemia progressiva
Alerta	• Classe D na gravidez • Estudos da função pulmonar basal devem ser realizados juntamente com as provas da função pulmonar durante o tratamento. Pacientes com valor basal inferior a 70% da capacidade vital forçada (CVF) prevista ou da capacidade difusora de monóxido de carbono (DlCO) correm risco muito alto • Testes de função renal devem ser realizados periodicamente • Testes de função hepática devem ser realizados periodicamente • É necessário interromper a lactação. Devido à natureza lipofílica do Citostal®, é provável que seja excretado no leite materno embora esse fato ainda não tenha sido confirmado • Não administrar vacinas com microrganismos inativados vivos

Apresentação comercial
- **Citostal® (Bristol-Myers Squibb)**, cápsula contendo 10 mg de lomustina, frascos com 5 cápsulas. *Uso oral. Uso adulto ou pediátrico*
- **Citostal® (Bristol-Myers Squibb)**, cápsula contendo 40 mg de lomustina, frascos com 5 cápsulas. *Uso oral. Uso adulto ou pediátrico*

Hidrazinas e triazinas

Dacarbazina

A dacarbazina (DTIC) é um análogo sintético do precursor de purina, de ocorrência natural, 5-amino-1H-imidazol-4-carboxamida (AIC).

Indicação	• Tratamento de melanoma maligno metastático • Terapia de segunda linha para doença de Hodgkin em combinação com outros agentes

Mecanismo de ação	• Embora o mecanismo de ação exato da dacarbazina não seja conhecido, existem três hipóteses prováveis:
	   ◦ Inibição da síntese de DNA pela ação como análogo de purina
	   ◦ Ação como agente alquilante
	   ◦ Interação com grupos SH

(continua)

Dacarbazina (*continuação*)

Posologia	• Melanoma maligno 　◦ A dosagem recomendada é de 2 a 4,5 mg/kg/dia IV por 10 dias. O tratamento pode ser repetido em intervalos de 4 semanas. Uma alternativa é de 250 m²/ dia IV por 5 dias. O tratamento pode ser repetido a cada 3 (três) semanas • Doença de Hodgkin 　◦ Adultos: 150 mg/m² por 5 dias, em combinação com outros fármacos eficazes. O tratamento pode ser repetido a cada 4 semanas. Uma alternativa é de 375 mg/m², em combinação com outras doses eficazes, nos dias 1 e 15 do curso de tratamento. O tratamento deve ser repetido a cada 4 semanas, contando a partir do dia 1 de tratamento 　◦ Crianças > 2 anos de idade: 375 mg/m², em combinação com outros agentes efetivos, nos dias 1 e 15 do curso do tratamento. O tratamento deve ser repetido a cada 4 semanas, contando a partir do dia 1 de tratamento
Metabolismo	• Hepático
Eliminação	• Urina e fezes
Contraindicação	• Hipersensibilidade a dacarbazina e/ou outros componentes da fórmula • Menores de 2 anos de idade
Interações medicamentosas	• Hipérico: pode causar reações de fotossensibilidade • Levodopa: a dacarbazina reduz os efeitos da levodopa • Paclitaxel: aumenta o risco de mielossupressão • Tenoposídeo: aumenta o risco de mielossupressão • Topotecana: aumenta o risco de mielossupressão • Vinorelbina: aumenta o risco de mielossupressão
Efeitos adversos	• *Muito comuns* (> 10%): anorexia; náuseas/vômitos • *Comuns* (> 1% e < 10%): mielossupressão (manifestando principalmente como leucopenia e trombocitopenia)
Alerta	• Classe D na gravidez

Apresentação comercial

- **Asercit® (Fresenius Kabi)**, pó liófilo injetável, cada frasco-ampola contém 100 mg de dacarbazina, embalagem com 10 frascos-ampola. *Uso intravenoso. Uso adulto e pediátrico acima de 2 anos de idade. Contém manitol*
- **Asercit® (Fresenius Kabi)**, pó liófilo injetável, cada frasco-ampola contém 200 mg de dacarbazina, embalagem com 10 frascos-ampola. *Uso intravenoso. Uso adulto e pediátrico acima de 2 anos de idade. Contém manitol*
- **Dacarb® (Eurofarma)**, pó liófilo injetável, cada frasco-ampola contém 200 mg de dacarbazina, embalagem com 10 frascos-ampola. *Uso intravenoso. Uso adulto e pediátrico acima de 2 anos de idade. Contém manitol*
- **Dacarbazina® (Bergamo)**, pó liófilo injetável, cada frasco-ampola contém 200 mg de dacarbazina, embalagem com 10 frascos-ampola. *Uso intravenoso. Uso adulto e pediátrico acima de 2 anos de idade. Contém manitol*
- **D.T.I./dacarbazina® (Meizler Biopharma)**, pó liófilo injetável, cada frasco-ampola contém 100 mg de dacarbazina, embalagem com 10 frascos-ampola. *Uso intravenoso. Uso adulto e pediátrico acima de 2 anos de idade. Contém manitol*
- **D.T.I./dacarbazina® (Meizler Biopharma)**, pó liófilo injetável, cada frasco-ampola contém 100 mg de dacarbazina, embalagem com 10 frascos-ampola. *Uso intravenoso. Uso adulto e pediátrico acima de 2 anos de idade. Contém manitol*
- **Fauldacar® (Libbs)**, pó liófilo injetável, cada frasco-ampola contém 200 mg de dacarbazina, embalagem com 10 frascos-ampola. *Uso intravenoso. Uso adulto e pediátrico acima de 2 anos de idade. Contém manitol.*

Temozolomida

A temozolomida (TMZ) pertence a uma nova classe de agentes alquilantes. Como se trata de uma pró-droga, só apresenta atividade farmacológica quando é hidrolisada *in vivo* em MTIC. MTIC age como agente alquilante. Por ser uma substância lipofílica, a TMZ atravessa a barreira hematencefálica.

Indicação	• Tratamento de: glioblastoma recém-diagnosticado em combinação com radioterapia; glioma maligno, glioblastoma multiforme ou astrocitoma anaplásico que recidivam ou evoluem após tratamento padrão; melanoma metastático
Mecanismo de ação	• Trata-se de uma pró-droga que só apresenta atividade farmacológica após hidrólise *in vivo* a MTIC. MTIC, então, promove a alquilação (metilação) de nucleotídios guanina na estrutura do DNA
Posologia	• Formulação injetável: só deve ser administrado por profissionais com experiência em oncologia
Absorção	• A TMZ é uma substância de baixo peso molecular, sendo 100% absorvida por via oral. A ingestão com alimentos não reduz significativamente a absorção de TMZ; entretanto, para reduzir o risco de náuseas e vômitos, é recomendado que seja ingerida 1 h antes das refeições ou, preferencialmente, na hora de dormir
Metabolismo	• Hidrólise espontânea a sua forma ativa e outros metabólitos
Eliminação	• Após 7 dias, 38% da dose administrada é eliminada na urina e 0,8% nas fezes

(*continua*)

Temozolomida (*continuação*)

Contraindicação	• Hipersensibilidade a temozolomida e/ou outros componentes da fórmula; história pregressa de hipersensibilidade à dacarbazina; gestação; lactação; menores de 3 anos de idade
Interações medicamentosas	• Adalimumabe: aumento do risco de infecções graves e potencialmente fatais • Certolizumabe: aumento do risco de infecções graves e potencialmente fatais • Etanercepte: aumento do risco de infecções graves e potencialmente fatais • Golimumabe: aumento do risco de infecções graves e potencialmente fatais • Natalizumabe: aumento do risco de infecções graves e potencialmente fatais
Efeitos adversos	• *Muito comuns*: anorexia; cefaleia; constipação intestinal; náuseas/vômitos • *Comuns*: candidíase oral; herpes simples; faringite; feridas infectadas; leucopenia; linfopenia; neutropenia; trombocitopenia; hiperglicemia; perda de peso; ansiedade; labilidade emocional; insônia; tontura; afasia; alteração do equilíbrio; confusão; perda da consciência; convulsão; tremores; borramento visual; edema, edema de membros inferiores; hemorragia; tosse; dispneia
Alerta	• Devido a maior ocorrência de pneumonia por *Pneumocystis jirovecii* (antes *P. carinii*) durante o tratamento com temozolomida, é prescrita medicação adequada para essa infecção

Apresentação comercial

- **Temodal® 5 mg (Schering-Plough)**, cápsulas contendo 5 mg de temozolomida, frasco contendo 5 cápsulas. *Uso oral. Uso adulto e/ou pediátrico (acima de 3 anos de idade)*. Contém lactose anidra
- **Temodal® 20 mg (Schering-Plough)**, cápsulas contendo 20 mg de temozolomida, frasco contendo 5 cápsulas. *Uso oral. Uso adulto e/ou pediátrico (acima de 3 anos de idade)*. Contém lactose anidra
- **Temodal® 100 mg (Schering-Plough)**, cápsulas contendo 100 mg de temozolomida, frasco contendo 5 cápsulas. *Uso oral. Uso adulto e/ou pediátrico (acima de 3 anos de idade)*. Contém lactose anidra
- **Temodal® 140 mg (Schering-Plough)**, cápsulas contendo 140 mg de temozolomida, frasco contendo 5 cápsulas. *Uso oral. Uso adulto e/ou pediátrico (acima de 3 anos de idade)*. Contém lactose anidra
- **Temodal® 180 mg (Schering-Plough)**, cápsulas contendo 180 mg de temozolomida, frasco contendo 5 cápsulas. *Uso oral. Uso adulto e/ou pediátrico (acima de 3 anos de idade)*. Contém lactose anidra
- **Temodal® 250 mg (Schering-Plough)**, cápsulas contendo 250 mg de temozolomida, frasco contendo 5 cápsulas. *Uso oral. Uso adulto e/ou pediátrico (acima de 3 anos de idade)*. Contém lactose anidra
- **Temodal® 100 mg (Schering-Plough)**, pó liofilizado para injeção, cada frasco-ampola contém 100 mg de temozolomida. *Uso injetável. Uso adulto e/ou pediátrico (acima de 3 anos de idade)*. Contém manitol.

Antimetabólitos

Antimetabólitos são substâncias que são semelhantes o suficiente a uma substância química natural para participar em uma reação bioquímica e interferir na divisão e na função normais das células.

Existem vários alvos celulares diferentes para os antimetabólitos, entre eles, antagonistas de folato, antagonistas de purinas e antagonistas de pirimidinas.

Antagonistas de folato

Os antagonistas de folato, também conhecidos como antifolato, inibem a enzima di-hidrofolato redutase (DHFR), a enzima envolvida na formação de nucleotídios. Quando essa enzima é bloqueada, nucleotídios não são formados e isso compromete a replicação do DNA e a divisão celular.

Metotrexato

Ver Metotrexato na página 378 do Capítulo 10, *Medicamentos em Reumatologia*.

Pemetrexede

Estudos *in vitro* demonstraram que pemetrexede atua como um antifolato de múltiplos alvos, por meio de inibição da timidilato sintetase (TS), da di-hidrofolato redutase (DHFR) e da ribonucleotídio glicinamida formiltransferase (GARFT), que são enzimas-chave folato-dependentes para a biossíntese *de novo* dos nucleotídios de timidina e purina. Após a administração intravenosa, pemetrexede é transportado para dentro das células por ambos os sistemas de transporte de folato, ligado às proteínas de membrana e de carreadores de folato reduzidos. Uma vez na célula, é convertido nas formas poliglutamato pela enzima folil poliglutamato sintetase. Baseado em dados *in vitro*, a ação farmacológica é esperada algumas horas após a aplicação, entretanto, a eficácia terapêutica é observada ao longo do tempo. As formas poliglutamato são retidas nas células e são inibidoras ainda mais potentes de TS e GARFT. A poliglutamação é um processo dependente do tempo e da concentração e ocorre nas células tumorais e, em menor extensão, nos tecidos normais. Os metabólitos poliglutamatados têm maior meia-vida intracelular, resultando na ação prolongada da droga nas células malignas.

Indicação	• Tratamento, em combinação com cisplatina, de mesotelioma pleural maligno irressecável ou não passível de cirurgia curativa • Quimioterapia inicial, em combinação com cisplatina, de câncer de pulmão não pequenas células localmente avançado ou metastático • Tratamento de manutenção, como agente isolado, de câncer de pulmão não pequenas células localmente avançado ou metastático que não evoluiu após 4 ciclos de quimioterapia à base de platina

(continua)

Pemetrexede (continuação)

Mecanismo de ação	• Comprometimento dos processos metabólicos folato-dependentes essenciais à replicação celular

Posologia	• Mesotelioma pleural maligno
	  ○ Uso combinado com cisplatina: a dose recomendada é de 500 mg/m² IV (em 10 minutos), a cada 21 dias. A dose recomendada de cisplatina é 75 mg/m² (infundir durante 2 h), iniciando-se aproximadamente 30 min após o final da administração de pemetrexede dissódico, a cada 21 dias
	• Câncer de pulmão de células não pequenas com histologia de células não escamosas localmente avançado ou metastático
	  ○ Uso combinado com cisplatina: a dose recomendada é 500 mg/m² IV (em 10 min), a cada 21 dias. A dose recomendada de cisplatina é 75 mg/m² IV, iniciando aproximadamente 30 min após o final de administração de pemetrexede dissódico a cada 21 dias
	• Agente isolado: a dose recomendada é 500 mg/m² IV (em 10 minutos), a cada 21 dias
	• Esquema pré-medicação
	  ○ Corticosteroides: o pré-tratamento com dexametasona (ou equivalente) reduz a incidência e a intensidade das reações na pele.
	• Suplementação vitamínica: para reduzir a toxicidade, pacientes tratados com pemetrexede dissódico devem ingerir diariamente dose oral baixa de ácido fólico ou polivitamínico com ácido fólico. Os pacientes também devem receber uma injeção no músculo de vitamina B12 uma semana antes da primeira dose de pemetrexede dissódico e, então, a cada 3 ciclos (ou a cada 9 semanas)
	• Pacientes idosos: nenhuma redução de dose, diferente das recomendadas para todos os pacientes adultos, é especialmente preconizada para pacientes com 65 anos de idade ou mais

Eliminação	• Primariamente via urina, com 70 a 90% da dose sendo recuperados inalterados nas primeiras 24 h após a administração
Contraindicação	• História de reação de hipersensibilidade grave ao pemetrexede ou a qualquer outro ingrediente usado na formulação; gravidez; lactação
Interações medicamentosas	• Adalimumabe: aumento do risco de infecções graves e potencialmente fatais • Certolizumabe: aumento do risco de infecções graves e potencialmente fatais • Deferiprona: aumento do risco e/ou gravidade de efeitos tóxicos hematológicos (sobretudo agranulocitose) • Etanercepte: aumento do risco de infecções graves e potencialmente fatais • Infliximabe: aumento do risco de infecções graves e potencialmente fatais
Efeitos adversos	• *Comuns* (mais de 30% dos pacientes): neutropenia, anemia, fadiga, náuseas/vômitos, constipação intestinal, anorexia, dispneia, dor torácica
Alerta	• Classe D na gravidez • Pacientes com *clearance* de creatinina < 45 mℓ/min não devem receber pemetrexede dissódico • Os pacientes geralmente precisam de suplementação de ácido fólico e vitamina B12

Apresentação comercial

- **Alimta® 100 mg (Eli Lilly)**, pó estéril liofilizado para uso intravenoso, em frascos de vidro incolor do tipo I, contendo pemetrexede dissódico heptaidratado, equivalente a 100 mg de pemetrexede. *Exclusivamente para administração intravenosa. Uso adulto acima de 18 anos*
- **Atred® 100 mg (Libbs)**, pó liófilo para solução injetável, cada frasco-ampola contém 110,28 mg de pemetrexede dissódico di-hidratado (equivalente a 100 mg de pemetrexede), embalagem com 1 frasco-ampola com 15 mℓ. *Exclusivamente para administração intravenosa. Uso adulto acima de 18 anos*
- **Atred® 500 mg (Libbs)**, pó liófilo para solução injetável, cada frasco-ampola contém 551,42 mg de pemetrexede dissódico di-hidratado (equivalente a 500 mg de pemetrexede), embalagem com 1 frasco-ampola com 30 mℓ. *Exclusivamente para administração intravenosa. Uso adulto acima de 18 anos*. Contém manitol
- **Pemeglenn® 100 mg (Glenmark)**, pó liófilo para solução injetável, cada frasco-ampola contém 110,3 mg de pemetrexede dissódico di-hidratado (equivalente a 100 mg de pemetrexede), embalagem com 1 frasco-ampola com 15 mℓ. *Exclusivamente para administração intravenosa. Uso adulto acima de 18 anos*
- **Pemeglenn® 500 mg (Glenmark)**, pó liófilo para solução injetável, cada frasco-ampola contém 551,50 mg de pemetrexede dissódico di-hidratado (equivalente a 500 mg de pemetrexede), embalagem com 1 frasco-ampola com 30 mℓ. *Exclusivamente para administração intravenosa. Uso adulto acima de 18 anos*
- **Pemetrexede® 100 mg (Glenmark)**, pó liófilo para solução injetável, cada frasco-ampola contém 110,3 mg de pemetrexede dissódico di-hidratado (equivalente a 100 mg de pemetrexede), embalagem com 1 frasco-ampola com 15 mℓ. *Exclusivamente para administração intravenosa. Uso adulto acima de 18 anos*
- **Pemetrexede® 500 mg (Glenmark)**, pó liófilo para solução injetável, cada frasco-ampola contém 551,50 mg de pemetrexede dissódico di-hidratado (equivalente a 500 mg de pemetrexede), embalagem com 1 frasco-ampola com 30 mℓ. *Exclusivamente para administração intravenosa. Uso adulto acima de 18 anos*
- **Pemetrexede® dissódico 100 mg (Accord)**, pó liófilo para solução injetável, cada frasco-ampola contém 100 mg de pemetrexede dissódico hemipentaidratado (equivalente a 100 mg de pemetrexede), embalagem com frasco de vidro incolor. *Exclusivamente para administração intravenosa. Uso adulto acima de 18 anos*. Contém manitol
- **Pemetrexede® dissódico 500 mg (Accord)**, pó liófilo para solução injetável, cada frasco-ampola contém 500 mg de pemetrexede dissódico hemipentaidratado (equivalente a 100 mg de pemetrexede), embalagem com frasco de vidro incolor. *Exclusivamente para administração intravenosa. Uso adulto acima de 18 anos*. Contém manitol
- **Pemtryx® 100 mg (Accord)**, pó liófilo para solução injetável, cada frasco-ampola contém 100 mg de pemetrexede dissódico hemipentaidratado (equivalente a 100 mg de pemetrexede), embalagem com frasco de vidro incolor. *Exclusivamente para administração intravenosa. Uso adulto acima de 18 anos*. Contém manitol
- **Pemtryx® 500 mg (Accord)**, pó liófilo para solução injetável, cada frasco-ampola contém 500 mg de pemetrexede dissódico hemipentaidratado (equivalente a 100 mg de pemetrexede), embalagem com frasco de vidro incolor. *Exclusivamente para administração intravenosa. Uso adulto acima de 18 anos*. Contém manitol

Antagonistas de purinas

Os antagonistas das purinas inibem a síntese de DNA de dois modos diferentes: inibem a produção das purinas e são incorporados ao DNA durante sua síntese.

Mercaptopurina

A mercaptopurina (6-MP) é um análogo sulfidrílico das bases purínicas adenina e hipoxantina, que atua como antimetabólito citotóxico. A mercaptopurina é uma pró-droga inativa, que age como antagonista da purina, mas que demanda captação celular e metabolismo intracelular para se tornar um nucleotídio da tioguanina (TGN) e adquirir suas propriedades citotóxicas. Os TGNs e os outros metabólitos (p. ex., 6-metilmercaptopurina) inibem a síntese *de novo* de purina e as interconversões de nucleotídios da purina. Os TGNs também se incorporam aos ácidos nucleicos, contribuindo, assim, para os efeitos citotóxicos do fármaco. O efeito citotóxico de mercaptopurina pode estar relacionado aos níveis de nucleotídios de tioguanina, derivados de mercaptopurina nos eritrócitos, mas não à concentração plasmática de mercaptopurina.

A biodisponibilidade oral da mercaptopurina exige variabilidade interindividual considerável.

Indicação	• Tratamento de leucemia aguda. Pode ser utilizado na indução de remissão, sendo especialmente indicado para o tratamento de manutenção em leucemia linfoblástica aguda e leucemia mielógena aguda • Tratamento de leucemia granulocítica crônica
Mecanismo de ação	• A mercaptopurina compete com a hipoxantina e a guanina pela enzima hipoxantina-guanina fosforribosil transferase (HGPRTase) e é convertida ao ácido tioinosínico (TIMP). Esse nucleotídio intracelular inibe várias reações envolvendo o ácido inosínico (IMP)
Posologia	• Administrar 1 h antes ou 3 h depois da ingestão de alimentos ou leite • Adultos e crianças: 2,5 mg/kg/dia ou 50 a 75 mg/m^2/dia (podendo variar dependendo dos outros quimioterápicos usados)
Absorção	• Incompleta e variável, cerca de 50% de uma dose é absorvida
Metabolismo	• Hepático
Eliminação	• Urina
Contraindicação	• Hipersensibilidade conhecida a mercaptopurina e/ou outro componente da fórmula
Interações medicamentosas	• Alopurinol, oxipurinol e/ou tiopurinol: administrar apenas 25% da dose habitual da mercaptopurina • Aminossalicilatos: reduzir as doses de mercaptopurina • Anticoagulantes: inibição do efeito anticoagulante da varfarina e do acenocumarol • Ribavirina: redução da eficácia e exacerbação dos efeitos tóxicos da mercaptpurina
Efeitos adversos	• *Muito comum* (> 10%): mielossupressão • *Comuns* (> 1% e < 10%): náuseas/vômitos, pancreatite em pacientes com doença inflamatória intestinal, colestase biliar, hepatotoxicidade
Alerta	• Não é recomendada a imunização com microrganismos vivos • Visto que a mercaptopurina é extremamente imunossupressora, é preconizada a realização de hemogramas completos diariamente durante a indução da remissão • Já foi observada resistência cruzada entre a mercaptopurina e a 6-tioguanina • Categoria D na gravidez

Apresentação comercial

- **Purinethol® (Aspen Pharma),** comprimidos contendo 50 mg de mercaptopurina, em frascos contendo 25 comprimidos. *Uso oral. Uso adulto e pediátrico. Contém lactose.*

Fludarabina

O fosfato de fludarabina é um nucleotídio fluorado análogo ao agente antiviral vidarabina, 9-β-D-arabinofuranosiladenina (ara-A), que é relativamente resistente à desaminação pela enzima adenosina desaminase.

Indicação	• Tratamento inicial de pacientes com leucemia linfocítica crônica (LLC) de células B e de pacientes que não tenham respondido a, ou cuja doença tenha evoluído, durante ou após pelo menos um tratamento padrão contendo um agente alquilante
Mecanismo de ação	• O fosfato de fludarabina é rapidamente desfosforilado a 2F-ara-A, o qual é captado pelas células e, depois, fosforilado intracelularmente pela enzima desoxicitidina quinase ao trifosfato ativo, 2F-ara-ATP. Este metabólito comprovadamente inibe a ribonucleotídio redutase, as DNA polimerases alfa/delta e épsilon, a DNA primase e a DNA ligase, inibindo assim a síntese de DNA. Além disso, ocorre inibição parcial da RNA polimerase II e consequente redução na síntese de proteína

(continua)

Fludarabina (*continuação*)

Posologia	• VO: a dose recomendada é 40 mg de fosfato de fludarabina/m² de área de superfície corporal 1 vez/dia • IV: a dose recomendada é 25 mg de fosfato de fludarabina/m² de área de superfície corporal IV administrada diariamente durante 5 dias consecutivos, a cada 28 dias
Início da ação	• IV: 7 a 21 semanas
Duração da ação	• Desconhecida
Eliminação	• Predominantemente renal
Contraindicação	• Hipersensibilidade ao fosfato de fludarabina ou aos demais componentes da formulação • Anemia hemolítica descompensada • Depuração de creatinina menor que 30 mℓ/min • Gestação; lactação; crianças e adolescentes
Interações medicamentosas	• Adalimumabe: potencialização do risco de infecção grave e potencialmente fatal • Certolizumabe: potencialização do risco de infecção grave e potencialmente fatal • Deferiprona: aumento do risco e/ou gravidade de efeitos tóxicos hematológicos (sobretudo agranulocitose) • Etanercepte: aumento do risco de infecções graves e potencialmente fatais
Efeitos adversos	• *Muito comuns* (> 10%): infecções/infecções oportunistas (por reativação viral latente, por exemplo, herpes-vírus-zóster, vírus Epstein-Barr, leucoencefalopatia multifocal progressiva), pneumonia, neutropenia, anemia, trombocitopenia, tosse, náuseas, vômitos, diarreia, febre, fadiga, astenia • *Comuns*: estomatite, erupções cutâneas, calafrios, mal-estar, edema, mucosite, neuropatia periférica, síndrome mielodisplásica e leucemia mieloide aguda (principalmente associada com tratamento anterior, concomitante ou subsequente com agentes alquilantes, inibidores da topoisomerase ou radioterapia)
Alerta	• Se a depuração de creatinina estiver entre 30 e 70 mℓ/min, a dose deve ser reduzida em até 50% • Classe D na gravidez

Apresentação comercial

- **Daflubyn® (Bergamo)**, pó liófilo, cada frasco-ampola contém 50 mg de fosfato de fludarabina, cartucho com 1, 5 ou 20 frascos-ampola. *Uso intravenoso. Uso adulto. Contém manitol.*
- **Fludalibbs® (Libbs)**, pó liófilo injetável (após reconstituição em 2 mℓ de água para injetáveis, cada 1 mℓ da solução resultante contém 25 mg de fosfato de fludarabina, apresentando uma faixa de pH de 7,2 a 8,2), embalagem contendo 5 frascos-ampola. *Uso adulto. Uso intravenoso. Contém manitol*
- **Fludara® (Genzyme do Brasil)**, comprimidos revestidos contendo 10 mg de fosfato de fludarabina, frasco com 15 comprimidos. *Uso oral. Uso adulto*
- **Fludara® (Genzyme do Brasil)**, pó liófilo, cada frasco-ampola contém 50 mg de fosfato de fludarabina, cartucho com 5 frascos-ampola. *Uso intravenoso. Uso adulto. Contém manitol.*

Tioguanina

A tioguanina é um análogo sulfidrílico da guanina e comporta-se como um antimetabólito da purina. É ativada em seu nucleotídio, o ácido tioguanílico. Os metabólitos da tioguanina inibem a síntese *de novo* de purina e das interconversões do nucleotídio da purina. A tioguanina é também incorporada aos ácidos nucleicos. A incorporação ao DNA contribui para a citotoxicidade do agente.

Resistência cruzada ocorre habitualmente entre a tioguanina e a mercaptopurina, e não se espera que os pacientes resistentes a uma respondam à outra. Ação específica na fase S do ciclo celular.

Indicação	• Tratamento de leucemias agudas, sobretudo leucemia mieloblástica aguda e leucemia linfoblástica aguda
Mecanismo de ação	• Competição com hipoxantinas e guanina pela enzima hipoxantinas-guanina fosforribosil transferase (HGPRTase) e é convertida a ácido 6-tioguanílico (TGMP), que atinge elevadas concentrações intracelulares em doses terapêuticas. Ocorre bloqueio sequencial da utilização e da síntese dos nucleotídios purina
Posologia	• Adultos: 60 a 200 mg/m² de superfície corporal/dia
Absorção	• Incompleta e variável
Metabolismo	• Hepático
Contraindicação	• Hipersensibilidade a tioguanina e/ou outro componente da fórmula
Interações medicamentosas	• Adalimumabe: potencialização do risco de infecção grave e potencialmente fatal • Certolizumabe: potencialização do risco de infecção grave e potencialmente fatal • Leflunomida: aumento do risco de infecções • Natalizumabe: potencialização do risco de infecção grave e potencialmente fatal • Talidomida: potencialização do risco de tromboembolia • Teriflunomida: potencialização do risco de infecção grave e potencialmente fatal

(*continua*)

Tioguanina (*continuação*)

Efeitos adversos	• *Muito comuns* (> 10%): mielossupressão, hepatotoxicidade associada a lesão vascular endotelial, hiperbilirrubinemia, hepatomegalia dolorosa, ganho ponderal consequente a retenção de líquido e ascite • *Comuns* (> 1% mas < 10%): estomatite, intolerância gastrintestinal, doença veno-oclusiva
Alerta	• Não administrar vacinas com microrganismos vivos • Pacientes com a síndrome de Lesch-Nyhan são resistentes à tioguanina • Classe D na gravidez

Apresentação comercial

■ **Lanvis® (Aspen Pharma)**, comprimidos contendo 40 mg de tioguanina, em frascos com 25 comprimidos. *Uso oral. Uso adulto e pediátrico.*

Antagonistas de pirimidinas

5-Fluoruracila

A fluoruracila (5-FU) é um agente antineoplásico, análogo da pirimidina.

Indicação	• Tratamento paliativo de tumores malignos, especialmente: neoplasia maligna do reto; neoplasia maligna do cólon; neoplasia maligna da mama; neoplasia maligna do estômago; neoplasia maligna do pâncreas; carcinoma de células hepáticas; neoplasia maligna da vesícula e das vias biliares; neoplasia maligna do colo do útero; neoplasia maligna do ovário; neoplasia maligna da bexiga
Mecanismo de ação	• O metabolismo da 5-FU bloqueia a reação de metilação do ácido desoxiuridílico a ácido timidílico, interferindo na síntese de DNA e, em menor extensão, inibindo a formação de RNA. Os efeitos da redução da síntese de DNA e RNA ocorrem principalmente nas células que proliferam mais rapidamente e, portanto, captam mais fluoruracila
Posologia	• A dose habitual é 12 mg/kg de peso corporal até um máximo de 800 mg/dia durante 3 a 4 dias. Se não ocorrer toxicidade, a dose de 6 mg/kg de peso é administrada por 4 dias alternados. A dose de manutenção geralmente varia entre 5 e 15 mg/kg de peso, administrada semanalmente. Caso seja utilizada a infusão, deve-se diluir o medicamento em 300 a 500 mℓ de soro glicosado a 5% ou solução de NaCl 0,9% (soro fisiológico), este último especialmente no caso de diabéticos
Absorção	• O mecanismo de ação exato de fluoruracila não está bem determinado, mas se acredita que a substância atue como antimetabólito mediante pelo menos três vias diferentes. As ações bioquímicas que podem explicar a citotoxicidade do composto são as seguintes: a fluoruracila é convertida à sua correspondente ribose fosfato (5-FUTP), que por sua vez é incorporada ao RNA, inibindo o processamento e a função deste último; um segundo metabólito, o 5-FdUMP, liga-se à timidilato sintetase, inibindo a formação de dTTP, um dos quatro precursores necessários para a síntese do DNA. Assim, o composto interfere na síntese dos dois ácidos nucleicos, o que explica a sua citotoxicidade. Em terceiro lugar, a fluoruracila inibe a utilização da uracila pré-formada na síntese do RNA, bloqueando a uracila fosfatase. A degradação catabólica do composto ocorre em células normais, porém não em células cancerosas, explicando assim sua ação antineoplásica. Foi demonstrado que a 5-FU administrada por via parenteral inibe o crescimento de tumores em seres humanos, e estes efeitos terapêuticos são maiores nas células da medula óssea, na mucosa intestinal e em determinados tumores de mama, reto e cólon
Metabolismo	• Hepático
Eliminação	• Urina e fezes
Contraindicação	• Hipersensibilidade conhecida à fluoruracila e/ou aos demais componentes da formulação • Insuficiência hepática ou renal grave; mielodepressão; comprometimento do estado nutricional; distúrbios hematológicos comprovados e graves; primeiro trimestre de gravidez; infecções graves; pacientes submetidos a grandes cirurgias; gravidez; lactação
Interações medicamentosas	• Metotrexato: estudos experimentais indicam que o metotrexato, quando administrado conjuntamente com a 5-FU, inibe o efeito antitumoral da mesma. Esta interação, entretanto, não ocorre quando do emprego dos dois fármacos em esquema sequencial • Folinato de cálcio: folinato de cálcio pode aumentar a toxicidade da 5-FU. O uso concomitante de 5-FU com folinato de cálcio pode resultar em aumento dos efeitos terapêuticos e, por isso, os dois fármacos podem ser usados concomitantemente com vantagens terapêuticas sendo, neste caso, necessário o ajuste das doses
Efeitos adversos	• *Comuns* (1 a 10%): anorexia, náuseas e vômitos, estomatite, mucosite, diarreia, alopecia, leucopenia com neutropenia, anemia, trombocitopenia
Alerta	• A absorção da 5-FU pelo sistema digestório é imprevisível e incompleta, pois ocorre degradação principalmente hepática – seu emprego se dá exclusivamente por via parenteral • Categoria D na gravidez • O tratamento com 5-FU deve ser interrompido se ocorrer algum dos seguintes sinais/sintomas: estomatite [estomatite e lesões correlatas como efeito adverso de outros fármacos antineoplásicos], ou ao primeiro sinal de esofaringite [esofagite ou faringite aguda não especificada como efeito adverso de outros fármacos antineoplásicos], vômito constante [náuseas e vômitos como efeito adverso de outros fármacos antineoplásicos], diarreia persistente [alteração do ritmo intestinal como efeito adverso de outros fármacos antineoplásicos], ulcerações e/ou hemorragia digestiva ou em outros locais

Apresentação comercial

- **Fauldfluor® (Libbs)**, cada 1 mℓ contém 50 mg de 5-fluoruracila, solução injetável com 500 mg de fluoruracila em cada frasco-ampola, embalagem contendo 5 frascos-ampola com 10 mℓ cada; solução injetável com 2,5 g de fluoruracila em cada frasco-ampola, embalagem contendo 1 frasco-ampola com 50 mℓ cada. *Uso intravenoso. Uso adulto*
- **Fluoruracila® (Accord)**, cada 1 mℓ contém 50 mg de 5-fluoruracila, em frasco ampola de vidro incolor, contendo 250 mg, 500 mg e 1 g de fluoruracila em frascos de 5 mℓ, 10 mℓ e 20 mℓ respectivamente. *Uso intravenoso. Uso adulto*
- **Flusan® (Eurofarma)**, solução injetável, cada 1 mℓ contém 50 mg de 5-fluoruracila, embalagens contendo 50 frascos-ampola com 10 mℓ e embalagens contendo 20 frascos-ampola com 20 mℓ. *Uso intravenoso. Uso adulto*
- **Neugrast® (Accord)**, cada 1 mℓ contém 50 mg de 5-fluoruracila, em frasco-ampola de vidro incolor, contendo 250 mg, 500 mg e 1 g de fluoruracila em frascos de 5 mℓ, 10 mℓ e 20 mℓ respectivamente. *Uso intravenoso. Uso adulto.*

Capecitabina

A capecitabina é derivada do carbamato de fluoropirimidina, um agente citotóxico tumor-ativado e tumor-seletivo, que foi planejado para administração oral. A capecitabina é atóxica *in vitro*; no entanto, *in vivo*, é sequencialmente convertida para a fração citotóxica 5-fluoruracila (5-FU), que, por sua vez, é posteriormente metabolizada. A formação de 5-FU ocorre preferencialmente no tumor por um fator angiogênico associado ao tumor, denominado timidina fosforilase (dThdPase), minimizando assim a exposição dos tecidos sadios do organismo a 5-FU sistêmica.

Indicação	• Em combinação com docetaxel, é indicada para o tratamento de pacientes com câncer de mama metastático, após falha da quimioterapia citotóxica com antraciclina • É indicada como monoterapia de pacientes com câncer de mama metastático resistente a esquemas com paclitaxel e antraciclina ou resistente a paclitaxel para pacientes em que a terapia adicional com antraciclina não seria indicada, como pacientes que receberam doses cumulativas de 400 mg/m² de doxorrubicina ou equivalente • Tratamento adjuvante de pacientes com câncer colorretal Dukes C (estágio III), submetidos à ressecção completa do tumor primário, quando houver preferência pela terapia com fluoropirimidinas • Tratamento de primeira linha de pacientes com câncer colorretal metastático, quando houver preferência por terapia com fluoropirimidinas • Combinada com oxaliplatina ou combinada com oxilaplatina e bevacizumabe, é indicada para tratamento de primeira linha de câncer colorretal metastático • Combinada com oxaliplatina para o tratamento de segunda linha do câncer colorretal metastático em pacientes previamente tratados com irinotecano em combinação com um regime de fluoropirimidina como terapia de primeira linha • Tratamento de primeira linha para pacientes com câncer gástrico em estágio avançado, desde que associado com compostos de platina, como a cisplatina ou oxaliplatina
Mecanismo de ação	• Tanto as células normais quanto as células tumorais metabolizam o 5-FU para monofosfato de 5-fluoro-2-desoxiuridina (FdUMP) e trifosfato de 5-fluoruridina (FUTP) • Esses metabólitos causam dano à célula por meio de dois mecanismos diferentes. Inicialmente, o FdUMP e o cofator folato N5-10-metilenotetra-hidrofolato ligam-se a timidilato sintetase (TS) para formar um complexo ternário covalente. Essa ligação inibe a formação de timidilato a partir da uracilia • Timidilato é o precursor necessário do trifosfato de timidina, que por sua vez, é essencial para a síntese de DNA, de forma que a deficiência desse composto pode inibir a divisão celular • Além disso, as enzimas nucleares de transcrição podem incorporar FUTP erroneamente, no lugar do trifosfato de uridina (UTP), durante a síntese de RNA. Esse erro metabólico pode interferir no processamento do RNA e na síntese proteica

Posologia	• Monoterapia
	   ◦ Câncer de mama e colorretal: a dose recomendada é 1.250 mg/m², 2 vezes/dia (pela manhã e à noite) durante 14 dias, seguidos de 7 dias de pausa
	• Terapia combinada
	   ◦ Câncer de mama: em combinação com docetaxel, a dose recomendada de capecitabina é de 1.250 mg/m², 2 vezes/dia (pela manhã e à noite), durante 14 dias, seguidos de 7 dias de pausa, associada a docetaxel, 75 mg/m², infusão IV durante 1 h, a cada 3 semanas
	   ◦ A pré-medicação, de acordo com a bula de docetaxel, deve ser iniciada antes da administração de docetaxel para os pacientes que estiverem recebendo o medicamento em combinação com capecitabina
	   ◦ Câncer colorretal e gástrico: a dose inicial recomendada de capecitabina é de 800 a 1.000 mg/m², 2 vezes/dia durante 2 semanas, seguida por 7 dias de descanso, ou 625 mg/m², 2 vezes/dia, quando administrada continuamente

Absorção	• Prontamente absorvida pelo tubo GI
Metabolismo	• Substancialmente metabolizada a 5-FU
Eliminação	• Urina
Contraindicação	• Hipersensibilidade conhecida à capecitabina ou a quaisquer dos demais componentes da fórmula do produto • História pregressa de reações graves e inesperadas à terapia com fluoropirimidinas ou com hipersensibilidade conhecida à fluoruracila • Deficiência conhecida de DPD (di-hidropirimidina desidrogenase). Administração concomitante de sorivudina ou com seus análogos quimicamente relacionados, como a brivudina • Insuficiência renal grave (depuração de creatinina inferior a 30 mℓ/min)

(continua)

Capecitabina (continuação)

Interações medicamentosas	• Adalimumabe: aumento do risco de infecções graves e potencialmente fatais • Certolizumabe: aumento do risco de infecções graves e potencialmente fatais • Clozapina: aumento do risco e/ou da intensidade da hematotoxicidade • Folato: potencialização dos efeitos farmacológicos da 5-FU • Varfarina: potencialização do efeito hipotrombinêmico da varfarina e de outros anticoagulantes orais
Efeitos adversos	• *Muito comuns* (> 10%): anorexia; diarreia; náuseas/vômitos; estomatite; dor abdominal; síndrome mão-pé; dermatite; fadiga; letargia • *Comuns* (> 1% e < 10%): pirexia; fraqueza; astenia; erupção cutânea; alopecia; eritema; pele ressecada; hiperbilirrubinemia; dispepsia; constipação intestinal; conjuntivite; parestesia; disgeusia; cefaleia; desidratação
Alerta	• Classe D na gravidez

Apresentação comercial

- **Xeloda® 150 mg (Roche)**, comprimidos revestidos contendo 150 mg de capecitabina, caixa contendo 60 comprimidos. *Uso oral. Uso adulto.* Contém lactose.
- **Xeloda® 500 mg (Roche)**, comprimidos revestidos contendo 500 mg de capecitabina, caixa contendo 120 comprimidos. *Uso oral. Uso adulto.* Contém lactose.

Citarabina

A citarabina é um antimetabólito usado no tratamento de vários tipos de leucemia. Trata-se de um nucleosídio análogo da pirimidina. A citarabina impede que purinas ou pirimidinas sejam incorporadas ao DNA durante a fase S do ciclo celular e isso interrompe o desenvolvimento e a divisão normais. A citarabina é metabolizada no interior das células a sua forma trifosfato ativa (citosina arabinosídeo trifosfato). A seguir, esse metabólito lesa o DNA de muitas maneiras, inclusive inibição da DNA polimerase alfa, inibição do reparo do DNA através de efeito na DNA polimerase beta e incorporação ao DNA. Esse último mecanismo é, provavelmente, o mais importante. A citotoxicidade da citarabina é extremamente específica para a fase S do ciclo celular.

Indicação	• Sua indicação principal consiste em indução e manutenção da remissão de leucemias não linfocíticas agudas em adultos e crianças. É também útil no tratamento de outras leucemias, como leucemia linfocítica aguda e leucemia mielocítica crônica (fase blástica)
Mecanismo de ação	• Lesão direta do DNA e incorporação ao DNA. *In vitro* a citarabina é citotóxica em uma ampla gama de células de mamíferos em processo de proliferação
Posologia	• Administração intra-hospitalar segundo protocolo estabelecido
Absorção	• Menos de 20% é absorvido pelo tubo GI por causa da desativação rápida no lúmen intestinal. Após administração SC ou IM, os níveis plasmáticos máximos são menores do que após a administração IV
Metabolismo	• Metabolizada primariamente no fígado, mas também nos rins, na mucosa GI e nos granulócitos
Eliminação	• Renal
Contraindicação	• Hipersensibilidade à citarabina ou a qualquer componente do produto
Interações medicamentosas	• Adalimumabe: potencialização do risco de infecção grave e potencialmente fatal • Certolizumabe: potencialização do risco de infecção grave e potencialmente fatal • Etanercepte: potencialização do risco de infecção grave e potencialmente fatal • Infliximabe: aumento do risco de infecções graves e potencialmente fatais
Efeitos adversos	• *Muito comuns*: pneumonia, sepse, infecção (pode ser leve, mas pode ser grave e até fatal), falência da medula óssea, estomatite, dor abdominal, diarreia, náuseas/vômitos, ulceração oral, inflamação ou úlcera anal, disfunção hepática, alopecia, erupção cutânea, ulcerações cutâneas, síndrome da citarabina
Alerta	• Classe D da gravidez • A solução injetável deve ser armazenada em temperatura controlada abaixo de 15°C. Depois de o frasco-ampola ser aberto, a solução deve ser administrada imediatamente e qualquer solução remanescente deve ser descartada

PARA SABER MAIS

Síndrome da citarabina caracteriza-se por febre, mialgia, dor óssea, ocasionalmente dor torácica, erupção cutânea maculopapular, conjuntivite e mal-estar. Geralmente ocorre 6 a 12 h após a administração da citarabina. Os corticosteroides mostraram ser benéficos no tratamento ou na prevenção dessa síndrome.

Apresentação comercial

- **Aracytin® CS (Pfizer)**, solução injetável (20 mg/mℓ) em embalagens contendo 5 frascos-ampola de 5 mℓ (100 mg) ou 1 frasco-ampola de 25 mℓ (500 mg). *Via de administração intravenosa, subcutânea, intratecal ou infusão intravenosa. Uso adulto e pediátrico*
- **Aracytin® CS (Pfizer)**, solução injetável (100 mg/mℓ) em embalagens contendo 1 frasco-ampola de 10 mℓ (1 g). *Via de administração intravenosa, subcutânea, intratecal ou infusão intravenosa. Uso adulto e pediátrico*

- **Citarabina® (Accord),** solução injetável, cartuchos com 1 frasco de 1 mℓ, 1 frasco de 5 mℓ ou 1 frasco de 10 mℓ, todos correspondendo a 100 mg/mℓ respectivamente; cartucho com um frasco contendo 0,1 g de citarabina em 1 mℓ de solução injetável (100 mg/mℓ); cartucho com um frasco contendo 0,5 g de citarabina em 5 mℓ de solução injetável (100 mg/mℓ); cartucho com um frasco contendo 1,0 g de citarabina em 10 mℓ de solução injetável (100 mg/mℓ). *Via de administração injetável por via intravenosa, subcutânea, intratecal ou infusão intravenosa. Uso adulto e pediátrico*
- **Citarax® (Blau),** solução injetável, cada frasco-ampola de 5 mℓ contém 100 mg de citarabina, cartucho contendo 10 frascos-ampola. *Somente para uso intravenoso e subcutâneo. Uso adulto e pediátrico*
- **Citarax® (Blau),** solução injetável, cada frasco-ampola de 10 mℓ contém 500 mg de citarabina, cartucho contendo 10 frascos-ampola. *Somente para uso intravenoso e subcutâneo. Uso adulto e pediátrico*
- **Fauldcita® (Libbs),** solução injetável contendo 100 mg/mℓ em embalagens com 5 frascos-ampola com 5 mℓ (Fauldcita® 500 mg) e com 1 frasco-ampola com 10 mℓ (Fauldcita® 1 g). *Uso intravenoso, subcutâneo, intratecal ou infusão intravenosa. Uso adulto e pediátrico.*

Gencitabina

O cloridrato de gencitabina é o monocloridrato de 2'-desoxi-2',2'-difluorocitidina (isômero beta), isto é, um nucleosídio análogo com atividade antitumoral. A fórmula molecular é $C_9H_{11}F_2N_3O_4$·HCl. Seu peso molecular é de 299,66. Apresenta especificidade para a fase S do ciclo celular.

A ação citotóxica da gencitabina parece ser consequente à inibição da síntese do DNA pela dupla ação do dFdCDP e do dFdCTP. Primeiro, o dFdCDP inibe a enzima ribonucleotídio redutase que é a única responsável pela catalisação das reações que geram os desoxinucleosídios trifosfatos para a síntese do DNA. A inibição desta enzima pelo dFdCDP causa uma redução nas concentrações de desoxinucleosídios em geral e em especial na dCTP. Segundo, o dFdCTP compete com o dCTP para incorporação no DNA. Assim, a redução na concentração intracelular de dCTP potencializa a incorporação de dFdCTP no DNA (autopotencialização). A épsilon-DNA-polimerase não consegue remover a gencitabina e restaurar o crescimento das cadeias de DNA. Após a gencitabina ser incorporada no DNA, é adicionado um nucleotídio ao crescimento das cadeias de DNA. Após esta adição, há inibição completa na síntese subsequente de DNA (terminação mascarada de cadeia). Após a incorporação no DNA, a gencitabina parece então induzir ao processo programado de morte celular conhecido como apoptose.

Indicação	• Tratamento de: câncer da bexiga, localmente avançado ou metastático; câncer do pâncreas, localmente avançado ou metastático. Também pode ser utilizado para o câncer de pâncreas refratário ao 5-FU (5-fluoruracila); câncer de mama irressecável ou metastático (em combinação com paclitaxel); câncer de pulmão do tipo células não pequenas, localmente avançado ou metastático
Mecanismo de ação	• Inibição da timidilato sintetase, resultando em inibição da síntese de DNA e morte celular • A gencitabina é uma pró-droga, portanto, a atividade resulta da conversão intracelular a dois metabólitos ativos, gencitabina difosfato e gencitabina trifosfato pela enzima desoxicitidina quinase • Gencitabina difosfato também inibe a enzima ribonucleotídio redutase, responsável por catalisar a síntese dos desoxinucleosídio trifosfatos necessários para a síntese de DNA. Gencitabina trifosfato compete com os desoxinucleosídio trifosfatos pela incorporação ao DNA

Posologia	• Câncer de bexiga
	  ○ Monoterapia: 1.250 mg/m^2 IV (em 30 min), por 3 semanas seguidas e 1 semana de descanso (ciclo de 28 dias). Este ciclo de 4 semanas é, então, repetido
	  ○ Poliquimioterapia: 1.000 mg/m^2 IV (em 30 min), por 3 semanas seguidas e 1 semana de descanso (ciclo de 28 dias) em combinação com a cisplatina
	• Câncer de pâncreas
	  ○ Adultos: 1.000 mg/m^2 IV (em 30 min) e deve ser repetida 1 vez/semana por até 7 semanas consecutivas, seguido por 1 período de descanso de 1 semana. Ciclos subsequentes devem consistir em injeções semanais por 3 semanas consecutivas, seguidas de 1 semana de descanso
	• Câncer de pulmão de células não pequenas
	  ○ Monoterapia: 1.000 mg/m^2 IV (em 30 min) e deve ser repetida 1 vez/semana durante 3 semanas, seguida de um período de descanso de 1 semana. Este ciclo de 4 semanas é, então, repetido
	  ○ Poliquimioterapia, pode ser utilizado em um dos dois seguintes esquemas:
	    ▪ 1.250 mg de gencitabina/m^2 IV (em 30 min) por 2 semanas seguidas, com descanso de 1 semana (ciclos de 21 dias)
	    ▪ 1.000 mg de gencitabina/m^2 IV (em 30 min), por 3 semanas seguidas e 1 semana de descanso (ciclos de 28 dias)
	• Câncer de mama
	  ○ Poliquimioterapia: paclitaxel 175 mg/m^2 IV (por cerca de 3 h) a cada 21 dias; seguido por 1.250 mg de gencitabina/m^2, IV (em 30 min), por 2 semanas seguidas, com descanso de 1 semana (ciclo de 21 dias)

Absorção	• A gencitabina (dFdC) é metabolizada intracelularmente pelas quinases de nucleosídio aos nucleosídios ativos difosfato (dFdCDP) e trifosfato (dFdCTP)
Eliminação	• A depuração diminui com o envelhecimento e também é menor nas mulheres do que nos homens. Em 1 semana, 92 a 98% da dose é eliminada na urina
Contraindicação	• Hipersensibilidade à citarabina ou a qualquer componente da fórmula
Interações medicamentosas	• Adalimumabe: potencialização do risco de infecção grave e potencialmente fatal • Certolizumabe: potencialização do risco de infecção grave e potencialmente fatal • Leflunomida: aumento do risco de infecções • Natalizumabe: potencialização do risco de infecção grave e potencialmente fatal • Talidomida: potencialização do risco de tromboembolia

(continua)

Gencitabina (*continuação*)

Efeitos adversos	• *Muito comuns* (> 10%): náuseas/vômitos, hematuria e proteinuria leves, erupção cutânea, frequentemente pruriginosa, manifestações gripais, edema e edema periférico • *Comuns* (> 1% mas < 10%): mielossupressor, neutropenia febril, diarreia, estomatite, dispneia, alopecia, tosse, mal-estar, sudorese
Alerta	• Classe D na gravidez • O único diluente aprovado para reconstituição da gencitabina estéril é a solução de cloreto de sódio a 0,9%, sem conservantes • Cloridrato de gencitabina deve ser armazenado em temperatura ambiente (15 a 30°C). Não colocar na geladeira. As soluções de cloridrato de gencitabina prontas para serem utilizadas podem ser mantidas em temperatura ambiente (15 a 30°C) e devem ser administradas em 24 h • Não administrar vacinas com microrganismos vivos

Apresentação comercial

- **Cloridrato de gencitabina® (Eurofarma)**, solução injetável, cada frasco-ampola contém 200 mg de gencitabina (sob a forma de cloridrato de gencitabina), cartucho contendo 1 frasco-ampola. *Uso intravenoso. Uso adulto*.
- **Cloridrato de gencitabina® (Eurofarma)**, solução injetável, cada frasco-ampola contém 1 g de gencitabina (sob a forma de cloridrato de gencitabina), cartucho contendo 1 frasco-ampola. *Uso intravenoso. Uso adulto*.
- **Gemcit® 200** mg (Sandoz), pó liófilo para injetável, cada frasco-ampola contém 222,7 mg de cloridrato de gencitabina (equivalente a 200 mg de gencitabina base), embalagem com 1 frasco-ampola. *Uso intravenoso. Uso adulto. Contém manitol*.
- **Gemcit® 1.000 mg (Sandoz)**, pó liófilo para injetável, cada frasco-ampola contém 1,1385 g de cloridrato de gencitabina (equivalente a 1 g de gencitabina base), embalagem com 1 frasco-ampola. *Uso intravenoso. Uso adulto. Contém manitol*.
- **Gemzar® (Lilly)**, pó estéril liofilizado, cada frasco contém 230 mg de cloridrato de gencitabina (equivalente a 200 mg de gencitabina base), apresentado em frascos de vidro transparente de 10 mℓ. *Somente para administração intravenosa. Uso adulto acima de 18 anos. Contém manitol*
- **Gemzar® (Lilly)**, pó estéril liofilizado, cada frasco contém 1,144 g de cloridrato de gencitabina (equivalente a 1 g de gencitabina base), apresentado em frascos de vidro transparente de 50 mℓ. *Somente para administração intravenosa. Uso adulto acima de 18 anos. Contém manitol*.
- **Gencix® 200 mg (Bergamo)**, pó liófilo, cada frasco-ampola contém o equivalente a 200 mg de gencitabina, cartucho contendo 1, 5 ou 10 frascos-ampola. *Uso intravenoso. Uso adulto. Contém manitol*.
- **Gencix® 1 g (Bergamo)**, pó liófilo, cada frasco-ampola contém o equivalente a 1 g de gencitabina, cartucho contendo 1, 5 ou 10 frascos-ampola. *Uso intravenoso. Uso adulto. Contém manitol.*

Antimitóticos (agregadores de tubulina)

Os microtúbulos são polímeros proteicos formados por heterodímeros de alfatubulina e betatubulina que têm participação crucial em importantes funções celulares, tais como movimento e fagocitose. Os microtúbulos também participam na formação do fuso mitótico e na citocinese no final da mitose. Nas células normais, os microtúbulos são formados quando a célula começa a se dividir durante a mitose. Depois que as células param de se dividir, os microtúbulos são degradados ou destruídos. Tudo isso torna os microtúbulos um alvo interessante para os agentes contra o câncer.

Até o momento foram identificadas três classes distintas de agentes antimitóticos:
- Taxanos: docetaxel, cabazitaxel, paclitaxel
- Alcaloides da *Vinca*: cincristina, vimblastina, vindesina, vinorelbina
- Colchicina.

Taxanos

Docetaxel

O docetaxel é um agente antineoplásico que compromete a rede microtubular que é essencial às funções celulares na mitose e na interfase. O docetaxel se liga à tubulina e promove a agregação da tubulina em microtúbulos estáveis enquanto inibe sua despolimerização. Isso resulta na produção de feixes de microtúbulos sem função normal e na estabilização dos microtúbulos com consequente inibição da mitose celular.

Indicação	*Câncer de mama:* • Docetaxel em associação com doxorrubicina e ciclofosfamida é indicado para o tratamento adjuvante (após a cirurgia) de pacientes com câncer de mama operável, com linfonodo positivo • Docetaxel em associação com doxorrubicina e ciclofosfamida é indicado para o tratamento adjuvante (após a cirurgia) de pacientes com câncer de mama operável, linfonodo-negativo e que tenham um ou mais fatores de alto risco, tais como tamanho do tumor > 2 cm, idade < 35 anos, *status* de receptor hormonal negativo, tumor grau 2 ou 3 • Doxorrubicina e ciclofosfamida seguidas por docetaxel em associação com trastuzumabe são indicados para o tratamento adjuvante (após a cirurgia) de pacientes com câncer de mama operável cujos tumores superexpressam o receptor tipo 2 do fator de crescimento epidérmico humano (HER2) • Docetaxel em associação com trastuzumabe e carboplatina (TCH) são indicados para o tratamento adjuvante (após a cirurgia) de pacientes com câncer de mama operável cujos tumores superexpressam HER2 • Docetaxel em associação com doxorrubicina é indicado para o tratamento de pacientes com câncer de mama localmente avançado ou com metástase que não receberam quimioterapia anterior para esta condição • Docetaxel é indicado como monoterapia de pacientes com câncer de mama localmente avançado ou com metástase após falha de terapia citotóxica (a quimioterapia anterior deve ter incluído a administração de antraciclina ou agente alquilante)

(continua)

Docetaxel (*continuação*)

Indicação	*Câncer de mama:* • Docetaxel em associação com capecitabina é indicado para o tratamento de pacientes com câncer de mama localmente avançado ou com metástase após falha de quimioterapia citotóxica (a terapia anterior deve ter incluído a administração de antraciclina) • Docetaxel em associação com trastuzumabe é indicado para o tratamento de pacientes com câncer de mama com metástase cujos tumores superexpressam o receptor tipo 2 do fator de crescimento epidérmico humano (HER2) e que não receberam quimioterapia para doença com metástase *Câncer de pulmão de não pequenas células:* • Docetaxel é indicado para o tratamento de pacientes com câncer de pulmão de não pequenas células localmente avançado ou com metástase, mesmo após falha de quimioterapia anterior • Docetaxel em associação com cisplatina é indicado para o tratamento de pacientes com câncer de pulmão de não pequenas células não operável, localmente avançado ou com metástase que não tenham recebido quimioterapia para esta condição previamente *Câncer de ovário:* • Docetaxel é indicado para o tratamento de tumor maligno metastático de ovário após falha de quimioterapia de primeira linha ou subsequente *Câncer de próstata:* • Docetaxel em associação com prednisona ou prednisolona é indicado para o tratamento de pacientes com câncer de próstata com metástase androgênio-independente (que não respondem ao tratamento hormonal) *Adenocarcinoma gástrico:* • Docetaxel em associação com cisplatina e 5-fluoruracila é indicado para o tratamento de pacientes com tumor maligno avançado no estômago, incluindo a junção gastresofágica que não receberam quimioterapia anterior para a doença avançada *Câncer de cabeça e pescoço:* • Docetaxel em associação com cisplatina e 5-fluoruracila é indicado para o tratamento de indução de pacientes com tumor maligno de células escamosas de cabeça e pescoço localmente avançado na cavidade oral, orofaringe, hipofaringe e laringe
Mecanismo de ação	• Promoção da agregação das tubulinas na formação de microtúbulos estáveis, inibindo a sua despolimerização, o que promove diminuição expressiva de tubulina livre. A ligação de docetaxel aos microtúbulos não modifica o número de protofilamentos
Posologia	• Existem muitos protocolos de tratamento – verificar os seguidos em sua instituição
Início da ação	• IV: rápida
Duração da ação	• Desconhecida
Metabolismo	• Hepático
Eliminação	• Principalmente nas fezes com uma pequena fração sendo eliminada na urina
Contraindicação	• História pregressa de reações alérgicas graves ao docetaxel ou aos componentes da fórmula • Neutropenia (contagem de neutrófilos < 1.500/mm^3) • Gravidez; insuficiência hepática grave; crianças
Interações medicamentosas	• Adalimumabe: aumento do risco de infecções graves e potencialmente fatais • Certolizumabe: aumento do risco de infecções graves e potencialmente fatais • Claritromicina: aumento significativo das concentrações plasmáticas de docetaxel • Inibidores da protease: aumento significativo das concentrações plasmáticas de docetaxel • Itraconazol, cetoconazol, posaconazol, voriconazol: aumento significativo das concentrações plasmáticas de docetaxel
Efeitos adversos	• *Muito comuns*: neutropenia, reações alérgicas leves a moderadas alguns minutos após a administração, alterações ungueais, retenção de líquido, náuseas/vômitos, diarreia, anorexia, estomatite, manifestações neurossensoriais, hipotensão, arritmia, hipertensão arterial • *Comuns*: infecções graves associadas a contagens de neutrófilos inferiores a 500/mm^3, trombocitopenia, hemorragia, erupções cutâneas seguidas por descamação, reações alérgicas graves, hemorragia digestiva
Alerta	• Docetaxel reconstituído com sua respectiva solução diluente é estável por até 8 h em temperatura menor ou igual a 25°C, protegido da luz. Esta solução, posteriormente diluída em solução para infusão contendo glicose a 5% ou cloreto de sódio a 0,9% é estável por 4 h em temperatura menor ou igual a 25°C, protegido da luz • Classe D na gravidez

Apresentação comercial

- **Docelibbs® (Libbs)**, solução concentrada para infusão, cada 0,5 mℓ de solução concentrada contém 21,34 mg de docetaxel tri-hidratado (equivalente a 20 mg de docetaxel anidro, volume preenchido: 24,4 mg/0,61 mℓ), acompanhada de frasco-ampola dose única com 1,5 mℓ de diluente. *Uso exclusivo intravenoso. Uso adulto. Cada 1 mℓ da solução diluente contém 130 mg de álcool etílico em água para injeção*
- **Docelibbs® (Libbs)**, solução concentrada para infusão, cada 2 mℓ de solução concentrada contém 85,35 mg de docetaxel tri-hidratado (equivalente a 80 mg de docetaxel anidro, volume preenchido: 94,4 mg/2,36 mℓ), acompanhada de frasco-ampola dose única com 6,0 mℓ de diluente. *Uso exclusivo intravenoso. Uso adulto. Cada 1 mℓ da solução diluente contém 130 mg de álcool etílico em água para injeção*
- **Docetaxel® 20 mg (Eurofarma)**, solução injetável, cada frasco-ampola contém 21,34 mg de docetaxel tri-hidratada (equivalente a 20 mg de docetaxel base), embalagem com 1 frasco-ampola de 0,5 mℓ acompanhado de ampola diluente com 1,5 mℓ. *Uso exclusivo intravenoso. Uso adulto. Contém álcool etílico*
- **Docetaxel® 80 mg (Eurofarma)**, solução injetável, cada frasco-ampola contém 85,36 mg de docetaxel tri-hidratada (equivalente a 80 mg de docetaxel base), embalagem com 1 frasco-ampola de 2,0 mℓ acompanhado de ampola diluente com 6,0 mℓ. *Uso exclusivo intravenoso. Uso adulto. Contém álcool etílico*
- **Docetaxel® (Glenmark)**, solução injetável, cada frasco-ampola contém 20 mg de docetaxel, concentrado para infusão 20 mg/0,5 mℓ (solução para administração parenteral após diluição): embalagem com 1 frasco-ampola com 0,5 mℓ de solução injetável + 1 frasco-ampola com 1,5 mℓ de diluente. Dose única. *Uso intravenoso. Uso adulto. Contém álcool etílico*
- **Docetaxel® (Glenmark)**, solução injetável, cada frasco-ampola contém 80 mg de docetaxel, concentrado para infusão 80 mg/2,0 mℓ (solução para administração parenteral após diluição): embalagem com 1 frasco-ampola com 2,0 mℓ de solução injetável + 1 frasco-ampola com 6,0 mℓ de diluente. Dose única. *Uso intravenoso. Uso adulto. Contém álcool etílico*
- **Taxotere® (Sanofi)**, concentrado para infusão com 20 mg de docetaxel tri-hidratado/1,0 mℓ (solução para administração parenteral após diluição): embalagem com 1 frasco-ampola com 1,0 mℓ de solução 50/50 (v/v) de polissorbato 80/álcool etílico (anidro). *Uso intravenoso. Uso adulto*
- **Taxotere® (Sanofi)**, concentrado para infusão com 80 mg de docetaxel tri-hidratado/4,0 mℓ (solução para administração parenteral após diluição): embalagem com 1 frasco-ampola com 4,0 mℓ de solução 50/50 (v/v) de polissorbato 80/álcool etílico (anidro). *Uso intravenoso. Uso adulto*

Cabazitaxel

Cabazitaxel pertence à família dos taxanos, que inclui paclitaxel e docetaxel.

Indicações	• Tratamento, em associação com prednisona ou prednisolona, de câncer de próstata metastático hormônio-refratário, previamente tratados com um esquema contendo docetaxel
Mecanismo de ação	• Cabazitaxel se liga às tubulinas e promove sua reunião em microtúbulos enquanto inibe a separação dos microtúbulos. Isso resulta em estabilização dos microtúbulos e interferência nas funções mitóticas das células. A consequência é interrupção do ciclo celular – na metáfase – e deflagração de apoptose da célula cancerosa

Posologia	• Usar como pré-medicação as seguintes medicações intravenosas para reduzir a incidência e a intensidade das reações de hipersensibilidade:
	   ○ Anti-histamínico (dexclorfeniramina 5 mg ou difenidramina 25 mg ou equivalente)
	   ○ Corticosteroide (dexametasona 8 mg ou equivalente)
	   ○ Antagonista H2 (ranitidina ou equivalente)
	• Profilaxia antiemética é recomendada e pode ser administrada por via oral ou IV, como necessário. A dose preconizada é 25 mg/m^2, por infusão IV de 1 h, a cada 3 semanas em associação com 10 mg de prednisona (ou prednisolona) oral, administrado diariamente durante todo o tratamento com cabazitaxel

Metabolismo	• Hepático
Eliminação	• Eliminação principalmente nas fezes (80%) e pouco excretado pelos rins (3,7% da dose administrada) e não é necessário ajuste posológico na insuficiência leve (ClCr de 50 a 80 mℓ/min)
Contraindicação	• História pregressa de reações graves de hipersensibilidade ao cabazitaxel ou a outras drogas formuladas com polissorbato 80 • Contagem de neutrófilos < 1.500/mm^3 • Insuficiência hepática (bilirrubina mais de 1 vez o valor superior da normalidade ou AST e/ou ALT mais de 1,5 vez o valor superior da normalidade) • Crianças, gestantes, lactantes
Interações medicamentosas	• Adalimumabe, certolizumabe, etanercepte: aumento do risco de infecções • Clozapina: aumento do risco e/ou da gravidade dos efeitos hematotóxicos
Efeitos adversos	• *Muito comuns* (≥ 10%): anemia, leucopenia, neutropenia, trombocitopenia, diarreia, fadiga, náuses/vômitos, astenia, dor abdominal, hematuria, anorexia, neuropatia periférica, pirexia, dispneia, disgeusia, tosse, artralgia e alopecia
Alerta	• Classe D na gravidez • Evitar administração de vacinas com vírus vivos ou vírus atenuados

Apresentação comercial

- **Jevtana® (Sanofi)**, concentrado para infusão 60 mg de cabazitaxel/1,5 mℓ (solução para administração parenteral após diluição): embalagem com 1 frasco-ampola com 1,5 mℓ de solução injetável + 1 frasco-ampola com 4,5 mℓ de diluente (dose única). *Uso adulto. Uso intravenoso. Atenção: não usar kits de infusão de poliuretano.*

Vimblastina

O sulfato de vimblastina é o sal de um alcaloide extraído da *Vinca rosea* Linn, uma planta florescente comum, conhecida como pervinca (mais propriamente conhecida como *Catharanthus roseus* G. Don). O sulfato de vimblastina é um alcaloide dimérico composto dos grupos funcionais indol e di-hidroindol. É um pó branco a quase branco facilmente hidrossolúvel, solúvel em metanol, fracamente solúvel em etanol e insolúvel em benzeno e éter.

A vimblastina é um fármaco citotóxico, cujo mecanismo de ação está relacionado com a inibição da formação de microtúbulos no fuso mitótico, resultando em parada da divisão celular na metáfase (agente ciclo-específico).

Indicação	• É frequentemente associado a outros agentes antineoplásicos no tratamento das seguintes neoplasias malignas: doença de Hodgkin generalizada (estágios III e IV), linfoma linfocítico (nodular e difuso, pouco ou muito diferenciado), linfoma histiocítico, micose fungoide (estágio avançado), carcinoma de testículo avançado, sarcoma de Kaposi, tratamento de doença de Letterer-Siwe (histiocitose X) • Também pode ser utilizado no tratamento de coriocarcinoma resistente a outros agentes quimioterápicos e no carcinoma de mama que não responde a outros agentes terapêuticos
Mecanismo de ação	• Inibição da formação de microtúbulos no fuso mitótico, resultando em parada da divisão celular na metáfase
Posologia	• As doses terapêuticas em adultos e crianças variam conforme o estádio da doença. O limite da dose depende do paciente e do protocolo utilizado • A dose habitual para adultos varia de 3,7 a 18,5 mg/m² • A dose pediátrica habitual varia de 2,5 a 12,5 mg/m²
Metabolismo	• Hepático
Eliminação	• Primariamente biliar, com pequena fração sendo eliminada na urina
Contraindicação	• Hipersensibilidade a vimblastina e/ou outro componente da fórmula; leucopenia; infecção bacteriana
Interações medicamentosas	• Antifúngicos azólicos: elevação das concentrações plasmáticas da vimblastina e efeitos tóxicos graves e potencialmente fatais • Eritromicina: elevação das concentrações plasmáticas da vimblastina e efeitos tóxicos graves e potencialmente fatais • Fenitoína: a administração oral ou intravenosa simultânea de fenitoína com vimblastina pode reduzir a eficácia terapêutica da fenitoína, sendo recomendado monitoramento dos níveis séricos da fenitoína e ajuste posológico, se necessário • Inibidores da protease: elevação das concentrações plasmáticas da vimblastina e efeitos tóxicos graves e potencialmente fatais
Efeitos adversos	• Leucopenia; alopecia; constipação intestinal; anorexia; náuseas/vômitos; dor abdominal; íleo paralítico; ulcerações na boca; diarreia; enterocolite hemorrágica; parestesia; perda dos reflexos tendinosos profundos; neurite periférica; hipertensão arterial; derrame pleural
Alerta	• Qualquer manipulação deve ser realizada em capela de fluxo laminar, mediante material de proteção adequado como luvas, máscaras e vestimento apropriada • Pode ser diluída em soro fisiológico (NaCl a 0,9%) ou soro glicosado 5%, contudo, não é recomendada a diluição em grandes volumes de diluente (100 a 250 mℓ) e não deve ser realizada infusão prolongada (mais que 30 a 60 min) tendo em vista o risco aumentado de extravasamento • Administração intratecal pode ser fatal • Recomenda-se redução de 50% na dose de vimblastina quando a dosagem sérica de bilirrubina direta for superior a 3 mg/100 mℓ • Vimblastina não deve ser administrada por via intramuscular, subcutânea ou intratecal. A injeção intratecal pode ser fatal

Apresentação comercial

- **Faulblastina® (Libbs)**, solução injetável, cada 1 mℓ contém 1 mg de sulfato de vimblastina, embalagens com 5 frascos-ampolas de 10 mℓ. *Uso exclusivo intravenoso uso adulto e pediátrico*
- **Rabinefil® (Fresenius Kabi Brasil)**, pó liofilizado para solução injetável, cada frasco-ampola contém 10 mg de sulfato de vimblastina, embalagem com 1 frasco-ampola. *Uso restrito a hospitais. Uso intravenoso. Uso adulto e pediátrico*
- **Velban® 10 mg (ABL-Antibióticos do Brasil)**, cada frasco-ampola contém 10 mg de sulfato de vimblastina na forma de pó liofilizado para solução injetável, embalagem com 1 frasco-ampola. *Uso exclusivo por via intravenosa. Uso adulto e pediátrico*
- **Vinatin® (Meizler UCB Biopharma)**, solução injetável, cada frasco-ampola contém 10 mg de sulfato de vimblastina, caixa com 1 frasco-ampola de 10 mℓ. *Uso adulto e pediátrico. Administração apenas por via intravenosa.*

Vincristina

O sulfato de vincristina é o sal de um alcaloide obtido de uma planta florescente comum, a pervinca (*Vinca rosea* Linn), originalmente conhecida como leurocristina, também conhecida como LCR e VCR. A fórmula molecular do sulfato de vincristina é $C_{46}H_{56}N_4O_{10} \cdot H_2SO_4$. Seu peso molecular é 923,04. O sulfato de vincristina é um pó branco a branco-amarelado. É solúvel em metanol e muito hidrossolúvel, mas pouco solúvel em etanol a 95%.

Indicação	• Tratamento de: leucemia linfocítica aguda, neuroblastoma; tumor de Wilms; câncer de mama; câncer de pulmão de pequenas células; câncer epitelial de ovário; câncer de colo uterino; câncer colorretal; linfomas de Hodgkin; linfomas não Hodgkin; rabdomiossarcoma; sarcoma de Ewing; osteossarcoma; melanoma maligno; tumor de células germinativas de ovário; micose fungoide; púrpura trombocitopênica idiopática
Mecanismo de ação	• Acredita-se que a atividade antitumoral da vincristina se deva basicamente à inibição da mitose (interação com a tubulina). Como outros alcaloides da *Vinca*, também interfere no metabolismo dos aminoácidos, do AMP cíclico e da glutationa, na atividade da ATPase, na respiração celular e na biossíntese dos aminoácidos e lipídios

Posologia	• Adultos: dose de 0,4 a 1,4 mg/m²/semana ou 0,01 a 0,03 mg/kg de peso como dose única a cada 7 dias
	   ○ Adultos com bilirrubina > 3 mg/mℓ, as doses devem ser reduzidas em 50%. A dose máxima por dia de aplicação não deve exceder 2 mg
	• Crianças: dose de 1,5 a 2 mg/m²/semana
	   ○ Para crianças com 10 kg ou menos a dose é de 0,05 mg/kg/semana
	   ○ Para crianças com bilirrubina acima de 3 mg/mℓ, as doses devem ser reduzidas em 50%
	• Pacientes com insuficiência hepática: a dose inicial deve ser de 0,05 a 1 mg/m². As doses seguintes serão ajustadas de acordo com a tolerância do paciente

Metabolismo	• Hepático
Eliminação	• Primariamente biliar, com pequeno percentual na urina
Contraindicação	• Hipersensibilidade a vincristina e/ou componentes da fórmula; gestação; lactação
Interações medicamentosas	• Alopurinol, colchicina, probenecida, sulfimpirazona: elevação da concentração sérica do ácido úrico • Anticoagulantes: exacerbação da mielossupressão • Asparaginase: aumento do risco de neurotoxicidade • Dissulfiram: potencialização da neurotoxicidade auditiva • Doxorrubicina: potencialização da mielossupressão • Itraconazol: potencialização dos efeitos adversos neuromusculares • Mitomicina C: pode provocar broncospasmo e dispneia aguda • Prednisona: exacerbação da mielodepressão
Efeitos adversos	• Alopecia; leucopenia; neuralgia; constipação intestinal; dificuldade para caminhar; parestesia; perda da coordenação motora; diminuição dos reflexos tendinosos profundos; diplopia
Alerta	• A solução reconstituída com álcool benzílico não deve ser usada em recém-nascidos • Para administração a recém-nascidos, o sulfato de vincristina deve ser reconstituído com água estéril para injeção ou solução de cloreto de sódio a 0,9% para injeção. Não utilizar a solução bacteriostática que acompanha o produto • A infusão intravenosa deve ser evitada sempre que possível • A administração intratecal de sulfato de vincristina geralmente resulta em morte • Classe D na gravidez • Não administrar vacinas com microrganismos vivos (é necessário um intervalo de pelo menos 3 meses entre a interrupção do tratamento e a imunização)

Apresentação comercial

- **Dabaz® (Teuto)**, solução injetável, cada mℓ contém 1 mg de sulfato de vincristina, embalagem com 1 frasco-ampola contendo 2 mℓ. *Administração intravenosa. Uso adulto e pediátrico. Contém manitol*
- **Fauldvincri® (Libbs)**, solução injetável, cada frasco-ampola de 1 mℓ contém 1 mg de sulfato de vincristina (equivalente a cerca de 0,894 mg de vincristina base), embalagem contendo 5 frascos-ampola de 1 mℓ. *Uso exclusivo intravenoso. Uso adulto e pediátrico. Contém manitol*
- **Oncovin® (ABL-Antibióticos do Brasil)**, frasco contendo 1 mg de sulfato de vincristina, na forma de pastilha liofilizada, acompanhado de uma ampola com 10 mℓ de diluente (cloreto de sódio em solução bacteriostática), contendo 0,9% de cloreto de sódio e 0,9% de álcool benzílico como conservante. *Administração exclusivamente por via intravenosa direta. Uso adulto e pediátrico. Uso restrito a hospitais e clínicas especializadas*
- **Sulfato de vincristina® (Accord)**, solução injetável, cada mℓ contém 1 mg de sulfato de vincristina (equivalente a aproximadamente 0,894 mg de vincristina base), embalagem com 1 frasco-ampola de sulfato de vincristina 1 mg/mℓ contendo 2 mℓ de solução. *Uso intravenoso. Uso adulto e pediátrico*
- **Vincizina® CS (Pfizer)**, solução injetável, cada frasco-ampola contém 1 mg de sulfato de vincristina, embalagem com 5 frascos-ampola de 1 mℓ. *Uso intravenoso. Uso adulto e pediátrico.*

Vinorelbina

O tartarato de vinorelbina é um agente antineoplásico da família dos alcaloides da *Vinca*, contudo, ao contrário de todos os demais alcaloides da *Vinca*, o radical catarantina da vinorelbina foi estruturalmente modificado. No nível molecular, a vinorelbina age no equilíbrio dinâmico da tubulina no aparelho microtubular da célula. Inibe a polimerização de tubulina e se liga preferencialmente aos microtúbulos mitóticos, afetando os microtúbulos axonais somente em alta concentração. A indução espiralizante da tubulina é menor do que a que é produzida pela vincristina.

A ligação com proteínas plasmáticas é baixa (13,5%). No entanto, a vinorelbina se liga intensamente com as células sanguíneas, em especial, com as plaquetas (78%). Há recaptação expressiva de vinorelbina nos pulmões, conforme mostrado por biopsias pulmonares, o que revelou uma concentração de até 300 vezes superior àquela encontrada no soro. A vinorelbina não é encontrada no sistema nervoso central.

Indicação	• Tratamento de recidiva de câncer de mama em estádio avançado após insucesso de esquema terapêutico com antraciclinas • Tratamento de câncer de pulmão não pequenas células (CPNPC), como agente único, ou em combinação com cisplatina, para tratamento de 1ª linha, em pacientes com CPNPC irressecável. Em pacientes com doença em estádio IV a vinorelbina pode ser indicada como agente único ou em combinação com cisplatina. Em pacientes com estádio III, é indicada em combinação com cisplatina
Mecanismo de ação	• Bloqueio da mitose em fase G2 + M com consequente morte celular em interfase ou na mitose seguinte

Posologia	• Câncer de pulmão de não pequenas células e câncer de mama avançado
	  ○ Monoterapia: a dose habitual é de 25 a 30 mg/m², 1 vez/semana
	  ○ Poliquimioterapia: a dose habitual (25 a 30 mg/m²) é geralmente mantida, enquanto a frequência da administração é reduzida; por exemplo, dias 1 e 5 a cada 3 semanas ou dias 1 e 8 a cada 3 semanas de acordo com o protocolo do tratamento

Metabolismo	• Hepático
Eliminação	• Fezes (46%) e urina (18%)
Contraindicação	• Hipersensibilidade conhecida a vinorelbina ou outros alcaloides da *Vinca*, ou a qualquer outro constituinte da formulação • Contagem de neutrófilos < 1.500/mm³ • Infecção grave atual ou recente (até 2 semanas) • Contagem de plaquetas < 75.000/mm³ • Uso concomitante de vacina contra febre amarela • Gravidez; lactação; crianças; insuficiência hepática grave não relacionada com a evolução do tumor maligno
Interações medicamentosas	• Cetoconazol, itraconazol: aumento da neurotoxicidade da vinorelbina devido à redução do metabolismo hepático • Mitomicina C: aumento do risco de broncospasmo e dispneia
Efeitos adversos	• *Muito comuns* (> 10%): a reação adversa dose-limitante é principalmente neutropenia. Esse efeito não é cumulativo, tendo seu nadir entre 7 e 14 dias após a administração e é rapidamente reversível em 5 a 7 dias; transtornos neurológicos, inclusive perda dos reflexos tendinosos profundos; estomatite; náuseas/vômitos; constipação intestinal; elevação transitória das provas de função hepática; alopecia; reações no local da injeção • *Comuns* (> 1% e < 10%): astenia; fadiga; febre; dor torácica e no local do tumor; artralgia; mialgia; infecções bacterianas, virais ou fúngicas leves a moderadas
Alerta	• O produto deve ser usado imediatamente após sua diluição em cloreto de sódio a 0,9%, solução injetável ou em solução injetável de glicose 5% em condições assépticas controladas e validadas. Uma solução estéril não deve permanecer mais de 24 h a 2° a 8°C • Recomenda-se a infusão de tartarato de vinorelbina em 6 a 10 min após a diluição em 20 a 50 mℓ de solução injetável de cloreto de sódio a 0,9% ou em soro glicosado a 5%. A administração SEMPRE deve ser seguida de infusão de, no mínimo, 250 mℓ de solução isotônica para limpar a veia • O tartarato de vinorelbina não deve ser administrado concomitantemente com radioterapia, caso o campo de irradiação inclua o fígado • Classe D na gravidez • Mulheres em idade fértil devem utilizar contracepção efetiva durante o tratamento e 3 meses após o tratamento • Homens tratados com vinorelbina são aconselhados a não conceberem filhos durante e até 3 meses após o tratamento. Antes do tratamento os homens devem ser orientados a conservar amostras de sêmen devido à chance de infertilidade irreversível em decorrência do tratamento com vinorelbina • A administração por via intratecal pode ser fatal

Apresentação comercial

- **Navelbine® (Pierre Fabre)**, solução injetável, cada mℓ da solução contém 13,85 mg de tartarato de vinorelbina (equivalente a 10 mg de vinorelbina base), caixa com 1 frasco-ampola contendo 1 mℓ de solução e caixa com 1 frasco-ampola com 5 mℓ de solução. *Via infusão intravenosa. Uso adulto*
- **Navelbine® 20 mg (Pierre Fabre)**, cápsula mole castanho-clara com N20 marcado em vermelho que contém 20 mg de tartarato de vinorelbina em solução amarela ou amarelo-alaranjada leve e viscosa sem partículas visíveis, caixa com 1 blíster contendo 1 cápsula. *Uso oral. Uso adulto*
- **Navelbine® 30 mg (Pierre Fabre)**, cápsula mole rosa com N30 marcado em vermelho que contém 30 mg de tartarato de vinorelbina em solução amarela ou amarelo-alaranjada leve e viscosa sem partículas visíveis em solução amarela ou amarelo-alaranjada, caixa com 1 blíster contendo 1 cápsula. *Uso oral. Uso adulto*
- **Neocitec® 10 mg (Sandoz)**, solução injetável, cada mℓ da solução contém 13,85 mg de ditartarato de vinorelbina (equivalente a 10 mg de vinorelbina base), caixa com 1 frasco-ampola contendo 1 mℓ de solução. *Via infusão intravenosa. Uso adulto*

- **Neocitec® 50 mg (Sandoz)**, solução injetável, cada frasco-ampola com 5 mℓ contém 69,25 mg de ditartarato de vinorelbina (equivalente a 50 mg de vinorelbina base), caixa com 1 frasco-ampola contendo 5 mℓ de solução. *Via infusão intravenosa. Uso adulto*
- **Oncobine® (Meizler Biopharma)**, solução injetável, cada mℓ da solução contém 13,85 mg de tartarato de vinorelbina (equivalente a 10 mg de vinorelbina base), caixa com 1 frasco-ampola contendo 1 mℓ de solução e caixa com 1 frasco-ampola com 5 mℓ de solução. *Via infusão intravenosa. Uso adulto.*

Paclitaxel

O paclitaxel é um novo agente antimicrotúbulo que promove a agregação dos microtúbulos a partir dos dímeros de tubulina. Ele estabiliza os microtúbulos prevenindo a despolimerização, resultando na inibição da dinâmica normal de reorganização da rede de microtúbulos essencial para as funções celulares. O paclitaxel também induz formação anormal ou feixe de microtúbulos durante o ciclo celular e múltiplos ásteres de microtúbulos durante a mitose.

Indicação	• Terapia de primeira linha em combinação com um composto de platina para o tratamento do carcinoma avançado de ovário • Terapia de segunda linha para o tratamento do carcinoma avançado de ovário • Tratamento adjuvante do câncer de mama linfonodo-positivo, administrado em sequência a uma terapia padrão combinada • Tratamento de primeira linha após recidiva da doença dentro de 6 meses de terapia adjuvante. A terapia anterior deve incluir uma antraciclina, a menos que clinicamente contraindicada • Terapia de primeira linha em câncer avançado ou metastático de mama, em combinação com trastuzumabe, em pacientes com superexpressão do HER-2 em níveis de 2+ e 3+ como determinado por imuno-histoquímica • Terapia de segunda linha após insucesso da quimioterapia combinada para doença metastática. A terapia anterior deve incluir uma antraciclina, a menos que clinicamente contraindicada • Tratamento de primeira linha em combinação com um composto de platina ou como agente único para o tratamento do câncer de não pequenas células do pulmão em pacientes que não são candidatos a cirurgia e/ou radioterapia com potencial de cura • Tratamento de segunda linha no sarcoma de Kaposi relacionado com AIDS
Mecanismo de ação	• Promoção da agregação dos microtúbulos a partir dos dímeros de tubulina

Posologia	• Câncer de pulmão de não pequenas células e câncer de mama avançado
	  ○ Monoterapia: a dose habitual é de 25 a 30 mg/m², 1 vez/semana
	  ○ Poliquimioterapia: a dose habitual (25 a 30 mg/m²) é geralmente mantida, enquanto a frequência da administração é reduzida; por exemplo, dias 1 e 5 a cada 3 semanas ou dias 1 e 8 a cada 3 semanas de acordo com o protocolo do tratamento

Metabolismo	• Hepático
Contraindicação	• Hipersensibilidade ao paclitaxel ou ao óleo de rícino polioxietilado; gestação; lactação • Tumores malignos sólidos associados a contagem de neutrófilos basal < 1.500/mm³ • Sarcoma de Kaposi relacionado com AIDS com contagem de neutrófilos basal ou subsequente < 1.000/mm³
Interações medicamentosas	• Adalimumabe: aumenta o risco de infecções graves e potencialmente fatais • Atazanavir e outros inibidores da protease: elevação das concentrações plasmáticas e dos efeitos farmacológicos do paclitaxel • Certolizumabe: aumenta o risco de infecções graves e potencialmente fatais • Clozapina: aumento do risco e/ou da intensidade da hematotoxicidade • Delavirdina: elevação das concentrações plasmáticas e dos efeitos farmacológicos do paclitaxel • Talidomida: aumento do risco de tromboembolismo
Efeitos adversos	• *Muito comuns* (> 10%): infecção; mielossupressão; febre; sangramento; reações menores de hipersensibilidade (principalmente vermelhidão e erupção cutânea); neuropatia periférica; alterações do ECG; hipotensão; náuseas/vômitos; diarreia; mucosite; alopecia; artralgia; mialgia • *Comuns* (> 1% e < 10%): elevação importante da AST (TGO) e da fosfatase alcalina; dor no local da injeção (inclusive dor, edema, eritema e endurecimento localizados; o extravasamento pode resultar em celulite); bradicardia
Alerta	• Mulheres em idade fértil devem evitar a gravidez durante a terapia com o paclitaxel • Se o esquema terapêutico incluir um composto de platina, o paclitaxel deve ser administrado antes • Classe D na gravidez • Os pacientes **devem ser tratados** com corticosteroides, anti-histamínicos e antagonistas H2 antes da administração de paclitaxel • Os frascos-ampola de Paclimeiz®, quando utilizados como multidose, se mantêm estáveis por 28 dias (após a sua primeira utilização) se mantidos em temperaturas de 2°C a 25°C e em seus cartuchos originais para proteger da luz • Sob refrigeração pode ocorrer precipitação de componentes da solução, porém estes se dissolvem em temperatura ambiente com ou sem agitação. Nesta circunstância a qualidade do produto não é afetada. O congelamento não afeta o produto

Apresentação comercial

- **Oncotaxel® (Quiral Química do Brasil)**, solução concentrada para infusão intravenosa, cada mℓ contém 6 mg de paclitaxel, caixa com 1 frasco-ampola de 5 mℓ e 17 mℓ. *Uso intravenoso. Uso adulto*
- **Onxel® (Pierre Fabre)**, solução concentrada para infusão intravenosa, cada mℓ contém 6 mg de paclitaxel, caixa com 1 frasco-ampola de 5 mℓ, 16,67 mℓ ou 17 mℓ. *Uso intravenoso. Uso adulto. Contém álcool etílico e óleo de rícino*

- **Paclimeiz® (Meizler Biopharma),** solução concentrada para infusão intravenosa, cada mℓ contém 6 mg de paclitaxel, caixa com 1 frasco-ampola de 5 mℓ ou 16,67 mℓ. *Uso intravenoso. Uso adulto. Contém álcool etílico e óleo de rícino*
- **Paclitax® (Eurofarma),** solução injetável, cada frasco-ampola contém 6 mg de paclitaxel, embalagens com 1 ou 10 frascos-ampola com 25 mℓ de solução. *Uso intravenoso. Uso adulto. Contém álcool etílico e óleo de rícino*
- **Parexel® (Zodiac),** solução injetável, cada mℓ contém 6 mg de paclitaxel, frascos-ampola de 5 mℓ, 16,7 mℓ, 25 mℓ e 50 mℓ. Embalagem com 1 frasco-ampola. *Uso intravenoso. Uso adulto*
- **Taclipaxol® (Biochimico),** solução concentrada para infusão intravenosa, cada mℓ contém 6 mg de paclitaxel, caixa com 1 frasco-ampola de 17 mℓ. *Uso intravenoso. Uso adulto*
- **Taxol® (Bristol-Myers-Squibb),** solução injetável, cada frasco-ampola de 5 mℓ ou 16,7 mℓ ou 50 mℓ contém 30 mg, 100 mg ou 300 mg de paclitaxel, respectivamente. Cada mℓ da solução, estéril e não pirogênica, contém 6 mg de paclitaxel, 527 mg de óleo de rícino polioxietilado purificado e 49,7% (v/v) de álcool desidratado, embalagem com 1 frasco-ampola. *Uso intravenoso. Uso adulto.*

Inibidores da topoisomerase

Dactinomicina

De modo geral, as actinomicinas exercem efeito inibitório nas bactérias gram-positivas e gram-negativas e em alguns fungos. A dactinomicina é o principal componente da mistura de actinomicinas produzidas pelo *Streptomyces parvullus*. Diferente de outras espécies de *Streptomyces*, este organismo produz uma substância essencialmente pura que contém somente traços de compostos semelhantes, diferindo no conteúdo de aminoácidos das cadeias peptídicas.

As propriedades tóxicas das actinomicinas (inclusive dactinomicina) impedem seu uso como antibióticos no tratamento de moléstias infecciosas. Essa ação citotóxica das actinomicinas é a base para seu uso no tratamento de determinados tipos de câncer.

Indicação	• Tratamento, como agente único ou em combinação com outros agentes citotóxicos, de tumor de Wilms, rabdomiossarcoma em crianças, melanoma, coriocarcinoma, sarcoma de Ewing e câncer de testículo não seminoma
Mecanismo de ação	• Existem boas evidências de que a dactinomicina se liga de modo forte, mas reversível, ao DNA, interferindo na síntese de RNA (impede o alongamento da RNA polimerase) e, portanto, na síntese proteica
Posologia	• A posologia de dactinomicina varia segundo a tolerância do paciente, as dimensões e a localização da neoplasia maligna e o uso de outras formas de terapia • Quando se utiliza outro quimioterápico associado ou a radioterapia é usada concomitantemente ou foi usada anteriormente, pode ser necessário reduzir as doses • A dose é calculada em microgramas (mcg). A posologia por ciclo de duas semanas, para adultos ou crianças, não deve exceder 15 mcg/kg/dia ou 400 a 600 mcg/m^2 de superfície corpórea/dia IV por 5 dias
Metabolismo	• Hepático
Eliminação	• Fezes e urina
Contraindicação	• Hipersensibilidade à dactinomicina e/ou outro componente do produto
Interações medicamentosas	• Adalimumabe: aumento do risco de infecções graves e potencialmente fatais • Certolizumabe: aumento do risco de infecções graves e potencialmente fatais • Clozapina: aumento do risco e/ou da gravidade do efeito mielotóxico • Infliximabe: aumento do risco de infecções graves e potencialmente fatais • Leflunomida: aumento do risco de infecções graves e potencialmente fatais
Efeitos adversos	• *Comuns*: mielossupressão (que começa em 7 dias, atinge seu nadir em 14 a 21 dias), alopecia, náuseas/vômitos, fadiga, diarreia, hepatotoxicidade, elevação das enzimas hepáticas, infertilidade, aumento do risco e infecção
Alerta	• Agente vesicante • Não pode ser administrada se o paciente teve contato com varicela ou se teve recentemente herpes-zóster • Evitar exposição solar (usar filtro solar com FPS igual ou maior que 15 e roupa protetora) • Classe D na gravidez

Apresentação comercial

- **Cosmegen® (Bagó),** pó liófilo injetável, cada mℓ contém 0,5 mg de dactinomicina, frasco-ampola de 3 mℓ. *Via intravenosa. Uso adulto e pediátrico. Contém manitol.*

Doxorrubicina

O cloridrato de doxorrubicina de rápida dissolução é um antibiótico antiblástico, citotóxico, da classe das antraciclinas, isolado de culturas de *Streptomyces peucetius* var. *caesius*. É solúvel em água para injetáveis e em soro fisiológico.

As propriedades citotóxicas da doxorrubicina sobre as células malignas e os efeitos tóxicos em vários órgãos parecem estar relacionados com a intercalação nas bases nucleotídicas e à atividade da doxorrubicina de se ligar à membrana celular lipídica. A intercalação inibe a replicação nucleotídica e a ação da DNA polimerase e da RNA polimerase. A interação da doxorrubicina com a topoisomerase II para formar complexos de DNA passíveis de clivagem parece ser um importante mecanismo da atividade citocida do fármaco. A capacidade da doxorrubicina de se ligar à membrana celular compromete várias funções celulares. A reação de redução enzimática da doxorrubicina por várias oxidases, redutases e desidrogenases dá origem a espécies altamente reativas do radical livre hidroxila. A formação de radicais livres resulta na cardiotoxicidade da doxorrubicina, devido à redução do cobre e do ferro em nível celular. As células tratadas com doxorrubicina manifestaram alterações nas características morfológicas associadas à apoptose ou morte celular programada. A apoptose induzida por doxorrubicina pode ser um componente integral do mecanismo de ação celular relacionado ao efeito terapêutico e/ou à toxicidade.

Indicação	• Tratamento de carcinoma da mama, pulmão, bexiga, tireoide e ovário; sarcomas ósseos e de tecidos moles; linfomas de Hodgkin e não Hodgkin; neuroblastoma; tumor de Wilms; leucemia linfoblástica aguda e leucemia mieloblástica aguda • Tratamento de cânceres superficiais da bexiga por administração intravesical após ressecção transuretral
Mecanismo de ação	• Inibição da topoisomerase II
Posologia	• Só pode ser administrada em instituições de saúde. Existem vários protocolos de tratamento – verificar o usado na sua instituição
Metabolismo	• Hepático
Eliminação	• Primariamente biliar com um percentual ínfimo na urina
Contraindicação	• Hipersensibilidade à doxorrubicina, outras antraciclinas, antracenedionas ou a qualquer componente da fórmula • Uso intravenoso: mielossupressão persistente, insuficiência hepática grave, insuficiência cardíaca grave, infarto do miocárdio recente, arritmias graves, tratamento prévio com doses máximas cumulativas de antineoplásicos como doxorrubicina, daunorrubicina, epirrubicina, idarrubicina e/ou outras antraciclinas ou antracenedionas • Uso intravesical: infecções urinárias, inflamações vesicais, hematuria
Interações medicamentosas	• Adalimumabe: aumento do risco de infecções graves e potencialmente fatais • Amiodarona: prolongamento dose-relacionado do intervalo QT, resultando em arritmias ventriculares como *torsade de pointes* • Certolizumabe: aumento do risco de infecções graves e potencialmente fatais • Citalopram: prolongamento dose-relacionado do intervalo QT, resultando em arritmias ventriculares como *torsade de pointes* • Disopiramida: prolongamento dose-relacionado do intervalo QT, resultando em arritmias ventriculares como *torsade de pointes* • Dolasetrona: prolongamento dose-relacionado do intervalo QT, resultando em arritmias ventriculares como *torsade de pointes* • Procainamida: prolongamento dose-relacionado do intervalo QT, resultando em arritmias ventriculares como *torsade de pointes* • Quinidina: prolongamento dose-relacionado do intervalo QT, resultando em arritmias ventriculares como *torsade de pointes* • Sotalol: prolongamento dose-relacionado do intervalo QT, resultando em arritmias ventriculares como *torsade de pointes*
Efeitos adversos	• Cardiotoxicidade inicial (taquicardia, anormalidades no ECG) e tardia (nos 2 a 3 meses após o término do tratamento. Tais como ICC, dispneia, edema pulmonar, edema de membros inferiores, cardiomegalia, hepatomegalia, ascite, derrame pleural) • Leucemia secundária (1 a 3 anos após o término do tratamento) • Mielossupressão
Alerta	• Antes do tratamento com doxorrubicina, o paciente precisa se recuperar das toxicidades de outras terapias com citotóxicos, tais como estomatite, alterações da contagem das células sanguíneas e infecções generalizadas • Classe D na gravidez

Apresentação comercial

- **Adriblastina® RD 10 mg (Pfizer),** pó liofilizado, cada frasco-ampola contém 10 mg de cloridrato de doxorrubicina, embalagem com 1 frasco-ampola. *Uso intravenoso ou intravesical. Uso adulto e pediátrico. Contém lactose*
- **Adriblastina® RD 50 mg (Pfizer),** pó liofilizado, cada frasco-ampola contém 50 mg de cloridrato de doxorrubicina, embalagem com 1 frasco-ampola. *Uso intravenoso ou intravesical. Uso adulto e pediátrico. Contém lactose*
- **Cloridrato de doxorrubicina® 10 mg (Eurofarma),** pó liofilizado, cada frasco-ampola contém 10 mg de cloridrato de doxorrubicina, embalagem com 1 frasco-ampola. *Uso intravenoso ou intravesical. Uso adulto e pediátrico. Contém lactose*
- **Cloridrato de doxorrubicina® 10 mg (Glenmark),** pó liofilizado, cada frasco-ampola contém 10 mg de cloridrato de doxorrubicina, embalagem com 1 frasco-ampola. *Uso intravenoso ou intravesical. Uso adulto e pediátrico. Contém lactose*
- **Cloridrato de doxorrubicina® 50 mg (Glenmark),** pó liofilizado, cada frasco-ampola contém 50 mg de cloridrato de doxorrubicina, embalagem com 1 frasco-ampola. *Uso intravenoso ou intravesical. Uso adulto e pediátrico. Contém lactose*
- **Evorubicin® 10 mg (Evolabis),** pó liofilizado, cada frasco-ampola contém 10 mg de cloridrato de doxorrubicina, embalagem com 1 frasco-ampola. *Uso intravenoso ou intravesical. Uso adulto e pediátrico. Contém lactose*
- **Evorubicin® 50 mg (Evolabis),** pó liofilizado, cada frasco-ampola contém 50 mg de cloridrato de doxorrubicina, embalagem com 1 frasco-ampola. *Uso intravenoso ou intravesical. Uso adulto e pediátrico. Contém lactose*
- **Fauldoxo®,** solução injetável, cada 1 mℓ da solução contém 2 mg de cloridrato de doxorrubicina com 10 mg de cloridrato de doxorrubicina em cada frasco-ampola (5 mℓ) ou 50 mg de cloridrato de doxorrubicina em cada frasco-ampola (25 mℓ), embalagens contendo 1 frasco-ampola. *Uso exclusivo intravenoso. Uso adulto e pediátrico*

- **Oncodox® 10 mg (Meizler UCB Biopharma),** pó liófilo de coloração vermelho-alaranjada, cada frasco-ampola contém 10 mg de cloridrato de doxorrubicina, para administração intravenosa após reconstituição, caixas contendo 1 frasco-ampola. *Uso intravenoso. Uso adulto e pediátrico. Contém lactose*
- **Oncodox® 50 mg (Meizler UCB Biopharma),** pó liófilo de coloração vermelho-alaranjada, cada frasco-ampola contém 50 mg de cloridrato de doxorrubicina, para administração intravenosa após reconstituição, caixas contendo 1 frasco-ampola. *Uso intravenoso. Uso adulto e pediátrico. Contém lactose*
- **Rubidox® (Bergamo),** pó liofilizado, cada frasco-ampola contém 50 mg de cloridrato de doxorrubicina, embalagem com 1 frasco-ampola. *Uso intravenoso ou intravesical. Uso adulto e pediátrico. Contém lactose.*

Cloridrato de doxorrubicina lipossomial peguilado

O cloridrato de doxorrubicina encapsulado em lipossomas com metoxipolietilenoglicol (MPEG) conjugado na superfície é conhecido como peguilado e o processo protege os lipossomas da detecção pelo sistema fagocítico mononuclear (SFM), prolongando o tempo de circulação sanguínea.

Os lipossomas peguilados contêm segmentos do polímero hidrófilo MPEG inseridos em sua superfície. Esses grupos lineares de MPEG se estendem desde a superfície do lipossoma, criando uma camada protetora que reduz as interações da membrana de dupla camada lipídica com os componentes do plasma, o que permite que os lipossomas pequenos circulem por períodos prolongados na corrente sanguínea. Os lipossomas peguilados são suficientemente pequenos (diâmetro médio de aproximadamente 100 nm) para atravessar os vasos sanguíneos defeituosos que irrigam os tumores. Evidências de penetração dos lipossomas peguilados a partir dos vasos sanguíneos e de sua entrada e acúmulo nos tumores foram observadas em camundongos com tumores de carcinoma de cólon C-26 e em camundongos transgênicos com lesões semelhantes às do sarcoma de Kaposi. Os lipossomas peguilados também apresentam matriz lipídica de baixa permeabilidade e um sistema tampão aquoso interno que se combinam para manter o cloridrato de doxorrubicina encapsulado durante o tempo de permanência do lipossoma em circulação.

A encapsulação do cloridrato de doxorrubicina em lipossomas peguilados resulta em potência diferente desses efeitos:
- Cardiotoxicidade: estudos em coelhos mostraram que a cardiotoxicidade é reduzida em comparação com a das preparações convencionais de cloridrato de doxorrubicina
- Toxicidade dérmica: em estudos realizados após a administração múltipla em ratos e cães, foram observadas inflamações dérmicas graves e formações de úlceras em doses clinicamente relevantes. No estudo em cães, a ocorrência e a gravidade dessas lesões foram reduzidas com a diminuição da dose ou com o aumento dos intervalos entre as aplicações. Lesões dérmicas semelhantes, que são descritas como eritrodisestesia palmoplantar, também foram observadas em alguns pacientes depois de administrações múltiplas.

A farmacocinética plasmática da doxorrubicina peguilada nos seres humanos é significativamente diferente daquela relatada na literatura para as preparações de cloridrato de doxorrubicina convencional.

Indicação	• Tratamento de: câncer de mama metastático em mulheres com indicação de uso de antraciclina; câncer de mama metastático em mulheres que não responderam a um esquema contendo taxano; câncer de ovário avançado em mulheres que não responderam ao esquema de primeira linha com quimioterapia à base de platina; em combinação com bortezomibe, de mieloma múltiplo progressivo em pacientes que receberam pelo menos uma terapia anterior e que já foram submetidos a transplante de medula óssea; sarcoma de Kaposi (SK) relacionado com a síndrome da imunodeficiência adquirida; SK relacionado com a síndrome da imunodeficiência adquirida em pacientes com baixa contagem de linfócitos CD4 (< 200/mm^3) e doença mucocutânea ou visceral extensa • Pode ser usado como quimioterápico sistêmico de primeira ou de segunda linha em pacientes com SK relacionado com a síndrome da imunodeficiência adquirida com doença que tenha evoluído durante quimioterapia sistêmica combinada prévia, incluindo pelo menos dois dos seguintes agentes: um alcaloide da *Vinca*, bleomicina e doxorrubicina convencional (ou outras antraciclinas) ou em pacientes com intolerância a esses esquemas
Mecanismo de ação	• O exato mecanismo de atividade antitumoral da doxorrubicina é desconhecido. Acredita-se que a inibição do DNA, do RNA e da síntese proteica seja responsável pela maior parte do efeito citotóxico, provavelmente como resultado da interposição da antraciclina entre os pares de bases adjacentes da dupla-hélice do DNA, impedindo que essas se desenrolem para a sua replicação
Posologia	• Câncer de ovário/mama: 50 mg/m^2 IV 1 vez a cada 4 semanas enquanto a doença não evoluir e a paciente tolerar o tratamento • Mieloma múltiplo: 30 mg/m^2 IV no dia 4 da terapia de 3 semanas com bortezomibe a uma infusão IV de 1 h imediatamente após a infusão de bortezomibe. A terapia com bortezomibe consiste na administração de 1,3 mg/m^2 nos dias 1, 4, 8 e 11 a cada 3 semanas. A dose deve ser repetida enquanto os pacientes responderem satisfatoriamente e tolerarem o tratamento • Sarcoma de Kaposi relacionado à síndrome da imunodeficiência adquirida: 20 mg/m^2 a cada 2 ou 3 semanas. Os intervalos menores que 10 dias devem ser evitados, já que não se pode descartar a possibilidade de acúmulo do fármaco e de toxicidade crescente. Os pacientes devem ser tratados durante 2 a 3 meses para obter uma resposta terapêutica. O tratamento deve continuar de acordo com a necessidade para manter a resposta terapêutica
Contraindicação	• Reação de hipersensibilidade prévia ao cloridrato de doxorrubicina ou a qualquer um de seus componentes • Sarcoma de Kaposi relacionado à síndrome da imunodeficiência adquirida que possa ser tratado de forma eficaz com terapia local ou com alfainterferona sistêmica • Lactação
Interações medicamentosas	• Não foram realizados estudos formais sobre interações farmacológicas de doxorrubicina lipossomal peguilada, embora estudos de fase II de associações com agentes quimioterápicos convencionais tenham sido conduzidos em pacientes com doenças ginecológicas malignas. Deve-se proceder com cautela no uso concomitante de medicamentos que tenham interações conhecidas com o cloridrato de doxorrubicina convencional
Efeitos adversos	• Astenia, eritema, fadiga, náuseas/vômitos, mucosite, estomatite, eritrodisestesia palmoplantar
Alerta	• Classe D na lactação • Pode potencializar os efeitos tóxicos de outros tratamentos contra o câncer

Apresentação comercial

- **Caelyx® (Janssen-Cilag)**, cada frasco-ampola contém 20 mg de cloridrato de doxorrubicina lipossomal peguilado em 10 ml de suspensão injetável, em embalagem com 1 frasco-ampola com 10 ml de suspensão injetável (2 mg/ml). *Uso intravenoso uso adulto. Atenção diabéticos: contém sacarose*

- **Doxopeg® (Zodiac)**, suspensão injetável, cada frasco-ampola contém 20 mg de cloridrato de doxorrubicina lipossomal peguilado em 10 ml de suspensão injetável, 1 frasco-ampola com 10 ml. *Uso intravenoso. Uso adulto. Atenção diabéticos: contém sacarose.*

Etoposídeo

Etoposídeo é uma epipodofilotoxina (um derivado semissintético das podofilotoxinas). O etoposídeo é dependente do ciclo celular e fase-específico, afetando principalmente as fases S e G2. São observadas duas respostas dose-dependentes diferentes. Em concentrações elevadas (10 μg/ml ou mais) é observada lise das células que estão em entrando na mitose. Em concentrações baixas (0,3 a 10 μg/ml), ocorre inibição da entrada das células na prófase e não interfere na reunião dos microtúbulos. O efeito macromolecular predominante do etoposídeo parece ser a indução da quebra dos filamentos de DNA por meio de interação com a DNA topoisomerase II ou pela formação de radicais livres.

Indicação	• Tumores testiculares refratários (em combinação com outros quimioterápicos aprovados para tumores testiculares refratários que já foram submetidos a tratamento cirúrgico, quimioterapia e radioterapia apropriados) • Tumores anaplásicos de pequenas células do pulmão: em combinação com outros quimioterápicos aprovados em pacientes com tumores anaplásicos de pequenas células do pulmão (evidências preliminares demonstraram que etoposídeo pode ser eficaz também em outros tipos celulares de carcinoma do pulmão) • Doença de Hodgkin • Linfomas malignos (não Hodgkin), especialmente da variedade histiocítica • Leucemia aguda não linfocítica
Mecanismo de ação	• Indução à ruptura da alça dupla do DNA, destruição do DNA, como resultado de interação com a enzima DNA topoisomerase II ou a formação de radicais livres
Posologia	• Deve se basear na resposta clínica e hematológica e na tolerância do paciente. Verificar o protocolo de sua instituição
Absorção	• Moderada após administração oral (a biodisponibilidade varia de 25 a 75% da dose oral)
Metabolismo	• Hepático
Eliminação	• Primariamente urinária
Contraindicação	• Hipersensibilidade anterior a etoposídeo ou a qualquer outro componente da formulação
Interações medicamentosas	• Adalimumabe: aumento do risco de infecções graves e potencialmente fatais • Certolizumabe: aumento do risco de infecções graves e potencialmente fatais • Clozapina: aumento do risco e/ou da gravidade do efeito mielotóxico • Infliximabe: aumento do risco de infecções graves e potencialmente fatais • Leflunomida: aumento do risco de infecções graves e potencialmente fatais
Efeitos adversos	• Mielossupressão é o principal e mais frequente efeito adverso limitante da dose. A mielossupressão manifesta-se geralmente pela ocorrência de leucopenia (principalmente granulocitopenia) e trombocitopenia • Anemia ocorre infrequentemente. O nadir (efeito deteriorante máximo) na contagem leucocitária ocorre aproximadamente 21 dias após o tratamento • Cegueira cortical transitória • Náuseas/vômitos (mais de 1/3 dos pacientes) • Reações anafilactoides já foram relatadas após a administração de etoposídeo (taxas mais altas de reações anafilactoides foram relatadas em crianças que receberam infusões em doses mais altas que as recomendadas)
Alerta	• Hipotensão pode ocorrer após infusão excessivamente rápida e pode ser revertida pela desaceleração da infusão. Esta reação não foi associada à cardiotoxicidade ou a alterações eletrocardiográficas e não foi observada hipotensão tardia. Para evitar esta reação, o etoposídeo deve ser administrado por infusão intravenosa • Classe D na gravidez

Apresentação comercial

- **Epósido® (Blau)**, solução injetável, cada ml de solução contém 20 mg de etoposídeo, cada frasco-ampola contém 100 mg de etoposídeo em 5 ml de solução, embalagem contendo 10 frascos-ampola. *Uso injetável por infusão intravenosa lenta. Uso adulto*

- **Eunades® CS (Pfizer)**, solução injetável, cada ml de solução contém 20 mg de etoposídeo, cada frasco-ampola contém 100 mg de etoposídeo em 5 ml de solução, embalagem contendo 10 frascos-ampola. *Uso injetável por infusão intravenosa lenta. Uso adulto*

- **Evoposdo® (Evolabis)**, solução injetável, cada ml de solução contém 20 mg de etoposídeo, cada ampola contém 100 mg de etoposídeo em 5 ml de solução. *Uso injetável por infusão intravenosa lenta. Uso adulto*

- **Tevaetopo® (Teva)**, solução injetável, cada ml de solução contém 20 mg de etoposídeo, cada frasco-ampola contém 100 mg de etoposídeo em 5 ml de solução, embalagem contendo 10 frascos-ampola. *Uso injetável por infusão intravenosa lenta. Uso adulto*

- **Vepesid® 50 mg (Bristol-Myers Squibb)**, cápsulas gelatinosas contendo 50 mg de etoposídeo, frasco âmbar contendo 20 cápsulas. *Uso oral. Uso adulto.*

Idarrubicina

A idarrubicina é um agente citotóxico da classe das antraciclinas. As propriedades gerais das antraciclinas incluem interação com o DNA de vários tipos, como intercalação entre os pares de bases, quebras nos filamentos de DNA e inibição da enzima topoisomerase II. A maioria das antraciclinas foi isolada de fontes naturais e antibióticos. Todavia, as antraciclinas não exibem a especificidade dos antibióticos antimicrobianos e são muito tóxicas. As antraciclinas não são específicas para fases do ciclo celular.

Indicação	• Tratamento de leucemia não linfocítica aguda (LNLA) (também denominada leucemia mieloide aguda, LMA): em adultos para induzir remissão na terapia de primeira linha ou para induzir remissão em pacientes recidivantes ou resistentes • Tratamento de segunda linha de leucemia linfocítica aguda (LLA) em adultos e crianças
Mecanismo de ação	• Inibe a atividade da polimerase, influencia a regulação gênica e lesiona o DNA por meio de radicais livres

Posologia	• Deve ser administrada somente por via IV e a solução reconstituída será administrada por um sistema de flebóclise conectado a um frasco de solução de NaCl a 0,9% ou soro glicosado 5%. A duração da injeção deve ser superior a 5 a 10 min. Uma injeção direta em *push* não é recomendada devido ao risco de extravasamento, que pode ocorrer mesmo quando há retorno sanguíneo adequado à aspiração com a agulha
	• Leucemia não linfocítica aguda (LNLA)/leucemia mieloide aguda (LMA)
	   ○ Adultos: 12 mg/m² IV diariamente durante 3 dias, associada com citarabina. Outro esquema de dosagem, como agente isolado e associado, é de 8 mg/m² IV diariamente durante 5 dias
	• Leucemia linfocítica aguda (LLA)
	   ○ Adultos: 12 mg/m² IV diariamente durante 3 dias
	   ○ Crianças: 10 mg/m² IV diariamente durante 3 dias

Metabolismo	• Metabolizada a um metabólito ativo, idarrubicinol
Eliminação	• Biliar e renal
Contraindicação	• Hipersensibilidade ao cloridrato de idarrubicina ou a qualquer componente da fórmula, ou outras antraciclinas ou antracenedionas • Insuficiência renal e/ou hepática grave; insuficiência cardíaca grave; infarto do miocárdio recente; arritmias graves; mielossupressão persistente; tratamento anterior com dose cumulativa máxima com idarrubicina e/ou outras antraciclinas e antracenedionas; infecções não controladas
Interações medicamentosas	• Adalimumabe: aumento do risco de infecções graves e potencialmente fatais • Amiodarona, dofetilida, sotalol: prolongamento dose-relacionado do intervalo QT • Certolizumabe: aumento do risco de infecções graves e potencialmente fatais • Disopiramida, quinidina, procainamida: prolongamento dose-relacionado do intervalo QT • Dolasetrona: prolongamento dose-relacionado do intervalo QT • Escitalopram: prolongamento dose-relacionado do intervalo QT • Gatifloxacino: prolongamento dose-relacionado do intervalo QT
Efeitos adversos	• Infecção, sepse/septicemia, infecção por fungo; leucemia secundária • Anemia, leucopenia, neutropenia e neutropenia febril, trombocitopenia, falência da medula óssea • Anorexia, desidratação, hiperuricemia • Bloqueio atrioventricular (BAV), bloqueio de ramo, taquiarritmias e taquicardia sinusal, insuficiência cardíaca congestiva, miocardite e pericardite e infarto do miocárdio • Hemorragia, flebite, choque hemorrágico, tromboflebite, tromboembolismo, hipotensão, hemorragia cerebral • Coloração vermelha da urina por 1 a 2 dias após administração da medicação, nefropatia, insuficiência renal, insuficiência renal aguda
Alerta	• Classe D na gravidez

Apresentação comercial

- **Evomid® (Evolabis),** pó liofilizado, cada frasco-ampola contém 5 mg ou 10 mg de cloridrato de idarrubicina, embalagem contendo 1 frasco-ampola. *Uso injetável por via intravenosa. Uso adulto e pediátrico. Contém lactose*
- **Ida® (Chenicaltech),** pó liofilizado, cada frasco-ampola contém 5 mg ou 10 mg de cloridrato de idarrubicina, embalagem contendo 1 frasco-ampola. *Uso injetável por via intravenosa. Uso adulto e pediátrico. Contém lactose*
- **Zavedos® (Pfizer),** pó liofilizado, cada frasco-ampola contém 5 mg ou 10 mg de cloridrato de idarrubicina, embalagem contendo 1 frasco-ampola. *Uso injetável por via intravenosa. Uso adulto e pediátrico. Contém lactose.*

Irinotecano

O irinotecano é um inibidor enzimático antineoplásico que é derivado da camptotecina. Foi aprovado pela FDA para tratamento de câncer de pâncreas avançado em outubro de 2015.

O irinotecano é um precursor hidrossolúvel do metabólito lipofílico SN-38. O SN-38 é formado a partir do irinotecano, por clivagem da ligação carbamato entre a fração camptotecina e a cadeia lateral dipiperidina mediada pela carboxilesterase.

Indicação	• Tratamento como agente único de: neoplasia maligna de mama inoperável ou recorrente; carcinoma espinocelular da pele; linfoma maligno • Tratamento como agente único ou combinado de: carcinoma metastático do cólon ou reto não tratado previamente; carcinoma metastático do cólon ou reto recorrente ou que piorou após terapia anterior com 5-fluoruracila; neoplasia maligna pulmonar de células pequenas e não pequenas; neoplasia maligna de colo de útero; neoplasia maligna de ovário; neoplasia maligna gástrica recorrente ou inoperável
Mecanismo de ação	• O irinotecano e seu metabólito ativo SN-38 se liga ao complexo DNA-topoisomerase I e impede a religação dos filamentos únicos. Pesquisas atuais sugerem que a citotoxicidade do irinotecano seja devido ao dano no filamento duplo de DNA produzido durante a síntese de DNA, quando as enzimas de replicação interagem com o complexo terciário formado pela topoisomerase I, DNA e pelo irinotecano ou SN-38

Posologia	• Câncer colorretal
	   ○ Esquema posológico semanal – a dose inicial recomendada é de 125 mg/m^2. Uma dose inicial menor pode ser considerada (p. ex., 100 mg/m^2) para pacientes com uma das seguintes condições: radioterapia extensa anterior, *status* de *performance* 2, níveis aumentados de bilirrubina ou neoplasia gástrica. O tratamento deve ser realizado em ciclos repetidos de 6 semanas, compreendendo infusão semanal por 4 semanas, seguido por 2 semanas de descanso. Recomenda-se que as doses posteriores sejam ajustadas a um valor máximo de 150 mg/m^2 ou mínimo de 50 mg/m^2, com incrementos de 25 mg/m^2 a 50 mg/m^2, dependendo da tolerância de cada paciente
	   ○ Esquema posológico de 1 vez a cada 2 semanas: a dose inicial recomendada é de 250 mg/m^2 a cada 2 semanas, por infusão IV. Uma dose inicial menor pode ser considerada (p. ex., 200 mg/m^2) para pacientes com qualquer uma das seguintes condições: idade ≥ 65 anos, radioterapia extensa anterior, *status* de *performance* 2, níveis aumentados de bilirrubina ou neoplasia gástrica
	   ○ Esquema posológico de 1 vez a cada 3 semanas: a dose inicial recomendada é de 350 mg/m^2 por infusão IV. Uma dose inicial menor pode ser considerada (p. ex., 300 mg/m^2) para pacientes com qualquer uma das seguintes condições: idade ≥ 65 anos, que receberam radioterapia extensa anterior, status performance 2, níveis aumentados de bilirrubina ou neoplasia maligna gástrica. As doses subsequentes devem ser ajustadas para 200 mg/m^2, com incrementos de 50 mg/m^2, dependendo da tolerância de cada paciente

Metabolismo	• Hepático
Eliminação	• Biliar e renal
Contraindicação	• Hipersensibilidade conhecida ao irinotecano ou a qualquer componente da fórmula
Interações medicamentosas	• Atazanavir: aumenta significativamente as concentrações plasmáticas do irinotecano e de seu metabólito ativo SN-38 • Amprenavir: aumenta significativamente as concentrações plasmáticas do irinotecano e de seu metabólito ativo SN-38 • Carbamazepina, fenobarbital ou fenitoína: redução significativa das concentrações plasmáticas de irinotecano e de seu metabólito farmacologicamente ativo SN-38 • Cetoconazol: redução significativa da eliminação do irinotecano em pacientes recebendo concomitantemente cetoconazol (cetoconazol deve ser descontinuado pelo menos 1 semana antes de iniciar o tratamento e não deve ser administrado durante a terapia) • Dexametasona: potencialização do efeito linfocitopênico • Hipérico: a exposição ao metabólito ativo SN-38 é reduzida (o hipérico deve ser descontinuado pelo menos 1 semana antes do primeiro ciclo de cloridrato de irinotecano tri-hidratado, e não deve ser administrado durante todo o tratamento com o quimioterápico) • Itraconazol: redução significativa da eliminação do irinotecano em pacientes recebendo concomitantemente itraconazol (itraconazol deve ser descontinuado pelo menos 1 semana antes de iniciar o tratamento e não deve ser administrado durante a terapia)
Efeitos adversos	• Diarreia tardia, náuseas/vômitos, diarreia precoce, cólicas abdominais, anorexia, estomatite, leucopenia, anemia, neutropenia astenia, febre, perda ponderal, desidratação, alopecia, eventos tromboembólicos (angina de peito, trombose arterial, infarto cerebral, acidente vascular cerebral, tromboflebite profunda, embolia de membro inferior, parada cardíaca, infarto do miocárdio, isquemia miocárdica, distúrbio vascular periférico, embolia pulmonar, morte súbita, tromboflebite, trombose, distúrbio vascular)
Alerta	• Classe D na gravidez • Deve ser conservado em temperatura ambiente (entre 15 e 30°C), protegido da luz. Os frascos contendo o medicamento acabado devem ser protegidos da luz, mantidos dentro do cartucho até a utilização. O medicamento não deve ser congelado, mesmo quando diluído. Descartar devidamente qualquer solução não utilizada • Cloridrato de irinotecano tri-hidratado deve ser diluído antes da infusão, de preferência, em soro glicosado a 5% ou soro fisiológico (NaCl a 0,9%)

Apresentação comercial

- **Camptosar® 20 mg (Pfizer),** solução injetável, cada mℓ contém 20 mg de cloridrato de irinotecano tri-hidratado (equivalente a 17,33 mg de irinotecano), em embalagens contendo 1 frasco-ampola de plástico âmbar com 2 ou 5 mℓ de solução. *Uso intravenoso. Uso adulto*
- **Cloridrato de irinotecano tri-hidratado® (Accord),** solução injetável, cada 1 mℓ contém 20 mg de cloridrato de irinotecano, embalagens contendo 1 frasco-ampola de vidro âmbar com 2 mℓ ou 5 mℓ. *Uso intravenoso. Uso adulto*
- **Cloridrato de irinotecano tri-hidratado® (Eurofarma),** solução injetável, cada 1 mℓ contém 20 mg de cloridrato de irinotecano tri-hidratado (equivalente a 17,33 mg de irinotecano), embalagens contendo 1 frasco-ampola com 2 mℓ e/ou 1 e 10 frascos-ampola com 5 mℓ. *Uso intravenoso. Uso adulto*
- **Cloridrato de irinotecano tri-hidratado® (Glenmark),** solução injetável, cada frasco-ampola de 2 mℓ contém 40 mg de cloridrato de irinotecano tri-hidratado (equivalente a 34,66 mg de irinotecano), embalagens contendo 1 frasco-ampola de vidro âmbar com 2 mℓ. *Uso intravenoso. Uso adulto*
- **Cloridrato de irinotecano tri-hidratado® (Glenmark),** solução injetável, cada frasco-ampola de 5 mℓ contém 100 mg de cloridrato de irinotecano tri-hidratado (equivalente a 86,65 mg de irinotecano), embalagens contendo 1 frasco-ampola de vidro âmbar com 5 mℓ. *Uso intravenoso. Uso adulto*
- **Trebyxan® (Bergamo),** solução injetável, cada 1 mℓ contém 20 mg de cloridrato de irinotecano tri-hidratado, embalagem contendo 1, 10 ou 50 frascos-ampola com 2 mℓ (40 mg) e embalagem contendo 1, 10 ou 50 frascos-ampola com 5 mℓ (100 mg). *Uso intravenoso. Uso adulto.*

Mitoxantrona

A mitoxantrona é um antineoplásico pertencente à família das antracenodionas sintéticas. É um sólido higroscópico azul-escuro, apresentado em solução aquosa estéril sob a forma de cloridrato de mitoxantrona, equivalente a 2 mg/mℓ de sua base livre.

As características farmacocinéticas da mitoxantrona são depuração (*clearance*) plasmática rápida; longa meia-vida de eliminação sem modificação significativa no caso de alterações funcionais renais ou hepáticas e concentrações tissulares persistentes.

Após a administração intravenosa, a mitoxantrona se concentra, de modo reversível, nos elementos figurados do sangue. A ligação às proteínas plasmáticas é de 78%. A concentração plasmática diminui rapidamente nas 2 primeiras horas, e mais lentamente, a seguir.

Indicação	• Tratamento de carcinoma da mama, incluindo lesões localmente avançadas ou metastáticas, leucemias agudas mieloides, linfomas não Hodgkin
Mecanismo de ação	• Agente DNA-reativo que provoca ligações cruzadas e fraturas nos filamentos do DNA. Também interfere no RNA e é um potente inibidor da topoisomerase II, enzima responsável pelo reparo do DNA lesionado • Não existe especificidade por alguma fase do ciclo celular

Posologia	• Câncer de mama e linfomas não Hodgkin
	    ◦ Adultos: 12 a 14 mg/m² de superfície corporal, em administração IV única, em intervalos de 21 a 28 dias. A dose inicial pode ser repetida se ocorrer recuperação hematológica (leucócitos e plaquetas) conveniente
	• Leucemias mieloides agudas
	    ◦ Em monoquimioterapia, a dose efetiva é de 10 a 12 mg/m²/dia, durante 5 dias, em administração IV com duração de 10 a 15 min

Metabolismo	• Fígado
Eliminação	• A eliminação pelas vias urinárias é lenta e baixa. A excreção biliar representa a principal via de eliminação. Apenas 20 a 32% da dose administrada são excretados em 5 dias, dos quais 2/3 no primeiro dia, tendo eliminação de 6 a 11% na urina e de 13 a 25% nas fezes
Contraindicação	• História pregressa de hipersensibilidade a mitoxantrona • Gravidez • Lactação • Cardiopatia grave, disfunção hepática grave, disfunção renal grave e mielodepressão grave preexistentes • Discrasias sanguíneas graves preexistentes
Interações medicamentosas	• Adalimumabe: aumento do risco de infecções graves e potencialmente fatais • Certolizumabe: aumento do risco de infecções graves e potencialmente fatais • Dolasetrona: prolongamento dose-relacionado do intervalo QT • Etanercepte: aumento do risco de infecções graves e potencialmente fatais • Leflunomida: aumento do risco de infecções graves e potencialmente fatais
Efeitos adversos	• Mitoxantrona é clinicamente bem tolerada, apresentando baixa incidência global de eventos adversos, especialmente os de natureza grave, irreversível ou potencialmente fatal • Um certo grau de leucopenia deve ser esperado após as doses recomendadas de mitoxantrona. Todavia, a supressão da contagem de leucócitos abaixo de 1.000/mm³ é rara. Com a aplicação das doses a cada 21 dias, a leucopenia geralmente é transitória, alcançando seu nadir cerca de 10 dias após a dose, com a recuperação geralmente ocorrendo por volta do 21º dia • Pode ocorrer trombocitopenia igualmente reversível. Há relatos de raros casos de anemia. A mielossupressão pode ser mais grave e prolongada em pacientes submetidos previamente a quimioterapia ou radioterapia agressiva ou em pacientes debilitados
Alerta	• Se ocorrer flagrante diminuição da função ventricular esquerda (anomalias eletrocardiográficas ou diminuição da fração de ejeção ventricular esquerda) sugestiva de insuficiência cardíaca, está contraindicado o prosseguimento na utilização da mitoxantrona • A mitoxantrona **não** deve ser misturada com outras drogas na mesma infusão • O uso de mitoxantrona pode dar uma coloração azul-esverdeada à urina durante 24 h após a administração. Os pacientes devem ser avisados de que isso é esperado durante a terapia ativa

Apresentação comercial

- **Evomixan® 20 mg (Evolabis),** solução injetável, cada frasco-ampola contém 20 mg de mitoxantrona (equivalente a 23,28 mg de cloridrato de mitoxantrona), cartucho com 1 frasco-ampola, contendo 20 mg de mitoxantrona (expressos como base livre) em 10 mℓ de solução aquosa para administração intravenosa
- **Mitostate (Quiral Química do Brasil),** cada mℓ de solução injetável contém 2,33 mg de cloridrato de mitoxantrona (equivalente a 2 mg de mitoxantrona base livre), frasco-ampola âmbar, contendo 20 mg de mitoxantrona (expressos como base livre) em 10 mℓ de solução aquosa para administração intravenosa, apresentada em caixa contendo 1 frasco-ampola. *Uso intravenoso. Uso adulto*
- **Mitoxantrona® (Asta Medica Oncologia),** cada mℓ de solução injetável contém 2,328 mg de cloridrato de mitoxantrona (equivalente a 2 mg de mitoxantrona), frasco com 10 mℓ de solução injetável contendo 20 mg de mitoxantrona e frasco com 15 mℓ de solução injetável contendo 30 mg de mitoxantrona. *Uso intravenoso. Uso adulto*.

Teniposídeo

O teniposídeo (também conhecido como VM-26) é um derivado semissintético da podofilotoxina. Trata-se de um composto neutro lipofílico que é praticamente insolúvel em água. É um agente citotóxico fase-específico que atua no final das fases S ou G2 do ciclo celular, impedindo as células de entrarem em mitose.

Deve ser preparado em solventes orgânicos e administrado por infusão IV.

Indicação	• Tratamento das seguintes condições, habitualmente associado com outros agentes antineoplásicos: linfomas malignos; doença de Hodgkin; leucemia linfoblástica aguda, de alto risco, em adultos e crianças; tumores intracranianos malignos, isto é, glioblastoma, ependimoma, astrocitoma; carcinoma de bexiga; neuroblastoma e outros tumores malignos sólidos em crianças
Mecanismo de ação	• Inibição das topoisomerases do tipo II
Posologia	• Monoterapia ○ A dose total por ciclo é de 300 mg/m², administrados em um período de 3 a 5 dias. Os ciclos podem ser repetidos a cada 3 semanas ou a partir da recuperação da medula óssea • Quando combinado com outros quimioterápicos mielodepresssores, a dose de teniposídeo deve ser reduzida (monitorar o hemograma)
Metabolismo	• Hepático
Eliminação	• Cerca de 4 a 12% de uma dose é eliminada pelos rins na forma de droga inalterada ou metabólitos
Contraindicação	• Hipersensibilidade a teniposídeo ou a algum componente da formulação • Leucopenia ou trombocitopenia significativas
Interações medicamentosas	• Adalimumabe: aumento do risco de infecções graves e potencialmente fatais • Amiodarona: aumento do risco de neuropatia periférica (sobretudo em pacientes diabéticos e com mais de 60 anos de idade) • Atorvastatina: aumento do risco de neuropatia periférica (sobretudo em pacientes diabéticos e com mais de 60 anos de idade) • Azatioprina: potencialização do risco de reações hematológicas • Carbamazepina: redução da exposição sistêmica da teniposídeo, provavelmente por aceleração da depuração da teniposídeo por indução das enzimas hepáticas CYP450 • Carboplatina: aumento do risco de neuropatia periférica (sobretudo em pacientes diabéticos e com mais de 60 anos de idade) • Certolizumabe: aumento do risco de infecções graves e potencialmente fatais • Fenobarbital: redução da exposição sistêmica da teniposídeo, provavelmente por aceleração da depuração da teniposídeo por indução das enzimas hepáticas CYP450 • Primidona: redução da exposição sistêmica da teniposídeo, provavelmente por aceleração da depuração de teniposídeo por indução das enzimas hepáticas CYP450
Efeitos adversos	• Mielodepressão (> 30% dos pacientes); náuseas/vômitos; infecção
Alerta	• Classe D na gravidez

Apresentação comercial

- **Vumon® (Bristol-Myers Squibb),** solução injetável, embalagem com 10 ampolas contendo 50 mg de teniposídeo dissolvidos em 5 mℓ de solução não aquosa contendo 300 mg de N,N-dimetilacetamida + 150 mg de álcool benzílico + 2,5 g de óleo de rícino polioxietilado + álcool etílico a 42,7% (v/v) e ácido maleico para ajuste de pH para aproximadamente 5. *Uso intravenoso exclusivo. Uso adulto e pediátrico. Atenção: contém álcool benzílico em sua formulação. O álcool benzílico tem sido associado à toxicidade em recém-nascidos. Uma síndrome caracterizada por dificuldade respiratória, kernicterus, acidose metabólica, deterioração neurológica, anormalidades hematológicas e morte tem ocorrido após a administração de soluções contendo álcool benzílico a prematuros de baixo peso.*

Topotecana

Topotecana é um derivado semissintético da camptotecina (um alcaloide obtido da planta *Camptotheca acuminata*). Trata-se de um agente citotóxico com atividade inibidora da topoisomerase I semelhante à da irinotecana.

As DNA topoisomerases são enzimas no núcleo celular que regulam a topologia do DNA (conformação tridimensional) e facilitam processos nucleares como replicação, recombinação e reparo do DNA. Durante esses processos a DNA topoisomerase I cria fissuras reversíveis unifilamentares no DNA bicatenular, possibilitando que filamentos de DNA atravessem as fissuras e aliviem as limitações topológicas inerentes ao DNA superenroscado. Topotecana interfere no crescimento das células cancerosas, que acabam sendo destruídas.

Ao contrário da irinotecana, a topotecana não é uma pró-droga.

Indicação	• Tratamento de carcinoma metastático de ovário, após insucesso da quimioterapia inicial ou subsequente • Tratamento de câncer de pulmão de pequenas células sensíveis, após insucesso da quimioterapia de primeira linha • *Observação*: cloridrato de topotecana, em combinação com cisplatina, é indicado para o tratamento de pacientes com câncer de colo de útero confirmado de estágio IV-B, recorrente ou persistente, não suscetível ao tratamento com cirurgia e/ou radioterapia
Mecanismo de ação	• Inibição da enzima topoisomerase I, estabilizando o complexo covalente da enzima e a clivagem do filamento do DNA que é um intermediário do mecanismo catalítico. O dano celular causado pela inibição da topoisomerase I pela topotecana é a indução da proteína associada à clivagem do filamento único do DNA

Posologia	• Carcinoma ovariano e carcinoma de pulmão de pequenas células
	  ○ Adultos: dose inicial: 1,5 mg/m^2/dia por infusão IV durante 30 minutos, por 5 dias consecutivos, a começar no dia 1 de um ciclo de 21 dias
	  ○ Recomenda-se, se o tumor não evoluir, um mínimo de 4 ciclos, uma vez que a resposta pode ser demorada. O tempo médio de resposta, em três estudos clínicos sobre câncer ovariano, foi de 7,6 a 11,7 semanas, enquanto o tempo médio de resposta, em quatro estudos sobre câncer pulmonar de pequenas células, foi de 6,1 semanas.
	  ○ Doses subsequentes: a topotecana não deve ser novamente administrada, a menos que a contagem de neutrófilos seja $\geq 1 \times 10^9/\ell$, a contagem de plaquetas seja $\geq 100 \times 10^9/\ell$ e o nível de hemoglobina seja ≥ 9 g/dℓ (após transfusão, se necessário)
	  ○ A prática padrão em oncologia no tratamento de neutropenia é administrar topotecana com outras medicações ou reduzir a dose para manter as contagens de neutrófilos. Se a redução da dose for determinada para pacientes com neutropenia significativa (contagem de neutrófilos $\leq 0,5 \times 10^9/\ell$) por 7 dias ou mais, neutropenia significativa associada com febre ou infecção ou cujo tratamento tenha sido adiado devido à neutropenia, essa redução deve ser de 0,25 mg/m^2/dia a 1,25 mg/m^2/dia (ou posteriormente até a dose de 1,0 mg/m^2/dia se necessário). Do mesmo modo, as doses devem ser reduzidas se a contagem de plaquetas cair para menos de $25 \times 10^9/\ell$
	• Carcinoma de colo de útero
	  ○ Dose inicial: 0,75 mg/m^2, administrada como infusão IV diária durante 30 min nos dias 1, 2 e 3. A cisplatina é administrada como infusão IV no dia 1 em dose de 50 mg/m^2 e após a dose de topotecana. Esse esquema de tratamento se repete a cada 21 dias, por 6 ciclos, ou até a progressão da doença
	  ○ Doses subsequentes: topotecana não deve ser novamente administrada, a menos que a contagem de neutrófilos seja $\geq 1,5 \times 10^9/\ell$, a contagem de plaquetas seja $\geq 100 \times 10^9/\ell$ e o nível de hemoglobina seja ≥ 9 g/dℓ (após transfusão se necessário). A prática clínica padrão em oncologia no tratamento de neutropenia é administrar topotecana com outras medicações ou reduzir a dose para manter as contagens de neutrófilos. Se a redução da dose for determinada para pacientes com neutropenia significativa (contagem de neutrófilos $< 0,5 \times 10^9/\ell$) por 7 dias ou mais, neutropenia significativa associada com febre ou infecção ou cujo tratamento tenha sido adiado devido à neutropenia, a dose de topotecana deve ser reduzida em 20%, para 0,60 mg/m^2, nos ciclos subsequentes (ou posteriormente para 0,45 mg/m^2/dia. Do mesmo modo, as doses devem ser reduzidas se a contagem de plaquetas cair para menos de $25 \times 10^9/\ell$

Absorção	• Não aplicável para injetáveis
Contraindicação	• Hipersensibilidade a topotecana e/ou qualquer componente de sua formulação • Gravidez; lactação; mielodepressão preexistente
Interações medicamentosas	• Adalimumabe: aumento do risco de infecções graves e potencialmente fatais • Carboplatina, cisplatina, oxaliplatina: citotoxicidade sinérgica contra alguns cânceres de células germinativas • Certolizumabe: aumento do risco de infecções graves e potencialmente fatais • Etanercepte: aumento do risco de infecções graves e potencialmente fatais • Infliximabe: aumento do risco de infecções graves e potencialmente fatais • Natalizumabe: aumento do risco de infecções, inclusive leucoencefalopatia multifocal progressiva (infecção viral oportunista potencialmente fatal) • Talidomida: aumento do risco de tromboembolismo
Efeitos adversos	• *Muito comuns* (mais de 10%): infecção; anemia; neutropenia e neutropenia febril; leucopenia; trombocitopenia; anorexia; diarreia; náuseas/vômitos; dor abdominal; constipação intestinal; estomatite; alopecia; astenia; fadiga; pirexia • *Comuns* (mais de 1% e menos de 10%): infecção generalizada; pancitopenia; hipersensibilidade da pele (inclusive erupções cutâneas); hiperbilirrubinemia; mal-estar e indisposição
Alerta	• Classe D na gravidez

Apresentação comercial

- **Cloridrato de topotecana® (Accord)**, solução injetável, pó liófilo, cada frasco-ampola contém 4 mg de cloridrato de topotecana, embalagem com 1 frasco-ampola. *Uso intravenoso. Uso adulto a partir de 18 anos de idade*
- **Evotecan® (Evolabis)**, pó liófilo injetável, cada frasco-ampola contém 4,0 mg de cloridrato de topotecana, em embalagem com 1 frasco-ampola. *Uso intravenoso. Uso adulto a partir de 18 anos de idade. Contém manitol*
- **Hycamtin® (GlaxoSmithKline)**, pó liófilo injetável, cada frasco-ampola contém 4,0 mg de cloridrato de topotecana, em embalagem com 1 frasco-ampola. *Uso intravenoso. Uso adulto a partir de 18 anos de idade. Contém manitol*
- **Oncotecan® (Zodiac)**, pó liófilo injetável, cada frasco-ampola contém 4,0 mg de cloridrato de topotecana, em embalagem com 1 frasco-ampola. *Uso intravenoso. Uso adulto a partir de 18 anos de idade. Contém manitol*
- **Toporan® (Meizler Biopharma)**, pó liófilo injetável, com coloração amarela a esverdeada, para uso após reconstituição. Apresenta-se em frasco-ampola de vidro incolor, na dosagem de 4 mg por frasco-ampola. Cada caixa contém um frasco-ampola. *Uso intravenoso. Uso adulto a partir de 18 anos de idade. Contém manitol*
- **Topotacx® (Accord)**, solução injetável, pó liófilo, cada frasco-ampola contém 4 mg de cloridrato de topotecana, embalagem com 1 frasco-ampola. *Uso intravenoso. Uso adulto a partir de 18 anos de idade. Contém manitol.*

Inibidores moleculares

Graças ao avanço do conhecimento sobre estruturas moleculares e vias de sinalização de receptores tirosinoquinase, surgiram diversas terapias direcionadas, inclusive inibidores da tirosinoquinase (TKI) e anticorpos monoclonais. Alguns TKI são relativamente específicos para o receptor de crescimento (p. ex., erlotinibe), enquanto outros como sorafenibe atuam em vários alvos, inclusive o receptor do fator de crescimento do endotélio vascular (VEGFR) e o receptor do fator de crescimento derivado de plaquetas (PDGFR).

Erlotinibe

Trata-se de um inibidor do domínio tirosinaquinase dos receptores do EGF (fator de crescimento epidérmico) expressados na superfície celular dos cânceres de pulmão.

Indicação	• Tratamento de primeira linha de pacientes com câncer de pulmão do tipo não pequenas células (CPNPC), localmente avançado ou metastático, com mutações ativadoras de EGFR (receptor do fator de crescimento epidérmico) • Terapia de manutenção para pacientes com câncer de pulmão do tipo não pequenas células (CPNPC) localmente avançado ou metastático que não tenham progredido na primeira linha de quimioterapia • Tratamento de pacientes com câncer de pulmão de não pequenas células (CPNPC), localmente avançado ou metastático (estádios IIIb e IV), após insucesso de pelo menos um esquema quimioterápico prévio • Em combinação com gencitabina, é indicado para o tratamento de primeira linha de pacientes com câncer de pâncreas localmente avançado, irressecável ou metastático
Mecanismo de ação	• Inibição da fosforilação intracelular do receptor HER1/EGFR. O receptor HER1/EGFR é expresso na superfície celular de células normais e de células cancerosas. Nos modelos não clínicos, a inibição da fosforilação do EGFR resulta em inibição da proliferação celular e/ou morte celular

Posologia	• Câncer de pulmão de não pequenas células
	   ◦ A dose diária recomendada é de 150 mg, VO pelo menos 1 h antes ou 2 h depois da ingestão de alimentos
	• Câncer de pâncreas
	   ◦ A dose diária recomendada é de 100 mg, VO pelo menos 1 h antes ou 2 h depois da ingestão de alimentos, em combinação com gencitabina

Absorção	• Cerca de 60% após administração oral. Níveis plasmáticos são alcançados 4 h após a administração oral
Metabolismo	• Hepático
Eliminação	• Fezes (88%) e urina (8%)
Contraindicação	• Hipersensibilidade ao erlotinibe ou a qualquer componente da formulação
Interações medicamentosas	• Amiodarona: aumento das concentrações plasmáticas de erlotinibe • Butalbital: redução da absorção de erlotinibe • Carbonato de cálcio: redução da absorção de erlotinibe • Ciprofloxacino: aumento das concentrações plasmáticas de erlotinibe • Hidróxido de alumínio: redução da absorção de erlotinibe • Leflunomida: potencialização do risco de hepatotoxicidade • Teriflunomida: potencialização do risco de hepatotoxicidade
Efeitos adversos	• As reações adversas mais frequentes foram erupção cutânea e diarreia (75% e 54%, respectivamente)
Alerta	• O tabagismo (cigarro) promove aumento da depuração do erlotinibe e diminui a exposição ao mesmo • Classe D na gravidez

Apresentação comercial

- **Tarceva® 25 mg (Roche),** comprimido revestido, cada comprimido contém 27,32 mg de cloridrato de erlotinibe (equivalente a 25 mg de erlotinibe), caixa com 30 comprimidos. *Uso oral. Uso adulto. Contém lactose*
- **Tarceva® 100 mg (Roche),** comprimido revestido, cada comprimido contém 109,29 mg de cloridrato de erlotinibe (equivalente a 100 mg de erlotinibe), caixa com 30 comprimidos. *Uso oral. Uso adulto. Contém lactose*
- **Tarceva® 150 mg (Roche),** comprimido revestido, cada comprimido contém 163,93 mg de cloridrato de erlotinibe (equivalente a 150 mg de erlotinibe), caixa com 30 comprimidos. *Uso oral. Uso adulto. Contém lactose.*

Imatinibe

Essa substância inibe fortemente o ponto de quebra da região Abelson (Bcr-Abl) da proteína tirosinoquinase, seja *in vitro*, em nível celular ou *in vivo*. O composto inibe seletivamente a proliferação e induz a apoptose em linhagens celulares Bcr-Abl positivas bem como em células leucêmicas novas de pacientes com LMC cromossomo Philadelphia (Ph)-positivo e leucemia linfoblástica aguda (LLA). Em ensaios de transformação de colônias celulares utilizando amostras *ex vivo* de sangue periférico e medula óssea, o imatinibe induz a inibição seletiva de colônias Bcr-Abl positivas de pacientes com LMC. *In vivo*, o composto demonstra atividade antitumoral como agente único em modelos animais utilizando células tumorais Bcr-Abl positivas. O imatinibe também é um inibidor potente dos receptores da tirosinoquinase para o fator de crescimento derivado das plaquetas (PDGF) e fator estimulante das células germinativas pluripotentes (SCF), o KIT, e inibe os eventos celulares mediados pelos PDGF e SCF. *In vitro*, o imatinibe inibe a proliferação e induz a apoptose das células tumorais do estroma gastrintestinal (GIST), as quais expressam mutação de ativação do KIT. Também inibe a sinalização e a proliferação de células guiadas pelo PDGFR desregulado, KIT e pela atividade da ABL quinase.

Indicação	• Tratamento de pacientes adultos com leucemia mieloide crônica (LMC) cromossomo Philadelphia-positivo, recentemente diagnosticada • Tratamento de pacientes com LMC cromossomo Philadelphia-positivo em crise blástica, fase acelerada, ou fase crônica após insucesso ou intolerância à terapia com alfainterferona • Tratamento de pacientes adultos com leucemia linfoblástica aguda (LLA Ph+) cromossomo Philadelphia-positivo, recentemente diagnosticada, integrado com quimioterapia • Tratamento de pacientes adultos com tumores estromais gastrintestinais (GIST), irressecáveis e/ou metastáticos • Tratamento adjuvante de pacientes adultos após ressecção de GIST primário
Mecanismo de ação	• Inibição da proteína tirosinoquinase que inibe fortemente a atividade da tirosinoquinase (TK) Bcr-Abl, bem como em diversos receptores TKs: KIT, o receptor do fator de célula-tronco (SCF), codificado pelo proto-oncogene KIT, os receptores do domínio de discoidina (DDR1 e DDR2), o receptor do fator estimulante de colônia (CSF-1R) e os receptores alfa e beta do fator de crescimento derivado de plaqueta (PDGFR-alfa e PDGFR-beta). Imatinibe também pode inibir eventos celulares mediados pela ativação desses receptores quinases

Posologia	• Leucemia mieloide crônica na crise blástica, na fase acelerada ou na fase crônica após fracasso de terapia com alfainterferona
	   ° Adultos: 400 a 600 mg VO em dose única
	• GIST malignos metastáticos ou irressecáveis KIT (CD117)-positivos
	   ° Adultos: 400 a 600 mg VO em dose única

Absorção	• Boa após administração oral
Metabolismo	• Hepático
Eliminação	• Com base na recuperação do(s) composto(s) após uma dose oral de imatinibe marcado com ^{14}C, aproximadamente 81% da dose foi eliminada pelas fezes (68% da dose) e pela urina (13% da dose), no período de 7 dias. O imatinibe inalterado representou 25% da dose (5% na urina, 20% nas fezes), sendo o restante metabólito
Contraindicação	• Hipersensibilidade ao imatinibe ou a qualquer componente da formulação; gravidez; lactação
Interações medicamentosas	• Carbamazepina: redução das concentrações plasmáticas de imatinibe • Cetoconazol: aumento das concentrações plasmáticas de imatinibe • Claritromicina: aumento das concentrações plasmáticas de imatinibe • Dexametasona: redução das concentrações plasmáticas de imatinibe • Eritromicina: aumento das concentrações plasmáticas de imatinibe • Fenitoína: redução das concentrações plasmáticas de sorafenibe • Fenobarbital: redução das concentrações plasmáticas de imatinibe • Hipérico: redução das concentrações plasmáticas de imatinibe • Itraconazol: aumento das concentrações plasmáticas de imatinibe
Efeitos adversos	• *Comuns* (> 10%): neutropenia, trombocitopenia, anemia; cefaleia; náuseas/vômitos, diarreia, dispepsia, dor abdominal; edema periorbitário, dermatite/eczema/erupção cutânea; espasmos e cãibras musculares, dor musculoesquelética; retenção hídrica, edema, fadiga; aumento do peso corporal
Alerta	• Classe D na gravidez

Apresentação comercial

- **Glimatin® (EMS),** comprimidos revestidos, cada comprimido contém 119,5 mg de mesilato de imatinibe (equivalentes a 100 mg de imatinibe), embalagem contendo 60 ou 100 comprimidos revestidos. *Uso oral. Uso adulto e pediátrico acima de 2 anos de idade*
- **Glimatin® (EMS),** comprimidos revestidos, cada comprimido contém 478 mg de mesilato de imatinibe (equivalentes a 400 mg de imatinibe), embalagem contendo 30 ou 100 comprimidos revestidos. *Uso oral. Uso adulto e pediátrico acima de 2 anos de idade*
- **Glivec® 100 mg (Novartis),** comprimidos revestidos, cada comprimido contém 119,5 mg de mesilato de imatinibe (como cristais beta) (equivalentes a 100 mg de imatinibe), embalagem contendo 60 comprimidos revestidos. *Uso oral. Uso adulto e pediátrico acima de 2 anos de idade*
- **Glivec® 400 mg (Novartis),** comprimidos revestidos, cada comprimido contém 478 mg de mesilato de imatinibe (como cristais beta) (equivalentes a 400 mg de imatinibe), embalagem contendo 30 comprimidos revestidos. *Uso oral. Uso adulto e pediátrico acima de 2 anos de idade*
- **Mesilato de imatinibe® 100 mg (Cristália),** comprimidos revestidos, cada comprimido contém 119,5 mg de mesilato de imatinibe (equivalentes a 100 mg de imatinibe), embalagem contendo 30, 60, 200 e 600 comprimidos revestidos. *Uso oral. Uso adulto e pediátrico acima de 2 anos de idade*
- **Mesilato de imatinibe® 400 mg (Cristália),** comprimidos revestidos, cada comprimido contém 478 mg de mesilato de imatinibe (equivalentes a 400 mg de imatinibe), embalagem contendo 30, 60, 200 e 600 comprimidos revestidos. *Uso oral. Uso adulto e pediátrico acima de 2 anos de idade*
- **Mesilato de imatinibe® 100 mg (Eurofarma),** comprimidos revestidos, cada comprimido contém 119,5 mg de mesilato de imatinibe (equivalentes a 100 mg de imatinibe), embalagem contendo 30, 60 ou 600 comprimidos revestidos. *Uso oral. Uso adulto e pediátrico acima de 2 anos de idade*
- **Mesilato de imatinibe® 400 mg (Eurofarma),** comprimidos revestidos, cada comprimido contém 478 mg de mesilato de imatinibe (equivalentes a 400 mg de imatinibe), embalagem contendo 30, 60 e 300 comprimidos revestidos. *Uso oral. Uso adulto e pediátrico acima de 2 anos de idade*
- **Mesilato de imatinibe® 100 mg (Fiocruz),** comprimidos revestidos, cada comprimido contém 119,5 mg de mesilato de imatinibe (equivalentes a 100 mg de imatinibe), embalagem contendo 30, 60, 200 e 600 comprimidos revestidos. *Uso oral. Uso adulto e pediátrico acima de 2 anos de idade*
- **Mesilato de imatinibe® 400 mg (Fiocruz),** comprimidos revestidos, cada comprimido contém 478 mg de mesilato de imatinibe (equivalentes a 400 mg de imatinibe), embalagem contendo 30, 60, 200 e 600 comprimidos revestidos. *Via oral. Uso adulto e pediátrico acima de 2 anos de idade*
- **Mesilato de imatinibe® 100 mg (Instituto Vital Brazil),** comprimidos revestidos, cada comprimido contém 119,5 mg de mesilato de imatinibe (equivalentes a 100 mg de imatinibe), embalagem contendo 60 ou 100 comprimidos revestidos. *Uso oral. Uso adulto e pediátrico acima de 2 anos de idade*
- **Mesilato de imatinibe® 400 mg (Instituto Vital Brazil),** comprimidos revestidos, cada comprimido contém 478 mg de mesilato de imatinibe (equivalentes a 400 mg de imatinibe), embalagem contendo 30 ou 100 comprimidos revestidos. *Uso oral. Uso adulto e pediátrico acima de 2 anos de idade.*

Sorafenibe

Sorafenibe é um inibidor sintético de proteinoquinase direcionado para a sinalização do crescimento e para a angiogênese.

Indicação	• Tratamento de pacientes com carcinoma celular renal avançado que não responderam à terapia com alfainterferona ou interleucina-2 ou não eram elegíveis para tal terapia • Tratamento de pacientes com carcinoma hepatocelular não ressecável • Tratamento de pacientes com carcinoma de tireoide diferenciado (papilífero, folicular, células de Hurthle) localmente avançado ou metastático, progressivo, refratário a iodo radioativo
Mecanismo de ação	• Interação com múltiplas quinases intracelulares e na superfície celular. Acredita-se que algumas dessas quinases estejam envolvidas na angiogênese tumoral, portanto, sorafenibe reduz o fluxo sanguíneo para o tumor
Posologia	• A dose preconizada é de 2 comp. 2 vezes/dia (total de 800 mg/dia)
Absorção	• Sorafenibe é um composto de baixa solubilidade e elevada permeabilidade, sendo absorvido rapidamente após administração oral e resultando em níveis plasmáticos máximos em 3 h
Metabolismo	• Principalmente hepático
Eliminação	• Principalmente fecal
Contraindicação	• Hipersensibilidade a qualquer componente da formulação • Gravidez; lactação; menores de 18 anos de idade
Interações medicamentosas	• Amiodarona: prolongamento dose-relacionado do intervalo QT com aumento do risco de arritmias ventriculares como *torsade de pointes* • Anagrelida: prolongamento dose-relacionado do intervalo QT com aumento do risco de arritmias ventriculares como *torsade de pointes* • Carbamazepina: redução das concentrações plasmáticas de sorafenibe • Citalopram: prolongamento dose-relacionado do intervalo QT com aumento do risco de arritmias ventriculares como *torsade de pointes* • Dexametasona: redução das concentrações plasmáticas de sorafenibe • Disopiramida: prolongamento dose-relacionado do intervalo QT com aumento do risco de arritmias ventriculares como *torsade de pointes* • Dofetilida: prolongamento dose-relacionado do intervalo QT com aumento do risco de arritmias ventriculares como *torsade de pointes* • Fenitoína: redução das concentrações plasmáticas de sorafenibe • Fenobarbital: redução das concentrações plasmáticas de sorafenibe • Hipérico: redução das concentrações plasmáticas de sorafenibe • Quinidina: prolongamento dose-relacionado do intervalo QT com aumento do risco de arritmias ventriculares como *torsade de pointes* • Procainamida: prolongamento dose-relacionado do intervalo QT com aumento do risco de arritmias ventriculares como *torsade de pointes* • Sotalol: prolongamento dose-relacionado do intervalo QT com aumento do risco de arritmias ventriculares como *torsade de pointes*

(continua)

Sorafenibe (continuação)

Efeitos adversos	• As reações adversas mais comuns foram diarreia, fadiga, alopecia, infecção, síndrome de eritrodisestesia e erupção cutânea
Alerta	• Classe D na gravidez • Os comprimidos não devem ser partidos nem mastigados

Apresentação comercial

- **Nevaxar® (Bayer),** comprimidos revestidos com 200 mg de tosilato de sorafenibe em embalagens com 60 comprimidos. *Uso oral. Uso adulto.*

Sunitinibe

Inibição de vários receptores envolvidos no processo de crescimento tumoral, impedindo diretamente o crescimento das células de tumores específicos e inibindo a angiogênese tumoral. De modo geral, as concentrações sanguíneas máximas de sunitinibe são observadas entre 6 e 12 h após administração oral.

Indicação	• Tratamento de tumor maligno do estroma gastrintestinal (GIST) após insucesso do tratamento com mesilato de imatinibe devido a resistência ou intolerância • Tratamento de carcinoma metastático de células renais (CCRm) avançado • Tratamento de tumores malignos neuroendócrinos pancreáticos irressecáveis
Mecanismo de ação	• Inibição de múltiplo receptores tirosinoquinase (RTK), alguns deles envolvidos no crescimento tumoral, angiogênese patológica e progressão metastática
Posologia	• Para GIST ou CCRm, a dose recomendada é de 50 mg VO, administrada em dose única diária durante 4 semanas consecutivas, seguidas por um período de descanso de 2 semanas (esquema 4/2), totalizando um ciclo completo de 6 semanas • Para tratamento de tumores neuroendócrinos pancreáticos, a dose recomendada é de 37,5 mg VO em dose única diária sem um período de descanso programado
Absorção	• Concentrações plasmáticas máximas de sunitinibe são observadas 6 a 12 h após a administração oral
Metabolismo	• Hepático (citocromo P450)
Eliminação	• Fezes e urina
Contraindicação	• Hipersensibilidade ao malato de sunitinibe ou a outro componente da formulação
Interações medicamentosas	• Carbamazepina: redução da concentração plasmática de sunitinibe • Cetoconazol, itraconazol: elevação da concentração plasmática de sunitinibe • Claritromicina: elevação da concentração plasmática de sunitinibe • Dexametasona: redução da concentração plasmática de sunitinibe • Eritromicina: elevação da concentração plasmática de sunitinibe • Fenitoína: redução da concentração plasmática de sunitinibe • Hipérico: redução da concentração plasmática de sunitinibe • Rifampicina: redução da concentração plasmática de sunitinibe • Ritonavir: elevação da concentração plasmática de sunitinibe • Suco de toranja (*grapefruit*): elevação da concentração plasmática de sunitinibe
Efeitos adversos	• Alteração da coloração da pele (torna-se amarelada) e dos cabelos; ressecamento, fissura ou espessamento da pele; exantema nas regiões palmares e plantares; síndrome de Stevens-Johnson; eritema multiforme; hemorragia digestiva; hemorragia respiratória; hemorragia tumoral; hemorragia cerebral
Alerta	• Classe D na gravidez • Comprometimento da fertilidade

Apresentação comercial

- **Sutent® 12,5 mg (Pfizer),** cada cápsula contém 12,5 mg de malato de sunitinibe (equivalente a 12,5 mg de sunitinibe base), em embalagens contendo 28 cápsulas. *Uso oral. Uso adulto*
- **Sutent® 25 mg (Pfizer),** cada cápsula contém 25 mg de malato de sunitinibe (equivalente a 25 mg de sunitinibe base), em embalagens contendo 28 cápsulas. *Uso oral. Uso adulto*
- **Sutent® 50 mg (Pfizer),** cada cápsula contém 50 mg de malato de sunitinibe (equivalente a 50 mg de sunitinibe base), em embalagens contendo 28 cápsulas. *Uso oral. Uso adulto.*

Trastuzumabe

O trastuzumabe é um anticorpo monoclonal humanizado recombinante que atinge seletivamente o domínio extracelular da proteína do receptor-2 do fator de crescimento epidérmico humano (HER2). O anticorpo é um isótopo da IgG1 que contém regiões de estrutura humana e regiões que determinam a complementaridade, provenientes de um anticorpo murino anti-p185 HER2 que se liga ao HER2 humano. O proto-oncogene HER2 ou c-erbB2 codifica uma proteína transmembrana de 185 kDa, semelhante ao receptor, que está estruturalmente relacionada ao receptor do fator de crescimento epidérmico. A superexpressão do HER2 é observada em 25 a 30% dos cânceres de mama primários e 6,8 a 42,6% dos cânceres gástricos avançados. Uma consequência da amplificação do gene HER2 é o aumento da expressão da proteína HER2 na superfície dessas células tumorais, resultando em uma proteína HER2 constitutivamente ativada. Os estudos indicam que pacientes com câncer de mama com amplificação ou superexpressão do HER2 apresentam menor sobrevida livre de doença, comparados a pacientes que não apresentam amplificação ou superexpressão do HER2.

Indicação	• Tratamento de pacientes com câncer de mama metastático que apresentam tumores com superexpressão do HER2:
	  ○ Como agente único quando os pacientes já receberam um ou mais esquemas quimioterápicos para suas doenças metastáticas
	  ○ Em combinação com paclitaxel ou docetaxel no caso de pacientes que ainda não tenham recebido quimioterapia para suas doenças metastáticas
	• Tratamento de pacientes com câncer de mama inicial HER2-positivo:
	  ○ Após cirurgia, quimioterapia (neoadjuvante ou adjuvante) e radioterapia (quando aplicável)
	  ○ Após quimioterapia adjuvante com doxorrubicina e ciclofosfamida, em combinação com paclitaxel ou docetaxel
	  ○ Em combinação com quimioterapia adjuvante de docetaxel e carboplatina
	  ○ Em combinação com quimioterapia neoadjuvante seguida por terapia adjuvante com trastuzumabe para câncer de mama localmente avançado (inclusive inflamatório) ou tumores > 2 cm de diâmetro
	• Câncer gástrico avançado
	  ○ Em associação com capecitabina ou 5-fluoruracila (5-FU) IV e um agente de platina é indicado para o tratamento de pacientes com adenocarcinoma inoperável, localmente avançado, recorrente ou metastático do estômago ou da junção gastresofágica, HER2-positivo, que não receberam tratamento prévio contra doença metastática

Mecanismo de ação	• Anticorpo monoclonal humanizado recombinante direcionado contra o domínio extracelular IV do receptor de fator de crescimento epidérmico HER-2

Posologia	• Câncer de mama
	  ○ Uso semanal: as seguintes doses iniciais (de ataque) e de manutenção são recomendadas em monoterapia e em combinação com paclitaxel ou docetaxel
	    ▪ Dose de ataque: 4 mg/kg de peso corporal (deve ser administrada como infusão IV durante 90 min)
	    ▪ Doses subsequentes: 2 mg/kg de peso corporal. Se a dose anterior for bem tolerada, a dose pode ser administrada em uma infusão de 30 min
	  ○ Uso a cada 3 semanas
	    ▪ A dose inicial de ataque de 8 mg/kg de peso corporal, seguida por 6 mg/kg de peso corporal 3 semanas depois e, então, 6 mg/kg, repetida a intervalos de 3 semanas, em infusões com duração de, aproximadamente, 90 min. Se essa dose for bem tolerada, a duração da infusão pode ser reduzida para 30 min
	• Câncer gástrico
	  ○ Uso a cada 3 semanas
	    ▪ A dose inicial de ataque de 8 mg/kg de peso corporal, seguida por 6 mg/kg de peso corporal 3 semanas depois e, então, 6 mg/kg, repetida a intervalos de 3 semanas, em infusões com duração de, aproximadamente, 90 min. Se a dose anterior for bem tolerada, a duração da infusão pode ser reduzida para 30 min

Contraindicação	• Hipersensibilidade conhecida ao trastuzumabe ou a qualquer outro excipiente da fórmula
Interações medicamentosas	• Não foram realizados estudos formais sobre interações medicamentosas com trastuzumabe em seres humanos. Não foram observadas interações clinicamente significativas entre trastuzumabe e a medicação utilizada concomitantemente nos estudos. Em estudos nos quais trastuzumabe foi associado a docetaxel, carboplatina ou anastrozol, a farmacocinética desses medicamentos não foi alterada nem a do trastuzumabe. As concentrações de paclitaxel e doxorrubicina (e os seus principais metabólitos 6-α hidroxipaclitaxel, POH, e doxorrubicinol, DOL) não foram alteradas na presença de trastuzumabe. No entanto, o trastuzumabe pode aumentar a exposição global de um metabólito da doxorrubicina (7-desoxi-13 di-hidro-doxorrubicinona, D7D). A bioatividade do D7D e o impacto clínico do aumento desse metabólito não são claros. Não foram observadas alterações nas concentrações de trastuzumabe na presença de paclitaxel e doxorrubicina
Efeitos adversos	• *Muito comuns* (≥ 1/10): nasofaringite; infecção; anemia; trombocitopenia; neutropenia febril; leucopenia; perda ponderal; anorexia; tontura; cefaleia; parestesia; hipoestesia; disgeusia; lacrimejamento; conjuntivite; redução da fração de ejeção cardíaca; linfedema; fogachos; dispneia; epistaxe; dor orofaríngea; tosse; rinorreia; diarreia; náuseas/vômitos; dor abdominal; dispepsia; constipação intestinal; estomatite; eritema; alopecia; síndrome de eritrodisestesia palmoplantar; alterações ungueais
Alerta	• Classe D na gravidez • Não deve ser administrado com soro glicosado a 5% visto que ocorre agregação proteica • Não deve ser misturado ou diluído com outros fármacos

Apresentação comercial

- **Herceptin® (Roche)**, pó liofilizado para solução injetável, o frasco-ampola multidose contém 440 mg de pó liofilizado de trastuzumabe para solução injetável para infusão IV. Após a reconstituição há 21 mg/mℓ de trastuzumabe. A embalagem contém um frasco com 20 mℓ de solução para reconstituição (água bacteriostática para injeção). *Infusão por via intravenosa. Uso adulto.*

Outros agentes

Abiraterona

O acetato de abiraterona é convertido, *in vivo*, em abiraterona, um inibidor da biossíntese de androgênios. A abiraterona inibe seletivamente a enzima 17 alfa-hidroxilase/C17,20-liase (CYP17). Esta enzima é expressa nos tecidos testicular, suprarrenal e do tumor prostático e é necessária para a biossíntese de androgênios nestes tecidos. Ela catalisa a conversão de pregnenolona e progesterona em precursores da testosterona, DHEA e androstenediona, respectivamente, pela 17 alfa-hidroxilação e clivagem da ligação C17,20. A inibição da CYP17 também resulta em aumento da produção de mineralocorticoides pelas glândulas suprarrenais. Os tratamentos de privação de androgênios, tais como utilização de agonistas de LHRH ou orquiectomia, diminuem a produção de androgênio nos testículos, mas não afetam a produção de androgênios pelas glândulas suprarrenais ou pelo tumor. O tratamento com abiraterona diminui a testosterona sérica para níveis não detectáveis (utilizando análises comerciais) quando administrado com agonistas de LHRH (ou orquiectomia).

É eliminada principalmente (88%) pelas fezes.

Indicação	• Em combinação com prednisona ou prednisolona, é indicada para: tratamento de pacientes com câncer de próstata metastático resistente à castração que são assintomáticos ou levemente sintomáticos, após insucesso da terapia de privação androgênica; e tratamento de pacientes com câncer de próstata avançado metastático resistente à castração e que receberam quimioterapia prévia com docetaxel
Mecanismo de ação	• O acetato de abiraterona, *in vivo*, é convertido em abiraterona, um inibidor seletivo da enzima 17 alfa-hidroxilase/C17,20-liase (CYP17) que é necessária para a biossíntese de androgênios
Posologia	• VO: 1.000 mg em tomada única, pelo menos 2 h depois de uma refeição e nenhum alimento deve ser ingerido durante pelo menos 1 h após a ingestão do medicamento. Costuma ser associado a doses baixas de prednisona ou prednisolona (5 mg 2 vezes/dia)
Absorção	• Depois da administração oral do acetato de abiraterona em jejum, o tempo para alcançar a concentração plasmática máxima de abiraterona é de aproximadamente 2 h. A administração do acetato de abiraterona com alimento, comparada com a administração em jejum, resulta em aumento de até 17 vezes na exposição sistêmica média da abiraterona, dependendo do conteúdo de gordura da refeição
Metabolismo	• Hepático
Eliminação	• Fezes (88%) e urina (em torno de 5%)
Contraindicação	• Não é indicado para mulheres
Interações medicamentosas	• Carbamazepina: redução significativa das concentrações plasmáticas de abiraterona • Fenobarbital: redução significativa das concentrações plasmáticas de abiraterona • Hidrocodona: a abiraterona provoca elevação das concentrações plasmáticas de hidrocodona com exacerbação ou prolongamento dos efeitos farmacológicos adversos • Hipérico: redução significativa das concentrações plasmáticas de abiraterona • Rifampicina: redução significativa das concentrações plasmáticas de abiraterona • Tamoxifeno: a administração crônica de abiraterona reduz a efetividade do tamoxifeno • Tioridazina: elevação das concentrações plasmáticas da tioridazina e de seus dois metabólitos ativos com consequente prolongamento do intervalo QT e potencialização do risco de arritmias ventriculares como taquicardia ventricular e *torsade de pointes*
Efeitos adversos	• Hipertensão arterial, hipopotassemia e retenção hídrica como consequência dos níveis aumentados de mineralocorticoides resultantes da inibição da CYP17 (é preconizado monitoramento mensal) • Edema periférico; hipopotassemia; infecção urinária; elevação dos níveis de ALT e de AST; dispepsia; hematuria; fraturas
Alerta	• Não deve ser ingerida com alimentos • Se os níveis de ALT (alanina aminotransferase) ou AST (aspartato aminotransferase) aumentarem mais de 5 vezes em relação ao limite superior da normalidade ou se os níveis de bilirrubina se elevarem acima de 3 vezes o limite superior da normalidade, o tratamento deve ser interrompido imediatamente e a função hepática monitorada com cuidado • Não deve ser usada em pacientes com insuficiência hepática moderada ou grave preexistente • Classe X na gravidez

Apresentação comercial

■ **Zytiga® (Janssen-Cilag),** cada comprimido contém 250 mg de acetato de abiraterona (correspondente a 223 mg de abiraterona), em frasco com 120 comprimidos. *Uso oral. Uso adulto.*

Hidroxiureia

Trata-se de um agente antineoplásico que inibe a síntese de DNA por meio da inibição da enzima ribonucleosídeo difosfato redutase.

Indicações	• Tratamento de leucemia mielocítica crônica resistente • Tratamento de melanoma • Observação: hidroxiureia, combinada com radioterapia, também é indicada para câncer espinocelular de cabeça e pescoço e câncer de colo uterino
Mecanismo de ação	• Inibição da síntese de DNA sem interferir na síntese de RNA ou proteínas. Também inibe a incorporação de timidina ao DNA e lesiona diretamente o DNA

Posologia	• Tumores sólidos
	  ○ Tratamento intermitente: 80 mg/kg VO como dose única a cada 3 dias
	  ○ Tratamento contínuo: 20 a 30 mg/kg VO em dose única diária
	  ○ Hidroxiureia combinada com radioterapia (para cânceres de cabeça e pescoço e colo uterino): 80 mg/kg VO em dose única a cada 3 dias. A hidroxiureia deve ser iniciada no mínimo 7 dias antes do começo da irradiação e continuada durante a radioterapia e daí em diante, indefinidamente, contanto que o paciente seja mantido sob observação adequada e não apresente efeitos adversos incomuns ou graves
	• Leucemia mielocítica crônica resistente
	  ○ Tratamento contínuo: 20 a 30 mg/kg/dia VO como dose única. O período adequado para verificar se a hidroxiureia está tendo o efeito esperado é de 6 semanas. Se houver resposta clínica aceitável, deve-se continuar o tratamento indefinidamente. O tratamento é interrompido se a contagem de leucócitos do paciente cair menos de 2.500/mm^3, ou a contagem de plaquetas for < 100.000/mm^3

Absorção	• Boa após administração oral. Níveis séricos mais elevados são obtidos se for administrada na forma de uma dose única do que em doses fracionadas
Início da ação	• Desconhecido
Duração da ação	• 24 h
Metabolismo	• Cerca de 50% são metabolizados no fígado
Eliminação	• Cerca de 50% são excretados na urina na forma de substância não modificada. Os metabólitos são eliminados pelos pulmões na forma de dióxido de carbono e na urina na forma de ureia
Contraindicação	• Hipersensibilidade à hidroxiureia ou a qualquer componente da formulação
Interações medicamentosas	• Fluoruracila: neurotoxicidade
Efeitos adversos	• Estomatite, anorexia, náuseas/vômitos, diarreia e constipação instestinal • Vasculite cutânea, incluindo ulcerações decorrentes da vasculite cutânea e gangrena, já ocorreu em pacientes com doenças mieloproliferativas durante o tratamento com hidroxiureia (mais frequentemente em pacientes com histórico de uso de, ou recebendo tratamento combinado com interferona) • Erupção maculopapular, eritema facial, eritema periférico, ulceração da pele e alterações da pele como dermatomiosite. Observaram-se hiperpigmentação, eritema, atrofia da pele e das unhas, descamação, pápulas violáceas e alopecia em alguns pacientes após vários anos de tratamento de manutenção diária com hidroxiureia • Em pacientes HIV-positivos em uso de hidroxiureia e agentes antirretrovirais, sobretudo didanosina + estavudina, houve relato de pancreatite fatal e não fatal, hepatotoxicidade e insuficiência hepática resultando em morte e neuropatia periférica grave
Alerta	• Anemia grave deve ser tratada antes do início do tratamento com hidroxiureia • Mulheres em idade fértil devem evitar gravidez durante o tratamento com hidroxiureia • A hidroxiureia pode provocar resultados elevados falsos na determinação dos níveis séricos de ureia, ácido úrico e ácido lático, devido a sua interferência nas enzimas urease, uricase e LDH

Apresentação comercial:

■ **Hydrea® (Bristol-Myers Squibb),** cada cápsula contém 500 mg de hidroxiureia, frascos com 100 cápsulas. *Uso oral. Uso adulto.*

Capítulo 13
Fitoterápicos

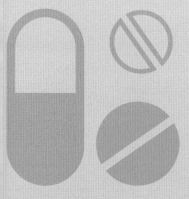

■ Introdução

Os seres humanos usam produtos naturais extraídos de plantas como medicamentos há milhares de anos. O primeiro manuscrito conhecido é o papiro de Ebers (1500 a.C.), descoberto em Luxor (Egito), que descrevia aproximadamente 700 substâncias diferentes, inclusive extratos de plantas, metais (chumbo e cobre) e veneno de animais. Hipócrates, considerado pai da Medicina, usava substâncias de origem vegetal e deixou uma coleção (*Corpus Hippocraticum*) que consagrava o uso de plantas medicinais.

A popularidade do uso de plantas para fins medicinais variou ao longo dos anos e, no final do século 19, o surgimento da sintetização de substâncias de estrutura química e de ação farmacológica definidas reduziu substancialmente o interesse pelas plantas medicinais. Todavia, a partir da década de 1970, o interesse pela fitoterapia e pelas terapias ditas alternativas (p. ex., naturopatia, homeopatia, medicina tradicional chinesa [MTC], ioga, meditação, *biofeedback*) aumentou de modo acentuado.

Em 1978, a Organização Mundial da Saúde (OMS) reconheceu oficialmente o uso de fitoterápico. Em 1978, foi estabelecida na Alemanha a Comissão E, com o propósito de coletar dados sobre as plantas medicinais e avaliar a sua segurança e eficácia. A Comissão E também é responsável pelo registro e preparo dos fitofármacos, processando os dados científicos funcionais e as ervas medicinais para a produção de monografias. Dessa forma, a Comissão E combina dados científicos com conhecimento tradicional. Atualmente, 80% dos médicos alemães prescrevem fitoterápicos.

No Brasil, a portaria nº 212, de 11 de setembro de 1981, do Ministério da Saúde (item 2.4.3) definiu o estudo das plantas medicinais como uma das prioridades de investigação clínica. Em 1982, o Ministério da Saúde lançou o Programa de Pesquisa de Plantas Medicinais da Central de Medicamentos para elaborar uma terapêutica alternativa e complementar, com embasamento científico, à base de plantas medicinais. Mais recentemente, o decreto 5.813, de 22 de junho de 2006, instituiu a Política Nacional de Plantas Medicinais (ver também a portaria interministerial nº 2.960 de 2008 e a portaria nº 971, de 3 de maio de 2006, que inserem as práticas integrativas e complementares no Sistema Único de Saúde).

> **PARA SABER MAIS**
>
> Em 2011, a Anvisa (Agência Nacional de Vigilância Nacional) publicou a primeira edição do Formulário de Fitoterápicos, Farmacopeia Brasileira, com informações pertinentes e importantes sobre os fitoterápicos.

■ Visão geral

Fitoterapia é o estudo das plantas medicinais e suas aplicações na cura de doenças.

Fitoterápico é o medicamento obtido exclusivamente a partir de substâncias vegetais. No Brasil, os fitoterápicos são regulamentados da mesma forma que os medicamentos convencionais, e são exigidos comprovantes de qualidade, segurança e eficácia.

Não se deve usar o termo *planta medicinal* como sinônimo de fitoterápico. Quando uma planta medicinal é industrializada, passa a ser chamada de fitoterápico. Esse processo evita contaminação (por microrganismos, agrotóxicos e substâncias estranhas), padroniza a dose e a apresentação.

No Brasil, a Coordenação de Fitoterápicos, Dinamizados e Notificados (COFID), pertencente à Gerência de Tecnologia Farmacêutica (GTFAR) da Gerência Geral de Medicamentos (GGMED) da Anvisa, emite documentos circunstanciados e conclusivos em relação ao registro e ao pós-registro de medicamentos fitoterápicos e dinamizados (homeopáticos, antroposóficos e anti-homotóxicos), o registro e a extensão de linha de medicamentos específicos e a notificação de medicamentos, drogas vegetais e gases medicinais conforme legislação vigente.

■ Normas vigentes sobre medicamentos fitoterápicos

- RE nº 90, de 16 de março de 2004: guia para a realização de estudos de toxicidade pré-clínica de fitoterápicos
- RDC nº 48 de 16 de março de 2004 da Anvisa: dispõe sobre os registros de fitoterápicos e define alguns termos importantes (Quadro 13.1)
- RE nº 91, de 16 de março de 2004: guia para realização de alterações, inclusões, notificações e cancelamentos pós-registro de fitoterápicos
- IN nº 5, de 11 de dezembro de 2008: lista de medicamentos fitoterápicos de registro simplificado
- IN nº 5, de 31 de março de 2010: lista de referências bibliográficas para avaliação de segurança e eficácia dos fitoterápicos
- RDC nº 14, de 31 de março de 2010: dispõe sobre o registro dos fitoterápicos
- RDC nº 63, de 31 de dezembro de 2012: dispõe sobre as regras utilizadas para a nomenclatura das Denominações Comuns Brasileiras (DCB)
- RDC nº 64, de 28 de dezembro de 2012: publicou as DCB da Farmacopeia Brasileira, as DCB para fitoterápicos (Quadro 13.2)
- RDC nº 13, de 14 de março de 2013: estabelece as boas práticas de fabricação (BPF) para os produtos fitoterápicos tradicionais (as BPF são regras que definem os procedimentos a serem adotados pelos fabricantes para a produção de um determinado produto)
- RDC nº 14, de 14 de março de 2013: dispõe sobre as boas práticas de fabricação de insumos farmacêuticos ativos de origem vegetal
- RDC nº 26, de 13 de maio de 2014: dispõe sobre o registro de medicamentos fitoterápicos e o registro e a notificação de produtos tradicionais fitoterápicos
- Instrução Normativa Anvisa nº 02, de 13 de maio de 2014: contém a lista de medicamentos fitoterápicos de registro simplificado e a lista de produtos tradicionais fitoterápicos de registro simplificado

QUADRO 13.1	Definição de termos importantes na fitoterapia – RDC Anvisa nº 48/2004 e RDC nº 26/2014.
Termos	**Definição**
Chá medicinal	Droga vegetal com fins medicinais a ser preparada por meio de infusão, decocção ou maceração em água pelo consumidor (não pode conter excipiente em suas formulações)
Derivado vegetal	Produto da extração da planta medicinal fresca ou da droga vegetal, que contenha as substâncias responsáveis pela ação terapêutica, podendo ocorrer na forma de extrato, óleo fixo e volátil, cera, exsudato e outros
Droga vegetal	Planta medicinal (integral ou suas partes) após coleta, estabilização e secagem. Pode ser íntegra, raspada, triturada ou pulverizada. **Nem a planta medicinal nem a droga vegetal são objeto de registro**
Derivado de droga vegetal	Produto de extração da matéria-prima vegetal, ou seja, extrato, tintura, óleo, cera, exsudato, suco e outros
Efetividade	Capacidade de promover resultado biológico observado durante utilização no ser humano

(continua)

QUADRO 13.1	Definição de termos importantes na fitoterapia – RDC Anvisa nº 48/2004 e RDC nº 26/2014. (continuação)
Termos	**Definição**
Matéria-prima vegetal	Planta medicinal fresca, droga vegetal ou derivado de droga vegetal. Compreende os estágios pelos quais a planta medicinal passa até a elaboração do fitoterápico
Fitoterápico	Produto obtido de matéria-prima ativa vegetal, exceto substâncias isoladas, com finalidade profilática, curativa ou paliativa, incluindo medicamento fitoterápico e produto tradicional fitoterápico, podendo ser simples, quando o ativo é proveniente de uma única espécie vegetal medicinal, ou composto, quando o ativo é proveniente de mais de uma espécie vegetal. São passíveis de registro Não se considera fitoterápico o medicamento que inclua em sua composição substâncias ativas isoladas nem associações destas com extratos vegetais
Infusão	Preparação, destinada a ser feita pelo consumidor, que consiste em verter água potável fervente sobre a droga vegetal e, em seguida, tampar ou abafar o recipiente por um período de tempo determinado. Método indicado para partes de drogas vegetais de consistência menos rígida, tais como folhas, flores, inflorescências e frutos, ou com substâncias ativas voláteis ou ainda com boa solubilidade em água
Princípio ativo do fitoterápico	Substância ou classe de compostos (quimicamente caracterizados), cuja ação farmacológica é conhecida e responsável, total ou parcialmente, pelos efeitos terapêuticos do fitoterápico. É diferente dos medicamentos sintéticos, porque sua ação não se fundamenta em uma substância química isolada e purificada. Na maioria das vezes, a ação é consequente a um conjunto de moléculas (fitocomplexo) que interagem de modo sinérgico para promover a ação terapêutica e, às vezes, de modo antagônico, neutralizando determinados efeitos tóxicos
Produto tradicional fitoterápico	Aquele obtido com emprego exclusivo de matérias-primas ativas vegetais cuja segurança e efetividade sejam baseadas em dados de uso seguro e efetivo publicados na literatura técnico-científica e que seja concebido para ser utilizado sem a vigilância de um médico para fins de diagnóstico, de prescrição ou de monitoramento. Os produtos tradicionais fitoterápicos não podem se referir a doenças, distúrbios, condições ou ações consideradas graves, não podem conter matérias-primas em concentração de risco tóxico conhecido e não devem ser administrados pelas vias injetável e oftálmica. São passíveis de registro ou notificação

ATENÇÃO

Não se considera medicamento fitoterápico ou produto tradicional fitoterápico aquele que inclua na sua composição substâncias ativas isoladas ou altamente purificadas, sejam elas sintéticas, semissintéticas ou naturais e nem as associações dessas com outros extratos, sejam eles vegetais ou de outras fontes, como a animal.

QUADRO 13.2	Denominações comuns brasileiras (DCB) com relação às plantas medicinais – RDC nº 64/2012.

- *Aconitum napellus* L.
- *Aesculus hippocastanum* L.
- *Aloe ferox* Mill.
- *Aloe vera* (L.) Burm. f.
- *Anadenanthera colubrina* (Vell.) Brenan
- *Ananas comosus* (L.) Merr.
- *Arctostaphylos uva-ursi* (L.) Spreng.
- *Arnica montana* L.
- *Atropa belladonna* L.
- *Baccharis trimera* (Less.) DC.
- *Borago officinalis* L.
- *Boswellia serrata* Roxb. ex Colebr.
- *Calendula officinalis* L.
- *Camellia sinensis* (L.) Kuntze
- *Capsicum annuum* L.
- *Cassia fistula* L.
- *Centella asiatica* (L.) Urb.
- *Cereus peruvianus* (L.) Mill.
- *Chamaemelum nobile* (L.) All.
- *Cimicifuga racemosa* (L.) Nutt.
- *Cinchona calisaya* Wedd.
- *Cinnamomum cassia* (L.) D. Don
- *Cinnamomum verum* J. Presl
- *Cola nitida* (Vent.) Schott & Endl.
- *Coriandrum sativum* L.
- *Crataegus laevigata* (Poir.) DC.
- *Crataegus monogyna* Jacq.
- *Crataegus oxyacantha* L.
- *Crataegus pentagyna* Waldst. & Kit.
- *Cynara scolymus* L.
- *Echinacea purpurea* (L.) Moench
- *Echinodorus grandiflorus* (Cham. & Schltdl.) Micheli
- *Equisetum arvense* L.
- *Erythrina verna* Vell.
- *Eucalyptus globulus* Labill.
- *Fucus vesiculosus* L.
- *Garcinia cambogia* Desr.
- *Gentiana lutea* L.
- *Ginkgo biloba* L.
- *Glycine max* (L.) Merr.
- *Glycyrrhiza glabra* L.
- *Hamamelis virginiana* L.
- *Harpagophytum procumbens* DC. ex Meissn.
- *Hedera helix* L.

QUADRO 13.2 — Denominações comuns brasileiras (DCB) com relação às plantas medicinais – RDC nº 64/2012. *(continuação)*

- *Humulus lupulus* L.
- *Hydrastis canadensis* L.
- *Hyoscyamus niger* L.
- *Hypericum perforatum* L.
- *Jateorhiza palmata* (Lam.) Miers
- *Malva sylvestris* L.
- *Maytenus ilicifolia* Mart. ex Reiss.
- *Maytenus officinalis* Mabb.
- *Melilotus officinalis* (L.) Pall.
- *Melissa officinalis* L.
- *Mentha crispa* L.
- *Mentha x piperita* L.
- *Mikania glomerata* Spreng.
- *Myroxylon balsamum* (L.) Harms
- *Oenothera biennis* L.
- *Operculina hamiltonii* (G.Don) D.F. Austin & Staples
- *Oryza sativa* L.
- *Panax ginseng* C.A. Mey.
- *Papaver somniferum* L.
- *Passiflora alata* Curtis
- *Passiflora incarnata* L.
- *Paullinia cupana* Kunth
- *Pelargonium sidoides* DC.
- *Peltodon radicans* Pohl
- *Persea americana* Mill.
- *Petasites hybridus* (L.) P. Gaertn., B. Mey. & Scherb.
- *Peumus boldus* Molina
- *Pfaffia glomerata* (Spreng.) Pedersen
- *Physalis angulata* L.
- *Pimpinella anisum* L.
- *Pinus pinaster* Aiton
- *Piper methysticum* G. Forst.
- *Plantago psyllium* L.
- *Polygala senega* L.
- *Polypodium aureum* L.
- *Prunus africana* (Hook f.) Kalkman
- *Psychotria ipecacuanha* (Brot.) Stokes
- *Ptychopetalum olacoides* Benth.
- *Rauvolfia serpentina* (L.) Benth. ex Kurz
- *Rhamnus purshiana* DC.
- *Rheum officinale* Baill.
- *Rheum palmatum* L.
- *Rorippa nasturtium-aquaticum* (L.) Hayek
- *Rosmarinus officinalis* L.
- *Salix alba* L.
- *Sambucus nigra* L.
- *Schinus terebinthifolia* Raddi
- *Sedum rosea* (L.) Scop.
- *Senna alexandrina* Mill.
- *Serenoa repens* (W. Bartram) Small
- *Silybum marianum* (L.) Gaertn.
- *Stryphnodendron adstringens* (Mart.) Coville
- *Symphytum officinale* L.
- *Symphytum x uplandicum* Nyman
- *Syzygium aromaticum* (L.) Merr. & L.M. Perry
- *Tamarindus indica* L.
- *Tanacetum parthenium* (L.) Sch.Bip.
- *Tribulus terrestris* L.
- *Trichilia catigua* A. Juss.
- *Trifolium pratense* L.
- *Uncaria tomentosa* (Willd. ex Roem. & Schult.) DC.
- *Vaccinium myrtillus* L.
- *Valeriana officinalis* L.
- *Varronia curassavica* Jacq.
- *Vitex agnus-castus* L.
- *Vitis vinifera* L.
- *Zingiber officinale* Roscoe

> **IMPORTANTE**
>
> Assim como qualquer medicamento, os fitoterápicos podem provocar reações colaterais.
> Conceito errado: "o que é natural não faz mal."

> **PARA SABER MAIS**
>
> **Mito ou verdade:** Há vários produtos que não são medicamentos, mas entram na lista de fitoterápicos.
> **Verdade.** Realmente, existem produtos obtidos de plantas medicinais que não são medicamentos, a saber: gel, pomada e creme de *Aloe vera*, *Arnica montana* e *Calendula officinalis*, tinturas vegetais, sabonetes e xarope.

■ Padronização dos fitoterápicos

As substâncias químicas farmacologicamente ativas podem ser encontradas apenas em uma parte específica da planta ou em todas as partes dela. Na camomila (*Matricaria recutita*), por exemplo, as substâncias químicas farmacologicamente ativas são encontradas nas partes acima do solo, como folhas, caules ou flores, enquanto no gengibre (*Zingiber officinale*) estão nas raízes subterrâneas.

Enquanto nos medicamentos alopáticos existe basicamente um princípio ativo, nas plantas, ocasionalmente, existem dezenas de substâncias químicas farmacologicamente ativas. Muitas dessas substâncias ainda não foram isoladas, estudadas ou identificadas. É possível que algumas delas atuem de modo sinergístico e sejam inertes isoladamente. Além disso, é preciso lembrar que a potência de uma preparação herbácea pode variar de um lote para outro, dependendo do local de cultivo, da manipulação, do armazenamento e da conservação. Por causa de todos esses fatores, é necessário padronizar os produtos herbáceos. A padronização se baseia nos seguintes métodos:

- Extratos marcadores: a potência se baseia em uma substância comum em toda a planta que pode não ser o ingrediente ativo (p. ex., o gengibre é padronizado com base no percentual de ginsenosídios no extrato)
- Extratos ativos: a concentração de substâncias químicas biologicamente ativas na planta (p. ex., constatou-se que o ingrediente ativo no *Serenoa repens* [saw palmetto, palmito selvagem, sabal, serenoa] consiste nos ácidos graxos).

Se o leitor consultar a bula do Permear®, por exemplo, encontrará a seguinte informação: extrato seco de *Harpagophytum procumbens* padronizado em 60 mg (20%) de harpagosídio.

As duas formulações básicas de produtos herbáceos são sólidas e líquidas. Os produtos sólidos incluem comprimidos e cápsulas com extratos secos e pomadas e cremes para uso tópico. As formulações líquidas têm como excipientes água, álcool etílico e glicerol (Quadro 13.3).

QUADRO 13.3	Formulações líquidas de produtos herbáceos.
Chá	Plantas frescas ou desidratadas são colocadas em água quente durante 5 a 10 min antes de serem ingeridas
Decocção	Plantas frescas ou desidratadas são fervidas em água durante 30 a 60 min até que boa parte da água tenha evaporado. Forma muito concentrada dos princípios ativos
Extrato	As substâncias químicas farmacologicamente ativas são extraídas por solventes orgânicos, resultando em uma forma muito concentrada. O solvente pode ser retirado ou fazer parte do produto final
Infusão	Plantas frescas ou desidratadas são embebidas em água quente durante pelo menos 15 min (mais potente que o chá)
Tintura	Os ingredientes ativos são extraídos por meio de embebição da planta em álcool etílico; este faz parte do produto final

■ Interações com medicamentos alopáticos

Interação medicamentosa é quando duas substâncias são absorvidas pelo corpo e seus efeitos são influenciados mutuamente; ou seja, ocorre potencialização dos efeitos ou um novo efeito é induzido.

Nos últimos anos, constatou-se aumento do uso, pelo público em geral, de substâncias naturais. Isso se deve à facilidade de obtenção, aos preços mais acessíveis, à prescrição por profissionais de saúde e à noção, equivocada, de que os produtos naturais causam menos efeitos adversos que os medicamentos sintetizados. Como já mencionado, existem muitas interações comprovadas de produtos naturais com medicamentos alopáticos. Um exemplo clássico é a interação de *Hypericum perforatum* (hipérico) com inibidores seletivos da receptação da serotonina (ISRS).

Há, por exemplo, fitoterápicos que aumentam o risco de sangramento, principalmente quando associados a ácido acetilsalicílico (AAS), clopidogrel, dipiridamol, heparina, ticlopidina e varfarina: *Aesculus hippocastum* (castanha-da-índia), *Allium sativum* (alho), *Arnica montana*, *Carica papaya* (mamão), *Cassia* (sena), *Cimicifuga racemosa* (*black cohosh*), *Harpagophytum procumbens* (garra-do-diabo), *Peumus boldus* (boldo), *Vaccinium macrocarpon* (suco de *cranberry*).

IMPORTANTE

Fitoterápicos que reduzem os efeitos dos agentes anti-hipertensivos (receptores de angiotensina): alcaçuz; *Cimicifuga racemosa; Ginkgo biloba;* prímula; salsa.

Em contrapartida, existem fitoterápicos que reduzem os efeitos anticoagulantes ou antiplaquetários: chá-verde, hidraste e *Plantago ovata* (usada para regular o ritmo intestinal).

Alguns fitoterápicos potencializam a sedação induzida por benzodiazepínicos e barbitúricos: cava-cava (*Piper methysticum*), gatária (*Nepeta cataria*), maracujá (*Passiflora incarnata*) e valeriana (*Valeriana officinalis*).

IMPORTANTE

Fala-se muito de polifarmácia, contudo, é crucial lembrar que muitos adultos mais velhos não mencionam o consumo de fitoterápicos e suplementos a menos que sejam questionados de modo específico a esse respeito.

Leitura recomendada: Manual de Plantas Medicinais e Fitoterapia na Atenção Básica do Ministério da Saúde (2012).

Capítulo 14
Nutrição e Suplementos

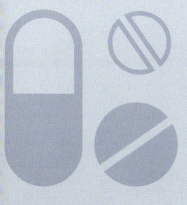

Introdução

Existem algumas definições que ajudarão o leitor a deslindar a miríade de dados encontrados tanto na literatura como na propaganda dos laboratórios.

Segundo a legislação sanitária, os suplementos nutricionais são classificados em categorias definidas pela Anvisa: alimentos para atletas (Resolução RDC nº 18/2010), suplemento vitamínico e mineral, medicamentos à base de vitaminas e minerais e alimentos para fins especiais. A Resolução CFN nº 390/2006 regulamenta a prescrição de suplementos nutricionais pelo nutricionista e dá outras providências (Quadro 14.1).

Suplementos dietéticos

Um suplemento dietético é um produto administrado por via oral que suplementa a dieta. Os componentes dietéticos nesses produtos podem ser vitaminas, sais minerais, fitoterápicos, aminoácidos, enzimas e tecidos orgânicos. Os suplementos também podem ser extratos ou concentrados, sendo comercializados na forma de comprimidos, cápsulas, cápsulas gelatinosas, soluções ou pós.

Recursos ergogênicos

Substâncias empregadas com o propósito de aumentar o desempenho desportivo e a recuperação após a prática de exercícios físicos. Os recursos ergogênicos podem ser classificados em cinco categorias:

- Mecânicos: equipamentos esportivos mais leves, como aqueles com *design* aerodinâmico, ou tênis mais leves que implicam menor gasto energético
- Psicológicos: controle do estresse e da ansiedade, resultando em melhora da concentração e da força mental
- Farmacológicos: esteroides anabólicos androgênicos, eritropoetina ou injeções intramusculares do próprio sangue (considerados *doping* pelo Comitê Olímpico Internacional)
- Fisiológicos: bicarbonato de sódio, citrato de sódio
- Nutricionais: carboidratos, cafeína, glutamina, vitaminas, minerais antioxidantes, aminoácidos de cadeia ramificada (BCAA), creatina, carnitina.

> **IMPORTANTE**
>
> **Dúvidas a respeito dos BCAA**
> Os aminoácidos de cadeia ramificada não podem ser indicados para atletas, porque não foi demonstrada sua eficácia para esse grupo de indivíduos. Os BCAA estão temporariamente dispensados da obrigatoriedade de registro e podem ser comercializados como alimentos enquanto não forem contemplados em regulamentação específica e obedecidos os requisitos previstos no Artigo 29 da Resolução RDC nº 18/2010 (Anvisa).

Um recurso ergogênico nutricional, segundo a Anvisa, é um alimento para praticantes de atividades físicas e pode ser comercializado na forma de drágeas, cápsulas, tabletes, granulados, pós, pastilhas mastigáveis, suspensões ou formulações sólidas ou semissólidas. Os recursos ergogênicos nutricionais podem ser classificados nas classes de alimentos proteicos, aminoácidos de cadeia ramificada, repositores energéticos, repositores hidreletrolíticos e suplementos vitamínicos e/ou minerais.

Suplementos energéticos

A maioria dos produtos energéticos apresenta uma mistura de três tipos de carboidratos: maltodextrina, dextrose e frutose. Estes carboidratos mantêm a glicemia estável, evitando assim a fadiga muscular. Para um bom desempenho nos treinamentos, devem ser utilizados carboidratos de diferentes índices glicêmicos. Um carboidrato de baixo índice glicêmico leva mais tempo para ser absorvido, mas supre o músculo de energia por período maior.

Maltodextrina
É um carboidrato complexo, proveniente da conversão enzimática do amido do milho, apresentando em sua formulação vários açúcares, como dextrose, maltose e frutose, todos com características próprias, visando manter o índice glicêmico mais estável. Assim, são mantidos por mais tempo níveis de energia superiores aos obtidos com um só tipo de açúcar.

Dextrose
É um carboidrato simples, de alto índice glicêmico e extremamente energético. Logo após o treino, o corpo precisa de carboidratos de alto índice glicêmico para ajudar na recuperação e no ganho de massa muscular. A dextrose é indicada para atletas e praticantes de todas as modalidades esportivas.

QUADRO 14.1 Prescrição de suplementos.

Suplementos vitamínicos e minerais	Medicamentos à base de vitaminais e/ou minerais	
■ Alimentos que complementam a dieta de um indivíduo saudável ■ Não têm como objetivo substituir alimentos ou refeições ■ Não têm como objetivo ser dieta exclusiva	■ Sua base consiste em vitamina isolada, associações de vitaminas, minerais isolados, combinações de minerais e associações de vitaminas e vitaminas com minerais ■ Os esquemas posológicos são superiores a 100% da IDR e seguem legislação específica ■ Podem ou não ser sujeitos à prescrição médica, dependendo da dosagem dos componentes	
■ Esquemas posológicos com 25% a 100% da IDR para vitaminas e minerais	■ Sem exigência de prescrição médica	■ Com exigência de prescrição médica
	■ Entre 100% da IDR e os níveis máximos determinados pela Portaria MS/SVS nº 40/1998	■ Acima dos níveis máximos determinados pela Portaria MS/SVS nº 40/1998
■ Podem ser prescritos por nutricionista	■ Podem ser prescritos por nutricionista	■ Não podem ser prescritos por nutricionista
■ Regulamentados pela Portaria MS/SVS nº 32/1998	■ Regulamentados pela Portaria MS/SVS nº 40/1998	

DR: ingestão dietética recomendada, quantidade de proteína, vitaminas e minerais que deve ser consumida diariamente com o propósito de atender às demandas nutricionais da maioria dos indivíduos e grupos de pessoas de uma população sadia (Anvisa, RDC nº 269 de 22/09/2005).

Frutose

Embora seja um açúcar simples, apresenta índice glicêmico bastante baixo. A frutose não necessita de insulina para ser utilizada pelo músculo.

Como sugestão de uso, esses carboidratos devem ser ingeridos cerca de 30 ou até 60 minutos antes dos treinos, de modo a fornecer glicose e reduzir o gasto das reservas de glicogênio, a cada 30 minutos durante treinos longos e imediatamente após o treino (para repor o que foi gasto).

Suplementos de creatina

A creatina é um dos suplementos ergogênicos nutricionais mais estudados e utilizados no meio desportivo. É indicado para aumentar o rendimento em exercícios de força e potência, melhorar a recuperação e promover hipertrofia muscular.

A creatina é o conjunto de três aminoácidos (arginina, glicina e metionina) já produzidos pelo organismo – fígado e rins – e armazenados nas células musculares, só que em quantidades baixas. Por isso, muitas vezes, há a necessidade da suplementação. Todavia, pessoas com problemas renais e hepáticos devem evitar seu uso, pois pode haver sobrecarga desses órgãos.

Se consumida adequadamente (após os treinos), não há motivos para se preocupar. Por reter muito líquido, o grande consumo de água é primordial. Consumi-la depois dos treinamentos é a melhor maneira, entre 3 e 5 g por dia, sendo possível, ainda, a ingestão junto a outros suplementos, como proteína do soro do leite (o conhecido *whey protein*) e BCAA.

Para os corredores, os efeitos benéficos são válidos apenas para os dias de prática de musculação ou de *sprint* (tiros). O consumo de creatina não se mostrou cientificamente benéfico para corridas de meio e fundo.

Pessoas com problemas renais e hepáticos devem evitar o uso para não sobrecarregar esses órgãos.

A creatinina está fora da lista de substâncias proibidas pelo Comitê Olímpico Internacional e seu consumo não é considerado *doping*.

> **IMPORTANTE**
>
> O suplemento de creatina deve ser designado "suplemento de creatina para atletas". O tamanho da fonte utilizada para designação do produto deve ser no mínimo 1/3 do tamanho da fonte utilizada na marca.
>
> Devem constar também as frases de advertência em destaque em negrito: **Este produto não substitui a alimentação equilibrada e seu consumo deve ser orientado por nutricionista ou médico. O consumo de creatina acima de 3 g ao dia pode ser prejudicial à saúde. Este produto não deve ser consumido por crianças, gestantes, idosos e portadores de enfermidades.** O suplemento de creatina deve ser consumido somente por atletas que praticam exercícios repetitivos de alta intensidade e curta duração com supervisão de nutricionista ou médico.

Cafeína

A cafeína é uma metilxantina encontrada naturalmente em algumas bebidas e também é usada como agente farmacológico. O efeito farmacológico da cafeína é a estimulação do sistema nervoso central (SNC). Além disso, a cafeína relaxa a musculatura lisa, estimula o miocárdio e a diurese e parece ser útil no tratamento de alguns tipos de cefaleia.

Dentre as ações celulares da cafeína estão a inibição de nucleotídio fosfodiesterases cíclicas, antagonismo de receptores de adenosina e modulação do cálcio intracelular.

Evidências científicas comprovam o efeito ergogênico da cafeína e o baixo risco para saúde.

> **PARA SABER MAIS**
>
> Cafeína anidra nada mais é que cafeína, um estimulante do sistema nervoso central (SNC), na forma de pó. Habitualmente é usada em suplementos para perda de peso porque é facilmente integrada a misturas proprietárias (mistura de ingredientes que não são divulgadas por um fabricante para salvaguardar a sua fórmula). A cafeína ocorre naturalmente nas plantas e os níveis mais elevados são encontrados em mudas de café e sementes de cacau. As mudas de guaraná também são ricas em cafeína. A cafeína anidra é muito popular nos EUA e no Brasil e regulamentada pela RDC nº 27/2010 da Anvisa.

> **PARA SABER MAIS**
>
> **Qual a diferença entre bebidas isotônicas e energéticas?**
> As bebidas isotônicas são alimentos para fins especiais classificados como suplementos hidreletrolíticos para atletas, destinados a auxiliar a hidratação, com osmolalidade entre 270 e 330 mOsm/kg de água no produto pronto para consumo. São compostas por sódio, carboidratos, potássio, vitaminas e minerais, conforme previsto pelos requisitos específicos, constantes do Art. 6º da Resolução RDC nº 18/2010. Fibras, outros nutrientes e não nutrientes não podem ser adicionados às bebidas isotônicas.
>
> As bebidas energéticas são enquadradas na Resolução RDC nº 273/2005, como composto líquido pronto para consumo. De acordo com a regulamentação vigente, contêm como ingrediente(s) principal(is): inositol e/ou glucoronolactona e/ou taurina e/ou cafeína, podendo ser adicionados vitaminas e/ou minerais até 100% da ingestão diária recomendada (IDR) na porção do produto. Pode(m) ser adicionado(s) outro(s) ingrediente(s), desde que não descaracterize(m) o produto. Esses produtos não são indicados para atletas ou para a prática de atividade física e não devem ser misturados com bebidas alcoólicas. Ver também http://anvisa.gov.br.

Suplementos proteicos

É importante lembrar que o uso de suplementos proteicos, como proteína do soro do leite (*whey protein*) e albumina, deve ser compatível com o consumo diário total de proteína do indivíduo. A ingestão acima das demandas diárias não promove ganho adicional de massa muscular nem aumenta o desempenho.

Recomenda-se uma busca no *site* da Anvisa para verificar se o produto é sancionado.

Vale a mencionar que a Anvisa, em 25 de março de 2014, atualizou para 19 o número de suplementos proteicos proibidos para atletas por causa de diferença entre as informações de rotulagem e a composição real (caracterizando fraude contra o consumidor e prática desleal de comércio) (Quadro 14.2).

QUADRO 14.2 Substâncias proibidas segundo a diretriz da Sociedade Brasileira de Medicina do Exercício e do Esporte (SBME).

- Esteroides androgênicos anabólicos (EAA): exógenos e endógenos
- Agentes anabólicos, como clembuterol (ativa as células gordurosas marrons do corpo)
- Moduladores seletivos de receptores de androgênios
- Tibolona
- Zeranol
- Zilpaterol

Proteína do soro do leite

Proteína de alto valor biológico e elevado teor de aminoácidos extraída durante o processo de fabricação de queijo. É absorvida mais rapidamente que outros tipos de proteína e tem efeitos anticatabólicos e antioxidantes. Sua ação anticatabólica desaparece aproximadamente 120 min após a sua ingestão.

Albumina

Proteína de alto valor nutritivo que é constituída por proteína da clara do ovo. No Brasil apenas as apresentações a 20% têm registro na Anvisa. Sua absorção é um pouco mais lenta do que a de outras proteínas.

Suplementos para veganos

A exigência básica é que esses suplementos não sejam testados em animais e que seus componentes não sejam de origem animal. Os mais prescritos são:
- Vitamina B12
- Ácido graxo ômega-3
- Cálcio
- Vitamina D (sob a forma de vitamina D2, porque a vitamina D3 é quase sempre de origem animal)
- Iodo
- Ferro
- Zinco.

Suplementos para gestantes

O Royal College of Obstetricians and Gynecologists (RCOG) Scientific Advisory Committee e o American Congress of Obstetricians and Gynecologists (ACOG) recomendam a suplementação de:
- Ácido fólico (folato)
- Cálcio
- Complexo B
- Ferro
- Vitamina C
- Vitamina D
- Zinco.

IMPORTANTE

A suplementação de altas doses de vitamina A (> 700 mcg/dia) não é preconizada porque está associada a efeitos teratogênicos potenciais.
Além disso, as gestantes devem evitar o consumo exagerado de produtos que contenham fígado (rico em vitamina A).

Suplementos vitamínicos

Vitaminas lipossolúveis

ADEK é um acrônimo para as vitaminas lipossolúveis A, D, E e K. É importante lembrar que essas vitaminas são armazenadas nas células do corpo e não são eliminadas tão facilmente quanto as vitaminas hidrossolúveis. Além disso, não precisam ser consumidas tão frequentemente quanto as vitaminas lipossolúveis, embora sejam necessárias cotas adequadas.

Vitamina A

Na verdade, o termo vitamina A descreve um grupo de substâncias lipossolúveis encontradas em derivados animais. A vitamina A tem três formas ativas: retinol (um álcool), retinal (um aldeído) e ácido retinoico. O éster retinil é a forma de armazenamento (éster retinil → retinol → retinal → ácido retinoico).

O retinol circulante é encontrado principalmente com a RBP (proteína ligadora de retinol) e consegue entrar e sair do fígado várias vezes ao dia (reciclagem do retinol). Esse processo protege as células dos efeitos deletérios do retinol livre ou do ácido retinoico. As três formas ativas da vitamina A têm funções diferentes, mas que se superpõem. O retinal, por exemplo, é crucial para a formação de rodopsina e para a visão, enquanto o ácido retinoico é o principal metabólito hormonal necessário para o crescimento e a diferenciação apropriados das células epiteliais.

A vitamina A e seu precursor, betacaroteno, são cruciais para o desenvolvimento dos ossos, da pele e da visão. Também fortalecem o sistema imune, promovendo resistência à infecção e às doenças, e controlam o crescimento por meio da regulação da expressão do gene do hormônio do crescimento.

A vitamina A é encontrada em fontes animais (retinol), tais como leite enriquecido, queijo, creme, manteiga, margarina enriquecida, ovos e fígado.

O betacaroteno (fontes vegetais) é encontrado em legumes folhosos de coloração verde-escura, frutos de coloração amarelo-escura (damascos, melão) e vegetais (cenouras, batatas-doces, abóbora, abobrinha).

Apresentação comercial

- **Arovit® (Bayer),** drágeas contendo 50.000 UI de acetato de retinol, caixas com 30 drágeas. *Uso oral. Uso adulto*
- **Arovit® (Bayer),** ampola de 1 mℓ contém 300.000 UI de palmitato de retinol, caixas com 25 ampolas de 1 mℓ. *Uso adulto. Uso intramuscular profundo*
- **Arovit® (Bayer),** drágeas contendo 150.000 UI de palmitato de retinol, embalagem com 30 drágeas. *Uso oral. Uso adulto*
- **Arovit vita® (Bayer),** solução oral, cada mℓ contendo 150.000 UI de palmitato de retinol, frasco com 20 mℓ. *Uso oral. Uso adulto e pediátrico*
- **Adeforte® (Gross),** solução oral, cada mℓ (20 gotas) contém 20.000 UI de palmitato de retinol + 1.600 UI de colecalciferol + 30 mg de acetato de racealfatocoferol, frascos de vidro âmbar com conta-gotas contendo 15 mℓ; solução oral oleosa, cada ampola de 3 mℓ contém 10.000 UI de palmitato de retinol + 800 UI de colecalciferol + 15 mg de acetato de racealfatocoferol, caixa com 1, 3, 25 e 50 ampolas com 3 mℓ. *Uso oral. Uso adulto e pediátrico*
- **Aderogil D3® (Sanofi Aventis),** cada 0,07 mℓ (2 gt) contém 150 mcg de vitamina A + 5,0 mcg de vitamina D + óleo de amendoim + tocoferol + aromatizante, frasco com conta-gotas contendo 10 mℓ. *Uso oral. Uso adulto e pediátrico acima de 4 anos de idade*
- **Ad-til® (Takeda Pharma),** solução oral, cada mℓ (40 gotas) contém 50.000 U.I de acetato de retinol (vitamina A) + 10.000 U.I de colecalciferol (vitamina D), frasco gotejador de 10 e 20 mℓ. *Uso oral. Uso adulto e pediátrico*
- **Cenalfan® (Sigma Pharma),** cada comprimido revestido contém 25.000 UI de acetato de retinol (vitamina A) + 500 mg de ácido ascórbico (vitamina C) + 20 mg de acetato de tocoferol, cartucho contendo 30 comprimidos. *Uso oral. Uso adulto e pediátrico acima de 12 anos de idade*
- **Cenalfan plus® (Sigma Pharma),** cada comprimido revestido contém 250 mg de vitamina C + 100 UI de vitamina E + 7,5 mg de betacaroteno + 7,5 mg de zinco (aminoácido quelato) + 25 mcg de selênio (aminoácido quelato) + 0,75 mg de manganês (aminoácido quelato) + 50 mcg de cromo (aminoácido quelato) + 10 mg de magnésio (aminoácido quelato), frascos com 32 comprimidos. *Uso oral. Uso adulto*

- **Centrum® (Wyeth),** comprimidos contendo 400 mcg de vitamina A + 1,2 mg de tiamina + 1,3 mg de riboflavina + 16 mg de niacina + 5,0 mg de ácido pantotênico + 1,3 mg de piridoxina + 240 mg de ácido fólico + 2,4 mcg de cianocobalamina + 45 mg de vitamina C + 5,0 mg de vitamina D + 6,7 mg de vitamina E + 30 mcg de biotina + 65 mcg de vitamina K + 250 mg de cálcio + 450 mcg de cobre + 18 mcg de cromo + 8,1 mg de ferro + 125 mg de fósforo + 33 mcg de iodo + 100 mg de magnésio + 1,2 mg de manganês + 23 mg de molibdênio + 10 mcg de potássio + 20 mcg de selênio + 7,0 mg de zinco, embalagem de 15, 30, 60, 100, 130 e 150 comprimidos. *Uso oral. Uso adulto*
- **Cetiva AE® (Farmasa),** solução oral, cada mℓ (cerca de 27 gotas) contém 5.000 U.I de palmitato de retinol (vitamina A) + 65 mg de ácido ascórbico (vitamina C) + 30 mg de acetato de tocoferol (vitamina E), frascos com 30 mℓ. *Uso oral. Uso adulto e pediátrico*
- **Babymed® (Cimed),** pomada, cada 1 g contém 5.000 UI de palmitato de retinol (vitamina A) + 900 UI de colecalciferol (vitamina D) + 150 mg de óxido de zinco, embalagem com 1 bisnaga de 45 g ou 100 g ou 50 bisnagas de 45 g. *Uso tópico. Uso pediátrico*
- **Clusivol® (Wyeth),** comprimido revestido com 5.000 UI de acetato de retinol + 400 UI de colecalciferol (vitamina D3) + 73,1 mg de ascorbato de sódio + 1,5 mg de mononitrato de tiamina (vitamina B1) + 1,7 mg de riboflavina (vitamina B2) + 2,0 mg de cloridrato de piridoxina (vitamina B6) + 6,0 mcg de cianocobalamina (vitamina B12) + 1,0 mg de dexpantenol + 20,0 mg de nicotinamida + 45,63 mg de fumarato ferroso + 300 mg de carbonato de cálcio + 4,55 mg de gliconato de manganês + 0,75 mg de óxido de zinco + 4,97 mg de óxido de magnésio, frascos com 20 e 30 comprimidos. *Uso oral. Uso adulto*
- **Deltavit® (Delta),** cada drágea contém 5 mg de pantotenato de cálcio (como ácido pantotênico) + 10 mg de cloridrato de lisina + 10 mg de colina (como citrato de colina) + 2 mg de zinco (como sulfato de zinco) + 10 mg de sulfato de potássio + 3 mg de manganês (como sulfato de manganês) + 5 mg de magnésio (como sulfato de magnésio) + 0,20 mg de iodo (como iodeto de potássio) + 0,04 mg de flúor (como fluoreto de sódio) + 0,50 mg de cobre (como sulfato de cobre) + 13 mg de nicotinamida + 5 mg de fosfato de cálcio dibásico (na forma de cálcio) + 1,30 mg de mononitrato de tiamina (vitamina B1) + 1,30 mg de riboflavina (vitamina B2) + 0,90 mg de piridoxina (vitamina B6) + 0,012 mg de colecalciferol (vitamina D) (equivalente a 400 UI) + 0,50 mg de ácido fólico + 5,2 mg de acetato de retinol (vitamina A) (equivalente a 2.000 UI) + 30 mg de ferro (como sulfato ferroso anidro) + 0,3 mg de tocoferol (50% na forma de acetato) + 65 mg de ácido ascórbico (vitamina C) + 3 mcg de cianocobalamina (vitamina B12), embalagem contendo um frasco com 50 drágeas. *Uso oral. Uso adulto*
- **Dorical kids® (Legrand),** suspensão oral, cada 5 mℓ contém 2,25 mg de vitamina E + 85 mg de cálcio + 500 UI de vitamina D3 + 4 mg de tiamina + 25 mg de ferro + 2 mg de riboflavina + 0,1 mg de fluoreto de sódio + 15 mg de vitamina B3 + 5.000 UI de vitamina A (palmitato de retinol) + 2 mg de vitamina B5, embalagem contendo frasco de 120 mℓ. *Uso oral. Uso pediátrico*
- **Geriaton® (Aché),** comprimidos revestidos contendo 40 mg de *Panax ginseng* C.A. Meyer (equivalente a 12 mg de ginsenosídio) + 16,77 mg de fumarato ferroso (equivalente a 5,5 mg de ferro) + 7.500 UI de acetato de retinol + 0,75 mg de adenosina + 1,94 mg de nitrato de tiamina + 2 mg de riboflavina + 5 mcg de cianocobalamina + 5 mg de inositol + 10 mg de pantotenato de cálcio (equivalente a 4,6 mg de ácido pantotênico) + 0,2 mg de ácido fólico + 15 mg de nicotinamida + 60 mg de ácido ascórbico + 10 mg de acetato de racealfatocoferol + 0,25 mg de biotina + 5.000 UI de betacaroteno + 40 mcg de selênio (como selenato de sódio), embalagem com 30 comprimidos. *Uso oral. Uso adulto*
- **Gerilon® (Cifarma),** cápsulas gelatinosas moles contendo 100 mg de *Ginseng* + 2.000 UI de retinol (vitamina A) + 1,3 mg de mononitrato de tiamina (vitamina B1) + 1,3 mg de riboflavina (vitamina B2) + 0,5 mg de cloridrato de piridoxina (vitamina B6) + 4 mcg de cianocobalamina (vitamina B12) + 65 mg de ácido ascórbico (vitamina C) + 400 UI de colecalciferol (vitamina D3) + 10 UI de acetato de alfatocoferol (vitamina E) + 0,01 mg de biotina + 5 mg de pantotenato de cálcio + 0,045 mg de flúor (na forma de fluoreto de sódio) + 30 mg de cálcio (na forma de fosfato) + 3,67 mg de ferro (na forma de fumarato) + 0,115 mg de iodo (na forma de iodeto de potássio) + 1,05 mg de magnésio (na forma de sulfato) + 0,487 mg de manganês (na forma de sulfato) + 23 mg de fósforo (na forma de fosfato de cálcio) + 13 mg de nicotinamida + 2,24 mg de potássio (na forma de sulfato) + 10 mg de rutina, embalagem contendo 30 ou 60 cápsulas. *Uso oral. Uso adulto*
- **Gerovital® (EMS),** cápsulas gelatinosas contendo 100,00 mg de *Panax ginseng* + 2.000 UI de palmitato de retinol (vitamina A) + 1,30 mg de nitrato de tiamina (vitamina B1) + 1,3 mg de riboflavina (vitamina B2) + 0,50 mg de cloridrato de piridoxina (vitamina B6) + 4,00 µg de cianocobalamina (vitamina B12) + 65,00 mg de ácido ascórbico (vitamina C) + 400 UI de colecalciferol (vitamina D3) + 10,00 mg de acetato de racealfatocoferol + 0,01 mg de biotina + 13,0 mg de nicotinamida + 5,00 mg de dexpantenol + 10,0 mg de rutina + 0,10 mg de fluoreto de sódio + 150,0 mg de fosfato de cálcio dibásico + 10 mg de sulfato ferroso + 0,15 mg de iodeto de potássio + 6,00 mg de sulfato de magnésio + 1,70 mg de sulfato de manganês + 5,00 mg de sulfato de potássio, embalagem com 60 cápsulas. *Uso oral. Uso adulto*
- **Hipoglós® (Procter & Gamble),** pomada, cada mg contendo 86,6 mg de óleo de fígado de bacalhau + 15 mg de óxido de zinco + 5.000 UI de retinol + 900 UI de colecalciferol, bisnaga de 100 g. *Uso tópico. Uso adulto e pediátrico*
- **Laneli® (Medley),** cápsula gelatinosa contendo 2.664 UI de palmitato de retinol + 400 UI de colecalciferol + 10,00 mg de acetato de tocoferol + 70,00 mg de ácido ascórbico + 3,0 mg de mononitrato de tiamina + 3,40 mg de riboflavina + 17,00 mg de nicotinamida + 4,00 mg de cloridrato de piridoxina + 0,60 mg de ácido fólico + 2,20 mcg de cianocobalamina + 30,0 mg de fumarato ferroso + 15,00 mg de óxido de zinco + 125 mg de carbonato de cálcio, blíster com 8, 30 e 60 cápsulas gelatinosas. *Uso oral. Uso adulto*
- **Lycovit® (Myralis),** cápsulas gelatinosas moles contendo 5 mg de licopeno natural + 10 mg de vitamina E + 600 mcg de vitamina A, caixa contendo 30 cápsulas. *Uso oral. Uso adulto*
- **Matersupre® (Teuto),** comprimido revestido contendo 5.000 U de acetato de retinol (vitamina A) + 30 UI de acetato de racealfatocoferol (vitamina E – 50%) + 111,11 g de ácido ascórbico 90% (equivalente a 100 mg de vitamina C) + 1,0 mg de ácido fólico + 3,0 mg de mononitrato de tiamina + 3,4 mg de riboflavina + 20,0 mg de nicotinamida + 10,0 mg de cloridrato de piridoxina + 12,0 mg de cianocobalamina 0,1% (equivalente a 12 µg de vitamina B 12) + 400 UI de colecalciferol + 0,03 mg de biotina + 11,259 mg de pantotenato de cálcio (equivalente a 10 mg de ácido pantotênico) + 250 mg de cálcio + 47,97 mg de óxido de magnésio (equivalente a 25 mg de magnésio) + 182,54 mg de fumarato ferroso (equivalente a 60 mg de ferro) + 2,5 mg de óxido de cobre seco (equivalente a 2 mg de cobre) + 34,72 mg de óxido de zinco (equivalente a 25 mg de zinco) + 15,3 mg de sulfato de manganês monoidratado (equivalente a 5 mg de manganês), embalagem com 30 comprimidos. *Uso oral. Uso durante a gravidez e o período pós-parto (seja lactante ou não)*
- **Natele® (Bayer),** cápsula gelatinosa mole contendo 2.664 UI de palmitato de retinol + 400 UI de colecalciferol + 10,00 UI de acetato de tocoferol + 70,00 mg de ácido ascórbico + 3,0 mg de mononitrato de tiamina + 3,40 mg de riboflavina (vit. B2) + 17,00 mg de nicotinamida + 4,00 mg de cloridrato de piridoxina + 0,60 mg de ácido fólico + 2,20 mcg de cianocobalamina + 30,00 mg de fumarato ferroso + 15,0 mg de óxido de zinco, cartucho contendo blíster com 14 ou 28 cápsulas gelatinosas. *Uso oral. Uso adulto*
- **Nativit® (EMS Sigma Pharma),** comprimidos revestidos contendo 5.000 UI de acetato de retinol + 30 UI de acetato de racealfatocoferol (vitamina E) + 65 mg de ácido ascórbico + 1,5 mg de nitrato de tiamina + 1,7 mg de riboflavina + 2 mg de cloridrato de piridoxina + 6 mcg de cianocobalamina + 20 mg de nicotinamida + 65 mcg de fitomenadiona (vitamina K) + 400 UI de colecalciferol (vitamina D3) + 0,4 mg de ácido fólico + 15 mcg de biotina + 10 mg de pantotenato de cálcio (vitamina B5) + 20 mcg de selênio (como complexo aminoácido quelato) + 1 mg de manganês (como sulfato de manganês monoidratado) + 40 mg de ferrocarbonila + 0,13 mg de cromo (como cloreto de cromo hexaidratado) + 3 mg de cobre (como

sulfato de cobre anidro) + 15 mg de óxido de zinco + 25 mcg de molibdato de sódio di-hidratado + 0,15 mg de iodeto de potássio, embalagem contendo frasco com 20 e 30 comprimidos. *Uso oral. Uso adulto*

- **Nutri Homem® (Equaliv)**, cápsulas gel contendo 500 mcg de vitamina A + 5 mcg de vitamina D + 45 mg de vitamina C + 10 mg de vitamina E + 1,2 mg de vitamina B1 + 1,3 mg de vitamina B2 + 16 mg de vitamina B3 + 5 mg de vitamina B5 + 1,3 mg de vitamina B6 + 200 mcg de vitamina B9 (ácido fólico) + 2,4 mcg de vitamina B12 + 30 mcg de biotina + 30 mcg de vitamina K + 50 mg de cálcio + 3,5 mg de ferro + 120 mg de magnésio + 7 mg de zinco + 33 mcg de iodo + 450 mcg de cobre + 34 mcg de selênio + 23 mcg de molibdênio + 35 mcg de cromo + 2,3 mg de manganês, embalagem com 60 cápsulas. *Uso oral. Uso adulto*
- **Pharmaton® (Boehringer Ingelheim)**, cápsulas gelatinosas contendo 40 mg de extrato padronizado de Ginseng G115 (*Panax ginseng*) + 2.667 UI de vitamina A (palmitato de retinol) + 200 UI de vitamina D3 (colecalciferol) + 10 mg (correspondente a 14,9 mg de acetato de racealfatocoferol) de vitamina E + 1,4 mg de nitrato de tiamina (correspondente a 1,1 mg de tiamina) + 1,6 mg de vitamina B2 (riboflavina) + 2 mg de cloridrato de piridoxina (correspondente a 1,6 mg de piridoxina) + 1 mcg de vitamina B12 (cianocobalamina) + 150 mcg de biotina + 18 mg de nicotinamida + 60 mg de vitamina C (ácido ascórbico) + 0,10 mg de ácido fólico + 2 mg de cobre (correspondente a 5,6 mg de sulfato cúprico) + 2,5 mg de manganês (correspondente a 7,75 mg de sulfato de manganês monoidratado) + 10 mg de magnésio (correspondente a 71,0 mg de sulfato de magnésio) + 10 mg de ferro (correspondente a 30,9 mg de sulfato ferroso) + 1 mg de zinco (correspondente a 2,75 mg de sulfato de zinco monoidratado) + 100 mg de cálcio (correspondente a 340,0 mg de fosfato de cálcio) + 50 mcg de selênio (correspondente a 111,0 mcg de selenito de sódio) + 100 mg de lecitina de soja, embalagens com 30, 60 e 100 cápsulas. *Uso oral. Uso adulto*
- **Pomaderme® (Legrand)**, pomada dermatológica, cada grama contém 5.000 UI de retinol (vitamina A) + 900 UI de colecalciferol (vitamina D) + 0,15 g de óxido de zinco, bisnaga contendo 45 g. *Uso tópico. Uso adulto e pediátrico*
- **Repitelin® (Biolab)**, loção oleosa contendo óleo de gérmen de trigo, triglicerídeos do ácido caprílico/caproico, palmitato de retinol (1.000.000 UI/g), acetato de tocoferol, butil-hidroxitolueno, lecitina de soja, óleo mineral, fenoxietanol e óleo de girassol, frasco com 100 mℓ. *Uso tópico. Uso adulto*
- **Revitam Júnior® (Biolab)**, solução oral, cada mℓ contém 1.250 UI de vitamina A (palmitato) + 0,4 mg de vitamina B1 (cloridrato) + 0,5 mg de vitamina B2 (fosfato sódico) + 0,6 mg de vitamina B6 (cloridrato) + 0,5 mcg de vitamina B12 (cianocobalamina) + 35 mg de vitamina C (ácido ascórbico) + 400 UI de vitamina D3 (colecalciferol) + 4 UI de vitamina E (acetato) + 6 mg de nicotinamida + 35 mcg de ácido fólico + 3 mg de pantenol, frasco contendo 40 mℓ, 120 mℓ, 200 mℓ e 240 mℓ com dosador. *Uso oral. Uso adulto e pediátrico acima de 6 meses de idade*
- **Tensulan® (Marjan Farma)**, cápsulas gelatinosas moles contendo 5.000 UI de palmitato de retinol + 100 mg de cloridrato de piridoxina (vitamina B6) + 300 mg de acetato de racealfatocoferol (vitamina E), embalagem com 10 e 30 cápsulas. *Uso oral. Uso adulto*
- **Teragran M® (Bristol-Myers Squibb)**, cada comprimido revestido contém 6.976 UI de vitamina A + 400 UI de vitamina D3 + 9,2 mg de vitamina B1 + 1,70 mg de vitamina B2 + 4,11 mg de vitamina B6 + 6 mcg de vitamina B12 + 65 mg de vitamina C + 20,2 mg de nicotinamida + 9,2 mg de pantotenato de cálcio + 15 mg de ferro + 106 mg de cálcio + 6 mg de magnésio + 1 mg de manganês + 0,12 mg de iodo + 1,5 mg de zinco + 1 mg de cobre + 5,04 mg de potássio, frascos com 30 comprimidos. *Uso oral. Uso adulto e pediátrico acima de 12 anos de idade*
- **Vitergan® (Marjan Farma)**, comprimidos revestidos contendo 4.000 UI de acetato de retinol (vitamina A) + 400 UI de colecalciferol (vitamina D3) + 65 mg de ácido ascórbico + 1,5 mg de tiamina + 1,7 mg de riboflavina (vitamina B2) + 20 mg de nicotinamida (vitamina B3) + 2 mg de cloridrato de piridoxina (vitamina B6) + 10 mg de pantotenato de cálcio (vitamina B5) + 0,4 mg de ácido fólico (vitamina B9) + 6 mcg de cianocobalamina (vitamina B12) + 250 mg de cálcio + 40 mg de ferro + 0,15 mg de iodo + 1 mg de cobre + 5 mg de magnésio + 1 mg de manganês, embalagem com 10 e 30 comprimidos. *Uso oral. Uso adulto*
- **Vitergan Master® (Marjan Farma)**, cápsula gelatinosa mole contendo 40 mg de extrato seco de *Panax ginseng* C. A. Mey. (contendo 2,8 mg de ginsenosídios) + 4.000 UI de palmitato de retinol + 2 mg de nitrato de tiamina + 2 mg de riboflavina (vitamina B2) + 1 mg de cloridrato de piridoxina + 1 mcg de cianocobalamina + 60 mg de ácido ascórbico + 400 UI de colecalciferol + 10 mg de acetato de tocoferol + 15 mg de nicotinamida + 10 mg de pantotenato de cálcio + 0,4 mg de ácido fólico + 20,0 mg de rutosídios + 30,34 mg de fumarato ferroso (equivalente a 10 mg de ferro) + 351,35 mg de fosfato de cálcio dibásico (equivalente a 103,5 mg de cálcio e 80 mg de fósforo) + 3,93 mg de sulfato de cobre (equivalente a 1 mg de cobre elementar) + 24 mg de gliconato de potássio (equivalente a 4 mg de potássio) + 3,07 mg de sulfato de manganês (equivalente a 1 mg de manganês) + 85,31 mg de gliconato de magnésio (equivalente a 5 mg de magnésio) + 1,254 mg de óxido de zinco (equivalente a 1 mg de zinco) + 92,0 mg de lecitina de soja, caixa com 30 cápsulas. *Uso oral. Uso adulto*
- **Vitergan pré-natal® (Marjan Farma)**, comprimidos revestidos contendo 4.000 UI de acetato de retinol + 400 UI de colecalciferol (vitamina D3) + 65 mg de ácido ascórbico (vitamina C) + 1,5 mg de tiamina (vitamina B1) + 1,7 mg de riboflavina (vitamina B2) + 20 mg de nicotinamida + 2 mg de cloridrato de piridoxina + 10 mg de pantotenato de cálcio + 0,4 mg de ácido fólico + 6 mcg de cianocobalamina (vitamina B12) + 250 mg de cálcio + 40 mg de ferro + 0,15 mg de iodo + 1 mg de cobre + 5 mg de magnésio + 1 mg de manganês, embalagem com 30 comprimidos. *Uso oral. Uso adulto e pediátrico acima de 14 anos.*

Vitamina D

Há muito se sabe que a vitamina D bioativa ou calcitriol é um hormônio esteroide que tem participação importante na regulação dos níveis corporais de cálcio e fósforo e na mineralização dos ossos. Recentemente, constatou-se que existem receptores da vitamina D em uma ampla gama de células e que seus efeitos biológicos vão além do controle do metabolismo mineral.

A vitamina D3 (colecalciferol) é produzida na pele dos animais quando a energia luminosa é absorvida por uma molécula precursora, o 7-desidrocolesterol. Assim, a vitamina D não é uma vitamina verdadeira, porque os indivíduos com exposição adequada à luz solar não precisam de suplementação dietética. Também existem fontes dietéticas de vitamina D, inclusive gema do ovo, óleo de peixe e alguns vegetais. A forma vegetal da vitamina D é denominada ergosterol (vitamina D2). Todavia, as dietas naturais não contêm tipicamente teores adequados de vitamina D, e a exposição à luz solar e o consumo de alimentos enriquecidos com vitamina D são necessários para a prevenção de deficiência.

A vitamina D, seja D3 ou D2, não apresenta atividade biológica significativa e precisa ser metabolizada no corpo (no fígado e nos rins) até a forma ativa, conhecida como 1,25-di-hidroxicolecalciferol.

No fígado, o colecalciferol é hidroxilado pela enzima 25-hidroxilase a 25-hidroxicolecalciferol, que serve como substrato para a 1-alfa-hidroxilase e resulta em 1,25-di-hidroxicolecalciferol, a forma biologicamente ativa. Cada uma das formas de vitamina D é hidrofóbica e transportada no sangue por proteínas carreadoras. A principal proteína carreadora é chamada proteína ligadora de vitamina D. A meia-vida do 25-hidroxicolecalciferol é de algumas semanas, enquanto a do 1,25-di-hidroxicolecalciferol é de apenas algumas horas.

> **IMPORTANTE**
>
> Intoxicação por vitamina D: a exposição excessiva à luz solar **não** resulta em produção exagerada de vitamina D. A hipervitaminose D **sempre** resulta de doses excessivas de suplementos de vitamina D.
> Vale a pena mencionar que iscas contendo altas doses de vitamina D são usadas como rodenticidas.

Apresentação comercial

- **Abcalcium B12® (Airela),** suspensão oral, cada mℓ contém 12 UI de ergocalciferol (vitamina D) + 1,5 mcg/mℓ de cianocobalamina + 7,5 mg de cloreto de cálcio + 42,0 mg de fosfato de cálcio tribásico + 0,075 mg de fluoreto de sódio, cartucho contendo frasco de vidro âmbar com 200 mℓ + copo medida. *Uso oral. Uso adulto e pediátrico acima de 1 ano*
- **Addera D3® 1.000 UI (Cosmed),** comprimidos revestidos contendo 10,0 mg de colecalciferol, embalagem com 30 comprimidos. *Uso oral. Uso adulto e pediátrico acima de 12 anos*
- **Addera D3® 7.000 UI (Cosmed),** comprimidos revestidos contendo 70,0 mg de colecalciferol, embalagem com 4 comprimidos. *Uso oral. Uso adulto e pediátrico acima de 12 anos*
- **Addera D3® 50.000 UI (Cosmed),** comprimidos revestidos contendo 500 mg de colecalciferol, embalagem com 4 comprimidos. *Uso oral. Uso adulto e pediátrico acima de 12 anos*
- **Adeforte® (Gross),** solução oral, cada mℓ (20 gotas) contém 20.000 UI de palmitato de retinol + 1.600 UI de colecalciferol + 30 mg de acetato de racealfatocoferol, frascos de vidro âmbar com conta-gotas contendo 15 mℓ; solução oral oleosa, cada ampola de 3 mℓ contém 10.000 UI de palmitato de retinol + 800 UI de colecalciferol + 15 mg de acetato de racealfatocoferol, caixa com 1, 3, 25 e 50 ampolas com 3 mℓ *Uso oral. Uso adulto e pediátrico*
- **Aderogil® D3 (Sanofi Aventis),** cada 0,07 mℓ (2 gotas) contém 150 mcg (500 UI) de vitamina A + 5,0 mcg (200 UI) de vitamina D + óleo de amendoim + tocoferol (vitamina E) + aromatizante, frasco com conta-gotas contendo 10 mℓ *Uso oral. Uso adulto e pediátrico acima de 4 anos. Não contém glúten*
- **Ad-til® (Takeda Pharma),** solução oral, cada mℓ (40 gotas) contém 50.000 U.I de acetato de retinol (vitamina A) + 10.000 U.I de colecalciferol (vitamina D), frasco gotejador de 10 e 20 mℓ *Uso oral. Uso adulto e pediátrico*
- **Bion 3® (Merck),** tablete contendo 5 mcg de colecalciferol + 30 mcg de biotina + 200 mcg de ácido fólico + 108 UFC de *Lactobacillus acidophilus* + 45 mg de ácido ascórbico + 10 mg de acetato de tocoferol + 16 mg de niacina + 600 mcg de acetato de retinol + 5 mg de ácido pantotênico + 1,3 mg de cloridrato de piridoxina + 1,2 mg de tiamina + 1,3 mg de riboflavina + 1 mcg de cianocobalamina + 90 mg de cálcio + 38 mg de fósforo + 45 mg de magnésio + 5 mg de ferro + 5 mg de zinco + 1,2 mg de manganês + 30 mcg de selênio + 100 mcg de iodo, embalagem com 30 tabletes. *Uso oral. Uso adulto*
- **Bonecal D® (EMS Sigma Pharma),** comprimido revestido contendo 600 mg de cálcio elementar (como fosfato de cálcio tribásico) + 400 UI de colecalciferol (vitamina D3), embalagem contendo 30 ou 60 comprimidos revestidos. *Uso oral. Uso adulto*
- **Calcium D3® (Novartis),** comprimidos revestidos contendo 600 mg de cálcio ionizável + 2 mg de colecalciferol, frascos com 30 e 60 comprimidos revestidos. *Uso oral. Uso adulto e pediátrico acima de 4 anos*
- **Caldê® (Marjan Farma),** comprimidos mastigáveis contendo 1.500 mg de carbonato de cálcio + 400 UI de colecalciferol, frascos plásticos com 20 e 60 comprimidos. *Uso oral. Uso pediátrico acima de 1 ano*
- **Caldê K2® (Marjan Farma),** comprimidos mastigáveis contendo 250 mg de carbonato de cálcio + 5 mcg de vitamina D + 45 mcg de vitamina K, embalagem com 30 comprimidos. *Uso oral. Uso adulto*
- **Caldrox D® (Droxter),** comprimidos mastigáveis contendo 1.500 mg de carbonato de cálcio + 400 UI de colecalciferol, embalagem com 20 e 60 comprimidos. *Uso oral. Uso adulto e pediátrico acima de 4 anos*
- **Caltrate® 600 +D (Wyeth),** comprimidos revestidos contendo 600 mg de carbonato de cálcio + 400 UI de colecalciferol, frasco com 6, 30 e 60 comprimidos. *Uso oral. Uso adulto e pediátrico acima de 12 anos*
- **Caltrate® 600 +M (Wyeth),** comprimidos revestidos contendo 600 mg de carbonato de cálcio + 200 UI de vitamina D3 (colecalciferol) + 7,5 mg de óxido de zinco + 1,0 mg de sulfato de cobre + 50 mg de óxido de magnésio + 1,8 mg de sulfato de manganês, frascos com 30 e 60 comprimidos. *Uso oral. Uso adulto*
- **Camomilina C® (Theraskin),** cápsulas com 150 UI de vitamina D3 + 25 mg de vitamina C + 25 mg de extrato de camomila + 5 mg de extrato de alcaçuz, caixa com 20 cápsulas. *Uso oral. Uso pediátrico acima de 4 meses*
- **Centrum® (Wyeth),** comprimidos contendo 400 mcg de vitamina A + 1,2 mg de tiamina + 1,3 mg de riboflavina + 16 mg de niacina + 5,0 mg de ácido pantotênico + 1,3 mg de piridoxina + 240 mg de ácido fólico + 2,4 mcg de cianocobalamina + 45 mg de vitamina C + 5,0 mg de vitamina D + 6,7 mg de vitamina E + 30 mcg de biotina + 65 mg de vitamina K + 250 mg de cálcio + 450 mcg de cobre + 18 mcg de cromo + 8,1 mg de ferro + 125 mg de fósforo + 33 mcg de iodo + 100 mg de magnésio + 1,2 mg de manganês + 23 mg de molibdênio + 10 mcg de potássio + 20 mcg de selênio + 7,0 mg de zinco, embalagem de 15, 30, 60, 100, 130 e 150 comprimidos. *Uso oral. Uso adulto*
- **Clusivol® (Wyeth),** comprimido revestido com 5.000 UI de acetato de retinol + 400 UI de colecalciferol (vitamina D3) + 73,1 mg de ascorbato de sódio + 1,5 mg de mononitrato de tiamina (vitamina B1) + 1,7 mg de riboflavina (vitamina B2) + 2,0 mg de cloridrato de piridoxina (vitamina B6) + 6,0 mcg de cianocobalamina (vitamina B12) + 1,0 mg de dexpantenol + 20,0 mg de nicotinamida + 45,63 mg de fumarato ferroso + 300 mg de carbonato de cálcio + 4,55 mg de gliconato de manganês + 0,75 mg de óxido de zinco + 4,97 mg de óxido de magnésio, frascos com 20 e 30 comprimidos. *Uso oral. Uso adulto*
- **Clusivol Composto® (Wyeth),** xarope, cada 1 mℓ contém 250 UI de palmitato de retinol + 0,07 mg de cloridrato de tiamina + 0,09 mg de fosfato sódico de riboflavina + 0,08 mg de cloridrato de piridoxina + 0,3 mcg de cianocobalamina + 3,25 mg de ácido ascórbico + 20 UI de colecalciferol + 0,43 mg de hemitartarato de colina + 0,6 mg de pantotenato de cálcio + 0,5 mg de inositol + 1 mg de nicotinamida + 2,0 mg de cloridrato de lisina + 4 mg de lactato de cálcio + 0,3 mg de gliconato ferroso + 3 mg de hipofosfito de cálcio + 7,5 mcg de iodeto de potássio + 0,3 mg de gliconato de magnésio + 0,05 mg de gliconato de manganês + 0,25 mg de gliconato de potássio + 0,05 mg de lactato de zinco, frasco com 240 mℓ *Uso oral. Uso adulto e pediátrico*
- **Damater® (Merck Sharp & Dohme),** cápsulas com 2 mg de ácido fólico + 2.700 UI de betacaroteno + 100 mg de carbonato de cálcio + 30 mg de fumarato ferroso + 15 mg de óxido de zinco + 2 mg de riboflavina + 3 mcg de cianocobalamina + 70 mg de ácido ascórbico + 400 UI de colecalciferol + 30 mg de acetato de racealfatocoferol + 2,2 mg de cloridrato de piridoxina + 3 mg de nitrato de tiamina, embalagem com 30 cápsulas. *Uso oral. Uso adulto*
- **Dorical kids® (Legrand),** suspensão oral, cada 5 mℓ contém 2,25 mg de acetato de racealfatocoferol + 85 mg de cálcio (na forma de citrato de cálcio tetraidratado) + 500 UI de colecalciferol (vitamina D3) + 4 mg de cloridrato de tiamina (vit. B1) + 25 mg de ferro (na forma de edetato férrico sódico tri-hidratado) + 2 mg de riboflavina (na forma de fosfato sódico de riboflavina) + 0,1 mg de fluoreto de sódio + 15 mg de nicotinamida + 5.000 UI de palmitato de retinol (vit. A) + 2 mg de pantotenato de cálcio (vit. B5) 2 mg, embalagem contendo frasco de 120 mℓ *Uso oral. Uso pediátrico*
- **Doss® (Biolab Sanus),** cápsula gelatinosa mole contendo 1.000 UI de colecalciferol (vitamina D3), em embalagem com 30 e 60 cápsulas. *Uso oral. Uso adulto*
- **Dprev® (Ativus),** comprimidos revestidos com 1.000 UI de colecalciferol, caixa com 30 comprimidos revestidos; comprimidos revestidos com 2.000 UI de colecalciferol, caixa com 30 comprimidos revestidos; comprimidos revestidos com 5.000 UI de colecalciferol, caixa com 8 e 30 comprimidos revestidos; comprimidos revestidos com 7.000 UI de colecalciferol, caixa com 8 e 30 comprimidos revestidos. *Uso oral. Uso adulto*

- **Femme® (Aché)**, comprimidos revestidos com 5.000 UI de retinol (vit. A) + 400 UI de colecalciferol (vit. D3) + 100 mg de ácido ascórbico (vit. C) + 1 mg de ácido fólico + 30 UI de acetato de racealfatocoferol (vit. E) + 30 mcg de biotina + 10 mg de cloridrato de piridoxina (vit. B6) + 3 mcg de cianocobalamina (vit. B12) + 20 mg de nicotinamida + 2 mg de riboflavina (vit. B2) + 1,5 mg de nitrato de tiamina + 10 mg de ácido pantotênico (como pantotenato de cálcio) + 25 mcg de cloreto crômico + 250 mg de carbonato de cálcio + 30 mg de fumarato ferroso + 100 mg de óxido de magnésio + 5 mg de sulfato de manganês + 25 mg de óxido de zinco + 150 mcg de iodeto de potássio + 2 mg de óxido cúprico, embalagem com 30 comprimidos *Uso oral. Uso adulto*
- **Fosamax D® (MSD)**, comprimidos com 91,37 mg de alendronato de sódio (equivalente a 70 mg de ácido alendrônico) + 70 mcg de colecalciferol (2.800 UI de vitamina D3), caixa com 4 comprimidos. *Uso oral. Uso adulto*
- **Fosamax D® (MSD)**, comprimidos com 91,37 mg de alendronato de sódio (equivalente a 70 mg de ácido alendrônico) + 140 mcg de colecalciferol (5.600 UI de vitamina D3), caixa com 4 comprimidos. *Uso oral. Uso adulto*
- **Fosteo D® (Ativus)**, cada comprimido revestido contém 1.660,00 mg de fosfato de cálcio tribásico (equivalente a 600 mg de cálcio elementar) + 400 UI de colecalciferol (vitamina D3), caixa com 30 e 60 comprimidos revestidos. *Uso oral. Uso adulto*
- **Gerilon® (Cifarma)**, cápsulas gelatinosas moles contendo 100 mg de *Ginseng* + 2.000 UI de retinol (vitamina A) + 1,3 mg de mononitrato de tiamina (vitamina B1) + 1,3 mg de riboflavina (vitamina B2) + 0,5 mg de cloridrato de piridoxina (vitamina B6) + 4 mcg de cianocobalamina (vitamina B12) + 65 mg de ácido ascórbico (vitamina C) + 400 UI de colecalciferol (vitamina D3) + 10 UI de acetato de alfatocoferol (vitamina E) + 0,01 mg de biotina + 5 mg de pantotenato de cálcio + 0,045 mg de flúor (na forma de fluoreto de sódio) + 30 mg de cálcio (na forma de fosfato) + 3,67 mg de ferro (na forma de fumarato) + 0,115 mg de iodo (na forma de iodeto de potássio) + 1,05 mg de magnésio (na forma de sulfato) + 0,487 mg de manganês (na forma de sulfato) + 23 mg de fósforo (na forma de fosfato de cálcio) + 13 mg de nicotinamida + 2,24 mg de potássio (na forma de sulfato) + 10 mg de rutina, embalagem contendo 30 ou 60 cápsulas. *Uso oral. Uso adulto*
- **Gerovital® (EMS)**, cápsulas gelatinosas contendo 100,00 mg de *Panax ginseng* + 2.000 UI de palmitato de retinol (vitamina A) + 1,30 mg de nitrato de tiamina (vitamina B1) + 1,3 mg de riboflavina (vitamina B2) + 0,50 mg de cloridrato de piridoxina (vitamina B6) + 4,00 μg de cianocobalamina (vitamina B12) + 65,00 mg de ácido ascórbico (vitamina C) + 400 UI de colecalciferol (vitamina D3) + 10,00 mg de acetato de racealfatocoferol (vitamina E) + 0,01 mg de biotina + 13,0 mg de nicotinamida + 5,00 mg de dexpantenol + 10,0 mg de rutina + 0,10 mg de fluoreto de sódio + 150,0 mg de fosfato de cálcio dibásico + 10 mg de sulfato ferroso + 0,15 mg de iodeto de potássio + 6,00 mg de sulfato de magnésio + 1,70 mg de sulfato de manganês + 5,00 mg de sulfato de potássio. *Uso oral. Uso adulto*
- **Kalyamon kids® (Janssen-Cilag Farmacêutica)**, suspensão oral, cada 5 mℓ contém 106 mg de cálcio + 1,5 mcg de cianocobalamina + 100 UI de colecalciferol + 72 mg de fósforo + 2 mg de zinco, frasco com 250 mℓ. *Uso oral. Uso pediátrico até 10 anos*
- **Matersupre® (Teuto)**, comprimido revestido contendo 5.000 U de acetato de retinol (vitamina A) + 30 UI de acetato de tocoferol (vitamina E – 50%) + 111,11 g de ácido ascórbico 90% (equivalente a 100 mg de vitamina C) + 1,0 mg de ácido fólico + 3,0 mg de mononitrato de tiamina + 3,4 mg de riboflavina + 20,0 mg de nicotinamida + 10,0 mg de cloridrato de piridoxina + 12,0 mg de cianocobalamina 0,1% (equivalente a 12 μg de vitamina B12) + 400 UI de colecalciferol + 0,03 mg de biotina + 11,259 mg de pantotenato de cálcio (equivalente a 10 mg de ácido pantotênico) + 250 mg de cálcio + 47,97 mg de óxido de magnésio (equivalente a 25 mg de magnésio) + 182,54 mg de fumarato ferroso (equivalente a 60 mg de ferro) + 2,5 mg de óxido de cobre seco (equivalente a 2 mg de cobre) + 34,72 mg de óxido de zinco (equivalente a 25 mg de zinco) + 15,3 mg de sulfato de manganês monoidratado (equivalente a 5 mg de manganês), embalagem com 30 comprimidos. *Uso oral. Uso durante a gravidez e o período do pós-parto (seja ela lactante ou não)*
- **Miracálcio vit D® (Geolab)**, comprimidos revestidos com 1.250 mg de carbonato de cálcio precipitado (equivalente a 500 mg de cálcio elementar) + 200 UI de colecalciferol (vitamina D3), frasco plástico com 75 comprimidos. *Uso oral. Uso adulto e pediátrico*
- **Miracálcio vit D® (Geolab)**, comprimidos com 1.250 mg de carbonato de cálcio precipitado (equivalente a 500 mg de cálcio elementar) + 400 UI de colecalciferol (vitamina D3), frasco plástico com 75 comprimidos. *Uso oral. Uso adulto e pediátrico*
- **Natele® (Bayer)**, cápsula gelatinosa mole contendo 2.664 UI de palmitato de retinol + 400 UI de colecalciferol + 10,00 UI de acetato de tocoferol + 70,00 mg de ácido ascórbico + 3,0 mg de mononitrato de tiamina + 3,40 mg de riboflavina (vit. B2) + 17,00 mg de nicotinamida + 4,00 mg de cloridrato de piridoxina + 0,60 mg de ácido fólico + 2,20 mg de cianocobalamina + 30,00 mg de fumarato ferroso + 15,0 mg de óxido de zinco, cartucho contendo blíster com 14 ou 28 cápsulas gelatinosas. *Uso oral. Uso adulto*
- **Nativit® (EMS Sigma Pharma)**, comprimidos revestidos contendo 5.000 UI de acetato de retinol + 30 UI de acetato de racealfatocoferol (vitamina E) + 65 mg de ácido ascórbico + 1,5 mg de nitrato de tiamina + 1,7 mg de riboflavina + 2 mg de cloridrato de piridoxina + 6 mcg de cianocobalamina + 20 mg de nicotinamida + 65 mcg de fitomenadiona (vitamina K) + 400 UI de colecalciferol (vitamina D3) + 0,4 mg de ácido fólico + 15 mcg de biotina + 10 mg de pantotenato de cálcio (vitamina B5) + 20 mcg de selênio (como complexo aminoácido quelato) + 1 mg de manganês (como sulfato de manganês monoidratado) + 40 mg de ferrocarbonila + 0,13 mg de cromo (como cloreto de cromo hexaidratado) + 3 mg de cobre (como sulfato de cobre anidro) + 15 mg de óxido de zinco + 25 mcg de molibdato de sódio di-hidratado + 0,15 mg de iodeto de potássio, embalagem contendo frasco com 20 e 30 comprimidos. *Uso oral. Uso adulto*
- **Nutri Homem® (Equaliv)**, cápsulas gel contendo 500 mcg de vitamina A + 5 mcg de vitamina D + 45 mg de vitamina C + 10 mg de vitamina E + 1,2 mg de vitamina B1 + 1,3 mg de vitamina B2 + 16 mg de vitamina B3 + 5 mg de vitamina B5 + 1,3 mg de vitamina B6 + 200 mcg de vitamina B9 (ácido fólico) + 2,4 mcg de vitamina B12 + 30 mcg de biotina + 30 mcg de vitamina K + 50 mg de cálcio + 3,5 mg de ferro + 120 mg de magnésio + 7 mg de zinco + 33 mcg de iodo + 450 mcg de cobre + 34 mcg de selênio + 23 mcg de molibdênio + 35 mcg de cromo + 2,3 mg de manganês, embalagem com 60 cápsulas. *Uso oral. Uso adulto*
- **Os-cal® 500 + D (Sanofi)**, comprimidos revestidos contendo 1.250 mg de carbonato de cálcio (equivalente a 500 mg de cálcio elementar) + 400 UI de colecalciferol, embalagem com 8 e 60 comprimidos. *Uso oral. Uso adulto e pediátrico*
- **Osteofix® 500 + D (Natulab)**, comprimido revestido contendo 1.250 mg de carbonato de cálcio de concha de ostras (correspondente a 500 mg de cálcio elementar) + 200 UI de vitamina D, caixa com 60 comprimidos. *Uso oral. Uso adulto*
- **Osteofix® 600 + D (Natulab)**, comprimido contendo 1.500 mg de carbonato de cálcio de concha de ostras (correspondente a 600 mg de cálcio elementar) + 200 UI de vitamina D, caixa com 60 comprimidos. *Uso oral. Uso adulto*
- **Pharmaton® (Boehringer Ingelheim)**, cápsulas gelatinosas contendo 40 mg de extrato padronizado de Ginseng G115 (*Panax ginseng*) + 2.667 UI de vitamina A (palmitato de retinol) + 200 UI de vitamina D3 (colecalciferol) + 10 mg (correspondente a 14,9 mg de acetato de racealfatocoferol) de vitamina E + 1,4 mg de nitrato de tiamina (correspondente a 1,1 mg de tiamina) + 1,6 mg de vitamina B2 (riboflavina) + 2 mg de cloridrato de piridoxina (correspondente a 1,6 mg de piridoxina) + 1 mcg de vitamina B12 (cianocobalamina) + 150 mcg de biotina + 18 mg de nicotinamida + 60 mg de vitamina C (ácido ascórbico) + 0,10 mg de ácido fólico + 2 mg de cobre (correspondente a 5,6 mg de sulfato cúprico) + 2,5 mg de manganês (correspondente a 7,75 mg de sulfato de manganês monoidratado) + 10 mg de magnésio (correspondente a 71,0 mg de sulfato legrand magnésio) + 10 mg de ferro (correspondente a 30,9 mg de sulfato ferroso) + 1 mg de zinco (correspondente a 2,75 mg de sulfato de zinco monoidratado) + 100 mg de cálcio (correspondente a 340,0 mg de fosfato de cálcio) + 50 mcg de selênio (correspondente a 111,0 mg de selenito de sódio) + 100 mg de lecitina de soja, embalagens com 30, 60 e 100 cápsulas. *Uso oral. Uso adulto*

- **Repocal D® (Legrand)**, comprimidos revestidos com 1.250 mg de carbonato de cálcio (correspondente a 500 mg de cálcio elementar) + 200 UI de colecalciferol (vitamina D3), frasco com 60 ou 75 comprimidos revestidos. Uso oral. Uso adulto e pediátrico
- **Revitam Júnior® (Biolab)**, solução oral, cada mℓ contém 1.250 UI de vitamina A (palmitato) + 0,4 mg de vitamina B1 (cloridrato) + 0,5 mg de vitamina B2 (fosfato sódico) + 0,6 mg de vitamina B6 (cloridrato) + 0,5 mcg de vitamina B12 (cianocobalamina) + 35 mg de vitamina C (ácido ascórbico) + 400 UI de vitamina D3 (colecalciferol) + 4 UI de vitamina E (acetato) + 6 mg de nicotinamida + 35 mcg de ácido fólico + 3 mg de pantenol, frasco contendo 40 mℓ, 120 mℓ, 200 mℓ e 240 mℓ com dosador. Uso oral. Uso adulto e pediátrico acima de 6 meses de idade
- **Suprical D® (EMS)**, comprimidos revestidos com 1.250 mg de carbonato de cálcio + 200 UI de colecalciferol, frasco com 75 comprimidos revestidos. Uso oral. Uso adulto e pediátrico
- **Teragran M® (Bristol-Myers Squibb)**, cada comprimido revestido contém 6.976 UI de vitamina A + 400 UI de vitamina D3 + 9,2 mg de vitamina B1 + 1,70 mg de vitamina B2 + 4,11 mg de vitamina B6 + 6 mcg de vitamina B12 + 65 mg de vitamina C + 20,2 mg de nicotinamida + 9,2 mg de pantotenato de cálcio + 15 mg de ferro + 106 mg de cálcio + 6 mg de magnésio + 1 mg de manganês + 0,12 mg de iodo + 1,5 mg de zinco + 1 mg de cobre + 5,04 mg de potássio, frascos com 30 comprimidos. Uso oral. Uso adulto e pediátrico acima de 12 anos de idade
- **Vitergan Master® (Marjan Farma)**, cápsula gelatinosa mole contendo 40 mg de extrato seco de *Panax ginseng* C. A. Mey. (contendo 2,8 mg de ginsenosídios) + 4.000 UI de palmitato de retinol + 2 mg de nitrato de tiamina + 2 mg de riboflavina (vitamina B2) + 1 mg de cloridrato de piridoxina + 1 mcg de cianocobalamina + 60 mg de ácido ascórbico + 400 UI de colecalciferol + 10 mg de acetato de tocoferol + 15 mg de nicotinamida + 10 mg de pantotenato de cálcio + 0,4 mg de ácido fólico + 20,0 mg de rutosídios + 30,34 mg de fumarato ferroso (equivalente a 10 mg de ferro) + 351,35 mg de fosfato de cálcio dibásico (equivalente a 103,5 mg de cálcio e 80 mg de fósforo) + 3,93 mg de sulfato de cobre (equivalente a 1 mg de cobre elementar) + 24 mg de gliconato de potássio (equivalente a 4 mg de potássio) + 3,07 mg de sulfato de manganês (equivalente a 1 mg de manganês) + 85,31 mg de gliconato de magnésio (equivalente a 5 mg de magnésio) + 1,254 mg de óxido de zinco (equivalente a 1 mg de zinco) + 92,0 mg de lecitina de soja, caixa com 30 cápsulas. Uso oral. Uso adulto
- **Vitergan pré-natal® (Marjan Farma)**, comprimidos revestidos contendo 4.000 UI de acetato de retinol + 400 UI de colecalciferol (vitamina D3) + 65 mg de ácido ascórbico (vitamina C) + 1,5 mg de tiamina (vitamina B1) + 1,7 mg de riboflavina (vitamina B2) + 20 mg de nicotinamida + 2 mg de cloridrato de piridoxina + 10 mg de pantotenato de cálcio + 0,4 mg de ácido fólico + 6 mcg de cianocobalamina (vitamina B12) + 250 mg de cálcio + 40 mg de ferro + 0,15 mg de iodo + 1 mg de cobre + 5 mg de magnésio + 1 mg de manganês, embalagem com 30 comprimidos. Uso oral. Uso adulto acima de 14 anos.

Vitamina E

O termo vitamina E descreve, na verdade, 8 formas distintas, que são divididas em duas categorias – 4 tocoferóis e 4 tocotrienóis. A mais conhecida é o alfatocoferol. Embora todas as formas de vitamina E tenham atividade antioxidante, é fato conhecido que esta não explica todas as suas ações biológicas. Além disso, a vitamina E apresenta ações antiaterogênicas, antitrombóticas, anticoagulantes, neuroprotetoras, antivirais, imunomoduladoras, estabilizadoras da membrana celular e antiproliferativas.

A vitamina E é usada com frequência em cremes e loções para a pele porque se acredita que promova a regeneração e reduza a formação de tecido fibrótico após lesões como queimaduras.

Existem três situações específicas quando é provável a ocorrência de deficiência de vitamina E: síndromes disabsortivas com comprometimento da absorção de gordura; prematuros de muito baixo peso (< 1.500 g); raros distúrbios do metabolismo das gorduras.

De modo geral, a deficiência de vitamina E se manifesta como distúrbios neurológicos devido a comprometimento da condução nervosa, infertilidade, distúrbios menstruais e aborto.

A vitamina E é medida em miligramas ou unidades internacionais (UI). A cota diária recomendada (CDR) para adultos é de 15 mg (em torno de 23 UI).

Há controvérsias em relação ao uso de suplementos de vitamina E. A melhor recomendação é obtê-la na dieta. São boas fontes: frutos oleaginosos, sementes, óleos vegetais, grãos integrais, legumes folhosos, brócolis, suco de tomate, pimentas, cenouras e alguns peixes.

Apresentação comercial

- **Abfor gerin® (Airela)**, comprimidos revestidos contendo 45 mg de acetato de racealfatocoferol + 30 mg de nitrato de tiamina + 10 mg de riboflavina + 100 mg de nicotinamida + 25 mg de pantotenato de cálcio + 10 mg de cloridrato de piridoxina + 0,5 mg de ácido fólico + 25 mcg de cianocobalamina + 600 mg de ácido ascórbico + 3 mg de óxido cúprico + 23,9 mg de sulfato de zinco, embalagem com 30 comprimidos. Uso oral. Uso adulto
- **Beminal plus® (Eurofarma)**, comprimidos revestidos com 30 mg de vitamina B1 (na forma de mononitrato de tiamina) + 10 mg de vitamina B2 (riboflavina) + 10 mg de vitamina B6 (como cloridrato de piridoxina) + 15 mcg de vitamina B12 (cianocobalamina) + 600 mg de vitamina C (ácido ascórbico) + 45 mg de vitamina E (acetato de tocoferol) + 100 mg de nicotinamida + 25 mg de pantotenato de cálcio (na forma de sulfato) + 22,5 mg de zinco, embalagens contendo 30 comprimidos. Uso oral. Uso adulto
- **Bion 3® (Merck)**, tablete contendo 5 mcg de colecalciferol + 30 mcg de biotina + 200 mcg de ácido fólico + 108 UFC de *Lactobacillus acidophilus* + 45 mg de ácido ascórbico + 10 mg de acetato de tocoferol + 16 mg de niacina + 600 mcg de acetato de retinol + 5 mg de ácido pantotênico + 1,3 mg de cloridrato de piridoxina + 1,2 mg de tiamina + 1,3 mg de riboflavina + 1 mcg de cianocobalamina + 90 mg de cálcio + 38 mg de fósforo + 45 mg de magnésio + 5 mg de ferro + 5 mg de zinco + 1,2 mg de manganês + 30 mcg de selênio + 100 mcg de iodo, embalagem com 30 tabletes. Uso oral. Uso adulto
- **Cazigeran® (Cazi)**, drágeas contendo 200,0 mg de aspartato de potássio + 200,0 mg de aspartato de magnésio + 100,0 mg de acetato de racealfatocoferol (vitamina E) + 25,0 mg de cloridrato de tiamina (Vitamina B1) + 2,0 mg de riboflavina (vitamina B2) + 10,0 mg de cloridrato de piridoxina, caixas com 20 e 60 drágeas. Uso oral. Uso adulto
- **Centrum® (Wyeth)**, comprimidos contendo 400 mcg de vitamina A + 1,2 mg de tiamina + 1,3 mg de riboflavina + 16 mg de niacina + 5,0 mg de ácido pantotênico + 1,3 mg de piridoxina + 240 mg de ácido fólico + 2,4 mcg de cianocobalamina + 45 mg de vitamina C + 5,0 mg de vitamina D + 6,7 mg de vitamina E + 30 mcg de biotina + 65 mcg de vitamina K + 250 mg de cálcio + 450 mcg de cobre + 18 mcg de cromo + 8,1 mg de ferro + 125 mg de fósforo + 33 mcg de iodo + 100 mg de magnésio + 1,2 mg de manganês + 23 mcg de molibdênio + 10 mcg de potássio + 20 mcg de selênio + 7,0 mg de zinco, embalagem de 15, 30, 60, 100, 130 e 150 comprimidos. Uso oral. Uso adulto
- **Damater® (Merck Sharp & Dohme)**, cápsulas com 2 mg de ácido fólico + 2.700 UI de betacaroteno + 100 mg de carbonato de cálcio + 30 mg de fumarato ferroso + 15 mg de óxido de zinco + 2 mg de riboflavina + 3 mg de cianocobalamina + 70 mg de ácido ascórbico + 400 UI de colecalciferol + 30 mg de acetato de racealfatocoferol + 2,2 mg de cloridrato de piridoxina + 3 mg de nitrato de tiamina, embalagem com 30 cápsulas. Uso oral. Uso adulto

- **Deltavit® (Delta),** cada drágea contém 5 mg de pantotenato de cálcio (como ácido pantotênico) + 10 mg de cloridrato de lisina + 10 mg de colina (como citrato de colina) + 2 mg de zinco (como sulfato de zinco) + 10 mg de sulfato de potássio + 3 mg de manganês (como sulfato de manganês) + 5 mg de magnésio (como sulfato de magnésio) + 0,20 mg de iodo (como iodeto de potássio) + 0,04 mg de flúor (como fluoreto de sódio) + 0,50 mg de cobre (como sulfato de cobre) + 13 mg de nicotinamida + 5 mg de fosfato de cálcio dibásico (na forma de cálcio) + 1,30 mg de mononitrato de tiamina (vitamina B1) + 1,30 mg de riboflavina (vitamina B2) + 0,90 mg de piridoxina (vitamina B6) + 0,012 mg de colecalciferol (vitamina D) (equivalente a 400 UI) + 0,50 mg de ácido fólico + 5,2 mg de acetato de retinol (vitamina A) (equivalente a 2.000 UI) + 30 mg de ferro (como sulfato ferroso anidro) + 0,3 mg de tocoferol (vitamina E) (50% na forma de acetato) + 65 mg de ácido ascórbico (vitamina C) + 3 mcg de cianocobalamina (vitamina B12), embalagem contendo um frasco com 50 drágeas. *Uso oral. Uso adulto*
- **Dorical kids® (Legrand),** suspensão oral, cada 5 ml contém 2,25 mg de acetato de racealfatocoferol (vit. E) + 85 mg de cálcio (na forma de citrato de cálcio tetraidratado) + 500 UI de colecalciferol + 4 mg de cloridrato de tiamina + 25 mg de ferro (na forma de edetato férrico sódico tri-hidratado) + 2 mg de riboflavina (na forma de fosfato sódico de riboflavina) + 0,1 mg de fluoreto de sódio + 15 mg de nicotinamida + 5.000 UI de palmitato de retinol (vit. A) + 2 mg de pantotenato de cálcio (vit. B5) 2 mg, embalagem contendo frasco de 120 ml. *Uso oral. Uso pediátrico*
- **Emama® (Eurofarma),** cada cápsula gelatinosa mole contém 400 mg de acetato de racealfatocoferol, embalagem contendo 10 ou 30 cápsulas. *Uso oral. Uso adulto*
- **E-tabs® (EMS Sigma Pharma),** cápsulas moles contendo 400 UI de acetato de racealfatocoferol, embalagens com 4 ou 30 cápsulas *Uso oral. Uso adulto*
- **E-tabs® (EMS Sigma Pharma),** cápsulas moles contendo 1.000 UI de acetato de racealfatocoferol, embalagens com 4 ou 30 cápsulas *Uso oral. Uso adulto*
- **Nativit® (EMS Sigma Pharma),** comprimidos revestidos contendo 5.000 UI de acetato de retinol + 30 UI de acetato de racealfatocoferol + 65 mg de ácido ascórbico + 1,5 mg de nitrato de tiamina + 1,7 mg de riboflavina + 2 mg de cloridrato de piridoxina + 6 mcg de cianocobalamina + 20 mg de nicotinamida + 65 mcg de fitomenadiona (vitamina K) + 400 UI de colecalciferol (vitamina D3) + 0,4 mg de ácido fólico + 15 mcg de biotina + 10 mg de pantotenato de cálcio (vitamina B5) + 20 mcg de selênio (como complexo aminoácido quelato) + 1 mg de manganês (como sulfato de manganês monoidratado) + 40 mg de ferrocarbonila + 0,13 mg de cromo (como cloreto de cromo hexaidratado) + 3 mg de cobre (como sulfato de cobre anidro) + 15 mg de óxido de zinco + 25 mcg de molibdato de sódio di-hidratado + 0,15 mg de iodeto de potássio, embalagem contendo frasco com 20 e 30 comprimidos. *Uso oral. Uso adulto*
- **Teutovit E® (Teuto),** cápsula gelatinosa mole contendo 400 mg de acetato de racealfatocoferol, embalagens com 20 e 30 cápsulas. *Uso oral. Uso adulto*
- **Stresstabs® 600 com zinco (Wyeth),** cada comprimido revestido contém 45 UI de acetato de tocoferol + 600 mg de ácido ascórbico + 0,5 mg de ácido fólico + 25 mcg de cianocobalamina + 10 mg de cloridrato de piridoxina + 30 mg de mononitrato de tiamina + 100 mg de nicotinamida + 3 mg de óxido cúprico (79,88% cobre) + 25 mg de pantotenato de cálcio (92,01% ácido pantotênico) + 10 mg de riboflavina + 65,52 mg de sulfato de zinco (36,43% zinco), frasco com 30 comprimidos. *Uso oral. Uso adulto*
- **Trezevit® A e B adulto (Biosintética),** solução injetável para infusão intravenosa, embalagem com 25 frascos-ampola âmbar de Trezevit® A – adulto – 5 ml e 25 frascos-ampola âmbar de Trezevit® B – adulto – 5 ml. Os frascos-ampola A e B são complementares. Cada 5 ml de Trezevi® A – adulto contém: 3.300 UI de vitamina A (como palmitato de retinol) + 200 UI de vitamina D3 (como colecalciferol) + 10 UI de vitamina E (como acetato de alfatocoferol) + 150,0 μg de vitamina K1 (como fitomenadiona) + 6,0 mg de cloridrato de tiamina + 3,6 mg de vitamina B2 (como riboflavina fosfato sódica) + 40,0 mg de nicotinamida + 15 mg vitamina B5 (como dexpantenol) + 6,0 mg de cloridrato de piridoxina + 200 mg de vitamina C (como ácido ascórbico) e cada 5 ml de Trezevit® B – Adulto contém 60,0 μg de biotina + 600,0 μg de ácido fólico + 5,0 μg de cianocobalamina. *Uso por infusão intravenosa. Uso adulto*
- **Trezevit® A e B pediátrico (Biosintética),** embalagem com 25 frascos-ampola âmbar de Trezevit® A – Pediátrico – 5 ml e 25 frascos-ampola âmbar de Trezevit® B – Pediátrico – 5 ml. Os frascos-ampola A e B são complementares. Cada 5 ml de Trezevit® A – Pediátrico contém 2.300 UI de palmitato de retinol + 400 UI de colecalciferol + 7,0 UI de acetato de alfatocoferol + 200,0 μg de vitamina K1 (como fitomenadiona) + 1,2 mg de cloridrato de tiamina + 1,4 mg de riboflavina fosfato sódica + 17,0 mg de nicotinamida + 5,0 mg de dexpantenol + 1,0 mg de cloridrato de piridoxina + 80,0 mg de ácido ascórbico. Cada 5 ml de Trezevit® B – Pediátrico contém 20,0 μg de biotina + 140,0 μg de ácido fólico + 1,0 μg de cianocobalamina. *Uso por infusão intravenosa. Uso pediátrico*
- **VitaE® (Aché),** cápsula gelatinosa com 400 mg de acetato de racealfatocoferol, frascos com 30 cápsulas. *Uso oral. Uso adulto*
- **Vitergan Master® (Marjan Farma),** cápsula gelatinosa mole contendo 40 mg de extrato seco de *Panax ginseng* C. A. Mey. (contendo 2,8 mg de ginsenosídios) + 4.000 UI de palmitato de retinol + 2 mg de nitrato de tiamina + 2 mg de riboflavina (vitamina B2) + 1 mg de cloridrato de piridoxina + 1 mcg de cianocobalamina + 60 mg de ácido ascórbico + 400 UI de colecalciferol + 10 mg de acetato de tocoferol + 15 mg de nicotinamida + 10 mg de pantotenato de cálcio + 0,4 mg de ácido fólico + 20,0 mg de rutosídios + 30,34 mg de fumarato ferroso (equivalente a 10 mg de ferro) + 351,35 mg de fosfato de cálcio dibásico (equivalente a 103,5 mg de cálcio e 80 mg de fósforo) + 3,93 mg de sulfato de cobre (equivalente a 1 mg de cobre elementar) + 24 mg de gliconato de potássio (equivalente a 4 mg de potássio) + 3,07 mg de sulfato de manganês (equivalente a 1 mg de manganês) + 85,31 mg de gliconato de magnésio (equivalente a 5 mg de magnésio) + 1,254 mg de óxido de zinco (equivalente a 1 mg de zinco) + 92,0 mg de lecitina de soja, caixa com 30 cápsulas. *Uso oral. Uso adulto*
- **Zirvit® (Ativus),** cada comprimido revestido contém 5.000 UI de betacaroteno + 500 mg de ácido ascórbico + 200 UI de vitamina E + 25 mg de magnésio + 30 mg de zinco + 50 mcg de cromo + 25 mg de selênio + 5 mg de manganês + 0,25 mg de cobre, caixas com 8 e 30 comprimidos. *Uso oral. Uso adulto.*

Vitamina K

Existem três tipos de vitamina K:
- Vitamina K1 (filoquinona, fitonadiona, fitomenadiona), que é encontrada naturalmente nas plantas, principalmente em vegetais folhosos verdes (espinafre, brócolis, couve), no fígado de vaca e na gema de ovo. A vitamina K1 vai diretamente para o fígado e auxilia na coagulação
- Vitamina K2 (menaquinona), produzida pelas bactérias no intestino
- Vitamina K3 (menadiona), uma forma sintética criada na década de 1940, que pode ser convertido em vitamina K2 no intestino.

A filoquinona (vitamina K1) é a principal forma ativa de vitamina K usada pelo corpo humano.

A vitamina K é um cofator essencial das enzimas gamacarboxilase que catalisam a gamacarboxilação pós-tradução de resíduos ácido glutâmico nos precursores hepáticos inativos dos fatores de coagulação II (protrombina), VII, IX e X. A gamacarboxilação converte esses precursores inativos nos fatores da coagulação ativos que são secretados pelos hepatócitos para o sangue. Os níveis de vitamina K nas pessoas com osteoporose correspondem a, aproximadamente, 1/3 dos níveis das pessoas normais.

A vitamina K2 ajuda a evitar a arteriosclerose, um fator comum na doença da artéria coronária. A vitamina K2 também ajuda a evitar a osteoporose.

(continua)

Vitamina K (continuação)

A vitamina K é prescrita para:
- Tratamento de hemorragia ou risco de hemorragia como resultado de hipoprotrombinemia grave (ou seja, deficiência de fatores da coagulação II, VII, IX e X) de várias etiologias, inclusive *overdose* de anticoagulantes cumarínicos, suas combinações com fenilbutazona e outras formas de hipovitaminose K (p. ex., icterícia obstrutiva, assim como disfunções hepáticas e intestinais) e após tratamento prolongado com antibióticos, sulfonamidas ou salicilatos
- Profilaxia e tratamento da doença hemorrágica do recém-nascido.

Após a degradação metabólica, a vitamina K1 é excretada na urina e na bile na forma de glicuronídios e sulfoconjugados. A vitamina K não deve ser associada a anticoagulantes porque suas ações são antagônicas.

Doses intravenosas de fitomenadiona podem causar reações graves de hipersensibilidade e anafilaxia. Os sintomas incluem rubor facial, contração e dor torácica, dispneia, cianose e colapso cardiovascular. A menadiona e o menadiol, administrados em neonatos, especialmente em prematuros ou em gestantes durante a fase tardia da gestação, podem estar associados ao desenvolvimento de anemia hemolítica, hiperbilirrubinemia e *kernicterus*; por isso, seu uso não é recomendado nesses pacientes. A fitomenadiona apresenta baixo risco de hemólise. A menadiona e o menadiol podem causar hemólise em pacientes com deficiência de G6PD (glicose-6-fosfato desidrogenase) ou deficiência de vitamina E.

Apresentação comercial

- **Centrum® (Wyeth),** comprimidos contendo 400 mcg de vitamina A + 1,2 mg de tiamina + 1,3 mg de riboflavina + 16 mg de niacina + 5,0 mg de ácido pantotênico + 1,3 mg de piridoxina + 240 mg de ácido fólico + 2,4 mcg de cianocobalamina + 45 mg de vitamina C + 5,0 mg de vitamina D + 6,7 mg de vitamina E + 30 mcg de biotina + 65 mcg de vitamina K + 250 mg de cálcio + 450 mcg de cobre + 18 mcg de cromo + 8,1 mg de ferro + 125 mg de fósforo + 33 mcg de iodo + 100 mg de magnésio + 1,2 mg de manganês + 23 mg de molibdênio + 10 mcg de potássio + 20 mcg de selênio + 7,0 mg de zinco, embalagem de 15, 30, 60, 100, 130 e 150 comprimidos. *Uso oral. Uso adulto*
- **Kanakion MM® (Roche),** solução injetável, cada ampola de vidro âmbar contém 1 mℓ de uma solução límpida de micelas mistas (solução de ácido biliar/lecitina) com 10 mg de fitomenadiona (volume de enchimento 1,15 mℓ) para administração parenteral. Caixa contendo 5 ampolas de 1 mℓ (10 mg/mℓ). *Uso IV. Uso adulto e pediátrico a partir de 1 ano*
- **Kanakion® pediátrico (Roche),** ampolas de vidro âmbar contendo 2 mg de fitomenadiona (vitamina K1) em 0,2 mℓ em uma solução límpida de micelas mistas (volume de enchimento, 0,3 mℓ), caixas com 5 ampolas. *Uso IM/IV ou oral*
- **Nativit® (EMS Sigma Pharma),** comprimidos revestidos contendo 5.000 UI de acetato de retinol + 30 UI de acetato de racealfatocoferol (vitamina E) + 65 mg de ácido ascórbico + 1,5 mg de nitrato de tiamina + 1,7 mg de riboflavina + 2 mg de cloridrato de piridoxina + 6 mcg de cianocobalamina + 20 mg de nicotinamida + 65 mcg de fitomenadiona (vitamina K) + 400 UI de colecalciferol (vitamina D3) + 0,4 mg de ácido fólico + 15 mcg de biotina + 10 mg de pantotenato de cálcio (vitamina B5) + 20 mcg de selênio (como complexo aminoácido quelato) + 1 mg de manganês (como sulfato de manganês monoidratado) + 40 mg de ferrocarbonila + 0,13 mg de cromo (como cloreto de cromo hexaidratado) + 3 mg de cobre (como sulfato de cobre anidro) + 15 mg de óxido de zinco + 25 mcg de molibdato de sódio di-hidratado + 0,15 mg de iodeto de potássio, embalagem contendo frasco com 20 e 30 comprimidos. *Uso oral. Uso adulto*
- **Trezevit® A e B adulto (Biosintética),** solução injetável para infusão intravenosa, embalagem com 25 frascos-ampola âmbar de Trezevit® A – adulto – 5 mℓ e 25 frascos-ampola âmbar de Trezevit® B – adulto – 5 mℓ. Os frascos-ampola A e B são complementares. Cada 5 mℓ de Trezevi® A – adulto contém: 3.300 UI de vitamina A (como palmitato de retinol) + 200 UI de vitamina D3 (como colecalciferol) + 10 UI de vitamina E (como acetato de alfa tocoferol) + 150,0 μg de vitamina K1 (como fitomenadiona) + 6,0 mg de cloridrato de tiamina + 3,6 mg de vitamina B2 (como riboflavina fosfato sódica) + 40,0 mg de nicotinamida + 15 mg vitamina B5 (como dexpantenol) + 6,0 mg de cloridrato de piridoxina + 200 mg de vitamina C (como ácido ascórbico) e cada 5 mℓ de Trezevit® B – Adulto contém 60,0 μg de biotina + 600,0 μg de ácido fólico + 5,0 μg de cianocobalamina. *Uso por infusão intravenosa. Uso adulto*
- **Trezevit® A e B pediátrico (Biosintética),** embalagem com 25 frascos-ampola âmbar de Trezevit® A – Pediátrico – 5 mℓ e 25 frascos-ampola âmbar de Trezevit® B – Pediátrico – 5 mℓ. Os frascos-ampola A e B são complementares. Cada 5 mℓ de Trezevit® A – Pediátrico contém 2.300 UI de palmitato de retinol + 400 UI de colecalciferol + 7,0 UI de acetato de alfa tocoferol + 200,0 μg de vitamina K1 (como fitomenadiona) + 1,2 mg de cloridrato de tiamina + 1,4 mg de riboflavina fosfato sódica + 17,0 mg de nicotinamida + 5,0 mg de dexpantenol + 1,0 mg de cloridrato de piridoxina + 80,0 mg de ácido ascórbico. Cada 5 mℓ de Trezevit® B – Pediátrico contém 20,0 μg de biotina + 140,0 μg de ácido fólico + 1,0 μg de cianocobalamina. *Uso por infusão intravenosa. Uso pediátrico*
- **Vita K® (União Química),** solução injetável com 10 mg de fitomenadiona/mℓ, embalagem contendo 50 ampolas de 1 mℓ. *Uso IM/subcutâneo. Uso adulto e pediátrico.*

Vitaminas hidrossolúveis

As vitaminas hidrossolúveis se distribuem por todo o corpo e, em geral, o excesso é eliminado pelos rins. O corpo precisa de doses pequenas e frequentes das vitaminas hidrossolúveis. Ao contrário das vitaminas lipossolúveis, é improvável que as vitaminas hidrossolúveis atinjam níveis tóxicos. Todavia, niacina (vitamina B3), piridoxina (vitamina B6), folato (vitamina B9), colina e vitamina C têm limites superiores de consumo.

Já foi constatado que o consumo prolongado de altas doses de piridoxina provoca lesão nervosa irreversível.

As vitaminas incluídas neste grupo de vitaminas hidrossolúveis incluem tiamina (vitamina B1), riboflavina (vitamina B2), ácido nicotínico (vitamina B3), dexpantenol (vitamina B5), piridoxina (vitamina B6), biotina (vitamina B7 ou B8), ácido fólico (vitamina B9), cianocobalamina (vitamina B12) e colina.

Vitamina B1 (tiamina)

Trata-se de um composto incolor hidrossolúvel. Foi descoberta por Umetaro Suzuki no Japão enquanto pesquisava beribéri. A tiamina é crucial no metabolismo intracelular de glicose e acredita-se que iniba o efeito da glicose e da insulina na proliferação das células da musculatura lisa arterial. A tiamina também tem participação significativa na conversão de carboidratos e gordura em energia. É essencial para o crescimento e o desenvolvimento normais e ajuda a manter funcionais o coração e os sistemas nervoso e digestório.

A tiamina é absorvida no duodeno. As demandas de vitamina B1 são diretamente proporcionais ao consumo de carboidratos.

A deficiência grave de tiamina resulta em beribéri, com manifestações referentes ao sistema nervoso (beribéri seco) e ao sistema cardiovascular (beribéri úmido).

É prescrita para:
- Prevenção e tratamento de deficiência de tiamina e niacina em gestantes, lactantes, idosos, etilistas e pessoas com síndromes disabsortivas intestinais
- Prevenção e tratamento da psicose alcoólica de Korsakov
- Tratamento da síndrome de Wernicke-Korsakoff
- Tratamento de *delirium*
- Tratamento adjuvante de eurite e polineurite periférica.

Acredita-se que a tiamina reduza a glicação nas células endoteliais e redirecione o fluxo glicolítico. Vale mencionar que existem derivados fosfato naturais: tiamina monofosfato, tiamina difosfato (tiamina pirofosfato), tiamina trifosfato e adenosina tiamina trifosfato. Cada um desses derivados tem funções singulares, contudo, a maioria atua como coenzima.

A dose habitualmente prescrita é de 300 a 600 mg diários.

Apresentação comercial

- **Abfor gerin® (Airela),** comprimidos revestidos contendo 45 mg de acetato de racealfatocoferol + 30 mg de nitrato de tiamina + 10 mg de riboflavina + 100 mg de nicotinamida + 25 mg de pantotenato de cálcio + 10 mg de cloridrato de piridoxina + 0,5 mg de ácido fólico + 25 mcg de cianocobalamina + 600 mg de ácido ascórbico + 3 mg de óxido cúprico + 23,9 mg de sulfato de zinco, embalagem com 30 comprimidos. *Uso oral. Uso adulto*
- **Acesyl® (Citopharma),** solução injetável, ampolas de 1 mℓ com 100 mg/mℓ, caixa com 50 ampolas de 1 mℓ. *Uso adulto. Uso intramuscular ou intravenoso*
- **Benerva® 300 mg (Bayer),** comprimidos revestidos com 300 mg de cloridrato de tiamina, embalagem com 30 comprimidos. *Uso oral. Uso adulto*
- **Beneum® 300 mg (Teuto),** comprimidos revestidos com 300 mg de cloridrato de tiamina, embalagem com 20 e 30 comprimidos. *Uso oral. Uso adulto*
- **Beum® (Eurofarma),** comprimidos revestidos com 300 mg de cloridrato de tiamina, embalagem com 30 comprimidos. *Uso oral. Uso adulto*
- **Bêviter® 300 mg (Natulab),** comprimidos revestidos com 300 mg de cloridrato de tiamina, embalagem com 30 comprimidos. *Uso oral. Uso adulto*
- **Cloridrato de tiamina (Hipolabor),** comprimidos revestidos com 300 mg de cloridrato de tiamina, embalagem com 30 e 500 comprimidos. *Uso oral. Uso adulto*
- **Fonti® B1 (TKS farmacêutica),** comprimidos revestidos com 300 mg de cloridrato de tiamina, embalagem com 30, 200, 500 e 1.000 comprimidos. *Uso oral. Uso adulto*

Associação de tiamina com outras vitaminas e sais minerais:
- **Alginac® (Merck),** comprimidos revestidos com 1.000 mcg de vitamina B12 (cianocobalamina) + 50 mg de vitamina B6 (cloridrato de piridoxina) + 50 mg de vitamina B1 (nitrato de tiamina) + 50 mg de diclofenaco sódico, embalagens contendo 4, 15 e 30 comprimidos. *Uso oral. Uso adulto*
- **Alginac® (Merck),** comprimidos revestidos de liberação prolongada com 1.000 mcg de vitamina B12 (cianocobalamina) + 100 mg de vitamina B6 (cloridrato de piridoxina) + 100 mg de vitamina B1 (nitrato de tiamina) + 100 mg de diclofenaco sódico, embalagens contendo 15 e 30 comprimidos. *Uso oral. Uso adulto*
- **Apevitin BC® (EMS),** xarope, cada 5 mℓ contém 6,67 mg de nicotinamida + 21,67 mg de ácido ascórbico + 4 mg de cipro-heptadina + 0,67 mg de cloridrato de piridoxina + 0,6 mg de cloridrato de tiamina + 0,75 mg de riboflavina, embalagem com 240 mℓ + dosador. *Contém sacarose. Uso oral. Uso adulto e pediátrico*
- **Beminal plus® (Eurofarma),** comprimidos revestidos contendo 30 mg de vitamina B1 (na forma de mononitrato de tiamina) + 10 mg de vitamina B2 (riboflavina) + 10 mg de vitamina B6 (como cloridrato de piridoxina) + 15 mcg de vitamina B12 (cianocobalamina) + 600 mg de vitamina C (ácido ascórbico) + 45 mg de vitamina E (acetato de tocoferol) + 100 mg de nicotinamida + 25 mg de pantotenato de cálcio (na forma de sulfato) + 22,5 mg de zinco, embalagens contendo 30 comprimidos. *Uso oral. Uso adulto*
- **Beneroc complex® (Bayer),** drágeas contendo 15 mg de mononitrato de tiamina + 15 mg de riboflavina + 50 mg de nicotinamida + 25 mg de pantotenato de cálcio + 10 mg de cloridrato de piridoxina + 0,15 mg de biotina + 0,01 mg de cianocobalamina, embalagem com 30 drágeas. *Uso oral. Uso adulto*
- **Bion 3® (Merck),** tablete contendo 5 mcg de colecalciferol + 30 mcg de biotina + 200 mcg de ácido fólico + 108 UFC de *Lactobacillus acidophilus* + 45 mg de ácido ascórbico + 10 mg de acetato de tocoferol + 16 mg de niacina + 600 mcg de acetato de retinol + 5 mg de ácido pantotênico + 1,3 mg de cloridrato de piridoxina + 1,2 mg de tiamina + 1,3 mg de riboflavina + 1 mcg de cianocobalamina + 90 mg de cálcio + 38 mg de fósforo + 45 mg de magnésio + 5 mg de ferro + 5 mg de zinco + 1,2 mg de manganês + 30 mcg de selênio + 100 mcg de iodo, embalagem com 30 tabletes. *Uso oral. Uso adulto*
- **B-suprin® (Cazi),** drágeas contendo 15 mg de nicotinamida + 5 mg de riboflavina + 15 mcg de cianocobalamina + 2 mg de cloridrato de piridoxina + 6 mg de cloridrato de tiamina, embalagem com 20 drágeas. *Uso oral. Uso adulto*
- **Carnabol® (Aché),** comprimido contendo 6 mcg de cianocobalamina + 100 mg de cloridrato de levolisina + 75 mg de cloridrato de levocarnitina + 2 mg de cloridrato de piridoxina + 5 mg de cloridrato de tiamina + 10 mg de nicotinamida + 1 mg de riboflavina, embalagem com 20 comprimidos. *Uso adulto e pediátrico acima de 12 anos. Não deve ser ingerido no primeiro trimestre de gravidez e por portadores de doenças hepáticas e renais e úlcera péptica*
- **Cazigeran® (Cazi),** drágeas contendo 200,0 mg de aspartato de potássio + 200,0 mg de aspartato de magnésio + 100,0 mg de acetato de racealfatocoferol (vitamina E) + 25,0 mg de cloridrato de tiamina + 2,0 mg de riboflavina (vitamina B2) + 10,0 mg de cloridrato de piridoxina, caixas com 20 e 60 drágeas. *Uso oral. Uso adulto*
- **Centrum® (Wyeth),** comprimidos contendo 400 mcg de vitamina A + 1,2 mg de tiamina + 1,3 mg de riboflavina + 16 mg de niacina + 5,0 mg de ácido pantotênico + 1,3 mg de piridoxina + 240 mg de ácido fólico + 2,4 mcg de cianocobalamina + 45 mg de vitamina C + 5,0 mg de vitamina D + 6,7 mg de vitamina E + 30 mcg de biotina + 65 mcg de vitamina K + 250 mg de cálcio + 450 mcg de cobre + 18 mcg de cromo + 8,1 mg de ferro + 125 mg de fósforo + 33 mcg de iodo + 100 mg de magnésio + 1,2 mg de manganês + 23 mg de molibdênio + 10 mcg de potássio + 20 mcg de selênio + 7,0 mg de zinco, embalagem de 15, 30, 60, 100, 130 e 150 comprimidos. *Uso oral. Uso adulto*

- **Citoneurin® 1.000 (Merck)**, solução injetável, embalagens contendo 1 ou 3 ampolas I (3 mℓ) e 1 ou 3 ampolas II (1 mℓ, solução vermelha). Cada ampola I (1 mℓ) contém: 100 mg de cloridrato de tiamina (vitamina B1) + 100 mg de cloridrato de piridoxina (vitamina B6) e cada ampola II (1 mℓ) contém: 1.000 mcg de cianocobalamina (vitamina B12). *Uso intramuscular. Uso adulto*
- **Citoneurin® 5.000 (Merck)**, solução injetável, embalagens contendo 1 ou 3 ampolas I (3 mℓ) e 1 ou 3 ampolas II (1 mℓ, solução vermelha). Cada ampola I (1 mℓ) contém: 100 mg de cloridrato de tiamina (vitamina B1) + 100 mg de cloridrato de piridoxina (vitamina B6) e cada ampola II (1 mℓ) contém: 5.000 mcg de cianocobalamina (vitamina B12). *Uso intramuscular. Uso adulto*
- **Citoneurin® 5.000 (Merck)**, drágeas contendo 100 mg de nitrato de tiamina + 5.000 mcg de cianocobalamina + 100 mg de cloridrato de piridoxina, embalagem com 20 drágeas. *Uso oral. Uso adulto*
- **Clusivol® (Wyeth)**, comprimido revestido com 5.000 UI de acetato de retinol + 400 UI de colecalciferol (vitamina D3) + 73,1 mg de ascorbato de sódio + 1,5 mg de mononitrato de tiamina (vitamina B1) + 1,7 mg de riboflavina (vitamina B2) + 2,0 mg de cloridrato de piridoxina (vitamina B6) + 6,0 mcg de cianocobalamina (vitamina B12) + 1,0 mg de dexpantenol + 20,0 mg de nicotinamida + 45,63 mg de fumarato ferroso + 300 mg de carbonato de cálcio + 4,55 mg de gliconato de manganês + 0,75 mg de óxido de zinco + 4,97 mg de óxido de magnésio, frascos com 20 e 30 comprimidos. *Uso oral. Uso adulto*
- **Clusivol Composto® (Wyeth)**, solução oral, cada 10 mℓ contém 250 UI de palmitato de retinol + 0,07 mg de cloridrato de tiamina + 0,09 mg de fosfato sódico de riboflavina + 0,08 mg de cloridrato de piridoxina + 0,3 mcg de cianocobalamina + 3,25 mg de ácido ascórbico + 20 UI de colecalciferol + 0,43 mg de hemitartarato de colina + 0,6 mg de pantotenato de cálcio + 0,5 mg de inositol + 1 mg de nicotinamida + 2,0 mg de cloridrato de lisina + 4 mg de lactato de cálcio + 0,3 mg de gliconato ferroso + 3 mg de hipofosfito de cálcio + 7,5 mcg de iodeto de potássio + 0,3 mg de gliconato de magnésio + 0,05 mg de gliconato de manganês + 0,25 mg de gliconato de potássio + 0,05 mg de lactato de zinco, frasco com 240 mℓ *Uso oral. Uso adulto e pediátrico*
- **Combiron Fólico® (Aché)**, comprimidos revestidos contendo 2 mg de ácido fólico + 120 mg de ferrocarbonila + 10 mg de nicotinamida + 1 mg de riboflavina + 25 mcg de cianocobalamina + 2 mg de pantotenato de cálcio + 1 mg de cloridrato de piridoxina + 4 mg de nitrato de tiamina, embalagens com 15 e 45 comprimidos. *Uso oral. Uso adulto*
- **Complexo B® (EMS)**, solução oral (gotas), cada 1 mℓ contém 3,0 mg de d-pantenol + 2,0 mg de riboflavina + 5,0 mg de cloridrato de tiamina + 2,0 mg de piridoxina + 20 mg de nicotinamida + 0,25 mg de biotina, frasco com 20 mℓ
- **Complexo B® (EMS)**, xarope, cada 1 mℓ contém 1,5 mcg de cianocobalamina + 1,5 mg de pantotenato de cálcio + 1 mg de riboflavina + 3 mg de cloridrato de tiamina + 1 mg de cloridrato de piridoxina + 2,5 mg de nicotinamida, frasco com 120 mℓ *Uso oral. Uso adulto e pediátrico*
- **Complexo B® (EMS)**, comprimido revestido concentrado com 15 mcg de cianocobalamina + 25 mg de pantotenato de cálcio + 3,3 mg de riboflavina + 30 mg de mononitrato de tiamina + 50 mg de nicotinamida + 10 mg de cloridrato de piridoxina, frascos com 20 comprimidos. *Uso oral. Uso adulto e pediátrico*
- **Complexo B® (EMS)**, comprimido revestido com 3 mg de pantotenato de cálcio + 2 mg de riboflavina + 5 mg de mononitrato de tiamina + 2 mg de cloridrato de piridoxina + 20 mg de nicotinamida, frasco com 100 comprimidos revestidos. *Uso oral. Uso adulto e pediátrico*
- **Damater® (Merck Sharp & Dohme)**, cápsulas com 2 mg de ácido fólico + 2.700 UI de betacaroteno + 100 mg de carbonato de cálcio + 30 mg de fumarato ferroso + 15 mg de óxido de zinco + 2 mg de riboflavina + 3 mcg de cianocobalamina + 70 mg de ácido ascórbico + 400 UI de colecalciferol + 30 mg de acetato de racealfatocoferol + 2,2 mg de cloridrato de piridoxina + 3 mg de nitrato de tiamina, embalagem com 30 cápsulas. *Uso oral. Uso adulto*
- **Deltavit® (Delta)**, cada drágea contém 5 mg de pantotenato de cálcio (como ácido pantotênico) + 10 mg de cloridrato de lisina + 10 mg de colina (como citrato de colina) + 2 mg de zinco (como sulfato de zinco) + 10 mg de sulfato de potássio + 3 mg de manganês (como sulfato de manganês) + 5 mg de magnésio (como sulfato de magnésio) + 0,20 mg de iodo (como iodeto de potássio) + 0,04 mg de flúor (como fluoreto de sódio) + 0,50 mg de cobre (como sulfato de cobre) + 13 mg de nicotinamida + 5 mg de fosfato de cálcio dibásico (na forma de cálcio) + 1,30 mg de mononitrato de tiamina (vitamina B1) + 1,30 mg de riboflavina (vitamina B2) + 0,90 mg de piridoxina (vitamina B6) + 0,012 mg de colecalciferol (vitamina D) (equivalente a 400 UI) + 0,50 mg de ácido fólico + 5,2 mg de acetato de retinol (vitamina A) (equivalente a 2.000 UI) + 30 mg de ferro (como sulfato ferroso anidro) + 0,3 mg de tocoferol (vitamina E) (50% na forma de acetato) + 65 mg de ácido ascórbico (vitamina C) + 3 mcg de cianocobalamina (vitamina B12), embalagem contendo um frasco com 50 drágeas. *Uso oral. Uso adulto*
- **Deltavit® (Delta)**, suspensão oral, cada mℓ contém 0,5 mg de pantotenato de cálcio (como ácido pantotênico) + 1,0 mg de cloridrato de lisina + 1,0 mg de colina (como citrato de colina) + 0,2 mg de zinco (como sulfato de zinco) + 1,0 mg de sulfato de potássio + 0,3 mg de manganês (como sulfato de manganês) + 0,5 mg de magnésio (como sulfato de magnésio) + 0,02 mg de iodo (como iodeto de potássio) + 0,004 mg de flúor (como fluoreto de sódio) + 0,05 mg de cobre (como sulfato de cobre) + 1,3 mg de nicotinamida + 0,5 mg de fosfato de cálcio dibásico (na forma de cálcio) + 0,13 mg de cloridrato de tiamina (vitamina B1) + 0,13 mg de riboflavina (Vit. B2) + 0,09 mg de cloridrato de piridoxina (vitamina B6) + 0,0011 mg de colecalciferol (vitamina D) (equivalente a 40 UI) + 0,05 mg de ácido fólico + 2,6 mg de retinol hidrossolúvel (vitamina A) (equivalente a 200 UI) + 3,0 mg de ferro (como sulfato ferroso hepta-hidratado) + 0,3 mg de tocoferol (Vit. E) (50% na forma de acetato) + 6,5 mg de ácido ascórbico (vitamina C) + 0,3 mcg de cianocobalamina (vitamina B12), embalagem contendo um frasco com 120 mℓ. *Uso oral. Uso pediátrico*
- **Dexa-citoneurin NFF® (Merck)**, solução injetável, embalagem contendo uma ampola I (1 mℓ) e uma ampola II (2 mℓ) ou três ampolas I (1 mℓ) e três ampolas II (2 mℓ). Cada ampola I (1 mℓ) contém 100 mg de cloridrato de tiamina (vitamina B1) + 100 mg de cloridrato de piridoxina (vitamina B6) e cada ampola II (2 mℓ) contém: 5.000 mcg de cianocobalamina (vitamina B12) + 4 mg de fosfato de dexametasona. *Uso intramuscular. Uso adulto*
- **Dexacobal® (União Química)**, solução injetável, embalagem contendo 3 ampolas A (2 mℓ) e 3 ampolas B (1 mℓ). Cada ampola A (2 mℓ) contém 5.000 mcg de cianocobalamina (vitamina B12) + 100 mg de cloridrato de tiamina (vitamina B1) + 100 mg de cloridrato de piridoxina (vitamina B6) e cada ampola B (1 mℓ) contém: 4 mg de acetato de dexametasona. *Uso intramuscular. Uso adulto*
- **Dexador® (Ativus)**, comprimidos revestidos com 5.000 mcg de cianocobalamina (vitamina B12) + 100 mg de mononitrato de tiamina (vitamina B1) + 100 mg de cloridrato de piridoxina (vitamina B6) + 0,50 mg de fosfato de dexametasona, caixa com 20 comprimidos revestidos. *Uso oral. Uso adulto*
- **Dexador® (Ativus)**, solução injetável, caixa com 3 ampolas A de 2 mℓ e 3 ampolas B de 1 mℓ, cada ampola A (2 mℓ) contém 5.000 mcg de cianocobalamina (vitamina B12) + 100 mg de cloridrato de tiamina (vitamina B1) + 100 mg de cloridrato de piridoxina (vitamina B6) e cada ampola B (1 mℓ) contém 4 mg de acetato de dexametasona. *Uso intramuscular. Uso adulto*
- **Dexagil® (Marjan Farma)**, comprimidos revestidos contendo 1.000 mcg de cianocobalamina (vitamina B12) + 100 mg de cloridrato de piridoxina (vitamina B6) + 100 mg de nitrato de tiamina (vitamina B1) + 0,5 mg de fosfato dissódico de dexametasona, caixa contendo 20 comprimidos. *Uso oral. Uso adulto*
- **Dexaneurin® (União Química)**, solução injetável, caixa com 1 ampola A com 2 mℓ e 1 ampola B com 1 mℓ. Cada ampola A contém 1.000 mcg de cianocobalamina + 100 mg de cloridrato de piridoxina + 100 mg de cloridrato de tiamina + 10 mg de cloridrato de lidocaína e cada ampola B contém 5,262 mg de fosfato dissódico de dexametasona (equivalente a 4 mg de dexametasona), embalagem com 3 ampolas A e B. *Uso intramuscular. Uso adulto*
- **Dorical kids® (Legrand)**, suspensão oral, cada 5 mℓ contém 2,25 mg de vitamina E + 85 mg de cálcio + 500 UI de vitamina D3 + 4 mg de tiamina

+ 25 mg de ferro + 2 mg de riboflavina + 0,1 mg de fluoreto de sódio + 15 mg de vitamina B3 + 5.000 UI de vitamina A (palmitato de retinol) + 2 mg de vitamina B5, embalagem contendo frasco de 120 ml. *Uso oral. Uso pediátrico*
- **Doxal® (Germed)**, cada comprimido revestido contém 80 mg de cloridrato de piridoxina (vitamina B6) + 30 mg de mononitrato de tiamina (vitamina B1), caixas contendo 20 comprimidos revestidos. *Uso oral. Uso adulto*
- **Femme® (Aché)**, comprimidos revestidos com 5.000 UI de retinol (vit. A) + 400 UI de colecalciferol (vit. D3) + 100 mg de ácido ascórbico (vit. C) + 1 mg de ácido fólico + 30 UI de acetato de racealfatocoferol (vit. E) + 30 mcg de biotina + 10 mg de cloridrato de piridoxina (vit. B6) + 3 mcg de cianocobalamina (vit. B12) + 20 mg de nicotinamida + 2 mg de riboflavina (vit. B2) + 1,5 mg de nitrato de tiamina + 10 mg de ácido pantotênico (como pantotenato de cálcio) + 25 mcg de cloreto crômico + 250 mg de carbonato de cálcio + 30 mg de fumarato ferroso + 100 mg de óxido de magnésio + 5 mg de sulfato de manganês + 25 mg de óxido de zinco + 150 mcg de iodeto de potássio + 2 mg de óxido cúprico, embalagem com 30 comprimidos. *Uso oral. Uso adulto*
- **Gaballon® (Zydus Nikkho)**, xarope, cada ml 10 mg de ácido gama-aminobutírico + 10 mg de cloridrato de L-lisina + 0,4 mg de cloridrato de tiamina + 0,8 mg de cloridrato de piridoxina + 0,8 mg de pantotenato de cálcio, Embalagem contendo frasco com 100 ml.
- **Gaballon® (Zydus Nikkho)**, cada comprimido contém 50 mg de ácido gama-aminobutírico + 50 mg de cloridrato de L-lisina + 2 mg de cloridrato de tiamina + 4 mg de cloridrato de piridoxina + 4 mg de pantotenato de cálcio, embalagem contendo 20 comprimidos. *Uso oral. Uso adulto*
- **Geriaton® (Aché)**, comprimidos revestidos contendo 40 mg de *Panax ginseng* C.A. Meyer (equivalente a 12 mg de ginsenosídio) + 16,77 mg de fumarato ferroso (equivalente a 5,5 mg de ferro) + 7.500 UI de acetato de retinol + 0,75 mg de adenosina + 1,94 mg de nitrato de tiamina + 2 mg de riboflavina + 5 mcg de cianocobalamina + 5 mg de inositol + 10 mg de pantotenato de cálcio (equivalente a 4,6 mg de ácido pantotênico) + 0,2 mg de ácido fólico + 15 mg de nicotinamida + 60 mg de ácido ascórbico + 10 mg de acetato de racealfatocoferol + 0,25 mg de biotina + 5.000 UI de betacaroteno + 40 mcg de selênio (como selenato de sódio), embalagem com 30 comprimidos. *Uso oral. Uso adulto*
- **Gerilon® (Cifarma)**, cápsulas gelatinosas moles contendo 100 mg de *Ginseng* + 2.000 UI de retinol (vitamina A) + 1,3 mg de mononitrato de tiamina (vitamina B1) + 1,3 mg de riboflavina (vitamina B2) + 0,5 mg de cloridrato de piridoxina (vitamina B6) + 4 mcg de cianocobalamina (vitamina B12) + 65 mg de ácido ascórbico (vitamina C) + 400 UI de colecalciferol (vitamina D3) + 10 UI de acetato de alfatocoferol (vitamina E) + 0,01 mg de biotina + 5 mg de pantotenato de cálcio + 0,045 mg de flúor (na forma de fluoreto de sódio) + 30 mg de cálcio (na forma de fosfato) + 3,67 mg de ferro (na forma de fumarato) + 0,115 mg de iodo (na forma de iodeto de potássio) + 1,05 mg de magnésio (na forma de sulfato) + 0,487 mg de manganês (na forma de sulfato) + 23 mg de fósforo (na forma de fosfato de cálcio) + 13 mg de nicotinamida + 2,24 mg de potássio (na forma de sulfato) + 10 mg de rutina, embalagem contendo 30 ou 60 cápsulas. *Uso oral. Uso adulto*
- **Gerovital® (EMS)**, cápsulas gelatinosas contendo 100,00 mg de *Panax ginseng* + 2.000 UI de palmitato de retinol (vitamina A) + 1,30 mg de nitrato de tiamina (vitamina B1) + 1,3 mg de riboflavina (vitamina B2) + 0,50 mg de cloridrato de piridoxina (vitamina B6) + 4,00 μg de cianocobalamina (vitamina B12) + 65,00 mg de ácido ascórbico (vitamina C) + 400 UI de colecalciferol (vitamina D3) + 10,00 mg de acetato de racealfatocoferol (vitamina E) + 0,01 mg de biotina + 13,0 mg de nicotinamida + 5,00 mg de dexpantenol + 10,0 mg de rutina + 0,10 mg de fluoreto de sódio + 150,0 mg de fosfato de cálcio dibásico + 10 mg de sulfato ferroso + 0,15 mg de iodeto de potássio + 6,00 mg de sulfato de magnésio + 1,70 mg de sulfato de manganês + 5,00 mg de sulfato de potássio. *Uso oral. Uso adulto*
- **Hyplex B® (Hypofarma)**, solução injetável, ampolas de vidro, cada ml contém 4 mg de cloridrato de tiamina + 1 mg de riboflavina 5'- fosfato sódio (vit. B2) + 2 mg de cloridrato de piridoxina (vitamina B6) + 20 mg de nicotinamida (vit. PP) + 3 mg de dexpantenol (provitamina B5), caixa com 100 ampolas. *Uso intravenoso ou intramuscular. Uso adulto*

- **Laneli® (Medley)**, cápsula gelatinosa contendo 2.664 UI de palmitato de retinol + 400 UI de colecalciferol + 10,00 mg de acetato de tocoferol + 70,00 mg de ácido ascórbico + 3,0 mg de mononitrato de tiamina + 3,40 mg de riboflavina + 17,00 mg de nicotinamida + 4,00 mg de cloridrato de piridoxina + 0,60 mg de ácido fólico + 2,20 mcg de cianocobalamina + 30,0 mg de fumarato ferroso + 15,00 mg de óxido de zinco +125 mg de carbonato de cálcio, blíster com 8, 30 e 60 cápsulas gelatinosas. *Uso oral. Uso adulto*
- **Materna® (Wyeth)**, drágea contendo 5.000 UI de retinol + 400 UI de colecalciferol + 100 mg de vitamina C + 1 mg de ácido fólico + 30 UI de acetato de tocoferol + 30 mcg de biotina + 10 mg de cloridrato de piridoxina + 12 mcg de cianocobalamina +20 mg de niacinamida + 3,4 mg de riboflavina + 3,0 mg de mononitrato de tiamina + 10 mg de ácido pantotênico (como pantotenato de cálcio) + 25 mcg de cloreto de cromo + 250 mg de carbonato de cálcio + 60 mg de fumarato ferroso + 25 mcg de molibdênio + 25 mg de óxido de magnésio + 5 mg de sulfato de manganês + 25 mg de óxido de zinco + 150 mcg de iodeto de potássio + 2 mg de óxido de cobre, embalagem com 30 drágeas. *Uso oral. Uso durante gravidez e lactação*
- **MaterPlena Gest® (Cristalia)**, comprimidos revestidos contendo 200 UI de colecalciferol + 55 mg de ácido ascórbico + 6 mg de ácido pantotênico + 1,9 mg de cloridrato de piridoxina + 1,4 mg de riboflavina + 2,6 mcg de cianocobalamina + 18 mg de niacina + 1,4 mg de mononitrato de tiamina + 1,334 UI de palmitato de retinol + 1,334 mg de betacaroteno + 14,9 UI de acetato de tocoferol + 0,36 mg de ácido fólico + 0,01 mg de biotina + 27 mg de ferro + 300 mg de cálcio + 55 mg de magnésio + 0,01 mg de molibdênio + 0,02 mg de selênio + 2 mg de manganês + 11 mg de zinco, embalagem com 30 comprimidos. *Uso oral. Uso durante gravidez e lactação*
- **MaterPlena Lact® (Cristália)**, comprimidos revestidos contendo 1.334 UI de betacaroteno + 200 UI de vitamina D + 14,90 UI de vitamina E + 1,40 mg de vitamina B1 + 1,40 mg de vitamina B2 + 1,90 mg de vitamina B6 + 55 mg de vitamina C + 6 mg de ácido pantotênico + 18 mg de niacina + 0,35 mg de ácido fólico + 0,010 mg de biotina + 2,60 mcg de vitamina B12 + 27 mg de ferro + 300 mg de cálcio + 55 mg de magnésio + 2 mg de manganês + 0,0125 mg de molibdênio + 0,015 mg de selênio + 11 mg de zinco, embalagem com 30 comprimidos. *Uso oral. Uso durante a lactação*
- **Matersupre® (Teuto)**, comprimido revestido contendo 5.000 U de acetato de retinol (vitamina A) + 30 UI de acetato de racealfatocoferol (vitamina E – 50%) + 111,11 g de ácido ascórbico 90% (equivalente a 100 mg de vitamina C) + 1,0 mg de ácido fólico + 3,0 mg de mononitrato de tiamina + 3,4 mg de riboflavina + 20,0 mg de nicotinamida + 10,0 mg de cloridrato de piridoxina + 12,0 mg de cianocobalamina 0,1% (equivalente a 12 μg de vitamina B 12) + 400 UI de colecalciferol + 0,03 mg de biotina + 11,259 mg de pantotenato de cálcio (equivalente a 10 mg de ácido pantotênico) + 250 mg de cálcio + 47,97 mg de óxido de magnésio (equivalente a 25 mg de magnésio) + 182,54 mg de fumarato ferroso (equivalente a 60 mg de ferro) + 2,5 mg de óxido de cobre seco (equivalente a 2 mg de cobre) + 34,72 mg de óxido de zinco (equivalente a 25 mg de zinco) + 15,3 mg de sulfato de manganês monoidratado (equivalente a 5 mg de manganês), embalagem com 30 comprimidos. *Uso oral. Uso durante a gravidez e o período pós-parto (seja ela lactante ou não)*
- **Natele® (Bayer)**, cápsula gelatinosa mole contendo 2.664 UI de palmitato de retinol + 400 UI de colecalciferol + 10,00 UI de acetato de tocoferol + 70,00 mg de ácido ascórbico + 3,0 mg de mononitrato de tiamina + 3,40 mg de riboflavina (vit. B2) + 17,00 mg de nicotinamida + 4,00 mg de cloridrato de piridoxina + 0,60 mg de ácido fólico + 2,20 mcg de cianocobalamina + 30,00 mg de fumarato ferroso + 15,0 mg de óxido de zinco, cartucho contendo blíster com 14 ou 28 cápsulas gelatinosas. *Uso oral. Uso adulto*
- **Mionevrix® (Aché)**, comprimidos revestidos contendo 100 mg de cloridrato de piridoxina + 50 mg de cloridrato de tiamina + 1.000 mcg de cianocobalamina + 250 mg de dipirona monoidratada + 250 mg de carisoprodol, embalagem com 8 e 20 comprimidos. *Uso oral. Uso adulto*
- **Nativit® (EMS Sigma Pharma)**, comprimidos revestidos contendo 5.000 UI de acetato de retinol + 30 UI de acetato de racealfatocoferol (vitamina E) + 65 mg de ácido ascórbico + 1,5 mg de nitrato de tiamina + 1,7 mg de riboflavina + 2 mg de cloridrato de piridoxina + 6 mcg de cianocobalamina

+ 20 mg de nicotinamida + 65 mcg de fitomenadiona (vitamina K) + 400 UI de colecalciferol (vitamina D3) + 0,4 mg de ácido fólico + 15 mcg de biotina + 10 mg de pantotenato de cálcio (vitamina B5) + 20 mcg de selênio (como complexo aminoácido quelato) + 1 mg de manganês (como sulfato de manganês monoidratado) + 40 mg de ferrocarbonila + 0,13 mg de cromo (como cloreto de cromo hexaidratado) + 3 mg de cobre (como sulfato de cobre anidro) + 15 mg de óxido de zinco + 25 mcg de molibdato de sódio di-hidratado + 0,15 mg de iodeto de potássio, embalagem contendo frasco com 20 e 30 comprimidos. Uso oral. Uso adulto

- **Nevrix® (Ativus),** solução injetável, cada ampola contém 100 mg de cloridrato de tiamina (equivalente a 78,67 mg de tiamina) + 5 mg de cianocobalamina, caixa com 3 ampolas de 2 mℓ. Uso adulto. Uso intramuscular
- **Nutri Homem® (Equaliv),** cápsulas gel contendo 500 mcg de vitamina A + 5 mcg de vitamina D + 45 mg de vitamina C + 10 mg de vitamina E + 1,2 mg de vitamina B1 + 1,3 mg de vitamina B2 + 16 mg de vitamina B3 + 5 mg de vitamina B5 + 1,3 mg de vitamina B6 + 200 mcg de vitamina B9 (ácido fólico) + 2,4 mcg de vitamina B12 + 30 mcg de biotina + 30 mcg de vitamina K + 50 mg de cálcio + 3,5 mg de ferro + 120 mg de magnésio + 7 mg de zinco + 33 mcg de iodo + 450 mcg de cobre + 34 mcg de selênio + 23 mcg de molibdênio + 35 mcg de cromo + 2,3 mg de manganês, embalagem com 60 cápsulas. Uso oral. Uso adulto
- **Pharmaton® (Boehringer Ingelheim),** cápsulas gelatinosas contendo 40 mg de extrato padronizado de Ginseng G115 (*Panax ginseng*) + 2.667 UI de vitamina A (palmitato de retinol) + 200 UI de vitamina D3 (colecalciferol) + 10 mg (correspondente a 14,9 mg de acetato de racealfatocoferol) de vitamina E + 1,4 mg de nitrato de tiamina (correspondente a 1,1 mg de tiamina) + 1,6 mg de vitamina B2 (riboflavina) + 2 mg de cloridrato de piridoxina (correspondente a 1,6 mg de piridoxina) + 1 mcg de vitamina B12 (cianocobalamina) + 150 mcg de biotina + 18 mg de nicotinamida + 60 mg de vitamina C (ácido ascórbico) + 0,10 mg de ácido fólico + 2 mg de cobre (correspondente a 5,6 mg de sulfato cúprico) + 2,5 mg de manganês (correspondente a 7,75 mg de sulfato de manganês monoidratado) + 10 mg de magnésio (correspondente a 71,0 mg de sulfato de magnésio) + 10 mg de ferro (correspondente a 30,9 mg de sulfato ferroso) + 1 mg de zinco (correspondente a 2,75 mg de sulfato de zinco monoidratado) + 100 mg de cálcio (correspondente a 340,0 mg de fosfato de cálcio) + 50 mcg de selênio (correspondente a 111,0 mcg de selenito de sódio) + 100 mg de lecitina de soja, embalagens com 30, 60 e 100 cápsulas. Uso oral. Uso adulto
- **Pharmaton kiddi® (Boehringer Ingelheim),** xarope, cada 15 mℓ contém 300,00 mg de cloridrato de lisina + 3 mg de vitamina B1 (cloridrato de tiamina) + 3,50 mg de vitamina B2 (fosfato sódico de riboflavina) + 6 mg de vitamina B6 (cloridrato de piridoxina) + 600 UI de vitamina D3 (colecalciferol) + 15 mg de vitamina E (acetato de racealfatocoferol) + 20 mg de vitamina PP (nicotinamida) + 10 mg de dexpantenol (vitamina B5), frasco com 200 mℓ + copo-medida graduado. Uso oral. Uso adulto e pediátrico
- **Protovit plus® (Bayer),** solução oral, embalagem contendo 1 frasco de 20 mℓ. Cada mℓ (24 gotas) contém 3.000 UI de palmitato de retinol + 2 mg de cloridrato de tiamina + 1,5 mg de fosfato sódico de riboflavina + 15 mg de nicotinamida + 10 mg de dexpantenol + 2 mg de piridoxina + 0,2 mg de biotina + 80 mg de ácido ascórbico + 900 UI de ergocalciferol + 15 mg de vitamina E. Uso oral. Uso pediátrico
- **Reinforce® cabelos e unhas (Equaliv),** cápsulas contendo 1,2 mg de vitamina A1 + 1,5 mg de vitamina B2 + 16 mg de vitamina B3 + 5 mg de vitamina B5 + 1,3 mg de vitamina B6 + 240 mcg de ácido fólico + 2,40 mcg de vitamina B12 + 45 mg de vitamina C + 10 mg de vitamina E + 30 mcg de biotina + 7 mg de ferro + 130 mg de magnésio + 3,5 mg de zinco, embalagem com 30 cápsulas. Uso oral. Uso adulto
- **Revitam Júnior® (Biolab),** solução oral, cada mℓ contém1.250 UI de vitamina A (palmitato) + 0,4 mg de vitamina B1 (cloridrato de tiamina) + 0,5 mg de vitamina B2 (fosfato sódico de riboflavina) + 0,6 mg de vitamina B6 (cloridrato) + 0,5 mcg de vitamina B12 (cianocobalamina) + 35 mg de vitamina C (ácido ascórbico) + 400 UI de vitamina D3 (colecalciferol) + 4 UI de vitamina E (acetato) + 6 mg de nicotinamida + 35 mcg de ácido fólico + 3 mg de pantenol, frasco contendo 40 mℓ, 120 mℓ, 200 mℓ e 240 mℓ com dosador. Uso oral. Uso adulto e pediátrico acima de 6 meses de idade

- **Septagen® (Baldacci),** comprimidos revestidos contendo 10 mg de vitamina E + 240 mcg de ácido fólico + 5 mg de ácido pantotênico + 16 mg de niacina + 1,3 mg de vitamina B6 + 1,2 mg de tiamina + 2,40 mcg de vitamina B12, embalagem com 60 comprimidos. Uso oral. Uso preferencial para pessoas com mais de 50 anos
- **Stresstabs® 600 com zinco (Wyeth),** cada comprimido revestido contém 45 UI de acetato de tocoferol + 600 mg de ácido ascórbico + 0,5 mg de ácido fólico + 25 mcg de cianocobalamina + 10 mg de cloridrato de piridoxina + 30 mg de mononitrato de tiamina + 100 mg de nicotinamida + 3 mg de óxido cúprico (79,88% cobre) + 25 mg de pantotenato de cálcio (92,01% ácido pantotênico) + 10 mg de riboflavina + 65,52 mg de sulfato de zinco (36,43% zinco), frasco com 30 comprimidos. Uso oral. Uso adulto
- **Teragran M® (Bristol-Myers Squibb),** cada comprimido revestido contém 6.976 UI de vitamina A + 400 UI de vitamina D3 + 9,2 mg de vitamina B1 + 1,70 mg de vitamina B2 + 4,11 mg de vitamina B6 + 6 mcg de vitamina B12 + 65 mg de vitamina C + 20,2 mg de nicotinamida + 9,2 mg de pantotenato de cálcio + 15 mg de ferro + 106 mg de cálcio + 6 mg de magnésio + 1 mg de manganês + 0,12 mg de iodo + 1,5 mg de zinco + 1 mg de cobre + 5,04 mg de potássio, frascos com 30 comprimidos. Uso oral. Uso adulto e pediátrico acima de 12 anos de idade
- **Vitergan Master® (Marjan Farma),** cápsula gelatinosa mole contendo 40 mg de extrato seco de *Panax ginseng* C. A. Mey. (contendo 2,8 mg de ginsenosídios) + 4.000 UI de palmitato de retinol + 2 mg de nitrato de tiamina + 2 mg de riboflavina + 1 mg de cloridrato de piridoxina + 1 mcg de cianocobalamina + 60 mg de ácido ascórbico + 400 UI de colecalciferol + 10 mg de acetato de tocoferol + 15 mg de nicotinamida + 10 mg de pantotenato de cálcio + 0,4 mg de ácido fólico + 20,0 mg de rutosídios + 30,34 mg de fumarato ferroso (equivalente a 10 mg de ferro) + 351,35 mg de fosfato de cálcio dibásico (equivalente a 103,5 mg de cálcio e 80 mg de fósforo) + 3,93 mg de sulfato de cobre (equivalente a 1 mg de cobre elementar) + 24 mg de gliconato de potássio (equivalente a 4 mg de potássio) + 3,07 mg de sulfato de manganês (equivalente a 1 mg de manganês) + 85,31 mg de gliconato de magnésio (equivalente a 5 mg de magnésio) + 1,254 mg de óxido de zinco (equivalente a 1 mg de zinco) + 92,0 mg de lecitina de soja, caixa com 30 cápsulas. Uso oral. Uso adulto
- **Trezevit® A e B adulto (Biosintética),** solução injetável para infusão intravenosa, embalagem com 25 frascos-ampola âmbar de Trezevit® A – adulto – 5 mℓ e 25 frascos-ampola âmbar de Trezevit® B – adulto – 5 mℓ. Os frascos-ampola A e B são complementares. Cada 5 mℓ de Trezevi® A – adulto contém: 3.300 UI de vitamina A (como palmitato de retinol) + 200 UI de vitamina D3 (como colecalciferol) + 10 UI de vitamina E (como acetato de alfa tocoferol) + 150,0 μg de vitamina K1 (como fitomenadiona) + 6,0 mg de cloridrato de tiamina + 3,6 mg de vitamina B2 (como riboflavina fosfato sódica) + 40,0 mg de nicotinamida + 15 mg vitamina B5 (como dexpantenol) + 6,0 mg de cloridrato de piridoxina + 200 mg de vitamina C (como ácido ascórbico) e cada 5 mℓ de Trezevit® B – Adulto contém 60,0 μg de biotina + 600,0 μg de ácido fólico + 5,0 μg de cianocobalamina. Uso por infusão intravenosa. Uso adulto
- **Trezevit® A e B pediátrico (Biosintética),** embalagem com 25 frascos-ampola âmbar de Trezevit® A – Pediátrico – 5 mℓ e 25 frascos-ampola âmbar de Trezevit® B – Pediátrico – 5 mℓ. Os frascos-ampola A e B são complementares. Cada 5 mℓ de Trezevit® A – Pediátrico contém 2.300 UI de palmitato de retinol + 400 UI de colecalciferol + 7,0 UI de acetato de alfa tocoferol + 200,0 μg de vitamina K1 (como fitomenadiona) + 1,2 mg de cloridrato de tiamina + 1,4 mg de riboflavina fosfato sódica + 17,0 mg de nicotinamida + 5,0 mg de dexpantenol + 1,0 mg de cloridrato de piridoxina + 80,0 mg de ácido ascórbico. Cada 5 mℓ de Trezevit® B – Pediátrico contém 20,0 μg de biotina + 140,0 μg de ácido fólico + 1,0 μg de cianocobalamina. Uso por infusão intravenosa. Uso pediátrico
- **Vitergan® (Marjan Farma),** comprimidos revestidos contendo 4.000 UI de acetato de retinol (vitamina A) + 400 UI de colecalciferol (vitamina D3) + 65 mg de ácido ascórbico + 1,5 mg de tiamina + 1,7 mg de riboflavina (vitamina B2) + 20 mg de nicotinamida (vitamina B3) + 2 mg de cloridrato de piridoxina (vitamina B6) + 10 mg de pantotenato de cálcio (vitamina B5) + 0,4 mg de ácido fólico (vitamina B9) + 6 mcg de cianocobalamina (vitamina B12) + 250 mg de cálcio + 40 mg de ferro + 0,15 mg de iodo +

1 mg de cobre + 5 mg de magnésio + 1 mg de manganês, embalagem com 10 e 30 comprimidos. *Uso oral. Uso adulto*
- **Vitergan pré-natal® (Marjan Farma),** comprimidos revestidos contendo 4.000 UI de acetato de retinol + 400 UI de colecalciferol (vitamina D3) + 65 mg de ácido ascórbico (vitamina C) + 1,5 mg de tiamina (vitamina B1) + 1,7 mg de riboflavina (vitamina B2) + 20 mg de nicotinamida + 2 mg de cloridrato de piridoxina + 10 mg de pantotenato de cálcio + 0,4 mg de ácido fólico + 6 mcg de cianocobalamina (vitamina B12) + 250 mg de cálcio + 40 mg de ferro + 0,15 mg de iodo + 1 mg de cobre + 5 mg de magnésio + 1 mg de manganês, embalagem com 10 e 30 comprimidos. *Uso oral. Uso adulto e pediátrico acima de 14 anos*
- **Vitforte® (Vitamed),** cápsulas de gelatina dura contendo 600 mcg de vitamina A + 1,3 mg de piridoxina + 45 mg de ácido ascórbico + 1,2 mg de tiamina + 1,3 mg de riboflavina + 5 mg de ácido pantotênico + 16,00 mg de nicotinamida + 2,4 mcg de cianocobalamina + 10 mg de vitamina E + 45 mg de ácido fólico + 30 mg de biotina + 130 mcg de iodo + 45 mcg de molibdênio + 34 mcg de selênio + 7 mg de zinco + 900 mcg de cobre + 5 mcg de vitamina D3, embalagem com 30 cápsulas.

Vitamina B2 (riboflavina)

Micronutriente hidrossolúvel encontrado no leite, nos ovos, no fígado, no rim, no coração e em hortaliças. A fonte natural mais rica é a levedura. Suas formas principais nos tecidos e nas células são flavina mononucleotídio (FMN) e flavina adenina dinucleotídio (FAD). Assim como as outras vitaminas do complexo B, participa na produção de energia ao ajudar a metabolização de gorduras, carboidratos e proteínas. A vitamina B2 também é crucial na formação de eritrócitos, na produção de anticorpos e na regulação do crescimento e da reprodução humanos. É essencial para a saúde da pele, das unhas e do cabelo. Também ajuda na regulação tireóidea.

É rapidamente absorvida pela parte alta do sistema digestório. A riboflavina liga-se às enzimas riboflavina hidrogenase, riboflavina quinase e riboflavina sintase. A sua atividade antioxidante provém principalmente do fato de a riboflavina ser precursora de FAD, que participa na produção do antioxidante glutationa reduzida.

É indicada para: prevenção e tratamento de deficiência de vitamina B2 (gestantes, lactantes, usuárias de anovulatórios orais, idosos, atletas, etilistas); prevenção e tratamento de muitas condições oftalmológicas, inclusive alguns casos de catarata.

Vale mencionar que a deficiência de riboflavina compromete a absorção de ferro e já foi constatado que a anemia ferropriva é mais bem tratada quando as reservas de riboflavina são repostas.

Apresentação comercial

Encontrada apenas em associações com outras vitaminas e minerais:
- **Abfor gerin® (Airela),** comprimidos revestidos contendo 45 mg de acetato de racealfatocoferol + 30 mg de nitrato de tiamina + 10 mg de riboflavina + 100 mg de nicotinamida + 25 mg de pantotenato de cálcio + 10 mg de cloridrato de piridoxina + 0,5 mg de ácido fólico + 25 mcg de cianocobalamina + 600 mg de ácido ascórbico + 3 mg de óxido cúprico + 23,9 mg de sulfato de zinco, embalagem com 30 comprimidos. *Uso oral. Uso adulto*
- **Accuvit® (Aché),** cada comprimido revestido contém 300 mg de ácido ascórbico + 100 UI de acetato de racealfatocoferol + 10.000 UI de betacaroteno + 25 mg de zinco (como óxido de zinco) + 2 mg de cobre (como óxido cúprico) + 50 mg de riboflavina + 0,1 mg de selênio (como selenato de sódio), frascos contendo 30 comprimidos revestidos. *Uso oral. Uso adulto*
- **Apevinat BC® (Airela),** xarope, cada mℓ contém 0,800 mg de cloridrato de cipro-heptadina (equivalente a 0,71 mg de cipro-heptadina) + 0,120 mg de cloridrato de tiamina (equivalente a 0,09 mg de tiamina) + 0,200 mg de fosfato sódico de riboflavina (equivalente a 0,15 mg de riboflavina) + 1,334 mg de nicotinamida + 0,134 mg de cloridrato de piridoxina (equivalente a 0,11 mg de piridoxina) + 4,334 mg/mℓ de ácido ascórbico, embalagem com 200 mℓ. *Uso oral. Uso pediátrico de 7 a 14 anos*
- **Beneroc complex® (Bayer),** drágeas contendo 15 mg de mononitrato de tiamina + 15 mg de riboflavina + 50 mg de nicotinamida + 25 mg de pantotenato de cálcio + 10 mg de cloridrato de piridoxina + 0,15 mg de biotina + 0,01 mg de cianocobalamina, embalagem com 30 drágeas. *Uso oral. Uso adulto*
- **Biofructose® (Bunker),** solução injetável, cada ampola de 10 mℓ contém 3,0 g de frutose + 2,0 mg de riboflavina fosfato sódica + 2,0 mg de cloridrato de piridoxina + 20 mg de nicotinamida (vitamina PP) + 300 mg de ácido ascórbico, embalagem contendo 3 e 100 ampolas de 10 mℓ. *Uso intravenoso. Uso adulto*
- **Biofructose® (Bunker),** solução injetável, cada ampola de 20 mℓ contém 6,0 g de frutose + 4,0 mg de riboflavina fosfato sódica + 4,0 mg de cloridrato de piridoxina + 40 mg de nicotinamida (vitamina PP) + 600 mg de ácido ascórbico, embalagem contendo 3 e 50 ampolas de 10 mℓ. *Uso intravenoso. Uso adulto*
- **Bion 3® (Merck),** tablete contendo 5 mcg de colecalciferol + 30 mcg de biotina + 200 mcg de ácido fólico + 108 UFC de *Lactobacillus acidophilus* + 45 mg de ácido ascórbico + 10 mg de acetato de tocoferol + 16 mg de niacina + 600 mcg de acetato de retinol + 5 mg de ácido pantotênico + 1,3 mg de cloridrato de piridoxina + 1,2 mg de tiamina + 1,3 mg de riboflavina + 1 mcg de cianocobalamina + 90 mg de cálcio + 38 mg de fósforo + 45 mg de magnésio + 5 mg de ferro + 5 mg de zinco + 1,2 mg de manganês + 30 mcg de selênio + 100 mcg de iodo, embalagem com 30 tabletes. *Uso oral. Uso adulto*
- **Beminal plus® (Eurofarma),** comprimidos revestidos com 30 mg de vitamina B1 (na forma de mononitrato de tiamina) + 10 mg de vitamina B2 (riboflavina) + 10 mg de cloridrato de piridoxina + 15 mcg de vitamina B12 (cianocobalamina) + 600 mg de vitamina C (ácido ascórbico) + 45 mg de vitamina E (acetato de tocoferol) + 100 mg de nicotinamida + 25 mg de pantotenato de cálcio (na forma de sulfato) + 22,5 mg de zinco, embalagens contendo 30 comprimidos. *Uso oral. Uso adulto*
- **B-suprin® (Cazi),** drágeas contendo 15 mg de nicotinamida + 5 mg de riboflavina + 15 mcg de cianocobalamina + 2 mg de cloridrato de piridoxina + 6 mg de cloridrato de tiamina, embalagem com 20 drágeas. *Uso oral. Uso adulto*
- **Carnabol® (Aché),** comprimidos contendo 6 mcg de cianocobalamina + 100 mg de cloridrato de levolisina + 75 mg de cloridrato de levocarnitina + 2 mg de cloridrato de piridoxina + 5 mg de cloridrato de tiamina + 10 mg de nicotinamida + 1 mg de riboflavina, embalagem com 20 comprimidos. *Uso oral. Uso adulto e pediátrico acima de 12 anos. Não deve ser administrado no primeiro trimestre de gravidez e por portadores de doenças hepáticas e renais e úlcera péptica*
- **Cazigeran® (Cazi),** drágeas contendo 200,0 mg de aspartato de potássio + 200,0 mg de aspartato de magnésio + 100,0 mg de acetato de racealfatocoferol (vitamina E) + 25,0 mg de cloridrato de tiamina + 2,0 mg de riboflavina + 10,0 mg de cloridrato de piridoxina, caixas com 20 e 60 drágeas. *Uso oral. Uso adulto*
- **Centrum® (Wyeth),** comprimidos contendo 400 mcg de vitamina A + 1,2 mg de tiamina + 1,3 mg de riboflavina + 16 mg de niacina + 5,0 mg de ácido pantotênico + 1,3 mg de piridoxina + 240 mcg de ácido fólico + 2,4 mcg de cianocobalamina + 45 mg de vitamina C + 5,0 mg de vitamina D + 6,7 mg de vitamina E + 30 mcg de biotina + 65 mcg de vitamina K + 250 mg de cálcio + 450 mcg de cobre + 18 mcg de cromo + 8,1 mg de ferro + 125 mg de fósforo + 33 mcg de iodo + 100 mg de magnésio + 1,2 mg de manganês + 23 mcg de molibdênio + 10 mcg de potássio + 20 mcg de selênio + 7,0 mg de zinco, embalagem de 15, 30, 60, 100, 130 e 150 comprimidos. *Uso oral. Uso adulto*

- **Clusivol® (Wyeth),** comprimido revestido com 5.000 UI de acetato de retinol + 400 UI de colecalciferol (vitamina D3) + 73,1 mg de ascorbato de sódio + 1,5 mg de mononitrato de tiamina + 1,7 mg de riboflavina (vitamina B2) + 2,0 mg de cloridrato de piridoxina (vitamina B6) + 6,0 mcg de cianocobalamina + 1,0 mg de dexpantenol + 20,0 mg de nicotinamida + 45,63 mg de fumarato ferroso + 300 mg de carbonato de cálcio + 4,55 mg de gliconato de manganês + 0,75 mg de óxido de zinco + 4,97 mg de óxido de magnésio, frascos com 20 e 30 comprimidos. *Uso oral. Uso adulto*
- **Clusivol Composto® (Wyeth),** solução oral, cada 1 mℓ contém 250 UI de palmitato de retinol + 0,07 mg de cloridrato de tiamina + 0,09 mg de fosfato sódico de riboflavina + 0,08 mg de cloridrato de piridoxina + 0,3 mcg de cianocobalamina + 3,25 mg de ácido ascórbico + 20 UI de colecalciferol + 0,43 mg de hemitartarato de colina + 0,6 mg de pantotenato de cálcio + 0,5 mg de inositol + 1 mg de nicotinamida + 2,0 mg de cloridrato de lisina + 4 mg de lactato de cálcio + 0,3 mg de gliconato ferroso + 3 mg de hipofosfito de cálcio + 7,5 mcg de iodeto de potássio + 0,3 mg de gliconato de magnésio + 0,05 mg de gliconato de manganês + 0,25 mg de gliconato de potássio + 0,05 mg de lactato de zinco, frasco com 240 mℓ. *Uso oral. Uso adulto e pediátrico*
- **Combiron Fólico® (Aché),** comprimidos revestidos contendo 2 mg de ácido fólico + 120 mg de ferrocarbonila + 10 mg de nicotinamida + 1 mg de riboflavina + 25 mcg de cianocobalamina + 2 mg de pantotenato de cálcio + 1 mg de cloridrato de piridoxina + 4 mg de nitrato de tiamina, embalagens com 15 e 45 comprimidos. *Uso oral. Uso adulto*
- **Damater® (Merck Sharp & Dohme),** cápsulas com 2 mg de ácido fólico + 2.700 UI de betacaroteno + 100 mg de carbonato de cálcio + 30 mg de fumarato ferroso + 15 mg de óxido de zinco + 2 mg de riboflavina + 3 mcg de cianocobalamina + 70 mg de ácido ascórbico + 400 UI de colecalciferol + 30 mg de acetato de racealfatocoferol + 2,2 mg de cloridrato de piridoxina + 3 mg de nitrato de tiamina, embalagem com 30 cápsulas. *Uso oral. Uso adulto*
- **Dorical kids® (Legrand),** suspensão oral, cada 5 mℓ contém 2,25 mg de vitamina E + 85 mg de cálcio + 500 UI de vitamina D3 + 4 mg de tiamina + 25 mg de ferro + 2 mg de riboflavina + 0,1 mg de fluoreto de sódio + 15 mg de vitamina B3 + 5.000 UI de vitamina A (palmitato de retinol) + 2 mg de vitamina B5, embalagem contendo frasco de 120 mℓ. *Uso oral. Uso pediátrico*
- **Femme® (Aché),** comprimidos revestidos com 5.000 UI de retinol (vit. A) + 400 UI de colecalciferol (vit. D3) + 100 mg de ácido ascórbico (vit. C) + 1 mg de ácido fólico + 30 UI de acetato de racealfatocoferol (vit. E) + 30 mcg de biotina + 10 mg de cloridrato de piridoxina (vit. B6) + 3 mcg de cianocobalamina + 20 mg de nicotinamida + 2 mg de riboflavina (vit. B2) + 1,5 mg de nitrato de tiamina (vit. B1) + 10 mg de ácido pantotênico (como pantotenato de cálcio) + 25 mcg de cloreto crômico + 250 mg de carbonato de cálcio + 30 mg de fumarato ferroso + 100 mg de óxido de magnésio + 5 mg de sulfato de manganês + 25 mg de óxido de zinco + 150 mcg de iodeto de potássio + 2 mg de óxido cúprico, embalagem com 30 comprimidos. *Uso oral. Uso adulto*
- **Hyplex B® (Hypofarma),** solução injetável, ampolas de vidro, cada mℓ contém 4 mg de cloridrato de tiamina + 1 mg de riboflavina 5′- fosfato sódio (vitamina B2) + 2 mg de cloridrato de piridoxina (vit. B6) + 20 mg de nicotinamida (vit. PP) + 3 mg de dexpantenol (provit. B5), caixa com 100 ampolas. *Uso intravenoso ou intramuscular. Uso adulto*
- **Laneli® (Medley),** cápsula gelatinosa contendo 2.664 UI de palmitato de retinol + 400 UI de colecalciferol + 10,00 mg de acetato de tocoferol (vit. E) + 70,00 mg de ácido ascórbico + 3,0 mg de mononitrato de tiamina + 3,40 mg de riboflavina + 17,00 mg de nicotinamida + 4,00 mg de cloridrato de piridoxina + 0,60 mg de ácido fólico + 2,20 mcg de cianocobalamina + 30,0 mg de fumarato ferroso + 15,00 mg de óxido de zinco +125 mg de carbonato de cálcio, blíster com 8, 30 e 60 cápsulas gelatinosas. *Uso oral. Uso adulto*
- **Materna® (Wyeth),** drágea contendo 5.000 UI de retinol + 400 UI de colecalciferol + 100 mg de vitamina C + 1 mg de ácido fólico + 30 UI de acetato de tocoferol + 30 mcg de biotina + 10 mg de cloridrato de piridoxina + 12 mcg de cianocobalamina +20 mg de niacinamida + 3,4 mg de riboflavina + 3,0 mg de mononitrato de tiamina + 10 mg de ácido pantotênico (como pantotenato de cálcio) + 25 mcg de cloreto de cromo + 250 mg de carbonato de cálcio + 60 mg de fumarato ferroso + 25 mcg de molibdênio + 25 mg de óxido de magnésio + 5 mg de sulfato de manganês + 25 mg de óxido de zinco + 150 mcg de iodeto de potássio + 2 mg de óxido de cobre, embalagem com 30 drágeas. *Uso oral. Uso durante gravidez e lactação*
- **MaterPlena Gest® (Cristalia),** comprimidos revestidos contendo 200 UI de colecalciferol + 55 mg de ácido ascórbico + 6 mg de ácido pantotênico + 1,9 mg de cloridrato de piridoxina + 1,4 mg de riboflavina + 2,6 mcg de cianocobalamina + 18 mg de niacina + 1,4 mg de mononitrato de tiamina + 1,334 UI de palmitato de retinol + 1,334 de betacaroteno + 14,9 UI de acetato de tocoferol + 0,36 mg de ácido fólico + 0,01 mg de biotina + 27 mg de ferro + 300 mg de cálcio + 55 mg de magnésio + 0,01 mg de molibdênio + 0,02 mg de selênio + 2 mg de manganês + 11 mg de zinco, embalagem com 30 comprimidos. *Uso oral. Uso durante gravidez e lactação*
- **MaterPlena Lact® (Cristália),** comprimidos revestidos contendo 1.334 UI de betacaroteno + 200 UI de vitamina D + 14,90 UI de vitamina E + 1,40 mg de vitamina B1 + 1,40 mg de vitamina B2 + 1,90 mg de vitamina B6 + 55 mg de vitamina C + 6 mg de ácido pantotênico + 18 mg de niacina + 0,35 mg de ácido fólico + 0,010 mg de biotina + 2,60 mcg de vitamina B12 + 27 mg de ferro + 300 mg de cálcio + 55 mg de magnésio + 2 mg de manganês + 0,0125 mg de molibdênio + 0,015 mg de selênio + 11 mg de zinco, embalagem com 30 comprimidos. *Uso oral. Uso durante a lactação*
- **Matersupre® (Teuto),** comprimido revestido contendo 5.000 U de acetato de retinol (vitamina A) + 30 UI de acetato de racealfatocoferol (vitamina E – 50%) + 111,11 g de ácido ascórbico 90% (vitamina C) (equivalente a 100 mg de vitamina C) + 1,0 mg de ácido fólico + 3,0 mg de mononitrato de tiamina + 3,4 mg de riboflavina + 20,0 mg de nicotinamida + 10,0 mg de cloridrato de piridoxina + 12,0 mg de cianocobalamina 0,1% (equivalente a 12 μg de vitamina B 12) + 400 UI de colecalciferol + 0,03 mg de biotina + 11,259 mg de pantotenato de cálcio (equivalente a 10 mg de ácido pantotênico) + 250 mg de cálcio + 47,97 mg de óxido de magnésio (equivalente a 25 mg de magnésio) + 182,54 mg de fumarato ferroso (equivalente a 60 mg de ferro) + 2,5 mg de óxido de cobre seco (equivalente a 2 mg de cobre) + 34,72 mg de óxido de zinco (equivalente a 25 mg de zinco) + 15,3 mg de sulfato de manganês monoidratado (equivalente a 5 mg de manganês), embalagem com 30 comprimidos. *Uso oral. Uso durante a gravidez e o período pós-parto (seja lactante ou não)*
- **Natele® (Bayer),** cápsula gelatinosa mole contendo 2.664 UI de palmitato de retinol + 400 UI de colecalciferol + 10,00 UI de acetato de tocoferol + 70,00 mg de ácido ascórbico + 3,0 mg de mononitrato de tiamina + 3,40 mg de riboflavina + 17,00 mg de nicotinamida + 4,00 mg de cloridrato de piridoxina + 0,60 mg de ácido fólico + 2,20 mcg de cianocobalamina + 30,00 mg de fumarato ferroso + 15,0 mg de óxido de zinco, cartucho contendo blíster com 14 ou 28 cápsulas gelatinosas. *Uso oral. Uso adulto*
- **Nativit® (EMS Sigma Pharma),** comprimidos revestidos contendo 5.000 UI de acetato de retinol + 30 UI de acetato de racealfatocoferol (vitamina E) + 65 mg de ácido ascórbico + 1,5 mg de nitrato de tiamina + 1,7 mg de riboflavina + 2 mg de cloridrato de piridoxina + 6mcg de cianocobalamina + 20 mg de nicotinamida + 65 mcg de fitomenadiona (vitamina K) + 400 UI de colecalciferol (vitamina D3) + 0,4 mg de ácido fólico + 15 mcg de biotina + 10 mg de pantotenato de cálcio (vitamina B5) + 20 mcg de selênio (como complexo aminoácido quelato) + 1 mg de manganês (como sulfato de manganês monoidratado) + 40 mg de ferrocarbonila + 0,13 mg de cromo (como cloreto de cromo hexaidratado) + 3 mg de cobre (como sulfato de cobre anidro) + 15 mg de óxido de zinco + 25 mcg de molibdato de sódio di-hidratado + 0,15 mg de iodeto de potássio, embalagem contendo frasco com 20 e 30 comprimidos. *Uso oral. Uso adulto*
- **Nutri Homem® (Equaliv),** cápsulas gel contendo 500 mcg de vitamina A + 5 mcg de vitamina D + 45 mg de vitamina C + 10 mg de vitamina E + 1,2 mg de vitamina B1 + 1,3 mg de vitamina B2 + 16 mg de vitamina B3 + 5 mg de vitamina B5 + 1,3 mg de vitamina B6 + 200 mg de vitamina B9 (ácido fólico) + 2,4 mcg de vitamina B12 + 30 mcg de biotina + 30 mcg de vitamina K + 50 mg de cálcio + 3,5 mg de ferro + 120 mg de magnésio + 7 mg de zinco + 33 mcg de iodo + 450 mcg de cobre + 34 mcg de selênio + 23 mcg de molibdênio + 35 mcg de cromo + 2,3 mg de manganês, embalagem com 60 cápsulas. *Uso oral. Uso adulto*

- **Pharmaton® (Boehringer Ingelheim)**, cápsulas gelatinosas contendo 40 mg de extrato padronizado de Ginseng G115 (*Panax ginseng*) + 2.667 UI de vitamina A (palmitato de retinol) + 200 UI de vitamina D3 (colecalciferol) + 10 mg (correspondente a 14,9 mg de acetato de racealfatocoferol) de vitamina E + 1,4 mg de nitrato de tiamina (correspondente a 1,1 mg de tiamina) + 1,6 mg de vitamina B2 (riboflavina) + 2 mg de cloridrato de piridoxina (correspondente a 1,6 mg de piridoxina) + 1 mcg de vitamina B12 (cianocobalamina) + 150 mcg de biotina + 18 mg de nicotinamida + 60 mg de vitamina C (ácido ascórbico) + 0,10 mg de ácido fólico + 2 mg de cobre (correspondente a 5,6 mg de sulfato cúprico) + 2,5 mg de manganês (correspondente a 7,75 mg de sulfato de manganês monoidratado) + 10 mg de magnésio (correspondente a 71,0 mg de sulfato de magnésio) + 10 mg de ferro (correspondente a 30,9 mg de sulfato ferroso) + 1 mg de zinco (correspondente a 2,75 mg de sulfato de zinco monoidratado) + 100 mg de cálcio (correspondente a 340,0 mg de fosfato de cálcio) + 50 mcg de selênio (correspondente a 111,0 mcg de selenito de sódio) + 100 mg de lecitina de soja, embalagens com 30, 60 e 100 cápsulas. *Uso oral. Uso adulto*
- **Pharmaton kiddi® (Boehringer Ingelheim)**, xarope, cada mℓ contém 20,00 mg de cloridrato de lisina + 0,20 mg de vitamina B1 (cloridrato de tiamina) + 0,23 mg de vitamina B2 (fosfato sódico de riboflavina) + 0,40 mg de vitamina B6 (cloridrato de piridoxina) + 26,67 UI de vitamina D3 (colecalciferol) + 1,00 mg de vitamina E (acetato de racealfatocoferol) + 1,33 mg de vitamina PP (nicotinamida) + 0,67 mg de dexpantenol (vitamina B5), xarope: frasco com 200 mℓ + copo-medida graduado. *Uso oral. Uso adulto e pediátrico*
- **Protovit® plus (Bayer)**, solução oral, embalagem contendo 1 frasco de 20 mℓ. Cada mℓ (24 gotas) contém 3.000 UI de palmitato de retinol + 2 mg de cloridrato de tiamina + 1,5 mg de fosfato sódico de riboflavina + 15 mg de nicotinamida + 10 mg de dexpantenol + 2 mg de piridoxina + 0,2 mg de biotina + 80 mg de ácido ascórbico + 900 UI de ergocalciferol + 15 mg de vitamina E. *Uso oral. Uso pediátrico*
- **Protovit plus® (Bayer)**, solução oral, embalagem contendo 1 frasco de 20 mℓ. Cada mℓ (24 gotas) contém 3.000 UI de palmitato de retinol + 2 mg de cloridrato de tiamina + 1,5 mg de fosfato sódico de riboflavina + 15 mg de nicotinamida + 10 mg de dexpantenol + 2 mg de piridoxina + 0,2 mg de biotina + 80 mg de ácido ascórbico + 900 UI de ergocalciferol + 15 mg de vitamina E. *Uso oral. Uso pediátrico*
- **Reinforce® cabelos e unhas (Equaliv)**, cápsulas contendo 1,2 mg de vitamina B1 + 1,3 mg de vitamina B2 + 16 mg de vitamina B3 + 5 mg de vitamina B5 + 1,3 mg de vitamina B6 + 240 mcg de ácido fólico + 2,40 mcg de vitamina B12 + 45 mg de vitamina C + 10 mg de vitamina E + 30 mcg de biotina + 7 mg de ferro + 130 mg de magnésio 3,5 mg de zinco, embalagem com 30 cápsulas. *Uso oral. Uso adulto*
- **Revitam Júnior® (Biolab)**, solução oral, cada mℓ contém 1.250 UI de vitamina A (palmitato) + 0,4 mg de vitamina B1 (cloridrato de tiamina) + 0,5 mg de vitamina B2 (fosfato sódico de riboflavina) + 0,6 mg de vitamina B6 (cloridrato) + 0,5 mcg de vitamina B12 (cianocobalamina) + 35 mg de vitamina C (ácido ascórbico) + 400 UI de vitamina D3 (colecalciferol) + 4 UI de vitamina E (acetato) + 6 mg de nicotinamida + 35 mcg de ácido fólico + 3 mg de pantenol, frasco contendo 40 mℓ, 120 mℓ, 200 mℓ e 240 mℓ com dosador. *Uso oral. Uso adulto e pediátrico acima de 6 meses de idade*
- **Stresstabs® 600 com zinco (Wyeth)**, cada comprimido revestido contém 45 UI de acetato de tocoferol + 600 mg de ácido ascórbico + 0,5 mg de ácido fólico + 25 mcg de cianocobalamina + 10 mg de cloridrato de piridoxina + 30 mg de mononitrato de tiamina + 100 mg de nicotinamida + 3 mg de óxido cúprico (79,88% cobre) + 25 mg de pantotenato de cálcio (92,01% ácido pantotênico) + 10 mg de riboflavina + 65,52 mg de sulfato de zinco (36,43% zinco), frasco com 30 comprimidos. *Uso oral. Uso adulto*
- **Supradyn ativa® (Bayer)**, comprimidos contendo 5 mcg de colecalciferol + 45 mg de ácido ascórbico + 10 mg de acetato de tocoferol + 5 mg de ácido pantotênico + 1,3 mg de cloridrato de piridoxina + 600 mcg de acetato de retinol + 240 mcg de ácido fólico + 45 mcg de molibdênio + 35 mcg de cromo + 30 mcg de biotina + 1,2 mg de nitrato de tiamina + 0,94 mg de riboflavina + 2,4 mcg de cianocobalamina + 26 mcg de fitomenadiona + 250 mg de carbonato de cálcio + 65 mg de óxido de magnésio + 8,4 mg de sulfato ferroso heptaidratado + 270 mg de sulfato de cobre + 65 mcg de iodo + 4,2 mg de óxido de zinco + 0,92 mg de sulfato de manganês + 27 mcg de óxido de selênio, embalagem com 30 e 60 comprimidos. *Uso oral. Uso adulto*
- **Trezevit® A e B adulto (Biosintética)**, solução injetável para infusão intravenosa, embalagem com 25 frascos-ampola âmbar de Trezevit® A – adulto – 5 mℓ e 25 frascos-ampola âmbar de Trezevit® B – adulto – 5 mℓ. Os frascos-ampola A e B são complementares. Cada 5 mℓ de Trezevi® A – adulto contém: 3.300 UI de vitamina A (como palmitato de retinol) + 200 UI de vitamina D3 (como colecalciferol) + 10 UI de vitamina E (como acetato de alfa tocoferol) + 150,0 μg de vitamina K1 (como fitomenadiona) + 6,0 mg de cloridrato de tiamina + 3,6 mg de vitamina B2 (na forma de riboflavina fosfato sódica) + 40,0 mg de nicotinamida + 15 mg vitamina B5 (como dexpantenol) + 6,0 mg de cloridrato de piridoxina + 200 mg de vitamina C (como ácido ascórbico) e cada 5 mℓ de Trezevit® B – Adulto contém 60,0 μg de biotina + 600,0 μg de ácido fólico + 5,0 μg de cianocobalamina. *Uso por infusão intravenosa. Uso adulto*
- **Trezevit® A e B pediátrico (Biosintética)**, embalagem com 25 frascos-ampola âmbar de Trezevit® A – Pediátrico – 5 mℓ e 25 frascos-ampola âmbar de Trezevit® B – Pediátrico – 5 mℓ. Os frascos-ampola A e B são complementares. Cada 5 mℓ de Trezevit® A – Pediátrico contém 2.300 UI de palmitato de retinol + 400 UI de colecalciferol + 7,0 UI de acetato de alfa tocoferol + 200,0 μg de vitamina K1 (como fitomenadiona) + 1,2 mg de cloridrato de tiamina + 1,4 mg de riboflavina fosfato sódica + 17,0 mg de nicotinamida + 5,0 mg de dexpantenol + 1,0 mg de cloridrato de piridoxina + 80,0 mg de ácido ascórbico. Cada 5 mℓ de Trezevit® B – Pediátrico contém 20,0 μg de biotina + 140,0 μg de ácido fólico + 1,0 μg de cianocobalamina. *Uso por infusão intravenosa. Uso pediátrico*
- **Vitergan® (Marjan Farma)**, comprimidos revestidos contendo 4.000 UI de acetato de retinol (vitamina A) + 400 UI de colecalciferol (vitamina D3) + 65 mg de ácido ascórbico + 1,5 mg de tiamina + 1,7 mg de riboflavina + 20 mg de nicotinamida (vitamina B3) + 2 mg de cloridrato de piridoxina (vitamina B6) + 10 mg de pantotenato de cálcio (vitamina B5) + 0,4 mg de ácido fólico (vitamina B9) + 6 mcg de cianocobalamina (vitamina B12) + 250 mg de cálcio + 40 mg de ferro + 0,15 mg de iodo + 1 mg de cobre + 5 mg de magnésio + 1 mg de manganês, embalagem com 10 e 30 comprimidos. *Uso oral. Uso adulto*
- **Vitergan Master® (Marjan Farma)**, cápsula gelatinosa mole contendo 40 mg de extrato seco de *Panax ginseng* C. A. Mey. (contendo 2,8 mg de ginsenosídios) + 4.000 UI de palmitato de retinol + 2 mg de nitrato de tiamina + 2 mg de riboflavina + 1 mg de cloridrato de piridoxina + 1 mcg de cianocobalamina + 60 mg de ácido ascórbico + 400 UI de colecalciferol + 10 mg de acetato de tocoferol + 15 mg de nicotinamida + 10 mg de pantotenato de cálcio + 400 mcg de ácido fólico + 20,0 mg de rutosídios + 30,34 mg de fumarato ferroso (equivalente a 10 mg de ferro) + 351,35 mg de fosfato de cálcio dibásico (equivalente a 103,5 mg de cálcio e 80 mg de fósforo) + 3,93 mg de sulfato de cobre (equivalente a 1 mg de cobre elementar) + 24 mg de gliconato de potássio (equivalente a 4 mg de potássio) + 3,07 mg de sulfato de manganês (equivalente a 1 mg de manganês) + 85,31 mg de gliconato de magnésio (equivalente a 5 mg de magnésio) + 1,254 mg de óxido de zinco (equivalente a 1 mg de zinco) + 92,0 mg de lecitina de soja, caixa com 30 cápsulas. *Uso oral. Uso adulto*
- **Vitergan pré-natal® (Marjan Farma)**, comprimidos revestidos contendo 4.000 UI de acetato de retinol + 400 UI de colecalciferol (vitamina D3) + 65 mg de ácido ascórbico (vitamina C) + 1,5 mg de tiamina (vitamina B1) + 1,7 mg de riboflavina (vitamina B2) + 20 mg de nicotinamida + 2 mg de cloridrato de piridoxina + 10 mg de pantotenato de cálcio + 0,4 mg de ácido fólico + 6 mcg de cianocobalamina (vitamina B12) + 250 mg de cálcio + 40 mg de ferro + 0,15 mg de iodo + 1 mg de cobre + 5 mg de magnésio + 1 mg de manganês, embalagem com 30 comprimidos. *Uso oral. Uso adulto e pediátrico acima de 14 anos*
- **Vitforte® (Vitamed)**, cápsulas de gelatina dura contendo 600 mcg de vitamina A + 1,3 mg de piridoxina + 45 mg de ácido ascórbico + 1,2 mg de tiamina + 1,3 mg de riboflavina + 5 mg de ácido pantotênico + 16,00 mg de nicotinamida + 2,4 mcg de cianocobalamina + 10 mg de vitamina E + 45 mg de ácido fólico + 30 mg de biotina + 130 mcg de iodo + 45 mcg de molibdênio + 34 mcg de selênio + 7 mg de zinco + 900 mcg de cobre + 5 mcg de vitamina D3, embalagem com 30 cápsulas. *Uso oral. Uso adulto.*

Vitamina B3 (ácido nicotínico, nicotinamida, niacina, niacinamida)

Ver também Capítulo 3, *Medicamentos em Cardiologia*.

A niacina é uma vitamina hidrossolúvel pertencente ao complexo B que é encontrada em tecidos de animais e plantas. Apresenta atividade hipolipemiantes. A niacina é convertida a sua forma ativa niacinamida, que é componente das coenzimas NAD (nicotinamida adenina dinucleotídio) e NADP (nicotinamida adenina dinucleotídio fosfato). Essas coenzimas têm participação importante na respiração tecidual e no metabolismo dos lipídios, dos aminoácidos, das proteínas e das purinas.

É prescrita no tratamento de hiperlipidemia dos tipos IV e V, na prevenção e no tratamento de deficiência vitamínica (pelagra) e para promoção do crescimento do cabelo e das unhas.

Trata-se de um precursor do NAD (nicotinamida adenina dinucleotídio) e do NADP (nicotinamida adenina dinucleotídio fosfato) – cofatores essenciais para numerosas enzimas.

Vale mencionar que provoca vasodilatação cutânea, sobretudo na face, no pescoço e no tórax (atribuída à prostaciclina).

Apresentação comercial

- **Abfor gerin® (Airela),** comprimidos revestidos contendo 45 mg de acetato de racealfatocoferol + 30 mg de nitrato de tiamina + 10 mg de riboflavina + 100 mg de nicotinamida + 25 mg de pantotenato de cálcio + 10 mg de cloridrato de piridoxina + 0,5 mg de ácido fólico + 25 mcg de cianocobalamina + 600 mg de ácido ascórbico + 3 mg de óxido cúprico + 23,9 mg de sulfato de zinco, embalagem com 30 comprimidos. *Uso oral. Uso adulto*
- **Apevinat BC® (Airela),** xarope, cada mℓ contém 0,800 mg de cloridrato de cipro-heptadina (equivalente a 0,71 mg de cipro-heptadina) + 0,120 mg de cloridrato de tiamina (equivalente a 0,09 mg de tiamina) + 0,200 mg de fosfato sódico de riboflavina (equivalente a 0,15 mg de riboflavina) + 1,334 mg de nicotinamida + 0,134 mg de cloridrato de piridoxina (equivalente a 0,11 mg de piridoxina) + 4,334 mg/mℓ de ácido ascórbico, embalagem com 200 mℓ. *Uso oral. Uso pediátrico de 7 a 14 anos*
- **Apevitin BC® (EMS),** xarope, cada mℓ contém 1.334 mg de nicotinamida + 0,2 mg + 4,334 mg de ácido ascórbico + 0,8 mg de cipro-heptadina + 0,134 mg de cloridrato de piridoxina + 0,12 mg de cloridrato de tiamina, embalagem com 240 mℓ. *Uso oral. Uso adulto e pediátrico*
- **Beneroc complex® (Bayer),** drágeas contendo 15 mg de mononitrato de tiamina + 15 mg de riboflavina + 50 mg de nicotinamida + 25 mg de pantotenato de cálcio + 10 mg de cloridrato de piridoxina + 0,15 mg de biotina + 0,01 mg de cianocobalamina, embalagem com 30 e 100 drágeas. *Uso oral. Uso adulto*
- **Centrum® (Wyeth),** comprimidos contendo 400 mcg de vitamina A + 1,2 mg de tiamina + 1,3 mg de riboflavina + 16 mg de niacina + 5,0 mg de ácido pantotênico + 1,3 mg de piridoxina + 240 mg de ácido fólico + 2,4 mcg de cianocobalamina + 45 mg de vitamina C + 5,0 mg de vitamina D + 6,7 mg de vitamina E + 30 mcg de biotina + 65 mcg de vitamina K + 250 mg de cálcio + 450 mcg de cobre + 18 mcg de cromo + 8,1 mg de ferro + 125 mg de fósforo + 33 mcg de iodo + 100 mg de magnésio + 1,2 mg de manganês + 23 mg de molibdênio + 10 mcg de potássio + 20 mcg de selênio + 7,0 mg de zinco, embalagem de 15, 30, 60, 100, 130 e 150 comprimidos. *Uso oral. Uso adulto*
- **Dorical kids® (Legrand),** suspensão oral, cada 5 mℓ contém 2,25 mg de vitamina E + 85 mg de cálcio + 500 UI de vitamina D3 + 4 mg de tiamina + 25 mg de ferro + 2 mg de riboflavina + 0,1 mg de fluoreto de sódio + 15 mg de vitamina B3 + 5.000 UI de vitamina A (palmitato de retinol) + 2 mg de vitamina B5, embalagem contendo frasco de 120 mℓ. *Uso oral. Uso pediátrico*
- **EltaMD UV Clear SPF46® (EltaMD Skincare),** protetor solar em loção (dermocosmético), vitamina B3 a 5% + octinoxato a 7,5% e óxido de zinco micronizado a 9%. *Uso tópico. Uso adulto*
- **Femme® (Aché),** comprimidos revestidos com 5.000 UI de retinol (vit. A) + 400 UI de colecalciferol (vit. D3) + 100 mg de ácido ascórbico (vit. C) + 1 mg de ácido fólico + 30 UI de acetato de racealfatocoferol (vit. E) + 30 mcg de biotina + 10 mg de cloridrato de piridoxina (vit. B6) + 3 mcg de cianocobalamina (vit. B12) + 20 mg de nicotinamida + 2 mg de riboflavina (vit. B2) + 1,5 mg de nitrato de tiamina (vit. B1) + 10 mg de ácido pantotênico (como pantotenato de cálcio) + 25 mcg de cloreto crômico + 250 mg de carbonato de cálcio + 30 mg de fumarato ferroso + 100 mg de óxido de magnésio + 5 mg de sulfato de manganês + 25 mg de óxido de zinco + 150 mcg de iodeto de potássio + 2 mg de óxido cúprico, embalagem com 30 comprimidos. *Uso oral. Uso adulto*
- **Hyplex B® (Hypofarma),** solução injetável, ampolas de vidro, cada mℓ contém 4 mg de cloridrato de tiamina (vit. B1) + 1 mg de riboflavina 5'-fosfato sódio (vit. B2) + 2 mg de cloridrato de piridoxina (vit. B6) + 20 mg de nicotinamida (vitamina PP) + 3 mg de dexpantenol, caixa com 100 ampolas. *Uso intravenoso ou intramuscular. Uso adulto*
- **Idealía® olhos (Vichy),** creme com complexo despigmentante DRM, cafeína, vitamina B3, LHA, manteiga de Karité, gliceína, água termal. *Uso tópico. Uso adulto*
- **Innéov Silhouette® (Innéov),** cápsulas contendo *Lactobacillus paracasei* + biotina + vitamina B3, embalagem com 30 cápsulas. *Uso oral. Uso adulto*
- **Laneli® (Medley),** cápsula gelatinosa contendo 2.664 UI de palmitato de retinol + 400 UI de colecalciferol + 10,00 mg de acetato de tocoferol (vit. E) + 70,00 mg de ácido ascórbico + 3,0 mg de mononitrato de tiamina + 3,40 mg de riboflavina + 17,00 mg de nicotinamida + 4,00 mg de cloridrato de piridoxina + 0,60 mg de ácido fólico + 2,20 mcg de cianocobalamina + 30,0 mg de fumarato ferroso + 15,00 mg de óxido de zinco +125 mg de carbonato de cálcio, blíster com 8, 30 e 60 cápsulas gelatinosas. *Uso oral. Uso adulto*
- **Matersupre® (Teuto),** comprimido revestido contendo 5.000 U de acetato de retinol (vitamina A) + 30 UI de acetato de racealfatocoferol (vitamina E – 50%) + 111,11 g de ácido ascórbico 90% (equivalente a 100 mg de vitamina C) + 1,0 mg de ácido fólico + 3,0 mg de mononitrato de tiamina + 3,4 mg de riboflavina + 20,0 mg de nicotinamida + 10,0 mg de cloridrato de piridoxina + 12,0 mg de cianocobalamina 0,1% (equivalente a 12 μg de vitamina B 12) + 400 UI de colecalciferol + 0,03 mg de biotina + 11,259 mg de pantotenato de cálcio (equivalente a 10 mg de ácido pantotênico) + 250 mg de cálcio + 47,97 mg de óxido de magnésio (equivalente a 25 mg de magnésio) + 182,54 mg de fumarato ferroso (equivalente a 60 mg de ferro) + 2,5 mg de óxido de cobre seco (equivalente a 2 mg de cobre) + 34,72 mg de óxido de zinco (equivalente a 25 mg de zinco) + 15,3 mg de sulfato de manganês monoidratado (equivalente a 5 mg de manganês), embalagem com 30 comprimidos. *Uso oral. Uso durante a gravidez e o período pós-parto (seja ela lactante ou não)*
- **Natele® (Bayer),** cápsula gelatinosa mole contendo 2.664 UI de palmitato de retinol + 400 UI de colecalciferol + 10,00 UI de acetato de tocoferol + 70,00 mg de ácido ascórbico + 3,0 mg de mononitrato de tiamina + 3,40 mg de riboflavina (vit. B2) + 17,00 mg de nicotinamida + 4,00 mg de cloridrato de piridoxina + 0,60 mg de ácido fólico + 2,20 mcg de cianocobalamina + 30,00 mg de fumarato ferroso + 15,0 mg de óxido de zinco, cartucho contendo blíster com 14 ou 28 cápsulas gelatinosas. *Uso oral. Uso adulto*
- **Nativit® (EMS Sigma Pharma),** comprimidos revestidos contendo 5.000 UI de acetato de retinol + 30 UI de acetato de racealfatocoferol (vitamina E) + 65 mg de ácido ascórbico + 1,5 mg de nitrato de tiamina + 1,7 mg de riboflavina + 2 mg de cloridrato de piridoxina + 6 mcg de cianocobalamina + 20 mg de nicotinamida + 65 mcg de fitomenadiona (vitamina K) + 400 UI de colecalciferol (vitamina D3) + 0,4 mg de ácido fólico + 15 mcg de biotina + 10 mg de pantotenato de cálcio (vitamina B5) + 20 mcg de selênio (como complexo aminoácido quelato) + 1 mg de manganês (como

sulfato de manganês monoidratado) + 40 mg de ferrocarbonila + 0,13 mg de cromo (como cloreto de cromo hexaidratado) + 3 mg de cobre (como sulfato de cobre anidro) + 15 mg de óxido de zinco + 25 mcg de molibdato de sódio di-hidratado + 0,15 mg de iodeto de potássio, embalagem contendo frasco com 20 e 30 comprimidos. *Uso oral. Uso adulto*

- **Nutri Homem® (Equaliv)**, cápsulas gel contendo 500 mcg de vitamina A + 5 mcg de vitamina D + 45 mg de vitamina C + 10 mg de vitamina E + 1,2 mg de vitamina B1 + 1,3 mg de vitamina B2 + 16 mg de vitamina B3 + 5 mg de vitamina B5 + 1,3 mg de vitamina B6 + 200 mcg de vitamina B9 (ácido fólico) + 2,4 mcg de vitamina B12 + 30 mcg de biotina + 30 mcg de vitamina K + 50 mg de cálcio + 3,5 mg de ferro + 120 mg de magnésio + 7 mg de zinco + 33 mg de iodo + 450 mcg de cobre + 34 mcg de selênio + 23 mcg de molibdênio + 35 mcg de cromo + 2,3 mg de manganês, embalagem com 60 cápsulas. *Uso oral. Uso adulto*
- **Nutriger Fissità® (Germed)**, cápsulas contendo 372 mcg de vitamina A + 9,6 mg de vitamina B3 + 0,78 mg de vitamina B6, 6,2 mg de vitamina E + 24,9 mcg de biotina + 540 mcg de cobre + 1,38 mg de manganês + 4,2 mg de zinco, embalagem com 30 cápsulas. *Uso oral. Uso adulto*
- **Pharmaton® (Boehringer Ingelheim)**, cápsulas gelatinosas contendo 40 mg de extrato padronizado de Ginseng G115 (*Panax ginseng*) + 2.667 UI de vitamina A (palmitato de retinol) + 200 UI de vitamina D3 (colecalciferol) + 10 mg (correspondente a 14,9 mg de acetato de racealfatocoferol) de vitamina E + 1,4 mg de nitrato de tiamina (correspondente a 1,1 mg de tiamina) + 1,6 mg de vitamina B2 (riboflavina) + 2 mg de cloridrato de piridoxina (correspondente a 1,6 mg de piridoxina) + 1 mcg de vitamina B12 (cianocobalamina) + 150 mcg de biotina + 18 mg de nicotinamida + 60 mg de vitamina C (ácido ascórbico) + 0,10 mg de ácido fólico + 2 mg de cobre (correspondente a 5,6 mg de sulfato cúprico) + 2,5 mg de manganês (correspondente a 7,75 mg de sulfato de manganês monoidratado) + 10 mg de magnésio (correspondente a 71,0 mg de sulfato de magnésio) + 10 mg de ferro (correspondente a 30,9 mg de sulfato ferroso) + 1 mg de zinco (correspondente a 2,75 mg de sulfato de zinco monoidratado) + 100 mg de cálcio (correspondente a 340,0 mg de fosfato de cálcio) + 50 mcg de selênio (correspondente a 111,0 mcg de selenito de sódio) + 100 mg de lecitina de soja, embalagens com 30, 60 e 100 cápsulas. *Uso oral. Uso adulto*
- **Protovit plus® (Bayer)**, solução oral, embalagem contendo 1 frasco de 20 mℓ. Cada mℓ (24 gotas) contém 3.000 UI de palmitato de retinol + 2 mg de cloridrato de tiamina + 1,5 mg de fosfato sódico de riboflavina + 15 mg de nicotinamida + 10 mg de dexpantenol + 2 mg de piridoxina + 0,2 mg de biotina + 80 mg de ácido ascórbico + 900 UI de ergocalciferol + 15 mg de vitamina E. *Uso oral. Uso pediátrico*
- **Pharmaton kiddi® (Boehringer Ingelheim)**, xarope, cada mℓ contém 20,00 mg de cloridrato de lisina + 0,20 mg de vitamina B1 (cloridrato de tiamina) + 0,23 mg de vitamina B2 (fosfato sódico de riboflavina) + 0,40 mg de vitamina B6 (cloridrato de piridoxina) + 26,67 UI de vitamina D3 (colecalciferol) + 1,00 mg de vitamina E (acetato de racealfatocoferol) + 1,33 mg de vitamina PP (nicotinamida) + 0,67 mg de dexpantenol (vitamina B5), xarope: frasco com 200 mℓ + copo-medida graduado. *Uso oral. Uso adulto e pediátrico*
- **Protovit plus® (Bayer)**, solução oral, embalagem contendo 1 frasco de 20 mℓ. Cada mℓ (24 gotas) contém 3.000 UI de palmitato de retinol + 2 mg de cloridrato de tiamina + 1,5 mg de fosfato sódico de riboflavina + 15 mg de nicotinamida + 10 mg de dexpantenol + 2 mg de piridoxina + 0,2 mg de biotina + 80 mg de ácido ascórbico + 900 UI de ergocalciferol + 15 mg de vitamina E. *Uso oral. Uso pediátrico*
- **Reinforce® cabelos e unhas (Equaliv)**, cápsulas contendo 1,2 mg de vitamina B1 + 1,3 mg de vitamina B2 + 16 mg de vitamina B3 + 5 mg de vitamina B5 + 1,3 mg de vitamina B6 + 240 mcg de ácido fólico + 2,40 mcg de vitamina B12 + 45 mg de vitamina C + 10 mg de vitamina E + 30 mcg de biotina + 7 mg de ferro + 130 mg de magnésio 3,5 mg de zinco, embalagem com 30 cápsulas. *Uso oral. Uso adulto*
- **Septagen® (Baldacci)**, comprimidos revestidos contendo 10 mg de vitamina E + 240 mcg de ácido fólico + 5 mg de ácido pantotênico + 16 mg de niacina + 1,3 mg de vitamina B6 + 1,2 mg de tiamina + 2,40 mcg de vitamina B12, embalagem com 30 comprimidos. *Uso oral. Uso preferencial por pessoas com mais de 50 anos*
- **Stresstabs® 600 com zinco (Wyeth)**, cada comprimido revestido contém 45 UI de acetato de tocoferol + 600 mg de ácido ascórbico + 0,5 mg de ácido fólico + 25 mcg de cianocobalamina + 10 mg de cloridrato de piridoxina + 30 mg de mononitrato de tiamina + 100 mg de nicotinamida + 3 mg de óxido cúprico (79,88% cobre) + 25 mg de pantotenato de cálcio (92,01% ácido pantotênico) + 10 mg de riboflavina + 65,52 mg de sulfato de zinco (36,43% zinco), frasco com 30 comprimidos. *Uso oral. Uso adulto*
- **Teragran M® (Bristol-Myers Squibb)**, cada comprimido revestido contém 6.976 UI de vitamina A + 400 UI de vitamina D3 + 9,2 mg de vitamina B1 + 1,70 mg de vitamina B2 + 4,11 mg de vitamina B6 + 6 mcg de vitamina B12 + 65 mg de vitamina C + 20,2 mg de nicotinamida + 9,2 mg de pantotenato de cálcio + 15 mg de ferro + 106 mg de cálcio + 6 mg de magnésio + 1 mg de manganês + 0,12 mg de iodo + 1,5 mg de zinco + 1 mg de cobre + 5,04 mg de potássio, frascos com 30 comprimidos. *Uso oral. Uso adulto e pediátrico acima de 12 anos de idade*
- **Trezevit® A e B adulto (Biosintética)**, solução injetável para infusão intravenosa, embalagem com 25 frascos-ampola âmbar de Trezevit® A – adulto – 5 mℓ e 25 frascos-ampola âmbar de Trezevit® B – adulto – 5 mℓ. Os frascos-ampola A e B são complementares. Cada 5 mℓ de Trezevi® A – adulto contém: 3.300 UI de vitamina A (como palmitato de retinol) + 200 UI de vitamina D3 (como colecalciferol) + 10 UI de vitamina E (como acetato de alfa tocoferol) + 150,0 μg de vitamina K1 (como fitomenadiona) + 6,0 mg de cloridrato de tiamina + 3,6 mg de vitamina B2 (como riboflavina fosfato sódica) + 40,0 mg de nicotinamida + 15 mg vitamina B5 (como dexpantenol) + 6,0 mg de cloridrato de piridoxina + 200 mg de vitamina C (como ácido ascórbico) e cada 5 mℓ de Trezevit® B – Adulto contém 60,0 μg de biotina + 0,4 mg de ácido fólico + 5,0 μg de cianocobalamina. *Uso por infusão intravenosa. Uso adulto*
- **Trezevit® A e B pediátrico (Biosintética)**, embalagem com 25 frascos-ampola âmbar de Trezevit® A – Pediátrico – 5 mℓ e 25 frascos-ampola âmbar de Trezevit® B – Pediátrico – 5 mℓ. Os frascos-ampola A e B são complementares. Cada 5 mℓ de Trezevit® A – Pediátrico contém 2.300 UI de palmitato de retinol + 400 UI de colecalciferol) + 7,0 UI de acetato de alfa tocoferol + 200,0 μg de vitamina K1 (como fitomenadiona) + 1,2 mg de cloridrato de tiamina + 1,4 mg de riboflavina fosfato sódica + 17,0 mg de nicotinamida + 5,0 mg de dexpantenol + 1,0 mg de cloridrato de piridoxina + 80,0 mg de ácido ascórbico. Cada 5 mℓ de Trezevit® B – Pediátrico contém 20,0 μg de biotina + 140,0 μg de ácido fólico + 1,0 μg de cianocobalamina. *Uso por infusão intravenosa. Uso pediátrico*
- **Vitergan® (Marjan Farma)**, comprimidos revestidos contendo 4.000 UI de acetato de retinol (vitamina A) + 400 UI de colecalciferol (vitamina D3) + 65 mg de ácido ascórbico + 1,5 mg de tiamina + 1,7 mg de riboflavina (vitamina B2) + 20 mg de nicotinamida (vitamina B3) + 2 mg de cloridrato de piridoxina (vitamina B6) + 10 mg de pantotenato de cálcio (vitamina B5) + 0,4 mg de ácido fólico (vitamina B9) + 6 mcg de cianocobalamina (vitamina B12) + 250 mg de cálcio + 40 mg de ferro + 0,15 mg de iodo + 1 mg de cobre + 5 mg de magnésio + 1 mg de manganês, embalagem com 10 e 30 comprimidos. *Uso oral. Uso adulto*
- **Vitergan Master® (Marjan Farma)**, cápsula gelatinosa mole contendo 40 mg de extrato seco de *Panax ginseng* C. A. Mey. (contendo 2,8 mg de ginsenosídios) + 4.000 UI de palmitato de retinol + 2 mg de nitrato de tiamina + 2 mg de riboflavina + 1 mg de cloridrato de piridoxina + 1 mcg de cianocobalamina + 60 mg de ácido ascórbico + 400 UI de colecalciferol + 10 mg de acetato de tocoferol + 15 mg de nicotinamida + 10 mg de pantotenato de cálcio + 0,4 mg de ácido fólico + 20,0 mg de rutosídios + 30,34 mg de fumarato ferroso (equivalente a 10 mg de ferro) + 351,35 mg de fosfato de cálcio dibásico (equivalente a 103,5 mg de cálcio e 80 mg de fósforo) + 3,93 mg de sulfato de cobre (equivalente a 1 mg de cobre elementar) + 24 mg de gliconato de potássio (equivalente a 4 mg de potássio) + 3,07 mg de sulfato de manganês (equivalente a 1 mg de manganês) + 85,31 mg de gliconato de magnésio (equivalente a 5 mg de magnésio) + 1,254 mg de óxido de zinco (equivalente a 1 mg de zinco) + 92,0 mg de lecitina de soja, caixa com 30 cápsulas. *Uso oral. Uso adulto*
- **Vitforte® (Vitamed)**, cápsulas de gelatina dura contendo 600 mcg de vitamina A + 1,3 mg de piridoxina + 45 mg de ácido ascórbico + 1,2 mg de tiamina + 1,3 mg de riboflavina + 5 mg de ácido pantotênico + 16,00 mg de nicotinamida + 2,4 mcg de cianocobalamina + 10 mg de vitamina E +

45 mg de ácido fólico + 30 mg de biotina + 130 mcg de iodo + 45 mcg de molibdênio + 34 mcg de selênio + 7 mg de zinco + 900 mcg de cobre + 5 mcg de vitamina D3, embalagem com 30 cápsulas. *Uso oral. Uso adulto*
- **Vitergan pré-natal® (Marjan Farma)**, comprimidos revestidos contendo 4.000 UI de acetato de retinol + 400 UI de colecalciferol (vitamina D3) + 65 mg de ácido ascórbico (vitamina C) + 1,5 mg de tiamina (vitamina B1) + 1,7 mg de riboflavina (vitamina B2) + 20 mg de nicotinamida + 2 mg de cloridrato de piridoxina + 10 mg de pantotenato de cálcio + 0,4 mg de ácido fólico + 6 mcg de cianocobalamina (vitamina B12) + 250 mg de cálcio + 40 mg de ferro + 0,15 mg de iodo + 1 mg de cobre + 5 mg de magnésio + 1 mg de manganês, embalagem com 30 comprimidos. *Uso oral. Uso adulto e pediátrico acima de 14 anos.*

Vitamina B5

O ácido pantotênico, também chamado pantotenato ou vitamina B5, é uma vitamina hidrossolúvel, que foi descoberta em 1919 por Roger J. Williams. Os cereais integrais, os legumes, os ovos, a carne, a geleia real, os abacates e os iogurtes são ricos em ácido pantotênico.

É usado em alguns dermocosméticos e produtos para cabelos. O pantenol é um líquido higroscópico viscoso, inodoro e quase incolor que é convertido nos tecidos a ácido D-pantotênico (isômero dextrogiro do ácido pantotênico) que tem atividade biológica.

O ácido pantotênico é usado na síntese da coenzima A (CoA). A CoA é importante no metabolismo energético, na biossíntese de muitos compostos importantes, tais como ácidos graxos, colesterol e acetilcolina, e na formação da ACP (proteína carreadora de acil), que também é necessária para a síntese de ácidos graxos (além da CoA). As deficiências de ácido pantotênico apresentam numerosos efeitos em todo o corpo.

Na forma de pomada o dexpantenol é rapidamente transformado nas células em ácido pantotênico, tendo, portanto, o mesmo efeito que a vitamina. O ácido pantotênico é um componente da coenzima A (CoA). Na forma de acetilcoenzima A, participa no metabolismo celular, sendo indispensável para os processos de formação e regeneração da pele e das mucosas.

PARA SABER MAIS

D-pantenol, também conhecido como provitamina B5, vitamina B5, pantotenol ou dexpantenol, é a provitamina do ácido D-pantotênico. D-pantenol é apreciado como dermocosmético por causa de suas propriedades emolientes e anti-inflamatórias. Como o pantenol é higroscópico, atua como umectante e adere intensamente à cutícula do cabelo e penetra profundamente no fio de cabelo, melhorando a resistência do mesmo ao estresse mecânico. Também aumenta a flexibilidade e a estabilidade das unhas.

Apresentação comercial

- **Dexpantenol**
  - **Babytol® (Pharmascience)**, pomada contendo 50 mg de dexpantenol/g, bisnaga de 30 g. *Uso tópico. Uso adulto e pediátrico*
  - **Bepanmed® (Medquímica)**, pomada contendo 50 mg de dexpantenol/g, bisnaga de 30 g. *Uso tópico. Uso adulto e pediátrico*
  - **Bepantriz® (Cimed)**, pomada contendo 50 mg de dexpantenol/g, bisnaga de 30 g. *Uso tópico. Uso adulto e pediátrico*
  - **Caffe Green® gel facial diurno (Biolab)**, gel contendo FPS 15 + D-pantenol + ácido hialurônico + óleo de café verde, bisnaga com 60 g. *Uso tópico. Uso adulto*
  - **Caffe Green® gel facial noturno (Biolab)**, gel contendo FPS 15 + D-pantenol + ácido hialurônico + óleo de café verde, bisnaga com 60 g. *Uso tópico. Uso adulto*
  - **Caffe Green® loção tônica facial (Biolab)**, loção contendo alantoína + D-pantenol + óleo de café verde, frasco com 140 mℓ *Uso tópico. Uso adulto*
  - **Caffe Green® para a área dos olhos (Biolab)**, sérum contendo peptídios + peptídios + D-pantenol + óleo de café verde, bisnaga com 20 g. *Uso tópico. Uso adulto*
  - **Cetaphil® Restoraderm loção hidratante (Galderma)**, loção contendo derivados da quebra da filagrina + precursor de ceramidas + alantoína + pantenol + glicerina + óleo de semente de girassol + manteiga de Karité, embalagem com 295 mℓ. *Uso tópico. Uso adulto*
  - **Cicatenol® (EMS)**, pomada contendo 50 mg de dexpantenol/g, bisnaga de 30 g. *Uso tópico. Uso adulto e pediátrico*
  - **Depantex® (Nativita)**, pomada contendo 50 mg de dexpantenol/g, bisnaga de 30 g. *Uso tópico. Uso adulto e pediátrico*
  - **Epitegel® (Bausch & Lomb)**, pomada contendo 50 mg de dexpantenol/g, bisnaga de 30 g. *Uso tópico. Uso adulto e pediátrico*
  - **Fisioativ® creme (Glenmark)**, creme contendo vitamina E + bisabolol + alantoína + pantenol, embalagem com 60 g *Uso tópico. Uso adulto e pediátrico*
  - **Fisioativ® loção (Glenmark)**, loção contendo vitamina E + bisabolol + alantoína + pantenol, embalagem com 150 mℓ. *Uso tópico. Uso adulto*
  - **Hands Active® – crema FPS 15 (Derma Fine)**, creme contendo silicone + coenzima Q10 + vitamina E + retinol + arbutin + óleo de sésamo + D-pantenol + ácido hialurônico, embalagem com 30 mℓ. *Uso tópico. Uso adulto*
  - **Klinse® xampu neutro (Darrow)**, xampu contendo arginina + pidolato de sódio + extrato de castanha-da-índia + extrato de *Aloe vera* + ácido linoleico + vitamina B5 (pantenol) + vitamina B8 (biotina), embalagem com 140 mℓ. *Uso tópico. Uso adulto*
  - **Neopantol® (Neo Química)**, pomada contendo 50 mg de dexpantenol/g, bisnaga de 30 g. *Uso tópico. Uso adulto e pediátrico*
  - **Pantodex® (Geolab)**, pomada contendo 50 mg de dexpantenol/g, bisnaga de 30 g. *Uso tópico. Uso adulto e pediátrico*
  - **Pantohair® (Biolab)**, loção capilar antiqueda contendo salicilato de sila + pantenol + piridoxina + extrato de bardana + extrato de folhas de oliva + capilisil, embalagem com 95 mℓ. *Uso tópico. Uso adulto e pediátrico*
  - **Pantohair® (Biolab)**, xampu antiqueda contendo pantenol + extrato de bardana, embalagem com 200 mℓ. *Uso tópico. Uso adulto e pediátrico*
  - **Pelletrat® (Elofar)**, pomada contendo 50 mg de dexpantenol/g, bisnaga de 30 g. *Uso tópico. Uso adulto e pediátrico*
  - **Teupantol® (Teuto)**, pomada contendo 50 mg de dexpantenol/g, bisnaga de 30 g. *Uso tópico. Uso adulto e pediátrico*
- **Abfor gerin® (Airela)**, comprimidos revestidos contendo 45 mg de acetato de racealfatocoferol + 30 mg de nitrato de tiamina + 10 mg de riboflavina + 100 mg de nicotinamida + 25 mg de pantotenato de cálcio + 10 mg de cloridrato de piridoxina + 0,5 mg de ácido fólico + 25 mcg de cianocobalamina + 600 mg de ácido ascórbico + 3 mg de óxido cúprico + 23,9 mg de sulfato de zinco, embalagem com 30 comprimidos. *Uso oral. Uso adulto*
- **Beminal plus® (Eurofarma)**, comprimidos revestidos com 30 mg de vitamina B1 (na forma de mononitrato de tiamina) + 10 mg de vitamina B2 (riboflavina) + 10 mg de vitamina B6 (como cloridrato de piridoxina) + 15 mcg de vitamina B12 (cianocobalamina) + 600 mg de vitamina C (ácido ascórbico) + 45 mg de vitamina E (acetato de tocoferol) + 100 mg de nicotinamida + 25 mg de pantotenato de cálcio (na forma de sulfato) + 22,5 mg de zinco, embalagens contendo 30 comprimidos. *Uso oral. Uso adulto*
- **Beneroc complex® (Bayer)**, drágeas contendo 15 mg de mononitrato de tiamina + 15 mg de riboflavina + 50 mg de nicotinamida + 25 mg de pantotenato de cálcio + 10 mg de cloridrato de piridoxina + 0,15 mg de biotina + 0,01 mg de cianocobalamina, embalagem com 30 drágeas. *Uso oral. Uso adulto*

- **Bion 3® (Merck),** tablete contendo 5 mcg de colecalciferol + 30 mcg de biotina + 200 mcg de ácido fólico + 108 UFC de *Lactobacillus acidophilus* + 45 mg de ácido ascórbico + 10 mg de acetato de tocoferol + 16 mg de niacina + 600 mcg de acetato de retinol + 5 mg de ácido pantotênico + 1,3 mg de cloridrato de piridoxina + 1,2 mg de tiamina + 1,3 mg de riboflavina + 1 mcg de cianocobalamina + 90 mg de cálcio + 38 mg de fósforo + 45 mg de magnésio + 5 mg de ferro + 5 mg de zinco + 1,2 mg de manganês + 30 mcg de selênio + 100 mcg de iodo, embalagem com 30 tabletes. *Uso oral. Uso adulto*
- **Centrum® (Wyeth),** comprimidos contendo 400 mcg de vitamina A + 1,2 mg de tiamina + 1,3 mg de riboflavina + 16 mg de niacina + 5,0 mg de ácido pantotênico + 1,3 mg de piridoxina + 240 mg de ácido fólico + 2,4 mcg de cianocobalamina + 45 mg de vitamina C + 5,0 mg de vitamina D + 6,7 mg de vitamina E + 30 mcg de biotina + 65 mcg de vitamina K + 250 mg de cálcio + 450 mcg de cobre + 18 mcg de cromo + 8,1 mg de ferro + 125 mg de fósforo + 33 mcg de iodo + 100 mg de magnésio + 1,2 mg de manganês + 23 mg de molibdênio + 10 mcg de potássio + 20 mcg de selênio + 7,0 mg de zinco, embalagem de 15, 30, 60, 100, 130 e 150 comprimidos. *Uso oral. Uso adulto*
- **Clusivol Composto® (Wyeth),** solução oral, cada 1 mℓ contém 250 UI de palmitato de retinol + 0,07 mg de cloridrato de tiamina + 0,09 mg de fosfato sódico de riboflavina + 0,08 mg de cloridrato de piridoxina + 0,3 mcg de cianocobalamina + 3,25 mg de ácido ascórbico + 20 UI de colecalciferol + 0,43 mg de hemitartarato de colina + 0,6 mg de pantotenato de cálcio + 0,5 mg de inositol + 1 mg de nicotinamida + 2,0 mg de cloridrato de lisina + 4 mg de lactato de cálcio + 0,3 mg de gliconato ferroso + 3 mg de hipofosfito de cálcio + 7,5 mcg de iodeto de potássio + 0,3 mg de gliconato de magnésio + 0,05 mg de gliconato de manganês + 0,25 mg de gliconato de potássio + 0,05 mg de lactato de zinco. *Uso oral. Uso adulto e pediátrico*
- **Combiron Fólico® (Aché),** comprimidos revestidos contendo 2 mg de ácido fólico + 120 mg de ferrocarbonila + 10 mg de nicotinamida + 1 mg de riboflavina + 25 mcg de cianocobalamina + 2 mg de pantotenato de cálcio + 1 mg de cloridrato de piridoxina + 4 mg de nitrato de tiamina, embalagens com 15 e 45 comprimidos. *Uso oral. Uso adulto*
- **Complexo B® (EMS),** comprimido revestido concentrado com 15 mcg de cianocobalamina + 25 mg de pantotenato de cálcio + 3,3 mg de riboflavina + 30 mg de mononitrato de tiamina + 50 mg de nicotinamida + 10 mg de cloridrato de piridoxina, frascos com 20 comprimidos. *Uso oral. Uso adulto*
- **Complexo B® (EMS),** comprimido revestido com 3 mg de pantotenato de cálcio + 2 mg de riboflavina + 5 mg de mononitrato de tiamina + 2 mg de cloridrato de piridoxina + 20 mg de nicotinamida, frasco com 100 comprimidos revestidos. *Uso oral. Uso adulto*
- **Deltavit® (Delta),** cada drágea contém 5 mg de pantotenato de cálcio (como ácido pantotênico) + 10 mg de cloridrato de lisina + 10 mg de colina (como citrato de colina) + 2 mg de zinco (como sulfato de zinco) + 10 mg de sulfato de potássio + 3 mg de manganês (como sulfato de manganês) + 5 mg de magnésio (como sulfato de magnésio) + 0,20 mg de iodo (como iodeto de potássio) + 0,04 mg de flúor (como fluoreto de sódio) + 0,50 mg de cobre (como sulfato de cobre) + 13 mg de nicotinamida + 5 mg de fosfato de cálcio dibásico (na forma de cálcio) + 1,30 mg de mononitrato de tiamina (vitamina B1) + 1,30 mg de riboflavina (vitamina B2) + 0,90 mg de piridoxina (vitamina B6) + 0,012 mg de colecalciferol (vitamina D) (equivalente a 400 UI) + 0,50 mg de ácido fólico + 5,2 mg de acetato de retinol (vitamina A) (equivalente a 2.000 UI) + 30 mg de ferro (como sulfato ferroso anidro) + 0,3 mg de tocoferol (vitamina E) (50% na forma de acetato) + 65 mg de ácido ascórbico (vitamina C) + 3 mcg de cianocobalamina (vitamina B12), embalagem contendo um frasco com 50 drágeas. *Uso oral. Uso adulto*
- **Deltavit® (Delta),** suspensão oral, cada mℓ contém 0,5 mg de pantotenato de cálcio (como ácido pantotênico) + 1,0 mg de cloridrato de lisina + 1,0 mg de colina (como citrato de colina) + 0,2 mg de zinco (como sulfato de zinco) + 1,0 mg de sulfato de potássio + 0,3 mg de manganês (como sulfato de manganês) + 0,5 mg de magnésio (como sulfato de magnésio) + 0,02 mg de iodo (como iodeto de potássio) + 0,004 mg de flúor (como fluoreto de sódio) + 0,05 mg de cobre (como sulfato de cobre) + 1,3 mg de nicotinamida + 0,5 mg de fosfato de cálcio dibásico (na forma de cálcio) + 0,13 mg de cloridrato de tiamina (vitamina B1) + 0,13 mg de riboflavina (Vit. B2) + 0,09 mg de cloridrato de piridoxina (vitamina. B6) + 0,0011 mg de colecalciferol (vitamina D) (equivalente a 40 UI) + 0,05 mg de ácido fólico + 2,6 mg de retinol hidrossolúvel (vitamina A) (equivalente a 200 UI) + 3,0 mg de ferro (como sulfato ferroso hepta-hidratado) + 0,3 mg de tocoferol (Vit. E) (50% na forma de acetato) + 6,5 mg de ácido ascórbico (vitamina C) + 0,3 mcg de cianocobalamina (vitamina B12), embalagem contendo um frasco com 120 mℓ. *Uso oral. Uso adulto*
- **Dorical kids® (Legrand),** suspensão oral, cada 5 mℓ contém 2,25 mg de vitamina E + 85 mg de cálcio + 500 UI de vitamina D3 + 4 mg de tiamina + 25 mg de ferro + 2 mg de riboflavina + 0,1 mg de fluoreto de sódio + 15 mg de vitamina B3 + 5.000 UI de vitamina A (palmitato de retinol) + 2 mg de vitamina B5, embalagem contendo frasco de 120 mℓ. *Uso oral. Uso pediátrico*
- **Nutri Homem® (Equaliv),** cápsulas gel contendo 500 mcg de vitamina A + 5 mcg de vitamina D + 45 mg de vitamina C + 10 mg de vitamina E + 1,2 mg de vitamina B1 + 1,3 mg de vitamina B2 + 16 mg de vitamina B3 + 5 mg de vitamina B5 + 1,3 mg de vitamina B6 + 200 mcg de vitamina B9 (ácido fólico) + 2,4 mcg de vitamina B12 + 30 mcg de biotina + 30 mcg de vitamina K + 50 mg de cálcio + 3,5 mg de ferro + 120 mg de magnésio + 7 mg de zinco + 33 mcg de iodo + 450 mcg de cobre + 34 mcg de selênio + 23 mcg de molibdênio + 35 mcg de cromo + 2,3 mg de manganês, embalagem com 60 cápsulas. *Uso oral. Uso adulto*
- **Femme® (Aché),** comprimidos revestidos com 5.000 UI de retinol (vit. A) + 400 UI de colecalciferol (vit. D3) + 100 mg de ácido ascórbico (vit. C) + 1 mg de ácido fólico + 30 UI de acetato de racealfatocoferol (vit. E) + 30 mcg de biotina + 10 mg de cloridrato de piridoxina (vit. B6) + 3 mcg de cianocobalamina (vit. B12) + 20 mg de nicotinamida + 2 mg de riboflavina (vit. B2) + 1,5 mg de nitrato de tiamina (vit. B1) + 10 mg de ácido pantotênico (como pantotenato de cálcio) + 25 mcg de cloreto crômico + 250 mg de carbonato de cálcio + 30 mg de fumarato ferroso + 100 mg de óxido de magnésio + 5 mg de sulfato de manganês + 25 mg de óxido de zinco + 150 mcg de iodeto de potássio + 2 mg de óxido cúprico, embalagem com 30 comprimidos. *Uso oral. Uso adulto*
- **Hyplex B® (Hypofarma),** solução injetável, ampolas de vidro, cada mℓ contém 4 mg de cloridrato de tiamina (vit. B1) + 1 mg de riboflavina 5'-fosfato sódio (vit. B2) + 2 mg de cloridrato de piridoxina (vit. B6) + 20 mg de nicotinamida (vit. PP) + 3 mg de dexpantenol (provitamina B5), caixa com 100 ampolas. *Uso intravenoso ou intramuscular. Uso adulto*
- **Materna® (Wyeth),** drágea contendo 5.000 UI de retinol + 400 UI de colecalciferol + 100 mg de vitamina C + 1 mg de ácido fólico + 30 UI de acetato de tocoferol + 30 mcg de biotina + 10 mg de cloridrato de piridoxina + 12 mcg de cianocobalamina + 20 mg de niacinamida + 3,4 mg de riboflavina + 3,0 mg de mononitrato de tiamina + 10 mg de ácido pantotênico (como pantotenato de cálcio) + 25 mcg de cloreto de cromo + 250 mg de carbonato de cálcio + 60 mg de fumarato ferroso + 25 mcg de molibdênio + 25 mg de óxido de magnésio + 5 mg de sulfato de manganês + 25 mg de óxido de zinco + 150 mcg de iodeto de potássio + 2 mg de óxido de cobre, embalagem com 30 drágeas. *Uso oral. Uso durante gravidez e lactação*
- **Matersupre® (Teuto),** comprimido revestido contendo 5.000 U de acetato de retinol (vitamina A) + 30 UI de acetato de racealfatocoferol (vitamina E − 50%) + 111,11 g de ácido ascórbico 90% (vitamina C) (equivalente a 100 mg de vitamina C) + 1,0 mg de ácido fólico + 3,0 mg de mononitrato de tiamina + 3,4 mg de riboflavina + 20,0 mg de nicotinamida + 10,0 mg de cloridrato de piridoxina + 12,0 mg de cianocobalamina 0,1% (equivalente a 12 μg de vitamina B 12) + 400 UI de colecalciferol + 0,03 mg de biotina + 11,259 mg de pantotenato de cálcio (equivalente a 10 mg de ácido pantotênico) + 250 mg de cálcio + 47,97 mg de óxido de magnésio (equivalente a 25 mg de magnésio) + 182,54 mg de fumarato ferroso (equivalente a 60 mg de ferro) + 2,5 mg de óxido de cobre seco (equivalente a 2 mg de cobre) + 34,72 mg de óxido de zinco (equivalente a 25 mg de zinco) + 15,3 mg de sulfato de manganês monoidratado (equivalente a 5 mg de manganês), embalagem com 30 comprimidos. *Uso oral. Uso durante a gravidez e o período pós-parto (seja lactante ou não)*
- **Nativit® (EMS Sigma Pharma),** comprimidos revestidos contendo 5.000 UI de acetato de retinol + 30 UI de acetato de racealfatocoferol (vitamina E) + 65 mg de ácido ascórbico + 1,5 mg de nitrato de tiamina + 1,7 mg de

riboflavina + 2 mg de cloridrato de piridoxina + 6 mcg de cianocobalamina + 20 mg de nicotinamida + 65 mcg de fitomenadiona (vitamina K) + 400 UI de colecalciferol (vitamina D3) + 0,4 mg de ácido fólico + 15 mcg de biotina + 10 mg de pantotenato de cálcio (vitamina B5) + 20 mcg de selênio (como complexo aminoácido quelato) + 1 mg de manganês (como sulfato de manganês monoidratado) + 40 mg de ferrocarbonila + 0,13 mg de cromo (como cloreto de cromo hexaidratado) + 3 mg de cobre (como sulfato de cobre anidro) + 15 mg de óxido de zinco + 25 mcg de molibdato de sódio di-hidratado + 0,15 mg de iodeto de potássio, embalagem contendo frasco com 20 e 30 comprimidos. *Uso oral. Uso adulto*

- **Pharmaton kiddi® (Boehringer Ingelheim),** xarope, cada mℓ contém 20,00 mg de cloridrato de lisina + 0,20 mg de vitamina B1 (cloridrato de tiamina) + 0,23 mg de vitamina B2 (fosfato sódico de riboflavina) + 0,40 mg de vitamina B6 (cloridrato de piridoxina) + 26,67 UI de vitamina D3 (colecalciferol) + 1,00 mg de vitamina E (acetato de racealfatocoferol) + 1,33 mg de vitamina PP (nicotinamida) + 0,67 mg de dexpantenol (vitamina B5), xarope: frasco com 200 mℓ + copo-medida graduado. *Uso oral. Uso adulto e pediátrico*

- **Septagen® (Baldacci),** comprimidos revestidos contendo 10 mg de vitamina E + 240 mcg de ácido fólico + 5 mg de ácido pantotênico + 16 mg de niacina + 1,3 mg de vitamina B6 + 1,2 mg de tiamina + 2,40 mcg de vitamina B12, embalagem com 60 comprimidos. *Uso oral. Uso preferencial para pessoas com mais de 50 anos*

- **Stresstabs® 600 com zinco (Wyeth),** cada comprimido revestido contém 45 UI de acetato de tocoferol + 600 mg de ácido ascórbico + 0,5 mg de ácido fólico + 25 mcg de cianocobalamina + 10 mg de cloridrato de piridoxina + 20 mg de mononitrato de tiamina + 100 mg de nicotinamida + 3 mg de óxido cúprico (79,88% cobre) + 25 mg de pantotenato de cálcio (92,01% ácido pantotênico) + 10 mg de riboflavina + 65,52 mg de sulfato de zinco (36,43% zinco), frasco com 30 comprimidos. *Uso oral. Uso adulto*

- **Trezevit® A e B adulto (Biosintética),** solução injetável para infusão intravenosa, embalagem com 25 frascos-ampola âmbar de Trezevit® A – adulto – 5 mℓ e 25 frascos-ampola âmbar de Trezevit® B – adulto – 5 mℓ. Os frascos-ampola A e B são complementares. Cada 5 mℓ de Trezevit® A – adulto contém: 3.300 UI de vitamina A (como palmitato de retinol) + 200 UI de vitamina D3 (como colecalciferol) + 10 UI de vitamina E (como acetato de alfatocoferol) + 150,0 µg de vitamina K1 (como fitomenadiona) + 6,0 mg de cloridrato de tiamina + 3,6 mg de vitamina B2 (como riboflavina fosfato sódica) + 40,0 mg de nicotinamida + 15 mg de vitamina B5 (como dexpantenol) + 6,0 mg de cloridrato de piridoxina + 200 mg de vitamina C (como ácido ascórbico) e cada 5 mℓ de Trezevit® B – Adulto contém 60,0 µg de biotina + 600,0 µg de ácido fólico + 5,0 µg de cianocobalamina. *Uso por infusão intravenosa. Uso adulto*

- **Trezevit® A e B pediátrico (Biosintética),** embalagem com 25 frascos-ampola âmbar de Trezevit® A – Pediátrico – 5 mℓ e 25 frascos-ampola âmbar de Trezevit® B – Pediátrico – 5 mℓ. Os frascos-ampola A e B são complementares. Cada 5 mℓ de Trezevit® A – Pediátrico contém 2.300 UI de palmitato de retinol + 400 UI de colecalciferol) + 7,0 UI de acetato de alfa tocoferol + 200,0 µg de vitamina K1 (como fitomenadiona) + 1,2 mg de cloridrato de tiamina + 1,4 mg de riboflavina fosfato sódica + 17,0 mg de nicotinamida + 5,0 mg de dexpantenol + 1,0 mg de cloridrato de piridoxina + 80,0 mg de ácido ascórbico. Cada 5 mℓ de Trezevit® B – Pediátrico contém 20,0 µg de biotina + 140,0 µg de ácido fólico + 1,0 µg de cianocobalamina. *Uso por infusão intravenosa. Uso pediátrico*

- **Vitergan® (Marjan Farma),** comprimidos revestidos contendo 4.000 UI de acetato de retinol (vitamina A) + 400 UI de colecalciferol (vitamina D3) + 65 mg de ácido ascórbico + 1,5 mg de tiamina + 1,7 mg de riboflavina (vitamina B2) + 20 mg de nicotinamida (vitamina B3) + 2 mg de cloridrato de piridoxina (vitamina B6) + 10 mg de pantotenato de cálcio (vitamina B5) + 0,4 mg de ácido fólico (vitamina B9) + 6 mcg de cianocobalamina (vitamina B12) + 250 mg de cálcio + 40 mg de ferro + 0,15 mg de iodo + 1 mg de cobre + 5 mg de magnésio + 1 mg de manganês, embalagem com 10 e 30 comprimidos. *Uso oral. Uso adulto*

- **Vitergan Master® (Marjan Farma),** cápsula gelatinosa mole contendo 40 mg de extrato seco de *Panax ginseng* C. A. Mey. (contendo 2,8 mg de ginsenosídios) + 4.000 UI de palmitato de retinol + 2 mg de nitrato de tiamina + 2 mg de riboflavina (vitamina B2) + 1 mg de cloridrato de piridoxina + 1 mcg de cianocobalamina + 60 mg de ácido ascórbico + 400 UI de colecalciferol + 10 mg de acetato de tocoferol + 15 mg de nicotinamida + 10 mg de pantotenato de cálcio + 0,4 mg de ácido fólico + 20,0 mg de rutosídios + 30,34 mg de fumarato ferroso (equivalente a 10 mg de ferro) + 351,35 mg de fosfato de cálcio dibásico (equivalente a 103,5 mg de cálcio e 80 mg de fósforo) + 3,93 mg de sulfato de cobre (equivalente a 1 mg de cobre elementar) + 24 mg de gliconato de potássio (equivalente a 4 mg de potássio) + 3,07 mg de sulfato de manganês (equivalente a 1 mg de manganês) + 85,31 mg de gliconato de magnésio (equivalente a 5 mg de magnésio) + 1,254 mg de óxido de zinco (equivalente a 1 mg de zinco) + 92,0 mg de lecitina de soja, caixa com 30 cápsulas. *Uso oral. Uso adulto*

- **Vitergan pré-natal® (Marjan Farma),** comprimidos revestidos contendo 4.000 UI de acetato de retinol + 400 UI de colecalciferol (vitamina D3) + 65 mg de ácido ascórbico (vitamina C) + 1,5 mg de tiamina (vitamina B1) + 1,7 mg de riboflavina + 20 mg de nicotinamida + 2 mg de cloridrato de piridoxina + 10 mg de pantotenato de cálcio + 0,4 mg de ácido fólico + 6 mcg de cianocobalamina (vitamina B12) + 250 mg de cálcio + 40 mg de ferro + 0,15 mg de iodo + 1 mg de cobre + 5 mg de magnésio + 1 mg de manganês, embalagem com 30 comprimidos. *Uso oral. Uso adulto e pediátrico acima de 14 anos*

- **Vitforte® (Vitamed),** cápsulas de gelatina dura contendo 600 mcg de vitamina A + 1,3 mg de piridoxina + 45 mg de ácido ascórbico + 1,2 mg de tiamina + 1,3 mg de riboflavina + 5 mg de ácido pantotênico + 16,00 mg de nicotinamida + 2,4 mcg de cianocobalamina + 10 mg de vitamina E + 45 mg de ácido fólico + 30 mg de biotina + 130 mcg de iodo + 45 mcg de molibdênio + 34 mcg de selênio + 7 mg de zinco + 900 mcg de cobre + 5 mcg de vitamina D3, embalagem com 30 cápsulas. *Uso oral. Uso adulto.*

Vitamina B6

O termo vitamina B6 descreve um grupo de três compostos correlatos: piridoxina, piridoxal e piridoxamina e seus derivados fosforilados (piridoxina 5′-fosfato [PNP], piridoxal 5′-fosfato [PLP] e piridoxamina 5′-fosfato [PMP]). Embora esses seis compostos devam ser tecnicamente denominados vitamina B6, o termo é comumente usado como sinônimo de apenas um deles, a piridoxina.

A vitamina B6, principalmente na forma de sua coenzima biologicamente ativa piridoxal 5′-fosfato, participa em uma ampla gama de reações bioquímicas, inclusive o metabolismo de aminoácidos e glicogênio, a síntese de ácidos nucleicos, de hemoglobina, de esfingomielina e de outros esfingolipídios e a síntese dos neurotransmissores serotonina, dopamina, norepinefrina e GABA (ácido gama-aminobutírico). É absorvida principalmente no jejuno.

A vitamina B6 é prescrita para:
- Profilaxia e tratamento de deficiência de vitamina B6 e neuropatia em pacientes com tuberculose em uso de isoniazida (INH)
- Tratamento de anemia siderobláplástica hereditária, síndrome pré-menstrual, deficiência fármaco-induzida (penicilamina, cicloserina, hidralazina)
- Uso tópico por sua ação antisseborreica em tratamentos para dermatite seborreica, alopecia seborreica e acne.

Com relação à posologia, em adultos:
- Suplemento nutricional, síndrome de dependência de piridoxina: 30 a 600 mg/dia VO; manutenção: 50 mg VO 1 vez/dia, durante toda a vida
- Suplemento dietético: 10 a 20 mg/dia, durante 3 semanas, seguidos por 2 a 5 mg/dia, durante várias semanas
- Deficiência induzida por fármacos: 10 a 50 mg/dia VO no caso de penicilamina ou de 100 a 300 mg/dia VO no caso de cicloserina, hidralazina ou isoniazida
- Alcoolismo: 50 mg/dia, durante 2 a 4 semanas; se responder à anemia, deve-se continuar ministrando.

(continua)

Vitamina B6 (*continuação*)

A piridoxina raramente provoca efeitos tóxicos em pessoas com função renal normal. As doses de 200 mg/dia durante mais de 30 dias provocam síndrome de dependência de piridoxina.

Vale mencionar que o uso de megadoses de piridoxina (2 a 6 g diários) durante vários meses provoca nefropatia sensorial grave, que se manifesta como instabilidade da marcha associada a edema dos pés e melhora com a suspensão da piridoxina.

Os seguintes medicamentos podem atuar como antagonistas da piridoxina e provocar anemia ou neurite periférica, ou aumento de sua excreção urinária: cloranfenicol, ciclosserina, hidralazina, adrenocorticoides, azatioprina, clorambucila, ciclofosfamida, ciclosporina, mercaptopurina, isoniazida ou penicilamina. Os estrogênios podem aumentar as necessidades de piridoxina.

O uso de levodopa não é recomendado em pacientes suplementados com piridoxina porque os efeitos antiparkinsonianos da levodopa são revertidos por 5 mg de piridoxina. Isso não ocorre com a associação carbidopa-levodopa.

Apresentação comercial

- **Abfor gerin® (Airela),** comprimidos revestidos contendo 45 mg de acetato de racealfatocoferol + 30 mg de nitrato de tiamina + 10 mg de riboflavina + 100 mg de nicotinamida + 25 mg de pantotenato de cálcio + 10 mg de cloridrato de piridoxina + 0,5 mg de ácido fólico + 25 mcg de cianocobalamina + 600 mg de ácido ascórbico + 3 mg de óxido cúprico + 23,9 mg de sulfato de zinco, embalagem com 30 comprimidos. *Uso oral. Uso adulto*
- **Alginac® (Merck),** comprimidos revestidos com 1.000 mcg de vitamina B12 (cianocobalamina) + 50 mg de vitamina B6 (cloridrato de piridoxina) + 50 mg de vitamina B1 (nitrato de tiamina) + 50 mg de diclofenaco sódico, embalagens contendo 4, 15 e 30 comprimidos *Uso oral. Uso adulto*
- **Alginac® (Merck),** comprimidos revestidos de liberação prolongada com 1.000 mcg de vitamina B12 (cianocobalamina) + 100 mg de cloridrato de piridoxina + 100 mg de vitamina B1 (nitrato de tiamina) + 100 mg de diclofenaco sódico, embalagens contendo 15 e 30 comprimidos *Uso oral. Uso adulto*
- **Apevinat BC® (Airela),** xarope, cada ml contém 0,800 mg de cloridrato de cipro-heptadina (equivalente a 0,71 mg de cipro-heptadina) + 0,120 mg de cloridrato de tiamina (equivalente a 0,09 mg de tiamina) + 0,200 mg de fosfato sódico de riboflavina (equivalente a 0,15 mg de riboflavina) + 1,334 mg de nicotinamida + 0,134 mg de cloridrato de piridoxina (equivalente a 0,11 mg de piridoxina) + 4,334 mg/ml de ácido ascórbico, embalagem com 200 ml *Uso oral. Uso pediátrico de 7 a 14 anos de idade*
- **Apevitin BC® (EMS),** xarope, cada ml contém 1.334 mg de nicotinamida + 0,2 mg + 4,334 mg de ácido ascórbico + 0,8 mg de cipro-heptadina + 0,134 mg de cloridrato de piridoxina + 0,12 mg de cloridrato de tiamina, embalagem com 240 ml. *Uso oral. Uso adulto e pediátrico*
- **Beminal plus® (Eurofarma),** comprimidos revestidos com 30 mg de vitamina B1 (na forma de mononitrato de tiamina) + 10 mg de vitamina B2 (riboflavina) + 10 mg de vitamina B6 (como cloridrato de piridoxina) + 15 mcg de vitamina B12 (cianocobalamina) + 600 mg de vitamina C (ácido ascórbico) + 45 mg de vitamina E (acetato de tocoferol) + 100 mg de nicotinamida + 25 mg de pantotenato de cálcio (na forma de sulfato) + 22,5 mg de zinco, embalagens contendo 30 comprimidos *Uso oral. Uso adulto*
- **Beneroc® complex (Bayer),** drágeas contendo 15 mg de mononitrato de tiamina + 15 mg de riboflavina + 50 mg de nicotinamida + 25 mg de pantotenato de cálcio + 10 mg de cloridrato de piridoxina + 0,15 mg de biotina + 0,01 mg de cianocobalamina, embalagem com 30 drágeas *Uso oral. Uso adulto*
- **Biofructose® (Bunker),** solução injetável, cada ampola de 10 ml contém 3,0 g de frutose + 2,0 mg de riboflavina fosfato sódica + 2,0 mg de cloridrato de piridoxina + 20 mg de nicotinamida (vitamina PP) + 300 mg de ácido ascórbico, embalagem contendo 3 e 100 ampolas de 10 ml. *Uso intravenoso. Uso adulto*
- **Biofructose® (Bunker),** solução injetável, cada ampola de 20 ml contém 6,0 g de frutose + 4,0 mg de riboflavina fosfato sódica + 4,0 mg de cloridrato de piridoxina + 40 mg de nicotinamida (vitamina PP) + 600 mg de ácido ascórbico, embalagem contendo 3 e 50 ampolas de 10 ml. *Uso intravenoso. Uso adulto*
- **Bion 3® (Merck),** tablete contendo 5 mcg de colecalciferol + 30 mcg de biotina + 200 mcg de ácido fólico + 108 UFC de *Lactobacillus acidophilus* + 45 mg de ácido ascórbico + 10 mg de acetato de tocoferol + 16 mg de niacina + 600 mcg de acetato de retinol + 5 mg de ácido pantotênico + 1,3 mg de cloridrato de piridoxina + 1,2 mg de tiamina + 1,3 mg de riboflavina + 1 mcg de cianocobalamina + 90 mg de cálcio + 38 mg de fósforo + 45 mg de magnésio + 5 mg de ferro + 5 mg de zinco + 1,2 mg de manganês + 30 mcg de selênio + 100 mcg de iodo, embalagem com 30 tabletes *Uso oral. Uso adulto*
- **B-suprin® (Cazi),** drágeas contendo 15 mg de nicotinamida + 5 mg de riboflavina + 15 mcg de cianocobalamina + 2 mg de cloridrato de piridoxina + 6 mg de cloridrato de tiamina, embalagem com 20 drágeas *Uso oral. Uso adulto*
- **Carnabol® (Aché),** comprimido contendo 6 mcg de cianocobalamina + 100 mg de cloridrato de levolisina + 75 mg de cloridrato de levocarnitina + 2 mg de cloridrato de piridoxina + 5 mg de cloridrato de tiamina + 10 mg de nicotinamida +1 mg de riboflavina, embalagem com 20 comprimidos. *Uso adulto e pediátrico acima de 12 anos. Não deve ser administrado no primeiro trimestre de gravidez e por portadores de doenças hepáticas e renais e úlcera péptica*
- **Cazigeran® (Cazi),** drágeas contendo 200,0 mg de aspartato de potássio + 200,0 mg de aspartato de magnésio + 100,0 mg de acetato de racealfatocoferol (vitamina E) + 25,0 mg de cloridrato de tiamina (vitamina B1) + 2,0 mg de riboflavina (vitamina B2) + 10,0 mg de cloridrato de piridoxina, caixas com 20 e 60 drágeas *Uso oral. Uso adulto*
- **C Cálcio® (EMS),** comprimidos efervescentes contendo 1,0 g de ácido ascórbico + 0,625 g de carbonato de cálcio + 400 UI de colecalciferol (vitamina D3) + 0,002 g de cloridrato de piridoxina, embalagem com 20 comprimidos efervescentes. *Uso oral. Uso adulto. Atenção fenilcetonúricos: contém fenilalanina*
- **Centrum® (Wyeth),** comprimidos contendo 400 mcg de vitamina A + 1,2 mg de tiamina + 1,3 mg de riboflavina + 16 mg de niacina + 5,0 mg de ácido pantotênico + 1,3 mg de piridoxina + 240 mg de ácido fólico + 2,4 mcg de cianocobalamina + 45 mg de vitamina C + 5,0 mg de vitamina D + 6,7 mg de vitamina E + 30 mcg de biotina + 65 mcg de vitamina K + 250 mg de cálcio + 450 mcg de cobre + 18 mcg de cromo + 8,1 mg de ferro + 125 mg de fósforo + 33 mcg de iodo + 100 mg de magnésio + 1,2 mg de manganês + 23 mg de molibdênio + 10 mcg de potássio + 20 mcg de selênio + 7,0 mg de zinco, embalagem de 15, 30, 60, 100, 130 e 150 comprimidos *Uso oral. Uso adulto*
- **Citoneurin® drágeas (Merck),** drágeas contendo 100 mg de nitrato de tiamina + 200 mg de cloridrato de piridoxina + 50 mcg de cianocobalamina, embalagem com 20 drágeas *Uso oral. Uso adulto*
- **Citoneurin® 5.000 (Merck),** drágeas contendo 100 mg de nitrato de tiamina + 5.000 mcg de cianocobalamina + 100 mg de cloridrato de piridoxina, embalagem com 20 drágeas *Uso oral. Uso adulto*
- **Citoneurin® 1.000 (Merck),** solução injetável, embalagens contendo 1 ou 3 ampolas I (3 ml) e 1 ou 3 ampolas II (1 ml, solução vermelha). Cada ampola I (1 ml) contém 100 mg de cloridrato de tiamina (vitamina B1) + 100 mg de cloridrato de piridoxina e cada ampola II (1 ml) contém: 1.000 mcg de cianocobalamina *Uso intramuscular. Uso adulto*
- **Citoneurin® 5.000 (Merck),** solução injetável, embalagens contendo 1 ou 3 ampolas I (3 ml) e 1 ou 3 ampolas II (1 ml, solução vermelha). Cada ampola I (1 ml) contém 100 mg de cloridrato de tiamina + 100 mg de cloridrato de piridoxina e cada ampola II (1 ml) contém: 5.000 mcg de cianocobalamina *Uso intramuscular. Uso adulto*

- **Citoneurin® 5.000 (Merck)**, drágeas contendo 100 mg de nitrato de tiamina + 5.000 mcg de cianocobalamina + 100 mg de cloridrato de piridoxina, embalagem com 20 drágeas Uso oral. Uso adulto
- **Clusivol Composto® (Wyeth)**, solução oral, cada 10 mℓ contém 250 UI de palmitato de retinol + 0,07 mg de cloridrato de tiamina + 0,09 mg de fosfato sódico de riboflavina + 0,08 mg de cloridrato de piridoxina + 0,3 mcg de cianocobalamina + 3,25 mg de ácido ascórbico + 20 UI de colecalciferol + 0,43 mg de hemitartarato de colina + 0,6 mg de pantotenato de cálcio + 0,5 mg de inositol + 1 mg de nicotinamida + 2,0 mg de cloridrato de lisina + 4 mg de lactato de cálcio + 0,3 mg de gliconato ferroso + 3 mg de hipofosfito de cálcio + 7,5 mcg de iodeto de potássio + 0,3 mg de gliconato de magnésio + 0,05 mg de gliconato de manganês + 0,25 mg de gliconato de potássio + 0,05 mg de lactato de zinco, frasco com 240 mℓ. Uso oral. Uso adulto e pediátrico
- **Combiron Fólico® (Aché)**, comprimidos revestidos contendo 2 mg de ácido fólico + 120 mg de ferrocarbonila + 10 mg de nicotinamida + 1 mg de riboflavina + 25 mcg de cianocobalamina + 2 mg de pantotenato de cálcio + 1 mg de cloridrato de piridoxina + 4 mg de nitrato de tiamina, embalagens com 15 e 45 comprimidos. Uso oral. Uso adulto
- **Dexa-citoneurin NFF® (Merck)**, solução injetável, embalagem contendo uma ampola I (1 mℓ) e uma ampola II (2 mℓ) ou três ampolas I (1 mℓ) e três ampolas II (2 mℓ). Cada ampola I (1 mℓ) contém 100 mg de cloridrato de tiamina (vitamina B1) + 100 mg de cloridrato de piridoxina e cada ampola II (2 mℓ) contém: 5.000 mcg de cianocobalamina (vitamina B12) + 4 mg de fosfato de dexametasona. Uso intramuscular. Uso adulto
- **Dexacobal® (União Química)**, solução injetável, embalagem contendo 3 ampolas A (2 mℓ) e 3 ampolas B (1 mℓ). Cada ampola A (2 mℓ) contém 5.000 mcg de cianocobalamina (vitamina B12) + 100 mg de cloridrato de tiamina + 100 mg de cloridrato de piridoxina (veículo: cloridrato de procaína, álcool benzílico, ácido clorídrico, hidróxido de sódio, cloreto de benzalcônio e água para injetáveis) e cada ampola B (1 mℓ) contém: 4 mg de acetato de dexametasona. Uso intramuscular. Uso adulto
- **Dexador® (Ativus)**, comprimidos revestidos com 5.000 mcg de cianocobalamina (vitamina B12) + 100 mg de mononitrato de tiamina + 100 mg de cloridrato de piridoxina + 0,50 mg de fosfato de dexametasona, caixa com 20 comprimidos revestidos. Uso oral. Uso adulto
- **Dexador® (Ativus)**, solução injetável, caixa com 3 ampolas A de 2 mℓ e 3 ampolas B de 1 mℓ, cada ampola A (2 mℓ) contém 5.000 mcg de cianocobalamina (vitamina B12) + 100 mg de mononitrato de tiamina + 100 mg de cloridrato de piridoxina e cada ampola B (1 mℓ) contém 4 mg de acetato de dexametasona. Uso intramuscular. Uso adulto
- **Dexagil® (Marjan Farma)**, comprimidos revestidos contendo 1.000 mcg de cianocobalamina (vitamina B12) + 100 mg de cloridrato de piridoxina + 100 mg de nitrato de tiamina + 0,5 mg de fosfato dissódico de dexametasona, caixa contendo 20 comprimidos. Uso oral. Uso adulto
- **Dexaneurin® (União Química)**, solução injetável, caixa com 1 ampola A com 2 mℓ e 1 ampola B com 1 mℓ. Cada ampola A contém 1.000 mcg de cianocobalamina + 100 mg de cloridrato de piridoxina + 100 mg de cloridrato de tiamina + 10 mg de cloridrato de lidocaína e cada ampola B contém 5,262 mg de fosfato dissódico de dexametasona (equivalente a 4 mg de dexametasona), embalagem com 3 ampolas A e B. Uso intramuscular. Uso adulto
- **Dramin B6® (Nycomed)**, comprimidos revestidos, embalagens com 20 e 30 unidades, cada comprimido contém 50 mg de dimenidrinato + 10 mg de cloridrato de piridoxina; solução oral (gotas pediátricas), frascos com 20 mℓ e 30 mℓ com autogotejador, cada mℓ (20 gotas) de solução oral contém 25 mg de dimenidrinato + 5 mg de cloridrato de piridoxina. Uso oral. Uso adulto e pediátrico
- **Emet® (Momenta)**, cada comprimido revestido contém 50 mg de dimenidrinato + 10 mg de cloridrato de piridoxina, embalagem com 12 comprimidos revestidos. Uso oral. Uso adulto
- **Foline® (Apsen)**, dermocosmético, cápsula contendo zinco + selênio + cromo + piridoxina + biotina, embalagem com 60 cápsulas. Uso oral. Uso adulto
- **Fortevit® (Airela)**, solução oral, cada mℓ contém 3 mg de ferro quelato (equivalente a 0,6 mg de ferro) + 0,05 mg de cloridrato de piridoxina + 0,8 mg de nicotinamida, cartucho contendo frasco de plástico âmbar com 500 mℓ + copo-medida. Uso oral. Uso adulto e pediátrico acima de 4 anos de idade
- **Gaballon® (Zydus Nikkho)**, cada comprimido contém 50 mg de ácido gama-aminobutírico + 50 mg de cloridrato de L-lisina + 2 mg de cloridrato de tiamina + 4 mg de cloridrato de piridoxina + 4 mg de pantotenato de cálcio, embalagem contendo 20 comprimidos. Uso oral. Uso adulto
- **Gerilon® (Cifarma)**, cápsulas gelatinosas moles contendo 100 mg de Ginseng + 2.000 UI de retinol (vitamina A) + 1,3 mg de mononitrato de tiamina (vitamina B1) + 1,3 mg de riboflavina (vitamina B2) + 0,5 mg de cloridrato de piridoxina + 4 mcg de cianocobalamina (vitamina B12) + 65 mg de ácido ascórbico (vitamina C) + 400 UI de colecalciferol (vitamina D3) + 10 UI de acetato de alfatocoferol (vitamina E) + 0,01 mg de biotina + 5 mg de pantotenato de cálcio + 0,045 mg de flúor (na forma de fluoreto de sódio) + 30 mg de cálcio (na forma de fosfato) + 3,67 mg de ferro (na forma de fumarato) + 0,115 mg de iodo (na forma de iodeto de potássio) + 1,05 mg de magnésio (na forma de sulfato) + 0,487 mg de manganês (na forma de sulfato) + 23 mg de fósforo (na forma de fosfato de cálcio) + 13 mg de nicotinamida + 2,24 mg de potássio (na forma de sulfato) + 10 mg de rutina, embalagem contendo 30 ou 60 cápsulas. Uso oral. Uso adulto
- **Gerovital® (EMS)**, cápsulas gelatinosas contendo 100,00 mg de Panax ginseng + 2.000 UI de palmitato de retinol (vitamina A) + 1,30 mg de nitrato de tiamina (vitamina B1) + 1,3 mg de riboflavina (vitamina B2) + 0,50 mg de cloridrato de piridoxina + 4,00 μg de cianocobalamina (vitamina B12) + 65,00 mg de ácido ascórbico (vitamina C) + 400 UI de colecalciferol (vitamina D3) + 10,00 mg de acetato de racealfatocoferol (vitamina E) + 0,01 mg de biotina + 13,0 mg de nicotinamida + 5,00 mg de dexpantenol + 10,0 mg de rutina + 0,10 mg de fluoreto de sódio + 150,0 mg de fosfato de cálcio dibásico + 10 mg de sulfato ferroso + 0,15 mg de iodeto de potássio + 6,00 mg de sulfato de magnésio + 1,70 mg de sulfato de manganês + 5,00 mg de sulfato de potássio, embalagem com 60 cápsulas. Uso oral. Uso adulto
- **Hyplex B® (Hypofarma)**, solução injetável, ampolas de vidro, cada mℓ contém 4 mg de cloridrato de tiamina + 1 mg de riboflavina 5'- fosfato sódio (vit. B2) + 2 mg de cloridrato de piridoxina + 20 mg de nicotinamida (vit. PP) + 3 mg de dexpantenol (provitamina B5), caixa com 100 ampolas. Uso intravenoso ou intramuscular. Uso adulto
- **Laneli® (Medley)**, cápsula gelatinosa contendo 2.664 UI de palmitato de retinol + 400 UI de colecalciferol + 10,00 mg de acetato de tocoferol + 70,00 mg de ácido ascórbico + 3,0 mg de mononitrato de tiamina + 3,40 mg de riboflavina + 17,00 mg de nicotinamida + 4,0 mg de cloridrato de piridoxina + 0,60 mg de ácido fólico + 2,20 mcg de cianocobalamina + 30,0 mg de fumarato ferroso + 15,00 mg de óxido de zinco +125 mg de carbonato de cálcio, blíster com 8, 30 e 60 cápsulas gelatinosas. Uso oral. Uso adulto
- **Mionevrix® (Aché)**, comprimidos revestidos contendo 100 mg de cloridrato de piridoxina + 50 mg de cloridrato de tiamina + 1.000 mcg de cianocobalamina + 250 mg de dipirona monoidratada + 200 mg de carisoprodol, embalagem com 8 e 20 comprimidos. Uso oral. Uso adulto
- **Nutri Homem® (Equaliv)**, cápsulas gel contendo 500 mcg de vitamina A + 5 mcg de vitamina D + 45 mg de vitamina C + 10 mg de vitamina E + 1,2 mg de vitamina B1 + 1,3 mg de vitamina B2 + 16 mg de vitamina B3 + 5 mcg de vitamina B5 + 1,3 mg de vitamina B6 + 200 mcg de vitamina B9 (ácido fólico) + 2,4 mcg de vitamina B12 + 30 mcg de biotina + 30 mcg de vitamina K + 50 mg de cálcio + 3,5 mg de ferro + 120 mg de magnésio + 7 mg de zinco + 33 mcg de iodo + 450 mcg de cobre + 34 mcg de selênio + 23 mcg de molibdênio + 35 mcg de cromo + 2,3 mg de manganês, embalagem com 60 cápsulas. Uso oral. Uso adulto
- **Pantohair® (Biolab)**, loção capilar antiqueda contendo salicilato de sila + pantenol + piridoxina + extrato de bardana + extrato de folhas de oliva + capilisil, embalagem com 95 mℓ. Uso tópico. Uso adulto
- **Stresstabs® 600 com zinco (Wyeth)**, cada comprimido revestido contém 45 UI de acetato de tocoferol + 600 mg de ácido ascórbico + 0,5 mg de ácido fólico + 25 mcg de cianocobalamina + 10 mg de cloridrato de piridoxina + 30 mg de mononitrato de tiamina + 100 mg de nicotinamida + 3 mg de óxido cúprico (79,88% cobre) + 25 mg de pantotenato de cálcio (92,01% ácido pantotênico) + 10 mg de riboflavina + 65,52 mg de sulfato de zinco (36,43% zinco), frasco com 30 comprimidos. Uso oral. Uso adulto

- **Teragran M® (Bristol-Myers Squibb)**, cada comprimido revestido contém 6.976 UI de vitamina A + 400 UI de vitamina D3 + 9,2 mg de vitamina B1 + 1,70 mg de vitamina B2 + 4,11 mg de vitamina B6 + 6 mcg de vitamina B12 + 65 mg de vitamina C + 20,2 mg de nicotinamida + 9,2 mg de pantotenato de cálcio + 15 mg de ferro + 106 mg de cálcio + 6 mg de magnésio + 1 mg de manganês + 0,12 mg de iodo + 1,5 mg de zinco + 1 mg de cobre + 5,04 mg de potássio, frascos com 30 comprimidos. *Uso oral. Uso adulto e pediátrico acima de 12 anos de idade*
- **Trezevit® A e B adulto (Biosintética)**, solução injetável para infusão intravenosa, embalagem com 25 frascos-ampola âmbar de Trezevit® A – adulto – 5 mℓ e 25 frascos-ampola âmbar de Trezevit® B – adulto – 5 mℓ. Os frascos-ampola A e B são complementares. Cada 5 mℓ de Trezevit® A – adulto contém: 3.300 UI de vitamina A (como palmitato de retinol) + 200 UI de vitamina D3 (como colecalciferol) + 10 UI de vitamina E (como acetato de alfa tocoferol) + 150,0 μg de vitamina K1 (como fitomenadiona) + 6,0 mg de cloridrato de tiamina + 3,6 mg de vitamina B2 (como riboflavina fosfato sódica) + 40,0 mg de nicotinamida + 15 mg vitamina B5 (como dexpantenol) + 6,0 mg de cloridrato de piridoxina + 200 mg de vitamina C (como ácido ascórbico) e cada 5 mℓ de Trezevit® B – Adulto contém 60,0 μg de biotina + 600,0 μg de ácido fólico + 5,0 μg de cianocobalamina. *Uso por infusão intravenosa. Uso adulto*
- **Trezevit® A e B pediátrico (Biosintética)**, embalagem com 25 frascos-ampola âmbar de Trezevit® A – Pediátrico – 5 mℓ e 25 frascos-ampola âmbar de Trezevit® B – Pediátrico – 5 mℓ. Os frascos-ampola A e B são complementares. Cada 5 mℓ de Trezevit® A – Pediátrico contém 2.300 UI de palmitato de retinol + 400 UI de colecalciferol) + 7,0 UI de acetato de alfa tocoferol + 200,0 μg de vitamina K1 (como fitomenadiona) + 1,2 mg de cloridrato de tiamina + 1,4 mg de riboflavina fosfato sódica + 17,0 mg de nicotinamida + 5,0 mg de dexpantenol + 1,0 mg de cloridrato de piridoxina + 80,0 mg de ácido ascórbico. Cada 5 mℓ de Trezevit® B – Pediátrico contém 20,0 μg de biotina + 140,0 μg de ácido fólico + 1,0 μg de cianocobalamina. *Uso por infusão intravenosa. Uso pediátrico*
- **Vitergan Master® (Marjan Farma)**, cápsula gelatinosa mole contendo 40 mg de extrato seco de *Panax ginseng* C. A. Mey. (contendo 2,8 mg de ginsenosídios) + 4.000 UI de palmitato de retinol + 2 mg de nitrato de tiamina + 2 mg de riboflavina + 1 mg de cloridrato de piridoxina + 1 mcg de cianocobalamina + 60 mg de ácido ascórbico + 400 UI de colecalciferol + 10 mg de acetato de tocoferol + 15 mg de nicotinamida + 10 mg de pantotenato de cálcio + 0,4 mg de ácido fólico + 20,0 mg de rutosídios + 30,34 mg de fumarato ferroso (equivalente a 10 mg de ferro) + 351,35 mg de fosfato de cálcio dibásico (equivalente a 103,5 mg de cálcio e 80 mg de fósforo) + 3,93 mg de sulfato de cobre (equivalente a 1 mg de cobre elementar) + 24 mg de gliconato de potássio (equivalente a 4 mg de potássio) + 3,07 mg de sulfato de manganês (equivalente a 1 mg de manganês) + 85,31 mg de gliconato de magnésio (equivalente a 5 mg de magnésio) + 1,254 mg de óxido de zinco (equivalente a 1 mg de zinco) + 92,0 mg de lecitina de soja, caixa com 30 cápsulas. *Uso oral. Uso adulto*
- **Vitforte® (Vitamed)**, cápsulas de gelatina dura contendo 600 mcg de vitamina A + 1,3 mg de piridoxina + 45 mg de ácido ascórbico + 1,2 mg de tiamina + 1,3 mg de riboflavina + 5 mg de ácido pantotênico + 16,00 mg de nicotinamida + 2,4 mcg de cianocobalamina + 10 mg de vitamina E + 45 mg de ácido fólico + 30 mg de biotina + 130 mcg de iodo + 45 mcg de molibdênio + 34 mcg de selênio + 7 mg de zinco + 900 mcg de cobre + 5 mcg de vitamina D3, embalagem com 30 cápsulas. *Uso oral. Uso adulto.*

Vitamina B7 ou B8

A biotina é uma vitamina hidrossolúvel do complexo B que é utilizada no crescimento celular, na produção de ácidos graxos e no metabolismo de gordura e aminoácidos. Também participa no ciclo de Krebs (processo de liberação de energia a partir dos alimentos ingeridos). Além disso, a biotina ajuda na transferência do dióxido de carbono e na manutenção de níveis estáveis de glicemia.

A deficiência de biotina é uma condição nutricional rara cujas manifestações iniciais consistem em ressecamento da pele, dermatite seborreica, erupções cutâneas, cabelo fino e quebradiço e alopecia total ou parcial, além de poder evoluir para manifestações neurológicas, inclusive depressão, alterações do estado mental, mialgia generalizada, hiperestesia e parestesia. A ausência de biotina em lactentes resulta em dermatite seborreica. Prescrita para fortalecimento de unhas e cabelo.

Apresentação comercial

- **Beneroc complex® (Bayer)**, drágeas contendo 15 mg de mononitrato de tiamina + 15 mg de riboflavina + 50 mg de nicotinamida + 25 mg de pantotenato de cálcio + 10 mg de cloridrato de piridoxina + 0,15 mg de biotina + 0,01 mg de cianocobalamina, embalagem com 30 drágeas. *Uso oral. Uso adulto*
- **Bion 3® (Merck)**, tablete contendo 5 mcg de colecalciferol + 30 mcg de biotina + 200 mcg de ácido fólico + 108 UFC de *Lactobacillus acidophilus* + 45 mg de ácido ascórbico + 10 mg de acetato de tocoferol + 16 mg de niacina + 600 mcg de acetato de retinol + 5 mg de ácido pantotênico + 1,3 mg de cloridrato de piridoxina + 1,2 mg de tiamina + 1,3 mg de riboflavina + 1 mcg de cianocobalamina + 90 mg de cálcio + 38 mg de fósforo + 45 mg de magnésio + 5 mg de ferro + 5 mg de zinco + 1,2 mg de manganês + 30 mcg de selênio + 100 mcg de iodo, embalagem com 30 tabletes. *Uso oral. Uso adulto*
- **Centrum® (Wyeth)**, comprimidos contendo 400 mcg de vitamina A + 1,2 mg de tiamina + 1,3 mg de riboflavina + 16 mg de niacina + 5,0 mg de ácido pantotênico + 1,3 mg de piridoxina + 240 mg de ácido fólico + 2,4 mcg de cianocobalamina + 45 mg de vitamina C + 5,0 mg de vitamina D + 6,7 mg de vitamina E + 30 mcg de biotina + 65 mcg de vitamina K + 250 mg de cálcio + 450 mcg de cobre + 18 mcg de cromo + 8,1 mg de ferro + 125 mg de fósforo + 33 mcg de iodo + 100 mg de magnésio + 1,2 mg de manganês + 23 mg de molibdênio + 10 mg de potássio + 20 mcg de selênio + 7,0 mg de zinco, embalagem de 15, 30, 60, 100, 130 e 150 comprimidos. *Uso oral. Uso adulto*
- **Femme® (Aché)**, comprimidos revestidos com 5.000 UI de retinol (vit. A) + 400 UI de colecalciferol + 100 mg de ácido ascórbico + 1 mg de ácido fólico + 30 UI de acetato de racealfatocoferol + 30 mcg de biotina + 10 mg de cloridrato de piridoxina + 3 mcg de cianocobalamina (vit. B12) + 20 mg de nicotinamida + 2 mg de riboflavina + 1,5 mg de nitrato de tiamina + 10 mg de ácido pantotênico (como pantotenato de cálcio) + 25 mcg de cloreto crômico + 250 mg de carbonato de cálcio + 30 mg de fumarato ferroso + 100 mg de óxido de magnésio + 5 mg de sulfato de manganês + 25 mg de óxido de zinco + 150 mcg de iodeto de potássio + 2 mg de óxido cúprico, embalagem com 30 comprimidos. *Uso oral. Uso adulto*
- **Foline® (Apsen)**, cada cápsula contém 30 mcg de biotina + 1,3 mg de piridoxina + 35 mcg de cromo + 34 mcg de selênio + 7 mg de zinco, caixa com 60 cápsulas. *Uso oral. Uso adulto*
- **Geriaton® (Aché)**, comprimidos revestidos contendo 40 mg de *Panax ginseng* C.A. Meyer (equivalente a 12 mg de ginsenosídio) + 16,77 mg de fumarato ferroso (equivalente a 5,5 mg de ferro) + 7.500 UI de acetato de retinol + 0,75 mg de adenosina + 1,94 mg de nitrato de tiamina + 2 mg de riboflavina + 5 mcg de cianocobalamina + 5 mg de inositol + 10 mg de pantotenato de cálcio (equivalente a 4,6 mg de ácido pantotênico) + 0,2 mg de ácido fólico + 15 mg de nicotinamida + 60 mg de ácido ascórbico + 10 mg de acetato de racealfatocoferol + 0,25 mg de biotina + 5.000 UI de betacaroteno + 40 mcg de selênio (como selenato de sódio), embalagem com 30 comprimidos. *Uso oral. Uso adulto*
- **Gerovital® (EMS)**, cápsulas gelatinosas contendo 100,00 mg de *Panax ginseng* + 2.000 UI de palmitato de retinol (vitamina A) + 1,30 mg de nitrato de tiamina (vitamina B1) + 1,3 mg de riboflavina (vitamina B2) + 0,50 mg

de cloridrato de piridoxina (vitamina B6) + 4,00 μg de cianocobalamina + 65,00 mg de ácido ascórbico (vitamina C) + 400 UI de colecalciferol (vitamina D3) + 10,00 mg de acetato de racealfatocoferol (vitamina E) + 0,01 mg de biotina + 13,0 mg de nicotinamida + 5,00 mg de dexpantenol + 10,0 mg de rutina + 0,10 mg de fluoreto de sódio + 150,0 mg de fosfato de cálcio dibásico + 10 mg de sulfato ferroso + 0,15 mg de iodeto de potássio + 6,00 mg de sulfato de magnésio + 1,70 mg de sulfato de manganês + 5,00 mg de sulfato de potássio, embalagem com 60 cápsulas. *Uso oral. Uso adulto*

- **Materna® (Wyeth)**, drágea contendo 5.000 UI de retinol + 400 UI de colecalciferol + 100 mg de vitamina C + 1 mg de ácido fólico + 30 UI de acetato de tocoferol + 30 mcg de biotina + 10 mg de cloridrato de piridoxina + 12 mcg de cianocobalamina + 20 mg de niacinamida + 3,4 mg de riboflavina + 3,0 mg de mononitrato de tiamina + 10 mg de ácido pantotênico (como pantotenato de cálcio) + 25 mcg de cloreto de cromo + 250 mg de carbonato de cálcio + 60 mg de fumarato ferroso + 25 mcg de molibdênio + 25 mg de óxido de magnésio + 5 mg de sulfato de manganês + 25 mg de óxido de zinco + 150 mcg de iodeto de potássio + 2 mg de óxido de cobre, embalagem com 30 drágeas. *Uso oral. Uso durante gravidez e lactação*
- **MaterPlena Gest® (Cristalia)**, comprimidos revestidos contendo 200 UI de colecalciferol + 55 mg de ácido ascórbico + 6 mg de ácido pantotênico + 1,9 mg de cloridrato de piridoxina + 1,4 mg de riboflavina + 2,6 mcg de cianocobalamina + 18 mg de niacina + 1,4 mg de mononitrato de tiamina + 1,334 UI de palmitato de retinol + 1,334 mg de betacaroteno + 14,9 UI de acetato de tocoferol + 0,36 mg de ácido fólico + 0,01 mg de biotina + 27 mg de ferro + 300 mg de cálcio + 55 mg de magnésio + 0,01 mg de molibdênio + 0,02 mg de selênio + 2 mg de manganês + 11 mg de zinco, embalagem com 30 comprimidos. *Uso oral. Uso durante gravidez e lactação*
- **MaterPlena Lact® (Cristália)**, comprimidos revestidos contendo 1.334 UI de betacaroteno + 200 UI de vitamina D + 14,90 UI de vitamina E + 1,40 mg de vitamina B1 + 1,40 mg de vitamina B2 + 1,90 mg de vitamina B6 + 55 mg de vitamina C + 6 mg de ácido pantotênico + 18 mg de niacina + 0,35 mg de ácido fólico + 0,010 mg de biotina + 2,60 mcg de vitamina B12 + 27 mg de ferro + 300 mg de cálcio + 55 mg de magnésio + 2 mg de manganês + 0,0125 mg de molibdênio + 0,015 mg de selênio + 11 mg de zinco, embalagem com 30 comprimidos. *Uso oral. Uso durante a lactação*
- **Matersupre® (Teuto)**, comprimido revestido contendo 5.000 U de acetato de retinol + 30 UI de acetato de racealfatocoferol (vitamina E – 50%) + 111,11 g de ácido ascórbico 90% (equivalente a 100 mg de vitamina C) + 1,0 mg de ácido fólico + 3,0 mg de mononitrato de tiamina + 3,4 mg de riboflavina + 20,0 mg de nicotinamida + 10,0 mg de cloridrato de piridoxina + 12,0 mg de cianocobalamina 0,1% (equivalente a 12 μg de vitamina B 12) + 400 UI de colecalciferol + 0,03 mg de biotina + 11,259 mg de pantotenato de cálcio (equivalente a 10 mg de ácido pantotênico) + 250 mg de cálcio + 47,97 mg de óxido de magnésio (equivalente a 25 mg de magnésio) + 182,54 mg de fumarato ferroso (equivalente a 60 mg de ferro) + 2,5 mg de óxido de cobre seco (equivalente a 2 mg de cobre) + 34,72 mg de óxido de zinco (equivalente a 25 mg de zinco) + 15,3 mg de sulfato de manganês monoidratado (equivalente a 5 mg de manganês), embalagem com 30 comprimidos. *Uso oral. Uso durante a gravidez e o período pós-parto (seja ela lactante ou não)*
- **Nativit® (EMS Sigma Pharma)**, comprimidos revestidos contendo 5.000 UI de acetato de retinol + 30 UI de acetato de racealfatocoferol (vitamina E) + 65 mg de ácido ascórbico + 1,5 mg de nitrato de tiamina + 1,7 mg de riboflavina + 2 mg de cloridrato de piridoxina + 6 mcg de cianocobalamina + 20 mg de nicotinamida + 65 mcg de fitomenadiona (vitamina K) + 400 UI de colecalciferol + 0,4 mg de ácido fólico + 15 mcg de biotina + 10 mg de pantotenato de cálcio (vitamina B5) + 20 mcg de selênio (como complexo aminoácido quelato) + 1 mg de manganês (como sulfato de manganês monoidratado) + 40 mg de ferrocarbonila + 0,13 mg de cromo (como cloreto de cromo hexaidratado) + 3 mg de cobre (como sulfato de cobre anidro) + 15 mg de óxido de zinco + 25 mcg de molibdato de sódio di-hidratado + 0,15 mg de iodeto de potássio, embalagem contendo frasco com 20 e 30 comprimidos. *Uso oral. Uso adulto*
- **Nutri Homem® (Equaliv)**, cápsulas gel contendo 500 mcg de vitamina A + 5 mcg de vitamina D + 45 mg de vitamina C + 10 mg de vitamina E + 1,2 mg de vitamina B1 + 1,3 mg de vitamina B2 + 16 mg de vitamina B3

+ 5 mg de vitamina B5 + 1,3 mg de vitamina B6 + 200 mcg de vitamina B9 (ácido fólico) + 2,4 mcg de vitamina B12 + 30 mcg de biotina + 30 mcg de vitamina K + 50 mg de cálcio + 3,5 mg de ferro + 120 mg de magnésio + 7 mg de zinco + 33 mcg de iodo + 450 mcg de cobre + 34 mcg de selênio + 23 mcg de molibdênio + 35 mcg de cromo + 2,3 mg de manganês, embalagem com 60 cápsulas. *Uso oral. Uso adulto*

- **Pharmaton® (Boehringer Ingelheim)**, cápsulas gelatinosas contendo 40 mg de extrato padronizado de Ginseng G115 (*Panax ginseng*) + 2.667 UI de vitamina A (palmitato de retinol) + 200 UI de vitamina D3 (colecalciferol) + 10 mg (correspondente a 14,9 mg de acetato de racealfatocoferol) de vitamina E + 1,4 mg de nitrato de tiamina (correspondente a 1,1 mg de tiamina) + 1,6 mg de vitamina B2 (riboflavina) + 2 mg de cloridrato de piridoxina (correspondente a 1,6 mg de piridoxina) + 1 mcg de vitamina B12 (cianocobalamina) + 150 mcg de biotina + 18 mg de nicotinamida + 60 mg de vitamina C (ácido ascórbico) + 0,10 mg de ácido fólico + 2 mg de cobre (correspondente a 5,6 mg de sulfato cúprico) + 2,5 mg de manganês (correspondente a 7,75 mg de sulfato de manganês monoidratado) + 10 mg de magnésio (correspondente a 71,0 mg de sulfato de magnésio) + 10 mg de ferro (correspondente a 30,9 mg de sulfato ferroso) + 1 mg de zinco (correspondente a 2,75 mg de sulfato de zinco monoidratado) + 100 mg de cálcio (correspondente a 340,0 mg de fosfato de cálcio) + 50 mcg de selênio (correspondente a 111,0 mcg de selenito de sódio) + 100 mg de lecitina de soja, embalagens com 30, 60 e 100 cápsulas. *Uso oral. Uso adulto*
- **Protovit plus® (Bayer)**, solução oral, embalagem contendo 1 frasco de 20 mℓ. Cada mℓ (24 gotas) contém 3.000 UI de palmitato de retinol + 2 mg de cloridrato de tiamina + 1,5 mg de fosfato sódico de riboflavina + 15 mg de nicotinamida + 10 mg de dexpantenol + 2 mg de piridoxina + 0,2 mg de biotina + 80 mg de ácido ascórbico + 900 UI de ergocalciferol + 15 mg de vitamina E. *Uso oral. Uso pediátrico*
- **Reinforce® cabelos e unhas (Equaliv)**, cápsulas contendo 1,2 mg de vitamina B1 + 1,3 mg de vitamina B2 + 16 mg de vitamina B3 + 5 mg de vitamina B5 + 1,3 mg de vitamina B6 + 240 mcg de ácido fólico + 2,40 mcg de vitamina B12 + 45 mg de vitamina C + 10 mg de vitamina E + 30 mcg de biotina + 7 mg de ferro + 130 mcg de magnésio 3,5 mg de zinco, embalagem com 30 cápsulas. *Uso oral. Uso adulto*
- **Trezevit® A e B adulto (Biosintética)**, solução injetável para infusão intravenosa, embalagem com 25 frascos-ampola âmbar de Trezevit® A – adulto – 5 mℓ e 25 frascos-ampola âmbar de Trezevit® B – adulto – 5 mℓ. Os frascos-ampola A e B são complementares. Cada 5 mℓ de Trezevit® A – adulto contém: 3.300 UI de vitamina A (como palmitato de retinol) + 200 UI de vitamina D3 (como colecalciferol) + 10 UI de vitamina E (como acetato de alfatocoferol) + 150,0 μg de vitamina K1 (como fitomenadiona) + 6,0 mg de cloridrato de tiamina + 3,6 mg de vitamina B2 (como riboflavina fosfato sódica) + 40,0 mg de nicotinamida + 15 mg vitamina B5 (como dexpantenol) + 6,0 mg de cloridrato de piridoxina + 200 mg de vitamina C (como ácido ascórbico) e cada 5 mℓ de Trezevit® B – Adulto contém 60,0 μg de biotina + 600,0 μg de ácido fólico + 5,0 μg de cianocobalamina. *Uso por infusão intravenosa. Uso adulto*
- **Trezevit® A e B pediátrico (Biosintética)**, embalagem com 25 frascos-ampola âmbar de Trezevit® A – Pediátrico – 5 mℓ e 25 frascos-ampola âmbar de Trezevit® B – Pediátrico – 5 mℓ. Os frascos-ampola A e B são complementares. Cada 5 mℓ de Trezevit® A – Pediátrico contém 2.300 UI de palmitato de retinol + 400 UI de colecalciferol + 7,0 UI de acetato de alfatocoferol + 200,0 μg de vitamina K1 (como fitomenadiona) + 1,2 mg de cloridrato de tiamina + 1,4 mg de riboflavina fosfato sódica + 17,0 mg de nicotinamida + 5,0 mg de dexpantenol + 1,0 mg de cloridrato de piridoxina + 80,0 mg de ácido ascórbico. Cada 5 mℓ de Trezevit® B – Pediátrico contém 20,0 μg de biotina + 140,0 μg de ácido fólico + 1,0 μg de cianocobalamina. *Uso por infusão intravenosa. Uso pediátrico*
- **Vitforte® (Vitamed)**, cápsulas de gelatina dura contendo 600 mcg de vitamina A + 1,3 mg de piridoxina + 45 mg de ácido ascórbico + 1,2 mg de tiamina + 1,3 mg de riboflavina + 5 mg de ácido pantotênico + 16,00 mg de nicotinamida + 2,4 mcg de cianocobalamina + 10 mg de vitamina E + 45 mg de ácido fólico + 30 mg de biotina + 130 mcg de iodo + 45 mcg de molibdênio + 34 mcg de selênio + 7 mg de zinco + 900 mcg de cobre + 5 mg de vitamina D3, embalagem com 30 cápsulas. *Uso oral. Uso adulto.*

Vitamina B9 (folato, ácido fólico)

Esta vitamina hidrossolúvel é encontrada em fígado e rins de animais, em leveduras e em legumes folhosos verdes. Como é bioquimicamente inativo, é convertido em ácido tetra-hidrofólico e metiltetra-hidrofolato pela enzima di-hidrofolato redutase. Esses congêneres do ácido fólico são transportados através das células, graças a endocitose mediada por receptores, para manter uma eritropoese normal, sintetizar purinas e ácidos nucleicos, fazer interconversão de aminoácidos e metilação de tRNA. Usando a vitamina B12 como cofator, o ácido fólico consegue normalizar níveis elevados de homocisteína.

Indicado para o tratamento de deficiência de ácido fólico, de anemia megaloblástica e anemia carencial, assim como para a prevenção de defeitos do tubo neural em mulheres que desejam engravidar (5 mg/dia).

Apresentação comercial

- **Abfor gerin® (Airela)**, comprimidos revestidos contendo 45 mg de acetato de racealfatocoferol + 30 mg de nitrato de tiamina + 10 mg de riboflavina + 100 mg de nicotinamida + 25 mg de pantotenato de cálcio + 10 mg de cloridrato de piridoxina + 0,5 mg de ácido fólico + 25 mcg de cianocobalamina + 600 mg de ácido ascórbico + 3 mg de óxido cúprico + 23,9 mg de sulfato de zinco, embalagem com 30 comprimidos. *Uso oral. Uso adulto*
- **Acfol® (Cazi)**, comprimido de 5 mg de ácido fólico, embalagem com 40 comprimidos. *Uso oral. Uso adulto*
- **Acfol® (Cazi)**, solução, cada mℓ contém 5 mg de ácido fólico, embalagem com 10 mℓ. *Uso oral. Uso adulto*
- **Ácido fólico® (FUNED)**, comprimido de 5 mg de ácido fólico, embalagem com 500 comprimidos. *Uso oral. Uso adulto*
- **Bion 3® (Merck)**, tablete contendo 5 mcg de colecalciferol + 30 mcg de biotina + 200 mcg de ácido fólico + 108 UFC de *Lactobacillus acidophilus* + 45 mg de ácido ascórbico + 10 mg de acetato de tocoferol + 16 mg de niacina + 600 mcg de acetato de retinol + 5 mg de ácido pantotênico + 1,3 mg de cloridrato de piridoxina + 1,2 mg de tiamina + 1,3 mg de riboflavina + 1 mcg de cianocobalamina + 90 mg de cálcio + 38 mg de fósforo + 45 mg de magnésio + 5 mg de ferro + 5 mg de zinco + 1,2 mg de manganês + 30 mcg de selênio + 100 mcg de iodo, embalagem com 30 tabletes. *Uso oral. Uso adulto*
- **Centrum® (Wyeth)**, comprimidos contendo 400 mcg de vitamina A + 1,2 mg de tiamina + 1,3 mg de riboflavina + 16 mg de niacina + 5,0 mg de ácido pantotênico + 1,3 mg de piridoxina + 240 mcg de ácido fólico + 2,4 mcg de cianocobalamina + 45 mg de vitamina C + 5,0 mg de vitamina D + 6,7 mg de vitamina E + 30 mcg de biotina + 65 mcg de vitamina K + 250 mg de cálcio + 450 mcg de cobre + 18 mcg de cromo + 8,1 mg de ferro + 125 mg de fósforo + 33 mcg de iodo + 100 mg de magnésio + 1,2 mg de manganês + 23 mg de molibdênio + 10 mcg de potássio + 20 mcg de selênio + 7,0 mg de zinco, embalagem de 15, 30, 60, 100, 130 e 150 comprimidos. *Uso oral. Uso adulto*
- **Combiron Fólico® (Aché)**, comprimidos revestidos contendo 2 mg de ácido fólico + 120 mg de ferrocarbonila + 10 mg de nicotinamida + 1 mg de riboflavina + 25 mcg de cianocobalamina + 2 mg de pantotenato de cálcio + 1 mg de cloridrato de piridoxina + 4 mg de nitrato de tiamina, embalagens com 15 e 45 comprimidos. *Uso oral. Uso adulto*
- **Damater® (Merck Sharp & Dohme)**, cápsulas com 2 mg de ácido fólico + 2.700 UI de betacaroteno + 100 mg de carbonato de cálcio + 30 mg de fumarato ferroso + 15 mg de óxido de zinco + 2 mg de riboflavina + 3 mcg de cianocobalamina + 70 mg de ácido ascórbico + 400 UI de colecalciferol + 30 mg de acetato de racealfatocoferol + 2,2 mg de cloridrato de piridoxina + 3 mg de nitrato de tiamina, embalagem com 30 cápsulas. *Uso oral. Uso adulto*
- **Deltavit® (Delta)**, cada drágea contém 5 mg de pantotenato de cálcio (como ácido pantotênico) + 10 mg de cloridrato de lisina + 10 mg de colina (como citrato de colina) + 2 mg de zinco (como sulfato de zinco) + 10 mg de sulfato de potássio + 3 mg de manganês (como sulfato de manganês) + 5 mg de magnésio (como sulfato de magnésio) + 0,20 mg de iodo (como iodeto de potássio) + 0,04 mg de flúor (como fluoreto de sódio) + 0,50 mg de cobre (como sulfato de cobre) + 13 mg de nicotinamida + 5 mg de fosfato de cálcio dibásico (na forma de cálcio) + 1,30 mg de mononitrato de tiamina + 1,30 mg de riboflavina (vitamina B2) + 0,90 mg de piridoxina (vitamina B6) + 0,012 mg de colecalciferol (equivalente a 400 UI) + 0,50 mg de ácido fólico + 5,2 mg de acetato de retinol (equivalente a 2.000 UI) + 30 mg de ferro (como sulfato ferroso anidro) + 0,3 mg de tocoferol (50% na forma de acetato) + 65 mg de ácido ascórbico (vitamina C) + 3 mcg de cianocobalamina (vitamina B12), embalagem contendo um frasco com 50 drágeas. *Uso oral. Uso adulto*
- **Endofolin® (Marjan Farma)**, comprimidos revestidos contendo 2 mg de ácido fólico, embalagem com 20 comprimidos. *Uso oral. Uso adulto*
- **Endofolin® (Marjan Farma)**, comprimidos revestidos contendo 5 mg de ácido fólico, embalagem com 30 comprimidos. *Uso oral. Uso adulto*
- **Enfol® (Ativus)**, solução oral, cada mℓ contém 0,2 mg de ácido fólico + 50 mg de ascórbico, embalagem com 30 mℓ. *Uso oral. Uso adulto*
- **Enfol® (Ativus)**, solução oral, cada mℓ contém 0,4 mg de ácido fólico + 40 mg de ácido ascórbico, embalagem com 100 mℓ. *Uso oral. Uso adulto e pediátrico*
- **Enfol® (Ativus)**, comprimido revestido com 5 mg de ácido fólico + 100 mg de ácido ascórbico, embalagem com 20 e 30 comprimidos. *Uso oral. Uso adulto e pediátrico*
- **Femme Fólico® (Aché)**, comprimido revestido com 5 mg de ácido fólico, embalagem com 30 comprimidos. *Uso oral. Uso adulto e pediátrico acima de 6 anos de idade*
- **Ferrotrat® (Medley)**, comprimido revestido contendo 105 mg de ferro (como sulfato ferroso dessecado) + 1 mg de ácido fólico + 25 mcg de cianocobalamina, embalagem com 20 unidades. *Uso oral. Uso adulto*
- **Folacin® (Ativus)**, comprimidos revestidos de 5 mg, embalagem com 30 comprimidos. *Uso oral. Uso adulto*
- **Folinato de cálcio® (Eurofarma)**, solução injetável, cada mℓ contém 10,80 mg de folinato de cálcio (equivalente a 10,0 mg de ácido fólico), embalagem com 10 frascos-ampola. *Uso intramuscular ou intravenoso. Uso adulto e pediátrico*
- **Laneli® (Medley)**, cápsula gelatinosa contendo 2.664 UI de palmitato de retinol + 400 UI de colecalciferol + 10,00 mg de acetato de tocoferol (vit. E) + 70,0 mg de ácido ascórbico + 3,0 mg de mononitrato de tiamina + 3,40 mg de riboflavina + 17,0 mg de nicotinamida + 4,0 mg de cloridrato de piridoxina + 0,60 mg de ácido fólico + 2,20 mcg de cianocobalamina + 30,0 mg de fumarato ferroso + 15,00 mg de óxido de zinco +125 mg de carbonato de cálcio, blíster com 8, 30 e 60 cápsulas gelatinosas. *Uso oral. Uso adulto*
- **Materfolic® (FQM)**, comprimidos com 5 mg de ácido fólico, embalagem com 30, 60 e 90 comprimidos. *Uso oral. Uso adulto*
- **Matersupre® (Teuto)**, comprimido revestido contendo 5.000 UI de acetato de retinol + 30 UI de acetato de racealfatocoferol (vitamina E – 50%) + 111,11 g de ácido ascórbico 90% (equivalente a 100 mg de vitamina C) + 1,0 mg de ácido fólico + 3,0 mg de mononitrato de tiamina + 3,4 mg de riboflavina + 20,0 mg de nicotinamida + 10,0 mg de cloridrato de piridoxina + 12,0 mg de cianocobalamina 0,1% (equivalente a 12 μg de vitamina B 12) + 400 UI de colecalciferol + 0,03 mg de biotina + 11,259 mg de pantotenato de cálcio (equivalente a 10 mg de ácido pantotênico) + 250 mg de cálcio + 47,97 mg de óxido de magnésio (equivalente a 25 mg de magnésio) + 182,54 mg de fumarato ferroso (equivalente a 60 mg de ferro) + 2,5 mg de óxido de cobre seco (equivalente a 2 mg de cobre) + 34,72 mg de óxido de zinco (equivalente a 25 mg de zinco) + 15,3 mg de sulfato de manganês monoidratado (equivalente a 5 mg de manganês), embalagem com 30 comprimidos. *Uso oral. Uso durante a gravidez e o período pós-parto (seja lactante ou não)*

- **Nativit® (EMS Sigma Pharma)**, comprimidos revestidos contendo 5.000 UI de acetato de retinol + 30 UI de acetato de racealfatocoferol (vitamina E) + 65 mg de ácido ascórbico + 1,5 mg de nitrato de tiamina + 1,7 mg de riboflavina + 2 mg de cloridrato de piridoxina + 6 mcg de cianocobalamina + 20 mg de nicotinamida + 65 mcg de fitomenadiona (vitamina K) + 400 UI de colecalciferol (vitamina D3) + 0,4 mg de ácido fólico + 15 mcg de biotina + 10 mg de pantotenato de cálcio (vitamina B5) + 20 mcg de selênio (como complexo aminoácido quelato) + 1 mg de manganês (como sulfato de manganês monoidratado) + 40 mg de ferrocarbonila + 0,13 mg de cromo (como cloreto de cromo hexaidratado) + 3 mg de cobre (como sulfato de cobre anidro) + 15 mg de óxido de zinco + 25 mcg de molibdato de sódio di-hidratado + 0,15 mg de iodeto de potássio, embalagem contendo frasco com 20 e 30 comprimidos. Uso oral. Uso adulto
- **Neutrofer Fólico® (EMS Sigma Pharma)**, comprimidos revestidos com 5 mg de ácido fólico + 150 mg de ferro quelato, embalagem com 30 comprimidos
- **Noripurum Fólico® (Nycomed)**, comprimido mastigável contendo 100 mg de ferro III (polimaltose) + 0,35 mg de ácido fólico, embalagem com 30 unidades. Uso oral. Uso adulto ou pediátrico
- **Pharmaton® (Boehringer Ingelheim)**, cápsulas gelatinosas contendo 40 mg de extrato padronizado de Ginseng G115 (*Panax ginseng*) + 2.667 UI de vitamina A (palmitato de retinol) + 200 UI de vitamina D3 (colecalciferol) + 10 mg (correspondente a 14,9 mg de acetato de racealfatocoferol) de vitamina E + 1,4 mg de nitrato de tiamina (correspondente a 1,1 mg de tiamina) + 1,6 mg de vitamina B2 (riboflavina) + 2 mg de cloridrato de piridoxina (correspondente a 1,6 mg de piridoxina) + 1 mcg de vitamina B12 (cianocobalamina) + 150 mcg de biotina + 18 mg de nicotinamida + 60 mg de vitamina C (ácido ascórbico) + 0,10 mg de ácido fólico + 2 mg de cobre (correspondente a 5,6 mg de sulfato cúprico) + 2,5 mg de manganês (correspondente a 7,75 mg de sulfato de manganês monoidratado) + 10 mg de magnésio (correspondente a 71,0 mg de sulfato de magnésio) + 10 mg de ferro (correspondente a 30,9 mg de sulfato ferroso) + 1 mg de zinco (correspondente a 2,75 mg de sulfato de zinco monoidratado) + 100 mg de cálcio (correspondente a 340,0 mg de fosfato de cálcio) + 50 mcg de selênio (correspondente a 111,0 mcg de selenito de sódio) + 100 mg de lecitina de soja, embalagens com 30, 60 e 100 cápsulas. Uso oral. Uso adulto
- **Stresstabs® 600 com zinco (Wyeth)**, cada comprimido revestido contém 45 UI de acetato de tocoferol + 600 mg de ácido ascórbico + 0,5 mg de ácido fólico + 25 mcg de cianocobalamina + 10 mg de cloridrato de piridoxina + 30 mg de mononitrato de tiamina + 100 mg de nicotinamida + 3 mg de óxido cúprico (79,88% cobre) + 25 mg de pantotenato de cálcio (92,01% ácido pantotênico) + 10 mg de riboflavina + 65,52 mg de sulfato de zinco (36,43% zinco), frasco com 30 comprimidos. Uso oral. Uso adulto
- **Trezevit® A e B adulto (Biosintética)**, solução injetável para infusão intravenosa, embalagem com 25 frascos-ampola âmbar de Trezevit® A – adulto – 5 mℓ e 25 frascos-ampola âmbar de Trezevit® B – adulto – 5 mℓ. Os frascos-ampola A e B são complementares. Cada 5 mℓ de Trezevit® A – adulto contém: 3.300 UI de vitamina A (como palmitato de retinol) + 200 UI de vitamina D3 (como colecalciferol) + 10 UI de vitamina E (como acetato de alfatocoferol) + 150,0 µg de vitamina K1 (como fitomenadiona) + 6,0 mg de cloridrato de tiamina + 3,6 mg de vitamina B2 (como riboflavina fosfato sódica) + 40,0 mg de nicotinamida + 15 mg vitamina B5 (como dexpantenol) + 6,0 mg de cloridrato de piridoxina + 200 mg de vitamina C (como ácido ascórbico) e cada 5 mℓ de Trezevit® B – Adulto contém 60,0 µg de biotina + 600,0 µg de ácido fólico + 5,0 µg de cianocobalamina. Uso por infusão intravenosa. Uso adulto
- **Trezevit® A e B pediátrico (Biosintética)**, embalagem com 25 frascos-ampola âmbar de Trezevit® A – Pediátrico – 5 mℓ e 25 frascos-ampola âmbar de Trezevit® B – Pediátrico – 5 mℓ. Os frascos-ampola A e B são complementares. Cada 5 mℓ de Trezevit® A – Pediátrico contém 2.300 UI de palmitato de retinol + 400 UI de colecalciferol) + 7,0 UI de acetato de alfatocoferol + 200,0 µg de vitamina K1 (como fitomenadiona) + 1,2 mg de cloridrato de tiamina + 1,4 mg de riboflavina fosfato sódica + 17,0 mg de nicotinamida + 5,0 mg de dexpantenol + 1,0 mg de cloridrato de piridoxina + 80,0 mg de ácido ascórbico. Cada 5 mℓ de Trezevit® B – Pediátrico contém 20,0 µg de biotina + 140,0 µg de ácido fólico + 1,0 µg de cianocobalamina. Uso por infusão intravenosa. Uso pediátrico
- **Vitergan® (Marjan Farma)**, comprimidos revestidos contendo 4.000 UI de acetato de retinol (vitamina A) + 400 UI de colecalciferol (vitamina D3) + 65 mg de ácido ascórbico + 1,5 mg de tiamina + 1,7 mg de riboflavina (vitamina B2) + 20 mg de nicotinamida (vitamina B3) + 2 mg de cloridrato de piridoxina + 10 mg de pantotenato de cálcio (vitamina B5) + 0,4 mg de ácido fólico (vitamina B9) + 6 mcg de cianocobalamina + 250 mg de cálcio + 40 mg de ferro + 0,15 mg de iodo + 1 mg de cobre + 5 mg de magnésio + 1 mg de manganês, embalagem com 10 e 30 comprimidos. Uso oral. Uso adulto
- **Vitergan Master® (Marjan Farma)**, cápsula gelatinosa mole contendo 40 mg de extrato seco de *Panax ginseng* C. A. Mey. (contendo 2,8 mg de ginsenosídios) + 4.000 UI de palmitato de retinol + 2 mg de nitrato de tiamina + 2 mg de riboflavina + 1 mg de cloridrato de piridoxina + 1 mcg de cianocobalamina + 60 mg de ácido ascórbico + 400 UI de colecalciferol + 10 mg de acetato de tocoferol + 15 mg de nicotinamida + 10 mg de pantotenato de cálcio + 0,4 mg de ácido fólico + 20,0 mg de rutosídios + 30,34 mg de fumarato ferroso (equivalente a 10 mg de ferro) + 351,35 mg de fosfato de cálcio dibásico (equivalente a 103,5 mg de cálcio e 80 mg de fósforo) + 3,93 mg de sulfato de cobre (equivalente a 1 mg de cobre elementar) + 24 mg de gliconato de potássio (equivalente a 4 mg de potássio) + 3,07 mg de sulfato de manganês (equivalente a 1 mg de manganês) + 85,31 mg de gliconato de magnésio (equivalente a 5 mg de magnésio) + 1,254 mg de óxido de zinco (equivalente a 1 mg de zinco) + 92,0 mg de lecitina de soja, caixa com 30 cápsulas. Uso oral. Uso adulto
- **Vitergan pré-natal® (Marjan Farma)**, comprimidos revestidos contendo 4.000 UI de acetato de retinol + 400 UI de colecalciferol (vitamina D3) + 65 mg de ácido ascórbico (vitamina C) + 1,5 mg de tiamina (vitamina B1) + 1,7 mg de riboflavina (vitamina B2) + 20 mg de nicotinamida + 2 mg de cloridrato de piridoxina + 10 mg de pantotenato de cálcio + 0,4 mg de ácido fólico + 6 mcg de cianocobalamina (vitamina B12) + 250 mg de cálcio + 40 mg de ferro + 0,15 mg de iodo + 1 mg de cobre + 5 mg de magnésio + 1 mg de manganês, embalagem com 30 comprimidos. Uso oral. Uso adulto e pediátrico acima de 14 anos.

Vitamina B12 (cianocobalamina)

A cianocobalamina é a mais complexa, do ponto de vista químico, de todas as vitaminas. A cianocobalamina não é produzida por animais ou plantas porque os únicos organismos que possuem as enzimas necessárias para a sua síntese são bactérias e Archaea. Suas principais fontes são fígado, mexilhões, ovos e laticínios.

É prescrita:
- Para corrigir deficiências de vitamina B12 consequentes à má absorção associada às seguintes condições: anemia perniciosa; patologias, disfunções ou cirurgias GI, inclusive enteropatia por glúten, crescimento excessivo de bactérias no intestino delgado e gastrectomia parcial ou total; difilobotríase, câncer de pâncreas ou intestino; deficiência de ácido fólico
- Como adjuvante no tratamento de neuralgia e neurite.

Apresentação comercial

- **Abcalcium B12® (Airela),** suspensão oral, cada mℓ contém 12 UI de ergocalciferol (vitamina D) + 1,5 mcg/mℓ de cianocobalamina + 7,5 mg de cloreto de cálcio + 42,0 mg de fosfato de cálcio tribásico + 0,075 mg de fluoreto de sódio, cartucho contendo frasco de vidro âmbar com 200 mℓ + copo medida. Uso oral. Uso adulto e pediátrico acima de 1 ano de idade
- **Abfor gerin® (Airela),** comprimidos revestidos contendo 45 mg de acetato de racealfatocoferol + 30 mg de nitrato de tiamina + 10 mg de riboflavina + 100 mg de nicotinamida + 25 mg de pantotenato de cálcio + 10 mg de cloridrato de piridoxina + 0,5 mg de ácido fólico + 25 mcg de cianocobalamina + 600 mg de ácido ascórbico + 3 mg de óxido cúprico + 23,9 mg de sulfato de zinco, embalagem com 30 comprimidos. Uso oral. Uso adulto
- **Alginac® (Merck),** comprimidos revestidos com 1.000 mcg de vitamina B12 (cianocobalamina) + 50 mg de vitamina B6 (cloridrato de piridoxina) + 50 mg de nitrato de tiamina + 50 mg de diclofenaco sódico, embalagens contendo 4, 15 e 30 comprimidos. Uso oral. Uso adulto
- **Alginac® (Merck),** comprimidos revestidos de liberação prolongada com 1.000 mcg de vitamina B12 (cianocobalamina) + 100 mg de vitamina B6 (cloridrato de piridoxina) + 100 mg de nitrato de tiamina + 100 mg de diclofenaco sódico, embalagens contendo 15 e 30 comprimidos. Uso oral. Uso adulto
- **Amicored® (Citopharma industrial),** solução injetável, ampolas com 500 mcg de cianocobalamina por mℓ, embalagem com 50 ampolas. Uso intramuscular. Uso adulto
- **Amicored® (Citopharma industrial),** solução injetável, ampolas com 2.500 mcg de cianocobalamina por mℓ, embalagem com 50 ampolas. Uso intramuscular. Uso adulto
- **Centrum® (Wyeth),** comprimidos contendo 400 mcg de vitamina A + 1,2 mg de tiamina + 1,3 mg de riboflavina + 16 mg de niacina + 5,0 mg de ácido pantotênico + 1,3 mg de piridoxina + 240 mg de ácido fólico + 2,4 mcg de cianocobalamina + 45 mg de vitamina C + 5,0 mg de vitamina D + 6,7 mg de vitamina E + 30 mcg de biotina + 65 mcg de vitamina K + 250 mg de cálcio + 450 mcg de cobre + 18 mcg de cromo + 8,1 mg de ferro + 125 mg de fósforo + 33 mcg de iodo + 100 mg de magnésio + 1,2 mg de manganês + 23 mcg de molibdênio + 10 mcg de potássio + 20 mcg de selênio + 7,0 mg de zinco, embalagem de 15, 30, 60, 100, 130 e 150 comprimidos. Uso oral. Uso adulto
- **Citoneurin® 1.000 (Merck),** solução injetável, embalagens contendo 1 ou 3 ampolas I (3 mℓ) e 1 ou 3 ampolas II (1 mℓ, solução vermelha). Cada ampola I (1 mℓ) contém 100 mg de cloridrato de tiamina + 100 mg de cloridrato de piridoxina (vitamina B6) e cada ampola II (1 mℓ) contém: 1.000 mcg de cianocobalamina (vitamina B12). Uso intramuscular. Uso adulto
- **Citoneurin® 5.000 (Merck),** solução injetável, embalagens contendo 1 ou 3 ampolas I (3 mℓ) e 1 ou 3 ampolas II (1 mℓ, solução vermelha). Cada ampola I (1 mℓ) contém 100 mg de cloridrato de tiamina + 100 mg de cloridrato de piridoxina (vitamina B6) e cada ampola II (1 mℓ) contém: 5.000 mcg de cianocobalamina (vitamina B12). Uso intramuscular. Uso adulto
- **Citoneurin® 5.000 (Merck),** drágeas contendo 100 mg de nitrato de tiamina + 5.000 mcg de cianocobalamina + 100 mg de cloridrato de piridoxina, embalagem com 20 drágeas. Uso oral. Uso adulto
- **Clusivol® (Wyeth),** comprimido revestido com 5.000 UI de acetato de retinol + 400 UI de colecalciferol (vitamina D3) + 73,1 mg de ascorbato de sódio + 1,5 mg de mononitrato de tiamina + 1,7 mg de riboflavina + 2,0 mg de cloridrato de piridoxina + 6,0 mcg de cianocobalamina (vitamina B12) + 1,0 mg de dexpantenol + 20,0 mg de nicotinamida + 45,63 mg de fumarato ferroso + 300 mg de carbonato de cálcio + 4,55 mg de gliconato de manganês + 0,75 mg de óxido de zinco + 4,97 mg de óxido de magnésio, frascos com 20 e 30 comprimidos. Uso oral. Uso adulto
- **Combiron Fólico® (Aché),** comprimidos revestidos contendo 2 mg de ácido fólico + 120 mg de ferrocarbonila + 10 mg de nicotinamida + 1 mg de riboflavina + 25 mcg de cianocobalamina + 2 mg de pantotenato de cálcio + 1 mg de cloridrato de piridoxina + 4 mg de nitrato de tiamina, embalagens com 15 e 45 comprimidos. Uso oral. Uso adulto
- **Damater® (Merck Sharp & Dohme),** cápsulas com 2 mg de ácido fólico + 2.700 UI de betacaroteno + 100 mg de carbonato de cálcio + 30 mg de fumarato ferroso + 15 mg de óxido de zinco + 2 mg de riboflavina + 3 mcg de cianocobalamina + 70 mg de ácido ascórbico + 400 UI de colecalciferol + 30 mg de acetato de racealfatocoferol + 2,2 mg de cloridrato de piridoxina + 3 mg de nitrato de tiamina, embalagem com 30 cápsulas. Uso oral. Uso adulto
- **Deltavit® (Delta),** cada drágea contém 5 mg de pantotenato de cálcio (como ácido pantotênico) + 10 mg de cloridrato de lisina + 10 mg de colina (como citrato de colina) + 2 mg de zinco (como sulfato de zinco) + 10 mg de sulfato de potássio + 3 mg de manganês (como sulfato de manganês) + 5 mg de magnésio (como sulfato de magnésio) + 0,20 mg de iodo (como iodeto de potássio) + 0,04 mg de flúor (como fluoreto de sódio) + 0,50 mg de cobre (como sulfato de cobre) + 13 mg de nicotinamida + 5 mg de fosfato de cálcio dibásico (na forma de cálcio) + 1,30 mg de mononitrato de tiamina (vitamina B1) + 1,30 mg de riboflavina + 0,90 mg de piridoxina + 0,012 mg de colecalciferol (equivalente a 400 UI) + 0,50 mg de ácido fólico + 5,2 mg de acetato de retinol (equivalente a 2.000 UI) + 30 mg de ferro (como sulfato ferroso anidro) + 0,3 mg de tocoferol (50% na forma de acetato) + 65 mg de ácido ascórbico (vitamina C) + 3 mcg de cianocobalamina (vitamina B12), embalagem contendo um frasco com 50 drágeas. Uso oral. Uso adulto
- **Dexa-citoneurin NFF® (Merck),** solução injetável, embalagem contendo uma ampola I (1 mℓ) e uma ampola II (2 mℓ) ou três ampolas I (1 mℓ) e três ampolas II (2 mℓ). Cada ampola I (1 mℓ) contém 100 mg de cloridrato de tiamina + 100 mg de cloridrato de piridoxina (vitamina B6) e cada ampola II (2 mℓ) contém: 5.000 mcg de cianocobalamina + 4 mg de fosfato de dexametasona. Uso intramuscular. Uso adulto
- **Dexacobal® (União Química),** solução injetável, embalagem contendo 3 ampolas A (2 mℓ) e 3 ampolas B (1 mℓ). Cada ampola A (2 mℓ) contém 5.000 mcg de cianocobalamina (vitamina B12) + 100 mg de cloridrato de tiamina + 100 mg de cloridrato de piridoxina (vitamina B6) (veículo: cloridrato de procaína, álcool benzílico, ácido clorídrico, hidróxido de sódio, cloreto de benzalcônio e água para injetáveis) e cada ampola B (1 mℓ) contém: 4 mg de acetato de dexametasona. Uso intramuscular. Uso adulto
- **Dexador® (Ativus),** comprimidos revestidos com 5.000 mcg de cianocobalamina (vitamina B12) + 100 mg de mononitrato de tiamina + 100 mg de cloridrato de piridoxina (vitamina B6) + 0,50 mg de fosfato de dexametasona, caixa com 20 comprimidos revestidos. Uso oral. Uso adulto
- **Dexador® (Ativus),** solução injetável, caixa com 3 ampolas A de 2 mℓ e 3 ampolas B de 1 mℓ. Cada ampola A (2 mℓ) contém 5.000 mcg de cianocobalamina (vitamina B12) + 100 mg de cloridrato de tiamina + 100 mg de cloridrato de piridoxina (vitamina B6) e cada ampola B (1 mℓ) contém 4 mg de acetato de dexametasona. Uso intramuscular. Uso adulto
- **Dexagil® (Marjan Farma),** comprimidos revestidos contendo 1.000 mcg de cianocobalamina (vitamina B12) + 100 mg de cloridrato de piridoxina (vitamina B6) + 100 mg de nitrato de tiamina + 0,5 mg de fosfato dissódico de dexametasona, caixa contendo 20 comprimidos. Uso oral. Uso adulto
- **Dexaneurin® (União Química),** solução injetável, caixa com 1 ampola A com 2 mℓ e 1 ampola B com 1 mℓ. Cada ampola A contém 1.000 mcg de cianocobalamina + 100 mg de cloridrato de piridoxina + 100 mg de cloridrato de tiamina + 10 mg de cloridrato de lidocaína e cada ampola B contém 5,262 mg de fosfato dissódico de dexametasona (equivalente a 4 mg de dexametasona), embalagem com 3 ampolas A e B. Uso intramuscular. Uso adulto.
- **Ferrotrat® (Medley),** comprimido revestido contendo 105 mg de ferro (como sulfato ferroso dessecado) + 1 mg de ácido fólico + 25 mcg de cianocobalamina, embalagem com 20 unidades. Uso oral. Uso adulto
- **Geriaton® (Aché),** comprimidos revestidos contendo 40 mg de Panax ginseng C.A. Meyer (equivalente a 12 mg de ginsenosídio) + 16,77 mg de fumarato ferroso (equivalente a 5,5 mg de ferro) + 7.500 UI de acetato de retinol + 0,75 mg de adenosina + 1,94 mg de nitrato de tiamina + 2 mg de riboflavina + 5 mcg de cianocobalamina + 5 mg de inositol + 10 mg de pantotenato de cálcio (equivalente a 4,6 mg de ácido pantotênico) + 0,2 mg de ácido fólico + 15 mg de nicotinamida + 60 mg de ácido ascórbico + 10 mg de acetato de racealfatocoferol + 0,25 mg de biotina + 5.000 UI de betacaroteno + 40 mcg de selênio (como selenato de sódio), embalagem com 30 comprimidos. Uso oral. Uso adulto

- **Gerilon® (Cifarma)**, cápsulas gelatinosas moles contendo 100 mg de *Ginseng* + 2.000 UI de retinol + 1,3 mg de mononitrato de tiamina + 1,3 mg de riboflavina + 0,5 mg de cloridrato de piridoxina + 4 mcg de cianocobalamina (vitamina B12) + 65 mg de ácido ascórbico (vitamina C) + 400 UI de colecalciferol (vitamina D3) + 10 UI de acetato de alfatocoferol (vitamina E) + 0,01 mg de biotina + 5 mg de pantotenato de cálcio + 0,045 mg de flúor (na forma de fluoreto de sódio) + 30 mg de cálcio (na forma de fosfato) + 3,67 mg de ferro (na forma de fumarato) + 0,115 mg de iodo (na forma de iodeto de potássio) + 1,05 mg de magnésio (na forma de sulfato) + 0,487 mg de manganês (na forma de sulfato) + 23 mg de fósforo (na forma de fosfato de cálcio) + 13 mg de nicotinamida + 2,24 mg de potássio (na forma de sulfato) + 10 mg de rutina, embalagem contendo 30 ou 60 cápsulas. Gerovital (EMS), cápsulas gelatinosas contendo 100,00 mg de *Panax ginseng* + 2.000 UI de palmitato de retinol + 1,30 mg de nitrato de tiamina + 1,3 mg de riboflavina + 0,50 mg de cloridrato de piridoxina (vitamina B6) + 4,00 μg de cianocobalamina (vitamina B12) + 65,00 mg de ácido ascórbico (vitamina C) + 400 UI de colecalciferol (vitamina D3) + 10,00 mg de acetato de racealfatocoferol (vitamina E) + 0,01 mg de biotina + 13,0 mg de nicotinamida + 5,00 mg de dexpantenol + 10,0 mg de rutina + 0,10 mg de fluoreto de sódio + 150,0 mg de fosfato de cálcio dibásico + 10 mg de sulfato ferroso + 0,15 mg de iodeto de potássio + 6,00 mg de sulfato de magnésio + 1,70 mg de sulfato de manganês + 5,00 mg de sulfato de potássio, embalagem com 60 cápsulas. *Uso oral. Uso adulto*
- **Gerovital® (EMS)**, cápsulas gelatinosas contendo 100,00 mg de *Panax ginseng* + 2.000 UI de palmitato de retinol + 1,30 mg de nitrato de tiamina + 1,3 mg de riboflavina + 0,50 mg de cloridrato de piridoxina + 4,00 μg de cianocobalamina (vitamina B12) + 65,00 mg de ácido ascórbico (vitamina C) + 400 UI de colecalciferol (vitamina D3) + 10,00 mg de acetato de racealfatocoferol (vitamina E) + 0,01 mg de biotina + 13,0 mg de nicotinamida + 5,00 mg de dexpantenol + 10,0 mg de rutina + 0,10 mg de fluoreto de sódio + 150,0 mg de fosfato de cálcio dibásico + 10 mg de sulfato ferroso + 0,15 mg de iodeto de potássio + 6,00 mg de sulfato de magnésio + 1,70 mg de sulfato de manganês + 5,00 mg de sulfato de potássio, embalagem com 60 cápsulas. *Uso oral. Uso adulto*
- **Hematiase B12® (Gross)**, xarope, cada mℓ contém 7,5 mg de citrato férrico amoniacal (corresponde a 1,3 mg de ferro base) + 0,6 mcg de cianocobalamina, frasco com 150 mℓ. *Uso oral. Uso adulto e pediátrico acima de 1 ano de idade*
- **Kalyamon kids® (Janssen-Cilag Farmacêutica)**, suspensão oral, cada 5 mℓ contém 106 mg de cálcio + 1,5 mcg de cianocobalamina + 100 UI de colecalciferol + 72 mg de fósforo + 2 mg de zinco, frasco com 250 mℓ. *Uso oral. Uso pediátrico até 10 anos*
- **Laneli® (Medley)**, cápsula gelatinosa contendo 2.664 UI de palmitato de retinol + 400 UI de colecalciferol + 10,00 mg de acetato de tocoferol + 70,00 mg de ácido ascórbico + 3,0 mg de mononitrato de tiamina + 3,40 mg de riboflavina + 17,00 mg de nicotinamida + 4,00 mg de cloridrato de piridoxina + 0,60 mg de ácido fólico + 2,20 mcg de cianocobalamina + 30,0 mg de fumarato ferroso + 15,00 mg de óxido de zinco +125 mg de carbonato de cálcio, blíster com 8, 30 e 60 cápsulas gelatinosas. *Uso oral. Uso adulto*
- **Matersupre® (Teuto)**, comprimido revestido contendo 5.000 U de acetato de retinol + 30 UI de acetato de racealfatocoferol (vitamina E – 50%) + 111,11 g de ácido ascórbico 90% (equivalente a 100 mg de vitamina C) + 1,0 mg de ácido fólico + 3,0 mg de mononitrato de tiamina + 3,4 mg de riboflavina + 20,0 mg de nicotinamida + 10,0 mg de cloridrato de piridoxina + 12,0 mg de cianocobalamina 0,1% (equivalente a 12 μg de vitamina B 12) + 400 UI de colecalciferol + 0,03 mg de biotina + 11,259 mg de pantotenato de cálcio (equivalente a 10 mg de ácido pantotênico) + 250 mg de cálcio + 47,97 mg de óxido de magnésio (equivalente a 25 mg de magnésio) + 182,54 mg de fumarato ferroso (equivalente a 60 mg de ferro) + 2,5 mg de óxido de cobre seco (equivalente a 2 mg de cobre) + 34,72 mg de óxido de zinco (equivalente a 25 mg de zinco) + 15,3 mg de sulfato de manganês monoidratado (equivalente a 5 mg de manganês), embalagem com 30 comprimidos. *Uso oral. Uso durante a gravidez e o período pós-parto (seja ela lactante ou não)*
- **Mionevrix® (Aché)**, comprimidos revestidos contendo 100 mg de cloridrato de piridoxina + 50 mg de cloridrato de tiamina + 1.000 mcg de cianocobalamina + 250 mg de dipirona monoidratada + 250 mg de carisoprodol, embalagem com 8 e 20 comprimidos. *Uso oral. Uso adulto*
- **Nativit® (EMS Sigma Pharma)**, comprimidos revestidos contendo 5.000 UI de acetato de retinol + 30 UI de acetato de racealfatocoferol (vitamina E) + 65 mg de ácido ascórbico + 1,5 mg de nitrato de tiamina + 1,7 mg de riboflavina + 2 mg de cloridrato de piridoxina + 6 mcg de cianocobalamina + 20 mg de nicotinamida + 65 mcg de fitomenadiona (vitamina K) + 400 UI de colecalciferol (vitamina D3) + 0,4 mg de ácido fólico + 15 mcg de biotina + 10 mg de pantotenato de cálcio (vitamina B5) + 20 mcg de selênio (como complexo aminoácido quelato) + 1 mg de manganês (como sulfato de manganês monoidratado) + 40 mg de ferrocarbonila + 0,13 mg de cromo (como cloreto de cromo hexaidratado) + 3 mg de cobre (como sulfato de cobre anidro) + 15 mg de óxido de zinco + 25 mcg de molibdato de sódio di-hidratado + 0,15 mg de iodeto de potássio, embalagem contendo frasco com 20 e 30 comprimidos. *Uso oral. Uso adulto*
- **Nevrix® (Ativus)**, solução injetável, cada ampola contém 100 mg de cloridrato de tiamina (equivalente a 78,67 mg de tiamina) + 5 mg de cianocobalamina, caixa com 3 ampolas de 2 mℓ. *Uso adulto. Uso intramuscular*
- **Pharmaton® (Boehringer Ingelheim)**, cápsulas gelatinosas contendo 40 mg de extrato padronizado de Ginseng G115 (*Panax ginseng*) + 2.667 UI de vitamina A (palmitato de retinol) + 200 UI de vitamina D3 (colecalciferol) + 10 mg (correspondente a 14,9 mg de acetato de racealfatocoferol) de vitamina E + 1,4 mg de nitrato de tiamina (correspondente a 1,1 mg de tiamina) + 1,6 mg de vitamina B2 (riboflavina) + 2 mg de cloridrato de piridoxina (correspondente a 1,6 mg de piridoxina) + 1 mcg de vitamina B12 (cianocobalamina) + 150 mcg de biotina + 18 mg de nicotinamida + 60 mg de vitamina C (ácido ascórbico) + 0,10 mg de ácido fólico + 2 mg de cobre (correspondente a 5,6 mg de sulfato cúprico) + 2,5 mg de manganês (correspondente a 7,75 mg de sulfato de manganês monoidratado) + 10 mg de magnésio (correspondente a 71,0 mg de sulfato de magnésio) + 10 mg de ferro (correspondente a 30,9 mg de sulfato ferroso) + 1 mg de zinco (correspondente a 2,75 mg de sulfato de zinco monoidratado) + 100 mg de cálcio (correspondente a 340,0 mg de fosfato de cálcio) + 50 mcg de selênio (correspondente a 111,0 mcg de selenito de sódio) + 100 mg de lecitina de soja, embalagens com 30, 60 e 100 cápsulas. *Uso oral. Uso adulto*
- **Stresstabs® 600 com zinco (Wyeth)**, cada comprimido revestido contém 45 UI de acetato de tocoferol + 600 mg de ácido ascórbico + 0,5 mg de ácido fólico + 25 mcg de cianocobalamina + 10 mg de cloridrato de piridoxina + 30 mg de mononitrato de tiamina + 100 mg de nicotinamida + 3 mg de óxido cúprico (79,88% cobre) + 25 mg de pantotenato de cálcio (92,01% ácido pantotênico) + 10 mg de riboflavina + 65,52 mg de sulfato de zinco (36,43% zinco), frasco com 30 comprimidos. *Uso oral. Uso adulto*
- **Teragran M ® (Bristol-Myers Squibb)**, cada comprimido revestido contém 6.976 UI de vitamina A + 400 UI de vitamina D3 + 9,2 mg de vitamina B1 + 1,70 mg de vitamina B2 + 4,11 mg de vitamina B6 + 6 mcg de vitamina B12 + 65 mg de vitamina C + 20,2 mg de nicotinamida + 9,2 mg de pantotenato de cálcio + 15 mg de ferro + 106 mg de cálcio + 6 mg de magnésio + 1 mg de manganês + 0,12 mg de iodo + 1,5 mg de zinco + 1 mg de cobre + 5,04 mg de potássio, frascos com 30 comprimidos. *Uso oral. Uso adulto e pediátrico acima de 12 anos de idade*
- **Vitergan Master® (Marjan Farma)**, cápsula gelatinosa mole contendo 40 mg de extrato seco de *Panax ginseng* C. A. Mey. (contendo 2,8 mg de ginsenosídios) + 4.000 UI de palmitato de retinol + 2 mg de nitrato de tiamina + 2 mg de riboflavina (vitamina B2) + 1 mg de cloridrato de piridoxina + 1 mcg de cianocobalamina + 60 mg de ácido ascórbico + 400 UI de colecalciferol + 10 mg de acetato de tocoferol + 15 mg de nicotinamida + 10 mg de pantotenato de cálcio + 0,4 mg de ácido fólico + 20,0 mg de rutosídios + 30,34 mg de fumarato ferroso (equivalente a 10 mg de ferro) + 351,35 mg de fosfato de cálcio dibásico (equivalente a 103,5 mg de cálcio e 80 mg de fósforo) + 3,93 mg de sulfato de cobre (equivalente a 1 mg de cobre elementar) + 24 mg de gliconato de potássio (equivalente a 4 mg de potássio) + 3,07 mg de sulfato de manganês (equivalente a 1 mg de manganês) + 85,31 mg de gliconato de magnésio (equivalente a 5 mg de magnésio) + 1,254 mg de óxido de zinco (equivalente a 1 mg de zinco) + 92,0 mg de lecitina de soja, caixa com 30 cápsulas. *Uso oral. Uso adulto.*

Vitamina C

O ácido ascórbico (vitamina C) é uma vitamina hidrossolúvel.

Os seres humanos não sintetizam vitamina C (ácido ascórbico) como outros mamíferos. A vitamina C é essencial para a síntese de colágeno, um componente estrutural importante dos tendões, dos ossos, dos dentes, dos vasos sanguíneos e dos músculos. Além disso, sintetiza o neurotransmissor norepinefrina e participa no sistema de transporte de lipídios e no metabolismo de colesterol (prevenção de cálculos biliares). A vitamina C aumenta a vitalidade da pele e participa na regeneração das feridas.

A deficiência de vitamina C provoca uma doença potencialmente fatal conhecida como escorbuto (equimoses, sangramento, perda de cabelo e fragilidade cutânea).

> **PARA SABER MAIS**
>
> Os tabagistas precisam de um aporte maior de vitamina C do que os não fumantes por causa do estresse oxidativo causado pelas toxinas na fumaça do cigarro.

Apresentação comercial

- **Abfor gerin® (Airela)**, comprimidos revestidos contendo 45 mg de acetato de racealfatocoferol + 30 mg de nitrato de tiamina + 10 mg de riboflavina + 100 mg de nicotinamida + 25 mg de pantotenato de cálcio + 10 mg de cloridrato de piridoxina + 0,5 mg de ácido fólico + 25 mcg de cianocobalamina + 600 mg de ácido ascórbico + 3 mg de óxido cúprico + 23,9 mg de sulfato de zinco, embalagem com 30 comprimidos. *Uso oral. Uso adulto*
- **Accuvit® (Aché)**, cada comprimido revestido contém 300 mg de ácido ascórbico + 100 UI de acetato de racealfatocoferol + 10.000 UI de betacaroteno + 25 mg de zinco (como óxido de zinco) + 2 mg de cobre (como óxido cúprico) + 50 mg de riboflavina + 0,1 mg de selênio (como selenato de sódio), frascos contendo 30 comprimidos revestidos. *Uso oral. Uso adulto*
- **Apevinat BC® (Airela)**, xarope, cada mℓ contém 0,800 mg de cloridrato de cipro-heptadina (equivalente a 0,71 mg de cipro-heptadina) + 0,120 mg de cloridrato de tiamina (equivalente a 0,09 mg de tiamina) + 0,200 mg de fosfato sódico de riboflavina (equivalente a 0,15 mg de riboflavina) + 1,334 mg de nicotinamida + 0,134 mg de cloridrato de piridoxina (equivalente a 0,11 mg de piridoxina) + 4,334 mg de ácido ascórbico, embalagem com 200 mℓ. *Uso oral. Uso pediátrico de 7 a 14 anos de idade*
- **Beminal plus® (Eurofarma)**, comprimidos revestidos com 30 mg de vitamina B1 (na forma de mononitrato de tiamina) + 10 mg de vitamina B2 (riboflavina) + 10 mg de vitamina B6 (como cloridrato de piridoxina) + 15 mcg de vitamina B12 (cianocobalamina) + 600 mg de vitamina C (ácido ascórbico) + 45 mg de vitamina E (acetato de tocoferol) + 100 mg de nicotinamida + 25 mg de pantotenato de cálcio (na forma de sulfato) + 22,5 mg de zinco, embalagens contendo 30 comprimidos. *Uso oral. Uso adulto*
- **Bio-C® (União Química)**, comprimidos efervescentes de 1 g de ácido ascórbico, embalagem com 10 comprimidos. *Uso oral. Uso adulto*
- **Biofructose® (Bunker)**, solução injetável, cada ampola de 10 mℓ contém 3,0 g de frutose + 2,0 mg de riboflavina fosfato sódica + 2,0 mg de cloridrato de piridoxina + 20 mg de nicotinamida (vitamina PP) + 300 mg de ácido ascórbico, embalagem contendo 3 e 100 ampolas de 10 mℓ. *Uso intravenoso. Uso adulto*
- **Biofructose® (Bunker)**, solução injetável, cada ampola de 20 mℓ contém 6,0 g de frutose + 4,0 mg de riboflavina fosfato sódica + 4,0 mg de cloridrato de piridoxina + 40 mg de nicotinamida (vitamina PP) + 600 mg de ácido ascórbico, embalagem contendo 3 e 50 ampolas de 20 mℓ. *Uso intravenoso. Uso adulto*
- **Bion 3® (Merck)**, tablete contendo 5 mcg de colecalciferol + 30 mcg de biotina + 200 mcg de ácido fólico + 108 UFC de *Lactobacillus acidophilus* + 45 mg de ácido ascórbico + 10 mg de acetato de tocoferol + 16 mg de niacina + 600 mcg de acetato de retinol + 5 mg de ácido pantotênico + 1,3 mg de cloridrato de piridoxina + 1,2 mg de tiamina + 1,3 mg de riboflavina + 1 mcg de cianocobalamina + 90 mg de cálcio + 38 mg de fósforo + 45 mg de magnésio + 5 mg de ferro + 5 mg de zinco + 1,2 mg de manganês + 30 mcg de selênio + 100 mcg de iodo, embalagem com 30 tabletes. *Uso oral. Uso adulto*
- **Calcium Sandoz + vitamina C laranja® (Novartis)**, cada comprimido efervescente contém 327 mg de carbonato de cálcio + 1.000 mg de lactogliconato de cálcio + 1.000 mg de ácido ascórbico, tubos com 10 comprimidos. *Uso oral. Uso adulto*
- **C Cálcio® (EMS)**, comprimidos efervescentes contendo 1,0 g de ácido ascórbico + 0,625 g de carbonato de cálcio + 400 UI de colecalciferol (vitamina D3) + 0,002 g de cloridrato de piridoxina, caixa com 10 comprimidos efervescentes. *Uso oral. Uso adulto Atenção, fenilcetonúricos: contém fenilalanina*
- **Cebion Cálcio® (Merck)**, comprimidos efervescentes com 500 mg de ácido ascórbico + 600 mg de carbonato de cálcio (equivalente a 240 mg de cálcio), embalagens contendo 10 comprimidos efervescentes. *Uso oral. Uso adulto*
- **Cenalfan® (Sigma Pharma)**, cada comprimido revestido contém 25.000 UI de acetato de retinol (vitamina A) + 500 mg de ácido ascórbico (vitamina C) + 20 mg de acetato de tocoferol, cartucho contendo 30 comprimidos. *Uso oral. Uso adulto*
- **Cenalfan plus® (Sigma Pharma)**, cada comprimido revestido contém 250 mg de vitamina C + 100 UI de vitamina E + 7,5 mg de betacaroteno + 7,5 mg de zinco (aminoácido quelato) + 25 mcg de selênio (aminoácido quelato) + 0,75 mg de manganês (aminoácido quelato) + 50 mcg de cromo (aminoácido quelato) + 10 mg de magnésio (aminoácido quelato), frascos com 32 comprimidos. *Uso oral. Uso adulto*
- **Centrum® (Wyeth)**, comprimidos contendo 400 mcg de vitamina A + 1,2 mg de tiamina + 1,3 mg de riboflavina + 16 mg de niacina + 5,0 mg de ácido pantotênico + 1,3 mg de piridoxina + 240 mg de ácido fólico + 2,4 mcg de cianocobalamina + 45 mg de vitamina C + 5,0 mg de vitamina D + 6,7 mg de vitamina E + 30 mcg de biotina + 65 mcg de vitamina K + 250 mg de cálcio + 450 mcg de cobre + 18 mcg de cromo + 8,1 mg de ferro + 125 mg de fósforo + 33 mcg de iodo + 100 mg de magnésio + 1,2 mg de manganês + 23 mcg de molibdênio + 10 mcg de potássio + 20 mcg de selênio + 7,0 mg de zinco, embalagem de 15, 30, 60, 100, 130 e 150 comprimidos. *Uso oral. Uso adulto*
- **Cetiva AE® (Farmasa)**, solução oral, cada mℓ (cerca de 27 gotas) contém 5.000 U.I de palmitato de retinol (vitamina A) + 65 mg de ácido ascórbico (vitamina C) + 30 mg de acetato de tocoferol (vitamina E), frascos com 30 mℓ
- **Cewin® (Sanofi)**, comprimidos de 500 mg de ácido ascórbico, embalagem com 30 comprimidos. *Uso oral. Uso adulto*
- **Citroplex® (Neo Química)**, gotas, cada mℓ contém 200 mg de ácido ascórbico (vitamina C), embalagens contendo 1 e 50 frascos com 20 mℓ; comprimido com 500 mg de ácido ascórbico, embalagens com 20 e 500 comprimidos; solução injetável com 500 mg de ácido ascórbico/5 mℓ, caixa com 50 ampolas. *Uso oral. Uso adulto e pediátrico*
- **Dactil-OB® (Sanofi-Aventis)**, drágeas contendo 100 mg de cloridrato de piperidolato + 50 mg de hesperidina complexo + 50 mg de ácido ascórbico revestido, caixa com 30 drágeas. *Uso oral. Uso adulto*
- **Damater® (Merck Sharp & Dohme)**, cápsulas com 2 mg de ácido fólico + 2.700 UI de betacaroteno + 100 mg de carbonato de cálcio + 30 mg de fumarato ferroso + 15 mg de óxido de zinco + 2 mg de riboflavina + 3 mcg de cianocobalamina + 70 mg de ácido ascórbico + 400 UI de colecalciferol + 30 mg de acetato de racealfatocoferol + 2,2 mg de cloridrato de piridoxina + 3 mg de nitrato de tiamina, embalagem com 30 cápsulas. *Uso oral. Uso adulto*

- **Femme® (Aché),** comprimidos revestidos com 5.000 UI de retinol + 400 UI de colecalciferol (vit. D3) + 100 mg de ácido ascórbico + 1 mg de ácido fólico + 30 UI de acetato de racealfatocoferol + 30 mcg de biotina + 10 mg de cloridrato de piridoxina + 3 mcg de cianocobalamina (vit. B12) + 20 mg de nicotinamida + 2 mg de riboflavina + 1,5 mg de nitrato de tiamina + 10 mg de ácido pantotênico (como pantotenato de cálcio) + 25 mcg de cloreto crômico + 250 mg de carbonato de cálcio + 30 mg de fumarato ferroso + 100 mg de óxido de magnésio + 5 mg de sulfato de manganês + 25 mg de óxido de zinco + 150 mcg de iodeto de potássio + 2 mg de óxido cúprico, embalagem com 30 comprimidos Uso oral. Uso adulto
- **Nutri Homem® (Equaliv),** cápsulas gel contendo 500 mcg de vitamina A + 5 mcg de vitamina D + 45 mg de vitamina C + 10 mg de vitamina E + 1,2 mg de vitamina B1 + 1,3 mg de vitamina B2 + 16 mg de vitamina B3 + 5 mg de vitamina B5 + 1,3 mg de vitamina B6 + 200 mcg de vitamina B9 (ácido fólico) + 2,4 mcg de vitamina B12 + 30 mcg de biotina + 30 mcg de vitamina K + 50 mg de cálcio + 3,5 mg de ferro + 120 mg de magnésio + 7 mg de zinco + 33 mcg de iodo + 450 mcg de cobre + 34 mcg de selênio + 23 mcg de molibdênio + 35 mcg de cromo + 2,3 mg de manganês, embalagem com 60 cápsulas. Uso oral. Uso adulto
- **Pharmaton® (Boehringer Ingelheim),** cápsulas gelatinosas contendo 40 mg de extrato padronizado de Ginseng G115 (Panax ginseng) + 2.667 UI de vitamina A (palmitato de retinol) + 200 UI de vitamina D3 (colecalciferol) + 10 mg (correspondente a 14,9 mg de acetato de racealfatocoferol) de vitamina E + 1,4 mg de nitrato de tiamina (correspondente a 1,1 mg de tiamina) + 1,6 mg de vitamina B2 (riboflavina) + 2 mg de cloridrato de piridoxina (correspondente a 1,6 mg de piridoxina) + 1 mcg de vitamina B12 (cianocobalamina) + 150 mcg de biotina + 18 mg de nicotinamida + 60 mg de vitamina C (ácido ascórbico) + 0,10 mg de ácido fólico + 2 mg de cobre (correspondente a 5,6 mg de sulfato cúprico) + 2,5 mg de manganês (correspondente a 7,75 mg de sulfato de manganês monoidratado) + 10 mg de magnésio (correspondente a 71,0 mg de sulfato de magnésio) + 10 mg de ferro (correspondente a 30,9 mg de sulfato ferroso) + 1 mg de zinco (correspondente a 2,75 mg de sulfato de zinco monoidratado) + 100 mg de cálcio (correspondente a 340,0 mg de fosfato de cálcio) + 50 mcg de selênio (correspondente a 111,0 mcg de selenito de sódio) + 100 mg de lecitina de soja, embalagens com 30, 60 e 100 cápsulas. Uso oral. Uso adulto
- **Revitam Júnior® (Biolab),** solução oral, cada mℓ contém 1.250 UI de vitamina A (palmitato de retinol) + 0,4 mg de vitamina B1 (cloridrato) + 0,5 mg de vitamina B2 (fosfato sódico) + 0,6 mg de vitamina B6 (cloridrato) + 0,5 mcg de vitamina B12 (cianocobalamina) + 35 mg de vitamina C (ácido ascórbico) + 400 UI de vitamina D3 (colecalciferol) + 4 UI de vitamina E (acetato) + 6 mg de nicotinamida + 35 mcg de ácido fólico + 3 mg de pantenol, frasco contendo 40 mℓ, 120 mℓ, 200 mℓ e 240 mℓ com dosador Uso oral. Uso adulto e pediátrico acima de 6 meses de idade
- **Teragran M ® (Bristol-Myers Squibb),** cada comprimido revestido contém 6.976 UI de vitamina A + 400 UI de vitamina D3 + 9,2 mg de vitamina B1 + 1,70 mg de vitamina B2 + 4,11 mg de vitamina B6 + 6 mcg de vitamina B12 + 65 mg de vitamina C + 20,2 mg de nicotinamida + 9,2 mg de pantotenato de cálcio + 15 mg de ferro + 106 mg de cálcio + 6 mg de magnésio + 1 mg de manganês + 0,12 mg de iodo + 1,5 mg de zinco + 1 mg de cobre + 5,04 mg de potássio, frascos com 30 comprimidos. Uso oral. Uso adulto e pediátrico acima de 12 anos de idade
- **Vitergan® (Marjan Farma),** comprimidos revestidos contendo 4.000 UI de acetato de retinol (vitamina A) + 400 UI de colecalciferol (vitamina D3) + 65 mg de ácido ascórbico + 1,5 mg de tiamina + 1,7 mg de riboflavina (vitamina B2) + 20 mg de nicotinamida (vitamina B3) + 2 mg de cloridrato de piridoxina (vitamina B6) + 10 mg de pantotenato de cálcio (vitamina B5) + 0,4 mg de ácido fólico (vitamina B9) + 6 mcg de cianocobalamina (vitamina B12) + 250 mg de cálcio + 40 mg de ferro + 0,15 mg de iodo + 1 mg de cobre + 5 mg de magnésio + 1 mg de manganês, embalagem com 10 e 30 comprimidos. Uso oral. Uso adulto
- **Vitergan Master® (Marjan Farma),** cápsula gelatinosa mole contendo 40 mg de extrato seco de Panax ginseng C. A. Mey. (contendo 2,8 mg de ginsenosídios) + 4.000 UI de palmitato de retinol + 2 mg de nitrato de tiamina + 2 mg de riboflavina (vitamina B2) + 1 mg de cloridrato de piridoxina + 1 mcg de cianocobalamina + 60 mg de ácido ascórbico + 400 UI de colecalciferol + 10 mg de acetato de tocoferol + 15 mg de nicotinamida + 10 mg de pantotenato de cálcio + 0,4 mg de ácido fólico + 20,0 mg de rutosídios + 30,34 mg de fumarato ferroso (equivalente a 10 mg de ferro) + 351,35 mg de fosfato de cálcio dibásico (equivalente a 103,5 mg de cálcio e 80 mg de fósforo) + 3,93 mg de sulfato de cobre (equivalente a 1 mg de cobre elementar) + 24 mg de gliconato de potássio (equivalente a 4 mg de potássio) + 3,07 mg de sulfato de manganês (equivalente a 1 mg de manganês) + 85,31 mg de gliconato de magnésio (equivalente a 5 mg de magnésio) + 1,254 mg de óxido de zinco (equivalente a 1 mg de zinco) + 92,0 mg de lecitina de soja, caixa com 30 cápsulas. Uso oral. Uso adulto.

Suplementos minerais

Ferro

O ferro é um mineral encontrado naturalmente em muitos alimentos, acrescido a outros e comercializado na forma de suplementos. O ferro é um elemento estrutural essencial da hemoglobina (proteína dos eritrócitos que transfere oxigênio dos pulmões para os tecidos). Como componente da mioglobina, uma proteína que fornece oxigênio para os músculos, o ferro participa no metabolismo. Além disso, é crucial para o crescimento, o desenvolvimento, o funcionamento celular normal e a síntese de alguns hormônios e do tecido conjuntivo.

O ferro dos alimentos tem duas formas principais – heme e não heme. Os vegetais e os alimentos enriquecidos só contêm ferro não heme, enquanto a carne, os frutos do mar e as aves contêm ferro heme e não heme. A maior parte dos 3 a 4 g de ferro elementar nos adultos é encontrada na hemoglobina e o restante é armazenado na forma de ferritina ou hemossiderina (produto da degradação da ferritina) no fígado, no baço e na medula óssea ou está localizado na mioglobina do tecido muscular.

Os seres humanos perdem pouco ferro nas fezes, na urina, no sistema digestório e na pele. As mulheres em idade fértil têm perdas maiores por causa da menstruação. A hepcidina, um hormônio peptídico circulante, é o principal regulador da absorção e da distribuição de ferro por todo o corpo, inclusive no plasma (Quadro 14.3).

Existem grupos de risco de inadequação de aporte de ferro: gestantes, lactentes e crianças pequenas; doadores frequentes de sangue; pessoas com câncer; pessoas com determinadas doenças do sistema digestório (p. ex., doença celíaca, colite ulcerativa, doença de Crohn) ou submetidas a procedimentos cirúrgicos GI (p. ex., gastrectomia, ressecção intestinal) e pessoas com insuficiência cardíaca

CAPÍTULO 14 | NUTRIÇÃO E SUPLEMENTOS 493

QUADRO 14.3 Cotas dietéticas recomendadas (CDR) de ferro (não vegetarianos).*

Idade	Homens (mg/dia)	Mulheres (mg/dia)	Gestantes (mg/dia)	Lactantes (mg/dia)
0 a 6 meses	0,27	0,27	–	–
7 a 12 meses	11	11	–	–
1 a 3 anos	7	7	–	–
4 a 8 anos	10	10	–	–
9 a 13 anos	8	8	–	–
14 a 18 anos	11	15	27	10
19 a 50 anos	8	18	27	9
> 51 anos	8	8	–	–

CDR: consumo diário médio suficiente para atender às demandas de nutrientes de 97 a 98% dos indivíduos saudáveis. *As CDR para vegetarianos são 1,8 vez superiores às das pessoas que consomem carne, porque o ferro heme proveniente da carne é mais biodisponível que o ferro não heme obtido de vegetais.

Apresentação comercial

- **Deltavit® (Delta)**, cada drágea contém 5 mg de pantotenato de cálcio (como ácido pantotênico) + 10 mg de cloridrato de lisina + 10 mg de colina (como citrato de colina) + 2 mg de zinco (como sulfato de zinco) + 10 mg de sulfato de potássio + 3 mg de manganês (como sulfato de manganês) + 5 mg de magnésio (como sulfato de magnésio) + 0,20 mg de iodo (como iodeto de potássio) + 0,04 mg de flúor (como fluoreto de sódio) + 0,50 mg de cobre (como sulfato de cobre) + 13 mg de nicotinamida + 5 mg de fosfato de cálcio dibásico (na forma de cálcio) + 1,30 mg de mononitrato de tiamina (vitamina B1) + 1,30 mg de riboflavina (vitamina B2) + 0,90 mg de piridoxina (vitamina B6) + 0,012 mg de colecalciferol (vitamina D) (equivalente a 400 UI) + 0,50 mg de ácido fólico + 5,2 mg de acetato de retinol (vitamina A) (equivalente a 2.000 UI) + 30 mg de ferro (como sulfato ferroso anidro) + 0,3 mg de tocoferol (50% na forma de acetato) + 65 mg de ácido ascórbico (vitamina C) + 3 mcg de cianocobalamina (vitamina B12), embalagem contendo um frasco com 50 drágeas. Uso oral. Uso adulto e pediátrico.
- **Folifer ferro® (Ativus)**, suspensão oral, cada mℓ (20 gotas) contém 250 mg de ferro aminoácido quelato, frasco de 15 ou 30 mℓ com 1 conta-gotas. Uso oral. Uso adulto e pediátrico
- **Ferronil® (Teuto)**, comprimidos revestidos 40 mg de sulfato ferroso, embalagens contendo 50 e 300 comprimidos. Uso oral. Uso adulto e pediátrico
- **Ferrotrat® (Medley)**, comprimido revestido contendo 105 mg de ferro (como sulfato ferroso dessecado) + 1 mg de ácido fólico + 25 mcg de cianocobalamina, embalagem com 20 unidades. Uso oral. Uso adulto
- **Gerilon® (Cifarma)**, cápsulas gelatinosas moles contendo 100 mg de Ginseng + 2.000 UI de retinol + 1,3 mg de mononitrato de tiamina + 1,3 mg de riboflavina + 0,5 mg de cloridrato de piridoxina + 4 mcg de cianocobalamina + 65 mg de ácido ascórbico (vitamina C) + 400 UI de colecalciferol (vitamina D3) + 10 UI de acetato de alfatocoferol (vitamina E) + 0,01 mg de biotina + 5 mg de pantotenato de cálcio + 0,045 mg de flúor (na forma de fluoreto de sódio) + 30 mg de cálcio (na forma de fosfato) + 3,67 mg de ferro (na forma de fumarato) + 0,115 mg de iodo (na forma de iodeto de potássio) + 1,05 mg de magnésio (na forma de sulfato) + 0,487 mg de manganês (na forma de sulfato) + 23 mg de fósforo (na forma de fosfato de cálcio) + 13 mg de nicotinamida + 2,24 mg de potássio (na forma de sulfato) + 10 mg de rutina, embalagem contendo 30 ou 60 cápsulas. Uso oral. Uso adulto
- **Gerovital® (EMS)**, cápsulas gelatinosas contendo 100,00 mg de Panax ginseng + 2.000 UI de palmitato de retinol + 1,30 mg de nitrato de tiamina + 1,3 mg de riboflavina + 0,50 mg de cloridrato de piridoxina + 4,00 μg de cianocobalamina + 65,00 mg de ácido ascórbico (vitamina C) + 400 UI de colecalciferol (vitamina D3) + 10,00 mg de acetato de racealfatocoferol + 0,01 mg de biotina + 13,0 mg de nicotinamida + 5,00 mg de dexpantenol + 10,0 mg de rutina + 0,10 mg de fluoreto de sódio + 150,0 mg de fosfato de cálcio dibásico + 10 mg de sulfato ferroso + 0,15 mg de iodeto de potássio + 6,00 mg de sulfato de magnésio + 1,70 mg de sulfato de manganês + 5,00 mg de sulfato de potássio, embalagem com 60 cápsulas. Uso oral. Uso adulto
- **Laneli® (Medley)**, cápsula gelatinosa mole contendo 2.664 UI de palmitato de retinol + 400 UI de colecalciferol + 10,00 mg de acetato de tocoferol + 70,00 mg de ácido ascórbico + 3,0 mg de mononitrato de tiamina + 3,40 mg de riboflavina + 17,00 mg de nicotinamida + 4,00 mg de cloridrato de piridoxina + 0,60 mg de ácido fólico + 2,20 mcg de cianocobalamina + 30,0 mg de fumarato ferroso + 15,00 mg de óxido de zinco +125 mcg de carbonato de cálcio, blíster com 8, 30 e 60 cápsulas gelatinosas. Uso oral. Uso adulto
- **Matersupre® (Teuto)**, comprimido revestido contendo 5.000 U de acetato de retinol (vitamina A) + 30 UI de acetato de racealfatocoferol (vitamina E – 50%) + 111,11 g de ácido ascórbico 90% (equivalente a 100 mg de vitamina C) + 1,0 mg de ácido fólico + 3,0 mg de mononitrato de tiamina + 3,4 mg de riboflavina + 20,0 mg de nicotinamida + 10,0 mg de cloridrato de piridoxina + 12,0 mg de cianocobalamina 0,1% (equivalente a 12 μg de vitamina B 12) + 400 UI de colecalciferol + 0,03 mg de biotina + 11,259 mg de pantotenato de cálcio (equivalente a 10 mg de ácido pantotênico) + 250 mg de cálcio + 47,97 mg de óxido de magnésio (equivalente a 25 mg de magnésio) + 182,54 mg de fumarato ferroso (equivalente a 60 mg de ferro) + 2,5 mg de óxido de cobre seco (equivalente a 2 mg de cobre) + 34,72 mg de óxido de zinco (equivalente a 25 mg de zinco) + 15,3 mg de sulfato de manganês monoidratado (equivalente a 5 mg de manganês), embalagem com 30 comprimidos. Uso oral. Uso durante a gravidez e o período pós-parto (seja lactante ou não)
- **Natele® (Bayer)**, cápsula gelatinosa mole contendo 2.664 UI de palmitato de retinol + 400 UI de colecalciferol + 10,00 UI de acetato de tocoferol + 70,00 mg de ácido ascórbico + 3,0 mg de mononitrato de tiamina + 3,40 mg de riboflavina (vit. B2) + 17,00 mg de nicotinamida + 4,00 mg de cloridrato de piridoxina + 0,60 mg de ácido fólico + 2,20 mcg de cianocobalamina + 30,0 mg de fumarato ferroso + 15,0 mg de óxido de zinco, cartucho contendo blíster com 14 ou 28 cápsulas gelatinosas. Uso oral. Uso adulto
- **Nativit® (EMS Sigma Pharma)**, comprimidos revestidos contendo 5.000 UI de acetato de retinol + 30 UI de acetato de racealfatocoferol (vitamina E) + 65 mg de ácido ascórbico + 1,5 mg de nitrato de tiamina + 1,7 mg de riboflavina + 2 mg de cloridrato de piridoxina + 6 mcg de cianocobalamina + 20 mg de nicotinamida + 65 mcg de fitomenadiona (vitamina K) + 400 UI de colecalciferol (vitamina D3) + 0,4 mg de ácido fólico + 15 mcg de biotina + 10 mg de pantotenato de cálcio (vitamina B5) + 20 mcg de selênio (como complexo aminoácido quelato) + 1 mg de manganês (como sulfato de manganês monoidratado) + 40 mg de ferrocarbonila + 0,13 mg de cromo (como cloreto de cromo hexaidratado) + 3 mg de cobre (como sulfato de cobre anidro) + 15 mg de óxido de zinco + 25 mcg de molibdato de sódio di-hidratado + 0,15 mg de iodeto de potássio, embalagem contendo frasco com 20 e 30 comprimidos. Uso oral. Uso adulto

- **Pharmaton® (Boehringer Ingelheim),** cápsulas gelatinosas contendo 40 mg de extrato padronizado de Ginseng G115 (*Panax ginseng*) + 2.667 UI de vitamina A (palmitato de retinol) + 200 UI de vitamina D3 (colecalciferol) + 10 mg (correspondente a 14,9 mg de acetato de racealfatocoferol) de vitamina E + 1,4 mg de nitrato de tiamina (correspondente a 1,1 mg de tiamina) + 1,6 mg de riboflavina + 2 mg de cloridrato de piridoxina (correspondente a 1,6 mg de piridoxina) + 1 mcg de vitamina B12 (cianocobalamina) + 150 mcg de biotina + 18 mg de nicotinamida + 60 mg de vitamina C (ácido ascórbico) + 0,10 mg de ácido fólico + 2 mg de cobre (correspondente a 5,6 mg de sulfato cúprico) + 2,5 mg de manganês (correspondente a 7,75 mg de sulfato de manganês monoidratado) + 10 mg de magnésio (correspondente a 71,0 mg de sulfato de magnésio) + 10 mg de ferro (correspondente a 30,9 mg de sulfato ferroso) + 1 mg de zinco (correspondente a 2,75 mg de sulfato de zinco monoidratado) + 100 mg de cálcio (correspondente a 340,0 mg de fosfato de cálcio) + 50 mcg de selênio (correspondente a 111,0 mcg de selenito de sódio) + 100 mg de lecitina de soja, embalagens com 30, 60 e 100 cápsulas. Uso oral. Uso adulto
- **Sulfato ferroso® (União Química),** drágea contendo 300 mg de sulfato ferroso anidro, frasco com 50 drágeas. Uso oral. Uso adulto
- **Sulfato ferroso® (União Química),** xarope, cada 5 mℓ contém 300 mg de sulfato ferroso hepta-hidratado, frasco com 100 mℓ Uso oral. Uso adulto e pediátrico
- **Sulfato ferroso® (União Química),** gotas, cada mℓ contém 125 mg de sulfato ferroso hepta-hidratado, frasco com 30 mℓ. Uso oral. Uso adulto e pediátrico
- **Vitafer® (EMS),** comprimido revestido com 109 mg de sulfato ferroso (equivalente a 40,07 mg de ferro elementar), embalagem contendo frasco com 50 comprimidos revestidos. Uso oral. Uso adulto e pediátrico acima de 7 anos de idade
- **Vitergan Master® (Marjan Farma),** cápsula gelatinosa mole contendo 40 mg de extrato seco de *Panax ginseng* C. A. Mey. (contendo 2,8 mg de ginsenosídios) + 4.000 UI de palmitato de retinol + 2 mg de nitrato de tiamina + 2 mg de riboflavina (vitamina B2) + 1 mg de cloridrato de piridoxina + 1 mcg de cianocobalamina + 60 mg de ácido ascórbico + 400 UI de colecalciferol + 10 mg de acetato de tocoferol + 15 mg de nicotinamida + 10 mg de pantotenato de cálcio + 0,4 mg de ácido fólico + 20,0 mg de rutosídios + 30,34 mg de fumarato ferroso (equivalente a 10 mg de ferro) + 351,35 mg de fosfato de cálcio dibásico (equivalente a 103,5 mg de cálcio e 80 mg de fósforo) + 3,93 mg de sulfato de cobre (equivalente a 1 mg de cobre elementar) + 24 mg de gliconato de potássio (equivalente a 4 mg de potássio) + 3,07 mg de sulfato de manganês (equivalente a 1 mg de manganês) + 85,31 mg de gliconato de magnésio (equivalente a 5 mg de magnésio) + 1,254 mg de óxido de zinco (equivalente a 1 mg de zinco) + 92,0 mg de lecitina de soja, caixa com 30 cápsulas. Uso oral. Uso adulto.

Cálcio

Nos EUA, o Institute of Medicine recomenda o seguinte aporte diário de cálcio:
- 1 a 3 anos de idade: 700 mg
- 4 a 8 anos de idade: 1.000 mg
- 9 a 18 anos de idade: 1.300 mg
- 19 a 50 anos de idade: 1.000 mg
- 51 a 70 anos de idade: 1.200 mg (mulheres) e 1.000 mg (homens)
- ≥ 71 anos de idade: 1.200 mg.

O cálcio tem uma participação vital na anatomia, na fisiologia e na bioquímica dos organismos e das células, sobretudo nas vias de transdução de sinais. Mais de 500 proteínas humanas sabidamente se ligam ao cálcio ou o transportam. O esqueleto é um importate local de armazenamento de cálcio (contém 99% do cálcio do corpo) e libera íons Ca^{2+} para a corrente sanguínea em condições controladas.

O cálcio circulante é encontrado na forma ionizada livre ou na forma ligada a proteínas sanguíneas, como a albumina. O paratormônio (secretado pelas glândulas paratireoides) regula a reabsorção de Ca^{2+} dos ossos. A calcitonina estimula a incorporação do cálcio aos ossos, embora esse processo seja independente, em grande parte, da calcitonina.

A baixa ingestão de cálcio também é um fator de risco de osteoporose. A forma mais bem absorvida de cálcio é carbonato ou fosfato. O carbonato de cálcio e o lactato de cálcio são bem absorvidos pelas gestantes. Os adultos mais velhos absorvem melhor lactato, gliconato e citrato de cálcio, a menos que o suplemento de cálcio seja ingerido com um desjejum completo.

Vale mencionar que o carbonato de cálcio também é usado como antiácido porque neutraliza o ácido clorídrico nas secreções gástricas.

IMPORTANTE

O corpo humano só consegue absorver cerca de 500 mg de suplemento de cálcio por vez. Portanto, é interessante fracionar a dose preconizada em 2 a 3 tomadas ao dia.

Todavia, em fevereiro de 2015 a SSPSTF (United States Preventive Services Task Force) recomendou que as mulheres não ingerissem suplementos de vitamina D e cálcio depois da menopausa. Isso foi feito após a revisão de mais de 135 estudos (ver www.uspreventiveservicestaskforce.org/uspstf12/vitamind/finalrecvitd.htm)

Apresentação comercial

- **Abcalcium B12® (Airela),** suspensão oral, cada mℓ contém 12 UI de ergocalciferol (vitamina D) + 1,5 mcg/mℓ de cianocobalamina + 7,5 mg de cloreto de cálcio + 42,0 mg de fosfato de cálcio tribásico + 0,075 mg de fluoreto de sódio, cartucho contendo frasco de vidro âmbar com 200 mℓ + copo-medida. Uso oral. Uso adulto e pediátrico acima de 1 ano de idade
- **Alendil Cálcio D® (FQM),** comprimido com 70 mg de alendronato de sódio 70 mg (blíster com 4 comprimidos + comprimidos revestidos com 1.250 mg de carbonato de cálcio de ostra (equivalente a 500 mg de cálcio elementar) + 200 UI de vitamina D (frasco com 30 ou 60 comprimidos). Uso oral. Uso adulto
- **Bonecal D® (EMS Sigma Pharma),** comprimido revestido contendo 600 mg de cálcio elementar (como fosfato de cálcio tribásico) + 400 UI de colecalciferol (vitamina D3), embalagem contendo 30 ou 60 comprimidos revestidos. Uso oral. Uso adulto
- **Calcichell® (Ativus),** pó oral instantâneo, envelope contendo 3,5 g de pó oral (250 mg de cálcio elementar como cálcio aminoácido quelato), caixa com 4 e 15 envelopes; pó oral instantâneo, envelope contendo 7,0 g de pó (500 mg de cálcio elementar como cálcio aminoácido quelato), caixa com 15 envelopes. Uso oral. Uso adulto e pediátrico
- **Calcigenol® (Sanofi),** suspensão oral, cada mℓ contém 10 mg de fosfato de cálcio tribásico (equivalentes a 3,99 mg de cálcio) + 0,1 mg de fluoreto de sódio (equivalentes a 0,045 mg de flúor), frasco com 300 mℓ. Uso oral. Uso adulto e pediátrico acima de 4 anos
- **Calcium D3® (Novartis),** comprimidos revestidos contendo 600 mg de cálcio ionizável + 2 mg de colecalciferol, frascos com 30 e 60 comprimidos revestidos. Uso oral. Uso adulto e pediátrico acima de 4 anos

CAPÍTULO 14 | NUTRIÇÃO E SUPLEMENTOS

- **Calcium Sandoz F® (Novartis),** cada comprimido efervescente contém 875 mg de carbonato de cálcio + 1.132 mg de lactogliconato de cálcio (equivalentes a 500 mg de cálcio), tubos com 10 comprimidos. *Uso oral. Uso adulto e pediátrico*
- **Calcium Sandoz FF® (Novartis),** cada comprimido efervescente contém 1.750 mg de carbonato de cálcio + 2.263 mg de lactogliconato de cálcio (equivalentes a 1.000 mg de cálcio), tubos com 10 comprimidos. *Uso oral. Uso adulto e pediátrico*
- **Calcium Sandoz + vitamina C laranja® (Novartis),** cada comprimido efervescente contém 327 mg de carbonato de cálcio + 1.000 mg de lactogliconato de cálcio + 1.000 mg de ácido ascórbico, tubos com 10 comprimidos. *Uso oral. Uso adulto e pediátrico*
- **Caldê® (Marjan Farma),** comprimidos mastigáveis contendo 1.500 mg de carbonato de cálcio + 400 UI de colecalciferol, embalagem com 20 comprimidos. *Uso oral. Uso adulto*
- **Caldrox D® (Droxter),** comprimidos mastigáveis contendo 600 mg de cálcio + 400 UI de colecalciferol, embalagem com 20 e 60 comprimidos. *Uso oral. Uso adulto e pediátrico acima de 4 anos*
- **Caltrate 600 + D® (Wyeth),** comprimidos revestidos contendo 600 mg de carbonato de cálcio + 400 UI de colecalciferol, frasco com 60 comprimidos. *Uso oral. Uso adulto e pediátrico acima de 12 anos*
- **Caltrate 600 + M® (Wyeth),** comprimidos revestidos contendo 600 mg de carbonato de cálcio + 200 UI de vitamina D3 (colecalciferol) + 7,5 mg de óxido de zinco + 1,0 mg de sulfato de cobre + 50 mg de óxido de magnésio + 1,8 mg de sulfato de manganês, frascos com 30 e 60 comprimidos. *Uso oral. Uso adulto*
- **C Cálcio® (EMS),** comprimidos efervescentes contendo 1,0 g de ácido ascórbico + 0,625 g de carbonato de cálcio + 400 UI de colecalciferol (vitamina D3) + 0,002 g de cloridrato de piridoxina, caixa com 10 comprimidos efervescentes. *Uso oral. Uso adulto. Atenção fenilcetonúricos: contém fenilalanina*
- **Cebion Cálcio® (Merck),** comprimidos efervescentes com 500 mg de ácido ascórbico + 600 mg de carbonato de cálcio (equivalente a 240 mg de cálcio), embalagens contendo 10 comprimidos efervescentes. *Uso oral. Uso adulto e pediátrico acima de 12 anos de idade*
- **Centrum® (Wyeth),** comprimidos contendo 400 mcg de vitamina A + 1,2 mg de tiamina + 1,3 mg de riboflavina + 16 mg de niacina + 5,0 mg de ácido pantotênico + 1,3 mg de piridoxina + 240 mcg de ácido fólico + 2,4 mcg de cianocobalamina + 45 mg de vitamina C + 5,0 mg de vitamina D + 6,7 mg de vitamina E + 30 mcg de biotina + 65 mcg de vitamina K + 250 mg de cálcio + 450 mcg de cobre + 18 mcg de cromo + 8,1 mg de ferro + 125 mg de fósforo + 33 mcg de iodo + 100 mg de magnésio + 1,2 mg de manganês + 23 mcg de molibdênio + 10 mcg de potássio + 20 mcg de selênio + 7,0 mg de zinco, embalagem de 15, 30, 60, 100, 130 e 150 comprimidos. *Uso oral. Uso adulto*
- **Clusivol® (Wyeth),** comprimido revestido com 5.000 UI de acetato de retinol + 400 UI de colecalciferol (vitamina D3) + 73,1 mg de ascorbato de sódio + 1,5 mg de mononitrato de tiamina + 1,7 mg de riboflavina + 2,0 mg de cloridrato de piridoxina + 6,0 mcg de cianocobalamina (vitamina B12) + 1,0 mg de dexpantenol + 20,0 mg de nicotinamida + 45,43 mg de fumarato ferroso + 300 mg de carbonato de cálcio + 4,55 mg de gliconato de manganês + 0,75 mg de óxido de zinco + 4,97 mg de óxido de magnésio, frascos com 20 e 30 comprimidos. *Uso oral. Uso adulto*
- **Clusivol Composto® (Wyeth),** solução oral, cada 10 mℓ contém 250 UI de palmitato de retinol + 0,07 mg de cloridrato de tiamina + 0,09 mg de fosfato sódico de riboflavina + 0,08 mg de cloridrato de piridoxina + 0,3 mcg de cianocobalamina + 3,25 mg de ácido ascórbico + 20 UI de colecalciferol + 0,43 mg de hemitartarato de colina + 0,6 mg de pantotenato de cálcio + 0,5 mg de inositol + 1 mg de nicotinamida + 2,0 mg de cloridrato de lisina + 4 mg de lactato de cálcio + 0,3 mg de gliconato ferroso + 3 mg de hipofosfito de cálcio + 7,5 mcg de iodeto de potássio + 0,3 mg de gliconato de magnésio + 0,05 mg de gliconato de manganês + 0,25 mg de gliconato de potássio + 0,05 mg de lactato de zinco, frasco com 240 mℓ. *Uso oral. Uso adulto e pediátrico*
- **Damater® (Schering-Plough),** cápsulas gelatinosas moles com 2 mg de ácido fólico + 2.700 UI de betacaroteno + 100 mg de carbonato de cálcio + 30 mg de fumarato ferroso + 15 mg de óxido de zinco + 2 mg de riboflavina + 3 mcg de cianocobalamina + 70 mg de ácido ascórbico + 400 UI de colecalciferol + 30 mg de acetato de racealfatocoferol + 2,2 mg de cloridrato de piridoxina + 3 mg de nitrato de tiamina, embalagem com 30 cápsulas. *Uso oral. Uso adulto*
- **Dobeven® (Apsen),** cápsula gelatinosa dura contendo 500 mg de dobesilato de cálcio, caixas com 5 e 30 cápsulas. *Uso oral. Uso adulto*
- **Dorical kids® (Legrand),** suspensão oral, cada 5 mℓ contém 2,25 mg de acetato de racealfatocoferol (vit. E) + 85 mg de cálcio (na forma de citrato de cálcio tetraidratado) + 500 UI de colecalciferol (vitamina D3) + 4 mg de cloridrato de tiamina (vit. B1) + 25 mg de ferro (na forma de edetato férrico sódico tri-hidratado) + 2 mg de riboflavina (na forma de fosfato sódico de riboflavina) + 0,1 mg de fluoreto de sódio + 15 mg de nicotinamida + 5.000 UI de palmitato de retinol (vit. A) + 2 mg de pantotenato de cálcio (vit. B5) 2 mg, embalagem contendo frasco de 120 mℓ. *Uso oral. Uso pediátrico*
- **Femme® (Aché),** comprimidos revestidos com 5.000 UI de retinol + 400 UI de colecalciferol (vit. D3) + 100 mg de ácido ascórbico + 1 mg de ácido fólico + 30 UI de acetato de racealfatocoferol + 30 mcg de biotina + 10 mg de cloridrato de piridoxina + 3 mcg de cianocobalamina (vit. B12) + 20 mg de nicotinamida + 2 mg de riboflavina + 1,5 mg de nitrato de tiamina + 10 mg de ácido pantotênico (como pantotenato de cálcio) + 25 mcg de cloreto crômico + 250 mg de carbonato de cálcio + 30 mg de fumarato ferroso + 100 mg de óxido de magnésio + 5 mg de sulfato de manganês + 25 mg de óxido de zinco + 150 mcg de iodeto de potássio + 2 mg de óxido cúprico, embalagem com 30 comprimidos. *Uso oral. Uso adulto*
- **Fosteo D® (Ativus),** comprimidos revestidos contendo 1.660,00 mg de fosfato de cálcio tribásico (equivalente a 600 mg de cálcio elementar) + 400 UI de colecalciferol (vitamina D3), caixa com 30 e 60 comprimidos revestidos. *Uso oral. Uso adulto*
- **Miracal® (Geolab),** comprimidos revestidos contendo 1.250 mg de carbonato de cálcio (equivalente a 500 mg de cálcio elementar), embalagem contendo 75 comprimidos. *Uso oral. Uso adulto e pediátrico*
- **Miracalcio vit D® (Geolab),** comprimidos revestidos contendo 1.250 mg de carbonato de cálcio (equivalente a 500 mg de cálcio elementar) + 200 UI de colecalciferol, embalagem contendo frasco plástico com 75 comprimidos. *Uso oral. Uso adulto*
- **Miracalcio vit D® (Geolab),** comprimidos revestidos contendo 1.250 mg de carbonato de cálcio (equivalente a 500 mg de cálcio elementar) + 400 UI de colecalciferol, embalagem contendo frasco plástico com 75 comprimidos. *Uso oral. Uso adulto*
- **Miracalcio vit D® (Geolab),** comprimidos revestidos contendo 1.500 mg de carbonato de cálcio (equivalente a 600 mg de cálcio elementar) + 400 UI de colecalciferol, embalagem contendo frasco plástico com 75 comprimidos. *Uso oral. Uso adulto*
- **Os-cal D® (Sanofi),** cada comprimido revestido contém 1.250 mg de carbonato de cálcio (equivalente a 500 mg de cálcio elementar) + 400 UI de colecalciferol (vitamina D), embalagem com 8 ou 60 comprimidos. *Uso oral. Uso adulto e pediátrico*
- **Osteofix 500 + D® (Natulab),** comprimido contendo 1.250 mg de carbonato de cálcio de concha de ostras (correspondente a 500 mg de cálcio elementar) + 200 UI de vitamina D, cartucho contendo frasco com 50, 60 e 75 comprimidos. *Uso oral. Uso adulto*
- **Osteofix 600 + D® (Natulab),** comprimido contendo 1.500 mg de carbonato de cálcio de concha de ostras (correspondente a 600 mg de cálcio elementar) + 200 UI de vitamina D, cartucho contendo frasco com 50, 60 e 75 comprimidos. *Uso oral. Uso adulto*
- **Suprical D® (EMS),** comprimido revestido contendo 1.250 mg de carbonato de cálcio de concha de ostras (correspondente a 500 mg de cálcio elementar) + 200 UI de colecalciferol (vitamina D3), frascos com 8, 30, 60, 75, 90, 100, 110 e 120 comprimidos revestidos. *Uso oral. Uso adulto e pediátrico*
- **Teragran M® (Bristol-Myers Squibb),** cada comprimido revestido contém 6.976 UI de vitamina A + 400 UI de vitamina D3 + 9,2 mg de vitamina B1 + 1,70 mg de vitamina B2 + 4,11 mg de vitamina B6 + 6 mcg de vitamina B12 + 65 mg de vitamina C + 20,2 mg de nicotinamida + 9,2 mg de pantotenato de cálcio + 15 mg de ferro + 106 mg de cálcio + 6 mg de magnésio + 1 mg de manganês + 0,12 mg de iodo + 1,5 mg de zinco + 1 mg de cobre + 5,04 mg de potássio, frascos com 30 comprimidos. *Uso oral. Uso adulto e pediátrico acima de 12 anos de idade*

Alimentos funcionais e nutracêuticos (nutricêuticos)

Alimentos funcionais podem ser definidos como alimentos convencionais e consumidos na dieta habitual, com um ingrediente adicional que comprovadamente exerce efeitos específicos e benéficos aos consumidores, incluindo os saudáveis, em termos de comportamento, desempenho e bem-estar, além do fornecimento de nutrientes. Esses alimentos consistem na combinação de produtos comestíveis de alta flexibilidade com moléculas biologicamente ativas, como estratégia para consistentemente corrigir distúrbios metabólicos, resultando em redução dos riscos de doenças e manutenção da saúde. Tipicamente, os alimentos funcionais são benéficos à saúde porque, além do valor nutritivo inerente à sua composição química, reduzem o risco de doenças crônicas e degenerativas.

Os alimentos e ingredientes funcionais podem ser classificados de dois modos: quanto à origem (vegetal ou animal) ou quanto aos benefícios que oferecem, atuando em seis áreas do organismo: no sistema digestório; no sistema cardiovascular; no metabolismo de substratos; no crescimento, no desenvolvimento e na diferenciação celular; no comportamento das funções fisiológicas e como antioxidantes.

Os alimentos funcionais apresentam as seguintes características:
- Devem ser alimentos convencionais e serem consumidos na dieta normal/habitual
- Devem ser constituídos por componentes naturais, algumas vezes, em elevada concentração ou existentes em alimentos que normalmente não os supririam
- Devem ter efeitos positivos além do valor básico nutritivo, que aumentem o bem-estar e a saúde e/ou reduzam o risco de ocorrência de doenças, promovendo benefícios à saúde além de aumentar a qualidade de vida, incluindo os desempenhos físico, psicológico e comportamental
- A alegação da propriedade funcional deve ter embasamento científico
- Pode ser um alimento natural ou um alimento no qual um componente tenha sido removido
- Pode ser um alimento cuja natureza de um ou mais componentes tenha sido modificada
- Pode ser um alimento no qual a bioatividade de um ou mais componentes tenha sido modificada.

Entre os muitos grupos de alimentos funcionais estão os probióticos, os pré-bióticos e os simbióticos.

Por sua vez, o nutracêutico é um alimento ou parte de um alimento que proporciona benefícios médicos e de saúde, incluindo a prevenção e/ou tratamento da doença. Tais produtos englobam desde nutrientes isolados, suplementos dietéticos na forma de cápsulas e dietas até produtos beneficamente projetados, produtos herbais e alimentos processados tais como cereais, sopas e bebidas. Alguns nutracêuticos são produzidos por meio de métodos fermentativos com o uso de microrganismos considerados como GRAS (*generally recognized as safe*, geralmente reconhecido como seguro).

Os nutracêuticos podem ser classificados como fibras dietéticas, ácidos graxos poli-insaturados, proteínas, peptídios, aminoácidos ou cetoácidos, minerais, vitaminas antioxidantes e outros antioxidantes (glutationa, selênio). O propósito do uso dos nutracêuticos é significativamente diferente dos alimentos funcionais:
- A prevenção e o tratamento de doenças são relevantes no caso dos nutracêuticos, enquanto a meta dos alimentos funcionais é a redução do risco da doença, e não a prevenção e o tratamento da doença
- Os nutracêuticos incluem suplementos dietéticos e outros tipos de alimentos, enquanto os alimentos funcionais devem estar na forma de um alimento comum.

> **IMPORTANTE**
> Alimento funcional tem aspecto de alimento convencional, mas nutracêuticos têm aspecto de medicamento.

De acordo com o *Codex Alimentarius*, alimentos para fins clínicos especiais são definidos como uma categoria de alimentos para usos dietéticos especiais, que são especialmente processados ou formulados e apresentados para o controle dietético de pacientes, podendo ser usados somente sob supervisão médica. Nos EUA, o termo alimento-medicamento é legalmente definido como: "um alimento que é formulado para ser administrado inteiramente sob a supervisão de um médico e que é utilizado para o controle de uma doença ou condição para os quais possui requerimentos nutricionais distintos, baseado em princípios científicos reconhecidos." De acordo a FDA, a diferença entre alimentos-medicamentos e alimentos para fins dietéticos especiais é que os primeiros pertencem a uma categoria mais estreita de alimentos, usados por pessoas com doenças ou condições específicas com demandas nutricionais bem-definidas. Os alimentos para fins dietéticos especiais pertencem a uma categoria mais ampla de alimentos, sendo consumidos por pessoas com necessidades ou desejos por dietas especiais. Desta forma, como os alimentos-medicamentos necessitam de supervisão médica, não podem ser incluídos na categoria de alimentos funcionais.

> **IMPORTANTE**
> A Comissão do *Codex Alimentarius* executa o Programa Conjunto da FAO/OMS sobre Normas Alimentares, cujo objetivo é proteger a saúde dos consumidores e garantir práticas equitativas no comércio de alimentos. O *Codex Alimentarius* (do latim Lei ou Código dos Alimentos) é uma coletânea de normas alimentares adotadas internacionalmente e apresentadas de modo uniforme.
>
> Os objetivos do *Codex Alimentarius* são:
> - Identificação dos princípios fundamentais de higiene dos alimentos aplicáveis em toda a cadeia de alimentos (desde a produção primária até o consumidor final), para garantir que o alimento seja seguro e adequado para o consumo humano
> - Aplicação de enfoque baseado no sistema HACCP (Diretrizes para a Aplicação do Sistema de Análise de Perigos e Pontos Críticos de Controle) como forma de aumentar a segurança do alimento
> - Indicação de como implementar tais princípios
> - Orientação para o desenvolvimento de códigos específicos, necessários aos setores da cadeia de alimentos, processos e produtos, a fim de ampliar os requisitos de higiene específicos.

Segundo a Portaria 398 de 30 de abril de 1999, da Secretaria de Vigilância Sanitária do Ministério da Saúde, o alimento funcional é "todo alimento ou ingrediente que, além das funções nutricionais básicas, quando consumido como parte da dieta habitual, promove efeitos metabólicos e/ou fisiológicos e/ou benéficos à saúde, devendo ser seguro para consumo sem supervisão médica" (Quadro 14.4).

> **IMPORTANTE**
> Um estudo publicado no periódico Aplied and Environmental Microbiology (maio de 2000) da American Society for Microbiology constatou que o alho é efetivo contra *Helicobacter pylori*. Segundo o National Cancer Institute, o alho ajuda a prevenir vários tipos de câncer, contudo, ainda não foi definida a dose exata a ser usada.

CAPÍTULO 14 | NUTRIÇÃO E SUPLEMENTOS

QUADRO 14.4 Características e recomendações de alimentos funcionais.

Alimentos	Substâncias ativas	Efeitos benéficos	Recomendações
Alho*	- Alicina - Enxofre - Selênio - Arginina - Flavonoides	- Redução dos níveis de PA - Reforço do sistema imunológico - Redução dos níveis séricos de colesterol total e de LDL-colesterol	- Não usar suplementos de alho com saquinavir porque a potência do antirretroviral é diminuída - Suplementos de alho têm efeito anticoagulante, portanto, evitar antes de cirurgia, durante a gravidez ou em associação com anticoagulantes
Linhaça	- Lignanas	- Regulação dos níveis séricos de triglicerídios - Ajuda na redução dos níveis séricos de LDL-colesterol	- Pode ser misturada nos alimentos, sucos, iogurtes
Peixes de água fria (p. ex., sardinha, salmão, atum)	- Ácidos graxos ômega-3	- Regulação dos níveis séricos de triglicerídios	- Evitar fritura - Ingerir pelo menos 2 vezes/semana
Tomate e derivados	- Licopeno	- Redução do risco de câncer de próstata - Ajuda na redução dos níveis séricos de LDL-colesterol	- Os molhos de tomate industrializados têm altos teores de sal, portanto, é importante ler os rótulos
Iogurtes e leites fermentados	- Probióticos	- Redução do risco de câncer de intestino	- Verificar se contêm lactobacilos
Frutas, cereais integrais, aveia, centeio, farelo de trigo, leguminosas (p. ex., feijão, ervilha, soja), hortaliças com talos**	- Fibras solúveis e insolúveis	- Redução dos níveis séricos de colesterol - Promoção da saciedade - Redução do risco de câncer colorretal - Auxilia no controle do diabetes melito	- Sempre que possível, ingerir as frutas com suas cascas - Variar a coloração das hortaliças e leguminosas

*O alho melhora o desempenho físico de animais de laboratório e de seres humanos com cardiopatia. Ainda não foram estabelecidos os efeitos benéficos em pessoas saudáveis. **É *muito* importante aumentar o consumo de água quando se aumenta o aporte de fibras solúveis e insolúveis.

PARA SABER MAIS

Manteiga de Karité
É constituída por:
- Vitaminas A e E (antioxidantes naturais com ação anti-inflamatória)
- Alto teor de ácidos graxos oleicos, esteáricos linoleicos (ação emoliente)
- Ácido cinâmico (proteção da pele contra os raios UV).

Probióticos

O conceito de que a flora intestinal poderia ser modificada e os microrganismos deletérios substituídos por outros benéficos foi apresentado pela primeira vez em 1907 pelo microbiologista russo Elie Metchnikoff (*The Prolongation of Life*).

Segundo a definição de 2001 da OMS, os probióticos são microrganismos vivos (bactérias e fungos) que exercem efeitos benéficos sobre a saúde dos consumidores se administrados em doses adequadas. Habitualmente são consumidos na forma de suplementos ou iogurtes.

É crucial que os microrganismos nesses probióticos estejam vivos quando de sua administração. Duas das bactérias probióticas mais conhecidas são *Lactobacillus* e *Bifidobacterium*.

Vários estudos já comprovaram o efeito benéfico dos probióticos na prevenção e no tratamento da diarreia, seja ela associada ao uso de antibióticos, causada por rotavírus ou do viajante.

Outros estudos sugerem que os probióticos auxiliam no controle dos níveis plasmáticos de colesterol, reduzindo indiretamente os níveis de LDL-colesterol, graças à desconjugação ou à desidroxilação dos sais biliares.

Existe a recomendação de que gestantes, lactantes e crianças com menos de 3 anos de idade só consumam probióticos sob orientação médica ou de nutricionista.

Apresentação comercial

- **Atillus multi® (Myralis)**, cada sachê de 7 g contém *L. acidophilus* SD 5221 (109 UFC) + *L. rhamosus* SD 5217 (109 UFC) + *B. bifidum* SD 6576 (109 UFC) + fruto-oligossacarídio (5,5 g), embalagem com 15 sachês
- **Beneflora® (Biolab Sanus)**, sachês, cada sachê contém *Lactobacillus acidophilus* ATCC SD5221 (109 UFC), *Bifidobacterium lactis* HN019 (109 UFC) e maltodextrina, embalagens com 3 sachês de 2 g e 10 sachês com 2 g. *Não contém glúten*. Uso oral. Uso adulto e pediátrico acima de 3 anos

- **Bidrilac® (Daudt),** cada sachê de 1 g contém *Lactobacillus acidophilus* (109 UFC) + *Bifidobacterium lactis* (109 UFC), embalagens com 15 sachês. *Não contém glúten*
- **Enterogermina® (Sanofi),** flaconetes de 5 mℓ com esporos de *Bacillus clausii* em suspensão, embalagem com 10 flaconetes. *Não contém glúten nem açúcar. Uso oral. Uso adulto e pediátrico acima de 3 anos*
- **Florax® adulto (INFAN),** flaconetes de 5 mℓ contendo *Saccharomyces cerevisiae* (5 × 108) em meio de cultura com tampão fosfato, embalagem com 3, 5 ou 100 flaconetes. *Uso oral. Uso adulto*
- **Florax® pediátrico (INFAN),** flaconetes de 5 mℓ contendo *Saccharomyces cerevisiae* (2,5 × 108) em meio de cultura com tampão fosfato, embalagem com 3, 5 ou 100 flaconetes. *Uso oral. Uso pediátrico*
- **Prolive® (Aché),** cada cápsula contém *Lactobacillus acidophilus* LA 14 (109 UFC), embalagem com 15 ou 30 cápsulas. *Uso oral. Uso adulto. Não contém glúten*
- **ProVance® (BioGaia-Aché),** comprimido mastigável com 108 UFC de *Lactobacillus reuteri* DSM 17938, embalagem com 30 comprimidos.

Pré-bióticos

A descoberta dos fatores *bifidus* (oligossacarídios existentes apenas no leite humano) levou ao desenvolvimento dos pré-bióticos.

Os pré-bióticos são componentes alimentares não digeríveis que exercem efeitos benéficos no hospedeiro graças à estimulação seletiva da proliferação ou da atividade das bactérias benéficas no intestino grosso. Os pré-bióticos também inibem a multiplicação de patógenos.

As principais características de um pré-biótico são:
- Resistência às enzimas salivares, pancreáticas e intestinais
- Resistência ao ácido gástrico
- Não deve sofrer hidrólise enzimática nem absorção no intestino delgado
- Deve ser metabolizado, de modo seletivo, por um número limitado de enzimas
- Deve ser capaz de modificar a microbiota colônica
- Deve ser capaz de induzir um efeito fisiológico valioso para a promoção da saúde.

Entre os exemplos de pré-bióticos, vale a pena ressaltar o lactilol, o xilitol, a inulina, a lactulose e alguns oligossacarídios não digeríveis como os fruto-oligossacarídios.

Os efeitos benéficos para a saúde incluem o aumento da absorção de cálcio, o efeito bifidogênico (estimulação do crescimento das bifidobactérias no intestino), a redução da translocação bacteriana, o efeito fibra (a inulina e a oligofrutose são fibras alimentares solúveis não digeríveis que reduzem a glicemia pós-prandial e as concentrações plasmáticas de ácidos graxos livres e de colesterol) e a redução do risco de câncer de cólon.

Simbióticos

Simbióticos são compostos por microrganismos vivos que, quando administrados em doses adequadas, podem trazer benefícios à saúde do hospedeiro. São formados pela associação de um ou mais probióticos com um ou mais pré-bióticos. Os pré-bióticos (p. ex., fruto-oligossacarídio) são complementares e sinérgicos aos probióticos, apresentando assim fator multiplicador sobre suas ações isoladas. Essa combinação deve possibilitar a sobrevivência das bactérias probióticas no alimento e nas condições do meio gástrico, viabilizando sua ação no intestino grosso, sendo que os efeitos desses ingredientes podem ser sinérgicos. Dentre as funções dos simbióticos, a mais bem caracterizada é a resistência aumentada das cepas contra patógenos. O emprego de culturas probióticas exclui microrganismos potencialmente patogênicos que têm o crescimento inibido pela produção de ácidos orgânicos (lactato, proprionato, butirato e acetato) e bacteriocinas, reforçando os mecanismos naturais de defesa do organismo. A modulação da microbiota intestinal pelos microrganismos probióticos ocorre por meio do mecanismo denominado "exclusão competitiva" e as cepas que influenciam beneficamente nestes casos são *Bifidobacterium bifidum*, *Lactobacillus rhamnosus*, *Sacharomyces boulardii* e *Lactobacillus plantarum*.

O uso de simbióticos otimiza o sistema imunológico intestinal e favorece o controle da flora, diminuindo a incidência de infecções, porque os probióticos aumentam os linfócitos circulantes e as citocinas, que estimulam a fagocitose. Também aumenta a absorção do cálcio e, provavelmente, o mecanismo desta otimização deve ser pelo aumento do pH intestinal e influência na absorção do fósforo e magnésio. O uso do simbiótico, entre outros benefícios, pode promover aumento do número de bifidobactérias, controle glicêmico, redução da taxa de colesterol sanguíneo, balanceamento da microbiota intestinal saudável que auxilia na redução da obstipação e/ou diarreia, melhora da permeabilidade intestinal e estimulação do sistema imunológico.

Segundo o Regulamento Técnico de 2005 da Anvisa a porção probiótica de um simbiótico deve ter quantidade mínima viável na faixa de 10^8 a 10^9 UFC na recomendação diária do produto pronto para consumo. A concentração de células viáveis deve ser ajustada na preparação inicial, levando-se em conta a capacidade de sobrevivência de maneira a atingir o mínimo de 10^7 UFC do conteúdo intestinal. Gestantes, nutrizes e crianças somente devem consumir simbióticos sob orientação médica ou de nutricionista.

Apresentação comercial

- **Lactofos® (Invictus-FQM),** sachês, cada sachê contém *L. acidophilus* SD (109 UFC) + *L. rhamnosus* SD 5675 (109UFC) + *L. paracasei* SD 5275 (109UFC) + *B. lactis* SD 5674 (109UFC) + fruto-oligossacarídio (6g), embalagem com 15 sachês de 6g. *Não contém glúten, lactose nem açúcar*
- **Simbioflora® (Invictus-FQM),** sachês, cada sachê contém *L. acidophilus* SD (109 UFC) + *L. rhamnosus* SD 5675 (109UFC) + *L. paracasei* SD 5275 (109UFC) + *B. lactis* SD 5674 (109UFC) + fruto-oligossacarídio (5,5g), embalagem com 15 sachês de 6g. *Não contém glúten, lactose nem açúcar*
- **Simbiofos® (Invictus-FQM),** sachês, cada sachê contém *L. acidophilus* SD5221 (109UFC) + *B. lactis* SD5674 (109UFC) + fruto-oligossacarídio (3,4 g), embalagem com 6 sachês. *Não contém glúten, lactose nem açúcar.*

Capítulo 15
Antibióticos

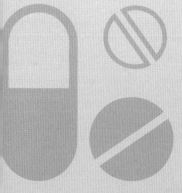

Introdução

Em 1942, Selman Abraham Waksman, bioquímico ucraniano naturalizado norte-americano e ganhador do Prêmio Nobel de Fisiologia ou Medicina em 1952, criou o termo antibiótico. No período entre 1940 e 1960, o termo "antibiótico" era usado de modo flagrantemente diferente de "agente quimioterápico": os antibióticos eram substâncias naturais produzidas por fungos ou bactérias, enquanto os quimioterápicos eram substâncias produzidas artificialmente. Todavia, essas diferenças desapareceram após a síntese química de alguns antibióticos e da elaboração de novas substâncias a partir de produtos naturais (acréscimo, por exemplo, de cadeias laterais à estrutura básica).

Desse ponto de vista, a história dos antibióticos (ATB) começou em 1932 quando foi preparada a primeira sulfonamida. De 1932 a 1945 surgiram mais de 5.000 sulfonamidas. As sulfonamidas eram efetivas no tratamento de infecções urinárias, infecções por *Shigella*, pneumonia pneumocócica e até mesmo meningite purulenta. O efeito das sulfonamidas foi totalmente sobrepujado pela ação da penicilina e da estreptomicina. A penicilina era muito efetiva contra os micróbios mais perigosos (pneumococos e estreptococos) na época. Também era ativa contra outros patógenos importantes como estafilococos, meningococos, gonococos, *Corynebacterium diphtheriae* e *Treponema pallidum*. A estreptomicina destruía as bactérias aeróbias gram-negativas e *Mycobacterium tuberculosis*.

Posteriormente, foram encontrados outros agentes bacterianos que não eram afetados pela penicilina nem pela estreptomicina (p. ex., *Mycoplasma, Chlamydia, Rickettsia*) e foi constatado o fenômeno de resistência dos agentes bacterianos. Os estafilococos foram os primeiros patógenos importantes a desenvolver resistência e a primeira descrição desse fenômeno ocorreu em 1946, apenas 5 anos após a penicilina começar a ser usada. Essas cepas resistentes de estafilococos propagaram-se por todo o planeta. Esse fenômeno também ocorreu com outros microrganismos.

Esses problemas foram aparentemente solucionados pela descoberta de muitos outros antibióticos, contudo, muitos deles eram muito tóxicos (p. ex., neomicina, colimicina) e/ou pouco purificados (a formulação original da vancomicina).

Em 1960 os primeiros ATB semissintéticos foram elaborados a partir da molécula de penicilina – meticilina e ampicilina. Esses agentes eram ativos contra estafilococos e algumas bactérias gram-negativas comuns como *E. coli* e *H. influenzae*.

A guerra do Vietnã levou a novos avanços na área dos antibióticos. Os pacientes, que eram soldados feridos, queimados ou em estado de choque, conseguiam sobreviver à fase aguda do traumatismo e/ou do choque, mas morriam de complicações infecciosas. Essas infecções em pacientes em estado crítico eram causadas por microrganismos de baixa virulência que não eram considerados patogênicos até então. São exemplos desses microrganismos *Serratia* sp., *Acinetobacter* e *Pseudomonas* sp.; eles apresentavam resistência inerente aos antibióticos e desinfetantes. Nessa época, foram desenvolvidos os aminoglicosídios modernos, as penicilinas ativas contra *Pseudomonas* e os betalactâmicos.

Anos depois, outro grupo de patógenos – membros da flora da pele e das mucosas (estafilococos coagulase-negativos, enterococos, *Candida*) – se tornou importante nos pacientes em estado crítico que apresentavam imunocomprometimento ou com soluções de continuidade decorrentes de procedimentos ou dispositivos invasivos.

Apesar de algumas descobertas recentes como teicoplanina e antifúngicos triazólicos, ainda há muitos elementos que precisam ser equacionados. A produção de ATB relativamente seguros e de fácil utilização resultou no uso abusivo dos mesmos e no aumento rápido de resistência nas populações bacterianas. Alguns tipos de resistência podem ser revertidos por novos tipos de fármacos, enquanto outros mecanismos são irreversíveis. Já é um fato evidente que as bactérias resistentes estão aumentando, tanto na comunidade como nos hospitais.

As vias de administração dos antibióticos são mostradas no Quadro 15.1.

> **IMPORTANTE**
>
> É crucial reduzir o uso excessivo de ATB. O erro mais comum é prescrever na comunidade antibióticos para pacientes com infecção de origem viral e/ou com doença leve e autolimitada.

Na prática clínica, os antimicrobianos são prescritos com finalidades profilática e terapêutica.

Os fatores que influenciam a escolha dos antimicrobianos podem ser resumidos da seguinte maneira:

- O paciente, ou seja, idade, peso, área corporal, função renal e hepática, estado imunológico, localização do processo infeccioso, uso prévio de antimicrobianos, gravidez/lactação, história pregressa de reação alérgica
- O agente etiológico comprovado ou suspeito
- O antimicrobiano, ou seja, sua farmacocinética (absorção, distribuição, metabolismo, excreção), sua farmacodinâmica (eliminação tempo-dependente, eliminação concentração-dependente, efeito pós-antibiótico), seu mecanismo de ação, a ocorrência de sinergismo ou antagonismo com outros medicamentos, seus efeitos tóxicos, as possíveis interações medicamentosas e seu custo (Quadro 15.2).

QUADRO 15.1	Vias de administração dos antibióticos.
Via de administração	**Comentários**
Oral	Via mais cômoda, sendo prescrita sempre que possível para pacientes em esquema ambulatorial
Intramuscular	Via preferencial para alguns medicamentos como os aminoglicosídios. Existe a possibilidade de complicações como dor no local da injeção e formação de abscesso
Intravenosa	Usada preferencialmente em pacientes em estado grave ou quando não existe formulação oral e/ou intramuscular (p. ex., anfotericina B)
Intracavitária	Prescrita para pacientes com infecções nas cavidades corporais, como instilação de anfotericina B na peritonite causada por fungos
Intraventricular e intrarraquidiana	Prescritas quando o antibiótico não atravessa satisfatoriamente a barreira hematencefálica
Aerossol	Uma indicação seria a profilaxia de infecção por *Pneumocystis jirovecii* (antes *Pneumocystis carinii*) nos pacientes com AIDS
Tópica	Tratamento de algumas condições dermatológicas (como acne, herpes oral), oftalmológicas (conjuntivite de etiologia bacteriana), ginecológicas (nistatina para candidíase) e otorrinolaringológicas (erradicar colonização por *Staphylococcus aureus*)

QUADRO 15.2 — Locais de ação dos antimicrobianos.

- Parede celular:
  - Betalactâmicos
  - Glicopeptídios

- Membrana celular:
  - Polimixinas
  - Daptomicina

- Síntese proteica:
  - Subunidade 30S do RNAr:
    - Aminoglicosídios
    - Tetraciclinas
    - Gliciclinas
  - Subunidade 50S do RNAr:
    - Macrolídios
    - Estreptograminas
    - Cloranfenicol
    - Lincosaminas
  - RNAt:
    - Oxazolidinonas

- Função de estrutura do DNA:
  - Quinolonas
  - Nitroimidazólicos

- Síntese de purinas e do ácido fólico:
  - Trimetoprima
  - Sulfonamidas

Em 28 de novembro de 2010 entraram em vigor as novas regras de prescrição e vendas dos antibióticos para as farmácias e drogarias no Brasil. A resolução RDC nº 44, de 26 de outubro de 2010, da Agência Nacional de Vigilância Sanitária (Anvisa), dispõe sobre o controle de medicamentos à base de substâncias classificadas como antimicrobianos, de uso sob prescrição médica, isoladas ou em associação (pomadas de uso dermatológico, ginecológico, oftálmico e otorrinolaringológico).

O Conselho Federal de Medicina (CFM) apoia as novas regras por darem segurança aos médicos e aos pacientes. Veja a seguir os detalhes da medida:

Os antibióticos só poderão ser vendidos em farmácias e drogarias do país, mediante apresentação dos receituários comuns (do próprio médico) em *duas vias*, devendo obrigatoriamente constar o nome e o endereço do paciente. Caso o médico queira, poderá prescrever com o receituário especial. A primeira via ficará retida na farmácia e a segunda deverá ser devolvida ao paciente carimbada para comprovar o atendimento. As receitas também terão um novo prazo de validade, de 10 dias, devido às especificidades dos mecanismos de ação dos antimicrobianos.

O médico deve estar atento à necessidade de entregar de forma legível e sem rasuras duas vias do receituário aos pacientes e contendo as seguintes informações:

- Nome do medicamento ou da substância prescrita sob a forma de denominação comum brasileira (DCB), dosagem ou concentração, forma farmacêutica, quantidade (em algarismos arábicos e por extenso) e posologia
- Identificação do emitente: nome do profissional com sua inscrição no Conselho Regional ou nome da instituição, endereço completo, telefone, assinatura e marcação gráfica (carimbo)
- Identificação do usuário: nome completo
- Identificação do comprador: nome completo, número do documento oficial de identificação, endereço completo e telefone (se houver)
- Data da emissão
- Identificação do registro de dispensação: anotação da data, quantidade aviada e número do lote, no verso.

Quem não obedecer à nova legislação pode pagar multa de até R$ 1,5 milhão.

> **IMPORTANTE**
>
> O uso racional de antimicrobianos é uma das metas da OMS para o século 21.

Betalactâmicos

Os betalactâmicos (penicilinas, cefalosporinas, carbapenêmicos, monobactâmicos) são bactericidas, inibem a formação da parede celular bacteriana ao interferir na síntese do peptidoglicano. As enzimas que são influenciadas pelos betalactâmicos são denominadas proteínas ligadoras de penicilina (PBP). O efeito principal dos betalactâmicos é expressado em bactérias que estão se multiplicando e formando ativamente suas paredes celulares. Assim, os betalactâmicos poderiam não ser muito efetivos contra microrganismos sem parede celular com peptidoglicano como *Chlamydia*, *Mycoplasma*, *Rickettsia* e micobactérias.

Muitos betalactâmicos são acidolábeis e se decompõem com o ácido gástrico. A maioria dos betalactâmicos originais era formulada apenas para uso parenteral, portanto, alguns foram esterificados para propiciar a absorção. Esses betalactâmicos esterificados devem ser administrados com alimento.

Os betalactâmicos se propagam principalmente no espaço extracelular. A penetração é através de barreiras biológicas, mas algumas vezes isso é superado com doses mais altas. A penetração intracelular dos betalactâmicos não é satisfatória.

A maioria desses agentes é excretada por via renal, contudo, existem exceções como ceftriaxona, cefoperazona e oxacilina. A meia-vida dos betalactâmicos é curta e varia de 30 min (penicilina, oxacilina, cefalotina) a 120 a 150 min. A ceftriaxona é uma exceção, possibilitando a administração 1 vez/dia.

O efeito bactericida dos betalactâmicos é tempo-dependente, ou seja, depende do período de tempo acima da concentração inibitória mínima (CIM). A meta é manter o nível do antibiótico acima da CIM no local da infecção pelo maior período de tempo possível. Com exceção dos carbapenêmicos, os betalactâmicos exercem pouco ou nenhum efeito pós-antibiótico.

Penicilinas

A descoberta da penicilina pelo Dr. Alexander Fleming em 1928 foi um momento decisivo na história da humanidade — finalmente os médicos passaram a dispor de uma ferramenta para curar os pacientes com doenças infecciosas. Quatorze anos depois, em março de 1942, Anne Miller se tornou a primeira paciente civil a ser tratada com penicilina. Essa paciente tinha sepse pós-aborto.

A penicilina é um antibiótico verdadeiro, elaborada a partir do fungo *Penicillium*. O Quadro 15.3 mostra um resumo das penicilinas.

Penicilinas naturais

Dividem-se em penicilina G (benzatina, cristalina e procaína) e penicilina V (fenoximetilpenicilina).

A primeira penicilina descoberta foi a penicilina G (benzilpenicilina).

QUADRO 15.3	Resumo das penicilinas.							
		Dose			**Dose a intervalo ajustado conforme CrCl (mℓ/min)**			
Antimicrobiano	**Via de administração**	**Crianças**	**Adultos**	**Intervalo (h)**	**90 a 50**	**50 a 10**	**< 10**	**Suplementar após HD**
Penicilina cristalina aquosa	IV	25.000 a 400.000 U/kg/dia	1 a 4 milhões U	4 a 6	DH	DU	0,5 milhão a 2 milhões U a cada 4 a 6 h	0,5 milhão de unidades
Penicilina G procaína	IM	25.000 a 50.000 U/kg/dia	400.000 a 4,8 milhões U	12	DH	DH	DH	–
Penicilina G benzatina	IM	50.000 U/kg/dia	1,2 a 2,4 milhões U	3 semanas	–	–	–	–
Penicilina V	VO	50 mg/kg/dia	0,5 g	6	DH	DH	DH	0,25 g

CrCl, depuração (*clearance*) de creatinina; DH, dose habitual; g, gramas; HD, hemodiálise; h, horas; IM, intramuscular; IV, intravenosa; kg, quilogramas; min, minuto; mℓ, mililitros; U, unidades; VO, via oral.

Penicilina G benzatina

A penicilina G benzatina é uma apresentação de depósito (os níveis séricos permanecem durante 15 a 30 dias), pouco hidrossolúvel e administrada apenas por via intramuscular. É a única benzilpenicilina que atravessa a barreira hematencefálica em concentrações terapêuticas e somente quando há inflamação. A penicilina G procaína é administrada apenas por via intramuscular.

A benzilpenicilina potássica atravessa a placenta rapidamente.

Indicação	• Tratamento de infecções graves causadas por estirpes sensíveis (Quadro 15.4). Recomenda-se a coleta de amostras para cultura e antibiograma antes de iniciar o tratamento (exceto no caso de sífilis)
Mecanismo de ação	• A benzilpenicilina potássica, assim como todos os antibióticos betalactâmicos, interfere na síntese de peptidoglicano da parede celular bacteriana. Após fixar-se aos locais de ligação na superfície das bactérias (que podem ser de até seis tipos, conhecidos como proteínas de ligação da penicilina), inibe a enzima de transpeptidação que atua na ligação cruzada das cadeias peptídicas ligadas ao eixo principal do peptidoglicano. A ação bactericida final consiste na inativação de um inibidor das enzimas autolíticas na parede celular, resultando em lise das bactérias. Alguns microrganismos contêm enzimas autolíticas deficientes e são inibidos, porém não sofrem lise; esses microrganismos são considerados tolerantes

Posologia	• Infecções estreptocócicas (grupo A) das vias respiratórias superiores e da pele:
	  ◦ Injeção única de 300.000 a 600.000 unidades para crianças até 27 kg
	  ◦ Injeção única de 900.000 unidades para crianças maiores
	  ◦ Injeção única de 1.200.000 unidades para adultos
	• Sífilis primária, secundária, latente e terciária (exceto neurossífilis):
	  ◦ Sífilis primária, secundária e latente precoce: injeção única de 2.400.000 unidades
	  ◦ Sífilis latente tardia (incluindo as de "tempo não definido") e terciária, exceto neurossífilis: 3 injeções de 2.400.000 unidades, com intervalo de 1 semana, entre as doses
	  ◦ Sífilis congênita (pacientes assintomáticos): 50.000 U/kg em dose única para crianças < 2 anos de idade e dose única ajustada de acordo com a tabela de adultos, para crianças entre 2 e 12 anos
	• Bouba, bejel (sífilis endêmica) e pinta: injeção única de 1.200.000 unidades
	• Profilaxia da febre reumática (Quadros 15.5 e 15.6)

Absorção	• A benzilpenicilina potássica é rapidamente absorvida após injeção IM. Aproximadamente 60% da dose administrada liga-se às proteínas plasmáticas. Distribui-se amplamente pelos vários tecidos do organismo, apresentando níveis mais elevados nos rins e, em menores concentrações, no fígado, na pele e nos intestinos. Penetra em todos os outros tecidos em menor grau. Consequentemente, doses altas e frequentes são necessárias para a manutenção de níveis séricos elevados, desejáveis para o tratamento de determinadas infecções graves em pacientes com a função renal normal. Em recém-nascidos e crianças pequenas, assim como em pacientes com função renal comprometida, a excreção é consideravelmente retardada
Início da ação	• Níveis séricos máximos são atingidos em 13 a 24 h
Duração da ação	• Níveis séricos são detectados por 1 a 4 semanas
Metabolismo	• Hepático
Eliminação	• Cerca de 60% de uma dose total de 300.000 unidades é excretada pela urina em um período de 5 h
Contraindicação	• Hipersensibilidade à penicilina • Insuficiência renal

(continua)

Penicilina G benzatina (continuação)

Interações medicamentosas	• A probenecida diminui a taxa de excreção das penicilinas, assim como prolonga e aumenta os níveis sanguíneos do fármaco • A benzilpenicilina potássica pode reduzir o efeito contraceptivo dos anovulatórios orais • A benzilpenicilina potássica reduz o efeito dos anticoagulantes orais • A associação de benzilpenicilina potássica com anti-inflamatórios não esteroides (AINE) resulta em possível aumento dos efeitos tóxicos de ambos os fármacos • A associação de benzilpenicilina potássica com bloqueadores beta-adrenérgicos implica risco de taquicardia • A associação de benzilpenicilina potássica com cefalosporinas ou cloranfenicol resulta, com frequência, em antagonismo
Efeitos adversos	• *Comuns* (> 1/100 e < 1/10): cefaleia, candidíase oral, vaginal e/ou vulvar, náuseas, vômitos, diarreia • *Incomuns* (> 1/1.000 e < 1/100): erupções cutâneas, prurido, urticária, edema, reações anafiláticas, hipotensão
Alerta	• Categoria C na gravidez • A benzilpenicilina potássica cristalina é **incompatível** com ácido tranexânico, aminofilina, ampicilina, ampicilina + sulbactam, anfotericina B, bicarbonato de sódio, clorpromazina, diazepam, dopamina, dobutamina, doxiciclina, fenitoína, ganciclovir, haloperidol, metoclopramida, prometazina, protamina, succinilcolina, sulfametoxazol + trimetoprima e tiopental

IMPORTANTE

As penicilinas podem interferir na medida da glicosuria realizada pelo método do sulfato de cobre, ocasionando falsos resultados de elevação ou diminuição. Esta interferência não ocorre com o método da glicose oxidase.

IMPORTANTE

A administração parenteral da penicilina G pode ser intramuscular ou intravenosa. **A administração intratecal não é aconselhável, uma vez que pode causar convulsões.**

QUADRO 15.4 Indicações clínicas (e agentes causais) para o uso de benzilpenicilina.

Indicação clínica	Microrganismo causal
Septicemia, empiema, pneumonia, pericardite, endocardite, meningite	*Streptococcus pyogenes* (estreptococo do grupo A beta-hemolítico), outros estreptococos beta-hemolíticos, inclusive grupos C, H, G, L e M, *Streptococcus pneumoniae* e espécies não produtoras de penicilinase de *Staphylococcus*
Antraz	*Bacillus anthracis*
Actinomicose (acometimento cervicofacial e abdominal)	*Actinomyces israelii*
Botulismo (terapia adjuvante à antitoxina), gangrena gasosa e tétano (terapia adjuvante à imunoglobulina antitetânica)	Espécies de *Clostridium*
Difteria (terapia adjuvante à antitoxina e prevenção do estado de portador)	*Corynebacterium diphtheriae*
Endocardite pelo bacilo gram-positivo	*Erysipelothrix rhusiopathiae*
Fusoespiroquetose (angina de Vincent, infecção das vias respiratórias inferiores e da região genital)	Espécies de *Fusobacterium* e espiroquetas
Febre da mordedura do rato	*Spirilum minus* e *Streptobacillus moniliformis*
Infecções causadas por *Listeria*, inclusive endocardite e meningite	*Listeria monocytogenes*
Infecções causadas por *Pasteurella*, inclusive bacteriemia e meningite	*Pasteurella multocida*
Infecções gonocócicas disseminadas	*Neisseria gonorrhoeae* (sensível à penicilina)
Sífilis	*Treponema pallidum*
Meningite e/ou septicemia meningocócica	*Neisseria meningitidis*

IMPORTANTE

Profilaxia da febre reumática (FR)
O tratamento precoce e adequado das faringoamigdalites estreptocócicas do grupo A com penicilina pode erradicar a infecção e evitar um primeiro surto de FR em um indivíduo suscetível (profilaxia primária) (Quadros 15.5 e 15.6). Os estudos que avaliaram esta eficácia são, em sua maioria, provenientes das décadas de 50 e 60 do século 20. (Fonte: Projeto Diretrizes – Febre Reumática: Tratamento e Prevenção, Sociedade Brasileira de Pediatria, 31 de janeiro de 2011.)

QUADRO 15.5 Recomendações para a profilaxia primária da febre reumática.

Medicamento/opção	Esquema	Duração
Penicilina G benzatina	Peso < 20 kg: 600.000 UI IM Peso ≥ 20 kg: 1.200.000 UI IM	Dose única
Penicilina V	25 a 50.000 U/kg/dia VO 8/8 h ou 12/12 h Adulto: 500.000 U VO 8/8 h	10 dias
Amoxicilina	30 a 50 mg/kg/dia VO 8/8 h ou 12/12 h Adulto: 500 mg VO 8/8 h	10 dias
Ampicilina	100 mg/kg/dia VO 8/8 h	10 dias
Em caso de alergia à penicilina		
Estearato de eritromicina	40 mg/kg/dia VO 8/8 h ou 12/12 h Dose máxima: 1 g/dia	10 dias
Clindamicina	15 a 25 mg/kg/dia de 8/8 h Dose máxima: 1.800 mg/dia	10 dias
Azitromicina	20 mg/kg/dia VO 1×/dia (80) Dose máxima: 500 mg/dia VO	3 dias

Fonte: Diretrizes Brasileiras para o Diagnóstico, Tratamento e Prevenção da Febre Reumática, Sociedade Brasileira de Cardiologia, Sociedade Brasileira de Pediatria e Sociedade Brasileira de Reumatologia.

QUADRO 15.6 Recomendações para a profilaxia secundária (após o diagnóstico de febre reumática ser feito, a profilaxia secundária deve ser instituída imediatamente, de preferência com penicilina benzatina).

Medicamento/opção	Dose/via de administração	Intervalo de administração
Penicilina G benzatina	Peso < 20 kg: 600.000 UI IM Peso ≥ 20 kg: 1.200.000 UI IM	21/21 dias
Penicilina V	250 mg VO	12/12 h
Em caso de alergia à penicilina		
Sulfadiazina	Peso < 30 kg: 500 mg VO Peso ≥ 30 kg: 1 g VO	1 vez/dia
Em caso de alergia à penicilina e à sulfa		
Eritromicina	250 mg VO	12/12 h

Fonte: Diretrizes Brasileiras para o Diagnóstico, Tratamento e Prevenção da Febre Reumática, Sociedade Brasileira de Cardiologia, Sociedade Brasileira de Pediatria e Sociedade Brasileira de Reumatologia.

Apresentação comercial

- **Aricilina® (Blau)**, pó injetável, cada frasco-ampola contém 5.000.000 UI de benzilpenicilina potássica, embalagem com 50 frascos-ampola. *Uso intravenoso ou intramuscular. Uso adulto e pediátrico. Para crianças, a velocidade máxima da infusão de potássio deve ser de 0,25 mEq/kg/h e a posologia total em 24 h deve ser de 50.000 a 250.000 UI/kg, que pode ser dividida em quatro etapas, isto é, de 6 em 6 h*
- **Benzetacil® 1.200.000 U (Eurofarma)**, suspensão injetável, cada mℓ contém 300.000 UI de benzilpenicilina benzatina, embalagem com 1, 10 ou 50 frascos-ampola de 4 mℓ. *Uso intramuscular exclusivamente para injeção intramuscular profunda. Uso adulto e pediátrico*
- **Biozatin® 600.000 U (Novafarma)**, pó liofilizado para suspensão injetável, frasco-ampola com 600.000 U de benzilpenicilina benzatina, embalagem com 50 frascos-ampola. *Uso intramuscular. Uso adulto e pediátrico*
- **Cristacilina® 1.000.000 UI (Novafarma)**, pó para solução injetável, frasco-ampola contém 1.000.000 UI de benzilpenicilina potássica, caixa com 50 frascos-ampola de vidro transparente. *Uso intramuscular/intravenoso. Uso adulto e pediátrico*
- **Cristacilina® 5.000.000 UI (Novafarma)**, pó para solução injetável, frasco-ampola contém 5.000.000 UI de benzilpenicilina potássica, caixa com 50 frascos-ampola de vidro transparente. *Uso intramuscular/intravenoso. Uso adulto e pediátrico*
- **Penicilina G benzatina + benzilpenicilina procaína**
  - **Benzilpenicilina procaína + benzilpenicilina potássica® (FURP)**, pó para suspensão injetável, cada frasco-ampola contém 300.000 UI de benzilpenicilina procaína + 100.000 UI de benzilpenicilina potássica, frasco-ampola com pó para suspensão injetável na concentração de 300.000 UI + 100.000 UI, acompanhado de ampola com 2 mℓ de água para injeção. *Uso intramuscular. Uso adulto e pediátrico*
  - **Despacilina® (Bristol-Myers Squibb)**, pó para suspensão injetável, cada frasco-ampola contém 300.000 UI de benzilpenicilina procaína + 100.000 UI de benzilpenicilina potássica, em caixas com 100 frascos-ampola, acompanhados de diluente (2 mℓ de água bidestilada). *Uso intramuscular. Uso adulto e pediátrico*
  - **Penkaron® (Blau)**, pó para suspensão injetável, cada frasco-ampola contém 300.000 UI de benzilpenicilina procaína + 100.000 U benzilpenicilina potássica, embalagem com 50 ou 100 frascos-ampola + 50 ou 100 ampolas de diluente e embalagem com 100 frascos-ampola sem diluente. *Via de administração intramuscular.*

Fenoximetilpenicilina potássica

A fenoximetilpenicilina potássica (penicilina V) é o análogo fenoximetil da penicilina G.

A característica principal da fenoximetilpenicilina potássica, que a diferencia da benzilpenicilina, é a resistência à inativação pelo suco gástrico. É excretada tão rapidamente quanto é absorvida em indivíduos com função renal normal. Em recém-nascidos, crianças e indivíduos com disfunção renal, a excreção é consideravelmente retardada.

Não é ativa contra bactérias produtoras de penicilinase, as quais incluem muitas cepas de estafilococos. A fenoximetilpenicilina potássica exerce elevada atividade *in vitro* contra estafilococos (exceto as cepas produtoras de penicilinase), estreptococos (grupos A, C, G, H, L e M) e pneumococos. Outros microrganismos sensíveis à fenoximetilpenicilina potássica são: *Corynebacterium diphtheriae, Bacillus anthracis, Clostridium, Actinomyces bovis, Streptobacillus moniliformis, Listeria monocytogenes, Leptospira* e *Neisseria gonorrhoeae. Treponema pallidum* é extremamente sensível à ação bactericida da fenoximetilpenicilina potássica.

As Diretrizes Brasileiras para o Diagnóstico, Tratamento e Prevenção da Febre Reumática, publicadas pela Sociedade Brasileira de Cardiologia, colocam a penicilina V como antibiótico de escolha por via oral, tanto para profilaxia primária quanto secundária (grau de recomendação I, nível de evidência B). As vantagens citadas da penicilina V são excelente tolerabilidade, efetividade comprovada e baixo custo.

Indicação	• Infecções estreptocócicas leves a moderadas das vias respiratórias superiores, escarlatina e erisipela • Infecções pneumocócicas: infecções leves a moderadas do trato respiratório • Infecções estafilocócicas: infecções leves localizadas na pele e tecidos moles causadas por cepas sensíveis • Observação: relatos indicando um número crescente de cepas de estafilococos resistentes à fenoximetilpenicilina potássica enfatizam a necessidade de realização de cultura e antibiograma • Fusoespiroquetose (gengivite e faringite de Vincent): infecções leves a moderadas da orofaringe • Observação: infecções envolvendo a gengiva exigem tratamento dentário adequado • Profilaxia de endocardite bacteriana em pacientes com lesões cardíacas congênitas ou adquiridas, inclusive a reumática, que se submeterão a cirurgia dentária ou procedimentos cirúrgicos nas vias respiratórias superiores • Pneumonia grave, empiema, bacteriemia, pericardite, meningite e artrite não devem ser tratadas com fenoximetilpenicilina potássica durante o estágio agudo
Mecanismo de ação	• Exerce sua ação bactericida durante o período de multiplicação ativa dos microrganismos sensíveis – inibe a biossíntese do mucopeptídio da parede celular
Posologia	• Infecções estreptocócicas leves a moderadas das vias respiratórias superiores, bem como escarlatina e erisipela: 200.000 a 500.000 unidades a cada 6 ou 8 h durante 10 dias • Infecções pneumocócicas leves a moderadas das vias respiratório, incluindo otite média: 400.000 a 500.000 unidades VO 6/6 h até que o paciente permaneça afebril durante pelo menos 2 dias • Infecções estafilocócicas da pele e dos tecidos moles: 400.000 a 500.000 unidades a cada 6 ou 8 h • Fusoespiroquetoses (angina de Vincent) leves a moderadas da orofaringe: 400.000 a 500.000 unidades a cada 6 ou 8 h • Prevenção de recorrência de febre reumática e/ou coreia: 200.000 a 500.000 unidades 2 vezes ao dia, ininterruptamente • Profilaxia da endocardite bacteriana em pacientes com lesões cardíacas congênitas ou adquiridas, incluindo a doença reumática, que se submeterão a cirurgia dentária ou a procedimentos cirúrgicos nas vias respiratórias superiores: 3.000.000 de unidades (1.500.000 de unidades para crianças < 27 kg) 1 h antes do procedimento, e então, 1.500.000 de unidades (800.000 a 1.000.000 de unidades para crianças < 27 kg) após 6 h
Absorção	• Pode ser administrada durante as refeições, entretanto, obtêm-se níveis sanguíneos mais elevados quando administrada antes das refeições ou com o estômago vazio. Uma vez absorvida, a fenoximetilpenicilina potássica liga-se em cerca de 80% a proteínas plasmáticas. Níveis teciduais são mais elevados nos rins, com menores quantidades no fígado, pele e intestinos. Concentrações baixas são encontradas em todos os outros tecidos corporais e no líquido cerebrospinal
Início da ação	• Cerca de 60 min
Duração da ação	• Em torno de 12 h
Metabolismo	• Hepático
Eliminação	• Principalmente renal, uma pequena porcentagem é eliminada nas fezes e na bile
Contraindicação	• Alergia conhecida às penicilinas e/ou demais componentes da formulação • Alergia às cefalosporinas
Interações medicamentosas	• Anovulatórios orais: pode haver redução da eficácia contraceptiva dos mesmos • Bloqueadores de bomba de prótons: a elevação do pH gástrico prejudica a absorção da fenoximetilpenicilina • Bupropiona: aumento do risco de convulsões, especialmente em indivíduos predispostos • Cloroquina: diminui os níveis séricos da fenoximetilpenicilina (inibição da absorção) • Exenatida: diminui os níveis séricos da fenoximetilpenicilina (provavelmente por inibição/atraso da absorção) • Metotrexato (MTX): redução da excreção do metotrexato, acarretando risco de intoxicação pelo mesmo • Micofenolato mofetila (MMF): redução dos níveis séricos de MMF, possivelmente por interação das penicilinas com a circulação êntero-hepática • Probenecida: diminui a taxa de excreção das penicilinas, assim como prolonga e aumenta os níveis sanguíneos • Tetraciclinas: podem reduzir o efeito terapêutico das penicilinas • Tramadol: aumento do risco de convulsões, especialmente em indivíduos predispostos

(continua)

Fenoximetilpenicilina potássica (continuação)

Efeitos adversos	• Comuns (> 1/100 e < 1/10): cefaleia, candidíase oral e/ou vaginal/vulvar, náuseas/vômitos, diarreia
Alerta	• Categoria B na gravidez

Apresentação comercial

- **Fenoximetilpenicilina potássica® 500.000 UI (Teuto)**, cada comprimido contém 500.00 UI de fenoximetilpenicilina potássica, embalagens com 12, 24, 36, 48, 60, 80, 100 e 200 comprimidos. *Administração via oral. Uso adulto e pediátrico acima de 12 anos*
- **Meracilina® 500.000 UI (Aché)**, cada comprimido contém 500.00 UI de fenoximetilpenicilina potássica, embalagens com 12 ou 250 comprimidos. *Administração via oral. Uso adulto e pediátrico acima de 12 anos*
- **Pencilin® 500.000 UI (Teuto)**, cada comprimido contém 500.00 UI de fenoximetilpenicilina potássica, embalagens com 12 comprimidos. *Administração via oral. Uso adulto e pediátrico acima de 12 anos*
- **Pen-Ve-Oral® (Eurofarma)**, cada comprimido contém 500.000 UI de fenoximetilpenicilina potássica, embalagem contendo 12 comprimidos. *Administração via oral. Uso adulto e pediátrico acima de 12 anos. Atenção, diabéticos: este medicamento contém lactose*
- **Pen-Ve-Oral® (Eurofarma)**, pó para solução oral, cada 1 mℓ de solução reconstituída contém 80.000 UI de fenoximetilpenicilina potássica, embalagem contendo 1 frasco com pó para solução oral e após a reconstituição o frasco conterá 60 mℓ. *Administração via oral. Uso adulto e pediátrico acima de 5 anos. Atenção, diabéticos: este medicamento contém sacarose.*

Oxacilina

A oxacilina é uma penicilina semissintética, bactericida, acidorresistente e penicilinase-resistente.

A meia-vida sérica de oxacilina em adultos com função renal normal é de 0,3 a 0,8 h. A oxacilina é parcialmente metabolizada em metabólitos microbiologicamente ativos e inativos.

Em crianças, é aconselhável a determinação frequente dos níveis sanguíneos da oxacilina porque as penicilinas penicilinase-resistentes podem não ser completamente eliminadas do organismo, principalmente nos recém-nascidos.

Indicação	• Somente para o tratamento de infecções causadas por estafilococos produtores de penicilinase sensíveis à oxacilina • Não deve ser prescrita para infecções causadas por microrganismos sensíveis à penicilina G
Mecanismo de ação	• Ligação com PBP (proteínas ligadoras de penicilina) específicas localizadas na parede celular bacteriana e inibição do terceiro e último estágio da síntese da parede celular bacteriana

Posologia	• Para infecções leves a moderadas das vias respiratórias superiores e infecções localizadas da pele e tecidos moles:
	  ○ Adultos e crianças ≥ 40 kg: 250 a 500 mg, cada 4 a 6 h
	  ○ Crianças < 40 kg: 50 mg/kg/dia em doses igualmente divididas, a cada 6 h. Os dados de absorção e excreção indicam que doses de 25 mg/kg/dia proporcionam níveis terapêuticos adequados para prematuros e neonatos
	• Para infecções mais graves, tais como das vias respiratórias inferiores ou infecções disseminadas:
	  ○ Adultos e crianças pesando 40 kg ou mais: 1 g ou mais, a cada 4 a 6 h
	  ○ Crianças < 40 kg: 100 mg/kg/dia ou mais, em doses igualmente divididas, a cada 4 a 6 h

Absorção	• A oxacilina sódica é rapidamente absorvida após administração IM – uma dose de 500 mg chega à corrente sanguínea em 30 min após a injeção. Na administração IV, a concentração máxima no sangue é atingida aproximadamente 5 min após a injeção. Nas doses habituais, concentrações insignificantes de oxacilina são alcançadas nos líquidos cerebrospinal e ascítico
Início da ação	• IV: imediata
Duração da ação	• Em torno de 4 h
Eliminação	• A oxacilina e seus metabólitos são rapidamente excretados na urina por secreção tubular e filtração glomerular. Também é excretada na bile. A oxacilina não é dialisável
Contraindicação	• Hipersensibilidade a qualquer uma das penicilinas ou a qualquer componente da formulação
Interações medicamentosas	• Aminoglicosídios: efeito bactericida sinérgico contra *S. aureus* • Probenecida: bloqueio da secreção tubular renal da oxacilina, aumentando seu nível sérico
Efeitos adversos	• Neuropatia; convulsões; letargia; alucinações; agitação psicomotora; colite pseudomembranosa; trombocitopenia; neutropenia; agranulocitose; reações de hipersensibilidade
Alerta	• Incompatível com aminoglicosídios, verapamil, bicarbonato de sódio, citarabina, dantroleno, diazepam, dobutamina, doxiciclina, esmolol, fenitoína, gliconato de cálcio, haloperidol, hidralazina, metaraminol, nalbufina, prometazina, polimixina B, protamina, sulfametoxazol + trimetoprima, succinilcolina, vitamina C e vitaminas do complexo B • Classe B na gravidez • A oxacilina é excretada no leite humano, portanto, a administração de oxacilina a lactantes deve ser exercida com cautela

Penicilinas antiestafilocócicas

As penicilinas antiestafilocócicas (meticilina, nafcilina, oxacilina, cloxacilina, dicloxacilina) são resistentes à betalactamase, mas não a outras betalactamases produzidas por microrganismos gram-negativos. Seu espectro de ação é muito estreito e seus efeitos em outras bactérias gram-positivas, além dos estafilococos, são menores que os da penicilina G. No Brasil, atualmente, só é encontrada oxacilina.

Apresentação comercial

- **Oxacilina sódica® (Aurobinco Pharma)**, pó para injeção injetável, cada frasco-ampola contém 527,39 mg de oxacilina sódica (equivalente a 500 mg de oxacilina), cartucho com 50 frascos-ampola. *Uso intramuscular ou intravenoso. Uso adulto e pediátrico*
- **Oxacilil (Novafarma)**, pó para solução injetável, cada frasco-ampola contém 550 mg de oxacilina sódica equivalente a 500 mg de oxacilina base, caixa com 50 frascos-ampola de vidro transparente. *Uso adulto e pediátrico. Uso intravenoso/intravenoso. Atenção: cada 1 g contém aproximadamente 2,5 mEq de sódio*
- **Oxacilina sódica® (Teuto)**, pó para injeção injetável, cada frasco-ampola contém 549,82 mg de oxacilina sódica monoidratada tamponada (equivalente a 500 mg de oxacilina), embalagens contendo 1, 25, 50 e 100 frascos-ampola + 1, 25, 50 e 100 ampolas de diluente com 5 mℓ. *Uso intramuscular ou intravenoso. Uso adulto e pediátrico*
- **Oxanon® (Blau)**, pó para solução injetável, cada frasco-ampola contém 521,255 mg de oxacilina sódica monoidratada (equivalente a 500 mg de oxacilina sódica), em embalagens com 50 frascos-ampola + 50 ampolas de 5 mℓ de diluente (água estéril), 50 frascos-ampola ou 100 frascos-ampola. *Uso intramuscular ou intravenoso. Uso adulto e pediátrico*
- **Staficilin-N® (Bristol-Myers Squibb)**, pó para solução injetável, cada frasco-ampola contém, sob a forma de sal sódico monoidratado, o equivalente a 500 mg de oxacilina sódica e aproximadamente 1,25 mEq de sódio, em caixa com 50 frascos-ampola, acompanhados de 3 mℓ de diluente (água estéril). *Uso intramuscular ou intravenoso. Uso adulto e pediátrico*

> **IMPORTANTE**
>
> Soluções que podem ser usadas para infusão intravenosa de oxacilina:
> - Soro fisiológico
> - Solução glicosada a 5%
> - Soro glicofisiológico a 5%
> - Solução de Ringer lactato
> - Solução fisiológica de lactato de potássio.

Aminopenicilinas

As aminopenicilinas apresentam espectro de ação semelhante ao das penicilinas naturais, mas também atuam contra bactérias gram-negativas comuns como *Escherichia coli*, *Salmonella enterica*, *Shigella* sp., *Proteus mirabilis*, *Helicobacter pylori* e *Haemophilus influenzae*. As aminopenicilinas são mais efetivas do que as penicilinas naturais contra enterococos e *Listeria*.

As aminopenicilinas são penicilinas **semissintéticas**, disponíveis desde 1960, de espectro de ação mais amplo do que as benzilpenicilinas. Apresentam boa absorção, tanto oral como parenteral. No Brasil, as aminopenicilinas disponíveis para uso clínico são **ampicilina** e **amoxicilina**.

> **IMPORTANTE**
>
> Aminopenicilinas não devem ser prescritas para pacientes com tonsilite até ser descartada a possibilidade de mononucleose infecciosa. Os pacientes com mononucleose infecciosa apresentam substancial exantema maculopapular intenso após alguns comprimidos de aminopenicilina e isso é provocado pela produção de anticorpos heterófilos e **não** deve ser interpretado como alergia verdadeira e duradoura.

Ampicilina

A ampicilina é um antibiótico com efeito bactericida, cujo espectro de atividade inclui microrganismos gram-positivos e gram-negativos. A ampicilina não é resistente à penicilinase. É um inibidor irreversível da enzima transpeptidase. De modo geral, é bacteriolítica.

A ampicilina apresenta boa penetração tecidual, atravessa a barreira placentária e é excretada no leite materno. Cerca de 10 a 30% da ampicilina liga-se às proteínas plasmáticas. Apenas 5% do nível plasmático é encontrado no líquido cerebrospinal quando as meninges estão íntegras, mas quando as meninges estão inflamadas, a concentração liquórica pode aumentar até 50% do nível plasmático.

Aproximadamente 10 a 20% da porção absorvida é metabolizada a ácido peniciloico. Quando não existe colestase, cerca de 1,5 a 2 vezes a concentração sérica é alcançada na bile.

Indicação	• A ampicilina é usada no tratamento de infecções causadas por microrganismos a ela sensíveis: gram-positivos: estreptococos alfa e beta-hemolíticos, *Streptococcus pneumoniae*, estafilococos não produtores de penicilinase, *Bacillus anthracis*, *Clostridium* spp., *Corynebacterium xerosis* e a maioria de cepas de enterococos; gram-negativos: *Haemophilus influenzae*, *Neisseria gonorrhoeae*, *N. meningitidis*, *Proteus mirabilis*, *Escherichia coli*, *Salmonella* e *Shigella*. Portanto, é prescrita para bronquite, endocardite, epiglotite, gonorreia, listeriose, meningite, otite média, peritonite, pneumonia, septicemia, febre tifoide e infecções urinárias, sinusite aguda e gastrenterite. A ampicilina é inativa contra *Pseudomonas aeruginosa*
Mecanismo de ação	• A atividade bactericida da ampicilina depende de sua capacidade de alcançar e se ligar a proteínas específicas que têm afinidade por penicilinas (PBP1 e PBP3), localizadas na membrana citoplasmática. Após a ligação com a membrana citoplasmática, a ampicilina inibe a septação e a síntese da parede celular, provavelmente por acetilação das transpeptidases da membrana impedindo a ligação cruzada das cadeias de peptidoglicano, necessárias para rigidez da parede bacteriana. Desta forma, ocorre a lise das bactérias sensíveis. Bactérias com rápida divisão celular são as mais sensíveis à ação das penicilinas

Posologia	• Adultos
	  ○ Infecções nas vias respiratórias: 250 a 500 mg VO 6/6 h
	  ○ Infecções GI: 500 mg VO 6/6 h
	  ○ Infecções geniturinárias: 500 mg VO 6/6 h
	  ○ Meningite bacteriana: 8 a 14 g 24/24 h

(continua)

Ampicilina (continuação)

Posologia	• Crianças
	   ◦ Infecções nas vias respiratórias: 50 a 100 mg/kg/dia (a cada 6 h)
	   ◦ Infecções GI: 50 a 100 mg/kg/dia VO 6/6 h
	   ◦ Infecções geniturinárias: 50 a 100 mg/kg/dia VO 6/6 h
	   ◦ Meningite bacteriana: 100 a 200 mg/kg/diaVO 24/24 h

Absorção	• Aproximadamente 30 a 60% da ampicilina é absorvida após administração oral. A absorção é modificada pela ingestão concomitante de alimentos
Início da ação	• Em torno de 2 h
Duração da ação	• A meia-vida sérica é de 1 a 2 h, não devendo ser utilizada com intervalos superiores a 6 h
Metabolismo	• Parcialmente metabolizada
Eliminação	• A ampicilina é excretada na forma inalterada, predominantemente por via renal (75 a 85%), mas também na bile e nas fezes
Contraindicação	• Hipersensibilidade a penicilinas ou aos componentes da formulação • Hipersensibilidade a betalactâmicos como as cefalosporinas
Interações medicamentosas	• O uso concomitante de alopurinol e ampicilina aumenta a incidência de erupções cutâneas • A ingestão de ampicilina até 2 h após a administração de agentes adsorventes, como caulim, reduz a absorção e, portanto, a biodisponibilidade da ampicilina • A administração de ampicilina promove diminuição transitória dos níveis plasmáticos de estrógenos e progestógenos e, assim, reduz a efetividade dos anovulatórios orais • A probenecida diminui a secreção tubular renal de ampicilina. O uso concomitante com a ampicilina pode resultar em aumento e prolongamento dos níveis sanguíneos de ampicilina • O uso concomitante de entacapona (usada para tratamento da doença de Parkinson) e ampicilina não é recomendado, uma vez que não pode ser excluída uma potencial interação
Efeitos adversos	• Com frequência (aproximadamente 10% dos casos), surgem reações cutâneas (exantema morbiliforme, eritematoso e pruriginoso) 5 a 11 dias após o início do tratamento com ampicilina
Alerta	• A associação de ampicilina sódica com sulbactam é incompatível com aminoglicosídios (gentamicina, amicacina, tobramicina), aciclovir, amiodarona, anfotericina B complexo lipídico, cefotaxima, ciprofloxacino, clorpromazina, dantroleno, dexametasona, diazepam, dobutamina, fenitoína, ganciclovir, haloperidol, idarrubicina, metilprednisolona, midazolam, ondansetrona, prometazina, sargramostim, sulfametoxazol + trimetoprima e verapamil • Pacientes com infecções virais como mononucleose, leucemia linfática e AIDS correm maior risco de apresentar erupções cutâneas • Classe C na gravidez

IMPORTANTE

Uma porcentagem elevada de pacientes com mononucleose infecciosa ou leucemia linfoide que receberam ampicilina desenvolveu erupção cutânea. Portanto, a administração de ampicilina não é recomendada para esses pacientes.

Apresentação comercial

- **Ampicilina® (EMS),** cada comprimido contém 500 mg de ampicilina anidra, embalagem com 6, 12 e 24 comprimidos e embalagens fracionáveis contendo 48 e 80 comprimidos. *Administração via oral. Uso adulto e pediátrico*
- **Ampicilina® (Eurofarma),** cada cápsula dura contém 500 mg de ampicilina anidra, embalagem com 12 cápsulas. *Administração via oral. Uso adulto e pediátrico*
- **Ampicilina® (Medley),** pó para suspensão oral, cada 5 mℓ da solução oral reconstituída contém 250 mg de ampicilina, embalagens contendo frasco para preparar 60 mℓ ou 150 mℓ de suspensão oral, acompanhado de dosador. *Administração via oral. Uso adulto e pediátrico*
- **Ampicilina® (Neo Química),** pó para suspensão oral, cada mℓ da suspensão oral após reconstituição contém 50 mg de ampicilina anidra, embalagens contendo 1 ou 50 frascos de 60 mℓ ou 150 mℓ (após reconstituição) com copo-medida. *Administração via oral. Uso adulto e pediátrico*
- **Ampicilina® (Prati-Donaduzzi),** pó para suspensão oral, cada 1 mℓ da solução oral reconstituída contém 56,70 mg de ampicilina anidra (equivalente a 50 mg de ampicilina), embalagens contendo 1 frasco ou 50 frascos de 60 mℓ ou 150 mℓ após reconstituição, acompanhado de copo-medida. *Administração via oral. Uso adulto e pediátrico*
- **Ampicilina® (Sandoz),** cada cápsula contém 587,50 mg de ampicilina tri-hidratada (equivalente a 500 mg de ampicilina), embalagem com 12 cápsulas. *Administração via oral. Uso adulto e pediátrico*
- **Amplacilina® 500 mg (Eurofarma),** cápsulas, cada cápsula contém 500 mg de ampicilina (na forma anidra), embalagem contendo 12 cápsulas. *Uso adulto e pediátrico. Administração via oral*
- **Amplacilina® 1.000 mg (Eurofarma),** pó para solução injetável, cada frasco-ampola contém 1 g de ampicilina sódica + 1 ampola de diluente (3 mℓ), embalagem contendo 25 frascos-ampola de 1 g + 25 ampolas de diluente de 3 mℓ. *Uso adulto e pediátrico. Administração por via intravenosa ou intramuscular*
- **Amplatil® 500 mg (Novafarma),** cada frasco-ampola contém 532 mg de ampicilina sódica (equivalente a 500 mg de ampicilina base), caixa com 50 frascos-ampola de vidro incolor. *Administração: intramuscular/intravenosa. Uso adulto e pediátrico*
- **Amplatil® 1 g (Novafarma),** cada frasco-ampola contém 1.064 mg de ampicilina sódica (equivalente a 1 g de ampicilina base), caixa com 50 frascos-ampola de vidro incolor. *Administração: intramuscular/intravenosa. Uso adulto e pediátrico*
- **Binotal® 500 mg (Bayer),** comprimidos contendo 577 mg de ampicilina tri-hidratada (equivalente a 500 mg de ampicilina), embalagens com 14 e 21 comprimidos. *Administração via oral. Uso adulto e pediátrico*

- **Binotal® 1.000 g (Bayer)**, comprimidos contendo 1.155 mg de ampicilina tri-hidratada (equivalente a 1.000 mg de ampicilina), embalagens com 14 e 21 comprimidos. *Administração via oral. Uso adulto e pediátrico*
- **Cilinon® 500 mg (Blau)**, pó injetável, cada frasco-ampola contém 500 mg de ampicilina sódica, embalagem contendo 1 frasco-ampola + ampola de diluente (5 mℓ) ou embalagem contendo 100 frascos-ampola com ou sem ampolas de diluente. *Via de administração intravenosa ou intramuscular. Uso adulto e pediátrico*
- **Cilinon® 1.000 mg (Blau)**, pó injetável, cada frasco-ampola contém 1.000 mg de ampicilina sódica, embalagem contendo 1 frasco-ampola + ampola de diluente (5 mℓ) ou embalagem contendo 100 frascos-ampola com ou sem ampolas de diluente. *Via de administração intravenosa ou intramuscular. Uso adulto e pediátrico*
- **Praticilin® (Prati-Donaduzzi)**, pó para solução oral, cada 5 mℓ contém 250 mg de ampicilina tri-hidratada, frascos com 60 mℓ e 150 mℓ após reconstituição. *Administração via oral. Uso adulto e pediátrico*
- **Praticilin® (Prati-Donaduzzi)**, cápsulas gelatinosas duras com 500 mg de ampicilina, embalagens com 12 e 24 unidades. *Administração via oral. Uso adulto e pediátrico*
- **Ampicilina benzatina + ampicilina anidra**
  - **Optacilin® (Nycomed)**, pó liófilo para solução injetável, cada frasco-ampola contém 250 mg de ampicilina benzatina + 50 mg de ampicilina sódica + 1 ampola de diluente (2,5 mℓ), caixas com 1 frasco-ampola + 1 ampola de diluente. *Uso intramuscular. Uso adulto e pediátrico*
  - **Optacilin® (Nycomed)**, pó liófilo para solução injetável, cada frasco-ampola contém 500 mg de ampicilina benzatina + 100 mg de ampicilina sódica + 1 ampola de diluente (5 mℓ), caixas com 1 frasco-ampola + 1 ampola de diluente. *Uso intramuscular. Uso adulto e pediátrico*
- **Ampicilina + probenecida**
  - **Gonol® (Neo Química)**, pó para suspensão oral, cada frasco contém (após reconstituição com água filtrada para 60 mℓ) contém 3,5 g de ampicilina anidra + 1,0 g de probenecida, embalagens contendo 1 frasco com pó para suspensão oral extemporânea em dose única de 60 mℓ após reconstituição. *Administração via oral. Uso adulto*
- **Ampicilina + sulbactam**
  - **Sulbactam + ampicilina® (Eurofarma)**, pó para solução injetável, cada frasco-ampola contém 0,5 g de sulbactam + 1,0 g de ampicilina, em embalagens contendo 20 frascos-ampola acompanhados de 20 ampolas de diluente (3,2 mℓ de água para injeção). *Administração intramuscular/intravenosa. Uso adulto e pediátrico. Contém aproximadamente 115 mg (5 mmol) de sódio*
  - **Sulbactam + ampicilina® (Eurofarma)**, pó para solução injetável, cada frasco-ampola contém 1,0 g de sulbactam + 2,0 g de ampicilina, em embalagens contendo 20 frascos-ampola acompanhados de 20 ampolas de diluente (6,4 mℓ de água para injeção). *Administração intramuscular/intravenosa. Uso adulto e pediátrico. Contém aproximadamente 230 mg (10 mmol) de sódio*
  - **Sulbacter® 1,5 g (Agila)**, pó para solução injetável, cada frasco-ampola contém 0,5 g de sulbactam + 1,0 g de ampicilina, em embalagens contendo 30 frascos-ampola. *Administração intramuscular/intravenosa. Uso adulto e pediátrico*
  - **Sulbacter® 3,0 g (Agila)**, pó para solução injetável, cada frasco-ampola contém 1,0 g de sulbactam + 2,0 g de ampicilina, em embalagens contendo 30 frascos-ampola. *Administração intramuscular/intravenosa. Uso adulto e pediátrico*
  - **Unasyn® 1,5 g (Pfizer)**, pó para solução injetável, cada frasco-ampola contém 0,5 g de sulbactam + 1,0 g de ampicilina, em embalagens contendo 30 frascos-ampola. *Administração intramuscular/intravenosa. Uso adulto e pediátrico*
  - **Unasyn® 3,0 g (Pfizer)**, pó para solução injetável, cada frasco-ampola contém 1,0 g de sulbactam + 2,0 g de ampicilina, em embalagens contendo 30 frascos-ampola. *Administração intramuscular/intravenosa. Uso adulto e pediátrico*

Amoxicilina

A amoxicilina é um análogo semissintético da penicilina ativo contra uma ampla gama de microrganismos gram-positivos (*Enterococcus faecalis*, estirpes betalactamase-negativas de *Staphylococcus*, estirpes alfa e beta-hemolíticas de *Streptococcus*, *Streptococcus pneumoniae*) e um número limitado de microrganismos gram-negativos (*Helicobacter pylori* e estirpes não produtoras de betalactamase de *Escherichia coli*, *Haemophilus influenzae*, *Proteus mirabilis* e *Neisseria gonorrhoeae*). Costuma ser a preferida entre as penicilinas porque é mais bem absorvida após a administração oral do que outros antibióticos betalactâmicos.

A amoxicilina é suscetível à degradação por bactérias produtoras de betalactamases e deve ser combinada com clavulanato (inibidor de betalactamases) para aumentar sua atividade.

Os antibióticos betalactâmicos, inclusive a amoxicilina, destroem as bactérias quando estas se encontram em crescimento ativo e quando estão sintetizando suas paredes celulares.

Como outras penicilinas, a resistência à amoxicilina é consequente a um de quatro mecanismos gerais: inativação do antibiótico por betalactamases; efluxo; comprometimento da penetração nas PBP-alvo; modificação das PBP-alvo.

Já foi descrita resistência cruzada completa entre amoxicilina e ampicilina.

Indicação	• Otite média • Faringites e tonsilites • Infecções do sistema respiratório • Infecções da pele e de seus anexos • Infecções urinárias • Gonorreia • Febre tifoide e outras infecções causadas por *Salmonella* • Infecção por *Helicobacter pylori* e úlcera duodenal • Doença de Lyme • Infecções por *Chlamydia* • Prevenção de endocardite bacteriana • Prevenção de infecções por *S. pneumoniae* em indivíduos asplênicos • Carbúnculo

(continua)

Amoxicilina (*continuação*)

Mecanismo de ação	• A amoxicilina, como outras penicilinas, inibe as proteínas ligadoras de penicilina (especificamente PBP1 A), que são enzimas transmembrana que catalisam a ligação cruzada (transpeptidação) entre os peptidoglicanos na parede celular das bactérias

Posologia	• Adultos: 250 a 500 mg VO 6/6 h
	• Crianças < 40 kg: 25 a 100 mg/kg/dia VO, divididos em 4 tomadas ou 100 a 200 mg/kg/dia IV durante 3 dias e depois IM, divididas a cada 6 a 8 h
	• Na *insuficiência renal*, a excreção da amoxicilina é retardada e este esquema deve ser seguido:
	   ○ *Adultos e crianças > 40 kg:* insuficiência leve (CrCl > 30 ml/min): nenhuma alteração na dose; insuficiência moderada (CrCl de 10 a 30 ml/min): no máximo 500 mg 2 vez/dia; insuficiência grave (CrCl < 10 ml/min): no máximo 500 mg 1 vez/dia
	   ○ *Crianças < 40 kg:* insuficiência leve (CrCl > 30 ml/min): nenhuma alteração na dose; insuficiência moderada (CrCl de 10 a 30 ml/min): 15 mg/kg 2 ×/dia (máximo de 500 mg 2 vezes/dia); insuficiência grave (CrCl < 10 ml/min): 15 mg/kg 1 vez/dia (máximo de 500 mg)
	• A posologia preconizada para indivíduos hemodialisados é a mesma dos pacientes com insuficiência renal grave (CrCl < 10 ml/min). A amoxicilina é removida da circulação por hemodiálise. Portanto, uma dose adicional (500 mg para adultos e 15 mg/kg para crianças < 40 kg) pode ser administrada durante e ao final de cada sessão de hemodiálise

Absorção	• Cerca de 42% da dose oral é absorvido
Início da ação	• VO: cerca de 60 min • IV: imediato • IM: cerca de 60 min
Duração da ação	• VO: 4 a 6 h • IV: 4 a 6 h • IM: 4 a 6 h • A meia-vida da amoxicilina é de 61,3 min e pode ser prolongada em recém-nascidos, idosos e pacientes com comprometimento renal • Na insuficiência renal grave, a meia-vida da amoxicilina varia de 7 a 20 h
Metabolismo	• Hepático
Eliminação	• Cerca de 60% de uma dose oral de amoxicilina é excretada de modo inalterado na urina em 6 h por filtração glomerular e secreção tubular • Sua excreção pode ser retardada pela administração concomitante de probenecida • A amoxicilina é excretada no leite materno e pode resultar em sensibilização dos lactentes
Contraindicação	• História pregressa de hipersensibilidade a antibióticos betalactâmicos (p. ex., penicilinas e cefalosporinas)
Interações medicamentosas	• Anovulatórios orais: redução do efeito anticoncepcional • Anticoagulantes orais: aumento do risco de sangramento • Metotrexato: elevação das concentrações séricas do metotrexato • Tetraciclinas: redução do efeito bactericida da amoxicilina
Efeitos adversos	• *Comuns* (1 a 10% dos usuários): diarreia, náuseas, erupções cutâneas
Alerta	• Categoria B na gravidez • Deve-se evitar o uso de amoxicilina se houver suspeita de mononucleose infecciosa, devido à ocorrência de erupções cutâneas morbiliformes (maculopapulares) • Incompatível com aminoglicosídios (gentamicina, amicacina, tobramicina, estreptomicina)

Apresentação comercial

- **Amoxil® (GlaxoSmithKline),** suspensão oral, cada 5 ml contém 143,7 mg de amoxicilina tri-hidratada (equivalente a 125 mg de amoxicilina), embalagem com frasco de 150 ml acompanhado de colher dosadora. *Administração via oral. Uso adulto e pediátrico*
- **Amoxil® (GlaxoSmithKline),** suspensão oral, cada 5 ml contém 287,5 mg de amoxicilina tri-hidratada (equivalente a 250 mg de amoxicilina), embalagem com frasco de 150 ml acompanhado de colher dosadora. *Administração via oral. Uso adulto e pediátrico*
- **Amoxil® (GlaxoSmithKline),** suspensão oral, cada 5 ml contém 575 mg de amoxicilina tri-hidratada (equivalente a 500 mg de amoxicilina), embalagem com frasco de 150 ml acompanhado de colher dosadora. *Administração via oral. Uso adulto e pediátrico*
- **Amoxil® (GlaxoSmithKline),** cápsulas contendo 574 mg de amoxicilina tri-hidratada (equivalente a 500 mg de amoxicilina), embalagens com 15, 21 ou 30 cápsulas. *Administração via oral. Uso adulto*
- **Amoxil BD® (GlaxoSmithKline),** pó para suspensão oral, cada 5 ml da suspensão contém 200 mg de amoxicilina (na forma de 229,6 mg de amoxicilina tri-hidratada), embalagem com frasco de 100 ml acompanhado de seringa dosadora. *Administração via oral. Uso adulto e pediátrico (acima de 2 meses de idade). Contém açúcar*
- **Amoxil BD® (GlaxoSmithKline),** pó para suspensão oral, cada 5 ml da suspensão contém 400 mg de amoxicilina (na forma de 459,2 mg de amoxicilina tri-hidratada), embalagem com frasco de 100 ml acompanhado de seringa dosadora. *Administração via oral. Uso adulto e pediátrico (acima de 2 meses de idade). Contém açúcar*
- **Amox-EMS® (EMS),** pó para suspensão oral, cada 5 ml de suspensão oral contém 286,97 mg de amoxicilina tri-hidratada (equivalente a 250 mg de amoxicilina base), embalagem com frasco contendo pó para reconstituição com água a 150 ml (50 mg/ml). *Administração via oral. Uso adulto e pediátrico*
- **Amox-EMS® (EMS),** pó para suspensão oral, cada 5 ml de suspensão oral contém 573,94 mg de amoxicilina tri-hidratada (equivalente a 500 mg de

amoxicilina base), embalagem com frasco contendo pó para reconstituição com água a 150 mℓ (100 mg/mℓ). *Administração via oral. Uso adulto e pediátrico*
- **Amox-EMS® (EMS)**, cada cápsula contém 573,944 mg de amoxicilina tri-hidratada (equivalente a 500 mg de amoxicilina base), embalagem com 21 cápsulas. *Administração via oral. Uso adulto e pediátrico*
- **Amoxicilina® (Aché)**, pó para suspensão oral, cada 5 mℓ de suspensão oral contém 287,0 mg de amoxicilina tri-hidratada (equivalente a 250 mg de amoxicilina base), embalagem com frasco contendo 30 g de pó para suspensão oral acompanhado de uma seringa dosadora de 10 mℓ. *Administração via oral. Uso adulto e pediátrico (acima de 2 meses de idade)*
- **Amoxicilina® (Aché)**, pó para suspensão oral, cada 5 mℓ de suspensão oral contém 459,2 mg de amoxicilina tri-hidratada (equivalente a 400 mg de amoxicilina base), embalagem com frasco contendo 20 g de pó para suspensão oral acompanhado de uma seringa dosadora de 10 mℓ. *Administração via oral. Uso adulto e pediátrico (acima de 2 meses de idade)*
- **Amoxicilina® (Aurobindo Pharma)**, pó para suspensão oral, cada dose de 5 mℓ de suspensão oral contém 287 mg de amoxicilina tri-hidratada (equivalente a 250 mg de amoxicilina), embalagem com frasco de 150 mℓ (250 mg/5 mℓ) acompanhado do dosador. *Uso oral. Uso adulto e pediátrico*
- **Amoxicilina® (Biosintética)**, pó para suspensão oral, cada 5 mℓ de suspensão oral contém 287,0 mg de amoxicilina tri-hidratada (equivalente a 250 mg de amoxicilina base), embalagem com frasco contendo 30 g de pó para suspensão oral acompanhado de uma seringa dosadora de 10 mℓ. *Administração via oral. Uso adulto e pediátrico (acima de 2 meses de idade)*
- **Amoxicilina® 250 mg/mℓ (Cimed)**, pó para suspensão oral, cada 5 mℓ de amoxicilina contém 300 mg de amoxicilina tri-hidratada (equivalentes a 250 mg de amoxicilina), embalagem contendo 1 frasco de 60 mℓ ou 150 mℓ; ou, 50 frascos de 60 ou 150 mℓ; acompanhados de copo dosador. *Uso oral. Uso adulto e pediátrico*
- **Amoxicilina® 500 mg/mℓ (Cimed)**, pó para suspensão oral, cada 5 mℓ de amoxicilina contém 600 mg de amoxicilina tri-hidratada (equivalentes a 500 mg de amoxicilina), embalagem contendo 1 frasco de 60 mℓ ou 150 mℓ; ou, 50 frascos de 60 ou 150 mℓ; acompanhados de copo dosador. *Uso oral. Uso adulto e pediátrico*
- **Amoxicilina® (EMS)**, pó para suspensão oral, cada 5 mℓ da suspensão oral contém 459,156 mg de amoxicilina tri-hidratada (equivalente a 400 mg de amoxicilina), embalagem com 1 frasco de 100 mℓ, acompanhado de 1 seringa dosadora. Embalagem hospitalar contendo 20 ou 48 frascos de 100 mℓ, acompanhados de 20 ou 48 seringas dosadoras, respectivamente. *Uso oral. Uso pediátrico (de 2 meses de idade a 12 anos)*
- **Amoxicilina® (Eurofarma)**, cada cápsula dura contém 573,34 mg de amoxicilina tri-hidratada (equivalente a 500 mg de amoxicilina base), embalagens com 15, 21 ou 30 cápsulas duras. *Administração via oral. Uso adulto e pediátrico*
- **Amoxicilina® (Germed)**, pó para suspensão oral, cada 5 mℓ (após reconstituição) contém 400 mg de amoxicilina (na forma tri-hidratada), embalagem com 1 frasco de 100 mℓ acompanhado de medida dosadora. *Uso oral. Uso adulto e pediátrico*
- **Amoxicilina® (Germed)**, pó para suspensão oral, cada 5 mℓ (após reconstituição) contém 200 mg de amoxicilina (na forma tri-hidratada), embalagem com 1 frasco de 100 mℓ acompanhado de medida dosadora. *Uso adulto e pediátrico*
- **Amoxicilina® (Germed)**, cada comprimido revestido contém 1.004,4 mg de amoxicilina tri-hidratada (equivalente a 875 mg de amoxicilina base), embalagem com 14 ou 280 comprimidos. *Uso oral. Uso adulto (acima de 18 anos de idade)*
- **Amoxicilina® (Legrand)**, cápsulas duras contendo 573,94 mg de amoxicilina tri-hidratada (equivalente a 500 mg de amoxicilina), embalagem com 15 ou 21 unidades. *Uso oral. Uso adulto e pediátrico (acima de 10 anos de idade)*
- **Amoxicilina® 250 mg/5 mℓ (Medley)**, pó para suspensão oral, cada 5 mℓ da suspensão oral contém 287 mg de amoxicilina tri-hidratada (correspondente a 250 mg de amoxicilina), frasco para 150 mℓ de suspensão após reconstituição + seringa dosadora. *Uso oral. Uso adulto e pediátrico (acima de 2 anos de idade)*
- **Amoxicilina® 500 mg/5 mℓ (Medley)**, pó para suspensão oral, cada 5 mℓ da suspensão oral contém 574 mg de amoxicilina tri-hidratada (correspondente a 500 mg de amoxicilina), frasco para 150 mℓ de suspensão após reconstituição + seringa dosadora. *Uso oral. Uso adulto e pediátrico (acima de 2 anos de idade)*
- **Amoxicilina® (Medley)**, cada cápsula contém 574 mg de amoxicilina tri-hidratada (correspondente a 500 mg de amoxicilina), embalagens com 15, 21 ou 30 cápsulas. *Uso oral. Uso adulto e pediátrico acima de 10 anos*
- **Amoxicilina® (Neo Química)**, cada cápsula contém 574 mg de amoxicilina tri-hidratada (equivalentes a 500 mg de amoxicilina base), embalagens contendo 15 ou 21 cápsulas. *Uso oral. Uso adulto*
- **Amoxicilina® (Nova Química)**, cada cápsula dura contém 573,94 mg (na forma tri-hidratada) equivalente a 500 mg de amoxicilina, embalagem com 6, 15, 20, 21 ou 30 unidades e embalagem hospitalar contendo 200, 300, 500, 600 ou 1.000 unidades. *Administração via oral. Uso adulto e pediátrico*
- **Amoxicilina® (Prati-Donaduzzi)**, cada cápsula contém 573,96 mg de amoxicilina tri-hidratada (equivalente a 500 mg de amoxicilina), embalagem com 12, 21, 120, 210, 280, 480 ou 840 cápsulas. *Uso oral. Uso adulto*
- **Amoxicilina® (Ranbaxy)**, cada cápsula de amoxicilina contém 573,94 mg de amoxicilina tri-hidratada (equivalente a 500 mg de amoxicilina anidra), embalagens com 15, 21,30 ou 200 cápsulas. *Uso oral. Uso adulto e pediátrico*
- **Amoxicilina® (Sandoz)**, cada cápsula contém 574 mg de amoxicilina tri-hidratada (equivalente a 500 mg de amoxicilina), embalagem contendo 21 ou 30 cápsulas. *Administração via oral. Uso adulto e pediátrico (acima de 10 anos de idade)*
- **Amoxicilina® (Teuto)**, cada cápsula contém 573,94 mg de amoxicilina tri-hidratada (equivalente a 500 mg de amoxicilina), embalagens contendo 6, 12, 15, 21, 30, 100, 200, 300 e 500 cápsulas. *Uso oral. Uso adulto e pediátrico*
- **Amoxicilina® (União Química)**, pó para suspensão oral, cada mℓ contém 50 mg de amoxicilina (na forma de amoxicilina tri-hidratada), embalagem contendo pó para 150 mℓ da suspensão reconstituída + copo medida. *Uso oral. Uso adulto e pediátrico acima de 2 anos*
- **Amoxicilina® (União Química)**, pó para suspensão oral, cada mℓ contém 100 mg de amoxicilina (na forma de amoxicilina tri-hidratada), embalagem contendo pó para 150 mℓ da suspensão reconstituída + copo medida. *Uso oral. Uso adulto e pediátrico acima de 2 anos*
- **Amoxicilina® (Unichem Farmacêutica do Brasil)**, cada cápsula contém 573,892 mg de amoxicilina tri-hidratada (equivalentes a 500 mg de amoxicilina), embalagem com 15, 21, 30, 100, 200, 500 e 1.000 unidades. *Uso oral. Uso adulto*
- **Amoxil BD® (GlaxoSmithKline)**, cada comprimido revestido contém 875 mg de amoxicilina (sob a forma tri-hidratada), embalagem com 14 comprimidos. *Uso oral. Uso adulto*
- **Amoxil BD® (GlaxoSmithKline)**, pó para suspensão oral, cada 5 mℓ de suspensão oral contém 200 mg de amoxicilina, embalagem com frasco de 100 mℓ acompanhado de medida dosadora. *Uso oral. Uso adulto e pediátrico acima de 2 meses de idade*
- **Amoxil® BD (GlaxoSmithKline)**, pó para suspensão oral, cada 5 mℓ de suspensão oral contém 400 mg de amoxicilina, embalagem com frasco de 100 mℓ acompanhado de medida dosadora. *Uso oral. Uso adulto e pediátrico acima de 2 meses de idade*
- **Farmanguinhos Amoxicilina® (Farmanguinhos)**, cápsulas, cada cápsula contém 573,890 mg de amoxicilina tri-hidratada (equivalente a 500 mg de amoxicilina), em embalagem com 200 unidades. *Uso oral. Uso adulto e pediátrico*
- **FURP-Amoxicilina® (Fundação para o Remédio Popular)**, cada cápsula contém 574 mg de amoxicilina tri-hidratada (equivalente a 500 mg de amoxicilina), embalagem com 7 cápsulas de 500 mg. *Uso oral. Uso adulto e pediátrico (acima de 10 anos de idade)*
- **IQUEGO-Amoxicilina® 250 mg/5 mℓ (Indústria Química do Estado de Goiás)**, pó para suspensão oral, cada 5 mℓ de suspensão oral contém 286,95 mg de amoxicilina tri-hidratada (equivalentes a 250 mg de amoxicilina), frasco, após reconstituição, com 60 mℓ, 120 mℓ e 150 mℓ, acompanhado de copo dosador. *Uso oral. Uso adulto e pediátrico*
- **IQUEGO-Amoxicilina® 500 mg (Indústria Química do Estado de Goiás)**, cada cápsula contém 574 mg de amoxicilina tri-hidratada (equivalentes a

500 mg de amoxicilina), em embalagem com 10 unidades. *Uso oral. Uso adulto e pediátrico (acima de 10 anos de idade)*
- **Novocilin® (Aché),** suspensão oral, cada dose de 5 mℓ de suspensão oral contém 287,0 mg de amoxicilina tri-hidratada (equivalente a 250 mg de amoxicilina base), embalagem com frasco de vidro contendo 30 g de pó para suspensão oral acompanhado de uma seringa dosadora de 10 mℓ. *Uso oral. Uso adulto e pediátrico*
- **Novocilin® (Aché),** suspensão oral, cada dose de 5 mℓ de suspensão oral contém 400 mg de amoxicilina tri-hidratada, embalagem com frasco de vidro contendo 20 g de pó para suspensão oral acompanhado de uma seringa dosadora de 10 mℓ. *Uso oral. Uso adulto e pediátrico*
- **Novocilin® (Aché),** cada comprimido contém 500 mg de amoxicilina (sob a forma tri-hidratada), em blíster com 21 cápsulas. *Uso oral. Uso adulto*
- **Novocilin® (Aché),** cada comprimido contém 1.004,6 mg de amoxicilina tri-hidratada (equivalente a 875 mg de amoxicilina base), embalagem com 14 e 20 comprimidos. *Uso oral. Uso adulto (acima de 18 anos de idade)*
- **Sinot® (Eurofarma),** pó para suspensão oral, após reconstituição cada 1 mℓ contém 80 mg de amoxicilina (na forma tri-hidratada), embalagens contendo 1 frasco com 60 mℓ ou 100 mℓ (após reconstituição) mais seringa dosadora. *Administração via oral. Uso adulto e pediátrico*
- **Uni amox® (União Química),** cada cápsula contém 500 mg de amoxicilina tri-hidratada, embalagem com 21 cápsulas. *Uso oral. Uso adulto e pediátrico acima de 10 anos*
- **Velamox® (EMS Sigma Pharma),** cada comprimido contém 573,94 mg de amoxicilina tri-hidratada (equivalente a 500,00 mg de amoxicilina), cartucho contendo 4, 12, 20 ou 28 comprimidos. *Administração via oral. Uso adulto*
- **Velamox® (EMS Sigma Pharma),** pó para suspensão oral, cada 5 mℓ contêm 287 mg de amoxicilina tri-hidratada (equivalente a 250 mg de amoxicilina), embalagem com 1 frasco de 80 mℓ ou 150 mℓ. Embalagem com 1 frasco de 150 mℓ, acompanhado de 1 seringa dosadora e 1 copo dosador. *Uso oral. Uso adulto e pediátrico (acima de 2 anos de idade)*
- **Velamox® (EMS Sigma Pharma),** pó para suspensão oral, cada 5 mℓ contêm 573,944 mg de amoxicilina tri-hidratada (equivalente a 500 mg de amoxicilina), embalagem com 1 frasco de 150 mℓ. Embalagem com 1 frasco de 150 mℓ, acompanhado de 1 seringa dosadora e 1 copo dosador. *Uso oral. Uso adulto e pediátrico (acima de 2 anos de idade)*
- **Velamox® BD (EMS Sigma Pharma),** pó para suspensão oral, cada 5 mℓ da suspensão oral contêm 459,156 mg de amoxicilina tri-hidratada (equivalente a 400 mg de amoxicilina), embalagem com 1 frasco de 100 mℓ. Embalagem com 1 frasco de 100 mℓ, acompanhado de 1 copo dosador e 1 seringa dosadora. *Uso oral. Uso pediátrico (de 2 meses de idade a 12 anos)*
- **Velamox® BD (EMS Sigma Pharma),** cada comprimido contém 1.004,4 mg de amoxicilina tri-hidratada (equivalente a 875 mg de amoxicilina), cartucho contendo 4 ou 14 comprimidos. *Administração via oral. Uso adulto*
- **Velamox® BD (EMS Sigma Pharma),** cada comprimido contém 1.147,9 mg de amoxicilina tri-hidratada (equivalente a 1 g de amoxicilina), cartucho contendo 4, 10, 12, 14 ou 18 comprimidos. *Administração via oral. Uso adulto*
- **Amoxicilina + clavulanato de potássio**
  - **Amoxicilina + clavulanato de potássio® (Biosintética),** pó para preparação extemporânea, cada 5 mℓ da suspensão oral contém 400 mg de amoxicilina (sob a forma de amoxicilina tri-hidratada) + 57 mg de ácido clavulânico (sob a forma de clavulanato de potássio), embalagem contendo frasco de 70 mℓ, acompanhado de seringa dosadora. *Uso oral. Uso adulto e pediátrico acima de 2 meses de idade*
  - **Amoxicilina + clavulanato de potássio® 125 mg + 31,25 mg (EMS),** cada 5 mℓ (após reconstituição) de suspensão oral de contém 143,485 mg de amoxicilina tri-hidratada (equivalente a 125 mg de amoxicilina) + 37,225 mg de clavulanato de potássio (equivalente a 31,25 mg de ácido clavulânico), embalagens com frasco de 75 mℓ de suspensão. *Uso oral. Uso adulto e pediátrico (a partir dos 2 meses de idade)*
  - **Amoxicilina + clavulanato de potássio® 250 mg + 62,50 mg (EMS),** cada 5 mℓ (após reconstituição) de suspensão oral de contém 286,972 mg de amoxicilina tri-hidratada (equivalente a 250 mg de amoxicilina) + 74,454 mg de clavulanato de potássio (equivalente a 62,50 mg de ácido clavulânico), embalagens com frasco de 75 mℓ de suspensão. *Uso oral. Uso adulto e pediátrico (a partir dos 2 meses de idade)*
  - **Amoxicilina + clavulanato de potássio® (EMS),** comprimido revestido, cada comprimido revestido contém 573,95 mg de amoxicilina tri-hidratada (equivalente a 500 mg de amoxicilina) + 148,907 mg de clavulanato de potássio (equivalente a 125 mg de ácido clavulânico), caixas com 12 e 18 comprimidos revestidos. Embalagem fracionável com 30 e 42 comprimidos. *Uso oral. Uso adulto e pediátrico acima de 12 anos*
  - **Amoxicilina + clavulanato de potássio® (EMS),** comprimido revestido, cada comprimido revestido contém 1.004,40 mg de amoxicilina tri-hidratada (equivalente a 875 mg de amoxicilina) + 148,908 mg de clavulanato de potássio (equivalente a 125 mg de ácido clavulânico), embalagem contendo 10, 12, 14, 20, 30 ou 60 comprimidos revestidos, embalagem fracionável contendo 42 comprimidos revestidos. *Uso oral. Uso adulto*
  - **Amoxicilina + clavulanato de potássio® (Eurofarma),** cada comprimido revestido contém 1.004,5 mg de amoxicilina tri-hidratada (equivalente a 875 mg de amoxicilina anidra) + 148,87 mg de clavulanato de potássio (equivalente a 125 mg de ácido clavulânico), frascos contendo 14 ou 20 comprimidos revestidos. *Uso oral. Uso adulto*
  - **Amoxicilina + clavulanato de potássio® (Germed),** pó para suspensão oral, cada 5 mℓ de suspensão oral (após reconstituição) contém 459,155 mg de amoxicilina tri-hidratada (equivalente a 400 mg de amoxicilina) + 67,902 mg de clavulanato de potássio (equivalente a 57 mg de ácido clavulânico), embalagem com frasco de 70 mℓ acompanhado de copo dosador e seringa dosadora. *Uso oral. Uso adulto e pediátrico (a partir de 2 meses de idade)*
  - **Amoxicilina + clavulanato de potássio® (Germed),** comprimido revestido, cada comprimido revestido contém 1.004,400 mg de amoxicilina tri-hidratada (equivalente a 875 mg de amoxicilina) + 148,908 mg de clavulanato de potássio (equivalente a 125 mg de ácido clavulânico), embalagem contendo 10, 12, 14, 20, 30 ou 60 comprimidos revestidos. *Uso oral. Uso adulto*
  - **Amoxicilina + clavulanato de potássio® (Legrand Pharma),** pó para suspensão oral, cada 5 mℓ de suspensão oral (após reconstituição) contém 459,155 mg de amoxicilina tri-hidratada (equivalente a 400 mg de amoxicilina) + 67,902 mg de clavulanato de potássio (equivalente a 57 mg de ácido clavulânico), embalagem com frasco de 70 mℓ acompanhado de copo-medida e seringa dosadora. *Uso oral. Uso adulto e pediátrico (a partir de 2 meses de idade). Contém sacarina sódica*
  - **Amoxicilina + clavulanato de potássio® (Neo Química),** comprimidos revestidos contendo 500 mg de amoxicilina + 125 mg de clavulanato de potássio, embalagem com 6 comprimidos *Uso oral. Uso adulto e pediátrico acima de 12 anos de idade*
  - **Amoxicilina + clavulanato de potássio® (Nova Química),** cada comprimido revestido contém 573,95 mg de amoxicilina tri-hidratada (equivalente a 500 mg de amoxicilina) + 148,907 mg de clavulanato de potássio (equivalente a 125 mg de ácido clavulânico), caixas com 6, 12 ou 18 comprimidos revestidos. Embalagem hospitalar com 100, 300 ou 600 comprimidos revestidos. *Uso oral. Uso adulto e pediátrico acima de 12 anos*
  - **Amoxicilina + clavulanato de potássio® (Sandoz),** pó para suspensão oral, cada 5 mℓ de suspensão oral (após reconstituição) contém 459,2 mg de amoxicilina tri-hidratada (equivalente a 400 mg de amoxicilina) + 67,9 mg de clavulanato de potássio (equivalente a 57 mg de ácido clavulânico), embalagem com frasco de 70 mℓ acompanhado de dosador. *Uso oral. Uso adulto e pediátrico (a partir de 2 meses de idade). Contém sacarina sódica*
  - **Clavulin® (GlaxoSmithKline),** cada comprimido revestido contém 500 mg de amoxicilina (sob a forma de amoxicilina tri-hidratada) + 125 mg de ácido clavulânico (sob a forma de clavulanato de potássio), embalagens com 12 e 18 comprimidos. *Administração via oral. Uso adulto e pediátrico*
  - **Clavulin® (GlaxoSmithKline),** suspensão oral, cada 5 mℓ contêm 125 mg de amoxicilina (sob a forma de amoxicilina tri-hidratada) + 31,25 mg de ácido clavulânico (sob a forma de clavulanato de potássio), embalagens com frascos de 75 mℓ. *Administração via oral. Uso adulto e pediátrico. A suspensão oral, após a reconstituição, fica estável por 7 dias se for conservada em geladeira (2°C a 8°C)*

- **Clavulin® (GlaxoSmithKline)**, suspensão oral, cada 5 mℓ contêm 250 mg de amoxicilina (sob a forma de amoxicilina tri-hidratada) + 62,50 mg de ácido clavulânico (sob a forma de clavulanato de potássio), embalagens com frascos de 75 mℓ. Administração via oral. Uso adulto e pediátrico. *A suspensão oral, após a reconstituição, fica estável por 7 dias se for conservada em geladeira (2°C a 8°C)*
- **Clavulin BD® (GlaxoSmithKline)**, suspensão oral, cada 5 mℓ contêm 200 mg de amoxicilina (na forma de amoxicilina tri-hidratada) + 28,5 mg de ácido clavulânico (na forma de clavulanato de potássio), embalagens com frascos de 70 ou 140 mℓ acompanhados de medida dosadora. Administração via oral. Uso adulto e pediátrico (de 2 meses de idade). *Contém aspartame*
- **Clavulin BD® (GlaxoSmithKline)**, suspensão oral, cada 5 mℓ contêm 400 mg de amoxicilina (na forma de amoxicilina tri-hidratada) + 57 mg de ácido clavulânico (na forma de clavulanato de potássio), embalagens com frascos de 70 ou 140 mℓ acompanhados de medida dosadora. Administração via oral. Uso adulto e pediátrico (acima de 2 meses de idade). *Contém aspartame*
- **Clavulin ES® (GlaxoSmithKline)**, suspensão oral, cada 5 mℓ contêm 600 mg de amoxicilina + 42,9 mg de ácido clavulânico, embalagens com frascos de 50 ou 100 mℓ acompanhados de medida dosadora. Administração via oral. Uso pediátrico. *Contém aspartame*
- **Clavulin® injetável 500 mg (GlaxoSmithKline)**, pó liófilo injetável, cada frasco-ampola contém 500 mg de amoxicilina (sob a forma sódica) + 100 mg de ácido clavulânico (sob a forma de clavulanato de potássio), em embalagens com 10 frascos-ampola de 500 mg. Uso intravenoso. Uso adulto e pediátrico
- **Clavulin® injetável 1.000 mg (GlaxoSmithKline)**, solução injetável, cada frasco-ampola contém 1.000 mg de amoxicilina (sob a forma sódica) + 200 mg de ácido clavulânico (sob a forma de clavulanato de potássio), em embalagens com 10 frascos-ampola de 1.000 mg. Uso intravenoso. Uso adulto e pediátrico
- **Claxam® (Sandoz)**, cada comprimido revestido contém 1.005 mg de amoxicilina tri-hidratada (equivalente a 875 mg de amoxicilina) + 149 mg de clavulanato de potássio (equivalente a 125 mg de ácido clavulânico), embalagem contendo 14 ou 20 comprimidos revestidos. Administração via oral. Uso adulto
- **Doclaxin® 500 mg + 100 mg (Blau)**, cada frasco-ampola contém 530,09 mg de amoxicilina sódica (equivalente a 500 mg de amoxicilina) + 119,12 mg de clavulanato de potássio (equivalente a 100 mg de ácido clavulânico), embalagem contendo 10, 20 ou 50 frascos-ampola acompanhados de ampolas de diluente de 10 mℓ. Via de administração: intravenosa. Uso adulto e pediátrico
- **Doclaxin® 1.000 mg + 200 mg (Blau)**, cada frasco-ampola contém 1.060,18 mg de amoxicilina sódica (equivalente a 1.000 mg de amoxicilina) + 238,25 mg de clavulanato de potássio (equivalente a 200 mg de ácido clavulânico), embalagem contendo 10, 20 ou 50 frascos-ampola acompanhados de ampolas de diluente de 10 mℓ. Via de administração: intravenosa. Uso adulto e pediátrico
- **Novamox® (Aché)**, pó para preparação extemporânea, cada 5 mℓ de suspensão oral contêm 400 mg de amoxicilina (sob a forma de amoxicilina tri-hidratada) + 57 mg de ácido clavulânico (sob a forma de clavulanato de potássio), embalagem contendo frasco com 17,5 g de pó, frasco diluente de 60 mℓ e seringa dosadora de 10 mℓ. Uso oral. Uso adulto e pediátrico
- **Novamox® (Aché)**, pó para preparação extemporânea, cada 5 mℓ de suspensão oral contêm 400 mg de amoxicilina (sob a forma de amoxicilina tri-hidratada) + 57 mg de ácido clavulânico (sob a forma de clavulanato de potássio), embalagem contendo frasco com 25 g de pó, frasco diluente de 90 mℓ e seringa dosadora de 10 mℓ. Uso oral. Uso adulto e pediátrico
- **Policlavumoxil® (EMS)**, suspensão oral, cada 5 mℓ contêm 286,972 mg de amoxicilina tri-hidratada (equivalente a 250 mg de amoxicilina) + 74,454 mg de clavulanato de potássio (equivalente a 62,50 g de ácido clavulânico), embalagens com frascos de 75 mℓ ou 150 mℓ. Administração via oral. Uso adulto e pediátrico
- **Sigma Clav BD® (EMS Sigma Pharma)**, cada comprimido revestido contém 573,95 mg de amoxicilina tri-hidratada (equivalente a 500 mg de amoxicilina) + 148,907 mg de clavulanato de potássio (equivalente a 125 mg de ácido clavulânico), caixas com 12, 15 e 18 comprimidos. Administração via oral. Uso adulto e pediátrico acima de 12 anos de idade
- **Sinot Clav® (Eurofarma)**, cada comprimido revestido contém 1.004,5 mg de amoxicilina tri-hidratada (equivalente a 875 mg de amoxicilina) + 148,907 mg de clavulanato de potássio (equivalente a 125 mg de ácido clavulânico), embalagem com frasco de 70 mℓ acompanhado de seringa dosadora. Administração via oral. Uso adulto e pediátrico (a partir de 2 meses de idade)
- **Sinot Clav® (Eurofarma)**, suspensão oral, cada 5 mℓ contêm 400 mg de amoxicilina tri-hidratada (cada 1,148 mg de amoxicilina tri-hidratada equivalem a 1 mg de amoxicilina anidra) + 57 mg de ácido clavulânico (cada 1,191 mg de clavulanato de potássio equivalem a 1 mg de ácido clavulânico), caixas com 6, 12 e 20 comprimidos. Administração via oral. Uso adulto

■ **Amoxicilina + claritromicina + lansoprazol**
- **H. Bacter IBP® (Mabra)**, embalagem com 7 cartelas contendo 2 cápsulas de 30 mg de lansoprazol (microgrânulos de liberação retardada) + 2 comprimidos revestidos de 500 mg de claritromicina + 4 cápsulas de 500 mg de amoxicilina e 4 cartelas contendo 7 cápsulas de 30 mg de lansoprazol (microgrânulos de liberação retardada). Administração via oral. Uso adulto
- **Pyloripac IBP® (Medley)**, embalagens contendo 7 blísteres, cada um com 2 cápsulas de liberação retardada de 30 mg de lansoprazol + 2 comprimidos revestidos de 500 mg de claritromicina + 4 cápsulas de 500 mg de amoxicilina e 1 ou 2 blísteres, cada um contendo 14 cápsulas de liberação retardada de 30 mg de lansoprazol. Administração via oral. Uso adulto
- **Pyloritrat IBP® (Teuto)**, embalagens contendo 7 blísteres contendo 2 cápsulas de 30 mg de lansoprazol + 2 comprimidos revestidos de 500 mg claritromicina + 4 cápsulas de 500 mg de amoxicilina + 2 ou 4 blísteres contendo 7 cápsulas de 30 mg de lansoprazol. Administração via oral. Uso adulto

■ **Amoxicilina + claritromicina + esomeprazol**
- **Esogastro IBP® (EMS)**, embalagem com 7 cartelas contendo cada (2 comprimidos revestidos de liberação retardada de 20 mg de esomeprazol magnésico + 2 comprimidos revestidos de 500 mg de claritromicina + 4 cápsulas de 500 mg de amoxicilina) + 4 blísteres contendo cada 7 comprimidos revestidos de liberação retardada de 20 mg de esomeprazol magnésico. Administração via oral. Uso adulto

■ **Amoxicilina + claritromicina + omeprazol**
- **Erradic UG® (Libbs)**, cada cartela do esquema tríplice contém 2 cápsulas com microgrânulos gastrorresistentes 20 mg de omeprazol + 2 comprimidos revestidos de 500 mg de claritromicina + 4 cápsulas de 500 mg de amoxicilina. Cada cartela de omeprazol, acondicionada em compartimento separado, contém 7 cápsulas de 20 mg com microgrânulos gastrorresistentes de omeprazol. Conteúdo total: Embalagem com 7 cartelas do esquema tríplice e 21 cápsulas de omeprazol. Uso adulto. Administração via oral
- **Omepramix® (Aché)**, embalagens contendo 7 blísteres contendo 2 cápsulas de 20 mg de omeprazol + 2 comprimidos revestidos de 500 mg de claritromicina + 4 cápsulas de 500 mg de amoxicilina tri-hidratada, 7 blísteres contendo duas cápsulas de 20 mg de omeprazol, 2 comprimidos revestidos de 500 mg de claritromicina + 4 cápsulas de 500 mg de amoxicilina tri-hidratada + 1 blíster com 14 cápsulas de 20 mg de omeprazol, 7 blísteres contendo 2 cápsulas de 20 mg de omeprazol, 2 comprimidos revestidos de 500 mg de claritromicina + 4 cápsulas de 500 mg de amoxicilina tri-hidratada + 2 blísteres com 14 cápsulas de 20 mg de omeprazol. Uso adulto. Administração via oral.

Penicilinas ativas contra Pseudomonas

As penicilinas ativas contra *Pseudomonas* (carbenicilina, ticarcilina, azlocilina, mezlocilina, piperacilina) são, de modo geral, combinadas com inibidores da betalactamase que conferem um espectro de ação mais amplo. Todavia, o componente betalactamase não acrescenta atividade contra *Pseudomonas*.

Ticarcilina

A ticarcilina é um antibiótico semissintético com atividade bactericida de amplo espectro contra muitas bactérias gram-positivas e gram-negativas aeróbias e anaeróbias. A ticarcilina é derivada do núcleo básico da penicilina, o ácido 6-aminopenicilânico. No entanto, a ticarcilina é suscetível à degradação por betalactamases e, portanto, o espectro da atividade normalmente não inclui os microrganismos produtores dessas enzimas.

No Brasil, só é comercializada a associação com ácido clavulânico.

O ácido clavulânico é produzido pela fermentação do *Streptomyces clavuligerus*. Trata-se de um betalactâmico estruturalmente relacionado com as penicilinas e capaz de desativar uma ampla gama de enzimas betalactamases comumente produzidas por microrganismos resistentes às penicilinas e cefalosporinas. Exibe excelente atividade contra betalactamases mediadas por plasmídios clinicamente importantes e frequentemente responsáveis pela resistência medicamentosa transferida às penicilinas e cefalosporinas.

A formulação da ticarcilina com ácido clavulânico protege a ticarcilina contra a degradação pelas enzimas betalactamases e amplia, efetivamente, o espectro antibiótico da ticarcilina para incluir diversas bactérias normalmente resistentes à ticarcilina e a outros antibióticos betalactâmicos.

A ticarcilina pode ser detectada nos tecidos e no líquido intersticial após a administração parenteral. A ticarcilina comprovadamente penetra na bile, no líquido pleural e no líquido cefalorraquidiano quando existe inflamação das meninges. Estudos em animais sugerem que o ácido clavulânico, como a ticarcilina, é bem distribuído pelos tecidos corporais. Existe uma relação inversa entre a meia-vida sérica da ticarcilina e a depuração (*clearance*) da creatinina. É necessário ajuste posológico apenas nos casos de insuficiência renal grave (a dose é calculada com base na depuração de creatinina).

Indicação	• Tratamento de septicemia, incluindo bacteriemia, causada por cepas de espécies de *Klebsiella* produtoras de betalactamase, *E. coli*, *Staphylococcus aureus* e *Pseudomonas aeruginosa* (e outras espécies de *Pseudomonas*) • Tratamento de infecções das vias respiratórias inferiores causadas por cepas de *Staphylococcus aureus*, *Hemophilus influenzae* e *Klebsiella* spp. produtoras de betalactamase • Tratamento de infecções osteoarticulares causadas por cepas de *Staphylococcus aureus* produtoras de betalactamase • Tratamento de infecções de pele e tecidos moles causadas por cepas de *Staphylococcus aureus*, *Klebsiella* spp. e *Escherichia coli*, produtoras de betalactamases • Tratamento de infecções urinárias (complicadas e não complicadas): causadas por cepas produtoras de betalactamase de *Escherichia coli*, *Klebsiella* spp., *Pseudomonas aeruginosa* (e outras espécies de *Pseudomonas*), *Citrobacter* spp., *Enterobacter cloacae*, *Serratia marcescens* e *Staphylococcus aureus* • Tratamento de infecções ginecológicas, tais como endometrite causada por cepas produtoras de betalactamase de *B. melaninogenicus*, *Enterobacter* spp. (incluindo *E. cloacae*), *Escherichia coli*, *Klebsiella pneumoniae*, *Staphylococcus aureus* e *Staphylococcus epidermidis*
Mecanismo de ação	• Inibição da biossíntese da parede celular das bactérias por meio de ligação à proteína ligadora de penicilina

Posologia	*Administração por infusão IV em 30 min*
	• Adultos (com cerca de 60 kg)
	   ○ Infecções sistêmicas e urinárias: 3,1 g de Timentin® a cada 4 a 6 h
	   ○ Infecções ginecológicas moderadas: 200 mg/kg/dia em doses fracionadas a cada 6 h
	   ○ Infecções ginecológicas graves: 300 mg/kg/dia em doses fracionadas a cada 4 h
	   ○ Para pacientes < 60 kg, a dose preconizada é 200 a 300 mg/kg/dia, baseado no conteúdo de ticarcilina, em doses fracionadas a cada 4 a 6 h
	   ○ Deve ser feito ajuste posológico em pacientes com insuficiência renal de acordo com a depuração (*clearance*) de creatinina
	• Crianças (acima de 12 anos)
	   ○ A dose habitual é de 80 mg/kg de peso corporal, administrada a cada 6 a 8 h
	   ○ Para crianças com insuficiência renal, a dose deve ser reduzida da mesma forma que para os adultos

Início da ação	• 30 min
Duração da ação	• Em torno de 6 h
Metabolismo	• Hepático; cerca de 13% da ticarcilina é hidrolisada a compostos inativos e o ácido clavulânico é substancialmente metabolizado
Eliminação	• 60 a 70% (ticarcilina) e 35 a 45% (ácido clavulânico) são eliminados na urina nas primeiras 6 h após a administração
Contraindicação	• Hipersensibilidade a ticarcilina e/ou outro componente da formulação • Usar com cautela em pacientes com alergia a penicilina ou cefalosporinas porque existe 5 a 10% de chance de reatividade cruzada
Interações medicamentosas	• Aminoglicosídios: quimicamente incompatíveis; não misturar na mesma solução • Contraceptivos hormonais: redução da eficácia dos mesmos • Probenecida: elevação das concentrações séricas da ticarcilina e prolongamento de sua meia-vida

(continua)

Ticarcilina (continuação)

Efeitos adversos	• Convulsões; flebite; colite pseudomembranosa; leucopenia; neutropenia; trombocitopenia; reações de hipersensibilidade; elevação dos níveis séricos de ALT, AST, fosfatase alcalina, LDH e sódio
Alerta	• O ácido clavulânico pode levar a uma ligação inespecífica de IgG e albumina às membranas eritrocitárias, provocando resultado falso-positivo no teste de Coombs • Classe B na gravidez • Como a ticarcilina e o clavulanato são dialisáveis, os pacientes submetidos à hemodiálise precisam de ajustes posológicos

Apresentação comercial

- Timentin® (GlaxoSmithKline), pó estéril para solução injetável, cada frasco-ampola contém 3,0 g de ticarcilina (equivalente a 3,34 g de ticarcilina dissódica) + 0,1 g de ácido clavulânico (equivalente a 0,119 g de clavulanato de potássio), embalagem contendo 10 frascos-ampola. *Administração por via intravenosa. Uso adulto e pediátrico (acima de 12 anos de idade). Cada ampola contém 4,75 mEq (109 mg) de sódio e 0,15 mEq (6 mg) de potássio por grama do produto.*

Piperacilina

A piperacilina é uma ureidopenicilina semissintética derivada da ampicilina com amplo espectro de ação, geralmente microrganismos gram-positivos.

No Brasil, só é comercializada em associação com tazobactam.

O tazobactam é um derivado sulfona do ácido penicilânico e um inibidor da betalactamase com atividade bactericida. O tazobactam contém um anel betalactâmico e se liga de modo irreversível aos sítios ativos das betalactamases (ou próximo a esses locais). Isso protege outros antibióticos betalactâmicos da catálise pelas betalactamases. É associado a penicilinas suscetíveis às betalactamases.

Indicação	*Em adultos:* • Infecções das vias respiratórias inferiores (pneumonias) • Infecções urinárias (complicadas ou não complicadas) • Infecções intra-abdominais • Infecções da pele e tecidos moles • Infecção generalizada bacteriana • Infecções ginecológicas, incluindo infecção da parede interna do útero no pós-parto e doença inflamatória do aparelho reprodutor feminino • Infecções neutropênicas febris, em associação a um antibiótico aminoglicosídio • Infecções dos ossos e articulações • Infecções polimicrobianas (mais de um microrganismo causador) *Em crianças:* • Infecções febris em crianças neutropênicas (em associação a um aminoglicosídio como amicacina) • Infecções intra-abdominais em crianças com 2 anos ou mais
Mecanismo de ação	• A atividade bactericida da piperacilina resulta da inibição da síntese da parede celular – graças à fixação a proteínas ligadoras de penicilina (PBP) específicas localizadas na parede celular das bactérias (no terceiro e último estágio da síntese). A piperacilina é estável contra hidrólise por várias betalactamases, inclusive penicilinases, cefalosporinases e betalactamases de espectro estendido. O tazobactam, um ácido triazolilmetil penicilânico sulfônico, é um potente inibidor de muitas betalactamases, incluindo as enzimas mediadas por plasmídios ou por cromossomo, que frequentemente causam resistências a penicilinas e cefalosporinas, inclusive as cefalosporinas de terceira geração. A atividade microbiológica intrínseca do tazobactam é muito baixa
Posologia	• Adultos e crianças > 12 anos: a dose diária total recomendada é de 12 g de piperacilina/1,5 g de tazobactam divididos em doses a cada 6 ou 8 h (doses até 18 g de piperacilina/2,25 g de tazobactam por dia em doses divididas em caso de infecções graves) • Neutropenia pediátrica: para crianças com função renal normal e menos de 50 kg, a dose deve ser ajustada para 80 mg de piperacilina/10 mg de tazobactam por kg a cada 6 h e utilizada em associação à dose adequada de um aminoglicosídio. Para crianças > 50 kg, seguir a posologia para adultos e utilizar em associação à dose adequada de um aminoglicosídio • Infecções intra-abdominais pediátricas: para crianças entre 2 e 12 anos, com até 40 kg e função renal normal, a dose recomendada é de 112,5 mg/kg a cada 8 horas (100 mg de piperacilina/12,5 mg de tazobactam). Para crianças entre 2 e 12 anos, com > 40 kg e função renal normal, seguir a orientação posológica para adultos. *Recomenda-se tratamento mínimo de 5 dias e máximo de 14 dias, considerando que a administração da dose continue por, no mínimo, 48 horas após a resolução dos sinais clínicos e sintomas* • No caso de pacientes com insuficiência renal ou em hemodiálise, as doses intravenosas e os intervalos entre as doses devem ser ajustados para o grau de insuficiência renal. Por exemplo, se a CrCl for maior que 40 mℓ/min, não é necessário ajuste, mas se a CrCl variar entre 20 e 40 mℓ/min, administram-se 4 g + 500 mg a cada 8 h • Para pacientes em hemodiálise, a dose diária máxima é de 8 g de piperacilina sódica + 1 g de tazobactam sódico. Além disso, uma vez que a hemodiálise remove 30 a 50% de piperacilina em 4 h, uma dose adicional de 2 g de piperacilina sódica + 250 mg de tazobactam sódico deve ser administrada após cada sessão de diálise • Para pacientes com insuficiência renal e hepática, medidas dos níveis séricos de piperacilina sódica + tazobactam sódico, quando disponíveis, fornecem informações adicionais para o ajuste posológico

(continua)

Piperacilina (continuação)

Início da ação	• IV: imediato
Duração da ação	• Aproximadamente 6 h
Metabolismo	• Hepático
Eliminação	• A piperacilina e o tazobactam são eliminados por via renal (filtração glomerular e secreção tubular)
Contraindicação	• História pregressa de reações alérgicas a quaisquer penicilinas e/ou cefalosporinas ou inibidores da betalactamase
Interações medicamentosas	• Aminoglicosídios: inativação substancial do aminoglicosídio (não misturar na mesma solução) • Heparina, anticoagulantes orais: prolongamento da efetividade dos mesmos (monitorar coagulograma) • Probenecida: aumenta os níveis sanguíneos da piperacilina e do tazobactam • Vecurônio: prolonga o bloqueio neuromuscular
Efeitos adversos	• Comuns (≥1%): diarreia, náuseas, vômitos, erupções cutâneas
Alerta	• Classe B na gravidez • Incompatível com aciclovir, amiodarona, anfotericina B, azitromicina, caspofungina, clorpromazina, cisplatina, cisatracúrio, ciprofloxacino, dantroleno, daunorrubicina, doxorrubicina, doxiciclina, dobutamina, droperidol, famotidina, fenitoína, ganciclovir, gentamicina, gencitabina, haloperidol, hidroxizina, idarrubicina, insulina regular, levofloxacino, midazolam, mitoxantrona, nalbufina, polimixina B, prometazina, vancomicina, rocurônio, tiopental, vecurônio, verapamil e Ringer lactato • A meia-vida da piperacilina e do tazobactam aumenta em cerca de 25% e 18%, respectivamente, em pacientes com cirrose hepática em comparação aos indivíduos saudáveis • A meia-vida da piperacilina e do tazobactam aumenta com a diminuição da depuração de creatinina. Esse aumento é de duas e quatro vezes para piperacilina e tazobactam, respectivamente, com depuração de creatinina < 20 mℓ/min em comparação aos pacientes com função renal normal • Como ocorre com outras penicilinas, a administração de piperacilina sódica + tazobactam sódico pode provocar resultado falso-positivo de glicose na urina pelo método de redução de cobre. Recomenda-se o uso de testes de glicose à base de reações enzimáticas da glicose oxidase

IMPORTANTE

Após a adição de 20 mℓ de diluente para reconstituição de piperacilina sódica + tazobactam sódico espera-se um volume final aproximado de 23 mℓ. As soluções sabidamente compatíveis com piperacilina sódica + tazobactam sódico para reconstituição são as seguintes:
- Solução de cloreto de sódio a 0,9%
- Água para injetáveis
- Soro glicosado a 5%
- Solução fisiológica bacteriostática/parabenos
- Água bacteriostática/parabenos
- Solução fisiológica bacteriostática/álcool benzílico
- Água bacteriostática/álcool benzílico.

Apresentação comercial

- **Aurotaz-P® (Aurobindo)**, pó liofilizado para solução injetável, cada frasco-ampola contém 4,1698 g de piperacilina sódica (equivalente a 4 g de piperacilina) + 53,58 mg de tazobactam sódico (equivalente a 500 mg de tazobactam), embalagem contendo 1 frasco-ampola. *Exclusivamente para uso intravenoso. Uso adulto e pediátrico*
- **Piperacilina sódica + tazobactam sódico® (Agila)**, pó liofilizado para solução injetável, cada frasco-ampola contém o equivalente a 2 g de piperacilina sódica + tazobactam sódico equivalente a 0,25 g de tazobactam, cartucho contendo 1 frasco-ampola ou 10 frascos-ampola. *Exclusivamente para uso intravenoso. Uso adulto e pediátrico*
- **Piperacilina sódica + tazobactam sódico® (Agila)**, pó liofilizado para solução injetável, cada frasco-ampola contém o equivalente a 4 g de piperacilina sódica + tazobactam sódico equivalente a 0,5 g de tazobactam, cartucho contendo 1 frasco-ampola ou 10 frascos-ampola. *Exclusivamente para uso intravenoso. Uso adulto e pediátrico*
- **Piperacilina sódica + tazobactam sódico® 2,25 g (Aurobindo)**, pó liofilizado para solução injetável, cada frasco-ampola contém 2,0849 g de piperacilina sódica (equivalente a 2 g de piperacilina) + 268,29 mg de tazobactam sódico (equivalente a 250 mg de tazobactam), embalagem contendo 1 frasco-ampola. *Exclusivamente para uso intravenoso. Uso adulto e pediátrico*
- **Piperacilina sódica + tazobactam sódico® 4,5 g (Aurobindo)**, pó liofilizado para solução injetável, cada frasco-ampola contém 4,1698 g de piperacilina sódica (equivalente a 4 g de piperacilina) + 53,58 mg de tazobactam sódico (equivalente a 500 mg de tazobactam), embalagem contendo 1 frasco-ampola. *Exclusivamente para uso intravenoso. Uso adulto e pediátrico*
- **Piperacilina sódica + tazobactam sódico® (Eurofarma)**, pó liofilizado para solução injetável, cada frasco-ampola contém 2,085 g de piperacilina sódica (equivalente a 2 g de piperacilina) + 269,20 mg de tazobactam sódico (equivalente a 250 mg de tazobactam), embalagem com 10 frascos-ampola. *Administração por via intravenosa. Uso adulto e pediátrico*
- **Piperacilina sódica + tazobactam sódico® (Eurofarma)**, pó liofilizado para solução injetável, cada frasco-ampola contém 4,17 g de piperacilina sódica (equivalente a 4 g de piperacilina) + 538,40 mg de tazobactam sódico (equivalente a 500 mg de tazobactam), embalagem com 10 frascos-ampola. *Administração por via intravenosa. Uso adulto e pediátrico*

- **Tazocin® 2,25 g (Wyeth)**, pó liófilo para injeção, cada frasco-ampola de dose única contém piperacilina sódica equivalente a 2 g de piperacilina + tazobactam sódico equivalente a 250 mg de tazobactam + 0,5 mg de edetato dissódico (di-hidratado) (EDTA), cartucho com 1 frasco-ampola contendo 2,25 g de pó liófilo injetável (peso líquido: 2,4 g). *Exclusivamente para uso intravenoso. Uso adulto e pediátrico*
- **Tazocin® 4,5 g (Wyeth)**, pó liófilo para injeção, cada frasco-ampola de dose única contém piperacilina sódica equivalente a 4 g de piperacilina + tazobactam sódico equivalente a 500 mg de tazobactam + 1 mg de edetato dissódico (di-hidratado) (EDTA), cartucho com 1 frasco-ampola contendo 4, g de pó liófilo injetável (peso líquido: 4,8 g). *Exclusivamente para uso intravenoso. Uso adulto e pediátrico*
- **Tazpen® (Agila)**, pó liofilizado para solução injetável, cada frasco-ampola contém o equivalente a 2 g de piperacilina sódica + tazobactam sódico equivalente a 0,25 g de tazobactam, cartucho contendo 1 frasco-ampola ou 10 frascos-ampola. *Exclusivamente para uso intravenoso. Uso adulto e pediátrico*
- **Tazpen® (Agila)**, pó liofilizado para solução injetável, cada frasco-ampola contém o equivalente a 4 g de piperacilina sódica + tazobactam sódico equivalente a 0,5 g de tazobactam, cartucho contendo 1 frasco-ampola ou 10 frascos-ampola. *Exclusivamente para uso intravenoso. Uso adulto e pediátrico*
- **Piperacilina sódica + tazobactam sódico® (Novafarma)**, pó liofilizado para solução injetável, cada frasco-ampola contém 4,170 g de piperacilina sódica (equivalente a 4 g de piperacilina base) + 0,536 g de tazobactam sódico (equivalente a 0,5 g de tazobactam base), caixa com 25 frascos-ampola de vidro transparente. *Exclusivamente para uso intravenoso. Uso adulto e pediátrico*

Penicilinas combinadas a inibidores da betalactamase

Esta associação resulta em um espectro de ação mais amplo, inclusive MSSA (*Staphylococcus aureus* meticilino-sensíveis), alguns microrganismos gram-negativos como *Haemophilus influenzae*, *Moraxella* e todos os anaeróbios:
- Amoxicilina/clavulanato (ver *Amoxicilina*)
- Ampicilina/sulbactam (observação: cautela no seu uso para infecções intra-abdominais devido à elevada taxa de resistência de *E. coli* a essa associação) (ver *Ampicilina*)
- Piperacilina/tazobactam (ver *Piperacilina*)
- Ticarcilina/clavulanato (ver *Ticarcilina*).

Cefalosporinas

As cefalosporinas são divididas em cinco subgrupos denominados gerações. As substâncias são distribuídas em gerações de acordo com seu espectro de atividade antibacteriana, inclusive suscetibilidade/resistência a betalactamases, e não de acordo com sua data de síntese ou de comercialização.

Cefalosporinas de primeira geração

São divididas em cefalotina, cefazolina e cefadroxila para administração parenteral e cefalexina para uso oral. As cefalosporinas de primeira geração são muito ativas contra cocos gram-positivos e têm atividade moderada contra infecções causadas por *E. coli*, *Proteus mirabilis* e *K. pneumoniae* contraídas na comunidade. Podem ser usadas durante a gravidez.

Cefalotina

A cefalotina sódica tamponada é uma cefalosporina semissintética de primeira geração para uso intravenoso ou intramuscular. Trata-se de um inibidor da síntese da parede celular bacteriana.

Indicação	• Infecções do sistema respiratório, causadas por *Streptococcus pneumoniae*, estafilococos (produtores e não produtores de penicilinase), *Streptococcus pyogenes*, *Klebsiella* sp. e *Haemophilus influenzae* • Infecções da pele e dos tecidos moles causadas por estafilococos (produtores e não produtores de penicilinase), *Streptococcus pyogenes*, *Escherichia coli*, *Proteus mirabilis* e *Klebsiella* sp. • Infecções dos sistemas genital e urinário, causadas por *Escherichia coli*, *Proteus mirabilis* e *Klebsiella* sp. • Septicemia causada por *Streptococcus pneumoniae*, estafilococos (produtores e não produtores de penicilinase), *Streptococcus pyogenes*, *Streptococcus viridans*, *Escherichia coli*, *Proteus mirabilis* e *Klebsiella* sp. • Infecções gastrintestinais causadas por *Salmonella* e *Shigella* sp. • Meningite causada por *Streptococcus pneumoniae*, *Streptococcus pyogenes* e estafilococos (produtores e não produtores de penicilinase) • Infecções ósseas e articulares causadas por estafilococos (produtores e não produtores de penicilinase) • Profilaxia em procedimentos cirúrgicos contaminados ou potencialmente contaminados
Mecanismo de ação	• A atividade bactericida da cefalotina resulta da inibição da síntese da parede celular bacteriana graças à afinidade por proteínas ligadoras de penicilina (PBPs). As PBPs são transpeptidases essenciais à biossíntese de peptidoglicano

Posologia	• Adultos e adolescentes
	  ◦ Pneumonia não complicada; infecção urinária; furunculose com celulite: 500 mg IM ou IV 6/6 h
	  ◦ Profilaxia cirúrgica (IV): (a) 2 g, 30 a 60 minutos antes do início da cirurgia; (b) 2 g durante a cirurgia com duração de 2 h ou mais; (c) 2 g a cada 6 horas, após a cirurgia, durante até 48 h
	  ◦ Outras infecções: 500 mg a 2 g, a cada 4 a 6 h, IM ou IV.
	  ◦ Limite de doses para adultos: 12 g por dia
	  ◦ Ajustar a dose segundo a CrCl em caso de insuficiência renal
	• Crianças
	  ◦ Infecções bacterianas em geral: 20 a 40 mg/kg de peso, a cada 6 h, IM ou IV; ou 12 a 25 mg/kg de peso, a cada 4 h, IM ou IV

Metabolismo	• Hepático
Eliminação	• Renal

(continua)

Cefalotina (continuação)

Contraindicação	• Alergia conhecida a antibióticos do grupo das cefalosporinas, penicilinas e derivados da penicilina e penicilamina
Interações medicamentosas	• Aminoglicosídios: aumento da incidência de nefrotoxicidade • Inibidores da agregação plaquetária: aumenta risco de sangramento • Probenecida: aumento das concentrações séricas de cefalotina
Efeitos adversos	• Reações de hipersensibilidade • Neutropenia, trombocitopenia, anemia hemolítica • Elevação transitória da enzima AST e da fosfatase alcalina • Elevação dos níveis sanguíneos de ureia e redução da depuração (clearance) de creatinina
Alerta	• Categoria B na gravidez

Apresentação comercial

- **Cefalotina® (Aurobindo)**, pó liofilizado para solução injetável, cada frasco-ampola contém 1,06 g de cefalotina sódica (equivalente a 1 g de cefalotina), cartucho com 1 frasco-ampola acompanhado de 1 ampola diluente de 10 mℓ e cartucho com 50 frascos-ampola. *Administração intramuscular ou intravenosa. Uso adulto e pediátrico. Contém 2,8 mEq de sódio por grama*
- **Cefalotina® (Blau)**, pó liofilizado para solução injetável, cada frasco-ampola contém 1.055 mg de cefalotina sódica (equivalente a 1.000 mg de cefalotina base) (cada frasco-ampola contém 30 mg de bicarbonato de sódio como tamponante), embalagens contendo 1, 50 ou 100 frascos-ampola. *Administração intravenosa e intramuscular. Uso adulto ou pediátrico*
- **Cefalotina® (Teuto)**, pó liofilizado para solução injetável, cada frasco-ampola contém 1.055443 g de cefalotina sódica (equivalente a 1 g de cefalotina), cartucho com 50 frascos-ampola acompanhado de 50 ampolas diluentes de 4 mℓ. *Administração intramuscular ou intravenosa. Uso adulto e pediátrico. Contém 2,8 mEq de sódio por grama*
- **Cefariston® (Blau)**, pó liofilizado para solução injetável, cada frasco-ampola contém 1.055 mg de cefalotina sódica (equivalente a 1.000 mg de cefalotina base) (cada frasco-ampola contém 30 mg de bicarbonato de sódio como tamponante), embalagens contendo 100 frascos-ampola. *Administração intravenosa e intramuscular. Uso adulto ou pediátrico*
- **Ceflen® (Agila)**, pó liofilizado para solução injetável, cada frasco-ampola contém 1.055 mg de cefalotina sódica (equivalente a 1.000 mg de cefalotina base) (cada frasco-ampola contém 30 mg de bicarbonato de sódio como tamponante), embalagens contendo 50 frascos-ampola. *Administração intravenosa e intramuscular. Uso adulto ou pediátrico*
- **Keflin neutro® (ABL)**, pó liofilizado para solução injetável, cada frasco-ampola contém 1,055 g de cefalotina sódica (equivalente a 1 g de cefalotina), cartucho com 50 frascos-ampola. *Administração intramuscular ou intravenosa. Uso adulto e pediátrico. Contém 2,8 mEq de sódio por grama.*

Cefazolina

Cefalosporina semissintética de primeira geração para administração parenteral. A cefazolina é eficaz na erradicação dos estreptococos da nasofaringe; porém, até o momento não existem dados da eficácia da cefazolina na prevenção subsequente da febre reumática.

A administração profilática da cefazolina nos períodos pré-operatório, intraoperatório e pós-operatório pode reduzir a incidência de algumas infecções pós-operatórias em pacientes submetidos a procedimentos cirúrgicos classificados como contaminados ou potencialmente contaminados. O uso profilático da cefazolina pode também ser eficaz em pacientes cirúrgicos nos quais exista alto risco de infecção no local da cirurgia (p. ex., durante cirurgia cardíaca a céu aberto ou artroplastia prostética). A administração profilática de cefazolina geralmente deve ser interrompida 24 horas após o procedimento cirúrgico. Quando a ocorrência de infecção pode ser particularmente devastadora (cirurgia cardíaca a céu aberto e artroplastia prostética), a administração profilática da cefazolina pode ser continuada por 3 a 5 dias após a cirurgia. Se houver sinais de infecção, amostras para cultura devem ser coletadas para identificação do microrganismo causal, de modo a instituir-se um tratamento apropriado.

Indicação	• Tratamento de infecções graves do sistema respiratório causadas por *Streptococcus pneumoniae*, *Klebsiella* spp., *Haemophilus influenzae*, *Staphylococcus aureus* (sensíveis e resistentes à penicilina), estreptococos beta-hemolíticos do grupo A • Tratamento de infecções urinárias causadas por *Escherichia coli*, *Proteus mirabilis*, *Klebsiella* spp. e algumas cepas de *Enterobacter* e enterococos • Tratamento de infecções da pele e dos fâneros causadas por *Staphylococcus aureus* (sensíveis e resistentes a penicilina), estreptococos beta-hemolíticos do grupo A e outras cepas de estreptococos • Tratamento de infecções das vias biliares causadas por *Escherichia coli*, diversas cepas de estreptococos, *Proteus mirabilis*, *Klebsiella* spp. e *Staphylococcus aureus* • Tratamento de infecções osteoarticulares causadas por *Staphylococcus aureus* • Tratamento de infecções genitais (p. ex., prostatite e epididimite) causadas por *Escherichia coli*, *Proteus mirabilis*, *Klebsiella* spp. e algumas cepas de enterococos • Tratamento de septicemia causada por *Streptococcus pneumoniae*, *Staphylococcus aureus* (sensíveis e resistentes a penicilina), *Proteus mirabilis*, *Escherichia coli* e *Klebsiella* spp. • Tratamento de endocardite causada por *Staphylococcus aureus* (sensíveis e resistentes a penicilina) e estreptococos beta-hemolíticos do grupo A
Mecanismo de ação	• A atividade bactericida da cefazolina, assim como a da cefalotina, resulta da inibição da síntese da parede celular bacteriana graças à afinidade por proteínas ligadoras de penicilina (PBPs). As PBPs são transpeptidases essenciais à biossíntese de peptidoglicano

(continua)

Cefazolina (*continuação*)

Posologia	• Adultos e adolescentes
	   ○ Infecção urinária aguda (não complicada): 1 g IV 12/12 h
	   ○ Pneumonia pneumocócica: 500 mg IV 12/12 h
	   ○ Endocardite (profilaxia): 1 g, 30 min antes do início da cirurgia, por infusão intravenosa
	   ○ Profilaxia cirúrgica: 1 g, 30 a 60 min antes do início da cirurgia; 500 mg a 1 g durante a cirurgia com duração de 2 h ou mais; 500 mg a 1 g a cada 6 a 8 h, até 24 h após a cirurgia. É importante que a dose pré-operatória seja administrada exatamente (30 a 60 min) antes do início da cirurgia de tal modo que haja níveis adequados de cefazolina no sangue e nos tecidos no momento da incisão cirúrgica inicial. Em cirurgias nas quais a ocorrência de uma infecção pode ser particularmente devastadora (p. ex., cirurgia cardíaca a céu aberto ou artroplastia prostética), a administração profilática da cefazolina deve ser continuada por 3 a 5 dias após o término da cirurgia
	   ○ Limite de dose para adultos: 6 g por dia, embora em raras ocasiões doses de até 12 g por dia tenham sido utilizadas

Absorção	• Não é absorvida pelo tubo GI visto que é administrada por via parenteral
Início da ação	• IV: imediata
Duração da ação	• IV: em torno de 12 h
Metabolismo	• Não é metabolizada
Eliminação	• Excretada basicamente sem alteração na urina por secreção tubular e filtração glomerular
Contraindicação	• Hipersensibilidade a antibióticos do grupo das cefalosporinas, penicilinas, derivados da penicilina e penicilamina
Interações medicamentosas	• Aminoglicosídios: aumento do risco de nefrotoxicidade • Cloranfenicol: não administrar junto porque interfere na atividade bactericida • Eritromicina: não administrar junto porque interfere na atividade bactericida • Furosemida: aumento do risco de nefrotoxicidade • Probenecida: inibe competitivamente a secreção tubular renal da cefazolina e resulta em níveis séricos mais elevados e mais prolongados • Tetraciclinas: não administrar junto porque interfere na atividade bactericida • Vancomicina: aumento do risco de nefrotoxicidade
Efeitos adversos	• Flebite e tromboflebite no local da injeção IV • Colite pseudomembranosa • Neutropenia, leucopenia • Síndrome de Stevens-Johnson • Reações de hipersensibilidade • Elevação dos níveis séricos de ALT, AST, fosfatase alcalina, bilirrubina, GGT e LDH
Alerta	• Classe B na gravidez • Incompatível com alentuzumabe, amicacina, amiodarona, ampicilina, ampicilina + sulbactam, azatioprina, bicarbonato de sódio, caspofungina, cloreto de cálcio, cefotaxima, clorpromazina, cisatracúrio, dantroleno, daunorrubicina, diazepam, difenidramina, dopamina, doxorrubicina, eritromicina, famotidina, gentuzumabe, gentamicina, gliconato de cálcio, haloperidol, hidralazina, idarrubicina, levofloxacino, mitoxantrona, fenitoína, prometazina, protamina, sulfato de magnésio, sulfametoxazol + trimetoprima, vancomicina, vinorelbina, tobramicina e NPT

IMPORTANTE

Após reconstituição, a cefazolina deve ser administrada por via IV.
Intravenosa direta: injeção direta durante 3 a 5 minutos.
Infusão intravenosa: diluir o produto previamente reconstituído com 50 a 100 mℓ de NaCl a 0,9% ou soro glicosado a 5%.
Outras soluções compatíveis:
- Glicose a 10%
- Glicose a 5% em Ringer lactato
- Glicose a 5% em NaCl a 0,9%
- Glicose a 5% em NaCl a 0,45%
- Glicose a 5% em NaCl a 0,2%
- Injeção de Ringer lactato
- Açúcar invertido a 5% ou a 10% em água para injetáveis
- Injeção de Ringer
- Bicarbonato de sódio a 5%
- Administração: infundir durante 30 a 60 min.

Apresentação comercial

- **Cefazolina® (Aurobindo)**, pó liofilizado para solução injetável, cada frasco-ampola contém 1,048 g de cefazolina sódica (equivalente a 1 g de cefazolina base), cartucho com 1 frasco-ampola acompanhado de 1 ampola de diluente 10 mℓ e cartucho com 50 frascos-ampola. *Administração intramuscular ou intravenosa. Uso adulto e pediátrico.* Contém 48,3 mg de sódio por grama

- **Cellozina® (Agila)**, pó liofilizado para solução injetável, cada frasco-ampola contém 1,0484 g de cefazolina sódica (equivalente a 1 g de cefazolina), embalagem 25 ou 50 frascos-ampola. *Exclusivamente para uso intravenoso. Uso adulto e pediátrico.* Contém 48,3 mg de sódio por grama

- **Fazolon® (Blau)**, pó liofilizado para solução injetável, cada frasco-ampola contém 1.048,4 mg de cefazolina sódica (equivalente a 1.000 mg de cefazolina), embalagem contendo 20 frascos-ampola + 20 ampolas de diluente de 10 mℓ ou embalagem com 20, 50 ou 100 frascos-ampola. *Administração intramuscular ou intravenosa. Uso adulto e pediátrico*

- **Kefazol® (ABL)**, pó liofilizado para solução injetável, cada frasco-ampola contém cefazolina sódica equivalente a 500 mg de cefazolina + ampola de diluente contendo 2 mℓ de solução de lidocaína a 0,5%; embalagem com 1 frasco-ampola + ampola de diluente. *Administração intramuscular ou intravenosa. Uso adulto e pediátrico. Contém 48,3 mg de sódio por grama.*

Cefalexina

A cefalexina é um antibiótico semissintético do grupo das cefalosporinas para administração oral. A cefalexina apresenta o núcleo dos demais antibióticos cefalosporínicos. A cefalexina é acidoestável, podendo ser administrada sem considerar as refeições.

Indicação	• Tratamento de sinusites bacterianas causadas por estreptococos, *S. pneumoniae* e *Staphylococcus aureus* (somente os estafilococos sensíveis à meticilina, MSSA) • Infecções das vias respiratórias causadas por *S. pneumoniae* e *S. pyogenes* (a penicilina é o antibiótico de escolha para o tratamento e a prevenção de infecções estreptocócicas, incluindo a profilaxia da febre reumática. A cefalexina é geralmente efetiva na erradicação de estreptococos da nasofaringe; contudo, ainda não há dados substanciais estabelecendo a efetividade da cefalexina na prevenção tanto da febre reumática quanto da endocardite bacteriana) • Otite média causada por *S. pneumoniae*, *H. influenzae*, estafilococos, estreptococos e *M. catarrhalis* • Infecções da pele e dos tecidos moles causadas por estafilococos e/ou estreptococos • Infecções ósseas causadas por estafilococos e/ou *P. mirabilis* • Infecções dos sistemas genital e urinário incluindo prostatite aguda, causadas por *E. coli*, *P. mirabilis* e *Klebsiella pneumoniae* • Infecções dentárias causadas por estafilococos e/ou estreptococos
Mecanismo de ação	• Inibição da síntese da parede celular das bactérias
Posologia	• Crianças: 25 a 50 mg/kg/dia divididos em 4 tomadas • Adultos: 250 mg a 1 g 6/6 h
Absorção	• É rapidamente absorvida após administração oral
Metabolismo	• Minimamente metabolizada no fígado
Eliminação	• A cefalexina é excretada virtualmente inalterada (80 a 100%) na urina por filtração glomerular e secreção tubular
Contraindicação	• Hipersensibilidade a cefalosporinas e penicilinas ou componentes da formulação
Interações medicamentosas	• Diuréticos de alça: aumenta o risco de nefrotoxicidade (recomenda-se monitorar a função renal) • Probenecida: eleva e prolonga os níveis plasmáticos das cefalosporinas
Efeitos adversos	• Colite pseudomembranosa • Reações de hipersensibilidade • Prurido anal e genital • Candidíase vaginal • Elevação moderada de AST e ALT
Alerta	• Classe B na gravidez

Apresentação comercial

- **Cefalexina monoidratada® 500 mg (ABL),** cada drágea contém 525,92 mg de cefalexina monoidratada (equivalente a 500 mg de cefalexina), embalagens com 8, 40 e 200 drágeas. *Administração via oral. Uso adulto*
- **Cefalexina monoidratada® 500 mg (ABL),** cada 1 mℓ contém 52,59 mg de cefalexina monoidratada (equivalente a 50 mg de cefalexina), embalagens com frasco de vidro contendo 60 mℓ e 100 mℓ de suspensão oral preparada + copo dosador (10 mℓ). *Administração via oral. Uso adulto e pediátrico*
- **Cefalexina monoidratada® 1 g (ABL),** cada drágea contém 1.051,84 mg de cefalexina monoidratada (equivalente a 1 g de cefalexina), embalagens com 8 e 40 drágeas. *Administração via oral. Uso adulto*
- **Cefalexina® (EMS),** pó para suspensão oral, cada 1 mℓ contém 50 mg de cefalexina (na forma monoidratada), embalagens contendo 1 frasco de vidro com 60 mℓ ou 100 mℓ de suspensão oral preparada + 1 copo-medida. *Administração via oral. Uso adulto e pediátrico*
- **Cefalexina® (Germed),** suspensão oral, cada 5 mℓ de suspensão reconstituída contém 250 mg de cefalexina (na forma monoidratada), embalagem contendo frasco com pó para preparação de 70 mℓ e 100 mℓ de suspensão oral, acompanhado de copo-medida de 10 mℓ e embalagem contendo 50 frascos com pó para preparação de 70 mℓ e 100 mℓ de suspensão oral, acompanhado de 50 copos-medida de 10 mℓ (embalagem hospitalar). *Administração via oral. Uso adulto e pediátrico*
- **Cefalexina® 1 g (Medley),** cada cápsula contém cefalexina monoidratada equivalente a 500 mg de cefalexina base, embalagens contendo 8 ou 10 cápsulas e embalagem fracionável contendo 40 cápsulas. *Uso adulto. Administração por uso oral*
- **Cefalexina® (Medley),** suspensão oral, cada 5 mℓ contém 265 mg de cefalexina monoidratada (equivalente a 250 mg de cefalexina base), embalagens contendo um frasco de 100 mℓ + 1 seringa dosadora. *Uso adulto. Administração por uso oral*
- **Cefalexina® (Medley),** suspensão oral, cada 5 mℓ contém 526 mg de cefalexina monoidratada (equivalente a 500 mg de cefalexina base), embalagens contendo um frasco de 100 mℓ + 1 seringa dosadora. *Uso adulto. Administração por uso oral*
- **Cefalexina® (Teuto),** pó para suspensão oral, cada 5 mℓ contém 263 mg de cefalexina monoidratada (equivalente a 250 mg de cefalexina),

embalagens contendo 1 e 50 frascos com 60 mℓ + 1 e 50 copos-medida, embalagens contendo 1 e 50 frascos com 100 mℓ + 1 e 50 copos-medida, embalagens contendo 1 e 50 frascos com 150 mℓ + 1 e 50 copos-medida. *Administração via oral. Uso adulto e pediátrico*
- **FURP-Cefalexina® (FURP),** cada cápsula contém 525,9 mg de cefalexina monoidratada (equivalente a 500 mg de cefalexina), embalagem com 8 e 200 cápsulas. *Administração via oral. Uso adulto e pediátrico*
- **Keflex® (Bagó),** suspensão oral, cada 1 mℓ contêm 108, 17 mg de cefalexina monoidratada (equivalente a 100 mg de cefalexina base), embalagem com frasco de vidro com 100 mℓ de suspensão oral preparada. *Administração via oral. Uso adulto e pediátrico*
- **Lexin® (Teuto),** pó para suspensão oral, cada 5 mℓ contém 263 mg de cefalexina monoidratada (equivalente a 250 mg de cefalexina), embalagens contendo 1 frasco com 100 mℓ após reconstituição + copo-medida. *Administração via oral. Uso adulto e pediátrico.*

Cefadroxila

Cefalosporina semissintética oral de primeira geração que exerce atividade antibactericida ao interferir nos estágios terminais da síntese da parede celular das bactérias (inativação de uma ou mais PBP e inibição da ligação cruzada da estrutura de peptidoglicanos).

Indicação	• Tratamento de sinusite, infecções das vias respiratórias, otite média, infecções da pele e dos tecidos moles, infecções ósseas, infecções urinárias, infecções genitais e infecções dentárias causadas por bactérias sensíveis à cefadroxila
Mecanismo de ação	• Inibição da síntese da parede celular das bactérias
Posologia	• Adultos: 1 a 2 g/dia, divididos em 2 tomadas a cada 12 h • Crianças: 25 a 50 mg/kg/dia, divididos em 2 tomadas a cada 12 h
Absorção	• Absorção rápida após administração oral, independente de refeição
Metabolismo	• Não é metabolizada
Eliminação	• Excretada basicamente sem alteração por filtração glomerular e secreção tubular renal
Contraindicação	• Hipersensibilidade a cefalosporinas ou a qualquer componente da formulação
Interações medicamentosas	• Etinil estradiol: redução dos efeitos contraceptivos • Furosemida: potencialização da nefrotoxicidade • Metformina: elevação das concentrações plasmáticas e dos efeitos adversos da metformina
Efeitos adversos	• Diarreia (reação mais frequente) • Dispepsia • Dor abdominal • Colite pseudomembranosa
Alerta	• Classe B na gravidez

Apresentação comercial

- **Cefadroxila® (Eurofarma),** cada cápsula contém 500 mg de cefadroxila (na forma monoidratada), embalagem com 8 cápsulas. *Administração via oral. Uso adulto*
- **Cefadroxila® (Eurofarma),** pó para suspensão oral, cada mℓ contém 50 mg de cefadroxila (na forma monoidratada), embalagem com 1 frasco com 100 mℓ acompanhado de seringa dosadora. *Administração via oral. Uso adulto e pediátrico. Contém sacarina*
- **Cefadroxila® (Eurofarma),** pó para suspensão oral, cada mℓ contém 100 mg de cefadroxila (na forma monoidratada), embalagem com 1 frasco com 100 mℓ acompanhado de seringa dosadora. *Administração via oral. Uso adulto e pediátrico. Contém sacarina*
- **Cefadroxila® (Medley),** cada cápsula contém 500 mg de cefadroxila, embalagem com 8 cápsulas. *Administração via oral. Uso adulto*
- **Cefamox® (Bristol-Myers Squibb),** cada cápsula gelatinosa contém 500 mg de cefadroxila monoidratada. (a cápsula gelatinosa é constituída por gelatina e dióxido de titânio), embalagens com 1 blíster contendo 8 cápsulas. *Administração via oral. Uso adulto e pediátrico*
- **Cefamox® (Bristol-Myers Squibb),** pó para suspensão oral, cada 5 mℓ contém 250 mg de cefadroxila monoidratada, embalagens com frascos para preparar 100 mℓ de suspensão oral, acompanhado de dosador oral. *Administração via oral. Uso adulto e pediátrico*
- **Cefamox® (Bristol-Myers Squibb),** pó para suspensão oral, cada 5 mℓ contém 500 mg de cefadroxila monoidratada, embalagens com frascos para preparar 100 mℓ de suspensão oral, acompanhado de dosador oral. *Administração via oral. Uso adulto e pediátrico*
- **Cefanaxil® (Teuto),** cada cápsula contém 524,766 mg de cefadroxila monoidratada (equivalente a 500 mg de cefadroxila), embalagem com 8, 200 e 500 cápsulas. *Administração via oral. Uso adulto e pediátrico*
- **Neocefadril® (Neo Química),** cada cápsula contém 500 mg de cefadroxila monoidratada, embalagem com 8 cápsulas. *Administração via oral. Uso adulto e pediátrico*
- **Neocefadril® (Neo Química),** pó para suspensão oral, cada 5 mℓ contém 500 mg de cefadroxila monoidratada, embalagens com frascos contendo 100 mℓ após reconstituição. *Administração via oral. Uso adulto e pediátrico.*

Cefalosporinas de segunda geração

Em comparação com as cefalosporinas de primeira geração, apresentam maior atividade contra *H. influenzae, Moraxella catarrhalis, Neisseria meningitidis, Neisseria gonorrhoeae* e, em determinadas circunstâncias, aumento da atividade *in vitro* contra algumas Enterobacteriaceae.

Fármacos disponíveis no Brasil: cefoxitina (cefamicina), cefuroxima, cefuroxima axetil e cefaclor.

Cefoxitina

A cefoxitina sódica é um antibiótico betalactâmico (cefamicina), obtido por modificação química da cefamicina C (antibiótico natural, produzido pelo *Streptomyces lactamdurans*, uma bactéria filamentosa). É um antibiótico bactericida semissintético, de amplo espectro, para administração parenteral. Esta classe de antibióticos betalactâmicos, as cefamicinas, é caracterizada por um radical 7-alfametoxi-betalactam. O grupo metoxila é responsável pela propriedade de resistência à degradação pelas betalactamases bacterianas (penicilinases e cefalosporinases). As cadeias laterais, ligadas por modificação química do núcleo da cefamina básica, determinam algumas das ações antimicrobianas específicas e outras propriedades.

A cefoxitina sódica apresenta amplo espectro de ação contra microrganismos patogênicos gram-positivos e gram-negativos, aeróbios e anaeróbios.

A eficácia clínica da cefoxitina se estende a muitas infecções causadas por microrganismos como *E. coli, Klebsiella, Proteus* indol-positivo (que incluem microrganismos agora chamados *Morganella morganii* e *Proteus vulgaris*), *Serratia marcescens, Providencia* (incluindo *P. rettgeri*) e o anaeróbio *Bacteroides fragilis*.

Há evidências clínicas e laboratoriais de alergenicidade cruzada parcial entre as cefamicinas e outros antibióticos betalactâmicos, penicilinas e cefalosporinas.

Indicação	• Peritonite e outras infecções intra-abdominais ou intrapélvicas • Infecções ginecológicas • Septicemia • Endocardite • Infecções urinárias • Infecções do sistema respiratório • Infecções de ossos e articulações • Infecções da pele e dos tecidos moles • A cefoxitina sódica é indicada para o tratamento das infecções mistas causadas por cepas sensíveis de bactérias aeróbias e anaeróbias. A maioria destas infecções mistas está associada à contaminação pela microbiota fecal, pela microbiota originária da vagina, da pele e da boca. Nessas infecções mistas, *Bacteroides fragilis* é o microrganismo mais encontrado e é, geralmente, resistente aos aminoglicosídios, às cefalosporinas e praticamente a todas as penicilinas. Entretanto, *Bacteroides fragilis* costuma ser sensível à cefoxitina sódica. Cefoxitina sódica é indicada como medida adjuvante ao tratamento cirúrgico de infecções, inclusive abscessos, infecções complicando perfurações de vísceras ocas, infecções cutâneas e infecções serosas, causadas por aeróbios, anaeróbios ou associações destes • Também é indicada para prevenção de infecções pós-operatórias em pacientes submetidos a procedimentos cirúrgicos contaminados, potencialmente contaminados ou nos quais a ocorrência de infecção pós-operatória teria repercussões significativas
Mecanismo de ação	• A cefoxitina sódica inibe a síntese da parede celular bacteriana e é bactericida. Sua estrutura molecular peculiar confere-lhe grau de resistência elevado às betalactamases, importante mecanismo de resistência bacteriana às penicilinas e às cefalosporinas
Posologia	• Adultos: 1 ou 2 g a cada 8 h (ajustar em caso de insuficiência renal)
Absorção	• Não é absorvida visto que é administrado por via parenteral
Início da ação	• IV: imediata
Metabolismo	• Apenas 2% de uma dose de cefoxitina é metabolizado
Eliminação	• Excretada basicamente sem alteração por filtração glomerular e secreção tubular renal
Contraindicação	• Hipersensibilidade a cefoxitina ou a outras cefalosporinas
Interações medicamentosas	• Aminoglicosídios: aumento do risco de nefrotoxicidade • Eritromicina: redução da atividade bactericida da cefoxitina • Furosemida: aumento do risco de nefrotoxicidade • Tetraciclinas: redução da atividade bactericida da cefoxitina • Vancomicina: aumento do risco de nefrotoxicidade
Efeitos adversos	• Hipotensão; tromboflebite; colite pseudomembranosa; insuficiência renal aguda; neutropenia transitória; trombocitopenia
Alerta	• Classe C na gravidez

Apresentação comercial

■ **Cefoxitina sódica® 1 g (Blau),** pó liofilizado para solução injetável, cada frasco-ampola contém 1.051 mg de cefoxitina sódica (equivalente a 1.000 mg de cefoxitina), embalagens contendo 1, 20, 50 ou 100 frascos-ampola e embalagens contendo 25 ou 40 frascos-ampola (embalagem fracionável). *Exclusivamente para uso intravenoso. Uso adulto e pediátrico.*

Cefaclor

Cefaclor é um antibiótico semissintético derivado da cefalexina. Trata-se de uma cefalosporina de segunda geração, bactericida, que age primariamente por interferência nos processos de síntese da parede bacteriana e por ativação de mecanismos autolíticos. Sua ação depende de ligação com enzimas envolvidas na síntese do componente peptidoglicano da parede celular. Diferentes cefalosporinas ligam-se a diferentes enzimas, com diferentes afinidades, desta forma parcialmente explicando as diferenças de atividades apresentadas pelos vários compostos.

Indicação	Tratamento das seguintes infecções causadas por cepas de microrganismos sensíveis a este antibiótico: • Otite média causada por *S. pneumoniae*, *H. influenzae*, estafilococos, *S. pyogenes* (beta-hemolíticos do grupo A) e *M. catarrhalis* • Infecções das vias respiratórias inferiores, incluindo pneumonia, causadas por *S. pneumoniae*, *H. influenzae*, *S. pyogenes* (beta-hemolíticos do grupo A) e *M. catarrhalis* • Infecções das vias respiratórias superiores, incluindo faringite e amigdalite, causadas por *S. pyogenes* (beta-hemolíticos do grupo A) e *M. catarrhalis* • Infecções urinárias, incluindo pielonefrite e cistite, causadas por *E. coli*, *P. mirabilis*, *Klebsiella* sp. e estafilococos coagulase-negativos (obs.: o cefaclor é efetivo em infecções agudas e crônicas do sistema urinário) • Infecções da pele e dos anexos causadas por *S. aureus* e *S. pyogenes* (beta-hemolíticos do grupo A) • Sinusite • Uretrite gonocócica
Mecanismo de ação	• Cefaclor, como as penicilinas, liga-se a PBPs específicas localizadas na parede celular bacteriana e inibe o terceiro e último estágio da síntese da mesma. A lise celular é mediada então por enzimas autolíticas da parede celular bacteriana
Posologia	• O cefaclor (suspensão oral) deve ser administrado uma hora antes ou duas horas após as refeições • Adultos: a posologia habitual é de 250 mg VO 8/8 h. Para o tratamento de uretrite gonocócica aguda, em homens e mulheres, é administrada uma dose única de 3 g VO combinada com 1 g de probenecida. Para sinusite, recomenda-se uma posologia de 250 mg VO 8/8 h, por 10 dias. Em infecções mais graves (p. ex., pneumonia) ou aquelas causadas por microrganismos menos sensíveis, as doses podem ser dobradas, ou seja, 500 mg a cada 8 horas • Crianças: a posologia habitual diária recomendada é de 20 mg/kg/dia em doses divididas a cada 8 horas
Absorção	• É bem absorvido pelo sistema digestório após administração oral a pacientes em jejum • A absorção total é igual independentemente de ser administrado com ou sem alimentos; contudo, quando é ingerido com alimentos, a concentração sérica máxima alcançada é de 50 a 75% da observada quando o cefaclor é administrado a pacientes em jejum e, geralmente, é mensurável após 45 a 60 min
Metabolismo	• Não é metabolizado
Eliminação	• Excretado basicamente sem alteração por filtração glomerular e secreção tubular renal
Contraindicação	• Hipersensibilidade a cefaclor ou a outras cefalosporinas
Interações medicamentosas	• Aminoglicosídios: aumento do risco de nefrotoxicidade • Furosemida: aumento do risco de nefrotoxicidade • Probenecida: inibe competitivamente a secreção tubular do cefaclor
Efeitos adversos	• *Comuns* (1 a 10%): doença do soro, candidíase vaginal
Alerta	• Classe B na gravidez

Apresentação comercial

- **Ceclor® (EMS Sigma Pharma),** suspensão oral, cada 5 mℓ contém 262,241 mg de cefaclor monoidratado (equivalente a 250 mg de cefaclor), embalagens contendo 80, 100, 120 ou 150 mℓ + seringa plástica dosadora + colher dosadora. *Administração via oral. Uso adulto e pediátrico (acima de 1 mês de idade)*
- **Ceclor® (EMS Sigma Pharma),** suspensão oral, cada 5 mℓ contém 393,362 mg de cefaclor monoidratado (equivalente a 375 mg de cefaclor), embalagens contendo 80, 100, 120 ou 150 mℓ + seringa plástica dosadora + colher dosadora. *Administração via oral. Uso adulto e pediátrico (acima de 1 mês de idade)*
- **Ceclor BD® (EMS Sigma Pharma),** cada comprimido revestido de liberação prolongada contém 500 mg de cefaclor (na forma monoidratada), caixa com 10 comprimidos revestidos. *Administração via oral. Uso adulto e pediátrico*
- **Ceclor BD® (EMS Sigma Pharma),** cada comprimido revestido de liberação prolongada contém 750 mg de cefaclor (na forma monoidratada), caixa com 10 e 14 comprimidos revestidos. *Administração via oral. Uso adulto e pediátrico*
- **Ceclor BD® (EMS Sigma Pharma),** suspensão oral, cada 5 mℓ contém 375 mg de cefaclor (na forma monoidratada), embalagem com 1 frasco contendo 100 mℓ de suspensão oral já preparada. *Administração via oral. Uso adulto e pediátrico. Contém sacarose*
- **Cefaclor® (Germed),** suspensão oral, cada 5 mℓ contém 262,241 mg de cefaclor monoidratado (equivalente a 250 mg de cefaclor), embalagens contendo 80, 100, 120 ou 150 mℓ + seringa plástica dosadora + colher dosadora. *Administração via oral. Uso adulto e pediátrico (acima de 1 mês de idade)*
- **Cefaclor® (Germed),** suspensão oral, cada 5 mℓ contém 393,362 mg de cefaclor monoidratado (equivalente a 375 mg de cefaclor), embalagens contendo 50, 80, 100, 120 ou 150 mℓ + seringa plástica dosadora + colher dosadora. *Administração via oral. Uso adulto e pediátrico (acima de 1 mês de idade)*
- **Cefaclor® (Medley),** suspensão oral, cada 5 mℓ contém 262 mg de cefaclor monoidratado (equivalente a 250 mg de cefaclor), embalagens contendo 80 mℓ + seringa plástica dosadora. *Administração via oral. Uso adulto e pediátrico (acima de 1 mês de idade)*
- **Cefaclor® (Medley),** suspensão oral, cada 5 mℓ contém 393 mg de cefaclor monoidratado (equivalente a 375 mg de cefaclor), embalagens contendo 80 mℓ + seringa plástica dosadora. *Administração via oral. Uso adulto e pediátrico (acima de 1 mês de idade)*

Cefuroxima

A cefuroxima é um antibiótico betalactâmico, mais especificamente, uma cefalosporina de segunda geração.

A cefuroxima não é metabolizada e é excretada pelos túbulos renais e por filtração glomerular. Concentrações superiores aos níveis inibitórios mínimos para patógenos comuns podem ser atingidas nos ossos, no líquido sinovial e no humor aquoso.

A cefuroxima atravessa a barreira hematencefálica quando as meninges estão inflamadas. Os níveis séricos de cefuroxima podem ser reduzidos por diálise.

A cefuroxima é ativa contra microrganismos gram-positivos aeróbios (*Staphylococcus aureus*, *Streptococcus pneumoniae*, *Streptococcus pyogenes*, *Bordetella pertussis*), gram-negativos aeróbios (*Escherichia coli*, *Haemophilus influenzae*, inclusive as estirpes produtoras de betalactamase), *Haemophilus parainfluenzae*, *Klebsiella pneumoniae*, *Moraxella catarrhalis*, inclusive estirpes produtoras de betalactamase, *Neisseria gonorrhoeae*, inclusive estirpes produtoras de betalactamase), anaeróbios (cocos gram-negativos e gram-positivos, inclusive espécies de *Peptococcus* e *Peptostreptococcus*; bacilos gram-positivos, inclusive muitas espécies de *Clostridium* e bacilos gram-negativos, inclusive espécies de *Bacteroides* e *Fusobacterium*), *Propionibacterium* spp.) e espiroquetas (*Borrelia burgdorferi*).

Indicação	• Infecções respiratórias, como bronquite (aguda e crônica), alargamento ou distorção dos brônquios, pneumonia bacteriana, infecção pulmonar com formação de cavidade e infecções pós-operatórias do tórax • Infecções da orelha, do nariz e da garganta, como sinusite, tonsilite, faringite e otite média • Infecções urinárias agudas e crônicas • Infecções de tecidos moles, como celulite • Infecção cutânea e de feridas causada por bactérias • Infecções ósseas e articulares • Infecções ginecológicas, infecções obstétricas e doença inflamatória pélvica • Gonorreia, sobretudo quando a penicilina não é adequada • Outras infecções, incluindo sepse, meningite e peritonite • Prevenção contra infecção nas cirurgias abdominal, pélvica, ortopédica, cardíaca, pulmonar, esofágica e vascular, nas quais existe elevado risco de infecção
Mecanismo de ação	• As cefalosporinas têm mecanismo de ação das penicilinas – interferem na síntese de peptidoglicanos da parede celular bacteriana ao inibir a transpeptidação final que é crucial para as ligações cruzadas. Esse efeito é bactericida

Posologia	• Adultos: muitas infecções respondem ao tratamento com 750 mg de cefuroxima 3 vezes/dia, IM ou IV. Para infecções mais graves, a dose pode ser elevada para 1,5 g, 3 vezes/dia IV. A frequência das injeções IM ou IV pode ser aumentada, se necessário, para 4 administrações diárias (a cada 6 horas), somando doses diárias totais de 3 g a 6 g
	  ○ Meningite: 3 g IV de 8 em 8 h
	  ○ Gonorreia: administrar uma dose única de 1,5 g, em duas injeções IM de 750 mg em locais de aplicação diferentes, como, por exemplo, em cada nádega
	• Lactentes e crianças: 30 a 100 mg/kg/dia, divididos em 3 ou 4 doses. A dose de 60 mg/kg/dia é geralmente satisfatória para a maioria das infecções
	  ○ Meningite: 150 a 250 mg/kg/dia IV divididos em 3 ou 4 doses
	• Recém-nascidos: 30 a 100 mg/kg/dia divididos em 2 ou 3 doses. Nas primeiras semanas de vida, a meia-vida sérica da cefuroxima pode ser 3 a 5 vezes a observada no adulto
	  ○ Meningite: 100 mg/kg/dia IV

Absorção	• Níveis séricos máximos de cefuroxima são atingidos 30 a 45 min após a administração intramuscular. A administração concomitante de probenecida produz um pico sérico elevado e prolonga a excreção do antibiótico
Metabolismo	• Parcialmente metabolizada no fígado
Eliminação	• A recuperação da substância inalterada na urina é praticamente completa (85 a 90%) nas primeiras 24 h após a administração, sendo a maior parte eliminada nas primeiras 6 h
Contraindicação	• Hipersensibilidade a antibióticos cefalosporínicos
Interações medicamentosas	• Aminoglicosídios: aumento do risco de nefrotoxicidade • Furosemida: aumento do risco de nefrotoxicidade • Probenecida: elevação e prolongamento das concentrações séricas da cefuroxima
Efeitos adversos	• *Comuns* (>1/100 e < 1/10): neutropenia, eosinofilia; aumento transitório das enzimas hepáticas; reações no local da injeção, que podem incluir dor e tromboflebite
Alerta	• Classe B na gravidez • Incompatibilidade com amicacina, azitromicina, ciprofloxacino, doxapram, filgrastim, protamina, fluconazol, gentamicina, vinorelbina, cisatracúrio, midazolam, vancomicina, estreptomicina, tobramicina e vinorelbina

> **IMPORTANTE**
>
> A cefuroxima sódica não deve ser misturada a antibióticos aminoglicosídios na mesma seringa.

> **IMPORTANTE**
>
> Axetilcefuroxima é um éster de cefuroxima que é bem absorvido via oral e depois hidrolisado a forma ativa cefuroxima.
>
> Tem sabor extremamente amargo e desagradável, podendo ser mascarado pela dispersão do comprimido em suco de frutas ou leite flavorizado. Permanece estável em suco de maçã durante 24 h e durante pelo menos 2 h em suco de laranja, suco de uva ou leite achocolatado (St Claire R.L., Caudill W.L. The stability of cefuroxime axetil in beverages (letter). *Am J Hosp Pharm* 1989; 46(2):256).

> **IMPORTANTE**
>
> A cefuroxima sódica se mantém por 24 h em temperatura ambiente em:
> - Cloreto de sódio 0,9%
> - Glicose a 5%
> - Cloreto de sódio 0,18% + glicose 4%
> - Glicose a 5% e cloreto de sódio 0,9%
> - Glicose a 5% e cloreto de sódio 0,45%
> - Glicose a 5% e cloreto de sódio 0,225%
> - Glicose a 10%
> - Açúcar invertido a 10% em água para injeção
> - Solução de Ringer
> - Solução de Ringer com lactato
> - Lactato de sódio
> - Solução de Hartmann (solução de lactato de sódio composto).

Apresentação comercial

- **Cefuroxima sódica® (Aurobindo),** pó para solução injetável, cada frasco-ampola contém 789 mg de cefuroxima sódica (equivalente a 750 mg de cefuroxima base), cartucho com 1 frasco-ampola acompanhado de 1 ampola de diluente de 6,0 mℓ, cartucho com 25 frascos-ampola e cartucho com 50 frascos-ampola. *Administração intramuscular ou intravenosa. Uso adulto e pediátrico. Cada frasco-ampola contém 41 mg de sódio (1,783 mEq)*
- **Keroxime® (ABL),** pó para solução injetável, cada frasco-ampola de cefuroxima sódica contém 789 mg de cefuroxima sódica (equivalente a 750 mg de cefuroxima sódica), embalagens contendo 50 frascos-ampola. *Administração intramuscular ou intravenosa. Uso adulto e pediátrico. Cada frasco-ampola contém aproximadamente 42 mg de sódio (1,8 mEq)*
- **Monocef® (Instituto BioChimico),** pó para solução injetável, cada frasco-ampola de cefuroxima sódica contém 750 mg de cefuroxima (como sal sódico), embalagens contendo 50 frascos-ampola sem diluente. *Administração intramuscular ou intravenosa. Uso adulto e pediátrico. Cada frasco-ampola contém 42 mg de sódio (1,8 mEq)*
- **Zinacef® (GlaxoSmithKline),** pó para solução injetável, cada frasco-ampola de cefuroxima sódica contém 789 mg de cefuroxima sódica (equivalente a 750 mg de cefuroxima base), cartucho com 1 frasco-ampola acompanhado de 1 ampola de diluente (água bidestilada) de 6,0 mℓ. *Administração intramuscular ou intravenosa. Uso adulto e pediátrico. Cada frasco-ampola contém 42 mg de sódio (1,8 mEq)*
- **Axetilcefuroxima**
  - **Axetilcefuroxima® (Nova Química),** suspensão oral, cada 5 mℓ contém 300 mg de axetilcefuroxima (equivalente a 250 mg de cefuroxima), embalagens com frascos de 50 mℓ e 70 mℓ. *Administração via oral. Uso adulto e pediátrico (a partir de 3 meses)*
  - **Axetilcefuroxima® (Ranbaxy),** cada comprimido revestido contém 301 mg de axetilcefuroxima (equivalente a 250 mg de cefuroxima), embalagens com 10 comprimidos revestidos. *Administração via oral. Uso adulto e pediátrico (a partir de 3 meses)*
  - **Axetilcefuroxima® (Ranbaxy),** cada comprimido revestido contêm 602 mg de axetilcefuroxima (equivalente a 500 mg de cefuroxima), embalagens com 10 comprimidos revestidos. *Administração via oral. Uso adulto e pediátrico (a partir de 3 meses)*
  - **Axetilcefuroxima® (Sandoz),** cada comprimido contém 300,72 mg de axetilcefuroxima (equivalente a 250 mg de cefuroxima), embalagens com 10 comprimidos revestidos. *Administração via oral. Uso adulto e pediátrico (a partir de 3 meses)*
  - **Axetilcefuroxima® (Ranbaxy),** cada comprimido contêm 601,44 mg de axetilcefuroxima (equivalente a 500 mg de cefuroxima), embalagens com 10 comprimidos revestidos. *Administração via oral. Uso adulto e pediátrico (a partir de 3 meses)*
  - **Zinnat® (GlaxoSmithKline),** pó para suspensão oral, cada dose de 5 mℓ contêm 300 mg de axetilcefuroxima (equivalente a 250 mg de cefuroxima), frascos de 50 mℓ e 70 mℓ, acompanhado de copo dosador e seringa dosadora. *Uso adulto e pediátrico (a partir de 3 meses). Administração via oral*
  - **Zinnat® (GlaxoSmithKline),** cada sachê contém 300 mg de axetilcefuroxima (equivalente a 250 mg de cefuroxima), embalagens contendo sachês de 250 mg, com 14 ou 20 unidades ou embalagem hospitalar contendo 100 unidades. *Uso adulto e pediátrico (a partir de 3 meses). Administração via oral.*

Cefalosporinas de terceira geração

São mais potentes contra bacilos gram-negativos facultativos e têm atividade microbiana superior contra *S. pneumoniae*, *S. pyogenes* e outros estreptococos. No Brasil só estão disponíveis ceftriaxona, cefotaxima e ceftazidima.

Cefotaxima

Trata-se de um antibiótico cefalosporínico 2-aminotiazolil de terceira geração para uso parenteral. De modo geral, é ativo tanto *in vitro* quanto em infecções clínicas contra os seguintes microrganismos:

- *Aeromonas hydrophila*
- *Bacillus subtilis*
- *Bordetella pertussis*
- *Borrelia burgdorferi*
- *Moraxella (Branhamella) catarrhalis*
- *Clostridium perfringens*
- *Corynebacterium diphtheriae*
- *Escherichia coli*
- *Erysipelothix insidiosa*
- *Eubacterium*
- *Haemophilus*, estirpes produtoras de penicilinase incluindo ampi-R
- *Klebsiella pneumoniae*
- *Klebsiella oxytoca*
- *Staphylococcus* sensíveis à meticilina, incluindo cepas produtoras e não produtoras de penicilinases
- *Morganella morganii*
- *Neisseria gonorrhoeae*, incluindo cepas produtoras e não produtoras de penicilinases
- *Neisseria meningitidis*
- *Propionibacterium*
- *Proteus mirabilis*, *Proteus vulgaris*
- *Providencia*
- *Streptococcus pneumoniae*
- *Salmonella*
- *Shiguella*
- *Streptococcus* spp.
- *Veillonella*.

Indicação	• Tratamento de infecções causadas por microrganismos sensíveis à cefotaxima sódica
Mecanismo de ação	• A atividade bactericida da cefotaxima sódica resulta da inibição da síntese da parede celular. A cefotaxima sódica exibe estabilidade significativa na presença de betalactamases, tanto penicilinases como cefalosporinases, de bactérias gram-negativas e gram-positivas. A cefotaxima sódica é comprovadamente um potente inibidor de betalactamases produzidas por algumas bactérias gram-negativas
Posologia	• Adultos: 1 g IV ou IM 12/12 h • Recém-nascidos: 50 mg/kg/dia IV 12/12 h • Lactentes e crianças até 12 anos (< 50 kg): 50 mg/kg/dia a intervalos de 6 a 12 h • Observação: se a depuração de creatinina for menor que 10 mℓ/min, a dose de manutenção deve ser reduzida para a metade da normal. A dose inicial depende da suscetibilidade do patógeno e da severidade da infecção
Absorção	• Não é absorvida pelo tubo GI, visto que é administrada por via parenteral
Início da ação	• IV/IM: imediata
Metabolismo	• Metabolizada parcialmente a um metabólito ativo, desacetilcefotaxima
Eliminação	• Primariamente na urina por secreção tubular renal (cerca de 25% são excretados na urina como metabólito ativo). A hemodiálise remove a cefotaxima e seus metabólitos
Contraindicação	• Hipersensibilidade a cefalosporinas e penicilinas • Observação: nas formulações farmacêuticas contendo lidocaína a cefotaxima sódica não deve ser usada nos casos de alergia à lidocaína ou outros anestésicos locais do tipo amida, insuficiência cardíaca grave, crianças com menos de 30 meses e IV • Atenção: usar com cautela em lactantes e pacientes com insuficiência renal
Interações medicamentosas	• Aminoglicosídios: aumento do risco de nefrotoxicidade • Furosemida: aumento do risco de nefrotoxicidade
Efeitos adversos	• Elevação dos níveis séricos de ALT, AST, GGT, LDH, fosfatase alcalina e bilirrubina • Eosinofilia
Alerta	• Classe B na gravidez • Incompatibilidade com alopurinol, aminofilina, amicacina, azitromicina, bicarbonato de sódio, filgrastim, fluconazol, difenidramina, doxapram, fenobarbital, gentamicina, gencitabina, fenitoína e vancomicina

Apresentação comercial

- **Cefotaxima sódica® (Ariston)**, pó liófilo injetável, cada frasco-ampola contém 1.048 mg de cefotaxima sódica (equivalente a 1 g de cefotaxima base), embalagens com cartucho com 1 frasco-ampola acompanhado de 1 ampola de diluente de 5 mℓ. *Administração intramuscular/intravenosa. Uso adulto e pediátrico*
- **Cefotaxima sódica® (Aurobindo)**, pó liófilo injetável, cada frasco-ampola contém 1.048 mg de cefotaxima sódica (equivalente a 1 g de cefotaxima base), embalagens com cartucho com 1 frasco-ampola acompanhado de 1 ampola de diluente de 5 mℓ, cartucho com 1 frasco-ampola acompanhado de 1 ampola de diluente de 10 mℓ, cartucho com 50 frascos-ampola. *Administração intramuscular/intravenosa. Uso adulto e pediátrico (acima de 30 meses de idade)*
- **Cefotaxima sódica® (Sanofi-Aventis)**, pó liófilo injetável, cada frasco-ampola contém 1.048 mg de cefotaxima sódica (equivalente a 1 g de cefotaxima base), embalagens com cartucho com 1 frasco-ampola acompanhado de 1 ampola de diluente de 4 mℓ. *Administração intramuscular/intravenosa. Uso adulto e pediátrico*
- **Cetazima® 500 mg (Novafarma)**, pó liófilo injetável, cada frasco-ampola contém 524 mg de cefotaxima sódica (equivalente a 500 mg de cefotaxima base), caixa com 50 frascos-ampola de vidro incolor. *Administração intramuscular/intravenosa. Uso adulto e pediátrico (acima de 30 meses de idade)*
- **Cetazima® 1 g (Novafarma)**, pó liófilo injetável, cada frasco-ampola contém 1.048 mg de cefotaxima sódica (equivalente a 1 g de cefotaxima base), caixa com 50 frascos-ampola de vidro incolor. *Administração intramuscular/intravenosa. Uso adulto e pediátrico (acima de 30 meses de idade)*
- **Claforan® 1 g (Sanofi-Aventis)**, pó liófilo injetável, cada frasco-ampola contém 1.048 mg de cefotaxima sódica (equivalente a 1.000 mg de cefotaxima), embalagem com 1 frasco-ampola + ampola diluente (4 mℓ de água para injeção). *Administração por via intravenosa, intramuscular ou intra-arterial. Uso adulto e pediátrico*
- **Clafordil® (Blau)**, pó liófilo injetável, cada frasco-ampola contém 1.048,3 mg de cefotaxima sódica (equivalente a 1.000 mg de cefotaxima), embalagem com 20, 50 ou 100 frascos-ampola + ampolas diluentes (5 mℓ de água para injeção). *Administração por via intravenosa, intramuscular ou intra-arterial. Uso adulto e pediátrico.*

Ceftriaxona

Trata-se de uma cefalosporina de terceira geração/cefamicina, antibiótico betalactâmico, estável contra a hidrólise por vários tipos de betalactamases, inclusive penicilinases, cefalosporinases e betalactamases de espectro estendido.

Indicação	• Sepse • Meningite • Borreliose de Lyme disseminada (estágios iniciais e tardios da doença) (doença de Lyme) • Infecções intra-abdominais (peritonites, infecções do sistema digestório) • Infecções ósseas, articulares, tecidos moles, pele e feridas • Infecções em pacientes imunocomprometidos • Infecções do sistema urinário • Infecções do sistema respiratório, sobretudo pneumonia e infecções otorrinolaringológicas • Infecções genitais, inclusive gonorreia • Profilaxia peroperatória de infecções
Mecanismo de ação	• Inibição da síntese da parede celular
Posologia	• Adultos e crianças > 12 anos: a dose usual é de 1 a 2 g em dose única diária. Em casos graves ou em infecções causadas por patógenos moderadamente sensíveis, a dose pode ser elevada para 4 g, 1 vez/dia. Recém-nascidos (abaixo de 14 dias): dose única diária de 20 a 50 mg/kg. *Não ultrapassar 50 mg/kg* • Para crianças ≥ 50 kg: usar a posologia de adultos. Observação: doses IV maiores ou iguais a 50 mg/kg de peso corporal, em lactentes e crianças com até 12 anos de idade, devem ser administradas por períodos de infusão iguais ou superiores a 30 min • Recém-nascidos, lactentes e crianças (15 dias até 12 anos): dose única diária de 20 a 80 mg/kg • Em neonatos, doses IV devem ser administradas durante 60 min para reduzir o risco potencial de encefalopatia bilirrubínica • Idosos: as doses para adultos não precisam ser alteradas desde que o paciente não apresente insuficiência renal e hepática graves • Duração do tratamento: o tempo de tratamento varia de acordo com a evolução da doença. Como se recomenda na antibioticoterapia em geral, a administração de ceftriaxona deve ser mantida durante um período mínimo de 48 a 72 h após o desaparecimento da febre ou após obterem-se evidências de erradicação da bactéria
Metabolismo	• A ceftriaxona não é metabolizada sistemicamente, mas convertida a metabólitos microbiologicamente inativos pela flora intestinal
Eliminação	• Em adultos, cerca de 50 a 60% de ceftriaxona é excretada sob a forma inalterada na urina, enquanto 40 a 50% são excretados sob a forma inalterada na bile. A meia-vida de eliminação em adultos sadios é de, aproximadamente, 8 h
Contraindicação	• Hipersensibilidade à ceftriaxona, a qualquer um dos excipientes da formulação ou a qualquer outro cefalosporínico • Observação: pacientes com histórico de reações de hipersensibilidade à penicilina e outros agentes betalactâmicos correm maior risco de hipersensibilidade à ceftriaxona • Contraindicações à lidocaína devem ser excluídas antes da administração de injeções IM de ceftriaxona, nas quais a solução de lidocaína deve ser utilizada como solvente
Interações medicamentosas	• Cloreto de cálcio: a coadministração de ceftriaxona com soluções contendo cálcio, mesmo por acessos diferentes, provoca precipitação da ceftriaxona
Efeitos adversos	• *Comuns* (> 1/100 e < 10): eosinofilia, leucopenia, eliminação de fezes pastosas, elevação dos níveis séricos das enzimas hepáticas e erupção cutânea

(continua)

Ceftriaxona (continuação)

Alerta
- Classe B na gravidez
- Incompatibilidade com ácido ascórbico, aminofilina, aztreonam, benzilpenicilina potássica, cefalosporinas, filgrastim, azitromicina, fluconazol, caspofungina, clindamicina, gentamicina, gliconato de cálcio, metronidazol, Ringer lactato, vancomicina, vinorelbina, NPT e soluções contendo cálcio
- Soluções de ceftriaxona que contêm lidocaína **nunca** devem ser administradas por via intravenosa
- Ceftriaxona é contraindicada para prematuros com idade pós-menstrual (idade gestacional + idade cronológica) de até 41 semanas. Também é contraindicada para recém-nascidos (≤ 28 dias) caso precisem (ou possam precisar) de tratamento com soluções IV que contenham cálcio, incluindo infusão de cálcio contínua como a nutrição parenteral, devido ao risco de precipitação de ceftriaxona cálcica

IMPORTANTE

É crucial não misturar nem administrar a ceftriaxona com soluções contendo cálcio (p. ex., lactato de Ringer, nutrição parenteral contendo cálcio) por equipo em Y devido à precipitação de ceftriaxona-cálcio.

Atenção: há relatos de reações fatais por causa desses precipitados nos pulmões e nos rins em recém-nascidos e lactentes mesmo quando administrados por equipos distintos.

Apresentação comercial

- **Ceftriaxona sódica® (Aurobindo)**, pó para solução injetável intravenosa, cada frasco-ampola contém 1,193 g de ceftriaxona sódica (equivalente a 1 g de ceftriaxona), caixa com 1 frasco-ampola acompanhado de 1 ampola de diluente com 10 mℓ (água para injeção), caixa com 25 frascos-ampola acompanhado de 25 ampolas de diluente com 10 mℓ (água para injeção), caixa com 50 frascos-ampola. *Administração por via intravenosa. Uso adulto e pediátrico. Contém aproximadamente 83 mg (3,6 mEq) de sódio por grama de ceftriaxona*
- **Rocefin® 500 mg (Roche)**, pó para solução injetável intramuscular, cada frasco-ampola contém, respectivamente, 500 mg de ceftriaxona sob a forma de sal dissódico. Diluente: cada 1 mℓ de solvente para injeção intramuscular contém 10,66 mg de cloridrato de lidocaína, equivalente a 10 mg de cloridrato de lidocaína anidra. Caixa com 1 frasco-ampola que contém pó estéril equivalente a 500 mg de ceftriaxona acompanhado de ampola de diluente com 2 mℓ para aplicação intramuscular. *Administração intramuscular. Uso adulto e pediátrico. Contém aproximadamente 83 mg (3,6 mEq) de sódio por grama de ceftriaxona*
- **Rocefin® 1 g (Roche)**, pó para solução injetável intramuscular, cada frasco-ampola contém, respectivamente, 1.000 mg de ceftriaxona sob a forma de sal dissódico. Diluente: cada 1 mℓ de solvente para injeção intramuscular contém 10,66 mg de cloridrato de lidocaína, equivalente a 10 mg de cloridrato de lidocaína anidra. Caixa com 1 frasco-ampola que contém pó estéril equivalente a 1.000 mg de ceftriaxona acompanhado de ampola de diluente com 3,5 mℓ para aplicação intramuscular. *Administração intramuscular. Uso adulto e pediátrico. Contém aproximadamente 83 mg (3,6 mEq) de sódio por grama de ceftriaxona*
- **Rocefin® 500 mg (Roche)**, pó para solução injetável intravenosa, cada frasco-ampola contém, respectivamente, 500 mg de ceftriaxona sob a forma de sal dissódico. Cada ampola de diluente contém 5 mℓ de água para injeção. Caixa com 1 frasco-ampola que contém pó estéril equivalente a 500 mg de ceftriaxona acompanhado de ampola de diluente com 5 mℓ. *Administração por via intravenosa. Uso adulto e pediátrico. Contém aproximadamente 83 mg (3,6 mEq) de sódio por grama de ceftriaxona*
- **Rocefin® 1 g (Roche)**, pó para solução injetável intravenosa, cada frasco-ampola contém, respectivamente, 1 g de ceftriaxona sob a forma de sal dissódico. Cada ampola de diluente contém 10 mℓ de água para injeção. Caixa com 1 frasco-ampola que contém pó estéril equivalente a 1 G de ceftriaxona acompanhado de ampola de diluente com 10 mℓ. *Administração por via intravenosa. Uso adulto e pediátrico. Contém aproximadamente 83 mg (3,6 mEq) de sódio por grama de ceftriaxona*
- **Triaxin® 500 mg (Eurofarma)**, pó para solução injetável para administração intramuscular, cada frasco-ampola contém 596,66 mg de ceftriaxona sódica monoidratada (equivalente a 500 mg de ceftriaxona base), embalagens com 1 frasco-ampola e 1 ampola de solução diluente (lidocaína 1%) com 2 mℓ. *Administração intramuscular. Uso adulto e pediátrico*
- **Triaxin® 1 g (Eurofarma)**, pó para solução injetável para administração intramuscular, cada frasco-ampola contém 1,93 g de ceftriaxona sódica monoidratada (equivalente a 1 g de ceftriaxona base), embalagens com 1 frasco-ampola e 1 ampola de solução diluente (lidocaína 1%) com 3,5 mℓ. *Administração intramuscular. Uso adulto e pediátrico*
- **Triaxon® 250 mg (Teuto)**, pó para solução injetável para administração intramuscular, cada frasco-ampola contém 298,556 mg de ceftriaxona dissódica estéril (equivalente a 250 mg de ceftriaxona), embalagens contendo 1 e 50 frascos-ampola + 1 e 50 ampolas de diluente com 2 mℓ. Cada mℓ da ampola de diluente contém 10,66 mg de cloridrato de lidocaína monoidratada (equivalente a 10 mg de cloridrato de lidocaína anidra). *Administração intramuscular. Uso adulto e pediátrico*
- **Triaxon® 500 mg (Teuto)**, pó para solução injetável para administração intramuscular, cada frasco-ampola contém 597,112 mg de ceftriaxona dissódica estéril (equivalente a 500 mg de ceftriaxona), embalagens contendo 1 e 50 frascos-ampola + 1 e 50 ampolas de diluente com 2 mℓ. Cada mℓ da ampola de diluente contém 10,66 mg de cloridrato de lidocaína monoidratada (equivalente a 10 mg de cloridrato de lidocaína anidra). *Administração intramuscular. Uso adulto e pediátrico*
- **Triaxon® 1 g (Teuto)**, pó para solução injetável para administração intramuscular, cada frasco-ampola contém 1,194224 de ceftriaxona dissódica estéril (equivalente a 1 g de ceftriaxona), embalagens contendo 1 e 50 frascos-ampola + 1 e 50 ampolas de diluente com 3,5 mℓ. Cada mℓ da ampola de diluente contém 10,66 mg de cloridrato de lidocaína monoidratada (equivalente a 10 mg de cloridrato de lidocaína anidra). *Administração intramuscular. Uso adulto e pediátrico*
- **Triaxon® 500 mg (Teuto)**, pó para solução injetável intravenosa, cada frasco-ampola contém 597,112 mg de ceftriaxona dissódica estéril (equivalente a 500 mg de ceftriaxona), embalagens contendo 1 e 50 frascos-ampola + 1 e 50 ampolas de diluente (água para injeção) com 5 mℓ. *Administração por via intravenosa. Uso adulto e pediátrico*
- **Triaxon® 1 g (Teuto)**, pó para solução injetável intravenosa, cada frasco-ampola contém 1,194224 de ceftriaxona dissódica estéril (equivalente a 1 g de ceftriaxona), embalagens contendo 1 e 50 frascos-ampola + 1 e 50 ampolas de diluente (água para injeção) com 10 mℓ. *Administração por via intravenosa. Uso adulto e pediátrico*

Ceftazidima

A ceftazidima é um antibiótico cefalosporínico bactericida, inibidor da síntese da parede celular bacteriana e resistente à maioria das betalactamases produzidas por microrganismos gram-positivos e gram-negativos e, portanto, ativo contra muitas cepas resistentes à ampicilina e à cefalotina. A ceftazidima é dotada de elevada atividade intrínseca *in vitro*, com estreita faixa de concentração inibitória mínima (CIM) para a maioria dos gêneros e mudanças mínimas na CIM em níveis variados de inóculos. *In vitro*, a atividade da ceftazidima e dos aminoglicosídios em combinação é aditiva. Há evidências de sinergismo em algumas cepas.

A atividade *in vitro* da ceftazidima estende-se aos seguintes microrganismos: gram-negativos: *Pseudomonas aeruginosa*, *Pseudomonas* sp. (incluindo *P. pseudomallei*), *Klebsiella* sp. (incluindo *Klebsiella pneumoniae*), *Proteus mirabilis*, *Proteus vulgaris*, *Morganella morganii* (*Proteus morganii*), *Proteus rettgeri*, *Providencia* sp., *Escherichia coli*, *Enterobacter* sp., *Citrobacter* sp., *Serratia* sp., *Salmonella* sp., *Shigella* sp., *Yersinia enterocolitica*, *Pasteurella multocida*, *Acinetobacter* sp., *Neisseria gonorrhoeae*, *N. meningitidis*, *Haemophilus influenzae* (incluindo cepas resistentes à ampicilina) e *H. parainfluenzae* (incluindo cepas resistentes à ampicilina); gram-positivos: *Staphylococcus aureus* e *Staphylococcus epidermidis* (cepas sensíveis à meticilina), *Micrococcus* sp., *Streptococcus pyogenes* (grupo A, beta-hemolíticos), *Streptococcus* do grupo B (*Streptococcus agalactiae*), *Streptococcus pneumoniae*, *Streptococcus mitis*, *Streptococcus* sp., excetuando-se *Enterococcus* (*Streptococcus*) *faecalis*; cepas anaeróbias: *Peptococcus* sp., *Peptostreptococcus* sp., *Streptococcus* sp., *Propionibacterium* sp., *Clostridium perfringens*, *Fusobacterium* sp., *Bacteroides* sp. (muitas cepas de *Bacteroides fragilis* são resistentes).

Indicação	• Tratamento de infecções simples ou múltiplas causadas por bactérias sensíveis ou nas circunstâncias que justifiquem seu uso antes da identificação do agente causal. Pode ser usada em monoterapia, como fármaco de primeira escolha, antes de os resultados dos testes de sensibilidade estarem disponíveis • Pode ser combinada com um antibiótico anaerobicida, quando se suspeita de *Bacteroides fragilis*. Em virtude de seu amplo espectro de ação, especialmente contra agentes gram-negativos, está também indicada nas infecções resistentes a outros antibióticos, incluindo aminoglicosídios e cefalosporinas diversas. Contudo, quando necessário (p. ex., neutropenia grave), pode ser associada a aminoglicosídios ou outros antibióticos betalactâmicos
Mecanismo de ação	• Inibição da síntese da parede celular bacteriana
Posologia	• Adultos: a dose varia de 1 g a 6 g diários subdivididos em 2 ou 3 doses, administradas IV ou IM • Para as infecções urinárias e de menor gravidade, a dose de 500 mg ou 1 g de 12/12 h é geralmente satisfatória. Para a maioria das infecções, as doses ideais são de 1 g de 8/8 horas ou 2 g de 12/12 horas • Para as infecções mais graves, especialmente em pacientes imunossuprimidos, incluindo os neutropênicos, deve ser administrada a dose de 2 g de 8/8 ou 12/12 h • Para os adultos com mucoviscidose e portadores de infecção pulmonar por *Pseudomonas*, serão necessárias doses elevadas, ou seja, de 100 a 150 mg/kg/dia, subdivididas em 3 doses. *Em adultos com função renal normal, até 9 g/dia têm sido administrados com segurança*. Recém-nascidos e lactentes até 2 meses de idade: 25 a 60 mg/kg/dia divididos em 2 aplicações. *No recém-nascido, a meia-vida sérica da ceftazidima pode ser 3 a 4 vezes maior que no adulto* • Lactentes > 2 meses e crianças: 30 a 100 mg/kg/dia, divididos em duas ou três doses. Doses maiores que 150 mg/kg/dia, até um máximo de 6 g/dia, divididas em três doses, podem ser administradas a crianças imunocomprometidas, com mucoviscidose ou, ainda, com meningite. Idosos: devido à redução do *clearance* da ceftazidima em idosos com doenças agudas, a dose diária de ceftazidima não deve, habitualmente, exceder 3 g, especialmente naqueles com mais de 80 anos
Metabolismo	• Não é metabolizada
Eliminação	• Principalmente na urina por filtração glomerular, pequenas quantidades aparecem no leite materno
Contraindicação	• Hipersensibilidade a ceftazidima ou outras cefalosporinas • Observação: usar com cautela em lactantes, pacientes com alergia à penicilina e pacientes em insuficiência renal
Interações medicamentosas	• Aminoglicosídios: ação sinérgica contra algumas cepas de *Pseudomonas aeruginosa* e Enterobacteriaceae, mas aumenta o risco de nefrotoxicidade • Cloranfenicol: efeito antagonista
Efeitos adversos	• *Comuns* (> 1/100 a < 1/10): eosinofilia e trombocitose; flebite ou tromboflebite com administração IV; diarreia; elevação discreta de uma ou mais enzimas hepáticas, ALT (TGP), AST (TGO), LDH, gama-GT e fosfatase alcalina; erupção maculopapular ou urticariforme; dor e/ou inflamação após administração intramuscular; teste de Coombs positivo (em cerca de 5% dos pacientes e pode interferir nos testes de compatibilidade sanguínea)
Alerta	• Classe B na gravidez • Incompatibilidade com ácido ascórbico, acetilcisteína, amicacina, aminofilina, azitromicina, atracúrio, amiodarona, bicarbonato de sódio, caspofungina, cefotaxima, ciprofloxacino, claritromicina, clorpromazina, dantroleno, daunorrubicina, diazepam, difenidramina, doxorrubicina, epirrubicina, ganciclovir, gentamicina, haloperidol, hidralazina, fluconazol, fenitoína, idarrubicina, midazolam, mitoxantrona, nitroprussiato, ondansetrona, prometazina, protamina, propofol, sargramostim, ranitidina, sulfametoxazol + trimetoprima, tiamina, verapamil e vancomicina

Apresentação comercial

- **Cefazima® (Instituto BioChimico)**, pó seco branco-amarelado para injeção, cada frasco-ampola contém 1 g de ceftazidima (equivalente a 1,164 g de ceftazidima pentaidratada), em frasco-ampola, contendo 1 g de ceftazidima. Cada caixa contém 50 frascos-ampola. *Administração intramuscular/intravenosa. Uso adulto e pediátrico. Contém aproximadamente 54 mg (2,3 mEq) de sódio por grama*
- **Ceftazidon® (Blau)**, pó para injeção, cada frasco-ampola contém 1.000 mg de ceftazidima (equivalente a 1.164,66 mg de ceftazidima pentaidratada), em embalagem com 20 frascos-ampola + 20 ampolas de diluente ou 20 ou 100 frascos-ampola sem diluente. *Uso intramuscular e intravenoso. Uso adulto e pediátrico*
- **Cetaz® (União Química)**, pó liofilizado para solução injetável, cada frasco-ampola contém 1,165 g de ceftazidima pentaidratada (equivalente a 1 g de ceftazidima base), em embalagem com 50 frascos-ampola + 50 ampolas de diluente (10 mℓ). *Uso intramuscular e intravenoso. Uso adulto e pediátrico*
- **Fortaz® (GlaxoSmithKline)**, pó para injeção, cada frasco-ampola contém 1 g de ceftazidima (equivalente a 1,212 g de ceftazidima pentaidratada), em embalagem com um frasco-ampola acompanhado de uma ampola de água bidestilada, como diluente (10 mℓ). *Uso intramuscular e intravenoso. Uso adulto e pediátrico*
- **Kefadim® (ABL)**, pó para injeção, cada frasco-ampola contém 1,165 g de ceftazidima pentaidratada (equivalente a 1 g de ceftazidima), em embalagem com 25 frascos-ampola. *Uso intramuscular e intravenoso. Uso adulto e pediátrico.*

Cefalosporinas de quarta geração

Esses agentes conservam a ação contra bactérias gram-negativas, inclusive contra *Pseudomonas*, além de serem ativas contra cocos gram-positivos, sobretudo estafilococos sensíveis à oxacilina. Atravessam as meninges quando estão inflamadas. Além disso, são resistentes às betalactamases e pouco indutoras de sua produção. No Brasil só a cefepima é comercializada.

Cefepima

Esta cefalosporina de quarta geração foi desenvolvida em 1994. A cefepima apresenta um espectro de atividade estendido contra bactérias gram-positivas e gram-negativas, sendo mais potente que as cefalosporinas de terceira geração. A cefepima apresenta boa atividade contra patógenos importantes, inclusive *Pseudomonas aeruginosa, Staphylococcus aureus* e *Streptococcus pneumoniae* MDR (multidrogarresistente).

Enquanto outras cefalosporinas são degradadas por muitas betalactamases mediadas por plasmídios e cromossomas, a cefepima é estável e um agente de primeira linha quando existe infecção suspeita ou comprovada por Enterobacteriaceae.

Indicação	• Em adultos, tratamento das seguintes infecções, quando causadas por bactérias sensíveis à cefepima:
	  ○ Infecções das vias respiratórias inferiores, incluindo pneumonia e bronquite
	  ○ Infecções complicadas das vias urinárias, incluindo pielonefrite
	  ○ Infecções não complicadas das vias urinárias
	  ○ Infecções da pele e anexos cutâneos
	  ○ Infecções intra-abdominais, incluindo peritonite e infecções das vias biliares
	  ○ Infecções ginecológicas
	  ○ Septicemia
	  ○ Terapia empírica em pacientes que apresentam neutropenia febril: monoterapia com cefepima é indicada como tratamento empírico. Todavia, quando os pacientes correm alto risco de infecção grave (p. ex., recente transplante de medula óssea, com hipotensão desde o início do quadro, com doença maligna de sangue subjacente, ou com neutropenia grave ou prolongada), a monoterapia antimicrobiana pode não ser apropriada. O cloridrato de cefepima também está indicado para a profilaxia em pacientes submetidos a cirurgia de cólon e reto
	• Em crianças, tratamento das infecções relacionadas a seguir, quando causadas por bactérias sensíveis à cefepima:
	  ○ Pneumonia
	  ○ Infecções urinárias complicadas, incluindo pielonefrite
	  ○ Infecções não complicadas das vias urinárias
	  ○ Infecções da pele e de seus anexos
	  ○ Septicemia
	• Observação: abordagem empírica (monoterapia) de pacientes com neutropenia febril. Contudo, quando existe alto risco de infecção grave (p. ex., recente transplante de medula óssea, com hipotensão desde o início do quadro, com doença maligna de sangue subjacente, ou com neutropenia grave ou prolongada), a monoterapia antimicrobiana pode não ser apropriada. Não há dados suficientes que comprovem a eficácia da monoterapia com cefepima nestes pacientes
	• Observação: meningite bacteriana – devem ser realizados testes de cultura e antibiograma quando apropriados para se determinar a sensibilidade do patógeno à cefepima. A terapia empírica com cloridrato de cefepima pode ser instituída antes de se conhecerem os resultados dos testes de sensibilidade; entretanto, a antibioticoterapia deve ser ajustada de acordo com os resultados, assim que estiverem disponíveis

Mecanismo de ação	• A cefepima tem o mesmo mecanismo de ação de outros betalactâmicos, ou seja, intereferência na síntese da parede celular bacteriana e inibição da ligação cruzada do peptidoglicano

Posologia	• Adultos e crianças > 40 kg com função renal normal
	  ○ Infecções urinárias leves a moderadas: 500 mg a 1 g IV ou IM 12/12 h
	  ○ Outras infecções leves a moderadas além das urinárias: 1 g IV ou IM 12/12 h
	  ○ Infecções graves: 2 g IV 12/12 h
	  ○ Infecções muito graves ou potencialmente fatais: 2 g IV 8/8 h

(continua)

Cefepima (*continuação*)

Posologia	• Crianças com função renal normal 　○ Pneumonia, infecções urinárias, infecções da pele e estruturas cutâneas – crianças > 2 meses de idade e peso corporal ≤ 40 kg: 50 mg/kg 12/12 h durante 10 dias. Para infecções mais graves, pode ser usado um intervalo de 8 horas entre as doses 　○ Septicemia, meningite bacteriana e tratamento empírico da neutropenia febril • Crianças > 2 meses de idade e peso corporal ≤ 40 kg: 50 mg/kg 8/8 h durante 7 a 10 dias • Não há dados suficientes em relação ao uso de cefepima em crianças com menos de 2 meses de idade
Absorção	• Completamente absorvida após injeção IM
Início da ação	• 30 min
Duração da ação	• Em média, 2 h
Metabolismo	• Hepático
Eliminação	• Principalmente renal (cerca de 85%) na forma não modificada
Contraindicação	• Hipersensibilidade a cefepima, outras cefalosporinas, penicilinas ou outros betalactâmicos
Interações medicamentosas	• Aminoglicosídios: aumento do risco de nefrotoxicidade e ototoxicidade (monitorar atentamente) • Furosemida: aumento do risco de nefrotoxicidade
Efeitos adversos	• *Comuns* (1 a 10%): flebite no local da injeção IV, dor ou inflamação no local da injeção IM, erupções cutâneas, diarreia
Alerta	• Classe B na gravidez • Incompatibilidade com acetilcisteína, aciclovir, aminofilina, anfotericina B, caspofungina, ciprofloxacino, cisplatina, clorpromazina, dacarbazina, diazepam, daunorrubicina, difenidramina, dopamina, dobutamina, doxorrubicina, droperidol, epirrubicina, etoposídeo, fenitoína, filgrastim, ganciclovir, gencitabina, gentuzumabe, haloperidol, idarrubicina, ifosfamida, irinotecano, manitol, meperidina, metoclopramida, midazolam, mitomicina, mitoxantrona, morfina, nalbufina, ondansetrona, oxaliplatina, prometazina, gentamicina, sulfato de magnésio, tobramicina, vimblastina, vincristina e vancomicina

Apresentação comercial

- **Cloridrato de cefepima® 1 g (Aurobindo),** pó para solução injetável, cada frasco-ampola contém 1,189 g de cloridrato de cefepima monoidratado (equivalente a 1 g de cefepima base) com aproximadamente 725 mg de L-arginina por grama de cefepima, nas seguintes apresentações: cartucho com 1 frasco-ampola, cartucho com 1 frasco-ampola acompanhado de 1 ampola de diluente de 3,0 mℓ, cartucho com 25 frascos-ampola, cartucho com 1 frasco-ampola acompanhado de 1 bolsa de diluente com 100 mℓ de cloreto de sódio 0,9% (sistema fechado), cartucho com 10 frascos-ampola acompanhados de 10 bolsas de diluente com 100 mℓ de cloreto de sódio 0,9% (sistema fechado). *Administração intramuscular ou intravenosa. Uso adulto e pediátrico acima de 2 meses*

- **Cloridrato de cefepima® 2 g (Aurobindo),** pó para solução injetável, cada frasco-ampola contém 2,378 g de cloridrato de cefepima monoidratado (equivalente a 2 g de cefepima base) com aproximadamente 725 mg de L-arginina por grama de cefepima, nas seguintes apresentações: cartucho com 1 frasco-ampola, cartucho com 1 frasco-ampola acompanhado de 1 bolsa de diluente com 100 mℓ de cloreto de sódio 0,9% (sistema fechado), cartucho com 10 frascos-ampola acompanhados de 10 bolsas de diluente com 100 mℓ de cloreto de sódio 0,9% (sistema fechado). *Administração intramuscular ou intravenosa. Uso adulto e pediátrico acima de 2 meses*

- **Cloridrato de cefepima® 1 g (Instituto BioChimico),** pó para solução injetável, cada frasco-ampola contém 1,19 g cloridrato de cefepima (equivalente a 1 g de cefepima base) e 0,725 g de arginina, em embalagens com 1 e 50 frascos-ampola de vidro transparente. *Administração intramuscular ou intravenosa. Uso adulto e pediátrico*

- **Cloridrato de cefepima® 2 g (Instituto BioChimico),** pó para solução injetável, cada frasco-ampola contém 2,38 g cloridrato de cefepima (equivalente a 2 g de cefepima base) e 0,725 g de arginina, em embalagens com 1 e 50 frascos-ampola de vidro transparente. *Administração intramuscular ou intravenosa. Uso adulto e pediátrico*

- **Cloridrato de cefepima® 1 g (Novafarma),** pó para solução injetável, cada frasco-ampola contém 1,189 g cloridrato de cefepima (equivalente a 1 g de cefepima base) e 0,725 g de arginina, caixa múltipla com 10 frascos-ampola de vidro transparente. *Administração intramuscular ou intravenosa. Uso adulto e pediátrico acima de 2 meses*

- **Cloridrato de cefepima® 2 g (Novafarma),** pó para solução injetável, cada frasco-ampola contém 2,378 g cloridrato de cefepima (equivalente a 2 g de cefepima base) e 1,450 g de arginina, caixa múltipla com 10 frascos-ampola de vidro transparente. *Administração intramuscular ou intravenosa. Uso adulto e pediátrico acima de 2 meses*

- **Maxcef® 1 g (Bristol-Myers Squibb),** pó para injeção, cada frasco-ampola contém cloridrato de cefepima equivalente a 1 g de cefepima, com aproximadamente 725 mg de L-arginina por grama de cefepima, embalagem com 1 frasco-ampola. *Administração intramuscular ou intravenosa. Uso adulto e pediátrico acima de 2 meses*

- **Maxcef® 2 g (Bristol-Myers Squibb),** pó para injeção, cada frasco-ampola contém cloridrato de cefepima equivalente a 2 g de cefepima, com aproximadamente 725 mg de L-arginina por grama de cefepima, embalagem com 1 frasco-ampola. *Administração intramuscular ou intravenosa. Uso adulto e pediátrico acima de 2 meses*

- **Nepecef® 1 g (Agila),** pó para solução injetável, pó para injeção, cada frasco-ampola contém cloridrato de cefepima equivalente a 1 g de cefepima, com aproximadamente 725 mg de L-arginina por grama de cefepima, embalagem com 1 frasco-ampola. *Administração intramuscular ou intravenosa. Uso adulto e pediátrico acima de 2 meses*

- **Nepecef® 2 g (Agila),** pó para solução injetável, pó para injeção, cada frasco-ampola contém cloridrato de cefepima equivalente a 2 g de cefepima, com aproximadamente 725 mg de L-arginina por grama de cefepima, embalagem com 1 frasco-ampola. *Administração intramuscular ou intravenosa. Uso adulto e pediátrico acima de 2 meses.*

Cefalosporinas de quinta geração

Ainda não há consenso em relação às cefalosporinas de quinta geração que incluiriam ceftobiprol, ceftarolina e ceftolozana.

Como as cefalosporinas de quarta geração, esses agentes são beta-lactâmicos, bactericidas e de espectro estendido. Além de mostrarem excelente atividade contra uma ampla gama de microrganismos gram-positivos e gram-negativos, são ativos contra MRSA.

Ceftarolina

A ceftarolina é um antibiótico cefalosporínico de quinta geração com notável atividade contra *Staphylococcus aureus* resistentes à meticilina (MRSA) e bactérias gram-positivas. Também exibe amplo espectro de ação contra bactérias gram-negativas. Foi elaborada a partir de modificação do cefozoprano (cefalosporina semissintética de quarta geração). A pró-droga ceftarolina fosamila é rapidamente convertida no plasma ao agente bioativo ceftarolina por uma fosfatase plasmática.

A ceftarolina exibe um perfil farmacocinético proporcional à dose após administração IV, de modo semelhante ao de outras cefalosporinas excretadas por via renal, e tem um perfil de segurança bem tolerado. Pode ser administrada em Y com muitos outros fármacos.

O pó deve ser reconstituído com 20 mℓ de água para injeção esterilizada. A solução reconstituída resultante deve ser agitada antes de ser transferida para um frasco ou bolsa de infusão e, então, deve ser imediatamente diluída em uma das seguintes soluções:
- Soro fisiológico (NaCl a 0,9%)
- Soro glicosado a 5%
- Solução injetável de cloreto de sódio a 0,45% com glicose a 2,5%
- Solução de lactato de Ringer.

Indicação	• Tratamento de pacientes adultos (> 18 anos de idade) com as seguintes condições:
	  ○ Infecções complicadas da pele e dos tecidos moles causadas por *Staphylococcus aureus* (inclusive cepas resistentes à meticilina), *Streptococcus pyogenes, Streptococcus agalactiae, Streptococcus anginosus, Streptococcus dysgalactiae, Escherichia coli, Klebsiella pneumoniae, Klebsiella oxytoca* e *Morganella morganii*
	  ○ Pneumonia contraída na comunidade causada por *Streptococcus pneumoniae* (inclusive com bacteriemia concomitante), *Staphylococcus aureus* (apenas cepas sensíveis à meticilina), *Escherichia coli, Klebsiella pneumoniae, Haemophilus influenzae* e *Haemophilus parainfluenzae*

Mecanismo de ação	• Como outros betalactâmicos, exerce seu rápido efeito bactericida graças à elevada afinidade pelas proteínas ligadoras de penicilina (PBP), contudo, ao contrário da maioria das outras cefalosporinas e betalactâmicos, a ceftarolina apresenta maior afinidade pelas PBP de patógenos como MRSA e pneumococos resistentes à penicilina
Posologia	• Infecções complicadas da pele e dos tecidos moles: 600 mg em infusão IV durante 60 min a cada 12 h (5 a 14 dias) • Pneumonia contraída na comunidade: 600 mg em infusão IV durante 60 min a cada 12 h (5 a 14 dias)
Eliminação	• Principalmente renal (é necessário ajuste posológico quando CrCl entre 30 e 50 mℓ/min). É removida por hemodiálise
Contraindicação	• Hipersensibilidade à ceftarolina ou a qualquer um dos excipientes • Hipersensibilidade às cefalosporinas • Hipersensibilidade imediata ou grave (p. ex., choque anafilático) a outros tipos de betalactâmicos (p. ex., penicilinas, carbapenêmicos
Interações medicamentosas	• Os estudos *in vitro* não demonstraram antagonismo entre a ceftarolina e outros antibióticos comumente utilizados como amicacina, azitromicina, aztreonam, daptomicina, levofloxacino, meropeném e vancomicina)
Efeitos adversos	• *Muito comum* (≥ 10%): teste de Coombs falso-positivo • *Comuns* (≥ 1% e < 10%): diarreia, náusea, vômitos, dor abdominal, cefaleia, tonteira, erupção cutânea, prurido, elevação dos níveis séricos das transaminases, flebite, pirexia, reações no local da infusão (eritema, flebite)
Alerta	• Categoria B de risco na gravidez • As substâncias que são incompatíveis com ceftarolina fosamila incluem anfotericina B, acetato de caspofungina, diazepam, filgrastim, labetalol, fosfato de potássio e fosfato de sódio em soro glicosado a 5%, soro fisiológico e lactato de Ringer. Dobutamina e sulfato de magnésio são incompatíveis quando misturados, respetivamente, em soro glicosado a 5% e lactato de Ringer

Apresentação comercial

■ **Zinforo® (AstraZeneca)**, pó para solução para infusão, cada frasco contém 600 mg de ceftarolina fosamila (equivalente a 530 mg de ceftarolina), em embalagens com 10 frascos (1 mℓ da solução reconstituída contém 30 mg de ceftarolina fosamila). *Administração exlusivamente por via intravenosa. Uso adulto.*

Carbapenêmicos

Os carbapenêmicos são uma classe de betalactâmicos, antibióticos de amplo espectro. Podem ser divididos em três grupos: aqueles com atividade limitada contra bacilos gram-negativos não fermentativos contraídos na comunidade (p. ex., ertapeném); aqueles ativos contra bacilos gram-negativos contraídos em ambiente hospitalar (p. ex., imipeném, meropeném) e aqueles com atividade clínica contra *Staphylococcus aureus* meticilina-resistentes (MRSA). Devem ser administrados por via IV ou IM.

Imipeném, meropeném e ertapeném são os carbapenêmicos disponíveis na prática clínica no Brasil.

Imipeném

O imipeném é um antibiótico betalactâmico que apresenta amplo espectro de atividade contra bactérias gram-positivas aeróbias e anaeróbias, assim como contra bactérias gram-negativas. Especialmente importante é sua ação contra *Pseudomonas aeruginosa* e espécies de *Enterococcus*.

Imipeném é rapidamente degradado pela enzima renal desidropeptidase quando é administrado isoladamente e sempre é combinado com cilastatina, um inibidor enzimático específico que bloqueia o metabolismo renal do imipeném e aumenta substancialmente sua concentração no sistema urinário.

Há relatos de ocorrência de convulsões generalizadas em pacientes que receberam ganciclovir e imipeném/cilastatina por via IV.

Tanto o imipeném quanto a cilastatina são removidos da circulação durante a hemodiálise.

Indicação	• A associação imipeném/cilastatina é indicada para:
	  ○ Infecções intra-abdominais complicadas
	  ○ Pneumonia grave, inclusive pneumonia hospitalar e associada à ventilação mecânica
	  ○ Infecções intraparto e pós-parto
	  ○ Infecções urinárias complicadas
	  ○ Infecções complicadas da pele e dos tecidos moles
	• Também pode ser prescrita para pacientes neutropênicos com febre quando existe a suspeita de infecção bacteriana

Mecanismo de ação	• Inibição da síntese da parede celular de várias bactérias gram-positivas e gram-negativas graças a ligação às PBPs. Na *E.coli* e em algumas cepas de *P. aeruginosa* o imipeném apresenta maior afinidade por PBP2, PBP1a e PBP1b

Posologia	• Infecções graves das vias respiratórias, urinárias, intra-abdominais, ósseas, articulares, ginecológicas ou cutâneas, septicemia bacteriana, endocardite:
	  ○ Adultos com pelo menos 70 kg: 250 mg a 1 g por infusão IV a cada 6 a 8 h
	  ○ Crianças: 15 a 25 mg/kg a cada 6 h

Absorção	• O imipeném não é absorvido pelo tubo GI, daí ser administrado por via parenteral
Metabolismo	• O imipeném é metabolizado pela desidropeptidase I renal, resultando em baixos níveis urinários. A cilastatina inibe essa enzima, reduzindo assim o metabolismo do imipeném
Eliminação	• Cerca de 70% do imipeném e da cilastatina são excretados sem alteração pelos rins
Contraindicação	• Hipersensibilidade ao imipeném ou à cilastatina
Interações medicamentosas	• Cloranfenicol: interfere no efeito bactericida do imipeném (administrar cloranfenicol algumas horas após o imipeném com cilastatina) • Ganciclovir: já ocorreram convulsões generalizadas em vários pacientes quando do uso de ganciclovir e imipeném-cilastatina • Probenecida: pode interferir na secreção tubular de cilastatina e prolongar a meia-vida da cilastatina
Efeitos adversos	• *Comuns* (entre 1 e 10%): náuseas/vômitos (mais frequentemente em pacientes leucopênicos), diarreia, alteração das provas de função hepática, dor e tumefação da veia na qual é infundida a solução
Alerta	• Classe C na gravidez • Por ser eliminado no leite materno, a amamentação deve ser interrompida para seu uso • Incompatível com amicacina, amiodarona, anfotericina B, azitromicina, bicarbonato de sódio, estreptomicina, filgrastim, fluconazol, gentamicina, haloperidol, idarrubicina, sargramostim, tobramicina, meperidina, etoposídeo, gencitabina, midazolam, milrinona, Ringer lactato e NPT

Apresentação comercial

- **Imicil® (União Química),** pó para solução injetável, cada frasco contém 530 mg de imipeném monoidratado estéril (equivalente a 500 mg de imipeném) + 530 mg de cilastatina sódica estéril (equivalente a 500 mg de cilastatina) (excipiente: bicarbonato de sódio), embalagens com 1 frasco-ampola. *Administração por via intravenosa. Uso adulto e pediátrico acima de 3 meses*
- **Imistat® (Aspen Pharma),** pó para solução injetável, cada frasco contém 530,10 mg de imipeném monoidratado estéril (equivalente a 500 mg de imipeném) + 530,66 mg de cilastatina sódica estéril (equivalente a 500 mg de cilastatina) (excipiente: bicarbonato de sódio), embalagens com 10 frascos-ampola. *Administração por via intravenosa. Uso adulto e pediátrico acima de 3 meses*
- **Tienam® (Merck Sharp & Dohme),** pó liofilizado para solução injetável, cada frasco de infusão para aplicação intravenosa contém 500 mg de imipeném anidro + 500 mg de cilastatina sódica, caixa com um frasco de infusão para aplicação intravenosa. *Administração por infusão intravenosa. Uso adulto e pediátrico*
- **Tiepem® (Instituto BioChimico),** pó para solução injetável, cada frasco-ampola contém 530,11 mg de imipeném monoidratado (equivalente a 500 mg de imipeném) + 532,19 mg de cilastatina sódica (equivalente a 500 mg de cilastatina) (excipiente: bicarbonato de sódio), embalagens com 1 e 10 frascos-ampola. *Administração por via intravenosa. Uso adulto e pediátrico acima de 3 meses.*

Meropeném

O meropeném é um antibiótico carbapenêmico para uso parenteral que é estável à desidropeptidase I humana (DHP-I). É estruturalmente semelhante ao imipeném.

A resistência bacteriana ao meropeném pode ser resultado de um ou mais fatores: (1) redução da permeabilidade da membrana externa das bactérias gram-negativas (devido à produção reduzida de porinas); (2) redução da afinidade das PBP-alvo; (3) aumento da expressão dos componentes da bomba de efluxo; e (4) produção de betalactamases que possam hidrolisar os carbapenêmicos.

O espectro antibacteriano do meropeném inclui as seguintes espécies, com base na experiência clínica e nas diretrizes terapêuticas. Espécies comumente suscetíveis: aeróbios gram-positivos (*Enterococcus faecalis*), embora possa naturalmente apresentar suscetibilidade intermediária; *Staphylococcus aureus* suscetíveis à meticilina; *Staphylococcus*, incluindo espécies de *Staphylococcus epidermidis* suscetíveis à meticilina; *Streptococcus agalactiae* (*Streptococcus* do grupo B); grupo *Streptococcus milleri* (*S. anginosus, S. constellatus* e *S. intermedius*), *Streptococcus pneumoniae, Streptococcus pyogenes* (*Streptococcus* do grupo A); aeróbios gram-negativos (*Citrobacter freundii, Citrobacter koseri, Enterobacter aerogenes, Enterobacter cloacae, Escherichia coli, Haemophilus influenzae, Neisseria meningitidis, Klebsiella pneumoniae, Klebsiella oxytoca; Morganella morganii, Proteus mirabilis, Proteus vulgaris, Serratia marcescens*), anaeróbios gram-positivos (*Clostridium perfringens, Peptoniphilus asaccharolyticus, Peptostreptococcus* spp.), anaeróbios gram-negativos (*Bacteroides caccae, Bacteroides fragilis, Prevotella bivia, Prevotella disiens*).

Vale mencionar que meropeném IV tem sido utilizado efetivamente em pacientes com fibrose cística e infecções crônicas das vias respiratórias inferiores, tanto como monoterapia, quanto em associação com outros agentes antibacterianos. O patógeno nem sempre foi erradicado nestes tratamentos.

Indicação	• Tratamento das seguintes infecções em adultos e crianças, causadas por uma única ou múltiplas bactérias sensíveis e como tratamento empírico antes da identificação do microrganismo causal:
	  ◦ Infecções das vias respiratórias inferiores
	  ◦ Infecções urinárias, incluindo infecções complicadas
	  ◦ Infecções intra-abdominais
	  ◦ Infecções ginecológicas, incluindo infecções pós-parto
	  ◦ Infecções de pele e anexos
	  ◦ Meningite
	  ◦ Septicemia
	  ◦ Tratamento empírico, incluindo monoterapia inicial para infecções presumidamente bacterianas, em pacientes neutropênicos
	  ◦ Infecções polimicrobianas

Mecanismo de ação	• Interferência na síntese da parede celular bacteriana

Posologia	• Uso em adultos
	  ◦ A faixa posológica é de 1,5 g a 6,0 g/dia, divididos em 3 doses. Dose usual: 500 mg a 1g, 8/8 h, dependendo do tipo e da gravidade da infecção, da sensibilidade conhecida ou esperada do(s) patógeno(s) e das condições do paciente
	  ◦ Exceções: episódios de febre em pacientes neutropênicos – a dose deve ser de 1 g 8/8 h; meningite/fibrose cística – a dose deve ser de 2g 8/8 h
	  ◦ Quando tratar-se de infecções conhecidas ou suspeitas de serem causadas por *Pseudomonas aeruginosa*, recomendam-se doses de pelo menos 1 g a cada 8 horas para adultos (a dose máxima não deve ultrapassar 6 g/dia, divididos em 3 doses) e doses de pelo menos 20 mg/kg a cada 8 horas para crianças (a dose máxima não deve ultrapassar 120 mg/kg/dia, divididos em 3 doses)
	• Uso em crianças:
	  ◦ Para crianças > 3 meses de idade e até 12 anos, a dose IV é de 10 a 40mg/kg a cada 8 horas, dependendo do tipo e da gravidade da infecção, da suscetibilidade conhecida ou esperada do(s) patógeno(s) e das condições do paciente
	  ◦ Para crianças > 50 kg, deve ser utilizada a posologia para adultos
	  ◦ Exceções: episódios de febre em pacientes neutropênicos – a dose deve ser de 20 mg/kg a cada 8 horas; meningite/fibrose cística – a dose deve ser de 40 mg/kg a cada 8 h. Meropeném deve ser administrado como injeção IV em *bolus* por aproximadamente 5 min ou por infusão IV de aproximadamente 15 a 30 min
	  ◦ Não há experiência em crianças com função renal alterada

Metabolismo	• Praticamente não é metabolizado
Eliminação	• Cerca de 70% da dose IV é eliminada na urina em 12 h
Contraindicação	• Hipersensibilidade ao meropeném ou a qualquer excipiente • Hipersensibilidade a penicilina, outros carbapenêmicos ou cefalosporina
Interações medicamentosas	• Bupropiona: aumento do risco de convulsões • Tramadol: aumento do risco de convulsões
Efeitos adversos	• Comuns (≥ 1% e < 10%): trombocitemia, cefaleia, náuseas/vômitos, ↑ ALT, ↑ AST, ↑ fosfatase alcalina, ↑ LDH, ↑ GGT, exantema, prurido
Alerta	• Classe B na gravidez • Incompatibilidade com anfotericina B, aciclovir, metronidazol, complexos vitamínicos, diazepam, doxiciclina, gliconato de cálcio, ondansetrona e zidovudina

Apresentação comercial

- **Mepenox® (Instituto BioChimico)**, pó para solução injetável, cada frasco-ampola contém 570,8 mg de meropeném (tri-hidratado) equivalente a 500 mg de meropeném anidro, embalagens com 10 e 50 frascos-ampola. Excipiente: carbonato de sódio anidro. *Administração por via intravenosa. Uso adulto e pediátrico acima de 3 meses*
- **Mepenox® (Instituto BioChimico)**, pó para solução injetável, cada frasco-ampola contém 1.141,6 mg de meropeném (tri-hidratado) equivalente a 1 g de meropeném anidro, embalagens com 10 e 50 frascos-ampola. Excipiente: carbonato de sódio anidro. *Administração por via intravenosa. Uso adulto e pediátrico acima de 3 meses*
- **Meromax® 2 g (Eurofarma)**, pó para solução injetável, pó para solução injetável, cada frasco-ampola contém 2.280 mg de meropeném (tri-hidratado) equivalente a 2 g de meropeném anidro, embalagens com 5 frascos-ampola. Excipiente: carbonato de sódio anidro. *Administração por via intravenosa. Uso adulto*
- **Meronem® (AstraZeneca)**, pó para solução injetável, cada frasco-ampola contém 570 mg de meropeném (tri-hidratado) equivalente a 500 mg de meropeném anidro, embalagens com 10 frascos-ampola. Excipiente: carbonato de sódio anidro. *Administração por via intravenosa. Uso adulto e pediátrico acima de 3 meses*
- **Meronem® (AstraZeneca)**, pó para solução injetável, cada frasco-ampola contém 1.140 mg de meropeném (tri-hidratado) equivalente a 1 g de meropeném anidro, embalagens com 10 frascos-ampola. Excipiente: carbonato de sódio anidro. *Administração por via intravenosa. Uso adulto e pediátrico acima de 3 meses*
- **Meronem® sistema fechado (AstraZeneca)**, pó para solução injetável contendo 1 g de meropeném (1.140 mg de meropeném tri-hidratado) em embalagens com 1 frasco-ampola acompanhado de 1 bolsa plástica flexível contendo 100 mℓ de solução injetável de cloreto de sódio a 0,9%, com adaptador sem agulha para o frasco-ampola. *Administração por via intravenosa. Uso adulto e pediátrico acima de 3 meses*
- **Meropeném® 500 mg (ABL)**, pó para solução injetável, cada frasco-ampola contém 570 mg de meropeném (tri-hidratado) equivalente a 500 mg de meropeném anidro, embalagens com 10 frascos-ampola (sem diluente). Excipiente: carbonato de sódio anidro. *Administração por via intravenosa. Uso adulto e pediátrico*
- **Meropeném® 1 g (ABL)**, pó para solução injetável, cada frasco-ampola contém 1.140 mg de meropeném (tri-hidratado) equivalente a 1 g de meropeném anidro, embalagens com 10 frascos-ampola (sem diluente). Excipiente: carbonato de sódio anidro. *Administração por via intravenosa. Uso adulto e pediátrico*
- **Meropeném® 500 mg (sistema fechado de infusão) (ABL)**, pó para solução injetável, cada frasco-ampola contém 570 mg de meropeném (tri-hidratado) equivalente a 500 mg de meropeném anidro, caixa com 1 frasco-ampola acompanhado de 1 bolsa de diluente com 100 mℓ de cloreto de sódio 0,9%. *Administração por via intravenosa. Uso adulto e pediátrico*
- **Meropeném® 1 g (sistema fechado de infusão) (ABL)**, pó para solução injetável, cada frasco-ampola contém 1.140 mg de meropeném (tri-hidratado) equivalente a 1 g de meropeném anidro, caixa com 1 frasco-ampola acompanhado de 1 bolsa de diluente com 100 mℓ de cloreto de sódio 0,9%. *Administração por via intravenosa. Uso adulto e pediátrico*
- **Meropeném tri-hidratado® (Instituto BioChimico)**, pó para solução injetável, cada frasco-ampola contém 570,8 mg de meropeném (tri-hidratado) equivalente a 500 mg de meropeném anidro, embalagens com 10 e 50 frascos-ampola. Excipiente: carbonato de sódio anidro. *Administração por via intravenosa. Uso adulto e pediátrico acima de 3 meses*
- **Meropeném tri-hidratado® (Instituto BioChimico)**, pó para solução injetável, cada frasco-ampola contém 1.141,6 mg de meropeném (tri-hidratado) equivalente a 1 g de meropeném anidro, embalagens com 10 e 50 frascos-ampola. Excipiente: carbonato de sódio anidro. *Administração por via intravenosa. Uso adulto e pediátrico acima de 3 meses*
- **Meropeném® 500 mg (Novafarma)**, pó para solução injetável, cada frasco-ampola contém 570,40 mg de meropeném (tri-hidratado) equivalente a 500 mg de meropeném anidro, embalagens com 10 frascos-ampola de vidro transparente. Excipiente: carbonato de sódio anidro. *Administração por via intravenosa. Uso adulto e pediátrico acima de 3 meses*
- **Meropeném® 1 g (Novafarma)**, pó para solução injetável, cada frasco-ampola contém 1.140,80 mg de meropeném (tri-hidratado) equivalente a 1 g de meropeném anidro, embalagens com 10 frascos-ampola de vidro transparente. Excipiente: carbonato de sódio anidro. *Administração por via intravenosa. Uso adulto e pediátrico acima de 3 meses*
- **Zylpen® 500 mg (Aspen Pharma)**, pó para solução injetável, cada frasco-ampola contém 570 mg de meropeném (tri-hidratado) equivalente a 500 mg de meropeném anidro, embalagens com 10 frascos-ampola. Excipiente: carbonato de sódio. *Administração por via intravenosa. Uso adulto e pediátrico acima de 3 meses*
- **Zylpen® 1 g (Aspen Pharma)**, pó para solução injetável, cada frasco-ampola contém 1.140 mg de meropeném (tri-hidratado) equivalente a 1.000 mg de meropeném anidro, embalagens com 10 frascos-ampola. Excipiente: carbonato de sódio. *Administração por via intravenosa. Uso adulto e pediátrico acima de 3 meses*
- **Zylpen® sistema fechado (Aspen Pharma)**, pó para solução injetável contendo 1 g de meropeném (1.140 mg de meropeném tri-hidratado) em embalagens com 1 frasco-ampola acompanhado de 1 bolsa plástica flexível contendo 100 mℓ de solução injetável de cloreto de sódio a 0,9%, com adaptador sem agulha para o frasco-ampola. Osmolaridade: 308 mOsm/ℓ e seu conteúdo eletrolítico é 154 mEq/ℓ de sódio e 154 mEq/ℓ de cloreto.

Ertapeném

Ertapeném é um antibiótico carbapenêmico sintético de ação prolongada e estruturalmente relacionado com os antibióticos betalactâmicos (como as penicilinas e as cefalosporinas).

Ertapeném é estável contra hidrólise por várias betalactamases, inclusive penicilinases, cefalosporinases e betalactamases de espectro estendido, embora seja hidrolisado pelo metalobetalactamases.

Ao contrário de outros carbapenêmicos, não tem atividade confiável contra *P. aeruginosa* e *Acinetobacter* spp., portanto, não deve ser utilizado como tratamento empírico para pacientes com infecção relacionada com assistência à saúde.

Indicação	• É prescrito para infecções moderadas a graves causadas pelos seguintes microrganismos suscetíveis:
	  ○ Infecções intra-abdominais complicadas causadas por *Escherichia coli, Clostridium, Eubacterium lentum, Peptostreptococcus* spp., *Bacteroides fragilis, Bacteroides distasonis, Bacteroides ovatus, Bacteroides thetaiotaomicron* ou *Bacteroides uniformis*
	  ○ Infecções complicadas da pele e de seus anexos, inclusive infecções em pé diabético sem osteomielite causadas por *Staphylococcus aureus* meticilino-sensíveis, *Streptococcus agalactiae, Streptococcus pyogenes, Escherichia coli, Klebsiella pneumoniae, Proteus mirabilis, Bacteroides fragilis, Peptostreptococcus* spp., *Porphyromonas asaccharolytica* ou *Prevotella bivia*
	  ○ Pneumonia contraída na comunidade causada por *Streptococcus pneumoniae* (apenas os sensíveis à penicilina), inclusive quando há bacteriemia concomitante, *Haemophilus influenzae* (apenas os betalactamase-negativos) ou *Moraxella catarrhalis*
	  ○ Infecções urinárias complicadas, inclusive pielonefrite causada por *Escherichia coli*, inclusive os casos com bacteriemia concomitante

(continua)

Ertapeném (continuação)

Indicação	○ Infecções pélvicas aguda, inclusive endomiometrite pós-parto, aborto séptico e infecções ginecológicas pós-operatórias causadas por *Streptococcus agalactiae*, *Escherichia coli*, *Bacteroides fragilis*, *Porphyromonas asaccharolytica*, *Peptostreptococcus* spp. ou *Prevotella bivia*
Mecanismo de ação	• Sua atividade bactericida resulta da inibição da síntese da parede celular das bactérias e é mediada pela conexão com proteínas ligadoras de penicilina (PBP). Na *Escherichia coli* o ertapeném apresenta forte afinidade pelas PBP1a, 1b, 2, 3, 4 e 5 com preferência pelas PBP2 e 3
Posologia	• A dose usual para pacientes > 13 anos de idade é de 1 g, 1 vez/dia • A dose usual para pacientes entre 3 meses e 12 anos de idade é de 15 mg/kg 2 vezes/dia (não exceder 1 g/dia)
Absorção	• Quase totalmente absorvido após administração IM
Início da ação	• IV: imediato • IM: desconhecido
Duração da ação	• IV: 24 h • IM: 24 h
Eliminação	• Principalmente renal; a meia-vida plasmática média em adultos jovens saudáveis e pacientes de 13 a 17 anos de idade é de cerca de 4 h e aproximadamente 2,5 h em crianças com 3 meses a 12 anos de idade
Contraindicação	• Hipersensibilidade conhecida ao ertapeném ou a outros carbapenêmicos ou betalactâmicos • Observação: por causa de o cloridrato de lidocaína ser utilizado como diluente para a administração IM, é contraindicado para pacientes com hipersensibilidade conhecida a anestésicos locais do tipo amida e para pacientes com choque ou BAV grave
Interações medicamentosas	• Probenecida: reduz a depuração renal e aumenta a meia-vida
Efeitos adversos	• *Comuns* (> 10% dos pacientes): diarreia, flebite localizada, náuseas e cefaleia
Alerta	• Classe B na gravidez • Incompatibilidade com bicarbonato de sódio, SG5%, soro glicofisiológico, lactato de Ringer, manitol, alentuzumabe, amiodarona, anidulafungina, caspofungina, dantroleno, daunorrubicina, doxorrubicina, diazepam, dobutamina, fenitoína, hidralazina, idarrubicina, midazolam, mitoxantrona, ondansetrona, prometazina, tiopental, topotecana e verapamil

Apresentação comercial

■ **Invanz® 1 g (Merck Sharp & Dohme),** pó liofilizado para solução para infusão IV ou injeção IM, cada frasco-ampola contém 1,046 g de ertapeném sódico, equivalente a 1 g de ertapeném (excipientes: bicarbonato de sódio e hidróxido de sódio para ajustar o pH), em caixas com 1 frasco-ampola. *Uso intravenoso ou intramuscular. Uso adulto e pediátrico a partir de 3 meses.*

Monobactâmicos

Os agentes monobactâmicos foram descobertos em 1981 e atuam como as penicilinas e as cefalosporinas, interferindo na síntese da parede bacteriana.

No Brasil apenas o aztreonam é comercializado.

Aztreonam

O aztreonam é um antibiótico betalactâmico monocíclico (monobactâmico) isolado originalmente do *Chromobacterium violaceum*. Exibe atividade *in vitro*, potente e específica, contra um amplo espectro de patógenos aeróbios gram-negativos, inclusive *Pseudomonas aeruginosa*.
Não é efetivo contra bactérias gram-positivas ou anaeróbios.
Ao contrário da maioria dos antibióticos betalactâmicos, não induz atividade betalactamase e sua estrutura molecular confere um grau elevado de resistência às betalactamases (p. ex., penicilinases, cefalosporinases) produzidas pela maioria dos patógenos gram-negativos e gram-positivos.
Mantém *in vitro* sua atividade antimicrobiana em uma faixa de pH de 6 a 8, assim como no soro humano e em condições anaeróbias.

Indicação	• Monoterapia para infecções urinárias nosocomiais resistentes a outros agentes ou em situações em que o risco de toxicidade dos aminoglicosídios é alto • Tratamento, em associação com ampicilina, de bacteriemia causada por *Pseudomonas aeruginosa* • Observação: a combinação de aztreonam com piperacilina em crianças com neutropenia febril foi sugerida como terapia de primeira linha, pois evitou toxicidade relacionada com aminoglicosídio • Quando usado empiricamente para o tratamento de infecções respiratórias, deve ser sempre combinado com agentes ativos contra organismos gram-positivos e anaeróbios • No caso de pneumonias nosocomiais, pode ser combinado com penicilinas ativas contra *Pseudomonas* e cefalosporinas de terceira geração

(continua)

Aztreonam (continuação)

Indicação	• Tratamento de osteomielite e artrite séptica causada por cepas sensíveis de *E. coli, Proteus, Klebsiella, Serratia* e mesmo *Pseudomonas*. Quando também existe a possibilidade de infecção gram-positiva, um agente antiestafilocócico deve ser adicionado • Tratamento de meningites causadas por gram-negativos com boa atividade contra *N. meningitidis* • Tratamento de infecções GI causadas por *Campylobacter, Salmonella* e *Shigella* • Eficaz contra infecções causadas por *B. cepacia, Enterobacter cloacea, Acinetobacter calcoaceticus* e microrganismos específicos de UTI
Mecanismo de ação	• Sua ação antibacteriana resulta da inibição da síntese da parede celular bacteriana graças à elevada afinidade pela PBP3. Ao se ligar a essa proteína, o aztreonam inibe o terceiro e último estágio da síntese da parede celular bacteriana. A lise bacteriana é, então, mediada por enzimas autolíticas da parede celular bacteriana como as autolisinas
Posologia	• Infecções urinárias: 1 g a cada 8 a 12 h • Infecções generalizadas potencialmente graves: 1 a 2 g a cada 8 a 12 h • Infecções generalizadas ou potencialmente letais: 2 g a cada 6 ou 8 h • Observação: recomenda-se a via IV para a administração de doses únicas maiores que 1 g ou para pacientes com septicemia bacteriana, abscessos parenquimatosos localizados (p. ex., abscessos intra-abdominais), peritonites ou em outras infecções generalizadas graves ou potencialmente letais. Devido à gravidade das infecções causadas por *Pseudomonas aeruginosa*, recomenda-se uma dose de 2 g a cada 6 ou 8 horas, pelo menos como tratamento inicial de infecções sistêmicas produzidas por este microrganismo • Crianças e adolescentes: a dose habitual para pacientes com mais de 1 semana de vida é de 30 mg/kg a intervalos de 6 a 8 h. A dose recomendada para o tratamento de infecções graves, em pacientes com 2 anos de idade ou mais, é de 50 mg/kg em intervalos de 6 a 8 h, inclusive no tratamento de infecções causadas por *Pseudomonas aeruginosa*. A dose pediátrica máxima não deve exceder a dose máxima recomendada para adultos
Absorção	• Rápida e completa após administração IM
Metabolismo	• De 6 a 16% é metabolizado a metabólitos inativos por hidrólise inespecífica do anel betalactâmico
Eliminação	• Principalmente renal (filtração glomerular e secreção tubular)
Contraindicação	• Hipersensibilidade ao aztreonam ou a qualquer outro componente da formulação
Interações medicamentosas	• Aminoglicosídios: exacerbação de nefrotoxicidade e ototoxicidade • Betalactâmicos: potencial de antagonismo
Efeitos adversos	• Dor ou tumefação e flebite ou tromboflebite no local de injeção IV, exantema, reações de hipersensibilidade incluindo erupções cutâneas, urticária e, raramente, anafilaxia
Alerta	• Classe B na gravidez • Betalactâmicos (p. ex., cefoxitina, imipeném) não devem ser combinados com aztreonam • Incompatível com aciclovir, anfotericina B, ampicilina, ampicilina + sulbactam, azitromicina, clorpromazina, dantroleno, diazepam, difenidramina, daunorrubicina, fenitoína, ganciclovir, gentuzumabe, haloperidol, hidralazina, imipeném, metronidazol, mitoxantrona, papaverina, prometazina, sulfametoxazol + trimetoprima, trastuzumabe e vancomicina

Apresentação comercial

■ **Azanem® 1 g (Instituto BioChimico)**, pó para solução injetável, cada frasco-ampola do produto contém 1,0 g de aztreonam com 780 mg de L-arginina, embalagens com 10 frascos-ampola de vidro incolor. Administração por via intravenosa ou intramuscular. Uso adulto e pediátrico.

Glicopeptídios

São substâncias bactericidas que inibem a síntese da parede celular bacteriana em uma etapa anterior à ação dos betalactâmicos. Antagonizam competitivamente a polimerização (transglicosilação) das cadeias de peptidoglicano. Além disso, lesionam os protoplastos bacterianos ou interferem na síntese de RNA. Visto que não penetram no espaço periplasmático das bactérias gram-negativas, seu espectro antibacteriano é estreito e envolve apenas microrganismos gram-positivos. Esses agentes não são absorvidos pelo sistema digestório. A penetração através das barreiras biológicas não é boa. Esses agentes são excretados quase exclusivamente por filtração glomerular.

O efeito dos glicopeptídios depende do tempo acima da CIM. Eles exercem efeitos pós-antibióticos de aproximadamente 2 h.

Devem ser reservados para o tratamento de graves infecções causadas por microrganismos gram-positivos. São prescritos quando os betalactâmicos não podem ser administrados por causa de alergia do paciente ou de resistência do microrganismo.

São exemplos a vancomicina e a teicoplanina.

Vancomicina

A vancomicina é um antibiótico glicopeptídio tricíclico, derivado de cepas de *Amycolatopsis orientalis* (antes denominado *Nocardia orientalis*).

A meia-vida plasmática média é de aproximadamente 6 h (variação de 4 a 11 h) para pacientes com função renal normal; no entanto, em casos de oligúria ou anúria, a meia-vida plasmática é de aproximadamente 7 dias (variação de 6 a 10 dias). Portanto, pacientes com função renal conservada podem receber uma dose de vancomicina a cada 8 a 12 h, e aqueles com comprometimento da função renal devem receber uma dose por semana. A vancomicina é eliminada de 75 a 90% por filtração glomerular e apenas cerca de 5% da dose é metabolizada. Uma pequena parte é eliminada na bile. A depuração (*clearance*) da vancomicina é próxima da depuração da creatinina. A vancomicina é muito pouco eliminada por hemodiálise ou diálise peritoneal; entretanto, no caso de diálise peritoneal ambulatorial contínua, essa perda é significativa e são necessários ajustes posológicos, como administrar o medicamento em uma frequência maior (geralmente a cada 3 a 5 dias) do que a realizada em pacientes com doença renal em estágio terminal (DRET). O mesmo ocorre em pacientes que fazem hemodiálise de alto fluxo ou de alta eficiência, que remove 17% da vancomicina.

A vancomicina tem comprovadamente atividade *in vitro* e clínica contra a maioria dos microrganismos gram-positivos aeróbios: difteroides, *Enterococcus faecalis*, *Staphylococcus*, inclusive *Staphylococcus aureus* e *Staphylococcus epidermidis* (incluindo cepas heterogêneas resistentes à meticilina), *Streptococcus bovis* e estreptococos do grupo *viridans*. Todavia, o principal uso é contra cepas de *Staphylococcus aureus* resistentes à meticilina.

Sua efetividade tem sido demonstrada no tratamento de septicemia, infecções ósseas, infecções das vias respiratórias inferiores e infecções na pele e nos anexos. A vancomicina é efetiva no tratamento de endocardite estafilocócica. Sua efetividade também tem sido demonstrada isolada ou combinada com um aminoglicosídio na endocardite causada por estreptococos do grupo *viridans* ou *Streptococcus bovis*. Para endocardite causada por enterococos (*Enterococcus faecalis*), a vancomicina é efetiva somente em combinação com um aminoglicosídio. A vancomicina é efetiva para o tratamento da endocardite por difteroides. Como profilaxia contra endocardite bacteriana, em pacientes alérgicos à penicilina, que têm cardiopatia congênita, doença reumática ou outra valvopatia cardíaca adquirida, quando são submetidos a procedimentos cirúrgicos no sistema digestório, genital ou urinário, a vancomicina é o agente antibacteriano de primeira escolha, associada ou não à gentamicina. A vancomicina é indicada como tratamento inicial quando se suspeita de MRSA; porém, tão logo os dados de suscetibilidade estejam disponíveis, o tratamento deve ser ajustado de acordo.

A associação da vancomicina com agentes ototóxicos pode causar perda auditiva que pode progredir para surdez, mesmo com a descontinuação do fármaco. A perda auditiva pode ser reversível, mas geralmente é permanente. Nesses casos devem-se efetuar determinações audiométricas. Os efeitos da toxicidade auditiva da vancomicina, como tinido, tontura ou vertigem, podem ser mascarados por anti-histamínicos, buclizina, ciclizina, meclizina, fenotiazinas, tioxantenos, trimetobenzamida. Quando a utilização de vancomicina e aminoglicosídio for necessária, atentar para a possibilidade de reações adversas devido à interação deles, podendo ser necessário verificações da função renal, da concentração sérica, ajustes posológicos ou utilização de outros antibióticos.

Indicação	• Tratamento de infecções graves causadas por cepas de *Staphylococcus aureus* resistentes à meticilina (MRSA), mas suscetíveis à vancomicina • Tratamento de infecções causadas por outros microrganismos gram-positivos suscetíveis à vancomicina em pacientes alérgicos à penicilina; pacientes que não podem receber ou não responderam a outros fármacos, incluindo penicilinas ou cefalosporinas, e para o tratamento de infecções graves causadas por microrganismos suscetíveis à vancomicina e resistentes a outros antimicrobianos
Mecanismo de ação	• Inibição da síntese da parede celular de bactérias
Posologia	• Adultos: 2 g/dia, divididos em 500 mg 6/6 h ou 1 g 12/12 h
Absorção	• Sua absorção pelo sistema digestório não é significativa e deve ser administrada por infusão IV para o tratamento de infecções sistêmicas. Após administração IV, são encontradas concentrações inibitórias nos líquidos pleural, pericárdico, ascítico e sinovial, assim como na urina, no líquido de diálise peritoneal e também nos tecidos que circundam o átrio. A vancomicina não penetra prontamente o líquido cerebrospinal, a menos que as meninges estejam inflamadas
Eliminação	• Principalmente renal (filtração)
Contraindicação	• Hipersensibilidade a vancomicina • Observação: usar com cautela em pacientes com mais de 60 anos de idade, insuficiência renal ou hepática, perda auditiva e quando do uso concomitante de agentes neurotóxicos, nefrotóxicos ou ototóxicos
Interações medicamentosas	• A utilização de vancomicina com agentes anestésicos (p. ex., tiopental, propofol, sulfentanila) e vecurônio pode causar hipotensão e exacerbar a depressão neuromuscular. O uso concomitante de vancomicina e agentes anestésicos tem sido associado com reações anafilactoides e exacerbação das reações ligadas à infusão (p. ex., hipotensão, rubor, eritema, urticária, prurido) • O uso concomitante da vancomicina com outros agentes nefrotóxicos e/ou ototóxicos (p. ex., colistina, estreptomicina, neomicina, canamicina, tobramicina, gentamicina, amicacina, anfotericina B, bacitracina, cisplatina, paramomicina, polimixina B, ciclosporina, ácido etacrínico, furosemida, bumetanida, capreomicina, estreptozocina, carmustina, ácido acetilsalicílico ou outro salicilato) aumenta os riscos de reações nefrotóxicas e ototóxicas
Efeitos adversos	• Nefrotoxicidade • Neutropenia • Anafilaxia

(continua)

Vancomicina (*continuação*)

| Alerta | • Classe C na gravidez
• Em recém-nascidos prematuros e lactentes pequenos, é recomendável controlar a concentração sérica de vancomicina
• A solução de vancomicina é incompatível com albumina, aminofilina, aztreonam, benzilpenicilina potássica, cefepima, cefazolina, ceftazidima, ceftriaxona, cefotaxima, cefuroxima, dexametasona, dimenidrinato, fenitoína, foscarnet, idarrubicina, insulina regular, fenobarbital, heparina, hidrocortisona, metotrexato, piperacilina + tazobactam, sulfametoxazol + trimetoprima, vitaminas do complexo B, vitamina C, furosemida, ganciclovir, diazepam, estreptoquinase, omeprazol, oxacilina
• A vancomicina é excretada no leite humano. Deve-se ter cuidado quando a vancomicina for administrada a lactantes. Deve-se descontinuar a vancomicina ou a amamentação, considerando a importância do antibiótico para a mãe |
|---|---|

IMPORTANTE

A administração intravenosa rápida pode provocar hipotensão exagerada, incluindo choque e, raramente, parada cardíaca. Para diminuir a chance de reações relacionadas com a infusão rápida, a vancomicina deve ser administrada em uma solução diluída a concentrações de no máximo 5 mg/mℓ, a uma velocidade de no máximo 10 mg/minuto. A infusão deve sempre ser feita em pelo menos 60 min, mesmo quando forem administradas doses menores que 500 mg.

Apresentação comercial

- **Cloridrato de vancomicina® 500 mg (Blau)**, pó liofilizado para solução injetável, cada frasco-ampola contém 512,4 mg de cloridrato de vancomicina (equivalente a 500 mg de vancomicina base), embalagem contendo 1 frasco-ampola de 500 mg de vancomicina base acompanhado com 1 ampola de diluente de 10 mℓ ou 20 frascos-ampola de 500 mg de vancomicina base acompanhado com 20 ampolas de diluente de 10 mℓ, embalagens contendo 20 ou 100 frascos-ampola de 500 mg de vancomicina base. *Administração por via intravenosa. Uso adulto e pediátrico*
- **Cloridrato de vancomicina® 500 mg (Eurofarma)**, pó liofilizado para solução injetável, cada frasco-ampola contém 512,60 mg de cloridrato de vancomicina (equivalente a 500 mg de vancomicina base), embalagem com 50 frascos-ampola. *Administração por via intravenosa. Uso adulto e pediátrico*
- **Cloridrato de vancomicina® 500 mg (Teuto)**, pó liofilizado para solução injetável, cada frasco-ampola contém 512,6 mg de cloridrato de vancomicina (equivalente a 500 mg de vancomicina base), embalagem com 1 e 50 frascos-ampola. *Administração por via intravenosa. Uso adulto e pediátrico*
- **Vancocina® CP 500 mg (ABL)**, pó para solução injetável, cada frasco-ampola contém 512,6 mg de cloridrato de vancomicina (equivalente a 500 mg de vancomicina), embalagem com 25 frascos-ampola. *Administração por via intravenosa. Uso adulto e pediátrico*
- **Vancocina® CP 1 g (ABL)**, pó para solução injetável, cada frasco-ampola contém 1,025 g de cloridrato de vancomicina (equivalente a 1 g de vancomicina), embalagem com 25 frascos-ampola. *Administração por via intravenosa. Uso adulto e pediátrico*
- **Vancocina® CP 500 mg sistema fechado (ABL)**, pó para solução injetável, cada frasco-ampola contém cloridrato de vancomicina equivalente a 500 mg de vancomicina, embalagem com 1 frasco-ampola acompanhado de 1 bolsa de diluente com 100 mℓ de cloreto de sódio 0,9%. *Administração por via intravenosa. Uso adulto e pediátrico.*

Teicoplanina

A teicoplanina é um antibiótico glicopeptídico extraído do *Actinoplanes teichomyceticus*, com um espectro de ação semelhante ao da vancomicina. Trata-se, na verdade, de uma mistura de cinco compostos principais (denominados teicoplanina A2-1 a A2-5) e quatro compostos menores (teicoplanina RS-1 a RS-4). Todas as teicoplaninas compartilham o mesmo cerne glicopeptídico denominado teicoplanina A3-1.

Indicação	• É usada na profilaxia e no tratamento de infecções graves causadas por bactérias gram-positivas, inclusive *Staphylococcus aureus* meticilino-resistentes (MRSA) e *Enterococcus faecalis*. A formulação oral da teicoplanina tem se mostrado efetiva no tratamento de colite pseudomembranosa e diarreia associada a *Clostridium difficile*, com efetividade comparável à da vancomicina
Mecanismo de ação	• A teicoplanina inibe a polimerização do peptidoglicano e isso resulta em inibição da síntese da parede celular das bactérias e morte das mesmas
Posologia	• Adultos
○ Para infecções por gram-positivos o esquema inicial é de 3 doses de 400 mg IV a cada 12 h (dose de ataque), seguidas por dose de manutenção de 400 mg IV ou IM 1 vez/dia
○ Para septicemia, infecções osteoarticulares, endocardite, pneumonias graves e outras infecções graves causadas por gram-positivos o esquema inicial é de 400 mg a cada 12 horas IV para as 3 primeiras doses, podendo se estender por até 4 dias (8 doses iniciais), dependendo da gravidade da infecção, seguida por dose de manutenção de 400 mg IV ou IM 1 vez/dia. A dose padrão de 400 mg corresponde a aproximadamente 6 mg/kg. Em pacientes com mais de 85 kg, deve-se utilizar a dose de 6 mg/kg)
Metabolismo	• Inexistente
Eliminação	• Renal (97% não modificado)
Contraindicação	• Hipersensibilidade à teicoplanina

(*continua*)

Teicoplanina (*continuação*)

Interações medicamentosas	• Devido ao potencial de aumento de efeitos adversos, teicoplanina deve ser administrada com cuidado em pacientes sob tratamento concomitante com fármacos nefrotóxicos ou ototóxicos, tais como aminoglicosídios, anfotericina B, ciclosporina, furosemida e ácido etacrínico
Efeitos adversos	• Geralmente é bem tolerada. As reações adversas conhecidas raramente exigem interrupção do tratamento e geralmente são de caráter leve e transitório. As reações adversas graves são raras
Alerta	• Classe B3 na gravidez, ou seja, foi usada em um número limitado de gestantes e mulheres em idade fértil sem observação de aumento de efeitos deletérios, diretos ou indiretos no feto, contudo, os estudos em animais mostraram aumento de ocorrência de lesão fetal
• A solução de teicoplanina é incompatível com amicacina, ciprofloxacino, gentamicina e ceftazidima
• Pode ocorrer alergenicidade cruzada no paciente com alergia a vancomicina que é tratado com teicoplanina

Apresentação comercial

- **Bactomax® 200 mg (Cristália)**, pó liófilo, cada frasco-ampola contém 200 mg de teicoplanina, cada ampola de solução diluente contém 3 mℓ de água para injeção, embalagem com 1 frasco-ampola acompanhado de 1 ampola de diluente. *Administração por via intravenosa ou intramuscular. Uso adulto e pediátrico*
- **Bactomax® 400 mg (Cristália)**, pó liófilo, cada frasco-ampola contém 400 mg de teicoplanina, cada ampola de solução diluente contém 3 mℓ de água para injeção, embalagem com 1 frasco-ampola acompanhado de 1 ampola de diluente. *Administração por via intravenosa ou intramuscular. Uso adulto e pediátrico*
- **Koplan® 200 mg (Novafarma)**, pó liófilo, cada frasco-ampola contém 200 mg de teicoplanina (excipiente: cloreto de sódio), cada ampola de solução diluente contém 3 mℓ de água para injeção, embalagem com 1 frasco-ampola acompanhado de 1 ampola de diluente. *Administração por via intravenosa ou intramuscular. Uso adulto e pediátrico*
- **Koplan® 400 mg (Novafarma)**, pó liófilo, cada frasco-ampola contém 400 mg de teicoplanina (excipiente: cloreto de sódio), cada ampola de solução diluente contém 3 mℓ de água para injeção, embalagem com 1 frasco-ampola acompanhado de 1 ampola de diluente. *Administração por via intravenosa ou intramuscular. Uso adulto e pediátrico*
- **Targocid® 200 mg (Sanofi)**, pó liófilo, cada frasco-ampola contém 200 mg de teicoplanina (excipientes: cloreto de sódio, hidróxido de sódio), cada ampola de solução diluente contém 3 mℓ de água para injeção, embalagem com 1 frasco-ampola acompanhado de 1 ampola de diluente. *Administração por via intravenosa ou intramuscular. Uso adulto e pediátrico*
- **Targocid® 400 mg (Sanofi)**, pó liófilo, cada frasco-ampola contém 400 mg de teicoplanina (excipientes: cloreto de sódio, hidróxido de sódio), cada ampola de solução diluente contém 3 mℓ de água para injeção, embalagem com 1 frasco-ampola acompanhado de 1 ampola de diluente. *Administração por via intravenosa ou intramuscular. Uso adulto e pediátrico*
- **Teiconin® 200 mg (Instituto BioChimico)**, pó liofilizado para solução injetável, cada frasco-ampola contém 200 mg de teicoplanina (excipientes: cloreto de sódio, hidróxido de sódio), cada ampola de solução diluente contém 3 mℓ de água para injeção, embalagem com 1 frasco-ampola acompanhado de 1 ampola de diluente. *Administração por via intravenosa ou intramuscular. Uso adulto e pediátrico*
- **Teiconin® 400 mg (Instituto BioChimico)**, pó liofilizado para solução injetável, cada frasco-ampola contém 400 mg de teicoplanina (excipientes: cloreto de sódio, hidróxido de sódio), cada ampola de solução diluente contém 3 mℓ de água para injeção, embalagem com 1 frasco-ampola acompanhado de 1 ampola de diluente. *Administração por via intravenosa ou intramuscular. Uso adulto e pediátrico*
- **Teicoplanina® (ABL)**, pó liofilizado para solução injetável, cada frasco-ampola contém 200 mg de teicoplanina (excipientes: cloreto de sódio e hidróxido de sódio), cada ampola de solução diluente contém 3 mℓ de água para injeção, embalagem com 10 frascos-ampola acompanhados de 10 ampolas de diluente. *Administração por via intravenosa ou intramuscular. Uso adulto e pediátrico*
- **Teicoplanina® (ABL)**, pó liofilizado para solução injetável, cada frasco-ampola contém 400 mg de teicoplanina (excipientes: cloreto de sódio e hidróxido de sódio), cada ampola de solução diluente contém 3 mℓ de água para injeção, embalagem com 10 frascos-ampola acompanhados de 10 ampolas de diluente. *Administração por via intravenosa ou intramuscular. Uso adulto e pediátrico*
- **Teicoplanina® 400 mg (Eurofarma)**, pó liofilizado para solução injetável, cada frasco-ampola contém 400 mg de teicoplanina, cada ampola de solução diluente contém 3 mℓ de água para injeção, embalagem com 5 frascos-ampola acompanhados de 5 ampolas de diluente. *Administração por via intravenosa ou intramuscular. Uso adulto e pediátrico*
- **Teiplan® 200 mg (União Química)**, pó liofilizado para solução injetável, cada frasco-ampola contém 200 mg de teicoplanina (excipiente: cloreto de sódio), cada ampola de solução diluente contém 3 mℓ de água para injeção, embalagem com 1 frasco-ampola acompanhado de 1 ampola de diluente. *Administração por via intravenosa ou intramuscular. Uso adulto e pediátrico*
- **Teiplan® 400 mg (União Química)**, pó liofilizado para solução injetável, cada frasco-ampola contém 400 mg de teicoplanina (excipiente: cloreto de sódio), cada ampola de solução diluente contém 3 mℓ de água para injeção, embalagem com 1 frasco-ampola acompanhado de 1 ampola de diluente. *Administração por via intravenosa ou intramuscular. Uso adulto e pediátrico*.

Aminoglicosídios

Exibem efeito bactericida rápido e intenso. Os aminoglicosídios ligam-se de modo irreversível ao ribossomo bacteriano (subunidade 30S) e isso provoca bloqueio ou alterações significativas na síntese de proteínas. A penetração dos aminoglicosídios nas células depende de transporte ativo, com gasto de energia e consumo de oxigênio. Os anaeróbios são naturalmente resistentes a esses antibióticos.

Uma característica importante é o seu sinergismo com antibióticos que atuam na membrana (betalactâmicos, glicopeptídios). Esse sinergismo se manifesta contra alguns microrganismos gram-positivos (enterococos, estreptococos), assim como gram-negativos (*E. coli*, *Pseudomonas*).

Os aminoglicosídios **não são efetivos** contra microrganismos anaeróbios, espiroquetas (*Leptospira*, *Borrelia*, *Treponema*), patógenos intracelulares obrigatórios (*Chlamydia*, *Rickettsia*, *Legionella*) e patógenos encapsulados (pneumococos, *Salmonela typhi*, *Haemophilus influenzae*).

A farmacocinética dos aminoglicosídios é semelhante à da vancomicina. Os aminoglicosídios não são absorvidos pelo sistema digestório e a penetração através de barreiras biológicas não é satisfatória.

Os aminoglicosídios são excretados de modo inalterado por filtração glomerular.

Seus efeitos bactericidas são dependentes da concentração. O efeito pós-antibiótico dura algumas horas, dependendo da concentração máxima atingida.

A efetividade dos aminoglicosídios é influenciada pelo pH: é ótima em pH discretamente alcalino e perde atividade com a redução do pH abaixo de 6,5.

> **IMPORTANTE**
>
> Os aminoglicosídios apresentam excelente atividade no sangue, no líquido extracelular e na urina, mas seu efeito no cerne de uma área inflamada é insatisfatório por causa da penetração limitada e da acidez do local.

Existem aminoglicosídios naturais (estreptomicina, espectinomicina, neomicina, gentamicina, canamicina, tobramicina) e sintéticos (amicacina, netilmicina).

É preferível combinar os aminoglicosídios com outros antibióticos.

> **IMPORTANTE**
>
> Pacientes em tratamento parenteral com antibióticos aminoglicosídios devem ser examinados com frequência devido ao risco de ototoxicidade e nefrotoxicidade. Não foi estabelecida a segurança para tratamentos superiores a 14 dias. A neurotoxicidade, manifestada por ototoxicidade vestibular e auditiva bilateral permanente, pode ocorrer em pacientes com lesões renais preexistentes e em pacientes com função renal normal, que receberam altas doses e/ou por tempo maior que o recomendado. O risco de ototoxicidade induzida por aminoglicosídios é maior em pacientes com disfunção renal. A surdez para frequências agudas costuma ocorrer primeiro e pode ser detectada somente por exames audiométricos. Pode ocorrer vertigem como manifestação do dano vestibular.

Amicacina

O sulfato de amicacina é um antibiótico aminoglicosídio semissintético derivado da canamicina.

Estudos clínicos revelaram a eficácia clínica de sulfato de amicacina na bacteriemia e septicemia (incluindo sepse neonatal); em infecções graves do sistema respiratório, ossos e articulações, sistema nervoso central (incluindo meningite), pele e tecidos moles; infecções intra-abdominais (incluindo peritonite); em queimaduras e infecções pós-operatórias (incluindo pós-cirurgia vascular).

Os estudos revelaram também eficácia de sulfato de amicacina em infecções recorrentes complicadas e graves do sistema urinário causadas por essas bactérias. Quando houver indicação do uso de amicacina no tratamento de infecções urinárias não complicadas, devem ser prescritas doses mais baixas.

Assim sendo, os pacientes devem ser avaliados cuidadosamente quanto à sua função renal e a posologia deve ser ajustada de acordo com esta.

Após a administração de dose recomendada da amicacina, são encontrados níveis terapêuticos nos ossos, no coração, na bexiga, no parênquima pulmonar, além de concentrações significativas na urina, na bile, no escarro, na secreção brônquica e nos líquidos intersticial, pleural e sinovial.

O sulfato de amicacina atravessa a barreira placentária, atingindo concentrações significativas no líquido amniótico. A concentração sérica fetal máxima é de aproximadamente 16% da concentração sérica máxima materna e os valores da meia-vida sérica materna e fetal são cerca de 2 e 3,7 h, respectivamente.

Indicação	• Tratamento a curto prazo de infecções graves causadas por cepas sensíveis de bactérias gram-negativas, incluindo *Pseudomonas* sp., *Escherichia coli*, *Proteus* sp. indol-positivo e indol-negativo, *Providencia* sp., *Klebsiella* sp., *Enterobacter* sp., *Serratia* sp. e *Acinetobacter* sp. (anteriormente *Mima-Herellea*)
Mecanismo de ação	• Como outros aminoglicosídios, a amicacina compromete a síntese proteica das bactérias ao se ligar à subunidade 30S dos ribossomos dos microrganismos suscetíveis
Posologia	• Administração IM e IV para adultos e crianças com função renal normal é de 15 mg/kg/dia dividida em 2 ou 3 tomadas em intervalos regulares, ou seja, 7,5 mg/kg a cada 12 horas ou 5mg/kg a cada 8 horas. Obs.: A dose para pacientes com sobrepeso ou obesidade não deve exceder 1,5 g/dia. • Nos prematuros, a dose recomendada é de 7,5 mg/kg a cada 12 h. Recém-nascidos devem receber uma dose de ataque de 10 mg/kg seguida de 7,5 mg/kg a cada 12 h • Crianças e lactentes com mais de 2 semanas devem receber 7,5 mg/kg a cada 12 horas ou 5 mg/kg a cada 8 h
Absorção	• Rápida após administração IM. Absorção rápida a partir do peritônio e da pleura • Mínima após aplicação tópica
Duração da ação	• 8 a 12 h
Metabolismo	• Não é metabolizada
Eliminação	• A amicacina é excretada fundamentalmente por filtração glomerular. Pacientes com alteração da função renal ou com pressão de filtração glomerular diminuída excretam a amicacina muito mais lentamente (efetivamente prolongando a meia-vida sérica)
Contraindicação	• História pregressa de hipersensibilidade à amicacina ou a qualquer outro componente da formulação • História pregressa de reações tóxicas graves ou hipersensibilidade a outros aminoglicosídios devido à conhecida sensibilidade cruzada dos pacientes a fármacos desta classe
Interações medicamentosas	• Deve ser evitado o uso tópico ou sistêmico concomitante ou subsequente de outros fármacos neurotóxicos ou nefrotóxicos, sobretudo bacitracina, cisplatina, anfotericina B, cefaloridina, paromomicina, viomicina, polimixina B, colistina, vancomicina e outros aminoglicosídios (idade avançada e desidratação também aumentam o risco de toxicidade)

(continua)

Amicacina (*continuação*)

Interações medicamentosas	• Deve ser evitado o uso concomitante de sulfato de amicacina e diuréticos potentes (ácido etacrínico ou furosemida), uma vez que essas substâncias também são ototóxicas. O sulfato de amicacina contém bissulfito de sódio, um sulfito que pode causar reações do tipo alérgico, inclusive manifestações anafiláticas em pessoas sensíveis, potencialmente fatais, e episódios de asma de menor gravidade. A prevalência global da sensibilidade ao sulfito na população geral é pouco comum e provavelmente baixa. A sensibilidade ao sulfito é mais frequentemente observada nos pacientes asmáticos do que nos não asmáticos
Efeitos adversos	• Todos os aminoglicosídios podem levar a ototoxicidade, toxicidade renal e vestibular e ao bloqueio neuromuscular. Estes efeitos tóxicos ocorrem com mais frequência em pacientes com história atual ou pregressa de disfunção renal, em pacientes já tratados com outros medicamentos nefrotóxicos ou ototóxicos e naqueles tratados por períodos de tempo e/ou doses maiores do que os recomendados
Alerta	• Categoria D na gravidez • Os aminoglicosídios, incluindo o sulfato de amicacina, não são indicados para episódios iniciais e não complicados de infecções do sistema urinário, a menos que os agentes causais não sejam sensíveis a outros antibióticos menos tóxicos • É incompatível com ácido acetilsalicílico, ácido mefenâmico, alendronato, amoxicilina, amoxicilina + clavulanato, ampicilina, ampicilina + sulbactam, anfotericina B, atracúrio, axetilcefuroxima, azitromicina, benzilpenicilina benzatina, benzilpenicilina potássica, carboplatina, cefalexina, cefalotina, cefazolina, cefepima, cefotaxima, cefoxitina, ceftazidima, ceftriaxona, cetoprofeno, ciclosporina, cisplatina, claritromicina, clindamicina, cloranfenicol, diclofenaco, furosemida, ibuprofeno, indometacina, isoflurano, lincomicina, naproxeno, pamidronato, piperacilina + tazobactam, piroxicam, polimixina B, rocurônio, sevoflurano e vancomicina

IMPORTANTE

A associação *in vitro* de antibióticos aminoglicosídios e betalactâmicos (penicilinas ou cefalosporinas) pode resultar em inativação mútua significativa. Pode ocorrer redução da atividade no soro quando se administra um aminoglicosídio e uma penicilina por diferentes vias.

IMPORTANTE

- Não exceder a concentração máxima de 10 mg/mℓ
- Administrar com intervalo de 1 a 2 h com penicilinas; 1 h com cefalosporinas
- A amicacina é removida por hemodiálise e diálise peritoneal
- É nefrotóxica, neurotóxica e ototóxica
- É necessário ajuste posológico em pacientes com insuficiência renal

Apresentação comercial

- **Amicilon® 100 mg (Blau)**, solução injetável, cada mℓ contém 66,75 mg de sulfato de amicacina (equivalente a 50 mg de amicacina), embalagens contendo 50 ampolas de 2 mℓ. *Administração intramuscular ou intravenosa. Uso adulto e pediátrico*
- **Amicilon® 250 mg (Blau)**, solução injetável, cada mℓ contém 166,87 mg de sulfato de amicacina (equivalente a 125 mg de amicacina), embalagens contendo 50 ampolas de 2 mℓ. *Administração intramuscular ou intravenosa. Uso adulto e pediátrico*
- **Amicilon® 500 mg (Blau)**, solução injetável, cada mℓ contém 333,74 mg de sulfato de amicacina (equivalente a 250 mg de amicacina), embalagens contendo 50 ampolas de 2 mℓ. *Administração intramuscular ou intravenosa. Uso adulto e pediátrico*
- **Sulfato de amicacina® 100 mg/2 mℓ (Novafarma)**, solução injetável, cada 2 mℓ contém 133,50 mg de sulfato de amicacina (equivalente a 100 mg de amicacina base), embalagens contendo 50 ampolas de vidro transparente com 2 mℓ. *Administração intramuscular ou intravenosa. Uso adulto e pediátrico*
- **Sulfato de amicacina® 500 mg/2 mℓ (Novafarma)**, solução injetável, cada 2 mℓ contém 667,48 mg de sulfato de amicacina (equivalente a 500 mg de amicacina base), embalagens contendo 50 ampolas de vidro transparente com 2 mℓ. *Administração intramuscular ou intravenosa. Uso adulto e pediátrico*
- **Sulfato de amicacina® 50 mg/mℓ (Teuto)**, solução injetável, cada mℓ contém 66,75 mg de sulfato de amicacina (equivalente a 50 mg de amicacina base), embalagens contendo 1 e 50 ampolas com 2 mℓ. *Administração intramuscular ou intravenosa. Uso adulto e pediátrico*
- **Sulfato de amicacina® 125 mg/mℓ (Teuto)**, solução injetável, cada mℓ contém 166,87 mg de sulfato de amicacina (equivalente a 125 mg de amicacina base), embalagens contendo 1 e 50 ampolas com 2 mℓ. *Administração intramuscular ou intravenosa. Uso adulto e pediátrico*
- **Sulfato de amicacina® 250 mg/mℓ (Teuto)**, solução injetável, cada mℓ contém 333,74 mg de sulfato de amicacina (equivalente a 250 mg de amicacina base), embalagens contendo 1 e 50 ampolas com 2 mℓ. *Administração intramuscular ou intravenosa. Uso adulto e pediátrico*

Gentamicina

A gentamicina é, na verdade, um complexo de três gentamicinas sulfatadas (gentamicinas C1, C2 e C1a) obtido de *Micromonospora purpurea* e espécies correlatas. É um antibiótico de amplo espectro.

Infecções causadas por bactérias gram-positivas também podem ser tratadas com aminoglicosídios, mas outros tipos de antibióticos são mais potentes e menos agressivos para o hospedeiro.

Indicação	Tratamento de infecções causadas por cepas de bactérias sensíveis dos seguintes microrganismos: *Pseudomonas aeruginosa*, *Proteus* sp. (indol-positivos e indol-negativos), *Escherichia coli*, *Klebsiella-Enterobacter-Serratia* sp., *Citrobacter* sp., *Providencia* sp., *Staphylococcus* sp. (coagulase-positivos e coagulase-negativos) e *Neisseria gonorrhoeae*. Os estudos clínicos demonstraram a eficácia de sulfato de gentamicina em: • Septicemia, bacteriemia (incluindo sepse neonatal) • Infecções graves do SNC (incluindo meningite) • Infecção geniturinária (incluindo infecções pélvicas) • Infecções respiratórias • Infecções gastrintestinais • Infecções na pele, ossos ou tecidos moles (incluindo queimaduras e feridas infectadas) • Infecções intra-abdominais (incluindo peritonite) • Infecções oculares
Mecanismo de ação	• Ligação irreversível à subunidade 30S dos ribossomos bacterianos e bloqueio da síntese de proteínas

Posologia	*Administração intramuscular*
	• Pacientes com a função renal normal
	   ◦ Adultos: a dose indicada é de 3 mg/kg/dia, divididas em três tomadas iguais a cada 8 h ou em 2 doses iguais a cada 12 h ou em uma dose única diária. Uma administração simplificada para pacientes adultos com mais de 60 kg é a de 80 mg, 3 vezes/dia, ou 120 mg, a cada 12 h. Para adultos pesando 60 kg ou menos, 60 mg, 3 vezes por dia
	   ◦ Observação: para adultos muito pequenos ou muito grandes, a dose deve ser calculada em mg/kg de massa corporal magra
	   ◦ Para doenças potencialmente fatais, podem-se utilizar doses de até 5 mg/kg/dia, divididas em 3 doses iguais a cada 8 h, ou 4 tomadas iguais a cada 6 h. Essa dose deve ser reajustada para 3 mg/kg/dia tão logo a evolução clínica assim o indicar
	   ◦ Crianças: a dose recomendada é de 6 a 7,5 mg/kg/dia (2,0 a 2,5 mg/kg, administrados a cada 8 h)
	Formulação tópica
	• Aplicação 2 a 3 vezes/dia

Metabolismo	• Não é metabolizada
Eliminação	• Renal por filtração glomerular, com pequenas quantidades sendo excretadas na bile e no leite materno
Contraindicação	• Hipersensibilidade ou reações tóxicas graves em tratamentos anteriores com gentamicina ou outros aminoglicosídios, gestação, lactação
Interações medicamentosas	• Aciclovir: aumento do risco de nefrotoxicidade, ototoxicidade ou neurotoxicidade • Anfotericina B: aumento do risco de nefrotoxicidade, ototoxicidade ou neurotoxicidade • Cefalosporinas: aumento do risco de nefrotoxicidade, ototoxicidade ou neurotoxicidade • Bumetanida, ácido etacrínico, furosemida, manitol: aumento do risco de ototoxicidade • Dimenidrinato, outros antieméticos: podem mascarar a ototoxicidade induzida pela gentamicina • Anestésicos gerais, succinilcolina, tubocurarina: exacerbação do bloqueio neuromuscular • Observação: vale mencionar que em pacientes em uso de succinilcolina a gentamicina tópica pode ser absorvida sistemicamente (sobretudo quando de aplicação em queimaduras ou soluções de continuidade na pele) e potencializar a ação da succinilcolina
Efeitos adversos	*Formulação sistêmica* • Como outros aminoglicosídios, o uso concomitante e/ou sequencial, tópico ou sistêmico de outros antibióticos potencialmente nefrotóxicos e/ou neurotóxicos deve ser evitado. O uso concomitante de gentamicina com outras substâncias nefrotóxicas aumenta o risco de nefrotoxicidade. Essas substâncias incluem aminoglicosídios, vancomicina, polimixina B, colistina, organoplatínicos, alta dose de metotrexato, ifosfamida, pentamidina, foscarnet, alguns agentes antivirais (aciclovir, ganciclovir, adefovir, cidofovir, tenovir), anfotericina B, imunossupressores como ciclosporina, ou tacrolimo e produtos de contraste de iodo. Se a combinação a ser usada for necessária, a função renal deve ser rigorosamente monitorada por exames laboratoriais apropriados • O uso concomitante de gentamicina com potentes diuréticos, como ácido etacrínico ou furosemida, deve ser evitado, já que esses por si sós podem causar ototoxicidade. Além disso, quando administrados por via intravenosa, os diuréticos podem aumentar a toxicidade dos aminoglicosídios, porque alteram sua concentração no soro e nos tecidos • Já foi relatado aumento de nefrotoxicidade após administração concomitante de antibióticos aminoglicosídios e algumas cefalosporinas *Formulação tópica* • Prurido, urticária, alopecia, dermatite, fotossensibilização

(continua)

Gentamicina (*continuação*)

Alerta
- Classe D na gravidez
- Podem ocorrer nefrotoxicidade e/ou ototoxicidade se a gentamicina for aplicada em lesões extensas ou se for combinada a aminoglicosídios sistêmicos
- O uso de gentamicina na pele pode promover o crescimento de fungos
- É incompatível com alopurinol, ampicilina, anfotericina B, azitromicina, bicarbonato de sódio, benzilpenicilina potássica, cefazolina, cefotaxima, cefepima, ceftazidima, ceftriaxona, cefuroxima, citarabina, clindamicina, dopamina, emulsão lipídica 10%, filgrastim, furosemida, heparina, idarrubicina, indometacina, lidocaína, propofol e NPT

Apresentação comercial

- **Garamicina® 60 mg (Hypermarcas)**, solução injetável, cada mℓ contém 40 mg de gentamicina base, embalagem com 1 ampola de 1,5 mℓ. *Administração intramuscular, intravenosa, subconjuntival, subcapsular (cápsula de Tenon), nebulização ou instilação intratraqueal direta. Uso adulto e pediátrico*
- **Garamicina® 80 mg (Hypermarcas)**, solução injetável, cada mℓ contém 40 mg de gentamicina base, embalagem com 1 ampola de 2 mℓ. *Administração intramuscular, intravenosa, subconjuntival, subcapsular (cápsula de Tenon), nebulização ou instilação intratraqueal direta. Uso adulto e pediátrico*
- **Garamicina® 120 mg (Hypermarcas)**, solução injetável, cada mℓ contém 80 mg de gentamicina base, embalagem com 1 ampola de 1,5 mℓ. *Administração intramuscular, intravenosa, subconjuntival, subcapsular (cápsula de Tenon), nebulização ou instilação intratraqueal direta. Uso adulto e pediátrico*
- **Garamicina® 160 mg (Hypermarcas)**, solução injetável, cada mℓ contém 80 mg de gentamicina base, embalagem com 1 ampola de 2 mℓ. *Administração intramuscular, intravenosa, subconjuntival, subcapsular (cápsula de Tenon), nebulização ou instilação intratraqueal direta. Uso adulto e pediátrico*
- **Garamicina® 280 mg (Hypermarcas)**, solução injetável, cada mℓ contém 140 mg de gentamicina base, embalagem com 1 ampola de 2 mℓ. *Administração intramuscular, intravenosa, subconjuntival, subcapsular (cápsula de Tenon), nebulização ou instilação intratraqueal direta. Uso adulto e pediátrico*
- **Gentamisan® 10 mg (Santisa)**, solução injetável, cada mℓ contém 10 mg de gentamicina (sob a forma de sulfato), caixas com 100 ampolas de 1 mℓ. *Administração intramuscular, intravenosa, subconjuntival, subcapsular (cápsula de Tenon), nebulização ou instilação intratraqueal direta. Uso adulto e pediátrico*
- **Gentamisan® 40 mg (Santisa)**, solução injetável, cada mℓ contém 40 mg de gentamicina (sob a forma de sulfato), caixas com 100 ampolas de 1 mℓ. *Administração intramuscular, intravenosa, subconjuntival, subcapsular (cápsula de Tenon), nebulização ou instilação intratraqueal direta. Uso adulto e pediátrico*
- **Gentamisan® 80 mg (Santisa)**, solução injetável, cada mℓ contém 40 mg de gentamicina (sob a forma de sulfato), caixas com 100 ampolas de 2 mℓ. *Administração intramuscular, intravenosa, subconjuntival, subcapsular (cápsula de Tenon), nebulização ou instilação intratraqueal direta. Uso adulto e pediátrico*
- **Neo Gentamicina® (Neo Química)**, solução injetável, cada mℓ contém 40 mg de gentamicina (sob a forma de sulfato), caixas com 1 ampola de 2 mℓ. *Administração intramuscular, intravenosa, subconjuntival, subcapsular (cápsula de Tenon), nebulização ou instilação intratraqueal direta. Uso adulto e pediátrico*
- **Sulfato de gentamicina (1,695 mg) + desonida (5 mg)**
  - **AdinosGen® (Aché)**, gel creme, bisnagas com 15 g e 30 g. *Uso tópico. Uso adulto e pediátrico acima de 3 meses*
- **Sulfato de gentamicina**
  - **Garamicina® creme (MSD)**, bisnaga com 30 g. *Uso tópico. Uso adulto e pediátrico acima de 1 ano de idade*
- **Fibrinolisina (1 U) + desoxirribonuclease (666 U) + tiomersal (0,004 mg) + gentamicina (1 mg)**
  - **Cauterex unguento® (Aché)**, bisnaga com 10 g. *Uso tópico. Uso adulto e pediátrico*
- **Valerato de betametasona (0,5 mg) + sulfato de gentamicina (1 mg) + tolnaftato (10 mg) + iodocloro-hidroxiquina (10 mg)**
  - **Cremederm® (Bunker)**, creme e pomada, bisnaga com 20 g. *Uso tópico. Uso adulto e pediátrico*
- **Dipropionato de betametasona (0,64 mg) + gentamicina (1 mg)**
  - **Betogenta® (Geolab)**, creme e pomada, bisnaga com 30 g. *Uso adulto e pediátrico acima de 2 anos*
  - **Diprogenta® (Mantecorp)**, creme e pomada, bisnagas com 15 g, 30 g e 45 g. *Uso tópico. Uso adulto e pediátrico acima de 2 anos*
  - **Dipropionato de betametasona + sulfato de gentamicina® (EMS)**, creme, bisnagas com 20 g, 30 g ou 45 g. *Uso tópico. Uso adulto e pediátrico acima de 2 anos*
  - **Dipropionato de betametasona + sulfato de gentamicina® (Medley)**, pomada, embalagem com 30 g. *Uso tópico. Uso adulto e pediátrico acima de 2 anos*
  - **Dipropionato de betametasona + sulfato de gentamicina® (Prati-Donaduzzi)**, creme, bisnaga de 30 g. *Uso tópico. Uso adulto e pediátrico acima de 2 anos*
- **Dipropionato de betametasona (0,64 mg) + sulfato de gentamicina (2,0661 mg)**
  - **Duotrat® (Medley)**, pomada dermatológica, bisnaga com 30 g. *Uso tópico. Uso adulto e pediátrico acima de 2 anos*
  - **Trok-G® (Eurofarma)**, creme e pomada, bisnagas com 10 g e 30 g. *Uso adulto e pediátrico*
- **Sulfato de gentamicina (3 mg) + fosfato dissódico de betametasona (1 mg)**
  - **Garasone® (Mantecorp)**, solução otológica/oftálmica, frasco com 10 mℓ. *Uso otológico e oftálmico. Uso adulto e pediátrico acima de 8 anos de idade*
- **Valerato de betametasona (0,5 mg) + sulfato de gentamicina (1,0 mg) + tolnaftato (10 mg) + clioquinol (10 mg)**
  - **Permut® (Eurofarma)**, creme e pomada, bisnagas com 10 g. *Uso tópico. Uso adulto e pediátrico*
  - **Poliderms® (União Química)**, creme, bisnaga com 20 g. *Uso tópico. Uso adulto e pediátrico acima de 3 anos*
  - **Quadriderm® (Mantecorp)**, creme e pomada, bisnagas com 20 g. *Uso tópico. Uso adulto e pediátrico acima de 3 anos*
  - **Valerato de betametasona + sulfato de gentamicina + tolnaftato + clioquinol® (Biosintética)**, *creme, bisnagas com 20 g. Uso tópico. Uso adulto e pediátrico acima de 3 anos*
  - **Valerato de betametasona + sulfato de gentamicina + tolnaftato + clioquinol® (Eurofarma)**, creme e pomada, bisnagas com 20 g. *Uso tópico. Uso adulto e pediátrico acima de 3 anos*
  - **Valerato de betametasona + sulfato de gentamicina + tolnaftato + clioquinol® (Germed)**, creme, bisnagas com 20 g. *Uso tópico. Uso adulto e pediátrico acima de 3 anos*
  - **Valerato de betametasona + sulfato de gentamicina + tolnaftato + clioquinol® (Medley)**, creme e pomada, bisnagas com 20 g. *Uso tópico. Uso adulto e pediátrico acima de 3 anos*
  - **Valerato de betametasona + sulfato de gentamicina + tolnaftato + clioquinol® (Neo Química)**, creme, bisnagas com 20 g. *Uso tópico. Uso adulto e pediátrico acima de 3 anos*
  - **Valerato de betametasona + sulfato de gentamicina + tolnaftato + clioquinol® (Prati-Donaduzzi)**, pomada, bisnagas com 20 g. *Uso tópico. Uso adulto e pediátrico acima de 3 anos*

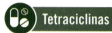

Tetraciclinas

As tetraciclinas penetram nas células por difusão em um processo dependente de energia. Esses agentes se ligam à subunidade 30S dos ribossomos, bloqueando a ligação do RNA transportador e impedindo a síntese proteica.

Originalmente seu espectro antimicrobiano era amplo, incluindo muitas bactérias gram-positivas e gram-negativas, e anaeróbios. Infelizmente, muitos patógenos desenvolveram resistência.

As mais prescritas são tetraciclina, minociclina e doxiciclina.

A absorção oral das tetraciclinas é comprometida pela ingestão concomitante de alimentos, antiácidos, leite e ferro. As tetraciclinas são bem absorvidas pelo sistema digestório e penetram muito bem em vários tecidos e células. São excretadas para o líquido das mucosas, para o leite materno, para a bile e para a urina em concentrações significativas. Existe circulação êntero-hepática (a tetraciclina excretada na bile é reabsorvida no intestino).

Todas as tetraciclinas são eliminadas pela urina e pelas fezes.

A resistência cruzada é total entre as tetraciclinas. É muito comum ocorrer superinfecção por *Candida* (oral, intestinal, vaginal e cutânea). Há relatos de reações de fotossensibilidade em pacientes expostos à luz solar. Nas crianças, ocorre coloração dos dentes permanentes em virtude da tetraciclina absorvida.

As tetraciclinas podem ser prescritas para infecções causadas por clamídias, riquétsias, cólera, brucelose e actinomicose. São alternativas no tratamento de infecções causadas por *Mycoplasma pneumoniae*, *Neisseria gonorrhoeae*, *H. ducreyi* e *Treponema pallidum*. Também podem ser prescritas para pacientes com traqueobronquites e sinusites.

> **IMPORTANTE**
>
> As tetraciclinas não devem ser prescritas para gestantes, lactantes e crianças com menos de 8 anos de idade.

Tetraciclina

A tetraciclina foi patenteada em 1953 e apresenta ação bacteriostática e seu espectro de ação inclui muitos microrganismos gram-positivos e gram-negatvos; *Rickettsia*, *Mycoplasma*, *Chlamydia* e espiroquetas.

O cloridrato de tetraciclina apresenta ampla distribuição corporal, atingindo a maioria dos líquidos biológicos, incluindo bile, secreções dos seios da face, secreção pleural, líquidos ascítico, sinovial e gengival; as concentrações no líquido cefalorraquidiano são variáveis e podem atingir 10 a 25% da concentração plasmática. Concentrações no líquido gengival crevicular podem chegar de 3 a 7 vezes a concentração sérica. O cloridrato de tetraciclina tende a se acumular em ossos, fígado, baço, tumores e dente; atravessa a barreira placentária e é excretado no leite materno.

O cloridrato de tetraciclina apresenta ligação proteica de 65% e praticamente não sofre biotransformação; tem meia-vida de 6 a 11 horas.

Indicação	*Formulação oral* • Acne vulgar: como adjuvante de tratamento • Actinomicoses causadas por *Actinomyces israelii* • Antrax causado por *Bacillus anthracis* • Infecção geniturinária causada por *N. gonorrhoeae* e *Chlamydia trachomatis* • Gengivoestomatite causada por *Fusobacterium fusiformisans* • Granuloma inguinal causado por *Calymmatobacterium granulomatis* • Linfogranuloma venéreo • Otite média, faringite, pneumonia e sinusite causadas por *H. influenzae* e *Klebsiella* sp. • Tifo (*Rickettsia*) • Sífilis • Infecção urinária causada por *Escherichia coli* e *Klebsiella* sp. • Infecção retal causada por *Chlamydia trachomatis* • Amebíase extraintestinal causada por *Entamoeba histolytica* (usada junto com metronidazol) • Enterocolite causada por *Shigella* sp. *Formulação oftálmica* • Tracoma • Infecções oculares sensíveis à tetraciclina
Mecanismo de ação	• Ligação reversível à subunidade ribossômica 30S bacteriana e inibição da ligação de aminoacil-tRNA ao aceptor ribossômico (A). Também se liga à subunidade ribossômica 50S bacteriana, modifica a membrana citoplasmática e promove o extravasamento de componentes intracelulares das bactérias
Posologia	*Formulação oral* • Antibacteriano (sistêmico); antiprotozoário: 500 mg a cada 6 h ou 500 mg a 1 g a cada 12 h • Acne: inicialmente, 500 mg a 2 g ao dia, em doses divididas, nos casos moderados a graves como adjuvante terapêutico. Quando for notada melhora (geralmente após 3 semanas), a dose deve ser reduzida gradualmente para uma dose de manutenção diária de até 1 g. Adequada remissão da lesão pode também ser possível com terapia em dias alternados • Brucelose: 500 mg a cada 6 h, durante 3 semanas, administrados concomitantemente com 1 g de estreptomicina IM a cada 12 h, na primeira semana e uma vez ao dia na segunda semana • Gonorreia: 500 mg a cada 6 h, durante 5 dias • Sífilis: 500 mg a cada 6 h por 15 dias ou por 30 dias (sífilis tardia). Observação: indica-se na sífilis como alternativa quando a penicilina estiver contraindicada • Infecções uretrais não complicadas, endocervicites ou infecções retais causadas por *Chlamydia trachomatis*: 500 mg, 4 vezes/dia, durante pelo menos 7 dias • Limite máximo de ingestão diária: 4 g

(continua)

Tetraciclina (*continuação*)

Posologia	*Formulação tópica* • Aplicar uma pequena quantidade da pomada no saco conjuntival inferior (canto interno do olho) a cada 4 a 6 h, ou a critério médico
Absorção	• Aproximadamente 75% da dose oral de tetraciclina é absorvido pelo tubo gastrintestinal. A presença de íons metálicos (principalmente cálcio), diminui sua absorção
Metabolismo	• Não é metabolizada
Eliminação	• O cloridrato de tetraciclina é excretado de forma inalterada, principalmente por via renal, (70%); também existe eliminação fecal
Contraindicação	• Hipersensibilidade a tetraciclina, gravidez, lactação • Observação: usar com cautela em pacientes com comprometimento da função renal ou hepática

Interações medicamentosas	*Formulação oral*
	• A administração de antiácidos, suplementos de cálcio, salicilatos de colina ou magnésio, ferro e laxantes contendo magnésio, concomitantemente com tetraciclinas, pode provocar a formação de complexos estáveis não absorvíveis
	• A ingestão concomitante com bicarbonato de sódio pode resultar em absorção diminuída das tetraciclinas devido à elevação do pH gástrico. A administração concomitante com tetraciclina provoca:
	  ◦ Diminuição da absorção da colestiramina
	  ◦ Diminuição da eficácia dos contraceptivos hormonais orais
	  ◦ Inibição parcial do efeito coagulante da heparina
	  ◦ Aumento do potencial nefrotóxico do metoxiflurano
	  ◦ Redução da ação bactericida das penicilinas
	• A administração com cimetidina pode diminuir a absorção GI das tetraciclinas
	• A tetraciclina pode elevar o nível sérico de digoxina
	• A tetraciclina pode reduzir a necessidade de insulina (é necessário controlar e monitorar a glicose sanguínea)

Efeitos adversos	*Formulação tópica* • Borramento visual; sensação de ardência *Formulação oral* • Efeitos GI como náuseas, vômitos e diarreia são comuns, especialmente com altas doses, acompanhados ou não de dor e queimação epigástrica, candidíase oral, vulvovaginite e prurido anal, escurecimento ou coloração da língua; colite pseudomembranosa, fotossensibilidade da pele e pigmentação da pele e das mucosas
Alerta	• As tetraciclinas se depositam nos dentes em formação, causando descoloração do dente e hipoplasia do esmalte. Elas também são depositadas em ossos e unhas, onde formam um complexo estável com o íon cálcio. *Portanto, não devem ser administradas a crianças menores de 8 anos de idade, porque afetam o crescimento ósseo* • As tetraciclinas são encontradas no leite materno; portanto, seu uso não é recomendado durante a lactação pela possibilidade de causarem descoloração do dente, hipoplasia do esmalte, inibição do crescimento linear do esqueleto, reações fotossensitivas e afta oral e vaginal em bebês • Evitar exposição excessiva à luz solar devido ao risco de fotossensibilização da pele • Como outros antibióticos, a tetraciclina oftálmica pode provocar supercrescimento de microrganismos resistentes, incluindo fungos. Caso ocorra superinfecção, deve-se interromper a administração e efetuar o tratamento adequado • Classe D nas formulações orais e classe B para as formulações tópicas

Apresentação comercial

- **Cloridrato de tetraciclina® (Prati-donaduzzi)**, cada cápsula contém 500 mg de cloridrato de tetraciclina, embalagem contendo 8, 12, 70, 84, 100, 140, 280, 300 e 360 cápsulas. *Uso oral. Uso adulto*
- **Cloridrato de tetraciclina® (Teuto)**, cada cápsula contém 500 mg de cloridrato de tetraciclina, embalagem contendo 8, 12 e 140 cápsulas. *Uso oral. Uso adulto*
- **Parenzyme® tetraciclina (Medley)**, cada cápsula contém 500 mg de cloridrato de tetraciclina, embalagem contendo 8 cápsulas. *Uso oral. Uso adulto*
- **Cinatrex® (Cifarma)**, pomada oftálmica, cada g contém 5 mg de cloridrato de tetraciclina, embalagem contendo uma bisnaga de 3,5 g. *Uso tópico oftálmico. Uso adulto*
- **Tetraciclina® (Ariston)**, pomada oftálmica, cada g contém 5 mg de cloridrato de tetraciclina, embalagem contendo uma bisnaga de 3,5 g. *Uso tópico oftálmico. Uso adulto*
- **Tetracilil® (Greenpharma)**, cada g contém 5 mg de cloridrato de tetraciclina, embalagem contendo uma bisnaga de 3,5 g. *Uso tópico oftálmico. Uso adulto*.
- **Tetrex® (Bristol-Myers Squibb)**, cada cápsula contém 500 mg de fosfato de tetraciclina, embalagem contendo 2 envelopes com 4 cápsulas cada. *Uso oral. Uso adulto. Atenção: contém o corante FD&C 5 amarelo.*

Minociclina

Quando a penicilina for contraindicada, a minociclina representa uma opção para o tratamento das seguintes infecções: infecções em mulheres causadas por *Neisseria gonorrhoeae*, bouba, listeriose, carbúnculo, infecção de Vincent, actinomicose e infecções causadas por espécies de *Clostridium*. Na amebíase intestinal aguda, a minociclina pode ser um útil coadjuvante dos amebicidas. Na acne grave, é uma terapia coadjuvante muito útil.
A minociclina é indicada no tratamento de portadores assintomáticos de *Neisseria meningitidis*, para eliminar os meningococos da nasofaringe.

Indicação	O cloridrato de minociclina é indicado para o tratamento das seguintes infecções: • Riquetsioses (febre maculosa, tifo murino, erliquioses, anaplasmoses) • Infecções das vias respiratórias causadas por *Mycoplasma pneumoniae* • Infecções causadas por *Chlamydia* (linfogranuloma venéreo, psitacose, tracoma e conjuntivite de inclusão) • Uretrite não gonocócica e infecções endocervicais ou retais em adultos causadas por *Chlamydia trachomatis* ou *Ureaplasma urealyticum* • Febre recorrente causada por *Borrelia recurrentis* • Cancroide causado por *Haemophilus ducreyi* • Peste (*Yersinia pestis*) • Tularemia (causada por *Francisella tularensis*) • Cólera (causada por *Vibrio cholerae*) • Brucelose (nesse caso a minociclina é associada à estreptomicina) • Bartonelose e granuloma inguinal • Infecções causadas pelos seguintes microrganismos gram-negativos quando os testes bacteriológicos indicarem suscetibilidade: *Escherichia coli*, *Enterobacter aerogenes*, *Shigella* spp., *Acinetobacter* spp. Infecções do trato respiratório causadas por *Haemophilus influenzae* • Infecções dos sistemas respiratório e urinário causadas por espécies de *Klebsiella* • Infecções causadas pelos seguintes microrganismos gram-positivos quando testes bacteriológicos indicarem suscetibilidade: infecções das vias respiratórias superiores causadas por *Streptococcus pneumoniae*; infecções da pele e anexos cutâneos causadas por *Staphylococcus aureus* • Uretrites não complicadas no homem causadas por *Neisseria gonorrhoeae* e para o tratamento de outras infecções gonocócicas quando a penicilina for contraindicada
Mecanismo de ação	• Ligação reversível às subunidades ribossomiais com consequente inibição da síntese proteica
Posologia	• Adultos: a posologia terapêutica usual de cloridrato de minociclina é de 200 mg como dose inicial, seguida de 100 mg a cada 12 h • Crianças > 8 anos: 4 mg/kg inicialmente, seguido de 2 mg/kg a cada 12 h • Para o tratamento da sífilis, a posologia usual de cloridrato de minociclina deve ser dada por um período de 10 a 15 dias. É recomendado seguimento rigoroso, incluindo testes laboratoriais • Pacientes com infecções gonocócicas não complicadas no homem (exceto anorretais) podem ser tratados com cloridrato de minociclina, administrando-se inicialmente 200 mg seguidos de 100 mg a cada 12 h durante, no mínimo, 4 dias, com culturas 2 a 3 dias após o término do tratamento • Uretrite gonocócica não complicada no homem, 100 mg 2 vezes/dia durante 5 dias • Infecções uretrais, endocervicais ou retais não complicadas em adultos, causadas por *Chlamydia trachomatis* ou *Ureaplasma urealyticum*: 100 mg 2 vezes/dia, durante pelo menos 7 dias • Tratamento do estado de portador de meningococos: 100 mg a cada 12 h durante 5 dias • Tratamento da acne: 100 mg ao dia
Absorção	• Cerca de 90 a 100% são absorvidos após administração oral
Metabolismo	• Parcialmente metabolizada
Eliminação	• Basicamente na forma inalterada na urina (filtração glomerular)
Contraindicação	• Hipersensibilidade a minociclina ou outras tetraciclinas ou ao excipiente • Gestantes • Crianças com menos de 8 anos de idade • Lactantes
Interações medicamentosas	• Antiácidos contendo alumínio, cálcio ou magnésio: reduzem a absorção da minociclina (quelação) • Laxantes contendo magnésio: reduzem a absorção da minociclina (quelação) • Bicarbonato de sódio: reduz a absorção da minociclina (quelação) • Colestiramina: compromete a absorção de minociclina • Digoxina: aumenta a biodisponibilidade da digoxina (pode ser necessário reduzir a dose da digoxina) • Contraceptivos hormonais: redução da efetividade dos mesmos • Anticoagulantes orais: exacerbação do efeito anticoagulante • Penicilinas: antagonismo dos efeitos bactericidas das penicilinas (administrar penicilina 2 a 3 h antes da minociclina)
Efeitos adversos	• O cloridrato de minociclina é geralmente bem tolerado. Ocasionalmente ocorrem tontura, distúrbios digestivos, erupções na pele ou aparecimento de outras infecções • O uso de minociclina durante o desenvolvimento dos dentes (da última metade da gravidez até os 8 anos de idade) pode causar manchas permanentes no esmalte
Alerta	• Classe D na gravidez

Apresentação comercial

- **Cloridrato de minociclina® (Ranbaxy)**, cada comprimido revestido contém 108,0 mg (equivalente a 100 mg de minociclina base), embalagens contendo 9 ou 30 comprimidos. *Administração via oral. Uso adulto e pediátrico*
- **Iquego-minociclina® (Iquego)**, cada comprimido revestido contém 107,2 mg (equivalente a 100 mg de minociclina base), embalagens contendo 10 comprimidos. *Administração via oral. Uso adulto e pediátrico.*

Doxiciclina

A doxiciclina é um derivado sintético da oxitetraciclina com atividade antimicrobiana semelhante. Como a minociclina é lipofílica, consegue atravessa a camada lipídica dupla das bactérias.

Indicação	A doxiciclina (doxiciclina monoidratada) é indicada no tratamento das seguintes infecções: • Febre das Montanhas Rochosas, febre tifoide e do grupo tifoide, febre Q, riquetsiose variceliforme e febre do carrapato causada por *Rickettsia* • Infecção das vias respiratórias causada por *Mycoplasma pneumoniae* • Psitacose causada por *Chlamydia psittaci* • Linfogranuloma venéreo causado por *Chlamydia trachomatis* • Uretrite não complicada, endocervicite ou infecções retais em adultos causadas por *Chlamydia trachomatis* • Tracoma causado por *Chlamydia trachomatis*, embora o agente infeccioso não seja sempre eliminado (como observado pela imunofluorescência) • Conjuntivite de inclusão causada por *Chlamydia trachomatis* pode ser tratada com doxiciclina oral, isolada ou em associação com agentes tópicos • Orquiepididimite aguda, causada por *Chlamydia trachomatis* ou *Neisseria gonorrhoeae* • Granuloma inguinal (donovanose) causado por *Calymmatobacterium granulomatis* • Estágios iniciais (I e II) da doença de Lyme causada *por Borrelia burgdorferi* • Febre recorrente causada por *Borrelia recurrentis* transmitida por piolho • Febre recorrente causada por *Borrelia duttonii* transmitida por carrapato • Uretrite não gonocócica (UNG) causada por *Ureaplasma urealyticum* • Profilaxia e tratamento de malária por *Plasmodium falciparum*; leptospirose; cólera; profilaxia das seguintes condições: tifo causado por *Rickettsia tsutsugamushi* e diarreia de viajantes causada por *Escherichia coli* enterotoxigênica
Mecanismo de ação	• Ligação reversível com a subunidade 30S ribossomial e, possivelmente, a subunidade 50S, bloqueando assim a ligação do aminoacil tRNA ao mRNA e inibindo a síntese proteica das bactérias. Também impede a função normal do apicoplasto do *Plasmodium falciparum*
Posologia	• A dose usual para adultos é de 200 mg no primeiro dia (dose única ou dividida em 2 doses de 100 mg a cada 12 h), seguidos de 100 mg (dose única diária ou dividida em 2 tomadas de 50 mg a cada 12 h) até o final do tratamento • Infecções mais graves podem exigir dose diária de 200 mg durante todo tratamento • Para crianças > 8 anos e > 45 kg recomendam-se no primeiro dia 4,4 mg de doxiciclina/kg, seguidos de 2,2 mg/kg nos dias seguintes. A medicação pode ser usada em dose única diária ou dividida em 2 tomadas a cada 12 h • Infecções mais graves podem exigir o uso da dose do primeiro dia durante todo o tratamento. Para crianças com mais de 8 anos e 45 kg recomenda-se a dose de adultos • Observação: não ingerir doxiciclina antes de deitar porque pode provocar inflamação e/ou ulceração do esôfago
Absorção	• Completamente absorvida após administração oral
Metabolismo	• Hepático
Eliminação	• Renal e fezes em altas concentrações (em uma forma biologicamente ativa)
Contraindicação	• Hipersensibilidade a tetraciclinas • Gestação • Lactação • Crianças com menos de 8 anos de idade
Interações medicamentosas	• Antiácidos contendo alumínio, cálcio ou magnésio: redução da absorção da doxiciclina • Álcool etílico, barbitúricos, carbamazepina, fenitoína: reduzem a meia-vida da doxiciclina • Penicilinas: efeito antagônico • Varfarina: prolongamento do tempo de protrombina
Efeitos adversos	• *Comuns* (1 a 10%): reação anafilática, incluindo angioedema, exacerbação do lúpus eritematoso sistêmico, pericardite, hipersensibilidade, doença do soro, púrpura de Henoch-Schönlein, hipotensão, dispneia, taquicardia, edema periférico e urticária, cefaleia, náuseas/vômito, reação de fotossensibilidade, erupções cutâneas maculopapulares e eritematosas
Alerta	• Classe D na gravidez

Apresentação comercial

- **Doxiciclina® 100 mg (Sandoz),** comprimidos solúveis contendo 104,1 mg de doxiciclina monoidratada (equivalente a 100 mg de doxiciclina), embalagens contendo 15 ou 20 comprimidos solúveis. *Uso via oral. Uso adulto e pediátrico acima de 8 anos de idade*
- **Protectina® 50 mg (Gross),** cápsulas contendo 57,7 mg de hiclato de doxiciclina (equivalente a 50 mg de doxiciclina), caixa com 32 cápsulas. *Uso via oral. Uso adulto e pediátrico acima de 8 anos de idade*
- **Protectina® 100 mg (Gross),** cápsulas contendo 115,4 mg de hiclato de doxiciclina (equivalente a 100 mg de doxiciclina), caixa com 15 cápsulas. *Uso via oral. Uso adulto e pediátrico acima de 8 anos de idade*
- **Protectina® 200 mg (Gross),** cápsulas contendo 230,8 mg de hiclato de doxiciclina (equivalente a 200 mg de doxiciclina), caixa com 10 cápsulas. *Uso via oral. Uso adulto e pediátrico acima de 8 anos de idade*
- **Vibradoxin® 100 mg (Sandoz),** comprimidos solúveis contendo 104,1 mg de doxiciclina monoidratada (equivalente a 100 mg de doxiciclina), embalagens contendo 15 e 20 comprimidos solúveis. *Uso via oral. Uso adulto e pediátrico acima de 8 anos de idade*
- **Vibramicina® 100 mg (Pfizer),** comprimidos solúveis contendo doxiciclina equivalente a 100 mg de doxiciclina, embalagens contendo 15 ou 20 comprimidos solúveis. *Uso via oral. Uso adulto e pediátrico acima de 8 anos de idade.*

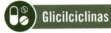

Glicilciclinas

As glicilciclinas são uma nova classe de antibióticos derivados da tetraciclina. Esses análogos da tetraciclina foram criados especificamente para superar dois mecanismos comuns de resistência às tetraciclinas, a saber, resistência mediada por bombas de efluxo adquiridas e/ou proteção ribossomial. As glicilciclinas têm mecanismo de ação semelhante ao das tetraciclinas.

Tigeciclina

A tigeciclina, um antibiótico da classe das glicilciclinas, inibe a tradução proteica nas bactérias ligando-se à subunidade ribossômica 30S e bloqueando a entrada de moléculas aminoacil-tRNA no sítio A do ribossomo. Com isso, evita a incorporação de resíduos de aminoácido nas cadeias de peptídio alongadas. A tigeciclina apresenta uma porção glicilamido ligada à posição 9 da minociclina. O padrão de substituição não existe em tetraciclinas de ocorrência natural ou semissintética e confere algumas propriedades microbiológicas que vão além da atividade *in vitro* ou *in vivo* de qualquer tetraciclina conhecida. Além disso, a tigeciclina consegue atuar nos dois principais mecanismos de resistência às tetraciclinas, a proteção ribossomial e o efluxo. Consequentemente, a tigeciclina demonstrou atividade *in vitro* e *in vivo* contra um amplo espectro de patógenos bacterianos. Ainda não foi observada resistência cruzada entre a tigeciclina e outros antibióticos. Nos estudos *in vitro*, não foi observado antagonismo entre a tigeciclina e outros antibióticos frequentemente usados.

A apresentação disponível no Brasil é somente para uso intravenoso, devendo ser infundida lentamente (1 h) 2 vezes/dia. Apresenta excelente distribuição tecidual, sendo que as concentrações mais altas foram encontradas na bexiga, no pulmão, no cólon, no baço e no rim.

Indicação	• Infecções complicadas da pele e tecidos moles causadas por *Escherichia coli*, *Enterococcus faecalis* (apenas os sensíveis à vancomicina), *Staphylococcus aureus* (resistentes e sensíveis à meticilina), incluindo casos de bacteriemia concomitante, *Streptococcus agalactiae*, *Streptococcus anginosus* (inclui *S. anginosus*, *S. intermedius* e *S. constellatus*), *Streptococcus pyogenes*, *Enterobacter cloacae*, *Bacteroides fragilis* e *Klebsiella pneumoniae* • Infecções intra-abdominais complicadas causadas por *Citrobacter freundii*, *Enterobacter cloacae*, *Escherichia coli*, *Klebsiella oxytoca*, *Klebsiella pneumoniae* (incluindo produtoras de ESBL), *Enterococcus faecalis* (apenas os sensíveis à vancomicina), *Staphylococcus aureus* (sensíveis e resistentes à meticilina) incluindo casos de bacteriemia concomitante, *Streptococcus anginosus* (inclui *S. anginosus*, *S. intermedius* e *S. constellatus*), *Bacteroides fragilis*, *Bacteroides thetaiotaomicron*, *Bacteroides uniformis*, *Bacteroides vulgatus*, *Clostridium perfringens* e *Peptostreptococcus micros* • Pneumonia contraída na comunidade causada por *Chlamydia pneumoniae*, *Haemophilus influenzae*, *Legionella pneumophila*, *Mycoplasma pneumoniae* e *Streptococcus pneumoniae* (sensíveis à penicilina), incluindo casos de bacteriemia concomitante
Mecanismo de ação	• Inibição da tradução proteica nas bactérias por meio de ligação à subunidade ribossomial 30S e bloqueio da entrada de aminoacil tRNA no sítio A do ribossoma. Isso impede a incorporação de resíduos aminoácido às cadeias de peptídios
Posologia	• 100 mg (dose inicial), seguidos de 50 mg a cada 12 h. As infusões IV devem ser administradas por um período de aproximadamente 30 a 60 minutos a cada 12 h • Observação: a duração recomendada do tratamento para infecções complicadas da pele e tecidos moles ou infecções intra-abdominais complicadas é de 5 a 14 dias. A duração recomendada do tratamento para pneumonia adquirida na comunidade é de 7 a 14 dias. A duração da terapia deve ser definida com base na gravidade e no local da infecção e de acordo com o progresso clínico e bacteriológico do paciente. Não há necessidade de ajuste posológico para idosos e pacientes com insuficiência renal e hepática leve a moderada
Metabolismo	• Não é significativamente metabolizada
Eliminação	• Principalmente na forma de substância inalterada e metabólitos na bile e nas fezes (59%) e outros 22% são eliminados na urina (também na forma inalterada da substância)
Contraindicação	• Hipersensibilidade à tigeciclina
Interações medicamentosas	• Bexaroteno: potencialização do risco de pancreatite • Varfarina: elevação das concentrações plasmáticas da varfarina

(continua)

Tigeciclina (continuação)

Efeitos adversos	• Comuns: trombocitopenia; elevação dos níveis séricos de bilirrubina, ALT, AST, amilase e ureia; hipoproteinemia; hipoglicemia; tonteira; flebite; prurido; erupção cutânea; cefaleia; alteração da cicatrização; muito comuns: náuseas/vômitos; diarreia
Alerta	• Classe D na gravidez • Não é indicada para tratamento de infecções de feridas no pé de pacientes diabéticos, conhecidas como "pé diabético" • Não é indicada para o tratamento de pneumonia hospitalar ou associada à ventilação mecânica • É incompatível com amiodarona, anfotericina B e complexo lipídico, clorpromazina, dantroleno, diazepam, fenitoína, metilprednisolona, verapamil e voriconazol

Apresentação comercial

■ **Tygacil® 50 mg (Wyeth)**, pó liofilizado para solução injetável, cada frasco-ampola contém 50 mg de tigeciclina, cartucho contendo 10 frascos-ampola.

Administração somente por via intravenosa. Uso adulto. Contém lactose monoidratada, ácido clorídrico e/ou hidróxido de sódio (ajuste de pH), água para injeção e nitrogênio.

Daptomicina

Trata-se de um antibiótico lipopeptídico cíclico com 13 aminoácidos obtido da fermentação do *Streptomyces roseosporus*. É ativo apenas contra bactérias gram-positivas. Apresenta atividade *in vitro* comprovada contra enterococos (inclusive os enterococos glicopeptídios-resistentes [GRE]), estafilococos (inclusive *Staphylococcus aureus* meticilina-resistentes [MRSA]), estreptococos e corinebactérias.

Aparentemente, a daptomicina se liga ou penetra na membrana celular das bactérias gram-positivas. A ligação e a integração da daptomicina a essa membrana é dependente de cálcio. Os íons cálcio promovem uma alteração conformacional na daptomicina com consequente aumento de sua anfipaticidade e incorporação à membrana celular das bactérias. Isso resulta em despolarização rápida, perda do potencial de membrana e inibição da síntese de proteínas, DNA e RNA com consequente morte bacteriana. A atividade bactericida da daptomicina é dependente de concentração. Há evidências *in vitro* de sinergia com os betalactâmicos.

De modo geral, exibe farmacocinética linear e independente do tempo em uma dose de 4 a 12 mg/kg IV uma vez a cada 24 h. Concentrações séricas mínimas em estado de equilíbrio dinâmico são alcançadas até a terceira dose.

Indicação	• A principal indicação clínica consiste nas infecções causadas por MRSA e enterococos
Mecanismo de ação	• Ligação e integração à membrana externa das bactérias gram-positivas (cálcio-dependente). Há evidencias *in vitro* de sinergia com betalactâmicos
Posologia	• Infecções de pele: 4 mg/kg/dia IV 1 vez/dia durante 1 a 2 semanas • Endocardite, septicemia: 6 mg/kg/dia IV durante 2 a 6 semanas
Metabolismo	• Primariamente renal
Eliminação	• Primariamente pelos rins (78% na forma não alterada)
Contraindicação	• Hipersensibilidade à daptomicina ou a qualquer excipiente
Interações medicamentosas	• Atorvastatina, pravastatina: potencial efeito tóxico musculoesquelético aditivo • Celecoxibe: redução aditiva da filtração renal e exacerbação da nefrotoxicidade • Ciclosporina: redução aditiva da filtração renal e exacerbação da nefrotoxicidade • Diclofenaco: redução aditiva da filtração renal e exacerbação da nefrotoxicidade
Efeitos adversos	• Entre seus efeitos adversos, os principais são artralgia, mialgia e fraqueza da musculatura distal. É essencial o monitoramento semanal da creatinofosfoquinase • Elevação dos níveis séricos de ALT, AST, fosfatase alcalina, glicose, creatinina, mioglobina e LDH
Alerta	• Classe B na gravidez • É necessário ajuste posológico nos pacientes com insuficiência renal grave (ClCr < 30 mℓ/min). A meia-vida de eliminação varia de 8 a 9 h, chegando a 28 h na insuficiência renal • A daptomicina é administrada apenas por via intravenosa e deve ser diluída em soro fisiológico e infundida durante 30 min • É incompatível com soluções glicosadas. Deve ser armazenada sob refrigeração. Não agitar o frasco-ampola durante ou após a reconstituição para reduzir a formação de espuma • Apesar de excelente atividade *in vitro* contra pneumococos, a daptomicina é inativada pelo surfactante pulmonar e não pode ser prescrita para o tratamento de pneumonias

Apresentação comercial

■ **Cubicin® 500 mg (Novartis)**, pó liofilizado para solução para injeção ou infusão, cada frasco-ampola contém 500 mg de daptomicina, embalagem contendo 1 ou 5 frascos-ampola. *Administração por via intravenosa. Uso adulto.*

Macrolídios e fármacos correlatos

Esses agentes antimicrobianos são constituídos por um anel macrocíclico lactona, daí serem chamados macrolídios. Os macrolídios apresentavam, originalmente, um amplo espectro de ação antibacteriano que incluía bactérias gram-positivas e gram-negativas, anaeróbios, espiroquetas e patógenos intracelulares obrigatórios (*Mycoplasma*, *Chlamydia*). Na época o agente mais importante era a eritromicina, mas seu uso foi limitado por causa de seus efeitos colaterais de náuseas e vômitos. Na década de 1980 surgiram os modernos macrolídios e eles se tornaram muito populares. Todavia, resistência surgiu rapidamente, sobretudo nos cocos gram-positivos (estafilococos, estreptococos, pneumococos) e em bacilos gram-negativos (Enterobacteriaceae, *H. influenzae*) por causa do excesso de prescrição.

Esse grupo engloba azitromicina, claritromicina, eritromicina, espiramicina, roxitromicina.

Eritromicina

A eritromicina é um antibiótico macrolídio. Foi isolada em 1952 a partir do actinomiceto *Streptomyces erythraeus*. A eritromicina não deve ser prescrita para indivíduos sabidamente hepatopatas, visto que é metabolizada pelo fígado e excretada pelas vias biliares.

As eritromicinas são absorvidas no sistema digestório e a biodisponibilidade das substâncias é variável, dependendo de vários fatores, tais como: dosagem e formulação da eritromicina, estabilidade ácida do derivado, presença de alimento e tempo de esvaziamento gástrico. O estolato de eritromicina administrado por via oral é rápida e confiavelmente absorvido. Devido à estabilidade ácida, os níveis séricos são comparáveis, seja ele ingerido em jejum ou após a alimentação.

Indicação	O estolato de eritromicina é indicado para crianças e adultos no tratamento das seguintes infecções, ressaltando-se que culturas e testes de sensibilidade devem ser feitos: • Infecções das vias respiratórias superiores de gravidade leve a moderada causadas por *Streptococcus pyogenes*, estreptococos do grupo *viridans*, *Streptococcus pneumoniae* ou *Haemophilus influenzae* (quando deve ser combinada com doses adequadas de sulfonamidas, uma vez que nem todas as cepas de *H. influenzae* são sensíveis à eritromicina em concentrações normalmente alcançadas) • Infecções das vias respiratórias inferiores de gravidade leve a moderada causadas por *S. pyogenes*, *S. pneumoniae*, *Mycoplasma pneumoniae* ou *Legionella pneumophila* • Sífilis primária causada por *Treponema pallidum* (a eritromicina é uma alternativa para o tratamento da sífilis primária em pacientes alérgicos à penicilina. No tratamento da sífilis primária devem ser efetuados exames do líquido cefalorraquidiano antes do tratamento e como parte do acompanhamento pós-terapia) • Difteria: como adjuvante à antitoxina, na prevenção de portadores e na erradicação do *Corynebacterium diphtheriae* em portadores • Eritrasma: no tratamento de infecções causadas por *Corynebacterium minutissimum* • Amebíase intestinal causada por *Entamoeba histolytica*, mas a amebíase extraentérica exige tratamento com outros fármacos • Infecções causadas por *Listeria monocytogenes* • Infecções da pele e dos tecidos moles de gravidade leve a moderada causadas por *S. pyogenes* ou *Staphylococcus aureus*. Pode desenvolver resistência em estafilococos durante o tratamento • Coqueluche causada por *Bordetella pertussis*. A eritromicina é efetiva na eliminação do microrganismo da nasofaringe. Alguns estudos clínicos sugerem que a eritromicina pode ajudar na profilaxia da coqueluche em indivíduos sensíveis expostos à doença • Conjuntivite do recém-nascido, pneumonia da infância e infecções urogenitais durante a gravidez causadas por *Chlamydia trachomatis* Quando as tetraciclinas são contraindicadas ou não toleradas, a eritromicina é indicada para: • Adultos com infecções uretrais não complicadas, endocervicais ou retais causadas por *C. trachomatis* • Profilaxia a curto prazo contra endocardite bacteriana (*Streptococcus viridans* alfa-hemolíticos) antes de intervenções cirúrgicas ou dentárias em pacientes com história pregressa de febre reumática ou cardiopatia congênita ou adquirida, que sejam hipersensíveis à penicilina • Doença dos legionários (*Legionella pneumophila*): embora nenhum estudo controlado de eficácia clínica tenha sido realizado, dados *in vitro* e clínicos preliminares demonstram que a eritromicina pode ser efetiva no tratamento da doença dos legionários
Mecanismo de ação	• Inibição da síntese proteica bacteriana por ligação com a subunidade 50S ribossomial

Posologia	*Estolato de eritromicina*
	• Adultos e crianças
	  ◦ Até 12,5 kg: 10 mg/kg VO 6/6 h durante 7 a 10 dias
	  ◦ 12,5 a 25 kg: 125 mg VO 6/6 h durante 7 a 10 dias
	  ◦ > 25 kg: 250 mg VO 6/6 h durante 7 a 10 dias
	Estearato de eritromicina
	• Adultos – em casos de infecções leves ou moderadas a dosagem habitual é de 250 mg a cada 6 h ou 500 mg a cada 12 h, em jejum ou imediatamente antes das refeições. Para infecções mais graves, 500 mg a cada 6 h é recomendável. A dose pode ser aumentada até 4 g ou mais ao dia, segundo a gravidade da infecção
	• Crianças – idade, peso e grau da infecção são critérios importantes a serem observados para se determinar uma posologia correta. Em caso de infecção leve a moderada a dosagem recomendada é de 30 a 50 mg/kg/dia, divididos em 3 ou 4 doses. Para o tratamento de infecções mais graves a dose total diária pode ser duplicada
	• Na profilaxia contínua por infecções estreptocócicas em pacientes com febre reumática, a dose é de 250 mg VO 2 vezes/dia
	• Na profilaxia contra endocardite bacteriana, manter oito doses

(continua)

Eritromicina (continuação)

Posologia	• Na profilaxia contra endocardite bacteriana em pacientes com cardiopatia congênita ou reumática ou valvulopatia adquirida, procedimentos dentários ou cirúrgicos nas vias respiratórias superiores, ministrar 1 g (20 mg/kg para crianças) VO 1 ½ a 2 h antes do procedimento, ou então, 500 mg (10 mg/kg para crianças) VO a cada 6 h (8 doses) • Para conjuntivite em recém-nascidos causada por *C. trachomatis*: 500 mg VO 4 vezes/dia, por 2 semanas • Para infecções urogenitais durante a gravidez causadas por *C. trachomatis*: 500 mg VO 4 vezes/dia, por 7 dias. Para as mulheres que não tolerarem essa posologia, diminuir a dose para 250 mg VO 4 vezes/dia, durante 14 dias • Para adultos com infecção uretral, endocervical ou retal causada por *C. trachomatis*: 500 mg VO 4 vezes/dia, durante 7 dias • No tratamento da sífilis primária: 500 mg VO 4 vezes/dia, durante 10 a 15 dias. Para o tratamento da sífilis tardia (mais de 1 ano de duração e com lesões cardiovasculares): 2 g/dia VO em doses divididas, por um período superior a 30 dias • No tratamento da amebíase intestinal, a dose para adulto é de 250 mg VO 4 vezes/dia, durante 10 a 14 dias; para crianças a dose recomendada é de 30 a 50 mg/kg/dia, dividida em 4 tomadas, durante 10 a 14 dias • Para coqueluche, a dose recomendada é de 40 a 50 mg/kg/dia VO, dividida em 4 tomadas, por um período de 5 a 14 dias • Na profilaxia contra endocardite bacteriana, manter 8 doses • Para o tratamento da doença do legionário: embora as doses diárias não tenham sido totalmente estabelecidas, estudos clínicos recomendam de 1 a 4 g/dia em administrações divididas
Absorção	• Como a eritromicina é acidossensível, precisa ser tamponada ou ter revestimento entérico para evitar destruição pelo ácido gástrico
Metabolismo e eliminação	• A eritromicina se concentra no fígado, sendo excretada na forma ativa pela bile e níveis altos são encontrados nas fezes
Contraindicação	• Hipersensibilidade a eritromicina ou a outros macrolídios • O estolato de eritromicina é contraindicado para pacientes com hepatopatias (o estolato de ritromicina envolve um risco de hepatite colestática com ou sem icterícia associada quando é usado por mais de 10 dias) • O estolato de eritromicina é contraindicado para pacientes em uso de terfenadina ou astemizol
Interações medicamentosas	• Carbamazepina: elevação significativa dos níveis séricos de carbamazepina e aumento do risco dos efeitos tóxicos • Lincomicina: efeitos anatagônicos • Digoxina: elevação significativa dos níveis séricos de digoxina • Anticoagulantes orais: exacerbação dos efeitos anticoagulantes • Midazolam: exacerbação dos efeitos do midazolam • Fluoroquinolonas: aumento do risco de arritmias potencialmente fatais
Efeitos adversos	• O estolato de eritromicina interfere na determinação das transaminases se forem usadas colorações colorimétricas com difenil-hidrazina ou violeta b • O estolato de eritromicina também interfere na determinação fluorométrica de catecolaminas na urina
Alerta	• Classe B na gravidez • Não é removida por diálise peritoneal ou hemodiálise. É encontrada no leite materno e atravessa a barreira transplacentária

IMPORTANTE

Visto que o estolato de eritromicina pode causar colestase, deve ser evitado durante a gravidez e ser substituído pelo estearato.

O estearato de eritromicina tem sido administrado sem restrições a gestantes com sífilis que são alérgicas à penicilina. Nas doses terapêuticas habituais, concentrações séricas muito baixas são encontradas na circulação fetal. O recém-nascido deve ser medicado com benzilpenicilina (www.anvisa.gov.br).

Apresentação comercial

Estolato de eritromicina

- **Eritrex® (Aché)**, cada comprimido contém 770,00 mg de estolato de eritromicina (equivalente a 500 mg de eritromicina base), embalagem com 21 comprimidos. *Administração via oral. Uso adulto e pediátrico. Administração via oral. Uso adulto e pediátrico*
- **Eritrex® (Aché)**, cada 5 ml da suspensão oral contém estolato de eritromicina equivalente a 125 mg de eritromicina base, embalagem com 105 ml + 1 copo medida de 10 ml. *Uso oral. Uso adulto e pediátrico. Atenção: contém açúcar*
- **Estolato de eritromicina® (Prati Donaduzzi)**, comprimidos contendo 500 mg de estolato de eritromicina, em embalagem com 14, 20, 80, 120, 240, 280, 350, 420 ou 560 comprimidos. *Administração via oral. Uso adulto e pediátrico*
- **Ilosone® 250 mg (Valeant)**, cada cápsula contém 250 mg de estolato de eritromicina, caixas com 20 cápsulas. *Administração oral. Uso adulto e pediátrico*
- **Ilosone® 500 mg (Valeant)**, cada cápsula contém 500 mg de estolato de eritromicina, caixas com 10 e 48 cápsulas. *Administração via oral. Uso adulto e pediátrico*
- **Ilosone® 250 mg (Valeant)**, cada ml (20 gotas) contém 100 mg de estolato de eritromicina, caixas com frascos contendo 15 ml de suspensão oral já preparada. *Administração via oral. Uso adulto e pediátrico. Atenção: cada ml desta solução contém 350 mg de sacarose*
- **Ilosone® (Valeant)**, suspensão oral, cada 5 ml contém 125 mg de estolato de eritromicina, frascos contendo 100 ml de suspensão já preparada. *Administração via oral. Uso adulto e pediátrico. Atenção: cada ml desta preparação contém 370 mg de sacarose*
- **Ilosone® (Valeant)**, suspensão oral, cada 5 ml contém 250 mg de estolato de eritromicina, frascos contendo 50 e 100 ml de suspensão já preparada. *Administração via oral. Uso adulto e pediátrico. Atenção: cada ml desta preparação contém 355 mg de sacarose*
- **Rubromicin® (Prati-Donaduzzi)**, cada comprimido contém 500 mg de estolato de eritromicina, embalagem com 12, 300 ou 480 comprimidos. *Administração oral. Uso adulto e pediátrico*

- **Estearato de eritromicina**
  - **Pantomicina pediátrica® 125 mg (Abbott),** suspensão oral, cada 5 ml contêm 125 mg de estearato de eritromicina, embalagens com 100 ml. *Administração via oral. Uso adulto e pediátrico*
  - **Pantomicina pediátrica® 250 mg (Abbott),** suspensão oral, cada 5 ml contêm 250 mg de estearato de eritromicina, embalagens com 50 ml. *Administração via oral. Uso adulto e pediátrico*
- **Pantomicina® 250 mg (Abbott),** cada comprimido revestido contêm 250 mg de estearato de eritromicina, embalagens com 20 e 120 comprimidos. *Administração via oral. Uso adulto e pediátrico*
- **Pantomicina® 500 mg (Abbott),** cada comprimido revestido contêm 500 mg de estearato de eritromicina, embalagens com 10 e 120 comprimidos. *Administração via oral. Uso adulto e pediátrico*

Claritromicina

A claritromicina é um antibiótico macrolídio semissintético derivado da eritromicina que é muito ativa contra bactérias gram-positivas, sendo duas a quatro vezes mais ativa que a eritromicina contra a maioria dos estreptococos e estafilococos sensíveis à oxacilina. Já a sua atividade contra as bactérias gram-negativas é semelhante à da eritromicina.

A claritromicina é removida eficientemente por diálise peritoneal ou hemodiálise.

Indicação	• Tratamento de infecções das vias respiratórias superiores (p. ex., faringite e sinusite) e inferiores (p. ex., bronquite e pneumonia), infecções da pele e dos tecidos moles (p. ex., foliculite, celulite, erisipela), causadas por todos os microrganismos sensíveis à claritromicina
Mecanismo de ação	• A claritromicina é, primeiro, metabolizada a 14-OH claritromicina, que é ativa e atua de modo sinérgico com seu composto original. Penetra na parede celular bacteriana e se liga de modo reversível ao domínio V do RNA ribossomial 23S da subunidade 50S do ribossomo bacteriano, bloqueando a translocação do aminoacil tRNA e a síntese de polipeptídios. A claritromicina também inibe a isoenzima CYP3A4 microssomial hepática e P-glicoproteína
Posologia	• A dose habitual é de 250 mg VO a cada 12 h. Nas infecções mais graves, a dose pode ser aumentada para 500 mg a cada 12 h. A dose máxima diária de administração do medicamento é de 1.000 mg 1 vez/dia • Formulação de liberação prolongada: a posologia habitual é de 500 mg VO, 1 vez/dia com alimento • Nas infecções mais graves, a posologia pode ser aumentada para 1.000 mg VO 1 vez/dia. A duração habitual do tratamento é de 5 a 14 dias, exceto os tratamentos da pneumonia contraída na comunidade e sinusites, que exigem 6 a 14 dias de tratamento • Observação: a apresentação de liberação prolongada de claritromicina não deve ser utilizada em pacientes com insuficiência renal significativa (CrCl < 30 ml/min), pois a redução apropriada na dose de claritromicina não é possível para essa formulação farmacêutica. Para pacientes com disfunção renal moderada (CrCl 30 a 60 ml/min), a dose deve ser reduzida em 50%, resultando na dose máxima de 1 comp. de claritromicina de liberação prolongada ao dia
Absorção	• A claritromicina é acidoestável e pode ser ingerida com alimentos. Apresenta boa absorção
Metabolismo	• É metabolizada pelo fígado (oxidação e hidrólise)
Eliminação	• Cerca de 50% da dose administrada é excretada por via renal
Contraindicação	• Não deve ser utilizada por pacientes com histórico de prolongamento do intervalo QT ou arritmia ventricular, incluindo *torsade de pointes* • Também é contraindicado o uso concomitante de astemizol, cisaprida, pimozida e terfenadina e se a pessoa apresentar hipopotassemia, porque pode causar prolongamento do intervalo QT e arritmias cardíacas, incluindo taquicardia ventricular, fibrilação ventricular e *torsade de pointes* • O uso de claritromicina com alcaloides do *ergot* (p. ex., ergotamina ou di-hidroergotamina) é contraindicado porque pode resultar em aumento dos efeitos tóxicos dos derivados do *ergot* • A coadministração deste medicamento com midazolam oral também é contraindicada
Interações medicamentosas	• Alfentanila: aumento das concentrações de alfentanila e de seus efeitos de depressão dos sistemas respiratório e nervoso central • Amiodarona: efeitos aditivos de prolongamento dose-relacionado do intervalo QT • Atorvastatina: risco de miopatia ou rabdomiólise grave • Carbamazepina: elevação significativa dos níveis séricos de carbamazepina • Ciclosporina: elevação significativa dos níveis séricos da ciclosporina • Digoxina: elevação significativa dos níveis séricos de digoxina • Dolasetrona: efeitos aditivos de prolongamento dose-relacionado do intervalo QT • Eritromicina: elevação significativa das concentrações plasmáticas de eritromicina
Efeitos adversos	• Comuns (entre 1 e 10% dos pacientes): insônia, disgeusia, cefaleia, diarreia, vômitos, dispepsia, náuseas, dor abdominal, erupção cutânea, hiperidrose e alteração das provas de função hepática
Alerta	• Classe C na gravidez

CAPÍTULO 15 | ANTIBIÓTICOS

Apresentação comercial

- **Claritromicina® 250 mg (Medley)**, cada comprimido revestido contém 250 mg de claritromicina, embalagens com 10 ou 14 comprimidos. *Administração via oral. Uso adulto*
- **Claritromicina® 500 mg (Medley)**, cada comprimido revestido contém 500 mg de claritromicina, embalagens com 10 ou 14 comprimidos. *Administração via oral. Uso adulto*
- **Claritron® (Aspen Pharma)**, pó liofilizado para solução injetável, cada frasco-ampola contém 500 mg de lactobiolato de claritromicina (equivalentes a 500 mg de claritromicina base), embalagem com 1 frasco-ampola sem diluente e embalagem com 1 frasco ampola + 1 diluente 10 mℓ. *Administração por via intravenosa. Uso adulto*
- **Klaricid® (Abbott)**, grânulos para suspensão pediátrica 25 mg/mℓ (equivale a 125 mg/5 mℓ) ou 50 mg/mℓ (equivale a 250 mg/5 mℓ), frasco contendo claritromicina na forma de grânulos com marcação para acréscimo de água filtrada ou fervida e resfriada o suficiente para formar 60 mℓ de suspensão, adaptador e seringa dosadora para administração oral. *Administração via oral. Uso pediátrico acima de 6 meses de idade*
- **Klaricid® 500 mg (Abbott)**, pó liofilizado injetável, embalagem contendo 1 frasco-ampola contendo 500 mg de claritromicina. *Administração por via intravenosa. Uso adulto*
- **Klaricid UD® 500 mg (Abbott)**, cada comprimido de liberação prolongada contém 500 mg de claritromicina, embalagens com 7 ou 10 comprimidos. *Administração via oral. Uso adulto*
- **Claritromicina + amoxicilina + lansoprazol**
  - **H. Bacter IBP® (Mabra)**, embalagem com 7 cartelas contendo 2 cápsulas de 30 mg de lansoprazol (microgrânulos de liberação retardada) + 2 comprimidos revestidos de 500 mg de claritromicina + 4 cápsulas de 500 mg de amoxicilina e 4 cartelas contendo 7 cápsulas de 30 mg de lansoprazol (microgrânulos de liberação retardada). *Administração via oral. Uso adulto*
  - **Pyloripac IBP® (Medley)**, embalagens contendo 7 blísteres, cada um com 2 cápsulas de liberação retardada de 30 mg de lansoprazol + 2 comprimidos revestidos de 500 mg de claritromicina + 4 cápsulas de 500 mg de amoxicilina e 1 ou 2 blísteres, cada um contendo 14 cápsulas de liberação retardada de 30 mg de lansoprazol. *Uso oral. Uso adulto*
  - **Pyloritrat IBP® (Teuto)**, embalagens contendo 7 blísteres contendo 2 cápsulas de 30 mg de lansoprazol + 2 comprimidos revestidos de 500 mg claritromicina + 4 cápsulas de 500 mg de amoxicilina + 2 ou 4 blísteres contendo 7 cápsulas de 30 mg de lansoprazol. *Administração via oral. Uso adulto*
- **Claritromicina + amoxicilina + esomeprazol**
  - **Esogastro IBP® (EMS)**, embalagem com 7 cartelas contendo cada (2 comprimidos revestidos de liberação retardada de 20 mg de esomeprazol magnésico + 2 comprimidos revestidos de 500 mg de claritromicina + 4 cápsulas de 500 mg de amoxicilina) + 4 blísteres contendo cada 7 comprimidos revestidos de liberação retardada de 20 mg de esomeprazol magnésico. *Uso oral. Uso adulto*
- **Claritromicina + amoxicilina + omeprazol**
  - **Omepramix® (Aché)**, embalagens contendo 7 blísteres contendo 2 cápsulas de 20 mg de omeprazol + 2 comprimidos revestidos de 500 mg de claritromicina + 4 cápsulas de 500 mg de amoxicilina tri-hidratada, 7 blísteres contendo duas cápsulas de 20 mg de omeprazol, 2 comprimidos revestidos de 500 mg de claritromicina + 4 cápsulas de 500 mg de amoxicilina tri-hidratada + 1 blíster com 14 cápsulas de 20 mg de omeprazol, 7 blísteres contendo 2 cápsulas de 20 mg de omeprazol, 2 comprimidos revestidos de 500 mg de claritromicina + 4 cápsulas de 500 mg de amoxicilina tri-hidratada + 2 blísteres com 14 cápsulas de 20 mg de omeprazol. *Uso adulto. Administração via oral.*

Azitromicina

A estrutura da azitromicina difere da estrutura da eritromicina porque no anel lactona existe um átomo de nitrogênio. Alguns autores, por causa disso, classificam-na em um novo grupo – azalídeos. Esse arranjo aumenta o espectro de ação da azitromicina, garante níveis teciduais mais persistentes e superiores aos níveis séricos e possibilita maior meia-vida com consequente aumento do intervalo entre as doses durante o tratamento.

A azitromicina apresenta maior atividade contra as bactérias gram-negativas, sobretudo *H. influenzae*, do que a eritromicina e a claritromicina.

A azitromicina provoca menos intolerância gástrica do que a eritromicina. Apresenta boa penetração tecidual e acumula-se no interior de algumas células, principalmente macrófagos. Atinge concentrações adequadas no humor aquoso, nos seios da face, na mucosa nasal, na orelha média, na pleura, no tecido pulmonar, nos rins, no fígado, nas vias biliares, na pele e na próstata. Em contrapartida, não penetra bem nas meninges, no líquido sinovial ou nos ossos.

Indicação	• Tratamento de: babesiose; cancroide; cólera; coqueluche; doença de Lyme; doença inflamatória pélvica (DIP); faringites e tonsilites; febre tifoide e outras infecções causadas por *Salmonella*; gonorreia; granuloma inguinal; infecções da pele e de seus anexos; infecções do sistema respiratório (sinusite, faringite, tonsilite, bronquite, pneumonia); infecções pelo complexo *Mycobacterium avium* (MAC); infecções causadas por *Bartonella*; infecções causadas por *Chlamydia*; infecções causadas por *Mycobacterium abscessus*, *M. kansasii* e *M. marinum*; infecções causadas por *Neisseria meningitidis*; leptospirose; malária causada por *Plasmodium falciparum* ou *Plasmodium vivax* não complicada; otite média aguda; prevenção de endocardite bacteriana; sífilis; tifo rural (causado por *Rickettsia tsutsugamushi* ou *Orientia tsutsugamushi*); toxoplasmose
Mecanismo de ação	• Inibição da síntese proteica RNA-dependente por meio da ligação com receptores na porção 50S dos ribossomas, impedindo assim as reações de transpeptidação e translocação

Posologia	• Adultos
	  ◦ Tratamento de DST causadas por *Chlamydia trachomatis*, *Haemophilus ducreyi* ou *Neisseria gonorrhoeae* sensíveis: 1.000 mg VO em dose única
	  ◦ Para todas as outras indicações nas quais é utilizada a formulação oral, uma dose total de 1.500 mg deve ser administrada em doses diárias de 500 mg, durante 3 dias. Como alternativa, a mesma dose total pode ser administrada durante 5 dias, em dose única de 500 mg no primeiro dia e 250 mg, 1 vez/dia, do segundo ao quinto dias
	• Crianças
	  ◦ A dose máxima total recomendada para crianças é de 1.500 mg. Em geral, a dose total em crianças é de 30 mg/kg/dia

Absorção	• A biodisponibilidade é de 37% após administração oral. A absorção não é afetada pelos alimentos
Metabolismo	• Hepático

(continua)

Azitromicina (*continuação*)

Eliminação	• Principalmente por via biliar, somente uma pequena quantidade é excretada por via renal
Contraindicação	• Hipersensibilidade a azitromicina, eritromicina, qualquer antibiótico macrolídio ou a qualquer componente da formulação
Interações medicamentosas	• Amiodarona, sotalol: potencialização do efeito de prolongamento do intervalo QT resultando em arritmias ventriculares, inclusive *torsade de pointes* • Citalopram: potencialização do efeito de prolongamento do intervalo QT resultando em arritmias ventriculares, inclusive *torsade de pointes* • Dolasetrona: potencialização do efeito de prolongamento do intervalo QT resultando em arritmias ventriculares, inclusive *torsade de pointes* • Disopiramida, quinidina, procainamida: potencialização do efeito de prolongamento do intervalo QT resultando em arritmias ventriculares, inclusive *torsade de pointes*
Efeitos adversos	• Cólicas abdominais, náuseas/vômitos, diarreia
Alerta	• Classe B na gravidez • Incompatível com amicacina, aztreonam, cefotaxima, ceftazidima, ceftriaxona, cefuroxima, ciprofloxacino, cloreto de potássio, clindamicina, furosemida, fentanila, imipeném, levofloxacino, piperacilina + tazobactam, gentamicina, morfina e tobramicina

Apresentação comercial

- **Astro® (Eurofarma)**, cada comprimido revestido contém 524 mg de azitromicina di-hidratada (equivalente a 500 mg de azitromicina base), embalagem com 2, 3, 5 ou 9 comprimidos. *Administração via oral. Uso adulto e pediátrico*
- **Astro® (Eurofarma)**, pó para suspensão oral, cada 5 mℓ de suspensão reconstituída contém 209,6 mg (equivalente a 200 mg de azitromicina base), embalagens contendo 1 frasco com 600 mg + 1 flaconete diluente com 9 mℓ + seringa dosadora. *Administração via oral. Uso adulto e pediátrico*
- **Astro® (Eurofarma)**, pó para suspensão oral, cada 5 mℓ de suspensão reconstituída contém 209,6 mg (equivalente a 200 mg de azitromicina base), embalagens contendo 1 frasco com 900 mg + 1 flaconete diluente com 12 mℓ + seringa dosadora. *Administração via oral. Uso adulto e pediátrico*
- **Azi® 500 mg (EMS Sigma Pharma)**, cada comprimido revestido contém 524,05 mg de azitromicina di-hidratada (equivalente a 500 mg de azitromicina base), embalagens com 3, 5 ou 9 comprimidos. *Administração via oral. Uso adulto e pediátrico acima de 45 kg*
- **Azi® 1.000 mg (EMS Sigma Pharma)**, cada comprimido revestido contém azitromicina di-hidratada equivalente a 1.000 mg de azitromicina base, embalagens com 1 comprimido. *Administração via oral. Uso adulto*
- **Azi® 600 mg (EMS Sigma Pharma)**, suspensão oral, cada 5 mℓ de suspensão oral reconstituída de 600 mg contém 209,605 mg de azitromicina di-hidratada (corresponde a 200 mg de azitromicina base), frasco contendo 13 g de pó para reconstituição + frasco com 9 mℓ de diluente + 1 seringa dosadora + 1 colher dosadora. *Administração via oral. Uso adulto e pediátrico*
- **Azi® 900 mg (EMS Sigma Pharma)**, suspensão oral, cada 5 mℓ de suspensão oral reconstituída de 600 mg contém 209,605 mg de azitromicina di-hidratada (corresponde a 200 mg de azitromicina base), frasco contendo 23 g de pó para reconstituição + frasco com 12 mℓ de diluente + 1 seringa dosadora + 1 colher dosadora. *Administração via oral. Uso adulto e pediátrico*
- **Azi® 1.500 mg (EMS Sigma Pharma)**, suspensão oral, cada 5 mℓ de suspensão oral reconstituída de 600 mg contém 209,605 mg de azitromicina di-hidratada (corresponde a 200 mg de azitromicina base), frasco contendo 35 g de pó para reconstituição + frasco com 20 mℓ de diluente + 1 seringa dosadora + 1 colher dosadora. *Administração via oral. Uso adulto e pediátrico*
- **Azitromicina® 500 mg (EMS)**, cada comprimido revestido contém 524,05 mg de azitromicina di-hidratada (equivalente a 500 mg de azitromicina base), embalagens com 2, 3 ou 30 comprimidos. *Administração via oral. Uso adulto e pediátrico acima de 45 kg*
- **Azitromicina® (Novartis)**, cada comprimido revestido contém 524 mg de azitromicina di-hidratada (equivalente a 500 mg de azitromicina), embalagem com 2 ou 3 comprimidos. *Administração via oral. Uso adulto e pediátrico*
- **Azitromicina® (Ranbaxy)**, cada comprimido revestido contém 524 mg de azitromicina di-hidratada (equivalente a 500 mg de azitromicina), embalagem com 2 ou 3 comprimidos. *Administração via oral. Uso adulto e pediátrico*
- **Azitromicina® (Sandoz)**, cada comprimido revestido contém 524 mg de azitromicina di-hidratada (equivalente a 500 mg de azitromicina), embalagem com 2, 3 ou 5 comprimidos. *Administração via oral. Uso adulto e pediátrico acima de 45 kg*
- **Azitromicina® (Teuto)**, cada comprimido revestido contém 524 mg de azitromicina di-hidratada (equivalente a 500 mg de azitromicina), embalagem com 2, 3 ou 5 comprimidos. *Administração via oral. Uso adulto e pediátrico acima de 45 kg*
- **Azitromicina di-hidratada® (Geolab)**, cada comprimido revestido contém 524,10 mg de azitromicina di-hidratada (equivalente a 500 mg de azitromicina), embalagem com 150 comprimidos. *Administração via oral. Uso adulto e pediátrico (acima de 45 kg)*
- **Azitromicina di-hidratada® (Medley)**, cada comprimido revestido contém 524 mg de azitromicina di-hidratada (equivalente a 500 mg de azitromicina), embalagem com 2, 3 ou 5 comprimidos. *Administração via oral. Uso adulto e pediátrico (acima de 45 kg)*
- **Azitromicina® (Prati-Donaduzzi)**, pó para suspensão oral, cada 5 mℓ da suspensão oral reconstituída contém 209,64 mg de azitromicina di-hidratada (equivalente a 200 mg de azitromicina), 1 frasco de 600 mg contendo pó para preparar 15 mℓ de suspensão oral após reconstituição + frasco diluente de 9,2 mℓ + seringa dosadora. *Administração via oral. Uso adulto e pediátrico*
- **Azitromicina® (Prati-Donaduzzi)**, pó para suspensão oral, cada 5 mℓ da suspensão oral reconstituída contém 209,64 mg de azitromicina di-hidratada (equivalente a 200 mg de azitromicina), 1 frasco de 900 mg contendo pó para preparar 22,5 mℓ de suspensão oral após reconstituição + frasco diluente de 13,8 mℓ + seringa dosadora. *Administração via oral. Uso adulto e pediátrico*
- **Zitroneo® (Neo Química)**, cada comprimido revestido contém azitromicina di-hidratada equivalente a 500 mg de azitromicina base, embalagens com 3 e 480 comprimidos. *Administração via oral. Uso adulto e pediátrico*
- **Zitroneo® (Neo Química)**, cada cápsula contém azitromicina di-hidratada equivalente a 250 mg de azitromicina base, embalagens com 6 comprimidos. *Administração via oral. Uso adulto e pediátrico*
- **Zitroneo® (Neo Química)**, pó para suspensão oral, cada 5 mℓ da suspensão oral após reconstituição contém azitromicina di-hidratada equivalente a 200 mg de azitromicina base, volume total utilizável da suspensão reconstituída: frasco de 600 mg – 15 mℓ, frasco de 900 mg – 22,5 mℓ. Embalagens com 1 e 50 frascos contendo o equivalente a 600 mg e 900 mg de azitromicina. *Administração via oral. Uso adulto e pediátrico.*

Estreptograminas

As estreptograminas são macromoléculas da mesma família dos macrolídios e das lincosaminas e, embora não tenham relação química, apresentam algumas propriedades semelhantes, como mecanismo de ação, espectro antimicrobiano, características farmacocinéticas e farmacodinâmicas e indicações clínicas. A quinopristina e dalfonopristina são derivados da pristinamicina IA e IIB, respectivamente. Cada derivado tem atividade antibacteriana limitada, mas em conjunto apresentam um marcado aumento desta atividade, sendo, portanto, sinérgicos, sobretudo na razão de 30/70 (quinopristina e dalfonopristina) respectivamente. Não são comercializadas no Brasil desde 2004.

Lincosaminas

A lincomicina foi isolada em 1962, a partir de *Streptomyces lincolmensis*. Posteriormente, modificações químicas produziram a clindamicina com potência bacteriana aumentada e melhor absorção oral.

Esses dois antibióticos inibem de modo reversível a síntese proteica no nível ribossomial (subunidade 50S) do mesmo modo que os macrolídios. Desse modo, modificam a superfície das bactérias, propiciando a opsonização, a fagocitose e a destruição intracelular dos microrganismos.

Seu espectro de ação é estreito e as lincosaminas são ativas apenas contra bactérias gram-positivas (sobretudo estafilococos e estreptococos) e anaeróbios. A clindamicina também é ativa contra alguns protozoários.

Existe resistência cruzada plena entre a lincomicina e a clindamicina e resistência cruzada parcial entre as lincosaminas e os macrolídios.

Como os macrolídios, a lincomicina e a clindamicina se concentram nas células fagocíticas e atingem concentrações elevadas no pus. São parcialmente metabolizadas no fígado e são excretadas na bile e na urina.

A reação adversa mais importante é a colite pseudomembranosa associada ao uso de antibióticos causada por *Clostridium difficile*.

Lincomicina

A lincomicina, obtida de culturas do actinomiceto *Streptomyces lincolnensis*, embora utilizada no tratamento de infecções graves causadas por cepas sensíveis de estafilococos, estreptococos e pneumococos, tem sido considerada uma substância obsoleta porque a clindamicina (seu derivado) apresenta maior atividade contra os microrganismos e causa menos efeitos adversos. Classe C na gravidez.

Apresentação comercial

- **Frademicina® 300 mg (Pfizer),** solução injetável, cada ampola de 1 mℓ contém o equivalente a 300 mg de cloridrato de lincomicina, em embalagem contendo 1 ampola de 1 mℓ. Via de administração: intravenosa ou intramuscular. Uso adulto e pediátrico
- **Frademicina® 600 mg (Pfizer),** solução injetável, cada ampola de 1 mℓ contém o equivalente a 300 mg de cloridrato de lincomicina, em embalagem contendo 1 ampola de 2 mℓ. Via de administração: intravenosa ou intramuscular. Uso adulto e pediátrico
- **Hylinc® 300 mg (Hypofarma),** cada ampola de 1 mℓ contém o equivalente a 300 mg de cloridrato de lincomicina, em embalagem contendo 50 ampolas de 1 mℓ. Via de administração: intravenosa ou intramuscular. Uso adulto e pediátrico
- **Hylinc® 600 mg (Hypofarma),** cada ampola de 1 mℓ contém o equivalente a 300 mg de cloridrato de lincomicina, em embalagem contendo 50 ampolas de 2 mℓ. Via de administração: intravenosa ou intramuscular. Uso adulto e pediátrico
- **Neo Linco® (Neo Química),** solução injetável, cada ampola de 1 mℓ contém o equivalente a 300 mg de cloridrato de lincomicina, em embalagem contendo 1 ampola de 2 mℓ. Via de administração: intravenosa ou intramuscular. Uso adulto e pediátrico.

Clindamicina

Embora o fosfato de clindamicina seja inativo *in vitro*, a rápida hidrólise *in vivo* converte este composto em clindamicina ativa. A clindamicina é efetiva no tratamento de infecções causadas por bactérias suscetíveis anaeróbias ou aeróbias gram-positivas. A clindamicina é ativa *in vitro* contra a maioria das cepas dos seguintes microrganismos associados à vaginose bacteriana: *Bacteroides* spp., *Gardnerella vaginalis*, *Mobiluncus* spp., *Mycoplasma hominis*, *Peptostreptococcus* spp.

Indicação	
	• A apresentação em cápsulas é indicada para o tratamento das infecções causadas por bactérias anaeróbias suscetíveis, por cepas suscetíveis de bactérias aeróbias gram-positivas como estreptococos, estafilococos e pneumococos, tais como: ◦ Infecções das vias respiratórias superiores, incluindo amigdalite, faringite, sinusite, otite média ◦ Infecções das vias respiratórias inferiores, incluindo bronquite e pneumonia ◦ Infecções da pele e partes moles, incluindo acne, furúnculos, celulite, impetigo, abscessos e feridas infeccionadas ◦ Infecções dentárias, incluindo abscessos periodontais, periodontite, gengivite e abscessos periapicais ◦ Infecções da pelve e do sistema genital feminino, tais como endometrite, abscessos tubo-ovarianos não gonocócicos, celulite pélvica, infecção vaginal pós-cirúrgica, salpingite e doença inflamatória pélvica (DIP), quando associado a um antibiótico apropriado de espectro gram-negativo aeróbio. Em casos de cervicite por *Chlamydia trachomatis*, a monoterapia com clindamicina tem se mostrado efetiva na erradicação do microrganismo • A formulação em creme vaginal é indicada para o tratamento da vaginose bacteriana • A formulação em gel tópico é indicada para tratamento de infecções de pele, inclusive acne vulgar

(continua)

Clindamicina (*continuação*)

Mecanismo de ação	• A clindamicina inibe a síntese proteica bacteriana, atuando no ribossomo 50S bacteriano
Contraindicação	• Hipersensibilidade à clindamicina, à lincomicina ou a qualquer componente da fórmula • História pregressa de enterites regionais, colites ulcerativas ou colite associada a antibióticos
Interações medicamentosas	• Bloqueadores neuromusculares: potencialização dos efeitos dos mesmos • Eritromicina: antagonismo
Efeitos adversos	• *Comuns* (> 1/100 a < 1/10): colite pseudomembranosa, diarreia, dor abdominal, alteração das provas de função hepática, erupção cutânea maculopapular
Alerta	• Classe B na gravidez • Em caso de superdose, a hemodiálise e a diálise peritoneal não são meios efetivos para a eliminação da clindamicina do sangue; devem ser instituídas medidas terapêuticas sintomáticas e de suporte

Apresentação comercial

- **Clindamin-C® (Teuto),** cada cápsula contém 338,457 mg de cloridrato de clindamicina (equivalente a 300 mg de clindamicina), embalagem contendo 16 cápsulas. *Via de administração oral. Uso adulto*
- **Cloridrato de clindamicina® (EMS),** cada cápsula contém 325,74 mg de cloridrato de clindamicina (equivalente a 300 mg de clindamicina), embalagem contendo 10, 16, 20, 30, 40, 60 e 500 cápsulas, embalagens fracionáveis com 72 e 90 cápsulas de 300 mg. *Via de administração oral. Uso adulto*
- **Cloridrato de clindamicina® (EMS Sigma Pharma),** cápsula gelatinosa dura, cada cápsula gelatinosa dura contém 325,7380 mg de cloridrato de clindamicina (equivalente a 300 mg de clindamicina), embalagem contendo 10, 16, 20, 30, 40, 60, 72, 90 e 500 cápsulas. *Uso oral. Uso adulto*
- **Cloridrato de clindamicina® (Germed),** cápsulas gelatinosas duras, cada cápsula contém 300 mg de cloridrato de clindamicina, embalagem contendo 10, 16, 20, 30, 40, 60, 72, 90 e 500 cápsulas. *Via de administração oral. Uso adulto*
- **Cloridrato de clindamicina® (Teuto),** cada cápsula contém 338,457 mg de cloridrato de clindamicina monoidratado (equivalente a 300 mg de clindamicina base), embalagem contendo 10,16, 100, 200 e 320 cápsulas. *Via de administração oral. Uso adulto*
- **Cloridrato de clindamicina® (União Química),** cada cápsula contém 338,46 mg de cloridrato de clindamicina monoidratado (equivalente a 300 mg de clindamicina base), embalagem contendo 16 cápsulas. *Via de administração oral. Uso adulto*
- **Dalacin C® (Pfizer),** cápsulas contendo cloridrato de clindamicina equivalente a 300 mg de clindamicina base, embalagem contendo 16 cápsulas. *Via de administração oral. Uso adulto*
- **Dalacin T® (Pfizer),** solução tópica, cada mℓ contém fosfato de clindamicina equivalente a 10 mg de clindamicina base, embalagem contendo 1 frasco com aplicador de 30 mℓ. *Via de administração: tópica. Uso adulto e pediátrico acima de 12 anos de idade*
- **Dalacin V® (Pfizer),** creme vaginal, cada grama contém 20 mg de fosfato de clindamicina, cada dose (um aplicador cheio) corresponde a 5 g de creme (equivalente a 100 mg de fosfato de clindamicina), em embalagem contendo uma bisnaga com 20 g + 3 aplicadores. *Uso intravaginal. Uso adulto*
- **Fosfato de clindamicina® (EMS),** solução injetável, cada 1 mℓ contém 197,890 mg de fosfato de clindamicina (equivalente a 150 mg de clindamicina base), embalagem contendo 100* ampolas com 2 mℓ, 4 mℓ ou 6 mℓ de solução injetável. *Uso intravenoso/intramuscular (IV/IM). Uso adulto e pediátrico acima de 1 mês*
- **Fosfato de clindamicina® (Germed),** solução injetável, cada 1 mℓ contém 197,890 mg de fosfato de clindamicina (equivalente a 150 mg de clindamicina base), embalagem contendo 100 ampolas com 2 mℓ, 4 mℓ ou 6 mℓ de solução injetável. *Uso intravenoso/intramuscular (IV/IM). Uso adulto e pediátrico acima de 1 mês*
- **Fosfato de clindamicina® (Germed),** gel, cada grama contém 13,1926 mg de fosfato de clindamicina (equivalente a 10 mg de clindamicina base), caixa contendo 1 bisnaga de 20 g, 25 g, 30 g ou 45 g. *Uso tópico. Uso adulto e pediátrico acima de 12 anos de idade*
- **Fosfato de clindamicina® (Germed),** creme vaginal, cada g contém 26,386 mg de fosfato de clindamicina (equivalente a 20 mg de clindamicina, embalagem contendo 1 bisnaga com 20g de creme vaginal, acompanhada de 3 aplicadores descartáveis ou embalagem com 1 bisnaga com 40g de creme vaginal, acompanhada de 7 aplicadores descartáveis. *Uso intravaginal. Uso adulto*
- **Fosfato de clindamicina® 300 mg/2 mℓ (Novafarma),** solução injetável, cada ampola com 2 mℓ da solução injetável contém 356,46 mg de fosfato de clindamicina (equivalente a 300 mg de clindamicina base), caixa com 50 ampolas de vidro âmbar com 2 mℓ. *Uso intramuscular/intravenoso. Uso adulto e pediátrico acima de 1 mês de idade*
- **Fosfato de clindamicina® 600 mg/4 mℓ (Novafarma),** solução injetável, cada ampola com 4 mℓ da solução injetável contém 712,92 mg de fosfato de clindamicina (equivalente a 600 mg de clindamicina base), caixa com 50 ampolas de vidro âmbar com 4 mℓ. *Uso intramuscular/intravenoso. Uso adulto e pediátrico acima de 1 mês de idade*
- **Fosfato de clindamicina® (União Química),** solução injetável, cada mℓ contém 178,242 mg de fosfato de clindamicina (equivalente a 150 mg de clindamicina base), caixa contendo 50 ampolas de 4 mℓ. *Via intravenosa/intramuscular. Uso adulto e pediátrico acima de 1 mês de idade*
- **Hyclin® (Hypofarma),** solução injetável, cada mℓ contém fosfato de clindamicina equivalente a 150 mg de clindamicina base, cartucho com 1 ampola de vidro incolor de 4 mℓ e caixa com 50 ampolas de vidro incolor de 4 mℓ. *Via intravenosa/intramuscular. Uso adulto e pediátrico acima de 1 mês de idade.*

Oxazolidinonas

As oxazolidinonas são uma nova classe de antibióticos sintéticos com boa atividade contra bactérias patogênicas gram-positivas.

As oxazolidinonas se ligam à subunidade 50S do ribossomo procariótico, inibindo a fase inicial da síntese de proteínas e não uma das etapas finais. Trata-se de um novo modo de ação porque outros inibidores da síntese proteica bloqueiam a extensão dos polipeptídios ou provocam leitura incorreta do mRNA. A linezolida é o único antibiótico dessa nova classe de antibióticos comercializado no Brasil.

Linezolida

A linezolida foi descoberta na década de 1990 e aprovada pela FDA em 2000.

Tem sido usada como último recurso para infecções resistentes a outros antibióticos.

É efetiva contra todas as bactérias gram-positivas clinicamente importantes (aquelas com espessa camada de peptidoglicanos na parede celular e sem membrana externa), principalmente *Enterococcus faecium, Enterococcus faecalis* (inclusive os vancomicino-resistentes), *Staphylococcus aureus* bactérias gram-positivas (inclusive MRSA), *Streptococcus agalactiae, Streptococcus pneumoniae, Streptococcus pyogenes*, estreptococos do grupo *viridans, Listeria monocytogenes* e espécies de *Corynebacterium*.

Também é muito eficaz *in vitro* contra algumas micobactérias.

Seu espectro de ação é semelhante ao da vancomicina, da teicoplanina, da associação quinupristina/dalfopristina e da daptomicina.

A linezolida é um IMAO (inibidor da enzima monoamina oxidase) fraco e não deve ser associada a outros IMAOs nem agentes serotoninérgicos, sobretudo inibidores seletivos da recaptação da serotonina (ISRS) como paroxetina e sertralina.

Indicação	• A principal indicação da linezolida é o tratamento de infecções graves causadas por bactérias gram-positivas resistentes a outros antibióticos, tais como infecções causadas por *Enterococcus faecium* vancomicino-resistentes, associadas ou não a sepse, pneumonia hospitalar, infecções complicadas da pele e dos anexos, inclusive infecção do pé diabético (**exceto** se complicada por osteomielite)
Mecanismo de ação	• Inibe a iniciação da síntese proteica bacteriana; liga-se ao DNA ribossomial 23 S na subunidade ribossomial 50 S bacteriana

Posologia	• Crainças (0 a 11 anos)
	  ○ Infecções complicadas de pele e tecidos moles, pneumonia contraída na comunidade, inclusive bacteriemia concomitante, pneumonia hospitalar: 10 mg/kg IV a cada 8 h
	  ○ Infecções enterocócicas resistentes a vancomicina, inclusive bacteriemia concomitante: 10 mg/kg IV a cada 8 h
	  ○ Infecções não complicadas de pele e tecidos moles: < 5 anos: 10 mg/kg IV a cada 8 h; 5 a 11 anos: 10 mg/kg IV a cada 12 h
	• Adultos e crianças > 12 anos
	  ○ Infecções complicadas de pele e tecidos moles, pneumonia contraída na comunidade, inclusive bacteriemia concomitante, pneumonia hospitalar: 600 mg IV 12/12 h
	  ○ Infecções enterocócicas resistentes a vancomicina, inclusive bacteriemia concomitante: 600 mg IV 12/12 h
	  ○ Infecções não complicadas de pele e tecidos moles: 600 mg IV 12/12 h

Absorção	• Sua biodisponibilidade é elevada (quase 100%) após administração oral, igual à da administração IV
Metabolismo	• Hepático
Eliminação	• Renal
Contraindicação	• Hipersensibilidade a linezolida ou a qualquer componente da formulação • Uso concomitante ou nos 14 dias anteriores de IMAO • Hipertensão arterial não controlada • Feocromocitoma • Tireotoxicose • Uso concomitante de pseudoefedrina, fenilpropanolamina, epinefrina, norepinefrina, dopamina, dobutamina, ISRS, antidepressivos tricíclicos, triptanos, meperidina ou buspirona
Interações medicamentosas	• Dopamina, epinefrina, pseudoefedrina: pode provocar hipertensão arterial • Agentes serotoninérgicos: aumento do risco de síndrome da serotonina • Alimentos ricos em tiramina (queijos, vinho tinto, molho de soja, queijos): elevação da pressão arterial
Efeitos adversos	• Os efeitos adversos comuns (> 1% dos pacientes) são diarreia, cefaleia, náuseas/vômitos, erupções cutâneas, constipação intestinal, alteração do paladar e alteração da cor da língua. Candidíase (oral e vaginal) também pode ocorrer porque a linezolida suprime a flora bacteriana normal • O uso por períodos prolongados de linezolida tem se associado a neuropatia periférica, que começa nas mãos e nos pés e, às vezes, ascende para os braços e pernas
Alerta	• Classe C na gravidez • Administrar separadamente de outras substâncias • Proteger da luz • Monitorar PA e temperatura corporal • Não é necessário ajuste posológico em pacientes com insuficiência renal e hepática • Em crianças, não usar por mais de 28 dias • Irrigar o acesso venoso antes e após a administração • É incompatível com anfotericina B, ceftriaxona, clorpromazina, diazepam, eritromicina, fenitoína, sulfametoxazol + trimetoprima

Apresentação comercial

- **Zyvox® 600 mg (Pfizer),** cada comprimido revestido contém o equivalente a 600 mg de linezolida, embalagem com 10 comprimidos. *Via de administração oral. Uso adulto e pediátrico*

- **Zyvox® 2 mg/mℓ (Pfizer),** solução injetável, cada mℓ da solução para infusão contém o equivalente a 2 mg de linezolida, em embalagens contendo 10 bolsas de 300 mℓ. *Sistema fechado. Uso injetável por infusão intravenosa. Uso adulto e pediátrico*

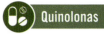
Quinolonas

As quinolonas são antibióticos bactericidas, embora não sejam tão potentes quanto os betalactâmicos ou aminoglicosídios.

As quinolonas interferem no metabolismo do DNA na célula bacteriana, sendo ativas principalmente contra bactérias gram-negativas.

No primeiro grupo encontramos as quinolonas mais antigas (sem flúor em seu anel) que incluem ácido nalidíxico, ácido pipemídico e ácido oxolínico. Esses agentes são administrados por via oral e são bem absorvidos pelo sistema digestório. As concentrações terapêuticas são alcançadas apenas na urina e parcialmente nos tecidos adjacentes como a próstata.

Além disso, apresentam uma incidência relativamente elevada de efeitos colaterais e podem induzem resistência com facilidade.

As quinolonas podem ser prescritas para infecções urinárias baixas causadas por *E. coli* e outras Enterobacteriaceae e na prostatite.

Entre o primeiro e o segundo grupos de quinolonas encontra-se o norfloxacino. O norfloxacino é fluorado e mais efetivo que as quinolonas mais antigas, mas ainda tem o mesmo perfil farmacocinético desfavorável.

O segundo grupo consiste em fluoroquinolonas com efeitos sistêmicos. Elas se disseminam bem na maioria dos tecidos e penetram nas células. O espectro de ação é mais amplo do que o do primeiro grupo, atuando em bactérias gram-negativas, inclusive *Pseudomonas aeruginosa*, algumas micobactérias, *Legionella, Chlamydia* e estafilococos. Todavia, essas quinolonas não são efetivas contra pneumococos, estreptococos, espiroquetas e anaeróbios. Os representantes mais importantes desse grupo são ciprofloxacino, ofloxacino e pefloxacino. A diferença entre esses agentes é a via de excreção: ofloxacino é excretado quase completamente por via renal, enquanto ciprofloxacino e pefloxacino são parcialmente metabolizados no fígado e excretados na urina e nas fezes.

O terceiro grupo consiste em fluoroquinolonas com espectro de ação muito amplo, incluindo patógenos intracelulares gram-negativos e gram-positivos (*Chlamydia, Mycoplasma*), *Legionella*, a maioria das micobactérias e anaeróbios como *Bacteroides fragilis*. São exemplos gatifloxacino e gemifloxacino.

As outras fluoroquinolonas devem ser utilizadas com cautela em pacientes que estejam recebendo medicamentos que sabidamente prolonguem o intervalo QT como antiarrítmicos das classes IA e III, antidepressivos tricíclicos, macrolídios e antipsicóticos.

Estudos realizados com animais demonstraram que a associação de doses altas de quinolonas (inibidores da girase) e de certos anti-inflamatórios não esteroides (exceto o ácido acetilsalicílico) pode provocar convulsões.

Ácido nalidíxico

O ácido nalidíxico é um derivado naftiridínico que inibe a síntese do DNA pelas bactérias, tem elevada atividade antibacteriana nas infecções causadas por microrganismos gram-negativos. É ativo contra *E. coli* e contra várias espécies de *Proteus, Aerobacter* e *Klebsiella*. Cepas de *Pseudomonas* são geralmente resistentes à ação do princípio ativo, mas *Salmonella* e *Shigella* costumam ser sensíveis. A ação bactericida do ácido nalidíxico se manifesta independentemente do pH urinário. A resistência cromossômica convencional ao ácido nalidíxico, mesmo quando administrado em doses terapêuticas, ocorre em aproximadamente 2 a 14% dos pacientes. No entanto, a resistência bacteriana ao ácido nalidíxico parece não ser transferível por plasmídios (fator R).

As concentrações séricas máximas da substância ativa são de aproximadamente 20 a 40 mcg/mℓ 1 a 2 h após administração de dose de 1 g a indivíduos normais em jejum. A meia-vida de eliminação terminal é de 6 a 7 h. A alcalinização da urina aumenta a concentração urinária da substância ativa. O ácido nalidíxico atravessa a placenta e pequenas concentrações são encontradas no leite materno.

Indicação	• É indicado para infecções urinárias e intestinais causadas por microrganismos gram-negativos sensíveis ao ácido nalidíxico, incluindo a maioria das cepas de *Proteus* spp., *Klebsiella, Enterobacter* e *E. coli*
Mecanismo de ação	• Inibição da síntese do DNA bacteriano
Posologia	• Adultos (inclusive idosos): 1g (2 comprimidos ou 20 mℓ de suspensão) 4 vezes/dia. Para manutenção do tratamento prolongado, a dose pode ser reduzida para 500 mg (1 comprimido ou 10 mℓ de suspensão) 4 vezes/dia. Crianças > 3 meses: 55 mg/kg/dia dividida em 4 tomadas. Para manutenção do tratamento prolongado a dose pode ser reduzida para 33 mg/kg/dia dividida em 4 tomadas
Absorção	• O ácido nalidíxico é rapidamente absorvido pelo sistema digestório após administração oral
Metabolismo	• Hepático
Eliminação	• Renal (o ácido nalidíxico livre aparece na urina, associado a um metabólito ativo, o ácido hidroxinalidíxico, o qual apresenta atividade antibacteriana semelhante à do ácido nalidíxico. Outros metabólitos incluem os conjugados glicurônicos do ácido nalidíxico e hidroxinalidíxico, bem como o derivado dicarboxílico. Os metabólitos hidroxilados representam 30% da substância biologicamente ativa no sangue e 85% na urina)
Contraindicação	• Hipersensibilidade manifesta ao ácido nalidíxico e compostos relacionados, bem como naqueles com história de crise convulsiva e em casos de porfiria • Não deve ser administrado a lactentes com menos de 3 meses de idade
Interações medicamentosas	• Nitrofurantoína: inibição da ação do ácido nalidíxico • Probenecida: redução da eficácia do ácido nalidíxico nas infecções urinárias e aumento do risco de toxicidade sistêmica • Tetraciclina: inibição da ação do ácido nalidíxico • Varfarina: potencialização dos efeitos anticoagulantes
Efeitos adversos	• Reações de fotossensibilidade (eritema e bolhas na pele exposta à luz solar direta) • Sonolência, tonteira, fraqueza, cefaleia, vertigem

(continua)

Ácido nalidíxico (continuação)

| Alerta | • Categoria C na gravidez
• Ácido nalidíxico e fármacos correlatos podem produzir erosões na cartilagem de articulações de suporte, além de outros sinais de artropatia em animais jovens, na maioria das espécies testadas. Portanto, até o esclarecimento da importância clínica deste achado, recomenda-se que a administração do ácido nalidíxico a crianças pré-púberes seja seguida de observação médica cuidadosa. Se surgir artralgia, o tratamento deve ser interrompido. Também foram relatadas alterações nos tendões, incluindo ruptura. Se houver suspeita de tendinite, o tratamento com ácido nalidíxico deve ser interrompido imediatamente
• Nos tratamentos por tempo superior a 2 semanas, devem ser realizadas verificações periódicas das funções hepática e renal, bem como hemograma
• Pacientes com insuficiência renal grave devem ser tratados com cautela, podendo haver necessidade de reduzir a dose |
|---|---|

Apresentação comercial

- **Naluril® (Cazi),** cada comprimido contém 500 mg de ácido nalidíxico, cartucho contendo 56 comprimidos. *Administração via oral. Uso adulto e pediátrico acima de 3 meses*
- **Wintomylon® 500 mg (Sanofi-Aventis),** cada comprimido contém 500 mg de ácido nalidíxico, cartucho contendo 56 comprimidos. *Administração via oral. Uso adulto e pediátrico*
- **Wintomylon® suspensão (Sanofi-Aventis),** cada mℓ contém 50 mg de ácido nalidíxico. *Administração via oral. Uso adulto e pediátrico*. Contém sorbitol e sacarina.

Norfloxacino

O norfloxacino é um ácido quinolinocarboxílico com ação antibacteriana para administração oral.

Em voluntários idosos (65 a 75 anos com função renal normal para a idade), o norfloxacino é eliminado mais lentamente por causa da leve diminuição da função renal. A absorção, entretanto, mostra-se inalterada: a meia-vida do norfloxacino em idosos é de 4 h. A função renal diminuída não afeta a absorção da medicação.

| Indicação | • Tratamento de infecções complicadas e não complicadas, agudas e crônicas do sistema urinário (p. ex., cistite, pielite, cistopielite, pielonefrite, prostatite crônica, epididimite e infecções associadas com cirurgia urológica, bexiga neurogênica ou nefrolitíase) causadas por bactérias suscetíveis ao norfloxacino
• Gastrenterites bacterianas agudas causadas por microrganismos sensíveis
• Uretrite, faringite, proctite ou cervicite gonocócicas causadas por cepas de *Neisseria gonorrhoeae* produtoras e não produtoras de penicilinase
• Febre tifoide
• Também é prescrito como profilaxia em casos de: sepse em pacientes com neutropenia intensa – o norfloxacino suprime a flora intestinal endógena aeróbia que pode causar sepse em pacientes neutropênicos (p. ex., pacientes com leucemia que estejam sendo submetidos a quimioterapia); e gastrenterite bacteriana |
|---|---|
| Mecanismo de ação | • A ação bactericida do norfloxacino resulta da inibição das enzimas topoisomerase II (DNA girase) e topoisomerase IV que são necessárias para a replicação, transcrição, reparo e recombinação do DNA bacteriano. O átomo flúor na posição 6 aumenta a potência contra microrganismos gram-negativos e a porção piperazina na posição 7 é responsável pela atividade contra *Pseudomonas aeruginosa* |
| Posologia | • Adultos
  ○ Diarreia do viajante: 400 mg VO 2 vezes/dia por até 3 dias
  ○ Gastrenterite: 400 mg VO 2 vezes/dia por 5 dias
  ○ Infecção urinária não complicada: 400 mg VO 2 vezes/dia durante 3 a 10 dias
  ○ Infecção urinária complicada: 400 mg VO 2 vezes/dia durante 10 a 21 dias
  ○ Prostatite: 400 mg VO 12/12 h durante 28 dias |
Absorção	• É rapidamente absorvido após administração oral. Em voluntários saudáveis, pelo menos 30 a 40% de uma dose oral de norfloxacino é absorvida. Isso resulta em uma concentração sérica de 1,5 μg/mℓ alcançada aproximadamente 1 h após a administração de uma dose de 400 mg. A média da meia-vida sérica é de 3 a 4 h e não é dose-dependente
Metabolismo	• Hepático e renal
Eliminação	• Renal (filtração glomerular e secreção tubular) e 30% nas fezes
Contraindicação	• Hipersensibilidade a fluoroquinolonas
• Usar com cautela em pacientes com insuficiência renal ou condições que predisponham a atividade epiléptica
Interações medicamentosas	• Antiácidos: redução da absorção do norfloxacino (não administrar 2 h ou 6 h após o antiácido)
• Ciclosporina: elevação dos níveis séricos da ciclosporina
• Derivados da xantina, como aminofilina e teofilina: elevação do nível sérico de teofilina
• Nitrofurantoína: antagonismo da atividade antibacteriana do norfloxacino
• Varfarina: prolongamento do tempo de protrombina

(continua)

Norfloxacino (*continuação*)

Efeitos adversos	• Convulsões • Neutropenia • Reações de hipersensibilidade • Elevação dos níveis séricos de ureia, creatinina, ALT, AST e fosfatase alcalina
Alerta	• Classe C na gravidez

IMPORTANTE

O norfloxacino deve ser ingerido 1 h antes ou pelo menos 2 h após uma refeição ou a ingestão de leite e/ou laticínios.

Multivitamínicos, suplementos contendo ferro ou zinco, antiácidos contendo magnésio e alumínio, sucralfato e didanosina (antirretroviral) não devem ser ingeridos nas 2 h anteriores ou subsequentes à administração de norfloxacino.

Apresentação comercial

- **Floxacin® (Merck Sharp & Dohme)**, cada comprimido revestido contém 400 mg de norfloxacino, apresentado em caixas contendo 6 e 14 comprimidos de 400 mg. *Uso oral. Uso adulto*
- **Neofloxin® (Neo Química)**, cada comprimido revestido contém 400 mg de norfloxacino, apresentado em caixas contendo 14 comprimidos de 400 mg. *Uso oral. Uso adulto*
- **Norfloxacino® (Germed)**, cada comprimido revestido contém 400 mg de norfloxacino, acondicionados em caixas contendo 6 e 14 comprimidos de 400 mg. *Uso oral. Uso adulto*
- **Norfloxacino® (Medley)**, cada comprimido revestido contém 400 mg de norfloxacino, apresentado em caixas contendo 6 e 14 comprimidos de 400 mg. *Uso oral. Uso adulto*
- **Norfloxacino® (Ranbaxy)**, cada comprimido revestido contém 400 mg de norfloxacino, apresentado em caixas contendo 6 e 14 comprimidos de 400 mg. *Uso oral. Uso adulto*
- **Norfloxacino® (Teuto)**, cada comprimido revestido contém 400 mg de norfloxacino, apresentado em caixas contendo 14 comprimidos de 400 mg. *Uso oral. Uso adulto*
- **Norfloxacino® (União Química)**, cada comprimido revestido contém 400 mg de norfloxacino, apresentado em caixas contendo 6 ou 14 comprimidos de 400 mg. *Uso oral. Uso adulto*
- **Respexil® (Merck Sharp & Dohme)**, cada comprimido contém 400 mg de norfloxacino, apresentado em caixas contendo 6 e 14 comprimidos de 400 mg. *Uso oral. Uso adulto.*

Ciprofloxacino

O ciprofloxacino é um agente antibacteriano quinolônico sintético, de amplo espectro. O cloridrato de ciprofloxacino tem atividade *in vitro* contra uma ampla gama de microrganismos gram-negativos e gram-positivos.

Indicação	• As indicações variam dependendo da faixa etária • No caso de adultos, é prescrito para infecções complicadas e não complicadas causadas por microrganismos sensíveis ao ciprofloxacino: (1) do sistema respiratório – muitos dos microrganismos (p. ex., *Klebsiella*, *Enterobacter*, *Proteus*, *E. coli*, *Pseudomonas*, *Haemophilus*, *Moraxella*, *Legionella* e *Staphylococcus*) reagem com muita sensibilidade ao cloridrato de ciprofloxacino; (2) da orelha média (otite média) e dos seios paranasais (sinusite), especialmente se causadas por *Pseudomonas* ou *Staphylococcus*; (3) dos olhos: úlceras de córnea causadas por *Pseudomonas aeruginosa*, Enterobacteriaceae spp. (incluindo *Serratia marcescens*), *Staphylococcus aureus*, *Staphylococcus epidermidis*, *Streptococcus* spp., *Corynebacterium* spp., *Streptococcus pneumoniae*, *Streptococcus* (grupo *viridans*), *Haemophilus* spp., *Moraxella* spp. (incluindo M. [*Branhamella*] *catarrhalis*), *Bacillus* spp; e conjuntivites causadas por *Acinetobacter* spp., *Haemophilus influenzae*, *Staphylococcus aureus*, *Staphylococcus epidermidis*, *Streptococcus pneumoniae*, *Corynebacterium* spp., espécies coagulase-negativas de *Staphylococcus*, *Streptococcus* (grupo *viridans*); (4) do sistema urinário; (5) dos órgãos genitais, inclusive inflamação dos ovários e das tubas uterinas (anexite), gonorreia e infecções da próstata (prostatite); (6) da cavidade abdominal (p. ex., do estômago e intestino, das vias biliares e do peritônio); (7) da pele e dos tecidos moles; (8) dos ossos e articulações. Também pode ser prescrito para septicemia e para profilaxia de infecções em pacientes imunocomprometidos, neutropênicos ou em uso de imunossupressores • É prescrito para crianças entre 5 e 17 anos para infecção aguda na fibrose cística causada por *P. aeruginosa* se não houver possibilidade de outros tratamentos injetáveis mais efetivos • Por fim, é prescrito para reduzir a incidência ou progressão da doença após inalação de *Bacillus anthracis*
Mecanismo de ação	• Inibição da DNA girase bacteriana com consequente interrupção do DNA bacteriano

Posologia	• A posologia para uso IV em casos de insuficiência renal ou hepática é feita da seguinte maneira:
	  ○ Insuficiência renal:
	    ▪ CrCl entre 31 e 60 mℓ/min/1,73 m^2 ou em concentração de creatinina sérica entre 1,4 e 1,9 mg/100 mℓ. A dose máxima diária de ciprofloxacino deve ser de 800 mg/dia IV
	    ▪ CrCl ≤ 30 mℓ/min/1,73 m^2 ou em concentração de creatinina sérica ≥ 2,0 mg/100 mℓ. A dose máxima diária de ciprofloxacino deve ser de 400 mg/dia IV

(*continua*)

Ciprofloxacino (continuação)

Posologia	○ Insuficiência renal + hemodiálise: nos dias de diálise, após a mesma, praticar a dosagem conforme o segundo item nos casos de insuficiência renal (*CrCl* ≤ 30 ml/min/1,73 m² ou em concentração de creatinina sérica ≥ 2,0 mg/100 ml) ○ Insuficiência renal + diálise peritoneal ambulatorial contínua: acrescentar ciprofloxacino ao dialisado (intraperitoneal): 50 mg de ciprofloxacino/litro de dialisado, administrado 4 vezes/dia, a cada 6 h ○ Insuficiência hepática: não é necessário ajuste posológico ○ Em casos de função renal e hepática alteradas: o ajuste de dose deve ser feito de acordo com o primeiro caso abordado ("Insuficiência renal") ○ *Observação*: as doses para crianças com funções renal e/ou hepática alteradas não foram estudadas • Úlcera de córnea: colírio: ○ 1º dia: 2 gotas a cada 15 min durante as primeiras 6 horas. No restante do dia, aplicar 2 gotas a cada 30 minutos ○ 2º dia: 2 gotas a cada 1 hora ○ 3º ao 14º dia: 2 gotas 4/4 horas. O tratamento pode continuar por mais de 14 dias, se não tiver ocorrido a reepitelização da córnea • Conjuntivite bacteriana: ○ 1º e 2º dias: 1 ou 2 gotas 2/2 h ○ 3º ao 7º dias: 1 a 2 gotas 4/4 h • Pomada oftálmica: geralmente aplica-se uma pequena quantidade no saco conjuntival inferior, 3 a 4 vezes/dia ou a critério médico
Absorção	• Cerca de 70% são absorvidos após administração oral
Metabolismo	• Hepático
Eliminação	• Primariamente renal
Contraindicação	• Hipersensibilidade ao ciprofloxacino ou a outras quinolonas
Interações medicamentosas	• Estudos específicos de interação medicamentosa não foram conduzidos com ciprofloxacino para uso oftálmico. Entretanto, a administração sistêmica de algumas quinolonas comprovadamente eleva as concentrações plasmáticas de teofilina, interfere no metabolismo da cafeína, aumenta os efeitos do anticoagulante oral varfarina e de seus derivados e está associada a elevações transitórias de creatinina sérica em pacientes em tratamento concomitante com ciclosporina *Uso oral* • Antagonistas da vitamina K: potencialização dos efeitos anticoagulantes. O risco varia conforme a infecção subjacente, a idade e a condição geral do paciente, de modo que a contribuição do cloridrato de ciprofloxacino para elevar a RNI (razão normalizada internacional) torna-se difícil de ser avaliada. A RNI deve ser frequentemente monitorada durante e logo após a coadministração de ciprofloxacino com antagonistas da vitamina K (p. ex., varfarina, acenocumarol, femprocumona ou fluindiona) • Alimentos e laticínios enriquecidos com cálcio: redução da absorção de ciprofloxacino • Antiarrítmicos das classes III e IA: efeito aditivo de prolongamento do intervalo QT • Antidepressivos tricíclicos, antipsicóticos: efeito aditivo de prolongamento do intervalo QT • Didanosina: redução da absorção de ciprofloxacino • Macrolídios: efeito aditivo de prolongamento do intervalo QT • Metoclopramida: acelera a absorção do ciprofloxacino, reduzindo o tempo para atingir as concentrações plasmáticas máximas. • Probenecida: interfere na secreção renal do ciprofloxacino e isso resulta em elevação da concentração sérica do ciprofloxacino • Teofilina: pode produzir aumento indesejável das concentrações séricas de teofilina e dos efeitos indesejáveis induzidos pela teofilina • Suplementos minerais (cálcio, magnésio, alumínio, ferro): redução da absorção de ciprofloxacino
Efeitos adversos	• Aplicação oftálmica ○ A reação mais frequente é desconforto ou sensação de ardência local ○ Precipitados cristalinos brancos em pacientes com úlcera de córnea (17% dos pacientes) ○ Borramento visual ○ Outras reações, que ocorreram em menos de 10% dos pacientes, incluíram escamas na margem palpebral, cristais/crostas, sensação de corpo estranho, prurido, hiperemia conjuntival e gosto amargo após a instilação • Uso intravenoso ○ *Comuns* (≥ 1/100 a < 1/10): vômitos, elevação transitória das concentrações plasmáticas das transaminases, erupções cutâneas • Uso oral ○ *Comuns*: náuseas, diarreia
Alerta	• Categoria C na gravidez • O uso prolongado de ciprofloxacino pode causar o crescimento excessivo de microrganismos não sensíveis, inclusive fungos

Apresentação comercial

- **Cipro IV Flexibag® (Bayer),** solução para infusão na concentração de 0,2% com 5% de glicose, cada bolsa flexível de 100 mℓ contém 200 mg de ciprofloxacino. *Sistema fechado. Administração lenta por via intravenosa. Uso adulto*
- **Cipro IV Flexibag® (Bayer),** solução para infusão na concentração de 0,2% com 5% de glicose, cada bolsa flexível de 200 mℓ contém 400 mg de ciprofloxacino. *Sistema fechado. Administração lenta por via intravenosa. Uso adulto*
- **Ciprobacter® (Isofarma),** solução para infusão intravenosa pronta para uso, na dose de 2 mg de ciprofloxacino/mℓ (0,2%), em bolsas plásticas de polietileno nos volumes de 100 mℓ e 200 mℓ. *Sistema fechado. Administração lenta por via intravenosa. Uso adulto*
- **Ciprofloxacino® 200 mg (Halexistar),** solução injetável, cada mℓ da solução contém 2 mg de ciprofloxacino, cartucho com 1 bolsa de 100 mℓ. *Sistema fechado. Administração lenta por via intravenosa. Uso adulto*
- **Ciprofloxacino® 400 mg (Halexistar),** solução injetável, cada mℓ da solução contém 2 mg de ciprofloxacino, cartucho com 1 bolsa de 100 mℓ. *Sistema fechado. Administração lenta por via intravenosa. Uso adulto*
- **Ciprofloxacino® 200 mg (Isofarma),** solução injetável, cada mℓ da solução contém 2 mg de ciprofloxacino, cartucho com 1 bolsa plástica transparente de polietileno e polipropileno de 200 mℓ. *Sistema fechado. Administração lenta por via intravenosa. Uso adulto*
- **Cloridrato de ciprofloxacino® (Medley),** cada comprimido revestido contém 582 mg de cloridrato de ciprofloxacino monoidratado (equivalente a 500 mg de ciprofloxacino base), caixas com 7 e 14 comprimidos revestidos. *Administração via oral. Uso adulto*
- **Proflox® (EMS Sigma Pharma),** cada comprimido revestido contém 582,22 mg de cloridrato de ciprofloxacino monoidratado (equivalente a 500 mg de ciprofloxacino base), caixas com 4, 6, 10 e 14 comprimidos revestidos. *Administração via oral. Uso adulto*
- **Quinoflox® 250 mg (Biolab Sanus),** cada comprimido revestido contém 291 mg de cloridrato de ciprofloxacino monoidratado (equivalente a 250 mg de ciprofloxacino base), caixas com 6, 10 e 14 comprimidos revestidos. *Administração via oral. Uso adulto*
- **Quinoflox® 500 mg (Biolab Sanus),** cada comprimido revestido contém 582 mg de cloridrato de ciprofloxacino monoidratado (equivalente a 500 mg de ciprofloxacino base), caixas com 6, 10 e 14 comprimidos revestidos. *Administração via oral. Uso adulto*
- **Quinoflox® para infusão intravenosa 0,2% (Biolab Sanus),** cada frasco-ampola de 100 mℓ contém 200 mg de ciprofloxacino (na forma de lactato), caixa com 1 frasco-ampola de 100 mℓ. *Administração por via intravenosa. Uso adulto*
- **Quinoflox® injetável 1% (Biolab Sanus),** cada ampola de 10 mℓ contém 100 mg de ciprofloxacino (na forma de lactato), caixa com 5 ampolas de 10 mℓ. *Administração por via intravenosa. Uso adulto*
- **Biamotil® (Allergan),** solução oftálmica estéril, cada mℓ (22 gotas) contém 3,5 mg de cloridrato de ciprofloxacino (equivalente a 3,0 mg de ciprofloxacino base), frasco plástico contendo 5 mℓ. *Uso tópico ocular. Uso adulto*
- **Ciloxan® (Alcon),** solução oftálmica estéril, cada mℓ contém 3,5 mg de cloridrato de ciprofloxacino (equivalente a 3,0 mg de ciprofloxacino base), frascos plásticos conta-gotas com 5 mℓ. *Uso tópico ocular. Uso adulto e pediátrico*
- **Ciloxan® (Alcon),** pomada oftálmica estéril, cada g contém 3,33 mg de cloridrato de ciprofloxacino micronizado (equivalente a 3,0 mg de ciprofloxacino base anidra), bisnaga de alumínio com 3,5 g. *Uso tópico ocular. Uso adulto*
- **Cloridrato de ciprofloxacino® (EMS Sigma Pharma),** pomada oftálmica estéril, cada g contém 3,5 mg de cloridrato de ciprofloxacino monoidratado (equivalente a 3,0 mg de ciprofloxacino), tubo contendo alumínio com 2 g. *Uso tópico ocular. Uso adulto*
- **Cloridrato de ciprofloxacino® (EMS Sigma Pharma),** pomada oftálmica estéril, cada g contém 3,5 mg de cloridrato de ciprofloxacino monoidratado (equivalente a 3,0 mg de ciprofloxacino), tubo contendo alumínio com 3,5 g. *Uso tópico ocular. Uso adulto*
- **Cloridrato de ciprofloxacino® (EMS Sigma Pharma),** pomada oftálmica estéril, cada g contém 3,5 mg de cloridrato de ciprofloxacino monoidratado (equivalente a 3,0 mg de ciprofloxacino), tubo contendo alumínio com 5 g. *Uso tópico ocular. Uso adulto*
- **Cloridrato de ciprofloxacino® (Germed),** pomada oftálmica estéril, cada g contém 3,5 mg de cloridrato de ciprofloxacino monoidratado (equivalente a 3,0 mg de ciprofloxacino), tubo contendo alumínio com 2 g, 3,5 ou 5 g. *Uso tópico ocular. Uso adulto*
- **Cloridrato de ciprofloxacino® (Germed),** pomada oftálmica estéril, cada g contém 3,5 mg de cloridrato de ciprofloxacino monoidratado (equivalente a 3,0 mg de ciprofloxacino), tubo contendo alumínio com 3,5 g. *Uso tópico ocular. Uso adulto*
- **Cloridrato de ciprofloxacino® (Germed),** pomada oftálmica estéril, cada g contém 3,5 mg de cloridrato de ciprofloxacino monoidratado (equivalente a 3,0 mg de ciprofloxacino), tubo contendo alumínio com 5 g. *Uso oftálmico. Uso adulto*
- **Cloridrato de ciprofloxacino® (Neo Química),** solução oftálmica, cada mℓ contém 3,5 mg de cloridrato de ciprofloxacino, frasco com 5 mℓ. *Uso oftálmico. Uso adulto*
- **Maxiflox® (Latinofarma),** solução oftálmica estéril, cada mℓ contém 3 mg de ciprofloxacino base, frasco plástico conta-gotas contendo 5 mℓ. *Uso oftálmico. Uso adulto*
- **Maxiflox® (Latinofarma),** pomada oftálmica estéril, cada g contém 3 mg de ciprofloxacino base, frasco plástico conta-gotas contendo 5 mℓ. *Uso oftálmico. Uso adulto*
- **Cloridrato de ciprofloxacino + dexametasona**
  - **Bialudex® (Legrand),** solução oftálmica estéril, cada mℓ (32 gotas) contém 3,5 mg de cloridrato de ciprofloxacino + 1 mg de dexametasona, embalagem contendo frasco de 2,5 mℓ. *Via oftálmica. Uso adulto*
  - **Bialudex® (Legrand),** solução oftálmica estéril, cada mℓ (32 gotas) contém 3,5 mg de cloridrato de ciprofloxacino + 1 mg de dexametasona, embalagem contendo frasco de 5 mℓ. *Via oftálmica. Uso adulto*
  - **Bialudex® (Legrand),** solução oftálmica estéril, cada ml (32 gotas) contém 3,5 mg de cloridrato de ciprofloxacino + 1 mg de dexametasona, embalagem contendo frasco de 10 mℓ. *Via oftálmica. Uso adulto*
  - **Biamotil-D® (Allergan),** solução oftálmica estéril, cada mℓ (27 gotas) contém 3,5 mg de cloridrato de ciprofloxacino (0,130 mg/gota) + 1,0 mg de dexametasona (0,037 mg/gota), frasco plástico conta-gotas contendo 5 mℓ. *Via de administração tópica ocular. Uso adulto*
  - **Cilodex® (Alcon),** pomada oftálmica estéril, cada g contém 3,5 mg de cloridrato de ciprofloxacino + 1,0 mg de dexametasona, tubo contendo 3,5 g. *Via de administração tópica ocular. Uso adulto*
  - **Ciprixin dexa® (Geolab),** solução oftálmica estéril, cada mℓ (30 gotas) contém 3,5 mg de cloridrato de ciprofloxacino + 1 mg de dexametasona, embalagem contendo frasco gotejador de 5 mℓ. *Uso oftálmico. Uso adulto*
  - **Cloridrato de ciprofloxacino + dexametasona® (Geolab),** solução oftálmica estéril, cada mℓ contém 3,5 mg de cloridrato de ciprofloxacino + 1 mg de dexametasona, embalagem contendo frasco de 5 mℓ. *Via oftálmica. Uso adulto*
  - **Cloridrato de ciprofloxacino + dexametasona® (Legrand),** solução oftálmica estéril, cada mℓ contém 3,5 mg de cloridrato de ciprofloxacino + 1 mg de dexametasona, embalagem contendo frasco de 5 mℓ. *Via oftálmica. Uso adulto*
  - **Cylocort® (União Química),** solução oftálmica estéril, cada mℓ (cerca de 27 gotas) contém 3,5 mg de cloridrato de ciprofloxacino (cerca de 0,130 mg/gota, equivalente a 3 mg de ciprofloxacino) + 1 mg de dexametasona (cerca de 0,037 mg/gota), embalagem contendo frasco de 5 mℓ. *Via oftálmica. Uso adulto.*

Ofloxacino

Ofloxacino é um derivado sintético, pertencente ao grupo das quinolonas, que apresenta amplo espectro antibacteriano, além de propriedades farmacocinéticas singulares que o tornam superior aos compostos quinolônicos desenvolvidos. Sua atividade antibacteriana é observada por via oral e parenteral (intravenosa) e inclui bactérias gram-positivas (*Staphylococcus* spp. e *Streptococcus pyogenes*) e bactérias gram-negativas (*Escherichia coli, Proteus* sp., *Klebsiella pneumoniae, Pseudomonas aeruginosa* e *Haemophilus influenzae*). Além disso, atua contra anaeróbios como *Peptostreptococcus* sp.

Nas doses preconizadas, ofloxacino alcança concentrações séricas máximas e tissulares superiores às concentrações inibitórias mínimas para a maioria dos patógenos clinicamente relevantes. Estas concentrações, devido à considerável meia-vida de ofloxacino, possibilitam uma atividade antibacteriana efetiva e segura nos intervalos da administração.

Ofloxacino é rapidamente distribuído para os diferentes tecidos, atingindo concentrações tissulares que chegam a superar as concentrações séricas, particularmente no parênquima pulmonar, na vesícula biliar, na próstata, nas mucosas orofaríngea e nasofaríngea e no tecido genital feminino.

Os níveis séricos máximos de ofloxacino são maiores em idosos, podendo ocorrer acúmulo do fármaco. Alguns autores recomendam redução da dose de rotina em pacientes idosos. Entretanto, se a função renal for normal, o ajuste posológico não é necessário. Doenças hepáticas não afetam a cinética do ofloxacino.

Indicação	• É indicado para infecções causadas por bactérias sensíveis ao ofloxacino, tais como infecções das vias respiratórias superiores e inferiores, infecções das vias urinárias superiores e inferiores, uretrite gonocócica, infecções ginecológicas (anexite e endometrite), infecções da pele e do tecido subcutâneo, e das vias biliares
Mecanismo de ação	• Inibição da ação da DNA girase e da topoisomerase IV bacterianas, interrompendo assim a replicação do DNA
Posologia	• Adultos: 200 a 800 mg/dia, dependendo da gravidade e do local da infecção (até 400 mg podem ser administrados como dose única, com doses maiores sendo divididas em 2 tomadas ao dia)
Absorção	• A biotransformação é muito discreta
Metabolismo	• Hepático
Eliminação	• Renal (cerca de 90% da dose ingerida é excretada pela urina sob a forma não metabolizada. A eliminação ocorre com meia-vida aproximada de 6 h). Deve ser administrado com cautela a pacientes com alterações da função renal, ajustando-se a dose conforme o caso
Contraindicação	• Hipersensibilidade ao ofloxacino ou a outros derivados quinolônicos, ou aos demais componentes da formulação • Como acontece com outros ácidos orgânicos, ofloxacino deve ser administrado com cautela a pacientes epilépticos ou com história de convulsão, deficiência de glicose-6-fosfato desidrogenase (G6PD)
Interações medicamentosas	• Amiodarona: aumento do risco de arritmias cardíacas por prolongamento do intervalo QT • Betametasona: aumento do risco de tendinite e ruptura de tendão • Bupropiona: aumento do risco de atividade epiléptica • Clozapina: aumento do risco de arritmias cardíacas por prolongamento do intervalo QT • Disopiramida: aumento do risco de arritmias cardíacas por prolongamento do intervalo QT • Tramadol: aumento do risco de atividade epiléptica
Efeitos adversos	• Náusea/vômito, desconforto ou dor abdominal ou epigástrica, diarreia, anorexia • Erupções cutâneas, prurido • Cefaleia, tonteira, transtornos do sono
Alerta	• Classe C na gravidez

Apresentação comercial

- **Flogirax® (Aspen Pharma),** cada comprimido revestido contém 200 mg de ofloxacino, embalagens contendo 10, 20 e 100 unidades. *Uso oral. Uso adulto*
- **Flogirax® (Aspen Pharma),** cada comprimido revestido contém 400 mg de ofloxacino, embalagens contendo 10 e 20 unidades. *Uso oral. Uso adulto*
- **Floxina® (Cazi),** cada comprimido contém 200 mg de ofloxacino, embalagens contendo 10 unidades. *Uso oral. Uso adulto.*

Gatifloxacino

Ver Gatifloxacino na página 346 do Capítulo 9, *Medicamentos em Oftalmologia*.

Gemifloxacino

O gemifloxacino é um antibiótico quinolona/fluoroquinolona oral de amplo espectro com ação bactericida.

Indicação	É indicado para o tratamento de infecções causadas por cepas suscetíveis de microrganismos determinados nas seguintes condições: • Exacerbações agudas de bronquites crônicas causadas por *Streptococcus pneumoniae*, *Haemophilus influenzae*, *Haemophilus parainfluenzae* ou *Moraxella catarrhalis* • Sinusites agudas bacterianas causadas por *Streptococcus pneumoniae*, *Haemophilus influenzae*, *Haemophilus parainfluenzae* ou *Moraxella catarrhalis* • Pneumonias adquiridas na comunidade (de leve a moderada gravidade) causadas por *Streptococcus pneumoniae* (incluindo cepas MDR), *Haemophilus influenzae*, *Moraxella catarrhalis*, *Mycoplasma pneumoniae*, *Chlamydia pneumoniae* ou *Klebsiella pneumoniae*
Mecanismo de ação	• Sua ação bactericida deriva do bloqueio da replicação do DNA bacteriano pela ligação com a enzima DNA girase. O gemifloxacino apresenta afinidade 100 vezes maior pela DNA girase bacteriana do que pela DNA girase de mamíferos
Posologia	• VO: 320 mg 1 vez/dia durante 5 ou 7 dias (em jejum ou nos intervalos das refeições). *Não ingerir com leite*
Absorção	• Rápida pelo tubo GI; a biodisponibilidade absoluta é de aproximadamente 71%
Metabolismo	• Hepático
Eliminação	• Fezes e urina
Contraindicação	• Hipersensibilidade a gemifloxacino, antibióticos fluoroquinolonas ou outro componente da formulação
Interações medicamentosas	• Antiácido contendo alumínio ou magnésio: a biodisponibilidade do gemifloxacino é significativamente reduzida quando é consumido concomitantemente (a administração deve ser feita 3 h antes ou 2 h após a administração de gemifloxacino) • Sulfato ferroso: deve ser ingerido 3 h antes ou 2 h após a administração de gemifloxacino, para não alterar sua biodisponibilidade • Sucralfato: redução da biodisponibilidade do gemifloxacino (este deve ser ingerido pelo menos 2 h antes do sucralfato)
Efeitos adversos	• Os efeitos adversos mais comuns são diarreia, vermelhidão na pele, náuseas, vômitos, epigastralgia, cefaleia, tonturas e alterações de paladar • Como outras quinolonas, o gemifloxacino pode prolongar o intervalo QT • Existe risco do desenvolvimento de tendinite ou ainda ruptura de tendões, com risco aumentado principalmente em indivíduos > 60 anos de idade, em usuários de corticosteroides ou em pacientes submetidos a transplante renal, de coração ou de pulmões • Elevação dos níveis séricos de ALT, AST, CPK, GGT, fosfatase alcalina, ureia, creatinina, potássio e bilirrubina total
Alerta	• Classe C na gravidez

Apresentação comercial

- **Factive® 320 mg (Aché),** cada comprimido revestido contém 326,39 mg de mesilato de gemifloxacino (equivalente a 320 mg de gemifloxacino), embalagens com 5 e 7 comprimidos. *Uso oral. Uso adulto.*

Nitroimidazóis

Os nitroimidazóis são antibióticos bactericidas de espectro estreito que são efetivos contra a maioria dos anaeróbios (com exceção de *Propionibacterium acnes*, actinomicetos, estreptococos anaeróbios) e alguns protozoários (*Trichomonas vaginalis*, *Entamoeba histolytica* e *Giardia lamblia*).

Os nitroimidazóis interferem no transporte de elétrons nas vias metabólicas anaeróbias de bactérias ou protozoários.

Esses ATB são bem absorvidos pelo sistema digestório e, após a absorção, penetram significativamente através de barreiras biológicas, inclusive a barreira hematencefálica e a placenta. Os nitroimidazóis são metabolizados pelo fígado (40%) e são excretados principalmente por via renal.

O principal representante desse grupo é o metronidazol, que chegou ao mercado em 1959.

> **IMPORTANTE**
>
> Os nitroimidazóis provocam efeito dissulfiram-símile com vômitos intensos quando do consumo simultâneo de álcool etílico.

Metronidazol

O metronidazol é um anti-infeccioso sintético da família dos nitro-5-imidazóis, que apresenta espectro de atividade antimicrobiana que abrange exclusivamente microrganismos anaeróbios. As espécies habitualmente sensíveis (mais de 90%) são *Peptostreptococcus, Clostridium perfringens, Clostridium difficile, Clostridium* sp., *Bacteroides* sp., *Bacteroides fragilis, Prevotella, Fusobacterium* e *Veillonella*. Existem espécies com sensibilidade variável, ou seja, a porcentagem de resistência adquirida é variável. A sensibilidade é imprevisível se não for realizado antibiograma. São espécies habitualmente resistentes (pelo menos 50% das cepas da espécie são resistentes): *Propionibacterium, Actinomyces, Mobiluncus*. Atividade antiparasitária: *Entamoeba histolytica, Trichomonas vaginalis, Giardia intestinalis*.

Apresenta a característica de penetrar e atuar no interior de empiema, abscesso hepático e abscesso na orelha média.

Indicação	• Tratamento de: tricomoníase; vaginite por *Gardnerella vaginalis*; giardíase; amebíase; infecções (abscesso cerebral, empiema, bacteriemia, sinusite crônica, osteomielite, infecções de partes moles, infecções intra-abdominais) causadas por bactérias anaeróbias como *Bacteroides fragilis* e outras espécies de *Bacteroides, Fusobacterium* e *Clostridium* e cocos anaeróbios • Também pode ser associado à claritromicina ou à amoxicilina no tratamento de *H. pylori*
Mecanismo de ação	• O metronidazol é uma pró-droga. Após sua ativação se liga de modo covalente ao DNA, rompendo sua estrutura helicoidal, inibindo a síntese bacteriana de ácidos nucleicos e resultando na morte das bactérias anaeróbias
Posologia	• Giardíase: 250 mg, 3 vezes ao dia, por 5 dias • Amebíase intestinal: 500 mg, 4 vezes ao dia, durante 5 a 7 dias • Amebíase hepática: 500 mg, 4 vezes ao dia, durante 7 a 10 dias
Absorção	• Cerca de 80% de uma dose oral é absorvido; os alimentos alentecem a absorção
Metabolismo	• Hepático
Eliminação	• Urina e fezes. Em pacientes com insuficiência renal, a meia-vida de eliminação é idêntica, não havendo necessidade de ajuste posológico. O ajuste só é feito se houver insuficiência hepática concomitante
Contraindicação	• Alergia ao metronidazol ou outro derivado imidazólico e/ou aos demais componentes do produto • No primeiro trimestre da gestação (classe C), mas pode ser usada quando houver necessidade real nos trimestres restantes e durante a amamentação
Interações medicamentosas	• Etanol: não deve ser ingerido durante o tratamento com metronidazol e no mínimo 1 dia após o mesmo, devido à possibilidade de reação do tipo dissulfiram, com aparecimento de rubor, vômitos e taquicardia • Lítio: os níveis plasmáticos de lítio aumentam • Ciclosporina: risco de aumento dos níveis plasmáticos de ciclosporina • Fenitoína, fenobarbital: aumento da eliminação de metronidazol, resultando em níveis plasmáticos reduzidos • Varfarina: potencialização do efeito anticoagulante e aumento do risco hemorrágico, causado pela diminuição do catabolismo hepático
Efeitos adversos	• Epigastralgia; náuseas; vômitos; diarreia; mucosite oral; alterações no paladar, incluindo gosto metálico; anorexia; casos reversíveis de pancreatite; alteração da cor da língua/sensação de língua áspera (devido ao crescimento de fungos, por exemplo); angioedema; choque anafilático; neuropatia sensorial periférica; cefaleia; convulsões; tontura; confusão mental e síndrome cerebelar subaguda (p. ex., ataxia, disartria, alteração da marcha, nistagmo e tremor), que podem ser resolvidos com a suspensão do metronidazol; meningite asséptica; alterações psicóticas, inclusive alucinações; diplopia, borramento visual
Alerta	• Classe B na gravidez • Os metabólitos do metronidazol escurecem a urina • Caso o tratamento com metronidazol, por indicações específicas, exija duração maior que a geralmente preconizada, devem-se realizar exames hematológicos regularmente, sobretudo leucometria, e o(a) paciente deve ser monitorado(a) quanto ao aparecimento de reações adversas, como neuropatia central ou periférica (p. ex., parestesia, ataxia, vertigem e crises convulsivas) • Em caso de hemodiálise, o metronidazol é rapidamente eliminado e a meia-vida de eliminação é reduzida a 2 h e 30 min • O metronidazol injetável pode ser administrado isolada ou concomitantemente (mas em acessos distintos) com outros agentes antibacterianos. A perfusão deve ser feita em um período não inferior a 20 min. Uma vez aberta a bolsa da solução de metronidazol injetável, deve ser utilizada, não sendo recomendado o aproveitamento do seu conteúdo ou seu armazenamento em geladeira para ser reutilizada em pacientes

Apresentação comercial

- **Endonidazol® (Fresenius Kabi Brasil),** solução injetável, cada 100 mℓ contém 500 mg de metronidazol, embalagem com 1 frasco plástico transparente de 100 mℓ de solução a 0,5%. *Sistema fechado. Uso intravenoso, uso adulto e pediátrico*
- **Flagyl® 250 mg (Sanofi-Aventis),** cada comprimido revestido contém 250 mg de metronidazol, embalagem com 20 comprimidos revestidos. *Administração via oral. Uso adulto*
- **Flagyl® 400 mg (Sanofi-Aventis),** cada comprimido revestido contém 400 mg de metronidazol, embalagem com 20 comprimidos revestidos. *Administração via oral. Uso adulto*
- **Flagyl® (Sanofi-Aventis),** geleia vaginal, cada 5 g de geleia contém 500 mg de metronidazol, embalagem com 1 bisnaga com 50 g de geleia, acompanhada de 10 aplicadores descartáveis. *Uso ginecológico. Uso adulto*
- **Flagyl® 5 mg/mℓ (Sanofi-Aventis),** solução injetável, cada bolsa plástica de 100 mℓ de solução a 0,5% contém 500 mg de metronidazol, embalagem com 1 bolsa sistema fechado Viaflex®. *Administração por via intravenosa. Uso adulto e pediátrico*
- **Flagyl® pediátrico (Sanofi-Aventis),** suspensão oral, cada mℓ contém 40 mg de benzoilmetronidazol, cartucho com 1 frasco com 100 mℓ de suspensão acompanhada de copo medida graduado. *Uso oral. Uso pediátrico acima de 1 ano de idade*

- **Metronidazol® (Belfar)**, gel vaginal, cada 1 g contém 100 mg de metronidazol, bisnaga de 50 g acompanhada de 10 aplicadores descartáveis. *Uso ginecológico. Uso adulto*
- **Metronidazol® (Cimed)**, gel vaginal, cada 1 g contém 100 mg de metronidazol, bisnaga de 50 g acompanhada de 10 aplicadores descartáveis. *Uso ginecológico. Uso adulto*
- **Metronidazol® (EMS Sigma Pharma)**, gel vaginal, cada 1 g contém 100 mg de metronidazol, bisnaga de 50 g acompanhada de 10 aplicadores descartáveis. *Uso ginecológico. Uso adulto*
- **Metronidazol® (EMS)**, gel vaginal, cada 1 g contém 100 mg de metronidazol, bisnaga de 50 g acompanhada de 10 aplicadores descartáveis. *Uso ginecológico. Uso adulto*
- **Metronidazol® (Germed)**, gel vaginal, cada 1 g contém 100 mg de metronidazol, bisnaga de 50 g acompanhada de 10 aplicadores descartáveis. *Uso ginecológico. Uso adulto*
- **Metronidazol® (Halex Istar)**, solução injetável, cada mℓ da solução contém 5 mg de metronidazol, cartucho contendo uma bolsa plástica de 100 mℓ. *Uso adulto e pediátrico. Administração por infusão intravenosa*
- **Metronidazol® (Hipolabor + Sanval)**, geleia vaginal, cada 1 g contém 100 mg de metronidazol, embalagens contendo 1 bisnaga de 50 g acompanhada de 10 aplicadores descartáveis e 50 bisnagas acompanhadas de 500 aplicadores descartáveis. *Uso ginecológico. Uso adulto*
- **Metronidazol® (Isofarma)**, solução para infusão intravenosa pronta para uso, cada mℓ de solução diluída para infusão contém 5 mg de metronidazol base, em bolsas plásticas transparentes de polietileno e polipropileno no volume de 100 mℓ. *Administração por infusão intravenosa. Uso adulto e pediátrico*
- **Metronidazol® (Laboratório Químico Farmacêutico do Exército)**, comprimidos contendo 250 mg de metronidazol, blíster com 10 comprimidos. *Uso adulto e pediátrico acima de 12 anos*
- **Metronidazol® (Nova Química)**, gel vaginal, cada g contém 100 mg de metronidazol, bisnaga de 50 g acompanhada de 10 aplicadores descartáveis. *Uso ginecológico. Uso adulto*
- **Metronidazol® (Prati-Donaduzzi)**, cada comprimido revestido contém 250 mg de metronidazol, embalagens com 20, 70, 140, 200, 210, 280, 600 ou 1.000 comprimidos. *Administração via oral. Uso adulto e pediátrico acima de 12 anos*
- **Metronidazol® (Prati-Donaduzzi)**, geleia vaginal, cada g contém 100 mg de metronidazol, bisnaga de 50 g acompanhada de 10 aplicadores descartáveis. *Uso ginecológico. Uso adulto*
- **Metronidazol® (Sanofi-Aventis)**, comprimidos de 250 mg, caixa com 20 comprimidos *Uso oral. Uso adulto*
- **Metronidazol® (Sanofi-Aventis)**, comprimidos revestidos com 400 mg de metronidazol, embalagem com 24 comprimidos. *Uso adulto e pediátrico acima de 12 anos*
- **Metronidazol® (Teuto)**, geleia vaginal, cada g contém 100 mg de metronidazol, embalagens contendo 1 e 50 bisnagas com 50 g e 10 e 500 aplicadores descartáveis. *Uso ginecológico. Uso adulto*
- **Polibiotic® (Prati-Donaduzzi)**, cada comprimido revestido contém 250 mg de metronidazol, embalagens com 20, 300 ou 500 comprimidos. *Administração via oral. Uso adulto e pediátrico acima de 12 anos*
- **Metronidazol + nistatina**
  - **Flagyl Nistatina® (Sanofi-Aventis)**, creme vaginal, cada 5 g de creme vaginal contém 500 mg de metronidazol + 24,4 mg (100.000 UI) de nistatina, cartucho com 1 bisnaga com 50 g de creme vaginal, acompanhada de 1 ou 10 aplicadores descartáveis. *Uso tópico (intravaginal). Uso adulto*
  - **Metronidazol + Nistatina® (Prati-Donaduzzi)**, creme vaginal, cada g contém 100 mg de metronidazol + 20.000 UI de nistatina, embalagem com 1 bisnaga de 50 g acompanhada de 10 aplicadores ginecológicos ou embalagem com 50 bisnagas de 50 g acompanhadas de 500 aplicadores ginecológicos. *Uso tópico (intravaginal). Uso adulto*
- **Metronidazol + nistatina + cloreto de benzalcônio + lisozima**
  - **Colpistar® (FQM)**, creme vaginal, cada 4 g contém 250 de metronidazol + 100.000 UI de nistatina + 5 mg de cloreto de benzalcônio + 10 mg de lisozima, embalagem com bisnaga de 40 g + 10 aplicadores descartáveis. *Uso tópico (intravaginal). Uso adulto*
- **Metronidazol + miconazol**
  - **Gynotran® (Bayer)**, óvulos vaginais, cada óvulo contém 750 mg de metronidazol + 200 mg de nitrato de miconazol, cartucho com 1 *strip* contendo 7 óvulos + 7 luvas. *Uso tópico (intravaginal). Uso adulto.*

Cloranfenicol

Antibiótico isolado de culturas de *Streptomyces venezuelae* em 1947; atualmente, é produzido sinteticamente. Sua estrutura química é relativamente simples e foi o primeiro antibiótico de amplo espectro a ser descoberto. Durante muitas décadas, foi o único fármaco realmente efetivo no tratamento de salmoneloses, inclusive a febre tifoide.

O cloranfenicol apresenta atividade bacteriostática ou bactericida contra vários microrganismos, inclusive bactérias gram-positivas e gram-negativas, anaeróbios, espiroquetas e patógenos intracelulares obrigatórios (*Chlamydia, Rickettsia, Mycoplasma*).

O cloranfenicol é lipossolúvel e, por isso, penetra muito bem nas barreiras biológicas, inclusive a hematencefálica e a hematoliquórica.

O cloranfenicol é efetivo contra uma ampla gama de microrganismos, contudo, por causa de seus efeitos colaterais graves nos seres humanos costuma ser reservado para infecções graves e potencialmente fatais.

Existem duas formas de toxicidade:
- Precoce, que ocorre geralmente após 2 semanas de tratamento, dose-dependente e reversível
- Tardia (anemia aplásica), que ocorre semanas ou meses após o uso de cloranfenicol. Esse efeito adverso não é dose-dependente. É irreversível. Sua frequência estimada varia entre 1:20.000 e 1:200.000.

Indicação	• Infecções graves/sepse causadas por uma combinação de aeróbios e anaeróbios (peritonite, tromboflebite séptica no abdome, formas graves de doença inflamatória pélvica, empiema pulmonar) • Riquetsioses graves (febre Q, febre maculosa das Montanhas Rochosas, tifo) • Infecções por *Haemophilus influenzae*, principalmente tipo B (meningite, septicemia, otites, pneumonia, epiglotite, artrite, osteomielite etc.) • Febre tifoide e salmoneloses invasivas (inclusive osteomielite e sepse) • Abscessos cerebrais causados por *Bacteroides fragilis* e outros microrganismos sensíveis • Meningites bacterianas causadas por *Streptococcus* ou *Neisseria meningitidis*, em pacientes alérgicos à penicilina • Infecções por *Pseudomonas pseudomallei* • Actinomicose, antraz, brucelose, granuloma inguinal, treponematoses, peste, sinusite, otite crônica supurativa
Mecanismo de ação	• O cloranfenicol se liga à subunidade 50S do ribossomo bacteriano e, assim, inibe a síntese proteica

(continua)

Cloranfenicol (*continuação*)

Posologia	• Adultos: 50 mg de cloranfenicol base/kg/dia. A dose máxima para adultos é de 4 g/dia. Em infecções graves, assim como em meningites, a dose pode chegar a 100 mg/kg/dia • Crianças: 50 mg (base)/kg/dia; em prematuros e recém-nascidos com menos de 2 semanas de vida a dose é de 25 mg (base)/kg/dia. A concentração sérica deve ser mantida entre 10 a 25 microgramas por mℓ
Absorção	• É bem absorvido pelo sistema digestório e seus níveis séricos após administração oral e IV são equivalentes
Metabolismo	• Hepático; nos pacientes com insuficiência hepática importante, há elevação da concentração sérica do cloranfenicol associada a aumento do risco de mielotoxicidade, portanto, é necessário ajuste posológico
Eliminação	• Renal
Contraindicação	• Hipersensibilidade ao cloranfenicol, seus derivados ou a qualquer componente da fórmula • Pacientes com mielodepressão, discrasias sanguíneas e insuficiência hepática • Não deve ser utilizado em gestante próximo ao término da gestação, pelo risco de síndrome cinzenta no recém-nascido. Lactantes não devem usá-lo • Pacientes utilizando medicamentos antineoplásicos ou em radioterapia devem evitar o uso de cloranfenicol, sob o risco de depressão da medula óssea • Deve-se evitar o uso concomitante com fármacos depressores da medula óssea, alfentanila, hidantoína, fenobarbital, hipoglicemiantes orais, eritromicina e lincomicinas. Evitar o uso durante imunizações ativas
Interações medicamentosas	• Ácido fólico, sais de ferro, vitamina B12: redução da resposta hematológica a essas substâncias • Clorpropamida: o cloranfenicol inibe o metabolismo hepático desse agente, prolongando assim a meia-vida plasmática do mesmo e aumentando o risco de efeitos tóxicos • Ciclofosfamida: o cloranfenicol inibe o metabolismo hepático desse agente, prolongando assim a meia-vida plasmática do mesmo e aumentando o risco de efeitos tóxicos • Fenobarbital, fenitoína: o cloranfenicol inibe o metabolismo hepático desses agentes, prolongando assim a meia-vida plasmática dos mesmos e aumentando o risco de efeitos tóxicos • Penicilina: pode antagonizar a atividade antibacteriana (administrar a penicilina 1 h antes do cloranfenicol)
Efeitos adversos	• Seu efeito adverso mais importante é a mielotoxicidade, que se manifesta como anemia, leucopenia e/ou trombocitopenia • Síndrome cinzenta (distensão abdominal, cianose cinzenta, colapso vasomotor, angústia respiratória e morte algumas horas após o aparecimento dos sinais/sintomas) em recém-nascidos
Alerta	• Classe C na gravidez • O uso de cloranfenicol pode provocar aumento da incidência de infecções dentárias, cicatrização lenta e sangramento gengival • Pacientes com deficiência de G6PD podem ter crises hemolíticas com o uso do cloranfenicol • Já os pacientes com porfiria correm maior risco de crises agudas • A concentração sérica do cloranfenicol deve ser monitorada em recém-nascidos e prematuros • Pacientes utilizando agentes antineoplásicos ou radioterapia devem evitar o uso de cloranfenicol por causa do risco de depressão medular

IMPORTANTE

Síndrome do bebê cinzento
Reação potencialmente fatal ao cloranfenicol que ocorre principalmente em recém-nascidos. A imaturidade hepática (carência de glicuroniltransferase) resulta em deficiente excreção do cloranfenicol do sangue e coloração acinzentada da pele do recém-nascido. Essa reação é dose-dependente e, geralmente, associada a concentrações séricas superiores a 50 mcg/mℓ.

IMPORTANTE

O cloranfenicol deve ser reservado para infecções graves, para as quais outros antibióticos menos tóxicos não sejam efetivos ou existam contraindicações. Não é indicado para uso profilático de infecções.

Apresentação comercial

■ **Arifenicol® (Ariston),** pó liofilizado para injeção, cada frasco-ampola contêm 1.378 mg de succinato sódico de cloranfenicol (equivalente a 1.000 mg de cloranfenicol base), embalagem contendo 50 frascos-ampola + 50 ampolas de diluente ou 100 frascos-ampola. *Uso adulto e pediátrico. Uso intravenoso*

■ **Cloranfenicol® a 0,4% (Allergan),** solução oftálmica estéril de cloranfenicol, cada 1 mℓ (24 gotas) contém 4 mg de cloranfenicol (0,166 mg/gota), frasco plástico conta-gotas com 10 mℓ (no veículo existe ácido bórico). *Via de administração tópica ocular. Uso adulto*

■ **Neo Fenicol® (Neo Química),** solução oftálmica estéril de cloranfenicol, cada 1 mℓ contém 4 mg de cloranfenicol (0,166 mg/gota), embalagens contendo 1 e 50 frascos com 10 mℓ (no veículo há cloreto de benzalcônio, fosfato de sódio dibásico, propilenoglicol e água destilada). *Via de administração tópica ocular. Uso adulto*

■ **Quemicetina® (Pfizer),** comprimidos revestidos com 500 mg de cloranfenicol, em embalagens contendo 20 ou 100 comprimidos. *Via de administração oral. Uso adulto e pediátrico*

■ **Cloranfenicol + colagenase**
• **Iruxol® (Abbott),** pomada dermatológica, cada g de pomada contém 0,6 U de colagenase + 0,01 g de cloranfenicol (os excipientes são parafina líquida e vaselina), embalagens com 1 bisnaga de 15 g, 30 g ou 50 g e embalagem hospitalar com 50 bisnagas de 30 g. *Uso tópico. Uso adulto e pediátrico*

- **Cloranfenicol + dexametasona**
  - **Dexafenicol® colírio (Allergan)**, cada 1 ml contém 1 mg de dexametasona + 5 mg de cloranfenicol (veículo contendo ácido bórico e tiomersal ou timerosal), frasco conta-gotas de plástico, hermeticamente fechado e estéril, com 5 ml. *Uso adulto e pediátrico. Uso tópico*
  - **Dexafenicol® pomada oftálmica (Allergan)**, cada 1 g contém 0,5 mg de dexametasona + 5 mg de cloranfenicol (veículo contendo vaselina, lanolina e álcool cetílico), bisnaga com 3,5 g. *Uso adulto e pediátrico. Uso tópico*
- **Cloranfenicol + lidocaína**
  - **Otomicina® (Medley)**, solução otológica, cada ml contém 25 mg de cloranfenicol + 30 mg de cloridrato de lidocaína, em frasco com 10 ml. *Uso pediátrico ou adulto. Uso tópico otológico*
- **Cloranfenicol + retinol + aminoácidos + metionina**
  - **Epitezan® (Allergan)**, pomada oftálmica estéril, cada g contém 10.000 UI de acetato de retinol + 25 mg de aminoácidos + 5 mg de metionina + 5 mg de cloranfenicol, tubo contendo 3,5 g de pomada. *Via de administração tópica ocular. Uso adulto e pediátrico*
- **Cloranfenicol + dexametasona + tetrizolina**
  - **Fenidex® (Allergan)**, solução oftálmica estéril, cada ml (27 gotas) contém 0,05 mg de dexametasona (0,002 mg/gota) + 5 mg de cloranfenicol (0,185 mg/gota) + 0,25 mg de cloridrato de tetrizolina (0,009 mg/gota), frasco plástico conta-gotas contendo 5 ml de solução. *Via de administração tópica ocular. Uso adulto.*

Sulfonamidas

As sulfonamidas eram usadas antes dos antibióticos verdadeiros e atualmente seu uso isolado é limitado por causa dos efeitos colaterais frequentes e do aumento da resistência às mesmas.

As sulfonamidas exercem efeito bacteriostático e inibem competitivamente o metabolismo do ácido fólico.

Cotrimoxazol

Trata-se de uma combinação sinérgica de dois inibidores do metabolismo do ácido fólico: sulfametoxazol (SMX) e trimetoprima (TMP).

Cotrimoxazol (ou SMX-TMP) é ativo contra patógenos encontrados comumente na comunidade, como pneumococos, estafilococos, *Neisseria*, *E. coli*, outras enterobactérias e *Haemophilus*. Vale mencionar que existem diferenças significativas na resistência local. SMX-TMP não é efetivo contra a maioria dos anaeróbios, enterococos, estreptococos e *Pseudomonas* spp.

É preciso lembrar a eficácia *in vitro* do cotrimoxazol contra enterococos é totalmente falsa porque, *in vivo*, os enterococos conseguem usar o ácido fólico dos tecidos do hospedeiro e o bloqueio metabólico da síntese de ácido fólico deixa de ser importante.

Tanto o sulfametoxazol como a trimetoprima são bem absorvidos pela parte alta do sistema digestório e penetram satisfatoriamente nos tecidos e nas células. Ambos penetram a barreira hematencefálica e a barreira placentária.

Tanto o SMX como a TMP são parcialmente metabolizados no fígado e eliminados quase exclusivamente pelos rins. A depuração renal da TMP e a depuração metabólica de sulfametoxazol são aumentadas em pacientes com fibrose cística. Consequentemente, a depuração plasmática total é aumentada e a meia-vida de eliminação é reduzida para ambos os fármacos. Nas crianças com 1 a 9 anos de idade a depuração plasmática total de TMP é cerca de três vezes maior do que nos adultos, portanto, a meia-vida de TMP em crianças é menor do que metade da observada em adultos.

Observações semelhantes foram feitas para sulfametoxazol.

As sulfonamidas competem pelos locais de ligação de bilirrubina na albumina plasmática e os níveis sanguíneos de bilirrubina não conjugada podem se elevar.

Indicação	Tratamento de infecções causadas por microrganismos sensíveis a SMX-TMP, tais como: • Exacerbações agudas de quadros crônicos de bronquite, sinusite, tratamento e profilaxia (primária e secundária) da pneumonia por *Pneumocystis jirovecii* (antes *P. carinii*) em adultos e crianças. Otite média em crianças, quando houver motivos para se preferir essa combinação a um antibiótico simples • Cistite (aguda e crônica), pielonefrite, uretrite, prostatite • Infecções urogenitais em homens e mulheres, inclusive uretrite gonocócica e cancroide • Infecções gastrintestinais, incluindo febre tifoide e febre paratifoide, e tratamento dos portadores, cólera (como medida conjunta à reposição hidreletrolítica), diarreia dos viajantes causada por *Escherichia coli* enterotoxigênica, shigelose (cepas sensíveis de *Shigella flexneri* e *Shigella sonnei*, quando o tratamento antibacteriano for indicado) • Piodermite, furúnculos, abscessos e feridas infectadas • Osteomielite (aguda e crônica) • Brucelose aguda • Nocardiose • Blastomicose sul-americana • Actinomicetoma
Mecanismo de ação	• Tanto o SMX como a TMP bloqueiam sequencialmente duas enzimas que catalisam estágios sucessivos da biossíntese do ácido folínico no microrganismo. Esse mecanismo habitualmente resulta em atividade bactericida *in vitro* em concentrações nas quais as substâncias individualmente são apenas bacteriostáticas
Posologia	• Crianças < 12 anos: 6 mg de trimetoprima e 30 mg sulfametoxazol por kg de peso por dia • Crianças – profilaxia de pneumonia causada por *Pneumocystis jirovecii*: a dose recomendada é de 150 mg/m^2/dia TMP + 750 mg/m^2/dia SMZ VO em doses iguais divididas em 2 vezes ao dia, durante 3 dias consecutivos por semana. *A dose diária total não deve exceder 320 mg dia de TMP e 1.600 mg de SMZ*

(continua)

Cotrimoxazol (*continuação*)

Posologia	• Adultos e crianças > 12 anos: 　○ Dose habitual: 2 comprimidos de Bactrim® ou 1 comprimido de Bactrim® F ou 20 mℓ de Bactrim® suspensão ou 10 mℓ de Bactrim® F suspensão a cada 12 h 　○ Dose mínima e dose para tratamento prolongado (> 14 dias): 1 comprimido de Bactrim® ou 1/2 comprimido de Bactrim® F ou 10 mℓ de Bactrim® suspensão ou 5 mℓ de Bactrim® F suspensão a cada 12 h. 　○ Dose máxima (casos especialmente graves): 3 comprimidos de Bactrim® ou 1 e 1/2 comprimido de Bactrim® F ou 30 mℓ de Bactrim® suspensão ou 15 mℓ de Bactrim® F suspensão a cada 12 h 　○ Duração do tratamento: para infecções agudas, SMX-TMP deve ser administrado durante pelo menos 5 dias, ou até que o paciente esteja assintomático durante pelo menos 2 dias. Se a melhora clínica não for evidente após 7 dias de tratamento, o paciente deve ser reavaliado
Absorção	• Absorção rápida e completa na parte alta do tubo GI
Metabolismo	• Hepático
Eliminação	• Ambos são eliminados quase exclusivamente por via renal (filtração glomerular e secreção tubular), resultando em concentrações urinárias mais elevadas do que as sanguíneas
Contraindicação	• História de hipersensibilidade a sulfonamida ou trimetoprima ou a qualquer um dos componentes da formulação • Lesões graves do parênquima hepático e a pacientes com insuficiência renal grave, caracterizada pela depuração de creatinina < 15 mℓ/min • Prematuros e recém-nascidos durante as primeiras seis semanas de vida • Anemia megaloblástica causada por deficiência de folato • Gestantes a termo • Lactantes • Deficiência de G6PD • Discrasia sanguínea
Interações medicamentosas	• Anticoagulantes orais: SMX-TMP inibe o metabolismo hepático, potencializando os efeitos anticoagulantes • Ciclosporina: aumenta o risco de nefrotoxicidade • Digoxina: elevação dos níveis séricos de digoxina • Fenitoína: inibição do metabolismo da fenitoína • Hipérico: aumento do risco de fotossensibilidade aditiva quando de exposição à luz solar • Indometacina: aumento dos níveis séricos de sulfametoxazol • Metotrexato: aumento dos níveis séricos de metotrexato • Sulfonilureias: potencialização dos efeitos hipoglicemiantes • Zidovudina: elevação dos níveis séricos de zidovudina
Efeitos adversos	• Efeitos adversos são relativamente frequentes e incluem alergia (exantema ou febre, mas também eritema multiforme, inclusive síndrome de Stevens-Johnson, vasculite e anafilaxia), náuseas/vômitos, diarreia, cefaleia, hemotoxicidade (neutropenia, trombocitopenia, anemia), nefrotoxicidade e fototoxicidade
Alerta	• Classe D na gravidez

Apresentação comercial

- **Bactrim® (Roche)**, cada comprimido contém 400 mg de sulfametoxazol + 80 mg de trimetoprima, em embalagem com 20 comprimidos. *Uso oral. Uso adulto e pediátrico a partir de 12 anos*
- **Bactrim F® (Roche)**, cada comprimido contém 800 mg de sulfametoxazol + 160 mg de trimetoprima, em embalagem com 10 comprimidos. *Uso oral. Uso adulto e pediátrico a partir de 12 anos*
- **Bactrim® suspensão (Roche)**, suspensão oral, cada 5 mℓ contém 200 mg de sulfametoxazol + 40 mg de trimetoprima, em embalagem com 1 frasco de 100 mℓ. *Uso oral. Uso adulto e pediátrico a partir de 6 semanas de vida*
- **Bactrim F® suspensão (Roche)**, suspensão oral, cada 5 mℓ contém 400 mg de sulfametoxazol + 80 mg de trimetoprima, em embalagem com 1 frasco de 100 mℓ. *Uso oral. Uso adulto e pediátrico a partir de 6 semanas de vida*
- **Bactrim® infusão venosa (Roche)**, solução injetável, cada ampola de 5 mℓ para infusão venosa contém 80 mg e trimetoprima + 400 mg de sulfametoxazol e uma solução de propilenoglicol a 40%, caixa com 50 ampolas de 5 mℓ. *Administração por via intravenosa. Uso adulto e pediátrico*
- **Bactropin® (Cimed)**, suspensão oral, cada mℓ contém 40 mg de sulfametoxazol + 8 mg de trimetoprima, em embalagem com 1 frasco de 100 mℓ acompanhado de copo-graduado. *Uso oral. Uso adulto e pediátrico a partir de 6 semanas de vida*
- **Infectrin® (Boehringer Ingelheim)**, comprimido de 400 mg de sulfametoxazol + 80 mg de trimetoprima, em embalagem com 20 comprimidos. *Uso oral. Uso adulto e pediátrico a partir de 12 anos*
- **Infectrin F® (Boehringer Ingelheim)**, comprimido de 800 mg de sulfametoxazol + 160 mg de trimetoprima, em embalagem com 20 comprimidos. *Uso oral. Uso adulto e pediátrico a partir de 12 anos*
- **Infectrin® (Boehringer Ingelheim)**, suspensão, cada mℓ contém 40 mg de sulfametoxazol + 8 mg de trimetoprima, em embalagem com 1 frasco de 50 mℓ ou de 120 mℓ acompanhado de copo-graduado. *Uso oral. Uso adulto e pediátrico a partir de 6 semanas de vida*
- **Medtrim® (Medquímica)**, suspensão oral, cada 5 mℓ contém 200 mg de sulfametoxazol + 40 mg de trimetoprima, em frasco de vidro de 100 mℓ + 1 copo-medida. *Administração oral. Uso adulto e pediátrico*
- **Medtrim® (Medquímica)**, suspensão oral, cada 5 mℓ contém 200 mg de sulfametoxazol + 40 mg de trimetoprima, em embalagem hospitalar contendo 80 frascos de vidro de 50 mℓ + 80 copos-medida. *Administração oral. Uso adulto e pediátrico*

- **Medtrim® (Medquímica),** suspensão oral, cada 5 ml contêm 200 mg de sulfametoxazol + 40 mg de trimetoprima, em embalagem hospitalar contendo 50 frascos de vidro de 100 ml + 50 copos-medida. *Administração oral. Uso adulto e pediátrico*
- **Sulfametoxazol + trimetoprima® (Sandoz),** comprimido de 400 mg de sulfametoxazol + 80 mg de trimetoprima, em embalagem com 20 comprimidos. *Uso oral. Uso adulto e pediátrico a partir de 12 anos*
- **Sulfametoxazol + trimetoprima® (Sandoz),** comprimido de 800 mg de sulfametoxazol + 160 mg de trimetoprima, em embalagem com 10 comprimidos. *Uso oral. Uso adulto e pediátrico a partir de 12 anos*
- **Sulfametoxazol + trimetoprima® (Teuto),** comprimido de 400 mg de sulfametoxazol + 80 mg de trimetoprima, em embalagem com 20 comprimidos. *Uso oral. Uso adulto e pediátrico a partir de 12 anos*
- **Sulfametoxazol + trimetoprima® (Teuto),** comprimido de 400 mg de sulfametoxazol + 80 mg de trimetoprima, em embalagem hospitalar com 100 comprimidos. *Uso oral. Uso adulto e pediátrico a partir de 12 anos*
- **Sulfametoxazol + trimetoprima® (Teuto),** comprimido de 800 mg de sulfametoxazol + 160 mg de trimetoprima, em embalagem com 10 comprimidos. *Uso oral. Uso adulto e pediátrico a partir de 12 anos*
- **Sulfametoxazol + trimetoprima + fenazopiridina**
  - **Uroctrin® (Legrand),** cada comprimido revestido contêm 50 mg de cloridrato de fenazopiridina + 400 mg de sulfametoxazol + 80 mg de trimetoprima, embalagem contendo 20 comprimidos revestidos. *Uso oral. Uso adulto e pediátrico acima de 12 anos.*

Capítulo 16
Imunomoduladores

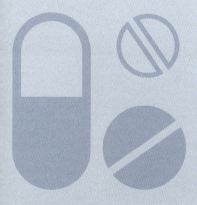

Introdução

A imunologia é uma das áreas de evolução mais rápida na pesquisa de biotecnologia, além de ser extremamente promissora no tocante a prevenção e tratamento de uma ampla gama de condições como doenças inflamatórias do sistema digestório, da pele, do sistema respiratório e das articulações. O sistema imunológico é um dos mais complexos do corpo. A função básica do sistema imune é diferenciar os elementos próprios (*self*) daqueles que não são próprios (*non-self*). Esses elementos *non-self* podem ser um microrganismo, um órgão transplantado ou uma célula endógena. As respostas imunes do corpo humano contra antígenos não próprios são inatas (naturais, inespecíficas) e adaptativas (adquiridas, específicas).

Os imunomoduladores podem enfraquecer ou modificar a atividade do sistema imune, reduzindo, assim, a resposta inflamatória. Os imunomoduladores são prescritos mais frequentemente para receptores de transplantes de órgãos para evitar rejeição do enxerto e para pessoas com doenças autoimunes. Desde o final da década de 1960 são prescritos para pessoas com doença intestinal inflamatória.

Os imunomoduladores podem ser apropriados para:
- Ausência de resposta ou intolerância a aminossalicilatos, antibióticos ou corticosteroides
- Doença perianal que não responde aos antibióticos
- Doença esteroide-dependente ou necessidade frequente de esteroides
- Fístulas entre alças intestinais ou entre o intestino e outras estruturas (p. ex., pele)
- Reforçar o efeito de agentes biológicos e evitar a ocorrência de resistência aos mesmos
- Evitar recorrência após cirurgia.

Visto que podem transcorrer de 3 a 6 meses antes da melhora dos sinais/sintomas quando são iniciados os imunomoduladores, é comum associá-los a esteroides inicialmente. Doses menores do esteroide são necessárias em alguns casos; daí os imunomoduladores serem denominados "agentes poupadores de esteroides".

Os agentes imunomoduladores são benéficos graças a sua capacidade de estimular os mecanismos de defesa inatos e adquiridos, tais como citocinas. Os imunomoduladores naturais fortalecem o sistema imune "enfraquecido" e moderam o sistema imune hiperativo. Esteróis e esterolinas de vegetais são imunomoduladores naturais encontrados em algumas frutas e vegetais crus. Outros imunomoduladores naturais são *Aloe vera*, *Plumbago*, *Aegle marmelos* (laranja-amarga japonesa), *Ginseng*, *Matricaria chamomilla* e cogumelos reishi.

Nas crianças, é menos provável que os imunomoduladores comprometam o crescimento do que os corticosteroides.

Nos últimos 50 anos ocorreram enormes avanços na assistência aos pacientes que recebem transplantes de órgãos. A melhora das estratégias terapêuticas se acompanhou de aumento das taxas de sobrevida do paciente e dos enxertos; entretanto, os efeitos adversos associados a esses agentes e os riscos da imunossupressão por períodos prolongados ainda representam um desafio.

A imunossupressão farmacológica se tornou o padrão de tratamento graças ao desenvolvimento da 6-mercaptopurina, seguida pela azatioprina no início da década de 1960. A partir de 1962 se tornou possível verificar a compatibilidade entre os tecidos do doador e do receptor de um transplante. Após a primeira série de transplantes bem-sucedidos no período de 1962 a 1964, a combinação de azatioprina e esteroides se propagou e durante 20 anos fez parte do esquema de imunossupressão primário. O primeiro transplante de pâncreas humano foi realizado em 1966.

Graças ao avanço do conhecimento sobre o sistema imune se tornou possível a terapia direcionada para locais imunorreguladores específicos. A primeira globulina antilinfócito policlonal foi usada em 1967. A ciclosporina, um inibidor de calcineurina, surgiu na década de 1980 e passou a ser combinada com azatioprina e esteroides. Essa associação promoveu um aumento notável da sobrevida do enxerto. O primeiro transplante de coração e pulmão foi realizado em 1981.

O avanço seguinte consistiu no micofenolato mofetila (inibidor da síntese de purina, IMDH) em 1994. Após o aparecimento do tacrolimo (outro inibidor da calcineurina), também em 1994, surgiu um debate sobre a os inibidores de calcineurina. A ciclosporina foi gradativamente substituída pelo tacrolimo em muitos centros de tratamento. Já o micofenolato mofetila substituiu a azatioprina em quase todos os centros de tratamento.

O sirolimo, um antibiótico macrolídio, foi elaborado posteriormente e também se tornou um sucesso.

Os agentes imunossupressores podem ser divididos em terapias de indução, de manutenção e antirrejeição. Os agentes usados na terapia de indução consistem em anticorpos policlonais e monoclonais, enquanto os usados na terapia de manutenção incluem inibidores da calcineurina e antiproliferativos, proteínas de fusão e glicocorticoides. Os corticosteroides são usados tanto na terapia de indução quanto na de manutenção e na rejeição aguda.

Os imunossupressores também são prescritos para doenças inflamatórias, como por exemplo, psoríase, pênfigos e penfigoides e linfomas. Em dermatologia, por exemplo, azatioprina, metotrexato, ciclofosfamida, ciclosporina e micofenolato mofetila são usados com frequência.

Anteriormente, a seleção dos agentes imunossupressores se fundamentava apenas na eficácia para prevenção da rejeição. Atualmente, a terapia de indução é individualizada e se baseia na relação entre risco e benefícios.

O Quadro 16.1 apresenta a classificação dos imunomoduladores.

QUADRO 16.1 Classificação de imunomoduladores.	
Mecanismo de ação	**Exemplos**
Imunossupressores	
Inibição da expressão gênica de linfócitos	Glicocorticoides
Pequenas moléculas Inibidores da sinalização de linfócitos ■ Inibidores da calcineurina ■ Inibidores da mTOR	Ciclosporina, tacrolimo Sirolimo, everolimo
Agentes citotóxicos que reduzem a proliferação dos linfócitos ■ Antimetabólitos	Azatioprina, metotrexato, leflunomida, micofenolato mofetila
Agentes alquilantes	Ciclofosfamida

(continua)

QUADRO 16.1 Classificação de imunomoduladores. (*continuação*)

Mecanismo de ação	Exemplos
Inibidores de citocinas (anticorpos anticitocina) ■ Inibidores do TNF-α ■ Inibidores da IL-1 ■ Inibidores da IL-2	 Etanercepte, infliximabe, adalimumabe Anakinra Daclizumabe, basiliximabe
Anticorpos contra células imunes específicas ■ Anticorpos policlonais ■ Anticorpos monoclonais	 Imunoglobulina antitimócito Alentuzumabe (anti-CD-52), muromonabe (anti-CD3, OKT3)
Inibidores da adesão às células imunes	Efalizumabe
Imunoestimulantes	Bacilo Calmette-Guérin (BCG) Talidomida Isoprinosina

Imunossupressores

Corticosteroides

O córtex das glândulas suprarrenais secreta mais de vinte hormônios esteroides (corticosteroides) de três tipos: mineralocorticoides, glicocorticoides e corticoides sexuais. Os glicocorticoides incluem cortisol, cortisona e corticosterona, enquanto os mineralocorticoides são aldosterona e desoxicorticosterona.

Os glicocorticosteroides suprimem quase todos os componentes do processo inflamatório e são, portanto, anti-inflamatórios muito efetivos. Os glicocorticosteroides naturais também exibem alguma atividade mineralocortide e, por isso, influenciam o equilíbrio hidreletrolítico. Embora os corticosteroides sejam muito efetivos na supressão ou na prevenção da inflamação, seus mecanismos de ação fisiológico e farmacológico são mediados pelo mesmo receptor.

Desde a descoberta dos glicocorticoides na década de 1940 e o reconhecimento de seus efeitos anti-inflamatórios, esses agentes estão entre os mais prescritos e mais efetivos no controle de doenças inflamatórias e autoimunes. Todavia, sua efetividade é comprometida pelos efeitos metabólicos do tratamento prolongado, que incluem osteoporose, hipertensão arterial, dislipidemia e resistência à insulina/diabetes melito do tipo 2.

Os glicocorticoides naturais e sintéticos ainda são agentes de primeira linha para terapias imunossupressoras e anti-inflamatórias.

Os corticosteroides impedem a produção de citocinas e de substâncias vasoativas, inclusive interleucinas (IL-1, IL-2, IL-6), fator de necrose tumoral alfa (TNF-α), quimiocinas, prostaglandinas e proteases. Os corticosteroides atuam como agonistas dos receptores de glicocorticoides, contudo, apresentam efeitos independentes desses receptores em doses altas.

Os corticosteroides mais prescritos para os casos de transplante são prednisolona oral e metilprednisolona intravenosa. Esses agentes são metabolizados pelo fígado e eliminados pelos rins na forma de metabólitos inativos. É comum a ocorrência de interações desses agentes com indutores e inibidores de P450.

Os efeitos colaterais dos corticosteroides incluem intolerância à glicose, hipertensão arterial, osteoporose, necrose avascular, traços cushingoides, catarata, infecções, hiperlipidemia, úlcera péptica, pancreatite, perfuração intestinal, ganho ponderal, transtornos psiquiátricos e restrição do crescimento em crianças.

Prednisolona

A prednisolona é um adrenocorticoide com propriedades glicocorticoide e menineralocorticoide. Trata-se de um mineralocorticoide fraco, com metade da potência da hidrocortisona, mas um potente glicocorticoide (mais de quatro vezes a potência da hidrocortisona). Pacientes em uso de prednisolona devem evitar exposição à varicela ou ao sarampo e, se tiverem contato, devem procurar atendimento médico, principalmente nos casos com crianças. É usada basicamente como anti-inflamatório e imunossupressor.

O tratamento com prednisolona na tuberculose ativa deve estar restrito aos casos de tuberculose fulminante ou disseminada, nos quais o corticosteroide é usado em associação com medicação específica para tuberculose. Caso haja indicação de prednisolona para pacientes com tuberculose que ainda não se manifestou ou com resultado positivo na intradermorreação de Mantoux, é necessária avaliação continuada por causa do risco de reativação. Durante tratamento prolongado, esses pacientes devem receber tratamento preventivo contra tuberculose. Se a rifampicina for utilizada na prevenção ou no tratamento, poderá ser necessário ajuste na dose de prednisolona.

O fosfato sódico de prednisolona é extremamente solúvel, com rápido início de ação e duração de ação curta. Acetato ou tebutato de prednisolona são formulações que podem ser administradas por via intra-articular, intrassinovial, intralesional ou nos tecidos moles.

Indicação	• O fosfato sódico de prednisolona é indicado para o tratamento de: ○ Distúrbios endócrinos: insuficiência adrenocortical primária ou secundária. Análogos sintéticos podem ser utilizados em conjunto com mineralocorticoides, quando necessário (na infância é especialmente importante a suplementação de mineralocorticoides); hiperplasia suprarrenal congênita; tireoidite não supurativa; hipercalcemia associada ao câncer ○ Distúrbios reumáticos: como adjuvante a curto prazo (para reverter episódio agudo) em: artrite psoriática, artrite reumatoide, incluindo artrite reumatoide juvenil (em alguns casos são utilizadas terapias de manutenção de baixas doses); espondilite anquilosante; bursite aguda e subaguda; tenossinovite aguda inespecífica; artrite gotosa aguda; osteoartrite pós-traumática; sinovites osteoartríticas; epicondilites

(*continua*)

Prednisolona (*continuação*)

Indicação	○ Colagenoses: durante exacerbação ou como terapia de manutenção em alguns casos de LES, cardite reumática aguda ○ Doenças dermatológicas: pênfigo; dermatite herpetiforme bolhosa; eritema multiforme grave (síndrome de Stevens-Johnson); dermatite esfoliativa; micose fungoide; psoríase grave; dermatite seborreica grave ○ Estados alérgicos: controle de condições alérgicas graves ou incapacitantes refratárias aos tratamentos convencionais como rinite alérgica; asma brônquica; dermatite de contato; dermatite atópica; doenças do soro; reações de hipersensibilidade a drogas ○ Doenças oftálmicas: processos inflamatórios e alérgicos agudos e crônicos graves como úlceras marginais alérgicas da córnea; herpes-zóster oftálmico; inflamação do segmento anterior; coroidite e uveíte posterior difusa; oftalmia simpática; conjuntivite alérgica; ceratite; coriorretinite; neurite óptica; irites e iridociclites ○ Doenças respiratórias: sarcoidose sintomática; síndrome de Löefler refratária a outros agentes; beriliose; tuberculose pulmonar fulminante ou disseminada em uso concomitante à quimioterapia antituberculose apropriada; pneumonite aspirativa ○ Distúrbios hematológicos: púrpura trombocitopênica idiopática em adultos; trombocitopenia secundária em adultos; anemia hemolítica adquirida (autoimune); eritroblastopenia; anemia hipoplásica congênita (eritroide) ○ Neoplasias malignas: tratamento paliativo de leucemia e linfomas em adultos; leucemia aguda infantil ○ Estados edematosos: para indução de diurese ou remissão da proteinuria na síndrome nefrótica idiopática ou devido ao lúpus eritematoso sem uremia ○ Doenças GI: terapia de manutenção após um período crítico da doença em colite ulcerativa e enterite regional ○ Doenças neurológicas: exacerbações agudas da esclerose múltipla ○ Outros: meningite tuberculosa com bloqueio subaracnoide ou bloqueio iminente, quando utilizado concomitantemente a quimioterápicos antituberculosos apropriados; triquinose com envolvimento neurológico ou do miocárdio ○ Além das indicações citadas, o fosfato sódico de prednisolona é indicado também para dermatomiosite sistêmica (polimiosite)
Mecanismo de ação	• Estimula a síntese das enzimas necessárias para reduzir a resposta inflamatória, suprime o sistema imune ao reduzir a atividade e o volume do sistema linfático, provocando linfocitopenia (basicamente de linfócitos T), reduzindo os níveis de imunoglobulinas e complemento, a passagem de imunocomplexos através das membranas basais e, possivelmente, a reatividade tecidual às interações antígeno-anticorpo
Posologia	• Asma refratária a corticosteroides inalatórios e broncodilatadores ○ Crianças: 1 a 2 mg de fosfato sódico de prednisolona/kg/dia VO em dose única ou em doses fracionadas • Síndrome nefrótica ○ Crianças: 60 mg de fosfato sódico de prednisolona/m^2/dia VO em 3 doses durante 4 semanas, seguida por 4 semanas de 40 mg/m^2/dia dose única em dias alternados
Absorção	• Rápida após administração oral
Início da ação	• VO: rápida • IV: rápida
Duração da ação	• VO: 3 a 36 h
Metabolismo	• Hepático
Eliminação	• Urina
Contraindicação	• Hipersensibilidade à prednisolona, a outros corticosteroides ou a qualquer componente da fórmula • Infecções não controladas • Micoses sistêmicas
Interações medicamentosas	• O uso concomitante de fenobarbital, fenitoína, rifampicina ou efedrina pode aumentar o metabolismo da prednisolona, reduzindo seus efeitos terapêuticos • Diuréticos: potencialização de hipopotassemia • Antiácidos, colestiramina, colestipol: redução da absorção de prednisolona • Barbitúricos: redução dos efeitos corticosteroides por causa do aumento do metabolismo hepático • Digoxina: potencialização do risco de hipopotassemia • Insulina: hiperglicemia • Anticoagulantes orais: redução dos efeitos (monitorar TP e RNI) • AINE: aumento do risco de ulceração GI
Efeitos adversos	• *Comuns* (entre 1 e 10%): aumento do apetite, dispepsia, insônia, nervosismo, ulceração esofágica, catarata, elevação da pressão intraocular, diabetes melito
Alerta	• Classe C na gravidez (embora não haja estudos de grande porte em gestantes, os estudos em animais mostram que a prednisolona provoca malformações fetais, inclusive fenda palatina) • A prednisolona é encontrada no leite materno e pode suprimir o crescimento e interferir na produção endógena de glicocorticoides nos lactentes

Apresentação comercial

- **Fosfato sódico de prednisolona® (Biosintética)**, solução oral, cada mℓ contém 4,02 mg de fosfato sódico de prednisolona (equivalente a 3,0 mg de prednisolona base), frasco com 60 mℓ + pipeta dosadora. *Administração por via oral. Uso adulto e pediátrico*
- **Fosfato sódico de prednisolona® (Biosintética)**, solução oral, cada mℓ contém 4,02 mg de fosfato sódico de prednisolona (equivalente a 3,0 mg de prednisolona base), frasco com 120 mℓ + pipeta dosadora. *Administração por via oral. Uso adulto e pediátrico*
- **Fosfato sódico de prednisolona® (Medley)**, solução oral, cada mℓ contém 1,34 mg de fosfato sódico de prednisolona (equivalente a 1,0 mg de prednisolona base), frasco com 100 mℓ + seringa dosadora. *Administração por via oral. Uso adulto e pediátrico*
- **Fosfato sódico de prednisolona® (Prati-Donaduzzi)**, solução oral, cada mℓ contém 4,02 mg de fosfato sódico de prednisolona (equivalente a 3,0 mg de prednisolona base), frasco com 60 mℓ + copo-medida. *Administração por via oral. Uso adulto e pediátrico*
- **Fosfato sódico de prednisolona® (Prati-Donaduzzi)**, solução oral, cada mℓ contém 4,02 mg de fosfato sódico de prednisolona (equivalente a 3,0 mg de prednisolona base), frasco com 60 mℓ + seringa dosadora em mℓ. *Administração por via oral. Uso adulto e pediátrico*
- **Fosfato sódico de prednisolona® (Prati-Donaduzzi)**, solução oral, cada mℓ contém 4,02 mg de fosfato sódico de prednisolona (equivalente a 3,0 mg de prednisolona base), frasco com 100 mℓ + copo-medida. *Administração por via oral. Uso adulto e pediátrico*
- **Fosfato sódico de prednisolona® (Prati-Donaduzzi)**, solução oral, cada mℓ contém 4,02 mg de fosfato sódico de prednisolona (equivalente a 3,0 mg de prednisolona base), frasco com 100 mℓ + seringa dosadora em mℓ. *Administração por via oral. Uso adulto e pediátrico*
- **Fosfato sódico de prednisolona® (Prati-Donaduzzi)**, solução oral, cada mℓ contém 4,02 mg de fosfato sódico de prednisolona (equivalente a 3,0 mg de prednisolona base), frasco com 120 mℓ + copo-medida. *Administração por via oral. Uso adulto e pediátrico*
- **Fosfato sódico de prednisolona® (Prati-Donaduzzi)**, solução oral, cada mℓ contém 4,02 mg de fosfato sódico de prednisolona (equivalente a 3,0 mg de prednisolona base), frasco com 120 mℓ + seringa dosadora em mℓ. *Administração por via oral. Uso adulto e pediátrico*
- **Prednisolona® (Biosintética)**, cada comprimido contém 20 mg de prednisolona, embalagem com 10 comprimidos. *Administração por via oral. Uso adulto e pediátrico*
- **Predsim® (Mantecorp)**, cada comprimido contém 40 mg de prednisolona, embalagem com 2,4 ou 7 comprimidos. *Administração por via oral. Uso adulto e pediátrico*
- **Predsim® (Mantecorp)**, gotas, cada mℓ (20 gotas) contém 14,74 mg de fosfato sódico de prednisolona (equivalente a 11 g de prednisolona base), embalagem com frasco conta-gotas com 15 ou 20 mℓ. *Administração por via oral. Uso adulto e pediátrico*
- **Prelone® (Aché)**, solução oral, cada mℓ contém 4,02 mg de fosfato sódico de prednisolona (equivalente a 3 mg de prednisolona), frasco com 60 mℓ + pipeta dosadora em mℓ. *Administração por via oral. Uso adulto e pediátrico*
- **Prelone® (Aché)**, solução oral, cada mℓ contém 4,02 mg de fosfato sódico de prednisolona (equivalente a 3 mg de prednisolona), frasco com 120 mℓ + pipeta dosadora em mℓ. *Administração por via oral. Uso adulto e pediátrico*
- **Prelone® (Aché)**, solução oral, cada mℓ contém 14,74 mg de fosfato sódico de prednisolona (equivalente a 11 mg de prednisolona), frascos gotejadores de 10 mℓ. *Administração por via oral. Uso adulto e pediátrico*
- **Prelone® (Aché)**, solução oral, cada mℓ contém 14,74 mg de fosfato sódico de prednisolona (equivalente a 11 mg de prednisolona), frascos gotejadores com 20 mℓ. *Administração por via oral. Uso adulto e pediátrico*

Metilprednisolona

A metilprednisolona é um glicocorticosteroide sintético potente atividade anti-inflamatória. Ela tem maior potência anti-inflamatória que a prednisolona e menor tendência que a prednisolona de induzir retenção de sódio e água. O succinato sódico de metilprednisolona exerce ação metabólica e anti-inflamatória semelhante à metilprednisolona. Quando administrados por via parenteral e em quantidades equimolares, os dois compostos apresentam bioequivalência. A potência relativa do succinato sódico de metilprednisolona e do succinato sódico de hidrocortisona, como demonstrado pela depressão da contagem de eosinófilos, após a administração IV, é de pelo menos 4:1. Isto está em comum acordo com a potência oral relativa da metilprednisolona e hidrocortisona.

A farmacocinética da metilprednisolona é linear, seja qual for a via de administração. A metilprednisolona é amplamente distribuída nos tecidos, atravessa a barreira hematencefálica e é secretada no leite materno. Seu volume aparente de distribuição é de aproximadamente 1,4 ℓ/kg. A ligação da metilprednisolona a proteínas plasmáticas nos seres humanos é de aproximadamente 77%. A metilprednisolona, como qualquer substrato de CYP3A4, também pode ser um substrato para o transporte da glicoproteína P pelos transportadores de múltiplas drogas (ABC), influenciando a distribuição nos tecidos e as interações com outros medicamentos. A meia-vida de eliminação média para a metilprednisolona total está em uma faixa de 1,8 a 5,2 h.

Não é recomendado o uso intrassinovial, intrabursa ou intratendíneo se houver infecção no local.

Indicação	
	• Para uso intramuscular: ○ Insuficiência adrenocortical primária ou secundária (o medicamento de eleição é a hidrocortisona ou a cortisona; análogos sintéticos podem ser utilizados em associação com mineralocorticoides quando aplicável; a suplementação com mineralocorticoides é de especial importância nos primeiros anos de vida) ○ Insuficiência adrenocortical aguda (o medicamento de eleição é a hidrocortisona ou a cortisona; quando se usam análogos sintéticos, pode ser necessária a suplementação com mineralocorticoides) ○ Hiperplasia suprarrenal congênita ○ Tireoidite não supurativa ○ Hipercalcemia associada ao câncer ○ Como terapia adjuvante para administração a curto prazo em osteoartrite pós-traumática, sinovite de osteoartrite, artrite reumatoide, incluindo artrite reumatoide juvenil (alguns casos podem exigir terapia de manutenção com doses baixas), bursite aguda ou subaguda, epicondilite, tenossinovite aguda inespecífica, artrite gotosa aguda, espondilite anquilosante e artrite psoriática ○ Durante uma exacerbação ou como terapia de manutenção em casos selecionados de lúpus eritematoso sistêmico (LES), cardite reumática aguda, dermatomiosite sistêmica (polimiosite) ○ Pênfigo, eritema multiforme grave (síndrome de Stevens-Johnson), micose fungoide, dermatite esfoliativa, dermatite herpetiforme bolhosa, dermatite seborreica grave, psoríase grave

(continua)

Metilprednisolona (continuação)

Indicação	○ Controle de condições alérgicas graves ou incapacitantes, não responsivas ao tratamento convencional, em asma brônquica, dermatite atópica, rinite alérgica sazonal ou perene, reações transfusionais do tipo urticária, dermatite de contato, doença do soro, reações de hipersensibilidade a medicamentos, edema agudo não infeccioso de laringe (a epinefrina é o fármaco de primeira escolha) ○ Processos inflamatórios e alérgicos crônicos e agudos graves, envolvendo os olhos, tais como herpes-zóster oftálmico, irite, iridociclite, corioretinite, uveíte posterior difusa, neurite óptica, reações de hipersensibilidade a fármacos, inflamação da câmara anterior, conjuntivite alérgica, úlceras marginais da córnea de origem alérgica e queratite ○ Para o período crítico de colite ulcerativa (terapia sistêmica) e enterite regional (terapia sistêmica) ○ Tuberculose pulmonar fulminante ou disseminada, quando associada à quimioterapia antituberculose apropriada; pneumonite por aspiração; sarcoidose sintomática; beriliose; síndrome de Loeffler que não pôde ser controlada por outros meios ○ Anemia hemolítica adquirida (autoimune); trombocitopenia secundária em adultos; eritroblastopenia; anemia congênita hipoplásica (eritroide) ○ No tratamento paliativo de: leucemias e linfomas, leucemia aguda da infância ○ Para induzir diurese ou remissão de proteinuria na síndrome nefrótica, sem uremia, do tipo idiopático ou aquela devido a LES ○ Exacerbação aguda de esclerose múltipla ○ Meningite tuberculosa com bloqueio subaracnoide ou bloqueio iminente quando associada à terapia antituberculose apropriada ○ Triquinose com envolvimento neurológico ou miocárdico • Para administração intrassinovial ou em partes moles (inclusive periarticular e intrabursa): terapia adjuvante para administração a curto prazo em sinovite de osteoartrite, artrite reumatoide, bursite aguda e subaguda, artrite gotosa aguda, epicondilite, tenossinovite aguda não específica e osteoartrite pós-traumática • Para administração intralesional: queloides, lesões hipertróficas (de tamanho superior ao esperado), infiltradas, inflamatórias, de: líquen plano, placas psoriáticas, granuloma anular, líquen simples crônico, lúpus eritematoso discoide; necrobiose lipoidica diabética, alopecia *areata* • Para administração intrarretal: colite ulcerativa
Mecanismo de ação	• Estimula a síntese das enzimas necessárias para reduzir a resposta inflamatória, suprime o sistema imune ao reduzir a atividade e o volume do sistema linfático, provocando linfocitopenia (basicamente de linfócitos T), reduzindo os níveis de imunoglobulinas e complemento, a passagem de imunocomplexos através das membranas basais e, possivelmente, a reatividade tecidual às interações antígeno-anticorpo
Posologia	• Administração intra-articular ○ Artrite reumatoide e osteoartrite: a dose depende do tamanho da articulação e varia em cada paciente. Nos casos crônicos, as injeções podem ser repetidas a intervalos de 1 a 5 semanas. Doses sugeridas: articulações grandes (joelho, tornozelo, ombro): 20 a 80 mg; articulações médias (cotovelo e punhos): 10 a 40 mg; articulações pequenas (mãos, pés e da clavícula): 4 a 10 mg ○ Bursite, cisto sinovial, tendinite, epicondilite: 4 e 30 mg dependendo da doença a ser tratada. Em casos crônicos e/ou recidivantes (que se repetem) pode ser necessário repetir as injeções ○ Quadros dermatológicos: 20 a 60 mg em injeção local, se a lesão for extensa é possível dividir as doses em mais de uma injeção para distribuir por toda lesão. Geralmente é necessário de 1 a 4 aplicações, dependendo da evolução do quadro • Administração para efeito sistêmico (IM): a dose depende da doença que está sendo tratada e da resposta do paciente. Se houver necessidade de efeito prolongado pode-se repetir a injeção semanalmente. Para crianças a dose deve ser decidida de acordo com a gravidade da doença, mais do que seu peso e/ou idade ○ Síndrome adrenogenital: 40 mg IM a cada 2 semanas ○ Artrite reumatoide (manutenção): 40 a 120 mg/semana IM ○ Doenças dermatológicas que exijam medicação sistêmica: 40 a 120 mg IM a cada 1 a 4 semanas ○ Dermatite aguda grave por plantas irritantes: 80 a 120 mg IM (alívio em 8 a 12 h) ○ Asma: 80 a 120 mg IM (melhora em 6 a 48 horas, persistindo por vários dias até 2 semanas) ○ Rinite alérgica (febre do feno): 80 a 120 mg IM (alívio da coriza em seis horas, persistindo por vários dias até 3 semanas) • Administração intrarretal ○ Colite ulcerativa: 40 a 120 mg na forma de enema de retenção (uma única aplicação) ou por gotejamento contínuo, 3 a 7 vezes/semana, durante 2 ou mais semanas
Absorção	• Rápida após administração oral
Início da ação	• VO: rápido • IV: rápido • IM: 6 a 48 h • Intra-articular: rápido
Duração da ação	• VO: 30 a 36 h • IV: 7 dias • IM: 1 a 4 semanas • Intra-articular: 1 a 5 semanas
Metabolismo	• Nos seres humanos, a metilprednisolona é metabolizada no fígado a metabólitos inativos. O metabolismo hepático ocorre primariamente via CYP3A4

(continua)

Metilprednisolona (*continuação*)

Eliminação	• Urina
Contraindicação	• Hipersensibilidade à metilprednisolona, outros corticosteroides ou qualquer componente da formulação • Micoses sistêmicas • Prematuros (acetato e succinato)
Interações medicamentosas	• Anfotericina: potencialização de hipopotassemia • Diuréticos: potencialização de hipopotassemia • Antiácidos, colestiramina, colestipol: redução do efeito da metilprednisolona • Ciclosporina: redução dos níveis de ciclosporina • Barbitúricos, fenitoína, rifampicina: redução do efeito corticosteroide devido ao aumento do metabolismo hepático
Efeitos adversos	• O conservante álcool benzílico tem sido associado a eventos adversos graves, incluindo a síndrome de *gasping*, e à morte em pacientes pediátricos. O risco de toxicidade do álcool benzílico depende da quantidade administrada e da capacidade hepática de desintoxicação da substância química. Prematuros e recém-nascidos de baixo peso são mais propensos a desenvolver a toxicidade • O uso de metilprednisolona intramuscular pode levar ao aparecimento de depressões cutâneas. Essas depressões costumam desaparecer após alguns meses e ocorrem mais frequentemente quando são aplicadas doses mais altas
Alerta	• Quando a metilprednisolona é usada em dose imunossupressora, não devem ser usadas vacinas de microrganismos vivos ou atenuados. Vacinas de microrganismos mortos ou inativados podem ser administradas a pacientes recebendo doses imunossupressoras de corticosteroides, no entanto, a resposta a tais vacinas pode ser diminuída. Os procedimentos de imunização (como a vacinação) podem ser realizados em pacientes recebendo doses não imunossupressoras • Classe C na gravidez

PARA SABER MAIS

A "síndrome de abstinência" do esteroide, aparentemente não relacionada à insuficiência adrenocortical, também pode ocorrer após a descontinuação abrupta de glicocorticoides. Esta síndrome inclui manifestações como anorexia, náuseas/vômitos, letargia, cefaleia, febre, artralgia, descamação, mialgia, perda ponderal e/ou hipotensão. Acredita-se que estes efeitos sejam consequentes à alteração brusca da concentração de glicocorticoide e não aos níveis baixos de corticosteroide.

Apresentação comercial

- **Depo-Medrol® (Pfizer)**, suspensão injetável, cada mℓ contém 40 mg de acetato de metilprednisolona, embalagem contendo 1 frasco-ampola de 2 mℓ. *Uso adulto e pediátrico. Administração por via intramuscular, intrassinovial, intralesional ou intrarretal*
- **Predi-medrol® (União Química)**, suspensão injetável. Cada mℓ contém 40 mg de acetato de metilprednisolona, embalagem contendo 1 frasco-ampola de 2 mℓ. *Uso adulto e pediátrico. Administração por via intramuscular, intrassinovial, intralesional ou intrarretal*
- **Solu-medrol® (Pfizer)**, pó liofilizado para solução injetável. Cada frasco-ampola contém succinato sódico de metilprednisolona equivalente a 40 mg de metilprednisolona (após reconstituição do pó liofilizado com 1 mℓ de diluente, cada mℓ contém o equivalente a 40 mg de metilprednisolona), embalagem contendo 1 frasco-ampola + 1 ampola de diluente de 1 mℓ. Uso injetável por via intravenosa ou intramuscular. Uso adulto e pediátrico. *Cada mℓ da solução diluente contém 9,45 mg de álcool benzílico e água para injetáveis*
- **Solu-medrol® (Pfizer)**, pó liofilizado para solução injetável. Cada frasco-ampola contém succinato sódico de metilprednisolona equivalente a 125 mg de metilprednisolona (após reconstituição do pó liofilizado com 2 mℓ de diluente, cada mℓ contém o equivalente a 62,5 mg de metilprednisolona), embalagem contendo 1 frasco-ampola + 1 ampola de diluente de 2 mℓ. Uso injetável por via intravenosa ou intramuscular. Uso adulto e pediátrico. *Cada mℓ da solução diluente contém 9,45 mg de álcool benzílico e água para injetáveis*
- **Solu-medrol® (Pfizer)**, pó liofilizado para solução injetável. Cada frasco-ampola contém succinato sódico de metilprednisolona equivalente a 500 mg de metilprednisolona (após reconstituição do pó liofilizado com 8 mℓ de diluente, cada mℓ contém o equivalente a 62,5 mg de metilprednisolona), embalagem contendo 1 frasco-ampola + 1 ampola de diluente de 8 mℓ. Uso injetável por via intravenosa ou intramuscular. Uso adulto e pediátrico. *Cada mℓ da solução diluente contém 9,45 mg de álcool benzílico e água para injetáveis*
- **Solu-medrol® (Pfizer)**, pó liofilizado para solução injetável. Cada frasco-ampola contém succinato sódico de metilprednisolona equivalente a 1 g de metilprednisolona (após reconstituição do pó liofilizado com 16 mℓ de diluente, cada mℓ contém o equivalente a 62,5 mg de metilprednisolona), embalagem contendo 1 frasco-ampola + 1 ampola de diluente de 16 mℓ. Uso injetável por via intravenosa ou intramuscular. Uso adulto e pediátrico. *Cada mℓ da solução diluente contém 9,45 mg de álcool benzílico e água para injetáveis*
- **Solupren® 125 mg (Amgen)**, pó liofilizado para solução injetável. Cada frasco-ampola contém 131,25 mg de metilprednisolona (na forma de 184 mg de succinato sódico de metilprednisolona), após a reconstituição com 2 mℓ de diluente cada mℓ contém o equivalente a 62,5 mg de metilprednisolona, embalagem contendo 25 frascos-ampola + 25 ampolas de 2 mℓ de diluente bacteriostático. Vias de administração: uso injetável por via intravenosa ou intramuscular. Uso adulto e pediátrico. *A solução diluente contém álcool benzílico e água para injetáveis*
- **Solupren® 500 mg (Amgen)**, pó liofilizado para solução injetável, cada frasco-ampola contém 525 mg de metilprednisolona (na forma de 736 mg de succinato sódico de metilprednisolona), após a reconstituição com 2 mℓ de diluente cada mℓ contém o equivalente a 62,5 mg de metilprednisolona, embalagem contendo 25 frascos-ampola + 25 ampolas de 8 mℓ de diluente bacteriostático. Vias de administração: uso injetável por via intravenosa ou intramuscular. Uso adulto e pediátrico. *A solução diluente contém álcool benzílico e água para injetáveis*

- **Unimedrol® 125 mg (União Química)**, pó liofilizado para solução injetável. Cada frasco-ampola contém 125 mg de metilprednisolona (na forma de succinato sódico de metilprednisolona), após a reconstituição com 2 mℓ de diluente cada mℓ contém o equivalente a 62,5 mg de metilprednisolona, embalagem contendo frasco-ampola + ampola diluente de 2 mℓ. *Vias de administração: uso injetável por via intravenosa ou intramuscular. Uso adulto e pediátrico.* A solução diluente contém álcool benzílico, propilenoglicol e água para injetáveis.

- **Unimedrol® 500 mg (União Química)**, pó liofilizado para solução injetável. Cada frasco-ampola contém 500 mg de metilprednisolona (na forma de succinato sódico de metilprednisolona), após a reconstituição com 8 mℓ de diluente cada mℓ contém o equivalente a 62,5 mg de metilprednisolona, embalagem contendo frasco-ampola + ampola diluente de 8 mℓ. *Vias de administração: uso injetável por via intravenosa ou intramuscular. Uso adulto e pediátrico.* A solução diluente contém álcool benzílico, propilenoglicol e água para injetáveis.

Inibidores da calcineurina

A ciclosporina e o tacrolimo inibem seletivamente a calcineurina, comprometendo assim a transcrição da interleucina (IL)-2 e de várias outras citocinas nos linfócitos T. Os inibidores da calcineurina são a base da imunossupressão em transplantes de órgãos sólidos há mais de três décadas.

Ciclosporina

A ciclosporina (também conhecida como ciclosporina A) é um polipeptídio cíclico constituído por 11 aminoácidos. Trata-se de um potente agente imunossupressor que prolonga a sobrevida de transplantes alogênicos de pele, coração, rins, pâncreas, medula óssea, intestino delgado ou pulmão em animais. Diversos estudos sugerem que a ciclosporina inibe o desenvolvimento das reações de células mediadoras, incluindo-se imunidade a aloenxertos, hipersensibilidade cutânea tardia, encefalomielite alérgica experimental, artrite por adjuvante de Freund, doença enxerto-*versus*-hospedeiro (DEVH) e também produção de anticorpos dependentes de linfócitos T. No nível celular, inibe a produção e a liberação de linfocinas, inclusive a interleucina-2 (fator de crescimento de linfócitos T, TCGF).

Os pacientes tratados com ciclosporina são menos propensos a infecções do que aqueles que recebem outro tipo de terapia imunossupressora. A ciclosporina foi usada com sucesso em receptores de transplante de fígado HCV-positivos ou HCV-negativos. Já foram também constatados efeitos benéficos da ciclosporina em diversas afecções de origem autoimune suspeita ou comprovada.

A ciclosporina distribui-se amplamente fora do volume sanguíneo. No sangue, 33 a 47% são encontrados no plasma, 4 a 9% nos linfócitos, 5 a 12% nos granulócitos e 41 a 58% nos eritrócitos. No plasma, aproximadamente 90% estão ligados às proteínas, principalmente lipoproteínas.

A ciclosporina é significativamente biotransformada em cerca de 15 metabólitos, não havendo uma via metabólica principal única. A eliminação é principalmente biliar e somente 6% da dose oral é excretada na urina; somente 0,1% é excretada na urina, na forma não alterada.

A ciclosporina pode causar elevação dos níveis séricos de bilirrubina e enzimas hepáticas, contudo, essas alterações parecem ser dose-dependentes e reversíveis. É necessário monitoramento criterioso desses parâmetros e podem ser indicados ajustes posológicos com o intuito de permanecer dentro das variações adequadas de concentração da ciclosporina no sangue e no plasma/soro. Caso sejam usados plasma ou sangue, deve ser seguido um protocolo de separação padrão (tempo e temperatura).

Como outros imunossupressores, a ciclosporina aumenta o risco de desenvolvimento de linfomas e outras neoplasias malignas, sobretudo da pele. O aumento do risco parece estar mais relacionado com o grau e a duração da imunossupressão do que com o uso de agentes específicos. Em virtude do risco potencial de malignidade cutânea, pacientes em tratamento com ciclosporina devem ser alertados para evitar exposição excessiva à luz ultravioleta.

A ciclosporina é excretada no leite materno — recomenda-se suspensão do aleitamento.

Observação: a emulsão oftálmica de ciclosporina é indicada para aumentar a produção de lágrimas em pacientes cuja produção é supostamente suprimida devido à inflamação ocular associada à ceratoconjuntivite seca (síndrome do olho seco). A emulsão tópica de ciclosporina apresenta atividade anti-inflamatória/imunomoduladora por inibir a ativação do NF-κB, um fator nuclear envolvido na regulação dos genes de citocinas de resposta imune e pró-inflamatória, como TNF, IL-1, IL-2, e IL-8. Ele impede a síntese e/ou secreção de diversas citocinas pró-inflamatórias TH1, como IL-2, IL-6, IFN-γ, IL-8 e TNF-α. Sabe-se que ele aumenta a secreção de citocinas anti-inflamatórias do tipo TH2, incluindo IL-1. Acredita-se que a IL-13 seja uma das principais proteínas envolvidas na regulação da produção de TH2 (citocina anti-inflamatória). Embora a ciclosporina afete vários mecanismos imune, ela permite que a função crítica da imunidade do hospedeiro fique intacta.

Indicação	
	• Prevenção da rejeição do enxerto após transplantes alogênicos de rim, fígado, coração, coração-pulmão, pulmão ou pâncreas
	• Tratamento da rejeição de transplantes em pacientes que receberam anteriormente outros agentes imunossupressores
	• Prevenção da rejeição do enxerto após transplantes de medula óssea
	• Prevenção ou tratamento de DEVH
	• Tratamento de uveíte endógena
	• Tratamento de uveíte intermediária ou posterior ativa que ameace a visão, de etiologia não infecciosa, quando a terapia convencional não der resultado ou causar efeitos colaterais inaceitáveis
	• Tratamento de uveíte de Behçet com crises inflamatórias repetidas envolvendo a retina
	• Tratamento de síndrome nefrótica esteroide-dependente e esteroide-resistente, em adultos e crianças, causada por doenças glomerulares como nefropatia de lesões mínimas, glomerulosclerose focal e segmentar ou glomerulonefrite membranosa. A ciclosporina pode ser utilizada para induzir e manter remissões. Também pode ser usada para manter remissão induzida por esteroide, permitindo a retirada dos esteroides
	• Tratamento da artrite reumatoide ativa grave
	• Tratamento de pacientes com psoríase grave, nos quais a terapia convencional não é efetiva ou adequada
	• Tratamento de dermatite atópica grave, quando for necessária abordagem sistêmica

(continua)

Ciclosporina (*continuação*)

Mecanismo de ação	• No nível celular, inibe a produção e a liberação de linfocinas, inclusive a interleucina-2 (fator de crescimento de linfócitos T, TCGF). A ciclosporina bloqueia os linfócitos durante a fase G0 ou fase G1 do ciclo celular e inibe a liberação de linfocinas, desencadeada por antígenos, pelos linfócitos T ativados. Todas as evidências sugerem que a ciclosporina atue de modo específico e reversível nos linfócitos. Ao contrário dos agentes citostáticos, não deprime a hematopoese e não influencia a função das células fagocitárias. Os pacientes tratados com ciclosporina são menos propensos a infecções do que aqueles tratados com outros tipos de imunossupressores
Posologia	• Artrite reumatoide grave que não respondeu a metotrexato: 3,0 a 5,0 mg/kg/dia VO, divididos em 2 tomadas • Transplante de órgão sólido: o tratamento deve ser iniciado nas 12 h que antecedem à cirurgia em uma dose de 10 a 15 mg/kg, dividida em 2 doses. Essa dose diária deve ser mantida durante 1 a 2 semanas após a cirurgia e, em seguida, reduzida gradativamente, de acordo com os níveis sanguíneos, até que se atinja uma dose de manutenção de cerca de 2 a 6 mg/kg divididas em duas doses. Quando é associada com outros imunossupressores (p. ex., com corticosteroides ou como parte de uma terapia medicamentosa tripla ou quádrupla), doses menores (p. ex., 3 a 6 mg/kg em duas ingestões para o tratamento inicial) podem ser utilizadas • Transplante de medula óssea: a dose inicial deve ser dada na véspera do transplante. Na maioria das vezes, prefere-se a infusão IV para essa finalidade; recomenda-se a dose IV de 3 a 5 mg/kg/dia. Continua-se com infusão nessa dose durante o período imediato pós-transplante de até 2 semanas, antes de se mudar para a terapia oral de manutenção (12,5 mg/kg/dia, dividida em duas ingestões. A terapia de manutenção deve continuar durante pelo menos 3 meses (de preferência por 6 meses) antes de se diminuir a dose gradativamente até zero, cerca de 1 ano após o transplante • Uveíte endógena: 5 mg/kg/dia VO dividida em 2 doses até a remissão da inflamação e melhora da acuidade visual • Síndrome nefrótica: para induzir remissão, a dose diária recomendada deve ser dividida em 2 doses orais. Se a função renal (exceto proteinuria) for normal, a dose diária recomendada é a seguinte: 5 mg/kg para adultos e 6 mg/kg para crianças. Em pacientes com comprometimento da função renal, a dose inicial não deve exceder 2,5 mg/kg/dia • Psoríase: para induzir remissão, a dose inicial recomendada é de 2,5 mg/kg/dia VO dividida em 2 doses. Se não houver melhora após um mês, a dose diária pode ser aumentada gradativamente, mas não deve exceder 5 mg/kg. O tratamento deve ser interrompido em pacientes que não obtenham resposta suficiente das lesões psoriáticas no prazo de 6 semanas, na posologia de 5 mg/kg/dia ou quando a dose efetiva não for compatível com as normas de segurança estabelecidas • Dermatite atópica: a dose recomendada varia de 2,5 a 5 mg/kg/dia VO dividida em 2 doses. Se uma dose inicial de 2,5 mg/kg/dia não alcançar resposta satisfatória em 2 semanas de terapia, a dose diária pode ser rapidamente aumentada para 5 mg/kg, no máximo. Em casos muito graves, é mais provável que ocorra controle adequado da doença com dose inicial de 5 mg/kg/dia. Uma vez obtida resposta satisfatória, a dose deve ser gradativamente reduzida e, se possível, descontinuada
Absorção	• Variável, apenas 30% de uma dose oral chega à circulação sistêmica
Metabolismo	• Hepático
Eliminação	• Primariamente nas fezes (excreção biliar) com apenas 6% sendo eliminados na urina
Contraindicação	• Hipersensibilidade à ciclosporina ou a qualquer excipiente da fórmula
Interações medicamentosas	• Vacinas vivas atenuadas devem ser evitadas devido à redução da efetividade das mesmas • Barbitúricos, carbamazepina, oxcarbazepina, fenitoína; nafcilina, sulfadimidina IV, rifampicina, octreotida, probucol, orlistate, *Hypericum perforatum*, ticlopidina, sulfimpirazona, terbinafina, bosentana: redução dos níveis de ciclosporina • Antibióticos macrolídios (p. ex., eritromicina, azitromicina e claritromicina), cetoconazol, fluconazol, itraconazol, voriconazol; diltiazem, nicardipino, verapamil, metoclopramida, anovulatórios orais; danazol, metilprednisolona (doses elevadas), alopurinol, amiodarona, ácido cólico e derivados, inibidores da protease (IP), imatinibe, colchicina • Nefazodona: elevação dos níveis de ciclosporina • Suco de toranja: aumento da biodisponibilidade da ciclosporina • Diclofenaco: aumento significativo da biodisponibilidade do diclofenaco, com consequente diminuição reversível da função renal • Lercanidipino: elevação das concentrações sanguíneas do lercanidipino • Metotrexato: risco de sinergia nefrotóxica
Efeitos adversos	• *Muito comuns* ($\geq$ 1/10): anorexia, hiperglicemia, hipertensão arterial, náuseas, vômitos, desconforto abdominal, diarreia, hiperplasia gengival, hirsutismo, disfunção renal • *Comuns* ($\geq$ 1/100 a < 1/10): leucopenia, convulsões, parestesia, rubor, úlcera péptica, hepatotoxicidade, acne, erupção cutânea
Alerta	• Classe C na gravidez • É necessário o controle regular da pressão arterial durante o tratamento com ciclosporina • A ciclosporina aumenta o risco de hiperpotassemia, sobretudo quando os pacientes apresentam disfunção renal e quando estão sendo usados diuréticos poupadores de potássio, inibidores da ECA, antagonistas do receptor de angiotensina II e suplementos de potássio • A ciclosporina aumenta a depuração de magnésio, podem causar hipomagnesemia sintomática

CAPÍTULO 16 | IMUNOMODULADORES

> **IMPORTANTE**
>
> O concentrado para solução de infusão contém óleo de rícino polietoxilado, que pode causar liberação do ftalato do PVC. Se possível, recipientes de vidro devem ser utilizados para infusão. Frascos plásticos devem ser utilizados somente se atenderem aos requisitos para recipientes de plástico estéreis para "sangue humano e componentes do sangue" respectivamente, para "Recipientes estéreis vazios de cloreto de polivinila plastificados para sangue humano e componentes do sangue" da Farmacopeia Europeia atual. Recipientes e batoques devem ser livres de óleo de silicone e substâncias gordurosas.

Apresentação comercial

- **Ciclosporina® 25 mg (Germed).** Cada cápsula gelatinosa mole contém 25 mg de ciclosporina, embalagens com 20, 30 ou 50 cápsulas. *Administração por via oral. Uso adulto e pediátrico*
- **Ciclosporina® 50 mg (Germed).** Cada cápsula gelatinosa mole contém 50 mg de ciclosporina, embalagens com 20, 30 ou 50 cápsulas. *Administração por via oral. Uso adulto e pediátrico*
- **Ciclosporina® 100 mg (Germed).** Cada cápsula gelatinosa mole contém 100 mg de ciclosporina, embalagens com 20, 30 ou 50 cápsulas. *Administração por via oral. Uso adulto e pediátrico*
- **Restasis® (Allergan),** emulsão oftálmica estéril. Cada mℓ contém 0,5 mg de ciclosporina, caixa contendo 30 flaconetes de dose única. Cada flaconete contém 0,4 mℓ de emulsão oftálmica estéril. *Via de administração tópica ocular. Uso adulto*
- **Sandimmun Neoral® (Novartis).** Cada cápsula de gelatina mole contém 25 mg de ciclosporina para microemulsão, embalagens contendo 50 cápsulas. *Administração por via oral. Uso adulto e pediátrico*
- **Sandimmun Neoral® (Novartis).** Cada cápsula de gelatina mole contém 50 mg de ciclosporina para microemulsão, embalagens contendo 50 cápsulas. *Administração por via oral. Uso adulto e pediátrico*
- **Sandimmun Neoral® (Novartis).** Cada cápsula de gelatina mole contém 100 mg de ciclosporina para microemulsão, embalagens contendo 50 cápsulas. *Administração por via oral. Uso adulto e pediátrico*
- **Sandimmun Neoral® (Novartis),** suspensão oral, cada mℓ contém 100 mg de ciclosporina para microemulsão, embalagens contendo 1 frasco com 50 mℓ da solução oral. *Administração por via oral. Uso adulto e pediátrico. A graduação alcoólica da solução oral é de 94,70 mg/mℓ*
- **Sandimmun® 50 mg/mℓ (Novartis).** Cada mℓ do concentrado para infusão intravenosa contém 50 mg de ciclosporina, embalagens contendo 10 ampolas de concentrado para solução de infusão intravenosa de 1 mℓ ou 5 mℓ. *Via intravenosa. Uso adulto e pediátrico. O excipiente contém óleo de rícino polioxietilado e álcool etílico*
- **Sigmasporin microral® 25 mg (Germed).** Cada cápsula gelatinosa mole contém 25 mg de ciclosporina, embalagem contendo 10 cápsulas. *Administração por via oral. Uso adulto e pediátrico*
- **Sigmasporin microral® 50 mg (Germed).** Cada cápsula gelatinosa mole contém 50 mg de ciclosporina, embalagem contendo 10 cápsulas. *Administração por via oral. Uso adulto e pediátrico*
- **Sigmasporin microral® 100 mg (Germed).** Cada cápsula gelatinosa mole contém 100 mg de ciclosporina, embalagem contendo 10 cápsulas. *Administração por via oral. Uso adulto e pediátrico*
- **Sigmasporin® microral 100 mg/mℓ (Germed),** solução oral, cada mℓ contém 100 mg de ciclosporina, embalagem com 1 frasco de 50 mℓ. A graduação alcoólica é de 100 mg/mℓ. *Uso oral. Uso adulto e pediátrico.*

Tacrolimo

O tacrolimo é um antibiótico macrolídio com propriedades imunossupressoras. Embora não tenha correlação estrutural com a ciclosporina, seu modo de ação é semelhante. Foi descoberto em 1984 a partir da fermentação de uma amostra de solo japonês que continha bactérias *Streptomyces tsukubaensis*.

Indicação	• Tacrolimo é indicado para a profilaxia da rejeição de órgãos em pacientes que sofreram transplantes alogênicos de fígado e rins. É recomendado que seja utilizado concomitantemente com corticosteroides suprarrenais. Por causa do risco de anafilaxia, a solução injetável deve ser reservada para aqueles pacientes que não consigam ingerir as cápsulas. Também é comprovadamente efetivo no tratamento tópico de eczema, sobretudo eczema atópico
Mecanismo de ação	• O tacrolimo reduz a atividade da peptidil-propil-isomerase ao se ligar à imunofilina FKBP-12 (proteína ligadora FK506) e formar um complexo. Esse complexo FKBP12-FK506 interage com a calcineurina e a inibe. Isso leva à inibição da transcrição da IL-2 e à da transdução do sinal dos linfócitos T. O tacrolimo suprime a reação inflamatória de modo semelhante aos esteroides, embora não seja tão potente

Posologia	• Transplante renal
	  ◦ Adultos: 0,2 mg/kg/dia
	• Transplante hepático
	  ◦ Adultos: 0,10 a 0,15 mg/kg/dia
	  ◦ Crianças: 0,15 a 0,20 mg/kg/dia

Absorção	• Variável após administração oral
Metabolismo	• Hepático
Eliminação	• Menos de 1% da dose é eliminada na forma inalterada na urina
Contraindicação	• Hipersensibilidade ao tacrolimo • A formulação IV é contraindicada para pessoas alérgicas a óleo de rícino

(continua)

Tacrolimo (continuação)

Interações medicamentosas	• Antifúngicos, bromocriptina, bloqueadores dos canais de cálcio, cimetidina, claritromicina, danazol, diltiazem, eritromicina, metilprednisolona, metoclopramida: reduzem o metabolismo do tacrolimo (reduzir dose do tacrolimo se necessário) • Carbamazepina, fenobarbital, fenitoína, rifamicinas: reduzem os níveis de tacrolimo (aumentar a dose de tacrolimo) • Aminoglicosídios, anfotericina B, cisplatina, ciclosporina: aumentam risco de nefrotoxicidade
Efeitos adversos	• *Muito comuns* (>10%): hiperglicemia, hiperpotassemia, insônia, tremores, cefaleia, hipertensão arterial, alteração das provas de função hepática, diarreia, náuseas • *Comuns* (>1% e < 10%): hipomagnesemia, hipocalcemia, hiponatremia, hiperuricemia, inapetência, confusão mental, depressão, tinido, turvação visual
Alerta	• Uma vantagem dermatológica importante do tacrolimo é que pode ser aplicado diretamente na pele da face • Em pacientes receptores de transplante hepático, a administração concomitante com suco de toranja (*grapefruit*) aumenta as concentrações mínimas de tacrolimo no sangue • Não usar simultaneamente com ciclosporina • Classe C na gravidez

Apresentação comercial

- **Prograf® 1 mg (Janssen-Cilag).** Cada cápsula contém 1 mg de tacrolimo, em embalagem com 100 cápsulas. *Administração por via oral. Uso adulto e pediátrico*
- **Prograf® 5 mg (Janssen-Cilag).** Cada cápsula contém 5 mg de tacrolimo, em embalagem com 50 cápsulas. *Administração por via oral. Uso adulto e pediátrico*
- **Prograf® 5 mg/mℓ (Janssen-Cilag).** Solução injetável, cada ampola de 1 mℓ contém 5 mg de tacrolimo (excipientes: álcool anidro e óleo de rícino hidrogenado). *Administração por via intravenosa. Uso adulto e pediátrico*
- **Prograf XL® 0,5 mg (Janssen-Cilag).** Cada cápsula de liberação prolongada contém 0,5 mg de tacrolimo, cápsulas em blíster, em caixa com 50 cápsulas. *Administração por via oral. Uso adulto e pediátrico*
- **Prograf XL® 1 mg (Janssen-Cilag).** Cada cápsula de liberação prolongada contém 1 mg de tacrolimo, cápsulas em blíster, em caixa com 50 cápsulas. *Administração por via oral. Uso adulto e pediátrico*
- **Prograf XL® 5 mg (Janssen-Cilag).** Cada cápsula de liberação prolongada contém 5 mg de tacrolimo, cápsulas em blíster, em caixa com 50 cápsulas. *Administração por via oral. Uso adulto e pediátrico*
- **Protopic® 0,03% (Astellas Farma).** Pomada dermatológica, cada 1 g de pomada contém 0,3 mg de tacrolimo (na forma de tacrolimo monoidratado), bisnagas contendo 10 g ou 30 g. *Somente para uso dermatológico, não deve ser utilizada para uso oftalmológico. Uso adulto e pediátrico (acima de 2 anos de idade)*
- **Protopic® 0,1% (Astellas Farma).** Pomada dermatológica, cada 1 g de pomada contém 1,0 mg de tacrolimo (na forma de tacrolimo monoidratado), bisnagas contendo 10 g ou 30 g. *Somente para uso dermatológico, não deve ser utilizada para uso oftalmológico. Uso adulto e pediátrico (acima de 16 anos de idade)*
- **Tacrolimo® 0,3 mg/g (Libbs).** Pomada dermatológica, cada 1 g de pomada contém 0,307 mg de tacrolimo monoidratado (equivalente a 0,300 mg de tacrolimo), bisnagas contendo 10 g ou 30 g. *Somente para uso dermatológico, não deve ser utilizada para uso oftalmológico. Uso adulto e pediátrico (acima de 2 anos de idade)*
- **Tacrolimo® 1 mg/g (Libbs).** Pomada dermatológica, cada 1 g de pomada contém 1,022 mg de tacrolimo monoidratado (equivalente a 1,000 mg de tacrolimo), bisnagas contendo 10 g ou 30 g. *Somente para uso dermatológico, não deve ser utilizada para uso oftalmológico. Uso adulto (acima de 16 anos de idade)*
- **Tacrolimo® 1 mg (Fiocruz).** Cada cápsula contém 1 mg de tacrolimo (na forma monoidratada), em embalagens com 100 cápsulas. *Administração oral. Uso adulto e pediátrico*
- **Tacrolimo® 5 mg (Fiocruz).** Cada cápsula contém 5 mg de tacrolimo (na forma monoidratada), em embalagens com 50 cápsulas. *Administração oral. Uso adulto e pediátrico. A cápsula contém tartrazina*
- **Tarfic® 0,03% (Libbs).** Pomada dermatológica, cada 1 g de pomada contém 0,307 mg de tacrolimo monoidratado (equivalente a 0,300 mg de tacrolimo), bisnagas contendo 10 g ou 30 g. *Somente para uso dermatológico, não deve ser utilizada para uso oftalmológico. Uso adulto e pediátrico (acima de 2 anos de idade)*
- **Tarfic® 0,1% (Libbs).** Pomada dermatológica, cada 1 g de pomada contém 1,022 mg de tacrolimo monoidratado (equivalente a 1,000 mg de tacrolimo), bisnagas contendo 10 g ou 30 g. *Somente para uso dermatológico, não deve ser utilizada para uso oftalmológico. Uso adulto (acima de 16 anos de idade).*

Inibidores de mTOR

Os inibidores do alvo mamífero da rapamicina constituem uma classe de imunossupressores. Ao contrário de outros macrolídios, como tacrolimo e ciclosporina A, eles não inibem a calcineurina.

A Ilha de Páscoa (Rapa Nui) no Oceano Pacífico, pertencente ao Chile, é a origem dos inibidores de mTOR. O sirolimo ou rapamicina foi isolado de um fungo na Ilha de Páscoa em 1969.

Sirolimo

O sirolimo (SRL), também conhecido como rapamicina, é uma lactona macrocíclica produzida por *Streptomyces hygroscopicus*. Após a ingestão de uma dose de solução oral de sirolimo, ocorre rápida absorção oral e o tempo médio para atingir concentração máxima é de cerca de 1 h, no caso de indivíduos saudáveis, e de aproximadamente 2 h após múltiplas doses orais em receptores de transplante renal. A rapamicina sofre metabolismo intestinal e hepático por um sistema que inclui a glicoproteína P e as enzimas do citocromo CYP3A. Isso determina, como ocorre em outros fármacos, grande variabilidade interindividual e intraindividual nas concentrações sanguíneas observadas em pacientes recebendo doses fixas de SRL. Há sinergismo entre SRL e ciclosporina (CSA), o que pode exacerbar a lesão renal induzida pela CSA em decorrência do aumento da sua concentração no sangue e no tecido renal. Este resultado se deve às interações competitivas mútuas de ambos os fármacos como substrato para a glicoproteína P e para as isoenzimas do CYP3A4 na célula luminal do intestino ou nas fases de distribuição, metabolização e depuração do fármaco.

Recomenda-se que o sirolimo seja administrado 4 h após a dose da ciclosporina em microemulsão.

Indicação	• Sirolimo é indicado para a profilaxia da rejeição em pacientes que receberam transplantes renais. Recomenda-se que seja associado a ciclosporina e corticosteroides
Mecanismo de ação	• Trata-se de um agente imunossupressor que inibe a ativação e a proliferação dos linfócitos T em resposta ao estímulo de antígenos e citocinas (IL-2, IL-4 e IL-15) por um mecanismo diferente do exibido por outros imunossupressores. Além disso, inibe a produção de anticorpos. Após penetrar na célula, o SRL se liga à imunofilina (FKBP12 – *FK binding protein*), formando um complexo sirolimo-proteína que inibe uma quinase citoplasmática (mTOR – *mamalian target of rapamycin*) reguladora importante envolvida em uma complexa via de sinalização intracelular que coordena processos de crescimento, metabolismo, proliferação celular, autofagia e angiogênese. A inibição da mTOR promove a redução da síntese de proteínas, bloqueando a proliferação e a diferenciação após a ativação celular

Posologia	• Pacientes com risco imunológico baixo a moderado
	  ○ Terapia com sirolimo combinado à ciclosporina: Em receptores de um primeiro transplante renal, deve-se administrar uma dose de ataque do sirolimo de 6 mg, uma única vez, seguida por dose de manutenção de 2 mg/dia, juntamente com a ciclosporina e corticosteroides, dois medicamentos que são usados de acordo com o médico do paciente. Nesses pacientes a ciclosporina pode ser retirada entre 2 e 4 meses após o transplante renal em pacientes com risco imunológico baixo a moderado e a dose de sirolimo deve ser aumentada
	  ○ Entre 1 e 4 meses após o transplante, a ciclosporina deve ser progressivamente descontinuada por 4 a 8 semanas e a dose de sirolimo deve ser ajustada a fim de obter níveis mínimos no sangue total

Absorção	• Rapidamente após administração oral
Metabolismo	• Hepático
Eliminação	• Fezes (91%) e urina (2,2%)
Contraindicação	• Hipersensibilidade ao sirolimo, seus derivados ou excipiente • Usar com cautela em pacientes com hiperlipidemia ou disfunção renal ou hepática
Interações medicamentosas	• Aminoglicosídios, anfotericina: aumento do risco de nefrotoxicidade • Bromocriptina, cimetidina, claritromicina, danazol, eritromicina, fluconazol, indinavir, itraconazol, metoclopramida, nicardipina, ritonavir, verapamil: reduzem o metabolismo do sirolimo e aumentam os níveis séricos do tacrolimo • Ciclosporina (solução oral e cápsulas): elevação dos níveis séricos do sirolimo • Inibidores da HMG-CoA redutase, fibratos: aumento do risco de rabdomiólise
Efeitos adversos	• *Muito comuns* (> 10% dos usuários): pneumonia, infecção fúngica; infecção viral; infecção bacteriana, herpes simples, infecção urinária, trombocitopenia, anemia, leucopenia, hipopotassemia, hipofosfatemia, hiperlipidemia (incluindo hipercolesterolemia), hiperglicemia, hipertrigliceridemia, retenção de líquido, diabetes melito, cefaleia, taquicardia, hipertensão arterial, linfocele, dor abdominal, constipação intestinal, diarreia, náuseas, erupção cutânea, acne, artralgia, proteinúria, distúrbio menstrual (incluindo amenorreia e menorragia), cicatrização prejudicada, distensão abdominal, edema periférico, pirexia, dor, provas de função hepática anormais (incluindo elevação da alanina aminotransferase e da aspartato aminotransferase), elevação dos níveis de creatinina sanguínea e da lactato desidrogenase (LDH)
Alerta	• Classe C na gravidez

IMPORTANTE

Foram descritos casos de pneumonia por *Pnemocystis jirovecii* em pacientes que não receberam profilaxia antimicrobiana após o transplante. Portanto, deve-se administrar profilaxia contra pneumonia por *Pneumocystis jirovecii* durante 1 ano após o transplante. Recomenda-se profilaxia contra citomegalovírus (CMV) durante 3 meses após o transplante, sobretudo quando os pacientes correm risco aumentado de doença por CMV. Durante o tratamento com sirolimo, a vacinação pode ser menos efetiva. Deve-se evitar a administração de vacinas de microrganismos vivos atenuados, entre elas sarampo, caxumba, rubéola, poliomielite oral, BCG, febre amarela, varicela e febre tifoide TY21a.

Apresentação comercial

- **Rapamune® 1 mg (Wyeth).** Cada drágea contém 1 mg de sirolimo, em embalagem contendo 60 drágeas. *Via de administração oral. Uso adulto e pediátrico acima de 13 anos*
- **Rapamune® 2 mg (Wyeth).** Cada drágea contém 2 mg de sirolimo, em embalagem contendo 30 drágeas. *Via de administração oral. Uso adulto e pediátrico acima de 13 anos*
- **Rapamune® (Wyeth).** Solução oral, cada 1 mℓ contém 1 mg de sirolimo, caixa contendo 1 cartucho com 1 frasco de vidro âmbar de 60 mℓ + 1 adaptador para frasco + 30 seringas de plástico âmbar descartáveis e tampas + estojo para seringa. *Via de administração oral. Uso adulto e pediátrico acima de 13 anos*

Everolimo

O everolimo é um inibidor do sinal de proliferação que previne a rejeição ao aloenxerto em modelos de alotransplantes em roedores e primatas não humanos. Em modelos pré-clínicos de alotransplantes, a combinação de everolimo e ciclosporina foi mais eficaz do que cada fármaco sozinho. O efeito do everolimo não se restringe aos linfócitos T. O everolimo geralmente inibe a proliferação de células hematopoéticas estimulada por fatores de crescimento e de células não hematopoéticas, tais como as células do músculo liso vascular. A proliferação de células do músculo liso vascular estimulada por fatores de crescimento, que é induzida por lesão das células endoteliais e que leva à formação da neoíntima, é fundamental na patogênese da rejeição crônica. Estudos pré-clínicos com everolimo mostraram a inibição da formação da neoíntima em um modelo de alotransplante de aorta em ratos.

Indicação	• Mulheres após a menopausa com câncer de mama avançado, receptor hormonal positivo, em combinação com um inibidor da aromatase, após terapia endócrina prévia • Pacientes com tumores neuroendócrinos avançados (NET) localizados em estômago e intestino, pulmão ou pâncreas • Pacientes com câncer avançado de células renais (CCR) cuja doença tenha progredido durante ou após o tratamento com VEGFR – TKI, quimioterápicos ou imunoterápicos • Pacientes com astrocitoma subependimário de células gigantes (SEGA, um tumor cerebral específico) associado à esclerose tuberosa
Mecanismo de ação	• Exerce efeito imunossupressor pela inibição da proliferação dos linfócitos T ativados por antígenos e, consequentemente, da expansão clonal, controladas por interleucinas específicas de linfócitos T como interleucina-2 e interleucina-15. O everolimo inibe uma via de sinalização intracelular que normalmente leva à proliferação celular quando desencadeada pela ligação desses fatores de crescimento de linfócitos T aos seus respectivos receptores. O bloqueio deste sinal pelo everolimo faz com que as células estacionem no estágio G1 do ciclo celular. No nível molecular, o everolimo forma um complexo com a proteína citoplasmática FKBP-12. Na presença do everolimo, a fosforilação estimulada pelo fator de crescimento da p70 S6 quinase é inibida. Uma vez que a fosforilação da p70 S6 quinase está sob controle da FRAP (também chamada de mTOR), esta descoberta sugere que o complexo de everolimo-FKBP-12 se liga e, assim, interfere na função da FRAP. A FRAP é uma proteína regulatória-chave que controla metabolismo, crescimento e proliferação celular; o bloqueio da função da FRAP explica a interrupção do ciclo celular causada pelo everolimo. Portanto, o everolimo tem um mecanismo de ação diferente da ciclosporina
Posologia	• Tratamento do câncer de mama avançado receptor hormonal-positivo, tumores neuroendócrinos avançados, câncer avançado do rim, ou angiomiolipoma renal associado à TSC – a dose usual é de 10 mg, uma vez ao dia
Absorção	• Rápida após administração oral
Metabolismo	• Hepático
Eliminação	• Fezes (80%) e urina (5%)
Contraindicação	• Hipersensibilidade ao everolimo, a outros derivados da rapamicina ou a qualquer um dos excipientes
Interações medicamentosas	• A associação com adalimumabe aumenta o risco de infecções graves e potencialmente fatais • O uso de everolimo com inibidores moderados ou potentes de CYP450 3A4 e/ou glicoproteína P, como inibidores da protease (p. ex., amprenavir), antibióticos macrolídios e antifúngicos azóis, deve ser evitado
Efeitos adversos	• *Muito comuns* (>10%): erupção cutânea, ressecamento cutâneo, prurido, fadiga, astenia, edema periférico
Alerta	• Classe D na gravidez

Apresentação comercial

- **Afinitor® 2,5 mg (Novartis).** Cada comprimido contém 2,5 mg de everolimo, embalagens com 30 comprimidos. *Administração VO. Uso adulto e pediátrico acima de 3 anos (para tratamento de SEGA associado a esclerose tuberosa)*
- **Afinitor® 5,0 mg (Novartis).** Cada comprimido contém 5,0 mg de everolimo, embalagens com 30 comprimidos. *Administração VO. Uso adulto e pediátrico acima de 3 anos (para tratamento de SEGA associado a esclerose tuberosa)*
- **Afinitor® 10 mg (Novartis).** Cada comprimido contém 10 mg de everolimo, embalagens com 30 comprimidos. *Administração VO. Uso adulto e pediátrico acima de 3 anos (para tratamento de SEGA associado a esclerose tuberosa)*
- **Certican® 0,5 mg (Novartis).** Cada comprimido contém 0,5 mg de everolimo, embalagens com 60 comprimidos. *Administração VO. Uso adulto*
- **Certican® 0,75 mg (Novartis).** Cada comprimido contém 0,75 mg de everolimo, embalagens com 60 comprimidos. *Administração VO. Uso adulto*
- **Certican® 1,0 mg (Novartis).** Cada comprimido contém 1,0 mg de everolimo, embalagens com 60 comprimidos. *Administração VO. Uso adulto.*

Inibidores da síntese de purinas

Micofenolato de mofetila

O micofenolato de mofetila (MMF) é um potente inibidor da enzima IMPDH, responsável por proliferação e diferenciação de linfócitos B e T, uma das principais células envolvidas no processo de rejeição de órgãos em casos de transplantes.

O micofenolato de mofetila é uma pró-droga que é completamente convertida na forma farmacologicamente ativa ácido micofenólico (MPA). **O micofenolato de mofetila deve ser associado a ciclosporina A e corticosteroides.**

Em mulheres em idade fértil, não deve ser iniciado até ser obtido resultado negativo no teste de gravidez. É crucial que usem métodos contraceptivos altamente efetivos antes do início da terapia, durante a terapia e por 6 semanas após a última dose de do ácido micofenólico.

Indicação	• Profilaxia da rejeição aguda de órgãos e para o tratamento da primeira rejeição ou de rejeição refratária de órgãos em adultos receptores de transplantes renais alogênicos • Profilaxia da rejeição aguda de órgãos, em adultos receptores de transplante cardíaco alogênico. Na população tratada, o MMF aumentou a sobrevida no primeiro ano após o transplante • Também é indicado para a profilaxia da rejeição aguda de órgãos em adultos receptores de transplante hepático alogênico
Mecanismo de ação	• Inibidor potente, seletivo, não competitivo e reversível da inosina monofosfato desidrogenase (IMPDH) e, portanto, inibe a via *de novo* da síntese do nucleotídio guanosina sem incorporação ao DNA. O mecanismo pelo qual o MPA inibe a atividade enzimática da IMPDH parece estar relacionado à capacidade do MPA em mimetizar estruturalmente tanto o cofator nicotinamida adenina dinucleotídio (NAD), como uma molécula catalítica de água. Isso impede a oxidação do IMP a xantose-5'-monofosfato, que é fundamental na síntese *de novo* do nucleotídio guanosina. O MPA tem efeito citostático maior nos linfócitos que em outras células, pois os linfócitos T e B são extremamente dependentes, para a sua proliferação, da via *de novo* da síntese das purinas, enquanto outras células podem utilizar vias alternativas

Posologia	• Dose padrão para profilaxia da rejeição renal
	  ◦ A dose de 1,0 g VO duas vezes/dia (dose diária de 2 g) é recomendada para pacientes de transplante renal. Apesar de a dose de 1,5 g 2 vezes/dia ter sido usada em estudos clínicos e ter se mostrado efetiva e segura, não mostrou vantagem em termos de eficácia para pacientes de transplante renal
	• Dose padrão para profilaxia da rejeição cardíaca
	  ◦ A dose de 1,5 g VO 2 vezes/dia é recomendada para pacientes submetidos a transplante cardíaco
	• Dose padrão para profilaxia da rejeição hepática
	  ◦ A dose de 1,5 g VO 2 vezes/dia é recomendada para pacientes submetidos a transplante hepático
	• Dose para o tratamento da primeira rejeição e da rejeição refratária renal
	  ◦ A dose de 1,5 g VO 2 vezes/dia é recomendada para o tratamento da primeira rejeição e da rejeição refratária

Absorção	• Boa após administração oral (biodisponibilidade de 94%)
Metabolismo	• Hepático
Eliminação	• Urina (93%) e fezes (6%)
Contraindicação	• Hipersensibilidade ao micofenolato de mofetila ou ao ácido micofenólico • Gravidez devido ao seu potencial teratogênico e mutagênico • Mulheres em idade fértil que não estejam utilizando métodos contraceptivos altamente efetivos • Lactantes
Interações medicamentosas	• A coadministração de ácido micofenólico e levonorgestrel diminui a efetividade dos anovulatórios orais, injetáveis, transdérmicos, vaginais e implantados. Um método de barreira (p. ex., diafragma com espermicida, preservativo feminino, preservativo masculino, esponja contraceptiva) deve ser associado ao contraceptivo hormonal durante o tratamento com ácido micofenólico e durante 6 semanas após o término
Efeitos adversos	• *Muito comuns* (≥ 10%): astenia, febre, cefaleia, infecção, dor, edema, sepse, anemia, leucopenia, trombocitopenia, hematuria, necrose tubular, infecção urinária, hipertensão arterial
Alerta	• Categoria X na gravidez • Não deve ser usado durante a lactação • Vacinas bacterianas ou virais vivas atenuadas não devem ser administradas durante a terapia com micofenolato de mofetila • É recomendado o uso de preservativos para homens sexualmente ativos durante o tratamento, e por 13 semanas após a última dose de ácido micofenólico. Além disso, é preconizado o uso de métodos contraceptivos efetivos para suas parceiras durante o tratamento e por 13 semanas após a última dose de ácido micofenólico

Apresentação comercial

- **Cellcept® 500 mg (Roche).** Cada comprimido revestido contém 500 mg de micofenolato de mofetila, caixas com 50 comprimidos. *Via de administração oral. Uso adulto*
- **Micofenolato de mofetila® 500 mg (Accord Farmacêutica).** Cada comprimido revestido contém 500 mg de micofenolato de mofetila, caixas com 50 ou 500 comprimidos (embalagem hospitalar). *Via de administração oral. Uso adulto*
- **Micofenolato de mofetila® 500 mg (EMS S/A).** Cada comprimido revestido contém 500 mg de micofenolato de mofetila, caixas com 10, 20, 30, 40, 50 (embalagem fracionável) e 90 e 500 comprimidos (embalagem hospitalar). *Via de administração oral. Uso adulto*
- **Micofenolato de mofetila® 180 mg (FURP).** Cada comprimido revestido gastrorresistente contém 180 mg de ácido micofenólico (equivalente a 192,4 mg de micofenolato de sódio), caixas com 120 comprimidos. *Via de administração oral. Uso adulto*

- **Micofenolato de mofetila® 360 mg (FURP).** Cada comprimido revestido gastrorresistente contém 360 mg de ácido micofenólico (equivalente a 384,8 mg de micofenolato de sódio), caixas com 120 comprimidos. *Via de administração oral. Uso adulto*
- **Mofilen® 500 mg (Instituto BioChimico).** Cada comprimido revestido contém 500 mg de micofenolato de mofetila, caixas com 100 comprimidos. *Via de administração oral. Uso adulto*
- **Myfortic® 180 mg (Novartis).** Cada comprimido revestido gastrorresistente contém 180 mg de ácido micofenólico (equivalente a 192,4 mg de micofenolato de sódio), caixas com 120 comprimidos. *Via de administração oral. Uso adulto*
- **Myfortic® 360 mg (Novartis).** Cada comprimido revestido gastrorresistente contém 360 mg de ácido micofenólico (equivalente a 384,8 mg de micofenolato de sódio), caixas com 120 comprimidos. *Via de administração oral. Uso adulto.*

Leflunomida

A leflunomida é um inibidor da síntese de pirimidinas. O A771726, metabólito ativo da leflunomida, reduz a progressão das células-alvo atuando em diferentes fases do ciclo celular. Esse metabólito é essencialmente responsável por quase toda a atividade *in vivo*.

In vitro, após a estimulação da mitose, o metabólito ativo A771726 inibe a proliferação dos linfócitos T e a síntese de DNA. O metabólito ativo inibe também a proliferação estimulada por mitose de células mononucleadas de sangue periférico humano e a proliferação de linhagens de células humanas e murinas de forma dose-dependente.

A leflunomida apresenta características imunomoduladoras/imunossupressoras, além de exercer efeitos antiproliferativos e anti-inflamatórios. Ela comprovadamente melhora os sinais e sintomas e reduz o progresso da destruição das articulações na artrite reumatoide ativa.

A leflunomida é sabidamente hepatotóxica e o uso associado de, por exemplo, abacavir, paracetamol, acarbose, AAS, atorvastatina e claritromicina potencializa o risco de lesão hepática. É preconizado um período de *washout* da leflunomida.

Indicação	• Tratamento da artrite reumatoide ativa, reduzindo os sinais e sintomas, inibindo a destruição das articulações e melhorando as funções físicas e de saúde relacionadas à qualidade de vida • Tratamento da artrite psoriática ativa
Mecanismo de ação	• Aparentemente envolve a regulação dos linfócitos, evitando a expansão de linfócitos autoimunes. A leflunomida interfere na progressão do ciclo celular ao inibir a enzima mitocondrial envolvida na síntese de monofosfato de uridina e exerce atividade antiproliferativa

Posologia	• Artrite reumatoide e artrite psoriásica:
	  ◦ Dose de ataque: 100 mg VO 1 vez/dia durante 3 dias
	  ◦ Dose de manutenção: 20 mg VO 1 vez/dia

Absorção	• Boa, com concentrações plasmáticas máximas 6 a 12 h após a administração oral
Início da ação	• Até 4 semanas
Metabolismo	• Basicamente hepático
Eliminação	• Biliar e renal • Após a administração de uma dose radiomarcada de leflunomida, radioatividade foi excretada igualmente nas fezes, provavelmente devido à eliminação biliar, e na urina
Contraindicação	• Não deve ser utilizada por gestantes ou mulheres em idade fértil que não estejam utilizando um método contraceptivo confiável durante o tratamento com leflunomida • A possibilidade de gravidez deve ser descartada antes do início do tratamento com leflunomida. Se houver suspeita de gravidez, as pacientes devem ser aconselhadas a notificar seus médicos para realizar um teste de gravidez e, se positivo, discutir os riscos relacionados com o resultado da gravidez • Hipersensibilidade ou intolerância a leflunomida, teriflunomida ou a qualquer um dos componentes da fórmula
Interações medicamentosas	• AINEs: potencialização dos efeitos hepatotóxicos • Álcool etílico: potencialização dos efeitos hepatotóxicos • Antibióticos macrolídios: potencialização dos efeitos hepatotóxicos • Antifúngicos azólicos: potencialização dos efeitos hepatotóxicos • Ciclosporina (altas doses): potencialização dos efeitos hepatotóxicos • Inibidores da ECA: potencialização dos efeitos hepatotóxicos • Interferonas: potencialização dos efeitos hepatotóxicos • Metotrexato: elevação das enzimas hepáticas • Paracetamol: potencialização dos efeitos hepatotóxicos • Retinoides: potencialização dos efeitos hepatotóxicos • Varfarina: prolongamento do tempo de protrombina • Vincristina: potencialização dos efeitos hepatotóxicos

(continua)

Leflunomida (continuação)

Efeitos adversos	• *Comuns* (1 a 10% dos pacientes): diarreia, náuseas, vômitos, anorexia (redução ou perda do apetite), distúrbios da mucosa oral (p. ex., estomatite aftosa, ulcerações [feridas] na boca), dor abdominal, elevação dos parâmetros laboratoriais hepáticos (p. ex., transaminases, menos frequentemente gama-GT, fosfatase alcalina, bilirrubina), elevação da PA, leucopenia, cefaleia, tontura, parestesia, reações alérgicas leves, prurido, perda ponderal, astenia
Alerta	• Categoria X de risco na gravidez • Pode reativar focos primários de tuberculose • Deve ser usada com cautela em pacientes com comprometimento da função hepática

Apresentação comercial

- **Arava® 10 mg (Sanofi-Aventis).** Cada comprimido revestido contém 10 mg de leflunomida, embalagem com 30 comprimidos. *Administração por via oral. Uso adulto*
- **Arava® 20 mg (Sanofi-Aventis).** Cada comprimido revestido contém 20 mg de leflunomida, embalagem com 30 comprimidos. *Administração por via oral. Uso adulto*
- **Arava® 100 mg (Sanofi-Aventis).** Cada comprimido revestido contém 100 mg de leflunomida, embalagem com 3 comprimidos. *Administração por via oral. Uso adulto*
- **Leflun® (Cristália),** comprimidos revestidos com 20 mg de leflunomida, embalagens com 30 comprimidos. *Uso oral. Uso adulto. Contém lactose*
- **Leflunomida® 20 mg (Biosintética).** Cada comprimido revestido contém 20 mg de leflunomida, embalagem com 30 comprimidos. *Administração por via oral. Uso adulto*
- **Leflunomida® 20 mg (Cristália).** Cada comprimido revestido contém 20 mg de leflunomida, embalagem com 30 comprimidos. *Administração por via oral. Uso adulto*
- **Leflunomida® (EMS),** comprimidos revestidos de 100 mg de leflunomida, embalagem com 3, 6, 9 e 15 comprimidos. *Uso oral. Uso adulto*
- **Reumian® (Aché).** Cada comprimido revestido contém 20 mg de leflunomida, embalagem com 30 comprimidos. *Administração por via oral. Uso adulto*

Azatioprina

Pró-droga da mercaptopurina, antimetabólito imunossupressor prescrito isoladamente ou em combinação com outros agentes (geralmente corticosteroides) para prevenir rejeição após transplante de órgãos e para o tratamento de doenças autoimunes. Exerce efeito poupador de esteroides.

O principal efeito adverso da azatioprina é a mielossupressão potencialmente fatal, principalmente em pessoas com deficiência genética da enzima tiopurina S-metiltransferase.

Azatioprina é um quimioterápico, contudo, atualmente é mais prescrita para fins de imunossupressão em pacientes que receberam transplantes de órgãos e naqueles com doenças autoimunes como artrite reumatoide, doença intestinal inflamatória ou doença de Crohn.

A azatioprina inibe a síntese de purinas necessárias para a proliferação das células, sobretudo leucócitos e linfócitos. É segura e efetiva como monoterapia de determinadas doenças autoimunes ou em combinação com outros imunossupressores em pacientes que receberam transplantes de órgãos.

Como a azatioprina inibe a síntese de purinas, seu efeito colateral mais grave é a mielossupressão e **não** deve ser associada a análogos de purina como alopurinol.

A associação de azatioprina com leflunomida deve, em geral, ser evitada porque potencializa o risco de infecções (principalmente pneumonia por *Pneumocystis jirovecii*, tuberculose pulmonar e extrapulmonar, aspergilose).

A coadministração de azatioprina com clozapina ou ribavirina potencializa a ocorrência de mielotoxicidade.

Indicação	• Controle de pacientes submetidos a transplantes de órgãos como rim, coração ou fígado, e na redução da dose de corticosteroides necessária aos pacientes que receberam transplante renal • Tem sido usada com benefício clínico (que pode abranger redução de dose e/ou descontinuação do uso de corticosteroides) para vários pacientes com as seguintes patologias: artrite reumatoide grave; lúpus eritematoso sistêmico; dermatomiosite/polimiosite; hepatite crônica ativa autoimune; pênfigo vulgar; poliarterite nodosa; anemia hemolítica autoimune; púrpura trombocitopênica idiopática (PTI) refratária crônica
Mecanismo de ação	• Análogo purínico com ação no nível do DNA. Bloqueia a síntese de purinas e isso contribui para a relativa especificidade para os linfócitos
Posologia	• Artrite reumatoide grave, refratária • Adultos: dose inicial de 50 a 100 mg VO, se a resposta não for satisfatória em 6 a 8 semanas, aumentar 0,5 mg/kg/dia (até um máximo de 2,5 mg/kg/dia) a intervalos de 4 semanas. Se não houver resposta após 12 semanas, suspender
Absorção	• Após administração oral, é bem absorvida pela parte alta do sistema digestório
Início da ação	• Boa após administração oral
Metabolismo	• Metabolizada primariamente a mercaptopurina
Eliminação	• Renal
Contraindicação	• Hipersensibilidade conhecida à azatioprina ou a qualquer outro componente da fórmula • A hipersensibilidade à mercaptopurina deve alertar para provável hipersensibilidade à azatioprina

(continua)

Azatioprina (*continuação*)

Interações medicamentosas	• Adalimumabe: aumento do risco de infecções • Alopurinol: mielossupressão • Ribavirina: potencialização dos efeitos mielotóxicos da azatioprina
Efeitos adversos	• *Muito comuns* (10% dos pacientes): infecções por vírus, fungos e bactérias, leucopenia • *Comuns* (1 a 10%): plaquetopenia
Alerta	• Classe D na gravidez • Pode ativar focos primários de tuberculose • É metabolizada a 6-mercaptopurina

Apresentação comercial

- **Imuran® (Aspen Pharma),** cada comprimido revestido contém 50 mg de azatioprina, caixa contendo blísteres com 50 e 100 comprimidos. *Uso oral. Uso adulto e pediátrico*
- **Imussuprex® 50 mg (Germed),** cada comprimido revestido contém 50 mg de azatioprina, embalagens com 50 ou 200 (hospitalar). *Uso oral. Uso adulto e pediátrico.*

Metotrexato

Ver Metotrexato na página 378 do Capítulo 10, *Medicamentos em Reumatologia*.

Agentes biológicos

Os agentes biológicos são anticorpos policlonais e monoclonais e são prescritos frequentemente para indução de imunossupressão ou tratamento de rejeição. Dos três anticorpos usados para a terapia de indução, dois são depletadores de linfócitos (imunoglobulina antitimócito e alentuzumabe) e um é não depletador de linfócitos (basiliximabe).

> **PARA SABER MAIS**
>
> A nomenclatura dos agentes biológicos é interessante. O sufixo "mabe" provém do termo em inglês *monoclonal antibody* (*mab*) e, obviamente, indica que o agente biológico é um anticorpo monoclonal. Já o sufixo "cepte" indica fusão com outra proteína, geralmente a Fc da IgG1 humana. As letras que antecedem o sufixo indicam a fonte do anticorpo, por exemplo, a letra "u" é usada para anticorpos humanos, as letras "zu" indicam anticorpo humanizado e "xi" é usado para agentes quiméricos.

Anticorpos policlonais

Imunoglobulina antitimócito

A imunoglobulina de coelho antitimócitos humanos é um imunossupressor seletivo (agindo nos linfócitos T).

O risco pequeno de desenvolvimento de linfomas com células B, observado nos pacientes tratados com Thymoglobuline®, pode ser explicado pelos seguintes mecanismos:
- Ausência de ativação dos linfócitos B, tendo como consequência à não diferenciação dos plasmócitos
- Atividade antiproliferativa com relação aos linfócitos B e a determinadas linhagens de células linfoblastoides
- Os pacientes tratados com a imunoglobulina de coelho antitimócitos humanos para fins de imunossupressão em transplante apresentam linfopenia profunda (definida como depleção superior a 50% em relação ao valor inicial) desde o primeiro dia após o início do tratamento. Esta linfopenia persiste durante todo o tratamento e posteriormente. Em média, aproximadamente 40% dos pacientes recuperam mais de 50% da contagem linfocitária inicial em 3 meses.

Estudos controlados em reprodução animal não foram conduzidos com Thymoglobuline®. Não se sabe se pode causar danos ao feto ou modificar a capacidade reprodutiva. Portanto, somente será prescrita durante a gravidez em casos de necessidade absoluta. Thymoglobuline® não foi estudada durante a lactação. Não se sabe se é excretado no leite humano. Como outras imunoglobulinas são excretadas no leite humano, a lactação deve ser descontinuada durante o tratamento com Thymoglobuline®. Não foram realizados estudos de Thymoglobuline® durante o parto.

A imunoglobulina de coelho antitimócitos humanos é um anticorpo policlonal usado em transplantes há quatro décadas. A ausência de propriedades nefrotóxicas desse anticorpo (ao contrário dos inibidores da calcineurina) o torna melhor opção nos primeiros dias após o transplante.

Indicação	• Imunossupressão em transplante: prevenção e tratamento de rejeição de enxerto • Prevenção da doença enxerto *versus* hospedeiro (DEVH), aguda e crônica, em caso de transplante de células-tronco hematopoéticas • Tratamento da doença enxerto *versus* hospedeiro aguda e resistente aos corticosteroides • Tratamento da anemia aplásica

(continua)

Imunoglobulina antitimócito (continuação)

Mecanismo de ação	O mecanismo de ação da imunoglobulina de coelho antitimócitos humanos englobaria: • A depleção linfocitária constitui, provavelmente, o principal mecanismo da imunossupressão induzida pela imunoglobulina de coelho antitimócitos humanos. A imunoglobulina de coelho antitimócitos humanos reconhece a maioria das moléculas implicadas na cascata de ativação dos linfócitos T durante a rejeição do enxerto, tais como CD2, CD3, CD4, CD8, CD11a, CD18, CD25, HLA-DR e HLA de classe I. Os linfócitos T são eliminados da circulação por lise que depende do complemento e por um mecanismo de opsonização Fc-dependente mediado pelo sistema de células monócito-fagocitárias • Além de seu efeito de depleção dos linfócitos T, provoca outras respostas funcionais linfocitárias ligadas a sua atividade imunossupressora. *In vitro*, com uma concentração de aproximadamente 0,1 mg/mℓ, Thymoglobuline® ativa os linfócitos T e estimula sua proliferação (da mesma forma para as duas subpopulações CD4+ e CD8+) com síntese de IL-2 e de IFN-γ, e expressão dos CD25. Esta atividade mitogênica envolve principalmente a via CD2. Em concentrações mais elevadas, a imunoglobulina de coelho antitimócitos humanos inibe as respostas proliferativas linfocitárias com os outros mitógenos, com o bloqueio pós-transcricional da síntese de IFN-γ e dos CD25, porém sem diminuição da secreção de IL-2. Vale mencionar que Thymoglobuline® não ativa *in vitro* os linfócitos B.

Posologia	O esquema posológico depende da indicação proposta, do esquema de administração e da eventual associação com outros imunossupressores. As seguintes recomendações podem servir de referência. O tratamento pode ser interrompido sem redução progressiva da dose
	• Imunossupressão em transplante:
	   ◦ Prevenção da rejeição aguda do enxerto: 1 a 1,5 mg/kg/dia, durante 2 a 9 dias após o transplante renal, pancreático ou hepático e durante 2 a 5 dias após o transplante cardíaco, ou seja, uma dose cumulativa de 2 a 7,5 mg/kg em caso de transplante cardíaco e de 2 a 13,5 mg/kg para outros órgãos
	   ◦ Tratamento da rejeição aguda de enxerto: 1,5 mg/kg/dia, durante 3 a 14 dias, ou seja, uma dose cumulativa de 4,5 a 21 mg/kg
	   ◦ Prevenção da doença enxerto *versus* hospedeiro aguda e crônica: em caso de transplante de enxertos (medula óssea ou células-tronco hematopoéticas do sangue periférico) provenientes de doadores parentes com HLA não idênticos ou doadores não parentes com HLA idênticos, recomenda-se, para os pacientes adultos, que seja administrada Thymoglobuline® em tratamento preliminar na proporção de 2,5 mg/kg/dia do dia −4 ao dia −2 ou −1, ou seja, uma dose de 7,5 a 10 mg/kg
	   ◦ Tratamento da doença enxerto *versus* hospedeiro aguda corticorresistente: a posologia deve ser definida em função de cada caso. Geralmente, consiste em 2 a 5 mg/kg/dia durante 5 dias
	   ◦ Tratamento da anemia aplástica: 2,5 a 3,5 mg/kg/dia durante 5 dias consecutivos, ou seja, uma dose cumulativa de 12,5 a 17,5 mg/kg (a indicação na anemia aplástica não foi estabelecida por estudos clínicos controlados realizados com este medicamento)

Absorção	• Depleção de linfócitos T costuma ser observada 1 dia após o início da terapia
Metabolismo	• Mais provavelmente por opsonização via sistema reticuloendotelial quando ligado a linfócitos T
Contraindicação	• Pacientes com infecções agudas ativas ou crônicas ou alergia conhecida às proteínas do coelho
Interações medicamentosas	• Ciclosporina, tacrolimo, ou micofenolato de mofetila: risco de imunossupressão exagerada com risco de linfoproliferação • Vacinas vivas atenuadas: risco de infecção sistêmica potencialmente fatal. Este risco é aumentado em pacientes que já estão imunocomprometidos
Efeitos adversos	• Calafrios, febre, hipotensão ou hipertensão, náuseas/vômitos, diarreia, dispneia, mal-estar, cefaleia
Alerta	• Categoria C de risco na gravidez

Apresentação comercial

■ **Thymoglobuline® 25 mg (Genzyme)**, pó liofilizado para solução injetável, cada frasco-ampola contém 25 mg de imunoglobulina antitimócito (imunoglobulina de coelho antitimócitos humanos), embalagem com 1 frasco-ampola. *Administração por via intravenosa (veia calibrosa e de alto fluxo). Uso adulto e pediátrico. Uso restrito a hospitais. Cada frasco é de uso único.*

Anticorpos monoclonais

Em 1975 Köhler e Milstein descobriram que plasmócitos secretores de anticorpos murinos e células imortais de mieloma murino podiam ser fundidas com manutenção de seus efeitos benéficos. Essa descoberta impeliu a ciência e a medicina para a era dos anticorpos monoclonais. Com o advento da tecnologia de DNA recombinante foram criados e usados anticorpos monoclonais com um número cada vez maior de sequências humanas. A primeira etapa na estruturação do anticorpo monoclonal humano ideal foi o anticorpo quimérico. Os anticorpos quiméricos têm sequências proteicas murinas e humanas.

A classificação dos anticorpos monoclonais quiméricos consiste em:
- Abciximabe: inibidor da agregação plaquetária
- Infliximabe: liga-se ao fator de necrose tumoral
- Cetuximabe: inibe o fator de crescimento epidural
- Rituximabe: destrói linfócitos B.

Anticorpos monoclonais humanizados retêm, tipicamente, apenas as regiões hipervariáveis ou regiões determinantes complementares (CDR) de um anticorpo murino e o restante é humano. Os exemplos são palivizumabe, trastuzumabe e alentuzumabe. Já os anticorpos monoclonais humanos têm composição 100% humana e são produzidos por camundongos *knockout* ou transgênico criados por engenharia genética ou por bibliotecas de fagos. O adalimumabe provém de fagos e foi o primeiro anticorpo monoclonal humano a receber a aprovação da FDA em 2002. Outros anticorpos monoclonais humanos são panitumumabe, golimumabe, canakinumabe e ustekinumabe.

Adalimumabe

Adalimumabe é um anticorpo monoclonal recombinante da imunoglobulina humana (IgG1) contendo apenas sequências humanas de peptídios. Foi desenvolvido a partir de técnica utilizando um fago contendo regiões variáveis de cadeias leves e pesadas totalmente humanas, o que confere especificidade para o TNF, e sequências de cadeias pesadas e de cadeias leves capa (κ) de IgG1 humana. O adalimumabe liga-se com alta afinidade e alta especificidade ao fator de necrose tumoral alfa (TNF-α), mas não à linfotoxina (TNF-β). É produzido por tecnologia de DNA recombinante em sistema de expressão de células de mamíferos. Consiste em 1.330 aminoácidos e apresenta peso molecular de aproximadamente 148 quilodáltons.

Esse anticorpo monoclonal se liga ao TNF-α e bloqueia sua interação com os receptores p55 e p75 na superfície celular. *In vitro* também lisa as células expressando TNF na presença de complemento.

A associação de adalimumabe e ácido micofenólico, azatioprina, betametasona, bleomicina, etanercepte, imunoglobulina antitimócito, infliximabe, metotrexato, sirolimo, trianclinolona, zidovudina aumenta o risco de infecções graves e potencialmente fatais.

A associação de adalimumabe e anakinra não é recomendada.

Indicação	• Artrite reumatoide (o adalimumabe pode ser usado isoladamente ou em combinação com MTX ou agentes antirreumáticos modificadores do curso da doença [AARMD]): 　○ Reduzir os sinais e sintomas, induzir resposta clínica e remissão clínica maior, inibir a progressão dos danos estruturais e melhorar a capacidade física de adultos com artrite reumatoide ativa de intensidade moderada a grave, que apresentaram resposta inadequada a um ou mais AARMD 　○ Tratamento de artrite reumatoide grave, ativa e progressiva que não foi medicada previamente com MTX • Artrite psoriásica (o adalimumabe pode ser usado isoladamente ou em combinação com AARMD): redução dos sinais e sintomas • Espondilite anquilosante: tratamento de espondilite anquilosante ativa em pacientes eu não responderam de modo satisfatório à terapia convencional • Doença de Crohn: redução de sinais e sintomas, indução e manutenção da remissão clínica em adultos com doença de Crohn ativa de intensidade moderada a grave, que apresentaram resposta inadequada à terapia convencional. Também é prescrito para reduzir sinais e sintomas e induzir remissão clínica em pacientes que passaram a não responder ou que são intolerantes ao infliximabe • Colite ulcerativa ou retocolite ulcerativa: tratamento da colite ulcerativa ou retocolite ulcerativa ativa moderada a grave em adultos que apresentaram resposta inadequada à terapia convencional incluindo corticosteroides e/ou 6-mercaptopurina (6 MP) ou azatioprina (AZA), ou em pacientes que são intolerantes ou contraindicados para estas terapias. O adalimumabe induz e mantém a cicatrização da mucosa nestes pacientes, reduz a hospitalização relacionada com a doença e suas causas e, assim, melhora a qualidade de vida. O uso de corticosteroides pode ser reduzido ou descontinuado • Psoríase: tratamento de psoríase em placa crônica moderada a grave em adultos que têm indicação de terapia sistêmica ou fototerapia e quando outras terapias sistêmicas forem menos apropriadas • Artrite idiopática juvenil poliarticular: redução dos sinais e sintomas da artrite idiopática juvenil poliarticular (AIJ) ativa, moderada a grave, em pacientes acima de 13 anos de idade. Pode ser utilizado isoladamente ou em combinação com metotrexato. É uma das opções terapêuticas para o tratamento da AIJ após a utilização de pelo menos um AARMD
Mecanismo de ação	• Ligação específica ao TNF, neutralizando sua função biológica graças ao bloqueio de sua interação com os receptores de TNF (p55 e p75) existentes na superfície celular. O TNF é uma citocina de ocorrência natural, envolvida nas respostas inflamatórias e imunes normais • Níveis elevados de TNF são encontrados no líquido sinovial de pacientes com AR, artrite psoriásica, espondilite anquilosante e doença de Crohn, sendo importantes tanto na inflamação patológica quanto na destruição da articulação, características dessas doenças • O adalimumabe também modula respostas biológicas induzidas ou reguladas pelo TNF, incluindo alterações dos níveis de moléculas de adesão responsáveis pela migração de leucócitos (ELAM-1, VCAM-1 e ICAM-1)
Posologia	*Adultos* • Artrite reumatoide: 40 mg SC em dose única, a cada 14 dias. O tratamento com metotrexato, glicocorticoides, salicilatos, AINE, analgésicos ou AARMD pode ser mantido • Artrite psoriásica: 40 mg SC em dose única, a cada 14 dias. O tratamento com metotrexato, glicocorticoides, salicilatos, AINE, analgésicos ou AARMD pode ser mantido • Espondilite anquilosante: 40 mg SC em dose única, a cada 14 dias • Doença de Crohn: 　○ Semana 0: 160 mg SC (a dose pode ser administrada em 4 injeções em 1 dia ou 2 injeções/dia por 2 dias consecutivos) 　○ Semana 2: 80 mg SC (a dose deve ser administrada em 2 injeções no mesmo dia) 　○ Semana 4: 40 mg SC e, a partir daí, 40 mg SC a cada 14 dias. O tratamento com corticosteroides, aminossalicilatos ou agentes imunomoduladores pode ser mantido • Psoríase: uma dose inicial de 80 mg SC, seguida por doses de 40 mg SC em semanas alternadas começando na semana seguinte à dose inicial. Caso o paciente não apresente resposta em 16 semanas de tratamento, deve ser reavaliado
Contraindicação	• Hipersensibilidade ao adalimumabe ou a algum componente da formulação
Interações medicamentosas	• Abatacepte: aumento do risco de infecções graves e sepse • Azatioprina: aumento do risco de infecções graves e sepse • Betametasona: aumento do risco de infecções graves e sepse • Budesonida: aumento do risco de infecções graves e sepse • Citarabina: aumento do risco de infecções graves e sepse • Dexametasona: aumento do risco de infecções graves e sepse

(continua)

Adalimumabe (continuação)

Interações medicamentosas	• Metotrexato: aumento do risco de infecções graves e sepse • Tacrolimo: aumento do risco de infecções graves e sepse • Vimblastina: aumento do risco de infecções graves e sepse • Zidovudina: aumento do risco de infecções graves e sepse
Efeitos adversos	• Os efeitos mais comuns são infecções das vias respiratórias superiores, dor, tumefação, vermelhidão e prurido no local da injeção • Também é comum a ocorrência de: infecções das vias respiratórias inferiores (incluindo pneumonia e bronquite), infecção urinária, infecção por HSV (incluindo os tipos simples e zóster), *influenza*, dermatofitoses (incluindo pele, unha e pé), linfopenia, anemia, transtornos do sistema nervoso (como cefaleia, tontura, parestesia), hipertensão arterial, tosse, dor nasofaríngea, congestão nasal, distúrbios gastrintestinais (como náuseas, dor abdominal, diarreia, dispepsia, ulcerações na boca), distúrbios cutâneos ou subcutâneos (como erupção cutânea, prurido, erupção eritematosa, erupção pruriginosa, alopecia), artrite, fadiga (incluindo astenia e mal-estar)
Alerta	• Classe B na gravidez • Humira® é fornecido na forma de solução estéril e sem conservantes para administração parenteral. A solução é límpida e incolor, com um pH de 5,2 • A associação da adalimumabe e anakinra (bloqueador de interleucina 1) não é recomendada devido ao aumento do risco de neutropenia e infecções (efeitos imunossupressores aditivos)

Apresentação comercial

■ **Humira® (Abbott)**, solução injetável. Cada seringa contém 40 mg de adalimumabe com 0,8 mℓ de dose única pronta para uso, embalagem com 2 blísteres contendo, cada um, 1 seringa pronta para uso e 1 envelope com lenço umedecido em álcool. *Administração por via subcutânea. Uso adulto e pediátrico acima de 13 anos. O excipiente contém manitol.*

Alentuzumabe

O alentuzumabe é um anticorpo monoclonal humanizado recombinante, derivado de DNA direcionado seletivamente contra a glicoproteína de superfície celular CD52, abundante em linfócitos B e T. Apresenta impacto mínimo sobre outras células imunes. Apresenta peso molecular aproximado de 150 kDa. É produzido em cultura de células de mamífero (ovário de hamster chinês) em um meio contendo neomicina. A neomicina não é detectável no produto final.

Indicação	• O alentuzumabe foi originalmente indicado como monoterapia de leucemia linfocítica crônica de células B. Desde 2013 a European Commission recomenda esse anticorpo monoclonal para o tratamento de pacientes com formas reincidentes de esclerose múltipla para diminuir ou reverter o acúmulo de incapacidade física e reduzir a frequência de manifestações clínicas
Mecanismo de ação	• Ligação ao CD52, um antígeno da superfície celular presente em níveis altos em linfócitos T e B e em níveis menores em células NK, monócitos e macrófagos. Há pouco ou nenhum CD52 detectado em neutrófilos, plasmócitos ou células-tronco da medula óssea. Atua por meio de citólise dependente de anticorpo e lise mediada por complemento, depois da ligação à superfície celular de linfócitos T e B. O mecanismo pelo qual exerce seu efeito terapêutico na esclerose múltipla não é conhecido, mas pode envolver a imunomodulação por depleção e repopulação de linfócitos. As pesquisas sugerem que os efeitos imunomoduladores potenciais na EM podem incluir alterações no número, proporções e propriedades de alguns subgrupos de linfócitos pós-tratamento

Posologia	• A dose recomendada é 12 mg/dia, administrada por infusão IV por 2 ciclos de tratamento
	  ○ Ciclo inicial de tratamento: 12 mg/dia, durante 5 dias consecutivos (dose total de 60 mg)
	  ○ Segundo ciclo de tratamento: 12 mg/dia, durante 3 dias consecutivos (dose total de 36 mg), administrados 12 meses depois do ciclo inicial de tratamento

Eliminação	• Meia-vida média de aproximadamente 12 dias
Contraindicação	• É contraindicado para pacientes com infecções sistêmicas ativas, imunodeficiência subjacente (p. ex., soropositividade para HIV) ou reações anafiláticas ou de hipersensibilidade do tipo I conhecidas ao alentuzumabe
Interações medicamentosas	• Não foram conduzidos estudos formais de interação medicamentosa com alentuzumabe usando a dose recomendada para pacientes com EM. Em um estudo clínico controlado em EM, foi solicitado que os pacientes tratados recentemente com betainterferona e acetato de glatirâmero descontinuassem o tratamento 28 dias antes de iniciar o tratamento com alentuzumabe
Efeitos adversos	• Os mais comuns são associados com infusão, inclusive cefaleia, febre, náuseas, urticária, prurido, rubor e fadiga, infecções (urinárias e nas vias respiratórias superiores), linfopenia e leucopenia
Alerta	• Classe C na gravidez

Apresentação comercial

■ **Campath® 30 mg/mℓ (Bayer)**, solução injetável, cada frasco contém 30 mg de alentuzumabe por mℓ, cartucho contendo 3 frascos-ampola com 1 mℓ. *Administração por via intravenosa. Uso adulto*

■ **Lemtrada® (Genzyme)**, solução para diluição para infusão, cada mℓ contém 10 mg de alentuzumabe, frasco-ampola de 1,2 mℓ. *Administração por via intravenosa. Uso adulto.*

Basiliximabe

O basiliximabe é um anticorpo monoclonal quimérico murino/humano específico contra a cadeia alfa do receptor de interleucina 2 (antígeno CD25) existente na superfície dos linfócitos T em resposta à estimulação antigênica. A ligação é específica e de alta afinidade com o antígeno CD25 nos linfócitos T ativados, impedindo a ligação da IL-2, o sinal para a proliferação dos linfócitos. Não provoca mielossupressão.

Não há informações adequadas sobre a utilização em gestantes e esse anticorpo não deve ser administrado a gestantes, exceto quando o benefício potencial para a mãe exceder o risco potencial para o feto.

Indicação	• Profilaxia da rejeição aguda de órgãos em transplante renal *de novo*, em adultos e crianças. É para ser utilizado em tratamento imunossupressor concomitante com ciclosporina para microemulsão e corticosteroides ou em um esquema triplo de manutenção imunossupressora contendo ciclosporina para microemulsão, corticosteroide e azatioprina ou micofenolato de mofetila
Mecanismo de ação	• Ligação e bloqueio do receptor da interleucina 2 na superfície de linfócitos T ativados

Posologia	• Adultos
	  ○ A dose total padrão é de 40 mg, administrada em duas doses de 20 mg cada. A primeira dose de 20 mg deve ser administrada no período de 2 horas antes da cirurgia de transplante. Simulect® somente deve ser administrado sob absoluta certeza de que o paciente receberá o enxerto e concomitante terapia imunossupressora. A segunda dose de 20 mg deve ser administrada 4 dias após o transplante. A segunda dose não deve ser administrada se ocorrerem reações graves de hipersensibilidade ao Simulect® ou perda do enxerto
	• Crianças (1 a 17 anos de idade)
	  ○ Peso corporal < 35 kg: a dose recomendada é de 20 mg, administrada em 2 doses de 10 mg
	  ○ Peso corporal ≥ 35 kg: a dose recomendada é a mesma de adultos, ou seja, um total de 40 mg, divididos em 2 doses de 20 mg
	  ○ A primeira dose deve ser administrada no período de 2 horas antes da cirurgia de transplante. Simulect® somente deve ser administrado sob absoluta certeza de que o paciente receberá o enxerto e concomitante terapia imunossupressora
	  ○ A segunda dose deve ser administrada 4 dias após o transplante. A segunda dose não deve ser administrada se ocorrerem reações graves de hipersensibilidade ao Simulect® ou perda do enxerto

Contraindicação	• Hipersensibilidade conhecida ao basiliximabe ou a qualquer outro componente da formulação
Interações medicamentosas	• Uma vez que é uma imunoglobulina, não se prevê a ocorrência de interações metabólicas fármaco-fármaco
Efeitos adversos	• Constipação intestinal • Infecção urinária • Hipertricose • Rinite • Pirexia • Hipertensão arterial
Alerta	• Categoria B na gravidez • Mulheres em idade fértil devem fazer uso de método contraceptivo adequado para prevenir gravidez e continuar seu uso por mais 4 meses após a última dose de basiliximabe • Não há dados disponíveis, em animal ou seres humanos, a respeito da excreção de basiliximabe no leite materno. Entretanto, uma vez que é uma imunogloblina G (IgG$_{1k}$), pode atravessar a placenta humana e ser excretado no leite humano. As mulheres tratadas com Simulect® não devem amamentar nos 4 meses subsequentes à última dose

Apresentação comercial

■ **Simulect® 20 mg (Novartis)**, pó liofilizado para infusão intravenosa ou injeção em *bolus* após reconstituição com 5 mℓ de água para injetáveis. Cada frasco contém 20 mg de basiliximabe e 1 ampola contendo 5 mℓ de água para injetáveis. *Administração por via intravenosa. Uso adulto e pediátrico acima de 1 ano.*

Rituximabe

Trata-se de um anticorpo monoclonal humanizado quimérico que se liga ao antígeno CD20 que é encontrado principalmente na superfície dos linfócitos B, induzindo citólise mediada por complemento ou anticorpo. Assim sendo, o rituximabe é prescrito para tratar doenças caracterizadas por contagem elevada de linfócitos B, por linfócitos B hiperativos ou por linfócitos B disfuncionais, ou seja, muitos linfomas, leucemias, rejeição de transplante e doenças autoimunes.

Foi o primeiro anticorpo monoclonal quimérico aprovado nos EUA para tratamento de processos malignos.

Indicação	*Formulação IV*
	• Linfoma não Hodgkin
	  ◦ Pacientes com linfoma não Hodgkin de células B, baixo grau ou folicular, CD20 positivo, recidivado ou resistente à quimioterapia
	  ◦ Pacientes com linfoma não Hodgkin difuso de grandes células B, CD20 positivo, em combinação à quimioterapia CHOP
	  ◦ Pacientes com linfoma não Hodgkin de células B, folicular, CD20 positivo, não tratados previamente, em combinação com quimioterapia
	  ◦ Pacientes com linfoma folicular, como tratamento de manutenção, após resposta à terapia de indução
	• Artrite reumatoide: em combinação com metotrexato, está indicado para pacientes adultos com artrite reumatoide ativa que tiveram resposta inadequada ou intolerância a uma ou mais terapias de inibição do fator de necrose tumoral (TNF)
	• Leucemia linfoide crônica: rituximabe em combinação com quimioterapia é indicado para pacientes com leucemia linfoide crônica (LLC) não tratados previamente e com recaída/refratária ao tratamento
	• Em combinação com glicocorticoides é indicado para as seguintes vasculites ativas graves: granulomatose com poliangiite (GPA, conhecida também como granulomatose de Wegener) e poliangiite microscópica (PAM)
	Formulação SC
	• Linfoma não Hodgkin (LNH)
	  ◦ Pacientes com linfoma não Hodgkin difuso de grandes células B, CD20 positivo, em combinação à quimioterapia CHOP
	  ◦ Pacientes com linfoma não Hodgkin de células B, folicular, CD20 positivo não tratados previamente, em combinação com quimioterapia
	  ◦ Pacientes com linfoma folicular, como tratamento de manutenção após resposta à terapia de indução

Mecanismo de ação	• Ligação à superfície dos linfócitos B onde está localizado CD20 • A porção Fc do rituximabe medeia citotoxicidade celular anticorpo-dependente e citotoxicidade complemento-dependente • Aumenta o número de MHC II e moléculas de adesão LFA-1 e LFA-3 (antígeno associado a função linfocitária), promove eliminação de CD23, infrarregula o receptor de linfócitos B e induz apoptose de linfócitos CD20+

Posologia	*Formulação IV*
	• Linfoma não Hodgkin folicular ou de grau baixo
	  ◦ Tratamento inicial: monoterapia. A dosagem recomendada de MabThera® pacientes adultos é de 375 mg/m² de superfície corporal administrada IV, 1 vez/semana, por 4 semanas
	  ◦ Terapia combinada. A dosagem recomendada de rituximabe, quando associado à quimioterapia, é de 375 mg/m² de superfície corporal/ciclo para um total de:
	    ▪ 8 ciclos de R-IV com CVP (21 dias/ciclo)
	    ▪ 8 ciclos de R-IV com MCP (28 dias/ciclo)
	    ▪ 8 ciclos de R-IV com CHOP (21 dias/ciclo)
	    ▪ 6 ciclos se a remissão completa for alcançada após 4 ciclos
	    ▪ 6 ciclos de R-IV com CHVP – interferona (21 dias/ciclo).
	  ◦ MabThera® deve ser administrado no dia 1 de cada ciclo de quimioterapia, após administração IV do componente glicocorticoide da quimioterapia, se pertinente
	• Retratamento após recidiva: pacientes que responderam inicialmente a MabThera® podem ser tratados novamente com MabThera® na dose de 375 mg/m² de superfície corporal, administrado por infusão IV, 1 vez por semana, por 4 semanas
	• Tratamento de manutenção: após resposta à terapia de indução, os pacientes não tratados previamente podem receber terapia de manutenção com MabThera®, na dose de 375 mg/m² de superfície corporal, 1 vez a cada 2 meses até a progressão da doença ou por período máximo de 2 anos (12 infusões no total). Após resposta à terapia de indução, os pacientes com recaída/refratários podem receber terapia de manutenção com MabThera®, na dose de 375 mg/m² de superfície corporal, 1 vez a cada 3 meses, até a progressão da doença ou por período máximo de 2 anos (8 infusões no total)
	• Linfoma não Hodgkin difuso de grandes células B: o rituximabe deve ser associado ao esquema quimioterápico CHOP (ciclofosfamida, doxorrubicina, prednisona e vincristina). A dose recomendada de MabThera® é de 375 mg/m² de superfície corporal, administrado no dia 1 de cada ciclo da quimioterapia, por 8 ciclos. O componente glicocorticoide (prednisona) do esquema CHOP deve ser administrado no dia 1 antes da administração de MabThera®, e os outros componentes do esquema CHOP devem ser administrados após a administração de MabThera®
	• Leucemia linfoide crônica: profilaxia com hidratação adequada e administração de uricostáticos, iniciando 48 horas antes do início da terapia, é recomendada para pacientes com LLC, para reduzir o risco de síndrome de lise tumoral. Para pacientes com LLC cuja contagem de linfócitos é $> 25 \times 10^9/\ell$, é recomendado administrar prednisona/prednisolona 100 mg IV dentro de 30 min antes de cada infusão de MabThera®, para diminuir a velocidade e a gravidade das reações agudas de infusão e/ou síndrome de liberação de citocinas
	• Artrite reumatoide: pré-medicação com glicocorticoide também deve ser administrada, para diminuir a incidência e a gravidade das reações à infusão. Os pacientes com AR devem receber 100 mg de metilprednisolona IV, 30 minutos antes de cada infusão de MabThera®. Um curso de tratamento com MabThera® consiste em 2 infusões IV de 1.000 mg cada, com 14 dias de intervalo (dia 1 e dia 15). Os pacientes podem receber cursos adicionais de tratamento, com base nos sinais e sintomas da doença

(continua)

Rituximabe (continuação)

Posologia	• Granulomatose com poliangiite (granulomatose de Wegener – GPA) e poliangiite microscópica (PAM): a dose recomendada de MabThera® é de 375 mg/m^2 de superfície corporal, administrada como infusão IV, 1 vez/semana, por 4 semanas. A administração de metilprednisolona 1.000 mg IV por dia, por 1 a 3 dias, em combinação com MabThera®, é recomendada para os sinais/sintomas da vasculite grave, seguida pela administração oral de prednisona 1 mg/kg/dia (não exceder 80 mg/dia e retirada o mais rapidamente possível por necessidade clínica) durante e após o tratamento com MabThera®
	• Recomenda-se profilaxia para pneumonia por *Pneumocistis jirovecii* a pacientes com GPA e PAM, durante e após o tratamento com MabThera®, conforme apropriado
	Formulação SC
	• Linfoma não Hodgkin folicular
	  ○ Terapia de indução: terapia em combinação – MabThera® SC 1.400 mg deve ser administrado no dia 0 ou no dia 1 de cada ciclo de quimioterapia após administração do componente glicocorticoide da quimioterapia, se pertinente. No primeiro ciclo, a dose recomendada de MabThera® (IV), em combinação com qualquer quimioterapia, é 375 mg/m^2 de superfície corporal por infusão. Nos ciclos subsequentes, a dose recomendada é uma injeção subcutânea de MabThera® SC 1.400 mg em dose fixa, em combinação com qualquer quimioterapia, independentemente da área de superfície corporal do paciente
	  ○ Primeiro ciclo de MabThera® (IV) com CVP + 7 ciclos de MabThera® SC 1.400 mg com CVP (21 dias/ciclo)
	  ○ Primeiro ciclo de MabThera® (IV) com MCP + 7 ciclos de MabThera® SC 1.400 mg com MCP (28 dias/ciclo)
	  ○ Primeiro ciclo de MabThera® (IV) com CHOP + 7 ciclos de MabThera® SC 1.400 mg com CHOP (21 dias/ciclo), ou um total de 6 ciclos (primeiro ciclo IV e depois 5 ciclos de SC em associação com CHOP), se uma remissão completa for alcançada após 4 ciclos
	  ○ Primeiro ciclo de MabThera® (IV) com CHVP-interferona + 5 ciclos de MabThera® SC 1.400 mg com CHVP-interferona (21 dias/ciclo)
	• Tratamento de manutenção: após resposta à terapia de indução, os pacientes não tratados previamente podem receber a terapia de manutenção com MabThera® SC 1.400 mg em dose fixa, 1 vez a cada 2 meses até a progressão da doença ou por período máximo de dois anos (12 administrações no total). Após resposta à terapia de indução, os pacientes com recaída/refratários podem receber terapia de manutenção com MabThera® SC 1.400 mg em dose fixa, 1 vez a cada 3 meses, até a progressão da doença ou por período máximo de 2 anos (8 administrações no total)
	• Linfoma não Hodgkin difuso de grandes células B: MabThera® SC 1.400 mg deve ser associado ao esquema quimioterápico CHOP (ciclofosfamida, doxorrubicina, prednisona e vincristina). O primeiro ciclo deve ser com MabThera® (IV). A dose recomendada de MabThera® SC 1.400 mg é uma dose fixa, independentemente da superfície de área corporal (ASC), administrada no dia 1 de cada ciclo, a partir do ciclo 2 da quimioterapia, por 7 ciclos (primeiro ciclo de MabThera® (IV) com CHOP + 7 ciclos de MabThera® SC com CHOP, totalizando 8 ciclos). O componente glicocorticoide (prednisona) do esquema CHOP deve ser administrado por via intravenosa no dia 1 antes da administração de MabThera® SC 1.400 mg. Os outros componentes do esquema CHOP devem ser administrados após a administração de MabThera® SC 1.400 mg

Absorção	• 100% após administração IV
Início da ação	• Variável
Duração da ação	• 6 a 12 meses
Metabolismo	• Incerto: pode sofrer fagocitose e catabolismo no sistema reticuloendotelial
Contraindicação	• Hipersensibilidade a proteínas murinas e a qualquer excipiente
Interações medicamentosas	• Anfotericina B desoxicolato: potencialização de nefrotoxicidade e/ou ototoxicidade • Cisplatina: potencialização de nefrotoxicidade • Certolizumabe: efeitos imunossupressores aditivos, possíveis infecções graves ou potencialmente fatais (evitar associação)
Efeitos adversos	• > 10%: angioedema, hipotensão, astenia, calafrios, tontura, febre, cefaleia, prurido, erupção cutânea, dor abdominal, diarreia, náuseas, vômitos, leucopenia, linfopenia, neutropenia, trombocitopenia, infecção, sudorese noturna
Alerta	• Classe C na gravidez • Cerca de 80% das reações fatais à infusão ocorreram durante a primeira infusão • Há relatos de reações mucocutâneas fatais, inclusive síndrome de Stevens-Johnson, dermatite vesiculobolhosa, necrólise epidérmica tóxica • É importante solicitar marcadores de hepatite antes de iniciar o tratamento porque há também relatos de reativação de infecção pelo vírus da hepatite B, inclusive com morte

Apresentação comercial

- **Mabthera® 100 mg/mℓ (Roche)**, solução para diluição para infusão. Cada frasco com 10 mℓ contém 100 mg de rituximabe, caixa com 2 frascos com 10 mℓ cada. *Administração por via intravenosa. Uso adulto*
- **Mabthera® 500 mg/mℓ (Roche)**, solução para diluição para infusão. Cada frasco com 50 mℓ contém 500 mg de rituximabe, caixa com 1 frasco com 50 mℓ. *Administração por via intravenosa. Uso adulto*
- **Mabthera® SC (Roche)**, cada frasco-ampola com 11,7 mℓ contém 1.400 mg de rituximabe, caixa com 1 frasco-ampola de 15 mℓ. *Via subcutânea. Uso adulto.*

Muromonabe

O muromonabe é um anticorpo monoclonal, de origem murina, específico para o antígeno T3 (ou CD3) dos linfócitos T humanos, atuando como imunossupressor. Sua administração é exclusivamente IV. Trata-se de uma imunoglobulina IgG2a purificada bioquimicamente com uma cadeia pesada de aproximadamente 50.000 dáltons e uma cadeia leve de 25.000 dáltons. Liga-se, especificamente, a uma glicoproteína da superfície do linfócito T cujo peso molecular é de 20.000, essencial para as funções desse tipo de célula.

Em ensaios citolíticos *in vitro*, bloqueia tanto a geração como a função das células efetoras. Ele é um potente mitógeno *in vitro* em soro de vitelo, mas sua mitogenicidade é sensivelmente reduzida no soro humano. Desse modo, bloqueia todas as funções conhecidas dos linfócitos T. *In vivo*, reage com a maioria dos linfócitos T periféricos e com os linfócitos T em tecidos do organismo, mas não reage com outras células hematopoéticas nem com outros tecidos do organismo. Em todos os pacientes estudados, foi constatada diminuição rápida e simultânea do número de linfócitos T circulantes CD3-positivos, CD4-positivos e CD8-positivos minutos após a sua administração. Entre o segundo e o sétimo dias foi observado aumento do número de linfócitos circulantes CD4-positivos e CD8-positivos nos pacientes, embora não tenham sido detectadas linfócitos CD3-positivos. O achado desses linfócitos CD4 e CD8-positivos não parece afetar a evolução clínica do paciente. Os linfócitos CD3-positivos reaparecem rapidamente e atingem os níveis pré-tratamento 1 semana após término da terapêutica com muromonabe.

Antes de iniciar o tratamento a condição hídrica do paciente deve ser avaliada cuidadosamente. É importante que não haja evidências clínicas de sobrecarga hídrica, hipertensão arterial não controlada ou insuficiência cardíaca descompensada. Deve-se obter uma radiografia do tórax sem sinais de insuficiência cardíaca ou sobrecarga hídrica. Antes do reinício do tratamento também deve ser determinado o título de anticorpos anti-murinos (OKT3 pelo método ELISA).

É indicado para a profilaxia e o tratamento da rejeição celular aguda do órgão transplantado.

O muromonabe bloqueia a função do receptor uma molécula (CD3) de 20.000 dáltons existente na membrana dos linfócitos T humanos, que se admite estar associada, *in vitro*, com a estrutura de reconhecimento antigênico dos linfócitos T, que é essencial para a transdução do respectivo sinal.

É contraindicado para:
- Pacientes com hipersensibilidade ao muromonabe-CD3, a qualquer outro produto de origem murina ou aos excipientes da formulação
- Pacientes com título de anticorpos antimurinos maior ou igual a 1:1.000
- Pacientes com insuficiência cardíaca (descompensada) ou sobrecarga hídrica evidenciada por radiografia de tórax ou por ganho ponderal superior a 3% na semana anterior à administração do muromonabe
- Pacientes com hipertensão arterial não controlada
- Pacientes com história pregressa de convulsões ou predispostos a tais episódios
- Gestantes (ou quando houver suspeita de gravidez) ou lactantes.

Antes e durante o tratamento os resultados dos seguintes exames devem ser monitorados: níveis sanguíneos de ureia e séricos de creatinina (função renal); níveis sanguíneos das transaminases, da fosfatase alcalina e das bilirrubinas (função hepática), hemograma completo; radiografia de tórax (24 h antes do início do tratamento para garantir que não há sinais de insuficiência cardíaca ou sobrecarga hídrica).

IMPORTANTE

Já foi observado que a maioria dos pacientes apresentaram uma síndrome clínica aguda e temporária (síndrome de liberação de citocinas) após a administração das primeiras doses de muromonabe (sobretudo as primeiras 2 ou 3 doses), denominada síndrome de liberação de citocinas (SLC), atribuída à liberação de citocinas pelos linfócitos ou monócitos ativados.

As manifestações clínicas desta síndrome incluem febre alta (até 41,7°C), geralmente em picos), calafrios, cefaleia, tremor, náuseas/vômitos, diarreia, dor abdominal, mal-estar, mialgia, artralgia e fraqueza generalizada.

Menos frequentemente ocorrem reações dermatológicas menores (p. ex., erupções cutâneas, prurido) e um amplo espectro de eventos cardiorrespiratórios e neuropsiquiátricos geralmente graves e ocasionalmente fatais.

Esta síndrome inicia-se geralmente 30 a 60 min após a administração de muromonabe, mas pode ocorrer mais tardiamente, e pode persistir por várias horas. A frequência e a gravidade desta síndrome tendem a diminuir com as sucessivas doses de muromonabe. O aumento da dose ou o reinício do tratamento após uma interrupção podem resultar no reaparecimento dessa síndrome.

Apresentação comercial

O medicamento não é comercializado atualmente e não há previsão de quando voltará a ser comercializado no Brasil.

Inibidores do fator de necrose tumoral

Infliximabe, etanercepte, e adalimumabe são semelhantes porque fazem parte dos inibidores do TNF. Esses agentes são efetivos em mais de 70% dos pacientes que não responderam ao metotrexato. Reduzem a inflamação articular e interrompem a evolução da artrite reumatoide ao bloquear o sistema imune. Além disso, os inibidores do TNF também aliviam a fadiga que costuma acometer os pacientes com AR.

Infliximabe

Trata-se de um agente antirreumático controlador da doença (ARCD). Foi o segundo inibidor do TNF aprovado pela FDA em 1999.

O infliximabe é um anticorpo monoclonal quimérico humano-murino que neutraliza a atividade biológica do TNF ao se ligar com alta afinidade a formas solúveis e transmembrana do TNF-α e inibe a ligação deste a esses receptores. Não neutraliza o TNF-β (agora denominado linfotoxina alfa), uma citocina relacionada que utiliza os mesmos receptores que o TNF-α. As atividades biológicas atribuídas ao TNF-α incluem indução de citocinas pró-inflamatórias tais como as interleucinas 1 (IL-1) e 6 (IL-6), aumento da migração de leucócitos graças ao aumento da permeabilidade da camada endotelial e expressão de moléculas de adesão pelas células endoteliais e leucócitos, ativação da atividade funcional de neutrófilos e eosinófilos, indução de reagentes de fase aguda e outras proteínas hepáticas, assim como enzimas de degradação de tecidos produzidas por sinoviócitos e/ou condrócitos. As células que expressam o TNF-α transmembrana ligado pelo infliximabe podem ser lisadas *in vitro* ou *in vivo*. Foram encontradas concentrações elevadas de TNF-α nos tecidos e líquidos envolvidos de pacientes com doença de Crohn, colite ulcerativa, artrite reumatoide, espondilite anquilosante, artrite psoriásica e psoríase em placa. Na artrite reumatoide, o tratamento com infliximabe reduziu a infiltração de células inflamatórias em áreas inflamadas da articulação, bem como a expressão de moléculas mediadoras da adesão celular (E-selectina, molécula de adesão intercelular tipo 1 [ICAM-1] e molécula de adesão celular vascular do tipo 1 [VCAM-1]), quimiotaxia (IL-8 e proteína quimiotática de monócitos [MCP-1]) e degradação tecidual (matriz de metaloproteinase [MMP] 1 e 3). Depois do tratamento com infliximabe, os pacientes com artrite ou doença de Crohn apresentaram níveis reduzidos de IL-6 sérica e proteína C reativa, em comparação ao período basal. Os linfócitos do sangue periférico não apresentaram redução significativa no número ou nas respostas proliferativas à estimulação mitogênica *in vitro*, quando comparados as células de pacientes não tratados. Na artrite psoriásica, o tratamento com infliximabe resultou na redução do número de linfócitos T e vasos sanguíneos na sinóvia e pele psoriásica, assim como redução de macrófagos na sinóvia.

Indicação	• Artrite reumatoide: redução de sinais e sintomas, prevenção de lesão articular estrutural (erosões e redução do espaço articular) e melhora da função física nos pacientes com artrite reumatoide ativa já tratados com metotrexato (artrite reumatoide estabelecida) e com doença ativa ainda não tratados com metotrexato (artrite reumatoide inicial) • Espondilite anquilosante: redução de sinais e sintomas e melhora da função física • Artrite psoriásica: tratamento da artrite psoriásica ativa e progressiva em adultos, que tiveram resposta inadequada aos AARMD. Deve ser administrado em associação com MTX ou em monoterapia em paciente que apresentaram intolerância ao MTX ou quando o MTX é contraindicado. Além disso, há melhora da função física e redução da psoríase medida por PASI (um indicador que combina a avaliação do sintoma e a área do corpo) em pacientes com artrite psoriásica ativa • Psoríase em placa: redução de sinais e sintomas e melhora da qualidade de vida de adultos com psoríase em placa grave candidatos à terapia sistêmica e de adultos com psoríase em placa moderada quando a fototerapia é inadequada ou imprópria • Doença de Crohn em adultos e crianças: redução de sinais e sintomas, indução e manutenção da remissão clínica, indução da cicatrização da mucosa e melhora da qualidade vida de pacientes com doença de Crohn moderada a grave que apresentaram resposta inadequada às terapias convencionais. A terapia com infliximabe possibilita a redução ou a suspensão do uso de corticosteroides • Doença de Crohn fistulizante: redução do número de fístulas enterocutâneas com drenagem e fístulas retovaginais e manutenção da fístula cicatrizada; e redução de sinais e sintomas e melhora da qualidade de vida dos pacientes com doença de Crohn fistulizante • Colite ou retocolite ulcerativa (adultos e crianças): redução de sinais e sintomas, indução e manutenção da remissão clínica, indução e manutenção da cicatrização da mucosa, melhora da qualidade de vida em adultos, redução ou suspensão do uso de corticosteroides, redução da hospitalização em adultos e redução da realização de colectomia em adultos com colite ou retocolite ativa com resposta inadequada às abordagens terapêuticas convencionais • Redução da realização de colectomia em pacientes adultos com colite ou retocolite ulcerativa moderada ou gravemente ativa, refratária a corticosteroides intravenosos
Mecanismo de ação	• Inibição da atividade biológica do fator de necrose tumoral alfa
Posologia	• Artrite reumatoide: para pacientes não tratados com infliximabe previamente: inicialmente, uma infusão IV de 3 mg/kg, administrada por um período mínimo de 2 h, seguida por infusões adicionais de 3 mg/kg nas semanas 2 e 6 após a primeira infusão e, depois, a cada 8 semanas. Para melhor resposta clínica, deve-se levar em consideração um ajuste de dose de até 10 mg/kg ou a administração de doses de 3 mg/kg a cada 4 semanas. Infliximabe deve ser administrado em combinação com o metotrexato • Espondilite anquilosante: infusão IV de 5 mg/kg, administrada por um período mínimo de 2 h, seguida por infusões adicionais de 5 mg/kg nas semanas 2 e 6 após a primeira infusão e, depois, a cada 6 a 8 semanas • Artrite psoriásica: infusão IV de 5 mg/kg, administrada por um período mínimo de 2 h, seguida por infusões adicionais de 5 mg/kg nas semanas 2 e 6 após a primeira infusão e, depois, a cada 8 semanas. A eficácia e a segurança foram demonstradas em monoterapia ou em combinação com metotrexato • Psoríase em placa: infusão IV de 5 mg/kg, administrada por um período mínimo de 2 h, seguida por infusões adicionais de 5 mg/kg nas semanas 2 e 6 após a primeira infusão e, depois a cada 8 semanas • Doença de Crohn moderada a grave em adultos: para a otimização do controle dos sinais/sintomas a longo prazo, infusões IV no esquema de indução de 5 mg/kg, administrado em dose única por um período mínimo de 2 h, nas semanas 0, 2 e 6 e, depois, em esquema de manutenção de 5 mg/kg a cada 8 semanas. Para pacientes que apresentarem resposta incompleta durante o esquema de manutenção, deve ser considerado o ajuste da dose para até 10 mg/kg. Uma opção é infusão IV inicial de 5 mg/kg, administrada por um período mínimo de 2 h, podendo ser seguida por infusões repetidas de 5 mg/kg, quando houver recorrência dos sinais e sintomas; entretanto, existem dados limitados em relação a intervalos de dose superiores a 16 semanas

(continua)

Infliximabe (*continuação*)

Posologia	• Doença de Crohn em pediatria: infusão IV de 5 mg/kg seguida por infusões adicionais de 5 mg/kg nas semanas 2 e 6 após a 1ª infusão e, depois, a cada 8 semanas. Para os pacientes que tiveram resposta incompleta, deve-se levar em consideração a possibilidade de ajuste da dose para até 10 mg/kg. Infliximabe deve ser administrado concomitantemente com imunomoduladores, incluindo 6-mercaptopurina (6-MP), azatioprina (AZA) ou metotrexato (MTX). Dados disponíveis não sustentam o tratamento com infliximabe em pacientes pediátricos que não responderam dentro das 10 semanas da infusão inicial • Doença de Crohn fistulizante em adultos: infusão IV de 5 mg/kg, administrada por um período mínimo de 2 h, seguida por infusões adicionais de 5 mg/kg administradas nas semanas 2 e 6 após a 1ª infusão para tratamento de fístula(s) na doença de Crohn. Se o paciente não responder após essas três doses, não se deve instituir tratamento adicional com infliximabe. As estratégias para o tratamento continuado são: infusões adicionais de 5 mg/kg a cada 8 semanas ou readministração, se reaparecerem sinais e sintomas da doença, seguida por infusões de 5 mg/kg a cada 8 semanas • Colite ou retocolite ulcerativa em adultos e crianças: infusão IV de 5 mg/kg, administrada por um período mínimo de 2 h, seguida por doses de infusões adicionais de 5 mg/kg nas semanas 2 e 6 após a 1ª infusão e, depois, a cada 8 semanas. Para pacientes adultos que tiverem resposta incompleta ou perda de resposta, deve-se considerar o ajuste da dose para até 10 mg/kg. Readministração para doença de Crohn e artrite reumatoide: se os sinais e sintomas da doença reaparecerem, infliximabe pode ser readministrado nas 16 semanas após a última infusão
Duração da ação	• Em torno de 2 semanas na doença de Crohn
Metabolismo	• Não é metabolizado por enzimas hepáticas CYP
Eliminação	• Mais provavelmente por opsonização pelo SER quando ligado a linfócitos T ou por produção de anticorpos antimurinos
Contraindicação	• Hipersensibilidade conhecida a qualquer componente do produto ou a proteínas murinas • Infecções graves como tuberculose, sepse, abscessos e infecções oportunistas • Insuficiência cardíaca moderada ou grave (NYHA – New York Heart Association – de classe funcional III/IV) • Crianças
Interações medicamentosas	• Tocilizumabe: efeitos imunossupressores aditivos e aumento do risco de infecção (essa associação não é preconizada) • A associação do infliximabe com azatioprina, budenosida, ciclofosfamida, cisplatina, dacarbazina, etanercepte, hidroxiureia, melfalana e zidovudina aumenta o risco de infecções graves e potencialmente fatais • A associação de infliximabe e anakinra não é preconizada por causa da potencialização da neutropenia
Efeitos adversos	• Um dos efeitos adversos mais comuns é o aumento do risco de infecção, inclusive latente como tuberculose (TB) e herpes-vírus simples (HSV) • *Comuns* (1 a 10%): infecções virais (*influenza*, infecções por HSV), reações do tipo doença do soro, cefaleia, tontura/vertigem, rubor, infecção das vias respiratórias superiores e inferiores, dispneia, erupção cutânea, prurido, urticária, ressecamento da pele, fadiga, dor torácica, febre, elevação das transaminases hepáticas
Alerta	• Classe B na gravidez • Não se recomenda a administração concomitante de infliximabe e vacinas • Também se recomenda que vacinas vivas não sejam administradas a recém-nascidos/lactentes expostos *in utero* ao infliximabe (durante pelo menos 6 meses após o nascimento)

Apresentação comercial

■ **Remicade® 100 mg (Janssen-Cilag)**, pó liofilizado para solução. Cada frasco-ampola contém 100 mg de infliximabe para ser reconstituído com 10 mℓ de água para injetáveis em depois, diluído em cloreto de sódio a 0,9% para infusão, embalagem com 1 frasco-ampola de uso único. *Administração por via intravenosa. Uso adulto e pediátrico acima de 6 anos. Contém açúcar.*

Etanercepte

O TNF é uma citocina de ocorrência natural que participa nas respostas inflamatórias e imunes normais. Existem dois tipos diferentes de receptores de TNF (TNFR), uma proteína com 55 kDa (p55) e uma proteína com 75 kDa (p75), que existem na forma natural como moléculas monoméricas nas superfícies celulares e nas formas solúveis. A atividade biológica do TNF depende da ligação com um dos TNFR na superfície das células.

Etanercepte é uma forma dimérica solúvel do receptor p75 de TNF que inibe a ligação do TNF-α e do TNF-β (linfotoxina alfa [LT-α] aos TNFR da superfície celular, tornando o TNF biologicamente inativo.

Etanercepte é uma proteína de fusão do receptor p75 do fator de necrose tumoral humano com o fragmento Fc, produzida por tecnologia de DNA recombinante em um sistema mamífero de expressão em células de ovário de hamster chinês. Trata-se de um dímero de uma proteína quimérica, obtido por engenharia genética pela fusão do domínio de ligação extracelular do receptor 2 do fator de necrose tumoral humano (TNFR2/p75) com o domínio Fc da IgG1 humana. Este componente Fc contém as regiões CH2 e CH3, mas não possui a região CH1 da IgG1. É solúvel em água e seu peso molecular aparente é de 150 quilodáltons.

Esse agente inibe a ligação do TNFα e do TNFβ aos receptores de TNF na superfície celular, tornando o TNF biologicamente inativo e impedindo as respostas celulares mediadas pelo mesmo. O TNF é uma citocina dominante no processo inflamatório da artrite reumatoide. O TNF e a linfotoxina alfa (LTα) também são expressos em pacientes com artrite crônica juvenil. Os níveis de TNF no líquido sinovial de pacientes com artrite reumatoide e artrite crônica juvenil estão elevados. Na psoríase em placas, a infiltração por células inflamatórias, incluindo as células T, resultou em níveis aumentados de TNF nas lesões psoriásicas em comparação aos níveis na pele não envolvida.

É absorvido lentamente do local da administração subcutânea, atingindo concentração máxima aproximadamente 48 h após uma dose única. A biodisponibilidade absoluta é de 76%. É depurado lentamente do organismo. A meia-vida é longa, aproximadamente 76 h.

A solução de etanercepte deve ser administrada imediatamente após a reconstituição. Se não for imediatamente usada, a solução reconstituída deve ser mantida no frasco-ampola sob refrigeração (temperatura entre 2 e 8°C) e usada nas 6 h após a reconstituição. Deve ser administrada por via subcutânea na coxa, no abdome ou no braço. Alternar os locais de administração. A cada nova aplicação, usar um local diferente a, pelo menos, 3 cm do local anterior. **Não** aplicar a injeção em áreas cuja pele esteja sensível, com hematoma, avermelhada ou endurecida.

Visto que não há estudos de incompatibilidade, o etanercepte não deve ser misturado com outros medicamentos.

Não é recomendada a associação de etanercepte e ciclofosfamida nem a associação de etanercepte e anakinra. Existe aumento do risco de infecção grave quando o etanercepte é combinado com abatacepte.

Há relatos de hipoglicemia quando do início da terapia com etanercepte em pacientes usando agentes hipoglicemiantes.

Indicação	• Adultos com artrite reumatoide:
	   ◦ Redução dos sinais e sintomas e inibição da progressão do dano estrutural em pacientes com artrite reumatoide ativa moderada a grave. Etanercepte pode ser iniciado em associação ao metotrexato ou em monoterapia
	   ◦ Tratamento da AR ativa moderada a grave, quando a resposta a um ou mais ARMD se mostrar insatisfatória
	• Adultos com artrite psoriásica: inibição do dano estrutural e na redução de sinais e sintomas de pacientes com artrite psoriásica
	• Adultos com espondilite anquilosante: redução dos sinais e sintomas em pacientes com espondilite anquilosante ativa
	• Adultos com psoríase em placas: tratamento de pacientes adultos (18 anos ou mais) com psoríase crônica em placas moderada a grave que sejam candidatos a terapia sistêmica ou fototerapia
	• Tratamento da artrite crônica juvenil com acometimento poliarticular em menores (com idade entre 4 e 17 anos) que apresentaram resposta insatisfatória a um ou mais agentes modificadores da doença

Mecanismo de ação	• Inibição da ligação do TNF-α e do TNF-β (linfotoxina alfa [LT-α] aos TNFR da superfície celular
Posologia	• Artrite reumatoide: adultos (≥ 18 anos): 50 mg de Enbrel® PFS 1 vez/semana SC • Artrite psoriásica ou espondilite anquilosante: adultos (≥ 18 anos): 50 mg de Enbrel® PFS 1 vez/semana SC. O uso de metotrexato, glicocorticoides, salicilatos, AINEs ou analgésicos pode ser mantido durante o tratamento com Enbrel® PFS em adultos • Psoríase em placas: adultos: 50 mg 1 vez/semana SC
Absorção	• Lenta após injeção SC, com concentrações séricas máximas sendo atingidas cerca de 50 a 70 h
Eliminação	• Urina ou bile (os metabólitos de etanercepte não são bioativos)
Contraindicação	• Alergia conhecida ao etanercepte ou outro componente da formulação • Infecção generalizada ou risco de desenvolvê-la • Infecções ativas graves, inclusive infecções crônicas ou localizadas • Menores de 4 anos de idade
Interações medicamentosas	• Abatacepte: sinergismo farmacodinâmico; elevada probabilidade de interações potencialmente fatais e aumento do risco de infecção • Adalimumabe: efeitos imunossupressores aditivos; aumento do risco de infecção grave ou potencialmente fatal • Azatioprina: efeitos imunossupressores aditivos; aumento do risco de infecção grave ou potencialmente fatal • Certolizumabe pegol: efeitos imunossupressores aditivos; aumento do risco de infecção grave ou potencialmente fatal • Ciclofosfamida: elevada probabilidade de interação importante ou potencialmente fatal (incidência aumentada de doenças malignas sólidas não cutâneas) • Ciclosporina: efeitos imunossupressores aditivos; aumento do risco de infecção grave ou potencialmente fatal • Everolimo: efeitos imunossupressores aditivos; aumento do risco de infecção grave ou potencialmente fatal • Infliximabe: efeitos imunossupressores aditivos; aumento do risco de infecção grave ou potencialmente fatal • Leflunomida: efeitos imunossupressores aditivos; aumento do risco de infecção grave ou potencialmente fatal

(continua)

CAPÍTULO 16 | IMUNOMODULADORES   601

Etanercepte (*continuação*)

Interações medicamentosas	• Micofenolato: efeitos imunossupressores aditivos; aumento do risco de infecção grave ou potencialmente fatal • Sirolimo: efeitos imunossupressores aditivos; aumento do risco de infecção grave ou potencialmente fatal • *Uncaria tomentosa* (unha-de-gato): sinergismo farmacodinâmico, possível efeito imunossupressor aditivo • Vacina antipneumocócica 13-valente: antagonismo farmacodinâmico • Vacina antirrábica: antagonismo farmacodinâmico
Efeitos adversos	• *Muito comuns* (> 10% dos pacientes): infecções (incluindo infecções das vias respiratórias superiores, bronquite, cistite, infecções cutâneas) e reações no local da aplicação (incluindo eritema, prurido, dor e edema) • *Comuns* (entre 1 e 10%): reações alérgicas, formação de autoanticorpos, febre, prurido
Alerta	• Classificação como categoria B na gravidez, contudo, não há estudos adequados e bem controlados em gestantes • O tempo médio estimado para início de ação é de 2 semanas, podendo se modificar dependendo da gravidade dos sinais/sintomas • A associação de etanercepte e anakinra não é recomendada

Apresentação comercial

- **Enbrel® 25 mg (Wyeth)**, pó liófilo injetável. Cada frasco-ampola contém 25 mg de etanercepte (excipientes: manitol, açúcar, trometamol), cartucho contendo 4 estojos, unidos 2 a 2. Cada estojo contém 1 frasco-ampola com 25 mg de pó liófilo injetável, 1 seringa preenchida com 1 mℓ de água para injeção (diluente), 1 agulha, 1 adaptador e 2 lenços umedecidos com álcool. *Somente para administração subcutânea. Uso adulto e/ou pediátrico*
- **Enbrel® 50 mg (Wyeth)**, pó liófilo injetável. Cada frasco-ampola contém 50 mg de etanercepte (excipientes: manitol, açúcar, trometamol), cartucho contendo 4 estojos, unidos 2 a 2. Cada estojo contém 1 frasco-ampola com 50 mg de pó liófilo injetável, 1 seringa preenchida com 1 mℓ de água para injeção (diluente), 1 agulha, 1 adaptador e 2 lenços umedecidos com álcool. *Somente para administração subcutânea. Uso adulto e/ou pediátrico*
- **Enbrel® PFS 50 mg (Wyeth)**, cada seringa/caneta preenchida contém 50 mg de etanercepte, cartucho contendo 4 seringas preenchidas em sistema aplicador plástico (caneta preenchida Myclic®) com solução injetável contendo 50 mg de etanercepte e 4 lenços umedecidos com álcool. *Somente para administração subcutânea. Uso adulto e pediátrico acima de 8 anos de idade.*

Abatacepte

Abatacepte, um modulador de coestimulação seletivo, é uma proteína de fusão solúvel que consiste no domínio extracelular do antígeno 4 associado ao linfócito T citotóxico humano (CTLA-4) ligado à porção Fc modificada (região da dobradiça, CH2 e CH3) da imunoglobulina humana G1 (IgG1). O abatacepte é produzido por tecnologia recombinante de DNA em um sistema de expressão de célula de mamífero. O peso molecular aparente do abatacepte é de 92 quilodáltons. Trata-se do primeiro modulador da coestimulação dos linfócitos T a ser aprovado pela FDA para tratamento da artrite reumatoide.

É prescrito para adultos com artrite reumatoide moderada a grave, para crianças e adolescentes a partir de 6 anos de idade com artrite idiopática juvenil/artrite reumatoide juvenil (AIJ/ARJ) poliarticular moderada a grave, que apresentaram resposta inadequada a um ou mais AARMD como MTX ou antagonistas do TNF.

O uso concomitante de abatacepte e inibidores do fator de necrose tumoral (adalimumabe, etanercepte e infliximabe) não é recomendado. Vacinas com bactérias ou vírus vivos ou atenuados não devem ser administradas durante o uso de abatacepte.

Indicação	• Artrite reumatoide no adulto: redução dos sinais e sintomas, indução de resposta clínica principal, inibição da progressão do dano estrutural e melhora da função física em pacientes adultos com artrite reumatoide moderada a grave. Pode ser usado como monoterapia ou em combinação com AARMD, que não sejam antagonistas do TNF • Artrite idiopática juvenil (AIJ)/artrite reumatoide juvenil (ARJ): IV é indicado para redução dos sinais e sintomas em crianças a partir de 6 anos de idade com artrite idiopática juvenil/artrite reumatoide juvenil (AIJ/ARJ) poliarticular de atividade moderada a grave, que apresentaram resposta inadequada a um ou mais AARMD como MTX ou antagonistas do TNF. Pode ser utilizado em monoterapia ou concomitantemente com MTX
Mecanismo de ação	• Modulação de maneira seletiva de um sinal coestimulador exigido para a ativação completa de linfócitos T que expressam CD28. Os linfócitos T são encontrados na sinóvia de pacientes com AR. Os linfócitos T ativados contribuem para a patogênese da AR e de outras doenças autoimunes. A ativação completa dos linfócitos T exige dois sinais fornecidos por células apresentadoras de antígenos: reconhecimento de um antígeno específico por um receptor de célula T (sinal 1) e um segundo sinal coestimulador. Uma via principal de coestimulação envolve a ligação das moléculas de CD80 e CD86 sobre a superfície das células apresentadoras de antígenos ao receptor CD28 sobre os linfócitos T (sinal 2). Abatacepte liga-se especificamente a CD80 e CD86, inibindo seletivamente esta via de coestimulação. Estudos indicam que respostas do linfócito T virgem são mais afetadas pelo abatacepte do que as respostas do linfócito T de memória
Posologia	• Artrite reumatoide: adultos: < 60 kg, 500 mg/dia; 60 a 100 kg, 750 mg; > 100 kg, 1 g • Artrite reumatoide juvenil/artrite idiopática juvenil: crianças com 6 a 17 anos e < 75 kg, 10 mg/kg (não ultrapassar 1.000 mg)
Metabolismo	• Não foram realizados estudos para avaliar o metabolismo em seres humanos
Contraindicação	• Hipersensibilidade conhecida ao abatacepte ou a quaisquer dos componentes da fórmula

(*continua*)

Abatacepte (*continuação*)

Interações medicamentosas	• Bloqueador de fator de necrose tumoral: aumento do risco de infecções graves
Efeitos adversos	• *Muito comuns* (≥ 10%): infecção das vias respiratórias superiores • *Comuns* (≥ 1% e < 10%): infecção das vias respiratórias inferiores (inclusive bronquite). Infecção urinária, infecções por HSV, rinite, leucopenia, cefaleia, conjuntivite, tontura, hipertensão arterial, epigastralgia, diarreia, náuseas, aftas, dor nos membros, astenia, anorexia, elevação das transaminases, distúrbios gastrintestinais e erupções cutâneas • O aumento da incidência de todos os tipos de infecções associado ao uso do abatacepte é explicado por sua supressão da resposta imune • Uma pequena porcentagem de pacientes apresenta anticorpos contra abatacepte
Alerta	• Classe C na gravidez • Não deve ser administrado concomitantemente com antagonistas de TNF. Não se recomenda a administração concomitante com outros tratamentos biológicos para artrite reumatoide como anakinra • A apresentação IV de Orencia® contém maltose que pode resultar em leituras falsas da glicemia em alguns tipos de glicosímetro • O preparo de Orencia® IV deve ser realizado somente por um profissional de saúde

Apresentação comercial

- Orencia® 125 mg (Bristol-Myers Squibb), solução injetável para administração subcutânea. Cada seringa preenchida contém 1 ml de solução contendo 125 mg de abatacepte, em seringas preenchidas com dispositivo UltraSafe Passive® e extensores de apoio. *Administração por via subcutânea. Uso adulto*
- Orencia® 250 mg (Bristol-Myers Squibb), pó liofilizado para solução injetável. Cada frasco-ampola contém 250 mg de abatacepte, embalagem com frasco-ampola de 15 ml para uso único embalado individualmente, com uma seringa descartável sem silicone. *Administração por via intravenosa. Uso adulto e pediátrico a partir de 6 anos*
- Orencia® 125 mg (Bristol-Myers Squibb), pó liofilizado para infusão IV é apresentado em frasco-ampola de uso único embalado individualmente, com uma seringa descartável sem silicone. O produto está disponível em um frasco-ampola de 15 ml que contém 250 mg de abatacepte. *Uso intravenoso. Uso adulto e pediátrico a partir de 6 anos de idade*
- Orencia® 125 mg (Bristol-Myers Squibb), seringa preenchida com dispositivo BD UltraSafe Passive® e extensores de apoio. Orencia® solução injetável para administração subcutânea é apresentado em seringas preenchidas com dispositivo BD UltraSafe Passive® e extensores de apoio, contendo 125 mg de abatacepte em 1 ml. O produto está disponível em embalagem com 4 seringas. *Uso subcutâneo. Uso adulto.*

Belatacepte

Belatacepte é um bloqueador seletivo da coestimulação dos linfócitos T. Trata-se de uma proteína de fusão solúvel que liga o domínio extracelular do antígeno associado ao linfócito T citotóxico humano 4 (CTLA-4) à porção Fc modificada da imunoglobulina G1 humana (IgG1). É produzido por meio de tecnologia de DNA recombinante em células de mamíferos. Difere do abatacepte por apenas 2 aminoácidos. Foi aprovado pela FDA em 15 de junho de 2011.

Indicação	• É usado em adultos para evitar rejeição ao transplante renal em associação com outros agentes imunossupressores, inclusive antagonista do receptor de IL-2, ácido micofenólico e corticosteroides
Mecanismo de ação	• O belatacepte, uma forma modificada de CTLA-4-Ig, se liga aos receptores CD80 e CD86 das células apresentadoras de antígeno, resultando em bloqueio da coestimulação dos linfócitos T

Posologia	• A dose recomendada é baseada no peso corporal do paciente em kg
	• Receptores de transplante renal:
	  ○ Dia do transplante, antes da implantação: 10 mg/kg
	  ○ Dias 5, 14 e 28: 10 mg/kg
	  ○ Fim da semana 8 e semana 12 após o transplante: 10 mg/kg
	  ○ Dose de manutenção
	  ○ A cada 4 semanas (+/- 3 dias), começando no fim da semana 16 após o transplante: 5 mg/kg

Contraindicação	• Não deve ser usado se o paciente não sabe se foi exposto ao vírus Epstein-Barr (EBV) • Hipersensibilidade ao belatacepte ou a qualquer excipiente
Interações medicamentosas	• Adalimumabe: aumento do risco de infecções • Clozapina: indução de neutropenia ou agranulocitose • Fingolimode: aumento do risco de infecções
Efeitos adversos	• Diarreia, anemia, infecção urinária, edema de mãos e pés, obstipação intestinal, hipertensão arterial, febre, leucopenia, redução dos níveis sanguíneos de fosfato
Alerta	• Classe C na gravidez

Apresentação comercial

- **Nulojix® (Bristol-Myers Squibb)**, pó liofilizado para infusão IV. Cada frasco-ampola contém 250 mg de belatacepte, embalagens contendo 1 frasco-ampola acompanhado de 1 seringa descartável sem silicone. *Uso intravenoso. Uso adulto*

- **Nulojix® (Bristol-Myers Squibb)**, pó liofilizado para infusão IV. Cada frasco-ampola contém 250 mg de belatacepte, embalagens contendo 2 frascos-ampola acompanhados de 2 seringas descartáveis sem silicone. *Uso intravenoso. Uso adulto*.

Outros agentes imunomoduladores

Fingolimode

Trata-se de um modulador da esfingosina-1-fosfato indicado e aprovado como terapia modificadora da doença para pacientes com esclerose múltipla recorrente-remitente para reduzir a frequência de reincidências e retardar a evolução da incapacidade.

O fingolimode causa redução temporária da frequência cardíaca e da condução atrioventricular no início do tratamento. O declínio máximo da frequência cardíaca é observado nas primeiras 4 a 5 h após a dose, com 70% do efeito cronotrópico negativo atingido no primeiro dia. A frequência cardíaca retorna progressivamente aos valores basais em 1 mês do tratamento crônico. Respostas autônomas do coração, incluindo a variação diurna da frequência cardíaca e a resposta ao exercício, não são afetadas pelo tratamento com fingolimode. No início do tratamento com fingolimode, ocorre aumento de extrassístoles atriais prematuras, mas não de fibrilação/*flutter* atrial ou arritmias ventriculares ou ectopia. O tratamento com fingolimode não está associado com a redução do débito cardíaco. A redução da frequência cardíaca induzida pelo fingolimode pode ser revertida por atropina, isoprenalina ou salmeterol.

Indicação	• Terapia modificadora da doença para pacientes com esclerose múltipla remitente-recorrente para reduzir a frequência de reincidências e retardar a progressão da incapacidade
Mecanismo de ação	• O fingolimode é metabolizado pela esfingosinaquinase ao metabólito ativo fingolimode fosfato. O fingolimode fosfato se liga em concentrações nanomolares baixas aos receptores esfingosina-1-fosfato (S1 P) 1, 3, e 4 localizados nos linfócitos, e cruza prontamente a barreira hematencefálica para se ligar aos receptores S1 P 1, 3, e 5 localizados nas células neurais no SNC. Agindo como antagonista funcional de S1 PR nos linfócitos, o fingolimode fosfato bloqueia a capacidade dos linfócitos de sair dos linfonodos, causando redistribuição, em vez de depleção dos linfócitos. Essa redistribuição reduz a infiltração de células linfocíticas, incluindo células pró-inflamatórias Th17, patogênicas no SNC, no qual participariam em inflamação e dano de tecido nervoso. Estudos em animais e experimentos *in vitro* indicam que o fingolimode pode também exercer efeitos benéficos na esclerose múltipla graças à interação com receptores S1 P em células neurais. O fingolimode penetra no SNC, tanto em seres humanos como em animais, e comprovadamente reduz a astrogliose, a desmielinização e a perda neuronal. Além disso, o tratamento com fingolimode aumenta os níveis do fator neurotrópico derivado do cérebro (BDNF) no córtex, no hipocampo e no corpo estriado, aumentando a sobrevivência neuronal e melhorando funções motoras
Posologia	• 1 cápsula de 0,5 mg VO 1 vez/dia
Absorção	• A biodisponibilidade absoluta após administração oral é de 93%
Metabolismo	• Hepático
Eliminação	• Aproximadamente 81% da dose é eliminada na urina na forma de metabólitos inativos
Contraindicação	• Conhecida hipersensibilidade ao fingolimode ou a qualquer um dos excipientes • Ocorrência recente (últimos 6 meses) de infarto do miocárdio, AVC, angina instável, ataque isquêmico transitório (AIT), insuficiência cardíaca descompensada necessitando hospitalização, insuficiência cardíaca de classe III/IV • História pregressa ou atual de bloqueio atrioventricular (BAV) de 2º ou 3º grau com Mobitz do tipo II, doença do nó sinusal (exceto o paciente com marca-passo), hipertensão arterial não controlada, apneia do sono grave não tratada • Uso de antiarrítmicos da classe Ia ou da classe III • Intervalo de QT maior ou igual a 500 ms • Insuficiência hepática grave (classe C de Child-Pugh)
Interações medicamentosas	• Zidovudina: aumento do risco de infecções • Salbutamol: aumento do risco de prolongamento do QT e *torsade de pointes* • Atenolol: aumento do risco de bradicardia grave e BAV • Azitromicina: aumento do risco de bradicardia grave e BAV • Carmustina: aumento do risco de infecções
Efeitos adversos	• *Muito comuns* (>10%): infecções por vírus influenza, sinusite, cefaleia, diarreia, dorsalgia, elevação das enzimas hepáticas (ALT, GGT, AST), tosse
Alerta	• Categoria C na gravidez • A vacinação pode ser menos efetiva durante e até 2 meses após interromper o tratamento com fingolimode. O uso de vacinas com vírus vivos atenuados deve ser evitado

Apresentação comercial

- **Gilenya® 0,5 mg (Novartis)**, cada cápsula contém 0,56 mg de fingolimode (equivalente a 0,5 mg de fingolimode), embalagem contendo 28 cápsulas. *Uso oral. Uso adulto.*

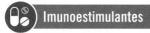
Imunoestimulantes

Ao contrário dos agentes imunossupressores que inibem a resposta imune na rejeição a transplantes e na autoimunidade, alguns agentes foram elaborados para estados de imunodeficiência, câncer e infecção. Esses agentes atuam no sistema imune humoral e/ou celular.

Bacilo de Calmette-Guérin

Trata-se de uma preparação liofilizada proveniente do cultivo da cepa Connaught do bacilo de Calmette-Guérin (BCG) derivada de uma cepa atenuada do *Mycobacterium bovis*. Os bacilos são viáveis após a reconstituição.

O produto e o diluente devem ser armazenados entre 2 e 8°C e protegidos da luz. O produto, tanto liofilizado quanto reconstituído, não pode ser exposto à luz solar direta ou indireta. Minimizar a exposição à luz artificial.

Indicação	É indicado para uso intravesical: • No tratamento e na profilaxia do carcinoma *in situ* primário ou recorrente da bexiga urinária • Para profilaxia pós-ressecção transuretral de estágios primário ou recorrente de tumores papilares Ta e/ou T1 ou qualquer outra combinação, independente de tratamentos intravesicais realizados anteriormente
Mecanismo de ação	• O mecanismo de ação exato não é conhecido, contudo, seus efeitos antitumorais parecem ser dependentes dos linfócitos T. Induz regressão tumoral por meios diretos e indiretos. Promove uma reação granulomatosa aguda e subaguda com infiltração histiocítica e leucocítica no urotélio e na lâmina própria da bexiga urinária. Os efeitos inflamatórios locais são associados com a eliminação ou a redução das lesões cancerosas superficiais da bexiga urinária
Posologia	• O conteúdo liofilizado de 1 frasco é reconstituído com 3 mℓ do diluente. O frasco de BCG reconstituído é diluído em 50 mℓ de solução fisiológica estéril sem conservantes, para um volume total de aplicação de 53 mℓ. A aplicação é realizada pela inserção de um cateter uretral na bexiga em condições assépticas. A bexiga é esvaziada e os 53 mℓ da suspensão são instilados vagarosamente por gravidade. Em seguida o cateter é retirado
Absorção	• Não é absorvido
Metabolismo	• Nenhum
Eliminação	• É eliminado quando o paciente urina
Contraindicação	• Pacientes com ressecção transuretral ou cateterismo traumático da bexiga (com sangramento) recente • Pacientes em tratamento imunossupressor ou imunodeprimidos • Pacientes com tuberculose ativa • Pacientes com evidências atuais ou pregressas de reação sistêmica ao BCG • Pacientes com febre de origem indeterminada • Paciente com infecção urinária bacteriana
Interações medicamentosas	• Antibióticos: reduzem a efetividade do BCG • Imunossupressores, inclusive mielossupressores e radioterapia: comprometem a resposta imune e reduzem a eficácia do BCG
Efeitos adversos	• Anemia, artralgia/mialgia, incontinência urinária, diarreia, leucopenia, dor abdominal, cefaleia
Alerta	• Classe C na gravidez • Não foram realizados estudos de reprodução animal com Immucyst®. Esse agente só deve ser administrado a gestantes em casos de extrema necessidade. A recomendação é que as pacientes não engravidem durante o tratamento • Não se sabe se o Immucyst® passa para o leite materno. É recomendado que a amamentação seja interrompida se a mãe precisar de tratamento com esse agente • A segurança e a efetividade em crianças não foram determinadas

IMPORTANTE

A solução instilada deve ficar retida na bexiga, se possível, por 2 h para depois ser eliminada. Para evitar a transmissão do BCG para outras pessoas, por até 6 h após o tratamento o paciente deve urinar na posição sentada para evitar respingos de urina. A urina eliminada durante esse período deve ser desinfetada com volume igual de água sanitária por 15 min antes de ser descartada.

IMPORTANTE

O tratamento com Immucyst® pode induzir sensibilidade ao PPD e pode interferir em futuras interpretações do teste tuberculínico no diagnóstico de suspeita de infecção por micobactérias. A reatividade ao PPD deve ser determinada antes da administração do Immucyst®.

Apresentação comercial

- **Immucyst (Sanofi-Aventis)**, pó liofilizado para instilação, cartucho com 1 frasco-ampola contendo 81 mg de liofilizado + 1 frasco-ampola contendo 3 mℓ de diluente. O produto reconstituído contém um mínimo de $1,8 \times 10^8$ UFC (unidade formadora de colônia) por dose de 3 mℓ. *Administração apenas por via intravesical. Uso adulto.*

Talidomida

A talidomida é um agente imunomodulador com um espectro de atividade que não é totalmente compreendido. Trata-se de um piperidinilisoindol que inicialmente foi usado como hipnótico não sedativo e foi retirado do mercado por causa de seus efeitos teratogênicos. Voltou a ser usada para vários distúrbios imunológicos e inflamatórios. A talidomida exibe efeitos imunossupressores e antiangiogênicos. Inibe a liberação de TNF-α pelos monócitos e modula a ação de outras citocinas.

Após o tratamento tanto homens como mulheres devem manter a utilização dos métodos contraceptivos durante um período mínimo de 4 semanas após a última dose de talidomida.

A utilização desse medicamento somente poderá ocorrer se o profissional prescritor:
- Constatar que o usuário compreende e é capaz de seguir todas as orientações
- Cadastrar o paciente no programa de usuários de talidomida
- Prestar informações orais e escritas sobre os cuidados do tratamento com o medicamento
- Esclarecer as dúvidas do usuário ou seu responsável legal, e certificar-se de que este esteja ciente do termo de esclarecimento pós-informado
- Certificar-se de que as mulheres em idade fértil não estejam grávidas. Recomenda-se que o resultado negativo do teste (sensibilidade mínima de 50 mUI/mℓ) e a abstinência sexual ocorram nas 24 h que antecedem o início da administração do medicamento
- Fornecer todas as orientações e reter a cópia do termo de responsabilidade confirmando as informações recebidas.

Indicação	• Tratamento da reação hansênica do tipo eritema nodoso ou tipo II. É indicada para manifestações cutâneas moderadas a graves. Não é recomendada como monoterapia da reação hansênica do tipo II se houver neurite moderada a grave • Tratamento da reação hansênica do tipo eritema nodoso ou tipo II recidivante. É indicada como terapia de manutenção para prevenção e supressão das manifestações da reação hansênica do tipo eritema nodoso recidivante • Tratamento da úlcera aftosa associada à imunodeficiência. É indicada para o tratamento de úlceras aftosas em pacientes infectados ou não pelo HIV, que não respondem ao tratamento com colchicina, dapsona e corticosteroides. A infecção causadora da lesão deve ser excluída antes de considerar o tratamento com a talidomida • Tratamento da doença enxerto *versus* hospedeiro
Mecanismo de ação	• É derivado do ácido glutâmico, relacionado quimicamente a glutetimida e clortalidona, que apresenta ação sedativa/hipnótica, anti-inflamatória, moduladora da resposta imune e teratogênica. Foi bem estabelecido que a talidomida não tem função antibacteriana e antimicótica. Assim, a sua utilidade clínica parece dever-se às suas propriedades anti-inflamatória e imunomoduladora
Posologia	*Adultos* • Reação hansênica do tipo nodoso ou tipo II: 100 a 300 mg VO, 1 vez ao dia, ao deitar. Deve ser administrado com água e, no mínimo, 1 h após a refeição da noite • Manifestações cutâneas moderadas a graves da reação hansênica do tipo nodoso (tipo II): até 400 mg VO, em dose única diária, antes de deitar, ou em doses divididas. Deve ser administrada com água, no mínimo, 1 h após a refeição. Recomenda-se que a mesma dose seja mantida até a remissão clínica do quadro reacional. Na neurite moderada a grave associada à reação hansênica do tipo nodoso, o tratamento deve ser iniciado, concomitantemente, com corticosteroides. A dose dos corticosteroides pode ser gradualmente reduzida e descontinuada, quando a neurite melhorar • Supressão da reação hansênica do tipo nodoso ou tipo II recidivante: na prevenção da recorrência do eritema cutâneo, em usuários com história de tratamento de manutenção por tempo prolongado, devem ser mantidas nas doses mínimas necessárias para controlar a reação. A redução gradual da dose de talidomida deve ser realizada a cada 3 a 5 meses, em partes de 50 mg a cada 2 a 4 semanas • Infecção pelo HIV associada com quadro característico de perda significativa de peso (>10%), diarreia e debilidade: 100 a 200 mg VO 1 vez ao dia, ao deitar ou 1 h após a refeição da noite, ou 100 mg VO 2 vezes/dia, com água, no mínimo 1 h após as refeições • Úlceras aftosas: 50 a 200 mg VO ao deitar, 1 h após a refeição da noite, com água, durante 4 semanas. Para alguns pacientes pode ser necessária a manutenção de dose de 50 mg, VO 4 vezes ao dia • Doença enxerto *versus* hospedeiro (DEVH): a dose inicial varia de 800 a 1.600 mg VO, em dose única diária até a obtenção da resposta clínica adequada. A redução de 25% da dose inicial deve ocorrer a cada 2 semanas. Pode-se iniciar com as mesmas doses, fracionadas em 4 administrações diárias, ajustando-as para alcançar o nível de concentração plasmática mínimo de 5 g/mℓ e com terapias de duração de 2 a 700 dias (média de 240 dias) de terapia. Outros estudos demonstraram doses efetivas menores de 600 mg/dia. São necessários mais estudos para estabelecer a dose mínima efetiva da talidomida na DEVH
Absorção	• Absorção lenta pelo tubo GI; a administração concomitante da talidomida com alimentos gordurosos pode aumentar em 6 h o tempo necessário para atingir a concentração plasmática máxima
Interações medicamentosas	• Carbamazepina, griseofulvina, rifabutina, rifampicina, inibidores das proteases como indinavir, nelfinavir, ritonavir ou saquinavir reduzem a efetividade dos contraceptivos. Durante o uso concomitante com tais agentes, recomenda-se abstenção sexual ou a utilização concomitante de outros dois métodos de contracepção eficazes e altamente efetivos • Cloranfenicol, cisplatina, dapsona, didanosina, etambutol, etionamida, hidralazina, isoniazida, lítio, metronidazol, nitrofurantoína, óxido nitroso, fenitoína, estavudina, vincristina, zalcitabina e outros medicamentos associados com neuropatia periférica usados concomitante com a talidomida contribuem para o aparecimento de neuropatia periférica que pode ser irreversível. Os medicamentos associados ao desenvolvimento da neuropatia devem ser utilizados com cautela e o paciente deve ser clinicamente monitorado • Álcool etílico, barbituratos, clorpromazina, antidepressivos, anti-histamínicos, ansiolíticos, relaxantes musculares e outros medicamentos depressores do sistema nervoso central e reserpina administrados concomitantes à talidomida podem aumentar o potente efeito sedativo da talidomida e os efeitos depressores do SNC. A redução da dose da talidomida ou dos outros depressores centrais pode ser necessária

(continua)

Talidomida (*continuação*)

Efeitos adversos	• Reações musculoesqueléticas: neuropatia periférica, dorsalgia (4,2 a 5,6%) e cervicalgia (4,2%), rigidez de nuca (4,2%), artrite, síndrome do túnel do carpo, dores musculares, hipertonia, mialgia, miastenia, fragilidade óssea, distúrbios articulares, contração dos membros superiores e inferiores, tremor intermitente e cãibras musculares. *O tratamento deve ser imediatamente interrompido se for observada neuropatia induzida pela talidomida* • Reações cardiovasculares: arritmia, hipertensão arterial, angina *pectoris*, ICC, hipotensão, bradicardia, fibrilação atrial, isquemia cerebral, AVC, parada cardíaca, síndrome de Raynaud, IAM, palpitação, pericardite, hipotensão postural, síncope, taquicardia, trombose e distúrbios vasculares periféricos • Reações hematológicas e dos órgãos hematopoéticos: neutropenia, leucopenia (16,7 a 25%), anemia (5,6 a 12,5%), linfadenopatia (5,6 a 12,5%), eosinofilia, granulocitopenia, leucemia, elevação do volume corpuscular médio, pancitopenia, petéquias, púrpura, eritroleucemia, linfopenia, anormalidades na série vermelha, trombocitopenia e esplenomegalia • Reações geniturinárias: hematuria (11,1%), oliguria, albuminuria (3,1 a 8,3%), disfunção erétil (2,8 a 8,3%), incontinência urinária, enurese, piuria • Reações dermatológicas: erupção cutânea (moderada a grave, mais frequente em portadores do HIV), ressecamento cutâneo, transpiração (12,5%), acne (3,1 a 11,1%), dermatite fúngica (4,2 a 9,4%), prurido (2,8 a 6,3%), distúrbios ungueais (3,1 a 4,2%), alopecia, erupção maculopapular, erupção eczematosa, dermatite esfoliativa, reação do tipo nodoso, necrose da pele, angioedema, herpes-vírus simples, neoplasia benigna da pele, síndrome de Stevens-Johnson, psoríase, estomatite aftosa, descoloração da pele, seborreia, edema facial, celulite e urticária • Reações centrais: sonolência (36,1 a 37,5%), vertigem (4,2 a 19,4%), parestesia (5,6 a 15,6%), nervosismo (2,8 a 9,4%), insônia (9,4%), agitação psicomotora (9,4%), neuropatia periférica irreversível (8,3%), vertigem (8,3%), tremor (4,2%), amnésia, confusão, euforia, hiperestesia, neuralgia, enxaqueca, dificuldade de manter a orientação do corpo no espaço, ataxia, redução da libido, redução dos reflexos, demência, discinesia, hipoalgesia, hipercinesia, incoordenação motora, meningite, transtornos neurológicos, disestesia, neurite, pensamentos anormais, alteração do humor, depressão e psicose
Alerta	• Classe X na gravidez

IMPORTANTE

Receita segundo talonário C3
A talidomida é teratogênica para seres humanos. Até mesmo uma única dose de 50 mg provoca malformações fetais. É proibido seu uso por mulheres em idade fértil segundo a portaria 354/97 SNVS/MS.

Apresentação comercial

■ **Talidomida® 100 mg (FUNED)**, comprimidos contendo 100 mg de talidomida, cartucho com 30 comprimidos. *Administração por via oral. Uso adulto e crianças com mais de 12 anos.*

IMPORTANTE

A paciente deve abster-se sexualmente ou aderir a dois métodos contraceptivos concomitantemente. Um deles deve ser de alta eficácia (anovulatório oral, anticoncepcional injetável ou implantado por via intradérmica, dispositivo intrauterino [DIU]) e outro eficaz (preservativo masculino, preservativo feminino, diafragma). A prevenção da gravidez deve iniciar-se pelo menos 4 semanas antes do início do tratamento com o medicamento, durante toda a terapia e por mais 4 semanas após a interrupção da administração da talidomida. Os homens que mantêm vida sexual ativa com mulheres em idade fértil devem adotar barreiras para evitar a concepção (uso de preservativos), mesmo que tenham sido submetidos à vasectomia.

Capítulo 17
Vacinas

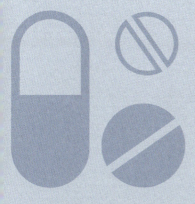

Introdução

Com frequência, as pessoas não se lembram de quão importantes são as vacinas. A gripe espanhola se espalhou por quase todo o planeta (setembro a novembro de 1918) e foi causada por um vírus influenza A do subtipo H1N1. Essa pandemia foi responsável pela morte de mais de 20 milhões de pessoas em todo o planeta (1% da população na época). Em 1957, a gripe asiática causou a morte de 1 milhão de pessoas; a gripe de Hong Kong matou mais de 46.000 pessoas em 1968. Isso sem mencionar as outrora conhecidas viroses comuns da infância – sarampo, caxumba e varicela. O *site* do CDC (Centers for Disease Control and Prevention) é uma fonte valiosa de informações e *hard data* sobre vacinas (Quadro 17.1).

QUADRO 17.1 Linha do tempo das vacinas.

Ano	Vacina	Comentários
1798 (Jenner)	Varíola (vacina viva atenuada)	A única doença humana erradicada pela vacinação (o último caso de varíola no mundo ocorreu em 1977)*
1885 (Louis Pasteur)	Raiva (vacina viva atenuada)	Usada para prevenir a raiva após exposição ao vírus. Atualmente são usadas versões aperfeiçoadas dessa primeira vacina
1896 (Almroth Edward Wright)	Febre tifoide (vacina com microrganismo morto)	Não apresenta alto poder imunogênico e a imunidade é de curta duração, sendo indicada somente em casos específicos para pessoas que vão para zonas de alta endemicidade
1896	Cólera (vacina com microrganismo morto)	**
1897	Peste bubônica (vacina com microrganismo morto)	
1923	Difteria (toxoide)	
1926	Tétano (toxoide)	
1926	Coqueluche (vacina viva atenuada)	
1927	Tuberculose (Bacilo Calmette-Guérin, vacina viva atenuada)	
1935	Febre amarela (vacina viva atenuada)	
1936	*Influenza* (vacina com microrganismo morto)	
1938	Tifo (vacina viva atenuada)	
1955	Pólio (injetável, vírus inativado) (vacina viva atenuada)	
1963	Pólio (oral) (vacina viva atenuada) Sarampo (vacina viva atenuada)	
1967	Caxumba (vacina com vírus vivo atenuado)	
1969	Rubéola (vacina com vírus vivo atenuado)	
1970	Antraz (proteínas secretadas)	
1974	Doença meningocócica (polissacarídios de *Neisseria meningitidis*)	
1977	Doença pneumocócica (polissacarídios de *Streptococcus pneumoniae*)	
1980	Infecção por adenovírus (vacina viva atenuada) Raiva (cultura de células)	
1981	Encefalite por picada de carrapato (vacina com microrganismo morto) Hepatite B (derivada de plasma)	
1985	Infecção por *Haemophilus influenzae* do tipo b (polissacarídio)	
1986	Hepatite B (recombinante de antígeno de superfície)	
1987	Infecção por *Haemophilus influenzae* (conjugada)	
1989	Febre tifoide (*Salmonella* Ty21a)	
1991	Cólera (WC-rBS) (vacina com microrganismo morto)	

(continua)

QUADRO 17.1 Linha do tempo das vacinas. (continuação)

Ano	Vacina	Comentários
1992	Encefalite japonesa (vacina com microrganismo morto) (cérebro de camundongo)	
1993	Cólera (toxina B recombinante)	
1994	Cólera (vacina viva atenuada) Febre tifoide (polissacarídio capsular Vi)	
1995	Varicela (vacina viva atenuada)	Faz parte do Calendário Básico definido pelo PNI desde o segundo semestre de 2013
1996	Coqueluche acelular Hepatite A (vacina com microrganismo morto)	
1998	Doença de Lyme (engenharia genética, proteína OspA)	
1999	Vacina contra infecção por rotavírus (rearranjo gênico) Vacina contra doença meningocócica (conjugado meningocócico) Vacina antigripal para uso intranasal (vírus influenza dos tipos A e B adaptados para crescer a 25°C)	
2000	Doença pneumocócica (conjugado pneumocócico heptavalente)	
2005	Doença meningocócica (conjugados meningocócicos tetravalentes)	
2006	Infecção por rotavírus (vacina viva atenuada e novos rearranjos gênicos) Varicela-zóster (vacina viva atenuada) Papilomavírus humano (recombinante tetravalente)	A vacina para a prevenção do herpes-zóster e suas complicações, licenciada no Brasil desde 2014, contém vírus vivos atenuados, com 14 vezes mais antígenos do que a vacina varicela do mesmo fabricante. É licenciada para pessoas com mais de 50 anos de idade, podendo ser administrada a pessoas que já apresentaram quadro clínico de herpes-zóster (aguardar intervalo mínimo de 6 meses e preferencialmente 1 meses). Não faz parte das vacinas disponibilizadas pelo PNI
2009	Cólera (célula integral) Encefalite japonesa (célula Vero) Papilomavírus humano (recombinação genética)	
2010	Doença pneumocócica (conjugados pneumocócicos 13-valentes)	
2013	Doença meningocócica (engenharia genética)	

*Nos EUA, alguns militares e civis são vacinados contra a varíola por causa do temor de bioterrorismo. A vacina é diferente das anteriores, sendo produzida em culturas de células de macaco-verde africano (*Cercopithecus sabaeus*).
**O Programa Nacional de Imunização (PNI) do Ministério da Saúde não recomenda a vacinação contra a cólera porque as vacinas disponíveis têm baixa eficácia e curta duração de imunidade, contudo, existem exceções: a OMS recomenda a vacina Dukoral® (oral) para pessoas que viajam para regiões com casos de cólera; o PNI não a disponibiliza porque não promove proteção duradoura.

■ Imunidade ativa

Trata-se da estimulação do sistema imune com o propósito de induzir imunidade celular e humoral antígeno-específico. De modo geral, perdura por muitos anos, com frequência por toda a vida.

Um dos modos de adquirir imunidade ativa é sobreviver à infecção por um microrganismo. A persistência da proteção é conhecida como memória imunológica. Outra forma de induzir imunidade ativa é por meio da vacinação.

Muitos fatores influenciam a resposta imune às vacinas, tais como a natureza e a dose do antígeno, a via de administração, a existência de anticorpos maternos e a existência de um adjuvante. Além disso, idade, fatores genéticos, estado nutricional e doenças concomitantes influenciam a resposta às vacinas.

Existem basicamente dois tipos de vacinas – vivas atenuadas e inativadas. As vacinas atenuadas vivas consistem na modificação de um vírus ou bactéria patogênica (vírus selvagens). As vacinas inativadas podem ser constituídas por bactérias ou vírus integrais ou por frações dos mesmos. As vacinas fracionadas consistem em proteína ou polissacarídios. As vacinas de base proteica incluem toxoides e subunidades ou subvírions. As vacinas polissacarídicas conjugadas contêm polissacarídio ligado quimicamente a uma proteína (isso potencializa os efeitos da vacina) (Quadro 17.2).

QUADRO 17.2	Tipos de vacinas.

Com microrganismos vivos, atenuados
Tríplice viral (sarampo, caxumba, rubéola)
Varicela
Influenza (*spray* nasal)
Rotavírus
Herpes-zóster
Febre amarela
Pólio oral
Febre tifoide
BCG

Com microrganismos inativados/mortos
Pólio injetável (IPV)
Hepatite A
Raiva

Toxoides (toxinas inativadas)
Difteria, tétano (parte da DTPa)

Subunidade/conjugada
Hepatite B
Influenza (injetável)
Haemophilus influenzae do tipo b (Hib)
Coqueluche
Pneumocócica
Meningocócica
HPV (papilomavírus humano)

PARA SABER MAIS

Em 1963 Maurice Hilleman, microbiologista norte-americano, criou a vacina contra caxumba a partir de um *swab* coletado da própria filha. Ele elaborou mais de 40 vacinas. Das vacinas do calendário vacinal, ele desenvolveu oito: caxumba, sarampo, hepatite A, hepatite B, varicela, meningite, pneumonia e *Haemophilus influenzae*.

O Quadro 17.3 mostra os termos importantes no que diz respeito às vacinas.

A imunologia lida com mecanismos específicos por meio dos quais os tecidos vivos reagem a material biológico estranho (*non self*) como patógenos invasores. Essas reações resultam no desenvolvimento de imunidade ou resistência.

PARA SABER MAIS

Os termos antígeno e imunógeno costumam ser usados como sinônimos e, para a maioria dos propósitos, a diferença é insignificante. No entanto, esses termos descrevem dois tipos de interação diferente de uma molécula com o sistema imune. Um imunógeno consegue incitar uma resposta do sistema imune de um indivíduo, enquanto um antígeno é uma molécula que consegue se ligar ao produto dessa resposta imune. **Portanto, um imunógeno é necessariamente um antígeno, mas um antígeno não é necessariamente um imunógeno.**

De modo geral, os imunógenos (antígenos) precisam ter duas características:
- Devem ter peso molecular superior a 2.000, por exemplo, proteína, glicoproteína e carboidratos
- Têm de ser totalmente estranhos ao indivíduo.

Um bom exemplo de antígeno consiste nos eritrócitos: eles não induzem a formação de anticorpos, mas reagem com anticorpos contidos em uma transfusão incompatível.

Vale mencionar que uma substância estranha (p. ex., proteína) que não pertença a um microrganismo patogênico pode atuar como antígeno e induzir a produção de anticorpos se for injetada em um hospedeiro.

A resposta imune depende da interação, portanto, da estimulação por um imunógeno, do sistema imune humoral e do sistema imune celular.

QUADRO 17.3	Vacinas I Termos importantes.
Adjuvante	Agentes que aumentam a estimulação do sistema imune ao promover a apresentação do antígeno (p. ex., formulação de depósito) e/ou fornecer sinais coestimuladores (imunomoduladores). Os sais de alumínio são os adjuvantes mais utilizados nas vacinas atuais
Afinidade	A afinidade do anticorpo consiste na tendência de o mesmo se ligar a um epítopo específico na superfície do antígeno.
Avidez	O somatório das afinidades epítopo-específicas por um determinado antígeno
Anticorpos (Ac)	Proteínas da família das imunoglobulinas existentes na superfície dos linfócitos B que são secretadas em resposta a um estímulo. Os Ac neutralizam os antígenos por meio de ligação específica à sua superfície
Antígenos (Ag)	Substâncias que ao serem introduzidas no corpo estimulam a produção de anticorpos. São exemplos: toxinas, bactérias, células sanguíneas estranhas, células de órgãos transplantados
Células apresentadoras de antígenos	Células que capturam antígenos por meio de endocitose ou fagocitose, transformando-os em pequenos peptídios, expondo-os em sua superfície através de MHC e fornecendo sinais coestimuladores que atuam de modo sinérgico para ativar linfócitos T Ag-específicos. São exemplos: linfócitos B, macrófagos e células dendríticas Observação: apenas as células dendríticas conseguem ativar linfócitos T *naïve*
Células dendríticas	Células que constantemente vasculham o espaço em torno delas à procura de patógenos (p. ex., bactérias, vírus) e iniciam as respostas imunes. As células dendríticas imaturas apresentam elevada atividade de endocitose e baixo potencial de ativação de linfócitos T. O contato com um patógeno induz amadurecimento e expressão de determinadas moléculas na superfície celular, aumentando bastante sua capacidade de ativar os linfócitos T

(continua)

QUADRO 17.3	Vacinas I Termos importantes. (*continuação*)
Células dendríticas foliculares	Células encontradas no estroma do baço e dos linfonodos que, após ativação, expressam quimiocinas que atraem linfócitos B e T antígeno-específicos ativados. Fornecem sinais antiapoptóticos para os linfócitos B dos centros germinativos e dão suporte a sua diferenciação em plasmócitos ou linfócitos B de memória
Hapteno (antígeno parcial, antígeno incompleto)	Uma molécula que não consegue isoladamente provocar uma reação imune humoral ou mediada por células, mas consegue se combinar com uma molécula antigênica maior denominada carreadora. Um complexo hapteno-carreador consegue estimular a produção de anticorpos e linfócitos T reativos
Linfócitos B	Linfócitos que se originam na medula óssea, amadurecem nos tecidos linfoides secundários, são ativados no baço/linfonodos quando as imunoglobulinas em sua superfície se ligam a um antígeno e se diferenciam em plasmócitos (secretores de anticorpos) ou linfócitos B de memória
Linfócitos *naïve*	Linfócitos B ou T maduros que ainda não foram expostos a um antígeno. Movem-se livremente no sistema imune e são importantes no desenvolvimento e na manutenção da imunidade
Linfócitos T de memória centrais	Linfócitos T de memória que se deslocam através dos linfonodos, preparados para proliferar e produzir um número elevado de linfócitos efetores em resposta a peptídios microbianos específicos
Proteínas carreadoras	Proteínas usadas como modelo ao qual polissacarídios são quimicamente conjugados para criar vacinas glicoconjugadas. Essas proteínas fornecem epítopos antigênicos para reconhecimento por linfócitos T auxiliares CD4+
Quimiocinas	Uma grande família de citocinas (proteínas solúveis) estruturalmente homólogas responsáveis pela movimentação dos leucócitos, incluindo sua migração para locais de inflamação tecidual a partir do sangue. Também atuam na angiogênese, na hematopoese, no desenvolvimento de linfócitos B e T, na maturação das células dendríticas, na inflamação e na infecção, no crescimento tumoral e nas metástases
Receptores *toll-like* (TLR)	Família de 10 receptores encontrados na superfície de muitas células imunes que reconhecem os patógenos graças a padrões microbianos conservados e ativam a imunidade inata
Rede de frio ou cadeia de frio	Processo de armazenamento, conservação, manipulação, distribuição e transporte dos imunobiológicos para fins de programa de imunização. A meta é manter as condições adequadas de refrigeração, desde o laboratório produtor até o momento em que a vacina é administrada para assegurar que todos os imunobiológicos administrados mantenham suas características iniciais, a fim de conferir imunidade, haja vista que são produtos termolábeis, isto é, deterioram depois de determinado tempo quando expostos a variações de temperaturas inadequadas à sua conservação. O calor acelera a inativação dos componentes imunogênicos. A Rede de Frio é composta basicamente dos seguintes elementos: equipe técnica, equipamentos, instâncias de armazenamento, transporte entre as instâncias, controle de temperatura, financiamento

■ Imunidade humoral

As imunoglobulinas (Igs) são uma categoria de proteínas produzidas pelas células imunes que atuam na defesa contra "invasores". As Igs reconhecem antígenos e se ligam aos mesmos, neutralizando-os. Existem cinco tipos principais: IgA, IgD, IgE, IgM e IgG.

As imunoglobulinas podem se localizar na parte externa das células, nas secreções ou circular livremente no sangue. Cada categoria exibe características específicas, tais como teor de carboidratos, tamanho, velocidade de migração na eletroforese. A IgM, por exemplo, é quase sempre a primeira classe de anticorpos produzidos na maioria das respostas humorais, sendo trocada por IgA, IgE ou IgG na fase inicial da resposta imune.

Já a imunoglobulina G é a classe mais abundante e importante nas reações imunes humorais. IgG tem a capacidade de cruzar a placenta e, assim, fornecer imunidade temporária ao recém-nascido/lactente contra quaisquer imunógenos que a mãe tenha "enfrentado".

A imunoglobulina D, descoberta em 1965, é singular e sua concentração é muito inferior à das IgA, IgM e IgM e IgG, embora superior à da IgE. É encontrada mais frequentemente na superfície dos linfócitos B. Níveis elevados de IgD (> 15,3 mg/dℓ) indicam mieloma múltiplo, gamopatia monoclonal de significado desconhecido, infecção crônica, doença autoimune, hepatite viral aguda e DPOC, enquanto valores baixos sugerem mieloma não IgD, imunodeficiência adquirida ou imunodeficiências hereditárias.

A IgA, por sua vez, é encontrada em secreções como saliva, lágrimas e nas mucosas. Com frequência são a nossa primeira linha de defesa porque a maioria das bactérias, vírus e fungos penetra no corpo através de uma mucosa.

Níveis sanguíneos elevados de IgE são sugestivos de doença atópica (asma exógena, rinite alérgica, eczema atópico) e parasitoses (ascaridíase, *larva migrans* visceral, ancilostomíase, equinocose), enquanto níveis baixos sugerem mieloma não IgE, ataxia-telangiectasia, deficiência hereditária e imunodeficiência hereditária.

Algumas células são muito importantes para a imunidade humoral: linfócitos B, células apresentadoras de antígeno (APC), peptídios imunodominantes (IDP), subconjuntos de linfócitos T e proteínas do MHC (complexo de histocompatibilidade principal) classe II. O Quadro 17.4 mostra o Calendário Nacional de Vacinação da Criança referente ao ano de 2017.

Os Quadros 17.5 e 17.6 mostram os calendários de vacinação de adolescentes e adultos, respectivamente.

QUADRO 17.4 Calendário Nacional de Vacinação da Criança (PNI) – 2017.

Idade	Vacinas	Doses	Doenças evitadas
Ao nascer	BCG – ID (1)	Dose única	Formas graves de tuberculose
	Hepatite B (2)	1ª dose	Hepatite B
2 meses	Pentavalente (DTP/Hib + 2ª dose da hepatite B) (3)	1ª dose	Difteria, tétano, coqueluche, meningite e outras infecções causadas pelo *Haemophilus influenzae* tipo b, hepatite B
	VIP (vacina inativada de poliomielite) (4)	1ª dose	Poliomielite
	VORH (vacina oral de rotavírus humano)	1ª dose	Diarreia por rotavírus
	Pneumocócica decavalente	1ª dose	Doenças invasivas e otite média causadas por *Streptococcus pneumoniae* sorotipos 1, 4, 5, 6B, 7F, 9V, 14, 18C, 19F e 23F
3 meses	Meningocócica C (conjugada)	1ª dose	Doenças invasivas causadas por *Neisseria meningitidis* do sorogrupo C
4 meses	Pentavalente (tetravalente + terceira dose de hepatite B)	2ª dose	Difteria, tétano, coqueluche, hepatite B, meningite e outras infecções causadas pelo *Haemophilus influenzae* tipo b
	VIP (vacina inativada de poliomielite)	2ª dose	Poliomielite
	VORH (vacina oral de rotavírus humano)	2ª dose	Diarreia por rotavírus
5 meses	Meningocócica C (conjugada)	2ª dose	Doenças invasivas causadas por *Neisseria meningitidis* do sorogrupo C
6 meses	Pentavalente (tetravalente + 4ª dose de hepatite B) (3)	3ª dose	Difteria, tétano, coqueluche, hepatite B, meningite e outras infecções causadas pelo *Haemophilus influenzae* tipo b
	VIP (vacina inativada de poliomielite)	3ª dose	Poliomielite
9 meses	Febre amarela	1ª dose	Febre amarela
12 meses	Tríplice viral	1ª dose	Sarampo, caxumba, rubéola
	Vacina pneumocócica 10 (valente)	Reforço	Doenças invasivas e otite média causadas por *Streptococcus pneumoniae* sorotipos 1, 4, 5, 6B, 7F, 9V, 14, 18C, 19F e 23F
	Vacina meningocócica C (conjugada)	Reforço	Doenças invasivas causadas por *Neisseria meningitidis* do sorogrupo C
15 meses	VOP (vacina oral poliomielite)	1º reforço	Poliomielite
	Vacina hepatite A	Dose única (de 15 a 23 meses)	Hepatite A
	DTP (tríplice bacteriana)	1º reforço	Difteria, tétano e coqueluche
	Tetra viral	2ª dose de tríplice viral + varicela	Sarampo, caxumba, rubéola, varicela
4 anos	DTP (tríplice bacteriana)	2º reforço	Difteria, tétano e coqueluche
	VOP (vacina oral poliomielite)	2º reforço	Poliomielite
	Vacina febre amarela	Reforço	Febre amarela
9 a 14 anos (meninas) 12 a 13 anos (meninos)	HPV quadrivalente	2 doses com intervalo de 6 meses entre elas	Infecções pelo papilomavírus humano 6, 11, 16 e 18
	Meningite C conjugada	1 dose (reforço ou dose única)#	1 reforço ou dose única, conforme situação vacinal

(continua)

QUADRO 17.4 Calendário Nacional de Vacinação da Criança (PNI) – 2017. (continuação)

Idade	Vacinas	Doses	Doenças evitadas
Adolescentes, adultos, idosos	Hepatite B		3 doses dependendo da situação vacinal
	Febre amarela		1 dose a cada 10 anos
	Tríplice viral		2 doses até os 29 anos ou 1 dose para pessoas > 30 anos. Idade máxima: 49 anos
	DT		Reforço a cada 10 anos
	dTpa		Gestantes a partir da 20ª semana

(1) BCG ID: deve ser aplicada o mais precocemente possível, de preferência ainda na maternidade, em recém-nascidos (RNs) com peso maior ou igual a 2.000 g. Em caso de suspeita de imunodeficiência ou RNs cujas mães fizeram uso de agentes biológicos durante a gestação, a vacina pode estar contraindicada.
(2) Hepatite B: (a) aplicar a primeira dose nas primeiras 12 horas de vida; (b) o esquema de quatro doses pode ser adotado quando é utilizada uma vacina combinada que inclua a vacina hepatite B, ou seja, a primeira dose ao nascer, com a vacina isolada, e aos 2, 4 e 6 meses de idade com DTPw-HB-Hib ou DTPa-HB-VIP-Hib; (c) se mãe for HBsAg-positiva, administrar vacina nas primeiras 12 horas de vida e HBIG o mais precocemente possível (até 7 dias após o parto).
(3) A vacina pentavalente é composta por toxoides diftérico e tetânico, suspensão celular inativada de Bordetella pertussis, antígeno de superfície do vírus da hepatite B (HBsAg), e oligossacarídios conjugados de Haemophilus influenzae do tipo b.
Vacina meningocócica: o Ministério da Saúde passou também a disponibilizar a vacina meningocócica C conjugada para adolescentes de 12 e 13 anos. A faixa etária também será ampliada, gradativamente, até 2020, quando serão incluídas crianças e adolescentes com 9 até 13 anos. Essa medida foi adotada para proteger os adolescentes que ainda não tinham imunidade e estavam mais suscetíveis a adquirir a doença.
Nota: a vacina antigripal é oferecida uma vez ao ano durante a Campanha Nacional de Vacinação contra Gripe para crianças de 6 meses a 4 anos 11 meses e 29 dias e para crianças a partir de 5 anos de idade portadoras de doenças crônicas ou condições clínicas associadas.
Em relação ao Calendário vacinal de 2017, uma das principais mudanças é a que diz respeito à vacina HPV quadrivalente que, a partir deste ano, passa a ser disponibilizada, em duas doses, para meninos entre 12 e 13 anos. Segundo o Ministério da Saúde, a faixa etária do grupo de abrangência será ampliada gradativamente e, até 2020, irá abranger meninos de 9 até 13 anos. As meninas de 9 a 14 anos de idade que ainda não tiveram a oportunidade de serem vacinadas também podem receber as duas doses. Além disso, a vacina contra HPV será administrada a homens de 14 a 26 anos HIV-positivos, que receberão três doses da vacina. A Vigilância Epidemiológica reforça que os homens, quando imunizados contra a doença, além de deixar de transmitir o HPV durante a relação sexual, estão protegidos contra o câncer de pênis, ânus, verrugas genitais, câncer bucal e de faringe.
A partir de agora, a vacina tríplice viral (sarampo, caxumba e rubéola) passa a ser disponibilizada em 2 doses para pessoas de 12 meses até 29 anos. Já as crianças até 4 anos passarão a receber uma dose da vacina varicela (atenuada). A introdução da segunda dose da vacina tríplice viral para a população de 20 a 29 anos é consequente à situação epidemiológica da caxumba nos últimos anos, que vem apresentando surtos, principalmente em adolescentes e jovens dessa faixa etária.
A vacina adsorvida difteria, tétano e coqueluche (pertússis acelular) do tipo adulto – dTpa passa a ser disponibilizada para as gestantes a partir da 20ª semana de gestação. As mulheres que perderam a oportunidade de serem vacinadas durante a gestação devem receber uma dose de dTpa no puerpério, período que vai até 6 a 8 semanas após o parto. Essa medida visa garantir a proteção do recém-nascido contra a coqueluche, uma vez que os anticorpos são transferidos da mãe para o feto. A transmissão de anticorpos evita que os recém-nascidos e lactentes contraiam a doença até que completem o esquema de vacinação com a vacina pentavalente, o que só ocorre aos seis meses de idade.

QUADRO 17.5 Calendário de vacinação do adolescente.

Idade	Vacina	Doses	Doenças evitadas
11 a 19 anos (na primeira visita ao serviço de saúde) (1)	Hepatite B (2)	1ª dose	Hepatite B
	dT (dupla tipo adulto) (3)	1ª dose	Difteria e tétano
	Febre amarela (4)	Reforço	Febre amarela
	SCR (5)	Dose única	Sarampo, caxumba, rubéola
1 mês após a 1ª dose contra hepatite B	Hepatite B	2ª dose	Hepatite B
6 meses após a 1ª dose contra hepatite B	Hepatite B	3ª dose	Hepatite B
2 meses após a 1ª dose de dT	dT	2ª dose	Difteria, tétano
4 meses após a 1ª dose de dT	dT	3ª dose	Difteria, tétano

(1) Para o adolescente que não tiver comprovação de vacinação anterior, seguir este esquema. Quando ele apresentar documentação com esquema incompleto, completar o esquema já iniciado. (2) No adolescente, a 1ª dose da vacina contra hepatite B deve ser administrada no primeiro contato com o serviço de saúde, o esquema básico corresponde a 3 doses, com intervalo de 30 dias da 1ª para a 2ª e de 180 dias (6 meses) da 1ª para a 3ª dose. (3) No adolescente que já recebeu anteriormente 3 doses ou mais das vacinas DTP, DT ou dT, aplicar uma dose de reforço. São necessárias doses de reforço a cada 10 anos. O intervalo mínimo entre as doses é de 30 dias. Adolescente grávida que esteja com vacina em dia, mas recebeu a última dose há mais de 5 anos, precisa receber uma dose de reforço, administrada no mínimo 20 dias antes da data provável do parto. Em caso de ferimentos graves, a dose de reforço deve ser antecipada para 5 anos após a última dose. (4) No adolescente que resida ou vá viajar para as áreas de risco (Acre, Amazonas, Amapá, Pará, Rondônia, Roraima, Distrito Federal, Goiás, Minas Gerais, Mato Grosso e Mato Grosso do Sul, além de alguns municípios da Bahia, Piauí, São Paulo, Paraná, Santa Catarina e Rio Grande do Sul – consulte a lista destes municípios na secretaria estadual da saúde), é necessário que a vacinação seja feita pelo menos 10 dias antes da viagem, recomendando-se o reforço a cada 10 anos da dose anterior. (5) Todo adolescente deve receber ou ter recebido 2 doses da vacina tríplice viral ou dupla viral, com intervalo mínimo de 1 mês. Aqueles que tiverem comprovadamente no cartão as 2 doses não precisam ser vacinados. Em campanhas com estratégia de vacinação indiscriminada, não considerar doses anteriores.

QUADRO 17.6 Calendário vacinal de adultos (Ministério da Saúde).

Idade	Vacinas	Doses	Doenças evitadas
A partir de 20 anos (1)	dT (dupla tipo adulto) (2)	1ª dose	Difteria, tétano
	Febre amarela (3)	Dose inicial	Febre amarela
	SR (dupla viral) (4)	Dose única	Sarampo, rubéola
2 meses após a 1ª dose de dT	dT	2ª dose	Difteria, tétano
4 meses após a 2ª dose de dT	dT (2)	3ª dose	Difteria, tétano
A cada 10 anos, por toda a vida	dT (2)	Reforço	Difteria, tétano
	Febre amarela	Reforço	Febre amarela
60 anos ou mais	Antigripal (5)	Dose anual	*Influenza* (gripe)
	Pneumocócica (6)	Dose única	Pneumonia causada por pneumococo

(1) A partir dos 20 anos, as pessoas que não tiverem comprovação de vacinação anterior devem seguir esse esquema. (2) Gestantes, não gestantes, homens e idosos que não tiverem comprovação de vacinação anterior, seguir o esquema com 3 doses em intervalos de 2 meses. Quando apresentarem documentação com esquema incompleto, completar o esquema já iniciado. O intervalo mínimo entre as doses é de 30 dias. É necessário fazer dose de reforço da vacina a cada 10 anos. A gestante que esteja com a vacina em dia, mas recebeu a última dose há mais de 5 anos, precisa receber uma dose de reforço, administrada, no mínimo, 20 dias antes da data provável do parto. Em caso de ferimentos graves, a dose de reforço deve ser antecipada para 5 anos após a última dose. (3) Adulto ou idoso que resida ou que for viajar para área endêmica (estados: Amapá, Tocantins, Maranhão, Mato Grosso, Mato Grosso do Sul, Rondônia, Acre, Roraima, Amapá, Pará, Goiás e Distrito Federal), área de transição (alguns municípios dos estados: Piauí, Bahia, Minas Gerais, São Paulo, Paraná, Santa Catarina e Rio Grande do Sul) e área de risco potencial (alguns municípios dos estados: Bahia, Espírito Santo e Minas Gerais). Em viagem para essas áreas, vacinar 10 dias antes da viagem. (4) Mulheres a partir de 20 e até 49 anos de idade e homens a partir de 20 e até 39 anos de idade devem receber 1 dose, caso não apresentem comprovação de dose anterior da vacina tríplice viral ou dupla viral. Em campanhas com estratégia de vacinação indiscriminada, não considerar doses anteriores. (5) A vacina antigripal é oferecida anualmente durante a Campanha Nacional de Vacinação. (6) A vacina pneumocócica é aplicada durante a Campanha Nacional de Vacinação nos indivíduos que convivem em instituições fechadas, tais como casas geriátricas, hospitais, asilos e casas de repouso, com apenas um reforço 5 anos após a dose inicial.

Vacina BCG (Bacilo Calmette-Guérin)

Essa vacina deve ser administrada por via intradérmica o mais cedo possível, de preferência nas primeiras 12 h após o nascimento, ainda na maternidade. Em recém-nascidos de baixo peso, é necessário adiar a vacinação até que tenham 2 kg de peso corporal.

Se as crianças vacinadas na faixa etária preconizada não apresentarem cicatriz vacinal 6 (seis) meses após a aplicação da vacina, **revacinar apenas uma vez.**

Após a aplicação por via intradérmica de BCG, é injetado aproximadamente 0,1 mℓ de vacina contendo pelo menos 200 mil bactérias vivas. As bactérias são principalmente identificadas no local da injeção, mas após alguns minutos ou horas se disseminam para os linfonodos regionais com possível formação de granulomas nas semanas e meses seguintes. Pode ocorrer posterior disseminação por via linfática ou hematogênica para todo o organismo, e granulomas aparecem em todo o sistema reticuloendotelial. As bactérias são fagocitadas por macrófagos e proliferam intra e extracelularmente, favorecendo o desenvolvimento de imunidade mediada por linfócitos T. Não é ainda completamente claro como a bactéria ocasiona este desenvolvimento.

Em poucas pessoas vacinadas, especialmente recém-nascidos com imunodeficiências congênitas, podem ser observadas infecções generalizadas até 5 anos após a vacinação.

Pacientes que no local da aplicação anterior desenvolveram a formação de queloides só deverão ser revacinados com orientação médica.

Aplicar 0,1 mℓ de vacina, por via intradérmica, na altura da inserção inferior do músculo deltoide do braço direito.

A vacina é contraindicada para pacientes com imunodeficiência celular, inclusive usuários de medicamentos imunossupressores, gestantes, recém-nascidos com peso inferior a 2,5 kg.

A vacina BCG é diferente da formulação para instilação (ver Immucyst® da Sanofi-Aventis).

IMPORTANTE

A pápula formada pela injeção intradérmica permanece por 15 a 30 min. Duas ou 3 semanas depois, pode observar-se um nódulo vermelho, cujas dimensões aumentam durante as 2 semanas seguintes. Em alguns casos forma-se um pequeno abscesso que logo se transforma em uma pequena úlcera. Essa úlcera fecha espontaneamente sem tratamento após algumas semanas. A úlcera é eliminada completamente de 3 a 6 meses após a aplicação da vacina, ficando uma pequena cicatriz. Depois de aplicada, a vacina provoca ocasionalmente aumento dos linfonodos axilares que regridem espontaneamente passados alguns meses. Em casos raros, supuração persistente acompanha essa linfadenopatia e pode ser indicada quimioterapia antituberculose. Não se recomenda extirpação cirúrgica. A administração negligente da vacina pode provocar abscessos e cicatrizes maiores.

Apresentação comercial

- **Vacina BCG® (FAP)**, vacina liofilizada, apresentada em ampola âmbar contendo 1 mg, 2 mg e 5 mg de BCG liofilizado, correspondendo a 10, 20 e 50 doses. Cada 0,1 mℓ da vacina BCG intradérmica reconstituída contém 0,1 mg de Bacilo Calmette-Guérin + 0,52 mg de glutamato de sódio + solução fisiológica a 0,9% (qsp). Acompanha a vacina BCG 1 ampola com 1 mℓ, 2 mℓ e 5 mℓ de diluente (solução de cloreto de sódio a 0,9%). *Administração intradérmica. Uso pediátrico e adulto.* Atenção: conservar entre +2°C e +8°C, ao abrigo da luz solar. Não congelar.

Vacina contra hepatite B

Administrar uma dose ao nascer, o mais precocemente possível nas primeiras 24 h, de preferência nas primeiras 12 h ainda na maternidade. Esta dose pode ser administrada até 30 dias após o nascimento. A vacina de hepatite B recombinante é uma vacina não infecciosa de subunidade viral, que consiste no antígeno de superfície do vírus da hepatite B (HbsAg) produzido em células de levedura (*Saccharomyces cerevisiae*). A vacina produzida atualmente não contém DNA detectável de levedura e menos de 1% do conteúdo de proteína provém da levedura. A proteína purificada é tratada com tampão fosfato e, depois, coprecipitada com sulfato de alumínio potássico.

Vale mencionar que a vacina de hepatite B também protege contra a infecção pelo vírus da hepatite D (HDV) porque a hepatite D não ocorre isoladamente.

A vacina recombinante contra hepatite B pode ser administrada com as seguintes vacinas (em locais diferentes): BCG, difteria-tétano-coqueluche, difteria-tétano, poliomielite, sarampo-caxumba-rubéola, *Haemophilus influenzae* do tipo b, hepatite A e HPV recombinante.

Uma reação adversa muito comum (> 10% das pessoas vacinadas) é dor no local da aplicação e as reações comuns (entre 1 e 10% das pessoas vacinadas) incluem exantema eritematoso, enduração, edema, febre, choro anormal, hematoma, dor abdominal, inapetência, diarreia, vômitos, insônia, sonolência.

> **IMPORTANTE**
>
> A vacina recombinante contra hepatite B não deve ser administrada nas nádegas nem por via intradérmica. A vacina recombinante contra hepatite B não deve ser administrada, sob nenhuma circunstância, por via intravascular.

Apresentação comercial

- **Vacina hepatite B recombinante® (Merck Sharp & Dohme)**, suspensão estéril para injeção, 5 mcg de antígeno de superfície do HBV em 0,5 mℓ sem conservante, apresentada em frasco-ampola de dose única contendo 0,5 mℓ; em seringa preenchida de dose única contendo 0,5 mℓ ou em embalagem com cinco seringas preenchidas de dose única contendo 0,5 mℓ cada (sem conservante). Uso adulto e pediátrico. Administração intramuscular. *Pode ser administrada por via subcutânea quando houver risco de hemorragia após injeções IM*
- **Vacina hepatite B recombinante® (Merck Sharp & Dohme)**, suspensão estéril para injeção, 10 mcg de antígeno de superfície do HBV em 1,0 mℓ sem conservante, apresentada em frasco-ampola de dose única contendo 1,0 mℓ; em frasco-ampola multidose contendo 3,0 mℓ (com conservante); em seringa preenchida de dose única contendo 1,0 mℓ ou em embalagem com cinco seringas preenchidas de dose única contendo 1,0 mℓ cada (sem conservante). Uso adulto e pediátrico. Administração intramuscular. *Pode ser administrada por via subcutânea quando houver risco de hemorragia após injeções IM*
- **Vacina hepatite B® (GlaxoSmithKline)**, suspensão injetável, apresentada em 1 frasco-ampola monodose com 20 microgramas de antígeno de superfície do HBV/1,0 mℓ ou 1 frasco-ampola monodose com 10 microgramas de antígeno de superfície do HBV/0,5 mℓ. Uso intramuscular. Uso adulto e pediátrico. *Nenhuma substância de origem animal é utilizada na sua produção*
- **Vacina hepatite B pediátrica® (Sanofi-Aventis)**, suspensão injetável, a dose de 0,5 mℓ contém 10 mcg de antígeno de superfície da hepatite B purificado + 0,25 mg de gel de hidróxido de alumínio (como alumínio) + fosfato de potássio monobásico (q.s.) + fosfato de sódio dibásico (q.s.) + 4,25 mg de cloreto de sódio + água para injeção (q.s.p. 0,5 mℓ); cartucho contendo 1 frasco-ampola com 1 dose de 0,5 mℓ; cartucho contendo 20 frascos-ampola com 1 dose de 0,5 mℓ; cartucho contendo 50 frascos-ampola com 1 dose de 0,5 mℓ. Administração apenas por via intramuscular. Uso pediátrico
- **Vacina hepatite B adulto® (Sanofi-Aventis)**, suspensão injetável, a dose de 1,0 mℓ contém 20 mcg de antígeno de superfície da hepatite B purificado + 0,5 mg de gel de hidróxido de alumínio (como alumínio) + fosfato de potássio monobásico (q.s) + fosfato de sódio dibásico (q.s.) + 8,5 mg de cloreto de sódio + água para injeção (q.s.p. 1,0 mℓ); cartucho contendo 1 frasco-ampola com 1 dose de 1,0 mℓ; cartucho contendo 20 frascos-ampola com 1 dose de 1,0 mℓ; cartucho contendo 50 frascos-ampola com 1 dose de 1,0 mℓ. Administração apenas por via intramuscular. Uso adulto.

Vacina pentavalente

É empregada na imunização de crianças entre 2 meses e 7 anos de idade contra difteria, tétano, coqueluche, poliomielite e infecções invasivas causadas por *Haemophilus influenzae* do tipo b.

Administrar três doses, aos 2, 4 e 6 meses de idade, com intervalo de 60 dias entre as doses. O intervalo mínimo de 30 dias entre as doses só é utilizado em crianças com mais de 6 meses de idade.

Os componentes diftérico e tetânico, que são obtidos de culturas de *Corynebacterium diphtherial* e *Clostridium tetani*, são destoxificados e purificados. Os componentes da vacina contra coqueluche (pertússis acelular) – toxoide pertússis, hemaglutinina filamentosa, pertactina e aglutinógenos fimbriais 2+3 – são produzidos pela cultura de *Bordetella pertussis*, da qual os componentes são extraídos e purificados. Os componentes toxoide pertússis e hemaglutinina filamentosa são destoxificados.

Os toxoides diftérico e tetânico, assim como os componentes acelulares contra coqueluche, são adsorvidos a fosfato de alumínio. Nenhuma substância de origem humana é usada na produção da vacina.

A vacina poliomielite 1, 2 e 3 (inativada) é uma vacina com poliovírus inativado altamente purificado, produzido por cultura com microcarreadores. O polissacarídio capsular polirribose ribitol fosfato (PRP) purificado de *Haemophilus influenzae* tipo b (Hib) é covalentemente ligado à proteína tetânica, produzindo um haptenocarreador que converte um antígeno independente de linfócitos T em um antígeno dependente de células T. A vacina *Haemophilus influenzae* b (conjugada) induz memória imunológica. As vantagens de um antígeno dependente de linfócitos T sobre um independente de linfócitos T incluem uma resposta de anticorpos antipolissacarídio capsular quantitativamente aumentada em crianças pequenas, predominantemente do isótipo IgG, e a indução de memória imunológica permitindo imunidade de longa duração.

Administrar a vacina por via intramuscular. O local preferido é na parte anterolateral mediana da coxa (músculo vasto lateral) ou no músculo deltoide. Em crianças com mais de 1 ano de idade, o local preferido é o músculo deltoide, uma vez que o uso da parte anterolateral da coxa resulta em relatos frequentes de claudicação devido à dor muscular.

(continua)

Vacina pentavalente (continuação)

O adiamento da administração do componente pertússis desta vacina deve ser considerado se as crianças apresentarem condição neurológica progressiva, em evolução ou instável (incluindo convulsões) porque a administração do componente pertússis pode coincidir com o início de manifestações evidentes dessas condições e confundir a causa. É sensato adiar o início da imunização com a vacina pertússis (acelular) até que novos exames e observações esclareçam o estado neurológico da criança. Além disso, o efeito do tratamento, se houver, pode ser avaliado. A imunização com esta vacina deve ser reinstituída quando a condição estiver resolvida, corrigida ou controlada.

Crianças infectadas pelo HIV, assintomáticas ou sintomáticas, devem ser imunizadas com esta vacina de acordo com o esquema padronizado de vacinação.

Se esta vacina for usada em crianças com doenças malignas, crianças em terapia imunossupressora, incluindo radioterapia, antimetabólitos, agentes alquilantes e citotóxicos, ou crianças imunocomprometidas por qualquer outro motivo (incluindo crianças infectadas pelo HIV, transplantadas, portadoras de doenças autoimunes), a resposta imunológica esperada pode não ser obtida.

Esta vacina pode ser administrada no mesmo dia, mas em locais de aplicação diferentes, com vacina contra sarampo, caxumba e rubéola (atenuada) ou vacina contra hepatite B (recombinante).

As reações mais frequentes na aplicação desta vacina são vermelhidão e sensibilidade no local da aplicação e febre leve. Essas manifestações geralmente ocorrem nas primeiras 24 h após a vacinação e podem persistir por 24 a 48 h. Existe a possibilidade de ocorrência de mais reações locais com as doses de reforço, mas, ainda assim, em menor intensidade do que as vacinas combinadas contra coqueluche de células inteiras.

Apresentação comercial

- **Vacina adsorvida difteria, tétano, pertússis (acelular), hepatite B (recombinante), poliomielite 1, 2, 3 (inativadas) e *Haemophilus influenzae* b (conjugada) (GlaxoSmithKline Brasil Ltda)**, pó liófilo injetável para reconstituição com suspensão injetável, a embalagem contém a vacina liofilizada (1 frasco-ampola monodose (0,5 ml) e suspensão injetável (1 seringa preenchida com 0,5 ml). Após reconstituição, 1 dose (0,5 ml) contém toxoide diftérico (não menos que 30 UI) + toxoide tetânico (não menos que 40 UI) + antígenos da *Bordetella pertussis* (25 mcg de toxoides *pertussis*, 25 mcg de hemaglutinina filamentosa e 8 mcg de pertactina) + 10 mcg de antígeno de superfície da hepatite B + poliovírus inativado (40 unidades de antígeno D do tipo 1 [cepa Mahoney], 8 unidades de antígeno D do tipo 2 [cepa MEF-1], 32 unidades de antígeno D do tipo 3 [cepa Saukett]) +10 mcg de polissacarídio de *Haemophilus influenzae* do tipo b (polirribosil-ribitol-fosfato) conjugado ao toxoide tetânico como proteína carreadora (20 a 40 mcg). Uso intramuscular. Uso pediátrico (a partir de 2 meses).

- **Vacina adsorvida difteria, tétano, pertússis (acelular), *Haemophilus influenzae* b (conjugada e poliomielite 1, 2 e 3 (inativada) (Sanofi-Aventis)**, suspensão injetável, cartucho contendo 1 frasco-ampola com 0,5 ml de suspensão, cada dose de 0,5 ml contém 20 mcg de toxoide pertússis (PT) + 20 mcg de hemaglutinina filamentosa (FHA) + 5 mcg de aglutinógenos fimbriais 2 + 3 (FIM) + 3 mcg de pertactina (PRN) + 15 Lf de toxoide diftérico + 5 Lf de toxoide tetânico + 40 U.D. (unidades de antígeno D) de poliovírus inativados do tipo 1 + 8 U.D. de poliovírus inativados do tipo 2 + 32 U.D. de poliovírus inativados do tipo 3 + 10 mcg de polissacarídio capsular polirribose ribitol fosfato purificado (PRP) de *Haemophilus influenzae* do tipo b covalentemente ligado a 20 mcg de proteína tetânica + 1,5 mg de fosfato de alumínio + 0,6% de 2-fenoxietanol + polisorbato 80 (< 0,1%, por cálculo) + água para injeção (q.s.p. 0,5 ml). Esta vacina pode conter traços de formaldeído, estreptomicina, neomicina e polimixina B e menos de 50 ng de soro albumina de origem bovina. Estes componentes não são usados na formulação final, mas durante as etapas de fabricação dos materiais intermediários. Administração por via intramuscular. Uso pediátrico. Esta vacina é contraindicada a partir dos 7 anos de idade.

Vacina inativada contra poliomielite (VIP)

A poliomielite é uma doença que pode ser causada por 3 diferentes tipos de RNA vírus não encapsulados (poliovírus dos tipos 1, 2 e 3) pertencentes à família Picornaviridae, que não apresentam imunidade cruzada.

A vacina poliomielite 1, 2 e 3 (inativada) consiste em uma suspensão contendo três tipos de poliovírus: tipo 1 (Mahoney), tipo 2 (MEF-1) e tipo 3 (Saukett). Os vírus são cultivados em células VERO, uma linhagem contínua de células de rim de macaco-verde africano, as quais foram adaptadas para cultivo em grande escala por meio da técnica de microcarreadores. Após o crescimento em cultura de células, os vírus são concentrados, purificados e inativados com formaldeído. A utilização da técnica de microcarreadores e os aperfeiçoamentos na purificação, na concentração e na padronização dos poliovírus resultaram em uma vacina mais potente e consistentemente mais imunogênica, que induz uma boa resposta de anticorpos com a administração de poucas doses.

Segundo o Instituto de Tecnologia em Imunobiológicos Bio-Manguinhos, a vacina inativada contra poliomielite (VIP), fruto de um acordo de Bio-Manguinhos com a empresa Sanofi Pasteur, foi introduzida em agosto de 2012, em esquema sequencial com 2 doses de VIP e 2 doses da vacina oral poliomielite (VOP). As doses da VIP visam minimizar o risco, que é raríssimo, de paralisia associada à vacina, e as da VOP, manter a imunidade populacional.

Com relação à VIP, devem ser administradas três doses, aos 2, 4 e 6 meses de idade, com intervalo de 60 dias. Em situação epidemiológica de risco, o intervalo mínimo entre as doses pode ser de 30 dias.

É indicada para pacientes imunocomprometidos ou pessoas que cuidam de imunodeficientes, e indivíduos nos quais a vacina contra poliomielite por via oral é contraindicada. A vacina poliomielite 1, 2 e 3 (inativada) pode ser usada como dose de reforço para pessoas que já foram vacinadas previamente com a vacina por via oral.

É contraindicada quando existe uma das seguintes condições:
- Hipersensibilidade a qualquer componente da vacina, inclusive à neomicina, à estreptomicina e à polimixina B, uma vez que a vacina pode conter traços destes antibióticos
- Reações graves após a administração prévia desta vacina ou de outra vacina que contenha as mesmas substâncias
- Menores de 6 semanas de vida

Observação: a vacinação deve ser postergada em caso de febre ou doença aguda, uma vez que as manifestações da doença podem ser confundidas com eventuais eventos adversos da vacina.

(continua)

Vacina inativada contra poliomielite (VIP) (continuação)

A Nota Informativa nº 149 de 2015/CGPNI/DEVIT/SVS/MS informa as mudanças no Calendário Nacional de Vacinação para o ano de 2016; a terceira dose da vacina contra poliomielite, administrada aos 6 meses, deixa de ser oral e passa a ser injetável. A mudança é uma nova etapa para o uso exclusivo da vacina inativada (injetável) na prevenção contra a paralisia infantil, tendo em vista a proximidade da erradicação mundial da doença. No Brasil, o último caso foi em 1989.

A partir de 2016, a criança recebe as três primeiras doses do esquema – aos 2, 4 e 6 meses de vida – com a VIP, de forma injetável. Já a VOP é administrada como reforço aos 15 meses, 4 anos e anualmente durante a campanha nacional, para crianças de 1 a 4 anos.

Apresentação comercial

- **Vacina poliomielite 1, 2 e 3 (Sanofi em parceria com Bio-Manguinhos)**, cartucho com 10 frascos-ampola contendo 10 doses de 0,5 mℓ. Cada dose de 0,5 mℓ contém: 40 unidades de antígeno UD* de poliovírus inativados do tipo 1 + 8 unidades de antígeno UD* de poliovírus inativados do tipo 2 + 32 unidades de antígeno UD* de poliovírus inativados do tipo 3 (*UD – Unidade de antígeno D de acordo com a OMS ou quantidade antigênica equivalente determinada por método imunoquímico adequado) (excipientes: 2-fenoxietanol, formaldeído, meio Hanks 199, ácido clorídrico ou hidróxido de sódio para ajuste de pH). *Via intramuscular ou via subcutânea. Atenção: pode conter traços indetectáveis de neomicina, estreptomicina e polimixina B, que são utilizados durante a sua produção. Os três tipos de poliovírus são cultivados em células VERO. A dose imunizante está em conformidade com os requisitos de potência das Farmacopeias Europeia e Francesa.*

Vacina oral contra poliomielite (VOP)

O primeiro reforço é administrado aos 15 meses de idade e o segundo reforço aos 4 anos de idade. O esquema vacinal está indicado para crianças com até 4 anos, 11 meses e 29 dias de idade.

Repetir a dose se a criança regurgitar, cuspir ou vomitar.

Indivíduos HIV-positivos assintomáticos podem receber a vacina poliomielite 1, 2 e 3 (atenuada) ou preferencialmente, a vacina poliomielite 1, 2 e 3 (inativada). Nos casos de infecção sintomática pelo HIV, administrar somente a vacina inativada.

O uso simultâneo ou sequencial com as vacinas orais contra rotavírus ainda aguarda estudos definitivos. Até o momento, estudos clínicos realizados e que avaliaram a administração da vacina contra rotavírus e pólio oral com um intervalo mínimo de 2 semanas ou concomitante apontaram para a não interferência na resposta vacinal para ambas as vacinas.

Embora não haja evidências de que poliovírus vivos atenuados tenham efeito adverso sobre o feto, de acordo com princípios gerais, a vacina não deve ser administrada a gestantes, a menos que estejam expostas a um risco definido de infecção por poliovírus selvagens.

Não se recomenda o uso da vacina poliomielite 1, 2 e 3 (atenuada) em crianças abaixo de 6 semanas de idade, uma vez que os anticorpos transmitidos para a criança por via transplacentária podem interferir na resposta imunológica à vacina.

Não se recomenda rotineiramente esta vacina em adultos e idosos. No entanto, se houver necessidade de seu uso, não é provável que a vacina cause problemas ou eventos adversos diferentes dos que ocorrem em outras faixas etárias. Não foram realizados estudos específicos comparando o uso da vacina poliomielite 1, 2 e 3 (atenuada) em idosos e em pacientes mais jovens.

- Esta vacina é contraindicada para pessoas imunodeprimidas (congênita ou adquirida) ou imunodeficientes devido a tratamento com agentes imunossupressores (p. ex., corticosteroides, antimetabólitos) ou radioterapia e em crianças que estejam em contato domiciliar com pessoa imunodeficiente suscetível. Contraindicações: indivíduos com hipersensibilidade sistêmica conhecida a estreptomicina, eritromicina ou a qualquer outro componente da vacina; crianças com história pregressa de evento adverso grave, como paralisia flácida aguda, associada a vacina, após dose anterior de vacina contra poliomielite atenuada.

Raramente ocorrem reações adversas após a administração da vacina poliomielite 1, 2 e 3 (atenuada).

Apresentação comercial

- **Vacina poliomielite 1, 2 e 3 atenuada® (Instituto de tecnologia em imunobiológicos – Biomanguinhos)**, solução oral, cada dose de 0,1 mℓ (2 gotas) contém 1.000.000 CCID50 de poliovírus atenuados do tipo I + 100.000 CCID50 de poliovírus atenuados do tipo II + 600.000 CCID50 de poliovírus atenuados do tipo III; cartucho com 50 bisnagas com aplicador e tampa rosqueável, em plástico maleável de 2,5 mℓ contendo 25 doses. *Administração oral. Uso pediátrico acima de 2 meses de idade.*

Vacina oral contra rotavírus humano (VORH)

A gastrenterite por rotavírus pode causar febre, vômitos e diarreia. Essas manifestações podem levar à desidratação e até mesmo à morte. Trata-se da principal causa de diarreia desidratante grave entre recém-nascidos e crianças pequenas em todo o mundo. Antes de a vacina ser utilizada, o vírus era a causa de cerca de 25 milhões de consultas médicas por ano. Essa doença também era responsável por 2,1 milhões de internações hospitalares, e 352 mil a 592 mil óbitos por ano em todo o mundo.

O rotavírus infecta o intestino delgado, e o quadro clínico geralmente começa com febre e vômitos, seguidos de diarreia, a qual pode ser leve a intensa e geralmente dura de 3 a 9 dias. Vômitos e diarreia intensa (mais de cinco episódios por dia) duram em média 3 a 6 dias. Quase todas as crianças (mais de 95%) são infectadas pelo rotavírus até os 5 anos de idade. Isso também ocorre mesmo quando os padrões de higiene são elevados.

A primeira dose da vacina pode ser administrada a partir de 1 mês e 15 dias até 3 meses e 15 dias. A segunda dose pode ser administrada a partir de 3 meses e 15 dias até 7 meses e 29 dias. Manter intervalo mínimo de 30 dias entre as doses.

Não há restrição ao consumo de alimentos sólidos ou líquidos pelo lactente, inclusive o leite materno, antes ou após a vacinação.

Não repetir a dose se a criança regurgitar, cuspir ou vomitar.

(continua)

Vacina oral contra rotavírus humano (VORH) (continuação)

Pode ser administrada concomitantemente com qualquer das seguintes vacinas monovalentes ou combinadas (inclusive vacinas hexavalentes como DTPa-HBV-IPV/Hib):
- Vacina difteria-tétano-pertússis de célula inteira (DTPw)
- Vacina difteria-tétano-pertússis acelular (DTPa)
- Vacina contra *Haemoplhilus influenzae* do tipo b
- Vacina pólio inativada (IPV, VIP)
- Vacina contra hepatite B
- Vacina pneumocócica
- Vacina meningocócica sorogrupo C.

A proteção contra a infecção natural pelo rotavírus é extremamente sorotipo-específica. Os sorotipos humanos de rotavírus (G1, G2, G3, G4 e P1[8]) foram selecionados para a vacina contra rotavírus pentavalente porque essas cepas causaram quase 90% da doença por rotavírus nos EUA entre 1996 e 1999 e mais de 88% da doença por rotavírus em todo o mundo entre 1973 e 2003. O mecanismo imunológico exato pelo qual a vacina contra rotavírus pentavalente protege contra gastrenterite por rotavírus é desconhecido. Estudos sugerem que uma combinação de fatores é importante na imunidade ao rotavírus, incluindo anticorpos neutralizantes das proteínas G do capsídio externo, IgA sérica e secretória e outras respostas mucosas locais.

A vacina de rotavírus humano vivo atenuado não se destina ao uso por adultos jovens ou mais velhos.

Não deve ser administrada a lactentes com malformação congênita não corrigida (p. ex., divertículo de Meckel) do sistema digestório que predisponha a intussuscepção nem a crianças com conhecida imunodeficiência primária ou secundária, inclusive crianças HIV-positivas.

Categoria C na gravidez.

Apresentação comercial

- **Vacina de rotavírus humano vivo atenuado®** (GlaxoSmithKline), suspensão oral. Cada dose de 1,5 mℓ contém rotavírus humano vivo atenuado (cepa RIX4414) na concentração mínima de 10^6 CCID$_{50}$, apresentada em embalagens contendo 1 ou 10 seringas para administração oral com uma dose de 1,5 mℓ cada. *Administração por via oral. Uso pediátrico*
- **Vacina contra rotavírus, vivo, oral, pentavalente®** (Merck Sharp & Dohme). Cada dose de 2 mℓ contém os seguintes rearranjos de rotavírus humano-bovino: G1, G2, G3, G4 e P1A (genótipo P[8]), aqui denominado como P1[8]. Os níveis mínimos dos rearranjos são os seguintes: G1 2,2 × 10^6 unidades infecciosas, G2 2,8 × 10^6 unidades infecciosas, G3 2,2 × 10^6 unidades infecciosas, G4 2,0 × 10^6 unidades infecciosas e P1[8] 2,3 × 10^6 unidades infecciosas; apresentada em dose única em tubos de plástico preenchidos com 2 mℓ, com tampa de torção e em caixas com uma dose. *Administração por via oral. Uso pediátrico*
- **Rotarix®** (GlaxoSmithKline), suspensão oral. Cada dose de 1,5 mℓ contém rotavírus humano vivo atenuado (cepa RIX4414) na concentração mínima de 10^6,0 CCID$_{50}$, embalagem com uma seringa para administração oral contendo 1 dose. *Uso oral. Uso pediátrico a partir de 6 semanas*.

Vacina pneumocócica 10 valente

As vacinas com polissacarídios capsulares pneumocócicos estão licenciadas no mundo desde 1977 e na lista de vacinas preconizadas pelo Ministério da Saúde existem duas delas: a pneumocócica 23-valente e a pneumocócica 7-valente. Os sorotipos que compõem essas vacinas têm sido considerados de maior relevância epidemiológica na distribuição das doenças pneumocócicas no mundo, fazendo parte da composição das mesmas. Em função da disseminação das cepas resistentes ao pneumococo pela penicilina, as vacinas tornaram-se a principal prevenção contra este microrganismo. Durante décadas a penicilina foi o medicamento preferido para o tratamento das doenças pneumocócicas.

A vacina pneumocócica 10-valente (conjugada) é um conjugado de polissacarídios pneumocócicos, que utiliza a proteína D como principal proteína transportadora. A proteína D é uma proteína de superfície existente em todas as cepas de *Haemophilus influenzae*, inclusive *Haemophilus influenzae* não tipável (NTHi). A vacina contém 10 sorotipos de *Streptococcus pneumoniae* (1, 4, 5, 6B, 7F, 9V, 14, 18C, 19F e 23F).

É administrada com o propósito de induzir imunização ativa de lactentes e crianças de 6 semanas a 23 meses (inclusive) de idade contra doença invasiva e otite média aguda causadas por *Streptococcus pneumoniae* sorotipos 1, 4, 5, 6B, 7F, 9V, 14, 18C, 19F e 23F.

A vacina pneumocócica 10-valente (conjugada) não deve, em nenhuma circunstância, ser administrada por via intravascular ou intradérmica. Não há dados disponíveis sobre a administração subcutânea da vacina pneumocócica 10-valente (conjugada).

Assim como outras vacinas aplicadas por via intramuscular, deve ser administrada com cautela em indivíduos com trombocitopenia ou qualquer outro distúrbio de coagulação, uma vez que pode ocorrer sangramento após a administração por via intramuscular nesses pacientes.

Embora ocorra resposta de anticorpos ao toxoide diftérico, ao toxoide tetânico e à proteína D (existente em todas as cepas de *Haemophilus influenzae*, incluindo *H. influenzae* não tipável), a imunização com a vacina pneumocócica 10-valente (conjugada) não substitui a imunização de rotina com vacinas contra difteria, tétano ou *Haemophilus influenzae* tipo b. As recomendações oficiais para as imunizações contra a difteria, o tétano e o *Haemophilus influenzae* tipo b também devem ser seguidas.

Um esquema de 2 doses em crianças dos 12 a 23 meses de idade com risco elevado para a doença pneumocócica (tais como crianças com drepanocitose, asplenia, infecção pelo HIV, doenças crônicas ou que estejam imunocomprometidas) pode não ser suficiente para conferir uma proteção ótima. Nestas crianças, deve ser administrada uma vacina pneumocócica polissacarídica 23-valente, a partir dos 2 anos de idade, quando recomendado. O intervalo entre a vacina pneumocócica 10-valente (conjugada) e a vacina pneumocócica polissacarídica 23-valente não deve ser inferior a 8 semanas. Não há informações disponíveis que indiquem se a administração da vacina pneumocócica polissacarídica em crianças após a imunização primária com a vacina pneumocócica 10-valente (conjugada) possa originar uma resposta diminuída a doses adicionais de polissacarídios pneumocócicos ou vacina pneumocócica conjugada.

Não estão disponíveis dados de segurança e imunogenicidade em crianças que correm maior risco de contrair infecções pneumocócicas (anemia falciforme, disfunção esplênica congênita e adquirida, infecção pelo HIV, malignidades, síndrome nefrótica).

(continua)

Vacina pneumocócica 10 valente (*continuação*)

Crianças com resposta imune prejudicada, seja devido ao tratamento com imunossupressores, a uma anomalia genética, à infecção pelo HIV, seja por outras causas, podem apresentar resposta de anticorpos reduzida à imunização ativa.

Não há dados sobre o uso dessa vacina em gestantes ou lactantes. Essa vacina não se destina ao uso em adultos jovens ou mais velhos.

A vacina pneumocócica 10-valente (conjugada) pode ser administrada concomitantemente com qualquer uma das seguintes vacinas monovalentes ou combinadas [incluindo DTPa-HBV-IPV/Hib e DTPw-HBV/Hib]:
- Vacina contra difteria-tétano-pertússis acelular (DTPa)
- Vacina contra hepatite B (HBV)
- Vacina inativada contra poliomielite (IPV)
- Vacina contra *Haemophilus influenzae* tipo b (Hib)
- Vacina contra difteria-tétano-pertússis de célula inteira (DTPw)
- Vacina contra sarampo-caxumba-rubéola (tríplice viral SCR, MMR)
- Vacina contra varicela
- Vacina conjugada meningocócica do sorogrupo C (conjugada com CRM197 e TT)
- Vacina oral contra poliomielite (OPV)
- Vacina contra rotavírus.

Vacinas injetáveis diferentes sempre devem ser administradas em locais de injeção diferentes.

Apresentação comercial

- **Vacina pneumocócica 10-valente conjugada® (GlaxoSmithKline)**, suspensão injetável para administração intramuscular, cada dose da vacina (0,5 mℓ) contém 1 mcg PS1 $\cong$ 1,6 mcg PD de conjugado de *Streptococcus pneumoniae* tipo 1 e proteína D de *Haemophilus influenzae* (proporção média PD/PS: 1,6) + 3 mcg PS4 $\cong$ 5,1 mcg PD de conjugado de *Streptococcus pneumoniae* tipo 4 e proteína D de *Haemophilus influenzae* (proporção média PD/PS: 1,7) + 1 mcg PS5 $\cong$ 1,0 mcg PD de conjugado de *Streptococcus pneumoniae* tipo 5 e proteína D de *Haemophilus influenzae* (proporção média PD/PS: 1,0) + 1 mcg PS6B $\cong$ 0,8 mcg PD de conjugado de *Streptococcus pneumoniae* tipo 6B e proteína D de *Haemophilus influenzae* (proporção média PD/PS: 0,8) + 1 mcg PS7F $\cong$ 1,1 mcg PD de conjugado de *Streptococcus pneumoniae* tipo 7F e proteína D de *Haemophilus influenzae* (proporção média PD/PS: 1,1) + 1 mcg PS9V $\cong$ 1,4 mcg PD de conjugado de *Streptococcus pneumoniae* tipo 9V e proteína D de *Haemophilus influenzae* (proporção média PD/PS: 1,4) + 1 mcg PS14 $\cong$ 1,4 mcg PD de conjugado de *Streptococcus pneumoniae* tipo 14 e proteína D de *Haemophilus influenzae* (proporção média PD/PS: 1,4) + 3 mcg PS18C $\cong$ 8 mcg TT de conjugado de *Streptococcus pneumoniae* tipo 18C e toxoide tetânico (proporção média TT/PS: 2,6) + 3 mcg PS19F $\cong$ 5 mcg TD de conjugado de *Streptococcus pneumoniae* tipo 19F e toxoide diftérico (proporção média TD/PS: 1,6) + 1 mcg PS23F $\cong$ 0,6 mcg PD de conjugado de *Streptococcus pneumoniae* tipo 23F e proteína D de *Haemophilus influenzae* (proporção média PD/PS: 0,6). Embalagem contendo 1 seringa preenchida de 0,5 mℓ e 10 frascos-ampola de 0,5 mℓ. Administração por via intramuscular. Uso pediátrico (crianças de 6 semanas a 23 meses de idade, inclusive).

Vacina meningocócica C (conjugada)

A vacina adsorvida meningocócica C (conjugada – CRM197) é indicada para imunização ativa de crianças a partir de 2 meses de idade, adolescentes e adultos para a prevenção da doença invasiva causada por *Neisseria meningitidis* do sorogrupo C.

Não há estudos sobre o uso dessa vacina em gestantes nem durante a lactação.

A vacina adsorvida meningocócica C (conjugada – CRM197) não deve ser misturada com outras vacinas na mesma seringa. Deve-se administrar em locais diferentes, caso duas ou mais vacinas sejam administradas simultaneamente.

Em estudos clínicos, a administração simultânea (em diferentes locais de aplicação) da vacina adsorvida meningocócica C (conjugada – CRM197) com as seguintes vacinas não reduziu a resposta imunológica a qualquer um destes antígenos:
- Vacina poliomielite 1, 2, 3 (atenuada – OPV e inativada – IPV)
- Vacina adsorvida difteria (D) e tétano (T) sozinha ou em combinação com pertússis (acelular – Pa/célula inteira)
- Vacina *Haemophilus influenzae* tipo b conjugada (Hib)
- Vacina hepatite B (HBV) (recombinante) administrada sozinha ou ao mesmo tempo que vacinas combinadas de difteria, tétano, *Haemophilus influenzae* tipo b, poliomielite 1, 2, 3 (inativada) e pertússis acelular
- Vacina sarampo, caxumba e rubéola (SCR)
- Vacina pneumocócica heptavalente conjugada. O efeito da administração concomitante da vacina adsorvida meningocócica C (conjugada – CRM197) com a vacina pneumocócica heptavalente conjugada e a vacina hexavalente (DTPa-HBV-IPV-Hib) na resposta imune foi avaliado em lactentes com idades medianas de aproximadamente 2, 4,5 e 6,5 meses. O potencial de interferência imunológica não foi avaliado em outros esquemas de imunização primária.

A vacina (0,5 mℓ) deve ser aplicada por via intramuscular profunda, preferencialmente na parte anterolateral da coxa de crianças pequenas e no músculo deltoide de crianças mais velhas, adolescentes e adultos. Deve-se assegurar que a vacina não seja aplicada em um vaso sanguíneo.

Recomenda-se, para a administração da vacina, a utilização de uma agulha cujo tamanho deve ser escolhido de acordo com o local de aplicação, idade, espessura da camada subcutânea e a distância entre a pele e as estruturas ósseas subjacentes.

De modo geral, em crianças menores de 2 anos de idade, utilizam-se agulhas que variam entre 16 mm, 20 mm a 25 mm no músculo vasto lateral e, em crianças maiores de 2 anos de idade, adolescentes e adultos, o tamanho da agulha a ser utilizada na região do deltoide pode ser de 16 mm, 20 mm, 25 mm a 30 mm de comprimento. O calibre das agulhas pode variar de 5,5 a 7,0 mm.

Não injetar por via intravenosa, subcutânea ou intradérmica.

As reações adversas muito comuns (≥ 10%) nos primeiros 2 anos de vida são rubor, edema e sensibilidade/dor no local da aplicação; irritabilidade, sonolência e comprometimento do sono; diarreia e anorexia. Em adultos e crianças maiores, as reações muito comuns são mal-estar, cefaleia, mialgia e artralgia.

Apresentação comercial

- **Meningitec® (Wyeth)**, cada 0,5 ml de dose intramuscular é formulada para conter 10 mcg de oligossacarídeo meningocócico do grupo C conjugado a aproximadamente 15 mcg de proteína CRM197 de *Corynebacterium diphtheriae*, cartucho com 1 estojo contendo 1 seringa preenchida com 0,5 ml de suspensão injetável (dose única) e 1 agulha. *Somente uso intramuscular. Uso adulto e pediátrico a partir de 3 meses de idade*
- **Vacina adsorvida meningocócica C® (conjugada – CRM197) (FUNED)**, pó liofilizado injetável, apresentada em embalagens, 1 frasco-ampola contendo uma dose da vacina liofilizada acompanhada de 1 frasco-ampola com 0,8 ml de diluente com hidróxido de alumínio ou 5 frascos-ampola contendo, cada um, uma dose da vacina liofilizada acompanhado de 5 frascos-ampola, cada um com 0,8 ml de diluente com hidróxido de alumínio ou 10 frascos-ampola contendo, cada um, uma dose da vacina liofilizada acompanhado de 10 frascos-ampola, cada um com 0,8 ml de diluente com hidróxido de alumínio. Uma dose (0,5 ml da vacina reconstituída) contém 10 mcg de oligossacarídeo meningocócico C +12,5 a 25,0 mcg de conjugado com proteína CRM197 de *Corynebacterium diphtheriae* adsorvidos em 0,3 mg a 0,4 mg de hidróxido de alumínio. *Administração exclusivamente por via intramuscular. Uso adulto e pediátrico acima de 2 meses de idade*
- **Vacina adsorvida meningocócica C® (conjugada – CRM197) (Novartis)**, pó liofilizado injetável, uma dose (0,5 ml da vacina reconstituída) contém 10 mcg de oligossacarídeo meningocócico C +12,5 a 25,0 mcg de conjugado com proteína CRM197 de *Corynebacterium diphtheriae* adsorvidos em 0,3 mg a 0,4 mg de hidróxido de alumínio. É apresentada em embalagens contendo 1 frasco-ampola contendo uma dose da vacina liofilizada acompanhado de 1 frasco-ampola com 0,8 ml de diluente com hidróxido de alumínio ou 5 frascos-ampola contendo, cada um, uma dose da vacina liofilizada acompanhado de 5 frascos-ampola, cada um com 0,8 ml de diluente com hidróxido de alumínio ou 10 frascos-ampola contendo, cada um, uma dose da vacina liofilizada acompanhado de 10 frascos-ampola, cada um com 0,8 ml de diluente com hidróxido de alumínio. Também há embalagens com 1 frasco-ampola contendo uma dose da vacina liofilizada acompanhado de 1 seringa sem agulha preenchida com 0,6 ml de diluente com hidróxido de alumínio ou 5 frascos-ampola contendo, cada um, 1 dose da vacina liofilizada acompanhado com 5 seringas sem agulha, preenchidas cada uma com 0,6 ml de diluente com hidróxido de alumínio ou 10 frascos-ampola contendo, cada um, 1 dose da vacina liofilizada acompanhado com 10 seringas sem agulha, preenchidas cada uma com 0,6 ml de diluente com hidróxido de alumínio. *Uso adulto e pediátrico (a partir de 2 meses de idade).*

Vacina contra febre amarela

A vacina contra febre amarela (atenuada) é uma vacina atenuada utilizada na prevenção da febre amarela em adultos e crianças a partir de 6 meses de idade.

A febre amarela é uma arbovirose causada por um vírus da família Flaviviridae, do gênero Flavivirus, transmitida ao homem por picada do mosquito *Aedes aegypti* infectado. A forma clássica da doença caracteriza-se por um quadro íctero-hemorrágico, com comprometimento hepático, renal, miocárdico, neurológico e hemorrágico, com elevada letalidade.

O período de incubação, no homem, é cerca de 3 a 6 dias após a picada do *Aedes aegypti*. O paciente infectado é infectante para os mosquitos cerca de 24 a 48 h antes do início dos sinais/sintomas e de 3 a 5 dias após o início da doença. O período de incubação no *Aedes aegypti* (período de incubação extrínseco) dura, em média, de 9 a 14 dias, e este poderá transmitir o vírus da febre amarela por toda a vida, que é cerca de 3 a 4 meses.

A vacina contra febre amarela (atenuada) consiste em um preparado liofilizado termoestável da cepa 17 D-204 do vírus da febre amarela, propagada em embriões de galinha sem patógenos e sem vírus de leucose aviária.

Usada para imunização ativa contra a febre amarela de:
- Residentes, viajantes ou pessoas que se deslocuem por uma zona endêmica
- Viajantes que se dirigem a qualquer país onde for necessário, na entrada, um Certificado Internacional de Vacinação (dependendo do local de procedência)
- Pessoas que manipulam material potencialmente infectado (p. ex., laboratoristas)

Esta vacina deve ser administrada preferencialmente por via subcutânea. A administração por via intramuscular pode ser praticada de acordo com as recomendações oficiais aplicáveis. **Não utilize a vacina por via intravascular.**

A vacina contra febre amarela (atenuada) deve ser aplicada imediatamente após a reconstituição. Deve ser armazenada entre +2°C e +8°C. O frasco não deve ser colocado no congelador nem no *freezer*. Manter o frasco-ampola dentro do cartucho original, protegido da luz.

A vacina contra febre amarela (atenuada) não deve ser administrada por via intramuscular às pessoas que sofrem de distúrbios hematológicos (p. ex., hemofilia, trombocitopenia) ou em uso de anticoagulantes, pois a injeção IM pode causar hematomas no local da aplicação. A administração por via subcutânea deve ser então utilizada.

No caso de administração por via intramuscular, os locais de aplicação recomendados são a região anterolateral da coxa nos lactentes e nas crianças pequenas (6 meses a 2 anos) e no músculo deltoide nas crianças mais velhas e nos adultos.

Por causa do sorbitol, esta vacina não é recomendada em caso de intolerância à frutose.

Nenhum estudo foi conduzido em animais em fase reprodutiva com a vacina contra febre amarela (atenuada) e o risco potencial nos seres humanos é desconhecido. Os dados em um número limitado de gestações não revelaram efeitos indesejáveis sobre a gestação ou sobre a saúde do feto/recém-nascido. Entretanto, a vacina contra febre amarela (atenuada) só deve ser utilizada em gestantes no caso de necessidade absoluta e apenas após a avaliação minuciosa da relação benefício/risco.

Esta vacina não deve ser utilizada durante a amamentação sem orientação médica. Não há dados sobre a excreção do vírus vivo atenuado da febre amarela no leite animal ou humano. Ainda que não haja relatos de transmissão de vírus vacinal das lactantes aos filhos, a vacina contra febre amarela (atenuada) não deve ser administrada a elas, salvo se a vacinação não puder ser evitada.

Eventos adversos graves e potencialmente mortais (inclusive reações sistêmicas e neurológicas persistindo por mais de 48 h, doenças neurotrópicas ou viscerotrópicas associadas à vacinação contra febre amarela) parecem ocorrer com frequências mais elevadas após os 60 anos de idade. Por conseguinte, a vacina só deve ser administrada às pessoas que correm risco elevado de contrair a febre amarela.

A vacina contra febre amarela (atenuada) não deve ser administrada em pessoas imunodeprimidas. Se a imunodepressão for temporária, a vacinação deve ser adiada até que a função imunológica tenha se normalizado. Recomenda-se aos pacientes que tenham recebido corticosteroides por via sistêmica, durante 14 dias ou mais, que adiem a vacinação por no mínimo 1 mês após o término do tratamento.

A vacina contra febre amarela (atenuada) não deve ser misturada com outra vacina ou medicamento na mesma seringa. Quando necessário, pode ser administrada ao mesmo tempo, mas em seringa e local diferentes (preferencialmente, diferentes membros), que a vacina contra hepatite A, vacina contra febre tifoide (polissacarídica) ou a vacina contra sarampo (atenuada).

(continua)

Vacina contra febre amarela (*continuação*)

É contraindicada nas seguintes condições:
- Alergia verdadeira a um dos componentes da vacina, principalmente à ovalbumina e às proteínas de frango
- Reações de hipersensibilidade graves (p. ex., anafilaxia) após uma injeção precedente de uma vacina contra febre amarela (atenuada)
- Imunossupressão, seja congênita, idiopática ou resultante de tratamento sistêmico com corticosteroides (em doses superiores àquelas que são utilizadas por via local ou em inalação) ou agentes citotóxicos, ou devido à radioterapia
- Antecedentes de disfunções do timo (inclusive timoma e timectomia)
- Infecção sintomática pelo HIV
- Infecção assintomática pelo HIV quando ela for acompanhada por deficiência comprovada da função imunológica
- Lactentes com menos de 6 meses de idade
- Doença febril em curso.

Apresentação comercial

- **Vacina febre amarela atenuada® (Novartis)**, pó liofilizado injetável, cada 0,5 mℓ da vacina contém > 1.000 unidades de vírus atenuado da febre amarela (cepa 17 D-204) + meio estabilizante de lactose, sorbitol, cloridrato de L-histidina, L-alanina e solução salina tampão; apresentado em cartucho contendo 1 frasco-ampola com 1 dose liofilizada + 1 seringa preenchida com 0,5 mℓ de diluente (solução de cloreto de sódio a 0,4%) ou cartucho contendo 10 frascos-ampola com 1 dose liofilizada + 10 seringas preenchidas com 0,5 mℓ de diluente ou cartucho contendo 20 frascos-ampola com 1 dose liofilizada + 20 seringas preenchidas com 0,5 mℓ de diluente. *Administração preferencialmente por via subcutânea. Uso pediátrico e adulto.*

Vacina tríplice viral (SCR, MMR)

A vacina SCR (atenuada) é indicada para imunização contra sarampo, caxumba e rubéola, bem como para a prevenção de suas complicações. Essa vacina é indicada para todas as crianças acima de 12 meses de idade.

A vacina contém três diferentes tipos de cepas virais: vírus do sarampo da cepa Schwarz e vírus da caxumba da cepa Urabe AM9, ambos atenuados por meio de múltiplas passagens em cultura de células de embrião de galinha; e, vírus da rubéola da cepa Wistar RA 27/3 M, propagados e atenuados em cultura de células diploides humanas.

O sarampo e a rubéola são doenças virais agudas, altamente contagiosas. O risco de complicações graves do sarampo é maior em crianças pequenas e adultos. Em alguns países em desenvolvimento, o sarampo constitui uma das principais causas de mortalidade infantil.

As complicações do sarampo podem variar desde diarreia, desnutrição e acometimento do sistema respiratório resultando em otites, sinusites ou pneumonias, até alterações do sistema nervoso central, incluindo a encefalite que, em alguns casos, deixa sequelas neurológicas e a pan-encefalite esclerosante subaguda que evolui para a morte.

A proteção contra rubéola é importante, sobretudo no caso de mulheres em idade fértil por causa do risco de a doença poder causar aborto, morte intrauterina ou malformações fetais.

Até mesmo as pessoas que informam exposição anterior ao vírus da rubéola devem ser vacinadas. Como a suspeita e/ou o diagnóstico clínico da infecção pelo vírus da rubéola podem ser confundidos com os de outras viroses exantemáticas, a pessoa só deve ser considerada imunizada contra a doença se houver comprovação de ter recebido a vacina rubéola (atenuada) ou se houver evidências laboratoriais de imunidade.

Assim como o sarampo e a rubéola, a caxumba é uma doença viral epidêmica e caracteriza-se por envolvimento de diferentes tecidos glandulares e vários outros órgãos. A parotidite e o envolvimento de outras glândulas salivares constituem certamente as manifestações mais comuns da caxumba, ocorrendo em dois terços das infecções. A ocorrência de meningite é o segundo resultado mais comum da viremia e pode acontecer na ausência de parotidite. Quando é realizada punção lombar de rotina, cerca de metade das infecções naturais pelo vírus da caxumba apresenta inflamação das meninges. Quando o diagnóstico se baseia somente em evidências clínicas de meningite, 0,5 a 15% dos casos apresentam envolvimento do SNC. Depois da febre e da parotidite, a epidídimo-orquite e a meningoencefalite são as manifestações mais comuns da caxumba. A orquite pode acometer até 38% dos homens infectados pelo vírus da caxumba após a puberdade. Embora o envolvimento testicular possa ser bilateral em até 30% desses indivíduos, raramente ocorre esterilidade.

Outras complicações que provavelmente decorrem da viremia e que demonstram evidências epidemiológicas e laboratoriais suficientes para se relacionarem com a infecção pelo vírus da caxumba incluem: surdez, pancreatite, miocardite, pericardite, artrite, encefalite pós-infecciosa, mastite, nefrite, hepatite, tireoidite e trombocitopenia. Pancreatite, geralmente leve, pode ocorrer em 4% dos casos.

Aproximadamente 30 a 40% dos indivíduos infectados pelos vírus da caxumba não manifestam envolvimento das glândulas salivares nem de outros órgãos.

A ocorrência de caxumba durante o primeiro trimestre de gravidez pode aumentar a taxa de aborto espontâneo.

A atividade imunogênica da vacina tríplice viral inicia-se em torno de 15 dias após a vacinação, quando são detectados anticorpos. O efeito protetor da vacina é obtido em 90 a 100% dos vacinados e permanece por no mínimo 18 anos para o sarampo, 8 anos para a caxumba e 20 anos para a rubéola.

Não foram realizados estudos investigando o efeito da vacina SCR sobre a gravidez, nem em animais nem em humanos. A utilização dessa vacina é contraindicada durante a gestação.

Além disso, recomenda-se que a gravidez seja evitada nos 3 meses seguintes à vacinação. Esta vacina não deve ser utilizada em gestantes sem orientação médica.

Ainda que os componentes da vacina sarampo, caxumba e rubéola (atenuada) possam passar para o leite materno, não há registro de problemas causados nos lactentes pela aplicação da vacina durante a lactação.

A vacina sarampo, caxumba e rubéola (atenuada) deve ser administrada por via subcutânea ou intramuscular. **Não administrar por via intravascular ou intradérmica.**

(continua)

Vacina tríplice viral (SCR, MMR) (continuação)

As contraindicações incluem:
- Hipersensibilidade a qualquer componente da vacina
- Imunodeficiência congênita ou adquirida
- Alergia verdadeira às proteínas do ovo, isto é, história pregressa de reação anafilática após a ingestão de ovo
- Injeção recente de imunoglobulinas
- Gravidez (todavia, a administração da vacina durante uma gestação desconhecida não justifica a interrupção da mesma)
- Doença aguda ou crônica em evolução.

PARA SABER MAIS

A tuberculose pode ser exacerbada por uma infecção natural pelo vírus do sarampo. Porém, não há evidências de que a vacina tríplice viral exacerbe o quadro de tuberculose. Entretanto, a SCR pode resultar em supressão da resposta ao teste tuberculínico, o qual, quando necessário, deve ser realizado antes, simultaneamente ou pelo menos 6 semanas após a administração da vacina.

Apresentação comercial

- **Vacina sarampo, caxumba e rubéola® (GlaxoSmithKline),** pó liofilizado para reconstituição, cada dose de 0,5 mℓ da vacina reconstituída contém não menos do que 10^3 $CCID_{50}$ do vírus do sarampo de cepa Schwarz + não menos do que $10^{3,7}$ $CCID_{50}$ do vírus da caxumba de cepa RIT 4385 + não menos do que 10^3 $CCID_{50}$ do vírus da rubéola de cepa Wistar RA 27/3 (excipientes: aminoácidos, lactose, manitol e sorbitol; resíduo: sulfato de neomicina), apresentada em frasco-ampola de dose única (monodose), com líquido estéril em seringa preenchida ou ampola (0,5 mℓ) ou frasco-ampola de mais de uma dose (multidose), com líquido estéril em ampola (5,0 mℓ). *Uso subcutâneo (também pode ser administrada por via intramuscular). Uso adulto e uso pediátrico*

- **Vacina sarampo, caxumba e rubéola® (Instituto de Tecnologia em Imunobiológicos – Biomanguinhos/FIOCRUZ),** pó liofilizado injetável, cada dose de 0,5 mℓ da vacina reconstituída contém não menos que $10^{3,0}$ $CCID_{50}$ do vírus de sarampo de cepa Schwarz + não menos que $10^{3,7}$ $CCID_{50}$ do vírus da caxumba de cepa RIT 4385 + não menos que $10^{3,0}$ $CCID_{50}$ do vírus da rubéola de cepa Wistar RA 27/3 (excipientes: albumina humana, lactose, sorbitol, manitol e aminoácidos; resíduo: sulfato de neomicina), apresentada em cartucho contendo 10 frascos-ampola da vacina com 10 doses cada e cartucho contendo 10 ampolas de vidro incolor com 5 mℓ de diluente ou cartucho contendo 20 frascos-ampola da vacina com 10 doses cada e cartucho contendo 20 ampolas de vidro incolor com 5 mℓ de diluente. *Uso subcutâneo. Uso adulto e pediátrico*

- **Vacina sarampo, caxumba e rubéola® (atenuada) (Sanofi-Aventis),** pó liofilizado injetável, o pó liofilizado contém no mínimo 1.000 $TCID_{50}$ de vírus hiperatenuados do sarampo, cepa Schwarz + no mínimo 5.000 $TCID_{50}$ de vírus atenuados da caxumba, cepa Urabe AM9 + no mínimo 1.000 $TCID_{50}$ de vírus atenuados da rubéola, cepa Wistar RA 27/3 M + albumina humana (estabilizante) em q.s.p. para liofilização, apresentada em cartucho contendo 1 frasco de uma dose e uma seringa com 0,5 mℓ de diluente ou cartucho contendo 10 frascos de dez doses e cartucho contendo 10 frascos com 5 mℓ de diluente. *Administração por via subcutânea ou intramuscular. Uso adulto e pediátrico*.

Vacina contra hepatite A

Vale mencionar que o PNI não disponibiliza essa vacina para crianças com mais de 2 anos de idade nem para aquelas que já receberam uma dose em clínica particular.

O vírus da hepatite A (HAV) tem um período de incubação que varia de aproximadamente 20 a 50 dias. Embora a evolução seja geralmente benigna e não resulte em hepatite crônica, a infecção pelo HAV ainda é uma importante causa de morbidade e ocasional hepatite fulminante e morte.

O HAV é transmitido mais frequentemente pela via orofecal, ocorrendo infecção em domicílios, centros ambulatoriais, UTI neonatais e hospitais. Surtos de fonte comum causados por alimentos contaminados e suprimentos de água já ocorreram após o consumo de alguns alimentos, como mariscos crus e alimentos não cozidos, preparados por pessoas contaminadas ou contaminados de outra forma antes de serem ingeridos (saladas, sanduíches, framboesas congeladas etc.). A transmissão pelo sangue, embora rara, é possível por meio de transfusão sanguínea, hemoderivados contaminados ou por agulhas compartilhadas com indivíduo contaminado. Transmissão sexual também foi relatada.

Deve-se ter cuidado ao vacinar indivíduos sensíveis ao látex, uma vez que a tampa do frasco contém borracha de látex natural seco que pode causar reações alérgicas.

A resposta imunológica esperada pode não ser obtida se a vacina adsorvida hepatite A (inativada) for administrada a indivíduos com neoplasias malignas, indivíduos sob tratamento imunossupressor ou com alguma forma de imunocomprometimento.

Não foram conduzidos estudos de reprodução animal com a vacina adsorvida hepatite A (inativada), assim como também não se sabe se essa vacina pode afetar a capacidade de reprodução ou causar danos ao feto quando administrada a gestantes. A vacina adsorvida hepatite A (inativada) só deve ser administrada a gestantes se estritamente necessário.

Esta vacina pode ser administrada concomitantemente com imunoglobulina, desde que sejam utilizados locais e seringas diferentes, a indivíduos que necessitem de profilaxia pós-exposição ou proteção imediata e a longo prazo combinadas (p. ex., viagens curtas para áreas endêmicas).

Essa vacina pode ser administrada concomitantemente com vacinas contra febre amarela; febre tifoide; sarampo, caxumba, rubéola e varicela (atenuada); pneumocócica heptavalente (conjugada); poliomielite (oral ou inativada); adsorvida difteria, tétano e pertússis (acelular) e *Haemophilus influenzae* tipo b. As informações sobre o uso concomitante com outras vacinas são limitadas.

Categoria C na gravidez.

Apresentação comercial

- **Vacina adsorvida hepatite A® (inativada) (GlaxoSmithKline Brasil)**, suspensão injetável, cada dose contém 720 U. EL./0,5 mℓ ou 1.440 U. EL./1,0 mℓ de antígenos do vírus da hepatite A (excipientes: hidróxido de alumínio, polissorbato 20, aminoácidos, fosfato dissódico, fosfato monopotássico, cloreto de sódio, cloreto de potássio e água para injeção; resíduo: sulfato de neomicina), embalagem contendo 1 seringa com 0,5 mℓ ou 1,0 mℓ. Administração intramuscular. Uso adulto e pediátrico a partir de 1 ano

- **Vacina adsorvida hepatite A® (inativada) (Merck Sharp & Dohme)**, suspensão injetável estéril, na formulação para crianças e adolescentes cada dose de 0,5 mℓ contém aproximadamente 25 U do antígeno do vírus da hepatite A, apresentada em cartuchos com 1 frasco-ampola ou 10 frascos-ampolas contendo dose de 25 U/0,5 mℓ. Administração intramuscular. Uso pediátrico acima de 12 meses. Não aplicar por via intravascular, intradérmica ou subcutânea

- **Vacina adsorvida hepatite A® (inativada) (Merck Sharp & Dohme)**, suspensão injetável estéril, na formulação para adultos cada dose de 1,0 mℓ contém aproximadamente 50 U do antígeno do vírus da hepatite A, apresentada em cartuchos com 1 frasco-ampola contendo dose de 50 U/1,0 mℓ. Administração intramuscular. Uso pediátrico acima de 12 meses. Não aplicar por via intravascular, intradérmica ou subcutânea

- **Vacina hepatite A® (inativada) (Sanofi-Aventis)**, suspensão injetável, cada dose de 0,5 mℓ da vacina contém 160 U de vírus da hepatite A inativados (cepa GMB, cultivada em células diploides MRC5) + 0,3 mg de hidróxido de alumínio (expresso como alumínio) + 2,5 mcℓ de 2-fenoxietanol +12,5 mcg de formaldeído (contém traços indetermináveis de neomicina), apresentada em cartucho contendo uma seringa de uma dose de 0,5 mℓ ou cartucho contendo 5 seringas de uma dose de 0,5 mℓ ou cartucho contendo 10 seringas de uma dose de 0,5 mℓ ou cartucho contendo 20 seringas de uma dose de 0,5 mℓ. Administração por via intramuscular. Uso adulto e pediátrico acima de 12 meses.

Vacina adsorvida difteria, tétano e pertússis (DTP)

A vacina adsorvida DTP (acelular) é indicada para a imunização de crianças entre 2 meses e 7 anos de idade contra difteria, tétano e coqueluche. Trata-se de uma vacina acelular, contendo cinco antígenos purificados da bactéria *Bordetella pertussis*, combinados com um preparado de toxoides tetânico e diftérico adsorvidos em fosfato de alumínio.

A imunização contra a difteria, o tétano e a coqueluche tem sido associada à significativa redução das taxas de morbidade e mortalidade relacionadas com estas enfermidades.

Crianças em processo de recuperação de uma síndrome semelhante à coqueluche também devem ser vacinadas; a não ser que o diagnóstico seja confirmado por cultura, a imunização com a vacina adsorvida DTP (acelular) deve ser iniciada ou continuada, pois a síndrome pode estar sendo causada por outra espécie de *Bordetella*, por *Chlamydia* ou por algum vírus. As crianças que tiveram a infecção confirmada por cultura não necessitam mais da vacinação contra a coqueluche, devendo continuar sendo imunizadas contra difteria e tétano, de acordo com o calendário normal de vacinação.

A vacina adsorvida DTP (acelular) deve ser administrada por via intramuscular. Não administrar por via intravenosa ou intradérmica. O local preferido é a região do músculo deltoide ou a face anterolateral do meio da coxa (músculo vasto lateral).

Em crianças com mais de 1 ano de idade, o deltoide é o local mais indicado, visto que a utilização da parte anterolateral da coxa resulta frequentemente em queixas de dificuldade de movimento devido à dor muscular.

A imunização com a vacina adsorvida difteria, tétano e pertússis (acelular) está contraindicada em caso de alergia a qualquer componente da vacina, e/ou reações alérgicas ou anafiláticas a doses anteriores dessa vacina.

Essa vacina não deve ser administrada em pessoas com mais de 7 anos de idade. Também é contraindicada para crianças com transtornos do sistema nervoso central em evolução, associados ou não a convulsões (encefalopatia progressiva ou epilepsia não controlada).

Visto que a incidência e a gravidade da infecção por *Bordetella pertussis* diminui com o aumento da idade, enquanto a incidência de eventos adversos associados ao toxoide diftérico da vacina aumenta com a idade, a imunização com a vacina adsorvida DTP (acelular) não é recomendada para crianças acima de 7 anos de idade, adultos e idosos. Nesses casos, deve-se proceder à imunização periódica utilizando-se vacinas contra tétano e difteria.

Não se recomenda a administração dessa vacina a gestantes ou lactantes.

A vacina adsorvida DTP (acelular) pode ser administrada simultaneamente, utilizando-se diferentes sítios de aplicação à vacina *Haemophilus influenzae* tipo b (conjugada); vacinas sarampo, caxumba, rubéola e poliomielite 1, 2 e 3 (atenuada); vacina poliomielite 1, 2 e 3 (inativada) e vacina hepatite B (recombinante).

Os reforços são indicados a cada 10 anos com dT, sendo que, preferencialmente, o primeiro reforço deve ser realizado com dTpa. Se o adolescente nunca tiver sido vacinado, ou não conhecer seu estado vacinal, um esquema de três doses deve ser indicado, sendo a primeira dose com dTpa (porque esta vacina apresenta proteção adicional para coqueluche) e as demais com dT. As duas primeiras doses devem ter um intervalo de 2 meses (no mínimo de 4 semanas), e a terceira dose 6 meses após a segunda. Alternativamente, pode ser aplicada em três doses com intervalo de 2 meses entre elas (intervalo no mínimo de 4 semanas).

> **IMPORTANTE**
>
> A vacinação deve abranger inclusive as crianças que já tiveram difteria ou tétano. Uma vez que a infecção diftérica ou tetânica pode não conferir imunidade, a vacinação deve ser iniciada ou continuada tão logo seja possível, a partir da recuperação da criança.

Apresentação comercial

- **Vacina adsorvida difteria, tétano e pertússis (acelular) – DTPa® (GlaxoSmithKline)**, suspensão injetável. Cada dose (0,5 mℓ) contém um mínimo de 30 UI do toxoide diftérico + um mínimo de 40 UI do toxoide tetânico + três antígenos da *Bordetella* pertússis (25 mcg de toxina pertússis inativada (PT), 25 mcg de hemaglutinina filamentosa (FHA) e 8 mcg de pertactina (69 kDa da proteína da membrana externa), apresentada em seringa preenchida com 0,5 mℓ. Uso intramuscular. Uso pediátrico (a partir de 2 meses de idade)

- **Vacina adsorvida difteria, tétano e pertússis (acelular)® (Sanofi-Aventis)**. Cada dose de 0,5 mℓ da vacina contém 10 mcg de toxoide pertússis (TP) + 5 mcg de hemaglutinina filamentosa (HAF) + 5 mcg de fímbrias (AGG 2 + 3) + 3 mcg de pertactina (69 kDa) + toxoide diftérico purificado (no mínimo de 30 UI) + toxoide tetânico purificado (no mínimo de 40 UI) + 1,5 mg de fosfato de alumínio + 0,6% ± 0,1% de 2-fenoxietanol (conservante), apresentada em cartucho contendo 1 frasco de dose única ou cartucho contendo 5 frascos de dose única ou cartucho contendo 1 ampola de dose única ou cartucho contendo 5 ampolas de dose única ou cartucho contendo 1 frasco com dez doses. Administração por via intramuscular. Uso pediátrico.

Vacina antitetânica

Os anticorpos contra o tétano são excretados no leite materno e podem contribuir para a transferência de anticorpos protetores ao neonato.

Como essa vacina é adsorvida, é recomendado que sua administração seja realizada por via intramuscular, diminuindo possíveis reações locais. Os locais recomendados são a região anterolateral superior da coxa em lactentes e crianças e a região do músculo deltoide em adultos.

A via subcutânea profunda também pode ser usada. A via intradérmica não deve ser utilizada. Agitar bem antes de usar até obter uma suspensão homogênea.

É administrada com fins de imunização ativa contra o tétano a partir de 2 meses de idade, principalmente em casos de vacinação de reforço para profilaxia a longo prazo contra o tétano para adultos; profilaxia pós-exposição do tétano em pessoas com ferimentos recentes que possam estar contaminados com esporos tetânicos e que não receberam a vacinação primária ou cuja vacinação primária foi incompleta ou não é sabida; profilaxia do tétano neonatal em países onde o tétano neonatal é comum, para mulheres em idade fértil e gestantes que não foram imunizadas contra o tétano.
- *Observação*: em lactentes, crianças e adultos, a vacinação primária contra tétano é essencialmente baseada na administração de uma vacina combinada, em que em única injeção fornece proteção adicional contra outras doenças infecciosas (difteria, pertússis, poliomielite, *Haemophilus influenzae* do tipo b, e outras)

Apresentação comercial

- **Vacina tétano® (Sanofi-Aventis),** suspensão injetável, cada dose de 0,5 ml contém no mínimo 40 UI de toxoide tetânico purificado, apresentada em cartucho contendo uma seringa de dose única de 0,5 ml. *Administração por via intramuscular. Uso adulto e pediátrico acima de 2 meses de idade.*

Vacina tétano-difteria adulto (dT)

Os adultos que nunca foram vacinados contra tétano (grande parte da população adulta desconhece se foi vacinada) devem receber três doses da vacina dupla de adulto (dT) para proteção contra tétano e difteria, respeitando-se o intervalo mínimo de 30 dias entre as doses. Depois de completada a série de três doses, é necessário aplicar apenas uma dose de reforço a cada 10 anos, para manter a proteção adequada.

A vacina deve ser fortemente agitada e inoculada por via intramuscular profunda na região glútea ou deltoide. Não administrar por via intravenosa, intradérmica ou subcutânea.

A vacina deve ser conservada sob refrigeração à temperatura entre +2°C e +8°C. Não deve ser colocada no congelador ou *freezer*; o congelamento é estritamente contraindicado.

Apresentação comercial

- **Vacina adsorvida difteria e tétano adulto® (Instituto Butantan),** suspensão injetável, cada dose de 0,5 ml contém anatoxina diftérica (até 2 Lf) + anatoxina tetânica (até 25 Lf) + hidróxido de alumínio (até 1,25 mg) + timerosal (até 0,05 mg) + solução fisiológica tamponada pH 6,4, apresentada em cartucho contendo 20 frascos-ampola com 5 ml (10 doses de 0,5 ml). *Administração por via intramuscular profunda. Uso adulto e pediátrico acima de 7 anos de idade.*

Vacina tetra viral (sarampo, caxumba, rubéola e varicela – SCRV)

A vacina tetra viral é indicada para a imunização ativa para crianças com idade de 12 meses a 12 anos, contra sarampo, caxumba, rubéola e varicela.

A utilização em crianças com menos de 12 meses pode ser considerada no caso de situação epidemiológica justificada, quando a vacina pode ser administrada a partir de 9 meses de idade.

Assim como com outras vacinas, deve ser adiada a administração da tetra viral em pacientes com doença febril aguda grave.

A vacina tetra viral pode ser aplicada simultaneamente (porém em locais separados) com qualquer uma das seguintes vacinas monovalentes ou combinadas (incluindo-se as hexavalentes [DTPa-HB-IPV/Hib]):
- Vacina contra difteria-tétano-coqueluche acelular (DTPa)
- Vacina contra *Haemophilus influenzae* tipo b (Hib)
- Vacina inativa contra a pólio (IPV)
- Vacina contra hepatite B (HBV).

Não há dados sobre a administração da vacina tetra viral com outras vacinas além das descritas.

Caso seja necessário fazer o teste de tuberculina, este deve ser realizado no período de no mínimo 6 semanas após a vacinação.

A vacinação deve ser adiada no mínimo por 3 meses quando os pacientes receberam gamaglobulinas humanas ou transfusões de sangue.

Os salicilatos devem ser evitados por 6 semanas após cada vacinação, pois há relatos de síndrome de Reye após o uso de salicilatos durante a infecção natural pelo vírus da varicela.

A vacina deve ser injetada por via subcutânea, de preferência na região deltoide superior do braço, ou na região anterolateral superior da coxa.

A vacina tetra viral é contraindicada para pacientes com hipersensibilidade conhecida a neomicina ou qualquer outro componente da vacina. Também é contraindicada para pacientes que mostraram sinais de hipersensibilidade após administração prévia de vacinas contra sarampo, caxumba, rubéola e/ou varicela.

Não deve ser administrada em pacientes imunocomprometidos, inclusive aqueles com imunodeficiências primárias ou secundárias.

Categoria C na gravidez.

Apresentação comercial

- **Priorix Tetra® (GlaxoSmithKline)**, pó liófilo para reconstituição com diluente. Cada dose de 0,5 mℓ da vacina reconstituída contém $\geq 10^{3,0}$ CCID$_{50}$ de vírus do sarampo atenuado vivo (cepa Schwarz) + $\geq 10^{4,4}$ CCID$_{50}$ de vírus da caxumba atenuado vivo (cepa RIT4385 – derivada da cepa Jeryl Lynn) + $\geq 10^{3,0}$ CCID$_{50}$ de vírus da rubéola atenuado vivo (cepa RA 27/3) + $\geq 10^{3,3}$ PFU de vírus da varicela atenuado vivo (cepa OKA), embalagens com 1 ou 10 frascos-ampola + 1 ou 10 seringas preenchidas com 0,5 mℓ de diluente ou 10 frascos-ampola + 10 ampolas com 0,5 mℓ de diluente. *Administração por via subcutânea. Uso pediátrico (a partir de 9 meses)*

- **Vacina sarampo, caxumba, rubéola e varicela (atenuada) – tetra viral® (GlaxoSmithKline)**, pó liófilo para reconstituição com diluente. Cada dose de 0,5 mℓ da vacina reconstituída contém $\geq 10^{3,0}$ CCID$_{50}$ de vírus do sarampo atenuado vivo (cepa Schwarz) + $\geq 10^{4,4}$ CCID$_{50}$ de vírus da caxumba atenuado vivo (cepa RIT4385 – derivada da cepa Jeryl Lynn) + $\geq 10^{3,0}$ CCID$_{50}$ de vírus da rubéola atenuado vivo (cepa RA 27/3) + $\geq 10^{3,3}$ PFU de vírus da varicela atenuado vivo (cepa OKA), embalagens com 1, 10 ou 100 frascos-ampola + 1, 10 ou 100 seringas preenchidas que contêm 0,5 mℓ de diluente ou 1, 10 ou 100 frascos-ampola + 1, 10 ou 100 ampolas que contêm 0,5 mℓ de diluente. *Administração por via subcutânea. Uso pediátrico (é contraindicada para crianças com idade abaixo de 9 meses e acima de 12 anos).*

Vacina contra HPV

Trata-se de uma vacina recombinante não infecciosa preparada a partir de partículas virais semelhantes (VLPs) à principal proteína L1 do capsídio altamente purificadas dos subtipos oncogênicos de HPV 16 e 18. Como as VLPs não contêm DNA viral, elas não conseguem infectar células, se reproduzir ou causar doenças. Estudos em animais mostraram que a eficácia das vacinas VLP L1 é substancialmente mediada pelo desenvolvimento de uma resposta imune humoral e memória celular imunomediada.

A vacina contra HPV oncogênico possui como adjuvante o AS04, que em estudos clínicos comprovadamente induz uma ampla e duradoura resposta imune em comparação aos mesmos antígenos adjuvantados somente com sal de alumínio [Al(OH)$_3$].

É indicada para mulheres de 10 a 25 anos de idade para a prevenção de eventos que possam evoluir para o câncer de colo de útero, incluindo infecções incidentes e persistentes, anormalidades citológicas, incluindo células escamosas atípicas de significância indeterminada (ASC-US), e neoplasia intraepitelial cervical (NIC), NIC1 e lesões pré-cancerosas (NIC 2 e NIC 3) causadas por papilomavírus humanos (HPV) oncogênicos tipos 16 e/ou 18 e infecções incidentes e persistentes causadas por HPV oncogênicos tipos 31 e 45. A indicação da faixa etária baseia-se na demonstração de eficácia clínica em mulheres de 15 a 25 anos e na imunogenicidade da vacina em meninas de 10 a 14 anos de idade. É administrada por via intramuscular na região do deltoide.

Um depósito branco fino com um sobrenadante incolor transparente pode ser observado com a armazenagem da seringa. No entanto, isso não constitui um sinal de deterioração.

O conteúdo da seringa deve ser inspecionado visualmente antes e depois de ser agitado à procura de material particulado e/ou aspecto físico anormal antes da administração. Se um desses for observado, a vacina deve ser descartada.

A vacina deve ser bem agitada antes do uso. Uma vez preparada a seringa, a vacina deve ser injetada imediatamente.

Não foram realizados estudos específicos com a vacina em gestantes nem em lactantes.

Não se sabe se os antígenos da vacina ou os anticorpos induzidos pela vacina são excretados no leite humano. A vacina quadrivalente recombinante contra HPV (tipos 6, 11, 16 e 18) pode ser administrada a lactantes.

A segurança e a eficácia dessa vacina não foram avaliadas em pessoas com mais de 26 anos de idade.

A vacina quadrivalente recombinante contra papilomavírus humano (tipos 6, 11, 16 e 18) não é indicada para tratamento de verrugas genitais ativas, cânceres do colo do útero, vulvar ou vaginal, NIC, NIV ou NIVa. A vacina quadrivalente recombinante contra papilomavírus humano (tipos 6, 11, 16 e 18) não é recomendada para uso durante a gravidez.

Apresentação comercial

- **Cervarix® (GlaxoSmithKline)**, suspensão injetável, cada dose (0,5 mℓ) contém 20,0 µg de HPV-16 L1 (proteína na forma de partículas semelhantes ao vírus não infecciosas produzidas por DNA recombinante) + 20,0 µg de HPV-18 L1, embalagem contendo 1 seringa preenchida com 0,5 mℓ de diluente. *Administração intramuscular. Uso adulto e pediátrico a partir dos 9 anos de idade*

- **Vacina contra HPV oncogênico® (16 e 18, recombinante, com adjuvante AS04) (GlaxoSmithKline)**, suspensão injetável. Cada dose (0,5 mℓ) contém 20,0 µg de HPV-16 L1 (proteína na forma de partículas semelhantes ao vírus não infecciosas produzidas por DNA recombinante) + 20,0 µg de HPV-18 L1, embalagem contendo 1 seringa preenchida com 0,5 mℓ de diluente. *Administração intramuscular. Uso adulto e pediátrico a partir dos 10 anos de idade.*

- **Gardasil® (MerckSharp & Dohme)**, suspensão injetável, cada dose de 0,5 mℓ da vacina quadrivalente contém aproximadamente 20 mcg de proteína L1 do HPV 6 + 40 mcg de proteína L1 do HPV 11 + 40 mcg de proteína L1 do HPV 16 + 20 mcg de proteína L1 do HPV 18, apresentada em cartuchos com 10 frascos-ampolas de dose única ou 1 seringa preenchida. *Uso intramuscular. Uso adulto e pediátrico (entre 9 e 45 anos para meninas e mulheres e entre 9 e 26 anos para meninos e homens)*

- **Vacina quadrivalente recombinante contra papilomavírus humano® (tipos 6, 11, 16 e 18) (MSD)**, suspensão estéril, cada dose de 0,5 mℓ contém aproximadamente 20 mcg de proteína L1 do HPV + 6, 40 mcg de proteína L1 do HPV 11 + 40 mcg de proteína L1 do HPV 16 + 20 mcg de proteína L1 do HPV 18, apresentada em cartuchos com 1 seringa preenchida. *Administração por via intramuscular. Uso adulto e pediátrico (entre 9 e 26 anos).*

Vacina contra influenza

A *influenza* (gripe) é uma doença grave que pode resultar em hospitalização e até morte. A cada ano, a *influenza* é diferente e acomete as pessoas de modo diverso.

A vacina antigripal tem como objetivo a proteção contra os três ou quatro vírus influenza que as pesquisas mostram ser os de mais provável propagação na estação seguinte. As vacinas antigripais são modificadas constantemente, de tal modo que a composição é revista a cada ano e atualizada conforme a necessidade.

Mais de 100 centros de influenza em mais de 100 países realizam vigilância epidemiológica durante todo o ano. Isso inclui a coleta e o exame de milhares de amostras de vírus influenza. Os laboratórios mandam amostras representativas dos vírus para os cinco Collaborating Centers for Reference and Research on Influenza da ONU, que estão localizados nos seguintes locais:
- Atlanta, Geórgia, EUA (Centers for Disease Control and Prevention, CDC)
- Londres, Reino Unido (The Francis Crick Institute)
- Melbourne, Austrália (Victoria Infectious Diseases Reference Laboratory)
- Tóquio, Japão (National Institute for Infectious Diseases)
- Beijing, China (National Institute for Viral Disease Control and Prevention).

Os vírus influenza são transmitidos facilmente por aerossóis produzidos por pessoas infectadas ao tossir ou espirrar. Existem três tipos de vírus influenza: A, B e C. O vírus influenza C causa apenas infecções respiratórias brandas, não apresenta impacto na saúde pública e não está relacionado com epidemias. Os vírus influenza A e B são responsáveis por epidemias sazonais, sendo o vírus influenza A responsável pelas grandes pandemias. Os vírus influenza A são ainda classificados em subtipos de acordo com as proteínas de superfície, hemaglutinina (HA ou H) e neuraminidase (NA ou N). Dentre os subtipos de vírus influenza A, H1N1 e H3N2 circulam atualmente nos seres humanos. Alguns vírus influenza A de origem aviária também podem infectar seres humanos causando doença grave, como no caso do A (H7N9).

Alguns grupos populacionais, como idosos, crianças novas, gestantes e pessoas com alguma comorbidade correm risco maior de desenvolver complicações devido à infecção pelo vírus influenza. A vacinação é a intervenção mais importante na redução do impacto da *influenza*.

Apresentação comercial

- **Fluarix Tetra® (GlaxoSmithKline)**, suspensão injetável, cada dose de 0,5 mℓ contém 15 mcg de hemaglutinina de cada uma das seguintes cepas: cepa tipo A/Califórnia/7/2009 (H1N1)pdm09 (A/Christchurch/16/2010, NIB-74xp), cepa tipo A/Hong Kong/4801/2014 (H3N2) (A/Hong Kong/4801/2014, NYMC X-263B), cepa tipo B/Brisbane/60/2008 e cepa tipo B/Phuket/3073/2013, apresentada em embalagem com 1 ou 10 seringas preenchidas com agulha removível, que contém 0,5 mℓ. *Uso intramuscular. Uso adulto e pediátrico (acima de 3 anos de idade)*
- **FluQuadri® (Sanofi-Aventis)**, suspensão para injeção, cada dose de 0, 25 mℓ contém 7,5 mcg HA da cepa A/Califórnia/7/2009 (H1N1)pdm09 – cepa análoga + 7,5 mcg HA de A/Hong Kong/4801/2014 (H3N2) – cepa análoga + 7,5 mcg de HA da cepa B/Phuket/3073/2013 – cepa análoga + 7,5 mcg HA da cepa B/Brisbane/60/2008 – cepa análoga, apresentada em cartucho com 5 seringas preenchidas contendo 1 dose de 0,25 mℓ cada ou cartucho com 10 seringas preenchidas contendo 1 dose de 0,25 mℓ cada. *Administração intramuscular. Uso adulto e pediátrico acima de 6 meses de idade*
- **FluQuadri® (Sanofi-Aventis)**, suspensão para injeção, cada dose de 0, 5 mℓ contém 15 mcg HA da cepa A/Califórnia/7/2009 (H1N1)pdm09 – cepa análoga + 15 mcg HA de A/Hong Kong/4801/2014 (H3N2) – cepa análoga + 15 mcg de HA da cepa B/Phuket/3073/2013 – cepa análoga + 15 mcg HA da cepa B/Brisbane/60/2008 – cepa análoga, apresentada em cartucho com 5 seringas preenchidas contendo 1 dose de 0,5 mℓ cada ou cartucho com 10 seringas preenchidas contendo 1 dose de 0,5 mℓ cada. *Administração intramuscular. Uso adulto e pediátrico acima de 6 meses de idade.*

IMPORTANTE

Conceitos errôneos sobre vacinação

Existem algumas falácias comuns como, por exemplo: "não é necessário vacinar contra a poliomielite porque não há mais casos relatados no país." Todavia, a poliomielite ainda existe em muitas regiões do planeta. Portanto, se a pessoa viajar para esses locais, pode contrair a infecção. Do mesmo modo, se um nativo dessas regiões viajar para outro país, pode transmitir a infecção. Basta lembrar a segunda maior epidemia de sarampo nos EUA em 2015.

Outro equívoco comum é a "sobrecarga do sistema imune pela administração simultânea de muitas vacinas". Os estudos já comprovaram que isso não ocorre.

"Higiene e melhora da nutrição diminuem as taxas de doença e não as vacinas." Embora a melhora das condições de higiene e de nutrição realmente reduza a incidência de algumas doenças, os dados demonstram de modo consistente que as vacinas promovem as maiores quedas nas taxas de doença. O sarampo, por exemplo, acometia 300.000 a 800.000 pessoas por ano nos EUA entre 1950 e 1963, quando começou a a ser usada a vacina contra sarampo. Em 1968, cerca de 22.000 casos foram notificados (uma queda de 97,25%). Em 1998, a média de casos era de 100 ou menos por ano.

■ Perspectivas para o futuro

Quando pensamos em imunização ainda visualizamos injeções e soluções orais. Contudo, já estão disponíveis vacinas administradas por via inalatória. Já existem apresentações em *spray* nasal da vacina antigripal (ver o *site* do CDC: https://www.cdc.gov/), além da possibilidade de adesivos (ver o *site* http://www.vaxxas.com/nanopatch-technology).

Os pesquisadores também estão avaliando a rede de frio (ou cadeia de frio). Um dos motivos do sucesso da vacinação contra a varíola foi o fato de que essa vacina podia ser armazenada em temperaturas relativamente altas e permanecia viável por períodos de tempo maiores. Isso resultou na erradicação da varíola do planeta.

O futuro da imunização depende do sucesso da pesquisa de vacinas de administração mais fácil, que sobrevivam ao transporte mesmo sem refrigeração e que induzam uma reação imune mais duradoura e significativa.

Índice por Nomes Comerciais

A

AAS, 63
Abcalcium B12, 466, 489, 494
Abfor gerin, 468, 471, 475, 478, 480, 483, 487, 489, 491
Abilify, 240
Ablok, 91
Ablok plus, 116
Accera, 359
Accupril, 78
Accuvit, 475, 491
Acesyl, 471
Acetilcisteína, 328
Acfol, 487
Aciclovir, 36
Ácido
- acetilsalicílico, 63
- fólico, 487
- fusídico, 14
- tranexâmico, 390
Acinic, 136
Acnase, 42
Acnova, 40
Actemra, 385
Actifedrin, 317
Activelle, 396
Actos, 169
Acular, 343
Ad-til, 463, 466
Adacne clin, 38
Adalat, 102
Adapel, 38
Addera D3, 466
Adeforte, 463, 466
Aderogil, 463, 466
Adinos, 43, 44, 545
Adipept, 283
Adnax, 318
Adriblastina, 437
Advil, 368
Aerocort S, 259, 265
Aerodini, 264
Aeroflux, 265, 330
Aerogold, 264
Aerolin, 264, 265
- Nebules, 265
Aeromed, 265

Aerotamol, 265
Afinitor, 586
Afrin, 316
Ag derm, 20
Agamir, 243
Agarol, 303
Agiolax, 297
Aglitil, 169
Agrastat, 69
Akineton, 247
Albendazol, 34
Albistin, 404
Alcytam, 204
Aldactone, 118, 152
Aldazida, 113, 118, 152
Aldijet, 393
Aldomet, 109
Aldosterin, 118, 152
Aldotensin, 109
Alendil, 177
- Cálcio D, 178, 494
Alendósseo, 177
Alendronato de sódio, 177
Alendrus, 177
Alenia, 258, 266
Alenost, 177
Alenthus XR, 211
Alerfin, 258
Alergaliv, 317, 323, 324
Alergcorten, 150
Alexa, 391
Algestona acetofenida + enantato de estradiol, 393
Algexin, 308
Algi Tanderil, 372
Algiflex, 368
Alginac, 372, 471, 483, 489
Alimta, 422
Alivium, 368
Alkeran, 415
Allegra, 326
Allestra, 391
Allexofedrin, 326
Alois, 252
Alphabrin, 359
Alphagan, 359
Alprazolam, 222
Alrex, 344

Altargo, 20
Aludroxil, 289
Alvesco, 260
Amaryl, 174
Amaryl flex, 167, 174
Amicilon, 543
Amicored, 489
Amilorid, 113
Aminofilina, 270
Amlocor, 98
Amlovasc, 98
Amox-EMS, 511, 512
Amoxicilina, 512
- + clavulanato de potássio, 513
Amoxil, 511, 512
Ampicilina, 509
Amplacilina, 509
Amplatil, 509
Amplictil, 228
Amplium, 399
Amplogin, 400, 401
Amytril, 198
Anafranil, 200
Anaseptil, 15, 18
Anaten, 91, 98
Andriodermol, 21
Androcortil, 148
Androgel, 157
Androxon, 157
Angil, 123
Angio II, 86
Angiopril, 74
Angipress, 91
Angipress-CD, 91, 116
Anlo, 98
Ansilive, 220
Ansirax, 225
Antak, 287
Anthelios, 37
Antiglau, 358
Apevinat BC, 475, 478, 483, 491
Apevitin BC, 471, 478
Apidra Solostar, 160
Apraz, 222
Apresolina, 120
Aprovel, 82
Aprozide, 82, 113
Aracor HCT, 87, 114

Aracytin C, 427
Aradois, 83, 84, 114
Arava, 589
Ares, 271
Aricilina, 505
Arifenicol, 569
Aripiprazol, 240
Ariscorten, 148
Aristab, 240
Arixtra, 57
Aropax, 207
Arotin, 207
Arovit, 463
Artane, 247
Artinizon, 150
Asercit, 420
Asmaliv, 271
Asmapen, 270
Aspirina Prevent, 63
Assert, 209
Astig, 250
Astrale, 205
Astro, 556
Atacand HCT, 82, 100, 113
Atenobal, 91
Atenol, 91
Atenolol + clortalidona, 91, 116
Atenopress, 91
Atenorese, 91, 116
Atensina, 108
Atillus multi, 497
Atinac, 323
Atmos, 75, 99
Atorless, 133
Atorvastatina cálcica, 133
Atred, 422
Atrovent N, 271
Aturgyl, 316
Aurotaz-P, 517
Avaden, 396
Avamys, 262
Axeron, 157
Axetilcefuroxima, 526
Axonium, 234
Ayerst propranolol, 95
Azanem, 538
Azelan, 41
Azi, 556
Azilect, 218
Aziprata, 20
Azitromicina, 556
Azopt, 361
Azorga, 352, 361
Azukon MR, 172
Azulfin, 380

B

B-platin, 413
B-suprin, 471, 475, 483
B-tablock, 354
Babymed, 464
Babytol, 480
Bacigen, 15, 17
Bacinantrat, 15, 17
Bactocin, 17

Bactoderm, 15, 17
Bactomax, 541
Bactrim, 571
Bactroban, 17
Bactropin, 571
Balcor, 106
Becenun, 418
Beclort, 258
Beclosol, 258
Belara, 392
Belpele, 38
Beminal plus, 468, 471, 475480, 483, 491
Benalet, 318
Benatux, 318
Beneflora, 497
Beneroc complex, 471, 475, 478, 480, 485, 483
Benerva, 471
Beneum 3, 471
Benevran, 371
Benicar, 85, 114
Benzac, 42
Benzetacil, 505
Benzilpenicilina procaína + benzilpenicilina potássica, 505
Benzoilmetronidazol + nistatina + cloreto de benzalcônio, 404
Bepanmed, 480
Bepantriz, 480
Beserol, 372
Besilato de anlodipino, 98
Besivance, 346
Betacard plus, 91, 116
Betaderm, 43
Betagan, 354
Betalor, 91, 98
Betaophtiole, 354
Betes, 174
Betnovate, 18, 43, 44
Betogenta, 545
Betoptic, 353
Beum, 471
Bêviter, 471
Bezafibrato, 138
Bialudex, 564
Biamotil, 564
Bidrilac, 498
Bimagan, 356
Bimatoprosta, 356
- + maleato de timolol, 356
Binotal, 509
Bio-C, 491
Bio-vagin, 405
Bioezulen, 414
Biofenac, 371
Biofladex, 371
Biofructose, 475, 483, 491
Biomatrop, 180
Biometrox, 380
Bion 3, 466, 468, 471, 475, 481, 483, 485, 487, 491
Biozatin, 505
Bisalax, 299
Bissulfato de clopidogrel, 64
Blopress, 82
Bonagran, 177
Bonalen, 177

Bonecal D, 466, 494
Boneprev, 177
Branta, 83, 98
Brasart, 86, 87
Brator, 86, 87, 114, 115
Bravan, 86
Bricanyl, 331
Brilinta, 67
Bromazepam, 223
Bromero de ipratrópio, 271
Bromidrato de citalopram, 204
Bromocriptina, 182
Broncofedrin, 265
Broncovent, 271
Bronquitoss, 331
Budecort Aqua, 257
Bufferin Cardio, 63
Bup, 210
Bupium, 210
Bupogran, 210
Burinax, 110
Buscofem, 368
Buscopan, 308
Busilvex, 411
Busonid, 257, 258
Butilbrometo de escopolamina, 308
Butovent Pulvinal, 265

C

C Cálcio, 483, 491, 495
C-platin, 412
Caberedux, 183
Cabergolina, 183
Cabertrix, 183
Caduet, 99, 134
Caelyx, 439
Caffe Green, 480
Calcichell, 494
Calcigenol, 494
Calcium D3, 466, 494
Calcium Sandoz F, 495
Calcium Sandoz + vitamina C laranja, 491, 495
Caldê, 466, 495
Caldê K2, 466
Caldrox D, 466, 495
Calmociteno, 220
Caltrate, 495, 466
Caltren, 103
Camomilina C, 466
Campath, 593
Camptosar, 442
Candesartana cilexetila, 82
Canditrat, 404
Candoral, 30
Canesten, 403
Capobal, 73
Capoten, 73
Capotrat, 73
Captopril, 73
Captotec, 73
Carbidol, 242
Carbidopa + levodopa, 242
Carbocisteína, 329
Carboplatina, 413
Cardizem, 106

ÍNDICE POR NOMES COMERCIAIS

Carduran, 155
Cardvita, 114
Cardvita, 84
Carnabol, 471, 475, 483
Cartrax, 400, 401
Cáscara-sagrada, 301
Cataflam, 371
Cataflampro, 371
Cazigeran, 468, 471, 475, 483
Cebion Cálcio, 491, 495
Cebrilin, 207
Ceclor, 524
Cedilanide, 127
Cedur, 138
Cedur retard, 138
Cefaclor, 524
Cefadroxila, 522
Cefalexina, 521
Cefalexina monoidratada, 521
Cefalotina, 519
Cefamox, 522
Cefanaxil, 522
Cefariston, 519
Cefazima, 531
Cefazolina, 520
Cefelic, 209
Ceflen, 519
Cefotaxima sódica, 528
Cefoxitina sódica, 523
Ceftazidon, 531
Ceftriaxona sódica, 529
Cefuroxima sódica, 526
Celamina, 23
Celebra, 375
Celecoxibe, 375
Celerg, 321
Celergin, 321
Celestamine, 321, 322
Cellcept, 587
Cellozina, 520
Cenalfan, 463, 491
Centrum, 464, 466, 468, 470, 471, 475, 478, 481, 483, 485, 487, 489, 491, 495
Certican, 586
Cervarix, 626
Cetaphil, 480
Cetaz, 531
Cetazima, 528
Cetiva AE, 464, 491
Cetoconazol, 30
- + dipropionato de betametasona + sulfato de neomicina, 18
Cetoderm, 30
Cetomicoss, 30
Cetonax, 30
Cetonin, 30
Cetrolac, 343
Cewin, 491
Cibrato, 138
Cicatenol, 480
Cicatrene, 15, 17
Ciclopirox olamina, 23
Ciclopirimogyna, 392
Ciclosporina, 583
Ciclovular, 393
Cilinon 5, 510

Cilodex, 564
Ciloxan, 564
Cimetidina, 285, 286
Cimzia, 383
Cinatrex, 547
Cincordil, 124
Cinetol, 247
Cintag, 286
Cipramil, 204
Ciprixin dexa, 564
Cipro IV Flexibag, 564
Ciprobacter, 564
Ciprofibrato, 138
Ciprofloxacino, 564
Ciproterona + etinilestradiol, 392
Cisplatina, 412
Citagram, 204
Citalopram, 204
Citalor, 133
Citarabina, 428
Citarax, 428
Citoneurin, 472, 483, 484, 489
Citostal, 419
Citroplex, 491
Claforan, 528
Clafordil, 528
Clamiben, 171
Clariderm, 46
Claril, 345
Claripel, 46
Claripel Acquagel, 46
Claritin, 317, 323, 324
Claritron, 555
Claroft, 345
Clavulin, 513, 514
Claxam, 514
Clenil, 259
Clenil Compositum, 259, 265
Clenil Pulvinal, 259
Cleveron, 177
Clexane, 54
Cliane, 396
Clindamin-C, 558
Clindoxyl, 42
Clinfar, 131
Clisterol, 304
Clo, 200
Clob-X, 43
Clobesol, 43
Clobetasol, 43
Clomenac, 252
Clonazepam, 224
Clonidin, 108
Clopam, 224
Clopin, 64
Clopixol, 231
- Acuphase, 231
- Depot, 231
Clorana, 112
Cloranfenicol, 569
Cloridrato
- de amitriptilina, 198
- de betaxolol, 353
- de bupropiona, 210
- de cefepima, 532
- de ciprofloxacino, 564

- - + dexametasona, 564
- de clindamicina, 558
- de clomipramina, 200
- de clonidina, 108
- de diltiazem, 106
- de donepezila, 248, 249
- de dorzolamida, 360
- - + maleato de timolol, 352, 360, 361
- de doxorrubicina, 437
- de duloxetina, 213
- de fexofenadina + cloridrato de
   pseudoefedrina, 326
- de fluoxetina, 203
- de gencitabina, 429
- de hidroxizina, 323
- de irinotecano tri-hidratado, 442
- de loperamida, 310
- de memantina, 252
- de metformina, 165
- de minociclina, 549
- de nafazolina, 345
- - + maleato de feniramina, 345
- de nortriptilina, 202
- de olopatadina, 343
- de oximetazolina, 316
- de paroxetina, 207, 208
- de pioglitazona, 169
- de prometazina, 320
- de propranolol, 95
- de ranitidina, 288
- de sertralina, 209
- de sotalol, 96
- de tetraciclina, 547
- de tiamina, 471
- de ticlopidina, 66
- de topotecana, 445
- de tramadol, 377
- - + paracetamol, 377
- de vancomicina, 540
- de venlafaxina, 211, 212
- de verapamil, 105
Clorpromaz, 228
Clorpromini, 170
Clortalidona, 116
Clotrimazol, 403
Clozapina, 233
Clusivol, 464, 466, 472, 476, 489, 495
Clusivol Composto, 466, 472, 476, 481, 484, 495
Co-Labopril, 74, 113
Co-Renitec, 75, 114
Codaten, 372
Colirio
- Moura Brasil, 345
- Neo Brasil, 345
Colpatrin, 404
Colpist MT, 405
Colpistar, 405, 568
Colpistatin, 405
Combigan, 352, 359
Combiron Fólico, 472, 476, 481, 484, 487, 489
Combivent, 265, 271
Compaz, 220
Complexo B, 472, 481
Comtan, 245
Concardio, 92
Concor, 92, 113

Cordaptive, 136
Cordarex, 98
Cordilat, 105
Cordiron, 131
Corgard, 94
Coronar, 124
Corticorten, 150
Cortisonal injetável, 148
Corus, 83
Corus-H, 84, 114
Cosartan, 86, 87
Cosmegen, 436
Cosopt, 352, 361
Coumadin, 56
Coversyl, 77, 117
Cozaar, 83
Cremederm, 545
Crestor, 134
Crevagin, 25, 400
Crisapina, 234
Crispred, 150
Cristacilina, 505
Cronomet, 242
Cubicin, 551
Cutenox, 54
Cyclofemina, 394
Cylocort, 564
Cymbalta, 213
Cymbi, 213

D

D.T.I./dacarbazina, 420
Dabaz, 433
Dacarb, 420
Dacarbazina, 420
Dactil-OB, 491
Daflubyn, 424
Daiva, 393
Daivobet, 46
Daivonex, 46
Daktarin, 25
Dalacin, 558
Dalmadorm, 221
Dalsy, 368
Dalyne, 392
Damater, 466, 468, 472, 476, 487, 489, 491, 495
Daonil, 171
DDAVP, 184
Decadron, 154
Decan Haloper, 226
Deltacid, 32
Deltavit, 464, 469, 472, 481, 487, 489, 493
Denyl, 204
Deocil, 374
Depantex, 480
Depo-Medrol, 580
Depomês, 394
Depond, 208
Deposteron, 157
Depramina, 200
Depress, 203
Deriva, 38
Dermacerium, 20
Dermacetin-ped, 15, 17
Dermase, 15, 17

Dermazelaic, 41
Dermazine, 20
Dermotil Fusid, 14, 44
Dermovagin, 25, 400
Derms, 18, 35
Desalex, 317, 325
Desarcor, 82
Desfrin, 316
Deslanol, 127
Desloratadina, 325
Desogestrel + etinilestradiol, 391
Desonol, 43
Desoximetasona, 43
Despacilina, 505
Dexa-citoneurin, 472, 484, 489
Dexacobal, 472, 484, 489
Dexaden, 154
Dexador, 472, 484, 489
Dexafenicol, 570
Dexagil, 472, 484, 489
Dexametasona, 154
Dexaneurin, 472, 484, 489
Dexclorfeniramina + sulfato de pseudoefedrina + guaifenesina, 322
Dexpantenol, 480
Dextrotartarato de brimonidina, 359
Diabemed, 174
Diabinese, 170
Diacqua, 118, 152
Diad, 396
Diaformin, 166
Diamicron, 172
Diane 35, 392
Diasec, 310
Diazefast, 220
Diazepam, 220
Diclac S, 371
Dicloair, 371
Diclofenaco, 371
- dietilamônio, 371
Dicloridrato
- de cetirizina, 327
- de pramipexol, 243, 244
Diclostir, 371
Dicoxibe, 375
Dieloft, 209
Dienpax, 220
Difenidrin, 318
Differin, 38
Digoxina, 129
Dilacoron, 105
Dimefor, 166
Dimetapp, 317
Diminut, 391
Diocomb, 87, 132
Diovan, 86, 87, 88, 99, 115
Diprogenta, 545
Diprosalic, 43
Disotron, 55
Diublok, 91, 116
Diupress, 117
Dobeven, 495
Docelibbs, 431
Docetaxel, 431
Doclaxin, 514
Donaren, 214

Donila duo, 249
Dopo, 396
Doraliv, 368
Dorical kids, 464, 466, 469, 472, 476, 478, 481, 495
Dorilen, 320
Dorless, 377
Dorspan composto, 309
Doss, 466
Dostinex, 183
Doxal, 473
Doxiciclina, 550
Doxopeg, 439
Doxuran, 155
Dprev, 466
Dramin B6, 484
Drenatan, 357
Drenol, 112
Drixi, 323
Droperdal, 227
Droperidol + fentanila, 227
Drospirenona + etinilestradiol, 392
Droxaine, 290, 294
Droxy, 323
Drusolol, 352, 361
Dulcolax, 299
Dulorgran, 213
Duo-Travatan, 352, 358
Duofilm, 47
Duomo, 155
Duotrat, 545
Duovent, 271
Durateston, 157
Dymista, 263

E

E-tabs, 469
Eaca balsâmico, 331
Ebix, 252
Ecasil 81, 63
Ecator, 79, 99, 114
Efexor, 212
Effient, 65
Ekson, 242
Elani ciclo, 392
Elidel, 44
Eliquis, 58
Elotin, 18
Eloxatin, 414
Elta MD, 478
Emadine, 341
Emama, 469
Emet, 484
Emsexpector, 322, 330
Enalabal, 74
Enantato de noretisterona + valerato de estradiol, 394
Enaprotec, 74
Enbrel, 601
Encrise, 186
Endocris, 54
Endofolin, 487
Endonidazol, 567
Endrostan, 177
Enfol, 487

Eno, 291
Enoxalow, 54
Entacapona, 245
Enterogermina, 498
Eparema, 301
Epiduo, 38, 42
Episol, 37
Epitegel, 480
Epitezan, 570
Epósido, 439
Eritrex, 553
Erowgliz, 172
Erradic, 278, 514
Esalerg, 325
Escabin, 32
Ésio, 279
Esogastro, 279, 280, 555
Esomeprazol, 279, 280
Esomex, 280
Esop, 280
Esperson, 18, 43
Espironolactona, 118, 152
Estalis, 396
Estomazil, 291, 295
Estradiol + acetato de noretisterona, 392, 396
Estriol, 397
Etildopanan, 109
Eunades, 439
Eupressin, 74, 75, 114
Euprostatin, 155
Euthyrox, 190
Eutropin, 180
Evanor, 392
Evomid, 440
Evomixan, 443
Evoposdo, 439
Evorubicin, 437
Evotecan, 445
Evra, 394
Exelon, 250
Exforge, 88, 99, 115
Exomax, 24
Expec, 330
Expolid, 234
Ezetimiba, 141
Ezetrol, 141
Ezobloc, 280

F

Factive, 566
Facyl, 399
Famotid, 287
Famox, 287
Famoxil, 287
Farmanguinhos Amoxicilina, 512
Faulblastina, 432
Fauldacar, 420
Fauldcarbo, 413
Fauldcita, 428
Fauldfluor, 426
Fauldmetro, 380
Fauldoxo, 437
Fauldvincri, 433
Fazolon, 520
Femiane, 391

Femina, 391
Femme, 467, 473, 476, 478, 481, 485, 492, 495
- Fólico, 487
Femoston 1, 396
Fenatil, 200
Fenergan, 320
Fenidex, 570
Fenofibrato, 139
Fenoximetilpenicilina potássica, 507
Ferid, 15, 17
Ferronil, 493
Ferrotrat, 487, 489, 493
Fibracare, 297
Fisioativ, 480
Flagyl, 567
- Nistatina, 404, 568
Flamacorten, 150
Flanax, 370
Flixonase, 262
Flixotide, 262
- Diskus, 262
- Nebules, 262
Flogirax, 565
Floralyte, 305
Florax, 498
Florinefe, 151
Flotac, 371
Floxacin, 562
Floxina, 565
Fluarix Tetra, 627
Fluconazol, 24
Fluconeo, 24
Fludalibbs, 424
Fludara, 424
Flufenan depot, 229
Fluimucil, 328
Fluir, 266
Fluoruracila, 426
Fluoxetin, 203
FluQuadri, 627
Flusan, 426
Flutican, 262
Fluticaps, 262
Flux, 117
Fluxene, 203
Folacin, 487
Foldan, 35
Folifer ferro, 493
Folinato de cálcio, 487
Foline, 484, 485
Fonergin, 16
Fonti, 471
Fontolax, 300
Foradil, 266
Foraseq, 258, 266
Formare, 266
Formet, 166
Formocaps, 266
Formyn, 166
Fortaz, 531
Fortevit, 484
Forxiga, 163
Fosamax, 178, 467
Fosfato
- de clindamicina, 558
- dissódico de dexametasona, 154
- sódico de prednisolona, 578

Fostair, 259, 266, 267
Fosteo, 467, 495
Frademicina, 557
Fragmin, 52
Franol, 269
Frontal, 222
Fumarato de cetotifeno, 342
Fungirox, 23
Fungisten, 403
Fungonax, 28
Funtyl, 27
Furosemida, 111
Furp Digoxina, 129
FURP-Amoxicilina, 512
FURP-Cefalexina, 522
FURP-Desmopressina, 184
FURP-hidroclorotiazida, 112
FURP-Nistatina, 404

G

Gaballon, 473, 484
Galvus met, 167
Ganfort, 352, 356
Garamicina, 545
Garasone, 545
Gardasil, 626
Gastrium, 278
Gastroftal, 290, 291, 292, 294
Gastroliv, 290, 292, 294
Gaviscon, 292, 295
Gaviz, 290
Gelmax, 290, 292, 294
Gemcit, 429
Gemzar, 429
Gencix 200, 429
Genfibrozila, 140
Genotropin, 180
Gentamisan, 545
Genuxal, 416
Geodon, 238
Geriaton, 464, 473, 485, 489
Gerilon, 464, 467, 473, 484, 490, 493
Gerovital, 464, 467, 473, 485, 490, 493
Gestinol, 391
Gestodeno + etinilestradiol, 391
Gestrelan, 392
Gilenya, 603
Gineane, 396
Ginec, 400, 404
Gino-canesten, 403
Gino-colon, 25, 400
Gino-mizonol, 25
Gino-pletil, 25, 400
Glalfital, 352, 361
Glaub, 359
Glaucotrat, 351
Glautimol, 351
Glibenclamida, 171
Glibeta, 167, 172
Glicamin, 171, 172, 173
Glicefor, 166
Glicerina, 304
Glicomet, 166
Glicopio, 169

Glicorp, 170
Glifage, 166
Gliformil, 166
Glimatin, 447
Glimepirida, 174
Gliocort, 148
Glionil, 171
Glivec, 447
Glucobay, 164
Glucoformin, 166
Glucovance, 167, 172
Glyquin, 47
Gonol, 510
Gopten, 80
Guaifenesina, 330
Gynben, 400, 401
Gynera, 391
Gyno-daktarin, 25
Gyno-fungix, 402
Gynomax, 400, 401
Gynopac, 400, 401
Gynotran, 568

H

H. Bacter IBP, 555
Haldol, 226
Haldol decanoato, 226
Halo, 226
Halo decanoato, 227
Halobex, 44
Haloperidol, 227
Hands Active, 480
Heimer, 252
Hematiase B12, 490
Hemifumarato
- de quetiapina, 237
Hemitartarato de rivastigmina, 250
Hemoblock, 390
Hemofol, 55
Hepamax-S, 55
Heparina sódica, 55
Heptar, 55
Herceptin, 449
Herpesil, 36
Hervirax creme, 36
Hidrafix, 305
Hidrion, 111
Hidroclorotiazida, 112, 113
Hidrosone, 148
Hidróxido de alumínio, 289
Higroton, 116
Hipoglós, 464
Hipoten, 74
Histadin, 317, 324
Histamin, 321, 322
Hixizine, 323
Holoxane, 417
Hora H, 396
Hormoskin, 39, 46
Hormotrop, 180, 181
Hpvir creme, 36
Humalog, 160
Humectol D, 299, 302
Humira, 593
Humulin, 160
Hycamtin, 445

Hyclin, 558
Hydrea, 451
Hydromet, 109
Hylinc, 557
Hyplex B, 473, 476, 478, 481, 484
Hypoverin, 309
Hystin, 321
Hytas, 380
Hyzaar, 84, 114

I

Ibuprofeno, 368
Ibuvix, 368
Ida, 440
Ideália, 478
Ifosfamida, 417
Ilosone, 553
Imicil, 534
Imipra, 200
Imistat, 534
Immucyst, 604
Imosec, 310
Imuran, 590
Imussuprex, 590
Indapamida, 117
Indapen, 117
Inderal, 95
Indocid, 373
Infectrin, 571
Infralax, 372
Inip, 210
Iniparet, 284
Innéov Silhouette, 478
Insunorm, 160
Invanz, 537
Invega, 239
Invega Sustenna, 239
Ionil T, 44, 45
IQUEGO-Amoxicilina, 512
Iquego-minociclina, 549
Iruxol, 569
Iscover, 64
Isdin, 37
Isordil, 123
Isotrat, 40
Isotretinoína, 40
Isotrex, 40
Itraconazol, 28
Itralex, 28
Itraspor, 28
Iumi, 392
Ivermec, 33
Ivermectina, 33
Iverneo, 33
Izonax, 30

J

Jalra met, 167
Janumet, 168
Jevtana, 431
Jumexil, 216

K

Kalyamon kids, 467, 490
Kanakion, 470

Kefadim, 531
Kefazol, 521
Keflex, 522
Keflin neutro, 519
Keroxime, 526
Kiatrium, 220
Kitapen, 237
Klaricid, 555
Klinse, 44, 480
Kliogest, 396
Koide, 322
Kolantyl, 289, 294
Kollangel, 290, 292, 294
Kolpitrat, 405
Kombiglyze, 168
Koplan, 541
Kwell, 32

L

Label, 288
Lacass, 300
Lacto Purga, 299
Lactofos, 498
Lamisilate, 27
Laneli, 464, 473, 476, 478, 484, 487, 490, 493
Lantus, 160
Lanvis, 425
Lanzamed, 234
Lasilactona, 111, 118, 152
Lasix, 111
Lastacaft, 340
Latanoprosta, 357
- + maleato de timolol, 352, 357
Laxette, 300
Laxol, 300
Ledar, 178
Leflun, 589
Leflunomida, 589
Leite de magnésia Phillips, 294
Lemtrada, 593
Lenitral, 130
Leponex, 233
Lerin, 345
Lescol, 132
Level, 392
Levemir
- Flexpen, 160
- Penfill, 160
Leverctin, 33
Levocarb, 242
Levoid, 190, 191
Levolukast, 273
Levonorgestrel, 396
Levotiroxina sódica, 191
Lexaprass, 205
Lexapro, 205, 206
Lexin, 522
Lexotan, 223
Liara, 392
Lidosporin, 18
Lidy, 392
Limbitrol, 198, 219
Lipanon, 139
Lipidil, 139

ÍNDICE POR NOMES COMERCIAIS

Lipistat, 133
Lipistatina, 131
Lipitor, 133
Lipless, 138
Lipoclin, 130
Liptrat, 131
Liquemine subcutâneo, 55
Lisador, 320
Lisinopril, 76
Lisinovil, 76
Lisoclor, 76
Lisodren, 147
Lisopril, 76
Listril, 76
Lizzy, 391
Loceryl, 22
Lomir, 101
Loncord, 102
Longactil, 228
Lonipril, 76, 113
Loniten, 125
Lopid, 140
Lopigrel, 64
Lopressor, 93
Lopril-D, 74, 113
Loprox, 23
Loratadina, 324
Lorax, 225
Lorazepam, 225
Lorsacor, 83
Lorsar, 84, 114
Losartana potássica, 83
Losartec, 83
Losec MUPS, 278
Lotar, 84, 98
Lotensin, 72, 113
Loteprol, 344
Lovastatina, 130
Lovelle, 394
Lozan, 30
Ludiomil, 201
Luvox, 207
Lycovit, 464

M

Maalox, 289, 294
Mabthera, 596
Magnésia bisurada, 292, 296
Magnostase, 310
Maleato de dexclorfeniramina, 321
  - + betametasona, 322
  - de enalapril, 74, 75
  - de timolol, 351
  - - + bimatoprosta, 352
Malena HCT, 75, 114
Malú, 392
Marax, 269, 323
Marevan, 56
Materfolic, 487
Materna, 473, 476, 481, 486
MaterPlena Gest, 473, 476, 486, 473, 476, 486
Matersupre, 464, 467, 473, 476, 478, 481, 486, 487, 490, 493
Max Pax, 225
Maxapran, 204

Maxcef, 532
Maxiflox, 564
Medtrim, 571
Megadol, 377
Meguanin, 167
Melhoral infantil, 63
Memontil, 252
Menelat, 215
Meningitec, 621
Menotensil, 219
Mepenox, 536
Mepramin, 200
Meracilina, 314, 507
Meradizol, 30
Mercilon conti, 392
Meritor, 167, 174
Meromax, 536
Meronem, 536
Meropeném, 536
Mesigyna, 394
Mesilato
  - de doxazosina, 155
  - de imatinibe, 447
Metamucil, 297
Metaxon, 154
Metfordin, 167
Metformed, 167
Meticorten, 150
Metildopa, 109
Metrexato, 380
Metri, 136
Metta SR, 167
Mevilip, 131
Mezolium, 280
Miantrex, 380
Micardis, 86, 99
Micofenolato de mofetila, 587, 588
Micofim, 25
Micogyn, 25
Miconal, 28
Micoplex, 35
Micoral, 30
Micosbel, 35
Micostatin, 404
Microdiol, 392
Micronor, 392
Micropil, 391
Microvlar, 392
Miflasona, 259
Miflonide, 258
Mineróleo, 303
Minesse, 391
Minian, 392
Minidiab, 173
Mínima, 391
Minipress, 108
Minoton, 270
Minulet, 391
Minusorb, 178
Mioflex-A, 372
Mionevrix, 473, 484, 490
Miracal, 495
Miracálcio vit D, 467, 495
Miranova, 392
Mirelle, 391

Mirtazapina, 215
Mitostate, 443
Mitoxantrona, 443
Moduretic, 113, 117
Mofilen, 588
Molièri, 392
Moment, 367
Monocef, 526
Monocordil, 124
Mononitrato de isossorbida, 124
Monoplus, 75
Monopril, 75
Monotrean, 309
Montelair, 273
Montelucaste de sódio, 273
Moratus, 208
Motrin, 368
Mucofan, 329
Mucolitic, 329
Mupirocina, 17
Muscofeno, 371
Muvinlax, 303
Muvinor, 298
Myfortic, 588
Mylanta, 289, 291, 294
Myleran, 411

N

Naluril, 561
Naprix, 79, 99, 114
Naprosyn, 370
Naprox, 370
Naproxeno, 370
Nasivin, 316
Nasonex, 261
Natele, 464, 467, 473, 476, 478, 493
Natifa pro, 396
Nativit, 464, 467, 469, 470, 473, 476, 478, 481, 486, 488, 490, 493
Natrecor, 119
Natrilix, 117
Naturetti, 301
Navelbine, 434
Naxotec, 370
Nebacetin, 15, 17
Nebaciderm, 15, 18
Nebido, 157
Nebilet, 97
Neblock, 97
Nedax, 32
Nemodine, 98
Neo Fenicol, 569
Neo Gentamicina, 545
Neo Itrax, 28
Neo Linco, 557
Neocefadril, 522
Neocetrin, 15
Neocitec, 434, 435
Neocoflan, 371
Neodermicina, 17
Neodex, 17
Neofloxin, 562
Neoloratadin, 324
NeoMetformin, 167
Neomicina, 17

Neopantol, 480
Neoprazol, 278
Neotiapim, 237
Neotop, 15
Neotricin, 15
Neovlar, 392
Nepecef, 532
Nepresol, 120
Neugrast, 426
Neulox, 213
Neupine, 234
Neurotrypt, 198
Neutrofer Fólico, 488
Nevaxar, 448
Nevrix, 474, 490
Nexium, 280
Niar, 216
Nicord, 98
Nifelat, 91, 102
Niki, 392
Nilperidol, 227
Nimobal, 103
Nimovas, 103
Nipride, 126
Nistatina, 404
Nistrazin, 404
Nitrato de miconazol, 25
Nitrencord, 103
Nitrendipino, 103
Nitroderm, 122
Nitroprus, 126
Nizoral, 30
Noan, 220
Nociclin, 392
Noex, 258
Noradop, 210
Nordette, 392
Norditropin, 181
Noregyna, 394
Norestin, 392
Noretisterona, 392
Norfloxacino, 562
Noripurum Fólico, 488
Nortrip, 202
Norvasc, 98
Novacort, 18
Novaderm, 17, 18
Novalfem, 368
Novamox, 514
Novocilin, 513
Novolin, 160, 161
NovoMix, 161
NovoRapid, 161
Nujol, 303
Nulojix, 603
Nutri Homem, 465, 467, 474, 476, 479, 481, 484, 486, 492
Nutriger Fissità, 479

O

O-plat, 414
Ocitocina, 188
Octifen, 342
Ocupress, 360
Ocutil, 345
Odrik, 80
Olanexyn, 234
Olanzapina, 234
Óleo mineral, 303
- Santa Terezinha, 303
Olmesartana medoxomila, 85
Olmetec, 85, 114
Omcilon-A M, 16, 17
Omenax, 278
Omepramix, 278, 514, 555
Omeprazol, 278
Omeprotec, 278
Omnaris, 260
Omnitrope, 181
Oncobine, 435
Oncodox 1, 438
Oncotaxel, 435
Oncotecan, 445
Oncovin, 433
Onxel, 435
Oprazon, 278
Optacilin, 510
Orencia, 602
Oroxadin, 138
Os-cal, 467, 495
Oskin, 39
Ossomax, 178
Ostelox, 178
Ostenan, 178
Osteofar, 178
Osteofix, 467, 495
Osteoform, 178
Osteoral, 178
Ostrat, 178
Otomicina, 570
Otosporin, 313
Otosylase, 313
Otosynalar, 313
Ovestrion, 397
Oxacilil, 508
Oxacilina sódica, 508
Oxalato de escitalopram, 206
Oxaliplatina, 414
Oxanon, 508
Oxcord retard, 102
Oxigen, 103
Oximax, 261
Oxiton, 188

P

Paclimeiz, 436
Paclitax, 436
Pamelor, 202
Pamergan, 320
Panoxyl gel, 42
Pantocal, 283
Pantodex, 480
Pantohair, 480, 484
Pantomicina, 554
- pediátrica, 554
Pantopaz, 283
Pantoprazol, 283
Parapsyl, 297
Paraqueimol, 19
Parenzyme tetraciclina, 547
Parexel, 436
Pariet, 284
Parkexin, 216
Parkidopa, 242
Parlodel, 182
Parnate, 217
Parox, 208
Paroxiliv, 208
Patanol, 343
Paxil C, 208
Pedialyte, 305
Pediderm, 32
Pelletrat, 480
Pemeglenn, 422
Pemetrexede, 422
Pemtryx, 422
Pen-ve-oral, 314, 507
Pencilin-V, 314
Pencilin5, 507
Penkaron, 505
Pentoxifilina, 70
Penvir Lábia, 36
Peprazol, 278
Pepsamar, 289
Pericor, 77
Perlumes, 393
Perlutan, 393
Permetrina, 32
Permut, 26, 545
Persantin, 64
Pfizer supositório de glicerina, 304
Pharmaton, 465, 467, 474, 477, 479, 486, 488, 490, 492, 494
Pharmaton kiddi, 474, 477, 479, 482
Phaster, 372
Piemonte, 273
Pilem, 396
Pilocarpina, 355
Pilosol, 355
Pinazan, 233
Pioglit, 169
Pioletal, 32
Piosarin, 32
Piotaz, 169
Piperacilina sódica + tazobactam sódico, 517, 518
Plaketar, 66
Plantaben, 297
Plantago ovata Forsk, 297
Plaq, 64
Plaquinol, 382
Platamine, 412, 413
Plavix, 64
Plenance, 134
Plesonax, 299
Pletil, 399
Plurair, 262
Plurimec, 33
Polaramine, 321, 322
Polibiotic, 568
Policlavumoxil, 514
Poliderms, 26, 545
Poltax, 372
Pomaderme, 465
Pondera, 208
Postinor uno, 396
Povata, 297

ÍNDICE POR NOMES COMERCIAIS 637

Pozato, 396
Pradaxa, 60
Prandin, 175
Praticilin, 510
Predcort, 150
Predi-medrol, 580
Prednis, 150
Prednisolona, 578
Prednisona, 150
Predsim, 578
Preg-less, 393
Pregnolan, 393
Prelone, 578
Presmin, 353
Press, 72, 98
Pressat, 98
Prevencor, 63, 132
Previdez-2, 396
Prevyol 2, 396
Prilcor, 76
Prinivil, 76
Prinzide, 76
Priorix Tetra, 626
Pristiq, 212
Profenid protect, 278
Profergan, 320
Proflox, 564
Prograf, 584
Prolive, 498
Prolopa, 242
Prometazina, 320
Prometazol, 320
Propark, 247
Propil, 192
Propilracil, 192
Propionato
- de clobetasol, 43
Protectina, 550
Protopic, 584
Protovit, 474, 477, 479, 486
ProVance, 498
Prozac, 203
Prozen, 203
Psicosedin, 219
Psorex, 43
Pulmicort, 258
Pulmoflux, 265
PuranT4, 191
Purinethol, 423
Pyloripac, 281, 555

Q

Qlaira, 392
Quadriderm, 26, 545
Queimalive, 19
Quemicetina, 569
Queopine, 237
Querok, 237
Queropax, 237
Questran Light, 135
Quetros, 237
Quinoflox, 564

R

Rabeprazol, 284
Rabinefil, 432

Rafex, 326
Ramipril, 79
Rapamune, 585
Rapazina ODT, 215
Rasilez, 88
- AMLO, 88, 89, 99
- HCT, 89, 113
Razapina, 215
Rebaten RA, 95
Reinforce, 474, 477, 479, 486
Relestat, 341
Relvar Ellipta, 263
Remeron Soltab, 215
Remicade, 599
Reminyl ER, 251
Renitec, 75
ReoPro, 68
Repaglinida, 175
Repitelin, 465
Repocal D, 468
Respexil, 562
Respidon, 235
Restasis, 583
Retapamulina, 20
Retin-A Micro, 39
Reumian, 589
Reuquinol, 382
Revange, 377
Revectina, 33
Revitam Júnior, 465, 468, 474, 477, 492
Riopan, 293
Risleptic, 235
Rispalum, 235
Risperdal, 235
Risperidona, 235
Riss, 235
Rivotril, 224
Roacutan, 40
Rocefin, 529
Rostatin, 134
Rosucor, 134
Rosustatin, 134
Rosuvastatina cálcica, 134
Rotarix, 619
Roxflan, 98
Rubidox, 438
Rubromicin, 553
Rusovas, 135

S

Saizen, 181
Sal de frutas Eno, 295
Salazoprin, 380
Sandimmun, 583
Sandostatin, 159
Sanlax, 301
Secni HEXAL, 306
Secnidal, 306
Secnidazol, 306
Seczol, 400, 401
Sedalene, 309
Sedilax, 372
Seloken, 93
Selopress, 93, 114
Selozok, 93, 100

Selsun ouro, 44
Senan, 301
Senna Almeida Prado 46, 301
Sensitram, 377
Septagen, 474, 479, 482
Serenata, 209
Seretide, 263, 268
Seretide Diskus, 262, 263, 267, 268
Serevent, 267
Serolex, 206
Seroquel, 237
Siblima, 391
Sifrol, 244
Sigmasporin microral, 583
Silglós, 20
Simbioflora, 498
Simbiofos, 498
Simeco, 289, 294
Simponi, 384
Simulect, 594
Sinedol, 377
Sinemet, 242
Sinergen, 75, 99
Singulair, 273
Sinot, 513
Sinvalip, 131
Sinvascor, 131
Sinvastacor, 131
Sinvastatina, 132
Sinvaston, 132
Socian, 232
Solaquin, 46
Solu-Cortef, 148
Solu-medrol, 580
Solução de glicerina, 304
Solugel, 42
Solupren, 580
Somalgin, 63
Somalium, 223
Somavert, 187
Sotacor, 96
Sotahexal, 96
SpectraBan, 37
Spidufen, 368
Spiriva Respimat, 272
Splendil, 100
Sporanox, 28
Stabil, 244
Staficilin-N, 508
Stalevo, 242, 245
Stanglit, 169
Starform, 168
Stelazine, 230
Stele, 397
Stresstabs, 469, 474, 477, 479, 482, 484, 488, 490
Suavicid, 39
Sulbactam + ampicilina, 510
Sulbacter 1, 510
Sulfametoxazol + trimetoprima, 572
Sumaxpro, 370
Supositório de glicerina, 304
Supradyn ativa, 477
Suprelle, 396
Suprema, 396
Suprical D, 468, 495

Sutent, 448
Symbicort turbuhaler, 258, 266
Synthroid, 191
Syntocinon, 188
Systen conti, 394
Systen sequi, 396

T

Taclipaxol, 436
Tacrolimo, 584
Tagamet, 286
Takil, 400, 401
Talidomida, 606
Tamaril, 301
Tamarine, 301
Tâmisa, 391
Tandrilax, 372
Tantin, 391
Tapazol, 193
Tarceva, 446
Tarfic, 584
Tarflex, 45
Targocid, 541
Tartarato de metoprolol, 93
- de brimonidina, 359
Tasmar, 246
Taxol, 436
Taxotere, 431
Tazocin, 518
Tazpen, 518
Tecnomet, 380
Tefin, 22
Teiconin, 541
Teicoplanina 4, 541
Teiplan, 541
Telmisartana, 86
Temodal, 421
Tenadren, 95, 114
Tenoretic, 91, 116
Tensiopax, 204
Tensioval, 109
Tensulan, 465
Teolong, 269
Teragran M, 465, 468, 474, 479, 485, 490, 492, 495
Terconan, 402
Terconazol, 402
Terost, 178
Terramicina com sulfato de polimixina B, 18
Tetracilil, 547
Tetrex, 547
Teupantol, 480
Teutoformin, 167
Teutovit E, 469
Tevaetopo, 439
Tezara, 173
Thiabena, 35
Thianax, 35
Thymoglobuline, 591
Ticlid, 66
Ticlobal, 66
Tienam, 534
Tiepem, 534
Tigma, 250, 251
Timasen, 377

Timentin, 516
Timoptol, 352
Timosopt, 361
Tinidazol, 399, 400
- + nitrato de miconazol, 25, 26, 400
Tiroidin, 191
Tobracort, 348
Tobradex, 348
Tobragan, 347
Tobramicina, 347, 348
Tobranom, 348
Tobrex, 348
Tofranil, 200
Tofranil Pamoato, 200
Toplexil, 331
Toporan, 445
Topotacx, 445
Toradol, 374
Toragesic, 374
Tórlos, 83
Torlós-H, 84, 114
Torsilax, 372
Tossilerg, 318
Totelle ciclo, 396
Traconal, 28
Tramal, 377
Tranquinal, 222
Transamin, 390
Transpulmin, 330
Travatan, 358
Travogyn, 400, 401
Travoprosta, 358
Traxonol, 28
Trayenta duo, 168
Trebyxan, 442
Trental, 70
Tresiba
- FlexTouch, 161
- Penfill, 161
Trezevit, 469, 470, 474, 477, 479, 482, 485, 486, 488
Trezor, 135
Tri-Luma, 46
Triancinolona acetonida + sulfato de neomicina + gramicidina + nistatina, 16
Triatec, 79, 114
Triaxin, 529
Triazol, 24
Tricomax, 404
Triderm, 46
Tridil, 122
Triformin, 167
Trilax, 372
Trinizol-M, 26, 400
Trinulox, 47, 39
Triquilar, 392
Trisomatol, 198
Trivagel, 404
Trofodermin, 17
Trok-G, 545
Trok-N, 18
Trometamol cetorolaco, 343
Trusopt, 360
Tryptanol, 198
Tygacil, 551

U

Ulcinax, 286
Ultracet, 377
Unasyn, 510
Uni amox, 513
Uni Haloper, 227
Uni vir creme, 36
Uni-glic, 173
Unidiazepax, 220
Unigyn, 306
Unimedrol, 581
Uniprazol, 278
Uno-ciclo, 393
Unoprost, 155
Uroctrin, 572
Uveíte endógena, 582
Uxalun 5, 414

V

Vacina
- adsorvida difteria, tétano, pertússis (acelular), Haemophilus influenzae b (conjugada e poliomielite 1, 2 e 3 (inativada), 617
- adsorvida difteria, tétano, pertússis (acelular), hepatite B (recombinante), poliomielite 1, 2, 3 (inativada) e Haemophilus influenzae b (conjugada), 617
- adsorvida difteria, tétano e pertussis, 624
- adsorvida difteria e tétano adulto, 625
- adsorvida hepatite A, 624
- adsorvida meningocócica C, 621
- BCG, 615
- contra HPV oncogênico, 626
- contra rotavírus, vivo, oral, pentavalente, 619
- de rotavírus humano vivo atenuado, 619
- febre amarela atenuada, 622
- hepatite
- - A, 624
- - B, 616
- - - recombinante, 616
- pneumocócica 10-valente conjugada, 620
- poliomielite 1, 2 e 3, 618
- - atenuada, 618
- quadrivalente recombinante contra papilomavírus humano, 626
- sarampo, caxumba e rubéola, 623
- sarampo, caxumba, rubéola e varicela (atenuada) – tetraviral, 626
- tétano, 625
Valium, 220
Valsartana, 87
Valtrian, 83, 84, 114
Vancocina, 540
Vannair, 258, 266
Varfarina sódica, 56
Vascase, 113
Vascer, 70
Vaslip, 132
Vasojet, 76
Vasopril, 75, 114
Vasoton, 105
Velamox, 513
Velban, 432
Velija, 213

ÍNDICE POR NOMES COMERCIAIS

Venforin, 212
Venlaxin, 212
Venlift OD, 212
Vepesid, 439
Verapamil, 105
Veraval, 105
Versa, 54
Veruderm, 14
Veruf, 14
Verutex, 14
Viatine, 273
Vibradoxin, 550
Vibramicina, 550
Vidapram, 206
Vimovo, 280, 370
Vinatin, 432
Vincizina, 433
Vincy, 392
Visiplex, 345
Vita K, 470
Vitacid, 39
Vitadiazin, 20
VitaE, 469
Vitafer, 494
Vitanol-A, 39
Vitergan, 465, 474, 477, 479, 482, 488, 492
- Master, 465, 468, 469, 474, 477, 479, 482, 485, 488, 490, 492, 494
- pré-natal, 465, 468, 475, 477, 480, 482, 488
Vitforte, 475, 477, 479, 482, 485, 486
Vivacor, 135
Vodol, 25

Voltaren 5, 372
Volunta, 134
Vumon, 443
Vytorin, 132, 141

W

Wellbutrin, 210
Wintomylon, 561
Wosulin, 161

X

Xalacom, 352, 357
Xalanoft, 352, 357
Xalatan, 357
Xarelto, 59
Xarope Vick, 330
Xeloda, 427
Xolair, 274

Y

Yasmin, 392

Z

Zaditen, 342
Zarator, 134
Zargus, 235
Zart, 83, 84, 114
Zavedos, 440

Zenhale, 261, 267
Zentel, 34
Zestoretic, 76, 113
Zestril, 76
Zetalerg, 327
Zetia, 141
Zetron, 210
Zetsim, 132, 141
Zider, 252
Ziledon, 249
Zinacef, 526
Zinforo, 533
Zinnat, 526
Ziprasidona, 238
Zirtec, 327
Zirvit, 469
Zitroneo, 556
Zocor, 132
Zolben, 34
Zolmicol, 30
Zoloft, 209
Zoltec, 24
Zovirax, 36
Zyban, 210
Zylcas, 273
Zylet, 344, 348
Zylpen, 536
Zymar, 347
Zyparox, 208
Zypred, 347
Zytiga, 450
Zyvox, 559

Índice por Princípios Ativos

A

Abciximabe, 67
Abatacepte, 382, 601
Abiraterona, 450
Acarbose, 163, 164
Acetato de medroxiprogesterona + cipionato de estradiol, 394
Acetilcisteína, 327
Aciclovir, 35
Ácido
- acetilsalicílico, 61, 367
- ascórbico, 491
- azelaico, 41
- fólico, 487
- fusídico, 14
- nalidíxico, 560
- nicotínico, 136, 478
- propiônico, 21
- salicílico, 47
- tranexâmico, 390
- undecilênico, 21
Adalimumabe, 382, 592
Adapaleno, 38
Albendazol, 34
Alcaftadina, 340
Alendronato, 176
Alentuzumabe, 593
Alisquireno, 88
Alprazolam, 221
Amicacina, 542
Amilorida, 116
Aminofilina, 269
Amissulprida, 231
Amitriptilina, 197
Amorolfina, 22
Amoxicilina, 314, 510
Ampicilina, 508
Anlopidino, 97
Antifúngicos, 20
Apixabana, 58
Aripiprazol, 239
Atenolol, 90, 91
Atorvastatina, 133
Atropina, 307
Azatioprina, 382, 589
Azitromicina, 555
Aztreonam, 537

B

Bacitracina, 15
Basiliximabe, 594
Beclometasona, 258
Belatacepte, 602
Benazepril, 72
Besifloxacino, 346
Betaxolol, 352
Bezafibrato, 137
Bicarbonato de sódio, 295
Bimatoprosta, 356
Biperideno, 246
Bisacodil, 299
Bisoprolol, 92
Brimonidina, 358
Brinzolamida, 361
Bromazepam, 222
Bromocriptina, 181, 242
Budesonida, 257
Bumetanida, 110
Bupropiona, 210
Bussulfano, 410
Butenafina, 22

C

Cabazitaxel, 431
Cabergolina, 183
Cálcio, 494
Calcipotriol, 45
Candesartana, 81
Capecitabina, 426
Capsaicina, 366
Captopril, 73
Carbidopa, 241
Carbocisteína, 329
Carbonato de cálcio, 290
Carboplatina, 413
Carmustina, 418
Cáscara-sagrada, 301
Cefaclor, 524
Cefadroxila, 522
Cefalexina, 521
Cefalotina, 518
Cefazolina, 519
Cefepima, 531
Cefotaxima, 527
Cefoxitina, 523
Ceftarolina, 533
Ceftazidima, 530
Ceftriaxona, 528
Cefuroxima, 525
Celecoxibe, 375
Certolizumabe pegol, 382, 383
Cetirizina, 326
Cetoconazol, 29, 146, 403
Cetorolaco, 373
Cetotifeno, 342
Cianocobalamina, 488
Ciclesonida, 260
Ciclofosfamida, 416
Ciclopirox, 23
Ciclosporina, 382, 581
Cimetidina, 285
Cipro-heptadina, 318
Ciprofibrato, 138
Ciprofloxacino, 347, 562
Cisplatina, 412
Citalopram, 204
Citarabina, 427
Claritromicina, 554
Clindamicina, 398, 557
Clomipramina, 199
Clonazepam, 223
Clonidina, 107
Clopidogrel, 63
Cloranfenicol, 568
Clordiazepóxido, 218
Cloridrato de doxorrubicina lipossomial peguilado, 438
Clorpromazina, 227
Clorpropamida, 170
Clortalidona, 115
Clotrimazol, 25, 402
Clozapina, 232
Colestiramina, 135
Cotrimoxazol, 570

D

Dabigatrana, 60
Dacarbazina, 419
Dactinomicina, 436
Dalteparina, 51, 52
Dapagliflozina, 163
Daptomicina, 551

Deltametrina, 32
Deslanosídeo, 127
Desloratadina, 324
Desmopressina, 184
Dexametasona, 153, 154
Dexclorfeniramina, 321
Diazepam, 219
Diclofenaco, 370
Difenidramina, 317
Difenoxilato, 310
Digitoxina, 129
Digoxina, 128
Diltiazem, 105, 106
Dinitrato de isossorbida, 122, 123
Dipiridamol, 64
Docetaxel, 429
Docusato, 302
Donepezila, 248
Dorzolamida, 360
Doxazosina, 155
Doxiciclina, 549
Doxorrubicina, 437
Droperidol, 227
Duloxetina, 212

E

Emedastina, 340
Enalapril, 74
Enantato
- de estradiol + algestona acetofenida, 393
- de noretisterona + valerato de estradiol, 393
Enoxaparina, 52
Entacapona, 244
Epinastina, 341
Eplerenona, 152
Eritromicina, 552
Erlotinibe, 445
Ertapeném, 536
Escitalopram, 205
Escopolamina, 307
Esomeprazol, 279
Espironolactona, 118, 152, 151
Estriol tópico, 397
Etanercepte, 383, 600
Etoposídeo, 439
Everolimo, 586
Ezetimiba, 140

F

Famotidina, 286
Felodipino, 100
Fenofibrato, 138, 139
Fenoximetilpenicilina potássica, 506
Ferro, 492
Fexofenadina, 325
Fingolimode, 603
Fluconazol, 23, 403
Fludarabina, 423
Fludrocortisona, 150, 151
Flufenazina, 228
5-Fluoruracila, 425
Fluoxetina, 203
Flurazepam, 221
Fluticasona, 261

Fluvastatina, 132
Fluvoxamina, 206
Folato, 487
Fondaparinux, 57
Formoterol, 265
Fosinopril, 75
Furosemida, 111

G

Galantamina, 251
Gatifloxacino, 346, 565
Gemifloxacino, 566
Gencitabina, 428
Genfibrozila, 139, 140
Gentamicina, 16, 348, 544
Glibenclamida, 170
Glicerina, 304
Gliclazida, 172
Glimepirida, 173
Glipizida, 173
Golimumabe, 383
Gramicidina, 16
Guaifenesina, 330

H

Haloperidol, 226
Heparina não fracionada, 54
Hidralazina, 120
Hidroclorotiazida, 112
Hidrocortisona, 147
Hidroquinona, 46
Hidroxicloroquina, 381
Hidróxido
- de alumínio, 289
- de magnésio, 293
Hidroxiureia, 451
Hidroxizina, 322
Hormônio do crescimento, 179

I

Ibuprofeno, 367
Idarrubicina, 440
Ifosfamida, 416
Imatinibe, 446
Imipeném, 534
Imipramina, 200
Imunoglobulina antitimócito, 590
Indapamida, 117
Indometacina, 372
Infliximabe, 384, 598
Ipratrópio, 270
Irbesartana, 82
Irinotecano, 441
Isotretinoína, 39, 40
Ispaghula, 297
Isradipino, 100, 101
Itraconazol, 27, 28, 403
Ivermectina, 32, 33

L

Lansoprazol, 281
Latanoprosta, 357

Leflunomida, 382, 588
Leite de magnésia, 293
Levobunolol, 354
Levodopa, 241
Levonorgestrel, 395
Levotiroxina, 189
Lincomicina, 557
Linezolida, 559
Lisinopril, 76
Lomustina, 419
Loperamida, 310
Loratadina, 323
Lorazepam, 224
Losartana, 83
Loteprednol, 344
Lovastatina, 129, 130

M

Magaldrato, 292
Maprotilina, 201
Melfalana, 415
Memantina, 251
Mercaptopurina, 423
Meropeném, 535
Metformina, 164, 165
Metildopa, 109
Metilprednisolona, 578
Metimazol, 193
Metipranololol, 353
Metoprolol, 93
Metotrexato, 378, 421, 590
Metronidazol, 306, 398, 567
Micofenolato de mofetila, 587
Miconazol, 25, 398
Minociclina, 548
Minoxidil, 125
Mirtazapina, 214
Mitotano, 146, 147
Mitoxantrona, 442
Mometasona, 260
Mononitrato de isossorbida, 124
Montelucaste, 272
Muciloide de *Psyllium*, 297
Mupirocina, 16
Muromonabe, 597

N

Nadolol, 93
Nafazolina, 345
Naproxeno, 369
Nebivolol, 96
Neomicina, 17
Nesiritida, 119
Niacina, 478
Niacinamida, 478
Nicotinamida, 478
Nifedipino, 101
Nimodipino, 102, 103
Nistatina, 404
Nitroglicerina, 121, 122
Nitroprussiato (nitroprusseto) de sódio, 125, 126
Norfloxacino, 561
Nortriptilina, 202

O

Ocitocina, 187
Octreotida, 158, 159, 186
Ofloxacino, 565
Olanzapina, 233
Óleo
- de rícino, 300
- mineral, 302
Olmesartana medoxomila, 84
Olopatadina, 342
Omalizumabe, 274
Omeprazol, 277
Oxacilina, 507
Oxaliplatina, 413
Oximetazolina, 315

P

Paclitaxel, 435
Paliperidona, 239
Pantoprazol, 282
Papaverina, 309
Paroxetina, 207
Pegvisomanto, 186
Pemetrexede, 421
Penciclovir, 36
Penicilina
- G benzatina, 503, 504
- V potássica, 314
Pentoxifilina, 69, 70
Perindopril, 77
Permetrina, 31
Peróxido de benzoíla, 41, 42
Petrolato líquido, 302
Pilocarpina, 355
Pimecrolimo, 44
Pioglitazona, 168
Piperacilina, 516
Plantago
- *ovata*, 297
- *psyllium*, 297
Policarbofila cálcica, 298
Polietilenoglicol, 303
Polimixina B, 18
Pramipexol, 242
Prasugrel, 65
Pravastatina, 130
Prazosina, 108
Prednisolona, 576
Prednisona, 148
Prometazina, 230, 319
Propiltiouracila, 192
Propranolol, 94, 95
Pseudoefedrina, 316

Q

Quetiapina, 235
Quinapril, 77

R

Rabeprazol, 284
Ramipril, 78
Ranitidina, 287
Rasagilina, 217
Repaglinida, 175
Retapamulina, 20
Riboflavina, 475
Risperidona, 234
Rituximabe, 384, 595
Rivaroxabana, 59
Rivastigmina, 249
Rosuvastatina, 134

S

Salbutamol, 263
Salmeterol, 267
Secnidazol, 306
Selegilina, 215
Sertralina, 208
Sinvastatina, 131
Sirolimo, 585
Sorafenibe, 447
Sotalol, 95
Sulfacetamida, 19
Sulfadiazina de prata, 19
Sulfassalazina, 380
Sunitinibe, 448

T

Tacrolimo, 583
Talidomida, 605
Tazaroteno, 40
Teicoplanina, 540
Telmisartana, 85
Temozolomida, 420
Teniposídeo, 443
Teofilina, 268
Terbinafina, 27
Terconazol, 402
Testosterona, 156, 157
Tetraciclina, 348, 546
Tiabendazol, 34
Tiamina, 471
Ticagrelor, 66, 67
Ticarcilina, 515
Ticlopidina, 65, 66
Tigeciclina, 550
Timolol, 351
Tinidazol, 399
Tioconazol, 401
Tioguanina, 424
Tiotrópio, 271
Tirofibana, 68
Tobramicina, 347
Tocilizumabe, 384
Tolcapona, 245
Tolnaftato, 26

Topotecana, 444
Tramadol, 376
Trandolapril, 79, 80
Tranilcipromina, 216
Trastuzumabe, 449
Travoprosta, 358
Trazodona, 213
Tretinoína, 38
Triexifenidil, 247
Trifluoperazina, 229
Trometamol cetorolaco, 343

V

Vacina
- adsorvida difteria, tétano e pertússis, 624
- antitetânica, 625
- BCG (bacilo Calmette-Guérin), 604, 615
- contra febre amarela, 621
- contra hepatite A, 623
- contra hepatite B, 616
- contra HPV, 626
- inativada contra poliomielite, 617
- meningocócica C, 620
- oral contra
- - poliomielite, 618
- - rotavírus humano, 618
- pentavalente, 616
- pneumocócica 10 valente, 619
- tétano-difteria adulto, 625
- tetra viral (sarampo, caxumba, rubéola e varicela), 625
- tríplice viral, 622
Valsartana, 86
Vancomicina, 539
Varfarina, 56
Vasopressina, 185
Venlafaxina, 211
Verapamil, 104, 105
Vimblastina, 432
Vincristina, 433
Vinorelbina, 434
Vitamina
- A, 463
- B1, 471
- B2, 475
- B3, 478
- B5, 480
- B6, 482
- B7, 485
- B8, 485
- B9, 487
- B12, 488
- C, 491
- D, 465
- E, 468
- K, 469

Z

Ziprasidona, 238
Zuclopentixol, 230

Índice Alfabético

A

Abscessos, 14
Absorção de fármacos, 5
Abstinência alcoólica, 107
Acidente vascular
- cerebral, 58, 59, 60, 65
- encefálico, 58, 59, 60
Ácido
- antranílico, 111
- clavulânico, 515
- gama-aminobutírico (GABA)-A, 218
- pantotênico, 480
Acne, 41
- conglobata, 40
- nodulocística, 40
- vulgar, 37, 38, 41
Acromegalia, 158, 186
Adenocarcinoma gástrico, 430
Adjuvante, 409, 611
Afecções cutâneas infecciosas, 14
Afinidade, 611
Agentes
- alquilantes, 410
- anti-IgE, 273
- anticolinérgicos, 246
- antineoplásicos, 409
- antiplaquetários, 61
- antirreumáticos modificadores da doença convencionais, 378
- betabloqueadores, 89
- biológicos, 590
- clareadores, 46
- despigmentadores, 46
- imunomoduladores, 603
- mióticos, 354
Agonistas
- alfa-2-adrenérgicos, 358
- da dopamina, 242
Agregados de tubulina, 429
Albinismo, 13
Albumina, 463
Aldosterona, 146
Aldosteronismo primário, 151
Alilaminas, 26
Alimentos funcionais, 496
Alopecia androgênica, 125
Alquil-sulfonatos, 410
Aminoglicosídios, 541
Aminopenicilinas, 508
Analgésicos, 315
Análogo(s)
- da prostaglandina F-2-alfa, 355
- sintético da vitamina D, 45

Ancylostoma duodenale, 34
Androgênios, 156
Angina
- de peito, 64, 90, 92, 93, 94, 103
- de Prinzmetal, 97
- instável, 65, 68
- variante, 97
Angioplastia com balão ou com *stent*, 67
Ansiedade, 94
Ansiolíticos, 218
Antagonistas
- de folato, 421
- de pirimidinas, 425
- de purinas, 423
- dos receptores H2, 285
Anti-helmínticos, 32
Anti-hipertensivos, 70, 71
Anti-histamínicos, 315, 317, 340
Anti-hormônios, 145
Anti-inflamatórios não esteroides, 343, 367
Antiácidos, 288
Antiacneico, 41
Antiagregantes plaquetários, 61
Antiarrítmicos, 70
Antibióticos, 14, 346, 348, 501
Anticoagulantes, 51
Anticolinérgicos inalatórios, 270
Anticoncepcionais
- injetáveis, 393
- orais, 391
Anticorpos, 409, 611
- monoclonais, 591
- policlonais, 590
Antidepressivos
- atípicos, 209
- tricíclicos, 197
Antígeno(s), 611
- incompleto, 612
- parcial, 612
Antileucotrienos, 272
Antimetabólitos, 421
Antimicrobianos, 502
Antimitóticos, 429
Antiparasitários, 305
Antipsicóticos, 225
Antirreumáticos modificadores da doença biológicos, 382
Antivirais, 35
Arritmias
- cardíacas, 90, 93, 94
- supraventriculares paroxísticas, 127
Artralgia, 61
Artrite
- idiopática juvenil, 601
- - poliarticular, 592

- psoriásica, 365, 592, 598
- reumatoide, 377, 582, 592, 595, 598, 600, 601
Ascaridíase, 32
Ascaris lumbricoides, 34
Asma, 255
Aspergilose, 28
Aterectomia, 67
Aterosclerose coronariana, 132
Ausência de ejeção de leite, 187
Avidez, 611
Azóis, 27

B

Babosa, 110
Baixa estatura, 178
Balanites por *Candida*, 23
Benzodiazepínicos, 218
Beta-agonistas, 263
Betabloqueadores de uso tópico, 351
Betalactâmicos, 502
Biodisponibilidade, 5
Bioequivalência, 8
Blastomicose, 28
Bloqueadores
- alfa-adrenérgicos, 106
- beta-adrenérgicos, 89
- dos canais de cálcio, 97

C

C. tropicalis, 29
Cadeia de frio, 612
Cafeína, 462
Calázio conjuntival, 336, 337
Câncer
- colorretal, 441
- de bexiga, 428
- de cabeça e pescoço, 430
- de mama, 428, 429
- de ovário, 430
- de pâncreas, 428, 445
- de próstata, 430
- de pulmão de células não pequenas, 428, 430, 445
- do sistema nervoso central, 409
Candida albicans, 22, 23, 29
Candidíase, 28
- de mucosas, 24
- oral, 27
- orofaríngea em portadores do HIV, 24
- sistêmica, 24
- vaginal, 23
- vulvovaginal, 27

Carbapenêmicos, 533
Carcinoma, 409
- sebáceo, 336, 339
Carrapatos, 32
Cefaleia, 61, 107
- de origem vascular, 102
Cefalosporinas, 518
- de primeira geração, 518
- de quarta geração, 531
- de quinta geração, 533
- de segunda geração, 523
- de terceira geração, 527
Células
- apresentadoras de antígenos, 611
- dendríticas, 611
- - foliculares, 612
Ceratite, 349
- hérpetica, 349
- micótica, 27, 350
Ceratoconjuntivite
- fármaco induzida, 336, 337
- límbica superior, 335, 337
- relacionada ao uso de lentes de contato, 335, 337
Cervicite, 405
Chá, 458
- medicinal, 455
Chlamydia trachomatis, 348
Ciclo anovulatório, 389
Cirrose, 118
Classificação de Vaughan-Williams, 70
Claudicação intermitente, 69
Coentro, 300
Colagenoses, 577
Colesterol, 140
Colite ulcerativa, 592, 598
Complexos de platina, 411
Concentração plasmática, 6
Conjuntivite, 335
- alérgica, 335, 337
- - sazonal, 339
- bacteriana, 336, 338, 345
- causada por
- - adenovírus, 336, 337, 338, 349
- - HSV, 336, 338, 349
- - molusco contagioso, 336, 338
- - VZV, 336, 338
- imunomediada, 336, 339
- mecânica/irritativa/tóxica, 335, 336, 337
- neoplásica, 336, 339
- viral, 336, 337, 338, 349
Constipação intestinal, 296
Contracepção de emergência, 394
Córtex suprarrenal, 146
Corticosteroides, 576
- inalatórios, 256
- tópicos, 42
Corynebacterium, 15
Cretinismo, 189
Crianças, 6
Criptococose, 24
- não meningeana, 28
Crise tireotóxica, 94
Cromomicose, 28

D

Decocção, 458
Deficiência de iodo, 189
Demência, 248
Dependência de nicotina, 107
Derivado(s)
- de droga vegetal, 455
- do gás de mostarda, 415
- vegetal, 455
Dermatite(s), 42
- atópica, 42, 582
- de contato, 42
- seborreica, 42, 44
- tópica, 44
Dermatofitoses das unhas dos pés e das mãos, 27
Dermatomicoses, 21
Descongestantes
- nasais, 315
- orais, 315, 316
Despigmentação da pele, 13
Dextrose, 461
Diabetes
- do tipo 1, 159
- do tipo 2, 159
- insípido, 183
- melito, 159
Diarreia, 304
Digitálicos, 126
Digitalis lanata, 127
Dimeticona, 290
Discrasias cutâneas, 46
Disfunção ventricular esquerda pós-IAM, 73, 74
Dislipidemia mista, 132
Dismenorreia, 61
Distribuição dos fármacos, 5
Distúrbios
- da pele
- - infecciosos 13
- - inflamatórios, 36
- endócrinos, 576
- hematológicos, 577
- reumáticos, 576
Diupress®, 116
Diuréticos, 110
- de alça, 110
- osmóticos, 110
- tiazídicos, 110, 111
Doença(s)
- da artéria coronária, 77, 101
- de Addison, 147, 150
- de Alzheimer, 248
- de Crohn, 592, 598
- de Cushing, 181
- de Graves, 191
- de Parkinson, 240
- de Raynaud, 108
- dermatológicas, 577
- oftálmicas, 577
- pulmonar obstrutiva crônica, 255
- renal, 110, 111
- respiratórias, 577
Dor
- de dente, 61
- de garganta, 61

Dorsalgia, 61
Dosagem, 6
Dose eritematosa mínima, 37
Droga, 3
- vegetal, 455

E

Eczema, 44
- atópico, 42
- infectado, 14
Efélides, 46
Efetividade, 455
Eliminação
- dos fármacos, 5
- hepatobiliar, 5
- pelo leite materno, 5
- pelo suor, 5
- pulmonar, 5
- renal, 5
Embolia
- pulmonar, 52, 60
- sistêmica, 58, 59, 60
Engenharia genética, 3
Enterobacter aerogenes, 18
Enterobius vermicularis, 34
Envelhecimento, 71
Enxaqueca, 94, 104
- vascular, 107
Epidermophyton floccosum, 21, 22, 23, 29
Eritrasma, 14
Escabicidas, 31
Escabiose, 30, 32
Escherichia coli, 18
Espondilite anquilosante, 365, 598
Esporotricose linfocutânea e cutânea, 28
Estados alérgicos, 577
Estatinas, 129
Estreptogramines, 557
Estrogênio tópico, 397
Estrongiloidíase intestinal, 32
Eventos tromboembólicos venosos, 57
Excreção, 13
Extrassístoles ventriculares, 95
Extrato, 458

F

Farmacocinética, 3
Farmacodinâmica, 6
Farmacogenética, 6
Farmacologia, 3
- conceitos, 3
Fármacos, 3
- minerais, 3
- semissintéticos, 3
- sintéticos, 3
Farmoquímicos, 8
Febre
- amarela, 621
- reumática, 504
Feocromocitoma, 94, 108, 154
Feridas
- cirúrgicas infectadas, 19
- superficiais, 16
Fibratos, 137
Fibrilação atrial, 71
- paroxística, 95

ÍNDICE ALFABÉTICO

Filariose, 32
Filtração
- glomerular, 5
- renal, 5
Filtros solares, 36
Fitoterapia, 455
Fitoterápicos, 8, 455, 456
- padronização dos, 457
Folículos pilosos, 13
Formulário terapêutico nacional, 8
Fotoenvelhecimento, 40
Frutose, 462
Fusobacterium, 15

G

Genéricos, 8
Gestantes, 6
Giardia duodenalis, 34
Gigantismo, 186
Glândulas
- paratireoides, 175
- sebáceas, 13
- suprarrenais, 146
Glaucoma, 350
- de ângulo
- - aberto, 107, 350
- - fechado, 350
- hemorrágico associado a hipertensão arterial, 107
- secundário, 107
Glicerol, 304
Glicilciclinas, 550
Glicocorticoides de uso tópico, 343
Glicopeptídios, 538
Glicocorticoides intranasais, 315
Glicosídios cardíacos, 126
Gonadocorticoides, 146
Granulomatose
- com poliangiite, 596
- de Wegener, 596

H

Hapteno, 612
Hemorragias subaracnóideas, 102
Heparinas de baixo peso molecular, 51
Hepatite
- A, 623
- B, 616
Hepatopatia, 110, 111, 118
Hidradenite, 14
Hidrazinas, 419
Hipercolesterolemia
- familiar heterozigótica, 131
- primária, 132
Hipercortisolismo, 146
Hiperparatireoidismo, 176
Hiperpigmentação, 41
Hiperplasia prostática benigna sintomática, 108
Hiperprolactinemia, 181
Hipertensão
- arterial, 70, 83, 100, 101, 116, 120
- - pré-operatória, 121
- do jaleco, 71
- sistólica, 81, 83

Hipertireoidismo, 191
Hipertrofia ventricular esquerda, 81, 83
Hipófise, 178
Hipoglicemiantes orais, 161
Hipogonadismo, 156
Hipoparatireoidismo, 178
Hipotireoidismo, 189
Histoplasmose, 28
Homeopáticos, 8
Hormônios, 145
Hormonoterapia, 390, 409

I

Idosos, 6
Imidazóis, 27
Impactação de cerume, 313
Impetigo, 14, 20
Imunidade
- ativa, 610
- humoral, 612
Imunoestimulantes, 604
Imunoglobulina E, 273
Imunologia, 575
Imunomoduladores, 44, 575
Imunossupressão em transplante, 591
Imunossupressores, 576
Imunoterapia, 409
Índice
- de doenças dermatológicas da BAD, 13
- terapêutico, 6
Infarto do miocárdio, 90
- agudo, 121
- com elevação do segmento ST, 65
- não fatal, 132
- recorrente, 56
- sem elevação do segmento ST, 65, 68
Infecções
- causadas por bactérias gram-positivas, 16
- fúngicas, 24
- oftálmicas, 16, 19
- por herpes-vírus simples, 35
- vaginais, 398
Influenza, 627
Infusão, 456, 458
Inibidores
- da anidrase carbônica, 110
- da calcineurina, 581
- da catecol-O-metiltransferase, 244
- da COX não seletivos, 367
- da COX-2 seletivos, 374
- da enzima
- - anidrase carbônica, 359
- - conversora da angiotensina, 71
- da MAO, 215
- da renina, 88
- da SGLT2, 162
- da síntese de purinas, 587
- da topoisomerase, 436
- de mTOR, 584
- do fator de necrose tumoral, 597
- dos receptores de angiotensina II, 80
- específicos, 409
- moleculares, 445
- seletivos da recaptação da serotonina, 202
Insuficiência adrenocortical, 147, 148, 150

Insuficiência cardíaca, 73, 74, 75, 76, 77, 96, 118
- aguda descompensada aguda, 119
- congestiva, 77, 85, 110, 111, 116, 120, 121, 127
- crônica, 92
- renal, 77
- - crônica progressiva, 72
Insulinoma, 157
Interações
- com medicamentos alopáticos, 458
- de fármaco e receptor, 6
- medicamentosas, 6
Intertrigo, 14
Irrigação com solução salina, 315
Isossorbida, 122
Isquemia miocárdica, 97

K

Klebsiella pneumoniae, 18

L

Lactantes, 7
Larva migrans cutânea, 33, 34
Laxantes, 296
- emolientes, 302
- estimulantes, 298
- formadores de bolo fecal, 296
- osmóticos, 303
Lêndeas, 31
Lentigo, 46
Lesões cutâneas, nasais e orofaríngeas, 16
Leucemia, 409
- granulocítica crônica, 410
- linfoide crônica, 595
- não linfocítica aguda, 440
Leucotrienos, 272
Lincosaminas, 557
Linfócitos
- B, 612
- *naïve*, 612
- T de memória centrais, 612
Linfoma, 409
- não Hodgkin, 595
Lisoclor®, 113

M

M. audouini, 29
M. aypseum, 29
Macrolídios, 552
Malassezia
- *furfur*, 22, 29
- *ovale*, 29
Maltodextrina, 461
Manteiga de karité, 497
Matéria-prima vegetal, 456
Medicamentos
- antimicrobianos, 7
- com receita controlada, 8
- de referência, 9
- de venda livre, 9
- fitoterápicos, 455
- manipulados, 9
Melanoma, 336, 339
Melanose solar, 46

Melasma, 41, 46
Meningite criptocócica, 28
Metabolismo dos fármacos, 5
Metilxantinas, 268
Mialgia, 61
Micoses
- crônicas do couro cabeludo com formação de quérion, 26
- sistêmicas, 28
Microsporum canis, 21, 23, 29
Mieloma, 409
Mineralocorticoides, 146
Miocardiopatia hipertrófica obstrutiva, 94
Modificadores
- da resposta biológica, 409
- de leucotrienos, 272
Monoamina oxidase, 215
Monobactâmicos, 537
Mononitrato de isossorbida, 122
Morte cardíaca, 132
Mucolíticos, 315, 327

N

Necator americanus, 34
Nefropatia, 82
- diabética, 73, 85
Neisseria
- *gonorrhoeae*, 15
- *meningitidis*, 15
Neoadjuvante, 409
Neoplasia(s)
- escamosa da superfície ocular, 336, 339
- malignas, 577
Neuroléptico(s), 225
- atípicos, 231
- de terceira geração, 239
- típicos, 226
Niacina, 136
Nitratos, 120
Nitrendipino, 103
Nitroimidazóis, 566
Nitrosureias, 418
Nutracêuticos, 496
Nutricêuticos, 496

O

Onchocerca volvulus, 33
Oncocercose, 32
Onicomicose, 22, 28, 26
Osteoartrite, 366
Otite
- externa, 313
- média, 313
Oxazolidinonas, 558
Óxido nítrico, 120

P

Pâncreas, 157
Pantotenato, 480
Paracoccidioidomicose, 28
Paragangliomas, 154
Paratormônio, 176

Parkinsonismo, 240
Paroníquia, 14
Pé de atleta, 20, 22
Pediculose, 30, 32
- do corpo, 30
- do couro cabeludo, 30
- palpebral, 335, 337
- pubiana, 30
Pediculus
- *hominis capitis*, 32
- *humanus*, 32
Penfigoide da mucosa ocular, 336, 339
Penicilinas, 502
- antiestafilocócicas, 508
- ativas contra pseudomonas, 515
- combinadas a inibidores da betalactamase, 518
- naturais, 502
- semissintéticas, 508
pH da urina, 5
Phthirus pubis, 32
Piebaldismo, 13
Pílula do dia seguinte, 395
Piolhos, 31
Pitiríase versicolor, 22, 27
Pityrosporum
- *orbiculare*, 29
- *ovale*, 29
Planta medicinal, 455
Pneumonia por *Pnemocystis carinii*, 585
Poliangiite microscópica, 596
Polifarmácia, 458
Poliomielite, 617
Portadores nasais de estafilococos, 16
Poupadores de potássio, 110
Prébióticos, 498
Princípio ativo do fitoterápico, 456
Prinzide®, 113
Probióticos, 497
Produto tradicional fitoterápico, 456
Proteção, 13
Proteína do soro do leite, 463
Proteínas carreadoras, 612
Protetores (filtros) solares, 36
Prurigo disseminado, 42
Pseudomonas aeruginosa, 18
Psoríase, 40, 45, 365, 582, 592
- em placa, 598
- vulgar, 45

Q

Queimaduras, 19
Queratinolítico, 47
Quimiocinas, 612
Quimioterapia, 409
Quinolonas, 560

R

Radioterapia, 409
Reabsorção nos túbulos distais, 5
Receita, 3, 7
- amarela, 9
- azul, 9
- de antirretrovirais, 9
- simples, 9

Receptores *toll-like*, 612
Recursos ergogênicos, 461
Rede de frio, 612
Reidratação oral, 304
Relação dose-resposta, 6
Resinas, 135
Retardo do parto, 187
Retinoides, 37
Retocolite ulcerativa, 592, 598
Richophyton tonsurans, 22
Rinossinusite, 315
Rosácea papulopustulosa, 41

S

Salmeterol, 263
Sangramento
- uterino disfuncional, 389
- vaginal anormal, 389
Sarcoidose sintomática, 149
Sarcoma, 409
Sarcoptes scabiei, 31
Sarna, 30
Sena, 300
Sepse, 19
Serotonina, 202
Sicose da barba, 14
Sífilis, 405
Simbióticos, 498
Simeticona, 290
Simpaticomiméticos, 263
Síndrome
- adrenogenital, 150, 152
- coronariana aguda, 64, 65, 66
- da citarabina, 427
- da frouxidão palpebral, 335, 337
- de abstinência do esteroide, 580
- de Coon, 151
- de Cushing, 146
- de Loeffler, 149
- de secreção inapropriada de hormônio antidiurético, 186
- de Stevens-Johnson, 336, 339
- do eutireóideo doente, 189
- do fórnix gigante, 335, 337
- do peixe podre, 13
- nefrótica, 110, 111, 118, 582
Sinusite, 315
Sons de Korotkoff, 71
Staphylococcus, 15
- *aureus*, 16
Streptococcus, 15
- beta-hemolíticos, 16
Streptomyces avermititis, 32
Strongyloides stercoralis, 34
Substâncias
- de uso proscrito, 7
- sujeitas a controle especial, 7
Substituição de valvas cardíacas, 64
Sulfonamidas, 18, 570
Suplementos
- de creatina, 462
- dietéticos, 461
- energéticos, 461

- minerais, 492
- para gestantes, 463
- para veganos, 463
- proteicos, 462
- vitamínicos, 463

T

T. mentagrophytes, 29
T. monsurans, 29
Taenia spp., 34
Tamarindo, 300
Taquiarritmias
- intermitentes sintomáticas, 95
- ventriculares graves, 95
Taquicardia
- atrial paroxística, 95
- paroxística do nó AV reentrante, 95
- por ansiedade, 94
Taxanos, 429
Tegumento, 13
Terapêutica tópica, 13
Terapia
- de reposição hormonal, 396
- sintomática para rinossinusite aguda, 315
Termorregulação, 13
Testículos, 156
Tetraciclinas, 546
Tinea
- *corporis*, 27
- *cruris*, 27
- *manus*, 27
- *pedis*, 27
- *versicolor*, 26

Tinha
- da região inguinal, 23, 26, 27
- do corpo, 23, 26, 27
- do couro cabeludo, 20, 27
- do pé, 20, 26
- interdigital, 22, 23
Tintura, 458
Tireoide, 189
Tireoidite
- autoimune crônica, 189
- de Hashimoto, 189
Tireotoxicose, 94
Toranja, 417
Tracoma, 348
Transplante
- de medula óssea, 582
- de órgão sólido, 582
Transporte ativo nos túbulos proximais, 5
Transtorno(s)
- de estresse pós-traumático, 108
- do sono, 108
Tremor essencial, 94
Triazinas, 419
Triazóis, 27
Trichomonas vaginalis, 405
Trichophyton, 21
- *mentagrophytes*, 22, 23
- *rubrum*, 22, 23, 29
- *trichiura*, 34
Tricomoníase, 405
Trimetilamina oxidase hepática, 13
Tromboembolismo venoso, 52
Trombos, 54
Trombose
- de *stent*, 65
- venosa, 56

- - profunda, 52, 54, 58, 60
Tumor(es)
- neuroendócrinos, 158
- secretor de catecolaminas das células cromafins, 154

U

Úlcera(s)
- de decúbito, 19
- péptica, 277
- venosas, 19

V

Vacina(s), 609, 610
- antitetânica, 625
Vacinação, conceitos errôneos sobre, 627
Vaginite, 398
- por *Candida*, 398
- por *Trichomonas*, 405
Vaginose bacteriana, 398
Vasoconstritores de uso tópico, 345
Vasodilatação, 119
Vasodilatadores, 119
Vasopressina, 183
Verruga(s), 47
- plantar, 47
Vias de administração, 3
- de fármacos, 3, 4
Virilismo suprarrenal, 152
Vitamina(s)
- A, 38
- B3, 136
- hidrossolúveis, 470
- lipossolúveis, 463

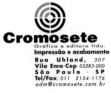

Cromosete
Gráfica e editora ltda.
Impressão e acabamento
Rua Uhland, 307
Vila Ema-Cep 03283-000
São Paulo - SP
Tel/Fax: 011 2154-1176
adm@cromosete.com.br